# 新生儿重症监护医学

主　编　童笑梅

副主编　韩彤妍　朴梅花

北京大学医学出版社

XINSHENGER ZHONGZHENG JIANHU YIXUE

**图书在版编目（CIP）数据**

新生儿重症监护医学/童笑梅主编. —北京：北
京大学医学出版社，2019.1
ISBN 978-7-5659-1719-6

Ⅰ．①新…　Ⅱ．①童…　Ⅲ．①新生儿疾病－险症－护
理学　Ⅳ．①R722.105.97

中国版本图书馆 CIP 数据核字（2017）第 291127 号

**新生儿重症监护医学**

主　　　编：童笑梅
出版发行：北京大学医学出版社
地　　　址：（100191）北京市海淀区学院路 38 号　北京大学医学部院内
电　　　话：发行部 010-82802230；图书邮购 010-82802495
网　　　址：http://www.pumpress.com.cn
E - mail：booksale@bjmu.edu.cn
印　　　刷：中煤（北京）印务有限公司
经　　　销：新华书店
策划编辑：药　蓉
责任编辑：张李娜　　责任校对：靳新强　　责任印制：李　啸
开　　　本：889mm×1194mm　1/16　印张：60.5　彩插：8　字数：1790 千字
版　　　次：2019 年 1 月第 1 版　2019 年 1 月第 1 次印刷
书　　　号：ISBN 978-7-5659-1719-6
定　　　价：260.00 元

本书由
北京大学医学科学出版基金
资助出版

# 编者名单

（按姓名汉语拼音排序）

| | | | |
|---|---|---|---|
| 曹广娜 | 北京大学第三医院 | 李　瑛 | 北京美中宜和妇儿医院亚运村院区 |
| 常立文 | 华中科技大学同济医学院附属同济医院 | 李在玲 | 北京大学第三医院 |
| 常艳美 | 北京大学第三医院 | 李正红 | 北京协和医院 |
| 陈　超 | 复旦大学附属儿科医院 | 刘春雨 | 北京大学第三医院 |
| 陈　练 | 清华大学第一附属医院 | 刘　慧 | 北京大学第三医院 |
| 崔蕴璞 | 北京大学第三医院 | 刘慧强 | 北京大学第三医院 |
| 丁国芳 | 北京协和医院 | 刘建红 | 山东省济南市儿童医院 |
| 丁　圆 | 首都医科大学附属北京儿童医院 | 刘　捷 | 北京大学人民医院 |
| 杜立中 | 浙江大学医学院附属儿童医院 | 刘　敬 | 北京市朝阳区妇幼保健院 |
| 封志纯 | 中国人民解放军陆军总医院附属八一儿童医院 | 刘玉鹏 | 中国人民解放军海军总医院 |
| 冯雪峰 | 北京大学第三医院 | 刘云峰 | 北京大学第三医院 |
| 高喜容 | 湖南省儿童医院 | 鲁　珊 | 北京大学第三医院 |
| 韩彤妍 | 北京大学第三医院 | 陆丹芳 | 北京大学第三医院 |
| 何少茹 | 广东省人民医院 | 栾　佐 | 中国人民解放军海军总医院 |
| 黄春玲 | 北京大学第三医院 | 马继东 | 首都儿科研究所附属儿童医院 |
| 江元慧 | 北京大学第三医院 | 毛　健 | 中国医科大学附属盛京医院 |
| 康利民 | 首都儿科研究所附属儿童医院 | 聂晓晶 | 南京军区福州总医院 |
| 孔祥永 | 中国人民解放军陆军总医院附属八一儿童医院 | 潘维伟 | 北京大学第三医院 |
| 李东晓 | 郑州大学附属儿童医院 | 朴梅花 | 北京大学第三医院 |
| 李　耿 | 首都医科大学附属北京儿童医院 | 齐宇洁 | 首都医科大学附属北京儿童医院 |
| 李　洁 | 中国人民解放军第四军医大学 | 孙夫强 | 天津医科大学第二医院 |
| 李　利 | 云南省第一人民医院 | 汤亚南 | 北京大学第三医院 |
| 李　莉 | 首都儿科研究所附属儿童医院 | 童笑梅 | 北京大学第三医院 |
| 李秋平 | 中国人民解放军陆军总医院附属八一儿童医院 | 王丹华 | 北京协和医院 |
| 李淑芳 | 北京大学第三医院 | 王　芳 | 北京大学第一医院 |
| 李溪远 | 天津医科大学总医院 | 王伽略 | 北京大学第三医院 |
| 李晓莺 | 山东省济南市儿童医院 | 王俊怡 | 清华大学第一附属医院 |
| | | 王　峤 | 首都医科大学附属北京儿童医院 |
| | | 王晴晴 | 北京大学第三医院 |
| | | 王雪梅 | 北京大学第三医院 |

| | | | |
|---|---|---|---|
| 王亚娟 | 首都医科大学附属北京儿童医院 | 杨艳玲 | 北京大学第一医院 |
| 王　颖 | 北京大学第一医院 | 余自华 | 南京军区福州总医院 |
| 王永清 | 北京大学第三医院 | 原鹏波 | 北京大学第三医院 |
| 王云峰 | 中日友好医院 | 曾超美 | 北京大学人民医院 |
| 魏红玲 | 北京大学第三医院 | 张晓蕊 | 北京大学人民医院 |
| 魏　玲 | 北京大学第三医院 | 张雪峰 | 中国人民解放军第 302 医院 |
| 魏　媛 | 北京大学第三医院 | 张　扬 | 北京大学第一医院 |
| 邢　嬛 | 首都医科大学附属北京儿童医院 | 张　尧 | 北京大学第一医院 |
| 邢　燕 | 北京大学第三医院 | 周　薇 | 北京大学第三医院 |
| 严超英 | 吉林大学白求恩医学部 | 周文浩 | 复旦大学附属儿科医院 |
| 杨　方 | 暨南大学附属第一医院 | | |

# 主编和副主编简介

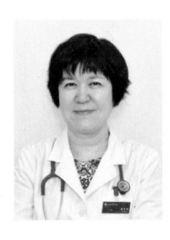

**主编　童笑梅**

北京大学第三医院儿科主任，学科带头人，主任医师，博士生导师。从事儿科临床工作30余年，学术研究领域为新生儿重症监护技术、早产儿管理、高危儿随访及早期干预。

曾主持和参加5项国家和北京市自然科学基金课题的研究，发表中英文学术论文150余篇。主编9部专业著作，参与编写《实用新生儿学》等17部著作，主编育儿科普读本27本。

目前担任中华医学会儿科学分会全国委员兼新生儿学组成员、中国医师协会新生儿科医师分会副会长、中国营养学会妇幼营养分会委员、北京医学会早产与早产儿医学分会侯任主任委员、北京医学会儿科分会常委、北京医师协会新生儿专科分会副会长。长期担任《中华儿科杂志》《中华新生儿科杂志》《中国当代儿科杂志》《中华实用儿科临床杂志》《临床儿科杂志》《发育医学电子杂志》等国内核心期刊杂志编委。

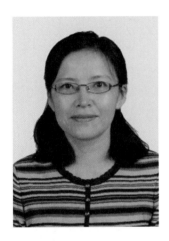

**副主编　韩彤妍**

医学博士，主任医师，副教授，硕士生导师。1998年加入北京大学第三医院儿科，2003年获得英国伦敦大学国王学院硕士学位，2005年获得北京大学医学部博士学位。2010年获得北京大学青年教师讲课比赛一等奖，北京大学优秀教师。

曾主持国家自然科学基金、北京市自然科学基金等课题。专业方向为新生儿危重症及儿童保健。学术兼职包括中华医学会围产医学分会青年委员会副主任委员、中华医学会围产医学分会新生儿复苏学组委员、中国医师协会新生儿科医师分会早产儿学组委员、中华医学会医学伦理学分会科研伦理审查学组委员，《中华围产医学杂志》编委，《中华临床医师杂志》《中华医学教育探索杂志》等审稿专家。

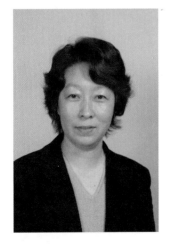

**副主编　朴梅花**

北京大学第三医院儿科，主任医师，硕士生导师。

1990年在北京医科大学（现北京大学医学部）获临床医学硕士学位，1990—2001年在北京大学第三医院历任主治医师、副主任医师、副教授及主任医师。1999—2000年在美国哥伦比亚大学做短期访问学者。2004—2018年任北京大学第三医院儿科副主任。主要研究方向为新生儿窒息复苏培训和管理、新生儿黄疸、新生儿危重症急救、极低/超低出生体重早产儿救治及出院后管理。

参与编写《实用新生儿学》《儿科学》《新生儿急救医学》《中国新生儿复苏指南及临床实施教程》等多部专著。发表论著50余篇。

# 前　言

婴儿死亡率是国际公认的衡量一个国家或地区经济和社会发展水平最敏感的指标。据世界卫生组织统计，新生儿死亡占婴儿死亡人数的 2/3 以上，新生儿医疗保健工作在全球社会发展战略中均占重要地位。

20 世纪 90 年代起，我国各地陆续建立新生儿重症监护病房（neonatal intensive care unit, NICU）。30 余年来，承借社会经济高速发展和全球生物、科技和信息技术的东风，新生儿重症监护医学理论和技术均得到迅猛发展，并对我国健康卫生指标的进步做出了很大贡献。2012 年，我国新生儿死亡率已由 1990 年的 25‰ 降低为 9‰，实现了联合国新千年目标（MG4），即在 1990 年基础上，2015 年使婴儿死亡率降低 2/3，也为全球实现或接近该目标做出了巨大贡献。危重新生儿的抢救成功率显著提高，出生胎龄在 32 周以上的新生儿救治情况已接近世界先进水平，对超未成熟早产儿的救治极限也不断创新低。然而，由于各地域、单位之间还存在较大差别，学科发展不平衡，并且近年来随着国家生育政策的调整，新出生人口也将迎来井喷现象，使新生儿学科发展的机遇与挑战共存，我们更应重视危重新生儿的生存质量，实践工作必须更加细致、规范，才能使本学科真正进入国际先进行列，使千百万新生儿及其家庭受益。

新生儿重症监护医学是关于救治生命处于危机状态的出生不久的新生儿的医学领域，危重新生儿救治是新生儿医学的重要组成部分。从某种意义上讲，时间就是生命。重症医学需要具备整体的观念，每项医疗活动都需要关注各个脏器系统。熟练掌握新生儿基础病理生理学知识和医疗操作（包括医疗设备技术）、快速判断病情和紧急干预治疗是本专业的特点，同时涉及多专业、多学科的协同快速发展，各种治疗理念的不断更新，特别是较多的循证医学证据的引入，为改进重症监护和支持技术提供了新的证据，必将使救治对象受益。本书组织了国内长期从事新生儿医学领域的数十名专家，从新生儿重症监护医学的各个方面进行了全面、系统的介绍，对重症监护内容和治疗技术给予了重点阐述，适于新生儿专科各级医师的继续教育和临床工作实践参考，也是医学院校本科生、研究生或综合医院的儿科医师深度学习的工具书。希望能对广大读者的临床实践工作有所帮助。

本书出版之际，衷心感谢参与本书编写的各位专家和同事，正是由于大家的辛勤付出和努力才使本书完稿发行。但因能力所限，难免有错漏之处，恳切希望广大读者在阅读过程中不吝赐教，对我们的工作予以批评指正。

童笑梅

北京大学第三医院

2017 年 1 月

# 目　　录

第1章　新生儿重症监护病房设置与管理 …… 1
　第一节　新生儿重症监护病房的发展历程 … 1
　第二节　新生儿重症监护病房分级管理标准 … 3
　第三节　NICU 人力资源和职责 …………… 6
　第四节　危重新生儿监护与救治技术 ……… 8
　第五节　NICU 技术发展与创新 …………… 11
　第六节　NICU 医院感染与防控措施 ……… 15
　第七节　NICU 医疗不良事件 ……………… 22
　第八节　NICU 的噪声防控 ………………… 25
　第九节　NICU 的安全管理制度 …………… 29
　第十节　NICU 伦理学 ……………………… 32
第2章　母胎危重医学 ……………………… 37
　第一节　围生期不良因素与胎儿/新生儿的
　　　　　关系 ………………………………… 37
　第二节　妊娠期合并症对围生儿的影响 …… 47
　第三节　高危妊娠的识别与管理原则 ……… 57
　第四节　高危胎儿的监护与治疗 …………… 62
　第五节　多胎妊娠与辅助生育技术的婴儿 … 73
　第六节　妊娠与哺乳期用药对子代的影响 … 81
　第七节　胎儿生长受限 ……………………… 87
　第八节　胎儿发育异常 ……………………… 92
　第九节　胎儿窘迫 …………………………… 99
　第十节　新生儿撤药综合征 ………………… 105
　第十一节　双胎输血综合征 ………………… 109
第3章　产房急救 …………………………… 112
　第一节　新生儿窒息与复苏 ………………… 112
　第二节　新生儿窒息多器官损害 …………… 126
　第三节　危重新生儿稳定程序 ……………… 135
第4章　新生儿疾病筛查与评估 …………… 139
　第一节　新生儿出生缺陷筛查 ……………… 139
　第二节　先天性遗传代谢病筛查 …………… 142
　第三节　新生儿听力筛查 …………………… 145
　第四节　新生儿危重评分系统 ……………… 147
　第五节　胎龄评估 …………………………… 150
第5章　新生儿液体平衡与营养需要 ……… 153
　第一节　新生儿的营养需要和营养方法 … 153

　第二节　新生儿体液平衡和液体治疗 …… 159
　第三节　新生儿酸碱平衡和紊乱 ………… 165
　第四节　新生儿肠内营养 ………………… 170
　第五节　新生儿肠外营养 ………………… 175
　第六节　新生儿重症监护病房的母乳喂养 … 178
　第七节　新生儿营养评价 ………………… 186
第6章　早产儿管理 ………………………… 190
　第一节　未成熟儿特点与发育评估 ……… 190
　第二节　体温调节与体温管理 …………… 194
　第三节　呼吸暂停 ………………………… 201
　第四节　早产儿喂养不耐受 ……………… 205
　第五节　早产儿视网膜病变 ……………… 208
　第六节　早产儿贫血 ……………………… 215
　第七节　早产儿脑损伤 …………………… 221
　第八节　早产儿代谢性骨病 ……………… 225
　第九节　超未成熟儿和超低出生体重儿
　　　　　管理 ……………………………… 229
　第十节　晚期早产儿 ……………………… 236
　第十一节　营养支持管理 ………………… 240
　第十二节　早产儿发育支持护理 ………… 247
第7章　新生儿呼吸系统疾病 ……………… 250
　第一节　胚胎期肺发育及新生儿呼吸系统
　　　　　生理特点 ………………………… 250
　第二节　呼吸系统先天畸形 ……………… 253
　第三节　新生儿湿肺 ……………………… 258
　第四节　先天性膈疝 ……………………… 260
　第五节　新生儿呼吸窘迫综合征 ………… 264
　第六节　吸入综合征 ……………………… 267
　第七节　感染性肺炎 ……………………… 271
　第八节　气漏 ……………………………… 273
　第九节　淋巴管(乳糜)疾病 ……………… 276
　第十节　新生儿肺出血 …………………… 279
　第十一节　支气管肺发育不良 …………… 282
　第十二节　新生儿呼吸衰竭 ……………… 292
第8章　新生儿呼吸功能监测与治疗 ……… 296
　第一节　呼吸功能监测 …………………… 296

第二节 新生儿肺疾病的超声诊断 ……… 300
第三节 氧疗 ……… 306
第四节 无创机械通气 ……… 309
第五节 常频通气 ……… 314
第六节 新生儿高频通气 ……… 324
第七节 一氧化氮吸入 ……… 328
第八节 体外膜肺 ……… 332
第九节 新生儿雾化吸入治疗 ……… 337

第9章 新生儿循环系统疾病 ……… 339
第一节 胎儿和新生儿循环系统解剖生理
特点 ……… 339
第二节 新生儿期先天性心脏病的临床
评估 ……… 342
第三节 常见类型先天性心脏病的围术期
管理 ……… 344
第四节 持续肺动脉高压 ……… 351
第五节 早产儿动脉导管未闭 ……… 357
第六节 缺氧缺血性心肌损害 ……… 360
第七节 心律失常 ……… 362
第八节 心力衰竭 ……… 370
第九节 休克与低血压 ……… 374
第十节 高血压 ……… 380
第十一节 新生儿血栓症 ……… 383

第10章 新生儿神经系统疾病 ……… 388
第一节 神经系统胚胎发育与解剖生理学 … 388
第二节 新生儿行为及测定 ……… 391
第三节 新生儿神经系统检查与评价 ……… 396
第四节 新生儿疼痛管理 ……… 417
第五节 新生儿缺氧缺血性脑病 ……… 422
第六节 新生儿颅内出血 ……… 429
第七节 新生儿惊厥与癫痫 ……… 442
第八节 新生儿脑梗死 ……… 452
第九节 神经管畸形 ……… 463
第十节 新生儿的意识发育和意识障碍 … 468
第十一节 新生儿神经肌肉病 ……… 472
第十二节 脑积水 ……… 483
第十三节 新生儿神经系统损伤与神经
保护 ……… 491
第十四节 干细胞移植疗法 ……… 497

第11章 新生儿消化系统疾病 ……… 504
第一节 新生儿消化系统解剖与生理发育 … 504
第二节 先天性消化道畸形 ……… 506
第三节 新生儿消化道出血 ……… 508

第四节 新生儿消化道穿孔 ……… 510
第五节 新生儿肠梗阻 ……… 511
第六节 新生儿胃食管反流 ……… 513
第七节 新生儿坏死性小肠结肠炎 ……… 515
第八节 腹水与腹膜炎 ……… 518

第12章 新生儿高胆红素血症 ……… 520
第一节 新生儿胆红素代谢特点 ……… 520
第二节 早期新生儿高胆红素血症 ……… 522
第三节 晚期新生儿高胆红素血症 ……… 535
第四节 新生儿胆红素脑病 ……… 538
第五节 新生儿换血治疗 ……… 544
第六节 新生儿胆汁淤积症 ……… 548

第13章 新生儿血液系统疾病 ……… 557
第一节 新生儿血液系统发育生理学 ……… 557
第二节 失血性贫血 ……… 564
第三节 新生儿溶血病 ……… 569
第四节 胎儿水肿 ……… 576
第五节 新生儿红细胞增多症-高黏度
综合征 ……… 578
第六节 新生儿维生素 K 缺乏性出血症 ……… 582
第七节 新生儿血小板减少症 ……… 587
第八节 新生儿弥散性血管内凝血 ……… 594
第九节 新生儿成分输血 ……… 601

第14章 新生儿泌尿系统疾病 ……… 605
第一节 新生儿泌尿系统发育生理学 ……… 605
第二节 原发性肾小管酸中毒 ……… 610
第三节 肾血管疾病 ……… 615
第四节 急性肾衰竭 ……… 621
第五节 新生儿血液净化 ……… 627
第六节 新生儿腹膜透析 ……… 636

第15章 新生儿营养代谢与内分泌疾病 ……… 643
第一节 新生儿糖代谢异常 ……… 643
第二节 新生儿钙、磷、镁代谢紊乱 ……… 649
第三节 新生儿钠代谢紊乱 ……… 657
第四节 新生儿钾代谢紊乱 ……… 661
第五节 先天性甲状腺功能减退症 ……… 665
第六节 先天性肾上腺皮质增生症 ……… 670
第七节 性发育异常 ……… 674

第16章 新生儿重症感染 ……… 683
第一节 新生儿免疫系统发育特点 ……… 683
第二节 新生儿败血症 ……… 689
第三节 新生儿化脓性脑膜炎 ……… 699
第四节 新生儿破伤风 ……… 705

第五节　先天性结核病 ……………… 708
第六节　新生儿常见病毒感染 ……… 711
第七节　新生儿侵袭性真菌感染 …… 720
第八节　先天性梅毒 ………………… 725
第九节　先天性弓形体病 …………… 729
第十节　新生儿衣原体感染 ………… 732
第十一节　新生儿解脲脲原体感染 … 735
第十二节　新生儿抗生素合理应用策略 … 738

**第17章　遗传与先天性代谢性疾病** … 745
第一节　概　述 …………………… 745
第二节　遗传病的诊断 ……………… 749
第三节　遗传病的治疗 ……………… 751
第四节　常见染色体异常 …………… 755
第五节　糖代谢病 …………………… 758
第六节　氨基酸代谢病 ……………… 762
第七节　有机酸代谢障碍 …………… 776
第八节　肉碱与线粒体脂肪酸代谢障碍 … 788

**第18章　产伤性疾病** ………………… 797
第一节　概　述 …………………… 797
第二节　头颈部损伤 ………………… 798
第三节　神经损伤 …………………… 802
第四节　软组织损伤 ………………… 805
第五节　骨折 ……………………… 806
第六节　内脏损伤 …………………… 809

**第19章　新生儿常见外科疾病** ……… 810
第一节　先天性食管闭锁与气管食管瘘 … 810
第二节　先天性胃壁肌层缺损 ……… 814
第三节　肠旋转不良 ………………… 817
第四节　新生儿阑尾炎 ……………… 820
第五节　胎粪性腹膜炎 ……………… 823
第六节　先天性胸腹裂孔疝 ………… 826
第七节　先天性腹壁缺损 …………… 830

**第20章　其他疾病** …………………… 835
第一节　新生儿重症皮肤疾病 ……… 835

第二节　新生儿硬肿病 ……………… 845
第三节　新生儿肿瘤 ………………… 849
第四节　新生儿猝死 ………………… 853

**第21章　危重新生儿转运** …………… 856
第一节　概述 ……………………… 856
第二节　转运设备及用品 …………… 858
第三节　转运措施与方法 …………… 859
第四节　转运工作质量控制 ………… 862

**第22章　高危新生儿随访** …………… 865
第一节　概述 ……………………… 865
第二节　高危儿出院前准备和父母教育 … 867
第三节　出院后随访计划与安排 …… 870
第四节　随访计划实施与评估 ……… 875

**第23章　新生儿常用诊疗技术操作** … 882
第一节　脐静脉置管 ………………… 882
第二节　经外周中心静脉置管 ……… 885
第三节　气管插管 …………………… 887
第四节　腰椎穿刺 …………………… 889
第五节　骨髓穿刺 …………………… 891
第六节　腹腔穿刺 …………………… 892
第七节　胸膜腔穿刺及引流 ………… 893
第八节　经鼻幽门/十二指肠置管 …… 895
第九节　支气管镜术 ………………… 896
第十节　侧脑室穿刺及引流术 ……… 898
第十一节　硬脑膜下穿刺 …………… 900

**附录** …………………………………… 901
附录一　新生儿生长发育曲线 ……… 901
附录二　新生儿常用检验参考值 …… 904
附录三　新生儿心率、呼吸、血压正常
　　　　参考值 …………………… 929
附录四　新生儿常用药物剂量 ……… 930
附录五　新生儿专业网站 …………… 946

**索引** …………………………………… 948
**彩图** …………………………………… 953

# 第1章 新生儿重症监护病房设置与管理

## 第一节 新生儿重症监护病房的发展历程

危重新生儿的救治难度大，成功与否有赖于新生儿重症监护病房（Neonatal Intensive Care Unit，NICU）内多学科精英团队的协作，以及以优化方案为基础的全时、整体、有效的监护、护理与治疗，加之不同等级的新生儿病房之间的适时、合理、有序的转诊。所以，新生儿病房的规范化建设和管理尤为重要。根据区域卫生事业规划的需求，按照一定的标准对新生儿病房进行分级建设和管理可促进其技术条件和能力的科学化、系统化和标准化，保证新生儿医疗护理服务质量和安全，同时可使其相互间综合业务实力具有科学可比性，有利于构建规范的区域性新生儿重症转运系统。

### 一、NICU 的背景与现状

1960 年 10 月，世界上第一家真正意义上的 NICU 在美国耶鲁大学纽黑文医院建立，成为近代新生儿医学发展史上的一个里程碑。此后的半个世纪，NICU 在世界各国相继成立并迅速发展，新生儿医学进入了一个蓬勃发展的时代。

我国 NICU 的建设起步于 20 世纪 80 年代，虽然起步较晚，但随着近年来社会和经济的飞速发展，我国的 NICU 建设进入了一个黄金时期。21 世纪以来，学科建设数量快速增加，内涵不断提升，少数新生儿病房的建设和技术质量甚至已经达到发达国家的水平，新生儿科正在成为我国儿童医学事业进程中最富有活力的专业。但与此同时，新生儿病房建设和管理缺乏规范，各地区和各单位之间发展不平衡、层次普遍不高的状况也成为业内专家共同担忧的问题。我国许多单位

所谓的 NICU 可能仅有几台连续气道正压通气（CPAP）呼吸机、无创生理监护仪，且缺乏训练有素的专业人员。2009 年对全国 109 所 NICU 情况的调查结果显示，即使是在 61 家三级甲等医疗机构中，作为 NICU 最基本技术的外源性肺泡表面活性物质（PS）替代治疗也只有 85.2% 的单位开展，外周静脉置管技术只有 65.4% 的单位开展，换血治疗只有 75.4% 的单位开展；超低出生体重儿救治存活率平均仅为 41.3%，远远落后于发达国家。另一方面，由于我国 NICU 设备条件和技术水平参差不齐，导致协作研究缺乏横向可比性的科学基础，使国内本来就不多的 NICU 多中心研究报告很难产生具有自主知识产权的科学成果，很难产生具有国际水平的循证医学资料，很难形成系统的新生儿救治技术规范，也很难获得政府制定政策所需要的科学信息。这些现状对我国新生儿医疗的进步和安全构成了潜在的障碍和严重的威胁，因此迫切需要开展新生儿病房的规范化建设和管理工作。与发达国家相比，我国的 NICU 建设在基本理念、分级管理、救治技术及研究状况方面仍存在相当大的差距，求新、求发展之路依然漫长而遥远。

### 二、NICU 发展模式的转变

西方发达国家的 NICU 发展大概经历了以下 4 个阶段：①前 NICU 阶段（1960 年以前），社会-家庭-母亲/新生儿模式。在该阶段，尚未建立完善的新生儿医学体系，专业医务人员和技术环节薄弱。绝大部分新生儿由社会机构，如教堂和家

1

庭直接照顾。危重新生儿，尤其是早产儿病死率极高，大部分胎龄＜30周的早产儿无法存活。②早期NICU阶段（1960—1990年），社会-家庭-医务人员-技术-新生儿模式。该阶段NICU逐渐建立，新生儿医学渐成体系，专业医务人员全面介入新生儿救治，保暖和保湿措施、呼吸、营养支持及感染防控等各项技术蓬勃发展，成为新生儿医学发展最为迅速的阶段。通过普及新生儿复苏技术，产前激素、肺泡表面活性物质的应用及日趋精密的有创、无创辅助通气技术，危重新生儿，特别是早产儿存活率明显提高，早产儿存活的最小胎龄和体重记录屡被刷新。但该阶段的NICU多为封闭的广场式病房，患儿家庭人员被拒之门外。医务人员及医疗技术成为新生儿救治的核心环节。③"以家庭为中心"的NICU阶段（1990年至今），社会-家庭与医务人员-技术-新生婴儿模式。该阶段NICU的发展从单纯的救治技术转变为以家庭为中心，强调父母与孩子的亲情交流与照顾，突出发展性照顾理念，家庭（尤其是父母）成为新生儿救治的重要一环，一些护理工作由父母完成。在救治过程中，我们不仅仅关注存活率的提高，更关注婴儿的情感体验和远期健康，人性化理念得以彰显。NICU的设置也由封闭广场式病房过渡至家庭分隔式独立病房，对于NICU的空间环境、声、光、操作刺激等有了更高、更完善的标准及要求，鸟巢式和袋鼠式护理等人性化护理方式被应用于临床。其主要目的在于给患儿与正常新生儿同样完整的情感体验和最小的干扰，将宫外不利因素对患儿的影响降至最低，以提高其未来的生存质量，最终良好地回归社会。④未来NICU阶段，社会-家庭、医务人员-技术-孩子/母亲的模式。该阶段在以家庭为中心的NICU基础上，不但关注孩子的健康，亦将重病患儿母亲的临床康复和心理抚慰作为同样重要的内容予以关注。孩子及其母亲成为社会、家庭以及医务人员共同服务的中心，最终实现母子共同健康。上述NICU模式的转变也符合生物-心理-社会医学模式的转变规律。

目前我国的绝大多数NICU仍处于早期NICU阶段。人们普遍强调NICU救治技术这一本体，更多关注于危重患儿的存活率，而对于其存活后的远期健康和母子情感体验等关注相对不足。由于经济条件、医疗资源的限制以及对医院感染的忧虑，目前我国的NICU基本上都是封闭广场式NICU，父母无法接触患儿，发展式照顾的理念难以真正实施，危重患儿情感缺失，势必影响其远期智能发育及心理健康。因此，在重视NICU救治技术的同时，提高对重病患儿情感体验、母子交流及发育性护理的认识，完善高危儿出院后的随访和指导体系，建立相应的社会群体干预机制，不仅是我国新生儿科医护人员的使命，也是政府以及相关社会机构义不容辞的责任。

（封志纯　李秋平）

# 第二节　新生儿重症监护病房分级管理标准

## 一、新生儿病房的基本定义

### （一）形式定义

新生儿病房形式可根据医院实际需要和区域卫生规划设置为新生儿病室、新生儿病区或新生儿科。其中新生儿病室是儿科或其他科室病区中与其他专业共用护理站的新生儿住院单元。新生儿病区是设有独立护理站的新生儿住院区域。新生儿科是由医疗机构直接领导的设有专门病区的独立临床科室。

### （二）分级定义

依据新生儿病情复杂程度、危险程度，对诊疗护理水平的需求，以及与之相适应的资源配置、组织管理、诊疗技术等方面的条件和能力水平，新生儿病房可以分为Ⅰ级、Ⅱ级和Ⅲ级。Ⅰ级为新生儿观察病房；Ⅱ级为新生儿普通病房，根据其是否具有短时间辅助通气的技术条件和能力分为Ⅱ级 a 等（简称Ⅱa）和Ⅱ级 b 等（简称Ⅱb）；Ⅲ级为 NICU，根据其是否具有常规儿童外科等专业支撑，以及高级体外生命支持的技术条件和能力分为Ⅲ级 a 等（简称Ⅲa）、Ⅲ级 b 等（简称Ⅲb）和Ⅲ级 c 等（简称Ⅲc）。具体定义见表 1-2-1。原则上，设有产科的医疗机构均应设有新生儿病房，县（市、旗）区域内至少应有 1 家医疗机构设有不低于Ⅱb 的新生儿病房，地（市、州、盟）区域内至少应有 1 家医疗机构设有不低于Ⅲa 的新生儿病房，省（市、自治区）区域内至少应有 1 家医疗机构设有不低于Ⅲb 的新生儿病房，国家级各区域中心城市至少应有 1 家医疗机构设有Ⅲc 的新生儿病房。各级新生儿病房应当严格按照其相应功能任务提供医疗护理服务，并开展规范的新生儿转运工作，以保证每个新生儿都能够获得适宜的医疗服务。

## 二、新生儿病房设施建设

### （一）基本布局

新生儿病房的建筑布局应当符合环境卫生学和医院感染预防与控制的原则，做到布局合理、分区明确、人物分流，标志清晰，以最大限度减少各种干扰和交叉感染，同时满足医护人员便于随时接触和观察患儿的要求。NICU 家属接待室设置应尽量方便家属快捷地与医务人员联系。床位数应由各医疗机构自行决定，按所服务地区人口的多少、地区医疗条件、所属医院转运量而定，在很大程度上亦取决于当地早产儿的分娩量以及监护室的技术实力和级别，做到既能充分发挥医护人员的作用，提高仪器设备的使用率，又能充分满足社会需求，获得最好的社会效益和经济效益。从医疗安全角度考虑，新生儿病房每个管理单元一般以≤50 张床位为宜。

### （二）监护单元设施

由抢救单位组成，一个抢救单位包括一个抢救床位和一个生命岛（包括一套重症监护仪器设备）等，是 NICU 中最基本的构成单位，它可以给危重早产儿提供连续的生命支持和监护。每个抢救单位占用面积需 8～10 m²，抢救床位之间相隔 0.8～1 m，抢救床位应提供生命信息监护与生命支持系统两大部分。监护单元的床位安排有集中式和分散式两种布局。集中式是将所有抢救单位集中在一个大房间内，病房中央部位可设立中央监护台，既便于临床观察，又无需太多工作人员。缺点是噪声大，工作人员步行活动多，不利于医院感染的防控。分散式是将抢救单位分散于几个小房间内，各个小房间用玻璃墙分开，可以减少噪声影响和工作人员的步行活动，有利于观察和护理患儿；另一方面也便于父母和家庭其他成员的探视和保护隐私。

### （三）恢复期病房

为保证抢救床位的周转，充分利用仪器设备和人力资源，应设立恢复期病房。一方面可让出抢救单元供危重患儿使用，另一方面对恢复期患儿可继续进行观察和治疗，其床位数可与抢救床位相等或更多。

### （四）隔离病房

为避免交叉感染，最好设立 1～2 间隔离病房，供特殊使用。需要隔离的疾病主要有：①呼吸道传染病；②新生儿腹泻病；③破伤风；④性传播疾病，如淋病、梅毒、人类免疫缺陷病毒（human immunodeficiency virus，HIV）感染等。

### （五）家庭式设施

目前发达国家的 NICU 设置已经由封闭式监护病房向以家庭为中心的独立病房过渡。国内目前限于经济状况和医疗资源限制，仍为封闭式病房。因此在发达地区的三级 NICU，不妨在这方面率先进行一些尝试，以便为我国向未来 NICU 模式的转变积累经验。鼓励患儿家属在母婴室内留宿陪护，应配备家属休息区、哺乳室和家庭教育、出院指导区域等设施。

### （六）辅助设施

病室中除有医生办公室和护理工作站外，还应有治疗室、消毒室、仪器室、储藏室、接待室、工作人员休息室、配奶间、婴儿洗澡间及相应工作台。工作台应设有感应式水龙头供洗手用，并设有患儿洗澡用具，配备存放奶及冷藏药物的冰箱，电话机，病室内对讲系统及计算机系统。病室应有存放病历的小推车，病室入口处应设有隔离衣柜、衣架及感应式水龙头，以便工作人员入室更换衣服及洗手。

## 三、仪器设备

### （一）生命岛

是指抢救床旁有很多分格和支架的大柜，新生儿抢救所需物品全部集中存放于大柜中，包括心电监护仪及其电极、传感器、T-piece 复苏器或复苏囊、面罩、喉镜及气管导管、一次性吸痰管、一次性手套、一次性注射器、体温计、尿布、敷料、胶布等。每天有专人负责检查和补充消耗物品。床位多采用远红外线辐射抢救台和暖箱。

### （二）中心供气设备

条件完备的 NICU，氧气、压缩空气和负压吸引都由中心供应。其优点包括：①安全方便；②氧源供应稳定，不必担心更换氧气时患儿吸入氧浓度的波动；③减少室内噪声，避免工作人员疲惫；④不需搬运氧气瓶，有利于消毒隔离。

### （三）主要监护设备

①心肺监护仪：监测心率、心电波形、呼吸次数，并具有呼吸暂停报警功能。②呼吸暂停监护仪：仅用于呼吸暂停发作监护。③血压监护仪：为无创性电子血压监护，能同时监测脉率及血压（包括收缩压、舒张压、平均动脉压）。④体温监测：具有测皮肤、直肠温度的功能。⑤测氧仪：可测定吸入氧浓度。⑥经皮二氧化碳分压（TcP-$CO_2$）测定仪。⑦经皮血氧饱和度监测仪：能同时测定脉率及血氧饱和度。⑧微量血糖仪、经皮胆红素测定仪、透光灯（纤维光源，诊断气胸、消化道穿孔）、电子磅秤。

### （四）主要治疗设备

①每床配备完善的功能设备带，提供电、气、负压吸引等功能支持。②配备足够数量的呼吸机：三级以上医院的 NICU 可每抢救单位配备一台，三级以下医院的 NICU 可根据实际需要配备适当数量的呼吸机。为便于转运患儿，至少应有便携式呼吸机一台，或配有 T-piece 复苏器若干台，不仅可以用于新生儿转运，也可用于产房或床旁复苏。③每床配备早产儿专用复苏囊与面罩。④输液泵、输血泵和微量注射泵每床均应配备，其中微量注射泵每床最少 2 套以上。另配备一定数量的肠内营养注射泵。⑤血气分析仪 1 台。⑥床旁 X 光机、超声仪。⑦心肺复苏抢救装备车 1~2 台。⑧蓝光治疗设备。⑨各种插管：气管导管（2.0~4.0 mm），周围动、静脉内插管，脐动、静脉插管分 3.5 Fr、5 Fr、8 Fr，胃管分 5 Fr、8 Fr，吸痰管分 6 Fr、8 Fr，胸腔闭式引流器及负压吸引装置。⑩亚低温治疗仪：用于缺氧缺血性脑病的治疗。⑪其他设备：有条件的监护室可配备持续肾替代治疗仪、振幅整合脑电图等设备，Ⅲ级 c 等 NICU 还应配备体外膜肺（ECMO）、一氧化氮（NO）吸入治疗仪及介入治疗和体外循环设备。

表 1-2-1　新生儿病房分级定义

> **Ⅰ级新生儿病房（新生儿观察病房）**
>
> 具备下列能力和条件：①新生儿复苏；②健康新生儿评估及出生后护理；③生命体征平稳的轻度外观畸形或有高危因素的足月新生儿的护理和医学观察；④需要转运的新生儿转运前稳定病情。
>
> **Ⅱ级新生儿病房（新生儿普通病房）（本级分为 2 等）**
>
> a 等——具备Ⅰ级新生儿病房的能力和条件以及下列能力和条件：①生命体征稳定的出生体重≥2000 g 的新生儿或胎龄≥35 周的早产儿的医疗护理；②生命体征稳定的病理新生儿的内科常规医疗护理；③上级新生儿病房治疗后恢复期婴儿的医疗护理。
>
> b 等——具备Ⅱa 新生儿病房的能力和条件以及下列能力和条件：①生命体征稳定的出生体重≥1500 g 的低出生体重儿或胎龄≥32 周的早产儿的医疗护理；②生命体征异常但预计不会进展到脏器功能衰竭的病理新生儿的医疗护理；③头颅 B 超床边监测；④不超过 72 h 的连续呼吸道持续正压通气（CPAP）或不超过 24 h 的机械通气。
>
> **Ⅲ级新生儿病房（NICU）（本级分为 3 等）**
>
> 基本要求——具备Ⅰ、Ⅱ级新生儿病房的能力和条件以及下列特殊能力和条件：①呼吸、心率、血压、凝血、电解质、血气等重要生理功能的持续监测；②长时间机械通气；③主要病原学诊断；④超声心动图检查。
>
> a 等 NICU——具备下列特殊能力和条件：①出生体重≥1000 g 的极低出生体重儿或胎龄≥28 周的早产儿的医疗护理；②严重脓毒症和各种脏器功能衰竭的内科医疗护理；③持久提供常规机械通气；④计算机 X 线断层扫描术（CT）；⑤实施脐动、静脉置管和血液置换术等特殊诊疗护理技术。
>
> b 等 NICU——具备Ⅲa 新生儿病房的能力和条件以及下列特殊能力和条件：①出生体重＜1000 g 的超低出生体重儿或胎龄＜28 周的早产儿的全面医疗护理；②磁共振成像（MRI）检查；③高频通气和 NO 吸入治疗；④儿科各亚专业的诊断治疗，包括脑功能监护、支气管镜、胃镜、连续血液净化、早产儿视网膜病治疗、亚低温治疗等；⑤实施大、中型外科手术。
>
> c 等 NICU——具备Ⅲ级 a、b 等新生儿病房的能力和条件以及下列特殊能力和条件：①实施有创循环监护；②实施体外循环支持的严重先天性心脏病修补术；③实施体外膜肺（ECMO）治疗

（封志纯　孔祥永）

## 参考文献

［1］封志纯. 建立我国新生儿监护病房的分级准入制度. 中华儿科杂志，2009，47（9）：644-647.

［2］杜立中. 我国新生儿医学的现状与展望. 中华儿科杂志，2006，44（3）：161-163.

［3］新生儿专业现状调查组. 中国 109 家医院新生儿专业现状调查. 中华儿科杂志，2012，50（5）：322-330.

［4］中国医师协会新生儿专业委员会. 中国新生儿病房分级建设与管理指南（建议案）. 中华实用儿科临床杂志，2013，28（3）：231-237.

［5］Stark AR，American Academy of Pediatrics Committee On Fetus and Newborn. Levels of neonatal care. Pediatrics，2004，114（5）：1341-1347.

［6］Phibbs CS，Baker LC，Caughey AB，et al. Level and Volume of Neonatal Intensive Care and Mortality in Very-Low-Birth-Weight Infants. N Engl J Med，2007，356（21）：2165-2175.

# 第三节 NICU 人力资源和职责

NICU 收治的是危重新生儿，必须具有一支业务水平高、训练有素和具有高度责任心的医护队伍，主要包括医生、护士和其他辅助人员。

## 一、人员配备

根据 2013 年《中国新生儿病房分级建设与管理指南》的要求，各级新生儿病房应当根据床位数及其功能任务，配备足够数量、具有资质和能力的医生和护士，进修生和研究生等非固定人员不得超过同类人员总数的 40%。有条件的新生儿病房可以根据需要配备适当数量的呼吸治疗师、心理咨询师、临床药师、临床营养师和辅助诊断技师、设备维修工程师等人员。新生儿病房负责人应当具有符合病房等级标准要求的专业技术职务任职资格和工作经历。Ⅲb 和Ⅲc 新生儿病房负责人应当具有正高级专业技术职务任职资格和 5 年以上新生儿专业工作经历，为国内或区域内较高学术权威。Ⅱ级和Ⅲ级新生儿病房的护士长应当具有中级以上专业技术职务任职资格，在新生儿专业工作 5 年以上，并具备一定管理能力。人员详细配置标准见表 1-3-1。

## 二、人员职责

### （一）医生

对于在 NICU 工作的医生，除要求具有坚实的医学基础理论和丰富的临床实践经验外，还应掌握各种复杂监护仪的使用及临床监测参数的纵横分析。有 1 名具有副高级及副高级以上职称的医生担任 NICU 主任，主管 NICU 的日常行政、业务、科研和培训工作。主治医师应熟练掌握心肺复苏、各种呼吸机的使用、一氧化氮治疗仪的使用、胸腔穿刺引流和换血等技术，负责日常医疗工作和对下级医生（住院医师和进修医师）的指导，参加一定的科研工作。住院医师应熟练掌握新生儿复苏等基本技能，具备独立处理常见新生儿疾病的能力，实行 24 小时责任制，NICU 遇到突发事件能随叫随到。

### （二）护士

进入 NICU 工作的护士必须由正规护士学校毕业，且经过专门的 NICU 业务培训，掌握各种护理技术，具有判断病情变化的能力，能正确使用各种监护仪及准确无误地记录各种数据。由 1 名具有主管护师职称以上的护士担任护士长，配合科主任管理 NICU，负责检查和指导 NICU 的护理工作，并负责护理人员的岗位和业务培训；下设副护士长 1～2 名，协助护士长的行政工作、日常护理和管理。护师负责对护士和进修护理人员进行技术指导和业务教学。

### （三）辅助人员

配合 NICU 的医生和护士完成患儿的诊断和治疗工作。

①检验技师：NICU 一般配备常用和快速的检验设备，如血气分析仪、血糖分析仪等，故需要检验技术人员负责标本的检测和仪器的保养，也可由医生或护士经过培训后兼任。②放射技术员：NICU 内配备有移动式 X 光机，放射技术员每日来 NICU 进行常规摄片。当遇到患儿病情变化或新入院患儿需要紧急摄片时应随叫随到。③工程技术人员：24 小时值班，负责各种监护仪的维修和保养，以保证其正常使用。④治疗师：在国外医院的 NICU，还有各种专职人员，如呼吸机治疗师负责 NICU 内所有呼吸器的操作、使用和管理；高级营养师负责指导特殊患儿的营养；抗生素专家会诊严重感染患儿，指导抗生素的应用。

## 三、人员管理

### （一）建立行政制度

NICU 应当建立健全并严格遵守执行的各项规章制度、岗位职责和包括临床相关诊疗技术规范、操作流程在内的临床路径，保证医疗服务质量及医疗安全，促进工作质量的持续改进。NICU 管理的基本制度应包括医疗质量控制制度，临床医疗、护理操作常规；抗感染药物的使用制度；血液和血制品使用制度；抢救设备操作与使用制度；医院感染管理制度；不良事件报告与管理制度；病例（疑难危重症、死亡病例）讨论制度；医患沟

表 1-3-1　新生儿病房分级建设人员配备标准

| 人员配备 | Ⅰ级新生儿病房 | Ⅱ级新生儿病房 | Ⅲ级新生儿病房 |
|---|---|---|---|
| 学科带头人（具有新生儿专科资质） | 中级技术职称以上 | a 等：中级技术职称以上；b 等：副高技术职称以上 | a 等：副高技术职称以上；b 等：正高技术职称以上，硕士生导师；c 等：正高技术职称以上，博士生导师 |
| 学科骨干（具有新生儿专科资质） | 不要求 | a 等：副高技术职称以上；b 等：副高技术职称以上≥1 人（比学科带头人年龄小 5 岁以上≥1 人） | a 等：副高技术职称以上≥2 人（比学科带头人年龄小 5 岁以上≥1 人）；b 等：副高技术职称以上≥4 人（比学科带头人年龄小 5 岁以上≥2 人）；c 等：副高技术职称以上≥6 人（比学科带头人年龄小 5 岁以上≥3 人） |
| 护士长（具有新生儿专科资质） | 护师职称以上 | 中级技术职称以上 | 中级技术职称以上 |
| 医师专科资质比例 | 具有新生儿专科资质者≥50% | a 等：具有新生儿专科资质者≥50%；b 等：具有新生儿专科资质者≥60% | a 等：具有新生儿专科资质者≥60%；b 等：具有新生儿专科资质者≥67%；c 等：具有新生儿专科资质者≥67% |
| 护师专科资质比例 | 具有新生儿专科资质者≥50% | a 等：具有新生儿专科资质者≥50%；b 等：具有新生儿专科资质者≥60% | a 等：具有新生儿专科资质者≥60%；b 等：具有新生儿专科资质者≥67%；c 等：具有新生儿专科资质者≥67% |
| 医师床位比 | ≥0.2 | a 等：≥0.2；b 等：≥0.2 | a 等：抢救单元≥0.5，其他单元≥0.2；b 等：抢救单元≥0.5，其他单元≥0.2；c 等：抢救单元≥0.5，其他单元≥0.2 |
| 护士床位比 | ≥0.5 | a 等：≥0.5；b 等：≥0.5 | a 等：抢救单元≥1.5；b 等：抢救单元≥1.5；c 等：抢救单元≥1.5 |
| 医师职称构成比 | 中高级职称≥20% | a 等：中高级职称≥30%；b 等：中高级职称≥30% | a 等：中高级职称≥40%；b 等：中高级职称≥40%；c 等：中高级职称≥40% |
| 医师学位构成比 | 学士及以上≥50% | a 等：学士及以上≥70%；b 等：硕士及以上≥40% | a 等：硕士及以上≥50%；b 等：硕士及以上≥60%；c 等：硕士及以上≥70% |

通制度；三级查房制度与会诊制度。特别是应建立 NICU 的质量管理制度，完善质量管理流程和关键环节的管理，加强对早产新生儿诊疗不良事件的报告、调查和分析，提高医疗质量。

**（二）明确岗位职责**

在科主任的领导下，各级各类人员职责、岗位职责要明确，各岗工作要有规范的流程，可操作性强。对新上岗的人员要有培训制度；各级各类人员岗位需具备的职业技术能力要有明确的达标要求，并有定期的评价和改进措施。具有健全的规章制度和应急预案，做到人人知晓，落实到位，具有健全的组织体系和持续的质量改进措施。具有新生儿常见病和多发病的诊疗和护理常规以及具体的资料，并且具体操作要落实到每个医护人员。

**（三）定期质量督导**

每周、每月都认真填写完成质量控制的报表。考核的内容主要有：医护人员知晓与履行质量管

理与医疗核心制度的情况；三级检诊，主要是主治医师以上人员的查房频率，及时记录其对患儿的诊疗意见并得到落实的程度；查看值班医生交接班记录本的完整性以及与病历记录的一致性；知情、告知、沟通是否到位；有"合理使用抗生素""胃肠外营养"制度并能认真执行；对呼吸机的使用有制度、记录和知情同意，撤机有指征和流程；有危重、死亡病例讨论制度与记录。

（封志纯　孔祥永）

## 参考文献

［1］中国医师协会新生儿专业委员会. 中国新生儿病房分级建设与管理指南（建议案）. 中华实用儿科临床杂志，2013，28（3）：231-237.

［2］卫生部. 新生儿病室建设与管理指南（试行）. 卫医政发〔2009〕123 号，2009 年 12 月.

# 第四节　危重新生儿监护与救治技术

危重新生儿监护是一种综合性、多学科的救治模式，指对病情不稳定的危重新生儿给予持续监护，进而采取相应的呼吸和循环支持、营养支持、复杂的外科处置和其他较强的干预。NICU是危重新生儿进行集中监护、治疗和护理的重要场所。NICU的建立和新生儿重症监护技术的发展使许多危重新生儿，尤其是极低、超低出生体重儿得到及时、有效的治疗，抢救成功率和存活率明显提高。NICU中对危重新生儿进行监护的主要内容包括：维持正常体温、合理的液体疗法、良好的营养支持、呼吸管理、治疗动脉导管开放、稳定循环功能、维持合适的血液和组织灌注等。

## 一、高危新生儿的定义与范畴

高危新生儿是指出生后有可能发生严重情况的新生儿。主要包括以下情况：①高危孕妇分娩的新生儿；②出生体重小于1500 g的极低出生体重儿或超低出生体重儿；③经过窒息复苏后仍处于危重状况；④进行性呼吸困难；⑤需要立即手术的先天性畸形；⑥巨大头颅血肿；⑦神经行为异常；⑧生后24 h内出现黄疸需要用光疗；⑨贫血［血细胞比容（HCT）＜0.35］或红细胞增多症（HCT＞0.65）；⑩其他，如胎膜早破（＞24 h）、暂不需要手术的严重先天畸形、胎龄33～36周的早产儿、过期产儿、小于胎龄儿、大于胎龄儿、双胎或多胎等。早期诊断与早期治疗是降低新生儿病死率的重要环节，所以高危新生儿是监护的重点对象。

## 二、高危新生儿监护技术

### （一）体温监护

新生儿，特别是早产儿皮下脂肪少，体表面积相对较大，能量储备较少，因此分娩室和NICU中应使用辐射式暖箱，根据不同体重、胎龄和日龄的新生儿的体温设置不同的中性温度，以降低能量消耗。早产儿要使用伺服调节暖箱，保持皮肤温度36.5℃以上可以减少病死率。体温监护有皮肤监测和直肠温度监测两种。置于暖箱或辐射床时可采用皮肤持续监测，但需有体温报警装置。体温＜34℃、手术后或休克新生儿需用直肠测温。

### （二）心电监护

1. 心肺监护仪　可以监测心率、心电、呼吸频率和节律及呼吸暂停等情况。要设定报警值，通常将心率设定于100～180次/分，呼吸暂停报警设为15～20 s。

2. 血压监护　通常血压监护有无创性和有创性两种，一般采用无创性方法。根据病情每2～8 h监测1次，休克、心功能不全或大手术后监护的新生儿应每1～2 h监测1次。某些患儿需持续监测血压时，应采用有创血压监测。脐动脉插管技术的成熟使新生儿有创血压监测的应用越来越多，通过对动脉血压的直接监测建立了新生儿血压的正常参考值。

3. 血氧监护　凡进行氧疗者均应持续监测血氧饱和度（$SaO_2$）或经皮氧分压（$TcPO_2$）及经皮二氧化碳分压（$TcPCO_2$），每1～2 h记录1次。呼吸机治疗者至少每8 h监测血气1次。

4. 中心静脉压监护　不常用，适用于严重休克或心脏手术后指导液体疗法，常自脐静脉或股静脉插管至下腔静脉，接压力传感器持续监测，每1～2 h记录1次。

### （三）神经系统监护

注意意识、反应、肌张力、姿势、瞳孔、前囟紧张度等，每8 h记录1次，每周监测头围1～2次。怀疑脑室内出血及缺氧缺血性脑病者应定期进行头颅B超监测，必要时行脑电图、振幅整合脑电图检查及头颅MRI检查。

### （四）消化系统监护

注意呕吐物的性状和量、粪便性状和量，以及对喂养的耐受情况。对于胃管喂养者，喂养前必须检查胃内残留量，腹胀者应警惕发生坏死性小肠结肠炎（necrotizing enterocolitis，NEC）。对已发生NEC者必须禁食、行胃肠减压，拍立位腹平片，观察动态变化。对所有危重患儿都需要动态监测肝功能，血清转氨酶增高4倍提示肝功能严重受损。

### （五）泌尿系统及液体监护

每小时记录出、入液量，每 8 h 总结。极低出生体重儿输液过程中应监测血糖和尿糖，对有低钠血症者应监测尿钠和尿渗透压。脱水患儿在进行液体疗法时应定期进行血电解质测定。新生儿窒息合并少尿者应监测血肌酐和尿素氮。新生儿补液时应使用输液泵，以精确地控制输液速度，并根据病情及时调整。准确记录尿量。

### （六）生化及血液监护

低血糖或高血糖者应定期监测血糖，一般每 4 h 测 1 次，至正常后改为每日 1～2 次，根据血糖调整输液速度。高胆红素者每日监测血清胆红素，换血治疗前后应每 4～8 h 监测血清胆红素。其他还包括血细胞比容测定和根据需要进行的血钙、镁、磷等测定。

## 三、心肺支持技术

### （一）呼吸支持

呼吸机治疗是 NICU 治疗呼吸衰竭的重要措施，包括无创和有创两种支持方式。

1. 无创机械通气　①鼻塞连续气道正压通气（CPAP）：是目前最常用的无创机械通气方法，早期应用可减少气管插管和机械通气的时间。目前多主张在使用 PS 后采用"INSURE"技术（气管插管-使用 PS-拔管使用 CPAP）使部分患儿避免机械通气，这一技术已经被随机对照试验证实能减少气管插管机械通气和之后支气管肺发育不良（broncho-pulmonary dysplasia，BPD）的发生。②非侵入性经鼻正压通气（non-invasive positive pressure ventilation，NIPPV）：包括同步间歇通气和强制间歇通气，如 DuoPAP（duo positive airway pressure）和 BiPAP（bi-level positive airway pressure），都是目前较常用的无创双水平正压通气模式，是帮助新生儿撤机的一种新的治疗方法。与普通 CPAP 比较，NIPPV 可以减少呼吸做功，增加潮气量和呼气末正压，增加功能残气量，提高撤机成功率，可以减少 BPD 的发生。

2. 气管插管机械通气　机械通气的目标是维持理想的血气分析结果，使血流动力学稳定，并降低肺损伤和其他不良反应，如把神经系统损伤相关的低碳酸血症降至最少。机械通气可以减少新生儿的死亡。机械通气分为间歇正压通气（intermittent positive pressure ventilation，IPPV）

和高频震荡通气（high frequency oscillatory ventilation，HFOV）。机械通气的原则是通过适合的呼气末正压通气（positive end expiratory pressure，PEEP）或高频通气的持续膨胀压（continuous distending pressure，CDP）在整个呼吸周期达到最佳的肺容量，从而稳定肺部情况。相比不同的通气模式，机械通气的使用技巧更重要，同时要个体化。各种类型的机械通气都可能造成肺损伤，急性肺损伤可表现为气漏，如气胸、肺间质气肿等，慢性肺损伤可导致 BPD。应尽可能避免低碳酸血症，它与 BPD 和脑室周围白质软化的发生有关。气管插管和机械通气与 BPD 的发生以及神经系统不良预后直接相关。在撤机过程中，使用患儿触发或同步通气模式能缩短机械通气时间，但并不能提高远期存活率或减少 BPD 的发作。控制潮气量的机械通气模式（如容量保证）能避免有害的过度通气，减少低碳酸血症的发生，能缩短机械通气时间，减少气胸的发生，并有减少 BPD 发生的趋势。

3. 一氧化氮（nitric oxide，NO）　NO 的应用是 20 世纪 90 年代新生儿医学呼吸技术理论的重要突破。NO 可以选择性地扩张肺血管，使肺部血管由非通气区流向通气区，减少了右向左的分流，改善通气血流比值，提高氧合指数，降低肺动脉压，对新生儿持续肺动脉高压（persistent pulmonary hypertension of newborn，PPHN）疗效确切。1999 年美国食品药品监督管理局（Food and Drug Administration，FDA）批准 NO 作为出生体重 2500 g 以上的新生儿低氧血症性呼吸衰竭的常规治疗，2001 年欧盟国家药品管理局也批准其临床应用。目前，HFOV 联合应用肺泡表面活性物质和 NO 已成功应用于治疗呼吸窘迫综合征和 PPHN 等所致的严重呼吸衰竭。

### （二）循环支持

1. 维持血压和组织灌注　低血压和低心输出量是导致组织灌注不足的主要原因，与脑损伤的发生有关，低血压伴有组织低灌注时应积极治疗。对于早产儿来说，血压正常值尚无定论，一般认为应维持平均动脉压大于相应的胎龄周数。组织灌注不足可以通过临床症状，例如心率、毛细血管充盈时间和皮肤颜色来判断，但这些症状并不总是很可靠。其他指标，如尿量减少和明显的代谢性酸中毒虽然更为可靠，但晚期才会出现。有些 NICU 使用床旁超声心动图和近红外光谱分析仪（NIRS）来判断低心输出量的机制以及更准确地评估脑组织低氧合情况。如果考虑或怀疑低血容量，首选 10～20 ml/kg 生理盐水扩容，而非胶体液。多巴胺治疗新生儿低血压在短期内比多巴酚丁胺更有效，但如果存在心功能不全或低心输出量导致的低血压，最好选用多巴酚丁胺。常规治疗失败者可选用氢化可的松治疗低血压。有关组织灌注以及治疗低血压后近期和远期的不良反应有待进一步的研究。

2. 体外膜肺（ECMO） ECMO 可以在体外完成静脉血的氧合和二氧化碳的排出，替代心肺功能。Bartlett 等率先在新生儿科临床应用 EC-MO，建立标准的 ECMO 环路系统，成功救治新生儿胎粪吸入综合征的患儿。ECMO 的临床应用使常规治疗无效的急性心肺功能衰竭婴儿的病死率从 80％下降至 25％。

（封志纯　孔祥永）

## 参考文献

［1］封志纯. 高危新生儿转运. 中国儿童保健杂志，2008，16（1）：5-8.

［2］林其德，潘琢如. 高危新生儿的监护及其诊治. 中国实用妇科与产科杂志，2003，19（6）：347-348.

［3］SUPPORT Study Group of the Eunice Kennedy Shriver NICHD Neonatal Research Network，Finer NN，Carlo WA，Walsh MC，Rich W，Gantz MG，Laptook AR，et al. Early CPAP versus surfactant in extremely preterm infants. N Engl J Med，2010，362（21）：1970-1979.

［4］Sinha SK，Donn SM. Newer forms of conventional ventilation for preterm newborns. Acta Paediatr，2008，97（10）：1338-1343.

［5］Muraca MC，Negro S，Sun B，Buonocore G. Nitric oxide in neonatal hypoxemic respiratory failure. J Matern Fetal Neonatal Med，2012，25（Suppl 1）：47-50.

［6］Sweet DG，Carnielli V，Greisen G，et al；European Association of Perinatal Medicine. European consensus guidelines on the management of neonatal respiratory distress syndrome in preterm infants—2013 update. Neonatology，2013，103（4）：353-368.

［7］Bartlett RH，Roloff DW，Cornell RG，et al. Extracorporeal circulation in neonatal respiratory failure：a prospective randomized study. Pediatrics，1985，76（4）：479-487.

［8］彭文涛. 国外新生儿重症监护发展概述. 中华现代护理杂志，2011；17（27）：3334-3337.

# 第五节 NICU 技术发展与创新

近年来，随着生物科技技术、数据信息技术与计算机技术等的飞速发展和生物工程学、胚胎学、药理学、心理学、遗传学以及外科学等与新生儿医学的交叉渗透，NICU 的救治技术日新月异，救治水平突飞猛进。除 ECMO 等少数技术尚未普及外，肺泡表面活性物质替代治疗，常频、高频机械通气以及无创通气技术等在许多 NICU 广泛应用，治疗水平有较大提高。但与发达国家相比，在基本理念、救治管理水平及研究现状方面仍有较大差距。要追赶发达国家水平，跻身国际一流行列，尚需加强以下方面的创新与探索。

## 一、新生儿生理与病理基础数据库的建立

我国新生儿医学发展虽然经历了数十年的历程，拥有世界上最庞大的新生儿群体，但在新生儿生理与病理基础数据的采集与数据库的建立方面与国际先进水平相比明显滞后，大部分数据是借鉴国外资料。由于人种、地域的差异，这些资料难免存在较大偏差，从而影响到我国新生儿救治水平的提高。以新生儿黄疸的干预为例，我国一直沿用北美的标准进行生理性和病理性黄疸的划分，生理性黄疸诊断标准暂定为胆红素值足月儿≤220.6 mmol/L（12.9 mg/L），早产儿<255.0 mmol/L（15.0 mg/L）。由于新生儿生理性黄疸程度不仅有个体差异，也与种族、地区、遗传、性别、喂养方式有关，故直接借鉴国外标准并不符合我国实情。新生儿血清总胆红素水平对个体的危害性受机体状态和环境等多种因素的影响，所以不能用一个固定的界值作为新生儿黄疸的干预标准。新生儿黄疸的干预标准应为随胎龄、日龄和出生体重变化的动态曲线。但由于我国新生儿流行病学的薄弱与大样本数据采集能力的滞后，目前还没有自己的胆红素值数据库。这也使我国的新生儿黄疸治疗处于混乱与尴尬的状态。加强基础数据采集，制定适合我国人群特点的新生儿黄疸干预标准势在必行。

除黄疸数据外，其他生长发育的基本指标，如不同胎龄新生儿的体重、身长、头围以及血压等生理指标一直沿用 20 世纪 80 年代的陈旧资料，或直接参考国外资料，均与现状存在很大差异，亟待进一步修订和补充。在追赶国外前沿技术的同时，应建立我国新生儿的生理及病理基础数据库，这是我国新生儿医学工作者必须面对的一项艰巨任务。

## 二、NICU 生命支持技术的建立与完善

新生儿由于个体发育的特殊性，对生命支持技术具有更高的要求。经过多年的推广与普及，在窒息复苏等基础生命支持技术方面，我国与国外已基本同步，但在以脏器功能替代为目的的高级生命支持技术方面仍存在差距。

### （一）呼吸支持技术

呼吸支持是危重新生儿生命支持的重要措施之一。近年来随着医学工程、微电子以及计算机技术的进步，各种先进的呼吸机和更精确、更敏感、同步性更好的通气模式不断应用于 NICU 临床。高频震荡、NO 吸入等在新生儿呼吸衰竭中的使用也已经普及，液体通气也取得了较大进展。开放肺技术、小潮气量肺保护性通气策略等已被越来越多的证据支持并广泛应用。尤其是各种无创通气技术的发展以及人工气道技术的进步，使得无创通气在新生儿救治中的作用越来越重要。目前，国内多数高级别的 NICU 已可熟练使用呼吸机，但与发达国家相比，我国对呼吸机使用的培训仍较为欠缺，部分医生对呼吸生理及呼吸力学的理解和应用仍相对滞后。发达国家的 NICU 一般配置有专业呼吸治疗师，与临床医师一起负责气道和呼吸管理。国内四川大学华西医学中心已开始进行专门的呼吸治疗师培训考核工作，但治疗对象仅限于成人。新生儿由于个体弱小和组织器官的易损性，对机械通气有更高的要求。建立我国的新生儿呼吸治疗师队伍以及培训、考核和认证制度迫在眉睫。此外，我国新生儿使用的呼吸机均为国外进口，在自主知识产权的辅助通气设备方面仍处于空白状态，与相关基础工程学

科通力协作，共同研制有自主知识产权的新生儿呼吸治疗设备也是我们的艰巨任务。

### （二）循环管理技术

持续性肺动脉高压是新生儿常见的危重急症。目前 NO 吸入仍是治疗持续性肺动脉高压的最有效手段。国内由于 NO 气源资质的原因，NO 吸入仅局限于少数有条件的单位，无法普遍开展。开发符合医用标准的 NO 气源是一项非常紧迫的任务。此外，在持续性肺动脉高压的选择性扩张肺血管药物治疗方面，国内外研究者也进行了一些有益的尝试，尤其是西地那非应用于持续性肺动脉高压的治疗取得了较好的效果。

对动脉导管未闭（patent ductus arteriosus, PDA）的研究也值得关注。PDA 在危重新生儿，特别是早产儿中发病率很高。延迟关闭可导致肺顺应性下降，甚至肺水肿、肺出血及支气管肺发育不良、脑室内出血（intraventricular hemorrhage, IVH）、坏死性小肠结肠炎、脑室周围白质软化（periventricular leukomalacia, PVL）、心力衰竭、肾衰竭等一系列问题。目前的主要治疗手段为非甾体消炎药治疗及 PDA 结扎手术。我国尚无大样本的新生儿 PDA 发病率数据，在 PDA 的超声监测以及药物治疗、手术时机方面仍有待进一步研究。目前早产儿床旁 PDA 结扎手术仅限于极少数有条件的单位，在手术指征、手术方式及效果评价方面均有待深入研究及总结。

### （三）肾替代技术

肾衰竭是窒息、感染性休克、新生儿硬化病等多种新生儿疾病导致死亡的重要原因。腹膜透析、连续性肾替代治疗（continuous renal replacement therapy, CRRT）等肾替代技术为新生儿肾衰竭提供了较好的治疗手段。特别是 CRRT 的使用，基本克服了血液透析或血液滤过的不足，利用动静脉压力差作为体外循环的驱动力。其原理是利用超滤作用清除体内过多的水分，以对流的方式清除中、小分子溶质，利用吸附作用清除炎症介质。该技术具有自限性、持续性、稳定性、简便性等血液透析无可比拟的优势，有效调节患儿水、电解质平衡，治疗范围也从单纯地提高重症急性肾衰竭救治效果，扩展到各种有机酸血症、败血症、急性呼吸窘迫综合征等各种临床常见的危重症。近年来国内在 CRRT 治疗新生儿危重症方面也有一些应用的报道，在治疗适应证、治疗

方法选择及疗效评估方面均有待进一步深入研究。

### （四）ECMO

ECMO 是目前生命支持体系的高端技术，也是目前治疗新生儿难治性呼吸衰竭的一种有效方法。当常规治疗，如机械通气、NO 吸入、高频通气、肺泡表面活性物质替代等治疗无效时，应用 ECMO 已成为治疗严重呼吸、循环衰竭的最终手段。发达国家应用 ECMO 已较为普遍。报道显示，截至 2007 年，国际体外生命支持（Extra-Corporeal Life Support, ECLS）组织已有 21 500 例新生儿接受 ECMO 治疗，其中 76% 存活出院。应用 ECMO 治疗胎粪吸入综合征存活率已达到 94%，治疗呼吸窘迫综合征存活率达到 84%，治疗先天性膈疝的存活率为 52% 左右。但自 20 世纪 80 年代以来，ECMO 在新生儿中的应用呈现先增多后降低态势，90 年代初达高峰，21 世纪后应用有所减少。这与高频通气、NO 吸入等技术的应用有关。目前国内 ECMO 在新生儿中的应用仍较少，仅有少数个例用于先天性心脏病术后心肺功能替代方面。2011 年赵举等报道了 2002 年 1 月至 2010 年 5 月我国 6 家医疗中心的 ECMO 应用情况，339 例中仅 4 例为新生儿，术后仅 1 例存活出院。无论是应用比例还是存活率均与 ECLS 报道的水平差距甚远。由于 ECMO 投入巨大，费用昂贵，我们应结合国情，按区域重点建设新生儿 ECMO 治疗中心，并加强协作，以尽快缩短差距，实现医疗资源的最大化利用。

### （五）脑功能监测与支持

新生儿脑组织发育不成熟，代谢旺盛，需氧量大，对缺氧缺血敏感，在围生期多种因素影响下可出现脑组织缺氧缺血性损伤，脑血流动力学发生改变，导致缺氧缺血性脑病、脑室旁白质损伤和脑室内出血等不同形式的脑损伤，甚至遗留脑性瘫痪、癫痫、智力低下等神经系统后遗症。采取无创、便捷的脑功能监测手段以早期发现脑损伤、及时采取治疗措施对改善临床预后极为重要。这也是当今新生儿脑损伤研究的热点。脑电图、振幅整合脑电图、视听诱发电位和近红外光谱技术可帮助早期发现脑功能异常，国内这一领域仍处于起步阶段，有待深入研究。磁共振成像技术对脑损伤的诊断价值也尚处于探索阶段。

新生儿脑损伤的治疗仍是目前研究的热点。亚低温用于缺氧缺血性脑病的治疗效果已得到多

个多中心随机对照临床试验结果的证实,在国外已普遍应用,国内目前仅少数单位开展该项目的研究;神经干细胞移植治疗脑损伤的临床研究也开始起步,尚待大样本随机对照临床试验证实。在 PVL、IVH 以及梗阻性脑积水的治疗方面,国内也开始了一些相关研究。国内已有少数单位开展了头皮下埋植 Ommaya 储液囊治疗 IVH 后脑积水,取得了较好的效果。脑室内分流术与脑室镜治疗的开展较少。由于新生儿脑损伤直接影响患儿远期预后以及患儿家长的治疗态度等问题,脑损伤的治疗仍是制约我国新生儿医学发展的重要瓶颈。

## 三、极低、超低出生体重儿的管理

早产儿,特别是极低、超低出生体重儿的管理是一项系统工程,也是检验新生儿医学水平的试金石。经过 30 多年的发展,我国早产儿救治水平已经有了可喜的进步。一些发达地区的高级别 NICU 在胎龄较大的早产儿的存活率方面已经达到或接近发达国家水平。但在极低,尤其是超低出生体重儿的存活率和无病生存率方面,差距依然明显。美国 1995—1997 年的资料显示,胎龄 24～25 周及体重 500 g 以上的超低出生体重儿存活率已超过 50%。日本报道,2005 年 3065 例超低出生体重儿住院病死率仅 17%,大部分集中于出生体重 500 g 以下的患儿,500 g 以上的超低出生体重儿病死率明显下降,出生体重为 500～599 g 的超低出生体重儿住院病死率仅为 27.7%,出生体重为 900～999 g 者病死率仅为 5.3%。而美国国家儿童保健和人类发育研究所(National Institute of Child Health and Human Development,NICHD)最近发布的数据显示,9575 例超低出生体重儿中,胎龄为 22 周者存活率为 6%,24 者为 55%,25 周者达 72%,26 者已达 84%,28 者则高达 92%。目前美国存活的最小早产儿胎龄仅为 $21^{+5}$ 周,出生体重仅为 280 g。而我国 109 家 NICU 调查资料显示,2008 年超低出生体重儿存活率仅为 41.3%,且尚未将放弃治疗的患儿纳入计算,如将放弃治疗的患儿纳入死亡统计,存活率还将大大降低。这一差距说明国内在早产儿管理方面尚不够精细化,尤其是在早产儿营养管理、感染控制及呼吸支持方面尚存在差距。在支气管肺发育不良、早产儿视网膜病变(retinopathy of prema-

turity,ROP)、IVH 等严重合并症的防治方面亦有较大差距。以 ROP 为例,尽管 2004 年我国卫生部(现国家卫生和计划生育委员会)就制定了《早产儿治疗用氧和视网膜病变防治指南》,但 2010 年国内 16 家三级甲等医院 NICU 早产儿用氧及 ROP 防治现状调查显示,目前许多医院仍缺乏 ROP 筛查条件,且由于用氧监测设备的缺乏,滥用氧的情况依然存在。目前国内有能力进行 ROP 手术治疗的单位很少,因此,一方面是一部分早产儿未得到筛查而错过手术时机,另一方面是部分患儿即使筛查出来也求治无门。ROP 导致失明已经成为我国儿童盲的主要原因之一。加强 ROP 筛查和专业技术人员的培训,建立 ROP 的筛查治疗中心已迫在眉睫。

目前国内拥有全球最庞大的早产儿群体,但由于缺乏学术协作,资料无法共享,经验不能很快分享。在政府指导下,建立基于互联网技术的我国早产儿救治协作网络,进行早产儿救治医护人员的培训,对各中心早产儿救治资料进行及时收集、整理、总结和分享,特别是采集早产儿远期随访的大样本资料,对于促进我国早产儿救治水平、缩短与发达国家的差距意义重大。

## 四、遗传代谢病筛查体系及罕少疾病库的建立

近年来,随着研究手段的不断革新,遗传儿科学节节突破,成为儿科学研究和实践的一块新的热土。以荧光原位杂交为核心技术的分子细胞遗传诊断学、以基因芯片技术为核心的基因遗传诊断学、气相色谱-质谱联用、串联质谱等技术为手段的生化遗传诊断学在新生儿遗传代谢病筛查方面均取得了突飞猛进的成就。

国内北京、武汉、上海、广州等地一些儿童中心也已经开展了遗传代谢病的临床诊疗、产前咨询与研究。遗传代谢病的诊断、治疗、筛查与产前诊断技术逐步提高,但总体上和国际先进水平尚有很大差距。目前我国卫生和计划生育委员会规定的常规筛查的遗传代谢病仅有先天性甲状腺功能减退症和苯丙酮尿症等少数几种。但从国内遗传筛查中心报告情况看,甲基丙二酸血症等有机酸血症的发病率超过苯丙酮尿症,故国内遗传代谢病筛查疾病谱仍有待修订。由于人口基数大,建立我国的罕少疾病代谢基因库对于这些疾

病的研究无疑具有重大意义。目前，我国应在政府引导下，立足现有遗传筛查资源，建立多中心协作，充分利用我国丰富的病例资源，积极开展遗传代谢病的临床研究，建立我国的遗传代谢病疾病谱，以在该领域占有一席之地。

## 五、新生儿外科的发展

先天性外科畸形是指胎儿期或出生时存在的结构缺陷，可由单一畸形或多发畸形构成一种综合征。据统计，较大的先天性畸形发生率为 1/1000～1/500。甚至有报道认为，新生儿畸形发生率似乎更高。如 Titianu 等报告，3.52% 的新生儿有较明确的畸形。我国浙江省 12 年 83 888 例新生儿筛查数据显示，畸形发生率为 1.79%。近年来，我国新生儿外科取得了可喜进展。目前在先天性心脏病、先天性巨结肠、先天性膈疝、先天性气管食管瘘等的矫治方面均已达到或接近国际水平。部分活体肝移植治疗先天性胆道闭锁等技术也已有成功的经验。在微创新生儿外科方面，随着微创操作器械的不断精细，手术技术和麻醉水平的不断提高，近 10 年来微创外科——胸腹腔镜手术在新生儿外科的应用逐渐增多。在先天性肥厚性幽门狭窄、气管食管瘘、先天性膈疝、巨结肠、新生儿卵巢囊肿、新生儿坏死性小肠结肠炎、肠旋转不良以及胆道探查方面，国外均有较多尝试并取得了较好效果。在微创神经外科手术，如脑室镜治疗脑积水、脑囊肿等方面，也进展迅速。微创外科将成为新生儿畸形矫治的重要手段，这也是我国新生儿外科医生努力的方向。此外，各种畸形胚胎起源机制方面的研究将有助于提高我国新生儿外科的整体水平，从而在国际上赢得一席之地。

## 六、循证医学对 NICU 发展的重要意义

循证医学是遵循证据的医学，其出现取代了既往随意的、非系统的、经验性的治疗决策模式，代之以证据为中心的决策模式，有助于临床医生在最短时间内最大限度地获知有助于疾病诊治及预后的相关信息。早在 20 世纪 90 年代，循证医学就被公认为临床医学发展的里程碑，被誉为"21 世纪临床医学新思维"。循证医学在新生儿医学领域的应用正带领新生儿医学走出传统经验的泥沼。近年来，国内新生儿医学也受到循证医学的影响。但应该清醒地看到，国内新生儿医学仍以传统新生儿医学为主体。绝大部分医生对于循证医学知之甚少，能将其用于临床和基础研究者更是寥寥无几。代表循证医学高度的前瞻性随机对照研究极少，绝大部分国内研究为回顾性分析，创新性和可靠性均明显不足。即使是国内现有的新生儿疾病治疗指南，多数也是建立在专家个人经验和借鉴国外资料的基础上，缺乏分级证据，可靠性较差。因此，目前我国的新生儿医学要缩短与发达国家的差距，必须从根本上改变传统的经验医学模式，建立我国自己的循证新生儿医学。

（封志纯　李秋平）

# 第六节　NICU 医院感染与防控措施

医院感染是一个非常重要的公共卫生问题。根据美国疾病预防控制中心（Centers for Disease Control and Prevention，CDC）和我国 CDC 定义：新生儿出生后 48 h 内发生的感染考虑为母婴垂直传播感染；生后 48 h 及以后出现感染临床表现及感染部位标本培养阳性考虑为水平传播感染，这组患儿中如感染发生于入 NICU 48 h 后则为医院感染（nosocomial infection，NI），也包括转出 NICU 进入普通病房后 48 h 内发生的感染。医院感染暴发是指在医疗机构住院患者中，短时间内发生 3 例以上同种同源感染病例的现象。

随着产科及新生儿科诊疗技术的不断进步，危重新生儿，尤其是出生体质量＜1500 g 的早产儿病死率明显降低，但由于这些患儿的免疫功能极不成熟，且经常受到经皮肤黏膜屏障穿刺等侵入性诊疗技术创伤，从而成为发生医院感染的高危人群。发生医院感染不仅给患儿增添额外的痛苦，延长住院时间，增加医疗费用，造成不必要的医患纠纷，甚至可成为其发病、死亡的重要原因；如控制不力，引发医院感染暴发流行，还会造成严重的社会不良影响。NICU 医院感染多次引起公众的广泛关注，目前医疗机构针对医院感染的目标监测内容主要是器械相关感染，包括血管内导管相关性感染、尿管相关性感染和呼吸机相关性肺炎，这两类感染是 NICU 最常见的可预防的感染。

## 一、医院感染流行病学

医院感染发生率按照每 1000 人次住院日中发生感染的人次计算。由于医院感染诊断标准和不同 NICU 的患儿基本情况各不相同，不同机构统计的医院感染发生率差异很大。2012 年美国调查显示，NICU 的新生儿医院感染发生率为 6.9/1000 住院日，11.2％的住院患儿发生 NI。德国 2000—2005 年报道，极低出生体重儿的血流感染发生率为 6.5/1000 住院日，中心静脉置管感染率为 11.1/1000 置管日，外周静脉置管感染率为 7.8/1000 置管日。巴西的一项前瞻性研究报道，

医院感染发生率为 29.8/1000 住院日。国内不同医院报道的新生儿医院感染发生率为 9.1％～16.0％。由此可见，在当前医学发展水平和医院具体条件下，无论是发达国家还是发展中国家的新生儿室和 NICU，医院感染仍然难以完全避免，消除新生儿室和 NICU 中的医院感染仍属于需要探索的课题。

医院感染暴发流行相对于散发而言，发病时间更集中，为同一传染来源，症状、体征及辅助检查结果基本相似，往往检出同一种甚至同一型病原体。

## 二、NICU 医院感染危险因素与感染途径

### （一）感染危险因素

内在危险因素包括新生儿免疫功能不全，存在病原体侵入门户（如皮肤及胃肠道屏障功能不成熟等）。研究显示，在出生体重＜1500 g 的早产儿中，胃肠道是革兰氏阴性菌最主要的来源，在发生血流感染的患儿中，95％的肛拭子培养与血培养细菌的基因型相同。外部危险因素包括使用各种装置和器械（如呼吸机、留置血管导管等）、侵入性操作（气管插管、静脉穿刺等）、胃肠道外科疾病手术、某些药物（抗生素、激素、$H_2$ 受体阻滞剂等）、肠外营养、手卫生、细菌定植等。此外，NICU 空间拥挤、住院时间长、洗手设施配备不足、医务人员紧缺等均是危险因素。

### （二）主要感染途径

包括血流感染、肺炎、消化道感染、皮肤感染、中枢神经系统感染、结膜炎等，以前两者最常见，泌尿道感染相对少见。

### （三）置管相关性感染

侵入性操作和置入各种导管所造成的感染已成为医院感染导致死亡的主要原因。置管相关性感染（device-associated infection，DAI）可分为导管局部感染（exit site infection，ESI）和导管相关性感染（catheter-related infection，CRI），CRI 可直接通过呼吸道、消化道、皮肤黏膜或脐部、血管内导管侵入，主要有呼吸机相关性肺炎

（ventilator-associated pneumonia，VAP）和血管内导管相关性感染（intravascular catheter-related infection，ICRI）。

1. 呼吸机相关性肺炎　经气管插管行机械通气≥48 h，无论机械通气前是否有感染，经临床表现及实验室检查证实，肺部出现新的感染即为VAP。美国2009年报道，VAP发生率为0.7/1000～2.2/1000机械通气日。对比发现，应用无创通气CPAP者医院感染性肺炎发生率为1.8/1000机械通气日，应用气管插管者VAP发生率为12.8/1000机械通气日。危险因素包括胎龄小、低出生体重、反复插管、气管内吸引等，呼吸机管道、湿化器与复苏器等消毒不严以及医护人员不注意洗手是造成VAP外源性感染的重要原因。有创操作、经鼻或口插管可破坏会厌部正常屏障，减弱咳嗽反射及纤毛运动，并使口咽分泌物中的微生物直接接种至下呼吸道。目前NICU的呼吸机相关性肺炎的诊断标准尚存在争议。美国CDC和美国国家医院安全网络（National Hospital Safety Network，NHSN）对年龄<1岁的患儿的诊断标准（机械通气时间48 h后发生感染；对氧疗或机械通气的需求增加；≥2次X线胸片显示新的肺部渗出、实变或不张；至少具有3项临床表现，如体温不稳定、呼吸道分泌物性质改变、外周血白细胞计数改变、喘息、气急、咳嗽、心率异常等）并不适用于新生儿，机械通气的新生儿发生VAP时很少出现咳嗽、喘息、发热等表现，而支气管肺发育不良的患儿X线表现与感染很难鉴别，诊断VAP还需要除外新生儿呼吸窘迫综合征、肺水肿等其他肺部疾病。

2. 血管内导管相关性感染　血流感染是发达国家NICU最常见的医院感染，其中大部分与中心静脉导管的使用有关，故又称血管内导管相关性感染（ICRI），是最重要的导管相关性感染。美国CDC对ICRI的诊断标准如下：①血培养至少1次致病菌阳性，如为皮肤定植细菌，则需要2次阳性；②具有一项或多项感染临床表现；③当发生血流感染时有血管内导管留置；④除血流感染外，无其他部位感染。ICRI发生的危险因素包括无菌技术操作情况、导管留置时间、导管材料结构、导管的护理和维护、患儿基础疾病等。

## 三、NICU医院感染常见病原体

引起NICU医院感染的病原体包括细菌、病毒、真菌等，其中细菌感染最为常见。近年来随着抗生素的广泛使用，全球范围内的NICU均出现了各种耐药细菌感染流行，甚至引起感染暴发，这已成为当今NICU医院感染控制所面临的最重要问题。

### （一）细菌

NICU内最常见的病原体。革兰氏阳性菌以凝固酶阴性葡萄球菌（coagulase-negative staphylococci，CONS）、金黄色葡萄球菌、肠球菌常见，革兰氏阴性菌主要有肠杆菌属、肺炎克雷伯杆菌、大肠埃希菌和黏质沙雷菌等肠杆菌科细菌。

国外报道的NICU医院感染以革兰氏阳性菌居多，以CONS最常见。早产儿易发生CONS感染的原因可能与其天然免疫功能低下有关。CONS致病因子可能与细菌生物膜有关，不仅可使CONS在内置导管和体内组织定植，还能使其在医院环境内持续存活。产生物膜的CONS菌株大多对β-内酰胺类抗生素耐药。

国内报道以革兰氏阴性菌为主。由于新生儿常规使用抗生素，导致耐药菌在NICU出现的比例不断上升。超广谱β-内酰胺酶（extended spectrum β-lactamase，ESBLs）是一类对第三代头孢菌素和氨曲南在内的β-内酰胺类抗生素具有强大水解作用的酶，携带ESBLs基因的质粒易在革兰氏阴性杆菌中传播而引起细菌耐药性的扩散，携带ESBLs耐药基因的质粒往往还带有其他抗生素耐药基因，如氨基糖苷类的耐药基因，从而形成多重耐药，使临床治疗难度大大增加。ESBLs引起医院感染是一个全球性问题，可引起医院感染的暴发流行。由于广谱头孢菌素，尤其是第三代头孢菌素的使用率较高，对革兰氏阴性菌产生的选择性压力较大，导致ESBLs产生株增多。国内报道NICU感染的大肠埃希菌和肺炎克雷伯杆菌ESBLs的阳性率高达40%～60%，其对常用的青霉素类、头孢菌素类耐药率很高，对β-内酰胺类/β-内酰胺酶抑制剂的敏感性较好，临床上常作为经验性用药，碳青霉烯类是治疗产ESBL菌株感染的首选药物，但近年药敏率亦有下降趋势。肺炎克雷伯杆菌、产气肠杆菌和铜绿假单胞菌均是条件致病菌，常与NICU的医院感染及其暴发有关。

近年来，一些主要在成年人重症监护治疗病房（intensive care unit，ICU）流行的耐药菌，如耐甲氧西林金黄色葡萄球菌、耐万古霉素肠球菌和不动杆菌开始在 NICU 出现并蔓延。

### （二）病毒

轮状病毒、呼吸道合胞病毒、肠道病毒、巨细胞病毒、单纯疱疹病毒、水痘带状疱疹病毒等均可引起新生儿医院感染。

### （三）真菌

随着广谱抗生素的广泛应用，真菌感染逐渐成为 NICU 医院感染的常见病原体。国外资料统计，NICU 的真菌败血症发生率为 0.4‰～2‰，其中极低出生体重儿（very low birth weight infant，VLBWI）为 3.8%～12.9%。深部真菌感染发病率近 30 年增长了约 36 倍，已成为引起 VLBWI 败血症的第三大原因。早产、出生体重<1500 g、抗生素治疗（特别是第三代头孢菌素和碳青霉烯类抗生素）、中心静脉置管>7 天、住院时间长、插管术等是真菌感染的高危因素。NICU 医院感染最常见的真菌为平滑念珠菌。

## 四、NICU 医院感染及其暴发的复杂性

### （一）病原体复杂多样

不同地区、不同医疗机构的 NICU 医院感染病原体各不相同，国外文献多以凝固酶阴性葡萄球菌占多数；而国内不同文献报道显示，我国最常见的病原体仍为肠杆菌科致病菌，尤其是大肠埃希菌及肺炎克雷伯杆菌。病原菌越来越多地成为多种耐药菌及难治性病原菌。

近年来，随着分子生物学及电子显微镜用于医学领域，细菌生物膜在医院感染发病中所起的作用被越来越多的学者所认识。体内置入各种导管时，细菌易在导管表面定植，形成由细菌和自身分泌的胞外基质组成的细菌生物膜，这类细菌的耐药性极强，可逃避宿主免疫作用和抗生素的杀伤，导致感染迁延不愈，且细菌还可自细菌生物膜向外播散，引起急性感染。如何预防细菌生物膜的形成以降低 DAI 的发病率是目前研究的难点与热点。

### （二）复杂的传染源和传播途径

能引起新生儿病房及 NICU 医院感染暴发的病原体种类繁多，很多病原体为人体常驻细菌。国内外很多报道显示，NICU 医院感染的传染源常为医务人员，通过护理和诊疗操作污染设备、器具等各种环节，造成感染流行，甚至暴发。曾有报道显示，法国某医院内 NICU 的 6 例新生儿暴发盐单胞菌属感染，均是由于输注了在受盐单胞菌属污染的水槽内解冻的新鲜冰冻血浆所致。Cassettari 等报道，NICU 内一名护理人员的手患甲癣，又被产超广谱 B-内酰胺酶的肺炎克雷伯杆菌污染，导致 NICU 内暴发医院感染，持续时间长达 6 个月，36 例新生儿受累，其中 7 例感染，29 例细菌定植。其他还有配方奶加热器被污染，进而污染配方奶，导致 NICU 内暴发医院感染。

### （三）控制的复杂性

医院感染分为内源性感染和外源性感染，前者主要是由于机体抵抗力弱（常见早产、低出生体重、接受免疫抑制剂）或菌群失调（抗菌药物的使用）造成机体内部正常菌群易位导致的感染。外源性感染是体外病原体通过护理人员的手、医疗仪器、空气等造成的交叉感染。NICU 医院感染有复杂多样的危险因素，如有创性诊疗操作、住院时间长、长时间机械通气、长时间中心静脉置管、住院时间长、孕妇罹患疾病、全肠道外营养等。医院感染暴发流行后，治疗房间、抢救单元、医疗设备、水源等固定设施均可能存在污染，也可同时在患儿、医务人员、护理人员，甚至后勤人员的手上存在病原体。但传染源常难以确定，从而增加了拟定最有效防治措施的难度。新生儿室医院感染暴发往往是突发事件，各级医务人员必须掌握各种病原体的暴发特点，具备敏锐的医院感染防控理念以及快速应对感染传播的能力。

### （四）损失巨大

医院感染暴发往往会导致住院新生儿较高的病死率。国内各地不同时期报道的新生儿柯萨奇病毒医院感染暴发流行事件中，病死率高达 26.5%。医院感染暴发流行对患儿及其家庭、医院的经济效益及社会效益必然产生极大的负面影响。

## 五、防治策略与措施

国际新生儿网络的多中心研究发现，即使按危险因素进行校正后，各 NICU 医院感染的发生率仍存在明显差异，提示各 NICU 的临床实践与行为存在差异，因此可通过改进临床实践和操作规程降低医院感染的发生率。

### （一）NICU 医院感染目标监测

各医疗机构应建立完善的日常医院感染管理制度和监测系统，对各种导管置入和抗生素的应

用进行目标监测，通过反复培训与考核，增强医务人员的医院感染意识，认识发生医院感染的危害性。感染监控工作应当有专人负责，国家卫生和计划生育委员会《医院感染管理办法》规定，300 张床位以上的医院设医院感染管理科，1000 张床位以上大型医院的专职医院感染防控工作人员不得少于 5 名，500 张床位以上的医院工作人员不得少于 3 名，300～500 张床位的医院工作人员不得少于 2 名，300 张床位以下的医院工作人员不得少于 1 名。

### （二）NICU 的设置必须合理

2001 年我国卫生部（现国家卫生和计划生育委员会）《医院感染管理规范》规定，新生儿室每张床位占地面积不少于 3 m²，床间距不少于 90 cm，NICU 每张床位占地面积不少于一般新生儿床位的 2 倍。NICU 需保证人力资源的合理应用，以避免工作人员因劳动强度过大而忽视消毒隔离制度的执行。《中国新生儿病房分级建设与管理指南（建议案）》要求医生床位比为 1∶0.5，护士床位比为 1∶1.5，而国际上一般 NICU 的患儿与护士比例为 1∶2～1∶3。

保证病房周围环境的通风清洁，有条件者使用层流病房较为理想。注意避免呼吸机污染，定期清洁呼吸机及湿化器、管道等附属装置，尽可能使用带过滤器的管道，以减少耐药菌株在呼吸机的定植。感染病例应使用单房隔离措施。注意暖箱的消毒，严格执行消毒隔离制度，减少侵入性操作，应用无创通气技术，缩短各种管道的留置时间等均有助于预防和减少新生儿医院感染。

### （三）加强医院感染防控措施

1. 手卫生　常规细致的手部卫生可有效阻断直接或间接接触传播，NICU 工作人员的手部卫生被认为是预防感染的重要措施。中华预防医学会医院感染控制分会提出了严格的手卫生标准，要求在 5 个关键时刻进行手卫生：接触患者前、接触患者后、进行清洁或侵入性操作前、接触患者体液或分泌物后、接触患者使用过的物品后。标准洗手法见图 1-6-1。新生儿科的医护人员应严格、自觉、主动地执行手卫生制度。对医务人员进行培训可明显提高手卫生的依从性，可通过教育、监测、执行反馈、提醒、激励等措施保证手卫生制度的执行。选择刺激小的产品、应用适量的润肤剂可减少手卫生产品引起的皮肤刺激，有助于提高依从性。指甲应自然、剪短，无人工指甲。多个研究已证明，戴戒指可增加手部细菌定植，多数 NICU 建议将首饰置于肘部以上。

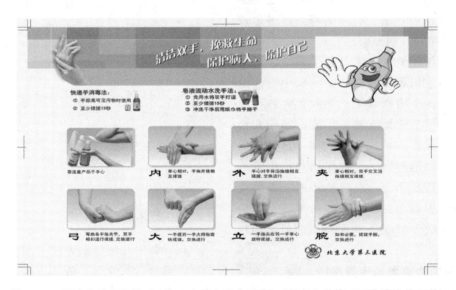

**图 1-6-1**　标准洗手方法图（口诀：内外夹弓大立腕）（北京大学第三医院感染管理科）

2. 应用个人防护用具（personal protective equipment，PPE）　PPE 是指各种单独或联合使用，以保护医护人员避免接触传染性微生物的屏障。PPE 包括手套、隔离衣、口罩、护目镜及面罩。医护人员在接触每一例患儿时均应采用标准预防措施，并假设医疗环境中所有患儿均可能感染或定植病原体。根据预期暴露范围的不同及可能（或已知）感染或定植病原体的不同，选择不同的 PPE。

有些 NICU 医护人员在接触患儿时采用"普遍戴手套策略",认为戴手套可以预防病原体传播,但无充分证据证明此结论。有研究显示,普遍戴手套可能导致不戴手套时的手卫生依从性下降,在戴手套的操作过程中也可能污染手,因此在摘掉手套后仍需保证手部卫生。

酒精擦手联合戴手套的方法包括 7 个步骤:①进入 NICU 前洗手至肘部;②用含酒精的消毒剂擦手;③戴一次性乳胶手套;④接触新生儿前再次用酒精消毒剂擦手;⑤接触周围环境后重复擦手;⑥接触患儿后摘掉手套;⑦摘掉手套后再次进行手消毒。

一次性手套也应作为保护医护人员的重要途径,下列情况建议戴手套:可能接触患儿黏膜、血液或体液及不完整的皮肤,与感染或定植病原体的患儿直接接触,触摸明显或可能被污染的表面或设备。

3. 医护人员的预防接种　医护人员常规预防接种是保证 NICU 患儿安全的重要部分。曾有报道显示,某国外一个Ⅲ级 NICU 在一次流感病毒流行期间,54 例新生儿中有 19 例感染(35%),其中一例胎龄 27 周的双胎在生后第 7 天因感染死亡。流行病学调查发现,接受调查的 86 名 NICU 医护人员中,只有 13 名(15%)接种了流感疫苗,医生接种率为 67%,高于护士(9%)。同时,14 位医护人员承认在流感暴发流行期间存在流感样症状,但只有 4 位离岗休息。美国几大医疗中心均要求医护人员接种季节性流感疫苗,其疫苗接种率达到 98.4%。常规的流感疫苗接种应成为保护易感患儿、医护人员及其家人的标准措施。美国儿科学会还推荐接触<12 个月婴儿的成人常规接种百白破三联疫苗。

4. 中心静脉置管相关感染预防　NICU 应建立由专人组成的外周中心静脉置管小组,并对导管进行严格管理。管理措施包括:①更换输液管时建立无菌区域,严格消毒;②避免使用多腔导管,避免从导管采血;③每日对置管部位和敷料进行检查,输液管应每 48~72 h 更换,如使用脂肪乳剂应 24 h 更换;④每日评估患儿是否需要继续使用中心静脉导管,尽可能减少中心静脉导管的留置时间;⑤导管放置时间超过 21 天可明显增加感染的危险,应尽早拔除导管;⑥肠内营养达

到 100 ml/(kg·d)可作为拔除中心静脉导管的标准。

发生 ICRI 后,如为革兰氏阴性菌、金黄色葡萄球菌或真菌感染,应即刻拔除中心静脉导管;如血培养 CONS 阳性,可先对导管进行消毒,经中心静脉导管给予抗生素治疗,大多数患儿可治愈,如复查培养仍为阳性,应拔除导管。国外学者研究发现,应用经外周中心静脉导管发生脓毒症的病例中,56% 是在置管期间发生,44% 在拔管 5 天内发生,拔管后 24~72 h 是发病高峰。拔管后未应用抗生素者脓毒症发生率为 10.3%,拔管后应用抗生素者脓毒症发生率为 1.5%($P$=0.002),故认为在中心静脉导管拔除后仍应使用抗生素。原因可能为在导管拔除过程中细菌生物膜脱落,细菌进入血液引起感染。

临床研究显示,抗微生物药物包裹的血管内导管在成人和儿科可降低医院感染的发生,但在新生儿尚无研究,不推荐使用。国内外小样本研究显示,每日使用万古霉素-肝素液封管可减少 NICU 患儿 CRBSI 的发生率,但目前不推荐在 NICU 常规使用,以防产生耐药细菌,仅在积极采用现有的防治措施后 ICRI 发生率仍较高的 NICU 考虑使用。国外研究显示,通过合作化质量改进计划(Collaborative Quality Improvement Initiatives)可减少 NICU 医院血流感染的发生率,通过成立多学科队伍,制定"一揽子"综合的质量改进方法,可有效降低 NICU 患儿中心静脉导管相关血流感染的发生率。

5. 呼吸机相关性肺炎的防治　有学者提出"一揽子"预防 VAP 的措施:①手卫生;②适当抬高头位(30°~40°),定时改变体位向左右两侧卧位;③每 4 h 监测胃潴留情况;④加强口腔护理;⑤使用密闭式吸引器;⑥对呼吸机等设备加强清洁消毒管理等。

近年来,细菌生物膜受到广大学者关注。细菌生物膜是细菌为适应环境、利于生存而形成的特殊结构,是细菌在肺内定植的主要形式。生物膜对抗生素有耐药屏障作用,可导致持久、反复和治疗棘手的呼吸道感染。近年来,成人的多中心前瞻性随机单盲对照研究发现,应用银涂层材料的气管导管能减少和延迟呼吸机相关性肺炎的发生,为防治细菌生物膜的形成提出了一些有效的思路和方法,但临床应用的可行性、有效性以

及涂层材料对人体是否会产生其他影响尚需进一步的临床试验来明确。

6. 真菌感染的预防　NICU 多中心随机对照研究结果显示，VLBWI 预防性使用氟康唑可减少侵袭性真菌感染，但常规使用氟康唑并未达成专家共识，主要原因是目前的研究结果尚不能表明其在早产儿应用中的安全性。某些研究显示，ELBWI 使用氟康唑预防真菌感染可能与胆汁淤积的发生有关，药物对患儿远期预后的影响也需要进一步观察，长期预防性使用可能诱导耐药菌的产生。目前预防性使用氟康唑的策略应局限于出生体重<1500 g、存在真菌感染高危因素（如肠外营养、应用广谱抗生素、外科手术后）的新生儿，或在严格采用目前预防医院感染的措施后真菌感染发生率仍然较高的 NICU。严格遵循美国 CDC 推荐的医院感染预防原则，采取中心静脉导管相关感染的综合防治措施才是关键。

7. 呼吸道合胞病毒感染预防　国外应用呼吸道合胞病毒单抗（帕利珠单抗）预防婴儿呼吸道合胞病毒感染，其有效性和安全性基本肯定，但目前在 NICU 的应用尚有争议。有效预防 NICU 内呼吸道合胞病毒暴发流行的措施包括对感染者进行快速检测，同时采取常规感染控制措施，有条件者可应用帕利珠单抗。也有人认为药物价格太高，根据成本效益分析，应仅用于有感染危险因素的早产儿。

8. 皮肤护理　新生儿皮肤黏膜屏障相当薄弱，易破损并发生直接接触感染。注意加强脐部和皮肤黏膜护理。临床上多使用各种油浴疗法，即在皮肤表面涂橄榄油、葵花籽油或油性软膏等并加以轻柔按摩，既可保温，又可改善皮肤末梢循环，增加早产儿皮肤屏障作用。但也有研究结果认为，这种皮肤疗法并未减少感染或死亡率，甚至有增加 CONS 感染和其他医院感染的可能。有关 VLBWI 局部润肤剂的使用仍有争议，尚需要进一步研究。

9. 早期肠道喂养及使用益生菌　早期开展肠道喂养可减少院内脓毒症的发生，并未增加 VLB-WI 坏死性小肠结肠炎的发生。可能的机制是肠道喂养可防止胃肠黏膜萎缩和肠道细菌污染，减少肠外营养和静脉的使用，提高肠道黏膜的免疫功能。

近年来，益生菌预防新生儿感染的作用引起关注。研究发现，使用益生菌的早产儿坏死性小肠结肠炎发病率比对照组明显降低，meta 分析认为，益生菌可能会减少胎龄小于 33 周的早产儿坏死性小肠结肠炎的发生。但目前益生菌的制备还难以标准化。益生菌自身引起脓毒症的危险性虽然很小，但有潜在危险，还需要进行大样本多中心研究来明确早产儿使用益生菌的利弊。

10. 预防性使用抗生素　对高危人群，如早产儿、使用血管内导管者是否应该预防性使用抗生素一直是热门话题，临床相关报道认为其有一定的合理性，但关于副作用的报道也很多。国外多项报道认为预防性使用抗生素是否降低导管相关性血流感染仍无定论。数个小规模多中心研究结果显示，预防性使用抗生素可减少败血症的发生，但对总死亡率无影响，还须考虑细菌耐药和远期对神经系统的影响，不推荐常规使用。研究提示，第三代头孢菌素在产生耐药菌株方面有不利影响，可能增加产 ESBL 菌株的医院感染，应尽量避免预防性使用第三代头孢菌素。虽然对于预防性全身使用抗生素的争论很多，但目前普遍认为使用抗菌和抗栓药物冲洗血管内导管可减少 ICRI 的发生。据报道，使用含万古霉素和肝素的溶液进行血管内置管冲洗以预防导管感染，明显降低了 CRBSI 的发生。虽然缺乏大规模循证医学证据，但有学者主张高危儿预防性使用氟康唑等抗真菌治疗，以降低念珠菌血症的发生。国外指南建议，母亲存在 B 组链球菌感染可能时，应给母亲使用青霉素以预防婴儿发生严重感染，即减少母婴垂直传播感染的概率。

11. 静脉丙种球蛋白的使用　一项循证医学研究显示，预防性输注静脉丙种球蛋白并未影响败血症的发生率和其他临床重要结局的预后。从病理生理学和免疫机制方面来看，母亲通过胎盘向胎儿转运免疫球蛋白的过程主要发生在孕 32 周之后，故早产儿（尤其是极低出生体重儿）多存在低免疫球蛋白血症，导致其抗感染能力更为低下，一定程度上支持对高危早产儿（胎龄<32 周、极低出生体重儿、窒息缺氧、有宫内感染可能、机械通气等）应用静脉丙种球蛋白，以预防发生严重感染。

12. 营养支持疗法　保证充分的能量和各种营养素，尤其足量的蛋白质供给，有助于新生儿（尤其是早产儿）加快体重增长、增强抗感染能力及缩短住院时间。

目前预防医院感染的策略重点应针对内在及外部两方面危险因素。使用不同材料涂层或浸泡的气管导管在一定程度上能减少细菌生物膜的形成，降低 VAP 的发生；益生菌和预防性应用氟康唑在降低细菌性和真菌性脓毒症的风险方面显示出了良好的前景，但尚需要进行大量研究以证实其有效性及长期安全性；行之有效的医院感染监测制度，改善手部卫生，改进中心静脉导管置管技术，合理使用抗生素可降低医院内脓毒症的发生率。对于这些实践的可持续性，还需要进行更多的临床和实验研究工作。

## 六、针对医院感染暴发流行的防控措施

一旦发生医院感染暴发流行，应尽快采取如下措施：

1. 立即隔离并积极治疗患儿，尽可能将患儿放置于单独隔离间；暂停接收新入院患儿，直到医院感染完全控制为止，住院新生儿能离院者尽早办理出院。

2. 寻找并控制传染源　应从固定设施受污染及流动传染源两方面积极寻找，前者包括医疗设备、医用压缩空气源、鼓风机、水槽、配奶间、奶加热器、配药室、呼吸机管道和湿化器水源等；后者包括患儿、医务人员（包括后勤人员、清洁工人等）、皮囊复苏器等。寻找传染源应当采用拉网式、倒金字塔形方式，争取尽快确定并隔离传染源，防止再次暴发。

3. 切断传播途径　大量研究表明，医务人员、护理人员的手在医院感染的传播过程中起了重大作用，洗手习惯及意识在切断传播途径方面极为重要，洗手水龙头应为感应式，擦手毛巾一人一巾一用一消毒，对于感染性较强的患儿，在检查时建议戴一次性手套操作。对于患病的医务人员，即使症状轻微，也应立即调离新生儿病房。彻底消毒病房环境及相关器械。

4. 积极留取感染的证据　尽可能留取患儿血液、大便、分泌物及器官组织等样本，有实验条件者可直接送检，如无条件可暂时冰冻保存待检。可通过细菌和（或）细胞培养及血清学检查等方法寻找病原体，为患儿尽快进行针对性的治疗，并为流行病学调查提供依据。

随着医疗技术的不断提高、经济条件的不断改善，越来越多的早产儿、极低出生体重儿和超低出生体重儿得以抢救存活，这也对 NICU 的医院感染监控工作提出了更高的要求。新生儿室医院感染暴发流行复杂、高危、难预见、难控制，并可能造成巨大损失，应引起高度警惕。NICU 的医护人员应树立对医院感染"零容忍"的观念，采取一系列基础感染防控措施，如最佳的手卫生依从性、适宜应用 PPE 和严格遵循消毒隔离制度，以降低医院感染的发生率；通过加强医务人员继续教育，提高我们对各种病原体医院感染的警觉性，一旦发现有医院感染的苗头，在及时采取有效措施的同时，及时上报有关部门，进行协助处理。同时呼吁有关部门加大对新生儿病房及 NICU 的投入，理解和支持新生儿医务人员的工作，以保障我国新生儿医学科学的健康发展。

（童笑梅）

## 参考文献

[1] 曹云，蔡小狄，闫钢风. 新生儿重症监护病房医院感染防治. 中华围产医学杂志，2010，13（4）：277-281.

[2] 庄思齐. 高度重视新生儿医院感染的防治. 临床儿科杂志，2009，27（3）：201-205.

[3] 中国医师协会新生儿专业委员会. 中国新生儿病房分级建设与管理指南（建议案）. 中华实用儿科临床杂志，2013，28（3）：231-237.

[4] 中华医学会儿科学分会新生儿学组. 重视新生儿病房医院感染的暴发流行. 中华儿科杂志，2009，47（1）：1-4.

[5] 李明珠. 常见新生儿医院感染问题及对策. 中国新生儿科杂志，2010，25（2）：65-67.

[6] Guzman-Cottrill JA. Infection control practices in the NICU：what is evidence-based? NeoReviews，2010，11：e419-e425.

[7] Polin RA，Denson S，Brady MT，et al. Epidemiology and Diagnosis of Health Care-Associated Infections in the NICU. Pediatrics，2012，129：e1104-e1109.

[8] Polin RA，Denson S，Brady MT. Strategies for prevention of health care-associated infections in the NICU. Pediatrics，2012，129：e1085-e1093.

# 第七节　NICU 医疗不良事件

医疗不良事件（medical adverse event）是指在临床诊疗活动过程中，因医疗行为而非疾病本身对患者造成损害，或虽未造成损害但导致患者延期出院等不良诊疗行为，包括诊断、治疗、护理失误及相关设施、设备引起的损害。内容涵盖医疗、护理、医院感染、医疗器械应用和运行、行政、后勤等各部门。NICU 是医疗不良事件的好发部门，NICU 的患儿最为脆弱且毫无防护能力，因此，相比成人，这些不良事件更有可能给他们带来伤害。哈佛医学院的一项研究估计，有高达 1.2%～1.4% 的住院新生儿发生过医疗不良事件，鉴于这是一项回顾性研究，有可能会低估实际发生率。另一项前瞻性研究指出，在 NICU 中，平均每 100 个住院日中会发生 18 件医疗不良事件，其中 45.1% 的医疗不良事件是有害的，7.9% 会威胁患儿生命。胎龄 24～27 周的早产儿医疗不良事件的发生率明显高于足月儿（57.0% vs. 3.0%）。在 NICU 住院的时间越长，医疗不良事件的发生率越高。以下从几个方面论述 NICU 常见的医疗不良事件。

## 一、药物治疗差错

药物治疗是一个需要多人协作的复杂过程，任何一个环节出现错误均有可能出现治疗差错。药物治疗差错主要包括以下几个方面：处方错误、剂型错误、药物调配错误、监测错误、依从性差错等。药物治疗差错是医疗不良事件的一个常见原因。在可避免的医疗不良事件中，26.9% 是源自药物治疗差错。也有研究显示，NICU 中药物治疗差错的发生率可高达每 100 张处方中 5.5 个用药差错，主要是因为对患儿体重、药物剂量及单位计算出现错误。由于对药物治疗差错的定义不同，不同研究报道的药物治疗差错的发生率很难进行比较。值得庆幸的是，儿科住院患者药物不良事件的发生率明显低于成人（2.3% vs. 6.5%）。

美国药典的数据库报告系统显示最常见的药物治疗差错为管理（其发生率为 37.0%），其次为药物调配（21.0%）、药物剂型（15.0%）和监测错误（1.0%）。导致上述药物治疗差错的主要原因是执行错误或者未按照指南用药；另外，工作疏忽和工作量增加也是重要原因。在美国 NICU 中，常见药物治疗差错的四大类药物分别为麻醉剂、肠外营养、血管活性药物以及抗生素。

很多差错防范措施可减少药物治疗差错的发生率。已证实电子医嘱录入系统在一定程度上降低了药物治疗差错的发生率。但电子医嘱也可能增加新的差错，如剂型选择不正确等。另一个重要措施是配备专职临床药师，药师可以每日检查处方，提出药物调整方面的建议，提供药动学及药物信息、进行患者咨询及提供出院用药指导等。

## 二、机械通气合并症

荷兰的一项研究报道显示，在 NICU 发生的 9107 例医疗不良事件中，856 例是由于机械通气所致，其中 43.4% 是由呼吸机故障引起，其他常见原因还包括气管插管（28.9%）、加湿器（10.9%）和呼吸机管路（6.5%）等。众所周知，长时间机械通气与支气管肺发育不良（BPD）有关，目前尚无任何机械通气模式可阻止 BPD 的发生。出生后立即给予持续正压通气或进行气管插管，给予肺泡表面活性物质后立即拔管，连接持续正压通气的 INSURE 技术可减少 BPD 的发病率。近年来，鼻塞间歇正压通气的应用可以减少机械通气的使用时间，有可能降低 BPD 的发病率。

与机械通气相关的其他合并症还包括气漏（气胸、间质性肺气肿、纵隔气肿、心包积气）、气管插管相关并发症（位置不当，声带、喉头及食管损伤等）及呼吸机相关性肺炎等。因此，在病情允许的情况下，尽早拔除气管插管，应用无创通气模式可能会减少 NICU 中因为呼吸支持所致的医疗不良事件。

## 三、高浓度吸氧

尽管早在 1940 年就出现了关于早产儿视网膜病变的报道，但直到 1951 年才有学者意识到此疾病与早产儿长时间高浓度吸氧有关。1953 年，美国的 18 个医疗机构的一项随机对照研究证实，氧浓度＜40％对于早产儿来说是安全的。然而，随后有研究发现，当控制氧浓度＜40％时，新生儿呼吸窘迫综合征的发病率增高，而且存活早产儿中脑瘫发病率有所上升。因此，使超未成熟儿的氧饱和度维持在一个合适的水平，从而保证存活率升高，并使致残率及早产儿视网膜病变发病率降至最低，仍是新生儿重症监护医学的一个重要挑战。

鉴于此，2006 年中国早产儿管理指南指出，早产儿吸氧必须监测经皮血氧饱和度，严格控制吸入氧浓度，根据经血氧饱和度或血气检测调整吸入氧浓度，一般将经皮血氧饱和度维持在 88％～93％，不宜高于 95％。

## 四、院内感染

新生儿院内感染是指入院 48 h 后发生的感染，且感染的病原体并非来自于母婴垂直传播。院内感染成已为 NICU 面临的一个严峻挑战。近一半的院内感染对常规抗生素耐药。院内感染的主要病原菌包括凝固酶阴性葡萄球菌（CONS）、肺炎克雷伯杆菌及耐甲氧西林金黄色葡萄球菌等。另外，还包括假单胞菌、不动杆菌、真菌以及耐万古霉素的肠球菌等。

据报道，CONS 感染占新生儿感染病例的 40％，成为新生儿院内感染的主要病原体。但 CONS 感染的症状往往比较轻微；而院内感染的革兰氏阴性菌败血症往往比较凶险，可在 48 h 内病情急剧恶化，导致休克，甚至死亡。CONS 感染的危险因素主要包括中心静脉置管、肠外营养、频繁静脉穿刺及足跟取血等。一些药物，如激素、$H_2$ 受体拮抗剂及肝素等也可增加院内感染的风险。另外，NICU 的一些环境因素，如设备、水槽、玩具、身体乳霜等也可增加院内感染发生率。

院内感染会延长新生儿在 NICU 的治疗时间，并增加治疗费用，严重者可危及患儿生命。因此，必须采取有效措施预防院内感染的发生。如贯彻执行规范的洗手法、正确的皮肤保护措施、减少静脉通路的应用、尽可能减少各种插管等有创操作的使用时间等。最后，必须严格规范抗生素的使用，采取分级管理制度，以减少耐药菌株的出现。

## 五、侵入性血管置管合并症

NICU 的侵入性血管内置导管主要包括脐静脉置管、脐动脉置管及经外周穿刺中心静脉置管等，在超未成熟儿中，这些输液通路往往是急救用药和保证营养支持的必要措施。但也可导致多种并发症的出现，例如血栓性静脉炎、感染、血栓栓塞、出血、气胸、臂丛神经损伤、心包积液等。静脉栓塞的临床表现多种多样，如肾静脉栓塞的临床症状主要包括肾积水、血尿等，上腔静脉栓塞可表现为头颈部、胸部肿胀以及肾上腺出血坏死等。动脉栓塞的临床症状包括充血性心力衰竭、股动脉搏动减弱、肢端发凉、肺动脉高压、呼吸窘迫以及坏死性小肠结肠炎等。

减少导管源性并发症的预防措施包括在操作时严格执行无菌操作、准确验证导管尖端位置、每日确定导管位置不变、应用小剂量肝素、监测栓塞等合并症的症状、避免从中心静脉输入血液制品，如病情允许，尽早拔除血管置管等。

## 六、肠外营养的合并症

肠外营养可保证超未成熟儿的营养需求。然而，长期使用全胃肠道外营养可出现一系列合并症，如感染、胆汁淤积症、代谢性骨病、高甘油三酯血症、高血糖症、低血糖症及导管相关的合并症等。如新生儿应用全胃肠道外营养 2 周以上，则有可能出现胆汁淤积症或肝功能损伤。

为减少肠外营养的合并症，对肠道外营养患儿可给予非营养性吸吮，防止胃肠功能萎缩。提倡早喂养、微量喂养并尽早过渡到全肠道喂养，肠外营养相关性肝功能损伤可有望逐渐恢复。

## 七、电离辐射

在 NICU 的众多诊疗过程中，会不可避免地应用 X 线片、CT 等一系列放射学诊断方法。有研究显示，一次 CT 检查的辐射量相当于 200 张胸片的辐射剂量。在 NICU 中，多数放射学诊断检查完成于新生儿入院前几天内，其中患有气漏和坏死性小肠结肠炎的新生儿接受的放射学检查最多。电离辐射对人体的主要影响包括放射性皮炎、白内障、生殖器官损伤和器官老化，甚至坏死等。

尽管电离辐射对 NICU 中新生儿的影响尚不

确定，但我们仍须尽量避免不必要的放射学检查，尽可能利用超声、磁共振检查等无辐射的辅助诊断方法。

## 八、其他

在 NICU 还有可能发生其他一些合并症，如皮肤损伤、噪声污染、新生儿坏死性小肠结肠炎等。

综上所述，NICU 的医疗不良事件涉及诊疗、护理、用药、设备使用等方方面面。医疗不良事件可能延长新生儿在 NICU 的治疗时间，并增加治疗费用，甚至危及患儿生命。因此，在临床工作中，应采取各种积极有效的防范措施，如优化团队资源管理、加强人员业务培训、提高诊疗水平、简化操作流程、加强监管等，也可遵循 PD-CA 循环（Plan-Do-Check-Action Cycle）策略，即计划-实施-检查-总结、再优化的模式，依靠集体力量层层解决问题，以避免此类不良事件的发生，从而保证患儿安全，改善其预后。

（王晴晴　童笑梅）

## 参考文献

[1] Brennan TA, Leape LL, Laird NM, et al. Incidence of adverse events and negligence in hospitalized patients. N Engl J Med, 1991, 324: 370-376.

[2] Leape LL, Brennan TA, Laird NM, et al. The nature of adverse events in hospitalized patients. New Engl J Med, 1991, 324: 377-384.

[3] Kugelman A, Inbar-Sanado E, Shinwell ES, et al. Iatrogenesis in neonatal intensive care units: observational and interventional, prospective, multicenter study. Pediatrics, 2008, 122: 550-555.

[4] Chedoe I, Molendijk HA, Dittrich ST, et al. Incidence and nature of medication errors in neonatal intensive care with strategies to improve safety: a review of the current literature. Drug Saf, 2007, 30: 503-513.

[5] Stavroudis TA, Miller MR, Lehmann CU. Medication errors in neonates. Clin Perinatol, 2008, 35: 141-161.

[6] Lucas AJ. Improving medication safety in a neonatal intensive care unit. Am J Health Syst Pharm, 2004, 61: 33-37.

[7] Snijders C, van Lingen RA, van der Schaaf TW, et al. Incidents associated with mechanical ventilation and intravascular catheters in neonatal intensive care: ex-ploration of the causes, severity and methods for prevention. Arch Dis Child Fetal Neonatal Ed, 2011, 96: F121-F126.

[8] Sekar KC. The role of continuous positive airway pressure therapy in the management of respiratory distress in extremely premature infants. J Pediatr Pharmacol Ther, 2006, 11: 145-152.

[9] Sekar KC, Corff KE. To tube or not to tube babies with respiratory distress. J Perinatol, 2009, 29: S68-S72.

[10] Ramanathan R, Sekar K, Rasmussen M, et al. NIPPV versus SIMV after surfactant treatment for respiratory distress syndrome in preterm infants <30 weeks gestation: multicenter randomized trial. Acta Pediatrica, 2009, 98: 45-46.

[11] Saugstad OD. Optimal oxygenation at birth and in the neonatal period. Neonatology, 2007, 91: 319-322.

[12] 中华医学会儿科学分会新生儿学组. 早产儿管理指南. 中华儿科杂志, 2006, 44: 188-191.

[13] Clark R, Powers R, White R, et al. Nosocomial infection in the NICU: a medical complication or unavoidable problem? J Perinatol, 2004, 24: 382-388.

[14] Stoll BJ, Hansen N, Fanaroff AV, et al. Late-onset sepsis in very low birth weight neonates: the experience of the NICHD Neonatal Research Network. Pediatrics, 2002, 110: 285-291.

[15] Hermansen MC, Hermansen MG. Intravascular catheter complications in the neonatal intensive care unit. Clin Perinatol, 2005, 32: 141-156.

[16] Ramasethu J. Complications of vascular catheters in the neonatal intensive care unit. Clin Perinatol, 2008, 35: 199-222.

[17] Ramachandrappa A, Jain L. Iatrogenic disorders in modern neonatology: a focus on safety and quality of care. Clin Perinatol, 2008, 35: 1-34.

[18] Adamkin DH. Pragmatic approach to in-hospital nutrition in high risk neonates. J Perinatol, 2005, 25: S7-S11.

[19] Brody AS, Frush DP, Huda W, et al. Radiation risk to children from computed tomography. Pediatrics, 2007, 120: 677-82.

[20] Vachharajani A, Vachharajani NA, Najaf T. Neonatal Radiation Exposure. Neoreviews, 2013, 14: e190-e197.

[21] Wachman EM, Lahav A. The effects of noise on preterm infants in the NICU. Arch Dis Child Fetal Neonatal Ed, 2011, 96: F305-F309.

# 第八节　NICU 的噪声防控

NICU 是集各种先进医疗技术设备于一体的全托制新生儿危重病例管理病房，为高危新生儿提供一个安全、舒适、简洁、卫生的医疗环境，医生护士 24 h 特别监护与照顾，以挽救危重新生儿生命，使之得以治疗及康复。但在 NICU 中，我们在采用先进的医疗技术积极救治危重新生儿的同时，也难免带来一些因治疗和护理而产生的不利因素（例如噪声等），对在 NICU 长期住院治疗的高危新生儿的发育和后期康复可能产生难以预测的影响。

## 一、NICU 噪声特点

### 噪声特点及危害

声音以强度、频率、周期、持续时间等几项物理学参数来表示，噪声是发生体做无规则振动时发出的声音，凡是妨碍人正常休养生息的声音以及对我们希望听到的声音产生干扰的音频都可被称为噪声。其强度水平用分贝（dB）来表示。在工作场所规定接触 90 dB≤8 h，95 dB≤4 h，100 dB≤2 h，不允许接触 115 dB 以上的噪声或 140 dB 以上的脉冲噪声。在非工作环境，其噪声用昼夜平均水平表示。美国环保机构提出，居住环境日间平均水平为 55 dB、夜间 45 dB，医院日间平均水平为 45 dB、夜间为 35 dB。

NICU 的噪声多为宽带噪声，由各种不同频率的声音组合而成，具有广泛性、突发性、音量大的特点。近来的基础研究数据显示，NICU 环境中的声音大多波动在 50～140 dB。

1997 年美国儿科学会环境委员会建议，NICU 最安全的声音水平应＜45 dB。2002 年美国第五次修订 NICU 的设计报告提出，建议 NICU 持续噪声限制在≤50 dB，脉冲噪声限制在≤55 dB，突发的声音水平≤75 dB。国内尚无此方面的标准或建议。如果噪声水平明显超过上述安全水平，将导致危重新生儿健康受到影响。

1. 噪声对人体的危害　主要表现在：①噪声达到一定强度会对人的听觉器官产生伤害，进而使听力下降。研究结果表明，如果一个人长期受到 80 dB 以上噪声的影响，其听力会显著下降；而噪声在 80 dB 以下一般不会导致耳聋。②噪声除了对人的听力造成损伤外，还造成其他一些病理生理改变。研究表明，当被试者受到 95～110 dB 噪声的刺激时，会导致血管收缩、心率改变、眼球扩张；噪声停止后，血管收缩还会持续一段时间，从而影响血液循环。长时间受噪声影响会引起高血压、心脏病，还能使大脑皮层兴奋，导致心动过速、睡眠周期改变、乏力、头痛、恶心、神经衰弱等症状。

2. 噪声性听力损伤的机制　通常认为噪声性听力损伤的机制有机械性损伤和代谢性损伤。其中代谢性损伤中氧自由基学说和 $Ca^{2+}$ 超载学说为共识，抗氧化剂和减轻 $Ca^{2+}$ 超载可部分避免噪声性聋。研究发现，噪声性损伤与耳毒性药物损伤的耳蜗病理改变相似。活性氧（reactive oxygen species，ROS）易引起耳蜗的氧化损伤。噪声暴露后内耳产生的活性氧和活性氮在噪声性聋机制中起到重要作用，自由基可通过作用于蛋白、脂质、DNA 直接引起细胞破坏，或作为一个信号分子引起凋亡细胞的死亡基因上调。目前关于噪声性听力损伤机制的研究主要限于成人或成年动物的实验研究，有关新生儿噪声性听力损伤机制，需要进一步的临床基础研究和动物实验研究的支持。

3. 噪声对心理的危害　主要表现在：①对人的认知过程产生明显损害；②对人的情绪状态产生严重干扰；③对儿童的个性形成和社会心理也有不利影响。

## 二、NICU 噪声来源

NICU 的噪声来源于仪器设备的启用和运行声音，包括新生儿暖箱、监护仪、呼吸机、吸引器、输液泵等仪器工作及报警的声音，新生儿的哭声，护理站的电话铃声，医护人员活动及操作治疗发出的声音等，其中医护人员造成的声音为主要的噪声来源，见表 1-8-1。

表 1-8-1　NICU 噪声分贝值（dB）

| 暖箱内基础噪声 | 45 |
| --- | --- |
| 护士床旁交班声音 | 50 |
| 搬动物品、其他婴儿哭声 | 55 |
| 关闭暖箱门 | 60 |
| 大声说话、咳嗽、监护仪报警 | 65 |
| 暖箱报警、关闭药品柜 | 70 |
| 关闭暖箱面板门、在新生儿耳边说话 | 75 |
| 大笑、无意中碰撞暖箱 | 80 |
| 在暖箱顶部放置物品、新生儿在暖箱内大哭 | 85 |
| 粗暴关闭暖箱的面板门 | 95 |

### （一）医护工作人员

目前已有大量文献报道关于 NICU 环境中物理来源噪声的研究，而关于医护人员实施治疗和护理行为过程中所产生的噪声的相关报道较少。已有研究指出，工作人员谈话和动作可使环境中噪声水平提高 10～20 dB。由于 NICU 环境中背景声音水平较高，医护人员在说话时声音也会不由自主地提高，因此 NICU 的噪声水平进一步随之升高。

在诊疗操作中，医护人员用力开、关暖箱门和病房门，碰撞暖箱及其他硬物或将物件掉落在地上、扔垃圾，在暖箱顶上放置药瓶或奶瓶等硬物，在病房内洗手时水量过大，当发现早产儿呼吸暂停时用力敲击孵箱等都会导致各种噪声的产生。某些工作人员忘记将移动电话的来电声音调至静音也造成突发的环境噪声。

### （二）NICU 中的仪器和设备

在近数十年期间，新生儿医学技术取得了长足进步。随着各种先进仪器设备的发明与推广应用，出于集中监护的需要和资源充分利用的考虑，危重新生儿通常被集中护理。他们被放在一个有限的空间中，使人员密度明显增加。持续明亮的灯光、大声尖锐的不可预见的噪声、经常出现的碰触培育箱的刺激声，使 NICU 成为一个充斥声、光刺激的地方。许多治疗仪器（如新生儿暖箱、监护仪、呼吸机、吸引器、输液泵等）正常使用和报警时发出的声音大都超过 NICU 最安全的声音水平。对于新生儿，特别是早产儿，这种噪声环境就像置身于永无休止的摇滚乐演唱会一样。

### （三）新生儿哭声

每个新生儿对自己的哭声不会有意外的反应，但对其他新生儿的哭声则表现出痛苦症状，并随之哭泣，这成为其最早期、最基本的情感表达方式。暖箱内的早产儿哭声可被放大，成为噪声之一。

## 三、NICU 噪声对高危新生儿的影响

研究显示，曾经在 NICU 接受治疗的高危新生儿大脑发育成熟度与正常新生儿有所不同。较高的噪声对高危新生儿的损害包括以下几方面：①呼吸节律改变，可出现呼吸不规则、呼吸暂停或呼吸急促；②心率改变，如心动过缓或过速；③血压和血氧饱和度的改变等；④长期影响，包括潜在的生长激素水平降低；⑤听力丧失的风险增加；⑥注意力缺陷引起学习困难、情感障碍等。

### （一）NICU 噪声对高危新生儿的听力损害

人类的听觉系统发育起始于子宫中，已证明胎儿在胎龄 23 周时就开始对声音有明显反应。随着胚胎发育，听觉系统逐渐成熟，直到新生儿出生。在这个过程中，足月儿已至少获得 15～17 周的听力体验。因此，婴儿对噪声的敏感度从孕 23 周开始逐步建立，直到生后 2～3 个月达到一个固定的阈值。高危新生儿，尤其是早产儿因为发育不成熟更易受到环境噪声的影响。持续暴露于各种仪器设备的警报和噪声、诊疗操作的声音和突发噪声，使早产儿比足月儿以及非监护室护理的新生儿更易发生感音神经性听力损失。

美国新生儿听力委员会指出，NICU 的噪声是最主要的物理污染因素。美国儿科学会环境健康委员会的大量研究证明，早产儿持续暴露于 NICU 噪声环境中可导致其听力损害，主要体现在声音频率辨别能力发育异常。因为在一个嘈杂的环境中，新生儿的耳朵接受声音的宽度被动提高，以致他们在长大成年时不能很好地辨别声音的频率。在不得不使用氨基糖苷类药物的时候，噪声和这些潜在的耳毒性药物因素具有协同作用。

国外文献报道，NICU 中新生儿听力下降发生率达 20%～40%。国内研究报道，NICU 中接受机械通气的重症患儿及高危儿听力障碍发生率为 40%；还有研究发现，使用呼吸机治疗，未使用耳罩隔离噪声的婴儿听力损失的发生率比国外报道的更高。根据以往的研究结果，目前普遍认为

NICU 噪声是耳聋发生的高危因素之一。

### （二）NICU 噪声对高危新生儿生理和行为反应的影响

研究发现，长期暴露于 NICU 的高强度噪声将使新生儿的生理和行为发展水平明显减退。

突发噪声可刺激皮层下反应系统，出现儿茶酚胺介导的反射作用和激素调节系统引起的恐惧反应。报警声、电话铃声、工作人员高声高调或其他婴儿的哭声造成的高强度噪声可引起高危新生儿氧饱和度明显降低及一过性心率增快，表现为兴奋、哭吵和睡眠周期紊乱等，进而影响高危新生儿已经不稳定的生理平衡，使新生儿产生行为改变，从安静状态突然转变到恐惧状态。

研究发现，当所有新生儿处于安静环境时，突然给予一个听觉刺激，他们会有明显的行为反应，并在刺激消失后的很长时间里仍表现为躁动不安，无法恢复到最初的安静状态。各种病理生理因素影响高危新生儿的中枢神经系统，使他们对压力的自主调节能力降低，不能选择性地限制或阻止噪声刺激的传入及其他有害刺激对生理平衡的干扰影响。

### （三）NICU 噪声对高危新生儿睡眠的影响

高分贝和高频的噪声能引起新生儿睡眠周期的生理改变，如心率增快、呼吸暂停或增快、血氧水平的一过性降低等。无论是被噪声惊醒还是被迫改变睡眠状态，都会使其承受额外的神经精神压力，损失原本就不足的睡眠时间，严重影响新生儿睡眠周期。

### （四）NICU 噪声对高危新生儿循环系统的影响

NICU 环境噪声造成新生儿觉醒时间延长以及随之出现的哭吵是新生儿疾病和低氧血症的潜在原因。动脉血氧分压、血压和颅内压的波动可导致缺氧缺血性脑损伤，血氧饱和度降低可影响到重要器官的正常发育及代谢。有研究显示，新生儿在其大脑快速发育期间，在 NICU 长期住院可能会经历无数次噪声的严重影响，使脑血管脆性增加，颅内出血的潜在风险增加。

### （五）NICU 噪声对高危新生儿情感发展的影响

最近的研究显示，环境噪声刺激对新生儿的情感和听觉发育产生重要影响，例如和新生儿亲切谈话及其他有益的声音会对高危新生儿的情感

发育和疾病康复有积极作用。女性声音，尤其是母亲的声音和轻音乐能提高新生儿的生理反应和促进新生儿生长，而 NICU 的环境噪声降低了对高危新生儿有益的声音质量，导致其在家庭护理的初期区分母亲和照顾者的声音比较困难，由此造成新生儿以后的情感发育障碍。

## 四、NICU 的降噪措施

主要通过以下两方面降低 NICU 的噪声水平：一方面，使医务人员意识到外界的高水平噪声来自于他们自身的活动，对住院新生儿可产生不良影响，从而主动采取降噪措施；另一方面，改良技术设备，例如调整机器噪声、隔离门窗、提供暖箱棉被单及暖箱内放置吸音泡沫材料碎块等措施。

### （一）改善 NICU 的环境和布局

在病房地面铺地板布、地毯，降低工作人员的脚步声；将洗手池设置在远离病床位置区域，洗手时将水量控制在低流量，以减少流水声的影响；使用塑料垃圾桶分装医疗垃圾和生活垃圾，近距离丢弃垃圾，避免碰撞产生噪声；将电话铃声调至最低，并将台式电话放在护理工作站远离病床的地方；婴儿床边及暖箱外侧贴上保持安静的标示，如"我睡着了""请不要吵醒我"等。将每个暖箱用薄棉被遮挡光线的同时，也可以使暖箱内的噪声明显下降。

### （二）医护人员的临床干预

1. 报警音　监护室内各种仪器产生的报警音是环境噪声的最主要来源之一，可调控音量，使工作人员既能对报警迅速反应，又尽可能降低报警音；在执行可能会引起仪器报警的操作前可关掉报警音（如吸痰时可预先关掉呼吸机报警音），则可大大减少报警音出现的频率，从而降低其不良影响。

2. 新生儿哭吵　对哭吵的婴儿及时做出反应，并通过安抚、喂奶、更换尿布或重新摆位，减少新生儿哭吵对其他新生儿产生的影响。

3. 医护人员行为准则　在进入 NICU 前严格按照要求更换软底拖鞋，走路时脚跟先着地；将移动电话调至震动或静音位置；避免在患儿床边高声谈话及在暖箱顶上放置物品或用力敲打暖箱；执行护理操作时动作轻柔，尽量集中操作，减少开、关暖箱门的次数；在关暖箱门前可先按下箱

门的弹簧扣，以减少关暖箱门发出的声音。有研究发现，通过对护士进行宣教，培训前 NICU 病房噪声强度均值为 63.12 dB，培训后为 59.46 dB。宣教活动对于护士提高对噪声的敏感性，降低环境噪声有显著意义。研究记录，在 NICU 中每 2.2 min 发生一次关门声，噪声提高 11 dB；血氧监护仪可提高环境噪声 7.5 dB；床边 X 线检查，包括移动机器本身、其他设备的移动、相应人员的谈话可使环境噪声增加 6.4~14.2 dB。向护士进行宣教以后，在 1 年之内检测了其环境噪声，基本保持在 56.29 dB。另外，贴出布告，让护士知道自己的进步；宣教后及时补充完善新发现的噪声来源资料，为进一步降低噪声做好准备。上述定期间断测量病房噪声等措施为积极有效地降低病房噪声提供了有力的帮助。

4. 设备和仪器的选择　购买或更新设备时，应注意到仪器的声音控制方面，尽量选择噪声水平较低的设备及仪器。

**（三）降低噪声的几种简单设置**

1. 隔音耳罩　新生儿隔音耳罩可以在噪声环境中保护高危新生儿敏感的听力，提供较安宁的环境，可降低周围环境的噪声水平约 7 dB，并使声压降低约 50%，减少新生儿的行为改变，从而延长其睡眠时间。

2. 软帽　给新生儿戴上帽子，可降低持续、重复的噪声（如呼吸机发出的声音）。

3. 覆盖暖箱的棉被单　有研究显示，在暖箱外壁覆盖棉被单可阻止暖箱外的噪声穿透玻璃罩而影响新生儿，可降低暖箱内的噪声水平约 4.8 dB。

**（四）声音吸收装置**

国外研究指出，在新生儿暖箱周围和顶部放置泡沫制成的吸音装置，可使环境中的基础噪声从 56 dB 降至 47 dB，暖箱温度报警器的噪声从 82 dB 降至 72 dB，监护仪报警器的噪声从 64 dB 降至 56 dB，关闭暖箱门的噪声从 80 dB 降至 68 dB，与此同时，新生儿自己的哭声也从 79 dB 降至 69 dB。

总之，NICU 里的噪声特点鲜明、来源广泛。一方面，持续、重复、高强度的噪声刺激会干扰高危新生儿的生理平衡，增加其患病率和病死率，并造成远期严重不良影响；另一方面，噪声环境对医护工作人员的交流和工作效率也产生负面影响，从而使高危新生儿的诊疗受到二次影响。医护人员应当认识并正确评估 NICU 环境中的噪声水平，寻找噪声来源，并通过主动改善个人行为和 NICU 环境达到降低 NICU 噪声水平的目的。

新生儿耳聋发生率为 0.1%~0.3%，我国每年约有 3 万余名聋儿出生。听力障碍严重影响着这一人群的生活、学习和社会交往，增加了社会和家庭的负担。因此在倡导加强妊娠期女性的劳动保护，减少噪声污染对胎儿听力损伤的同时，重视 NICU 病房的环境噪声，强化监测和减少噪声的宣教活动非常必要，可进一步减少新生儿内耳听力损伤的发生。我国目前要求所有在 NICU 住院的新生儿均作为听力损害的高危儿接受听力筛查，并定期随访，有听力损害者争取在 6 月龄之前接受治疗，以免引起听力损害，进而导致语言发育障碍，甚至聋哑。

（童笑梅）

## 参考文献

[1] 王莹，刘军，张巍. 新生儿重症监护病房噪音对新生儿听力的影响. 中华儿科杂志，2006，44（8）：623-625.

[2] Wachman EM, Lahav A. The effects of noise on preterm infants in the NICU. Arch Dis Child Fetal Neonatal Ed, 2011, 96: F305-F309.

# 第九节　NICU 的安全管理制度

不同地区及不同机构的新生儿医学资源与预后差异很大。新生儿重症监护病房（NICU）的安全文化可部分诠释这一现象。危重新生儿，尤其是早产儿脆弱不堪，长时间暴露于复杂和密集的医疗干预环境和诊疗操作中，一旦医疗团队合作失误，必将带来无法挽回的不良预后。

## 一、NICU 安全文化

重症监护病房的患者需要经历各种诊疗与护理操作，预后各不相同。一项 NICU 不良事件主动报告的研究显示，团队合作不良和沟通不良分别导致 9％和 22％的错误事件，甚至导致产伤和围生期死亡。在危急时刻，医疗成员之间的快速反应、清晰交流和有效协作的团队行动对降低患者的患病率和病死率尤其重要。美国国立儿童健康质量组织（The National Initiative for Children's Healthcare Quality）强调"促进医疗安全需要改变医学文化，主动识别潜在的医疗错误，而团队合作和良好沟通是医疗安全的保障"。安全文化是医疗团队共同的价值观、工作态度、感知力和行为模式，组织成员共同尽一切力量减少对患者的伤害行为。在以往进行的医疗安全文化调查中，安全态度问卷（Safety Attitudes Questionnaire，SAQ）被广泛使用，具有良好的心理属性，并与临床预后相关联。在成人 ICU 中，安全文化分值高的单位，患者的预后也相应较好。但在 NICU 中较少应用，2012 年美国报道了一项多中心的 NICU 安全文化调查，采用 SAQ 对 12 家医院的 NICU 进行安全文化评估。SAQ 包括 6 个方面：团队氛围、安全环境、工作满意度、对工作压力的认知和对管理及工作条件的感知力。通过调查发现，不同 NICU 的安全文化水平差异较大，按百分制计算，不同机构的分值在 56.3 到 77.8 不等，分值最高的 4 个 NICU 与分值最低的 4 个单位差异显著，在评估的 6 个方面中，NICU 的医务人员对工作压力的认知和对管理及工作条件的感知力较高，与成人 ICU 比较，NICU 的 SAQ 评分相对更高，医生综合得分普遍高于护士和辅助人员。

NICU 的医护人员历来关注疾病相关的监护内容，建立、健全了各种危重症的救治措施，虽然其必要性和有效性不容置疑，但这些措施可能无法解决很多潜在的基础疾病，甚至还带来很多不良后果。而系统的监控和安全文化理念可提高医疗团队的监护系统和操作规程的质量，通过基于团队统一的医疗行为来保障患儿的住院安全。

## 二、NICU 安全管理要求

### （一）规章制度要求

NICU 应当建立健全并严格遵守执行各项医疗安全核心制度、岗位职责和相关诊疗技术规范与操作流程，加强诊疗安全管理，保障患儿安全，提高医疗质量。主要管理要求包括以下几方面：

1. 严格执行查对制度，确保每个患儿诊疗、护理正确无误。

2. 严格限定探视时间和探视人员数，患传染性疾病者不得入室探视。无陪护病房或医疗区域非卫生专业技术人员不得进入。

3. 配奶间的工作人员应经过消毒技术培训且符合国家相关规定，配奶间环境设施应符合国家相关规定。

4. 建立并落实医院感染防控相关规章制度和工作规范，按照医院感染控制原则设置工作流程，降低医院感染危险。建立 NICU 医院感染监测和报告系统，定期对空气、物表、医护人员手、使用中的消毒剂进行细菌学监测。监测结果不合格时，应分析原因并进行整改，如存在严重隐患，应当立即停止收治患儿，并将住院患儿隔离检疫。

5. 制定并完善各类突发事件（如停电、火灾、地震、中毒等）的应急预案和处置流程，提高防范风险的能力，快速有效应对意外事件，确保医疗安全。

6. 制定并落实医疗质量管理体系，建立质量管理制度与质量控制措施，加强病历书写规范，重点突出，记录及时。

### （二）医务人员资质要求

1. 新生儿病房医护人员资质要求　NICU 的医师应当经过新生儿专业培训，有一年以上儿科工作经验，具备独立处置常见新生儿疾病的基本能力，熟练掌握新生儿窒息复苏等基本技能；护士要相对固定，并经新生儿专业培训合格，掌握新生儿常见疾病的护理技能，熟悉新生儿急救操作技术和新生儿病房医院感染防控技术，手卫生要求依从性达 100%。

2. 病房负责人资质要求　NICU 负责人应由具备儿科副高以上专业技术职务任职资格的医师担任，具备良好的团队领导、沟通与协调能力。

3. 护理组负责人资质要求　NICU 护理组负责人应由具备主管护师以上任职资格且有 2 年以上新生儿护理工作经验的护士担任，具备良好的沟通协调与技术操作技能。

4. 科室人员配备要求　应根据 NICU 床位数配备足够数量的医护人员，梯队结构合理，所有人员须定期参加新生儿专业知识的培训。新生儿病房医师与床位的比例不低于 0.5∶1，新生儿病房护士与床位的比例不低于 1.5∶1，并根据实际工作需要配置其他辅助人员。

### （三）设施、设备和药品等安全管理要求

NICU 应具备与医疗机构规模、类别、功能任务相适应的场所、设施、仪器设备和技术力量，保障各项诊疗工作安全、及时、有效地开展。主要管理要求如下：

1. 病房场所、设施安全建设要求　NICU 的建筑布局应遵循医院感染防控原则，符合相对独立、布局合理、洁污区域分开的基本原则。工作区域可分为医疗区、接待区、配奶室和新生儿沐浴室。医疗区包括普通病室、隔离病室，有条件的可设置早产儿病室。病房床位数应满足患儿医疗救治的需要，无陪护病区每床净使用面积不少于 3 m²，床间距不小于 1 m，重症监护床面积不少于一般新生儿床位的 2 倍。有陪护病区应当一患一房，且净使用面积不低于 12 m²。每个房间配备必要的清洁和消毒设施，至少设置 1 套洗手设施及干手设施，均应为非手触式。NICU 的床位使用率应≤93%，无重叠用床。病房入口处应设置洗手设施和更衣室。

2. 仪器设备、药品配置与检查要求　详见本章第二节，各种仪器设备和药品配置均需要定期

检查：①每班护士轮岗前需要清点仪器设备和药品数目；②每周由器械护士查看未使用的设备是否可随时使用；③每月护士长定期清点药品，检查使用效期；④大型设备，如暖箱、呼吸机等需生产厂家每月检修，以确保设备经用；⑤新生儿的耗材用品严格执行一次性使用原则；⑥做好新生儿床单位的日常和终末消毒工作。

3. 建立 NICU 信息管理系统　通过建立 NICU 信息管理系统，保证医护人员及时获得医技科室对相关患者的检查信息，以及质量管理与医院感染监控的信息，以不断采取持续性改进措施，提高病房的医疗安全管理水平。

## 三、新生儿病房风险管理措施

### （一）加强对医务人员的继续教育培训

对 NICU 的医务人员实行岗位准入管理，加强对整个医疗团队的专业理论、操作技能、消毒隔离、法律知识、医患沟通技巧等多内容、多角度、多层面的继续教育培训；提高业务水平，尤其是提升医务人员风险防范和持续质量改进的意识和能力在质量管理中尤为重要；在医患沟通中，医务人员必须充分履行患儿的病情告知义务。

### （二）严格进行医院感染预防与控制

应积极采取措施对有感染高危因素的新生儿进行相关病原学检测，对高危新生儿、有传染病或疑似传染病的新生儿、有多重耐药菌感染的新生儿应采取隔离措施并做标识；通过有效的空气质量控制、环境清洁管理、医疗设备和手术器械的消毒灭菌等措施，降低医院感染流行的风险；病房空气要清新且流通，有条件者可使用动态空气消毒器；病房工作人员进入治疗室及进行各项操作时一律要求洗手、戴口罩，必要时戴帽子、护目镜、手套。在实施诊疗过程中，必须严格执行手卫生和无菌操作规范，实施标准预防。患有感染性疾病的工作人员应调离病房，防止交叉感染；发现特殊感染或多重耐药菌感染及传染病患者时，必须按传染病管理的有关规定实施单间隔离、专人护理，并采取相应消毒措施，同类患者可相对集中。所用物品必须专人专用专消毒，不得交叉使用；每日各项操作先由早产婴开始，隔离患儿最后接受治疗。接触血液、体液、分泌物、排泄物等可疑污染物时应戴手套，操作结束后应立即脱掉手套并洗手。新生儿病房使用器械、器

具及物品应当遵循《医院感染管理规范（试行）》和消毒、灭菌原则。

### （三）加强消防安全管理

新生儿病房应当加强消防安全管理，安全使用和妥善保管易燃、易爆设备设施，有效预防患儿在住院治疗过程中意外灼伤，防止发生火灾事故。

### （四）加强质量管理和控制

医院应当加强对 NICU 的质量控制管理，落实质量管理追溯制度，完善质量过程和关键环节的管理，鼓励和奖励主动上报不良事件的行为，加强对新生儿诊疗不良事件的报告、调查和分析，以提高医疗质量。

医疗机构的各级医疗质量与医疗安全管理组织，如医务处、护理部和医院感染管理部门应分别不定期或定期对 NICU 的工作制度、程序、操作常规、医院感染、安全管理等方面进行检查与评价，针对检查发现的问题提出改进意见和措施，责令及时整改，并根据相应考核标准进行考核，以促进新生儿病房工作质量的持续改进，保障住院新生儿的人身安全。

（童笑梅）

## 参考文献

[1] Profit J，Etchegaray J，Petersen LA，et al. Neonatal intensive care unit safety culture varies widely. Arch Dis Child Fetal Neonatal Ed，2012，97：F120-F126.

[2] Profit J，Etchegaray J，Petersen LA，et al. The Safety Attitudes Questionnaire as a tool for benchmarking safety culture in the NICU. Arch Dis Child Fetal Neonatal Ed，2012，97：F127-F132.

[3] 中国医院协会. 北京地区 16 所三甲医院检查用表-新生儿安全管理评价表. 2012.

# 第十节 NICU 伦理学

近数十年来随着现代科技日新月异的发展，临床医学也取得了突破性进展。器官移植、先天畸形的矫正手术、超未成熟儿的呼吸支持等技术为新生儿医学实践带来了巨大改变，提高了危重新生儿的生存率。但这些患儿也付出了巨大代价，包括早期夭折和身心痛苦。在 NICU 治疗期间，医务人员每天面对预后难以确定的濒危新生儿，特别是超未成熟儿和先天畸形儿，"救还是不救"，是我们不得不去面对的伦理学难题。

## 一、超未成熟儿的救治伦理学问题

随着新生儿学和围产医学的发展，超未成熟儿在重症监护治疗下存活率有较大提高，然而存活者中脑瘫等后遗症仍有较高的发生率，由此引发了一系列伦理和医学社会问题。

### （一）超未成熟儿的救治极限

结合生物学和目前的循证医学证据，胎龄 22 周是新生儿可以存活的极限，由于个体差异，医患双方做出是否需要复苏和重症监护治疗的决定很困难，提供一个伦理学原则框架可能会使临床工作有一个基本准则。不同国家和机构的准则存在差异。根据多国的新生儿协作网关于 20 世纪 90 年代中期胎龄 22～25 周出生的超未成熟儿的多中心研究数据，目前的专家指导意见如下：推荐为胎龄≥24～25 周的新生儿提供重症监护治疗，而 22～24 周的超未成熟儿需根据父母意见来决定是否进行重症监护治疗。加拿大儿科学会基于以往研究数据提出了可操作性建议：①胎龄＜23 周的新生儿不予复苏；②在父母要求下，胎龄 23～24 周的新生儿可以进行复苏救治；③推荐为胎龄≥25 周的新生儿行复苏救治，为新生儿重症监护领域做出良好示范。2010 年美国心脏病学会新生儿心肺复苏指南提出不推荐为胎龄＜23 周、体重＜400 g 的新生儿进行复苏，且心跳停止 10 min 以上考虑终止复苏。在发达国家，胎龄 23 周的早产儿的存活率是 33%，胎龄 24 周者存活率接近 50%。当面对患恶性肿瘤的 7 岁患儿，即使 5 年生存率为 33%～50%，大多数医生仍会建议积极治疗；但

对于超未成熟儿来说，不能简单评价其生存概率，其预后，特别是神经发育损害常常难以预测，所以有些伦理学家提出最佳利益概念（the best interest concept），要求权衡重症监护的利弊因素，包括克服患儿及家庭可能遭受的身心创伤、近期和远期预后等，在此基础上考虑是否对患儿进行复苏及进一步治疗。

### （二）超未成熟儿的救治选择权

一个超未成熟儿出生后可能面临四种结局：①临终关怀下很快死亡；②经过积极治疗，但最终死亡；③经过积极治疗后存活，但带有一定程度的神经发育损害；④存活，没有神经发育损害。对于父母和家庭来说，第 2 种结局并非最坏的结果，这些父母认为，"我们给了孩子一个机会。"即便患儿最终死亡，也能够接受现实。最坏的结局是第三种——神经发育损害，这种情况在伦理学上令人进退两难，也是医患双方最痛苦的事。胎龄 25、26 周出生的早产儿虽然相对于胎龄 23、24 周者的存活率明显提高，但存活者发生神经系统损害的概率并未改善。然而，在目前新生儿伦理学方面没有选择余地，他们都得到了积极的复苏救治。

新生儿没有自主选择能力，通常由他们的父母或医务人员决定是否需要复苏，而父母的选择更为重要。医生提供的参考意见对父母的选择影响很大，尽管有时医生给予父母的医学信息会超出其理解范围，但父母必须充分了解患儿出生前后的情况和其对治疗的反应，才能做出相对准确的决定。

产前咨询的目的是应用既往已知信息为新生儿的监护人提供患儿的预后信息，让他们选择患儿的生死权益。但父母很容易误解预后的信息，因此强调预后的不确定性，尤其难以预测每个个体的结局这一点非常重要。

一些学者尝试找到某些方法来评估预后，如新生儿紧急生理学评分（Score for Neonatal Acute Physiology，SNAP）。在生后第 1 天，分数高者更可能死亡，分数低者更可能存活。但在生后 10

天，存活者和未存活者的分数并无区别，可见 SNAP 并不是 NICU 评估存活率的好方法。

也有学者将医护人员的直觉和影像学联系起来。医务人员在 NICU 住院患儿出院前将对死亡的预测和某种程度的头颅超声异常（2 级以上出血）相结合，在患儿 2 岁时评价其身体状况。研究发现，无论死亡或存活，96％的患儿有神经发育损害。也就是说，仅有 4％的患儿没有神经发育损害。而预测会存活且头颅 B 超无异常的患儿尽管很少死亡，但有一定神经发育损害的风险（胎龄 23～24 周者为 30％～40％），因此，到目前为止，我们仍缺乏有效的预测手段。

由于目前的循证医学数据模棱两可，产前咨询并不能准确帮助父母做出患儿生死的抉择，我们所能做的就是在父母做决定的整个过程中陪伴他们。如果患儿在 NICU 病情恶化，我们应该支持他们自主决定，帮助他们基于孩子的最佳利益做出抉择。

NICU 的医疗小组有责任决定患儿起始治疗是否合理，启动治疗必须考虑患儿的最佳利益。患儿的预后是评估的主要标准。进一步治疗须根据其生存质量方面的分析（他会怎样活下来），而不是数量方面的分析（他会有多大概率活下来）。

如果患儿不可能存活或预后有严重伤残，提供生命支持的治疗就是不合理的。什么是不合理的治疗行为尚未被界定，但许多机构曾提及其直接后果。纳菲尔德生物伦理委员会一致认为，如果对预后没有积极影响作用，侵入性操作就是对婴孩的一种侵害行为。美国儿科伦理委员会提出，继续无益的治疗可能是合法的，但却是不道德的。在公费医疗的国家或地区，不合理的治疗被认为是浪费资源，有悖于公平原则。瑞士的一个围产医学机构曾进行过历时十多年的观察研究，在做出终止生命的决定前，大多数情况在最初是积极治疗。研究发现，即使尽最大努力，仍有约 10％的病例死亡。对于这些死亡患者，开始治疗可能就是不合理的。

有时父母在产前咨询时已经要求放弃治疗，而当新生儿出生时，其重要生命体征仅仅有轻度抑制，这时我们是否还要履行父母的要求？美国得克萨斯州的案例和法国的法律值得我们借鉴：美国得克萨斯州一名 23 周胎龄早产儿的监护人在其出生前已决定放弃复苏，但患儿出生后，主管

的新生儿医生认为他有较好的生存机会，随后给予复苏抢救和进一步治疗，后来这个患儿因脑出血留有严重残疾。对此医疗纠纷，当地法庭决议：在出生前关于是否复苏的决定是推测性的，产前咨询时父母对是否复苏的决定暂时有效，只有在生后进行新生儿评估后才能做出正确决定，最后这个患儿的监护人没有获得胜诉。法国的法律条款规定，在做终止治疗的决定过程中，父母的权利受到限制，并非父母的意见都被认可，医生也有决定权。如果父母要求继续治疗他们的孩子，而医生认为这样做不合理，那么医生有权拒绝。相反，如果父母要求放弃治疗，而医生认为应该救治，则有权利继续治疗。医生有责任通知父母做抉择，但父母仅限于提出他们的要求。

当医疗和社会资源有限时，医务人员不可能不惜任何代价去救治每个人。但一些超未成熟儿的父母认为即使他们的孩子存活率在 10％以下，也要给予最充分的治疗。一旦当他们的孩子出生后反应差，对呼吸支持措施无反应，这时候对于大多数父母来说，可以接受放弃治疗的选择。

尽管从伦理学角度讲，放弃治疗和终止治疗无太大区别，但对于患儿及其家庭的最佳利益来说仍有很大不同。在临床工作中立即做出放弃治疗的决定很难，终止治疗的决定可给医生一定时间去评估病情进展及对开始治疗的反应，所以做出终止治疗的决定比开始就做出放弃治疗的决定相对容易。

**（三）濒死新生儿的临终关怀**

台湾一家 NICU 进行的对濒死新生儿最后一周的临床护理工作研究显示，在 NICU 对濒死新生儿进行姑息治疗和临终关怀是有益的。

为患儿及其父母提供以家庭为中心的临终关怀是 NICU 面临的新挑战。高质量的临终关怀需要清晰、持续的医患沟通和各学科成员的相关知识和交流技巧，这些问题对父母应对患儿死亡情景及其返回家中后的情绪与心理治疗都会有很大影响。

**（四）新生儿伦理学问题的思考**

在应对危重新生儿是否救治的抉择时，我们需要注意以下问题：

1. 不同国家或地区的医疗、文化、宗教信仰存在很大差异，超未成熟儿的救治管理应当由当地医学伦理委员会提出伦理学框架，在权衡新生

儿最佳利益后，尊重父母的意见做出抉择。

2. 医生提供的医疗信息对父母的抉择影响很大，产前咨询必须强调预后的不确定性。

3. 患儿的预后是最佳利益的主要标准，应当基于生存质量的分析。

4. 立即放弃治疗的决定难以做出时，可考虑终止治疗策略。对濒死新生儿考虑姑息治疗，尽可能为患儿及其家庭提供以家庭为中心的临终关怀。

5. 应考虑制定相应法律，由医生决定是否提供复苏救治和进一步重症监护治疗。

## 二、先天畸形新生儿的伦理学问题

对于先天畸形儿的处置也会引发一些伦理学和医学社会问题。继续治疗可能加重家庭和社会负担，终止治疗可能使其丧失生存机会。尤其是随着医疗技术的发展，某些疾病的治疗预后明显改善，救治与否一方面可能会引起医疗纠纷，另一方面会加重父母的社会和心理负担。

### （一）畸形儿的生存决策权

产前咨询可为有重大出生缺陷的胎儿的父母提供决策建议，在这种情况下，儿科医生，特别是儿外科医生会作为咨询专家为父母提供关于特殊畸形患儿的预后、外科手术管理以及未来生活质量的讯息。胎儿的生存利益往往与母亲的利益相矛盾，但不能仅仅因为怀疑有先天畸形就终止妊娠，必须确认严重畸形后才能做出终止妊娠的决策。

仅仅因为生命价值最高，就不考虑生命质量和治疗花费的观点显然不适用于畸形儿。某些畸形儿难以生存，如无脑畸形；而也有很多畸形经矫治后并不影响生命质量。多数学者支持治疗决策应基于疾病个体的基础条件，包括胎龄、出生体重、解剖学或染色体异常和统计学讯息等。1957年Lorber提出的脑脊膜膨出患儿的分类标准就是基于疾病个体的条件所制定。

美国有一个著名的Baby Doe法案：1982年美国印第安纳州一名患有唐氏综合征和气管食管瘘的新生儿Doe出生后，其父母决定不进行外科手术治疗，仅给予苯巴比妥和吗啡，患儿在6天后死亡。该事件引起广泛关注，美国卫生和公众服务部（the Department of Health and Human Service）由此立法保护畸形儿的公民权利，即著名的Baby Doe法案。在这项法案中，只有三种情况不

需要继续救治危重患儿：①婴儿有不可逆的昏迷；②治疗仅仅延长其最终死亡时间；③患儿对治疗无反应。

2010年，美国心脏病学会新生儿心肺复苏指南提出不推荐为无脑畸形儿和重要染色体畸形（如13三体）儿等进行复苏。

### （二）畸形儿的预后分类

对畸形胎儿或新生儿进行分类有助于临床工作决策。Andrew改良Rickham分类值得借鉴。先天畸形胎儿和新生儿被分为6组：①经治疗后完全恢复正常的畸形儿；②经治疗后有相对正常生活的畸形儿；③需要长期的监护和医疗监护的畸形儿；④伴随躯体缺陷和低于正常心智发育的畸形儿；⑤伴随严重躯体和心智损害的畸形儿；⑥难以生存的严重畸形儿。对于第①②组，可继续妊娠，生后对患儿积极治疗；第③④组在妊娠早期进行反复详细咨询后，由父母决定是否终止妊娠，新生儿出生后应进行适当治疗；第⑤⑥组建议终止妊娠，仅仅当父母有强烈救治意愿时，畸形儿出生后才给予治疗。

### （三）畸形儿家庭的顾虑

严重畸形儿的父母可能会经历三个心理转变阶段。第一阶段，决定宫内干预或终止妊娠；第二阶段，决定分娩时间、地点和方式；第三阶段，在患儿出生后决定接受或拒绝手术。

意大利学者调查一家医院30对畸形儿的父母，几乎所有父母均表示在诊断前不了解患儿的畸形情况，认为如果能以书面材料形式让他们了解疾病会更好。他们想了解的信息包括对畸形的描述、存活概率、畸形原因、恢复过程和生命质量等。父母对疾病的理解程度可能因其交流方式的不同而存在差异，儿科医生学会一定的沟通技巧非常重要。

畸形儿的最佳利益需权衡干预措施对患儿的利益与治疗负担（包括在治疗中新生儿所承受的身心创伤和痛苦），还需考虑患儿长期存活的质量，有时很难决定。

新生儿大脑功能状态的预后情况很难预测，例如预测患儿能否独立生活或需要医疗长期干预，更重要的是躯体和心理损害、家庭和社会负担等。

畸形儿出生后究竟选择开始治疗抑或放弃治疗？由于父母不能理解疾病的本质、治疗和预后，有时即使有万分之一的生存机会，他们也希望婴

儿得到全面治疗；在开始治疗后，由于意识到治疗无济于事，再选择放弃治疗；也可能在放弃治疗后，由于患儿的一般情况和生命体征平稳，又要求进一步治疗，显示出他们在做决定时辗转反侧、犹豫不决的心态。

#### （四）不同医疗机构的相关措施

欧洲一项对 122 个 NICU 的 1235 份调查问卷显示，放弃或终止治疗成为现代 NICU 常见的临床决策。如果患儿生命体征微弱或可预见的预后较差，终止进一步治疗和不进行紧急抢救措施的现象很普遍。被调查者中有 90% 的医生曾有放弃呼吸机支持的经历，73% 的法国新生儿科医生和 47% 的荷兰新生儿科医生曾应用药物（如安乐死）加速患儿死亡。

即便在欧洲，多数国家也缺乏专业伦理学法则。荷兰医疗机构要求父母在充分知情和理解病情的情况下要求新生儿死亡，安乐死才能执行。但也有无父母的知情同意，畸形儿被执行安乐死的报道。

小儿外科手术的目的是帮助患儿避免出生缺陷或外科疾病所致的痛苦，试图延长生命，最终未奏效的手术被认为不符合伦理规范。医生的职责不仅是恢复患者健康，还应减轻其痛苦，而非不计任何代价去延长其生命。

目前我国尚无法律明文规定如何处置严重畸形的新生儿，父母决定终止严重缺陷新生儿的生命有可能触犯我国刑法。至今尚无关于终止治疗的法律、政策可遵循执行，各医疗单位的处理方法也不完全相同。但由于关乎生命，也涉及医学领域中的伦理相关问题，必须确认治疗过程中的医生及监护人资格、身份，以确保新生儿终止治疗决策的客观、公正、科学，以防范后续有可能出现的医患纠纷。

## 三、实施新生儿临床试验的伦理学问题

#### （一）开展新生儿药物临床研究的必要性

对于新生儿疾病的用药问题，超过药品标示范围的用药现象非常普遍。通常一旦药品被证明能在成人或儿童应用，在尚无足够证据证实药物的有效性和安全性前，临床医生已经应用此类药物治疗新生儿疾病。历史上在新生儿领域曾发生过一些药物不良事件，如穿戴苯胺染色的尿裤，药物经皮肤吸收后造成高铁血红蛋白血症；因与游离胆红素竞争结合白蛋白，应用磺胺类药物后

可出现核黄疸；由于氯霉素的代谢机制不成熟，应用氯霉素后出现灰婴综合征。这些事件都说明进行新生儿药物临床试验的重要性。欧洲已立法鼓励新生儿领域的药物临床研究为新生儿药物应用的安全和有效性提供科学依据，从而使更多的药物合法应用于新生儿，但临床试验的实施必须安全和符合医学伦理。儿童临床研究最基本的原则是仅仅当研究能解决重要的儿童健康和福利问题时，儿童才被允许加入研究，这个原则同样适用于新生儿。Sammons 等的综述纳入了 MEDLINE 数据库中 1996—2002 年间有关儿科领域治疗性药物试验的文献，有 11% 的受试者有中到重度药物不良反应。739 例临床试验中，有 35 例有严重药物毒性反应，其中 9 例为新生儿，但仅有 2% 的临床试验有独立的药物监测安全委员会，因此，针对新生儿药物应用的临床试验和药物安全监测的伦理学研究也答待建立和完善。

#### （二）新生儿药物临床试验的伦理学问题

新生儿药物临床试验涉及以下伦理问题：①平衡研究的利益和潜在风险，确定新生儿最佳利益；②确定进入新生儿临床药物研究的指征并在研究中对新生儿提供充分保护；③对照组的选择；④获得父母知情同意的过程；⑤明确伦理学委员会的地位和作用。对上述问题，2004 年美国新生儿药物发展创新研讨会（New Drug Development Initiative，NDDI）的草案做了详细说明和阐述：①新生儿药物研究在科学地证实药物的有效性和安全性的同时要符合伦理学，涉及新生儿的研究必须平衡利益和风险，分析风险的相关要素。②强调关注试验的科学性和合理性。③对药物研究的安全性和有效性进行必要监测的同时，必须有直接利益补偿或将潜在风险最小化；④当缺乏有效的治疗方案或当治疗的疗效不确定时，有安慰剂对照的试验设计必须符合伦理学。⑤当可行性证据较少、治疗窗较短，有被迫情况的时候，获得父母的知情同意比较困难；⑥进行危重症新生儿药物试验的标准是不增加危险，而不用考虑风险最小化；⑦在某些急救治疗研究中，在获得家长知情同意时，不建议其做出放弃治疗的选择；⑧禁止试验研究不提供直接利益和增加未成年人的潜在风险等。

欧盟已经制定关于儿科各年龄段临床试验伦理学方面的指南。最重要的条款是关于侵入性操

作和血样采集，推荐 4 周内试验用血样采集量不超过 2.4 ml/kg。

有必要举办新生儿药物发展创新学习班，教育临床医生、父母和其他相关人员新生儿药物研究的重要性。为保障新生儿临床研究的科学性和符合伦理学原则，还应重视研究者、医生、父母和其他相关机构间的有效沟通。

伦理学态度由哲学和传统道德观念所决定，比一般社会宗教问题更为复杂，用法律规范伦理学尺度并非适宜。解决伦理学问题不可能有绝对的原则，不是简单的是非分析，在特定环境下可能有不同的最佳选择。在做决定前医生与父母应该进行充分的沟通交流与讨论，最终达成一致决定，才能减少医疗纠纷的发生，更好地进行临床实践与研究。

（刘慧强　童笑梅）

## 参考文献

[1] 刘慧强，童笑梅. 新生儿医学伦理学研究现状. 中国新生儿科杂志，2011，26：272-275.

[2] Dageville C，Bétrémieux P，Gold F，et al. The French Society of Neonatology's Proposals for Neonatal End-of-Life Decision-Making. Neonatology，2011，100：206-214.

[3] Hansen TW. Advanced clinical medicine requires advanced clinical ethics. Neonatology，2012，101：8-12.

[4] Harris LL，Douma C. End-of-life Care in the NICU：A Family-centered Approach. Neoreviews，2010，11：e194-e199.

[5] Peng NH，Chen CH，Liu HL，et al. To explore the conditions of dying infants in NICU in Taiwan. J Crit Care，2012，27（1）：102，e7-e13.

[6] Meadow W. Ethics at the Margins of Viability. Neoreviews，2013，14：e588-e591.

# 第 2 章　母胎危重医学

## 第一节　围生期不良因素与胎儿/新生儿的关系

我国围生期是指妊娠 28 周到产后 1 周的时间。围生期的不良因素将对胎儿/新生儿产生不良影响，在临床中重视这些不良因素对提高人口素质、降低围生儿死亡率、减少新生儿病死率有重要意义。围生期不良因素中大部分是在妊娠期就有的，下面我们针对临床中常见的围生期不良因素对胎儿/新生儿的影响进行论述。

不良因素可分为妊娠合并慢性疾病、妊娠合并生殖系统的解剖结构畸形、外界环境因素等。

### 一、妊娠期高血压疾病

妊娠期高血压疾病是妊娠期特有的疾病，发生于妊娠 20 周以后，临床表现为高血压、蛋白尿、水肿，严重时出现抽搐、昏迷，甚至母婴死亡。

#### （一）病理生理

全身小动脉痉挛为本病的基本病变。小动脉痉挛造成管腔狭窄，周围阻力增大，血管内皮细胞损伤，通透性增加，体液和蛋白质渗漏，表现为血压升高、蛋白尿、水肿和血液浓缩等。全身各器官组织因缺血和缺氧而受到损害。

1. 脑　脑部小动脉痉挛，引起脑组织缺血、缺氧、水肿，脑血管自身调节功能丧失，引起点状或局限性斑状出血，患者出现头痛、头晕、恶心、呕吐和抽搐。

2. 肾　肾小球扩张，内皮细胞肿胀，纤维蛋白沉积于内皮细胞，血管痉挛，肾血流量及肾小球滤过率下降，肾缺血，肾功能受损，可引起少尿、蛋白尿、血尿酸、肌酐升高，严重者可出现肾衰竭。

3. 肝　肝细胞因缺血、缺氧发生不同程度的坏死。妊娠高血压严重时可致肝内小动脉痉挛后随即扩张松弛，血管内突然充血，压力骤然升高，肝门静脉周围发生局限性出血，肝包膜下血肿形成，亦可发生肝破裂，危及母儿生命。

4. 心血管　冠状小动脉痉挛，引起心肌缺血、间质水肿及点状出血与坏死，血压升高，外周阻力增加，心脏后负荷增加，肺水肿，严重者可致心力衰竭。

5. 血液系统　血液浓缩，血细胞比容上升。重症患者发生微血管病性溶血，表现为 HELLP 综合征（血小板减少、溶血、肝酶升高）。

6. 子宫胎盘血流灌注　异常滋养细胞侵入使螺旋动脉直径缩小，加之内皮细胞损害及胎盘血管急性动脉粥样硬化，胎盘功能减退，胎儿生长受限，胎儿窘迫。

7. 眼底　妊娠高血压可致眼底视网膜小动脉痉挛、缺血，严重时可出现视网膜水肿，视网膜剥离，或有棉絮状渗出物或出血，患者可出现眼花、视物模糊，严重时可引起暂时性失明。

#### （二）对胎儿/新生儿的影响

妊娠期高血压可致子宫血管痉挛，管腔狭窄，影响母体血流对胎儿的供应，损害胎盘功能，导致胎儿宫内发育迟缓，胎儿窘迫，严重时发生胎盘早剥，导致死胎、死产或新生儿死亡。母亲病情严重时，为了控制病情需提前终止妊娠，因而早产儿发生率较高，其出生后生活能力差，容易出现窒息、肺炎、肺透明膜病等呼吸系统疾病，使新生儿死亡率增高。

### 二、糖尿病

妊娠期间的糖尿病包括糖尿病合并妊娠和妊娠期糖尿病，属高危妊娠，其临床经过复杂，对母儿均有较大危害。

### （一）病理生理

随孕周增加，胎儿对营养物质需求量增加。肾小球滤过率增加和肾小管对糖的再吸收减少造成肾排糖阈降低，故孕妇空腹血糖较非孕妇低。妊娠期血容量增加、血液稀释，胰岛素相对不足；胎盘分泌的激素（胎盘催乳素、雌激素、孕激素等）在周围组织中具有抗胰岛素作用，使母体对胰岛素的需要量较非孕时增加近 1 倍。胰岛素分泌受限的孕妇妊娠期不能代偿这一生理变化而使血糖升高，使原有糖尿病加重或出现妊娠期糖尿病。

### （二）糖尿病与妊娠相互影响

妊娠期间，随妊娠进展，空腹血糖下降，胎盘催乳素还具有脂解作用，使身体周围的脂肪分解成碳水化合物及脂肪酸，故妊娠期糖尿病比较容易发生酮症酸中毒；分娩期宫缩大量消耗糖原以及产妇进食减少，容易发展为酮症酸中毒；产褥期由于胎盘排出以及全身内分泌激素逐渐恢复到非妊娠期水平，胰岛素的需要量相应减少，若不及时调整用量，极易发生低血糖症。

糖尿病患者可致胚胎发育异常，甚至死亡，故流产发生率高，多有小血管内皮细胞增厚及管腔变窄，易并发妊娠高血压综合征（妊高征），其发病率较非糖尿病孕妇高 2～4 倍，子痫、胎盘早剥、脑血管意外发生率也增高；糖尿病孕妇极易在妊娠期及分娩期发生泌尿生殖系统感染，甚至发展为败血症；羊水过多、胎膜早破及早产发病率增高；因胎儿发育较大，常导致胎儿性难产及软产道损伤，由于巨大儿或某些胎儿紧急情况，手术产率增高；由于胰岛素缺乏，葡萄糖利用不足，能量不够，子宫收缩乏力，常发生产程延长及产后出血。

### （三）对胎儿的影响

1. 巨大胎儿 发生率高达 $25\%～42\%$。由于孕妇血糖高，通过胎盘转运，而胰岛素不能通过胎盘，使胎儿长期处于高血糖状态，刺激胎儿胰岛 β 细胞增生，产生大量胰岛素，活化氨基酸转移系统，促进蛋白质、脂肪合成并抑制脂肪分解作用，使胎儿巨大。

2. 胎儿生长受限 发生率为 $21\%$，与糖尿病微血管病变、胎盘血管异常有关。

3. 易发生流产及早产。

4. 胎儿畸形率高，是正常妊娠的 $7～10$ 倍，心血管畸形和神经系统畸形最常见。

5. 死胎及新生儿死亡率高，糖尿病常伴有严重血管病变或产科并发症，影响胎盘血供，引起死胎、死产。

### （四）对新生儿的影响

新生儿呼吸窘迫综合征发生率高，高血糖刺激胎儿胰岛素分泌增加，形成高胰岛素血症，后者具有拮抗糖皮质激素促进肺泡 II 型细胞表面活性物质合成及释放的作用，使胎儿肺泡表面活性物质产生及分泌不足，胎儿肺成熟延迟。

此外，还可出现新生儿低血糖、低血钙和高胆红素血症。

## 三、妊娠合并肾炎

### （一）分类

1. 急性肾盂肾炎 是妊娠期最常见而严重的内科并发症之一，一般是双侧感染，如果是单侧时，则以右侧为主。与菌尿及膀胱炎不同，妊娠期急性肾盂肾炎的危险性明显增加。妊娠期由于尿路的相对性梗阻，引起尿液排空延迟及菌尿；其次，孕妇尿中含有营养物质，葡萄糖尿及氨基酸尿利于病菌的繁殖。若得不到彻底治疗，反复发作可致慢性肾盂肾炎，甚至发生肾衰竭。妊娠期急性肾盂肾炎有 $3\%$ 可能发生中毒性休克。治疗原则是抗感染及保持尿液通畅。

急性肾盂肾炎所致的高热可引起流产、早产。高热若发生在妊娠早期，还可使胎儿神经管发育障碍，无脑儿发病率明显增高。

2. 慢性肾炎 是由多种原发性肾小球疾病导致的一组病程长达一至数年，以蛋白尿、血尿、水肿、高血压为临床表现的疾病。

### （二）病理生理

通常将慢性肾炎分为 3 型：

I 型为蛋白尿型，有水肿而无高血压，肾功能正常。此型孕妇发生并发症者较少，约 $30\%$ 发生妊高征，胎儿预后较好。

II 型为高血压型，以蛋白尿和高血压为主要表现，肾功能正常。但孕妇在妊娠过程中易发生妊高征，症状出现早且严重，肾功能易受损，围生儿死亡率增高。

III 型为氮质血症型，有蛋白尿、高血压和明显肾功能损害及氮质血症，对母儿预后极不利，威胁母儿生命。此型患者不宜妊娠。慢性肾炎患者妊娠前血清尿素氮 $\geq 10.71$ mmol/L、血清肌酐 $\geq 265.2\ \mu$mol/L 时，妊娠大多中途流产或成为死胎，且对孕妇有很大的危险性，故不宜妊娠，如已妊娠，应劝告其及时终止。

1. 妊娠对慢性肾炎的影响　妊娠能使原有的慢性肾炎加重。妊娠期血液处于高凝状态，容易发生纤维蛋白沉积和新月体形成，以及局限性血管内凝血，可加重肾小球肾炎缺血性病理改变和肾功能障碍。尤其是并发重度妊高征时，二者相互影响，使病情进一步恶化，发生肾衰竭或肾皮质坏死。在妊娠后期多发生尿毒症，甚至因尿毒症死亡。

2. 慢性肾炎对胎儿的影响　慢性肾炎对妊娠影响的大小取决于肾损害程度。若病情轻，仅为Ⅰ型，血清肌酐值 $<132.6$ mol/L，对母儿影响不大。若为Ⅱ型，妊娠期血压越高，妊高征发病率也越高，并发先兆子痫、子痫的机会增加。围生儿死亡率也很高。慢性肾炎病程长者，由于胎盘绒毛表面纤维蛋白样物质沉积，滋养层的物质交换受阻，胎盘功能减退，影响胎儿发育，甚至胎死宫内。若为Ⅲ型，孕妇已有氮质潴留、血清肌酐值 $>132.6$ mol/L 时，肾功能随妊娠进展，恶化概率增高，流产、死胎、死产发生率随之增加。血压越高，肌酐值越高，对母儿危害越大。

## 四、病毒性肝炎

病毒性肝炎（viral hepatitis）是严重危害人类健康的传染病，由多种肝炎病毒引起，以肝实质细胞变性坏死为主要病变。病原主要包括甲型、乙型、丙型、丁型、戊型、庚型及输血传播型 7 种病毒。以乙型肝炎常见，可发生在妊娠任何时期。孕妇肝炎的发生率约为非孕妇的 6 倍，而急性重型肝炎为非孕妇的 66 倍，是孕产妇主要死亡原因之一。病毒性肝炎对母儿的影响主要有：

1. 妊娠早期病毒性肝炎可使妊娠反应加重，流产、胎儿畸形发生率高 2 倍，早产、死胎、死产和新生儿死亡率明显增高。有资料报道，肝功能异常孕产妇的围生儿死亡率高达 46%。

2. 妊娠晚期合并急性病毒性肝炎

（1）妊娠期高血压疾病发病率增加与肝炎时

醛固酮的灭活能力下降可能有关。

（2）产后出血率增高，分娩时因肝功能受损、凝血因子合成功能减退，若为重症肝炎，常并发弥散性血管内凝血，出现全身出血倾向，直接威胁母婴生命。

（3）宫内及产道感染可引起新生儿肝炎，后者为起病于新生儿期的一组临床症候群，主要表现为阻塞性黄疸、肝大及肝功能损害。

3. 母婴传播情况因病毒类型不同而有所不同

（1）甲型肝炎病毒（HAV）：为嗜肝 RNA 病毒，主要经粪、口途径传播。HAV 不会经胎盘感染胎儿，仅在分娩期前后产妇患 HAV 血症时，对胎儿有威胁，分娩过程中接触母体血液或受粪便污染可使新生儿感染。

（2）乙型肝炎病毒（HBV）：母婴传播方式为重要传播途径。母婴传播引起的 HBV 感染在我国占婴幼儿感染的 1/3，包括：子宫内经胎盘传播、分娩时经软产道接触母血及羊水传播、产后接触母亲唾液或母乳传播。HBV 的母婴传播报道显示：①妊娠晚期患急性乙型肝炎者，约 70% 的胎儿被感染；妊娠中期患急性肝炎者，胎儿感染率为 25%；妊娠早期患急性肝炎者，胎儿无一例感染。②围生期感染的婴儿有 85%～90% 转为慢性病毒携带者。③孕妇 HBsAg 阳性，其新生儿约半数为阳性。④孕妇 HBeAg 阳性表示为感染期，胎儿大多数受感染。

（3）丙型肝炎病毒（HCV）：存在母婴传播，母婴间传播垂直传播率为 4%～7%。许多发生宫内感染的新生儿在生后一年内自然转阴。

（4）丁型肝炎病毒（HDV）：是一种缺陷性 RNA 病毒。需同时有乙型肝炎病毒感染，此点为必备条件。母婴传播较少见，可与 HBV 同时感染或在乙型肝炎基础上重叠感染。

（5）戊型肝炎病毒（HEV）：其传播途径及临床表现类似甲型肝炎，但孕妇易感且易为重症，死亡率较高。对戊肝母婴传播研究较少，尚未发现母婴传播病例。

（6）输血传播引起的肝炎：主要经输血传播。

（7）庚型肝炎病毒（HGV）：可以发生母婴传播，特别是慢性乙型和丙型肝炎患者易发生。

## 五、严重胸廓畸形

胸廓畸形多因幼时患脊柱结核、外伤所致脊

柱后凸或侧凸，也可见于严重佝偻病和先天异常。

### （一）病理生理

严重的胸廓畸形由于胸廓活动受限，肺活量减少，可引起呼吸障碍。妊娠合并严重胸廓畸形时，随着胎儿在宫腔内的生长，子宫体不断增大，膈肌活动受限，胸腔进一步缩小，肺活量更加减少，使肺泡的扩张受限，加重肺内通气不足；其次，胸廓畸形使支气管变形，肺内气体分布不均，血管扭曲、闭塞，血流灌注不足，造成局部通气血流比例失调，同时支气管扭曲、狭窄，一旦发生呼吸道感染，则排痰不畅，使支气管及肺部反复感染，造成管腔进一步狭窄，气道阻力增高，引起缺氧及二氧化碳潴留，出现呼吸衰竭和循环衰竭，危及母儿安全。

### （二）对胎儿的影响

孕妇缺氧可引起胎儿缺氧、早产、胎儿宫内生长受限，甚至胎死宫内。严重胸廓畸形常合并骨盆畸形，难产及剖宫产概率增高。

### （三）临床处理

妊娠期肺活量少于 1000 ml 者不宜妊娠，一旦妊娠，应尽早终止。妊娠 20 周后定期进行肺功能及血气检查，发现异常应及早住院。妊娠后期肺活量少于 600 ml 者应终止妊娠。妊娠期应积极治疗增加心肺负担的疾病，如贫血、妊娠期高血压疾病、呼吸道感染等。

分娩方式以剖宫产为宜，术中、术后尽量避免应用抑制呼吸的药物，慎用镇静药、止痛药和麻醉药。取半卧位休息，减少心脏负担，给予广谱抗生素预防感染。持续低流量吸氧，氧流量 1～1.5 L/min。密切监护血气变化，$PaCO_2$ 持续高值者，术前、术后间断正压吸氧，防止肺不张。必要时给予呼吸兴奋剂。术后补液量应限制在 1000 ml 以内。

## 六、妊娠合并先天性心脏病

### （一）病理生理

妊娠合并心脏病是导致孕产妇和围生儿死亡的重要原因之一。先天性心脏病已跃居妊娠合并心脏病的首位。根据患者是否有发绀及血流动力学检查，可将先天性心脏病分为：①无分流的无发绀型；②左至右分流的无发绀型；③右至左分流的发绀型。其中，①和②均为无发绀型，较多见，如房间隔缺损、室间隔缺损、动脉导管未闭、

肺动脉狭窄及主动脉狭窄等。发绀型较少见，均为右向左分流，最常见的是法洛四联症，占发绀型先天性心脏病的 70%～75%。当左向右分流的无发绀型先天性心脏病伴肺动脉高压时，若肺动脉压超过主动脉压，产生双向分流或右向左分流，出现青紫，即为艾森门格综合征。

妊娠期血流动力学改变：妊娠期血容量增加（平均增加 50%），伴相应的心排血量增加和全身血管阻力下降。心排血量等于每搏输出量乘以心率，正常为 4～6 L/min。妊娠期心排血量增加的主要原因是每搏输出量增加，此外还有心率增加，妊娠期心率平均增加 10～20 次/分钟。心排血量增加始于妊娠早期，在妊娠 3～5 个月期间迅速增加，之后持续这一状态至分娩。此外，超声心动图显示，妊娠期心脏各腔室经线比妊娠前增加 2～5 mm。临产后，每次宫缩均造成回心血量进一步增加，从而增加心脏前负荷。第二产程中产妇用力屏气时，在原来基础上增加周围循环阻力和肺循环压力，心脏负担更重。在此期间，心排血量可增加至 8 L/min，甚至临时可达 10～11 L/min。分娩后，由于子宫内的血液都进入体循环，心脏前负荷急剧增加。先天性心脏病患者对此耐受较差，甚至左向右分流的先天性心脏病患者可能变为右向左分流，从而使发绀迅速加剧。

### （二）对胎儿/新生儿的影响

1. 随着妊娠月份的增加，胎儿需氧量也逐渐增加，胎盘供血、供氧亦增加。各种类型的心脏病如果引起胎盘供血、供氧不足，就会造成围生儿的各种并发症，发生宫内发育迟缓、胎儿窘迫、早产，甚至胎死宫内，若勉强继续妊娠，则胎儿发育不良，往往娩出智力低下患儿，甚至是畸形儿。

2. 2001 年，Siu 等前瞻性研究了 562 例心脏病孕妇的 599 次妊娠，首次提出，心脏病孕产妇发生围生儿并发症的 5 项高危因素，即心功能级别Ⅱ级以上或有发绀、左室流出道梗阻、妊娠期吸烟、多胎妊娠及妊娠期使用抗凝剂，为预测妊娠合并心脏病围生儿不良结局的指标。

3. 血氧饱和度也是决定围生儿风险的主要因素，Presbitero 等发现，母体高血细胞比容和低氧饱和度与围生儿死亡率升高相关。当血细胞比容＞20 g/dl 和静息时氧饱和度＜85% 时，新生儿活产率仅为 12%。当母体出现发绀时，会间接引起胎盘供血、供氧不足，早产、小于胎龄儿、新生儿

呼吸窘迫、新生儿脑室内出血及胎儿死亡（≥20周）的发生率均升高。

4. 北美地区的研究资料显示，早产和小于胎龄儿是妊娠合并心脏病患者最常见的围生期并发症。

5. 先天性心脏病女性患者子代先天性心脏病的发病率比一般孕妇高 10 倍。

6. 先天性心脏病出现肺动脉高压的患者妊娠期易发生低氧血症，可影响胎儿生长发育，导致胎儿窘迫、生长受限；先天性心脏病肺动脉高压患者常常因病情变化需要提前终止妊娠，因此，早产、低体重儿的发生率也较高。有研究显示，重度肺动脉高压患者早产、足月低体重儿、死胎的发生高于轻度及中度组，新生儿出生体重明显低于轻、中度患者，提示先天性心脏病伴重度肺动脉高压患者严重影响围生儿结局。

## 七、妊娠合并恶性肿瘤

### （一）病理生理

恶性肿瘤的发病率在过去的 30 年有着引人注目的增加，目前已成为世界上生育期女性的主要死亡原因之一。妊娠合并的大多数恶性肿瘤均为好发于生育年龄的恶性肿瘤，如乳腺癌、子宫颈癌、恶性黑色素瘤、甲状腺癌、卵巢癌、肺癌、霍奇金病和白血病等。妊娠期的巨大生理性改变对恶性肿瘤可能会产生一些影响：妊娠期特殊的生理性改变可能会掩盖肿瘤的病情，造成肿瘤的误诊、漏诊而延误肿瘤的治疗；妊娠对某些恶性肿瘤具有促进其发生发展的作用；妊娠期盆腔丰富的血流和淋巴引流为恶性肿瘤细胞的生长创造了有利的条件，但目前还没有研究结果证实妊娠期会加速肿瘤细胞的生长、种植和播散。

### （二）恶性肿瘤对胎儿的影响

恶性肿瘤一般不直接影响胎儿生长发育，其对胎儿的影响主要表现为以下几点：

1. 肿瘤对妊娠分娩的直接影响 主要是生殖道本身的肿瘤，如宫颈癌可对分娩造成困难或问题、卵巢癌引起梗阻性难产等，导致分娩并发症增多。

2. 肿瘤的某些临床症状，如恶心、呕吐、厌食等影响进食，肿瘤的消耗增多；孕妇发现肿瘤后的精神压力加剧等均可能造成孕妇的营养不良，从而影响胎儿在宫内的发育，严重时诱发流产、早产、胎儿生长受限、低体重儿的出生。有研究

显示，妊娠合并恶性肿瘤继续妊娠组新生儿体重明显低于正常对照组，早产、低体重儿、新生儿窒息发生率均明显高于正常妊娠组。

3. 肿瘤转移于胎儿很少见，赖于胎盘屏障，胎儿免于受累。相对常见的出现于胎儿、胎盘转移的肿瘤是恶性黑色素瘤（占 30%），其次是白血病和淋巴瘤。

4. 肿瘤的手术对妊娠的影响 妊娠早期，尤其是妊娠 10 周内，性激素的产生和妊娠的维持是由卵巢妊娠黄体来完成的，在此期间进行卵巢的手术会因为卵巢功能受到影响而使妊娠失去激素的支持发生流产。在妊娠早期进行宫颈锥切术也可诱发流产。在妊娠晚期，手术可能刺激明显增大的子宫而诱发早产。

5. 妊娠期化疗可以造成胎儿畸形、胎儿发育迟缓和流产等。几乎全部化疗药物都能通过胎盘，对胎儿的不良反应取决于接触化疗的时间，大多数不良反应均发生于妊娠早期，很少发生于妊娠晚期。

6. 放疗的影响 放疗的不利作用除剂量依赖外，还直接与妊娠期限有关。在种植前期或种植期（受精后 9~10 天）甚至是致死性，组织器官分化早期（受精 10 天至妊娠 8 周）可致畸形和生长障碍，组织器官分化晚期/胚胎早期（12~16周）可致神经发育与生长发育障碍及小头畸形，胚胎晚期/胎儿期（妊娠 20~25 周至分娩）可致恶性肿瘤、遗传缺陷等。

### （三）恶性肿瘤对新生儿的影响

1. 新生儿早产、流产、低体重儿的发生率增加，围生儿死亡率高。由于孕妇因治疗所需采取的医疗干预，在极低孕龄时人为地终止妊娠，造成人为的流产、早产；其次是肿瘤引起的严重并发症诱发流产和早产。

2. 妊娠合并恶性肿瘤患者的新生儿体重明显偏低，早产儿、低体重儿以及新生儿窒息的发生率明显增高。

3. 目前临床实践已证实，放射治疗可诱发未来儿童与成人的白血病和实体瘤，儿童期发生恶性肿瘤的相对危险增加 1.5 倍。

## 八、妊娠合并甲状腺疾病

### （一）妊娠合并甲状腺功能亢进

甲状腺功能亢进（甲亢）在妊娠女性中的发

生率为 0.1%～0.2%，其中，Graves 病是甲亢最常见的原因。由于妊娠期间胎盘分泌的人绒毛膜促性腺激素（HCG）与促甲状腺激素（TSH）结构相似，Graves 病导致的甲亢会在妊娠早期及分娩后加重。

1. 妊娠合并甲亢对胎儿的影响

（1）孕妇甲亢可导致胎儿丢失、死产、低出生体重等。

（2）Graves 病患者妊娠期间促甲状腺激素受体抗体（TRAB）减少或阻断是妊娠期甲状腺功能改善的原因之一。如果抗体水平不下降，会穿过胎盘导致胎儿甲亢，表现为胎儿心动过速、胎儿生长受限、心力衰竭以及胎儿甲状腺肿。

（3）甲状腺激素过量可能导致胎儿生长受限，加速骨骼成熟，并且与胎死宫内相关。

（4）有报道显示，母体患有 Graves 病，妊娠期甲亢未进行系统治疗，新生儿出生后发现患有中枢性甲状腺功能减退（甲减）。

（5）若胎儿甲亢不加以治疗，则易发生早产。

（6）抗甲状腺药物（ATD）的影响：碘和 β 受体阻滞剂（如普萘洛尔）可通过胎盘，妊娠 20 周以后，胎儿的甲状腺对 ATD 敏感。甲巯咪唑可导致胎儿畸形，包括表皮发育不全和后鼻孔、食管闭锁。β 受体阻断剂可能导致胎儿宫内生长迟缓（fetal growth restriction，FGR）。

2. 妊娠合并甲亢对新生儿的影响　主要表现为暂时性原发性甲减、暂时性继发性甲减以及由来自母体的 TRAB 导致的暂时性甲亢等。还会出现新生儿体格瘦小、肌无力、心动过速、发热、呼吸窘迫或新生儿高胆红素血症等。

### （二）妊娠合并甲状腺功能减退

甲减女性虽然生育能力降低，但仍可受孕。孕妇合并甲减的总发病率占孕妇的 1%～2%，如果在妊娠期间得不到及时有效的治疗，对胎儿发育会产生较大的影响。而妊娠合并甲减或亚临床甲减，甲状腺素替代治疗是非常有效的，但用药要贯穿整个妊娠过程。

1. 妊娠合并甲减对胎儿的影响　妊娠合并甲减如未经治疗，可导致妊娠期高血压疾病、低出生体重儿、早产、流产、胎盘早剥、死胎、贫血等，且围生期病死率亦增加。

妊娠合并甲减可导致胎儿宫内生长发育迟缓，但是如果甲状腺功能控制较好，妊娠可持续至足月，低体重儿将减少。

在妊娠中期，母体的低甲状腺激素血症可以引起后代明显的、不可逆的神经系统发育缺陷，即使妊娠女性的甲减症状轻微或无症状，胎儿的神经发育也可能受到损伤。

2. 妊娠合并甲减对新生儿的影响

（1）妊娠期间甲减或亚临床甲减可导致后代智商降低。妊娠期间如能得到正确的治疗，则对后代智商无影响。以左甲状腺素钠片为首选，且妊娠早期用量较非妊娠状态下增加 30%～50%。

（2）妊娠合并甲减可导致其后代出现视力下降的情况，严重者还会出现弱视，并且患者的视觉注意力以及视觉反应能力均会出现异常。

（3）亚临床甲减可造成后代精细运动反应能力降低，其对视觉、空间异常感受能力增加。

## 九、自身免疫性疾病

### （一）病理生理

自身免疫性疾病是因机体免疫系统对自身成分发生免疫应答而导致的原发性免疫疾病状态，机体自身的抗体或致敏淋巴细胞破坏、损伤自身组织和细胞成分，导致组织损伤和器官功能障碍。以血管和结缔组织慢性炎症的病理改变为基础，病变常累及多个系统。若妊娠期母体存在的自身抗体与母胎界面的胎盘组织发生交叉免疫反应，就会影响胎盘的发生发育，进而导致胎盘源性相关并发症的发生。自然流产、早产、胎死宫内、胎儿宫内生长迟缓（FGR）、羊水过少、子痫前期-子痫（PE-E）、HELLP 综合征都是与其相关的并发症。

### （二）自身免疫性疾病对胎儿的影响

自身免疫性疾病会增加 FGR 发生率、早产、自然流产、先兆子痫、低体重儿比例增加。系统性红斑狼疮患者的自然流产率高达 35%，胎死宫内占 22%，早产的发生率平均为 30%。类风湿关节炎对妊娠影响不大，类风湿关节炎患者妊娠并未增加胎儿畸形率及流产率，但早产、先兆子痫、低体重儿比例增加。抗磷脂抗体综合征（antiphospholipid syndrome，APS）患者易患妊娠期获得性易栓症，导致胎盘微血栓及梗死，增加复发性流产、早产、羊水过少、FGR、胎儿窘迫、胎儿及新生儿血栓性疾病的发生率。未经治疗的 APS，复发性流产和死胎发生率可高达 90%。

自身免疫性疾病对胎儿的大脑和神经系统发育可造成影响。IgA、IgG、IgM、C3 免疫复合物等可沉积在胎盘绒毛膜部分血管内，致微血栓形成，使胎盘灌注减少，胎盘缺血、缺氧，引起胎盘功能低下，进而影响胎儿体格及神经、精神系统的发育。

### （三）自身免疫性疾病对新生儿的影响

患有自身免疫性疾病的孕母体内的 IgG 同型自身抗体可通过胎盘对胎儿产生抗体介导的免疫损伤。新生儿红斑狼疮（neonatal lupus erythematosus，NLE）在系统性红斑狼疮孕妇患者中的发病率为 2.3%。表现为新生儿或胎儿心脏传导阻滞、皮肤病变或更少见的贫血、血小板减少和肝炎。典型的皮疹是头皮或面部的红斑，在出生后几周内出现，仅持续几个月，皮疹可自行缓解。胎儿的心脏病变是永久性的，一般需要安装心脏起搏器，远期结局不好。1/3 有心脏病变的婴儿在 3 岁内去世。患有 APS 的新生儿易发生新生儿血栓。有报道研究了 APS 母亲对新生儿神经系统发育的影响，结果显示，26.7% 在儿童期出现学习障碍。

## 十、血液系统疾病

### （一）白血病

1. 病理生理　白血病是原因不明的造血组织恶性肿瘤，症状常不典型，如疲劳、食欲不振、贫血、粒细胞增多等，与早孕反应相似，使妊娠期白血病的最初诊断困难。一般认为，妊娠不会影响白血病的自然过程，但妊娠合并白血病时可以出现贫血、出血、感染，常合并其他病理妊娠，如妊娠期高血压疾病、胎盘早剥等，某些白血病还容易并发弥散性血管内凝血。

2. 白血病对胎儿的影响　白血病本身可造成孕母全身状况低下及胎盘功能不足，导致自然流产、胎儿宫内生长受限、死胎、早产等，发生率相当于正常妊娠的 3～4 倍。白血病导致贫血、功能正常的粒细胞和血小板减少，增加了流产、分娩期及产褥期出血、感染，甚至败血症、脑出血、脑栓塞、弥散性血管内凝血、多脏器功能衰竭等风险。妊娠早期化疗可增加胚胎丢失和胎儿畸形率，妊娠中晚期化疗可导致短暂的骨髓抑制，增加死胎、早产、新生儿出生低体重等的发生率。

3. 白血病对新生儿的影响　胎盘有一定的屏障作用，可防止白血病细胞进入胎儿体内，所以白血病孕母的孩子患先天性白血病罕见。但化疗对子代可引起潜在、远期的不良影响，包括生殖内分泌异常、生育力的丧失、相对低的智力，与神经中枢、免疫抑制相关的生长发育不良及继发性恶性肿瘤的发生。

### （二）特发性血小板减少性紫癜

1. 病理生理　特发性血小板减少性紫癜（idiopathic thrombocytopenic purpura，ITP）是常见的自身免疫性血小板减少性疾病。因免疫性血小板破坏过多致外周血血小板减少。本病分为急性型与慢性型，急性型好发于儿童，慢性型多见于成年女性。慢性型与自身免疫有关，患者血液中可测到血小板相关免疫性蛋白，当结合了这些抗体的血小板经过脾、肝时，可被单核巨噬细胞系统破坏，血小板减少。本病是产科常见的血液系统合并症。

2. ITP 对胎儿的影响　ITP 属获得性免疫性血小板破坏增多导致的血小板减少。ITP 可导致自然流产和胎死宫内的发生率增加。母源性血小板自身抗体可通过胎盘对胎儿或新生儿产生中至重度自身免疫性血小板减少症，血小板减少症最早可发生在孕 20 周。

3. ITP 对新生儿的影响　ITP 母亲所生新生儿中约有 10% 血小板计数低于 $50 \times 10^9/L$，且在生后数天内常进一步下降，约 4% 的婴儿出生时血小板计数低于 $20 \times 10^9/L$。此类患儿颅内出血或其他主要出血性疾病发生率高于健康孕母所生婴儿。血小板减少为一过性，脱离母体的新生儿体内抗体逐渐消失，血小板将逐渐恢复正常。胎儿及新生儿血小板减少的概率与母体血小板不一定成正比。

### （三）贫血

1. 病理生理　妊娠过程中，由于患者红细胞容积和血浆容积的不平衡增长，血浆容积的增加要大于红细胞容积的增加，从而造成稀释性贫血，这种贫血是生理性贫血，但当血红蛋白浓度小于 100 g/L 时可能存在病理性贫血。缺铁性贫血是妊娠期最常见的贫血，由于胎儿生长发育及妊娠期血容量增加，对铁的需要量增加，孕妇对铁摄取不足或吸收不良造成。叶酸缺乏性贫血也称巨幼细胞贫血，为叶酸或维生素 $B_{12}$ 缺乏引起 DNA 合成功能障碍所致贫血。由于细胞核成熟延缓，核分裂受阻，细胞质内 RNA 大量聚集，使红细胞体积增大而红细胞核发育处于幼稚状态，形成巨幼细胞。由于巨幼细胞寿命短而发生贫血。再生障碍性贫血时，因骨髓造血干细胞数量减少或缺陷导致造血障碍，引起外周全血细胞减少为主要表现的综合征。珠蛋白生成障碍性贫血（地中海贫血）是由于珠蛋白基因突变导致的单一种类或多种类珠蛋白肽键缺乏或者合成不足所引起的遗传性溶血性的贫血病。正常成人的血红蛋白分子是由 2 条 α 肽链和 2 条 β 肽链构成，当地中海贫血基因突变或缺乏时，会导致异常基因对应的血红蛋白生成减少，另一种血红蛋白链相对过多，未结合的血红蛋白链在红细胞内形成不稳定聚合体，致使红细胞膜稳定性下降，从而导致地中海贫血的发生。

2. 贫血对胎儿的影响　缺铁性贫血时，孕妇骨髓和胎儿在竞争摄取孕妇血清铁的过程中，胎儿组织占优势。而铁通过胎盘由孕妇运至胎儿是单向运输。胎儿缺铁程度不会太严重。当孕妇患重度贫血时，经胎盘供氧和营养物质不足以满足胎儿生长所需，容易造成胎儿生长受限、胎儿窘迫、早产或死胎。巨幼细胞贫血时，叶酸缺乏可导致胎儿神经管缺陷等畸形，胎儿宫内生长受限、死胎等的发生率也明显增多。再生障碍性贫血时，当妊娠期血红蛋白<60 g/L，对胎儿不利，可导致流产、早产、胎儿生长受限、死胎及死产。

3. 贫血对新生儿的影响　贫血程度不严重时，胎儿缺铁程度不会太严重。再生障碍性贫血时，当妊娠期血红蛋白>60 g/L，对胎儿影响不大，分娩后能存活的新生儿一般血象正常，极少发生再生障碍性贫血。贫血程度严重时，低体重儿、死产发生率增加。巨幼细胞贫血时，叶酸严重缺乏可导致新生儿神经管缺陷等畸形。地中海贫血时，除慢性贫血所导致的病理产科情况，还可能将地中海贫血基因遗传给新生儿，重型地中海贫血患儿出生数日即出现贫血、肝脾大进行性加重、黄疸，并有发育不良。

# 十一、妊娠合并神经精神疾病

妊娠合并神经系统疾病为产科领域的一种少见而严重的合并症，包括妊娠合并颅内静脉窦血栓、妊娠合并脑血管动静脉畸形、妊娠合并脑血管动脉瘤、妊娠合并脑梗死、妊娠合并病毒性脑炎、妊娠合并癫痫等。

妊娠期基础代谢率、血容量、胎盘分泌激素水平、凝血因子水平、免疫功能、子宫机械性压迫导致胸腹腔压力改变等因素是诱发某些神经系统疾病的主要原因。同时妊娠也可加重原有的神经系统疾病，使孕产妇死亡率及致残率增加。

## （一）妊娠合并癫痫

癫痫是育龄女性常见的神经疾患。据相关报道，妊娠期间癫痫的发病率为 0.15%～0.6%。妊娠癫痫严重威胁着母婴的身体健康，癫痫发作和抗癫痫药物（AEDs）可对妊娠女性产生诸多不利影响，包括外伤、流产、早产以及神经精神等方面的改变，还可以导致胎儿出生缺陷、后天认知功能发育障碍。文献报道，90%以上经抗癫痫治疗的女性娩出的新生儿是正常的，畸形新生儿发生率为 4%～10%，与正常人群相比，后代发生畸形的风险高 2～3 倍，多药治疗的女性其胎儿发生畸形的风险更高。

1. 妊娠合并癫痫对胎儿/新生儿的影响

（1）先天畸形。最常见的是心脏畸形、中枢神经系统和胃肠道畸形、泌尿生殖器畸形、唇腭裂、骨骼缺损等。

（2）胎儿宫内发育迟缓、胎儿宫内窘迫。

（3）哺乳期时新生儿可表现为镇静、肌力下降、吸吮无力或喂食困难等。新生儿，尤其非母乳喂养者可出现兴奋、不安、抽搐等戒断症状。

（4）新生儿颅内出血、新生儿断药综合征。

（5）儿童远期发育迟滞及认知功能发育障碍。

2. 妊娠合并癫痫致畸机制

（1）癫痫发作本身致畸：癫痫发作虽然是短暂的，但单次发作即可造成缺氧。如果在妊娠早期癫痫发作频繁，血氧降低，可影响胚胎分化发育，导致畸形；如在妊娠中、晚期，可能出现 IUGR 及胎儿宫内窘迫。

（2）AEDs 致畸机制

1）叶酸缺乏机制：研究认为，苯巴比妥、苯妥英钠、卡马西平和丙戊酸都是叶酸拮抗剂，能够干扰叶酸的代谢。不诱导细胞色素 P450 酶活性的 AEDs 则不引起血浆中叶酸水平的降低。

2）氧化产物堆积机制：临床研究表明，多种 AEDs 联合治疗比单独应用一种 AEDs 具有更高的致畸率，这种现象不能仅用药物种类的简单叠加来解释。于是有学者提出，真正的致畸物不是单个的原形药物，而是几种药物相互作用后产生的自由基和氧化代谢产物,如环氧化物、儿茶酚类和醌类等。奥卡西平和加巴喷丁不会产生环氧化物等中间代谢产物,所以致畸率低。建议适当补充微量元素硒,有助于降低自由基造成的损害。

3) AEDs 的直接毒性:研究显示,补充叶酸不能纠正与 AEDs 相关的出生缺陷,说明 AEDs 能够产生直接的毒性作用。

4) 营养缺乏:抗癫痫药物干扰维生素代谢,导致维生素依赖性凝血因子减少。

5) 引起染色体突变。

**(二) 妊娠合并癫痫的临床处理**

1. 患有癫痫又准备妊娠的女性要做好孕前咨询,确定是否要继续接受抗癫痫治疗,了解妊娠期用抗癫痫药物对胎儿产生的影响及围生期风险性。

2. 保持充分的休息,避免发作增加,尽量减少诱发癫痫发作的各种因素,如过度紧张、劳累、饮用酒及浓茶等刺激性饮食。

3. 妊娠前及妊娠期适当补充叶酸。在受孕前 3 个月到妊娠期添加叶酸 0.4～5 mg/d,可能会降低抗癫痫药物诱导先天畸形的风险。

4. 在妊娠期应增加产检次数,妊娠 15～22 周行母体血浆甲胎蛋白的检测,妊娠 16～22 周行超声检查,筛查神经管畸形或其他畸形。

5. 每次产前检查应强调药物治疗的依从性,最好使用最小剂量单药疗法,避免妊娠期随意停药或自行减量,必要时应在专科医生的指导下减少抗癫痫药物的用量;同时注意监测抗癫痫药物的血药浓度,调整药物剂量,更好地控制癫痫发作;需继续服用叶酸。

6. 控制体重增长,整个妊娠期体重增长不能超过 18 kg,必要时用利尿剂。酸性利尿剂有利于减轻抽搐,同时可防止低血钾。

7. 早孕反应强烈时,孕妇应加强营养,必要时使用止吐药物;在妊娠晚期,最后 4 周应每日口服维生素 $K_1$,以避免新生儿出血。

8. 妊娠期间应定期对胎儿进行超声检查,在条件许可的情况下可于妊娠早期行血清甲胎蛋白监测和产前解剖超声检查,以便发现胎儿神经管缺陷。必要时还需行羊水穿刺。

9. 分娩方式尽量选用自然分娩。在产程中要充分休息,睡眠的缺乏及劳累等都会增加癫痫发作频率。

10. 分娩期间若出现癫痫发作,应立即予以苯二氮䓬类药物控制发作,并继续应用抗癫痫药物,以预防癫痫复发。对于每日发作的非惊厥性和每周均有发作的全面性强直阵挛发作患者,在妊娠后期可酌情加大抗癫痫药物的剂量,以防止分娩时癫痫发作。

11. 患有严重癫痫的女性不适合妊娠或计划妊娠。

12. 对已妊娠的重症患者应放宽剖宫产指征。分娩后立即检查新生儿有无畸形,同时注射维生素 K,检查凝血因子。

13. 癫痫女性不宜口服避孕药,可采用其他避孕措施。

**(三) 妊娠合并其他神经精神疾病及其临床诊治要点**

1. 妊娠合并颅内静脉窦血栓形成的患者病情凶险,死亡率为 10%～20%,致残率为 20%～30%,应积极抗凝、溶栓治疗。因此病在妊娠过程中、产后及日后的再次妊娠中有复发的可能,建议终止妊娠。

2. 妊娠合并脑血管动静脉畸形和脑血管动脉瘤发生破裂时的死亡率高达 30%～35%,应积极脱水、降颅压,防止脑疝发生。若出血少(<30 ml)、症状轻,可内科保守治疗;若出血多、症状重,如保守治疗则再次出血风险明显增高(可达 27%～30%),需尽快手术治疗,可行介入栓塞或手术切除。

3. 妊娠合并脑梗死的患者需行保守治疗,抗血小板聚集,积极改善脑循环及进行康复治疗。

4. 妊娠合并病毒性脑炎的患者应积极控制抽搐、抗感染、抗病毒、降颅压治疗。

# 十二、妊娠合并子宫畸形

子宫畸形属泌尿生殖系统畸形,常见的类型有不全纵隔子宫、单角子宫、鞍状子宫、双角子宫、完全纵隔子宫、残角子宫。由于解剖结构的异常,在围生期可能导致下列并发症:

**(一) 产前并发症**

1. 常合并胎位异常,臀位和横位的发生率明显升高。

2. 胎膜早破、早产 由于宫腔容积缩小,对压力的承受能力下降,常导致胎膜早破,进而增加了早产率。

3. 低出生体重 一方面和早产有关,另一方面与限制性宫内生长受限有关。

### （二）产时并发症

1. 由于子宫解剖结构异常，常因产力异常导致难产。

2. 剖宫产率增加。

（王永清）

## 参考文献

[1] McDonnold M，Olson G. Preeclampsia：Pathophysiology，Management，and Maternal and Fetal Sequelae. NeoReviews，2013，14：e4-e12.

[2] Bakker R，Steegers EAP，Hofman A，et al. Blood Pressure in Different Gestational Trimesters，Fetal Growth，and the Risk of Adverse Birth Outcomes：The Generation R Study. Am J Epidemiol，2011，174：797-806.

[3] Rugolo LMSDS，Bentlin MR，Trindade CEP. Preeclampsia：Early and Late Neonatal Outcomes. NeoReviews，2012，13：e532-e541.

[4] Graham UM，Cooke IE，McCance DR. A case of euglyacemic diabetic ketoacidosis in a patient with gestational diabetes mellitus. Obstet Med，2014，7：174-176.

[5] Teramo K. Diabetic Pregnancy and Fetal Consequences. NeoReviews，2014，15：e83-e90.

[6] Lehnen H，Zechner U，Haaf T. Epigenetics of gestational diabetes mellitus and offspring health：the time for action is in early stages of life. Mol Hum Reprod，2013，19：415-422.

[7] Podymow J，August P. Stage 1 chronic kidney disease in pregnancy. Obstetric Medicine，2012，5：141-146.

[8] Bramham K，Lightstone L. Pre-pregnancy counseling for women with chronic kidney disease. J Nephrol，2012，25（4）：450-459.

[9] Dyson JK，Waller J，Turley A，et al. Research：Hepatitis B in pregnancy. Frontline Gastro，2014，5：111-117.

[10] Giles ML，Visvanathan K，Lewin SR，Sasadeusz J. Chronic hepatitis B infection and pregnancy. Obstet Gynecol Surv，2012，67（1）：37-44.

[11] Jhaveri R，Swamy GK. Hepatitis C Virus in Pregnancy and Early Childhood：Current Understanding and Knowledge Deficits. J Ped Infect Dis，2014，3：S13-S18.

[12] Jager L，Franklin KA，Midgren B，et al. Increased survival with mechanical ventilation in posttuberculosis patients with the combination of respiratory failure and chest wall deformity. Chest，2008，133（1）：156-160.

[13] Salani R，Billingsley CC，Crafton SM. Cancer and pregnancy：an overview for obstetricians and gynecologists. Am J Obstet Gynecol. 2014，211（1）：7-14.

[14] Bhavani N. Transient congenital hypothyroidism. Indian J Endocrinol Metab，2011，15（Suppl 2）：S117.

[15] The American Thyroid Association Task force on Thyroid Disease During-Pregnancy and Postpartum. Guidelines of the American thyroid association for the diagnosis and management of thyroid disease during pregnancy and postpartum. Thyroid，2012，32（24）：997-1003.

[16] Izmirly PM，Llanos C，Lee LA，et al. Cutaneous manifestations of neonatal lupus and risk of subsequent congenital heart block. Arthritis Rheum，2010，62（4）：1153-1157.

[17] Gadó K，Domján G. Antiphospholipid syndrome and pregnancy. Orv Hetil 2012，153（31）：1207-1218.

[18] Gaballa HA，Eman ES，Atta DS，et al. Clinical and serological risk factors of systemic lupus erythematosus outcomes during pregnancy. The Egyptian eumatologist，2012，34：159-165.

[19] Stavrou E，McCrae KR. Immune thrombocytopenia in pregnancy. Hematol Oncol Clin North Am，2009，23（6）：1299-1316.

[20] Fang XS，Zhang CZ，Wang YH，et al. Experience in diagnosis and treatment of 48 cases of pregnancy with aplastic anemia. Modern diagnosis and treatment，2011，11（1）：158-159.

[21] Ozkan H，Cetinkaya M，Köksal N，et al. Severe fetal valproate syndrome：combination of complex cardiac defect，multicystic dysplastic kidney，and trigonocephaly. J Matern Fetal Neonatal Med，2011，24（3）：521-524.

[22] Kulaga S，Sheehy O，Zargarzadeh AH，et al. Antiepileptic drug use during pregnancy：perinatal outcomes. Seizure，2011，20（9）：667-672.

# 第二节　妊娠期合并症对围生儿的影响

## 妊娠合并糖尿病

妊娠合并糖尿病包括两种情况，一种为糖尿病合并妊娠，即原有糖尿病基础上合并妊娠；另一种为妊娠期糖尿病（gestational diabetes mellitus，GDM），即妊娠前糖代谢正常，妊娠后才出现糖尿病。后者占妊娠合并糖尿病的 90% 以上。GDM 发生率世界各国报道为 1%～14%，我国 GDM 发生率为 1%～5%，近年有明显增高趋势。GDM 患者糖代谢多数于产后能恢复正常，但将来患 2 型糖尿病的机会增加。糖尿病孕妇的临床经过复杂，对母儿均有较大危害，必须引起重视。

### 【病因和发病机制】

GDM 的发生与胰岛素抵抗（insulin resistance，IR）有关。胰岛素抵抗是指胰岛素作用的靶器官和组织对胰岛素生物学效应的反应性降低或丧失，常伴有胰岛素代偿性分泌增多。高胰岛素血症常是 IR 的替代性参数。正常妊娠时，胰岛素敏感性较孕前下降 50%～60%，胰岛素糖处理能力下降约 50%，同时胰岛素分泌代偿性增加 2～2.5 倍，以维持正常血糖水平，故妊娠是一种生理性胰岛素抵抗状态。

在妊娠早中期，随孕周增加，胎儿对营养物质需求量增加，通过胎盘从母体获取葡萄糖是胎儿能量的主要来源，孕妇血浆葡萄糖水平随妊娠进展而降低，空腹血糖约降低 10%。孕妇空腹血糖较非妊娠期低，这也是孕妇长时间空腹容易低血糖及酮症的病理基础。到妊娠中晚期，孕妇体内拮抗胰岛素样物质，如肿瘤坏死因子、瘦素、胎盘催乳素、雌激素、孕酮、皮质醇和胎盘胰岛素酶等增加，使孕妇对胰岛素的敏感性随孕周增加而下降，为维持正常糖代谢水平，胰岛素需求量必须相应增加。对于胰岛素分泌受限的孕妇，妊娠期不能代偿这一生理变化而使血糖升高，使原有糖尿病加重或出现 GDM。

### 【临床表现】

大多数 GDM 患者无明显症状。少数妊娠期有三多症状（多饮、多食、多尿），或外阴阴道假丝酵母菌感染反复发作，孕妇体重大于 90 kg，本次妊娠并发羊水过多或巨大胎儿者，应警惕合并糖尿病的可能。

### 【诊断】

#### （一）糖尿病合并妊娠的诊断

1. 妊娠前已经确诊为糖尿病患者。

2. 妊娠前未进行过血糖检查但存在糖尿病高危因素者，如肥胖（尤其是重度肥胖）、一级亲属罹患 2 型糖尿病、有 GDM 史或大于胎龄儿分娩史、多囊卵巢综合征患者及孕早期反复空腹尿糖阳性者，应明确是否存在妊娠前糖尿病。达到以下任何一项标准应诊断为糖尿病合并妊娠。

（1）空腹血糖≥7.0 mmol/L（126 mg/dl）。

（2）糖化血红蛋白≥6.5%（采用 NGSP/DCCT 标化的方法）。

（3）伴有典型的高血糖或高血糖危象症状，同时任意血糖≥11.1 mmol/L（200 mg/dl）。

如果没有明确的高血糖症状，任意血糖≥11.1 mmol/L 需要次日复测上述 1 或者 2 确诊。但不推荐孕早期常规口服葡萄糖耐量试验（oral glucose tolerance test，OGTT）检查。

#### （二）GDM 的诊断

医疗机构对所有尚未被诊断为糖尿病或妊娠期糖尿病的孕妇，在妊娠 24～28 周后首次就诊时应进行 OGTT 检查。试验前禁食至少 8 h，此前连续 3 天均需正常饮食，每日进食碳水化合物总量不少于 150 g，检查期间需静坐、禁烟。5 min 内口服含 75 g 葡萄糖的液体 300 ml，分别抽取孕妇服糖前及服糖后 1 h、2 h 的静脉血（从开始饮用葡萄糖水计算时间），测量血糖值。诊断标准：服糖前及服糖后 1 h、2 h，3 项血糖值分别低于 5.1 mmol/L、10.0 mmol/L、8.5 mmol/L。任何一项血糖值达到或超过上述标准即可诊断为 GDM。

### 【GDM 对母儿的影响】

妊娠合并糖尿病对母儿的影响及影响程度取决于糖尿病病情及血糖控制水平。病情较重或血糖控制不良时，对母儿的影响极大，母儿的近、远期并发症发生率较高。

高血糖可使胚胎发育异常，甚至死亡，流产发生率高达 15%～30%。

GDM 孕妇容易出现妊娠期高血压疾病、羊水过多、感染、巨大儿、糖尿病酮症酸中毒等。合并羊水过多容易发生早产，并发妊娠期高血压疾病、胎儿窘迫等并发症时，需提前终止妊娠，GDM 孕妇早产率高达 10%～25%。

其中，巨大儿发生率达 25%～42%。由于孕妇血糖高，胎儿长期处于母体高血糖所致的高胰岛素血症环境中，促进蛋白质、脂肪合成并抑制脂肪分解作用，导致躯体过度发育。由此也导致围生儿手术产机会多，产伤发生风险大。

妊娠早期高血糖有抑制胚胎发育的作用，导致妊娠早期胚胎发育落后。糖尿病合并微血管病变者，胎盘血管常出现异常，影响胎儿发育。GDM 孕妇胎儿发育受限发生率为 21%。

妊娠合并糖尿病患者胎儿畸形发生率高于非糖尿病孕妇，严重畸形发生率为正常妊娠的 7～10 倍，与受孕后最初数周高血糖水平密切相关，是造成围生儿死亡的重要原因之一。以心血管畸形和神经系统畸形最常见。因此孕前罹患糖尿病者应在妊娠期加强对胎儿畸形的筛查。

妊娠合并糖尿病患者新生儿呼吸窘迫综合征和低血糖发生率高。主要原因在于高血糖刺激胎儿胰岛素分泌增加，形成高胰岛素血症，后者具有拮抗糖皮质激素促进肺泡 Ⅱ 型细胞表面活性物质合成及释放的作用，使胎儿肺表面活性物质产生及分泌减少，胎儿肺成熟延迟。当分娩后，新生儿脱离母体高血糖环境，高胰岛素血症仍存在，若不及时补充葡萄糖，容易发生低血糖，严重时危及生命。因此，所有糖尿病母亲新生儿均为高危儿，需要加强出生后监测，警惕不良结局出现。

## 【治疗】

首先是医学营养治疗。理想的饮食控制目标：既能保证和提供妊娠期间能量和营养需要，又能避免餐后高血糖或饥饿性酮症出现，保证胎儿正常生长发育。多数 GDM 患者经合理饮食控制和适当运动治疗，血糖能控制在满意范围。妊娠早期糖尿病孕妇所需能量与孕前相同。妊娠中期以后，每日能量增加 200 kcal。其中糖类占 50%～60%，蛋白质占 20%～25%，脂肪占 25%～30%。但要注意避免过分控制饮食，否则会导致孕妇饥饿性

酮症及胎儿生长受限。

妊娠期血糖控制目标：GDM 患者妊娠期餐前及餐后 2 h 血糖分别≤5.3 mmol/L、6.7 mmol/L（95 mg/dl、120 mg/dl），特殊情况下可监测餐后 1 h 血糖，应≤7.8 mmol/L（140 mg/dl）；夜间血糖不低于 3.3 mmol/L（60 mg/dl）；妊娠期糖化血红蛋白应＜5.5%。糖尿病合并妊娠孕妇妊娠期血糖控制应达到下述标准：妊娠早期血糖控制不要过于严格，警惕低血糖的发生；妊娠期餐前、夜间血糖及空腹血糖应控制在 3.3～5.6 mmol/L（60～99 mg/dl），餐后峰值血糖 5.6～7.1 mmol/L（100～129 mg/dl），糖化血红蛋白＜6.0%。

大多数 GDM 孕妇通过生活方式的干预即可使血糖达标，不能达标的 GDM 患者首先推荐应用胰岛素控制血糖。目前，口服降糖药物二甲双胍和格列本脲在 GDM 患者中应用的安全性和有效性不断得到证实，但我国尚缺乏相应的研究。

妊娠期间需要定期监测血糖及胎儿情况，警惕胎盘功能减退及胎死宫内等意外发生。

GDM 患者应计划分娩。不需要药物控制的 GDM 患者，无母儿并发症情况下，严密监测至预产期，未自然临产者可引产。妊娠前糖尿病及需要胰岛素治疗的 GDM 患者，如血糖控制良好，严密监测下，妊娠 38～39 周终止妊娠；血糖控制不满意者及时收入院。有母儿合并症者，血糖控制不满意，伴血管病变、合并重度子痫前期、严重感染、胎儿生长受限、胎儿窘迫，严密监护下，适时终止妊娠，必要时羊膜腔穿刺取羊水进行羊水震荡试验，了解胎肺成熟情况，并完成促胎肺成熟治疗。

分娩方式选择：GDM 不是剖宫产指征，决定阴道分娩者，应制订分娩计划，产程中密切监测孕妇血糖、宫缩、胎心、羊水情况，避免产程过长。

如果糖尿病伴微血管病变及其他产科指征，如巨大儿、胎盘功能不良、胎位异常等产科指征，可计划剖宫产手术。如妊娠期血糖控制差，胎儿偏大或既往有死胎、死产史，可适当放宽剖宫产指征。

## 【GDM 新生儿处理】

GDM 产妇的新生儿出生后容易出现低血糖，需要严密监测其血糖变化，以及时发现低血糖。建议新生儿出生后 30 min 内行末梢血糖监测；糖

尿病母儿按高危儿管理，需注意保暖，必要时吸氧等；新生儿需早开奶、早喂糖水，必要时静脉应用葡萄糖液；警惕真红细胞增多症及电解质异常，需常规检查血红蛋白、血钾、血钙及血镁、胆红素；需要密切关注新生儿呼吸窘迫综合征的发生。

另外，建议对糖尿病患者的子代进行随访以及健康生活方式的指导，定期检查身长、体重、头围、腹围，必要时检查血糖及血压。

（江元慧）

# 妊娠合并甲状腺疾病

正常的母体及胎儿的甲状腺功能是胎儿神经-智力发育的重要保证。正常妊娠的激素及代谢变化导致孕妇甲状腺及其相关内分泌系统发生一系列变化。胎儿的甲状腺自妊娠 17 天，由胚胎前肠憩室形成并发育。妊娠 10~13 周在胎儿的甲状腺组织内可见到胶体和滤泡，胎儿的甲状腺开始具有浓集碘的功能，此时如果接触 $^{131}$I，或暴露于抗甲状腺药物，胎儿可能会受到损伤。

研究表明，妊娠期女性甲状腺功能异常增加不良妊娠结局和后代神经智力发育损害的风险。《妊娠和产后甲状腺疾病诊治指南》推荐在妊娠 8 周之前进行甲状腺疾病筛查。妊娠期甲状腺疾病的高危因素包括：有甲状腺疾病史和（或）甲状腺手术史或 $^{131}$I 治疗史，有甲状腺疾病家族史，甲状腺肿，甲状腺自身抗体阳性，有甲状腺功能减退（甲减）或甲减症状或临床表现，患有 1 型糖尿病，患有其他自身免疫病，不孕，曾行头颈部放射治疗，肥胖症（体重指数大于 40 kg/m$^2$），30 岁以上，有流产、早产史，居住在已知的中重度碘缺乏地区。

妊娠合并甲状腺功能异常包括：甲状腺功能亢进、甲状腺功能减退、甲状腺结节和甲状腺癌、甲状腺自身抗体阳性、产后甲状腺炎等。本节重点讲述前两种。

## 一、甲状腺功能亢进症

### 【流行病学和病因】

多见于生育年龄女性，大约每 2000 例妊娠有 1 例甲状腺功能亢进症（甲亢）（Mestman，1995）。

妊娠期间最常见的甲亢病因有：毒性弥漫性甲状腺肿、亚急性甲状腺炎、毒性结节性甲状腺肿、毒性甲状腺腺瘤、慢性淋巴细胞性甲状腺炎（桥本病）代谢亢进阶段。

### 【发病机制及对胎儿的影响】

不同病因所致甲亢有不同的病理生理改变。以毒性弥漫性甲状腺肿为例，此病也称 Graves 病，是一种自身免疫性疾病，占甲亢患者的 60%～70%。生育年龄女性发生率高，此类患者多有突眼，也称为突眼性甲状腺肿，妊娠期常需要药物控制病情。此类患者体内存在刺激甲状腺免疫球蛋白（thyroid stimulating immunoglobulin，TSIG 或 TSAb），可以通过胎盘，引起胎儿和新生儿甲状腺增大和甲亢。在 Graves 病和桥本病患者中存在促甲状腺激素（TSH）阻断抗体（TSBAb），当 TSBAb 为主时，Graves 病可以出现甲减。Graves 病患者体内还存在促甲状腺激素受体抗体（thyrotropin receptor antibody，TRAb），其作用在甲状腺上的 TSH 受体，通过激活腺苷三磷酸酶来加强碘摄取，引起 $T_3$ 和 $T_4$ 升高，使患者发生甲亢。TSBAb 通过胎盘可造成胎儿和新生儿甲减。TRAb 为免疫球蛋白 IgG，分子小，更容易通过胎盘，引起新生儿宫内甲亢。TSBAb 和 TRAb 对胎儿的作用结果取决于通过胎盘的二者量的多少，如果 TSBAb 占优势，胎儿甲减，反之，胎儿甲亢。此时，如果孕妇服用抗甲状腺药物，此药通过胎盘后，抑制 $T_3$、$T_4$ 产生，影响胎儿甲状腺功能。因此，Graves 病孕妇如果未经合理治疗，胎儿受累，在宫内可能发生甲减、甲亢、胎死宫内、胎儿生长受限、早产、死产等并发症。新生儿出生后也可能发生自身免疫性疾病。由于 TSAb 半衰期约为 14 天，抗甲状腺药物断绝后，新生儿甲亢症状可持续到生后 1~5 个月。

### 【临床表现、诊断和鉴别诊断】

孕前有甲亢病史或既往史，可直接明确诊断。由于妊娠期孕妇有情绪不稳定、易激动、恶心、呕吐、脉搏快等表现，需要与妊娠合并甲亢进行鉴别。妊娠剧吐者 60% 伴有甲状腺生化指标异常，或甲状腺生理性肿大，容易与甲亢早期混淆。

临床症状包括：心悸，休息时心率超过 100 次/分；食欲好，进食好的情况下体重增长缓慢，甚至下降；脉压大于 50 mmHg；怕热、多汗、皮肤潮红；眼球突出；手抖；甲状腺增大，有杂音或震颤。

甲状腺功能实验室检查是诊断甲亢的重要手段。包括：TT$_4$增高（T$_3$型甲亢不增高）；TT$_3$增高；RT$_3$U增高（T$_3$型甲亢不增高）；TSH正常或稍降低；FT$_4$I升高，绝大多数甲亢患者FT$_4$、FT$_3$均升高。甲亢患者基础代谢率增高，但其准确率只有50%，很少作为诊断标准。以上指标诊断价值高低排列FT$_3$>FT$_4$>TT$_3$>TT$_4$。T$_3$型甲亢，T$_3$和FT$_3$I升高，TT$_4$和FT$_4$I均正常。

滋养细胞疾病时，由于血清HCG异常增高，往往同时伴有甲亢。

## 【治疗】

妊娠合并甲状腺功能亢进首选药物治疗。主要有丙硫氧嘧啶（propylthiouracil，PTU）、甲硫氧嘧啶（methylthiouracil，MTU）、甲巯咪唑（tapazole）和卡比马唑（甲亢平）等。它们都能通过胎盘影响胎儿。PTU与MTU相比，通过胎盘量少；PTU与甲巯咪唑比，PTU通过胎盘速度慢。孕妇应用甲巯咪唑曾有胎儿头皮缺损的报道，妊娠期不宜使用。PTU的药理作用主要是在甲状腺内阻断甲状腺素合成，并阻断周围组织中T$_4$向T$_3$的转化。T$_3$的生物效应比T$_4$强数倍，因而PTU成为孕妇甲亢治疗的首选药。

如果孕妇应用PTU后，不能控制甲亢的症状，甲状腺功能检验指标没有有效降低，可在妊娠中期考虑手术治疗。妊娠早期的甲状腺切除手术容易引起流产，晚期手术可能引起早产。一般采用部分甲状腺切除术。

甲亢孕妇容易早产，发生先兆早产时需要积极应用促胎肺成熟药物及宫缩抑制剂。妊娠期还要避免感染、精神刺激、情绪波动，避免甲亢危象发生。妊娠晚期加强胎心监护，警惕胎儿窘迫。孕妇行心电图检查，了解是否有甲亢导致的心脏损害。

分娩期注意警惕胎儿窘迫及新生儿窒息的发生，产程中鼓励进食、补充能量，加强胎心监护，监测孕妇血压、脉搏、体温，注意孕妇心理护理。分娩时请儿科医生到场，做好新生儿抢救准备，可留脐血查甲状腺功能和TSH。如果孕妇为Graves病，留脐血查TRAb。如果孕妇患有慢性淋巴细胞性甲状腺炎，留脐血查抗甲状腺抗体。

新生儿查体注意有无甲亢、甲减的症状表现。新生儿甲亢有时延迟发作，因此建议适当延长住院时间，以便观察，出院时进行详细指导。

甲亢患者产后由于免疫抑制解除造成免疫反跳，甲亢病情可能加重，因此需要复查甲状腺功能，调整抗甲状腺药物剂量。

PTU可以通过乳腺组织到达乳汁，但乳汁内PTU含量很少，研究表明，乳汁中PTU含量是乳母服药量的0.07%，因此可以酌情哺乳。

# 二、甲状腺功能减退症

包括：地方性缺碘所致呆小病、散发性先天性甲状腺功能减退症、慢性淋巴细胞性甲状腺炎、甲状腺手术或放射治疗后所致甲减。

## 【诊断】

需要结合病史情况（地方性呆小病有地区流行病史，散发性先天性甲减有甲状腺部分或全部缺如病史，慢性淋巴细胞性甲状腺炎有甲状腺无痛性肿大或手术病理明确淋巴细胞浸润等特征，甲状腺手术史或放射治疗史）、临床症状及体征、实验室检查进行诊断。

症状及体征：常缓慢出现，主诉有水肿、便秘、乏力、困倦、记忆力减退、食欲不佳等慢性症状，查体皮肤肿胀、表情呆滞、下肢黏液性水肿等，严重者低体温、心脏扩大、心包积液、心动过速、腱反射迟钝。先天性甲减治疗较晚的患者有身材矮小。慢性淋巴细胞性甲状腺炎患者甲状腺肿大，较正常甲状腺质地韧，光滑或呈结节状，女性患者如为先天性甲减，常有月经迟发、不规律、经量多、不育、妊娠后易流产、早产、胎死宫内及胎儿发育受限。

实验室检查：

- TSH>10 mIU/L或高于参考值上限；
- 缺碘地区，除甲状腺功能减退外，24 h尿碘排出量降低；
- 桥本病患者血清抗甲状腺抗体和过氧化物酶抗体升高；
- 原发性甲减，除TSH升高外，TT$_4$、FT$_4$、TT$_3$、FT$_3$、RT$_3$U及游离甲状腺素指数（free thyroxin index，FTI）均降低。

## 【治疗】

各种原因所致的原发性甲状腺功能减退均需要甲状腺激素补充治疗，最常用甲状腺片（即甲状腺干粉制剂）。根据甲状腺功能低下程度、TSH

升高情况决定甲状腺片用量。一般每天 30～100 mg。妊娠期临床甲减选择左甲状腺素（L-T$_4$）治疗。在缺碘地区，适宜补充碘剂，防止新生儿甲减。

血清 TSH 治疗目标：妊娠早期 0.1～2.5 mIU/L，妊娠中期 0.2～3.0 mIU/L，妊娠晚期 0.3～3.0 mIU/L，一旦确诊临床甲减，立即开始治疗，尽早达标。

妊娠合并甲减患者妊娠后不可停药，每月进行甲状腺功能及 TSH 检查，产科与内分泌科医师共同诊治，保持甲状腺功能正常。妊娠期注意营养指导，警惕胎儿生长受限发生。妊娠晚期加强胎心监测，适时引产。产程中鼓励进食，进行胎心监护，警惕孕妇腹直肌无力造成第二产程延长或停滞，必要时阴道助产。产时需要儿科医生协助，做好新生儿抢救准备，留脐带血查甲状腺功能及 TSH，如为桥本病母亲，加查甲状腺抗体。第三产程注意产后出血，常规给予宫缩剂加强宫缩。产后继续使用甲状腺激素补充治疗。甲状腺激素基本不过乳汁，可以哺乳。甲减孕妇产后 L-T$_4$ 恢复孕前水平，并需要在产后 6 周复查 TSH 水平，调整 L-T$_4$ 剂量。

新生儿处理：注意保暖，警惕低血糖发生，及早发现先天性甲减表现。新生儿产后 1 周需复查甲状腺功能及 TSH。如有异常及时治疗。

另外，妊娠期女性亚临床甲减会增加不良妊娠结局和后代神经智力发育损害的风险，需要引起重视。对于甲状腺过氧化物酶抗体（TPOAb）阳性的亚临床甲减妊娠女性，推荐给予 L-T4 治疗。对于 TPOAb 阴性的女性，由于循证医学证据不足，不反对也不推荐应用 L-T$_4$ 治疗。

（江元慧）

# 妊娠期高血压疾病

妊娠期高血压疾病是产科常见疾患，普遍报道的发病率为 5%～8%，随着世界各国子痫前期-子痫临床规范指南的完善和普及推广，流行病学研究已经发现子痫前期-子痫的发病率有逐年下降的趋势。目前按照发病基础、脏器损害程度来判断妊娠期高血压疾病，并将妊娠期存在的高血压状况概括为 5 类，即妊娠期高血压、子痫前期、

子痫、慢性高血压伴子痫前期、慢性高血压。其中子痫前期-子痫是妊娠期常见的高血压疾病之一，为妊娠期特发，可伴有脑、心、肝、肾等多脏器功能损害，是导致孕产妇及围生儿患病率和死亡率升高的主要原因。

**【诊断和分类标准】**

1. 妊娠期高血压是以临床仅表现出单纯高血压、尿蛋白阴性为特点的状况。血压≥140/90 mmHg，妊娠期首次出现并于产后 12 周恢复正常；可伴有上腹部不适或血小板减少。

2. 子痫前期是指临床同时出现高血压和蛋白尿。轻度子痫前期：妊娠前血压正常者收缩压≥140 mmHg，或舒张压≥90 mmHg。24 h 尿蛋白定量≥0.3 g，或间隔 4～6 h 以上，两次尿蛋白≥＋（300 mg/L）。进一步明确为子痫前期，也是用于子痫前期病情严重程度分类的临床指标有：收缩压≥160 mmHg，或舒张压≥110 mmHg；24 h 尿蛋白定量≥2.0 g 或定性≥＋＋；血清肌酐＞106 μmol/L；血小板减少、微血管病变性溶血变化；谷草转氨酶（AST）和（或）谷丙转氨酶（ALT）升高；持续性头痛或其他脑部或视觉病变；持续性上腹痛。其他如肺水肿、少尿、持续严重的中枢神经系统症状。

3. 子痫是指在临床子痫前期的基础之上表现为全身性抽搐。但值得注意的是，约有 38% 的子痫患者并不伴有临床检测到的高血压或蛋白尿。

4. 慢性高血压并发子痫前期指在慢性高血压基础上叠加发生子痫前期的情况。有高血压前提，或妊娠 20 周前无蛋白尿，但新发生尿蛋白≥300 mg/24 h；或在妊娠 20 周前有高血压和蛋白尿，尿蛋白或血压突然升高或血小板减少至＜100×10$^9$/L。

5. 慢性高血压是指在妊娠前或妊娠 20 周前血压≥140/90 mmHg，或妊娠 20 周后首次诊断高血压并持续到产后 12 周以后。

**【病理生理】**

临床研究已经揭示了子痫前期-子痫为两阶段性疾病的病理过程，即在子痫前期表现出临床症状之前，其基本病理改变（如血管痉挛、凝血系统激活、器官灌注减少）已经存在，绒毛浸润障碍导致胎盘浅着床，血管内皮功能障碍和免疫平衡失调进一步导致胎盘供血不足，伴随妊娠的进展，胎儿-胎盘组织代谢的增加，全身病理改变引发了机体各终末器官的损害。第一阶段为病理生

理变化形成过程，胎盘血液灌注减少；第二阶段为脏器受损阶段，表现出各种临床征象。

子痫前期-子痫的基本病理生理改变是全身小动脉痉挛，全身各系统靶器官血流灌注减少而造成损害，出现不同的临床征象。胎盘-胎儿单位的病理改变主要为血管痉挛，子宫蜕膜和基层血管发生急性动脉粥样硬化，管腔变窄，极易导致子宫螺旋小动脉栓塞，导致胎盘灌流下降，进而胎盘功能下降，胎儿宫内生长发育受限，胎儿宫内缺血缺氧，甚至胎儿窘迫、宫内死亡。严重时，胎盘血管破裂出血，可导致胎盘早剥，严重威胁孕妇及胎儿生命。而其他脏器，如心血管、脑、肾、肝损害及血液凝血损害又可加重胎盘功能损害，出现胎儿宫内缺血缺氧、胎儿宫内生长发育迟缓、宫内窘迫，甚至胎死宫内，新生儿低出生体重和新生儿窒息风险增加。

## 【不同临床类型的妊娠期高血压疾病对围生儿的影响】

### （一）子痫前期-子痫

子痫前期-子痫的临床表现错综复杂，个体间发病时间、类型等临床表现存在极大差异，疾病的不同临床表现对围生儿的影响也不尽相同。

1. 按照重度子痫前期的临床发病时间，以 32 孕周为界，临床上有早发型（early onset）重度子痫前期和晚发型（late onset）重度子痫前期。目前研究已经显示两者的病因和发病机制、临床表现、处理原则以及围产结局都存在显著不同。有学者研究发现，早发型者胎盘功能明显异常，为胎盘源性疾病，伴有较高的胎儿宫内生长发育受限发生率；而晚发型者胎盘功能改变较小，胎儿宫内生长发育受限发生率低，为机体系统性疾病。

2. 按照子痫前期疾病临床进程缓急，一些学者对此提出突发型的分类，但具体的时间界定尚不明确。子痫前期的病理基础改变在临床症状出现之前早已发生，理论上在临床应有疾病由轻到重的发展过程，但是临床研究发现，一些患者的临床过程迅猛，短时间内迅速发展到重度，且出现严重并发症：部分患者没有病情逐渐加重的过程，发病即直接进入重度子痫前期，甚至子痫；且合并有严重的器官损害并发症和较高的胎儿和新生儿死亡率。

### （二）妊娠合并慢性高血压、慢性高血压合并子痫前期

妊娠合并慢性高血压的发病率约占妊娠女性

的 7%。其不良围产结局包括胎死宫内、胎儿宫内生长受限、早产和新生儿病死率增加。随着血压的增高，不良围产结局增加，死产率也明显升高。Bánhidy 等曾报道，严重的高血压可能与胎儿食管闭锁或狭窄有关。

Yanit 等报道，妊娠合并慢性高血压孕妇的死产率较正常血压人群高 2～3 倍。慢性高血压孕妇因早产和胎儿宫内生长受限导致的新生儿低出生体重比例增加：Yanit 等报道，慢性高血压孕妇的胎儿宫内生长受限发生率约达 20%；如在慢性高血压基础上合并子痫前期，胎儿宫内生长受限风险较单纯慢性高血压者升高更明显，Chappell 等报道可升高约 50%。

在妊娠过程中慢性高血压病情恶化常导致早产，进而新生儿入住 ICU 比例增加。美国妇产科医师协会 2012 年的一份报告中指出：慢性高血压孕妇的围生儿不良结局较血压正常孕妇高 3～4 倍，轻度高血压者围生儿死亡率约为 31‰，中度高血压者围生儿死亡率约为 72‰，而严重慢性高血压者围生儿死亡率可高达 100‰，慢性高血压合并子痫前期者围生儿死亡率可高达 4%～8%。Yanit 等报道，如果合并妊娠期糖尿病，早产、胎儿宫内生长受限和围生儿死亡率进一步明显增加。

### （三）硫酸镁治疗对围生儿的影响

Nelson 及 Schendel 等的研究结果显示，在极低出生体重儿中应用硫酸镁对于脑瘫的发生有保护作用，其他许多研究也显示在早产儿中，硫酸镁具有神经保护作用。现有的证据表明，硫酸镁对胎心监护模式——胎心变异性有重要影响。Duffy 等报道，硫酸镁对胎心监护的影响包括胎心基线降低但仍在正常范围内，变异性减少，以及少量延长减速，但对围产结局并没有不良影响。Johnson 也报道了超过 1500 例暴露于硫酸镁的早产儿，发现脐带血硫酸镁浓度与新生儿是否需要复苏无关。总体来说，孕妇应用硫酸镁治疗对围生儿是安全的。但仍然有应用硫酸镁相关的新生儿不良事件。Abbassi-Ghanavati 等在 2012 年报道了 6654 例暴露于硫酸镁的足月新生儿，在分娩时伴有严重的高镁血症者，6% 出现肌张力低下，1 min 及 5 min Apgar 评分较低，气管插管率高。

（王伽略）

# 妊娠肝内胆汁淤积症

妊娠肝内胆汁淤积症（intrahepatic cholestasis of pregnancy，ICP）为妊娠期特有疾病，常发生于妊娠中晚期，临床上以皮肤瘙痒和胆汁酸高值为特征，主要危及胎儿，是引起早产、胎儿窘迫、羊水粪染、新生儿窒息、死胎、死产的主要原因之一。不同国家和地区发病率差异较大，文献报道欧洲国家发病率为 $0.7\%\sim1.5\%$，美国发病率为 $0.3\%\sim5.6\%$，而南美洲国家发病率则明显高于其他地区，如智利可高达 $15.6\%$；近年来发病率呈下降趋势，如智利报道发病率下降至 $1.4\%\sim4.0\%$。早期报道 ICP 相关围生儿死亡率约为 $11\%$，而近年来报道围生儿死亡率为 $3.5\%\sim7\%$。ICP 有关的死产多数发生在第 38 周。

## 【临床表现】

ICP 约 $80\%$ 以上发生在妊娠晚期，平均发病孕周为 30 周，也有少数在妊娠中期出现瘙痒的病例。以皮肤瘙痒为主要首发症状，可能继发于皮肤中胆盐堆积。初起为手掌、脚掌或脐周瘙痒，夜间加重，可随孕周增加逐渐加剧。瘙痒可能发生在临床化验出现显著异常之前，甚至发生在肝功能完全正常时。再次妊娠时有 $40\%\sim60\%$ 复发。大多在分娩后 $24\sim48\ h$ 缓解，少数在 1 周或 1 周以上缓解。ICP 不存在原发皮损，而是因瘙痒抓挠皮肤出现条状抓痕，皮肤活检无异常表现。瘙痒发生后 $2\sim4$ 周内部分患者可出现黄疸，发生率为 $20\%\sim50\%$，多数仅为轻度黄疸，于分娩后 $1\sim2$ 周内消退。少数孕妇可有恶心、呕吐、食欲不振、腹痛、腹泻、轻微脂肪泻等非特异性症状。极少数孕妇出现体重下降及维生素 K 相关凝血因子缺乏，而后者可能增加产后出血的风险。

## 【诊断和分类标准】

### （一）诊断的基本要点

1. 起病大多数在妊娠晚期，少数在妊娠中期。

2. 以皮肤瘙痒为主要症状，以手掌、脚掌及四肢为主，程度轻重不等，无皮疹，少数孕妇可出现轻度黄疸。

3. 患者全身情况良好，无明显消化道症状。

4. 可伴肝功能异常，主要是丙氨酸转氨酶和天冬氨酸转氨酶水平轻、中度升高。

5. 可伴血清胆红素水平升高，以直接胆红素为主。

6. 分娩后瘙痒及黄疸迅速消退，肝功能也迅速恢复正常。

### （二）确诊要点

鉴于甘胆酸敏感性强而特异性弱，总胆汁酸特异性强而敏感性弱这一特点，在确诊 ICP 时可根据临床表现并结合这两个指标综合评估。一般空腹检测血甘胆酸水平 $\geqslant10.75\ \mu mol/L$（正常值为 $0\sim5.61\ \mu mol/L$）或总胆汁酸水平 $\geqslant10\ \mu mol/L$ 可诊断为 ICP。

### （三）疾病严重程度判断标准

1. 轻度

（1）生化指标：血清总胆汁酸 $10\sim39\ \mu mol/L$，甘胆酸 $10.75\sim43.00\ \mu mol/L$，总胆红素 $<21\ \mu mol/L$，直接胆红素 $<6\ \mu mol/L$，丙氨酸转氨酶 $<200\ U/L$，天冬氨酸转氨酶 $<200\ U/L$。

（2）临床症状：瘙痒为主，无明显其他症状。

2. 重度

（1）生化指标：血清总胆汁酸 $\geqslant40\ \mu mol/L$，血清甘胆酸 $\geqslant43\ \mu mol/L$，总胆红素 $\geqslant21\ \mu mol/L$，直接胆红素 $\geqslant6\ \mu mol/L$，丙氨酸转氨酶 $\geqslant200\ U/L$，天冬氨酸转氨酶 $\geqslant200\ U/L$。

（2）临床症状：瘙痒严重，伴有其他症状；$<34$ 孕周发生 ICP、合并多胎妊娠、妊娠期高血压疾病、复发性 ICP、曾因 ICP 致围生儿死亡者。

## 【ICP 患者不良妊娠结局的可能机制】

到目前为止，ICP 导致围生儿不良结局的机制并未完全清楚。胎儿从孕 12 周开始就可以合成胆酸，但在 ICP 患者，胎儿的部分胆酸来源于母体。在正常妊娠中，存在经胎盘的胆酸浓度梯度，以利于胎儿经胎盘排出这些有害物质；而在 ICP 患者，这种经胎盘浓度梯度变为相反，导致胎儿血清内和胎粪内胆酸堆积。

研究表明，胆酸衍生物（主要为结合型胆酸与毒蕈碱 M2 受体结合）可导致胎儿心脏活动异常；体外实验研究也发现，在啮齿类动物新生儿心肌细胞、人类及鼠类胚胎干细胞来源的心肌细胞中应用胆酸刺激，可导致心律失常，而同时应用熊去氧胆酸可以改善心律失常，可以部分解释 ICP 患者胎儿心脏异常和突然胎心消失。

胆酸还可导致胎盘血管收缩。胎盘小叶绒毛

血管有两种类型，一种有平滑肌环绕，另一种则没有。有研究显示，ICP患者胎盘小叶绒毛有平滑肌的血管血流降低，可减少胎盘血流的29%。

在动物实验中，胆酸可以刺激肠道动力，在接受胆酸注射的小羊中观察到羊水粪染率为100%。在啮齿类动物实验中，胆酸增加子宫肌层的收缩力，呈量效关系。胆酸增加人类子宫肌细胞缩宫素受体的表达和反应，子宫肌收缩力研究显示，在胆酸孵育的子宫肌与对照组相比，产生收缩所需的缩宫素更少。研究发现，ICP患者发生突然胎死宫内的胎儿绝大多数体重与孕龄相符，也没有慢性胎盘功能不全，但确实有急性缺氧的表现。

与此同时，ICP患者妊娠期糖尿病和子痫前期的发生率升高。在英国的一项研究中，发生死产的10例患中同时合并有其他妊娠并发症，包括妊娠期糖尿病，2例发生子痫前期。同时存在的孕产妇妊娠并发症可导致ICP胎儿预后的恶化。

## 【ICP对围生儿的影响】

ICP对围生儿的影响主要包括早产、胎儿窘迫、死胎、死产、新生儿呼吸窘迫综合征（neonatal respiratory distress syndrome，NRDS）等。文献报道ICP患者的早产率为19%～60%，胎粪污染率约为27%，死胎发生率为0.4%～4.1%。

不良围产结局被认为与母体血清胆汁酸水平有关，胆汁酸水平是ICP处理选择的关键。许多学者研究了母体生化指标和胎儿预后的关系，尤其是胆汁酸和不良围产结局的关系。瑞典的一项研究发现，在ICP患者中，自发性早产，窒息相关事件（包括因为胎儿窘迫导致手术产，5 min Apgar评分低于7分，或脐动脉血气pH<7.05），羊水、胎盘或胎膜粪染等发生率明显升高；并发现胆汁酸在40 $\mu mol/L$ 以上时，浓度每增加1 $\mu mol/L$，围生儿死亡率上升1%～2%，但在此研究中，仅17%（96例）的患者为严重的ICP。其他的研究发现也支持上述结论。英国的一项关于严重的ICP（血清胆汁酸在40 $\mu mol/L$ 以上）的研究报告，与正常单胎妊娠相比，自发性早产风险［比值比（odds ratio，OR）2.05，95%置信区间（confidence interval，CI）1.43～2.94］和医源性早产风险（OR 7.39，95% CI 5.33～10.25）均明显升高，新生儿入住ICU风险增加（OR 2.34，95% CI 1.74～3.15），死产风险亦明显增加（OR 3.05，95% CI 1.29～7.21）；与前述研究相似，此研究也发现母体血清胆汁酸水平与不良结局之间具有线性关系。并且研究还发现，与正常妊娠对照相比，ICP患者羊水粪染率高，发生孕周更早。

### （一）早产

多数文献报道发生早产者占ICP患者总数的30%～40%，随母体血胆红素水平升高，早产发生率可升高至48%。研究发现母体血清胆汁酸水平与早产有关，ICP患者母体血清胆汁酸水平超过40 $\mu mol/L$ 时，早产概率明显升高。

研究表明，ICP患者胆汁酸水平升高引起胎盘滋养层、蜕膜及胎膜等上调催产素及其受体水平，促进促肾上腺皮质激素释放激素释放，并通过上调环加氧酶2 mRNA的表达使胎盘前列腺素分泌增加，从而增加子宫肌层对催产素的敏感性，启动及维持子宫收缩，促进宫颈成熟，引起早产的发生。

### （二）胎心监护异常，胎儿窘迫及死产

ICP可引起产前及产时的胎心监护异常，包括胎心变异减少、胎心过速或过慢（<100次/分）。最近有报道胎儿心动过速（220～230次/分）引起胎儿心房扑动。

羊水粪染的发生率大约为15%，被认为是胎儿宫内窘迫的表现之一。研究认为，ICP患者发生羊水粪染的机制是母血高浓度的胆汁酸、胆红素通过胎盘被动转运给胎儿，使胎儿血循环及羊水中胆汁酸、胆红素水平明显升高；此外，高浓度胆汁酸可刺激胎儿结肠运动，排出粪便，加重羊水粪染。

ICP中胆汁酸及胆红素的升高引起胎儿心肌细胞受损、心脏收缩功能障碍、心脏停搏，从而引起难以预测的突发胎儿死亡及死产。在过去的资料中显示，ICP患者的围生儿死亡率高达10%～15%，近年采用积极处理ICP方案以来，围生儿死亡率已降低至3.5%以下。临床中积极处理方案包括：增加胎儿监护，更频繁地检测生化指标，应用熊去氧胆酸进行药物治疗，以及基于死产多发生于孕37～39周，在孕37～38周积极终止妊娠。但仍有发生于孕37周前的死产，甚至死产可以发生在孕31、32周。

### （三）新生儿肺损伤

ICP除可引起胎儿不良妊娠结局外，亦可引起

新生儿肺损伤，包括新生儿窒息及 NRDS。报道显示 ICP 新生儿肺损伤的发生率为 $20\%\sim30\%$。有病例报告显示，ICP 孕妇在 $36\sim37$ 周分娩的新生儿虽然经羊水穿刺证实胎肺成熟，并且血液、尿液和脑脊液微生物培养均阴性，但还是发生胆汁淤积相关的新生儿呼吸窘迫。近年来许多研究认为，ICP 是新生儿呼吸窘迫综合征发生的独立风险因素。

研究者认为呼吸窘迫综合征的发生是 ICP 的直接结果。许多研究表明胆酸可减少肺表面活性物质含量；此外，在 ICP 新生儿支气管肺泡灌洗液中检测出胆汁酸，也证实了胎儿血循环中高水平胆汁酸进入肺组织可引起胆汁酸性肺炎，从而导致肺损伤，使成熟胎肺发生呼吸窘迫综合征。暴露于胆酸的时长和胆酸含量是 ICP 患者发生 NRDS 的两个主要风险因素。

（王伽略）

# 参考文献

[1] Cunningham FG. Williams obstetrics. 24nd ed. New York：McGraw-Hill，2014.

[2] 杨孜. 妊娠期高血压疾病分类及诊断的再认识. 实用妇产科杂志，2014，30：401-403.

[3] Roberts JM, Pearson G, Cutler J, et al. Summary of the NHLBI Working Group on Research on Hypertension During Pregnancy. Hypertension，2003，41（3）：437-445.

[4] Hall DR, Odendaal HJ, Steyn DW, et al. Expectant management of early onset, severe pre-eclampsia：maternal outcome. BJOG，2000，107（10）：1252-1257.

[5] 杨孜，王伽略，黄萍，等. 重度子痫前期临床发病类型及特点与围产结局的关系. 中华妇产科杂志，2006，41（5）：302-306.

[6] Vogel JP, Souza JP, Mori R, et al. Maternal complications and perinatal mortality：findings of the World Health Organization Multicountry Survey on Maternal and Newborn Health. BJOG，2014，121（Suppl 1）：76-88.

[7] Bateman BT, Bansil P, Hernandez-Diaz S, et al. Prevalence, trends, and outcomes of chronic hypertension：a nationwide sample of delivery admissions. Am J Obstet Gynecol，2012，206（2）：1-8.

[8] Yanit KE, Snowden JM, Cheng YW, et al. The im-pact of chronic hypertension and pregestational diabetes on pregnancy outcomes. Am J Obstet Gynecol，2012，207（4）：1-6.

[9] Abbassi-Ghanavati M, Alexander JM, McIntire DD. Neonatal effects of magnesium sulfate given to the mother. Am J Perinatol，2012，29（10）：795.

[10] Duffy CR, Odibo AO, Roehl KA, et al. Effect of magnesium sulfate on fetal heart rate patterns in the second stage of labor. Obstet Gynecol，2012，119（6）：1129.

[11] Diken Z, Usta IM, Nassar AH. A clinical approach to intrahepatic cholestasis of pregnancy. Am J Perinatol，2014，31（1）：1-8.

[12] Williamson C1, Geenes V. Intrahepatic cholestasis of pregnancy. Obstet Gynecol，2014，124（1）：120-133.

[13] Mays JK. The active management of intrahepatic cholestasis of pregnancy. Curr Opin Obstet Gynecol，2010，22（2）：100-103.

[14] Rook M1, Vargas J, Caughey A, et al. Fetal outcomes in pregnancies complicated by intrahepatic cholestasis of pregnancy in a Northern California cohort. PLoS One，2012，7（3）：e28343.

[15] Marschall HU, Shemer EW, Ludvigsson JF, et al. Intrahepatic cholestasis of pregnancy and associated hepatobiliary disease：a population-based cohort study. Hepatology，2013，58（4）：1385-1391.

[16] Geenes V, Chappell LC, Seed PT, et al. Association of severe intrahepatic cholestasis of pregnancy with adverse pregnancy outcomes：a prospective population-based case-control study. Hepatology，2014，59：1482-1491.

[17] 中华医学会妇产科学分会产科学组. 2011 年中华医学会妇产科学分会妊娠期肝内胆汁淤积症诊疗指南. 中国医学前沿杂志（电子版），2013，5：34-40.

[18] Zecca E, Costa S, Lauriola V, Vento G, et al. Bile acid pneumonia：a "new" form of neonatal respiratory distress syndrome? Pediatrics，2004，114：269-272.

[19] Wikstron Shemer E, Marschall HU, Ludvigsson J, et al. Intrahepatic cholestasis of pregnancy and associated adverse pregnancy and fetal outcomes：a 12-year population-based cohort study. BJOG，2013，120：717-723.

[20] Royal College of Obstetricians and Gynaecologists. Obstetric cholestasis. Green-top Guideline No. 43，2011.

[21] 谢幸，苟文丽. 妇产科学. 8 版. 北京：人民卫生出

版社，2014.

[22] 曹泽毅. 中华妇产科学. 2 版. 北京：人民卫生出版社，2004.

[23] 杨慧霞. 妊娠合并糖尿病：临床实践指南. 2 版. 北京：人民卫生出版社，2013.

[24] 中华医学会妇产科学分会产科学组，中华医学会围产医学分会妊娠合并糖尿病协作组. 妊娠合并糖尿病诊治指南（2014）. 中华围产医学杂志，2014，17：537-545.

[25] 中华医学会内分泌学分会，中华医学会围产医学分会. 妊娠和产后甲状腺疾病诊治指南. 中华围产医学杂志，2012，15：385-403.

# 第三节　高危妊娠的识别与管理原则

妊娠过程由于某种病理因素或致病因素的影响，可能危害孕妇、胎儿与新生儿健康或导致难产的发生，称为高危妊娠。高危妊娠是在妊娠期间孕产妇患有合并症、并发症及其他疾病的总称。

高危妊娠管理是指对所有孕产妇进行系统、分阶段的高危因素筛查，以便及时发现高危孕产妇，并进行追踪治疗的过程。高危管理需要与三级妇幼保健网络及各级医疗机构密切衔接，使有危险因素的孕产妇都能够最大程度地接受到正确的医疗保健服务，最终保障母婴的安全。因此，高危管理是提高孕产期保健质量、降低孕产妇与围生儿死亡率的有效措施。

## 一、孕产期危险因素的识别与筛查

危险因素可以出现在孕产期的各个阶段，也可能发生于每个孕产妇身上。因此，在孕产期保健过程中，需要具备高危因素的意识，对所有孕产妇进行动态筛查，尽早发现存在高危因素的孕产妇，将其纳入高危孕产妇管理系统，及时进行规范治疗、转诊及密切随访，消除或降低风险。孕产期检查的过程也就是识别和筛查高危因素的过程，对危险因素的识别与筛查应贯穿于每一次产前检查中。

### 【筛查流程】

在首次产前检查时，提供高危筛查的技术服务。通过详细询问病史，进行全面的体格检查、妇产科检查及必要的辅助检查，初步确定有无高危因素。将具有高危因素的孕产妇作为高危管理对象，充分告知高危孕妇本人及家属可能发生的问题、处理意见及注意事项，预约复诊时间，同时在病历上记录检查情况，在显著位置作出高危提示。对该孕妇信息进行高危管理登记，用以追踪随访，见图 2-3-1。

### 【妊娠早期危险因素识别】

#### （一）危险因素筛查

1. 一般情况　孕妇的年龄、体重和体重增加无论过大或过小，都会增加孕妇和胎儿异常的发

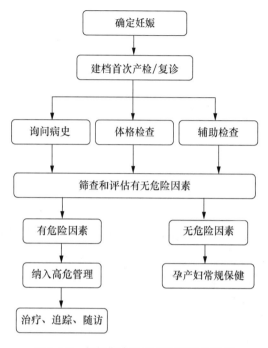

图 2-3-1　妊娠期高危孕产妇筛查流程图

病率和死亡率。年龄 ≥35 岁或 <18 岁、身高 <1.45 m、体重不足 40 kg 或超过 85 kg 或体重指数（BMI）≥24 kg/m$^2$、胸廓脊柱畸形、骨盆狭窄或畸形等。

青春期女性易发生子痫前期或子痫、胎儿生长受限和母体营养不良。35 岁以上的高龄孕妇更易发生妊娠期高血压、糖尿病、肥胖及其他内科疾病。高龄产妇的胎儿染色体异常的发生率增加。高龄孕妇的剖宫产率也会增加。

2. 妊娠方式　注意区分自然授孕和辅助生育技术妊娠。辅助生育技术可增加多胎妊娠、妊娠期高血压疾病、前置胎盘和早产风险。

3. 既往妊娠分娩史

（1）不孕症和习惯性流产：导致不孕的因素有很多，包括生殖器官的畸形及病变（如子宫肌瘤、子宫内膜异位症等）、内分泌疾病、自身免疫性疾病、遗传因素、男方因素等。同时这些因素本身又增加了妊娠异常的风险。

（2）习惯性流产是指连续 3 次或以上的自然流产。应在再次妊娠前，认真分析流产的原因，

尽早完成相关检查，包括流产胎儿的染色体核型、夫妻双方染色体、宫颈功能和子宫形态、自身免疫性疾病、内分泌疾病（如甲状腺功能减退、糖尿病）、易栓症（如抗磷脂综合征、蛋白 S 缺乏）、生殖道感染性疾病等。

如果存在宫颈功能不全，易在妊娠 5～6 个月时发生流产，在妊娠早期行多普勒超声了解宫颈长度及形态，在 14～16 周行预防性环扎。若存在其他疾病，应及时或甚至在妊娠前开始治疗。

具有不孕症和习惯性流产的孕妇在妊娠后，也意味着本次妊娠的困难程度以及胎儿的相对宝贵。

（3）异位妊娠史：异位妊娠可能由生殖器官炎症、子宫内膜异位症等导致。严重的盆腹腔炎症可能造成"茧腹症"，一旦产程出现异常，无法阴道分娩时，急诊剖宫产过程中可能面临手术困难的局面。如果曾因为宫角妊娠做过宫角切除手术，子宫的缺损可导致再次妊娠后发生子宫破裂、胎盘植入等。

（4）死胎、死产或新生儿死亡史：如果是由于非再发事件，如脐带因素或突发意外，那么本次妊娠的危险性并未增加。但是如果死亡原因不详，则需要检查与此有关的疾病，如遗传学异常、母体内分泌、血栓性疾病、免疫性疾病及母胎血型不合等。

（5）早产史：占新生儿死亡率和发病率的第一位，涉及产科、内科、外科、解剖方面的疾病都与早产有关。大约 40％ 的早产是自发早产，另外 40％ 是因为胎膜早破，其余 20％ 则是治疗性早产（如发生先兆子痫或胎儿状况恶化）。自发早产是一种复杂的病理过程，有着互不相关但可以同时存在的病理生理机制：母体和（或）胎儿应激、生殖道上行感染、蜕膜出血和宫颈扩张。

（6）母儿血型不合史：首次产前就诊时应查血型，存在 Rh（D）同种免疫风险的孕妇应在妊娠期每月规律筛查 Rh（D）抗体，并可以采用多普勒超声测定胎儿大脑中动脉收缩期的血流速度。已经证实，胎儿大脑中动脉收缩期血流速度峰值与胎儿贫血程度相关。这类孕妇如果需要行有创操作，在有创操作后 72 h 内需注射抗 D 抗体。

（7）出生缺陷儿史：如果可疑既往有遗传病或先天畸形儿，应行遗传咨询。某些缺陷可行下列检查：孕妇血液（如 α 胎儿血红蛋白）、超声检查、绒毛活检、羊水穿刺、脐血穿刺等。

（8）妊娠期高血压病史：妊娠期高血压疾病轻者母体与胎儿预后与正常妊娠相似，重者可发

生早产、胎盘早剥、胎儿生长受限，甚至胎死宫内、子痫等严重母儿并发症，造成不良妊娠结局，而大约 40％ 在再次妊娠时会发生妊娠期高血压疾病，所以在再次妊娠后需检测血压、尿蛋白，多普勒超声测定子宫动脉切迹，并预防性服用阿司匹林。

（9）难产史：了解助产方式、助产原因（母体因素、胎儿因素）、剖宫产指征，需复印前次手术记录，了解既往手术过程。

（10）巨大儿分娩史：掌握孕妇的体重指数（BMI）、血糖、家族遗传因素。

（11）产后出血史：母体因素、胎儿因素、胎盘因素均可导致产后出血的发生。

（12）多次妊娠史：多普勒超声定期检测胎盘位置、血流及与子宫肌层的关系，警惕出血及胎盘植入的发生。

4. 既往病史/妊娠合并症　绝大多疾病在妊娠期有可能进一步加重，而这些疾病状态也同时危害母体或胎儿，包括：贫血、白血病等其他血液系统疾病、心脏病、慢性高血压、糖尿病、肾炎、甲状腺疾病、活动性肺结核、哮喘、病毒性肝炎、癫痫、系统性红斑狼疮、癌症、病毒或其他微生物感染、性传播疾病等。当既往存在手术史，尤其妇科手术史时，要详细了解前次手术过程、病理结果，子宫、卵巢目前的状态，胚胎、胎盘位置，以决定本次是否能继续妊娠。

另外，妊娠期暴露于任何危害胎儿发育的物质或环境，有可能发生无法明确评估的异常，如吸烟、饮酒、药物滥用、放射线等，需要了解接触时间、剂量、频率，以尽可能评价其危害程度。

5. 本次妊娠　每一个危险因素可以导致多个不良妊娠结局，而每一个妊娠诊断又有可能是与多个危险因素相关。即便是同一因素，对不同患者的影响也不同。危险因素独立存在，又相互影响，见表 2-3-1。

**表 2-3-1　妊娠常见疾病的危险因素**

| 妊娠诊断 | 相关危险因素 |
| --- | --- |
| 前置胎盘 | 多次流产及刮宫 |
| | 多次妊娠 |
| | 高龄 |
| | 不良生活习惯（吸烟等） |
| | 盆腔感染 |
| | 辅助生育技术 |
| | 多胎妊娠 |

续表

| 妊娠诊断 | 相关危险因素 |
| --- | --- |
| 胎盘植入 | 多次流产及刮宫<br>瘢痕子宫<br>前置胎盘 |
| 早产 | 年龄<16 岁或>35 岁<br>社会经济地位低<br>母亲体重<50 kg<br>营养不良<br>早产史<br>宫颈锥切或宫颈功能不全<br>子宫发育异常<br>吸烟<br>药物依赖和酗酒<br>肾炎、肺炎<br>多胎妊娠<br>胎先露异常<br>胎膜早破<br>胎盘异常<br>感染 |
| 羊水过少 | 胎盘功能下降<br>破膜时间过长<br>胎儿生长受限<br>胎儿畸形<br>肾发育异常（Potter 综合征） |
| 羊水过多 | 糖尿病<br>多胎妊娠<br>消化道闭锁或狭窄<br>同种免疫（Rh 或 ABO）<br>非免疫性水肿<br>胎盘绒毛膜血管瘤 |
| 胎儿生长受限 | 多胎妊娠<br>营养不良<br>心脏病<br>高血压<br>糖尿病伴血管病变<br>感染<br>胎儿畸形<br>反复产前出血<br>前置胎盘<br>胎先露异常<br>吸烟<br>药物依赖和酗酒 |
| 妊娠期高血压疾病 | 年龄≥40 岁<br>子痫前期病史<br>抗磷脂抗体阳性<br>高血压<br>慢性肾炎<br>糖尿病<br>BMI≥35 kg/m²<br>子痫前期家族史（母亲或姐妹）<br>多胎妊娠<br>首次妊娠<br>妊娠间隔≥10 年<br>妊娠早期收缩压≥130 mmHg 或舒张压≥80 mmHg |

6. 检查结果异常　包括血压异常、心肺听诊异常、生殖道畸形；辅助检查异常，如血常规异常、尿常规异常、肝肾功能异常、梅毒筛查（RPR）阳性等。

**（二）妊娠早期危急征象**

及早发现并及时处理妊娠早期可能出现的危急征象，如阵发性腹痛、阴道流血等提示先兆流产，腹痛、晕厥、休克等提示异位妊娠所致的腹腔内出血，严重呕吐、无法进食、尿酮体阳性提示妊娠剧吐、电解质紊乱、肝功能异常等。若相关医疗机构没有处理能力，应及时转至上一级医疗机构。

**（三）不适宜继续妊娠的疾病**

绝大多数有高危因素的孕产妇在及时治疗后能够得到控制或恢复，能够在医师严密观察下继续妊娠。有少部分存在严重并发症或合并症者，为确保孕妇安全，可以提出不宜继续妊娠的建议。包括下列情况：

1. 所有传染病急性期。

2. 慢性重度高血压，收缩压≥180 mmHg 和（或）舒张压≥110 mmHg，慢性高血压合并心、脑、肾功能损害者。

3. 糖尿病已有严重合并症，如视网膜病变、肾功能损害、心脏功能损害者或合并末梢血管病变、神经病变者。

4. 心脏病变较重，心功能Ⅲ或Ⅳ级，既往有心力衰竭、肺动脉高压、右向左分流或双向分流的先天性心脏病、严重心律失常、风湿活动期、细菌性心内膜炎、围生期心肌病遗留心脏扩大等。

5. 肾疾病，不论何种肾病，凡肾功能易受损者，妊娠后母婴预后均较差。

6. 甲状腺疾病，凡应用¹³¹I 治疗或诊断半年之内者，以及甲状腺功能亢进需用大量抗甲状腺药物治疗且病情不稳定者。

7. 严重血液系统疾病。

8. 服用对胚胎、胎儿有致畸或损害作用的药物（D 类或 X 类）。

**【妊娠中晚期危险因素识别】**

**（一）危险因素筛查**

孕妇在妊娠中晚期复诊时，要进行相应的检查及相关的辅助检查。对有高危因素的孕妇继续治疗，并及时发现在妊娠早期未出现或未被发现的妊娠合并症，监测妊娠并发症以及妊娠期各种异常情况，妊娠晚期评估头盆关系；监测胎儿生长发育，筛查先天异常胎儿。同时对其进行信息登记，列入高危管理对象，及时处理影响母体和胎儿健康的高危因素，可以根据病情适当增加产前检查次数和必要的辅助检查。

### （二）常见并发症、合并症的临床特征

1. 先兆流产或先兆早产　阵发腹痛、不规律宫缩、阴道少量出血。

2. 糖尿病　妊娠期体重、宫高增长过快。

3. 妊娠期高血压疾病　高血压、蛋白尿、水肿。

4. 心脏病　易疲劳、活动后心慌、胸闷。

5. 前置胎盘、胎盘早剥　无痛性或有痛性阴道出血。

6. 胎膜早破　阴道排液。

7. 妊娠急性脂肪肝　上腹痛、肝功能异常、凝血功能障碍。

8. 妊娠肝内胆汁淤积症　皮肤瘙痒、轻度黄疸。

### （三）妊娠中晚期危急征象

1. 高血压伴头晕、头痛、视物不清，提示子痫前期。

2. 不明原因抽搐，提示子痫。

3. 妊娠期高血压疾病出现恶心、呕吐、上腹痛，提示 HELLP 综合征。

4. 胸闷、憋气、不能平卧、夜间憋醒，提示心力衰竭。

5. 大量阴道出血或伴急性失血性休克，提示前置胎盘或胎盘早剥。

6. 胎动异常或消失，提示胎儿宫内窘迫。

7. 进食后恶心、呕吐，提示急性胰腺炎。

### 【产褥期危险因素识别】

#### （一）危险因素筛查

产褥期要对产妇进行综合体格检查，注意一般生命体征（体温、呼吸、心率、血压）、妇产科专科体征（乳房、恶露、会阴或剖宫产伤口）、合并内外科等疾病的异常体征等，关注产妇精神面貌及情绪表达的变化。

#### （二）产褥期异常征象

1. 产后 10 天内两次体温在 38℃ 以上。

2. 高热、寒战、下腹压痛明显。

3. 宫底有压痛、恶露淋漓不净、有异味。

4. 会阴或剖宫产伤口疼痛、有硬结。

5. 乳房肿块伴发热，经一般处理无效。

6. 再次阴道出血。

7. 一侧下肢水肿。

8. 情绪低落、日常能力低下。

#### （三）产褥期危急征象

1. 产后高热、寒战，提示严重产褥感染。

2. 分娩 24 h 后，在产褥期内发生的子宫大量出血，提示晚期产后出血。

## 二、高危孕产妇的系统管理

对高危妊娠实施管理和监护，需注意同时监护危险因素对孕妇和胎儿宫内状况造成的影响，以及高危因素本身的动态变化。胎儿的监护包括先天畸形的筛查和诊断、胎儿生长发育、胎盘功能的监测、胎儿宫内储备能力及成熟度的监测。无条件诊治的机构应及时转诊至上级医疗保健机构。

### 【高危妊娠评分表】

高危因素从发生时间上可分为固定因素和动态因素。固定的高危因素是在怀孕前或早期就已经存在的，比如年龄、妊娠史、既往病史等，而动态的高危因素是在妊娠期间逐渐出现的，或在妊娠期可以改变的，如胎位、贫血等。高危因素从程度上又可以分为相对高危和绝对高危。高危妊娠评分表是将众多高危因素汇集于一张表格内，每一项危险因素给予一定分值，得分越高，风险越大。高危因素变化时，分值也相应增减。

通过高危妊娠评分表，可以直观地评价孕妇的高危程度。但高危妊娠评分表由于评分内容繁多，评分系统复杂，即便是同一级别的高危因素，处理措施也不一样，而且一张评分表不能将所有高危因素都囊括在内，所以评分表的临床应用在一定程度上受到限制，但需根据母儿情况综合分析进行高危管理，同时期待简便易行的高危妊娠评分表的广泛应用，并指导临床诊疗。

### 【高危妊娠的管理原则】

#### （一）针对高危因素给予相应的处理

1. 产科并发症　进行病因或对症治疗，在保证孕妇安全的前提下延长孕周，提高胎儿的存活力。

2. 内外科合并症　妊娠早期详细了解病史，对不易妊娠者应尽早终止妊娠，能耐受继续妊娠

者应与相关科室共同进行管理，并与患者及家属充分沟通，告知可能发生的情况及处理计划。

3. 遗传咨询和产前诊断　年龄＞35 岁、羊水过多或羊水过少、胎儿发育异常或者胎儿有可疑畸形、妊娠早期接触过可能导致胎儿先天缺陷的物质、有遗传病家族史或者曾经分娩过先天性严重缺陷婴儿者均应进行产前诊断。涉及遗传咨询问题时需咨询有遗传咨询资质的人员。

### （二）改善胎儿宫内环境，加强胎儿宫内状态的监测和评估

1. 侧卧位休息，增加胎盘血流灌注。

2. 增加营养，饮食均衡，补充复合维生素、铁、钙。因营养因素导致胎儿生长受限时，可经静脉输入氨基酸、葡萄糖或改善胎盘微循环的药物，如丹参。

3. 多普勒超声　监测胎儿生长发育、羊水、S/D 比值、子宫动脉切迹，了解和监测胎儿宫内环境、胎盘功能。

4. 胎心监护　了解胎儿宫内储备。

### （三）适时终止妊娠

终止妊娠的时机一方面取决于母体的合并症和并发症的程度，一方面也要权衡胎儿的成熟度和胎盘功能。为了兼顾母体和胎儿，在积极治疗和控制孕妇病情的同时，严密监测胎儿宫内状态，一旦时机成熟，应果断终止妊娠，为防止随时发生危及胎儿的因素，在终止妊娠一周内，或随时可能分娩的情况下，可使用糖皮质激素促进胎肺成熟，提高围生儿存活力，减少相关并发症。

终止妊娠引产时，需要具备相应的宫颈条件和胎儿胎盘足够的储备能力，以适应宫缩，故应严格把握指征。引产方法可根据病情、宫颈条件和医疗机构的能力综合选择，在引产过程中，必须严格按操作规范进行引产，严密监测胎心、羊水的变化，如出现异常情况，应及时改变分娩方式。

### （四）加强高危新生儿产时和生后的管理

无论何种分娩方式，均应做好新生儿复苏的准备工作，包括物品准备及人员准备。

### 【高危妊娠的管理制度】

我国已在大部分地区和城市建立三级围产保健网络，对高危孕产妇实施分级管理和转诊制度。

1. 妊娠早期建档时，对孕妇进行高危因素初筛及高危评分。

2. 一旦在妊娠期发现危险因素，应进行高危登记，在病历的显著位置做出高危标志，实行专案管理。

3. 设立高危门诊对高危孕产妇进行管理，必要时请相关科室会诊。

4. 未按约来诊者应采取各种方式进行追踪随访。

5. 出现新的高危因素时，需在原高危情况基础上填写高危因素及发现孕周。

6. 高危孕产妇按病情严重程度转诊至相应上级医疗机构进一步诊治，同时填写转诊单。确保转诊过程安全有效，由具备抢救能力的医务人员陪送。

7. 随访高危孕产妇转归。

8. 总结分析高危管理情况。

（刘春雨）

## 参考文献

[1] 谢幸，苟文丽. 妇产科学. 8 版. 北京：人民卫生出版社，2013.

[2]《中华人民共和国母婴保健法》实施办法（国务院令第 308 号）.

[3] 孕产期保健工作管理办法、孕产期保健工作规范（卫妇社发〔2011〕56 号）.

# 第四节　高危胎儿的监护与治疗

## 一、概述

高危胎儿（high risk fetal）指高危妊娠的胎儿。高危妊娠主要包括孕妇年龄＜18岁或＞35岁；有异常妊娠病史者，如自然流产、异位妊娠、早产、死产、死胎、难产（包括剖宫产术史）、新生儿死亡、新生儿溶血性黄疸、新生儿畸形或有先天性或遗传性疾病等；妊娠期出血，如先兆流产或早产、前置胎盘、胎盘早剥；妊娠期高血压疾病；妊娠合并内外科疾病，如心脏病、糖尿病、肾炎、甲状腺功能亢进、血液病（包括贫血）、传染性肝炎、病毒感染（风疹、水痘等）和急性阑尾炎等；妊娠期接触大量放射线、化学性毒物或服用对胎儿有影响的药物等；母儿血型不合；胎盘功能不全；过期妊娠；软产道异常；盆腔肿瘤或曾有手术史；胎位异常；多胎妊娠；羊水异常等。

对高危胎儿进行监护的目的在于通过正确评估胎儿宫内情况，适时给予产科干预，选择合适的时机终止妊娠，以降低围生期发病率和新生儿死亡率。高危胎儿监护主要包括胎动计数、电子仪器监测和实验室化验，其中电子仪器监测分为功能监测（胎心率监护）和图像观察（如B超）。美国妇产科医师学会（American college of Obstetricians and Gynecologists，ACOG）建议，高危胎儿监护可早至妊娠26~28周开始。

与新生儿期相比，正常妊娠胎儿处于相对低氧浓度的环境，主要依靠以下机制保证胎儿在宫内有足够的氧供，并满足正常生长需要：首先，通过增加胎儿心输出量产生较快的脐血血流速度。妊娠12周的脐血血流速度约为2.5 ml/min，胎盘的交换面积随孕周的增长而不断增加。妊娠30周时，脐血血流速度增长至200 ml/min，相当于170 ml/(kg·min)，是成年人在静息状态下心输出量的两倍。二是胎儿循环的特殊通道，保证血液以最直接的方式供给胎儿。氧合的血液通过脐带直接经过静脉导管到达心脏，通过卵圆孔到达动脉导管，再通过主动脉供应全身。这样的循环特点有助于保证血氧饱和度最大的血液供应给最重要的器官，如心脏和大脑。三是胎儿血红蛋白对氧有更高的亲和力，同时含量高，保证胎儿从母体获取充足的氧，以供生长所需。

胎儿急性缺氧和慢性缺氧时的改变不同。慢性缺氧时胎儿会产生一系列的代偿表现。最重要的保护机制是血液重新分配，优先供给大脑、心脏和肾等重要器官，而其他器官的血供暂时正常或减少。但是当缺氧更严重时，血供将进一步减少。慢性缺氧使胎儿促红细胞生成素（erythropoietin，EPO）水平升高，将会促进血红蛋白含量升高。慢性缺氧早期，胎儿通过增加心输出量达到代偿作用，随着缺氧加重，胎儿出现代谢性酸中毒等失代偿表现、胎儿心输出量减少而脑血管的阻力增加等现象。胎儿急性缺氧时，胎儿血供短时间内急速下降，甚至消失，最初是因迷走反射亢进导致胎心率减慢，长时间的缺氧则导致胎儿心肌细胞受损，即使血供有一定恢复，胎心率也无法恢复至缺氧前，表现为逐渐减慢，很快形成代谢性酸中毒。

## 【胎动计数】

胎动计数是一项主观且备受争议的高危胎儿监护方法，英国国立健康与临床优化研究所（National Institute for Clinical Excellence，NICE）2003年的指南明确提出，胎动计数不应作为一项常规的胎儿监护方法。但2007年加拿大妇产科医生协会（Society of Obstetrics and Gynaecology Canada，SOGC）推出的胎儿监护指南提出，自妊娠26~32周起，所有存在不良围产结局相关高危因素的孕妇均应每日监测胎动。

在临床观察中，时常出现的情况是自诉胎动减少的孕妇都有好的妊娠结局，而出现胎死宫内的妊娠结局的孕妇却往往并无胎动异常的主诉。胎动是孕妇的主观感受，孕妇感知胎动的准确度相差很大，波动在16%~80%。研究提示，在妊娠32周和40周持续没有胎动的间隔时间分别为15.5 min和37 min，在足月妊娠中，最长间隔时间是75 min。妊娠晚期每小时胎动平均约31次。

Cardiff 计数曾被广泛使用，是指 12 h 内胎动少于 10 次是不正常的。这一评判标准并不严格，根据已有的研究结果，Moore 和 Piacquadio 提出，比较合适的评判标准应为 2 h 内少于 10 次为异常。与既往数据比较，严格的标准使得围生期死亡率下降 1/4，产科进一步的监护率增加 13%。但是这一严格的标准极大地增加了假阳性率，暂时未被广泛使用。1983 年，Ferguson-Smith M 等对 68654 例孕妇进行随机对照研究，发现进行胎动计数的孕妇产前胎儿监护率增高，与不计数者相比，围生期预后没有统计学差异。

出现以上结果的原因在之前我们已提及，胎动并不是一个胎儿缺氧的敏感指标，当出现严重的缺氧或合并代谢性酸中毒时才会表现出胎动的异常。尽管不敏感，但其作为孕妇主观唯一可感受且随时可监测的一种方法，目前仍在使用。根据 SOGC 2007 年的指南，胎动计数≥6 次/2 h 为正常，胎动<6 次/2 h 或减少 50% 提示胎儿缺氧可能。

## 【胎心电子监护】

胎心电子监护（electronic fetal monitoring，EFM）也称胎心宫缩描计图（cardiotocography，CTG），分为无应激试验（non-stress test）和催产素激惹试验（oxytocin challenge test，OCT）。

EFM 是临床上广泛用于评估胎儿宫内情况的基本监测方法，操作方法简单及临床实用性促进 EFM 在临床中的广泛使用。但其存在较多弊端，突出表现在以下两个方面：一是假阳性率高，导致阴道助产和剖宫产率升高；二是图形的判读没有客观的分析方法，主要为人工判读，主观性影响判读结果。尽管存在以上弊端，但目前尚无可替代 EFM 的监护方法，且近年来对 EFM 基本术语的解释和评判标准已逐步规范和标准化。

2009 年 ACOG 对 EFM 基本术语进行定义，具体见表 2-4-1。

表 2-4-1　胎心电子监护基本术语的定义及解析的美国标准（ACOG，2009）

| 术语 | 定义及解析 |
|---|---|
| 基线 | 10 min 内除外胎心周期性或一过性变化及显著变异的平均胎心率水平，至少观察 2 min，正常胎心率基线为 110～160 次/分，胎心过速指胎心率基线>160 次/分（图 2-4-1），胎心过缓指胎心率基线<110 次/分（图 2-4-2） |
| 基线变异 | 胎心率基线存在振幅及频率波动，按照胎心率基线将基线变异分为消失型：缺乏变异；轻度变异：变异振幅≤5 次/分；中等变异（正常变异）：变异幅度为 6～25 次/分；显著变异：变异幅度>25 次/分（图 2-4-3） |
| 加速 | 胎心率突然显著增加（开始至波峰的时间<30 s）。妊娠≥32 周：加速>15 次/分，2 min≥持续时间>15 s；妊娠<32 周：加速>10 次/分，2 min≥持续时间>15 s；延长加速：加速持续 2～10 min；加速≥10 min，则考虑胎心率基线变化（图 2-4-4） |
| 早期减速 | 伴随宫缩胎心率的对称性、渐进性减慢及恢复。胎心率渐进性减慢是指从开始到胎心率最低点的时间≥30 s。胎心率减慢程度是从开始下降到胎心率最低点。胎心率早期减速的最低点与宫缩高峰一致。大部分胎心率早期减速的开始、最低点及恢复与宫缩的开始、峰值及结束相一致（图 2-4-5） |
| 晚期减速 | 随着宫缩胎心率的对称性、渐进性减慢及恢复。胎心率渐进性减慢是指从开始到胎心率最低点的时间≥30 s。胎心率减慢程度是从开始下降到胎心率最低点。晚期胎心率减速的发生延后于宫缩，胎心率最低点晚于宫缩高峰。大部分晚期胎心率加速的开始、最低值及恢复延后于宫缩的开始、峰值及结束（图 2-4-6） |
| 变异减速 | 胎心率突然显著减慢。胎心率突然减慢是指从开始到胎心率最低点的时间<30 s。胎心率减慢程度是从开始下降到胎心率最低点。变异减速程度应≥15 次/分，2 min≥持续时间≥15 s。变异减速与宫缩无固定关系（图 2-4-7） |
| 延长减速 | 胎心率显著减慢。延长减速程度应≥15 次/分，10 min≥持续时间≥2 min；减速≥10 min，则考虑胎心率基线变化（图 2-4-8） |
| 正弦波 | 胎心率基线呈平滑正弦波摆动，频率固定，为 3～5 次/分，持续时间≥20 min |
| 宫缩 | 正常宫缩：观察 30 min，10 min 内有 5 次或 5 次以下宫缩；宫缩过频：观察 30 min，10 min 内有 5 次以上宫缩。当宫缩过频时，应记录有无伴随胎心率变化 |

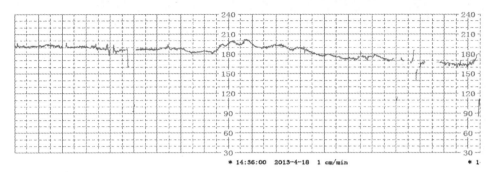

图 2-4-1　胎心过速

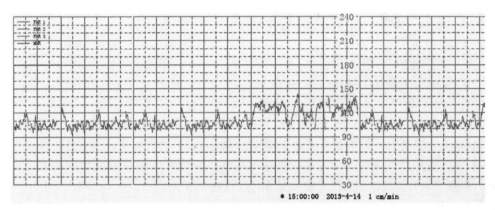

图 2-4-2　胎心过缓

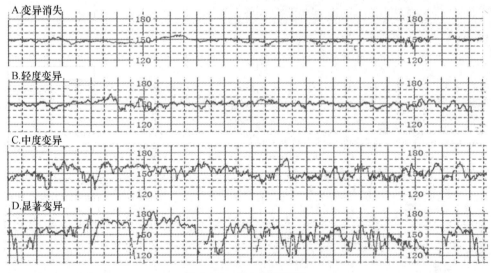

图 2-4-3　胎心基线变异

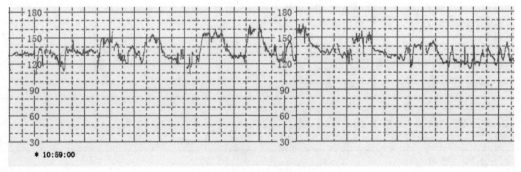

图 2-4-4　胎心加速

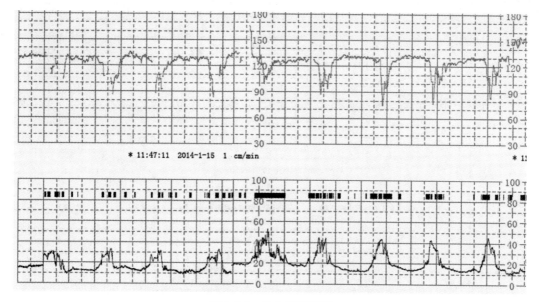

图 2-4-5　胎心早期减速

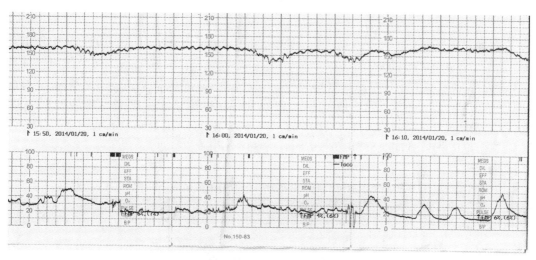

图 2-4-6　胎心晚期减速

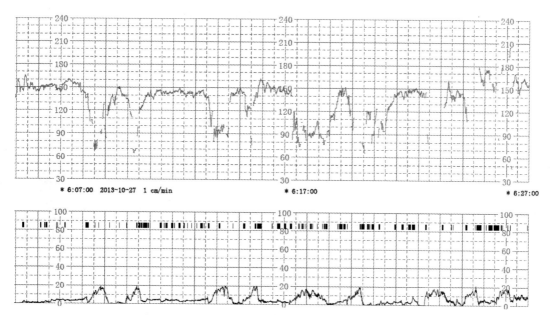

图 2-4-7　胎心变异减速

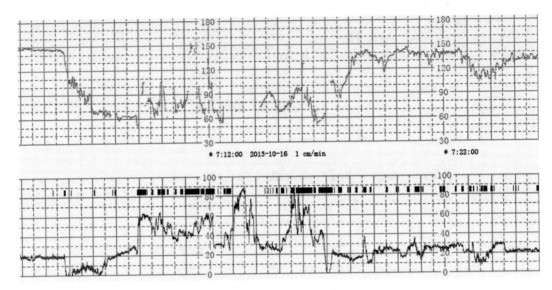

图 2-4-8  胎心延长减速（图 2-4-1～2-4-8 均来自北京大学第三医院）

### （一）无应激试验

无应激试验（non-stress test，NST）是指在无宫缩、无外界负荷刺激下，对胎儿进行胎心率宫缩图的观察和记录，以了解胎儿宫内储备能力。

1. 英国 EFM 分类及结果判读标准  英国皇家妇产科医师学会（Royal College of Obstetricians and Gynaecologists，RCOG）2007 年指南中，无应激试验和宫缩应激试验均采用同一标准，通过分析胎心率基线、变异、加速和减速，分为放心、不放心和异常三种类型，然后按照三种类型将 EFM 判读为正常、可疑和病理型。具体见表 2-4-2 和 2-4-3。

表 2-4-2  按照胎心电子监护胎心率基本特性分类的英国标准（RCOG 指南，2007）

| 分类 | 基线（次/分） | 变异（次/分） | 减速 | 加速 |
|---|---|---|---|---|
| 放心 | 110～160 | 变异幅度≥5 | 无 | 存在 |
| 不放心 | 100～109<br>161～180 | 变异幅度<5，持续 40～90 min | 90 min，>50%宫缩伴随典型变异减速，单个延长减速≤3 min | 缺乏加速，但是其他正常（无明确意义） |
| 异常 | <100<br>>180<br>正弦型<br>≥10 min | 变异幅度<5，持续 90 min | 30 min，>50%宫缩伴随非典型变异减速或者晚期减速，单个延长减速>3 min | |

表 2-4-3  胎心电子监护类型的英国标准（RCOG 指南，2007）

| 类型 | 定义 |
|---|---|
| 正常 EFM | 上述四项特征仅为"放心"型 |
| 可疑 EFM | 上述四项特征中只有 1 项为"不放心"型，其余 3 项为"放心"型 |
| 病理型 EFM | 上述四项特征中有≥2 项为"不放心"型或≥1 项为"异常"型 |

2. 加拿大 NST 结果判读标准  SOGC2007 年指南将 NST 分为正常、不典型和异常 NST。这与国内最新的判读标准类似，也是我国目前广泛使用的标准，具体见表 2-4-4。

表 2-4-4　按照胎心电子监护胎心率基本特性分类的加拿大标准（SOGC 指南，2007）

| 参数 | 正常 NST（正常反应型） | 不典型 NST（无反应型） | 异常 NST（无反应型） |
|---|---|---|---|
| 基线 | 110~160 次/分 | 100~110 次/分<br>>160 次/分<30 min<br>基线进行性上升 | 胎心过缓，<100 次/分<br>胎心过速，>160 次/分超过 30 min<br>基线稳定 |
| 变异 | 6~25 次/分（中度）<br>≤5 次/分（缺失或最小）<br>少于 40 min | ≤5 次/分（缺失或最小）<br>40~80 min | ≤5 次/分持续≥80 min<br>≥25 次/分超过 10 min<br>正弦曲线 |
| 减速 | 无或偶有且持续<30 s | 变异减速，持续 30~60 s | 变异减速持续超过 60 s，晚期减速 |
| 胎心加速期 | <40 min 的测试中出现>2 次加速，且变异>15 次/分持续 15 s 以上 | 40~80 min 的测试中出现<2 次变异>15 次/分持续 15 s 以上的加速 | >80 min 的测试中出现<2 次变异>15 次/分持续 15 s 以上的加速 |
| 早产胎儿（<32 周） | <40 min 的测试中出现>2 次加速，且变异>10 次/分持续 10 s 以上 | 40~80 min 的测试中出现<2 次变异>10 次/分持续 10 s 以上的加速 | >80 min 的测试中出现<2 次变异>10 次/分持续 10 s 以上的加速 |
| 措施 | 根据临床情况进一步评估 | 需要进一步评估 | 全面评估胎儿状况<br>生物物理评分<br>及时终止妊娠 |

## （二）产时胎心率监护判读标准

产时胎心监护即为有宫缩时的胎心监护。宫缩可以为人为诱导催产素激惹试验，也可为自然产生（宫缩应激试验），均为有宫缩时监测胎心率，了解胎盘于宫缩时一过性缺氧的负荷变化，测定胎儿的储备功能。

1. 加拿大产时胎心监护判读标准

表 2-4-5　产时宫缩应激试验的胎心率分类、结果判读及处理的加拿大标准（SOGC 指南，2007）

| | 正常 | 不典型 | 异常 |
|---|---|---|---|
| 基线 | 110~160 次/分 | 100~110 次/分<br>>160 次/分，持续<30 min<br>基线进行性上升 | 胎心过缓：<100 次/分<br>胎心过速：>160 次/分，持续>30 min<br>基线不稳定 |
| 变异 | 6~25 次/分（中度）<br>≤5 次/分（缺失或最小），持续<40 min | ≤5 次/分（缺失或最小），持续 40~80 min | ≤5 次/分，持续≥80 min<br>≥2 次/分，持续>10 min<br>正弦曲线 |
| 减速 | 无或偶有变异减速或早期减速 | 重复（≥3 次/分）无其他并发症的变异减速<br>偶有晚期延长减速，>2 min 但<3 min | 重复（≥3 次/分）复杂的变异减速：<br>减速>60 s 但<70 s<br>变异缺失或出现双相减速<br>过冲<br>减速恢复缓慢<br>减速后胎心基线下降<br>胎心基线心动过速或过缓<br>50%的宫缩出现晚期减速<br>单次延长减速>3 min 但<10 min |
| 加速 | 存在自发加速（加速>15 次/分，持续 15 s 以上；<32 周加速>10 次/分，持续 10 s 以上）<br>胎头受刺激时出现胎心加速 | 胎头受刺激时未出现胎心加速 | 通常无加速 |
| 措施 | 如果产妇及胎儿情况稳定或缩宫素滴速恒定，胎心电子监护最多可以被暂时中断 30 min | 需要警惕，并与进一步评估相结合，尤其是与当前情况相结合 | 需要立即采取措施<br>评估整体临床情况，如果允许或即将准备分娩，可进行胎儿头皮血 pH 值测定 |

2. 美国产时胎心监护判读标准（三级胎心监护判读标准）（表 2-4-6）

**表 2-4-6** 产时宫缩应激试验分类、结果判读及处理胎心率（三级胎心监护判读系统）的美国标准（ACOG 指南，2009）

| 分类 | 结果判读和处理 |
| --- | --- |
| 第一类 | 满足胎心率基线为 110～160 次/分，基线变异为中度变异，无晚期减速及变异减速，存在或缺乏早期减速，存在或缺乏加速。此类胎心监护结果提示，观察时，胎儿酸碱平衡正常，可常规监护，不需采取特殊措施 |
| 第二类 | 除第一类和第三类胎心监护的其他情况，均划为第二类胎心监护。该类胎心监护结果尚不能说明存在胎儿酸碱平衡紊乱，但应综合考虑临床情况、行持续胎心监护、采取其他评估方法判定胎儿有无缺氧，可能需要宫内复苏来改善胎儿状况 |
| 第三类 | 胎心率基线无变异，并且存在复发性晚期减速、复发性变异减速，胎心率过缓（胎心率基线<110 次/分），以及正弦波型。该类胎心监护提示，在观察时，胎儿存在酸碱平衡紊乱，即胎儿缺氧，应立即采取改变孕妇体位、给予孕妇吸氧、停止催产素使用、抑制宫缩、纠正孕妇低血压等措施纠正胎儿缺氧，若上述措施不奏效，应紧急终止妊娠 |

目前，此三级分类系统被广泛认可，但其中的第二类胎心率图形由于其临床结局的不确定性，还不能给出相应推荐的临床策略，需要进一步深入研究。2012 年，Cahill 等报道对 5388 例产时胎心监护进行研究，发现第一类占 1.15%，第二类占 98.8%，第三类占 0.05%。

当产程中出现无法明确归类的胎心监护图形，即第二类胎心监护时，胎儿头皮血取样、脉搏血氧测定及胎儿心电图等手段都可用于辅助 CTG 的解读。从数学角度提取胎心监护图形的数学特征也是提高图形判读准确性的一个方法。国外学者 Roemer 通过胎心率的振荡幅度、微涨落及平均频率这 3 个数学特征，建立了 WAS 数学模型，将 CTG 转化为对应的胎儿 pH 预测值，从而明确不确定图形提示的新生儿预后，以做出相应的临床处理。北京大学第三医院赵扬玉等通过病例对照研究，证实胎心监护的减速持续时间比例及单位时间减速区的面积均对新生儿的酸中毒有提示作用。

系统的判读方法使 CTG 的特异性有所提高，目前还有很多辅助 CTG 解读的方法可提高胎心监护对围生儿结局预测的准确性。当产前出现胎心监护不典型或无反应型时可行长程胎心监护，通过评估胎儿较长时间的胎心率变化、基线变异和醒睡周期，协助评估胎儿宫内安危。

## 【B 超检查】

B 超为高危胎儿的监护提供了评估宫内安危、生长发育情况和发现胎儿宫内生长受限的简洁、准确的方法，另外，B 超对血流频谱的测量为临床上预测疾病的发生和胎儿的预后提供了依据。

### （一）胎儿生长发育

B 超对胎儿生长发育的监测分为两方面，一是胎儿是否存在结构上的畸形，二是胎儿的生长发育是否符合孕周。在高危胎儿中，B 超对胎儿生长受限有明确的诊断意义。胎儿生长受限（fetal growth restriction，FGR）是指胎儿体重低于其孕龄平均体重的第 10 百分位数或低于其平均体重的 2 个标准差。近年出现了严重的 FGR 的定义，即胎儿体重小于第 3 百分位，同时伴有多普勒血流的异常。

单纯的胎儿体重较低可能是因为遗传因素或有病毒感染等，不需要加强监护，因为并不会改善预后。但如果同时出现多普勒血流的异常，比如子宫动脉阻力指数高、脐动脉血流或者大脑中动脉血流出现异常，则表示胎儿有慢性缺氧，需要密切的监护。如果仅出现脐动脉阻力的升高，说明胎儿暂时处于可代偿阶段，近期胎死宫内的风险较低，根据阻力的不同情况，每 1～3 周复查即可。若已经出现脐动脉舒张期血流消失或反向，大脑中动脉血流阻力下降，则围生期死亡率将大幅升高，临床上需要密切观察或终止妊娠。

meta 分析提示，高危胎儿行 B 超监测可以降低围生期死亡率，且引产率和剖宫产率均有不同程度下降，提示 B 超动态监测 FGR 是非常必要的。

### （二）血流的监测

B 超主要是通过多普勒血流频谱分析获得血流动力学的情况。主要获得的数据是收缩期最大血流速度（S）与舒张末期血流速度（D）的比值（S/D 值）、阻力指数（resistence index，RI）和搏动指数（pulsatility index，PI）。以上三个数据可为临床医师判断胎儿宫内环境、是否有缺氧和生长发育状况提供依据。

早期慢性缺氧环境下，动物模型显示心脏、

脑、肾上腺的血流增加，脐静脉的血流重新分布，含氧量最高的血液通过静脉导管分流致下腔静脉后进入心脏。最初，这种模式增加心率和心输出量，随着缺氧时间增加，心脏长时间的超负荷工作导致心肌细胞受损，最终使得心输出量降低。正常情况下，右心输出量约为左心输出量的 1.3 倍。血液重新分配后，左心室后负荷减轻，而右心室后负荷加重。长时间的后负荷增加导致右心衰竭，右心房压增加，使得心房舒张期经静脉导管回心血流速度减慢，甚至于舒张末期出现静脉血流反向。这种反流最初仅限于下腔静脉，然而随着胎儿受累加剧，逐渐出现于静脉导管及脐血管。

1. 脐动脉血流　脐动脉是最常用的一条血管，最能反映胎盘阻力，可以在近胎儿端、近胎盘端或游离部分测量脐动脉血流。

脐动脉血流与孕周相关，妊娠早期胎儿侧胎盘血流循环阻力较高，脐动脉舒张期血流多很少或几乎没有。正常脐动脉在妊娠 12～14 周前无舒张期末期血流，至 12～14 周才出现，并随着孕周的增加而流速增高，故脐动脉 S/D 值随孕周的增加而降低。妊娠 26～28 周的脐动脉 S/D 平均值为 3.3～3.4，妊娠 33 周时降至 2.6，妊娠 40 周时降至 2.2。

高危胎儿中，出现胎儿缺氧时，脐动脉血流学的异常早于其他生物物理现象出现，是监测高危胎儿宫内安危的较敏感指标之一。当脐动脉血流出现异常时，围生期发病率和死亡率增加。脐动脉多普勒血流监测是目前研究较多、合理的随机研究证实有效的监测方法。已有的研究结果均提示对高危胎儿进行脐动脉血流的监测可降低围生期发病率和死亡率。

2. 大脑中动脉血流　大脑中动脉是 Willis 环的主要分支，是胎儿颅内血管中最易测得的血管。主要分为四个部分，在临床中主要监测第一部分，该部分起于颅内动脉的起源，止于蝶骨的前外侧。

大脑中动脉在妊娠 11～12 周后才出现舒张末期血流。大脑中动脉搏动指数基本恒定，直至妊娠最后的 6～8 周（32～34 周）开始下降，并随孕周的增加而降低，至妊娠 40 周时降低 1.1 左右。当胎儿缺氧时，大脑中动脉扩张，PI 值下降，舒张期血流速度加快，以保证大脑的血供。此变化为血液的再分配，血液再分配与周围动脉收缩有关，临床上可通过计算大脑中动脉与脐动脉 PI 或 RI 的比值来推测是否出现血流再分配。若胎儿脑血流和胎盘血流比小于 1，则提示出现血流再分配现象。

在监测小于孕龄儿的大脑中动脉的对照研究中，大脑中动脉有异常者较正常者围生期风险更高。但并无随机对照试验证实监测大脑中动脉血流在高危胎儿监护中有作用。

3. 静脉导管血流　静脉导管血流是目前所有静脉血流中研究最多且提示与围生期结局直接相关的重要指标。静脉导管血流在慢性缺氧早期表现为 PI 升高，继续发展至心功能失代偿时则会出现 a 波流速降低，甚至消失或反流。

4. 子宫动脉血流　子宫动脉血流反映的是母体子宫血流和胎盘血管床的循环。在非妊娠状态下，子宫动脉的阻力很高，表现为子宫动脉舒张期切迹。妊娠后由于滋养层的浸润和螺旋动脉的形成，子宫动脉的阻力将明显降低，切迹也将消失。目前子宫动脉多普勒波形常用于预测妊娠晚期疾病，而不是直接对胎儿进行评估。在妊娠 11～14 周或 23 周出现异常波形时，表示发生重度子痫前期和胎儿生长受限的可能性较高。

（三）羊水量

妊娠期羊水量随孕周不同而变化，正常妊娠的羊水量范围是 500～1500 ml，妊娠 28 周左右羊水量达到最大，为 1000～1500 ml，此后逐渐减少，至妊娠足月约为 800 ml。羊水量少于 300 ml 称为羊水过少，超过 2000 ml 称为羊水过多。羊水过少多与胎盘功能下降有关，所以羊水量监测对于高危胎儿的监护有重要意义。

在一项样本量大于 10 000 例的系统性 meta 分析中，羊水过少（羊水指数低于第 3 百分位数）可能增加 Apgar 评分 5 min 小于 7 分的风险。

（四）胎盘成熟度分级

胎盘成熟度分级在 20 世纪 80 年代和 90 年代初广泛使用，现在临床上 B 超虽然进行常规监测，但临床医师并未特殊关注。

胎盘成熟度根据绒毛膜板、胎盘光点和基底板的改分为四级。

0 级：绒毛膜板呈一条光滑的线，胎盘组织均匀，见于妊娠早期和中期的胎盘。

Ⅰ级：绒毛膜板稍向胎盘组织内凹陷，呈轻度锯齿状，胎盘组织内有散在的小光点，表示胎盘开始成熟，多见于妊娠 30～32 周的胎盘。

Ⅱ级：基底板可见，绒毛膜板内陷，呈深锯齿状，但未与基底板相连，胎盘内光点增大、数目增多。代表胎盘趋向成熟。

Ⅲ级：绒毛膜板与基底膜相连，形成一个个明显的胎盘小叶。为成熟的胎盘。

对于胎盘成熟度的分级仅有一项随机对照试验，结果提示进行胎盘成熟度分级较不进行胎盘成熟度分级者围生期预后好。但此项试验样本量很小，不足以证明存在具有统计学意义的差别。

故胎盘成熟度分级在高危胎儿的监护中有待进一步的研究。

## 【胎儿生物物理评分】

1980 年，Manning 联合胎心电子监护和 B 超对胎儿进行宫内安危的评估，主要通过评估无应激试验、胎儿呼吸样运动、胎动、胎儿肌张力和羊水量五个方面，进行综合评分，称为胎儿生物物理评分（biophysical profile or biophysical score，BPP/BPS），具体见表 2-4-7。

表 2-4-7　Manning 评分表

| 项目 | 2 分（正常） | 0 分（异常） |
| --- | --- | --- |
| 无应激试验（20 min） | ≥2 次胎动伴胎心加速≥15 次/分，持续≥15 s | <2 次胎动，胎心加速<15 次/分，持续<15 s |
| 胎儿呼吸样运动（30 min） | ≥1 次，持续≥30 s | 无或持续<30 s |
| 胎动（30 min） | ≥3 次躯干和肢体活动（连续出现计 1 次） | ≤2 次躯干和肢体活动 |
| 肌张力 | ≥1 次躯干和肢体伸展复屈，手指摊开合拢 | 无活动，肢体完全伸展伸展缓慢，部分复屈 |
| 羊水量 | 最大羊水暗区垂直直径≥2 cm | 无或最大暗区垂直直径<2 cm |

根据表 2-4-7 评估，满分为 10 分，10～8 分表示无急、慢性缺氧，8～6 分表示可能有急性或慢性缺氧，6～4 分表示有急性或慢性缺氧，4～2 分表示有急性缺氧伴慢性缺氧，0 分表示有急、慢性缺氧。

1999 年，Manning FA 等回顾分析 54 000 例妊娠期行 BPS 患者的妊娠结局，提示生物物理评分正常但发生胎儿死亡的比例为 0.06%。也有一些小样本量的研究报道，BPS 假阳性率高达 75%。一项纳入 5 项研究、总例数达 2974 例的 meta 分析显示，高危胎儿中进行 BPS 与否，其围生期死亡率和新生儿 5 min Apgar 评分小于 7 分的比例均没有差异。研究者同时提出，其中所纳入的研究大多质量不高，再对其中两个质量高但样本量较小的研究进行分析（280 例），发现 BPS 组的剖宫产率升高，新生儿 5 min Apgar 评分小于 7 分的比例没有差异。有关 BPS 对高危胎儿监护的意义还有待进一步研究。

## 【实验室化验】

实验室化验主要包括胎盘功能检查和胎儿成熟度检查。胎盘功能检查目前可以通过测量孕妇尿雌三醇值和孕妇血清人胎盘催乳素等进行评估。循证医学研究提示，通过检测相关生化指标预测

胎盘功能并不能改善围生期死亡率。因此，各项胎儿监护的指南中已不将其作为一项常规的监护手段。

可通过羊膜腔穿刺抽羊水对胎儿各器官成熟度进行评估。如胎肺成熟的表现：卵磷脂/鞘磷脂（L/S）>2；检测出磷脂酰甘油；泡沫试验或震荡实验阳性。肾成熟的表现：肌酐≥176.8 $\mu$mol/L。肝成熟的表现：胆红素类物质△$OD_{450}$<0.02。唾液腺成熟的表现：淀粉酶碘显色法≥450 U/L。皮肤成熟的表现：脂肪细胞出现率达 20%。其中，羊膜腔穿刺抽羊水行泡沫试验或震荡实验判断胎儿肺成熟度在临床上应用相对广泛。

## 【处理】

根据 2007 年加拿大胎儿监护的指南，26～32 周的高危妊娠孕妇应常规进行胎动计数。孕妇发现 2 h 内胎动少于 6 次时，需尽快于医院就诊，进行进一步检查。行 NST，若 NST 正常但又存在高危因素，应行生物物理评分或羊水量检测；若 NST 不典型或异常，应马上行生物物理评分和 OCT。临床中若发现胎儿血流出现异常，应予促胎肺成熟，并在期待妊娠过程中监测胎儿血流情况。最终根据临床情况、超声和胎心监护表现决定进一步管理或分娩。

高危胎儿的监护有多种方法，临床上常常联合应用。评估胎儿宫内情况和决定终止妊娠时机时，还需要结合孕妇合并症和并发症情况等进行综合判断。虽然对于高危胎儿的监护和处理暂时没有权威的意见和指南，但综合胎儿生长发育状况、超声多普勒血流信号、胎心监护、胎儿生物物理评分等将有助于临床判断和处理，改善高危胎儿的围产结局，减少不良事件发生。

（李淑芳）

## 参考文献

[1] 庄依亮. 现代产科学. 2 版. 北京：科学出版社，2009：195-196.

[2] Dombrawski MP，Schatz M. ACOG practice bulletin：clinical management guidelines for obsterician-gynecologists number 90，February 2008：asthma in pregnancy. Obstet Gynecol，2008，111（2 Pt 1）：457-464.

[3] Uittenbogaard LB，Haak MC，Spreeuwenberg MD，et al. Fetal cardiac function assesssed with four-dimensional ultrasound imaging using spatiotemporal image correlation. Ultrasound Obstet Gynecol，2009，33（3）：272-281.

[4] Pearce W. Hypoxic regulaion of the fetal cerebral circulation. J Appl Physiol，2006，100（2）：731-738.

[5] Bernstein D，Teitel DF，Rudolph AM. Chronic anemia in the newborn lamb：Cardiovascular adaptations and comparison to chronic hypoxemia. Pediatr Res，1988，23（6）：621-627.

[6] National Collaborating Centre for Woman's and Children's Health. Antenatal Care-Routine Care for the Healthy Pregnant Woman. 2nd ed. London：RCOG，2008：276.

[7] Liston R，Sawchuck D，Young D. Fetal health surveillance：antepartum and intrapartum consensus guideline. J obstet Gynaecol Can，2007，29（9 Suppl 4）：3-56.

[8] Johnson TR，Jordan ET，Paine LL. Doppler recordings of fetal movement：Ⅱ. Comparision with maternal perception. Obstet Gynecol，1990，76（1）：42-43.

[9] Hill-Smith I. Professional and patient perspectives of NICE guidelines to abandon maternal monitoring of fetal movements. Br J Gen Pract，2004，54（508）：858-861.

[10] Patrick J，Campbell K，Carmichael L，et al. Patterns of gross fetal body movements over 24-hour observation intervals during the last 10 weeks of pregnancy. Am J Obstet Gynecol，1982，142（4）：363-371.

[11] Moore TR，Piacquadio K. A prospective evaluation of fetal movement screening to reduce the incidence of antepartum fetal death. Am J Obstet Gynecol，1989，160（5 Pt 1）：1075-1080.

[12] Grant A，Elbourne D，Valentin L，et al. Routine formal fetal movement counting and risk of antepartum late death in normally formed singletons. Lancet，1989，2（8659）345-349.

[13] Alfirevic Z，Devane D，Gyte GM. Continuous cardiotocography（CTG）as a form of electronic fetal monitoring（EFM）for fetal assessment during labour. Cochrane Database Syst Rev，2006，5（3）：CD006066.

[14] Thornton P. Costs and benefits of electronic fetal monitoring. J Obstet Gynecol Neonatal Nurs，2012，41（2）：160-162.

[15] Parer JT，Ikeda T，King TL. The 2008 National institute of child health and human development report on fetal heart rate monitoring. Obstet Gynecol，2009，114（1）：136-138.

[16] National Collaborating Centre for Women's and Children's Health. Intrapartum care：Care of healthy women and their babies during childbirth. National Collaborating Centre for Women's and Children's Health，2007：217-228.

[17] Liston R，Sawchuck D，Young D，et al. Fetal health surveillance：antepartum and intrapartum consensus guideline. J Obstet Gynaecol Can，2007，29（9 Suppl 4）：s3-s56.

[18] American College of Obstetricians and Gynecologists. ACOG Practice Bulletin No. 106：Intrapartum fetal heart rate monitoring：Nomenclature，interpretation，and general management principles. Obstet Gynecol，2009，114（1）：192-202.

[19] Roemer VM，Walden R. Sensitivity，specificity，receiver-operating characteristic（ROC）curves and likelihood ratios for electronic foetal heart rate monitoring using new evaluation techniques. Z Geburtshilfe Neonatol，2010，214（3）：108-118.

[20] 陈练，王妍，赵扬玉，等. 产时胎心监护的数学特征与脐血酸中毒的关系探讨. 中华围产医学杂志，2013，16（11）：656-659.

[21] Dubinsky T，Lau M，Powell F，et al. Predicting poor neonatal outcome：A comparative study of noninvasive antenatal testing methods. Am J Roentgenol，

1997，168（3）：827-831.

［22］ Gonzalez JM，Stamilio DM，Ural S，et al. Relation-ship between abnormal fetal testing and adverse peri-natal outcomes in intrauterine growth restriction. Am J Obstet Gynecol. 2007，196（5）：e48-e51.

［23］ Alfirevic Z，Stampalija T，Gyte GML. Fetal and um-bilical Doppler ultrasound in high-risk pregnancies. Cochrane Database Syst Rev，2010（1）：CD007529.

［24］ Karsdrop VH，van Vugt JM，Van Geijn HP，et al. Clinical significance of absent or reversed end diastolic velocity waveforms in umbilical artery. Lancet，1994，344（8938）：1664-1668.

［25］ Pattinson RC，Norman K，Odendaal HJ. The role of Poppler velocity waveforms in the management of high risk pregnancies. Br J Obstet Gynaecol，1994，101：114-120.

［26］ Todros T，Ronco G，Fianchino O，et al. Accuracy of the umbilical arteries Doppler flow velocity wave-forms in detecting adverse perinatal outcomes in a high risk population. Acta Obstet Gynecol Acand，1996，75（2）：113-119.

［27］ Alfirevic Z，Neilson JP. Doppler ultrasonography in high-risk pregnancies：systematic review with meta-analysis. Am J Obstet Gynecol，1995，172（5）：1379-1387.

［28］ Hecher K，Campbell S，Poyle P，et al. Assessment of fetal conpromise by Doppler investigation of the fe-tal circulation. Circulation，1995，91（1）：129-138.

［29］ Ferrazi E，Bozao M，Rigano S，et al. Temporal se-quence of abnormal Doppler changes in the peripheral and central circulatory systems of the severely growth restricted fetus. Ultrasound Obstet Gynecol，2002，19（2）：140-146.

［30］ Martin AM，Bindra R，Curcio P，et al. Screening for preeclampsia and fetal growth restriction by uter-ine artery Doppler at 11-14 weeks of gestation. Ultra-sound Obstet Gynecol，2001，18（6）：583-586.

［31］ Papageorghiou AT，Yu CK，Bindra R，et al. Muti-centre screening for pre-eclampsia and fetal growth re-striction by transvaginal uterine artery Doppler at 23 weeks of gestation. Ultrasound Obstet Gynecol，2001，18（5）：441-449.

［32］ Becker R，Vonk R，Vollert W，et al. Doppler sonography of uterine arteries at 20-23 weeks：Risk assessment of adverse pregnancy outcome by quantifi-cation of impedence and notch. J Perinant Med，2002，30（5）：388-394.

［33］ Chauhan SP，Sanderson M，Hendrix NW. et al. Perinatal outcome and amniotic fluid index in the ante-partum and intrapartum：A meta-analysis. Am J Ob-stet Gynecol，1999，181（6）：1473-1478.

［34］ Proud J，Grant AM. Third trimester placental grad-ing by ultrasonography as a test of fetal wellbeing. BMJ，1987，294（6588）：1641-1644.

［35］ Manning FA. Fetal biophysical profile. Obstet Gyne-col Clin North Am，1999，26（4）：557-577.

［36］ Manning FA. Fetal biophysical profile：A critical ap-praisal. Clin Obstet Gynecol，2002，45（4）：975-985.

［37］ Lalor JG，Fawole B，Alfirevic Z，et al. Biophysical profile for fetal assessment in high risk pregnancies. Cochrane Database Syst Rev，2008，23（1）：CD000038.

［38］ Neilson JP. Biochemical tests of placental function for assessment in pregnancy. Cochrane Database Syst Rev，2003，2：CD000108.

# 第五节　多胎妊娠与辅助生育技术的婴儿

近 30 年来，随着社会发展及生育观念的变化，高龄产妇及不孕症患者逐渐增加，促排卵药物及辅助生育技术在全球范围内的广泛应用为这部分孕妇及其家庭带来了福音，但随之而来的多胎妊娠及其相关并发症也越来越受到关注。据统计，截至 2011 年，36％的双胎、77％的三胎来自辅助生育技术，而在通过辅助生育技术产生的婴儿中，46％为多胎妊娠（其中 43.4％为双胎，3％为三胎及更高序列多胎）。多胎妊娠发生极早期早产、胎儿生长受限、胎儿宫内死亡等各种并发症的风险明显高于单胎，围生儿死亡的风险也较单胎妊娠成倍增加，并随之产生一系列经济、社会及伦理问题。因此，多胎妊娠的增加是产科及新生儿科医生均需要面临的一个严峻挑战。无论是孕妇及其家属，还是包括生殖医学医生、产科及新生儿科医生在内的专业人士，均应该清楚地认识到多胎妊娠对母儿健康的潜在风险，并应尽量预防医源性多胎的产生，重视多胎妊娠的围产保健，及时发现和治疗相关并发症，改善其围产结局。由于在多胎妊娠中以双胎为主，本章将以双胎妊娠为例，围绕妊娠并发症的主题探讨双胎输血综合征、双胎选择性胎儿生长受限等复杂性双胎的妊娠期处理及新生儿期的特殊注意问题。

## 一、双胎的卵性及膜性

双胎妊娠的监测中首先需明确一个很重要的概念，即双胎的卵性（即合子性）和膜性。尤其是膜性的诊断与复杂性双胎妊娠的并发症监测和妊娠期处理密切相关，因此应高度重视双胎膜性的早期判断。

### （一）卵性

根据受精卵的性质可将双胎妊娠分为两类：双卵双胎和单卵双胎。1883 年，优生学之父弗朗西斯·高尔顿在他的《人类才能及其发展研究》中第一次提出了单卵双胎和双卵双胎的概念，奠定了多胎妊娠的现代医学理论基础。直至现在，流行病学专家及心理学专家仍通过对单卵双胎进行比较研究去了解一些双胎疾病发生的原因。

从胚胎发育学角度来讲，在一次排卵周期中有两个卵子成熟并分别受精形成的双胎即双卵双胎（dizygotic twins），这种情况约占双胎总数的 2/3。在绝大多数情况下，两个受精卵形成各自独立的绒毛膜腔、羊膜腔、卵黄囊和胎盘（有时候两个胎盘在妊娠晚期可融合成为一个胎盘）。而单卵双胎（monozygotic twins）顾名思义是由一个受精卵发育成的双胎，是因胚胎在三胚层前受到某些未知因素的调控而分裂形成的，约占双胎妊娠的 1/3，两胎儿共用一个胎盘，根据分裂时间的不同又会形成不同的膜性，如下所述。

### （二）膜性

即双胎的绒毛膜和羊膜的组成形式。双卵双胎中除了极个别情况以外，绝大多数呈双绒毛膜双羊膜形式，即两个胎囊的间隔为 2 层绒毛膜和 2 层羊膜。胚胎学研究发现，绒毛膜的形成约在受精后 3 天，羊膜的形成则开始于受精后 6～8 天，原始胚盘的形成约在受精后 14 天，因此，单卵双胎根据受精卵在早期发育阶段发生分裂的时间不同，产生以下几种不同的膜性：

1. 双绒毛膜双羊膜囊双胎（dichorionic diamniotic，DCDA）　受精卵分裂发生在受精 72 h 内，在单卵双胎中占 20％～30％，由于绒毛膜板间隔较厚，两胎之间无血管交通，其生长发育不会互相干扰。

2. 单绒毛膜双羊膜囊双胎（monochorionic diamniotic，MCDA）　受精卵分裂发生在受精 72 h 后至第 7 天的早期囊胚期，在单卵双胎中占大多数（70％左右），胎盘表面及深部均存在交通血管吻合，因此两胎儿之间存在血液交换，如果血流动力学不平衡或胎盘分割比例不均，可能导致双胎输血综合征、选择性胎儿生长受限等复杂性双胎并发症。

3. 单绒毛膜单羊膜囊双胎（monochorionic monoamniotic，MCMA）　受精卵分裂发生在受精后 8～13 天，在单卵双胎中的比例约为 1％。两个胎儿在一个羊膜腔内发育，中间没有任何分隔，所以两胎儿发生脐带相互缠绕打结的概率非常大，可能随时出现双胎均宫内死亡。

4. 联体双胎（conjoined twins） 受精卵分裂发生在胚盘形成之后，即受精后的 13 天以后，可导致不同程度、不同形式的联体双胎，根据两胎儿融合部位的不同可分为胸部联体、脐部联体及头部联体等类型。

### （三）卵性及膜性在临床工作中的应用

由于单卵双胎在遗传物质方面是完全一致的，因此，利用单卵双胎研究基因的致病作用时可以减少环境及个体差异的影响，是确定复杂疾病及性状遗传学基础的重要方法。卵性诊断可以通过生后进行问卷调查、血型鉴定、STR 位点鉴定等多种方法实现。但在妊娠期及早期新生儿期，与胎儿监测及宫内治疗相关性更大的并非卵性诊断，而是膜性诊断。总体而言，双绒毛膜双胎无论是单卵还是双卵，在胎盘血供方面是类似的，两胎之间均无血管交通，不会互相影响，而单绒毛膜双胎则因胎盘交通血管吻合支的存在是导致其发生复杂性双胎并发症的病理生理基础。所以，产科医生应告知双胎孕妇绒毛膜性诊断的重要性，并且应尽早（孕 14 周之前）由超声科医生明确双胎的绒毛膜性质，这对后续的妊娠期监测和并发症处理均至关重要，新生儿科医生也应了解复杂性双胎胎儿在宫内发病的病理生理机制，有助于了解新生儿期一些特殊疾病的病理生理原因。

## 二、辅助生育技术与双胎妊娠

辅助生育技术（assisted reproductive technology，ART）经过近 30 年的不断发展，已从常规体外受精（in vitro fertilization，IVF）胚胎移植技术发展到单精子卵细胞质内注射（intracytoplasmic sperm injection，ICSI；即第二代试管婴儿）技术及胚胎植入前遗传学诊断（preimplantation genetic diagnosis，PGD；即第三代试管婴儿）。全世界由 ART 助孕产生的子代人数已超过百万。而在通过 ART 产生的婴儿中，40% 以上为双胎，而经过 ART 助孕的双胎与自然受孕的双胎在妊娠期并发症、围生儿结局及新生儿远期预后方面有何差异，目前尚无一致结论。

综合前人研究显示，ART 助孕使得单卵双胎的比例增加，因此妊娠期并发症的风险升高。Luke 等学者 2014 年发表于《生育与不孕》杂志的一篇大样本研究回顾了 2004—2010 年的 19 万例

ART 助孕患者，2824 例确认为单卵双胎，将这些患者进行多因素分析，发现：囊胚移植、辅助孵化（D2～D3）、捐献者卵母细胞、低剂量促卵泡激素（卵泡刺激素）等多个因素是导致单卵双胎比例增加的原因。但在 ART 中采用何种方法进行移植可降低单绒毛膜双胎的比例，目前仍无确定性结论。

循证医学研究认为，ART 助孕双胎与自然受孕双胎的先天畸形的比例无明显差异，因此在产前检查方面，ART 双胎孕妇无需增加特殊的检查。但 ART 组孕妇中高龄产妇较多，母体年龄的升高导致妊娠期糖尿病、妊娠高血压疾病的发生率较高，因此母体及胎儿风险均可能升高。而实施单胚胎移植、尽量减少双胎的发生才可能减少母胎并发症风险。

大多数研究文献认为，在绒毛膜性质相同的前提下，双胎的母体并发症及围生儿结局与其受孕方式（自然受孕、IVF 或 ICSI）无明显相关性，其子代的认知发展也无显著差异。但与同种方式受孕的单胎相比较，双胎的早产率升高，因此其子代的认知发展较单胎有一定程度的落后。

综上所述，不孕症夫妻在接受 ART 治疗前，应充分了解双胎妊娠可能在妊娠期出现的各种风险，尤其是早产所带来的风险，必要时可进行多胎妊娠减胎术以减少胎儿数目，降低早产风险。

## 三、复杂性双胎的宫内监测与治疗

复杂性双胎目前无公认的概念，多指单绒毛膜双胎的特殊并发症，包括双胎输血综合征、选择性胎儿生长受限、双胎反向动脉灌注（即无心畸形）、双胎贫血-红细胞增多序列征、单绒毛膜单羊膜囊双胎脐带缠绕、联体双胎等多种情况。双胎之一胎死宫内、双胎之一畸形也是复杂性双胎的范畴，这两种疾病如果出现于单绒毛膜双胎，妊娠期的处理较为棘手，如果出现于双绒毛膜双胎，则大多数情况下可以采取期待治疗，本节着重探讨单绒毛膜双胎的并发症问题。

### （一）双胎输血综合征

双胎输血综合征（twin-twin transfusion syndrome，TTTS）是目前为止认识最广、了解最多的复杂性双胎，无论是患者还是基层医生，对这个疾病的名称均耳熟能详，甚至一看到两胎儿大小不一致便会想到双胎输血综合征。但实际上，TTTS 仅仅是众多单绒毛膜双胎并发症中的一种，

它与选择性胎儿生长受限或双胎之一畸形等情况有时并不好鉴别。其具体的发病机制尚不明确，目前研究多认为与两个胎儿间存在交通血管吻合及血流动力学不平衡有关。如未经治疗，TTTS的胎儿丢失率高达 70%～100%。

1. TTTS的发病机制及病理生理表现　单绒毛膜双胎胎盘间存在血管吻合支是双胎间输血的解剖基础，当两胎儿的血液交换失去平衡时，会导致一胎儿持续向另一胎输血。胎儿血容量的改变是TTTS预后不良的主要病理生理原因。供血儿可能出现贫血、宫内生长受限及羊水过少等，极易造成心、脑损害，甚至胎死宫内，出生后则表现为贫血貌、低出生体重、循环血量不足、低血压，甚至休克死亡。受血儿的体内循环负荷过重，出现血液黏度高、血压高、心脏扩大、全身水肿、羊水过多，出生后表现为肤色较红，严重者皮肤暗红或紫红，容易并发充血性心力衰竭或并发血栓、高胆红素血症及胆红素脑病等。

2. TTTS的诊断和分期　Quintero1999年提出了TTTS的B超诊断标准及分期方法。妊娠期诊断TTTS的标准有两条：单绒毛膜双胎，一胎儿羊水过多、另一胎儿羊水过少。其分期标准详见表2-5-1。

表 2-5-1　双胎输血综合征 Quintero 分期

| 期别 | 羊水过多/过少 | 供血儿膀胱无充盈 | 严重血流异常* | 胎儿水肿 | 胎死宫内 |
|---|---|---|---|---|---|
| Ⅰ | + | − | − | − | − |
| Ⅱ | + | + | − | − | − |
| Ⅲ | + | + | + | − | − |
| Ⅳ | + | + | + | + | − |
| Ⅴ | + | + | + | + | + |

\* 严重血流异常指超声多普勒血流的严重异常，包括：① 脐动脉舒张末期血流缺如或反向；② 静脉导管反向或消失；③ 出现脐静脉血流搏动

关于TTTS的诊断，在过去曾有妊娠期诊断和产后诊断两种方法。产后检查两胎儿的出生体重相差超过 20%（也有学者认为 15%），两胎儿的血红蛋白水平相差超过 50 g/L，则诊断为TTTS。尤其是新生儿科医生在遇到两新生儿"一红一白"或"一大一小"时，常常作出TTTS的诊断。实际上，TTTS的两胎儿体重差异有时候并不显著，尤其是早期TTTS或经过激光治疗后；另一方面，生长发育的不平衡并非TTTS所特有，很多在出

生后胎儿体重差异显著的双胎在妊娠期并无羊水量异常，这部分双胎大部分为另外一种疾病——选择性胎儿生长受限（selective intrauterine growth restriction，sIUGR），故体重的差异并不作为诊断TTTS的必要条件。综上所述，产后诊断TTTS的方法既不准确，也无助于妊娠期的处理，现已被更具有说服力和临床指导意义的妊娠期超声诊断标准所取代。

3. TTTS的治疗　TTTS的宫内治疗目前主要包括期待治疗、连续羊水减量及胎儿镜下胎盘交通血管激光凝固术。

（1）期待疗法：有研究显示，在未经治疗的Quintero Ⅰ 期TTTS患者中，70%的分期并未发生进展，对于Ⅰ期患者，可以在严密监测下行期待治疗，包括B超及胎儿超声心动的连续系列检查，以及时发现病情变化。疾病进展的危险因素包括发病的孕周及受血儿最大羊水深度。发病越早、羊水深度越大，疾病进展的可能性越大。2009年的一项回顾性研究表明，虽然对TTTS Ⅰ期患者行期待治疗的新生儿存活率与治疗组无明显差异，但其远期神经系统发育受损的风险明显高于治疗组（23% vs. 0），而发生神经系统损伤的患儿中仅1例在出生时无明显脑损伤，其余6例均有严重宫内发育迟缓或出生时即有脑损伤。推测这与TTTS自然病程中长期循环压力不平衡导致胎儿大脑慢性缺血缺氧有关。

（2）羊水减量法：通过羊水减量可使两羊膜腔中的压力达到平衡，胎盘血管床的流体静脉压下降能改善孕妇因羊水过多引起的压迫症状，降低胎膜早破和早产的危险，提高胎儿的存活率。对于26周后的TTTS患者，尤其是伴有急性羊水过多、腹胀症状明显的患者，羊水减量是治疗的首选。该法所需要的器械相对简单，操作简便，容易普及。但羊水减量仅为对症治疗，并不能改变双胎之间交通血管的存在，一般在3～7天内羊水量会再次增多，而多次进行羊膜腔穿刺操作可能会增加感染机会。2008年Rossi等行meta分析显示，与胎儿镜激光手术相比，羊水减量术治疗TTTS后，新生儿存活率及远期神经系统后遗症方面均较差，但仍然适用于不具备胎儿镜技术的医疗机构。

（3）胎儿镜激光凝固胎盘交通血管术：胎儿镜激光凝固胎盘交通血管术（fetoscopic laser occlusion of chorioangiopagous vessels，FLOC）治疗 TTTS 经过 20 余年的发展，现已成为 TTTS 治疗公认的首选方案。该手术可在局部麻醉或者椎管内麻醉下进行，在 B 超引导监测下，将直径 2 mm 的胎儿镜经腹置入受血儿的羊膜腔，由胎儿镜鞘的侧孔内置入激光光纤，在直视下寻找并凝固胎盘绒毛膜板上的血管交通支（图 2-5-1），术毕可同时行羊水减量。

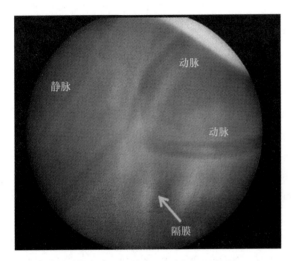

**图 2-5-1** 胎儿镜下观察隔膜附近的交通血管（图片来源：北京大学第三医院）（见彩图）

激光治疗对 Quintero Ⅰ～Ⅴ期的患者都是一种有效的治疗，但手术时的分期越晚，胎儿存活率越低，Ⅰ期患者的至少一胎存活率为 90% 以上，双胎均存活率为 75%，而Ⅳ期的至少一胎存活率为 75%，双胎均存活率为 50%。如不考虑术前分期，总体的至少一胎存活率为 83.5%，双胎均存活率为 60% 左右；供血儿的总存活率为 70.5%，受血儿的总存活率为 72.5%。国内已有多家胎儿医学中心开展 FLOC 手术，至少一胎存活率为 60%～87.9%，中位分娩孕周 33.5 周。由于Ⅰ期患者的自然转归具有不确定性，故针对Ⅰ期患者是否需要进行 FLOC 手术干预尚有争议，大样本多中心研究尚在进行中。

随着人们对胎盘研究的深入，激光凝固的方法也在不断改进。从最开始的非选择性激光凝固胎盘血管术发展到选择性激光凝固胎盘血管术，再到最近几年应用的"Solomon 技术"，胎儿存活率得到进一步提高。研究发现，进行选择性激光电凝术后，残存血管吻合支的比例可高达 32%，而残余血管吻合与 TTTS 的复发、双胎贫血-红细

胞增多序列（TAPS）有关。针对术后吻合血管残留的问题，2013 年开始，有学者提出 Solomon 术式，即在选择性凝固胎盘表面交通血管的基础上，再用激光将所有的凝固点连接起来，在胎盘浅表绒毛膜板上形成一条赤道线，将胎盘功能性分割为两部分，形成类似于双绒毛膜双胎的胎盘。研究发现，应用 Solomen 技术治疗 TTTS，双胎均存活的比例明显高于单纯的选择性激光凝固手术（84.6% vs. 46.1%，P＜0.01），Solomen 技术治疗组没有出现 TTTS 复发及医源性 TAPS 的发生，而对照组的发生率分别为 5.3% 和 7.9%。

4. TTTS 治疗后新生儿的远期预后　影响 TTTS 存活胎儿远期预后的主要因素是早产和神经系统损伤。TTTS 存活新生儿的脑损伤均发生在胎龄＜30 周者，孕周小是脑损伤的独立危险因素，而医源性的未成熟胎膜早破是造成早产的主要原因，发生率为 12%～35%。因此，尽量延长孕周可能有助于改善围生儿预后。关于脑损伤的发生率各家报道不一，总体来讲，胎儿镜激光凝固治疗后脑损伤的发生率（6%～17%）显著低于羊水减量法（22%～26%）。

新生儿期的处理除了关注早产相关问题以外，还需要重点关注双胎输血导致的患儿特殊并发症。供血儿主要表现为小于孕龄儿、循环血量不足、贫血及低血压，必要时需进行输血治疗；相对来讲，受血儿因容易出现充血性心力衰竭可能更不好处理，由于在宫内长期接受更多的血液回流，胎儿心脏会出现心房及心室增大、心室壁增厚（尤其是右心）、右室流出道梗阻等病理改变，严重时可出现肺动脉瓣狭窄或闭锁、心功能下降，另外，血液黏度高、血栓形成的风险增加，必要时需进行放血治疗。

**（二）选择性宫内发育迟缓**

选择性宫内发育迟缓（sIUGR）（选择性胎儿生长受限）即双胎中的一个胎儿生长发育受限（超声估计胎儿体重低于同孕龄胎儿体重的第 10 百分位），而另一胎儿的生长发育正常。以往曾经采用双胎之间体重差异超过 25% 作为诊断标准，但考虑到体重差异很大的两个胎儿不一定伴有小胎儿生长发育受限，因此将两胎儿体重差异大于 25% 称为双胎生长不一致，而且这一诊断适用于双绒毛膜双胎及单绒毛膜双胎。而 sIUGR 多用于特指单绒毛膜双胎中一个胎儿严重生长受限，与

双胎生长不一致这个概念相比，更能体现疾病的严重性，更强调了单绒毛膜双胎妊娠期超声监测的重要性。总体来讲，sIUGR 在单绒毛膜双胎中的发病率为 15%～25%，其自然病程及转归呈多样性，其预后与超声分型有关，目前缺乏大样本的研究数据支持妊娠期是否进行介入治疗，对于终止妊娠的时机也缺乏一致意见，妊娠期的处理较 TTTS 更为棘手，临床咨询往往也更困难，需要临床医生结合自身的经验及患者对胎儿预后的期望做出个体化的决策。

1. sIUGR 的分型 Gratacos 按照脐动脉的多普勒血流特征将 sIUGR 分为三型：舒张期血流正常者为Ⅰ型，Ⅱ型伴有持续的舒张期血流消失或者反向，Ⅲ型是指间断的舒张期血流消失或者反向。sIUGRⅠ型的临床预后较好，死胎发生率为 2%～4%，病情进展为Ⅱ型或Ⅲ型者少见，绝大多数病例在分娩前的分型维持不变。虽然小胎儿妊娠期发育缓慢，但两胎儿预后均好，新生儿神经系统损伤发生率为 0～4.3%，一般可以期待观察至 34～35 周左右终止妊娠。sIUGRⅡ型的临床预后较差，90% 的患者在期待治疗过程中出现突然病情恶化，甚至胎死宫内，进入围生期后需严密监测。一般终止孕周在 30 周左右，少数病例可维持到 32 周终止妊娠，新生儿神经系统损伤发生率约为 14.4%。sIUGRⅢ型的临床预后介于Ⅰ型与Ⅱ型之间，但有约 15% 的病例发生突然胎死宫内，且不可预测，有些胎死宫内甚至发生在正常产检后的几天甚至几小时之后，新生儿脑损伤的发生率约为 19%。

2. sIUGR 的病理生理机制 多数母胎医学专家认为，sIUGR 的病理生理基础在于双胎之间的胎盘份额分占比例不均衡。进一步研究发现，严重的双胎胎盘份额分割不均常常伴随着脐带非中央附着或帆状附着。但目前尚不明确脐带非中央附着或帆状附着在 sIUGR 的发病中起到独立的作用，还是并发于胎盘生长过程中的胎盘份额不均。在 sIUGR 双胎的胎盘中同样可见交通血管吻合支的存在。动脉-动脉吻合支对于 sIUGR 有一定的代偿和保护作用，大胎儿可以通过吻合血管对小胎儿因胎盘份额较小所致的灌注不足进行补充，但同时也是一个潜在的威胁，一旦小胎儿宫内死亡，血流动力学发生急骤变化，大胎儿的血液可通过交通血管反向灌注给小胎儿，可能导致大胎儿缺血缺氧，从而导致神经系统损伤（约 30%），甚至发生宫内死亡（25%～30%）。

3. sIUGR 的治疗 Ⅰ型 sIUGR 的妊娠结局与无合并症的单绒毛膜双胎类似，一般不需要宫内干预，加强监测即可，每两周复查超声监测脐血流变化，如没有发生脐血流缺失或倒置现象，可期待妊娠至 34～35 周。

对于 sIUGRⅡ型和Ⅲ型患者，除了适时应用地塞米松促胎肺成熟后终止妊娠之外，国内外学者均积极尝试进行宫内干预。目前较为广泛接受的宫内干预的指征是：小胎儿出现静脉导管 a 波缺失或倒置，此时如果不进行宫内干预，可能随时出现胎死宫内。另外，如果未出现静脉导管异常，但两胎儿体重差异巨大（如超过 40%～50%），在患者知情同意的基础上，也可以选择进行宫内干预。宫内干预的方式主要有以下两种：选择性减胎或者行胎盘血管激光凝固术。

选择性减胎术可通过超声引导下应用射频消融术、双极电凝术或在胎儿镜下行脐带结扎术以阻断脐带血流来减灭小胎儿，避免小胎儿突然胎死宫内导致大胎儿急性失血可能造成的神经系统损伤，一定程度上保护大胎儿，延长孕周。手术相对简单，文献报道术后存活胎儿活产率为 80%～85%。Rossi 等 2009 年发表了关于单绒毛膜多胎选择性减胎术的一个系统回顾，共包括 345 例减胎术，总的胎儿存活率为 79%，术后的主要并发症是胎膜早破（占 22%）和 34 周以前早产（占 33%）以及由此导致的新生儿死亡（约 4%）及神经系统损伤（占 7%）。胎儿镜双极电凝术和射频消融术后胎儿的存活率相对较高，但与脐带结扎或激光凝固术相比，并无显著性差异。

胎儿镜下胎盘交通血管激光凝固术可以阻断胎盘浅表吻合血管，目的是尽量保留两个胎儿，但如上所述，激光电凝阻断了交通血管这个"双刃剑"之后，可能阻断了对小胎儿有保护作用的吻合血管，增加小胎儿病情恶化甚至胎死宫内的风险。关于激光手术对于 sIUGR 患者的治疗价值，目前有一项国际多中心研究尚在进行中。总体来说，两胎儿存活率较期待治疗明显增加，但主要并发症为术后小胎儿胎死宫内的发生率较高，故在术前务必详细告知患者预后。

sIUGR 患者发生医源性早产，尤其是 34 周前早产的风险很大，Ⅱ型或Ⅲ型 sIUGR 甚至可能在

32周前就因胎儿窘迫发生医源性早产。因此，对于严重的 sIUGR Ⅱ型或 Ⅲ型孕妇，在进入围生期后应常规给予地塞米松促胎肺成熟，32周后根据胎心监护及超声多普勒血流情况决定终止妊娠时机。

### （三）双胎妊娠中一胎宫内死亡

双胎妊娠中一胎宫内死亡（single intrauterine fetal demise，sIUFD）是双胎妊娠的一个常见现象，其发生率显著高于单胎妊娠的胎死宫内，其病因、病理生理特点及胎盘血流动力学改变等方面与单胎妊娠均不相同。妊娠早期双胎之一停止发育后，对母体和另一活胎均无影响，而妊娠中晚期出现 sIUFD，其共存胎儿的围生期患病率和死亡率均增加，属于复杂性双胎妊娠范畴，根据其绒毛膜性质的不同，临床处理及妊娠结局也大相径庭。本部分提到的宫内死亡仅限于妊娠中晚期发现的胎儿死亡。

1. sIUFD 的原因　引起双绒毛膜双胎之一胎死宫内最主要的原因是脐带因素，如脐带过短、过长、过细、脐带边缘或帆状附着，脐带缠绕、脐带真结及脐带扭转等也可导致脐血管血流受阻，引起胎死宫内。胎儿自身发育异常，如严重先天性心脏病、胎儿肿瘤、脏器发育异常及染色体异常等疾病也是 sIUFD 的重要因素之一，占 $11.8\%\sim15\%$。TTTS 及 sIUGR 也是单绒毛膜双胎中一胎死亡的重要原因。

2. sIUFD 对母体及存活胎儿的影响　sIUFD 对母体凝血功能方面的影响微乎其微。单胎胎死宫内后，死胎滞留宫内 3~4 周者约有 1/3 出现凝血障碍，而 sIUFD 却很少出现孕妇凝血功能障碍。因此，母体发生弥散性血管内凝血的风险仅仅在理论上存在，在循证医学报道中罕见。笔者总结近5年来 sIUFD 共59例，无1例出现凝血功能障碍，但有1例孕妇在一胎宫内死亡6周后发生了严重的溶血性尿毒症综合征，可能与死胎体重较大（27周死亡）、死胎分解产物较多而导致孕妇血管内溶血有关。另外，双胎之一死亡后，母体也并未增加感染的风险，因此不需要抗生素治疗，但早产的风险要大于未发生胎死宫内的双胎。

如前所述，双绒毛膜双胎的两胎儿在宫内互相独立，一胎死亡后对另一胎儿基本无影响，预后较好，一般不需要做特殊处理。单绒毛膜双胎发生一胎死亡后，由于胎盘之间血管吻合，存活胎儿的血液倒灌至死胎，从而导致急性或长期的低血压、低灌注水平，可导致另一胎儿同时死亡，也可能引起存活胎儿各脏器的缺血损伤，尤其是神经系统的损伤。Mark Kilby 2011 年进行的 meta 分析回顾性总结 22 项研究，发现单绒毛膜双胎另一胎儿同时死亡的风险是双绒毛膜双胎的 5 倍（15% vs. 3%），在早产的发生率上和双绒毛膜双胎无明显差异（68% vs. 54%），存活胎儿神经系统发育异常的发生率有明显的差异（26% vs. 2%）。

3. 处理　双绒毛膜双胎 sIUFD 后不需要特殊处理，但如死胎位于下方，靠近宫颈内口，早产的风险较大，需动态监测患者宫颈情况。而单绒毛膜双胎 sIUFD 后，是否需要立即分娩另一存活胎儿目前尚存在争议，目前依据的是各中心的经验性意见，尚没有证据力较强的指导性结论。多数医学中心倾向于尽量延长孕周，因为立即分娩并不改善该存活胎儿的预后，其理由是神经系统损伤是在一胎死亡时，另一胎对其进行宫内"急性输血"造成的，立即分娩并不能改善已经发生的损伤，反而可能增加了早产儿的发病率，除非发现胎心监护有严重异常表现或妊娠晚期存活胎儿表现出严重的贫血。对于存活胎儿，可以通过超声检测该胎儿大脑中动脉的收缩期流速峰值（MCA-PSV）判断该胎儿是否存在严重贫血。如果存在严重贫血，可以对贫血胎儿进行宫内输血治疗，以纠正贫血，延长孕周，降低早产带来的风险。在胎死宫内发生后 3~4 周对存活胎儿进行头颅磁共振成像（MRI）扫描，可能比超声更早发现一些严重的胎儿颅脑损伤。如果影像学发现存活胎儿神经系统病变，需和患者及家属详细讨论胎儿预后，共同决定终止妊娠时机。

单绒毛膜双胎的妊娠期监测及并发症治疗一直以来是产科领域的难点，但由于复杂性双胎的整体发病率仍较低，国内外均缺乏较大样本的多中心对照研究，很多相关的临床诊疗常规大多来自专家共识及经验性结论，因此需要临床医生积累更多的临床经验，开展更大样本量的临床研究，以指导未来诊治规范的制定。

（原鹏波）

## 参考文献

[1] Kulkarni AD，Jamieson DJ，Jr JH，et al. Fertility

treatments and multiple births in the United States. N Engl J Med，2013，369（23）：2218-2225.

[2] Aston KI，Peterson CM，Carrell DT. Monozygotic twinning associated with assisted reproductive technologies：a review. Reproduction，2008，136（4）：377-386.

[3] Luke B，Brown MB，Wantman，et al. Factors associated with monozygosity in assisted reproductive technology pregnancies and the risk of recurrence using linked cycles. Fertil Steril，2014，101（3）：683-689.

[4] Andrijasevic S，Dotlic J，Aksam S，et al. Impact of Conception Method on Twin Pregnancy Course and Outcome. Geburtshilfe Frauenheilkd，2014，74（10）：933-939.

[5] Murray SR，Norman JE. Multiple pregnancies following assisted reproductive technologies—a happy consequence or double trouble? Semin Fetal Neonatal Med，2014，19（4）：222-227.

[6] Geisler ME，O'Mahony A，Meaney S，et al. Obstetric and perinatal outcomes of twin pregnancies conceived following IVF/ICSI treatment compared with spontaneously conceived twin pregnancies. Eur J Obstet Gynecol Reprod Biol，2014，181：78-83.

[7] Xing LF，Qian YL，Chen LT，et al. Is there a difference in cognitive development between preschool singletons and twins born after intracytoplasmic sperm injection or in vitro fertilization? J Zhejiang Univ Sci B，2014，15（1）：51-57.

[8] van Beijsterveldt CE，Bartels M，Boomsma DI. Comparison of naturally conceived and IVF-DZ twins in the Netherlands Twin Registry：a developmental study. J Pregnancy，2011：517614.

[9] Quintero RA，Morales WJ，Allen MH，et al. Staging of twin-twin transfusion syndrome. J Perinatol，1999，19（8 Pt 1）：550-555.

[10] O'Donoghue K，Cartwright E，Galea P，et al. Stage I twin-twin transfusion syndrome：rates of progression and regression in relation to outcome. Ultrasound Obstet Gynecol，2007，30（7）：958-964.

[11] Wagner MM，Lopriore E，Klumper FJ，et al，Short-and long-term outcome in stage 1 twin-to-twin transfusion syndrome treated with laser surgery compared with conservative management. Am J Obstet Gynecol，2009，201（3）：286. e1-6.

[12] Rossi，AC，D'Addario V. Laser therapy and serial amnioreduction as treatment for twin-twin transfusion syndrome：a metaanalysis and review of literature. Am J Obstet Gynecol，2008，198（2）：147-152.

[13] Huber A，Diehl W，Bregenzer T，et al. Stage-related outcome in twin-twin transfusion syndrome treated by fetoscopic laser coagulation. Obstet Gynecol，2006，108（2）：333-337.

[14] Sun L，Zou G，Yang Y，et al. Pregnancy outcome after fetoscopic laser photocoagulation for twin-twin transfusion syndrome：experience of an emerging center from China. Zhonghua Fu Chan Ke Za Zhi，2014，49（6）：404-409.

[15] 原鹏波，赵扬玉，熊光武，等. 71 例双胎输血综合征的妊娠结局. 中华围产医学杂志，2014，17（2）：82-87.

[16] Lopriore E，Slaghekke F，Middeldorp JM，et al. Residual anastomoses in twin-to-twin transfusion syndrome treated with selective fetoscopic laser surgery：localization，size，and consequences. Am J Obstet Gynecol，2009，201（1）：66. e1-4.

[17] Ruano R，Rodo C，Peiro JL，et al. Fetoscopic laser ablation of placental anastomoses in twin-twin transfusion syndrome using "Solomon technique". Ultrasound Obstet Gynecol，2013，42（4）：434-439.

[18] Ortibus E，Lopriore E，Deprest J，et al. The pregnancy and long-term neurodevelopmental outcome of monochorionic diamniotic twin gestations：a multicenter prospective cohort study from the first trimester onward. Am J Obstet Gynecol，2009，200（5）：494. e1-8.

[19] Devlieger R，Millar LK，Bryant-Greenwood G，et al. Fetal membrane healing after spontaneous and iatrogenic membrane rupture：a review of current evidence. Am J Obstet Gynecol，2006，195（6）：1512-1520.

[20] Lenclen R，Ciarlo G，Paupe A，et al. Neurodevelopmental outcome at 2 years in children born preterm treated by amnioreduction or fetoscopic laser surgery for twin-to-twin transfusion syndrome：comparison with dichorionic twins. Am J Obstet Gynecol，2009，201（3）：291. e1-5.

[21] O'Brien WF，Knuppel RA，Scerbo JC，et al. Birth weight in twins：an analysis of discordancy and growth retardation. Obstet Gynecol，1986，67（4）：483-486.

[22] Erkkola R，Ala-Mello S，Piiroinen O，et al. Growth discordancy in twin pregnancies：a risk factor not detected by measurements of biparietal diameter. Obstet Gynecol，1985，66（2）：203-206.

[23] Valsky DV，Eixarch E，Martinez JM，et al. Selective intrauterine growth restriction in monochorionic

twins: pathophysiology, diagnostic approach and management dilemmas. Semin Fetal Neonatal Med, 2010, 15 (6): 342-348.

[24] Gratacos E, Lewi L, Muñoz B, et al. A classification system for selective intrauterine growth restriction in monochorionic pregnancies according to umbilical artery Doppler flow in the smaller twin. Ultrasound Obstet Gynecol, 2007, 30 (1): 28-34.

[25] Rossi AC, D'Addario V. Umbilical cord occlusion for selective feticide in complicated monochorionic twins: a systematic review of literature. Am J Obstet Gynecol, 2009, 200 (2): 123-129.

[26] Robyr R, Yamamoto M, Ville Y. Selective feticide in complicated monochorionic twin pregnancies using ultrasound-guided bipolar cord coagulation. BJOG, 2005, 112 (10): 1344-1348.

[27] Lanna MM, Rustico MA, Dell'Avanzo M, et al. Bipolar cord coagulation for selective feticide in complicated monochorionic twin pregnancies: 118 consecutive cases at a single center. Ultrasound Obstet Gynecol, 2012, 39 (4): 407-413.

[28] Bebbington MW, Danzer E, Moldenhauer J, et al. Radiofrequency ablation vs bipolar umbilical cord coagulation in the management of complicated monochorionic pregnancies. Ultrasound Obstet Gynecol, 2012, 40 (3): 319-324.

[29] La Sala GB, Villani MT, Nicoli A, et al. Effect of the mode of assisted reproductive technology conception on obstetric outcomes for survivors of the vanishing twin syndrome. Fertil Steril, 2006, 86 (1): 247-249.

[30] Hillman SC, Morris RK, Kilby MD. Co-twin prognosis after single fetal death: a systematic review and meta-analysis. Obstet Gynecol, 2011, 118 (4): 928-940.

# 第六节　妊娠与哺乳期用药对子代的影响

新生儿出生缺陷的发生率为 $2\%\sim3\%$，而随访至 5 岁时新增出生缺陷约 $3\%$，至 18 岁时再增加 $8\%\sim10\%$ 的病例，其伴有各种功能异常性疾病以及智力运动发育迟缓。$70\%$ 的出生缺陷病例并没有明确的致畸原因，美国食品药品管理局（FDA）的调查认为，$1\%$ 的出生缺陷是与用药有关的。尽管妊娠期和哺乳期用药对于胎儿和新生儿的影响并不严重，但是统计资料显示约 $40\%$ 的孕妇在妊娠期使用药物，而 $70\%$ 是在妊娠早期使用的。因此有必要对妊娠期和哺乳期的药物使用进行研究并加以规范。在妊娠期，孕妇体内各系统发生一系列适应性的生理变化。由于胎儿、胎盘的存在及激素的影响，药物在孕妇体内的吸收、分布、代谢和排泄过程均有不同程度的改变。而哺乳期很多药物可通过乳汁转运为乳儿吸收，有些药物可能影响乳汁的分泌和排泄，本节将对于妊娠期和哺乳期的用药进行介绍。

## 【妊娠期和哺乳期药动学特点】

### （一）药物的吸收

药物口服时，生物利用度与其吸收相关。妊娠期间胃酸分泌减少、胃排空时间延长、胃肠道平滑肌张力减退，肠蠕动减慢、减弱，使口服药物的吸收延缓，吸收峰值后推且峰值常偏低。另外，早孕时有些呕吐频繁的孕妇其口服药物的效果更受影响。

### （二）药物的分布

妊娠期孕妇血容量增加 $35\%\sim50\%$，血浆增加多于红细胞增加，血液稀释，心输出量增加，体液总量平均增加 8000 ml，故妊娠期药物分布容积明显增加。

### （三）药物与蛋白质结合

妊娠期白蛋白减少，使药物分布容积增大。妊娠期很多蛋白质结合部位被内分泌激素等物质所占据，游离型药物比例增加，使孕妇用药效力增高。体外试验表明，妊娠期药物非结合型增加的常用药有地西泮、苯妥英钠、苯巴比妥、利多卡因、哌替啶、地塞米松、普萘洛尔、水杨酸、磺胺异噁唑等。

### （四）药物的代谢

妊娠期肝微粒体酶活性有较大的变化。受妊娠期高雌激素水平的影响，胆汁淤积，药物排出减慢，肝清除速度减慢。妊娠期苯妥英钠等药物羟化过程加快，可能与妊娠期间胎盘分泌的孕酮的影响有关。

### （五）药物的排泄

孕妇随心输出量和肾血流量的增加，肾小球滤过率约增加 $50\%$，肌酐清除率也相应增加，从肾排出的过程加快，尤其某些主要从尿中排出的药物，如注射用硫酸镁、地高辛和碳酸锂等。而妊娠高血压疾病患者肾血流量减少，肾功能受影响，又使由肾排出的药物作用延缓，药物排泄减慢、减少，反使药物容易在体内蓄积。

### （六）哺乳期药物的代谢特点

进入母亲血液的药物理论上讲都可以进入母亲的乳汁中。血乳屏障是决定乳汁中浓度的关键。屏障间的药物浓度梯度决定了转运量，同时受到药物分子量、与蛋白质的亲和力、可溶性、离子化程度及乳汁的 pH 值的影响。如果分子量低、脂溶性高、非离子化程度高，则容易进入乳汁中。一般而言，乳汁中的浓度只相当于血液浓度的 $1\%\sim2\%$，而其中又仅仅有部分被乳儿吸收，故通常不至于造成危险。

### （七）新生儿药物代谢特点

药物进入新生儿体内后，因其血浆白蛋白含量少，与药物结合的能力又差，致使具有药理活性的游离型药物增多。新生儿肝功能尚未健全，葡糖醛酸转移酶活性低，影响了新生儿对多种药物的代谢，新生儿消除药物代谢物的能力也低下，易致药物中毒。

## 【药物在胎盘的转运】

在妊娠的整个过程中，母体-胎盘-胎儿形成一个生物学和药动学的单位，三者中胎盘这一胎儿的特殊器官起着重要的传送作用。

### （一）药物在胎盘的转运部位

胎盘功能极为复杂。它不但有代谢和内分泌

功能，且具有生物膜特性，故相当多的药物可通过胎盘屏障进入胎儿体内。药物在胎盘的转运部位是血管合体膜，膜的厚度与药物的转运呈负相关，与绒毛膜表面积呈正相关。妊娠晚期时血管合体膜厚度仅为妊娠早期的 10% 左右。

### （二）胎盘转运药物的方式

1. 简单扩散作用　葡萄糖等的转运即属此类型。

2. 主动转运　需消耗能量，氨基酸、水溶性维生素及钙、铁等，在胎儿血中浓度均高于母血，通过此形式经胎盘转运。

3. 胞饮作用　药物可通过合体细胞吞饮作用进入胎体。

## 【药物通过胎盘的影响因素】

胎盘对药物转运的程度和速度受以下因素影响：

1. 药物的脂溶性　脂溶性高的药物易经胎盘扩散进入胎儿血循环，如安替比林、硫喷妥钠。

2. 药物分子的大小　小分子量（如 250~500）的药物比大分子量的扩散速度快，易通过胎盘。

3. 药物的解离程度　离子化程度低者经胎盘渗透较快。

4. 与蛋白质的结合力　药物与蛋白质的结合力与通过胎盘的药量成反比。

5. 胎盘血流量　胎盘血流量对药物经胎盘的转运有明显影响，如孕妇患感染性疾病，合并糖尿病、妊娠高血压疾病等，胎盘的渗透及转运发生变化，使正常情况下不易通过胎盘屏障的药物变得容易通过。

## 【妊娠期临床用药】

孕妇用药治疗疾病，使其尽早痊愈，有利于胚胎和胎儿的生长发育，但所用药物有时却对胚胎、胎儿产生损害，其损害程度又与用药时的胎龄密切相关。妊娠不同时期用药适应证常常不同，对胎儿的损害也有很大差别。

### （一）妊娠早期用药

受精卵着床于子宫内膜前称为着床前期。此期虽然对药物高度敏感，但如受到严重药物损害，可造成极早期的流产，如此期曾短期服用少量药物，不必过分忧虑。关键在于受孕后的 3~12 周，此时胚胎、胎儿各器官处于高度分化、迅速发育

阶段，药物影响此过程可能导致某些系统和器官畸形。妊娠 12 周内是药物致畸最敏感的时期，故此期用药应特别慎重。

1. 用药与致畸的关系　畸形主要发生在器官形成期。妊娠 4 个月以后，胎儿绝大多数器官已形成，药物致畸的敏感性降低，虽然不致造成严重畸形，但尚未分化完全的器官（如生殖系统）仍有可能受损。神经系统在整个妊娠期间持续分化、发育，故药物的影响一直存在。此外，有些药物对胎儿致畸的不良影响不表现在新生儿期，而是在若干年后才显示出来。如孕妇服用己烯雌酚致生殖道畸形或阴道腺癌，至青春期才明显表现出来。

2. 药物致畸性的评定　致畸因素很多，致畸原因往往不明确。现将经临床实践证明有致畸作用的药物简述如下：

胎儿酒精综合征：发生率从 1979 年的 1/10 000 到 1993 年的 6/10 000，受累患儿最常表现为精神发育迟缓，多动，持续易激惹。有明显的面部特征，往往伴有先天性心脏病、关节缺陷。胎儿受累常发生在慢性摄入大量者或狂饮者。

抗抽搐药物与胎儿畸形的关系：癫痫妇女即使不用抗抽搐药物，胎儿畸形的发生率也增加。癫痫妇女胎儿畸形的发生率为 70/1000，而对照组仅为 30/1000。常见的畸形包括唇裂和先天性心脏病。唇裂的发生率较正常对照组高 10 倍。孕妇不用抗抽搐药物，胎儿畸形的发生率为 1.9%，若用 2 种药物为 5.5%，用 3 种药物为 11%，4 种药物为 23%。抗抽搐药物包括卡马西平、苯妥英钠及丙戊酸等。

抗凝剂最常用的是华法林，低分子量易通过胎盘，造成明显的致畸。若在 6~9 周使用，可发生胚胎病变，特征是鼻骨发育不良、彩点状的脊柱及骨骺。这是由于胎儿出血所致，因为维生素 K 凝集因子在胚胎期不存在，药物通过抑制易位后的凝集蛋白的羧基化作用而引起畸形的发生，表现为华法林综合征、点状软骨发育不良。如在妊娠中晚期用药，可引起中枢神经系统发育不良、胼胝体异常和 Dandy-Walker 畸形；若腹中线发育不良，可引起小眼、视神经萎缩、无视力、发育迟缓、精神发育迟缓等。

目前的资料中未列入的药物并非无致畸性，而已列入的也未必是致畸性最强的。另外，具有

致畸性的药物应用后是否出现畸形与孕妇暴露于该药的时间长短、剂量大小、胎龄等均有关系。

3. 药物对胎儿危害的分类标准　美国 FDA 于 1979 年根据动物实验和临床实践经验及对胎儿的不良影响，将药物分为 A、B、C、D、X 五类。

A 类：妊娠期患者可安全使用。在设对照组的药物研究中，在妊娠首 3 个月的妇女中未见到药物对胎儿产生危害的迹象（并且也没有在其后的 6 个月发现具有危害性的证据），该类药物对胎儿的影响甚微。

B 类：有明确指征时慎用。在动物繁殖研究中（未进行孕妇的对照研究），未见到药物对胎儿的不良影响；或在动物繁殖研究中发现药物有副作用，但这些副作用并未在设对照组的、妊娠首 3 个月的妇女中得到证实（也没有在其后的 6 个月发现具有危害性的证据）。

C 类：在确有应用指征时，充分权衡利弊决定是否选用。动物研究证明药物对胎儿有危害性（致畸或胎儿死亡等），或尚无设对照组的妊娠妇女研究，或尚未对妊娠妇女及动物进行研究。只有在权衡对孕妇的益处大于对胎儿的危害之后，方可使用。

D 类：避免应用，但在确有应用指征且患者受益大于可能的风险时，在严密观察下慎用。已有明确证据显示，药物对人类胎儿有危害性，但尽管如此，孕妇用药后绝对有益（如该类药物用于挽救孕妇的生命，或治疗用其他较安全的药物无效的严重疾病）。

X 类：禁用。对动物和人类的药物研究或人类的用药经验表明，药物对胎儿有危害，而且孕妇应用这类药物无益，因此禁用于妊娠和可能妊娠的患者。

**（二）妊娠中期和晚期用药问题**

妊娠中晚期，药物对胎儿的致畸可能性减少。药物的不良影响主要表现在牙、神经系统和女性生殖系统，此时期用药要根据用药适应证权衡利弊，做出选择。

**（三）妊娠期用药原则**

单药有效者避免联合用药；有疗效肯定的老药时，避免用尚难确定对胎儿有无不良影响的新药；小剂量有效者避免用大剂量。妊娠早期避免使用 C 类、D 类药物。若病情急需，要应用肯定对胎儿有危害的药物，则应先终止妊娠，再用药。

**（四）妊娠期常用药物**

妊娠期常用药物分类别介绍如下：

1. 抗感染药　在妊娠过程中，孕妇存在发生细菌性、真菌性、寄生虫或病毒感染的风险。

（1）抗生素：大部分抗生素属于 A 类或 B 类，一般来讲对胚胎、胎儿的危害小，可安全应用。但有些抗生素对胎儿的不良影响要引起足够重视，如链霉素、庆大霉素和卡那霉素对听神经有损害；氯霉素可导致"灰婴综合征"；四环素可致乳牙色素沉着和骨骼发育迟缓；呋喃妥因可能导致溶血；磺胺类药物在胎儿体内与胆红素竞争蛋白质，可能导致胆红素脑病。这些药物妊娠期不宜应用。

（2）抗真菌药：应用克霉唑、制霉菌素未见对胎儿有明显不良影响。但灰黄霉素可致连体双胎；酮康唑可对动物致畸，对人类尚无证据。

（3）抗寄生虫药：硝基咪唑类（如替硝唑、甲硝唑）的应用有争议。甲硝唑在动物有致畸作用，但临床未得到证实，妊娠早期不用为宜，妊娠中、晚期可选用。抗疟原虫的奎宁致畸作用较肯定，应禁用；而氯喹的安全性相对大些，在东南亚疟疾高发区用。

（4）抗病毒药：病毒感染的治疗中，抗病毒药物的安全性相关的临床资料不多。利巴韦林（病毒唑）、阿昔洛韦、阿糖腺苷、更昔洛韦等可用于重症全身性病毒感染。某些妊娠期病毒感染可引起胎儿宫内感染，导致流产、畸形、胎死宫内、胎儿宫内发育迟缓、新生儿期感染或青春期发育障碍，妊娠期是否应用抗病毒治疗值得进一步探讨。

2. 强心和抗心律失常药　大多数对胎儿是安全的，常用的洋地黄制剂能迅速经胎盘进入胎儿体内。近年开始用地高辛及抗心律失常药物，如奎尼丁、利多卡因等治疗胎儿宫内心动过速、心律失常，并取得疗效。

3. 抗高血压药　β 肾上腺素能受体阻断药（如普萘洛尔）常用于治疗妊娠期心动过速，迄今无致畸的报道；中枢性抗高血压药（如甲基多巴、可乐定等）列为 C 类药，妊娠期慎用；钙拮抗药

（如硝苯地平）及血管舒张剂（如肼屈嗪）也属 C 类药物；新型的不含巯基的血管紧张素转换酶抑制药（如螺普利）既是一线降压药，也是治疗心力衰竭的一线药物，妊娠期可慎用。

4. 抗惊厥药　常用的水合氯醛未发现不良作用。适量应用硫酸镁治疗妊娠高血压，而临床最常用的抗惊厥药是苯妥英钠。一方面实验室及临床资料均证明，长期用药可致畸，分娩过程用对新生儿有不同程度的抑制作用；另一方面应用此药抗惊厥可获得显著疗效，故要权衡利弊决定用否。

5. 平喘药　氨茶碱类治哮喘的药仍为临床常用药，但应注意剂量和用药时间，其属于 C 类药。

6. 降血糖药　胰岛素的应用使妊娠合并糖尿病的围产婴儿死亡率由 60% 左右下降至 3% 左右。药物治疗时，甲苯磺丁脲有致畸作用的报道，苯乙双胍（降糖灵）可使新生儿黄疸加重，这些药物均属 D 类药。第二代磺酰脲类口服降血糖药对胎儿的不良影响缺乏临床资料，也为孕妇禁用药物。胰岛素为 B 类药，安全性大，不能通过胎盘，动物实验无致畸作用，是目前最常用的降血糖药。

7. 止吐药　妊娠早期呕吐剧烈者需要治疗，偶尔短期应用危害不大，但要选择用药，D 类药禁用，C 类药应慎用，可选用 B 类药美克洛嗪和塞克力嗪，衡量利弊做出决定。本品可分泌到乳汁，增加新生儿胆红素脑病的概率，应慎用。

8. 肾上腺皮质激素　孕妇可选用 B 类药泼尼松、泼尼松龙，而地塞米松被列为 C 类的机会多利大于弊。

9. 性激素类药　妊娠期间雄性激素和女性激素均应不用，因可引起男婴女性化、女婴男性化。妊娠早期用己烯雌酚可致女孩青春期后阴道腺癌、透明细胞癌的发生。习惯性流产确定是由于孕酮不足而引起流产者，应用天然的孕激素黄体酮，且不宜大剂量、长时间使用。

## 【分娩期临床用药】

分娩过程中出现合并症、并发症或胎儿出现宫内窘迫时需用药，包括宫缩剂、宫缩抑制剂、解痉镇静剂、血管扩张剂、强心利尿剂及抗生素等。

### （一）产程中镇痛药、麻醉药的应用

哌替啶是分娩镇痛常用的药物，肌内注射 50～100 mg 镇痛可持续 4 h，血中最高浓度在用药后 2～3 h。为使药物呼吸抑制的副作用降至最低程度，要计算好注射药物到胎儿娩出的时间。胎儿娩出时间应避开药物在胎儿体内的浓度高峰，尽可能让出生时新生儿体内的药物浓度处于低水平，故让胎儿在用药后 1 h 内或 4 h 后娩出为好。

### （二）子宫收缩药和子宫收缩抑制药的应用

胎儿娩出前不使用麦角制剂，因其引起强直性子宫收缩。诱发宫缩（引产）和促进分娩的常用方法是静脉滴注缩宫素，加强监护，调整药物用量和静滴速度，可保持子宫的节律性收缩。

治疗早产常用的药物有两类：一类是直接抑制子宫收缩药（如硫酸镁、硝苯地平、沙丁胺醇），另一类是前列腺素合成酶抑制剂［地诺前列酮（$PGE_2$）、地诺前列素（$PGF_2$）］。

### （三）防治子痫抽搐药物

先兆子痫和子痫对母胎的危害均很大，首选药物为硫酸镁。

1. 硫酸镁的作用机制　镁离子可抑制运动神经末梢释放乙酰胆碱，阻断神经肌肉接头的传导，从而使骨骼肌松弛，尚可使血管内皮合成 PGI 增多，血管扩张，痉挛解除，血压下降；镁依赖的 ATP 酶恢复功能，有利于钠泵的运转，达到消除脑水肿、降低中枢神经细胞兴奋性、制止抽搐的目的。

2. 用药方法　肌内注射和静脉给药，日总量控制在 20～25 g。

3. 毒性反应　硫酸镁过量可使心肌收缩功能和呼吸受抑制，危及生命。

4. 注意事项　用药前及用药中均应密切观察患者，测定血镁浓度；定时检查膝反射，腱反射必须存在；呼吸必须多于 16 次/分，尿量不少于 25 ml/h，24 h 尿量应大于 600 ml。治疗时须备好钙剂（如 10% 葡萄糖酸钙）作为解毒剂，以及氧气等抢救用品。

## 【妊娠期常见的用药咨询】

在妊娠期，孕妇出现了生理性的适应性改变，由此会出现一些症状，如反酸、嗳气、便秘或者腹泻等消化道症状，这些症状造成孕妇的不适，需要使用药物改善症状；也可出现新的疾病或者原发疾病加重等状况。对于常见的一些不适症状以及疾病的用药咨询，见表 2-6-1。

表 2-6-1　妊娠期常见症状和疾病的用药咨询

| 常见症状或疾病 | 在妊娠期应用相对安全的药物 |
| --- | --- |
| 过敏性疾病 | 氯苯那敏（扑尔敏）、苯海拉明、氯雷他定 |
| 普通感冒 | 咳嗽糖浆、盐水滴鼻液或喷雾、酚麻美敏混悬液 |
| 便秘 | 甲基纤维素、卡波非钙咀嚼片剂（缓泻药）、Metamucil（膳食纤维）、乳果糖 |
| 腹泻 | 盐酸洛哌丁胺胶囊（易蒙停）、白陶土和果胶止泻剂（Kaopectate），活性白土溶液（Parepectolin）建议在妊娠 12 周之后使用，仅使用 24 h |
| 头痛 | 对乙酰氨基酚（扑热息痛） |
| 胃灼热 | 碳酸钙口服混悬液、铝碳酸镁片 |
| 痔疮 | 氧化锌痔疮膏 |
| 恶心、呕吐 | 盐酸赛克力嗪、多潘立酮、维生素 $B_6$ |
| 瘙痒 | 苯海拉明、炉甘石液、氢化可的松乳膏 |
| 甲状腺功能亢进 | 丙硫氧嘧啶，最小剂量为宜，孕 10 周后用药量大可致胎儿甲状腺功能低下 |
| 妊娠高血压疾病 | 硫酸镁（B 类）、肼屈嗪（C 类）、硝苯地平（C 类），避免应用噻嗪类利尿药和血管紧张素转化酶抑制剂 |
| 糖尿病合并妊娠 | 妊娠期首选胰岛素，妊娠前应用口服降糖药物者，需在妊娠前调整为胰岛素 |
| 贫血 | 硫酸亚铁、枸橼酸铁铵、葡萄糖酸亚铁、右旋糖酐铁，服用铁剂同时加服维生素 C 100 mg |
| 早产 | 单疗程糖皮质激素；宫缩抑制剂：硫酸镁（B 类）、β 肾上腺素能受体激动剂（B 类）、吲哚美辛（B 类）、缩宫素拮抗剂（B 类）、硝苯地平（C 类） |
| 妊娠合并哮喘 | 轻度间歇性——短效 $\beta_2$ 受体激动剂<br>轻度持续性——每日吸入小剂量糖皮质激素布地奈德<br>中度持续性——小剂量吸入糖皮质激素＋$\beta_2$ 受体激动剂<br>重度持续性——吸入糖皮质激素＋全身糖皮质激素 |
| 妊娠合并风湿性疾病 | 糖皮质激素（B 类）、泼尼松、氢化可的松<br>非甾体消炎药（B 类），不能用于妊娠 7～9 个月<br>羟氯喹（C 类），控制病情活动 |

## 【哺乳期临床合理用药】

药物通过母乳进入新生儿体内的数量与两方面因素有关：一是药物分布到乳汁中的数量，二是新生儿能从母乳中摄入药物的量。药物分子量小，解离度高，脂溶性高且呈弱碱性者，在乳汁中含量高。如服用甲硝唑、异烟肼、红霉素和磺胺类药物，乳汁中药物浓度约为乳母血清中该药浓度的 50%，应慎用。

哺乳期用药的基本原则包括：

1. 在医生的指导下用药，要有明确的用药指征；选用有效的最小剂量，不能随意停药或者加大药物剂量。

2. 在不影响治疗效果的情况下，选用进入乳汁量少、对新生儿影响最小的药物。用药时间选择在哺乳刚结束后，并尽可能与下次哺乳的时间间隔 4 h 以上，或者根据药物的半衰期来调整哺乳间隔的时间。

3. 用药时间长或者剂量较大，可能造成不良影响时需要监测乳儿的血药浓度。乳母必须用药又缺乏相关的安全证据时建议暂停哺乳。

4. 乳母用药也可以应用于新生儿，则一般是安全的。

## 【哺乳期用药的分类标准】

可以哺乳：目前的资料表明该类药物是安全的，可以在服用药物的同时继续母乳喂养。

可以哺乳，但是临床观察到有相关的副作用出现：因此需要监测婴幼儿对于药物的反应，同时需要告知哺乳妇女。一旦出现副作用，需要停止使用，使用替代药物。如果不能停止服用这种药物，则需要停止哺乳，进行人工喂养，直至停药。

尽可能避免使用：此类药物明确影响婴幼儿，有些副作用会很严重，因此需要进行监测，没有其他类似药物替代的情况下再使用。母亲在母乳喂养的时候需要告知其可能出现的情况，一旦发生严重的副作用，需要停止用药。如果没有替代药物，则需要停止哺乳，改为人工喂养。某些药物可能会抑制泌乳，导致母乳量减少，因此尽可能避免使用。但是如果仅为短期服用，则不需要人工喂养，需要鼓励婴儿频繁地吸吮，以促进乳汁的分泌。

哺乳期禁用：如果需要使用，则需要停止母乳喂养，直至治疗结束。此类别中的药物很少，多为抗癌药物和放射性药物。

其他一些需要考虑的因素：某些药物的安全

性与婴幼儿的年龄有关。早产儿和新生儿与较大婴儿相比，其吸收和排泄药物的能力均低，因此对于这些婴儿需要加倍小心。有一些药物并不在我们常用药物的列表中，那么除非这种药物有明确的哺乳禁忌（例如是细胞毒性药物），一般情况下我们建议母亲继续母乳喂养，但是需要观察不良反应。

哺乳期常用药物的使用（表 2-6-2）：抗肿瘤药、锂制剂、抗甲状腺药及喹诺酮类在哺乳期应为忌用药。应用抗滴虫和抗厌氧菌感染的药物硝基咪唑类及应用放射性药物时，应暂停哺乳，直至放射性消退后再开始哺乳。如用放射性钠，至少停哺乳 4 天。哺乳期允许应用的药物也应掌握适应证，适时适量应用。

表 2-6-2　常见哺乳期使用药物分类

| | |
|---|---|
| 禁忌进行母乳喂养的药物 | 抗癌药物（抗代谢药物）、放射性药物（暂时停止母乳喂养） |
| **继续母乳喂养的药物** | |
| 有可能出现副作用，需要监测婴儿是否嗜睡 | 精神科药物及抗惊厥药物（个别药物） |
| 尽可能使用替代药物 | 氯霉素、四环素、甲硝唑、喹诺酮类抗生素（如环丙沙星） |
| 监测婴儿黄疸 | 磺胺类药物，氨苯砜、磺胺甲噁唑＋甲氧苄啶（复方磺胺甲噁唑片）、磺胺＋乙胺嘧啶（Fansidar） |
| 使用替代药物（可能会抑制泌乳） | 雌激素（包括含雌激素的避孕药）、噻嗪类利尿剂、麦角新碱 |
| 常用剂量很安全，需要监视婴儿的反应 | 常用的药物<br>止痛药，退热药，短期使用对乙酰氨基酚、乙酰水杨酸、布洛芬，偶尔剂量的吗啡和杜冷丁<br>抗生素：氨苄西林、阿莫西林、氯唑西林、其他青霉素、红霉素<br>抗结核药、抗麻风病药物（氨苯砜）<br>抗疟药（甲氟喹和 Fansidar 除外）、抗寄生虫药、抗真菌药<br>支气管扩张剂（如沙丁胺醇）、糖皮质激素、抗组胺剂、抗酸剂、糖尿病药物、抗高血压药、地高辛<br>营养补充碘、铁、维生素 |

（魏　媛）

## 参考文献

[1] Mitchell AA，Gilboa SM，Werler MM，et al. Medication use during pregnancy，with particular focus on prescription drugs：1976—2008. Am J Obstet Gynecol，2011，205（1）：1-8.

[2] Wilkins-Haug L. Teratogen Update：toluene. Teratology，1997，55（2）：145-151.

[3] Andrade SE，Gurwitz JH，Davis RL，et al. Prescription drug use in pregnancy. Am J Obstet Gynecol，2004，191（2）：398-407.

# 第七节　胎儿生长受限

胎儿生长受限（fetal growth restriction, FGR）是指胎儿的生长没有达到遗传学上可能达到的水平，也称宫内发育迟缓（intrauterine growth retardation）。临床上的定义为：胎儿的体重低于同胎龄儿体重的第 10 百分位，或低于同胎龄儿平均体重两个标准差。胎儿的体重呈正态分布，平均值减两个标准差相当于第 3 百分位，而以低于第 10 百分位为标准更为敏感。FGR 是围生期主要并发症之一，也是造成围生儿死亡的主要原因。由于其病因复杂，可分为胎儿、胎盘及母体因素，诊断困难，临床疗效甚微，故一直备受关注。我国的发病率平均为 6.39%，其围生儿病死率为正常的 4～6 倍。不仅如此，FGR 对胎儿的危害还将延续到其生后，表现为体格和智力发育均落后以及成年后心血管、神经系统疾病和代谢性疾病发病率的升高。在儿童期与正常儿相比，不但体格发育缓慢，而且可能伴随智力发育低下。

## 【病因】

### （一）母体因素

1. 感染　母体发生感染性疾病会对胎儿生长发育造成影响，常见的感染主要为 TORCH 感染和某些细菌、螺旋体感染，其中最常见的病原体为巨细胞病毒和风疹病毒。当孕妇感染人巨细胞病毒后，出现母体病毒血症，引起胎盘或绒毛感染并可潜伏于这些组织中。反复多次的感染引起绒毛膜炎及胎盘炎性改变，胎盘功能低下而造成 FGR。其他病原微生物的感染亦可导致相同的病理变化而影响胎儿生长发育。

2. 遗传因素　Labatide 等发现胎儿生长受限的发病存在明显的家族聚集倾向，这表明在 FGR 的发病机制中，遗传因素起一定的作用。生育过 FGR 患儿的母亲比正常人群生育 FGR 患儿的可能性高 2～4 倍。体格矮小的孕妇一般分娩低出生体重儿，母亲的身高、体重增加时，新生儿的出生体重相应增加，但当孕妇身高体重增加多于理想身高体重的 120% 时，胎儿出生体重并不相应增加。

3. 母体营养　Godfrey 等报道，英国南安普敦部分孕妇妊娠早期摄入过量糖类，妊娠期间胎盘发育不良，面积过小并且胎儿体格亦变小；若在妊娠晚期增加蛋白质的摄入量，则可促进胎儿生长发育。类似的发现亦可在其他一些英国孕妇中观测到。研究表明，当胎儿从母体中获得的氨基酸、微量元素减少时，会直接影响胎儿的生长发育；另一方面，对母体而言，核酸和蛋白质等合成减少时，胎盘绒毛总面积缩小，亦可影响子宫胎盘循环的血供，引起习惯性流产、子痫、胎儿生长发育受限、畸形，甚至引起死胎、死产。妊娠期碘摄入不足易造成呆小病患病率增加已得到公认。另有妊娠期叶酸、维生素 B 族缺乏易造成神经管缺陷等。对发达国家初产妇和经产妇的研究表明，叶酸、维生素 $B_6$、硫胺素及 Fe、Zn 等微量元素的摄入量均不足，并且在吸烟孕妇中更为明显。

4. 母亲不良生活习惯　大量研究表明，妊娠期间吸烟对胎儿发育有害，吸烟的母亲生育低出生体重儿的比例相应较高，大致存在剂量效应关系。据估计，孕妇每天抽 1 支烟会导致胎儿平均出生体重减少 10～15 g，当孕妇每天抽烟达到 10 支时，早产儿的出生率大致是未抽烟妇女的 2 倍。随着每天吸烟量的增加，这一比例还会有所上升。研究表明，孕妇吸烟后，烟草中的尼古丁等有害物质会引起母体儿茶酚胺反复释放，儿茶酚胺作用于胎盘，造成胎盘血流灌注减少，胎儿氧供减少，从而导致胎儿生长受限。Rocha 等则认为是尼古丁通过影响胎儿和母体间的气体交换造成胎儿慢性缺氧，从而导致胎儿生长受限。毒品对生殖系统具有毒性。孕妇滥用可卡因除可导致心血管异常、胆道闭锁外，另有研究表明，使用可卡因的孕妇亦较未使用者胎儿生长受限的发生率大约增加 1 倍以上。此外，研究表明妊娠前 3 个月内饮酒会使胚胎产生畸形，死胎率增加，而近足月饮酒则可以影响出生体重。国内学者通过让动物被动饮酒建立 FGR 模型，进行研究后认为，血管舒缩因子比例失衡造成胎儿供血障碍可能参与了

FGR 发病的关键环节。

5. 多胎妊娠 Garite 经过回顾性研究发现，直至 3 胞胎孕 29 周和双胞胎孕 32 周的所有孕龄中，每 1 孕周的平均出生体重均相似，在这些孕龄后，双胞胎和单胎间总的不同之处是由双胞胎中较小婴儿的体重造成的，且由于双胎子宫缺乏足够的空间，胎盘功能不足而产生 FGR，其发生率为 12%～34%。尽管多胎妊娠中所见到的小于胎龄儿是否应按单胎妊娠的标准来判断仍存在争议，但胎儿间有血液循环交通的情况下，胎儿生长受限仍然是很正常的。

6. 母体合并其他疾病 妊娠期间母体患其他疾病易导致胎儿生长受限早已得到公认。妊娠期高血压疾病、妊娠早期出血、死胎的患者，胎儿生长受限的比例会相应增加，另外，孕妇严重贫血、肺部疾病易造成母体低氧血症，胎儿生长受限发病率上升。可见，只要是能影响子宫胎盘血供及造成母体和胎儿缺氧的疾病，胎儿生长受限的发病率均会有所增加。

### （二）胎盘因素

胎盘因素是 FGR 发生的重要因素。胎盘大体结构异常，如单一脐动脉、脐带帆状附着、胎盘血管瘤形成等常会导致 FGR 的发生。胚泡着床后滋养细胞完成对子宫螺旋小动脉的侵蚀过程是形成正常子宫胎盘循环的关键，在这一过程中，母体对胎儿的免疫耐受、胎盘合体滋养细胞分泌的一系列因子（如血管内皮生长因子等）、子宫蜕膜基质的内环境三者相互平衡，构建良好的胎儿血供，其中任何一方面出现异常均可导致子宫胎盘循环形成障碍，胎儿供血供氧受限，FGR 发生率增加。

### （三）胎儿因素

胰岛素对胎儿的正常生长发育起着很重要的作用。若发生胰岛素抵抗，胎儿的正常生长发育将受到限制。研究证实，胰岛素样生长因子结合蛋白-1 和胰岛素样生长因子-1（insulin-like growth factor，IGF-1）竞争胰岛素样生长因子-1 受体，阻止 IGF-1 对滋养细胞功能的调节作用，抑制滋养细胞对子宫组织的侵蚀重塑过程，导致胎盘绒毛发育不良，影响胎盘正常形成过程，子宫胎盘血液循环建立过程受阻，胎儿从母体获得的营养物质供应受到影响，胎儿生长发育受限。Woods 认为空腹胰岛素水平和胰岛素敏感性与整夜生长激素分泌显著相关，并提出生长激素和 IGF-1 的促生长刺激作用的抵抗可能是造成胰岛素抵抗的机制之一。目前大多数研究则认同 FGR 与胰岛素抵抗是胎儿时期宫内不良环境和遗传易感性相互作用的结果，并且葡糖激酶等基因的变异亦起到重要的作用。

### 【发病机制】

FGR 的病因复杂并且可能由多因素造成。尽管对胎儿生长造成负面影响的原因很多，但是其具体的作用机制我们知道的甚少。在这些影响因素中包括母体因素，如营养不良、慢性高血压和子痫前期。另外，胎盘形成缺陷和胎儿因素，如染色体异常和先天异常都会影响胎儿的出生体重。胎盘形成缺陷导致的 FGR 是因为胎盘功能不足，从而影响了胎儿从母血中获得营养并导致代谢废物运输障碍。胎盘功能缺陷也体现在一方面，即子宫循环灌注的减少。另外子宫动脉阻力增加也是 FGR 发病的常见原因，因为高阻力可以降低子宫胎盘灌注。因此胎盘功能不足会直接影响胎儿在子宫内的生长。

### 【病理生理】

1. 遗传因素 遗传因素所致的 FGR 的畸形范围广，包括中枢神经系统、心血管系统、胃肠道、泌尿生殖系统、肌肉骨骼系统和颅面畸形。

2. 胎儿感染 引起 FGR 发生的机制还不清楚。通过巨细胞病毒及风疹病毒围生期感染结果的研究，发现有几个机制最后可导致 FGR。通过胎盘，胎儿感染巨细胞病毒后，病理表现主要是细胞溶解。在随后的愈合过程中出现水肿、炎症、纤维化，偶尔发生钙化。这一过程不仅使重要的细胞成分丧失，而且无功能细胞取代之，从而导致解剖变化，进而降低了功能。

3. 胎盘异常 见于提供主要营养素交换的胎盘表面积的缺失，从而引起 FGR。用微球栓塞胎盘循环的胎羊研究中，出生体重降低了 30%。但在另一组研究中，FGR 的胎盘组织学检查未见有明显的病理改变；而有的研究则提示有胎盘微血管病灶，在 3 级绒毛干肌层小动脉有闭塞，这可能是 FGR 发生的基础。

4. 多胎 双胎中 FGR 的发病机制知之甚少，但在新生儿期，其生长发育会迎头赶上，说明多胎妊娠的宫内环境限制了其生长发育。这可能是过多的胎盘组织限制了胎盘组织生长，导致胎儿生长受限；也可能是多胎共享母体营养所致。

5. 神经系统　在妊娠早期，神经系统发育主要表现为神经元数量的增多，而妊娠后期主要是细胞的增大、神经轴突等的分支以及髓鞘形成，故脑发育最易受到影响的时期是妊娠前半期。在脑的发育中，小脑速度最快，故最易受到胎儿宫内生长障碍的影响。如果形成 FGR 的影响因素在妊娠早期就开始，则 FGR 儿可有动作笨拙、智能落后等现象。

6. 呼吸系统　从孕 30 周开始，肺泡表面活性物质可以在羊水中测得。胎儿肺中表面活性物质的增多主要与胎龄有关，与体重无关。故足月 FGR 儿与同体重的早产儿相比，其呼吸窘迫综合征的发生率明显较低。

7. 肾上腺皮质　胎儿肾上腺皮质与成人不同，到出生时为止，胎儿带占 80%，成人带占 20%。不论胎龄如何，生后胎儿带开始迅速退化，成人带在 1～5 周内增加到 50%。新生儿的应激功能主要与成人带的功能有关。FGR 儿由于胎盘功能不全，肾上腺皮质功能低下，故应激反应不仅不如正常足月儿，且不及同体重的早产儿。

8. 体温调节　早产 FGR 儿由于汗腺发育不成熟，故出汗功能受限制。足月 FGR 儿已具有出汗功能，且在寒冷时产热反应也较好，但由于贮能少，容易耗尽，不能御寒，且易导致严重低血糖，故应注意保暖。

9. 代谢特点　FGR 儿除肝糖原贮量低外，糖原异生作用也差，此为 FGR 儿容易发生低血糖的综合原因。FGR 儿出生头 3 h 内空腹血糖值为 2.2～2.6 mmol/L（39～47 mg/dl），若不及时喂养或静脉补充葡萄糖，在 2～36 h 内可降到 0.6～1.6 mmol/L（10～30 mg/dl），产生有症状或无症状性低血糖。若不及时治疗，可致死或造成神经系统后遗症。早产 FGR 儿并发缺氧或低温时，低血糖的发生率最高。FGR 儿静脉补充葡萄糖的耐受程度较同体重的早产儿为佳，但较同胎龄的正常足月儿为差。出生体重越低的 FGR 儿，其耐糖能力越差。FGR 儿如果无并发症，则随着出生日龄的增加，其耐糖能力在 1 周左右即可明显提高。

FGR 儿脂肪酸的贮存相对比糖类多，血浆中脂肪酸、甘油、酮体在出生后迅速上升到最高值，加上 FGR 儿常有宫内缺氧，故大多数有不同程度的酸中毒，可表现为面色苍白、衰弱无力、循环不良、肌张力降低、呼吸困难加重等，需及时采取措施。

【临床表现】

1. 内因性均称型 FGR　在妊娠开始或在胚胎期，危害的决定因素已发生作用。其特点为新生儿的体重、头径、身高相称，但和孕周不相称；各器官的细胞数减少、脑重量低；半数新生儿有畸形，能危及生存；主要病因为先天性或染色体病变、病毒或弓形虫感染等。

2. 外因性不均称型 FGR　危害因素在妊娠晚期才发生作用，胎儿内部器官基本正常，仅营养缺乏，故体重减轻而头围与身长不受影响。其特点为新生儿发育不均称，头围和身体与孕周相符合而体重偏低；外表呈营养不良或过熟状态；基本病因为胎盘功能不良或失调，常伴有妊高征、慢性肾炎、过期妊娠等病因。

3. 外因性均称型 FGR　是一种混合型，由于营养不良，缺乏重要营养物质（如叶酸、氨基酸等）引起。致病因素是外因，但是在整个妊娠期都发生影响，所以后果类似内因性 FGR。其特点为新生儿体重、身长与头径均减少，同时有营养不良状态；各器官体积均小，肝脾更严重，细胞数能减少 15%～20%，有些细胞体积也缩小。

以上 3 型中，以内因性均称型的新生儿预后最不理想。

【辅助检查】

1. 尿雌三醇测定　可以协助诊断胎儿和胎盘功能，在内因性均称型 FGR 中，尿雌三醇值曲线位于正常值和 2 个标准差之间，呈平行状态。在外因性不均称型 FGR 中，除非有肾上腺发育畸形，否则直到 37 孕周时，尿雌三醇值还和正常值符合，以后则不再增长，以致到孕 38 周时，处于 2 个标准差以下，指示有严重功能不足。若尿雌三醇值直线下降，常提示胎儿有危险。

2. 妊娠特异蛋白（SP1）测定　在孕 28 周以后，如 SP1 值小于第 10 百分位数，则多提示有胎儿生长受限，故 SP1 值测定有一定价值，可供临床参考。

3. 超声多普勒检查　对疑有胎儿生长受限者，应系统地超声测量胎头双顶径，每 2 周一次，观察胎头双顶径增长情况，正常胎儿在孕 36 周前双顶径增长较快，如胎头双顶径每 2 周增长<2 mm，则为胎儿生长受限，若增长>4 mm，则可排除胎儿生长受限。此外，B型超声测胎儿胸廓前后径、腹部横径及腹部周径也能预测低体重儿体重，其中以胸廓周径较为正确。近年来，国外应用宫腔总容积（TIUV）测定也可早期诊断胎儿生长受限，其公式为 V＝0.523×ABC（0.523 为常数），A＝宫底至宫颈内口距离，B＝宫腔横径，C＝宫腔最大前后径。

4. 脐动脉速率波形　应用脐动脉速率波形可早期发现 FGR，通过脐动脉的收缩（S）与舒张（D）血流峰值 S/D 比值来观察胎儿胎盘血管动力学的情况。S/D 比值随胎龄增高逐渐下降，表示胎儿发育良好；如果比值上升，表示胎盘血流阻力升高，说明胎儿发育不良，从而预测 FGR。

**【诊断和鉴别诊断】**

**（一）体格检查要点**

确定孕龄、一般发育情况、营养状况、血压，连续监测孕妇体重变化。妊娠晚期，孕妇每周增加体重 0.5 kg，发生 FGR 时，妊娠晚期孕妇体重增加缓慢或停滞。

**（二）产科检查**

宫高、腹围增长情况，是否低于相应孕周正常值第 10 百分位数，连续 3 周小于第 10 百分位数为筛选 FGR 的指标。孕 18～30 周时，宫底高度与孕周有明确相关性，若低于正常宫高 2 个标准差，则考虑 FGR。胎儿发育指数＝宫高（cm）－3×（月份＋1），指数在－3 和＋3 之间为正常，小于－3 提示可能为 FGR。

B型超声测量：

1. 可以通过以下数据的测量来筛选 FGR。常用的测量参数如下：

（1）头围与腹围比值（HC/AC）：比值小于正常，在同孕周平均值的第 10 百分位数以下即应考虑可能为 FGR，有助于估算不均称型 FGR。

（2）胎儿双顶径（BPD）：孕 28 周＜70 mm，孕 30 周＜75 mm，孕 32 周＜80 mm。

（3）股骨长径与腹围比值（FL/AC×100）：正常值为 22±2（平均值±2 倍标准差），比值大于 24，则不均称型 FGR 的诊断可以成立。

（4）羊水量与胎盘成熟度：多数 FGR 出现羊水过少（羊水最大暗区垂直深度测定≤2 cm、羊水指数≤5 cm）、胎盘老化的 B 型超声图像。35 周前出现Ⅲ级胎盘为病理性成熟图像，应警惕有无 FGR。

（5）彩色多普勒超声检查：妊娠晚期 S/D 比值≤3 为正常，脐血 S/D 比值升高时，应考虑有 FGR 的可能。频谱多普勒表现为舒张期血流速度降低、消失或反向，血流搏动指数（P1）≥1，血流阻力指数（Rl）≥0.7，脐动脉舒张期末波形缺失或倒置。

2. 胎儿生物物理评分　应用 B 型超声监测胎儿呼吸运动、肌张力、胎动、羊水量，并根据胎儿电子监护结果进行综合评分，满分为 10 分。FGR 时小于 6 分。

**（三）其他检查**

1. 胎盘功能检查　如测定孕妇尿雌三醇和雌三醇与肌酐比值、血清胎盘催乳素值、妊娠特异性 β 糖蛋白等。

2. 脐血、羊水细胞遗传学或分子遗传学检查。

3. 血糖、甲状腺功能检查、血常规、TORCH 检测等。

**（四）出生后诊断**

1. 出生体重　FGR 儿出生后，测量其出生体重，参照出生孕周，若低于该孕周应有体重的第 10 百分位数，则诊断为 FGR。

2. 胎龄估计　对出生体重＜2500 g 的新生儿进行胎龄的判断十分重要。神态老练；耳壳可触及软骨，易复形；乳腺易摸到结节；足跖纹理多；指甲超过指端；睾丸下降，阴囊皱襞多；大阴唇能遮盖小阴唇；肌张力较好；皮肤厚度增加，伴有蜕皮，皮肤色泽变淡；拥抱反射完成良好，伴有内收；握持反射能将婴儿身体带起等，均提示胎龄较大。此外骨骼的成熟度对胎龄的估计也可提供参考。

FGR 应与早产儿及其他原因引起的孕妇体重增加缓慢或停滞、羊水过少鉴别：

1. 早产儿　两者的共同表现为出生体重＜2500 g，可根据胎龄、体重、神态、皮肤、耳郭、乳腺、跖纹等方面加以鉴别。临床上往往可以发现一些低体重儿肢体无水肿，躯体缺毳毛，但耳壳软而不成形，乳房结节和大阴唇发育差的矛盾现象，则提示有早产 FGR 儿的可能。

2. 死胎　两者的共同表现为孕妇体重增加缓慢或停滞。区别点在于死胎者还存在胎动停止、胎心消失的表现，同时 B 型超声检查可见胎心和胎动消失。

3. 过期妊娠　两者的共同表现为妊娠期间羊

水过少，区别点在于检查时过期妊娠者胎儿发育无异常，故胎儿发育指数、子宫长度、腹围值均在正常范围。

4. 胎儿畸形　胎儿泌尿系统畸形时可出现妊娠期间羊水过少，区别点在于 B 超检查可发现胎儿异常。

**【治疗】**

胎儿生长受限的病因复杂，有许多病例病因尚不明确，发病机制尚待研究，这给 FGR 的治疗带来了一定的困难。对于可能引起 FGR 的疾病，可对症治疗。由于大多数 FGR 的主要病理生理改变为子宫胎盘血液循环障碍，故临床上主要在休息及加强营养、吸氧、补充微量元素的基础上，加以扩容、抗凝、活血化瘀及应用子宫松弛剂和血管活性药物来增加胎盘血供，预防和治疗 FGR。

1. 卧床休息　孕妇取左侧卧位，可使肾血流量和肾功能获得良好恢复，从而改善子宫胎盘的血供。孕妇卧床 1～2 周后，宫高可显著增长，胎儿指数明显增加，但卧床时间过长可增加血栓性疾病等并发症的发生，故推广受限。

2. 高压氧治疗　采用医用多人高压氧舱治疗，高压氧下血氧含量、血氧分压、组织储氧量及血氧弥散距离增加，进而改善孕妇、胎盘及胎儿缺氧状况，改善胎盘血供，使胎盘功能系统作用增强，使胎儿得到正常生长发育。临床应用并不多，其效果尚待进一步明确。

3. 静脉补充营养物质

(1) 用氨基酸或必需氨基酸和（或）水溶性维生素静滴。

(2) 10% 葡萄糖液加维生素 C、能量合剂静滴。

(3) 脂肪乳剂，包括中/长链脂肪乳等静滴。

(4) 转化糖注射液（耐能）静滴。

(5) 补充微量元素锌能促进胎儿的胰岛素样生长因子分泌，改善母体胰岛素样生长因子 (IGF-1) 的缺乏状态，更好地促进胎儿生长发育，其机制有待进一步研究。

4. 小剂量阿司匹林和肝素的应用　小剂量阿司匹林对母亲和胎儿均较安全，且能选择性抑制血栓素 $A_2$（$TXA_2$）的产生，使得 $PGI_2$ 占优势，纠正子宫胎盘血管中 $PGI_2/TXA_2$ 比值，促进子宫胎盘循环的血供。另外应用肝素来改善血液高凝状态，降低血液黏稠度，保护血管内皮细胞，使子宫胎盘血液循环得到改善，并且肝素不通过胎盘、不致畸，通过掌握合适的剂量来防止出血等副反应亦使肝素在临床治疗 FGR 中的地位越发重要。最近国外学者通过补充氨基酸来减少 FGR 的发生。

5. 中医中药治疗　主要是以活血化瘀为主的治疗方法，临床疗效尚不明确。常见川芎嗪注射液、复方丹参注射液等；另有以补益为主的治疗方法，如黄芪散加味、杜仲颗粒等。

**【预后与预防】**

**(一) 预后**

1. FGR 儿出生后的发育　FGR 儿以后的个体生长发育很难预测。一般均称性或全身性 FGR 在出生后生长发育缓慢；相反，不均称型 FGR 儿出生后生长发育可以很快赶上。FGR 儿今后的神经系统及智力发育也不能准确预测。

2. 再次妊娠 FGR 的发生率　有报道曾患 FGR 的妇女，再发生 FGR 的危险性增加。

**(二) 预防**

1. 内因性均称型 FGR　常由染色体病变或胎儿病毒感染引起。应及早作出诊断，可于妊娠期行羊膜腔或脐带血穿刺，完善染色体核型分析或甲胎蛋白测定等，防止畸形胎儿的出生。妊娠期吸烟可影响胎儿生长发育情况，对此要加强宣传。

2. 外因性不均称型 FGR　多因妊娠期高血压疾病、多胎妊娠、慢性肾炎或其他内科疾病合并妊娠引起，应加强对妊娠期并发症的防治或使其情况稳定，不致影响胎盘血供而引起宫内生长受限。

3. 重视妊娠期宣教　孕妇应加强营养，不偏食、挑食，多进食富含蛋白质、维生素的食物，注意休息。

（魏　媛）

# 第八节　胎儿发育异常

胎儿发育异常既包括形态结构方面的异常，也包括功能方面的异常。胚胎期（停经 12 周以内）神经、循环、消化、呼吸、泌尿生殖等系统器官的雏形结构已经建立，各器官组织出现分化，这一阶段如果发育过程出现障碍，可以造成躯体或器官发育的异常，故也称为致畸敏感期。胎儿期（停经 12 周以后）为胎儿器官功能建立的时期，发育过程中如遇障碍，容易出现功能的异常。例如胚胎期发育了耳的结构，如果妊娠中期听神经细胞发育障碍，也可导致神经性耳聋。但多数胎儿畸形原因不明。

## 遗传病

遗传病是遗传物质发生异常所致的疾病。家庭成员由于生活在共同的环境中，某些环境因素引起的疾病也表现为家族聚集性，如缺铁性贫血、大骨节病，但它们不是遗传病；一些先天性疾病并无遗传基础，如风疹病毒所致的先天性心脏病、叶酸缺乏引起的神经管畸形。遗传病既不等同于家族性疾病，也不等于先天性疾病。遗传病种类繁多，一般可分为三大类，即染色体病、单基因病及多基因病。

### 一、染色体病

染色体病是指染色体数目或结构异常所致的疾病。染色体异常占早孕流产胚胎的 50%，占死胎、死产的 6%～11%，占新生活婴的 0.9%。染色体疾病依染色体性质不同，可分为常染色体病和性染色体病。前者以 21 三体、18 三体多见，后者有 45，X（Turner 综合征）、先天性睾丸发育不全（47，XXY，Klinefelter 综合征）等。根据数目或结构畸变不同，染色体病又可分为两大类型：①数目畸变综合征，包括整倍体和非整倍体型；②结构畸变综合征，包括缺失、易位、倒位、插入及环状染色体等引起的综合征。此外还有一种嵌合体，它带有 2 种或 2 种以上不同核型的细胞系，其嵌合可以是常染色体和性染色体异常的嵌合，也可以是数目和结构畸变之间的嵌合。

#### （一）常染色体数目异常所致疾病

常染色体数目异常所致的染色体病主要包括三体综合征，此外还有少量单体综合征和多倍体及各种嵌合体。

## 唐氏综合征

唐氏综合征（21 三体综合征）这是最常见的一种常染色体三体性疾病。该类患者在一般人群中的发生率为 1‰～2‰，在新生儿活婴为 1/800～1/600，其发生与孕妇的年龄、射线接触、病毒感染、服用致畸药物以及遗传因素（如母亲为平衡易位携带者）有关。

### 【临床表现】

以明显的智力和生长发育障碍、特殊面容和多发畸形为特征，其临床表现有：患儿呈呆滞面容；睑裂小、外侧上斜、内眦深、两眼距离宽，鼻根低平，耳位低，颌小腭狭、口常半开、舌常伸出口外；新生儿时常有第三囟门；手指短，小指内弯，其中间指骨发育不全；足常呈船形，第 1 趾与第 2 趾间距离宽大；肌张力低。约 50% 有先天性心脏病，常可并发其他内脏畸形；患者抵抗力低，容易患呼吸道感染；男性患者可有隐睾；31% 的患者掌纹有猿线（通贯手），掌心三叉点上升，指纹也可有异常。

根据遗传学分型，可以将先天愚型分为以下三类：①21 三体型，即患者比正常人多了一条完整的第 21 号染色体，核型为 47，XX（XY），+21，其占全部先天愚型的 92.5%。②嵌合体型（mosaicism），即在同一个体中既存在正常二倍体细胞株，又存在 21 三体型异常染色体核型细胞株，其核型可为 46，XX（XY）/47，XX（XY），+21。这一类型约占全部先天愚型的 2.7%。③易位型（translocation），约占全部先天愚型的 4.8%。常见的一般有相互易位（reciprocal translocation）、罗伯逊易位（Robertsonian translocation）和同源染色体之间发生易位而形成等臂染色体（isochromosome）。

# 18 三体综合征

18 三体综合征（Edward 综合征）其新生儿发病率为 1/8000，多数在胚胎期流产。18 三体的发生与母亲年龄、遗传、射线及病毒感染等有关。

## 【临床表现】

表现多种多样，可有生长发育迟缓、睑裂狭小、耳畸形低位、小颌、胸骨短小、骨盆小、船形足；手呈特殊指交叉握拳状，即拇指紧贴掌心，3、4 指紧贴手掌，2、5 指压于其上；肌张力高。90% 有先天性心脏病，以室间隔缺损及动脉导管未闭多见。25% 的患者表现出通贯手。90% 以上的 18 三体在胚胎早期自然流产而淘汰，除极少数患儿存活较长时间外，平均存活 2 周，肺炎、心脏畸形及多种其他畸形是导致患儿死亡的主要原因。

# 13 三体综合征

13 三体综合征（Patau 综合征）本病在临床上较为少见，多在胚胎期发生自然流产，新生儿中发病率为 1/10000～1/5000，女性较男性多见。

## 【临床表现】

13 三体表型有患儿小头、前额低斜，中脑发育常有缺陷（嗅觉缺如），小眼球或无眼球、虹膜缺损或视网膜病变，耳位低，小颌、唇裂及腭裂，多指，手也有与 18 三体综合征相同的握拳姿势，通贯手，足多趾，智力迟钝，88% 有先天性心脏病，患儿平均存活 1 周后死亡。

### （二）常染色体结构畸变所致疾病

染色体结构畸变主要有以下几种类型：

1. 缺失（deletion，del）　指染色体臂的部分丢失，最常见的是猫叫综合征。

2. 重复（duplication，dup）　指同源染色体上的部分基因重复，而另一条同源染色体则相应部分缺失，因此就会产生带有部分三体和部分单体的受精卵。

3. 倒位（inversion，inv）　指染色体上发生两次断裂之后，所断裂的片断颠倒扭曲 180° 之后又重新连接，造成这部分原来的基因顺序颠倒。

4. 易位（translocation，t）　指染色体的节段位置发生了改变，即一条染色体断裂后，其片断接到同一条染色体的另一处或另一条染色体上去。罗伯逊易位（Robertsonian translocation）是一种特殊而又有重要作用的易位，在发生罗伯逊易位的个体细胞中，有些个体虽然染色体数目减少一条，仅 45 条，但由于其中有一条是由两条长臂相互连接形成的衍生染色体，其主要的遗传信息并未丢失。

5. 插入（insertion，ins）　指涉及一条或两条染色体的三个断裂点重排中，一条染色体臂内发生两次断裂所形成的一个片断插入同一条染色体的同一臂或另一臂或另一条染色体的断裂处。

6. 其他　常见的染色体结构畸变还有双着丝粒染色体（dicentric chromosome，dic）、环形染色体（ring chromosome，r）、等臂染色体（isoch-romosome，i）、染色体不稳定性综合征（chromo-some instability syndrome）等。

### （三）性染色体数目异常所致疾病

由 X 或 Y 染色体数目异常所引起的疾病，其共同临床特征为性发育不全或两性畸形。

# Turner 综合征

又称先天性卵巢发育不全或性腺发育不全，其核型为 45，X。亦可出现嵌合体核型，如 45，X/46，XX。本病的发生是由于父母生殖细胞在减数分裂过程中或早期合子分裂期性染色体不分离所致，且多为精子形成过程异常导致，80% 以上的 45，X 女性缺乏父源性的性染色体。

## 【临床表现】

女性表型；身材矮小；智力低下；原发闭经，第二性征及生殖器官发育不良；50% 有颈蹼、肘外翻及后发际低等。

## 【治疗】

以治疗闭经为原则，促进性腺及身体发育。

## 【预后】

本病除合并先天性心脏病等严重内脏畸形的患者外，大多数预期寿命与正常人相似。

# Klinefelter 综合征

Klinefelter 综合征（先天性睾丸发育不全）是以男性无生育力或第二性征不明显，呈女性化，智力障碍及身材高大为特征的疾病。

**【临床表现】**

该病青春期前临床表现不明显，青春期后则表现为睾丸小、阴茎发育不良、乳房过度发育、体毛稀少，耳异常，部分患者有先天性心脏病、隐睾等。

**【治疗】**

青少年期可给予雄激素治疗。

**【预后】**

预后良好者可有生育力。

# 超雌

又称多 X 综合征。该病在新生婴儿中的发生率约为 1/1000。多起源于新的突变，其发生率同其他由不分离导致的染色体异常一样，随母龄的增加而增高。

**【临床表现】**

依额外 X 染色体数目不同而有显著差异。47，XXX 患者除有轻、中度智力低下外，基本上正常，而其他类型可表现为间歇性闭经、乳腺发育不良、卵巢功能异常、不孕、身材矮小，部分患者有智力中到重度障碍。一般来说，X 染色体的数目越多，智力低下越重。

**【治疗】**

早期采用雄激素替代疗法，性征可有改善。

# 47，XYY 综合征

发病率占男性的 1/1500～1/750，在精神病男性患者中可达 2%～3%。

**【临床表现】**

患者身材高、智能正常或轻度低下、有性格异常和行为异常，偶伴先天性心脏病，可见桡、尺骨骨性结合，肌肉衰弱、协调性差，多见性腺发育不全、睾丸未降及尿道下裂。多数 XYY 患者能生育，有生育力者所生男孩将有 50% 的发病风险。

**【治疗】**

无特殊治疗，一般可活到成年期。

## 二、多基因遗传病

一些遗传性状或遗传病的遗传基础不是一对主基因，而是两对或两对以上的多对基因，各对基因之间呈共显性，除此之外，它们还受环境因素的影响。多基因遗传病的特点：①有家族聚集倾向，患者亲属发病率高于群体发病率，但绘成系谱后，不符合任何一种单基因遗传方式，同胞中的发病率低于 1/2 或 1/4，所以既不符合常染色体显性或隐性遗传，也不符合 X 连锁遗传；②发病率有种族（或民族）差异，表明这类疾病有遗传基础；③随着亲属级别的降低，患者亲属的发病风险也迅速降低，发病率越低的疾病中，这一特征越明显；④患者的双亲和患者同胞、子女的亲缘系数相同，有相同的发病风险；⑤近亲婚配时，子女的发病风险也增高，但不如常染色体隐性遗传病那样明显。

### （一）神经管畸形

**【发生率】**

神经管畸形（neural tube defects，NTDs）主要为多基因遗传病，发病与环境关系密切。其发生率差异较大，中国人围生儿 NTDs 总发生率为 12.95/10 000，其中无脑、脊柱裂和脑膨出的发生率分别为 5.02/10 000、6.30/10 000 和 1.64/10 000，总的 NTDs 和无脑畸形年度发生率呈下降趋势，男性 NTDs 发生率为 9.75/10 000，女性为 15.96/10 000，城市为 7.76/10 000，农村为 25.20/10 000，北方为 19.90/10 000，南方为 5.81/10 000；母龄别发生率在 <20 岁和 >30 岁组高于其他年龄组。NTDs 围生儿早产占 50.9%，低出生体重占 50.6%，围生期病死率为 77.8%，叶酸或维生素 $B_{12}$ 缺乏可以造成神经管闭合不全，妊娠期补充叶酸可以降低发病率。神经管畸形儿出生素质差，围生期病死率高，预后不良。

**【诊断】**

在神经管畸形高发地区或有先症者分娩史时，可以做产前的筛查。如在妊娠中期做母血清甲胎蛋白检查，偏高者辅以超声诊断。必要时可做羊水穿刺查甲胎蛋白和乙酰胆碱酯酶，95% 以上可被发现，在开放神经管畸形的羊水中还可以发现胎儿神经细胞。如遇羊水过多或胎头不清时，要认真检查以排除无脑儿。

## 【再发危险性】

多基因异常引起的神经管畸形，发病一次再发危险性为 2%～5%，发生两次再发危险可达 10% 左右。

### （二）唇裂和唇腭裂

## 【发生率】

中国人围生儿总唇裂发生率为 14.00/10 000，和其他国家同期水平比较，属于高发地区。其中唇裂为 5.03/10 000，唇裂合并腭裂为 8.97/10 000；城镇发生率为 13.28/10 000，乡村为 15.57/10 000；男性为 16.06/10 000，女性为 11.40/10 000。孕妇年龄 ≥ 35 岁发病率明显升高。围生期病死率为 19.04%。

## 【病因】

除多数为多基因遗传外，也有少数为常染色体显性遗传，但常伴发其他异常而形成畸形综合征。环境因素也可造成唇腭裂，如在妊娠 6 周以前病毒感染、服药不当等。

## 【诊断】

唇腭裂产前诊断有一定困难。用高分辨率的超声波检查，明显的唇腭裂可能被发现。胎儿镜直视可以诊断，但是创伤较大。由于近年来整形手术的发展，从新生儿期开始矫治，疗效较好。

## 【再发危险性】

父为患者，后代发生率约为 3%；母为患者，后代发生率约为 14%。未患病双亲生下 1 个患儿，未来子女发生率约为 4%，生下 2 个患儿，再发生率约为 10%。

### （三）先天性心脏病

是一种常见的多基因遗传病。为新生儿、婴儿常见死亡原因之一。有严重畸形者常在婴儿期死亡。

## 【病因】

大多数为多基因遗传，少数为常染色体显性遗传，以家庭性心肌病、阵发性心动过速多见；环境因素也可造成先天性心脏病，如风疹病毒感染；孕妇患红斑狼疮常可致胎儿心脏传导系统周围结缔组织病变，导致心脏传导阻滞；此外，染色体异常儿中常有心脏异常。

## 【临床表现】

先天性心脏病有许多类型，因此症状、体征各异。最常见的有动脉导管未闭、房间隔缺损、室间隔缺损、主动脉狭窄、法洛四联症、艾森门格综合征等。在妊娠期患儿胎心率基本正常，传导阻滞者可闻及心率减慢。个别情况下脐带绕颈数周时，也可见胎心律不齐，但生后心律迅速恢复正常，因此不宜过早诊为先天性心脏病，以免发生误诊。

## 【诊断】

胎儿期可疑者可用胎儿的超声心动仪检查。

## 【再发危险性】

患者后代的发病率约为 2%，房间隔缺损为 2.6%，室间隔缺损为 3.7%，先症者之弟妹再发率同一般多基因遗传的规律。

# 三、单基因病

单基因遗传病中多有多发联合缺陷，又称单基因畸形综合征。

### （一）软骨发育不全综合征

由于患儿枕骨大孔狭小，常可表现为巨头及轻度脑积水，因而可能造成难产。为致残性疾病，应向家属告知病情，尽早处理。

## 【特点】

常染色体显性遗传，但绝大多数患者表现为新的突变。临床常见异常：身体短小、轻度肌张力低、智力一般、巨头、鼻梁低、前额突出、中面部发育不良、腰椎突出、管状骨短，如股骨颈短、手足及指节短。

## 【诊断】

如有家族史或父母年龄大，超声可较早发现骨骼改变。

### （二）多囊肾

婴儿型的多囊肾严重者可造成巨腹，影响分娩。

## 【特点】

婴儿型的多囊肾多为常染色体隐性遗传。患儿多合并肾小管扩张，生后不久死亡。

## 【诊断】

有家族史者或妊娠中、晚期常规进行超声检查可以发现。

### （三）X 连锁脑积水综合征（家族性脑积水）

是造成严重难产的疾病。

## 【特点】

X 连锁隐性遗传病。女性携带者可以智力低下，男性发病。因大脑导水管狭窄造成脑积水。脑部发育也有异常，如脑穿通性囊肿、胼胝体缺如等。对男婴多为致死性疾患。

**【诊断】**

超声检查可以发现。

**（四）耳-腭-指（趾）综合征（Taybi 综合征）**

患者耳聋加智力低下，是严重致残性疾病。如有家族史，可能通过产前诊断较早发现，以便家属参考处理意见。

**【特点】**

X 连锁显性遗传病。临床表现为躯干小、漏斗胸、传导性耳聋、腭裂、智力低下；面部发育不良、眼距宽、小口、小鼻；额、颅底及枕骨致密，额窦、蝶窦缺如；肘不能伸展，膝不能屈曲，髋常脱位，弯趾、并趾；拇指及第 3、4、5 掌骨短。

**【诊断】**

由于肢体颅骨的异常，X 线可以显示。

# 环境因素与胎儿发育异常

## 一、环境因素

环境因素致畸是先天畸形发病中很重要但又有预防可能性的部分，因此提高认识，降低其发生率，即可达到提高出生质量的目的。

**（一）胎儿酒精中毒综合征**

**【发生率】**

发生率为 0.6‰～9‰，国外报道 30% 的孕妇有妊娠期饮酒史，1/6 的脑瘫儿的孕母有长期大量饮酒史。每天饮酒超过 8 盎司（约 227 g），新生儿畸形发生率由 4% 升至 23%，慢性酒精中毒的妇女中其子女出现严重异常的危险率是 30%～50%。

**【临床表现】**

出生前后生长迟缓、低出生体重，轻度至中度小头畸形、睑裂小、鼻短、鼻唇沟平，有时可有唇腭裂、颈短、蹼颈、脑积水、脑脊髓膜膨出等，均伴有智力低下；关节位置和功能异常，远端指、趾骨小，掌纹有改变，异于正常人；内脏器官：常见心室间隔缺损，其次为心房间隔缺损，肾畸形；外生殖器官：发育不良，有时呈现两性

样外阴畸形。

**【诊断】**

根据饮酒史及胎儿典型表现可作出诊断。

**【再发危险性】**

酗酒者子女可反复出现患儿。

**（二）高热诱导的胎儿畸形**

不论是感染造成的发热，还是环境中高热使体温升高，对胎儿都有同样的影响。高热对胎儿发育的损伤时常超过感染的危害。

**【发生率】**

缺乏文献报道。

**【临床表现】**

随发热时妊娠期的不同，发生的畸形也不同。在受孕 4～6 周发热（每天升高 2～3℃，持续 1 h）可造成小头畸形、智力障碍、肌张力低下、小眼等缺陷。如高热发生在胎儿 7～14 周，可造成脊索形态发生的异常，伴继发神经性痉挛。后半期妊娠损伤较轻，但如果发热高并持续时间长，同样可以造成严重脑损伤。

**【诊断】**

妊娠期间有高热史，所发生的胎儿畸形与妊娠发热孕周相符。部分畸形，如神经管畸形等可以产前诊断，一般脑损伤不易产前诊断。

**【再发危险性】**

若为环境因素，更换环境后本无再发问题，但有孕妇妊娠早期容易发生感染、发热，如肾盂肾炎等。如果再有发热致畸分娩史，表明其为敏感体质，应特别强调预防再发生感染。

**（三）妊娠期营养问题与胎儿畸形**

妊娠期对营养的适当调节或补充以满足妊娠的需要是妊娠期保健不可缺少的内容，但是过多、过少或失衡均可造成胎儿发育异常。

1. 蛋白质　妊娠期需要较高蛋白质以供胎儿生长发育所需，蛋白质摄入不足可以发生低出生体重、胎儿脑发育不良，以致先天畸形等问题，妊娠期体内必需氨基酸应该保持平衡，否则仍会影响胎儿发育。甲硫氨酸摄入不足可以增加神经管闭合不全的发病率；而色氨酸缺乏可致先天性白内障，但对无依据表明某些氨基酸不足者，不宜单项滥补，以免造成失衡。

2. 无机盐和微量元素　钙、铁的补充及妊娠

期缺乏的危害报告较多，一般妊娠期保健中做得较好；妊娠期高血压的孕妇对钠的摄入应严格控制；孕妇缺锌可增加胎儿神经管畸形发病率，导致脑发育不良及智力低下，锌缺乏还可导致甲硫氨酸、赖氨酸等的代谢紊乱，增加胎儿致畸机会。此外，锌与铜有着负相关作用，如单纯补锌，锌含量增高，则预示铜含量相对降低，铜低可以造成胎儿神经系统发育不全。因此妊娠期无机盐及微量元素的补充应当注意平衡，必要时应进行一些监测再处理。

3. 维生素类 妊娠期维生素类不足或过多可以导致先天畸形。

（1）维生素 A：其不足与过量均可造成胎儿发育异常，孕妇严重缺乏维生素 A 不但可以引起本人失明，还可致胎儿无眼，摄入过量则可引起胎儿泌尿系统畸形或影响骨骼发育。故 WHO 建议孕妇每日维生素 A 摄入总量应限制在 1 万 IU（3000 μg 视黄醇当量）以下。

（2）叶酸：妊娠早期或妊娠前叶酸缺乏是造成神经管畸形发病的重要原因。因此在神经管畸形发病率较高或占先天畸形儿比重较大的地区采用小剂量（0.4～0.8 mg/d）叶酸预防，极为有效。过多的叶酸摄入可致锌缺乏或神经损害，安全上限为 1 mg/d。

（3）维生素 D：因其与钙吸收的关系，当妊娠期维生素 D 缺乏时，将会影响胎儿骨骼及牙齿的发育，新生儿可出现先天性佝偻病等。如维生素 D 服用过量，可造成新生儿高钙血症及骨质硬化，甚至脏器钙化等严重后果。

（4）维生素 E：又称生育酚，妊娠期维生素 E 不足可引起流产、唇裂、无脑、露脑、足趾畸形，以及先天性白内障等。妊娠期每日摄入维生素 E 12 mg 即可，大剂量服用与维生素 K 有拮抗作用。

4. 食品卫生与胎儿畸形 非妊娠期长期摄入真菌毒素有致癌危险，妊娠期短期服用即可致畸；亚硝酸、亚硝胺有致癌和致畸作用；动物实验发现咖啡因有致畸性，妊娠期应尽量少摄入。

5. 妊娠期用药与胎儿畸形 药物危害等级的标准由美国食品药品管理局（FDA）颁布。大部分药物的危害性级别均由制药商按上述标准拟定，有少数药物的危害级别是由某些专家拟定（在级别字母后附有"m"者）。某些药物有两个不同的危害级别，是因为其危害性可因用药持续时间而

不同，如非甾体消炎药（NSAIDs）妊娠早期使用是安全的（B 类），孕 30 周以后使用会导致胎儿动脉导管过早闭合、肺动脉高压、肾灌注减少、羊水减少（C 类）。分级标准见第六章。

## 二、常见先天变形及处理

### （一）关节挛缩及脱位

由于外界压力致使关节活动受限可造成关节挛缩；如果相反的力在关节上将骨头从关节槽中拉出，则形成关节脱位。变形的挛缩在压迫解除后可以自愈。

1. 外翻足（背屈足） 是子宫压迫常见的结果，尤其常见于腿直伸到臀位，发生率约为 1‰，其中 5% 合并有髋关节脱位。发病率女：男为 4：1。

【处理】

给予治疗或被动牵引可能迅速恢复正常位置，如果改进不快，可以使用胶粘带。如果 4～6 个月未治愈，可使用夜用支架及石膏托矫正。

2. 内翻马蹄足 主要由于胎儿在子宫内腿部屈曲受压而成。发生率大约为 1.2‰，占足部变形的 1/3～1/2。

【处理】

早期发现可以手法复位，必要时采用夹板包扎，固定数月可以稳定。如果 1 岁之后发现，则治疗复杂且不易痊愈。如需手术，多在 1 岁后进行。

### （二）胸腔和脊柱变形

1. 肺发育不全

【病因】

因胸腔受压扩张受限造成，多见于宫腔小或羊水过少。如子宫有肌瘤使宫腔变小（胸腔外部受压迫）或先天膈疝肠管进入胸腔等均可影响肺发育。发生率随发病原因矫治情况而异。

【临床表现】

肺发育常停留在胎儿期。出生后因肺泡未充分发育而致呼吸功能不全，肺透明膜，呼吸衰竭致死。膈疝造成者，纵使出生后行膈疝修补术，也常因肺发育不全造成死亡。

【处理】

应视病因采取措施，避免造成肺发育不全。例如，膈疝患者应于妊娠中期作出诊断，行胎儿

手术。大子宫肌瘤患者应于妊娠前手术剔除，以免发生各种并发症。

2. 胸部隆起（鸡胸）或凹陷

**【病因】**

由于压迫力的方向不同，可致胸廓变形呈胸骨突起或凹陷。

**【临床表现】**

一般除外形不美观外，不致影响呼吸功能。

**【处理】**

除因外形不美观可用手术矫形外，多不需治疗。

**（三）臀先露变形序列征**

**【临床表现】**

在妊娠晚期胎儿持续臀位（尤其是腿伸直的臀位，多不能在妊娠后期转为头位），宫底压力可使胎头变长伴枕部突出，称臀位头。肩膀位于耳郭下方，加之足托腮，均可致下颌变形。胎儿腿卡于身体前方易致髋脱位。直伸腿可造成膝足外翻，全臀时可造成内翻马蹄足。生殖器也可受到压迫，导致水肿、淤血。

**【处理】**

加强围生期保健，争取早期将臀位纠正。如臀位持续到足月，应行剖宫产，避免分娩并发症。产后如有各种变形，则予以处理治疗。

**（四）早期尿道阻塞序列征**

**【病因】**

阻塞部位常见于前列腺部尿道发育期间形成的尿道瓣膜，或是由于尿道闭锁、膀胱颈部阻塞、尿道远部的阻塞等，导致尿液不能排出尿道而进行性回流于泌尿系统中。因此羊水过少，且有羊水过少序列征的改变。男性比女性发生率高约20倍。

**【临床表现】**

膀胱胀大阻碍了睾丸下降，形成隐睾；尿道回流压力造成肾盂积水、肾小管扩张呈囊肿状；膀胱胀大、膈上升致肺发育不全等一系列变形序列。

**【处理】**

主要需经胎儿外科处理。可在超声指引下经腹将一硅胶管插入胎儿膀胱，将管另一头放入宫腔内羊水中，使尿液引流入羊水，待胎儿出生后再行尿道梗阻矫正术。

（王　颖）

## 参考文献

[1] Jacobs PA, Hassold TJ. The origin of numerical chromosomal abnormalities. Adv Genet, 1995, 33 (1): 101-133.

[2] Cunningham F G, Williams J W. Williams obstetrics. 23th ed. New York: McGraw-Hill Education, 2010.

[3] Rasmussen SA, Wong LY, Yang Q, et al. Population-based analyses of mortality in trisomy 13 and trisomy 18. Pediatrics, 2003, 111 (1): 777-784.

[4] 代礼，朱军，周光萱，等. 1996～2000年全国神经管缺陷的动态监测. 中华预防医学杂志，2002，36 (6)：402-405.

[5] 代礼，朱军，周光萱，等. 1996～2000年中国围生儿总唇裂畸形的监测. 中华口腔医学杂志，2003，38 (6)：438-440.

[6] Ethen MK, Ramadhani TA, Scheurele AE, et al; National Birth Defects Prevention Study. Alcohol consumption by women before and during pregnancy. Matern Child Health J, 2009, 13 (2): 274-285.

[7] Rebordosa C, Kogevinas M, Horváth-Puhó E, et al. Acetaminophen use during pregnancy: Effects on risk for congenital abnormalities. Am J Obstet Gynecol, 2008, 198 (2): 178.

# 第九节 胎儿窘迫

## 【概述】

胎儿窘迫（fetal distress）指胎儿在子宫内因各种因素导致急性或慢性缺氧、酸中毒，出现危及胎儿健康甚至生命的状态。发病率为 $2.7\%\sim38.5\%$，目前在我国是剖宫产最主要的原因之一。预测胎儿窘迫、早期诊断及治疗胎儿窘迫对于降低围生儿发病率和死亡率有重要意义。

2005 年 ACOG 产科实践专家委员会就目前广泛使用"胎儿窘迫"作为产前、产时诊断术语发表了其观点，重申了"胎儿窘迫"一词的不准确性及非特异性，认为即使在高危人群中，其阳性预测值也不高，而且往往将一个出生时 Apgar 评分和脐血血气分析结果均正常的新生儿也诊断为胎儿窘迫。因此建议产科和新生儿科医师最好使用"胎儿状况不良（nonreassuring fetal status）"一词代替"胎儿窘迫"。但目前因诊断胎儿该类情况的术语尚未统一，多数文献及教材仍在使用胎儿窘迫这一诊断。本书也以胎儿窘迫进行论述。

## 【病理生理】

胎儿窘迫是胎儿在子宫内急性或慢性缺氧引起的综合征，其病理生理学基础是缺血缺氧引起的一系列变化。当母体血液中氧含量不足，母胎血液交换障碍或者胎儿自身因素导致的缺血缺氧均可出现胎儿窘迫。缺血缺氧的初期，由于胎儿体内二氧化碳的蓄积，出现呼吸性酸中毒，交感神经兴奋，肾上腺儿茶酚胺及皮质醇分泌增多，使血压升高，心率增快，胎儿体内血液重新分布，此时心、脑、肾上腺血管扩张，血流量增多，其他器官血管收缩，血流量减少。当缺氧加重时，心肌抑制明显，心功能失代偿，心率减慢，无氧酵解增加，丙酮酸及乳酸堆积，胎儿血 pH 值下降，出现代谢性酸中毒。胎儿缺氧时肠蠕动亢进，肛门括约肌松弛，胎粪排出，可造成羊水污染，新生儿生后出现吸入性肺炎等。

## 【发病原因】

胎儿窘迫可由急性和慢性宫内缺氧导致。急性缺氧多发生在分娩期，主要由于母胎之间血氧运输或交换障碍引起，脐带因素常见。包括母体失血性休克、胎盘早剥、前置胎盘、胎盘边缘血窦破裂、胎盘前置血管破裂、脐带脱垂、分娩时宫缩过强过频、脐带受压等。慢性缺氧多发生在妊娠晚期，原因包括母体妊娠合并症，如妊娠期高血压疾病、妊娠期糖尿病、自身免疫病、重度贫血、先天性心脏病、心肺功能异常等，由于母体长期处于缺氧状态，或疾病导致胎盘血供不良，胎儿也将长期慢性缺氧，从而导致胎儿宫内窘迫。

## 【临床表现和诊断要点】

目前胎儿窘迫的诊断尚无统一的标准，国际疾病分类第 9 版临床修订本中，胎儿窘迫的诊断基于胎儿代谢性酸中毒，排除了胎儿胎心率异常或节律异常、胎儿心动过速、胎儿心动过缓以及羊水胎粪污染。目前临床常用的指标包括：胎心电子监护、羊水胎粪污染程度、出生时低 Apgar 评分等，以预防或降低围生儿病率、死亡率及远期致残率。

胎儿窘迫的临床表现主要为：胎动减少或消失、胎心率异常及羊水粪染。

### （一）胎动计数

孕妇自数胎动是临床上最简单的一个预测胎儿窘迫的指标。但其主观性强，受孕妇情绪、认知、腹壁厚度、羊水量等因素的影响。目前有如下几种胎动计数方法：①CARDIFF 法，上午 9 时开始，孕妇卧位或坐位计数胎动，记录计数 10 次胎动所需时间，12 h 内应计数到 10 次胎动。②SADOVSKY 法，进餐后 1 h，孕妇卧位计数胎动，至少应该感到 4 次胎动。③孕妇早中晚各取 1 h 计数胎动，3 个小时所数胎动次数相加大于 30 次属正常。对可能出现不良围产结局的高危孕妇，自 $26\sim32$ 周始应每天监测胎动。无不良围产结局高危因素的健康孕妇应该知晓妊娠晚期计数胎动的重要性，自觉胎动减少时立即计数胎动。如胎动少于 6 次/2 h，或少于 10 次/12 h，应进一步对母体、胎儿做出全面评价，包括无应激试验（nonstress test，NST）和（或）生物物理评分（bio-physical profile，BPP），在采取干预措施前排除胎儿畸形。若 NST 正常，无高危因素，则继续每天计数胎动；若 NST 正常，有高危因素或临床怀疑 FGR 或羊水过少，24 h 内评价 BPP 或羊水量，正常则继续每天计数胎动；若 NST 不典型或异常，尽快进一步评价 BPP 和（或）宫缩应激试验（contraction stress test，CST）或 OCT 以及羊水量。缺氧早期多为胎动频繁，随着缺氧加重，进而变为胎动减少，甚至消失。

### （二）胎心电子监护

胎心率变化是急性胎儿窘迫的一个重要征象。胎心电子监护是妊娠晚期及分娩期胎儿宫内监测的主要手段和早期发现胎儿窘迫的重要工具，目前广泛应用于临床。

2008 年美国国立儿童健康与人类发展研究所（NICHD）在有关胎心监护的指南中将胎心率范围的标准定为 110～160 次/分。诊断胎儿窘迫时不能仅凭一次听胎心的结果，若考虑有胎心异常，建议持续行胎心监护。缺氧的初期，由于心脏代偿，心率增快，＞160 次/分，随着缺氧加重，心肌细胞受损，心脏功能失代偿，心率减慢，＜110 次/分。

急性胎儿窘迫多发生在分娩期，缺氧早期，胎心监护可能表现为频发的重度变异减速，随着缺氧加重，出现延长减速，晚期减速并伴有细变异的消失，最后胎心心动过缓，甚至消失。

而慢性的胎儿窘迫胎心监护则表现如下：

（1）无应激试验（NST）无反应型：对于 32 周以上的胎儿，在无宫缩的情况下行胎心监护，20 min 内有 2 次胎心加速，持续时间大于 15 s，加速高度大于 15 次/分为 NST 反应型，反之则为 NST 无反应型。对于 24～32 周的胎儿，由于胎心率中枢调节中心不够成熟，此时的加速不够高，胎动时可有轻微的自然减速，因此 NST 反应型定义为加速的幅度≥10 次/分。NST 对于新生儿酸中毒的阳性预测值仅为 44%，但 NST 反应型在随后 1 周内的临床意义存在 0.3% 的假阴性率和 50% 的假阳性率。

（2）胎心心动过速或过缓：在无胎动或宫缩等应激时胎心率＞180 次/分，或者＜110 次/分持续 10 min 以上，除外胎儿心脏疾病或者药物影响。

出现胎心心动过速（160～180 次/分），胎心加速而无其他不良特征出现时，不应怀疑有异常。如果出现胎心基线率增加，即使还在正常范围，伴有其他异常时也应该引起高度注意。

（3）OCT 试验阳性：评价胎儿于宫缩时子宫胎盘灌注相对不足的应急能力。即在催产素作用下，诱导孕妇 10 min 出现 3 次宫缩，无明显晚期减速出现为 OCT 阴性；而胎心频发重度变异减速或者晚期减速，频率占宫缩的一半及以上则为 OCT 阳性。OCT 阳性提示胎儿宫内储备能力下降，在宫缩应力下呈现缺氧的表现。其结果的假阴性率为 0.04%，假阳性率为 30%。

（4）胎心监护变异的减少或者消失，除外胎儿睡眠周期等生理状态。

研究发现：①胎心基线中等变异，即使存在减速，98% 的胎儿也不会出现 pH≤7.15 或出生后 5 min Apgar 评分＜7 分；②胎心基线缺乏变异或小变异，伴减速时，23% 的胎儿发生 pH＜7.15 或出生后 5 min Apgar 评分＜7 分；③胎儿发生酸中毒的可能性随减速幅度增大而增加，特别是在晚期减速、基线变异减弱或变异消失时。

随着对胎心监护研究的深入，以胎儿窘迫为指征行剖宫产的数量不断增加，而围生儿病死率并未成比例下降。如何更准确地接受胎心监护图形传达的信息，降低不必要的剖宫产也成为临床医生亟待解决的问题。因胎儿窘迫时胎心监护图形表现多样，医生的判读存在主观性，图形的异常除了缺氧亦存在各种因素的影响，因此多数专家认为仅凭胎心监护的异常图形诊断胎儿窘迫也是不恰当的。当胎心监护出现异常图形时，仍需结合其他临床表现综合分析。

### （三）羊水粪染

正常的羊水为无色或白色半透明的液体，胎粪为胎儿肠道分泌物、胆汁及咽下的羊水中的胎毛、胎脂及皮肤上皮脱落细胞的混合物，呈墨绿色。当胎儿缺氧时，由于肠道蠕动亢进，肛门括约肌松弛，胎粪排入羊膜腔内污染羊水，造成羊水粪染。根据羊水粪染的程度，分为三度：Ⅰ度为浅绿色，尚清亮；Ⅱ度为黄绿色，浑浊；Ⅲ度为棕黄色或墨绿色，稠厚。前羊水与后羊水性状可有不同，若胎先露固定，有时需要在宫缩间歇上推胎头，待后羊水流出，了解羊水情况。重度胎粪污染往往与过期妊娠、羊水过少、胎儿生长受限等相关，会导致胎儿胎粪吸入，增高胎粪吸入综合征的发生率和新生儿死亡率。但近年来也有专家认为羊水粪染不都是胎儿窘迫的表现，部分胎儿成熟后，肠道生理性的蠕动或偶尔脐带受压都有可能使胎粪排出。故不能单凭羊水粪染诊断胎儿窘迫，需综合考虑孕妇其他临床高危因素及监测结果分析。

### （四）胎儿生物物理评分（BPP）

BPP 最早在 1980 年由 Manning 提出（表 2-9-1），是在 30 min 内对胎儿呼吸样运动、胎动、肌张力、羊水量做出评价的监护手段，结合 NST 共 5 项指标，每项满分为 2 分，共 10 分。目的在于发现胎儿在宫内可能发生不良结局的风险，以决定是否需要进一步评价、引产或行急诊剖宫产。BPP 的生理病理基础在于胎膜未破、胎儿肾功能和泌尿道结构正常时的低氧血症以及由此引起的胎儿中枢神经系统管辖下的行为改变（如胎心变化、胎动、肌张力的变化），同时，低氧血症引起局部血流重新分布，致使胎儿肾血流减少，肾滤过减少，少尿，羊水量减少。此外，有些因素，如孕龄、使用激素、硫酸镁、探头在母体腹部过度用力等也会影响 BPP 的结果。

表 2-9-1　Manning 评分法

| 指标 | 2 分（正常） | 0 分（异常） |
| --- | --- | --- |
| NST（20 min） | ≥2 次胎动，胎心率加速，振幅≥15 次/分，持续≥15 s | <2 次胎动，胎心率加速，振幅<15 次/分，持续<15 s |
| FBM（胎儿呼吸样运动）（30 min） | ≥1 次，持续≥30 s | 无或持续<30 s |
| FM（胎动）（30 min） | ≥3 次躯干和肢体运动（连续出现计 1 次） | ≤2 次躯干和肢体活动 |
| FT（胎儿肌张力） | ≥1 次躯干伸展后恢复到屈曲，手指摊开合拢 | 无活动，肢体完全伸展，伸展缓慢，部分恢复到屈曲 |
| AFV（羊水容量） | ≥1 个羊水暗区，最大羊水池垂直深度直径≥2 cm | 无或最大羊水池垂直深度直径<2 cm |

BPP 将胎心监护与 B 超检查结合在一起，降低了单纯使用胎心监护诊断胎儿窘迫的假阳性率。但 BPP 评价所需时间相对较长，至少 30 min 以上，并需要经过专业训练的超声人员进行观察，故临床应用受限。Clark 等随后提出了改良 BPP（MBPP），即声刺激下的 NST 和超声羊水量测定。此方法仅需 10 min 完成，目前认为 MBPP 可用于一线筛查，如有异常，再做 BPP。BPP 评分的预测和处理原则见表 2-9-2。

表 2-9-2　BPP 评分的预测和处理原则

| 评分结果 | 意义 | 1 周内围生儿死亡率 | 处理 |
| --- | --- | --- | --- |
| 10<br>8/10（羊水正常）<br>8/8（NST 未做） | 胎儿窒息风险极低 | 1/1000 | 因为母体因素或产科因素而干预 |
| 8/10（羊水异常） | 可能存在慢性的胎儿受损 | 89/1000 | 如果明确肾功能正常、胎膜完整，足月者需要终止妊娠，<34 孕周者在胎肺成熟前加强监护 |
| 6/10（羊水正常） | 模棱两可的结果，有胎儿窒息的可能 | 不定 | 24 h 内重复生物物理相检查 |
| 6/10（羊水异常） | 胎儿可能窒息 | 89/1000 | 足月胎儿终止妊娠，<34 孕周者，在胎肺成熟前加强监护 |
| 4/10 | 胎儿窒息可能性高 | 91/1000 | 因胎儿指征分娩 |
| 2/10 | 胎儿窒息基本明确 | 125/1000 | 因胎儿指征分娩 |
| 0/10 | 胎儿窒息明确 | 600/1000 | 因胎儿指征分娩 |

### （五）超声多普勒诊断

脐动脉多普勒血流测定。正常妊娠时随着孕周的增加，子宫胎盘血流随之增加，三级绒毛及其中的细小动脉数目逐渐增多，致使胎盘血管阻抗逐渐降低，脐动脉收缩期与舒张期血流速度比值（S/D 值）和脐动脉阻力指数（RI）也随之下降。当脐血管阻力异常升高时，提示胎盘循环阻力大，胎儿供血不足，胎儿处于慢性缺氧的状态。S/D 值越高，胎儿危险越大，阻力大到一定程度时会出现舒张期血流消失，甚至反向，提示胎儿窘迫，随时有胎死宫内的可能。一般认为 30～32 周以后 S/D 值小于 3，当 S/D≥3 时，胎儿慢性宫内窘迫的发生率明显升高。对于合并有生长受限或高血压/子痫前期的高危孕妇，脐动脉多普勒血流测定具有作用。明确脐动脉波形异常后进行干预可使有风险妊娠的围生儿死亡率降低 38%。对于无高危因素的普通孕妇人群，脐动脉多普勒血流测定并无益处。

### （六）实验室生化指标

胎盘功能可通过以下生化指标反映：①孕妇尿中雌三醇的测定。孕足月＞15 mg/24 h 为正常，＜10 mg/24 h 为危险值，提示胎盘功能下降。②孕妇随意尿测雌激素/肌酐（E/C）比值。也可评估胎盘功能。E/C＞15 为正常，＜10 为危险值。③血清胎盘催乳素（HPL）测定。采用放射免疫法，妊娠足月 HPL 值为 4～11 mg/L。若＜4 mg/L 或突然下降 50%，提示胎盘功能低下。以上指标异常时常提示胎儿窘迫。

### （七）胎儿头皮血样检查

20 世纪 60 年代，胎儿头皮血样（fetal blood sample，FBS）检查开始应用于临床，通过适当地采集胎儿头皮毛细血管血样测定 pH 值，pH≥7.25 为正常，pH7.21～7.24 为可疑，pH≤7.20 为异常。产程中联合应用胎心监护和测定头皮 pH 值可避免胎心监护的假阳性，提高胎儿窘迫诊断的正确率及减少不必要的手术干预。FBS 禁忌证包括：母体感染（如 HIV、肝炎病毒、单纯疱疹病毒）、胎儿出血性疾病（如血友病）、早产（＜34 孕周）。但 FBS 具有创伤性，目前临床应用有局限。早期有研究表明，FBS 结合胎心监护与单独应用胎心监护监测相比并不能降低剖宫产率，故有建议弃之不用。但 2007 年 NICE 仍建议，胎心监护结果异常时可行 FBS 检测，除非已经有胎

儿急性缺氧的确切证据。

### （八）脐血血气

新生儿分娩后结局的评估目前临床上有沿用已久的 Apgar 评分，低 Apgar 评分除窒息外，还有很多其他因素可能引起。实践证明低 Apgar 评分反映的是新生儿抑制表象，并不能区别其内在原因，因此单用 Apgar 评分评估新生儿结局是不准确的。近 10 年来，脐血血气分析逐渐受到国际围生期学界的重视，已被公认为目前评价胎儿氧合及酸碱平衡状况最客观可靠的标准。新生儿断脐后立即行脐血血气分析，可用于即时评估新生儿状况，了解是否存在妊娠期或产时的胎儿窘迫导致的酸中毒。

分娩过程中胎儿承受巨大的缺氧负荷，每次宫缩都会引起血流的短暂受阻，频繁的宫缩使胎儿血中的氧分压及二氧化碳分压剧烈波动，逐渐引起 pH 值的改变，尤其在第二产程中血气的变化更加明显。出生时立即脐动脉血气的检测结果可反映产程中胎儿血气变化的结局。目前国际上有几项大样本研究作出了脐动脉血血气阈值的界定，但由于纳入对象的标准和数量、采样时间和部位、标本储存时间、肝素化方法不同，各家报道的出生时脐动脉血气的正常范围不完全一致。历史沿用已久的诊断胎儿窘迫的标准是脐动脉血 pH＜7.20。现今关于脐血血气的界限值，ACOG 和美国儿科学会（AAP）鉴于绝大部分 pH＞7.00 的新生儿并无病征，故选择 pH＜7.00 作为诊断新生儿窒息的阈值。但也有分别采用 pH＜7.05、＜7.10、＜7.15、＜7.20 和（或）碱剩余（BE）＜−10 mmol/L、＜−12 mmol/L、＜−14 mmol/L、＜−20 mmol/L 作为阈值者。国内教材多采用 pH＜7.20、BE 值＜−12 mmol/L 为新生儿酸中毒的标准。

## 【治疗】

### （一）急性胎儿窘迫

一旦发现有急性胎儿窘迫的征象，应果断采取措施，改善胎儿缺氧状态。

1. 积极寻找病因  如催产素使用不当造成宫缩过频或过强引起胎儿窘迫，应立即停止使用催产素，必要时使用宫缩抑制剂抑制宫缩，减少胎儿应激。行阴道检查了解有无脐带脱垂，若出现脐带脱垂，立即托住脐带，行剖宫产终止妊娠。如为仰卧位低血压，使产妇左侧卧位，缓解脐带

受压情况，给予鼻导管吸氧 10 L/min，每次吸氧 30 min。如有产妇脱水、酸中毒、失血性休克等，积极纠正病因。

2.尽快终止妊娠　急性胎儿窘迫多在分娩期发生，故综合分析，决定分娩方式以最快抢救复苏新生儿为原则。

宫口未开全：预计短期内无法阴道分娩，若出现以下情况，建议积极行剖宫产：①持续胎儿心动过缓或心动过速，伴羊水污染Ⅱ度及以上；②羊水Ⅲ度污染；③胎心监护出现频发的重度变异减速或晚期减速，和（或）胎心变异减弱或消失；④胎儿头皮血 pH<7.20。

宫口开全：骨盆各径线均正常，胎头双顶径已达坐骨棘平面以下，可行会阴侧切，必要时产钳或胎吸帮助胎儿尽快经阴道分娩。

无论以何种方式分娩，通知有经验的儿科医生到分娩现场，准备好新生儿复苏的药品和器械。

### （二）慢性胎儿窘迫

应根据病因对症治疗，根据孕周、胎儿成熟度及胎儿窘迫程度决定处理。

1.一般处理　孕妇取左侧卧位休息，定时吸氧，每日 2～3 次，每次 30 min。

2.积极治疗妊娠合并症　如妊娠期高血压疾病，积极控制血压，妊娠期糖尿病，严密监测血糖等。根据病因予抗凝药物改善胎盘血供。

3.期待治疗　当胎儿孕周尚小，估计胎儿娩出后存活可能性小，须评估慢性缺氧的程度，尽量保守治疗，延长孕龄，同时予糖皮质激素促进胎肺成熟，争取期待至胎儿成熟后终止妊娠。但同时也需向患者及家属说明，期待治疗的过程中，慢性缺氧可能影响胎儿发育，导致预后不良，也有随时胎死宫内的风险。

目前对胎儿宫内窘迫的判断在产前、产时尚无特异的统一指标，需要临床医师遵循循证证据，借鉴国外相关指南，结合产前、产时监护手段做出综合判断，在减少不必要的产科干预同时，尽可能地预防和降低围生儿病率、死亡率及远期致残率。

（陈　练）

## 参考文献

［1］丰有吉.妇产科学.北京：人民卫生出版社，2007.

［2］曹泽毅.妇产科学.北京：人民卫生出版社，2008.

［3］王泽华.妇产科治疗学.北京：人民卫生出版社，2009.

［4］余海燕，刘兴会.胎儿窘迫诊断标准的国外指南解读.现代妇产科进展，2011，20（10）：764-767.

［5］Committee on Obstetric Practice，American College of Obstetricians and Gynecologists. ACOG Committee Opinion. Number 326，December 2005. Inappropriate use of the terms fetal distress and birth asphyxia. Obstet Gynecol，2005，106（6）：1469-1470.

［6］Liston R，Sawchuck D，Young D. Fetal health surveillance：antepartum and intrapartum consensus guideline. J Obstet Gynaecol Can，2007，29（9 Suppl 4）：S3-S56.

［7］Macones GA，Hankins GD，Spong CY，et al. The 2008 National Institute of Child Health and Human Development workshop report on electronic fetal monitoring：update on definitions，interpretation，and research guidelines. Obstet Gynecol，2008，112（3）：661-666.

［8］Vintzileos AM，Gaffney SE，Salinger LM，et al. The relationships among the fetal biophysical profile，umbilical cord pH，and Apgar scores. Am J Obstet Gynecol，1987，157（3）：627-631.

［9］Devoe LD. The nonstress test//Eden RD，Boehm FH，eds. Assessment and care of the fetus：physiologic，clinical and medicolegal principles. East Norwalk：Appleton & Lange，1990，365-383.

［10］Devoe LD. Antenatal fetal assessment：contraction stress test，nonstress test，vibroacoustic stimulation，amniotic fluid volume，biophysical profile，and modified biophysical profile-an overview. Semin Perinatol，2008，32：247-252.

［11］Parer JT，King T，Flanders S，et al. Fetal acidemia and electronic fetal heart rate patterns：is there evidence of an association? J Matern Fetal Neonatal Med，2006，19（5）：289-294.

［12］Manning FA. Dynamic ultrasound-based fetal assessment：the fetal biophysical profile score. Clin Obstet Gynecol，1995，38（1）：26-44.

［13］Alfirevic Z，Neilson JP. Doppler ultrasonography in high-risk pregnancies：systematic review with meta-analysis. Am J Obstet Gynecol，1995，172（5）：1379-1387.

［14］Goodwin TM，Milner-Masterson L，Paul RH. Elimination of fetal scalp blood sampling on a large clinical service. Obstet Gynecol，1994，83（6）：971-974.

［15］National Institute for Health and Clinical Excellence（NICE）. Intrapartum care：Care of healthy women and their babies during childbirth. London：RCOG

Press，2007.

［16］ Low JA，Lindsay BG，Derrick EJ. Threshold of metabolic acidosis associated with newborn complication. Am J Obstet Gynecol，1997，177（6）：1391-1394.

［17］ 乐杰. 妇产科学. 北京：人民卫生出版社，2000：161-162.

［18］ ACOG Committeeon Obstetric Practice. ACOG Committee Opinion No. 348：Umbilical blood gas and acid-base analysis. Obstet Gynecol，2006，108（5）：1319-1322.

［19］ Committee on fetus and newborn，American Academy of Pediatrics，and Committee on Obstetric Practice，American College of Obstetricians and Gynecologists. Use and abuse of the Apgar score. Pediatrics，1996，98（1）：141-142.

［20］ Loh SF，Woodworth A，Yeo GS. Umbilical cord blood gas analysis at delivery. Singapore Med J，1998，39（4）：151-155.

［21］ Andreani M，Locatelli A，Assi F，et al. Predictors of umbilical artery acidosis in preterm delivery. Am J Obstet Gynecol，2007，197（3）：303-305.

［22］ Wiberg N，Källén K，Olofsson P. Base deficit estimation in umbilical blood is influenced by gestational age，choice of fetal fluid compartment，and algorithm for calculation. Am J Obstet Gynecol，2006，195（6）：1651-1656.

［23］ Jóźwik M，Niemiec KT，Sledziewski A，et al. Acid-base balance and umbilical blood gases in neonates born at term in North-Eastern region of Poland. Med Wieku Rozwoj，2006，10（4）：1017-1031.

［24］ Locatelli A，Incerti M，Ghidini A，et al. Factors associated with umbilical artery acidemia in term infants with low Apgar score at 5 min. Eur J Obstet Gynecol Reprod Biol，2008，139（2）：146-150.

［25］ Roemer VM，Beyer B. Outcome measures in perinatal medicine-pH or BE. The thresholds of these parameters in term infants. Z Geburtshilfe Neonatol，2008，212（4）：136-146.

# 第十节 新生儿撤药综合征

新生儿撤药综合征（neonatal drug withdrawal syndrome）也称为新生儿戒断综合征（neonatal abstinence syndrome，NAS），妊娠期女性因疾病需要或某种嗜好而长期或大量服用镇静、麻醉、止痛或致幻剂，对该药品产生依赖，药品通过胎盘，使胎儿也对该药品产生一定程度的依赖，新生儿出生后，其血药浓度逐渐下降，从而出现一系列神经系统、呼吸系统和消化系统的症状和体征。国外相关报道及研究较多，我国也陆续有病例报道。此病临床表现无特异性，易激惹和自主神经功能紊乱较多见，病死率约为5%，远期可发生婴儿猝死综合征，可能出现运动行为和学习能力落后。

## 【流行病学】

根据美国流行病学调查资料，在2009—2010年，妊娠期滥用药物者达4.4%，而非妊娠期育龄女性滥用药物比例达到10.9%。除了滥用药物以外，吸烟及酗酒的育龄女性比例高达50%。我国近年来滥用药物的育龄女性比例逐渐增多，尤其在云南、新疆以及广州等地，并且吸烟及酗酒的生育期女性人数逐渐增多，新生儿撤药综合征将成为新生儿科医生面临的新课题。

## 【发病机制】

### （一）孕妇可能应用的成瘾药物

包括以下四大类：阿片类、中枢神经系统抑制剂、迷幻剂和中枢神经系统兴奋剂，具体包含的药物种类详见表2-10-1。有些女性不止应用一种成瘾药物，或同时有酗酒史和吸烟史，多种成瘾药物对胎儿及新生儿影响更为严重。

### （二）成瘾药物对胎儿和新生儿的影响及发病机制

1. 药物作用方式

（1）药物直接作用：成瘾药物具有水溶性和脂溶性，能够顺利通过胎盘，并且容易透过血脑屏障进入到胎儿脑组织。研究证实，在妊娠早期，成瘾药物有显著的致畸作用，在妊娠中期和妊娠晚期，成瘾药物会产生一些细微的影响，表现在器官生长与成熟的延迟，以及大脑组织结构的改变。

（2）药物的间接作用：成瘾药物可以模拟自然存在的神经递质，例如阿片类药物可以发挥内啡肽样作用，可卡因可以通过作用于多巴胺通路，使神经递质的合成以及分泌增加。

2. 不同种类药物对胎儿和新生儿的影响

（1）阿片类药物：使用此类药物的孕妇，其新生儿发生撤药综合征的机制尚未完全阐明。可能与妊娠期用药抑制胎儿内源性内啡肽、脑啡肽的产生有关。孕妇在妊娠早期使用此类药物可能会发生早产、胎盘早剥和宫内生长受限等危险情况。

（2）中枢神经系统抑制剂：主要以巴比妥类和苯二氮䓬类药物引起者较多，症状相对较轻，可能与断药后暂时性中枢神经系统兴奋与抑制失衡有关。乙醇也是中枢神经系统抑制剂的一种，其容易透过胎盘影响胎儿。近年来研究发现，其不仅仅在细胞水平对胎儿生长产生影响，还可以影响生长因子信号通路，甚至通过表观遗传学机制影响基因表达。

（3）中枢神经系统兴奋剂：研究较多的药物有可卡因、苯丙胺及咖啡因等。其中可卡因对胎儿的影响最受关注，其通过阻滞交感神经末梢对多巴胺及去甲肾上腺素等神经递质的重吸收，增加这些物质的浓度。苯丙胺类除了可阻滞儿茶酚胺类物质重吸收外，还能够增加儿茶酚胺的释放并直接作用于儿茶酚胺受体，增强儿茶酚胺的作用，导致交感神经系统兴奋的症状。

## 【临床表现】

新生儿撤药综合征的临床表现涉及多个系统，其症状与体征是非特异性的。其病情可分为3度，即稍有异常为轻度，刺激时出现症状为中度，安静时也有症状为重度。各个系统的症状与体征如下所述。

1. 中枢神经系统 主要以兴奋症状为主。可以表现为颤抖、易激惹、凝视、惊厥、高音调哭声、睡眠困难、活动过度。查体可以发现肌张力增强，甚至角弓反张，腱反射亢进，拥抱反射增强。

2. 消化系统　食欲亢进或吃奶差、胃食管反流、呕吐、腹胀、腹泻，查体可发现持续的吸吮及吞咽动作。

3. 呼吸系统　呼吸暂停或呼吸频率增快，甚至呼吸窘迫。

4. 循环系统　血压升高，心动过速或过缓。

5. 自主神经系统　发热，体温不稳，也可表现为低体温；多汗、肤色潮红或发花；鼻塞，频繁打哈欠和打喷嚏，流涎。

**【辅助检查】**

1. 药物或药物的代谢物检测　通常用高效液相色谱仪或高效气相色谱仪检测母亲或婴儿血液、尿液或胎粪中的含量。阳性有助于诊断，阴性不能否定诊断。

2. 血液生化检测　包括血糖、血钙、电解质等，协助除外其他疾病。

3. 头颅超声、头颅磁共振及脑电图。

**【诊断和鉴别诊断】**

**（一）诊断**

主要依据母亲妊娠期用药史，并且除外其他疾病。

1. 病史　详细询问母亲是否用过成瘾药物，用药种类、剂量、用药时间等，以及是否生后母乳喂养。

2. 症状体征与评分表　目前美国儿科学会建议采用 Lipsite 11 项评分法（表 2-10-2），也可采用修正后的 Finnegman 评分法（表 2-10-3）。症状体征评分表有助于量化病情，指导治疗。评分表主要适用于足月儿与近足月儿。生后 2 h 左右开始评估，以后根据情况每 2～4 h 评估一次。评分连续 3 次 ≥8 分需要用药治疗，连续 2 次 ≥12 分则需立即用药。

**（二）鉴别诊断**

注意除外神经系统疾病，如缺氧缺血性脑病、颅内出血、脑炎等，肺部疾病，严重感染，代谢紊乱，如低血糖、低血钙、低血镁，以及内分泌疾病甲状腺功能亢进等。

**【治疗】**

**（一）治疗原则**

1. 治疗时机选择　本病为自限性疾病，但重症病例可危及患儿生命。在前述各种评分指导下采用药物治疗，症状出现前不予治疗，病情轻度、中度不需药物治疗，重度需药物治疗。

2. 药物类型选择　针对撤药类型，一般选择与母亲成瘾药物同源的药物。治疗目的是应用适量镇静剂缓解神经系统及消化系统症状。

3. 评定疗效　严密观察并且记录症状改善情况。

4. 减量及停药　症状控制后需要及时调整剂量，逐渐减量以及停药，防止复发，定期随访。

**（二）一般治疗与护理**

1. 减少外界刺激　护理应轻柔，尽量减少触觉刺激。

2. 供给足够的热量　少量多次予以配方奶，按照各日龄的生长需要适当增加热量。如果喂养困难，需要辅以肠外营养。

3. 维持液体平衡　出现呕吐、腹泻甚至脱水症状时，需要输液维持体液平衡。

**（三）药物治疗**

药物治疗停药后至少观察 3 天，观察症状是否复发。

1. 阿片酊　治疗阿片类新生儿撤药综合征的首选药物。原制剂浓度为 10 mg/ml，应用时需要稀释 25 倍。应用剂量为 0.1 mg/kg，每 4 h 喂一次，如果症状未缓解，可以每 4 h 增加 0.1 mg/kg，直至症状缓解，然后采用原剂量。病情稳定 3～5 日后，逐渐减少每次剂量，每日减少总剂量的 1/10，给药间隔不变，减量过程至少持续 1 周。如果病情出现反跳现象，需增量至症状控制。药物减量至每日 0.2 mg/kg 时如果病情仍稳定，可停药。

2. 美沙酮　近年来多选择此药物治疗阿片类撤药综合征。剂量为每次 0.05～0.1 mg/kg 口服或静脉注射，每 6～12 h 用药一次。如果不能控制症状，可每次增加 0.05 mg/kg，症状控制后减量为每 12 h 一次，每天减量 10%～20%，直至每天 0.05 mg/kg，可停药。

3. 可乐定　也是近年来治疗阿片类撤药综合征的药物之一。口服首次剂量为 0.5～1 μg/kg，维持量为每日 3～5 μg/kg，每 4～6 h 服用一剂。疗程平均 13 天。缺点是对睡眠障碍控制较差，偶见轻度代谢性酸中毒。

4. 苯巴比妥　用于镇静、催眠及安定剂撤药综合征的效果较好，此药物安全，能够有效控制神经系统症状。负荷量 10～15 mg/kg 静脉注射，24 h 后每 6 h 给予维持量 1～2 mg/kg，治疗血药浓度为 12~14 μg/ml，疗程 10~14 天。

5. 地西泮 主要用于控制中枢神经系统症状。开始用量为 0.3~0.5 mg/kg，口服或稀释后缓慢静脉注射，每 8 h 一次，症状控制后逐渐减量，每 8 h 一次。

**【预后与预防】**

1. 预后 近期病死率达到 5%，主要死因为早产、感染和窒息等。远期预后在文献中也有报道，重度病例可能发生婴儿猝死综合征，更多见神经行为发育迟缓、运动能力落后、学习困难等。

2. 预防 此病是可以预防的。加强宣教，减少育龄女性药物滥用和酗酒的比例，早期识别和采取必要的干预措施，杜绝毒品和酒精对下一代的危害。

**表 2-10-1 孕妇可能应用的成瘾药物**

| 种类 | 具体药物名称 |
| --- | --- |
| 阿片类 | 1. 同效剂：吗啡、美沙酮、可待因、哌替啶、海洛因、芬太尼、右丙氧芬、氢吗啡酮、羟考酮<br>2. 同效兼拮抗剂：喷他佐辛、丁丙诺啡、纳布啡、布托啡诺 |
| 中枢神经系统抑制剂 | 1. 巴比妥类：苯巴比妥、异戊巴比妥、司可巴比妥<br>2. 苯二氮䓬类：地西泮、奥沙西泮、氟西泮、艾司唑仑、氯氮䓬<br>3. 其他镇静催眠剂：甲喹酮、格鲁米特、甲乙哌酮、乙氯维诺、炔己蚁胺、水合氯醛、溴化物、甲丙氨酯<br>4. 抗焦虑抑郁剂：丙米嗪、氯米帕明、地昔帕明、羟嗪、多塞平、氟哌啶醇、西酞普兰<br>5. 大麻碱类：大麻叶、大麻<br>6. 乙醇 |
| 致幻剂 | 1. 吲哚烷胺类：麦角酸二乙酰胺、喜乐欣、喜乐西宾、二甲色胺、二乙色胺<br>2. 苯乙胺类：麦司卡林、仙人球膏<br>3. 苯异丙胺类：甲烯二氧苯丙胺、甲氧二甲撑二氧苯丙胺、二甲撑二氧甲苯丙胺（即摇头丸）、二甲撑二氧乙苯丙胺<br>4. 吸入剂类：亚硝酸酯类、氧化亚氮 |
| 中枢神经系统兴奋剂 | 1. 苯丙胺类：苯丙胺、右苯丙胺、去氧麻黄碱（冰毒）<br>2. 苯丙胺同源剂：苄非他明、安非拉酮、芬氟拉明、氯丙咪吲哚、芬特明、苯丙醇胺、芬美曲秦、苯甲曲秦<br>3. 其他兴奋剂：可卡因、咖啡因、匹莫林、苯环利定、哌甲酯 |

**表 2-10-2 Lipsite 新生儿撤药综合征评分表**

| 症状体征 | 0 分 | 1 分 | 2 分 | 3 分 |
| --- | --- | --- | --- | --- |
| 肢体颤抖 | 无 | 饥饿或打扰时略有颤抖 | 中度或明显颤抖，喂奶或舒适抱位时消失 | 明显的或持续的颤抖，惊厥 |
| 激惹（过度哭闹） | 无 | 略增强 | 饥饿或打扰时中至重度 | 安静时明显激惹 |
| 反射 | 正常 | 增强 | 明显增强 | |
| 大便 | 正常 | 喷发式，但次数正常 | 喷发式，每日 8 次以上 | |
| 肌张力 | 正常 | 增强 | 紧张 | |
| 皮肤擦伤 | 无 | 膝、肘部发红 | 皮肤擦破 | |
| 呼吸频率（次/分） | <55 | 55~75 | 76~95 | |
| 反复喷嚏 | 无 | 有 | | |
| 反复哈欠 | 无 | 有 | | |
| 呕吐 | 无 | 有 | | |
| 发热 | 无 | 有 | | |

注：总分＞4 分对诊断有意义（敏感性 77%），总分＞6 分需用药物治疗。
引自：邵肖梅，叶鸿瑁，丘小汕. 实用新生儿学. 4 版. 北京：人民卫生出版社，2011

表 2-10-3　修正的 Finnegman 新生儿撤药综合征评分表

| 症状体征 | 1分 | 2分 | 3分 | >3分 |
|---|---|---|---|---|
| 哭闹 | | 高调 | 持续 | |
| 喂奶后睡眠时间 | 3 h | 2 h | 1 h | |
| 拥抱反射 | | 活跃 | 亢进 | |
| 刺激时震颤 | | 轻度 | 明显 | |
| 安静时出现震颤 | | | 轻度 | 明显（4） |
| 肌张力增加 | | | 轻度 | 明显（6） |
| 惊厥 | | | | 有（8） |
| 狂吮拳指 | 有 | | | |
| 吃奶不好 | 有 | | | |
| 呃逆 | 有 | | | |
| 喷射性呕吐 | 有 | | | |
| 大便 | | 稀 | 水样便 | |
| 体温 | | >37.8℃ | | |
| 呼吸频率 | >60 次/分 | 伴三凹征 | | |
| 皮肤擦伤 | 鼻、膝、脚趾 | | | |
| 频繁打哈欠 | 有 | | | |
| 喷嚏 | 有 | | | |
| 鼻塞 | 有 | | | |
| 出汗 | 有 | | | |
| 总分 | | | | |

引自：邵肖梅，叶鸿瑁，丘小汕. 实用新生儿学. 4 版. 北京：人民卫生出版社，2011

（魏红玲）

## 参考文献

[1] 邵肖梅，叶鸿瑁，丘小汕. 实用新生儿学. 4 版. 北京：人民卫生出版社，2011：905-910.

[2] Behnke M，Smith VC，Committee on Substance Abuse，Committee on Fetus and Newborn. Prenatal substance abuse：short-and long-term effects on the exposed fetus. Pediatrics，2013，131（3）：e1009-e1024.

[3] Shainker SA，Saia K，Lee-Parritz A. Opioid addiction in pregnancy. Obstet Gynecol Surv，2012，67（12）：817-825.

[4] Veazey KJ，Muller D，Golding MC. Prenatal alcohol exposure and cellular differentiation：a role for Poly-comb and Trithorax group proteins in FAS phenotypes? Alcohol Res，2013，35（1）：77-85.

[5] 李凤英，陈自励. 新生儿撤药综合征研究近况. 中国当代儿科杂志，2000，2（1）：57-62.

[6] Jansson LM，Velez M. Neonatal abstinence syndrome. Curr Opin Pediatr，2012，24（2）：252-258.

[7] Logan BA，Brown MS，Hayes MJ. Neonatal abstinence syndrome：treatment and pediatric outcomes. Clin Obstet Gynecol，2013，56（1）：186-192.

[8] Sublett J. Neonatal abstinence syndrome：therapeutic interventions. MCN Am J Matern Child Nurs，2013，38（2）：102-107.

# 第十一节　双胎输血综合征

## 一、概述

双胎输血综合征（twin-twin transfusion syndrome，TTTS）是单绒毛膜双羊膜囊（monochorionic-diamniotic，MCDA）双胎妊娠的严重并发症，在 MCDA 中的发生率为 10%～20%。TTTS 由 Herlitz 在 1941 年首先发现并命名，主要临床表现为供血儿和受血儿之间症状差异明显，其中供血儿出现低血容量、少尿、体重减轻、贫血、脱水、羊水少，甚至因营养缺乏而死亡；受血儿出现血容量增多、心肌肥厚、多尿、肝肾增大、体重增长快，可发生充血性心力衰竭、胎儿水肿、羊水过多等严重并发症。如果不治疗，TTTS 的围生期病死率高达 80%～100%，存活儿出现神经系统后遗症的风险极大。

## 二、TTTS 发病机制

在 MCDA 双胎妊娠中，双胎儿共用一个胎盘。MCDA 胎盘血管吻合方式有 3 种：动脉-动脉（A-A）吻合，静脉-静脉（V-V）吻合，动脉-静脉（A-V）吻合。其中 A-A 吻合和 V-V 吻合是胎盘浅表吻合，为双向血流，血流方向取决于血管两端的压力差。A-V 吻合属于深部吻合，血流方向为单向性。A-V 吻合可通过双向的 A-A、V-V 吻合进行代偿。A-A 吻合具有最大的代偿潜能，对 TTTS 的供血和受血胎儿均有保护作用。

对 MCDA 胎儿胎盘的研究发现，几乎所有 TTTS 的单绒毛膜双胎胎盘间都存在 A-V 吻合，这些吻合血管的净输注量决定了是否发生 TTTS 以及 TTTS 病理变化的严重程度。

TTTS 的供血儿由于不断向受血儿输送血液而逐渐发生低血容量，导致肾灌注减少而出现少尿及羊水过少，同时肾素-血管紧张素系统被激活，加重上述血流改变过程。TTTS 晚期，供血儿还会出现贫血、心脏小、胎儿生长受限、弥漫性肾小管萎缩和肾发育不良。TTTS 的受血儿心房压力增加引起心房钠尿肽合成增多，导致肾小球滤过率增加和肾小管回吸收减少而出现多尿和羊水过多。由于受血儿的血容量过多导致心脏负荷增加，所有受血儿均表现有不同程度的红细胞增多症、心室肥厚和扩张、高血压、三尖瓣反流、先天性心脏病、心功能降低，甚至出现胎儿水肿。

## 三、TTTS 临床表现

### （一）供血儿临床表现

胎-胎输血供血者会出现失血性贫血。根据失血的速度可分为急性型和慢性型，少量慢性失血的新生儿出生时并无症状，短时间内失血量较大时可表现如下：

1. 急性型　多发生在分娩时，特别是第一个胎儿出生过程中，由于压力和位置的改变，引起急性输血。表现为出生时即有苍白、呼吸急促、心率增快、心音低钝、脉弱、哭声细，但肝脾不大。严重者表现为失血性休克。实验室检查：血红蛋白在出生时正常，24 h 内迅速下降。红细胞形态：正色素、大细胞性。血清铁：出生时正常。网织红细胞：出生时正常。

2. 慢性型　贫血在宫内缓慢发生，宫内发育迟缓，生后表现苍白、心动过速、低蛋白血症、肝脾大，但血压正常。实验室检查：血红蛋白出生时即低。红细胞形态：低色素小细胞，红细胞大小不均，异形红细胞。血清铁：出生时低。网织红细胞：出生时低。

新生儿急性失血性贫血临床上需要与新生儿窒息相鉴别，急性失血性贫血的表现为：心动过速，呼吸浅而快，苍白、血压下降，无发绀，吸氧和辅助呼吸后无明显改善，血红蛋白下降。而新生儿窒息表现为：心动过缓，呼吸慢、暂停、不规律，皮肤苍白有发绀，吸氧和辅助呼吸后有明显改善，血红蛋白正常。

供血儿除急慢性失血性贫血的临床表现外，可伴有脏器损害表现。如供血儿脑血流低灌注造成脑部缺氧缺血，易出现脑损伤，包括脑室周围白质软化症、脑室出血、脑室扩张、脑萎缩和动脉缺血性脑卒中等各种类型。由于 TTTS 存活儿脑损伤的风险增加，应对所有患儿定期行头颅超声检查随访。然而，尽管头颅超声有助于脑损伤后监测，但其灵敏度有限，需适当配合脑磁共振进一步了解脑损伤情况，同时需要对确切的神经系统发育情况进行长期随访和评估。供血儿由于缺血缺氧导致产前慢性低灌注肾近曲小管损伤，可发生肾皮质坏死和纤维化等病理改变，临床出现血尿、急性肾衰竭或永久性肾小管发育不全。

### （二）受血儿临床表现

受血儿生后常出现红细胞增多引起的高黏滞血症，如患儿皮肤发红，呈多血质貌。呼吸窘迫、腹胀、电解质紊乱和血小板减少，甚至出现胎儿水肿和充血性心力衰竭等表现。

受血儿除红细胞增多引起的高黏滞血症外，还常见部分脏器损害，如受血儿高黏滞血症、细胞增多症引起脑血管内血流淤滞。患儿易出现如同供血儿的脑损伤。受血儿由于高血容量状态造成心脏重构。血容量过多增加心脏后负荷，导致右心收缩和舒张功能下降，最终导致心脏肥大。受血儿生后可出现持续性右心室功能不全，导致右心室流出道梗阻，甚至出现肺动脉狭窄，患儿表现出明显的青紫，并伴有严重的心力衰竭。新生儿科医生必须意识到受血儿右心室流出道梗阻的发生风险，及时诊断和治疗非常重要。通过宫内胎儿超声心动图和出生后超声心动图检查，发现 TTTS 中 15.5% 的存活儿有先天性心脏病（不包括单纯性的卵圆孔未闭和动脉导管未闭），明显高于一般新生儿先天性心脏病的发病率。所以应在生后尽早为患儿完善超声心动图的检查，以明确是否存在先天性心脏病。

## 四、诊断与分期

1999 年，Quintero 提出了 TTTS 产前 B 超诊断标准和分级。同时符合以下两条可诊断：①MCDA；②羊水量差异，受血儿羊水过多（胎龄 20 周前羊水最大垂直暗区 ≥8 cm，20 周后 ≥10 cm），供血儿羊水过少（羊水最大垂直暗区 ≤2 cm）。

分级：Ⅰ级，供血儿膀胱可见；Ⅱ级，供血儿未见充满尿液的膀胱；Ⅲ级，多普勒超声检查发现胎儿血流出现特异性改变（脐动脉舒张末期血流消失或反向、动脉导管血流反向、脐静脉出现搏动性血流）；Ⅳ级，出现胎儿水肿；Ⅴ级，1个或2个胎儿死亡。

产后诊断标准：①胎盘检查，供血儿的胎盘苍白、萎缩（绒毛有水肿及血管收缩），羊水过少，羊膜上有羊膜结节，而受血儿的胎盘色泽红、充血；②新生儿体重相差 ≥20%，血红蛋白水平相差 ≥50 g/L，以及受血儿和供血儿生长差异、贫血和多血质的临床表现。

## 五、治疗

### （一）宫内治疗

### （二）TTTS 患儿生后治疗

1. 供血儿的治疗　对于供血儿，出生时主要是针对急慢性失血的处理。生后评估患儿循环状况，观察患儿呼吸、心率、肤色、活力、血压、经皮血氧饱和度、毛细血管再充盈时间和肝脾是否肿大。

新生儿分娩后如发现苍白、软弱、循环不良、低血压甚至失血性休克等表现，应采取以下紧急措施：

（1）生后立即复苏，保持呼吸道通畅并吸氧，有休克者立即扩容，可用生理盐水以 20 ml/kg 0.5～1 h 内静脉输入。

（2）取血检查新生儿的血常规、血型、血气分析并交叉配血。

（3）输血

①输血的指征：a. 新生儿在出生 24 h 内静脉血红蛋白 <130 g/L 或血细胞比容 <0.3。b. 出现低血容量休克的症状。

②血源选择：目前临床中最常选用悬浮红细胞。

③输血量：输血量＝体重（kg）×[预期达到的血红蛋白值（g/L）－实际血红蛋白值（g/L）]×0.6。

（4）合并症：如贫血患儿合并心力衰竭，可给予洋地黄类药物和利尿剂。

（5）铁剂治疗：失血性贫血的新生儿经过紧急救治后要补充铁剂，以补充体内丢失的铁，元素铁剂量 2～3 mg/(kg·d)，相当于硫酸亚铁 10 mg/kg 或富血铁 6 mg/kg，时间至少 3 个月。

除对供血儿急慢性失血的处理外，供血儿住院后需完善头颅影像学检查，根据患儿不同的脑损伤给予止血、镇静、减少搬动、营养脑神经等治疗。还应完善尿常规和肾功能检查，对于肾功能损害的患儿要注意避免应用损伤肾功能的药物，对于急性肾衰竭，必要时给予腹膜透析治疗。

2. 受血儿的治疗　对于受血儿，出生时主要是针对红细胞增多引起的高黏滞血症的处理。生后观察患儿呼吸、心率、有无多血质貌、经皮血氧饱和度，立即完善静脉血常规和网织红细胞、凝血功能、血糖、血钙检查。如无症状，血细胞比容为 0.65～0.7，只需注意密切观察，复测 Hct 即可；Hct＞0.7 者，无论有无症状，均需要部分换血。部分交换输血方法：换血部位选择外周静脉或脐静脉，优先使用生理盐水或 5％ 白蛋白。换血量＝血容量（90 ml/kg）×（实际 Hct－预期 Hct）×体重（kg）÷实际 Hct。

除对受血儿红细胞增多症的处理外，如有胎儿水肿，需进行心肺监护及支持，抽出胸腔、腹腔、心包积液以改善心肺功能。红细胞增多症常伴有低血糖症、低钙血症、高胆红素血症和酸中毒，生后需完善患儿血糖、血钙、胆红素和血气分析等检查，及时对症处理。

受血儿住院后尽早完善超声心动图检查，若发现心室肥厚，心功能下降，有心功能衰竭者，应给予洋地黄类药物。一旦出现右心室流出道梗阻，甚至出现肺动脉狭窄，需应用前列腺素治疗，危重时需要心脏外科为患儿实施肺动脉球囊成形术。还应完善头颅影像学检查，根据患儿不同的脑损伤给予止血、镇静、减少搬动、营养脑神经等治疗。

## 六、TTTS 的预后

未采取任何治疗措施的妊娠中期前的 TTTS 可造成一胎或双胎死亡，且胎儿先天畸形发生率和围生儿病死率也较高。近年来随着宫内诊断和宫内胎儿镜激光技术的应用，经过产前诊断及妊娠期治疗，TTTS 患者至少一胎存活率达 75％～80％，约 5％ 的存活儿有不同程度的神经系统后遗症及智力受损，这与手术时胎儿是否严重缺血缺氧有关，手术越早，后遗症越少。TTTS 分级和孕妇分娩时的孕周是决定新生儿预后最重要的因素，诊断时的分级越低，从诊断到分娩的间隔越长，围生儿病死率越低。因此 TTTS 的早期诊断及宫内治疗对于改善预后至关重要。

（潘维伟）

## 参考文献

[1] Sims ME. The misfortune of monochorionic twins. Neoreviews, 2013, 14 (5)：e262-e264.

[2] Faye-Petersen OM, Crombleholme TM. Twin-to-Twin Transfusion Syndrome：Part 1. Types and Pathogenesis. Neoreviews, 2008, 9 (9)：e370-e379.

[3] Hack KE, Nikkels PG, Koopman-Esseboom C, et al. Placental characteristics of monochorionic diamniotic twin pregnancies in relation to perinatal outcome. Placenta, 2008, 29 (11)：976-981.

[4] De Paepe ME, Stopa E, Huang C, et al. Renal tubular apoptosis in twin-to-twin transfusion syndrome. Pediatr Dev Pathol, 2003, 6 (3)：215-225.

[5] Lopriore E, Oepkes D, Walther FJ. Neonatal morbidity in twin-twin transfusion syndrome. Early Human Dev, 2011, 87 (9)：595-599.

[6] Pruetz JD, Sklansky M, Detterich J, et al. Twin-twin transfusion, syndrome treated with laser surgery：postnatal prevalence of congenital heart disease in surviving recipients and donors. Prenat Diagn, 2011, 31 (10)：973-977.

[7] Quintero RA, Morales WJ, Allen MH, et al. Staging of twin-twin transfusion syndrome. J Perinatol, 1999, 19 (8 Pt 1)：550-555.

[8] 邵肖梅, 叶鸿瑁, 丘小汕. 实用新生儿学. 4 版. 北京：人民卫生出版社, 2011：22-24.

[9] Senat MV, Deprest J, Boulvain M, et al. Endoscopic laser surgery versus serial amnioreduction for severe twin-to-twin transfusion syndrome. N Engl J Med, 2004, 351 (2)：136-144.

[10] 叶鸿瑁. 新生儿产前失血的诊治. 小儿急救医学, 2004, 11 (3)：143-145.

# 第3章 产房急救

## 第一节 新生儿窒息与复苏

### 一、新生儿窒息

新生儿窒息（asphyxia）是指由于出生前、出生时或生后的各种病因使新生儿出生后不能建立正常呼吸，引起缺氧并导致全身多脏器损害。正确的复苏是降低新生儿窒息死亡率和和伤残率的主要手段。

【发生率】

新生儿窒息是导致全世界新生儿死亡、脑瘫和智力障碍的主要原因之一。世界卫生组织2005年的统计数字表明，每年400万的新生儿死亡中约有100万死于新生儿窒息，亦即新生儿窒息导致的死亡已经占到了新生儿死亡的1/4。

我国妇幼卫生监测显示，2005年新生儿死亡率为19.0‰。前三位的死因为早产和低体重、窒息、肺炎，窒息占第二位。2005年我国5岁以下儿童因窒息死亡的比例占20.5%，为第二大致死原因。中国残联等有关部门2003年年底的一项抽样调查结果显示，每年新增0~6岁残疾儿童为19.9万，在五类残疾儿童中，智力残疾占54.2%。智力残疾原因依次为：出生时窒息、早产、宫内窘迫等，出生时窒息为智力残疾的首位原因。

【病因】

新生儿窒息是由于出生前、出生时或生后的各种病因引起气体交换障碍，使新生儿出生后不能建立正常的自主呼吸。因此，凡使胎儿或新生儿血氧浓度降低的因素都可引起窒息。缺氧可出现于妊娠期，但绝大多数出现在产程开始后。若缺氧发生较早且严重，可致胎死宫内；若发生在产程中或产后，则为出生时窒息或出生后的新生儿窒息。出生前和产程中的高危因素（表3-1-1）可以造成胎儿宫内缺氧，与新生儿窒息的发生密切相关。有报道存在产前高危因素时，新生儿窒息的发生率可达70%，应高度重视，做好复苏的准备。

由于有如下特点，早产儿更容易发生窒息及其并发症：

（1）肺部缺乏肺表面活性物质，会导致通气困难。

（2）脑发育不完善，可能会减少对呼吸的驱动。

（3）肌肉张力低，可能会使自主呼吸更困难。

（4）皮肤薄，体表面积大，皮下脂肪少，所以热量丢失快。

（5）大脑血管脆弱，应激时可能导致出血。

（6）血容量少，增加了对失血所致低血容量的敏感性。

（7）不成熟的组织更易受过度氧气的损害。

（8）免疫功能差，易受感染。

因此，对早产儿分娩应更重视，积极复苏，防止并发症。

【病理生理】

#### （一）呼吸暂停的概念

实验室研究显示，新生儿围生期窒息的首要症状是呼吸停止。经历如下演变过程（图3-1-1）。

1. 原发性呼吸暂停　胎儿或新生儿缺氧时，先有呼吸运动加快，若缺氧继续，则呼吸运动停止，心率减慢，此为原发性呼吸暂停。此阶段若给予刺激（如擦干全身或拍打足底），能使新生儿重新出现呼吸。

2. 继发性呼吸暂停　如原发性呼吸暂停期间，心肺受累持续存在，新生儿会有多次短暂的喘息样呼吸，心率继续下降，同时血压开始下降，呼吸越来越弱，在一次深呼吸后进入继发性呼吸暂停。在此阶段，心率、血压及血氧饱和度均持续下降，新生儿对外界刺激无反应，此时必须给予正压通气。

表 3-1-1　出生前和出生时的高危因素

| 出生前因素 | |
|---|---|
| 产妇糖尿病 | 过期妊娠 |
| 妊娠高血压或先兆子痫 | 多胎妊娠 |
| 慢性高血压 | 胎儿大小与孕龄不符 |
| 胎儿贫血或同种免疫疾病 | 孕妇用药，如镁剂、肾上腺素受体阻滞剂 |
| 既往死胎或新生儿死亡史 | 孕妇吸毒 |
| 妊娠中、后期出血 | 胎儿畸形或异常 |
| 孕妇感染 | 胎动减弱 |
| 孕妇心、肾、肺、甲状腺或神经疾病 | 无产前检查 |
| 羊水过多 | 年龄＞35 岁 |
| 羊水过少 | |
| 胎膜早破 | |
| 胎儿水肿 | |
| **出生时因素** | |
| 急诊剖宫产 | 2 类或 3 类胎儿心率图形 |
| 产钳或胎吸助产 | 产妇使用全身麻醉剂 |
| 臀先露或其他异常先露 | 子宫强直性收缩伴胎儿心率改变 |
| 早产 | 产前 4 h 内用过麻醉药 |
| 急产 | 羊水胎粪污染 |
| 羊膜炎 | 脐带脱垂 |
| 胎膜早破（超过 18 h） | 胎盘早剥 |
| 滞产（超过 24 h） | 前置胎盘 |
| 巨大儿 | 明显的产时出血 |

出生时很难确定新生儿已有缺氧和（或）循环损害多长时间，体格检查不能区分原发性和继发性呼吸暂停。而对刺激的反应能帮助估计缺氧开始的时间。如刺激后立即开始呼吸，是处于原发性呼吸暂停阶段；如刺激后仍无呼吸，则为继发性呼吸暂停，必须开始呼吸支持。通常，新生儿继发性呼吸暂停的时间越久，恢复自主呼吸所需要的时间越长。一旦正压通气建立，大多数窒息新生儿的心率会迅速改善。如有效的正压通气不能使心率迅速增加，则缺氧可能已经导致心肌受累，并且血压已经降低到危险水平，需要心脏按压，还可能需要药物复苏。

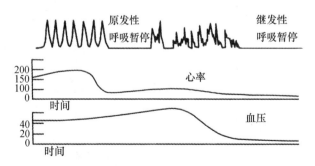

图 3-1-1　原发性呼吸暂停和继发性呼吸暂停

### （二）出生前后肺和肺循环的改变

胎儿期由于氧的供应来自胎盘，胎儿只有很少部分的血液流经胎肺。胎肺不含气，肺泡内充满了液体，灌注胎肺的小动脉因胎儿氧分压低而处于收缩状态。由于胎肺血管收缩和血流阻力增加，来自右心室的血液无法进入肺，大部分通过阻力低的旁路（即动脉导管）流入主动脉。

出生后新生儿不再与胎盘相连，只能靠肺呼吸作为氧气的唯一来源。所以肺泡内液体必须被吸收并被空气所替代。1/3 肺液出生时经产道挤压由口鼻排出，其余由肺部淋巴组织吸收。由于空气提供充足的氧（21％），肺泡充气和氧含量增加，肺血管扩张并降低了血流阻力。脐动脉收缩和脐带结扎后，脐动脉和脐静脉的关闭去除了低阻力的胎盘循环并提高了体循环的血压。体循环血压的升高使肺动脉压力低于体循环，导致肺血流增加，通过动脉导管的血流减少。

虽然正常过渡的步骤发生在出生后几分钟之内，但整个转变过程要数小时，甚至几天才能完成。研究发现，足月儿的正常过渡需要 10 min 才能达到氧饱和度 90％ 或以上。动脉导管关闭要到生后 12～24 h，肺血管的完全扩张要数月之后。

### （三）窒息时缺氧及肺灌注减少

窒息的新生儿出生未能建立正常的呼吸，肺泡未扩张，肺液不能排出，不能进行气体交换，造成缺氧。窒息时血氧饱和度下降、酸中毒，使新生儿肺内小动脉仍保持收缩状态，动脉导管继续开放，血液不经肺而进入主动脉，即使肺泡开放，氧气也不能进入血液，从而加重缺氧。

窒息造成的低氧血症引起多脏器损害，尤其是呼吸中枢供氧不足加重呼吸抑制。故正压通气改善全身缺氧，尤其是改善呼吸中枢缺氧是窒息复苏的关键措施。

**【诊断】**

新生儿窒息主要依靠临床表现进行诊断。1953 年，美国学者 Virginin Apgar 提倡用 Apgar 评分系统对新生儿窒息进行评价，50 多年来，Apgar 评分系统一直是国际上公认的评价新生儿窒息最简捷实用的方法。Apgar 评分由 5 项体征组成，5 项体征中的每一项授予分值 0、1 或 2，将 5 项分值相加，即为 Apgar 评分的分值。复苏措施是改变 Apgar 评分的要素，因此在评分时应用的复苏措施也应同时记录。建议在产房内填写的表格如表 3-1-2：

表 3-1-2　Apgar 评分的辅助评分表　　　　　　　　　　胎龄_____周

| 体征 | 0 | 1 | 2 | 1 min | 5 min | 10 min | 15 min | 20 min |
|---|---|---|---|---|---|---|---|---|
| 肤色 | 紫青或苍白 | 四肢青紫 | 全身红润 | | | | | |
| 心率 | 无 | <100 次/分 | >100 次/分 | | | | | |
| 呼吸 | 无 | 微弱，不规则 | 良好，哭 | | | | | |
| 肌张力 | 松软 | 有些弯曲 | 动作灵活 | | | | | |
| 对刺激反应 | 无反应 | 反应及哭声弱 | 哭声响，反应灵敏 | | | | | |
| 总分 | | | | | | | | |
| 备注： | 复苏 | | | | | | | |
| | 分钟 | | 1 min | 5 min | 10 min | 15 min | 20 min | |
| | 给氧 | | | | | | | |
| | PPV/NCPAP | | | | | | | |
| | 气管插管 | | | | | | | |
| | 胸外按压 | | | | | | | |
| | 肾上腺素 | | | | | | | |
| | 生理盐水 | | | | | | | |

PPV，正压通气；NCPAP，鼻塞连续气道正压通气

在新生儿生后 1 min 和 5 min 做出 Apgar 评分。当 5 min Apgar 评分<7 时，应每隔 5 min 评分一次，直到 20 min。一般将 1 min Apgar 评分 0～3 分诊断为重度窒息，4～7 分为轻度窒息。评分应登记在婴儿出生记录中，复苏中的完整档案必须包括实施复苏措施的具体描述。

近 20 余年来，人们对 Apgar 评分的诊断价值不断提出质疑：①Apgar 评分虽可识别新生儿有无抑制，但不能区别抑制的病因；②低 Apgar 评分并不等同于窒息，低评分的原因可能不是宫内缺氧；③早产儿由于肌张力弱和对刺激反应差，其 Apgar 评分可低于正常；④没有突出呼吸抑制，把相同的分值赋予了重要性并不相等的 5 个成分；⑤1 min Apgar 评分与患儿远期预后无明显相关性，5 min 低评分与预后相关性更强；⑥主要不足之处在于敏感度高而特异度低，常导致窒息诊断扩大化。而且，国内部分医疗单位及个人不能正确执行评分，个体主观影响较大，降低了评分的可靠性。

因此，不能将 Apgar 评分作为诊断窒息的唯一指标或将低 Apgar 评分一律视为窒息。近年来，国际上有人提出对出生窒息的患儿检测脐动脉血气，以增加诊断依据。其认为 Apgar 评分敏感性较高而特异性较低，血气指标特异性较高而敏感性较低，两者结合可增加诊断的准确性。还有人提出，新生儿窒息的诊断除低 Apgar 评分外，还应加上血气和多脏器损害等进行综合诊断。

我国于 2016 年在《中华围产医学杂志》上发表了《新生儿窒息诊断的专家共识》，建议有条件的医院对出生后怀疑有窒息的新生儿生后即刻常规做脐动脉血 pH 检查，Apgar 评分要结合脐动脉血 pH 的结果作出窒息的诊断：①轻度窒息，Apgar 评分 1 min≤7 分，或 5 min≤7 分，伴脐动脉血 pH<7.2；②重度窒息，Apgar 评分 1 min≤3

分或 5 min≤5 分，伴脐动脉血 pH<7.0。

Apgar 评分可评价窒息的严重程度和复苏的效果，但不能指导复苏，因为它不能决定何时应开始复苏，也不能对复苏过程提供决策。评分是 1 min 后完成，但不能等 1 min 后再对患儿进行复苏。指导复苏靠快速评价新生儿的三项指标：呼吸、心率和皮肤黏膜颜色。

## 【预后】

Apgar 评分对判断新生儿窒息的预后有重要价值。Virginin Apgar 研究了 1 min Apgar 评分与新生儿死亡率的相关性，发现足月儿评分 0~2 分的死亡率为 14%，3~7 分的死亡率为 1.1%，8~11 分的死亡率为 0.13%，故认为评分 8~10 分者预后好，评分 0~3 分预后差。有人对不同时间的 Apgar 评分对预后判断的价值进行了研究。有报道对 132 228 例足月儿做生后 5 min Apgar 评分，发现 0~3 分的新生儿死亡率为 24.4%，7~10 分的新生儿死亡率为 0.02%，认为 5 min Apgar 评分对判断新生儿窒息的预后意义更大。

如前所述，Apgar 评分对新生儿窒息的诊断有许多缺点。近年来提出同时检查脐动脉血气及判断有无多器官功能障碍作为新生儿窒息预后判断的指标，认为血气 pH<7 是判断预后的重要指标。为诊断多器官功能障碍，除临床表现外，还可将头颅 B 超、磁共振、脑电图、血清酶学、心电图以及新生儿神经行为测定等作为判断指标，对评估新生儿的预后有重要价值。

## 二、新生儿复苏

1. 确保每次分娩时至少有 1 名熟练掌握新生儿复苏技术的医护人员在场。

2. 加强产儿科合作，儿科医师参加高危产妇分娩前讨论，在产床前等待分娩及实施复苏，负责复苏后新生儿的监护和查房等。产儿科医师共同保护胎儿完成向新生儿的平稳过渡。

3. 在卫生行政领导参与下将新生儿复苏技能培训制度化，以进行不断的培训、复训、定期考核，并配备复苏器械；各级医院须建立由行政管理人员、产科医师、儿科医师、助产士（师）及麻醉师组成的院内新生儿复苏领导小组。

4. 在 ABCD 复苏原则（见下文）下，新生儿复苏可分为 4 个步骤：①快速评估（或有无活力评估）和初步复苏；②正压通气和脉搏血氧饱和度监测；③气管插管正压通气和胸外按压；④药物和（或）扩容。

5. 参考 2015 年国际复苏联络委员会推出的复苏指南，结合中国国情和新生儿复苏培训进展及现状，参照中国新生儿复苏项目专家组制定的新生儿复苏指南实施。

## 【复苏的准备】

### （一）人员的配备

每次分娩时至少有 1 名熟练掌握新生儿复苏技术的医护人员在场，其职责是照料新生儿。高危分娩时需要组成有儿科医师参加的复苏团队。多胎分娩时，每名新生儿都应由专人负责。

复苏行为的技能，如小组配合、领导能力、有效的交流等对新生儿复苏的成功非常重要。即使个别的小组成员具有完整的复苏知识和技能，若他们不能在新生儿复苏的快速紧张的条件下与小组的其他成员交流和配合，也将不能有效地应用这些技能。因为在产房中新生儿复苏小组成员来自不同专业（如产科医生、麻醉科医生、儿科/新生儿科医生），有效的交流和行动的配合是非常重要的。

### （二）物品的准备

产房内应备有整个复苏过程所必需的、功能良好的全部器械。预计新生儿高危时，应准备好必要的器械，并打开备用。所有的小组成员都应知道如何检查复苏器械是否齐全及功能是否良好并会使用。最有效的方法是建立在每次分娩前检查复苏器械的常规及复苏器械快速核对表。可将核对表张贴并在每次分娩前用以检查是否准备就绪。

常用的器械和用品如下：

1. 吸引器械　吸引球囊、吸引器和管道、吸管（5 F 或 6 F、8 F、10 F、12 F 或 14 F）、胃管（8 F）及注射器（20 ml）、胎粪吸引管。

2. 正压通气器械　新生儿复苏气囊（气流充气式或自动充气式气囊）或 T 组合复苏器，不同型号的面罩（最好边缘有软垫）；氧源和压缩空气源、空氧混合仪，配有流量表（流速达 10 L/min）和导管；脉搏氧饱和度仪及其传感器。

3. 气管内插管器械　带直镜片的喉镜（早产儿选用 0 号，足月儿选用 1 号）、喉镜的备用灯泡和电池、不同型号的气管导管、金属导丝、剪刀、固定气管导管的胶带或固定装置。有条件者准备喉罩气道、二氧化碳检测器。

4. 其他　辐射保暖台或其他保暖设备、温暖的毛巾、无菌手套、时钟（可读秒数）、听诊器（最好新生儿专用）、胶布。

5. 脐静脉插管用品　无菌手套、解剖刀或剪刀、消毒溶液、脐带胶布、脐静脉导管（3.5 F、5 F）、三通管、注射器（1 ml、5 ml、10 ml、20 ml、50 ml）、针头（25 号、21 号、18 号）。

### （三）药品和给药的准备

肾上腺素 1 : 10 000（0.1 mg/ml），每安瓿3 ml 或 10 ml；等渗晶体液（生理盐水或乳酸林格液 100 ml 或 250 ml）供扩容；纳洛酮 0.4 mg/ml（每安瓿 1 ml）或 1.0 mg/ml（每安瓿 2 ml）；10% 葡萄糖 250 ml。冲洗用生理盐水。

## 【复苏方案】

新生儿窒息目前采用的复苏方案为 ABCD 方案：

A（airway）——建立通畅的气道

B（breathing）——建立呼吸，进行正压人工通气

C（circulation）——进行胸外心脏按压，维持循环

D（drug）——药物治疗

大约 90% 的新生儿可以毫无困难地完成宫内到宫外环境的过渡，他们需要少许帮助或根本无需帮助就能开始自主且规则的呼吸；约有 10% 的新生儿在出生时需要一些帮助才能开始呼吸；约有 1% 需要使用各种复苏措施才能存活。

## 【复苏的实施】

整个复苏过程中"评估-决策-措施"的程序不断重复。评估主要基于以下 3 个体征：呼吸、心率、脉搏血氧饱和度。通过评估这三个体征中的每一项来确定每一步骤是否有效。其中心率对于决定进入下一步骤是最重要的。

新生儿复苏的流程图（图 3-1-2）为 2016 年新修订的，叙述了确定复苏和全部复苏程序的必需步骤。菱形框是指评估，长方形框显示根据评估结果决定进行的操作。该图由新生儿出生开始，可以看到对每一步流程的描述和关键点。

### （一）延迟结扎脐带

对于无需复苏的新生儿，延迟脐带结扎可以减少脑室内出血，提高血压和血容量，出生后较少需要输血，也较少出现坏死性小肠结肠炎。发

现的唯一不良后果是胆红素水平略有升高，光疗的需要增加。因此在 2010 年，美国新生儿复苏指南中提出，出生时无需复苏的足月儿和早产儿延迟脐带结扎至少 1 min；对于需要复苏的婴儿，延迟脐带结扎的支持或反对证据不充分。2015 年美国新生儿复苏指南则略做修改，对于出生时无需复苏的足月儿和早产儿，都建议出生 30 s 后再进行脐带结扎。

### （二）快速评估

出生后立即用几秒钟的时间快速评估以下 4 项指标：是否足月？羊水是否清亮？是否有呼吸或哭声？肌张力是否好？

1. 是否足月儿　早产儿常常由于肺发育不成熟、顺应性差、呼吸肌无力而不容易建立有效的呼吸，而且生后不能很好地保持体温。因此，应将早产儿与母亲分开，并在辐射保暖台对其进行评估和初步复苏。如果为晚期早产儿（胎龄 34～36 周），生命体征稳定，在观察数分钟后，可将新生儿放在母亲胸前进行皮肤接触。

2. 羊水是否清亮　羊水正常是清亮的，如羊水有胎粪污染则不清亮，多是宫内缺氧的结果。如羊水胎粪污染且新生儿"无活力"，则应气管插管，将胎粪吸出。

3. 是否有哭声或呼吸　是判断新生儿有无窒息的最重要指标。观察新生儿胸部可判断有无呼吸，有力的哭声也说明有呼吸。但不要被新生儿的喘息样呼吸误导。喘息是在缺氧和缺血时出现的一系列单次或多次深吸气，预示有严重的呼吸抑制。

4. 肌张力是否好　也是判断新生儿有无窒息的重要指标。健康足月新生儿应四肢屈曲且活动很好，而病儿及早产儿肢体伸展且松弛。

如以上任何一项为否，则需要进行以下初步复苏。

### （三）初步复苏

初步复苏内容包括：保持体温、摆正体位、清理气道（必要时）、擦干全身、给予刺激及重新摆正体位。

1. 保暖　将新生儿放在辐射保暖台上，便于复苏人员操作及减少热量的丢失。新生儿不要盖毯子或毛巾，使热源直接照到新生儿身上，便于充分观察新生儿。如果新生儿有严重窒息，应避免新生儿过热。

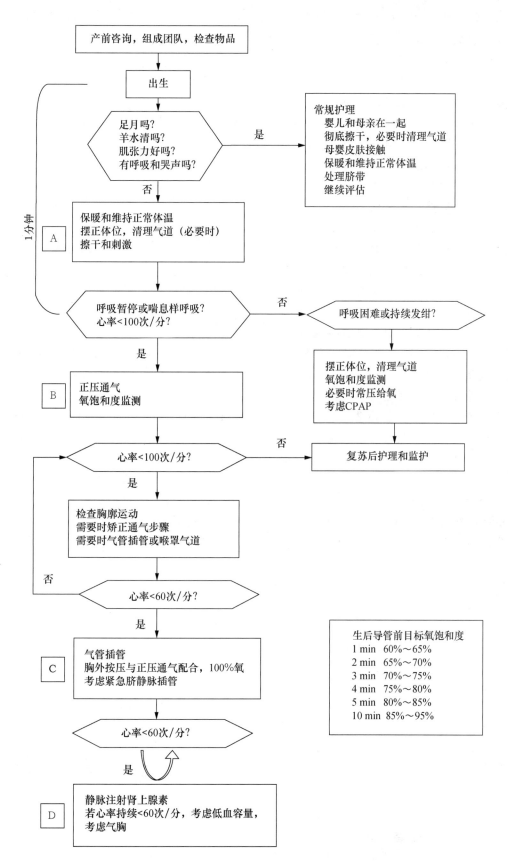

**图 3-1-2** 新生儿复苏流程图。CPAP，连续气道正压通气

早产儿，尤其是胎龄＜32周者，即使用传统的措施减少热丢失，仍会发生低体温。因此推荐如下保温措施：将婴儿置于辐射源下，同时用透明的塑料薄膜覆盖，防止散热。但以上保温措施不应影响复苏措施（如气管插管、胸外按压、开放静脉等）的进行。除了塑料薄膜和辐射保暖台，设置热床垫、温暖湿润的空气并增加室温以及戴帽子也都能有效减少体温过低。

2. 摆正体位　新生儿应仰卧，颈部轻度仰伸到鼻吸气位，使咽后壁、喉和气管成直线，可以使气体自由出入。此体位也是做气囊面罩和（或）气管插管进行辅助通气的最佳体位。应注意勿使颈部伸展过度或不足，这两种情况都会阻碍气体进入。为了使新生儿保持正确的体位，可在肩下放一折叠的毛巾，作为肩垫。尤其新生儿头部变形、水肿或早产导致枕部增大时，此肩垫更有用。

3. 清理气道（必要时）　必要时（分泌物量多或有气道梗阻）用吸球或吸管（12 F 或 14 F）先口咽后鼻清理分泌物。过度用力吸引可能导致喉痉挛，可刺激迷走神经引起心动过缓，并可延迟自主呼吸的出现。应限制吸管的深度和吸引时间（＜10 s），吸引器的负压不超过 100 mmHg（13.3 kPa）。

4. 羊水胎粪污染时的处理

（1）指征：2010 年美国新生儿复苏指南中指出，新生儿出生时羊水有胎粪污染，并且无活力［呼吸抑制、肌张力低下和（或）心率＜100 次/分］时，应立即气管插管吸引胎粪，以减少严重的呼吸系统疾病，即胎粪吸入综合征（图 3-1-3）。2015 年，美国新生儿复苏指南对出生时羊水胎粪污染、无活力的新生儿已不再推荐常规气管插管进行气管内吸引，而是应在热辐射台上进行初步复苏，如完成初步复苏后，新生儿仍没有呼吸，或心率低于 100 次/分，即应开始正压通气。此推荐是基于气管插管可能造成正压通气延迟提供以及插管过程中有可能造成伤害。对每个新生儿个体而言，如有需要，应该进行恰当的干预，支持通气和氧合，包括气道梗阻时进行插管和吸引。

根据国情和实践经验，我国新生儿复苏指南做出如下推荐：当羊水胎粪污染时，仍首先评估新生儿有无活力。新生儿有活力时，继续初步复苏；新生儿无活力时，应在 20 s 内完成气管插管及用胎粪吸引管吸引胎粪。如果不具备气管插管

条件，而新生儿无活力时，应快速清理口鼻后立即开始正压通气。

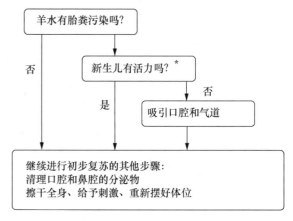

*有活力的定义是强有力呼吸，肌张力好，心率＞100次/分

**图 3-1-3　羊水胎粪污染时的气道清理**

（2）气管插管吸引胎粪的方法：插入喉镜，用 12 F 或 14 F 吸管清洁口腔和后咽部，直至看清声门。将气管导管插入气管，将气管导管通过胎粪吸引管与吸引器相连，边吸引边慢慢撤出气管导管（不要超过 3～5 s）。必要时可重复吸引，直至胎粪吸引干净（图 3-1-4）。然而，重复的插管可推迟进一步复苏。在进行第二次插管前，检查心率。如新生儿心率减慢，可决定不再重复操作而进行正压通气。

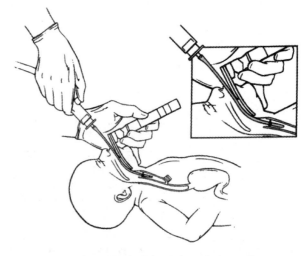

**图 3-1-4　用气管导管和胎粪吸引管吸引胎粪**

5. 擦干和刺激　用温暖的干毛巾快速而有力地擦干全身，包括眼睛、面部、头、躯干、背部、胳膊和腿，然后移除湿的毛巾。擦干和吸引黏液都是对新生儿的刺激，对于多数新生儿，这些刺

激足以诱发呼吸。如果新生儿没有建立正常呼吸，可给予额外、短暂的触觉刺激诱发呼吸。安全和适宜的触觉刺激方法包括：用手拍打或手指弹患儿的足底或轻轻摩擦背部 1 或 2 次。需谨记，如果新生儿处于原发性呼吸暂停阶段，几乎任何形式的刺激都可以诱发呼吸。如果为继发性呼吸暂停，再多的刺激都无效，会浪费宝贵的时间，应即刻给予正压通气。

**（四）评估新生儿及继续复苏步骤**

初步复苏后需再次评估新生儿，确定是否需要采取进一步的复苏措施。评估指标为呼吸和心率。评估呼吸时可观察新生儿有无正常的胸廓起伏；评估心率时可触摸新生儿的脐带搏动或用听诊器听诊新生儿的心跳，计数 6 s，乘以 10 即得出每分钟心率的快速估计值。近年来脉搏氧饱和度仪用于新生儿复苏，可以测量心率和脉搏血氧饱和度。2015 年，美国新生儿复苏指南推荐应用三导心电图测量心率。

如果新生儿有呼吸、心率＞100 次/分，但有呼吸困难或低氧血症，可常压给氧或连续气道正压通气（continuous positive airway pressure，CPAP），特别是早产儿。新生儿出生后血氧饱和度由大约 60% 的宫内状态增至 90% 以上，最终转变为健康新生儿的呼吸状态，需要数分钟的时间。当新生儿出现发绀或氧饱和度低于目标值时需要供氧。最好用空氧混合仪将氧浓度调节至 21%～100%，使新生儿血氧饱和度在生后数分钟达到目标值。有自主呼吸的新生儿可给予常压给氧，常压给氧途径有氧气面罩、气流充气式气囊面罩、T 组合复苏器、氧气管（手指夹住氧气导管覆盖新生儿口鼻）。无论使用任何方法，面罩都应靠近面部（但不能紧压），以维持氧浓度。

如果初步复苏后新生儿没有呼吸（呼吸暂停）或喘息样呼吸，或心率＜100 次/分，应即刻给予正压通气。

**（五）正压通气**

新生儿复苏成功的关键是建立充分的通气。

1. 正压通气的指征 呼吸暂停或喘息样呼吸，心率＜100 次/分。对于有指征者，要求在"黄金一分钟"内实施有效的正压通气。

2. 正压通气的压力和频率 通气压力需要 20～25 cmH_2O（1 cmH_2O＝0.098 kPa），少数病情严重的初生儿可用 2 或 3 次 30～40 cmH_2O 的压力通气。国内使用的新生儿复苏囊为自动充气式气囊（250 ml），使用前要检查减压阀。有条件者最好配备压力表。通气频率是 40～60 次/分。正压通气每 30 s 为一个循环。

3. 用氧 有证据显示，使用 100% 氧可导致对围生期窒息新生儿的呼吸生理、脑血循环的潜在不利影响及氧自由基的潜在组织损害。无论足月儿或早产儿，正压通气均要在氧饱和度仪的监测指导下进行。足月儿开始用空气进行复苏，早产儿开始给 21%～40% 浓度的氧，用空氧混合仪根据氧饱和度调整给氧浓度，使氧饱和度达到目标值（见流程图）。胸外按压时氧浓度要提高到 100%。

若未配备脉搏氧饱和度仪或空氧混合仪或二者皆无，利用自动充气式气囊复苏时，有 4 种氧浓度可用：自动充气式气囊不连接氧源，氧浓度 21%（空气）；连接氧源，不加储氧器，可得到约 40% 浓度的氧；连接氧源，加储氧器得到 100%（袋状）、90%（管状）浓度的氧。

脉搏氧饱和度仪的传感器应放在新生儿动脉导管前位置（即右上肢，通常是手腕或手掌的中间表面）。在传感器与仪器连接前，先将传感器与婴儿连接有助于最迅速地获得信号。

4. 矫正通气步骤 有效的正压通气表现为胸廓起伏良好，心率迅速增快。如达不到有效通气，需做矫正通气步骤，包括：检查面罩和面部之间是否密闭，或再次通畅气道（可调整头位为鼻吸气位，清除分泌物，使新生儿的口张开）或增加气道压力。必要时进行气管插管或使用喉罩气道。

5. 评估及处理 经 30 s 有效正压通气后，如有自主呼吸且心率≥100 次/分，可逐步减少并停止正压通气，根据脉搏血氧饱和度值决定是否常压给氧；如心率介于 60～100 次/分，继续正压通气，可考虑气管插管或喉罩气道；如心率＜60 次/分，气管插管正压通气并开始胸外按压。持续气囊面罩正压通气（＞2 min）可产生胃充盈，应常规经口插入 8 F 胃管，用注射器抽气并保持胃管远端处于开放状态。

6. 用于正压通气的不同类型复苏装置 用于新生儿正压通气的装置有三种，其作用原理不同：

（1）自动充气式气囊（图 3-1-5）：是目前最常用的复苏装置，如名称所指，在无压缩气源的情况下，可自动充气，如不挤压，会一直处于膨胀状态。它的吸气峰压（peak inflation pressure，PIP）取决于挤压气囊的力度，它不能提供呼气末正压（positive end expiratory pressure，PEEP）。结构上有如下特点：①氧与空气混合气体的出口为单向，有单向阀门，加压、吸气时打开，呼气时关闭。不能用于常压给氧。②储氧器功用：连接氧源但不用储氧器，供40%氧。用密闭式储氧器，供100%氧。管状储氧器，供90%氧。③安全装置：减压阀，当压力＞3.43 kPa（35 cmH$_2$O）时，阀门被顶开，防止过高的压力进入肺。

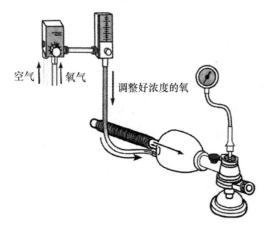

图 3-1-5　自动充气式气囊

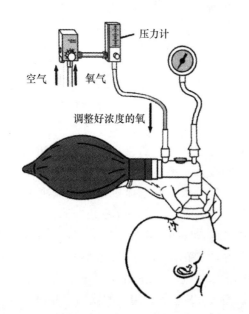

图 3-1-6　气流充气式气囊

（2）气流充气式气囊（图 3-1-6）：又称麻醉气囊，靠压缩气源来的气流充盈。不用时处于塌陷状态，当气源将气体压入气囊，气体的出口通向

密闭的面罩或气管插管进入婴儿的肺时才能充盈。PIP由进入气体的流速、气流控制阀的调节和挤压气囊的力度来决定。可提供PEEP，PEEP由一个可调节的气流控制阀进行调节控制。可用于常压给氧。

（3）T组合复苏器（T-piece）（图 3-1-7）：给予流量控制和压力限制呼吸，与气流充气式气囊一样，也需要压缩气源。有一个可调节的气流控制阀，调节所需要的CPAP或PEEP。由一个调节压力的装置和一个手控的T形管道构成。单手操作，操作者用拇指或其他手指堵塞或打开T形管的开口，使气体交替进出新生儿体内，给予间断的PIP。主要优点是可提供PEEP，预设PIP和PEEP，并使PIP和PEEP保持恒定，更适于早产儿应用。T组合复苏器可用于常压给氧。

面罩有不同的形状、大小，可以用不同的材料制成。新生儿面罩的选择取决于是否适合新生儿的面部。应使面罩与新生儿的面部形成密封。面罩的周围可有或无缓冲垫。缓冲垫可使面罩与婴儿面部的形状一致，更容易形成密封，并减少对新生儿面部的损伤。

面罩分为2种形状：圆形和解剖形。解剖形面罩适合面部的轮廓，当放在面部时，它的尖端部分恰罩在鼻上。面罩有不同的大小，适于足月儿或早产儿。面罩边缘应能覆盖下颌的尖端、口和鼻，但勿覆盖眼睛。面罩过大可损伤眼睛，且密封不好。过小不能覆盖口和鼻，且可堵塞鼻孔。

### （六）胸外按压

**1. 指征**　有效正压通气30 s后心率＜60次/分。在正压通气同时须进行胸外按压。此时应气管插管正压通气配合胸外按压，以使通气更有效。胸外按压时给氧浓度增加至100%。

**2. 方法**　胸外按压的位置为胸骨下1/3（两乳头连线中点下方），避开剑突。按压深度约为胸廓前后径的1/3，产生可触及脉搏的效果。按压和放松的比例为按压时间稍短于放松时间，使心输出量达到最大。放松时拇指或其他手指应不离开胸壁。按压的方法为拇指法和双指法：①拇指法。双手拇指端压胸骨，根据新生儿体型不同，双拇指重叠或并列，双手环抱胸廓支撑背部。②双指法。右手示指和中指两个手指尖放在胸骨上进行按压，左手支撑背部。因为拇指法能产生更高的

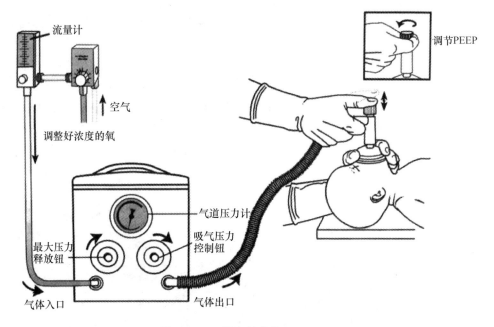

图 3-1-7 T组合复苏器（T-Piece）

血压和冠状动脉灌注压，操作者不易疲劳，加之采用气管插管正压通气后，拇指法可以在新生儿头侧进行，不影响做脐静脉插管，故拇指法成为胸外按压的首选方法。

3. 胸外按压和正压通气的配合 需要胸外按压时，应气管插管进行正压通气。通气障碍是新生儿窒息的首要原因，因此胸外按压和正压通气的比例应为 3 : 1，即 90 次/分按压和 30 次/分呼吸，达到每分钟约 120 个动作。每个动作约 1/2 s，2 s 内 3 次胸外按压加 1 次正压通气。45～60 s 重新评估心率，如心率仍＜60 次/分，除继续胸外按压外，考虑使用肾上腺素。

**（七）气管插管**

1. 指征

（1）需要气管内吸引清除胎粪时。

（2）气囊面罩正压通气无效或要延长时。

（3）胸外按压时。

（4）经气管注入药物时。

（5）特殊复苏情况，如先天性膈疝或超低出生体重儿。

2. 准备

进行气管插管必需的器械和用品应放置在一起，在每个产房、手术室、新生儿室和急救室应随时备用。常用的气管导管为上下直径一致的直管，不透射线并有刻度标示。如使用金属导丝，导丝前端不可超过管端。表 3-1-3 和表 3-1-4 提供

了气管导管型号和插入深度的选择方法。

表 3-1-3 气管导管内径

| 导管内径（mm） | 新生儿体重（g） | 妊娠周数 |
| --- | --- | --- |
| 2.5 | ＜1000 | ＜28 |
| 3.0 | 1000～2000 | 28～34 |
| 3.5 | 2000～3000 | 34～38 |
| 3.5～4.0 | ＞3000 | ＞38 |

（3）确定气管插管深度，按体重计算管端至口唇的长度（cm），可按出生体重（kg）加 5～6 计算（表 3-1-4）。

表 3-1-4 气管导管的插入深度

| 新生儿体重（kg） | 管端至口唇的长度（cm） |
| --- | --- |
| 1 | 6 |
| 2 | 7 |
| 3 | 8 |
| 4 | 9 |

3. 方法

（1）插入喉镜：左手持喉镜，使用带直镜片（早产儿用 0 号，足月儿用 1 号）的喉镜进行经口气管插管。将喉镜柄夹在拇指与前 3 个手指间，镜片朝前。小指靠在新生儿颏部提供稳定性。喉镜镜片应沿着舌面右边滑入，将舌头推至口腔左

边，推进镜片，直至其顶端达会厌谷。

（2）暴露声门：采用一抬一压手法，轻轻抬起镜片，上抬时需将整个镜片平行于镜柄方向移动，使会厌软骨抬起即可暴露声门和声带（图3-1-8）。如未完全暴露，操作者用自己的小指或由助手用示指向下稍用力压环状软骨使气管下移有助于看到声门。在暴露声门时不可上撬镜片顶端来抬起镜片。

（3）插管：插入有金属管芯的气管导管，将管端置于声门与气管隆嵴之间，接近气管中点。

（4）操作时限及技巧：整个操作要求在20～30 s内完成。如插入导管时声带关闭，可采用Hemlish手法，助手用右手示指和中指在胸外按压的部位向脊柱方向快速按压1次促使呼气产生，声门就会张开。

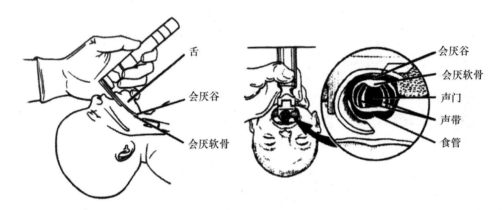

图 3-1-8　识别声门的解剖标记

4. 判断气管导管位置的方法　正压通气时导管管端应在气管中点，判断方法如下：

（1）声带线法：导管声带线与声带水平吻合。

（2）胸骨上切迹摸管法：操作者或助手的小指尖垂直置于胸骨上切迹上，当导管在气管内前进时小指尖触摸到管端，则表示管端已达气管中点。

（3）体重法：参照表3-1-4。

5. 确定插管成功的方法

（1）胸廓起伏对称。

（2）听诊双肺呼吸音一致，尤其是腋下，且胃部无呼吸音。

（3）无胃部扩张。

（4）呼气时导管内有雾气。

（5）心率、氧饱和度和新生儿反应好转。

（6）有条件者可使用呼出 $CO_2$ 检测器，可快速确定气管导管位置是否正确。

**（八）喉罩气道**

喉罩气道是一个用于正压通气的气道装置。

1. 适应证

（1）新生儿复苏时气囊面罩通气无效、气管插管失败或不可行时。

（2）小下颌或相对大的舌，如 Pierre Robin 综合征和唐氏综合征。

（3）多用于体重≥2000 g 的新生儿。

2. 方法　喉罩气道由一个可扩张的软椭圆形边圈（喉罩）与弯曲的气道导管连接而成（图3-1-9）。弯曲的喉罩越过舌产生比面罩更有效的双肺通气。采用"盲插"法，用示指将喉罩罩体开口向前插入新生儿口腔，并沿硬腭滑入至不能推进为止，使喉罩气囊环安放在声门上方。向喉罩边圈注入约2～3 ml空气，使扩张的喉罩覆盖喉口（声门）。喉罩气道导管有一个15 mm接管口，可连接复苏囊或呼吸器进行正压通气。

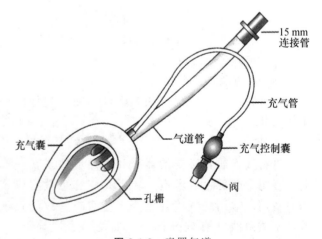

图 3-1-9　喉罩气道

喉罩气道是气管插管的替代装置，随机对照研究发现，当气囊面罩人工呼吸不成功时，应用喉罩气道和气管内插管无明显区别。但需注意，如需吸引胎粪污染的羊水、胸外按压、极低出生体重儿或需要气管内给药时，应用气管内插管而不应用喉罩气道。

### （九）药物

新生儿复苏时，很少需要用药。新生儿心动过缓通常是由于肺部通气不足或严重缺氧，纠正心动过缓的最重要步骤是充分的正压通气。

1. 肾上腺素

（1）指征：45～60 s 的正压通气和胸外按压后，心率持续<60 次/分。

（2）剂量：新生儿复苏应使用 1 : 10 000 的肾上腺素。静脉用量 0.01～0.03 mg/kg（0.1～0.3 ml/kg），气管内用量 0.05～0.1 mg/kg（0.5～1 ml/kg）。必要时 3～5 min 重复 1 次。

（3）给药途径：首选脐静脉给药。如脐静脉插管操作尚未完成或没有条件做脐静脉插管时，可气管内快速注入，若需重复给药，则应选择静脉途径。

2. 扩容剂　如果母亲产前或产时存在失血的高危因素（表 3-1-5），有可能导致胎儿或新生儿低血容量性休克，出生时则表现为新生儿窒息。对此类窒息新生儿，除进行常规的复苏措施外，更重要的是需要给予及时的扩容，纠正低血容量，否则可因低血容量性休克而死亡。因此，当母亲存在失血的高危因素，如果新生儿已经给予充分的正压通气、胸外按压以及肾上腺素，心率仍无上升，并且出现皮肤苍白或发花、心音低钝和股

**表 3-1-5　母亲产前、产时失血的高危因素**

| 胎盘出血 |
| --- |
| 　胎盘早剥 |
| 　前置胎盘 |
| 　羊膜穿刺损伤 |
| 　手术损伤 |
| 胎盘异常 |
| 　帆状胎盘（前置血管）：常在人工破膜时出血 |
| 脐带异常 |
| 　脐带血管瘤 |
| 　脐带创伤性破裂 |
| 胎儿-胎盘输血 |
| 　脐带缠绕、剖宫产 |
| 双胎输血 |
| 胎母输血 |

动脉搏动减弱、末梢循环不良、毛细血管再充盈时间延长等低血容量表现时，需积极生理盐水扩容。

（1）扩容指征：有低血容量、怀疑失血或休克（苍白、低灌注、脉弱）的新生儿在对其他复苏措施无反应时。

（2）扩容剂：推荐生理盐水。

（3）方法：生理盐水首次剂量为 10 ml/kg，经脐静脉或外周静脉 5～10 min 缓慢推入。必要时可重复扩容 1 次。

3. 其他药物　分娩现场新生儿复苏时一般不推荐使用碳酸氢钠。

4. 脐静脉插管　脐静脉是静脉注射的最佳途径，用于注射肾上腺素以及扩容剂。可插入 3.5 F 或 5 F 的不透射线的脐静脉导管。当新生儿复苏进行胸外按压时即可考虑开始脐静脉插管，为给药做准备。

插管方法如下：沿脐根部用线打一个松的结，如在切断脐带后出血过多，可将此结拉紧。在夹钳下离皮肤线约 2 cm 处用手术刀切断脐带，可在 11、12 点位置看到大而壁薄的脐静脉。脐静脉导管连接三通和 5 ml 注射器，充以生理盐水，导管插入脐静脉 2～4 cm，抽吸有回血即可。早产儿插入导管稍浅。插入过深，则高渗透性药物和影响血管的药物可能直接损伤肝。务必避免将空气推入脐静脉。

### 【正压通气不能使肺部充分通气的特殊复苏情况】

如按复苏流程规范复苏，新生儿心率、氧饱和度和肌张力状况应有改善。如无良好的胸廓运动，未听及呼吸音，可能存在其他问题（表 3-1-6）。

新生儿持续发绀或心动过缓可能为先天性心脏病。此类患儿很少在出生后立即发病。所有无法成功复苏的原因几乎都是通气问题。

### 【复苏后的监护和护理】

复苏后的新生儿可能有多器官损害的危险，应继续监护，包括：①体温管理；②生命体征监测；③早期发现并发症。

继续监测，维持内环境稳定，包括氧饱和度、心率、血压、血细胞比容、血糖、血气分析及血电解质等。

表 3-1-6　新生儿复苏的特殊情况

| 情况 | 病史/临床症状 | 措施 |
|---|---|---|
| 气道机械性阻塞 | | |
| 胎粪或黏液阻塞 | 胎粪污染羊水/胸廓运动不良 | 气管导管吸引胎粪/正压通气 |
| 后鼻孔闭锁 | 哭时红润，安静时发绀 | 口咽气道或气管导管插入口咽部 |
| 咽部气道畸形<br>（Pierre-Robin 综合征） | 舌后坠进入咽喉上方将其堵塞，<br>空气进入困难 | 俯卧体位，后鼻咽插管或喉罩气道 |
| 肺功能损害 | | |
| 气胸 | 呼吸困难，双肺呼吸音不对称 | 胸腔穿刺术 |
| | 持续发绀 | |
| 胸腔积液 | 呼吸音减低 | 立即气管插管，正压通气 |
| | 持续发绀 | 胸腔穿刺术，引流放液 |
| 先天性膈疝 | 双肺呼吸音不对称 | 气管插管，正压通气 |
| | 持续发绀，舟状腹 | 插入胃管 |
| 心脏功能损害 | | |
| 先天性心脏病 | 持续发绀/心动过缓 | 诊断评价 |
| 胎儿失血 | 苍白，对复苏反应不良 | 扩容，可能包括输血 |

需要复苏的新生儿断脐后立即进行脐动脉血气分析，生后脐动脉血 pH＜7 结合 Apgar 评分有助于窒息的诊断和预后的判断。及时对脑、心、肺、肾及胃肠等器官功能进行监测，早期发现异常并适当干预，以减少窒息造成的死亡和伤残。

一旦完成复苏，为避免血糖异常，应定期监测血糖，低血糖者静脉给予葡萄糖。如合并中、重度缺氧缺血性脑病，有条件的单位可给予亚低温治疗。

**【早产儿的复苏】**

近年来早产儿窒息的复苏越来越受到人们的关注，对早产儿的复苏和复苏后的处理提出了更高的要求：

**（一）体温管理**

置于合适中性温度的暖箱。对胎龄＜32 周的早产儿，复苏时可采用塑料袋保温（见初步复苏部分）。

**（二）正压通气时控制压力**

早产儿由于肺发育不成熟，通气阻力大，不稳定的间歇正压给氧易使其受伤害。正压通气需要恒定的吸气峰压（PIP）及呼气末正压（PEEP），推荐使用 T 组合复苏器进行正压通气。

**（三）避免肺泡萎陷**

胎龄小于 30 周、有自主呼吸或呼吸困难的早产儿，产房内尽早使用连续气道正压通气（CPAP）。根据病情选择性使用肺泡表面活性物质。

**（四）维持血流动力学稳定**

早产儿生发层基质的存在易造成室管膜下-脑室内出血。心肺复苏时要特别注意保温，避免使用高渗药物，注意操作轻柔，维持颅压稳定。

**（五）缺氧后器官功能监测**

围生期窒息的早产儿因缺氧缺血易发生坏死性小肠结肠炎，应密切观察、延迟或微量喂养。注意尿量、心率和心律。

**（六）减少氧损伤**

早产儿对高动脉氧分压非常敏感，易造成氧损害。需要规范用氧，复苏开始时给氧浓度应低于 65%，并进行脉搏氧饱和度或血气的动态监测，使氧饱和度维持在目标值，复苏后应使氧饱和度维持在 90%～95%。定期眼底检查随访。

（朴梅花）

## 参考文献

［1］邵肖梅，叶鸿瑁，邱小汕. 实用新生儿学. 4 版. 北京：人民卫生出版社，2011：222-234.

［2］叶鸿瑁，虞人杰. 新生儿复苏教程. 6 版. 北京：人民

卫生出版社，2012.

［3］中华医学会围产医学分会新生儿复苏学组. 新生儿窒息诊断的专家共识. 中华围产医学杂志，2016，19（1）：3-6.

［4］新生儿脐动脉血气指标研究协作组. 脐动脉血气指标诊断新生儿窒息的多中心临床研究. 中华儿科杂志，2010，48（9）：668-673.

［5］中国医师协会新生儿专业委员会. 新生儿窒息诊断和分度标准建议. 中国当代儿科杂志，2013，15（1）：1.

［6］Wyckoff MH，Aziz K，Escobedo MB，et al. Part 13：Neonatal Resuscitation：2015 American Heart Association Guidelines Update for Cardiopulmonary Resuscitation and Emergency Cardiovascular Care. Circulation，2015，132（suppl 2）：S543-S560.

［7］Perlman JM，Wyllie J，Kattwinkel J，et al. Neonatal Resuscitation Chapter Collaborators. Part 11：neonatal resuscitation：2010 International Consensus on Cardiopulmonary Resuscitation and Emergency Cardiovascular Care Science With Treatment Recommendations. Circulation，2010，122（16suppl 2）：S516-S538.

［8］Rabe H，Reynolds G，Diaz-Rossello J. A systematic review and metaanalysis of a brief delay in clamping the umbilical cord of preterm infants. Neonatology，2008，93：138-144.

［9］Mercer JS，Vohr BR，McGrath MM，et al. Delayed cord clamping in very preterm infants reduces the incidence of intraventricular hemorrhage and late-onset sepsis：a randomized，controlled trial. Pediatrics，2006，117：1235-1242.

# 第二节　新生儿窒息多器官损害

## 【概况】

新生儿窒息后缺氧缺血可导致细胞代谢功能障碍和结构异常，发生脑、心、肺、肾和消化道等多器官功能损害，是新生儿期死亡和儿童期致残的主要原因。1989 年 Perlmans 首次报道新生儿窒息多器官损害后引起各国学者的关注。随着对窒息多器官损害认识的提高和重视，以及新的检测方法的增多，窒息多器官损害的检出率有所增加。国内外报道，在新生儿窒息中有 70%～82% 合并不同程度脏器损伤，其中，脑损害达 60%～70%，肺损害 25%～60%，心脏损害 30%～36%，肾损害 20%～42%，胃肠道损害 25%～30%。但是，各家报道不一，与各医院诊断标准、监护条件、监测指标等不同有关。

## 【病理生理】

Shah 认为窒息缺氧是各器官损害的病理生理学基础。血流动力学紊乱是新生儿窒息各脏器损伤的主要原因。窒息后机体会发生体内血液重新分布。窒息早期，在原发性呼吸暂停阶段能够维持心率和血压，保证心脑重要脏器供血，一般不会产生严重的心脑损害，但是，次要脏器，如肾、肺、肠胃等已经存在血流减少；随着窒息发展进入继发性呼吸暂停阶段，缺氧和酸中毒加重，出现心率减慢和血压下降，心脑血流灌注降低，引起心脑器官严重损害，并出现肺动脉高压和持续胎儿循环等改变。以下简述窒息后各组织器官的病理生理改变：

### （一）脑

脑组织损害是窒息后最为大家关注的，也是导致远期神经发育障碍等后遗症的主要器官。能量衰竭是缺氧后脑损伤的重要发病机制之一。原发性能量衰竭阶段在缺氧损伤后迅速发生，由于缺氧引起 ATP 产生减少、兴奋性神经递质谷氨酸产生和再氧化、再灌注阶段，细胞膜结构被氧自由基损伤，使神经细胞发生凋亡和坏死。继发性能量衰竭阶段发生在损伤后的 6～100 h，发生兴奋性的神经毒性、细胞凋亡和激活的小胶质细胞的细胞毒性，与神经系统后遗症有很强的相关性。

另外，增高的氧化应激反应也可以直接或间接引起细胞凋亡。

### （二）心脏

缺氧主要影响传导系统、导致心肌损害和短暂心肌缺血。轻者表现为一过性心功能障碍，重者可出现心力衰竭和心源性休克，是导致新生儿期死亡的主要原因之一。有文献报道窒息后心力衰竭发生率达 22.5%。Piazza 报道了胎儿血流对缺氧、酸中毒的心血管反应，正常对照组的心输出量为 (479±26) ml/(kg·min)，而缺氧、酸中毒组仅为 (381±17) ml/(kg·min)。心肌受损后可查肌酸激酶同工酶（CK-MB）、心肌肌钙蛋白（cTn）、人心肌脂肪酸结合蛋白（hFABP）等心肌损伤标志物，其中以心肌肌钙蛋白特异性较高，心肌肌钙蛋白的亚型心肌肌钙蛋白 T（cTnT）和 I（cTnI）特异性均高，但 cTnT 可在肾衰竭和多种肌肉疾病中有非特异性升高，因此 cTnI 比 cTnT 有更高的特异性。应用超声心动图检查可观察到心房水平右向左分流，用多普勒测定心输出量则可观察心功能损害及其恢复情况。

### （三）肺

窒息对呼吸系统的损害主要表现为呼吸紊乱、呼吸衰竭、肺动脉高压和肺出血。发生窒息的患儿多存在宫内窘迫，常伴有羊水和胎粪吸入，羊水中的皮脂和脱落的角化上皮细胞在肺泡内引起化学性和机械性刺激而发生弥漫性炎症；胎粪吸入气道可形成活瓣样栓塞，引起局限性肺气肿和肺泡破裂，发生纵隔气肿及气胸；胎粪可以抑制肺表面活性物质的产生和生物活性，发生广泛的肺泡萎陷和肺透明膜形成；窒息后肺动脉血流量减少，肺血管内皮受损，内皮素水平增高，使肺血管和支气管平滑肌收缩，伴发通气弥散障碍，肺毛细血管及通透性增加而发生肺水肿和肺动脉高压，肺动脉高压可促使动脉导管重新开放，恢复胎儿循环，加重缺氧，使肺组织受损而出现肺出血和呼吸衰竭。

### （四）肾

窒息后缺氧使肾血流量减少，肾小球滤过率

降低，加之缺氧时合并酸中毒使细胞受损而出现不同程度的肾损害，而窒息解除、恢复供氧时，肾动脉反射性地扩张，使肾出现血液再灌注性组织损伤。近端肾小管细胞对缺氧特别敏感，多为微小损伤和亚细胞结构损害，严重时可导致肾小管坏死而发生急性肾衰竭。肾静脉血栓形成时可有肾肿大和血尿，肾小管坏死时尿蛋白阳性并有细胞及管型。近年研究关注寻找更敏感和更特异的早期诊断指标：中性粒细胞明胶酶相关脂质运载蛋白（neutrophilgelatinase-associated lipocalin，NGAL）在肾缺血或肾毒性损害时显著上调；半胱氨酸蛋白酶抑制剂 C（cystatin C，CysC）可以准确、灵敏地反映肾小球滤过功能的改变；白细胞介素-18（interleukin-18，IL-18）是缺血急性肾损伤中具有特异性的生物标记物；肾损伤分子-1（kidney injury molecule-1，KIM-1）在肾毒性及缺血导致肾损伤后近端肾小管上皮细胞表达，其分解产物在尿中能早期检出。彩色多普勒超声技术对多项血流动力学参数的测量可定量反映肾的血流灌注状态和血流阻力指数。

### （五）消化

窒息引起胃肠功能损害的原因是多方面的：①窒息后胃肠道血管收缩。新生儿窒息后各个脏器血流减少程度分别为肠系膜上动脉 75%、腹腔干动脉 70%、肾 70%、脑 57%。胃肠黏膜在低灌注状态下发生细胞水肿、坏死、脱落，屏障功能破坏，通透性增加，导致应激性溃疡和胃肠出血。②窒息后由氧自由基介导的再灌注损伤。③窒息后脑的缺氧缺血使中枢神经系统对胃肠激素分泌的控制作用减弱，直接或间接地抑制 G 细胞分泌促胃液素（胃泌素）及小肠 M 细胞分泌促胃动素，使食管下段括约肌及胃底肌肉的紧张性降低，胃的紧张性收缩频率减缓、幅度降低，肠蠕动减弱。④窒息导致胃肠道黏膜屏障功能被破坏，有利于病原微生物侵袭及其毒素的吸收。

### （六）血液

窒息后血液系统影响主要表现在凝血功能和外周血有核红细胞（nucleated red blood cell，NRBC）。严重窒息新生儿常合并弥散性血管内凝血（disseminate intravascular coagulation，DIC）。在一些低 Apgar 评分的高危新生儿中因子ⅩⅢ的水平降低，血浆凝血酶和抗凝血酶复合物、D-dimer、纤维蛋白降解产物、可溶性纤维蛋白单体复合物

明显升高，与窒息缺氧后凝血途径及血小板功能受抑制有关。关于 NRBC 计数与围生期窒息相关性的研究，早在 1990 年，有学者提出新生儿静脉血 NRBC 计数可以作为围生期窒息的一个标记物。NRBC 计数与窒息程度、1 min Apgar 评分及血 pH、血小板计数减少、近期预后均成负相关，分析认为窒息后 NRBC 生成增多的原因与促红细胞生成素增多相关。

### （七）代谢

在窒息应激状态时，儿茶酚胺、糖皮质激素及胰高血糖素释放增加，使早期血糖正常或一过性增高，高血糖患儿可出现尿糖和渗透性利尿脱水，导致体液容量改变并对脑产生影响；当缺氧持续，动用糖增加、糖原贮存减少，出现低血糖。血游离脂肪酸增加，促进钙离子与蛋白结合而致低钙血症。此外，酸中毒抑制胆红素与白蛋白结合，降低肝内酶的活力而致高间接胆红素血症。由于抗利尿激素异常分泌和左心房心房钠尿肽分泌增加，造成低钠血症等，严重者可引起呼吸暂停、惊厥、颅内压增高等危重症。

## 【病理】

### （一）脑

由于窒息缺氧缺血造成能量衰竭，导致血浆蛋白和水分外渗、脑淤血和血管通透性改变，引起脑水肿和颅内出血。足月儿特点：①选择性神经元坏死，皮质及皮质下白质坏死，可发展为多囊、层状孔脑；②边缘区（分水岭）脑梗死，多在大脑前、中动脉及大脑中、后动脉交界末梢部位；③基底核大理石样纹状体改变，为过度髓鞘化脱髓鞘病变，可发展为锥体外系脑瘫；④颅内出血以蛛网膜下腔出血及脑实质出血为主。早产儿特点：①脑室周围白质软化可发展为孔洞脑；②侧脑室旁室管膜下出血发展为脑室周围-脑室内出血。

### （二）心脏

轻度损害表现为心肌充血，伴心肌细胞内空泡形成和横纹消失及心包淤血；重度损害表现为心肌细胞坏死，尤其是心内膜下及乳头肌心肌细胞坏死，显著心包积液及心肌出血。

### （三）肾

轻度损害表现为间质充血或小灶性出血，重度损害则出现急性肾小管坏死、大量肾实质出血及髓质坏死。电镜下，肾小管细胞微丝的丝状肌

动蛋白被破坏为"烟卷状"碎片，并呈核旁分布。微丝结构的异常破坏了细胞间紧密连接及细胞与基质连接。

### （四）肺

轻度损害表现为小灶出血，胸膜瘀点，重度损害表现为大量胎粪吸入、肺炎、显著肺实质出血、血性胸腔积液＞10 ml 等。肺表面有出血性斑，肺充气不良，气管内有羊水，镜检肺泡腔及支气管腔内见角化上皮。

## 【临床表现】

### （一）新生儿窒息脑损害

1. 出生后很快出现症状，多表现为意识障碍、肌张力异常和原始反射异常等。其严重程度与窒息持续时间有关。早期多为兴奋激惹、意识清楚、肌张力增高和原始反射引出不完全；随病情发展，可出现惊厥、嗜睡、反应迟钝和肌张力减弱等抑制症状；严重者表现为昏迷、呼吸节律不规则、瞳孔不等大、肌张力松弛和原始反射消失。

2. 脑电图 在生后 1 周内检查。表现为脑电活动延迟、异常放电和缺乏变异，背景活动以低电压和爆发抑制为主。有条件时，可在出生早期进行振幅整合脑电图（aEEG）连续监测。

3. 颅脑超声 病程早期（72 h 内）开始检查。脑水肿时可见脑实质不同程度的回声增强，结构模糊，脑室变窄或消失，严重时脑动脉搏动减弱；基底核和丘脑损伤时显示为双侧对称性强回声；脑梗死早期表现为相应动脉供血区呈强回声，数周后梗死部位可出现脑萎缩及低回声囊腔。

4. CT 患儿生命体征稳定后检查，一般以生后 4～7 天为宜。脑水肿时，可见脑实质呈弥漫性低密度影伴脑室变窄；基底核和丘脑损伤时呈双侧对称性高密度影；脑梗死表现为相应供血区呈低密度影。

5. MRI 常规采用 $T_1WI$。脑水肿时可见脑实质呈弥漫性高信号伴脑室变窄；基底核和丘脑损伤时呈双侧对称性高信号；脑梗死表现为相应动脉供血区呈低信号；矢状旁区损伤时皮质呈高信号，皮质下白质呈低信号。弥散成像（DWI）所需时间短，对缺血脑组织的诊断更敏感，病灶在生后第 1 天即可显示为高信号。MRI 是检查脑缺氧损伤的最佳手段，可以清楚显现窒息后脑损伤神经髓鞘化延迟情况，可以看出小脑和脑干的隐匿性损伤，对于嗜睡或昏迷的新生儿，可以为发现其他疾病（如代谢性或神经变性疾病）提供线索，可以证实窒息损伤后遗症的解剖结构，有预测价值。

### （二）新生儿窒息心肌损害

1. 窒息后心肌损害临床表现多样，轻者表现为心率增加或减慢、心音低钝及心律不齐，重者表现为青紫、呼吸急促、三凹征及心力衰竭。如果表现为面色苍白、循环灌注不良、毛细血管再充盈时间＞3 s、心动过缓，常提示患儿病情严重。临床上常用毛细血管充盈时间长短、酸中毒程度以及血压高低反映窒息缺氧的严重程度。通常认为，血压正常代表心输出量正常。然而更多临床研究表明，由于外周血管阻力的影响，血压与心输出量并不一定成正比，特别是新生儿。可能窒息患儿的血压正常，但是心输出量已经减少。因此对于窒息患儿，测定其心输出量就显得尤为重要。

2. 心电图有 ST-T 改变且持续大于 3 天。心电图对诊断短暂心肌缺血有重要价值，表现为 T 波倒置和异常 Q 波。实际上短暂心肌缺血是缺氧性心肌损害的重型，即心力衰竭、休克及心肌梗死。

3. 血清 CK-MB 或肌钙蛋白（TnT）升高。

4. 超声心动显示

（1）左心室功能降低，射血分数减少，心输出量下降或主动脉瓣射血速率降低。

（2）中至重度肺动脉高压。

（3）多普勒组织成像（Doppler tissue imaging，DTI）显示左心室收缩功能、舒张功能均降低。

### （三）新生儿窒息肾损害

窒息引起的肾功能损害轻重程度不一，绝大多数肾损害是可逆的。国内报道窒息引起肾衰竭的比例为 5%～10%。临床有少尿、无尿，仍要强调记录尿量来评估肾损害的程度。按照 pRIFLE 分期标准，I 期：尿量＜0.5 ml/（kg·h）持续 8 h，肌酐清除率下降 25%；Ⅱ 期：尿量＜0.5 ml/（kg·h）持续 16 h 以上，肌酐清除率下降 50%；Ⅲ 期：尿量＜0.5 ml/（kg·h），持续 24 h 以上或无尿 12 h，肌酐清除率下降 75%。氮质血症及血肌酐升高可作为肾功能异常指标，但敏感性不够高。测定 $\beta_2$ 微球蛋白能敏感地检出肾小球滤过率下降（血 $\beta_2$ 微球蛋白升高）及肾小管重吸收功能障碍（尿 $\beta_2$

微球蛋白升高）。尿 N-乙酰-β-葡萄糖苷酶（NAG）、半乳糖苷酶（GAL）及尿视黄醇结合蛋白检测均对肾小管功能损害的检出有一定意义，敏感性高。利用多普勒超声观察肾动脉血流速度是预测急性肾衰竭的重要指标，其敏感性为100％，特异性为63.6％。窒息儿第 1 天肾动脉血流速度和血流量降低，阻力升高，这种改变随窒息程度加重而加重，轻度窒息组在 3 天内恢复，重度窒息组完全恢复常需 1 周以上。大多数患儿可无少尿和氮质血症表现。

### （四）新生儿窒息肺损害

1. 吸入性肺炎　复苏后出现呼吸浅促、呻吟、吐沫、青紫、三凹征，肺部粗湿性啰音；胸部 X 线显示肺气肿、肺纹理增粗，两侧肺内带和肺底可见斑片状阴影。如果为清亮羊水吸入，症状较轻；如果为胎粪污染羊水吸入，常常症状重，呼吸困难进行性加重，容易合并气漏、呼吸窘迫综合征、肺动脉高压和肺出血。

2. 新生儿窒息合并呼吸衰竭　临床表现为发绀气促、呼吸困难、呼吸节律不规则和呼吸暂停等，血气分析存在低氧血症 [PaO$_2$＜6.67 kPa（50 mmHg）] 和高碳酸血症 [PaCO$_2$＞6.67 kPa（50 mmHg）]。病情突然恶化提示存在气胸和纵隔气肿，立即复查胸部 X 线，显示气胸改变或纵隔积气。

3. 持续肺动脉高压　呼吸困难进行性加重，呼吸频率增加，严重全身青紫，持续低氧血症不缓解，部分病例在胸骨左缘下部或心尖部闻及收缩期杂音，高度怀疑肺动脉高压。复查胸部 X 线，肺透亮度增加，支气管影减少。导管前后动脉血氧差异试验：同时取导管前（颞动脉、右桡动脉、右肱动脉）和导管后血标本，若导管前、后 PaO$_2$ 差异≥2 kPa（15 mmHg），导管前高于导管后，表明有导管水平右向左分流。实际工作中应用经皮脉氧饱和度仪监测导管前后脉氧饱和度差，大于10％有诊断意义。超声心动图可检测肺动脉压力和观察卵圆孔或动脉导管水平右向左分流。

4. 肺出血　需要强调早期识别诊断。大量肺出血可造成患儿骤然死亡，因此必须严密监护，及时发现肺出血的早期症状：①呼吸困难在短时内加重，呻吟、吸气性凹陷；②青紫加重，监护中经皮氧饱和度（TcSO$_2$）有逐渐下降趋势；③肺内湿啰音增多；④气管分泌物内含血丝或少量血

性液体；⑤胸部 X 线摄片可呈现肺内模糊片影（斑片或大片）。重症患儿意识不清、脸色苍白、呼吸节律不整或呼吸暂停，从鼻腔、口腔涌出血或血性液体，病情危急，可并存心力衰竭或肺动脉高压。

### （五）新生儿窒息胃肠损害

主要表现为呕吐、腹胀、呕血、便血和胃潴留等，临床上常被忽视或被其他脏器损害的症状所掩盖，而临床症状典型者确诊时多为晚期，重者可引起死亡。因此新生儿窒息复苏后一定要注意观察胃肠道功能变化，以便早期发现胃肠道病变。窒息对胃肠道损害的程度轻重不一，在临床上，轻度胃肠功能损害表现为机体对胃肠兴奋抑制控制差，胃肠蠕动紊乱，造成频繁呕吐、拒乳、腹胀、肠鸣音亢进等表现。重度胃肠损害表现为胃肠兴奋的过度抑制及胃肠道黏膜糜烂、出血，出现严重腹胀、呕吐咖啡样物、便血、肠鸣音减弱或完全消失，同时伴有不同程度全身中毒症状，引发坏死性小肠结肠炎；X 线表现有肠胀气、僵硬肠段、肠间隙增厚及肠壁积气、肠梗阻或穿孔等征。

### （六）肝功能损伤和新生儿胆汁淤积

窒息缺氧缺血导致肝细胞损伤，谷丙转氨酶升高（ALT＞100 U/L），肝大。也有窒息导致新生儿胆汁淤积的报告。缺氧可导致高氨血症，临床以中枢神经系统异常为主，如激惹、抑制、昏迷，可伴发体温升高及高血压等。

### （七）新生儿窒息酸碱平衡及电解质紊乱

1. 糖代谢紊乱　不论是低血糖还是高血糖，临床均缺乏特异性症状和体征，需要依靠血糖和尿糖监测，早发现，早干预。两者均可发生或加重脑损害。窒息复苏后多出现一过性应激性高血糖，血糖高于 7 mmol/L，显著增高或持续时间长，出现脱水、烦躁、多尿，眼不能闭合，呈惊恐状，容易合并颅内出血。继之发生低血糖，血糖低于 2.2 mmol/L，主要表现为反应弱、阵发性发绀、呼吸暂停、震颤、惊厥、嗜睡和拒乳等，有的表现为苍白、多汗及反应低下等。如出生时重度窒息，临床医师会更关注缺氧缺血造成的脑损害而忽略了低血糖性的脑损害。因此对窒息的新生儿，3 天内要严密监测血糖。低血糖脑损伤取决于低血糖的严重程度和持续时间。其 CT 特点为更容易影响皮层的表面，枕顶叶后皮层区域较前

额的皮层更容易受累。

2. 不适当的抗利尿激素分泌 缺氧时血压降低，可激活左心房壁的压力感受器，引起抗利尿激素分泌异常，发生稀释性低钠，可呈现轻微水肿、颅内压增高及惊厥等。

### （八）新生儿窒息血液系统损害

血液处于高凝或低凝状态。最常见的症状是自发性出血，皮肤瘀斑、脐残端及穿刺点渗血，严重者有消化道出血、泌尿道出血和肺出血；由于广泛微血栓形成，可发生微循环障碍和休克；发生溶血时有贫血、黄疸和血红蛋白尿。实验室检查：①血常规，血涂片示红细胞碎片/变形和网织红细胞增加，血小板计数进行性下降（小于 $100 \times 10^9$/L）；外周血有核红细胞增加；②凝血检查，凝血酶原时间（大于 20 s）和部分凝血活酶时间（大于 45 s）延长，纤维蛋白原降低（小于 1.17 g/L）；③纤溶检查，纤维蛋白原降解产物增多，抗凝血酶Ⅲ降低，D-二聚体明显升高。

## 【诊断和鉴别诊断】

目前，国内外尚无统一的窒息后多器官损害诊断标准，诊断需要了解围生期病史和临床特点。根据病情程度确定轻度或重度，对于中重度损害要及早干预，这一点对于稳定病情和改善预后非常重要。

### （一）窒息多器官损害诊断依据

1. 围生期孕母存在窒息高危因素 母亲年龄小于 16 岁或大于 35 岁，有死胎史、死产史、新生儿死亡史，有糖尿病、妊娠期高血压、心脏病、出血、贫血、感染、多胎妊娠、前置胎盘和吸毒等，产前有羊水异常、巨大儿、胎膜早破和孕妇用药（催产素、哌替啶、地塞米松）等病史。

2. 明确围生期缺氧和窒息史 了解产时是否有滞产（第二产程＞2 h）、母亲使用麻醉剂、羊水胎粪污染、脐带绕颈、脐带脱垂和胎盘早剥等；了解胎心监护有无胎儿窒迫的证据，如胎心＞160 次/分、胎心＜100 次/分、晚期减速、胎心变异消失和胎心异常持续时间等。宫内窒息表现为产程中胎心率变异消失，伴胎心率基线升高和反复晚期减速；急性窒息表现为胎心率变异和紧接的持续胎心率减速。胎心率基线持续平直且心率固定，说明存在极早期神经损伤。了解新生儿出生后 Apgar 评分，了解脐动脉或脐静脉血气分析和乳酸检测结果，了解新生儿复苏详细过程等。

3. 临床诊断依据 目前国内尚无统一的诊断依据，虞人杰在国内曾提出的临床诊断依据可供同道参考。

（1）脑损害：①有明确的可导致胎儿窒迫的异常产科病史，以及严重的胎儿窒迫表现：胎心率＜100 次/分，持续 5 min 以上，和（或）羊水Ⅲ度污染。②出生时有重度窒息，Apgar 评分 1 min≤3 分，且 5 min 时仍≤5 分，和（或）出生时脐动脉血气 pH≤7.0。③出生后不久出现神经系统症状并持续 24 h 以上，如意识改变、肌张力改变、原始反射异常，严重时可有惊厥、脑干症状等。④排除电解质紊乱、颅内出血和产伤等原因引起的抽搐，以及宫内感染、遗传代谢性疾病和其他先天性疾病所引起的脑损伤。但需影像诊断，如脑电图、头颅 B 超、CT 扫描和 MRI 等证实，并需动态观察。

（2）肺损害：具有呼吸衰竭、肺出血或肺动脉高压，需血气分析、胸片或心动超声证实。

（3）肾损害：肾损害及肾衰竭的表现①尿量＜1 ml/(kg·h) 持续 24～36 h。②尿 $\beta_2$ 微球蛋白（$\beta_2 M$）增高。③血尿素氮（BUN）＞7.14 mmol/L，肌酐（Cr）＞88.4 $\mu$mol/L。④尿 N-乙酰-$\beta$-葡萄糖苷酶（NAG）、尿半乳糖苷酶（GAL）或尿视黄醇结合蛋白（RBP）升高（＞平均值＋2 个标准差）（需临床 1 项加酶异常 1 项）。

（4）心脏损害：临床表现①心音低钝、心动过缓。②循环不良表现，如面色肤色苍白、指端发绀、前胸毛细血管再充盈时间＞3 s。③心力衰竭。④严重心律失常、心脏骤停。心电图有 ST-T 改变且持续 2～3 天以上。血清 CK-MB 或肌钙蛋白（TnT）升高。诊断需具备缺氧病史和临床表现的①～④中任意一项加心电图及（或）酶学异常或超声心动检查。

（5）胃肠损害：有胃潴留、胃肠出血、坏死性小肠结肠炎（necrotizing enterocolitis，NEC），X 线腹平片呈现胃扩张及典型的 NEC 表现（需临床及 X 线表现各 1 项）。

（6）其他：窒息后心源性休克、DIC 等。

必须强调，新生儿早期，尤其在生后 1～3 天各种酶受多种因素影响，测定值会很高，仅作为参考，检测时需要有正常对照并要动态观察。诊断以临床指标为主，以免诊断扩大化。1 个器官损害为单器官损害，≥2 个器官损害为多器官损害。

## （二）窒息多器官损害临床分度（表 3-2-1）

表 3-2-1　窒息多器官损害临床分度

| 脏器损害 | 轻-中度损害 | 重度损害 |
| --- | --- | --- |
| 脑损害 | HIE 轻、中度 | HIE 重度，影像有广泛低密度、严重 ICH、脑梗死及脑室周围软化等表现 |
| 肺损害 | 呼吸衰竭 I 型 | 呼吸衰竭 II 型、肺出血、肺动脉高压，需人工呼吸器治疗 |
| 肾损害 | 尿量少或正常，BUN>5.36 mmol/L，尿蛋白+～++，$\beta_2$M、NAG、GAL 轻度升高 | 尿量<1 ml/(kg·h)，BUN>7.14 mmol/L，Cr>110 $\mu$mol/L，尿酶明显升高或符合肾衰竭 |
| 心脏损害 | 心律失常，ST-T 改变，心肌酶升高 | 心力衰竭、心动过缓、心脏骤停、心源性休克 |
| 胃肠损害 | 胃潴留、腹胀、反复呕吐，X线呈胃扩张 | 胃肠出血、NEC |

HIE，缺氧缺血性脑病；ICH，颅内出血

## 【治疗与监护】

### （一）生命体征监测

记录体温、呼吸、心率、血压、颅内压、氧饱和度、血气分析、血糖、尿量。

### （二）实验室检查

脐血血气分析和乳酸测定；血常规、生化和代谢指标的监测；细菌感染筛查，必要时血培养。

### （三）其他检查

心电图、胸腹 X 线片、超声心动图、脑电图、颅脑超声检查，疑有颅内出血者选择头颅 CT 检查。一般在出生 4～7 天进行头部 MRI 检查。

### （四）临床观察

1. 窒息后神经系统　观察意识、肌张力和原始反射改变，有无惊厥发作，注意前囟张力、瞳孔大小和对光反射，动态颅脑超声监测，出生 7～14 天进行新生儿神经行为测定（neonatal behavioral neurological assessment，NBNA）评分。

2. 窒息后循环系统　注意皮肤颜色、脉搏强弱、周围循环、毛细血管再充盈时间、心率、心律、心音和心脏杂音等。

3. 窒息后呼吸系统　有无气促、呻吟、吐沫、呼吸困难、呼吸不规则、呼吸暂停、发绀等。

4. 窒息后消化系统　喂养耐受情况、开奶时间、腹胀、呕吐、胃潴留、胃肠出血、肠鸣音改变、肝大和肝功能损害等。

5. 窒息后肾功能　记录出生后 72 h 尿量，有无少尿、发肿等。注意尿素氮和肌酐变化。

6. 窒息后血液系统　有无贫血、出血倾向、瘀点、瘀斑等。

### （五）治疗措施

治疗的目的是阻断缺氧缺血原发疾病和避免继发组织器官损害。国外有新生儿复苏-高危新生儿复苏后稳定项目或高危新生儿急症处理项目作为复苏后管理的指导，强调临床管理的连续性和整体性，所有的治疗措施必须基于对症支持治疗。

1. 保暖　将患儿置于新生儿辐射保暖台和预热的暖箱中，使体温维持在 36.5℃ 左右的中性温度，根据胎龄和出生体重调节设置温度和湿度。

2. 维持水、电解质和酸碱平衡

（1）适量限制液体入量，需要量为 60～80 ml/(kg·d)。

（2）纠正酸中毒：呼吸性酸中毒通过调整呼吸机参数纠正，严重的代谢性酸中毒（pH<7.0、持续时间>4 h、适当的通气策略不能纠正）应用 5%碳酸氢钠纠正。

（3）高血糖症：窒息后常常表现出应激性高血糖。如血糖<14 mmol/L，以控制葡萄糖输入速度为主，调节葡萄糖输入速度至 4～6 mg/(kg·min)，慎用高浓度葡萄糖静注，稀释药物用 5%葡萄糖。如果血糖浓度>14 mmol/L（250 mg/dl），尿糖阳性，可试用持续胰岛素滴注，从 0.05 U/(kg·h) 开始，30 min 复查血糖，血糖稳定后及时停止，一般 1～2 h 即可。密切监测血糖，调整胰岛素用量。避免高血糖的高渗透作用导致脑出血和血乳酸堆积等。

（4）低血糖症：血糖低于 2.6 mmol/L 时，不论有无症状，均需要临床干预。予 10% 葡萄糖 2 ml/kg 以 1 ml/min 的速度静脉注射，继用 10% 葡萄糖 6～8 mg/(kg·min) 静脉滴注。将血糖维持在 4.2～5.6 mmol/L，避免低血糖加重脑损害。

3. 呼吸管理　窒息复苏后应予 $TcSO_2$ 监测。吸氧指征：早产儿 $TcSO_2$ 低于 85%～87%，足月儿低于 90%～92%。早产儿吸氧时必监测 $TcSO_2$，严格控制吸入氧浓度，根据 $TcSO_2$ 或血气分析检测调整吸入氧浓度，将 $TcSO_2$ 维持在 88%～93%，不宜高于 95%。如果自主呼吸规则，无明显呼吸困难，口周轻度发绀和血气显示低氧血症，可用头罩吸氧；如果患儿持续低氧血症，伴有呼吸窘迫、呼吸不规则，特别是早产儿，可使用鼻塞连续气道正压通气（CPAP）；如果无自主呼吸、重度窒息复苏后呼吸不规则、频繁呼吸暂停经药物或 CPAP 治疗无效，应改用有创机械通气。避免低碳酸血症：亚低温治疗期间，$PaCO_2$ 维持在 6.0 kPa 左右。对极低出生体重儿的呼吸窘迫综合征、胎粪吸入综合征导致的呼吸衰竭和肺出血，应使用高频振荡通气（HFOV）模式。关于呼吸窘迫综合征、肺动脉高压和肺出血的治疗参考相关章节。

4. 改善缺氧缺血性脑损伤　缺氧缺血性脑损伤的改善主要在于对症支持治疗，针对缺氧缺血性脑病（hypoxic ischemic encephalopathy，HIE）的神经保护药物和措施不能晚于窒息后 6～12 h 的"治疗时间窗"。如果在原发和继发能量衰竭阶段之间进行干预，有可能阻止窒息引起的脑损伤。因此治疗策略主要集中在阻止和减少再氧化损伤、兴奋性神经毒性和细胞凋亡。维持充分通气，及时纠正低氧血症及高碳酸血症；维持心率、血压在正常范围，以避免影响心输出量和脑灌注量；维持正常血糖及电解质平衡。控制惊厥：首选苯巴比妥，不建议苯巴比妥作为惊厥发生和颅内出血的预防用药；控制脑水肿：重度窒息早期使用 20% 甘露醇（每次 0.25 g/kg）降低颅内压，不建议使用激素减轻脑水肿，不建议常规使用甘露醇预防脑水肿；控制和缓解脑干症状：合理使用纳洛酮。

国内外多中心研究得出初步结论：无论是局部还是全身亚低温，均对 HIE 有一定的疗效，但对极重型尚无效，还需要在治疗策略上做进一步

研究。其有望成为 HIE 的常规治疗。全身性亚低温能减轻各器官的细胞坏死和组织功能损害，并可降低脑缺氧新生儿的多器官损害。我国复旦大学儿科医院邵肖梅组织了"选择性亚低温治疗新生儿缺氧缺血性脑损伤临床多中心研究"，得出初步结论：亚低温治疗 72 h 可显著降低 HIE 新生儿严重伤残率，尤其是中度 HIE 患儿的伤残率。

5. 改善缺氧缺血性心肌受损　新生儿心肌保护策略旨在减少活性氧的生成，增强抗氧化防御系统，减少细胞损伤。如果复苏后皮肤苍白、心率增快、毛细血管充盈时间大于 3 s，血压下降，应用 0.9% 氯化钠 10 ml/kg 扩容，继用血管活性正性肌力药物多巴胺和多巴酚丁胺，以 2～5 μg/(kg·min) 持续静脉滴注，有助于改善心肌功能，纠正低血压和低输出量。现认为亚低温治疗也具有一定的减轻窒息后心肌损害的作用。虽然亚低温疗法会降低心率，增加肺血管阻力，但研究发现，亚低温并不会增加窒息后循环系统的损伤。可使用心肌营养药物磷酸肌酸钠（0.5 g/d）、果糖-1,6-双磷酸 [250 mg/(kg·d)] 和维生素 C（0.25 g/d），疗程 7～10 天。洋地黄制剂应慎用。

检查血红蛋白和血细胞比容，如果低血容量伴血细胞比容<0.3，考虑输血。

6. 消化问题的处理

（1）如存在呕吐、腹胀、肠鸣音减弱和消化道出血等，暂时禁食，予胃肠减压。

（2）禁食期间营养及液体由肠道外补充。

（3）如有喂养不耐受，可口服或鼻饲小剂量红霉素 [5 mg/(kg·d)]，每日分 3 次，可增加耐受奶量，缩短全胃肠道喂养时间。

（4）使用微生态制剂，其可抑制肠道菌群过度繁殖，防治细菌异位。

7. 减少肾损伤　尿量≤1 ml/(kg·h) 时，首先考虑窒息后肾的血流灌注不足引起，予试验性补液，改善肾血流，纠正血容量后可给予小剂量多巴胺 [2～5 μg/(kg·min)]。2 h 后给呋塞米 1～2 mg/kg。治疗超过 48 h 无效时，应注意有无肾衰竭。近年来，人们致力于高选择性、短效多巴胺 1（DA1）兴奋剂的开发和研究，DA1 兴奋剂（如非诺多泮）基本具备了多巴胺预防和治疗急性肾损伤的效果：降低肾血管阻力，增加肾血流量和肾小球滤过率，减少肾钠重吸收和增加尿量，

且不刺激多巴胺 2（DA2）和肾上腺素能受体，因此不会发生心律失常等不良反应，是较理想的治疗急性肾衰竭的多巴胺制剂类药物。但上述临床研究多为小样本、单中心或非随机对照研究，尚需要更多的大样本临床研究进一步证实。

**【预防和预后】**

减少新生儿窒息后多器官损害的关键在于围生期预防和复苏后管理监测，能够及早发现和治疗是提高治愈率和减少病残率的重要措施。

1. 加强围生期保健，及时处理高危妊娠；加强胎儿监护，避免和及时纠正宫内缺氧；配备复苏设备；熟练掌握复苏技术，高危妊娠分娩时必须有掌握复苏技术的人员在场。

2. 新生儿窒息预后评估参考依据见表 3-2-2。

表 3-2-2　新生儿窒息预后评估参考依据

| 依据 | 较好 | 较差 |
| --- | --- | --- |
| 生后 1 min 内 Apgar 评分 | 4～7 分 | 0～3 分 |
| 5 min Apgar 评分 | ＞6 分 | ≤6 分 |
| 吸入物性质 | 羊水黏液 | 胎粪羊水 |
| 自主呼吸 | 出现早，＜20 min | ≥20 min |
| 抽搐 | 无，或 2 天内消失 | 2 天后还难以控制 |
| 神态、肌张力、拥抱反射活动等神经症状 | 很快恢复正常 | 1 周后尚未正常 |
| 吃奶、吸吮吞咽 | 1 周内能正常喂养 | 1 周后尚不能正常喂养 |
| 脏器损害 | 轻，少 | 重，多 |
| 7～14 天 NBNA | 36～40 分 | 小于 35 分 |

3. 宫内窘迫、窒息及脑损害发生的风险评估　Pedman 指出，以下标志提示严重胎儿窘迫并可识别生后窒息新生儿是否存在极高的脑损害风险：①产程中评估。胎心率异常和羊水胎粪污染。胎心监护有频繁的晚期减速或胎心率变异消失，常提示严重的心脑缺氧。大部分羊水胎粪污染新生儿并不会发展为中、重度 HIE。②Apgar 评分。持续低评分（5 min、10 min、20 min）会增加窒息病死率和 HIE 发生率。5 min 低评分如结合其他指标，如病理性胎儿酸中毒、复苏需气管插管，提示有明显的产时损害。③心肺复苏。在产房需要心肺复苏，合并严重胎儿酸中毒时明显增加预后的危险性。脐动脉血 pH＜7.0 时预后不良的危险是 83.3%，pH＞7.0 时仅为 10.8%。

4. 与神经系统后遗症增加相关的特征　远期神经系统后遗症多表现为运动协调功能障碍、痉挛型脑瘫、严重智力发育迟缓、失明、癫痫发作等。近年已有不少利用 NBNA、生化指标、血清酶活性、脑电图、B 超、CT，甚至 MRI 等技术评估预后的报道，其中最为基层实用的当属 NBNA。存在以下问题多预示预后不良：

（1）出生后 20 min Apgar 评分 0～3 分。

（2）存在窒息后多脏器功能衰竭，如脑干功能持续异常，通常无法长期存活。

（3）症状持续大于 5 天。

（4）脑电图爆发抑制、低电压、电静息、等电位波和生后 12 天仍异常预后不良，如爆发抑制或低电压持续 24 h 以上，则约有 70% 的患儿预后不良。

（5）生后 14 天 NBNA 评分仍小于 35 分，预后不良。

（6）MRI 内囊后肢异常信号，数月后复查显示迟发型髓质形成和结构损害，3～4 周出现空洞和萎缩性改变。

5. 窒息与脑瘫　围生期窒息所致脑性瘫痪（脑瘫）的出现时间平均在生后 5.1 个月（6 周～11 个月）。Rennie 等研究认为，脑性瘫痪的各种表现中，痉挛性四肢瘫和运动功能失常（张力异常、舞蹈徐动症）与缺氧缺血之间的因果关联最强。Graham 等的 meta 分析显示，脑性瘫痪的发生率为 2.5‰，其中与 HIE 有关者占 14.5%，仅重度和中度 HIE 中的一部分可引起脑性瘫痪。可见，围生期窒息虽是脑性瘫痪的重要原因之一，但绝大部分脑性瘫痪并非围生期窒息所引起，90% 的脑瘫原因不明。继发于胎盘血流阻断的围生期缺氧缺血性脑损害很少见，能够与产时窒息相联系的脑瘫应具备以下几点：①有产程缺氧病史，如严重宫内窘迫（如胎心率减慢伴有持续晚期或可变减速）、心动过缓、子宫破裂、胎盘早剥或大量的胎母输血等；②分娩时新生儿抑制和酸中毒，脐血或新生儿生后 pH＜7；③Apgar 评分 10 min 或更长时间＜3 分；④进展为中-重度新生儿 HIE，这是产时缺氧缺血损害发展为脑瘫的必经途径；⑤早期有多器官损害的证据；⑥急性神经影像异常与急性脑损害一致。因此我们对产程缺氧引起的脑瘫诊断要慎重。

6. 咨询与指导　分娩一名有严重神经系统和多脏器损伤的婴儿对父母来说是一个沉重的打击。因此，在分娩后的最初几天，由一位高年资主治医师在一个安静的环境中与家长耐心沟通、对婴儿的病情予以详尽介绍是十分重要的。但试图通过一次会谈就能让家长了解和接受这样残酷的事实往往很困难，可能需要经过多次努力。当严重不良预后（如死亡等）不可避免时，应有意向地向家长交代这种情况。对咨询的具体要求是：①在一个远离婴儿室的安静环境中与父母交流；②避免使用医疗术语，应尽可能使用简单的语言，保证父母能够听懂和理解；③认真耐心听取父母方面的反馈意见和感受。

（王俊怡）

# 参考文献

[1] Perlman JM，Tack ED，Martin T，et al. Acute systemic organ injury in term infants after asphyxia. AM J Dis Child，1989，143：617-620.

[2] 虞人杰. 新生儿窒息多器官损害//邵晓梅，叶鸿瑁，丘小汕. 实用新生儿学. 4 版. 北京：人民卫生出版社，2011：234-239.

[3] Shah P，Riphagen S，Beyene J，et al. Multiorgan dysfunction in infants with post-asphyxial hypoxic-ischaemic encephalopathy. Arch Dis Child Fetal Neonatal Ed，2004，89：F152-F155.

[4] 刘淑芳，虞人杰. 新生儿心肺复苏：血流动力学的关键作用. 中国新生儿科杂志，2010，26（1）：65-67.

[5] Piazza AJ. Postasphyxial management of the newborn. Clin Perinatology，1999，26：749-765.

[6] 王恋，魏克伦. 新生儿窒息后急性肾损伤的诊治进展. 国际儿科学杂志，2012，39（1）：36-39.

[7] Oncel MY，Erdeve O，Calisici E，et al. The effect of whole-body cooling on hematological and coagulation parametersin asphyxic newborns. Pediatr Hematol Oncol，2013，30（3）：246-52.

[8] Boskabadi H，Maamouri G，Sadeghian MH，et al. Early diagnosis of perinatal asphyxia by nucleated red blood cell count：a case-control study. Arch Iran Med，2010，13（4）：275-281.

[9] 中华医学会儿科学分会新生儿学组. 新生儿缺氧缺血性脑病诊断标准. 中华儿科杂志，2005，43：584.

[10] Cloherty JP，Eichenwald EC，Hansen AR，et al. Manual of neonatal care. 7th ed. Philadelphia：Lippincott Williams & Wilkins，2012：518-528.

[11] 虞人杰，刘霞. 新生儿窒息复苏后管理. 中华围产医学杂志，2011，14：137-141.

[12] Kliegman RM，Behrman RE，Jenson HB. Nelson Textbook of Pediatrics. 18th ed. Philadelphia：Elsevier Saunders，2007.

[13] Azzopardi D. Clinical management of the baby with hypoxie ischaemic encephalopathy. Early Hum Dev，2010，86（6）：345-350.

[14] 虞人杰，李黎，汤泽中，等. 新生儿窒息多器官损害的临床研究. 中华儿科杂志，1997，35：138-141.

[15] Martin-Ancel A，García-Alix A，Gayá F，et al. Multiple organ involvement in perinatal asphyxia. J Pediatr，1995，127：786-793.

[16] Edwards AD，Brocklehurst P，Gunn AJ，et al. Neurological outcomes at 18 months of age after moderate hypothermia for perinatal hypoxic ischaemic encephalopathy：synthesis and meta-analysis of trial data. BMJ，2010，340：c363.

[17] 王来栓，周文浩，邵肖梅. 亚低温治疗//韩玉昆. 新生儿缺氧缺血性脑病. 2 版. 北京：人民卫生出版社，2010：360-361.

[18] 卡屯科. 新生儿复苏教程. 叶鸿瑁，虞人杰，译. 6 版. 北京：人民卫生出版社，2012：7-9.

[19] Perlman JM. Intrapartum asphyxia and cerebral palsy：is there a link? Clin Perinatol，2006，33：335-353.

[20] Rennie JM，Hagmann CF，Robertson NJ. Outcome after intrapartum hypoxie ischemia at term. Semin Fetal Neonatal Med，2007，12：1398-1407.

[21] Graham EM，Ruis KA，Hartman AL，et al. A systematic review of the role of intrapartum hypoxic-ischemia in the causation of neonatal encephalopathy. Am J Obstet Gynecol，2008，199：587-595.

# 第三节　危重新生儿稳定程序

为了适应急诊医学及新生儿重症监护医学的发展，危重新生儿的转运应运而生。新生儿转运不是一个简单的运送过程，而是一个连续的监护治疗的过程，目的是将危重新生儿从基层医院安全、及时地转往三级专科医院监护中心接受进一步的监护、诊断及治疗护理。如何将基层医院危重新生儿安全地转到三级医院监护中心，如何提高转运成功率，已经成为医护人员共同关心、急需解决的问题。

S. T. A. B. L. E. （sugar, temperature, assisted breathing, blood pressure, lab work, emotional support）的提出，是系统地应用各项操作及监测技术来维持患儿在转运全程中的生理稳定，为转运成功及今后的康复提供有力保证。项目的目的是提供标准化的治疗程序，鼓励团队合作，经验性地指出容易出现的错误和减少不良事件的发生。

理想状态下，高危分娩均在三级医院进行，保证母婴的安全。但是，有 30%～50% 需要监护的新生儿直到孕晚期，甚至是新生儿早期才出现症状，虽然最安全的转运是宫内转运，但是对于未预期的疾病和早产的新生儿，分娩医院尽可能复苏，并稳定病情，直到转运团队的到来。因此，从这一教程的缩写题目，也可以理解为，将新生儿病情稳定后进行转运。

危重新生儿稳定程序（the S. T. A. B. L. E program）是用于新生儿复苏后或转运前稳定的教程。内容包括血糖和安全、温度、人工通气、血压、实验室检查和家庭情感支持（S＝sugar，T＝temperature，A＝assisted breathing，B＝blood pressure，L＝lab work，E＝emotional support），因此缩写为 S. T. A. B. L. E. 。这一课程最早在 1996 年开设，之后在很多国家开始教授。具体内容分述如下。

1. S 代表 sugar，血糖。这一部分需要了解患儿前期静脉治疗措施、是否存在低血糖风险、确定输液速度和液量、低血糖的治疗方案。

（1）大多数需要转运的新生儿病情危重而不能经口喂养。患病的新生儿常常有呼吸窘迫，将胃内容物误吸入肺的危险增加。当新生儿呼吸增快和用力呼吸时，吸吮、吞咽和呼吸很难协调。而且，某些疾病（如感染）可能导致胃排空延迟，胃内容物可能反流到食管，并被吸入肺内；当新生儿在生时或生后低血氧和低血压时，小肠的血流可能减少，使小肠更容易产生缺血性损伤。

（2）用含葡萄糖的静脉输液维持患病新生儿的能量需要是稳定程序中最重要的部分。葡萄糖是机体能量来源，患病新生儿的脑细胞尤其需要葡萄糖提供能量，维持功能正常。对于患病新生儿，应当静脉补充含糖液体。新生儿最佳的外周静脉穿刺部位是手、脚和头皮静脉。由于新生儿休克等疾病危重时可能静脉穿刺困难，可以使用脐静脉给予液体和药物，脐静脉可以应用至生后 1 周。

（3）部分婴儿有发生低血糖的高危因素，如早产儿（孕周＜37 周）、小于胎龄儿、大于胎龄儿、糖尿病母亲婴儿和患病的新生儿。而且，妊娠期母亲应用某些药物会增加新生儿低血糖的风险，这些药物包括：β拟交感神经药（如特布他林和利托君，用于治疗早产）、β受体阻滞剂（如拉贝洛尔或普萘洛尔，用于治疗高血压）、氯磺丙脲（用于治疗 2 型糖尿病）、苄噻嗪（利尿药）和在孕晚期应用的三环类抗抑郁药。

（4）生后影响血糖的因素：胎儿以糖原的形式储存葡萄糖，为宫外生活做准备。胎儿将糖原转化为葡萄糖的能力有限，因此主要依赖胎盘进行葡萄糖和氨基酸转运，以满足宫内能量需求。当脐带切断后，新生儿不能从母体获得葡萄糖。糖原被酶分解成葡萄糖分子释放入血循环。这一过程满足生后新生儿的能量需求。出生后对新生儿血糖产生负面影响的三个主要因素为不充足的糖原储备、高胰岛素血症和葡萄糖利用增加。

2. T 代表 temperature，体温稳定。这一部分包括减少新生儿机体热量丧失的方法、低体温的后果和如何对低体温的新生儿进行复温。中性温度是指新生儿维持正常体温而能量丧失最少的环境温度。当能量丧失最少时，耗氧量也是最低的。

早产儿比足月儿需要更高的中性温度。低体温对新生儿患病率和死亡率都有很大影响，尤其是早产儿。因此，帮助新生儿维持正常体温，避免低体温非常重要。

（1）不论新生儿是正常还是患病，维持正常体温都是必需的。出生后的常规护理中，包括很多动作，目的都是避免新生儿热量散失。对于健康新生儿，这些动作包括移走湿毛巾，用预热毛巾包裹，放于母亲胸前进行皮肤接触，给新生儿戴帽子，给新生儿穿衣服。患病的新生儿或者早产儿首先着重复苏和稳定。将新生儿放于开放式辐射保暖台上，利于观察和实施进一步抢救措施。在复苏和稳定中，体内热量散失迅速，因此需要额外护理，避免热量散失。

（2）早产儿和低出生体重儿更易出现严重低体温。新生儿常常难以平衡热量的产生和散失，这一问题在早产儿和小于胎龄儿中更加突出。主要原因是，与足月儿相比，早产儿和低出生体重儿体表面积相对较大、脂肪含量相对少、皮肤更薄且棕色脂肪较少。对于出生体重＜1500 g 的早产儿，这一问题更加严重。如果不能很好地避免热量散失，新生儿的体温将迅速下降。

接受长时间复苏的新生儿发生低体温的风险更高，因此更不易于动员体内的棕色脂肪。而且，他们常常肌张力低下，不能通过四肢活动产生热量。患病的新生儿常常有低体温的问题。有腹裂或脊柱缺陷的新生儿由于体表面积增加，散失热量增加。因此，无论何时，均应预防热量散失。低体温的高危新生儿包括：早产儿；低出生体重儿，特别是出生体重＜1500 g 者；小于胎龄儿；需要长时间复苏的新生儿，尤其是有低氧的新生儿；患病新生儿，如感染或患有心脏、神经、内分泌或外科疾病，特别是有腹裂时，热量散失增加；活动减少的新生儿，如用镇静剂、麻醉剂等。

体内热量的散失是通过下述四个机制：传导、对流、挥发和辐射。温度阶梯越大，热量散失越快。而且多机制散热时，热量散失更快。

传导热量散失：新生儿身体与床垫、体重秤或者 X 线板接触。接触的面积越大，热量散失越多（表 3-3-1）。

表 3-3-1　新生儿体温稳定措施

| 可采取的措施 | 避免的措施 |
| --- | --- |
| 与新生儿接触的物品提前预热。包括：床垫、医务人员的手、听诊器、X 线板和毛毯 | 避免预热的物品烫伤早产儿皮肤，或者产生高热 |
| 阻隔新生儿身体和接触物之间的热量散失。例如，称重时，用预热的毛毯放在体重秤上，重新校正零点，然后称重 | 不要将新生儿放到高于其体温的物体表面上 |
| 穿衣服、戴帽子，重症疾病新生儿无法穿衣时，要尽可能给患儿戴帽子 | 不要用热水瓶或者充满热水的乳胶手套接触新生儿皮肤 |
| | 新生儿用物不要在微波炉中加热、不要在辐射保暖台顶部加热 |
| | 不要直接给末梢循环不好的肢体加热 |

3. A 代表 assisted breathing，气道。这一部分指保持患儿呼吸道的通畅，包括评估呼吸窘迫，清除患儿呼吸道的分泌物，确保呼吸道通畅，必要时进行气管插管，维持有效通气，气胸的检查和治疗，血气结果的分析，呼吸衰竭的体征，何时增加呼吸支持的水平，如何固定经口气管插管，呼吸机的初调，胸部 X 线片的基本阅读。

（1）各种原因导致呼吸窘迫的新生儿是转入NICU 的最主要人群。确定呼吸窘迫的原因，首先收集信息——母婴病史、最初的体征、出现的时间、体格检查、实验室检查和 X 线检查。在复苏后或者准备转运前，看护者必须持续评价呼吸窘迫的程度，从而给予相应的治疗。

（2）呼吸衰竭发生速度：大多数情况下，呼吸衰竭可以通过适当的呼吸支持避免。呼吸支持包括鼻导管给氧、头罩、连续气道正压通气（CPAP）和气管插管辅助通气。

可以通过高强度光纤灯进行透光试验，快速发现气胸。如果不能进行透光检查，或者不能确定透光试验是阳性（即发生气胸），就应当用 X 线检查。气胸的诊断是通过 X 线检查确定的。如果后前位检查不能确定是否有气胸，应进行侧卧位 X

线片。当怀疑有气胸时，患儿需要将气胸侧向上至少 10～15 min。使患儿保持体位，将后背垫一毛巾卷。当拍完胸片，恢复平卧位，保证肺最佳膨胀。

透光试验操作和结果：假阳性（意味着实际上没有气胸）可见于患儿胸壁水肿或者胎儿水肿、皮下积气、纵隔气肿或者严重的肺间质气肿。假阴性（意味着实际有气胸，但是没检查出来）可见于新生儿胸壁厚或者皮肤色素沉着。如果房间光线太亮或者高强度光纤灯亮度减弱，也可能出现假阴性。透光试验操作时注意使房间光线尽可能变暗。对比双侧，从右侧移到左侧，在两侧锁骨区、腋下、肋缘下均进行对比。为了避免皮肤灼伤，使用冷光源进行透光试验。

（3）导管前和导管后血氧饱和度监测：大多数情况下，仅用一个部位监测血氧饱和度，但是，同时测定两个部位的血氧饱和度和氧分压（$PO_2$）具有诊断价值。此种方式的监测能够确定是否存在动脉导管的右-左分流（图 3-3-1）。

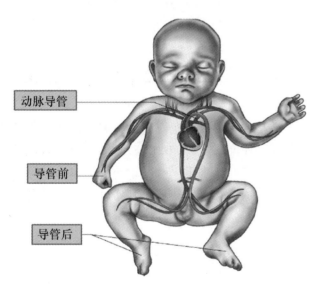

**图 3-3-1　导管分流检测方法（见彩图）**

导管前和导管后血氧饱和度监测的步骤：需要两台末梢血氧饱和度仪评估导管前和导管后的脉搏血氧饱和度。如果没有两台仪器，将血氧饱和度探头放于右手（导管前）几分钟，记录下数值，再将探头移至下肢（导管后），记录血氧饱和度。如果差值超过 10%，需要进一步检查。如果是卵圆孔未闭的右-左分流，将不会达到这样的差值。

4. B 代表 blood pressure，血压。这一部分主要包括评价和治疗三种常见原因的休克——低血容量、心源性和感染性休克。

休克被定义为不能维持重要器官的灌注和氧气运输，或者导致组织器官供氧和营养物质不充分，代谢产物排出受损，最终导致细胞死亡、器官衰竭和机体死亡。因此应立即进行积极治疗。

在休克时，评价末梢循环的一个重要体征就是毛细血管再充盈时间，检查方法是：按压 5 s，然后放开，计算皮肤再充盈时间。对比上肢和下肢，如果上肢或下肢超过 3 s，或者下肢超过上肢，都提示新生儿循环异常。

（1）低血容量性休克：是由于循环血量减少。原因包括：产时急性失血、胎母输血、胎盘早剥、脐带受损、胎胎输血、器官破裂（肝或脾）。

（2）心源性休克：心输出量（cardiac output，CO）是由心率（heart rate，HR）和每搏输出量（stroke volume，SV）确定的，即心率×每搏输出量＝心输出量（$HR \times SV = CO$）。新生儿心肌顺应性差，靠自身能力很难增加每搏输出量。因此，休克的患儿最多的表现是靠增加心率来增加心输出量，这就导致心动过速。

减少心输出量的因素包括：回心血量（前负荷）减少，即心脏每次收缩的泵功能降低；体循环血管阻力（后负荷）增加，即需要更大的心肌收缩力将血液泵到全身；心肌收缩力下降，即心脏每一次搏动，射血量减少。

（3）休克治疗：第一步是确定原因。第二步是确定相关问题和潜在问题，找出可能损害心脏功能的因素，例如由于低血容量、心脏压塞、气道压力过高、电解质紊乱、低血糖、低氧血症、心律失常导致心脏充盈减少等（表 3-3-2）。

5. L 代表 lab work，实验室检查。这一部分主要是针对新生儿感染，包括血细胞计数和可疑感染时的抗感染治疗。

新生儿感染对于免疫功能不成熟的新生儿可能是致命的。新生儿的免疫系统不成熟，使得新生儿更容易获得感染。新生儿有效清除入侵微生物的能力受损，早产儿更甚。在转运前/复苏后，评价和治疗可疑感染是首位的。

6. E 代表 emotional support，情感支持。这一部分包括尽可能提供支持和援助，帮助家庭应对这场危机。

表 3-3-2　休克时的辅助检查

| | | |
|---|---|---|
| 有用的实验室检查及意义 | 血气 | 代谢性酸中毒：pH 值和 $HCO_3^-$ 水平低于正常。如果新生儿有呼吸功能不全，则 $PCO_2$ 将升高，出现呼吸性和代谢性的混合性酸中毒 |
| | | pH<7.30，异常 |
| | | pH<7.25，需要考虑低灌注、心动过速和（或）低血压 |
| | | pH<7.20，显著异常 |
| | | pH<7.10，提示新生儿非常严重 |
| 其他重要指标 | 血糖 | 对应激产生反应时，新生儿会出现高血糖。监测血糖变化，直到正常为止 |
| | 电解质（低钠血症或者高钠血症，低钾血症或者高钾血症） | 如果有代谢性酸中毒，计算阴离子间隙：$[(Na^+ + K^+)] - [Cl^- + HCO_3^-]$（使用血气中的 $HCO_3^-$）。新生儿阴离子间隙正常值是 $5 \sim 15 \, mEq/L$ |
| | 离子钙 | |
| | 肝功能检测 | |
| | 肾功能检测 | |
| | 凝血功能检查 | 凝血时间（PT、APTT、纤维蛋白原、D-dimer） |
| | 血乳酸 | 确定是否有乳酸酸中毒 |
| 其他检查和观察 | 超声心动 | 评价心脏功能，排除心脏结构异常 |
| | 尿量 | 评价，是否无尿或少尿 |
| | 感染 | 白细胞计数，血培养 |
| | 出生缺陷或异常 | 进行阴离子水平检测或其他代谢筛查（血、尿氨基酸和器官酸中毒） |

新生儿的出生对家庭意味着很多。当新生儿患病时，父母会承受较大的打击。有时父母的反应是难以理解的。但可通过观察父母对于新生儿患病的态度，分析非语言信息。父母在新生儿患病时会经历一系列情绪的变化，包括内疚、愤怒、不相信、挫败感、无力感、恐惧、自责、抑郁。一般来说，在新生儿患病早期，父母可能不表达任何具体的情感，可能会出现"麻木"的表现。他们可能不知道要问什么问题，不知道在那样的情景下该做什么。负罪感和自责可能是母亲最常见和最强烈的感觉。

综上，在完成 S. T. A. B. L. E. 教程全部六个模块的学习后，标准化的治疗程序和团队合作能改善患儿病情，并最终改善新生儿结局。由于新生儿病情变化很快，故应始终强调患病新生儿需要持续再评价 S. T. A. B. L. E. 教程使所有队员了解疾病机制，减少错误，使程序标准化，采用清楚而直接的沟通方式，使所有成员向着一个方向共同努力，从而影响新生儿预后。

（韩彤妍）

## 参考文献

Kristine Karlsen. The S. T. A. B. L. E. Program, Learner/Provider Manual：Post-Resuscitation/Pre-Transport Stabilization Care of Sick Infants-Guidelines for Neonatal Healthcare/Post-Resuscition Stabilization. 2012.

# 第4章　新生儿疾病筛查与评估

## 第一节　新生儿出生缺陷筛查

出生缺陷（birth defect）是指婴儿出生前在母亲子宫内发生的发育异常。世界卫生组织（WHO）将其定义为胚胎或胎儿发育过程中发生结构、功能、代谢或行为异常的一类疾病。异常可来自孟德尔方式遗传，也可为新的基因突变或任何染色体异常，还可来自感染、化学和物理作用等环境因素。严重出生缺陷可导致流产、死胎、死产和婴幼儿死亡，或导致儿童患病及长期残疾。随着全球许多国家和地区的疾病谱和死因谱变化，出生缺陷正成为婴儿死亡的主要原因之一，是目前全世界关注的一个重大公共卫生问题。我国自1994年开始将新生儿出生缺陷监测列入《中华人民共和国母婴保健法》，对于出生缺陷的筛查和监测，目的在于及时发现存在先天缺陷的婴儿，尽早进行检查和干预，最大限度地改善预后。

### 【相关概念】

1. 先天畸形（congenital malformation）　是指胎儿发生身体结构的异常，既有大体异常，又有细微异常。

2. 大畸形（major anomaly）　需要内、外科治疗，对健康和发育造成严重后果，或者需要进行美容矫形手术的畸形。人群中发生率约为1%，新生儿约为3%。

3. 小畸形（minor anomaly）　存在的先天异常不需要进行内、外科治疗，对健康和发育无重大影响。人群中发生率小于4%。一个新生儿同时存在多个小畸形提示产前损伤或存在未被发现的大畸形、综合征或功能异常。

4. 正常变异（normal variant）　某些小畸形在人群中的发生率接近或大于4%。

5. 单发畸形（single deformity）　缺陷发生在单一器官或组织，约占主要畸形的60%。

6. 多发畸形（multiple deformity）　指同一个体发生两种或两种以上不同形态的缺陷。有的多发畸形随机出现在一个个体上，没有特定规律或形式，有的在一个个体上可诊断为综合征、序列征或联合征。

7. 综合征（syndrome）　对疾病形成原因明确已知的一系列先天异常，其疾病史和再发风险已明确。

8. 序列征（sequence）　由一个主要的缺陷或机械因素的存在而接连导致相关器官的一系列畸形。

9. 联合征（association）　多个畸形非随机联合出现，其联合出现的频率高于预计发生频率，但其病因目前尚不明确。

### 【出生缺陷的种类】

根据目前医疗检测手段和水平，确定出生缺陷重点监测种类为以下类型：

1. 肉眼可见的大体缺陷　无脑畸形、脊柱裂、脑膨出、先天性脑积水、腭裂、唇裂、唇裂合并腭裂、先天性白内障、小耳/无耳、外耳其他畸形、尿道下裂、膀胱外翻、马蹄内翻足、多指（趾）、并指（趾）、肢体短缩、血管瘤、淋巴管瘤。

2. 严重内脏畸形　食管闭锁或狭窄或合并食管气管瘘、直肠肛门闭锁或狭窄、先天性膈疝、各种先天性心脏病、脐膨出、腹裂、联体双胎。

3. 先天性代谢性疾病及染色体异常　唐氏综合征、18三体综合征、珠蛋白生成障碍性贫血（地中海贫血）、先天性甲状腺功能减退症、先天性苯丙酮尿症。

其中，严重、致死性缺陷包括无脑畸形、脊柱裂、脑膨出、先天性脑积水、腹裂、联体双胎、致死性先天性心脏病及严重多发畸形（表4-1-1）。

表 4-1-1　主要的体表畸形和内脏畸形

| 分类 | 部位（系统） | 畸形 |
|---|---|---|
| 体表畸形 | 头颅 | 无脑畸形、脑膨出、先天性脑积水、小头畸形、颅骨异常等 |
| | 眼 | 无眼、小眼、先天性白内障、独眼等 |
| | 鼻 | 鼻翼发育不良、多余鼻孔、双鼻畸形、单鼻孔、后鼻孔闭锁 |
| | 面部口唇 | 腭裂、唇裂、唇裂合并腭裂、唇正中裂、面斜裂、面横裂、舌异常、小颌畸形、面骨异常等 |
| | 耳 | 小耳/无耳、外耳道闭锁、听道发育不良、低位耳、巨耳、附耳等外耳其他畸形 |
| | 颈部 | 斜颈、颈蹼、颈部淋巴瘤等 |
| | 躯干 | 胸廓畸形、脊柱异常、脐膨出、腹裂、腹壁肌肉发育不全、腹股沟疝、膀胱外翻、心脏异位、联体双胎等 |
| | 外阴 | 尿道下裂、尿道上裂、外阴性别不明、隐睾、阴茎缺如、阴道闭锁、肛门闭锁等 |
| | 上肢 | 多指、并指、巨指、肢体短缩、手外翻、多发性关节挛缩等 |
| | 下肢 | 多趾、并趾、肢体短缩、先天性髋关节脱位、马蹄内（外）翻足、膝反屈、膝内（外）翻、多发性关节挛缩等 |
| | 皮肤 | 先天性鱼鳞病、色素痣、血管瘤、淋巴管瘤、白化病等 |
| 内脏畸形 | 中枢神经系统 | 无脑畸形、脑膨出、脊柱裂、前脑无裂、单脑室、小头畸形等 |
| | 循环系统 | 房间隔缺损、室间隔缺损、动脉导管未闭、肺动脉瓣狭窄、大血管异位、法洛四联症、单心房、单心室、二腔心、右位心、左心发育不全综合征等 |
| | 呼吸系统 | 气管狭窄、气管缺如、气管支气管憩室、肺发育不良等 |
| | 消化系统 | 食管狭窄或闭锁、食管气管瘘、幽门狭窄、小肠狭窄或闭锁、巨结肠、直肠肛门闭锁或狭窄、肠旋转不良、内脏易位、多囊肝等 |
| | 泌尿系统 | 肾不发育或发育不良、多囊肾、移位肾、尿道-直肠瘘、尿道缺损等 |
| | 生殖系统 | 卵巢发育不良或缺如、子宫发育不全、双子宫、多角子宫、单角子宫、卵巢囊肿、真两性畸形、隐睾、睾丸发育不良等 |

## 【出生缺陷的筛查和诊断】

出生缺陷的临床表现和体征多种多样，即使同一缺陷，在不同个体表现也不同。部分缺陷通过临床观察即可确诊，有些则须借助辅助检查手段才能确诊。因此，按照规范流程筛查和采用正确的诊断方法有助于降低漏诊率，提高诊断水平。

### （一）高危因素筛查

通常把使出生缺陷发生风险增高的因素称为高危因素，具有这些高危因素或在这些因素下暴露的人群称为高危人群。对高危因素和高危人群的筛查在出生缺陷的诊断中具有重要作用。包括以下几个方面：

1. 家族史　包括是否近亲婚配以及家族中先天性缺陷的患病史、遗传病史。

2. 环境致畸因素　父母是否长期接触致突变、致畸环境毒物或生殖毒性毒物，如严重的环境污染、放射线、有毒金属或其他化学毒物。

3. 妊娠史　包括妊娠早期情况（感染、患病及用药史，毒物及射线接触史，酗酒及吸烟等不良嗜好）、高危妊娠（母亲年龄＜18 岁或＞35 岁、异常妊娠史及不良生产史、各种妊娠并发症等）及高危新生儿史（早产、低出生体重儿、小于胎龄儿、呼吸困难、窒息等）。

### （二）临床观察与体格检查

1. 临床观察　新生儿生后即出现吐沫、频繁吐奶、青紫发绀、腹胀、无大便或排便困难，继而出现脱水，体重下降超过生理性体重下降范围，应考虑存在消化道梗阻畸形，如食管闭锁、幽门狭窄、直肠肛门闭锁等。面色青紫发绀、呼吸窘迫、喂养困难等，应考虑存在先天性心脏病、气道畸形、先天性膈疝等。精神反应异常，如反应低下、少动、哭声低弱或易激惹、哭声尖直、惊厥等，多见于中枢神经系统畸形及部分遗传综合征。

2. 体格检查　应按照由头到足、由腹面到背面、由中心到四肢的顺序进行细致体检，避免遗漏一些微小畸形，也可按照系统进行体检。

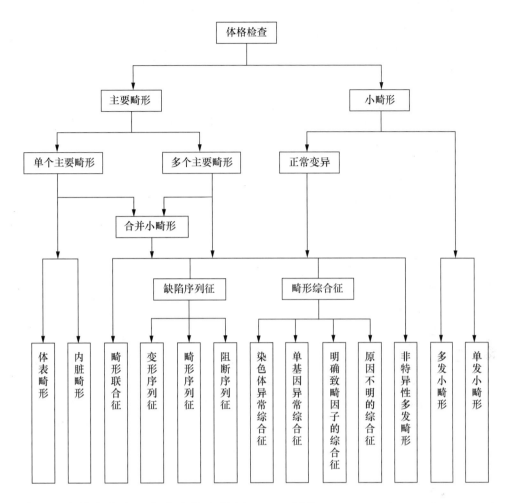

3. 辅助检查　应结合病史、临床症状和体征综合考虑需要进行何种检查。尽量应用损伤性小、灵敏度及准确性均较高的方法，包括超声、X 线检查、染色体核型分析、血液生化及免疫学检查以及 CT、MRI 等检查。必要时需行病理切片和尸解检查。

4. 出生缺陷的筛查及诊断可按照图 4-1-1 的步骤进行。

（李　瑛）

## 参考文献

[1] 北京市卫生局. 《北京市出生缺陷监测登记报告管理制度》. 2015.

[2] 北京市卫生局，北京妇幼保健院. 《北京市出生缺陷监测》. 2015.

[3] 张蕾，郑晓瑛，陈功. 中国 1987 年和 2006 年出生缺陷致残人群结构变化比较. 中华流行病学杂志，2010，31（8）：894-898

[4] 朱宝生，苏洁，卢晓红，等. 降低出生缺陷关键技术及干预措施的研究. 中华妇产科杂志，2011，46（9）：658-663.

[5] 石永丽，肖岷，姜颖，等. 医院出生缺陷监测结果分析. 中国妇幼保健杂志，2012，27（6）：808-811.

# 第二节 先天性遗传代谢病筛查

先天性代谢缺陷病（inborn error of metabolism，IEM）又称遗传代谢病（inherited metabolic disease，IMD），是指基因突变引起生物酶缺陷、细胞膜功能异常或受体缺陷，导致氨基酸、有机酸、脂肪酸、尿素循环、碳水化合物、类固醇、金属等多种物质代谢紊乱，从而产生一系列临床症状的疾病。虽然单一病种发生率较低，但总体患病率高，多数患儿在出现症状时组织器官已发生不可逆的损伤，因此，通过早期筛查发现可疑病例，使其得到早期诊断和治疗，可以避免智力低下、生长发育障碍或死亡的发生。

## 【筛查技术发展进程】

新生儿遗传代谢病筛查至今已开展近 50 年。1961 年，Guthrie 发明的细菌抑制法检测干血滤纸片中的苯丙氨酸浓度开创了新生儿疾病筛查的历史；20 世纪 60 年代后期，美国大部分州都开展了苯丙酮尿症的筛查；20 世纪 70 年代，欧洲一些国家相继对枫糖尿症、组氨酸血症、半乳糖血症、先天性甲状腺功能减退症、先天性肾上腺皮质增生症等疾病进行筛查；随着 20 世纪 90 年代串联质谱检测方法的出现和应用，筛查技术不断提高，至 2005 年已能够对 50 余种先天性遗传代谢病进行筛查。随着分子 DNA 序列检测方法的出现，越来越多的基因缺陷相关疾病，如脆性 X 综合征、进行性肌营养不良、进行性脊肌萎缩等也开始得到分子水平的筛查。我国新生儿疾病筛查开始于 20 世纪 80 年代，经过多年的积累与快速发展，逐步走入了法制化管理的轨道，目前除西藏自治区外，全国其他地区均开展了筛查工作。

1968 年，WHO 制定了新生儿疾病筛查的十条原则：①筛查的疾病严重影响健康；②应为可以治疗的疾病；③已有可靠的诊断和治疗方法；④具有可提示的临床表现或早期症状；⑤具备完善的筛查检测方法；⑥适合人群的大样本检测；⑦疾病筛查、诊断和治疗可被患者或家属接受；⑧建立政府的政策性指导；⑨患者诊断、治疗费用和大样本检测费用应符合社会经济成本的平衡；⑩建立有效的干预和随访系统。这十条原则强调

了新生儿疾病筛查不仅是一个检测先天缺陷的过程，还应包括有效治疗、长期随访等措施，为患者提供全面的医疗、教育和保健服务保障。

## 【筛查方法】

### （一）产前筛查

由于目前对于遗传代谢病缺乏根本有效的治疗措施，因此对孕妇和胎儿进行产前诊断是采取干预措施的重要手段，包括非创伤性方法和创伤性方法。非创伤性筛查主要有母血生化、B 超、MRI、母血中分离胎儿细胞和胎儿心动图检查等。创伤性筛查主要有羊膜穿刺、绒毛活检、经羊膜腔胎儿造影、脐带穿刺取样和胎儿镜等。

### （二）产后筛查

即新生儿筛查，是指在新生儿群体中用快速、敏感的实验室方法对所有新生儿进行遗传代谢病筛查，使患儿在症状出现前或存在轻微症状时得以被发现，早期诊断，早期治疗，以减少不可逆损伤的发生，减少残疾儿童的发生，达到减轻社会和家庭负担的目的。

1. 筛查方法 常规检测项目应包括血常规、血气分析、尿常规和生化分析、胆红素、血氨、血糖等。应用串联质谱技术可筛查多种遗传代谢病疾病；应用酶联荧光免疫分析和酶联免疫吸附分析的方法可发现内分泌疾病，如先天性甲状腺功能减退症和先天性肾上腺皮质增生症；血红蛋白电泳的方法用于镰状细胞病的筛查；酶学分析用于筛查半乳糖血症和生物素酶缺乏性疾病；分子检测用于 T 细胞缺乏性免疫缺陷病［如获得性免疫缺陷综合征（AIDS）］的筛查；分子检测和 DNA 水平的分析同样可用于对阳性筛查结果的进一步分析。需要注意的是，目前应用的任何一种筛查方法都不能作为疾病的诊断方法。一个异常的筛查结果的出现受很多因素影响，其意义在于提示此份标本在采样瞬间存在异常，对一名新生儿做出先天性遗传代谢病的诊断一定要结合临床表现和常规检测项目，必要时进行动态监测，以得出正确结论。

2. 采样方法及时间 新生儿正确的采血部位

为足跟外侧或内侧（图 4-2-1），穿刺后使血液自然流出，并完全充满滤纸卡上的每个圆圈。采血过程中滤纸卡应避免受到碘、乙醇、液状石蜡（石蜡油）、粪便、尿液、牛奶等物质的污染。高温和潮湿可使酶灭活而产生错误的筛查结果，应注意避免。采血时间应为新生儿出生后 1 周内，最佳时间是出生后 24～48 h。生后出现一些特殊情况的新生儿应根据具体情况决定采血时间，如早产儿或极低出生体重儿，以及需要在 NICU 监护的新生儿。由于疾病和临床治疗用药的影响，筛查结果常常受到干扰，一次筛查结果往往不能反映真实情况，应重复采集标本，重新测试。因此，对于在 NICU 接受住院治疗的新生儿采血时间的选择，建议为出生后 24～48 h。生后 28 天和出院前，共做三次检查；对于长期住院治疗的患儿，有必要每月采血一次进行筛查，直至出院。

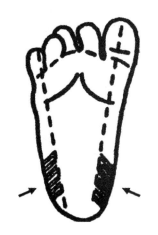

图 4-2-1　阴影范围显示为采血区域

### 【筛查结果的分析】

1. 常见生化物质异常与代谢性疾病的关系见表 4-2-1。

表 4-2-1　常见生化物质与疾病的关系

| 生化物质 | 疾病举例 |
| --- | --- |
| 氨基酸 | 苯丙酮尿症、同型半胱氨酸尿症、枫糖尿症、酪氨酸血症 |
| 碳水化合物 | 半乳糖血症、糖原贮积症、果糖不耐受症、乳酸丙酮酸血症 |
| 有机酸 | 甲基丙二酸血症、丙酸血症、异戊酸血症 |
| 尿素 | 尿素循环障碍 |
| 蛋白质 | 家族性高脂蛋白血症、无白蛋白血症、转铁蛋白缺乏症 |
| 脂质 | 戈谢病、尼曼-皮克病、泰-萨克斯（Tay-Sachs）病、法布里（Fabry）病 |
| 金属离子 | 肝豆状核变性、Menkes 综合征 |
| 嘌呤 | 莱施-奈恩（Lesch-Nyhan）综合征 |
| 色素 | 高铁血红蛋白血症、卟啉病 |
| 激素 | 先天性甲状腺功能减退症、先天性肾上腺皮质增生症 |
| 溶酶体 | 黏多糖贮积症、黏脂贮积症、神经鞘脂病、神经节脑苷脂病 |
| 过氧化物酶体 | 肾上腺脑白质营养不良、脑肝肾综合征（Zellweger 综合征） |
| 线粒体 | 线粒体脑肌病、亚急性坏死性脑脊髓病 |

2. 对筛查结果的分析　筛查检测正常值范围的确定是以正常新生儿的第 5 百分位至第 99 百分位之间的数值作为标准的。代谢物质在血液中的浓度会在此范围内波动，但当受到一些因素干扰时，有可能超出这个范围。因此，一个异常的筛查结果只能说明在采取血样时新生儿机体内某种代谢物质的含量不在此范围内，并不能依据筛查结果对某种代谢病作出诊断。多数阳性筛查结果只表现为代谢物浓度的轻度异常，这种阳性结果通常只提示需要进一步监测。如筛查结果阳性的新生儿最终被排除先天性代谢性疾病的诊断，即出现假阳性问题，可能会造成不必要的过度干预和新生儿父母的紧张焦虑。如何正确处理筛查结果的假阳性是遗传代谢性疾病筛查的关键问题。

筛查结果除与代谢性疾病相关外，还可能受各种干扰因素的影响，如母亲因素（年龄、患有甲状腺疾病或生物素缺乏等）、新生儿因素（如早产儿、极低出生体重儿、延迟喂养、接受长期肠外营养、严重低血糖、严重呼吸窘迫或溶血病等）

和标本因素（如标本污染、标本存放环境的温度与湿度影响等）。因此，筛查结果仅仅作为遗传代谢性疾病的筛选条件，对阳性结果的新生儿应进一步评估和检查。

得到阳性的筛查结果时，应结合检测结果详细询问病史，同时评估新生儿的临床表现，如是否存在异常的神经精神症状以及异常的肌张力和神经反射等，尽快完善相关生化检查，明确是否存在酸碱平衡紊乱和代谢紊乱，并尽快为新生儿所在的筛查机构提供足够的技术支持，必要时及时转诊，使新生儿得到及时诊断和治疗。如果病史和临床表现都未显示异常迹象，可在观察同时立即采取第二份血样进行重复测试，一旦第二次筛查结果仍为阳性，建议立即转诊。在等待第二次筛查结果时，应注意安抚新生儿的父母，充分告知筛查和诊断的意义不同，并不是每一个阳性的筛查结果都意味着新生儿存在先天代谢性疾病，需要重复检测和临床观察，这样可缓解父母的紧张焦虑，并增加医学干预的依从性。

值得注意的是，由于遗传代谢病在新生儿期的临床症状往往缺少特异性，无法提供可靠的临床诊断依据，对于筛查结果处于临界范围的新生儿，同样应给予重视，例如无症状的极长链酰基辅酶A脱氢酶缺乏症、突变型异戊酸血症等都缺少临床表现，而筛查结果仅仅表现为轻度异常或基本在正常范围。资料显示，先天性甲状腺功能减退症、苯丙酮尿症、戊二酸血症和酪氨酸血症等常见遗传代谢病都可能出现漏筛和漏诊情况，其中实验误差或报告程序错误是最常见的原因。因此，当一名筛查结果正常的新生儿出现代谢异常的临床表现时，应立即通知筛查实验室对其血样标本进行重新检查，如血样未保留，则需重新留取血样，如果再次检测结果阳性，应立即转诊治疗。

随着筛查检测和诊疗技术的迅速发展，越来越多的之前被认为无法治愈的遗传代谢病得到了早期诊断和干预。建立一个完善的筛查、诊断、治疗和随访系统是确保新生儿疾病筛查得到有效落实的关键，同时，只有做到政府、社会和家庭的共同支持，共同努力，才能达到有效减少残疾儿童发生的目的。

（李　瑛）

## 参考文献

[1] 邵肖梅，叶鸿瑁，丘小汕. 实用新生儿学. 4版. 北京：人民卫生出版社，2011.

[2] Gleason CA, Devaskar SU. Avery's diseases of the newborn. 9th ed. Philadelphia：Elsevier Saunders，2012.

[3] 王晓梅，姜春明，曲颖波. 新生儿遗传代谢病的筛查诊断及治疗进展. 国际遗传学杂志，2012，35（1）：21-24.

[4] 顾学范. 新生儿遗传性代谢病筛查的回顾和展望. 中华儿科杂志，2005，43（5）：321-324.

[5] 孔元原，张玉敏，丁辉. 新生儿疾病筛查概况与进展. 中华预防医学杂志，2011，45（10）：954-956.

[6] 黄新文，杨建滨，童凡，等. 串联质谱技术对新生儿遗传代谢病的筛查及随访研究. 中华儿科杂志，2011，49（10）：765-770.

# 第三节　新生儿听力筛查

听力障碍（hearing disorder）是最常见的出生缺陷，国外流行病学调查显示，新生儿听力损失（听觉敏感度下降、听阈升高、听觉功能障碍，甚至听力丧失，总称为听力损失）在普通新生儿病房的检出率为 0.1%～0.3%，在 NICU 中检出率为 0.2%～0.4%。国内报道，正常新生儿听力障碍发生率为 0.3%，其中重度以上听力障碍发生率为 0.05%，在 NICU 中经过抢救的新生儿听力障碍发生率高达 22.6%，其中重度以上者为 1%。我国每年有 2000 万新生儿出生，这就意味着每年新增 2 万～6 万名严重听力障碍的新生儿，其致残比例远超过其他出生缺陷。

## 【筛查总体目标】

由于新生儿及婴幼儿听力障碍具有高度的可诊断性和可干预性，在新生儿期进行规范的听力筛查和诊断，尽早发现存在听力障碍的儿童，使其得到及时治疗和康复，避免最终听力丧失，可降低残疾发生率，使绝大多数患儿回归社会，从事正常生活和学习工作。20 世纪 60 年代，欧美国家率先开展听力筛查。1970 年，美国成立了婴儿听力筛查联合委员会；1993 年美国国立卫生研究院发表声明，提倡在新生儿期进行听力普遍筛查；1998 年欧盟发布开展新生儿听力普遍筛查；同年，我国北京、江苏等地开始进行新生儿听力普遍筛查工作。新生儿听力筛查（neonatal hearing screening）是通过耳声发射、自动听性脑干反应和声阻抗等电生理学检测，在新生儿出生后自然睡眠或安静状态下进行的客观、快速和无创的检查，以早期发现有听力障碍的儿童，并给予及时干预，减少对语言发育和其他神经系统发育的影响，减少聋哑残疾的发生。

## 【筛查策略及模式】

我国现阶段推荐的新生儿听力筛查策略首先是普遍筛查，在尚不具备普遍筛查条件的单位，也可采用目标人群筛查，将具有听力损伤高危因素的新生儿及时转到有条件的单位筛查，采用以医院为基础，耳声发射（OAE）和自动听性脑干反应（AABR）相结合的一线模式开展筛查工作。

从新生儿听力损失的病理和健康筛查的卫生经济学等方面考虑，母婴同室的新生儿可以 OAE 作为首选筛查工具；在 NICU 住院的新生儿应以 AABR 为首选工具，以免遗漏听神经性疾病。

## 【筛查技术规范】

### （一）人员及设备要求

从事听力筛查和检测的技术人员必须经省级卫生行政部门统一培训、考核批准，取得合格证后方可上岗。筛查机构须设置一间面积在 15 平方米以上的专用房间，检测机构须设置符合国家标准的测听室两间。筛查机构须配置用于新生儿听力快速筛查的筛查型耳声发射仪和（或）自动听性脑干诱发电位仪，检测机构须配置用于综合评估听力损失性质、程度并进行鉴别诊断的诊断型听性脑干诱发电位仪、诊断型耳声发射仪、声导抗仪和听觉评估仪、纯声听力计。

### （二）筛查对象

有条件的机构应对所有新生儿进行普遍筛查，不具备条件的应至少对具有听力障碍高危因素的新生儿进行筛查，听力障碍高危因素包括：①在 NICU 住院超过 24 h；②有儿童永久性听力障碍家族史；③巨细胞病毒、单纯疱疹病毒、风疹病毒、梅毒或弓形体等先天性感染；④颅面部畸形，包括耳郭和耳道畸形；⑤出生体重小于 1500 g；⑥高胆红素血症达到换血要求；⑦母亲孕期使用过耳毒性药物；⑧细菌性脑膜炎；⑨生后 Apgar 评分 1 min 0～4 分，5 min 0～6 分；⑩机械通气 5 天以上；⑪临床存在或怀疑有与听力障碍有关的综合征或遗传病。

### （三）筛查时间

按照流程，筛查分为初筛和复筛两个阶段，初筛在新生儿生后 2～7 天内，在住院期间完成；复筛是因初筛未"通过"或初筛"可疑"，甚至初筛已"通过"，但属于听力损失高危儿，如在 NICU 住院的患儿，在出生 42 天左右需要进行听力复筛。复筛时推荐双耳都查，即使原先仅一耳未通过。对于出生 1 个月内再次住院的新生儿（无论 NICU 或普通病房），若伴有潜在听力损失情况（如需要换血的高胆红素血症或培养阳性的脓毒血症），在出院前也应复筛听力。

复筛仍不能通过者，应在3个月内转诊到耳鼻喉科和听力专科进入诊断程序。诊断为听力损失的婴儿应在6个月内开始干预。即使通过筛查，仍需定期（每6个月）接受听力学监测到3周岁。

**（四）影响筛查结果的因素**

1. 外耳道残留物　新生儿期外耳道羊水、胎脂、胎性残积物滞留会使耳声发射的传入刺激声和传出反应信号衰减，甚至消失，从而导致耳声发射引出信号的减弱或消失。筛查前应适当用小棉棒清理外耳道，使外耳道洁净。

2. 中耳积液　新生儿中耳积液是影响耳声发射测试结果的主要因素。中耳积液的患儿无论耳蜗功能正常与否，其测试结果均显示为异常。随着中耳积液的吸收，在3个月后进行听力诊断性检查时，有可能转变为正常，这种情况通常称为"阳转阴"，在临床上应引起注意，不应轻易作出"听力异常"的诊断。

3. 新生儿状态　筛查时如果新生儿哭闹、难以安静，会影响筛查结果，出现假阳性，此外，如存在鼻塞、流涕、喉鸣等情况，应等症状好转后再行复查，以免出现假阳性。如果患儿喉鸣音较重，不能短时间内缓解，又确实需要了解听力

情况，建议直接进行诊断性听力检查。筛查时间的选择也是影响筛查结果的重要因素之一，过早进行听力筛查会导致假阳性增高。国内外研究显示，初筛的适宜时间为新生儿生后48 h以后。

4. 技术及操作不规范　筛查操作不规范也是影响筛查结果的因素，如耳塞未完全插入外耳道、耳塞插头与导线之间断线、测试环境不符合标准等，在实际工作中应尽量避免。

（李　瑛）

## 参考文献

[1] 北京市卫生局，北京市妇幼保健院. 北京市0～6岁儿童听力检测干预指南. 2015.

[2] 黄丽辉，倪道凤，王杰，等. 2010国际新生儿听力筛查会议侧记. 中华耳鼻咽喉头颈外科杂志，2011，46（3）：262-264.

[3] 吴皓，黄治物. 进一步推动我国新生儿听力筛查工作的思考. 中华耳鼻咽喉头颈外科杂志，2011，46（3）：180-182.

[4] 韩东一，王秋菊. 新生儿听力筛查的发展与未来. 中华耳鼻咽喉头颈外科杂志，2011，46（3）：177-179.

[5] 谷美云，张东红，王玉璟. 新生儿听力筛查结果分析. 中国误诊学杂志，2011，21（1）：5280-5280.

# 第四节 新生儿危重评分系统

随着危重新生儿救治技术的不断提高，NICU内危重儿比例呈逐渐上升趋势。早产儿/超未成熟儿或者极低/超低出生体重儿数量日益增多，病情更加复杂。因此，如何准确地预测疾病的危重程度及死亡危险度是指导临床抢救、提高成活率、降低病死率的关键。利用准确有效的新生儿危重评分系统对入院危重儿进行正确评分，评估其疾病危重程度，预测死亡风险及发病率，指导临床治疗，是国际上 NICU 工作的重要组成部分，其重要性也正被国内的新生儿科医生所认识。

## 一、几种新生儿危重评分的介绍

### （一）新生儿急性生理学评分

新生儿急性生理学评分（Score for Neonatal Acute Physiology，SNAP）包括 28 个项目：平均血压、心率、呼吸、体温、动脉血氧分压、动脉血氧分压与吸入氧浓度之比、动脉血二氧化碳分压、氧合指数、血细胞比容、白细胞计数、未成熟中性粒细胞与总中性粒细胞之比、中性粒细胞绝对计数、血小板计数、血清尿素氮、肌酐、尿量、间接胆红素、直接胆红素、血钠、血钾、血清游离钙、血清结合钙、血糖、血清碳酸氢根浓度、血酸碱度、惊厥发作次数、呼吸暂停、有无大便隐血。评分范围 0～118 分，轻度：0～9 分，中度：10～19 分，重度：>19 分。分值越高，病情越危重。

### （二）新生儿急性生理学评分围生期补充

新生儿急性生理学评分围生期补充（Score for Neonatal Acute Physiology Perinatal Extension，SNAPPE）是在 SNAP 基础上增加 3 个围生期因素，即 SNAP＋产重、5 min Apgar 评分、小于胎龄儿，主要应用于美国和加拿大。评分范围 0～163 分，分值越高，死亡风险越大。

### （三）新生儿临床危险指数

新生儿临床危险指数（Clinical Risk Index for Babies，CRIB）包含 6 个项目：产重、孕周、先天畸形、最大碱剩余、最小适宜吸入氧浓度、最大适宜吸入氧浓度。评分范围 0～23 分，分值越高，死亡风险越大。

### （四）我国新生儿危重病例评分法（草案）

我国新生儿危重病例评分法（草案）是由中华医学会急诊学分会儿科学组、中华医学会儿科学分会急诊学组、新生儿学组共同制订，于 2001 年发表，包括：

1. 新生儿危重病例单项指标 凡符合下列指标一项或以上者可确诊为新生儿危重病例：①需行气管插管机械辅助呼吸或反复呼吸暂停对刺激无反应。②严重心律失常，如阵发性室上性心动过速合并心力衰竭、心房扑动和心房颤动、阵发性室性心动过速、心室扑动和心室颤动、房室传导阻滞（Ⅱ度Ⅱ型以上）、心室内传导阻滞（双束支以上）。③弥散性血管内凝血。④反复抽搐，经处理抽搐仍持续 24 h 以上不能缓解。⑤昏迷患儿，弹足底 5 次无反应。⑥体温≤30℃或>41℃。⑦硬肿面积≥70%。⑧血糖<1.1 mmol/L。⑨有换血指征的高胆红素血症。⑩出生体重≤1000 g。

2. 新生儿危重病例评分法（Neonatal Critical Illness score，NCIS）（讨论稿）（表 4-4-2） 包括 11 个项目：心率、血压（收缩压）、呼吸、动脉血氧分压、血酸碱度、血钠、血钾、血肌酐、尿素氮、血细胞比容、胃肠表现。评分范围 44～110 分，非危重：>90 分，危重：70～90 分，极危重：<70 分。分值越低，病情越危重。

### （五）SNAP-Ⅱ

SNAP-Ⅱ是与院内病死率最密切相关的 6 个指标，即最低平均血压（动脉压）、最低体温、动脉血氧分压与吸入氧浓度之比、最低血酸碱度、惊厥和入院后 12 h 内尿量。评分范围 0～115 分，分值越高，病情越危重。

### （六）SNAPPE-Ⅱ

SNAPPE-Ⅱ是在 SNAP-Ⅱ的基础上增加 3 个围生期因素：SNA P-Ⅱ＋产重、5 min Apgar 评分、小于胎龄儿，共包括 9 个项目。评分范围 0～162 分，分值越高，病情越重。

### （七）CRIB-Ⅱ

CRIB-Ⅱ包括 5 个项目：产重、孕周、性别、入院体温、碱剩余。评分范围 0～27 分，分值越高，病情越重，死亡风险越大。

## 二、各种评分系统的比较（表 4-4-1）

表 4-4-1 各种评分系统的比较

| | 项目 | 评估所需时间 | 适用对象 | 首次评估完成时间 | 特点 |
|---|---|---|---|---|---|
| SNAP | 28 个项目 | 20～30 min | 足月儿及早产儿 | 24 h 内 | 所含变量覆盖各脏器系统，信息全面，但耗时耗力大，实用性较差 |
| SNAPPE | SNAP + 3 个围生期因素 | 20～30 min | 足月儿及早产儿 | 24 h 内 | 所含变量覆盖各脏器系统，信息全面，但耗时耗力大，实用性较差 |
| CRIB | 6 个项目 | 5～10 min | 体重<1500 g 或孕周<31 周的早产儿 | | 反映了早产儿最初几小时的生命条件 |
| NCIS | 11 个项目 | 20～30 min | 足月儿及早产儿 | 24 h 内 | 单项指标的存在有效提高了临床医生对危重病例的判断速度，而病例评分法常有信息缺项，资料不完整 |
| SNAP-II | 6 个指标 | 5～10 min | 足月儿及早产儿，同样适用于 23～27 周新生儿的死亡风险预测，用于极低出生体重早产儿 | 生后 12 h 内 | |
| SNAPPE-II | SNAP-II + 3 个围生期因素 | 5～10 min | 足月儿及早产儿 | 生后 12 h 内 | |
| CRIB-II | 5 个项目 | 5～10 min | 孕周≤32 周的早产儿 | 入院后 1 h 内 | 反映了早产儿最初几小时的生命条件 |

## 三、选择适用的评分系统

国内的研究对比国内外的评分系统，认为 SNAPPE-II 也适用于我国。NCIS 评分临床动态观察患儿病情变化，其分值能准确反映患儿病情危重程度，但是不能早期预测患儿预后，指导临床决策能力较差。SNAPPE-II 评分对危重患儿的筛出能力与 NCIS 评分相比虽较差，但其能早期判断患儿预后，对临床的指导能力明显高于 NCIS 评分，且 SNAPPE-II 评分预测患儿死亡风险能力也较高。

表 4-4-2 我国新生儿危重病例评分法（草案）

| 检查项目 | 测定值 | 入院分值 月 日 | 病情 1 月 日 | 病情 2 月 日 | 出院 月 日 |
|---|---|---|---|---|---|
| 心率（次/分） | <80 或>180 | 4 | 4 | 4 | 4 |
| | 80～100 或 160～180 | 6 | 6 | 6 | 6 |
| | 其余 | 10 | 10 | 10 | 10 |
| 血压：收缩压（mmHg） | <40 或>100 | 4 | 4 | 4 | 4 |
| | 40～50 或 90～100 | 6 | 6 | 6 | 6 |
| | 其余 | 10 | 10 | 10 | 10 |
| 呼吸（次/分） | <20 或>100 | 4 | 4 | 4 | 4 |
| | 20～25 或 60～100 | 6 | 6 | 6 | 6 |
| | 其余 | 10 | 10 | 10 | 10 |

| 检查项目 | 测定值 | 入院分值 | | 病情 1 | | 病情 2 | | 出院 | |
|---|---|---|---|---|---|---|---|---|---|
| | | 月 | 日 | 月 | 日 | 月 | 日 | 月 | 日 |
| PaO₂（mmHg） | <50 | 4 | | 4 | | 4 | | 4 | |
| | 50～60 | 6 | | 6 | | 6 | | 6 | |
| | 其余 | 10 | | 10 | | 10 | | 10 | |
| pH 值 | <7.25 或>7.55 | 4 | | 4 | | 4 | | 4 | |
| | 7.25～7.30 或 7.50～7.55 | 6 | | 6 | | 6 | | 6 | |
| | 其余 | 10 | | 10 | | 10 | | 10 | |
| Na⁺（mmol/L） | <120 或>160 | 4 | | 4 | | 4 | | 4 | |
| | 120～130 或 150～160 | 6 | | 6 | | 6 | | 6 | |
| | 其余 | 10 | | 10 | | 10 | | 10 | |
| K⁺（mmol/L） | >9 或<2 | 4 | | 4 | | 4 | | 4 | |
| | 7.5～9 或 2～2.9 | 6 | | 6 | | 6 | | 6 | |
| | 其余 | 10 | | 10 | | 10 | | 10 | |
| Cr（μmol/L） | >132.6 | 4 | | 4 | | 4 | | 4 | |
| | 114～132.6 或<87 | 6 | | 6 | | 6 | | 6 | |
| | 其余 | 10 | | 10 | | 10 | | 10 | |
| BUN（mmol/L） | >14.3 | 4 | | 4 | | 4 | | 4 | |
| | 7.1～14.3 | 6 | | 6 | | 6 | | 6 | |
| | 其余 | 10 | | 10 | | 10 | | 10 | |
| 血细胞比容 | <0.2 | 4 | | 4 | | 4 | | 4 | |
| | 0.2～0.4 | 6 | | 6 | | 6 | | 6 | |
| | 其余 | 10 | | 10 | | 10 | | 10 | |
| 胃肠表现 | 腹胀并消化道出血 | 4 | | 4 | | 4 | | 4 | |
| | 腹胀或消化道出血 | 6 | | 6 | | 6 | | 6 | |
| | 其余 | 10 | | 10 | | 10 | | 10 | |

注：①分值>90 为非危重，70～90 为危重，<70 为极危重。②用镇静剂、麻醉剂及肌松剂后不宜进行 Glasgow 评分。③选 24 h 内最异常的检测值进行评分。④首次评分，若缺项（≤2），可按上述标准折算评分。如缺 2 项，总分则为 80 分，分值>72 为非危重，56～72 为危重，<56 为极危重（但需加注说明病情及何时填写）。⑤当某项测定值正常，临床考虑短期内变化可能不大，且取标本不便时，可按测定正常对待，进行评分（但需加注说明病情、时间）。⑥不吸氧条件下测 PaO₂。⑦1 mmHg＝0.133 kPa

（韩彤妍）

# 参考文献

［1］Gleason CA，Devaskar SU．Avery's diseases of the newborn. 9th ed. Philadelphia：Elsevier Saunders，2012.

［2］Cloherty JP，Eichenwald EC，Hansen AR，et al. Manual of neonatal care. 7th ed. Philadelphia：Lippincott Williams & Wilkins，2012.

［3］邵肖梅，叶鸿瑁，丘小汕. 实用新生儿学. 4 版. 北京：人民卫生出版社，2011.

［4］吴玉芹，崔珊，刘玲，等. 新生儿急性生理学评分的临床应用价值. 中国生育健康杂志，2012，23（6）：448-450.

［5］李杨方，高瑾，赵玫，等. 新生儿急性生理学评分与危重病例评分在新生儿疾病诊治中的应用. 中国新生儿科杂志，2011，26（6）：396-399.

［6］中华医学会急诊分会儿科学组. 中华医学会儿科学分会急诊学组、新生儿学组. 新生儿危重病例评分法（草案）. 中华儿科杂志，2001，39（7）：42-43.

# 第五节　胎龄评估

胎龄相当于妊娠期的长短，从末次正常月经的第一天开始算起。但母亲自诉的末次月经日期有时不太准确，或月经周期不规律，或有意识隐瞒时，可能存在较大误差，应根据以下几种方法进行胎龄评估。

胎龄表达方式：以整周和整日表达，例如 $36^{+2} = 36$ 周及 2 天。

**（一）根据胎龄分类**

1. 足月儿　指胎龄满 37 周至不满 42 周（259～293 天），其出生体重多在 2500～4000 g 之间。

2. 早产儿　胎龄≥28 周，但不足 37 周（<259 天）。

3. 超未成熟儿　胎龄<28 周（<196 天）。

4. 过期产儿　胎龄≥42 周（≥294 天）。

**（二）根据出生体重分类**

1. 正常体重儿　出生体重在 2500～3999 g 之间者。

2. 低出体重儿　出生体重<2500 g 的新生儿，出生体重<1500 g 称极低出生体重儿，出生体重<1000 g 称超低出生体重儿。

3. 巨大儿　出生体重≥4000 g 者。

**（三）根据体重与胎龄关系的分类**

1. 小于胎龄儿（small for gestational age，SGA）　出生体重在同胎龄体重的第 10 百分位以下的新生儿。

2. 适于胎龄儿（appropriate for gestational age，AGA）　出生体重在同胎龄体重的第 10～90 百分位者。

3. 大于胎龄儿（large for gestational age，LGA）　出生体重在同胎龄体重的第 90 百分位以上者。

**（四）根据出生后周龄分类**

1. 早期新生儿　指出生后 1 周以内。

2. 晚期新生儿　指出生后第 2 周开始至第 4 周末。

3. 高危儿　指生前和生后存在各种高危因素、可能发生疾病或已经发生疾病的新生儿。

**【胎龄评估的方法】**

**（一）Dubowitz 评分法（1992）**

该方法用以测定胎龄的身体成熟程度（表 4-5-1）。

表 4-5-1　Dubowitz 评分法

| | −1分 | 0分 | 1分 | 2分 | 3分 | 4分 | 5分 |
|---|---|---|---|---|---|---|---|
| 皮肤 | 油腻，透明，脆 | 胶质样，红，透明 | 粉红，静脉可见 | 浅的皮屑和（或）皮疹，少许静脉 | 皮肤裂纹苍白区，少许静脉 | 羊皮纸样深裂纹，无静脉 | 皮革样深裂纹，有皱纹 |
| 胎毛 | 无 | 稀少 | 丰满 | 渐少 | 出现无毛区 | 实际上无胎毛 | 无 |
| 眼/耳 | 眼睑闭松：-1 紧：-2 | 眼睑开，外耳平，有皱纹 | 开始形成耳轮，复位慢 | 耳轮形成良好，复位快 | 外耳结实成形，立刻复位 | 软骨厚，耳僵硬 | |
| 乳房 | 摸不到 | 勉强摸到 | 乳晕平，无腺体 | 点状乳晕，腺体 1～2 mm | 点状乳晕超出皮肤平面，腺体 3～4 mm | 乳晕完全成熟，腺体 5～10 mm | |
| 生殖器（男性） | 阴囊平坦，光滑 | 阴囊空，无皱褶 | 睾丸沉降不全，偶见皱褶 | 睾丸沉降，少许皱褶 | 睾丸下降，明显皱褶 | 睾丸摆动，皱褶深 | |
| 生殖器（女性） | 阴蒂突起 | 阴蒂突起，小阴唇小 | 阴蒂突起，大阴唇小 | 大小阴唇等大 | 大阴唇大，小阴唇小 | 阴蒂和小阴唇完全被覆盖 | 阴唇平坦 |
| 足底皱纹 | 足跟-足尖 4～5 cm：−1 <4 cm：−2 | >5 cm 皱纹 | 淡红色线纹 | 前方少量跖纹 | 前 2/3 跖纹 | 整个足底有跖纹 | |

表 4-5-2　Dubowitz 评分对照胎龄

| 评分: | −10 | −5 | 0 | 5 | 10 | 15 | 20 | 25 | 30 | 35 | 40 | 45 | 50 |
|---|---|---|---|---|---|---|---|---|---|---|---|---|---|
| 胎龄（周）: | 20 | 22 | 24 | 26 | 28 | 30 | 32 | 34 | 36 | 38 | 40 | 42 | 44 |

### （二）Ballard 评分法（1991）

用以测定胎龄的神经肌肉成熟程度（图 4-5-1）。

以往国际上广泛采用 Dubowitz 和 Ballard 方法评估胎龄，主要通过一系列体检与神经系统特征进行评估，最早的 Ballard 方法简单，耗时短，但对于胎龄时间跨度较大的早产儿（例如 27 周超未成熟儿）仍不适用。目前广泛使用新的 Ballard 评分，包括 6 个体检特征及 6 种神经运动发育特征评分，通过验证可用于胎龄 20～44 周的新生儿评估。体检特征标准包括：①皮肤特点；②存在毳毛；③足底纹理；④乳头大小与形态；⑤眼睑和耳软骨特点；⑥生殖器外观。神经系统标准包括：①姿势；②屈腕（"方形窗"）；③上臂拥抱动作；④伸膝（腘窝角）；⑤肩部运动（围巾征）⑥髋关节屈伸和膝关节伸直（足跟触耳）。

进行胎龄评估时，新生儿需保持清醒和休息状态。评估人员需考虑可能影响评估结果的因素，如产妇用药、胎位、窒息、婴儿生后日龄和睡眠状态，是否伴随呼吸窘迫。即使是有丰富经验的评估人员，也会有 2～3 周的评估误差，一般易于评估过期。

### （三）Dubowitz 法和 Ballard 法的胎龄评估

### （四）Petrussa 指数

该指数用于测定胎龄的简化躯体成熟征候。孕期长短相当于 30 ＋所得分数，以周来表示（表 4-5-3）。

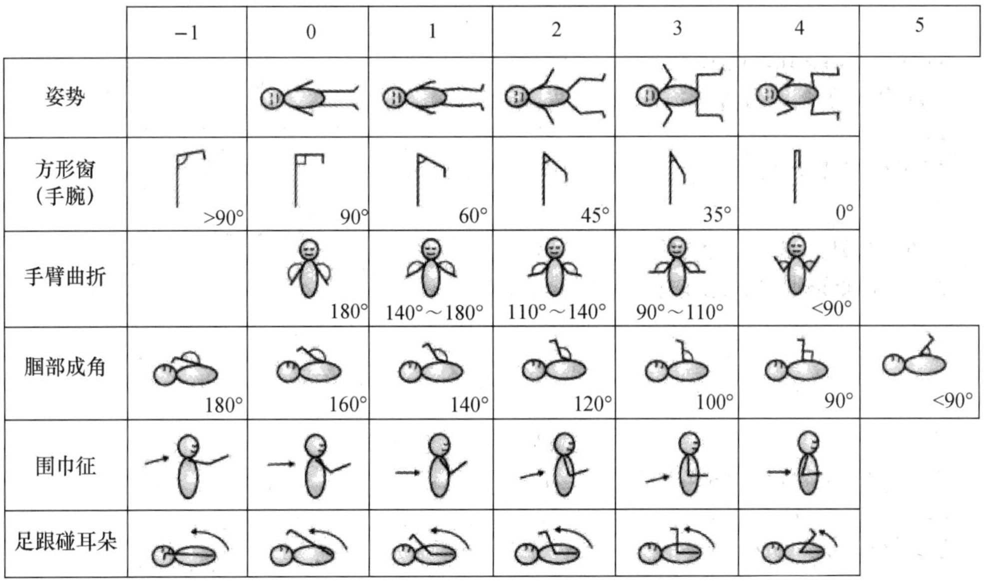

| | −1 | 0 | 1 | 2 | 3 | 4 | 5 |
|---|---|---|---|---|---|---|---|
| 姿势 | | | | | | | |
| 方形窗（手腕） | >90° | 90° | 60° | 45° | 35° | 0° | |
| 手臂曲折 | | 180° | 140°～180° | 110°～140° | 90°～110° | <90° | |
| 腘部成角 | 180° | 160° | 140° | 120° | 100° | 90° | <90° |
| 围巾征 | | | | | | | |
| 足跟碰耳朵 | | | | | | | |

图 4-5-1　Ballard 评分法

表 4-5-3　Petrussa 指数

| | 0 分 | 1 分 | 2 分 |
|---|---|---|---|
| 皮肤 | 粉红，易损伤；透明，菲薄 | 红润，纹路增加，较结实 | 结实，明显可见纹路 |
| 乳房 | 无腺组织 | 可摸到腺组织，乳晕可辩认 | 乳腺超出皮肤水平，腺体和乳晕可摸到 |
| 耳 | 无轮廓，软，无软骨组织 | 耳屏、对耳屏有软骨，轮廓较明显 | 耳轮软骨形成，自发复位现象 |
| 足底 | 平坦，前 1/3 有跖纹 | 前 2/3 有跖纹 | 整个足底有跖纹 |
| 生殖器 | 睾丸仍在腹股沟（男性）<br>大阴唇＜小阴唇（女性） | 睾丸有时仍在腹股沟（男性）<br>大阴唇＝小阴唇（女性） | 睾丸在阴囊内（男性）<br>大阴唇＞小阴唇（女性） |

### （五）简易胎龄评估法

目前我们沿用的简易胎龄评估法（表4-5-4），适用于胎龄在28～42周的新生儿，要求在新生儿出生后12 h内进行评估，以免体表水分蒸发造成评分过期的误差。

表 4-5-4　简易胎龄评估法

| 体征 | 0分 | 1分 | 2分 | 3分 | 4分 |
|---|---|---|---|---|---|
| 足底纹理 | 无 | 前半部红痕不明显 | 红痕＞前半部，褶痕＜前1/3 | 褶痕＞前2/3 | 明显深的褶痕＞前2/3 |
| 乳头形成 | 难认，无乳晕 | 明显可见，乳头淡、平，直径＜0.75 cm | 乳晕呈点状，边缘突起，直径＜0.75 cm | 乳晕呈点状，边缘突起，直径＞0.75 cm | |
| 指甲 | | 未达指尖 | 已达指尖 | 超过指尖 | |
| 皮肤组织 | 很薄，胶冻状 | 薄而光滑 | 光滑，中等厚度，皮疹或表皮翘起 | 稍厚，表皮皲裂翘起，以手足最为明显 | 厚，羊皮纸样，皲裂深浅不一 |

①各体征的评分如介于两者之间，可用其均数；
②胎龄周数＝总分＋27

（韩彤妍）

## 参考文献

［1］Gleason CA，Devaskar SU. Avery's Diseases of the Newborn. 9th ed. Philadelphia：Elsevier Saunders，2012.

［2］Cloherty JP，Eichenwald EC，Hansen AR，et al. Manual of neonatal care. 7th ed. Philadelphia：Lippincott Williams & Wilkins，2012.

［3］邵肖梅，叶鸿瑁，丘小汕. 实用新生儿学. 4版. 北京：人民卫生出版社，2011.

# 第5章 新生儿液体平衡与营养需要

## 第一节 新生儿的营养需要和营养方法

新生儿营养需要量高，但消化吸收和代谢功能相对有限，在疾病情况下容易发生胃肠道功能障碍，由于摄入量不足、机体组织受损、分解代谢旺盛及蛋白质/糖原消耗增加，极易造成负氮平衡，致使血浆蛋白降低、抗体形成减少，甚至出现恶病质，严重影响疾病恢复与生长发育。在早产儿、小于胎龄儿，还可影响脑细胞发育，导致永久性脑损伤。因此，新生儿期的营养支持疗法是新生儿重症监护的一个重要内容。近年来的研究显示，早期营养支持不仅促进新生儿的生长发育，对远期健康也有影响。

通过合理的营养摄入，保证新生儿营养平衡和正常生长。

### 一、营养支持目标

足月新生儿的营养支持目标参考纯母乳喂养儿，早产儿只能参照从不同胎龄早产儿的出生体重或死胎的化学分析获得的宫内营养增长速率。可应用体重、身长、头围来评估新生儿生长状况。新生儿生后第1周生理性体重下降可达10%～15%，以后体重逐渐恢复；早产儿恢复速度较足月儿慢，一般于生后第2周体重开始增长。足月新生儿生后0～3月龄的生长目标是体重增加25～35 g/d、身长每周增加0.69～0.75 cm、头围每周增加0.4 cm。早产儿在矫正胎龄40周之前的体格发育理想目标为体重增加10～15 g/(kg·d)，身长每周增加0.8～1.0 cm，头围每周增加0.5～0.8 cm。

### 二、正常新生儿的能量需求（表5-1-1）

新生儿的能量需要包括能量消耗、能量储存和能量丢失的总和。能量消耗是指包括机体克服静息能量消耗、活动、体温调节、净组织合成和食物特殊动力作用所需的能量。能量储存是指生长所储存的能量。能量丢失是由于营养素的不完全吸收所致，早产儿能量丢失比足月儿多。

新生儿的营养需要量随出生体重、胎龄、喂养方法和疾病状态而不同。推荐摄入量如下：

表5-1-1 新生儿的营养需要量

| 需要量 | 早产儿 | | 足月儿 | |
| --- | --- | --- | --- | --- |
| | 肠内 | 肠外 | 肠内 | 肠外 |
| 水 [ml/(kg·d)] | 150～200 | 120～150 | 120～150 | 100～120 |
| 能量 [kcal/(kg·d)] | 110～130 | 90～100 | 100～120 | 80～90 |
| 蛋白质 [g/(kg·d)] | 3～3.8 | 2.5～3.5 | 2～2.5 | 2～2.5 |
| 碳水化合物 [g/(kg·d)] | 8～12 | 10～15 | 8～12 | 12～15 |
| 脂肪 [g/(kg·d)] | 3～4 | 2～3.5 | 3～4 | 2～4 |
| 钠 [mmol/(kg·d)] | 2～4 | 2～3.5 | 2～3 | 2～3 |
| 氯 [mmol/(kg·d)] | 2～4 | 2～3.5 | 2～3 | 2～3 |

| 需要量 | 早产儿 | | 足月儿 | |
|---|---|---|---|---|
| | 肠内 | 肠外 | 肠内 | 肠外 |
| 钾 [mmol/(kg·d)] | 2～3 | 2～3 | 2～3 | 2～3 |
| 钙 [mg/(kg·d)] | 210～250 | 60～90 | 130 | 60～80 |
| 磷 [mg/(kg·d)] | 112～125 | 40～70 | 45 | 40～45 |
| 镁 [mg/(kg·d)] | 8～15 | 4～7 | 7 | 5～7 |
| 铁 [mg/(kg·d)] | 1～2 | 0.0～0.2 | 1～2 | 0.1～0.2 |
| 维生素 A (IU/d) | 700～1500 | 700～1500 | 1250 | 2300 |
| 维生素 D (IU/d) | 400 | 120～260 | 300 | 400 |
| 维生素 E (IU/d) | 6～12 | 2～4 | 5～10 | 7 |
| 维生素 K (mg/d) | 0.05 | 0.06～0.1 | 0.05 | 0.2 |
| 维生素 C (mg/d) | 20～60 | 35～50 | 30～50 | 80 |
| 维生素 $B_1$ (mg/d) | 0.2～0.7 | 0.3～0.8 | 0.3 | 1.2 |
| 维生素 $B_2$ (mg/d) | 0.3～0.8 | 0.4～0.9 | 0.4 | 1.4 |
| 维生素 $B_6$ (mg/d) | 0.3～0.7 | 0.3～0.7 | 0.3 | 1 |
| 维生素 $B_{12}$ (μg/d) | 0.3～0.7 | 0.3～0.7 | 0.3 | 1 |
| 烟酸 (mg/d) | 5～12 | 5～12 | 5 | 17 |
| 叶酸 (μg/d) | 50 | 40～90 | 25～50 | 140 |
| 维生素 H (μg/d) | 6～20 | 6～13 | 10 | 20 |
| 锌 [μg/(kg·d)] | 800～1000 | 400 | 830 | 250 |
| 铜 [μg/(kg·d)] | 100～150 | 20 | 75 | 20 |
| 锰 [μg/(kg·d)] | 10～20 | 1 | 85 | 1 |
| 硒 [μg/(kg·d)] | 1.3～3 | 1.5～2 | 1.6 | 2 |
| 铬 [μg/(kg·d)] | 2～4 | 0.2 | 2 | 0.2 |
| 钼 [μg/(kg·d)] | 2～3 | 0.25 | 2 | 0.25 |
| 碘 [μg/(kg·d)] | 4 | 1 | 7 | 1 |

引自：spitzer AR. Intensive care of the fetus and neonate. 2nd ed. Philadelphia：Elsevier Inc，2005：988

### (一) 能量

健康足月母乳喂养儿在生后头 4 个月摄入 85～100 kcal/(kg·d) 时即能获得适当生长。配方乳喂养由于脂肪消化吸收效率低而有较高的能量需求 [100～110 kcal/(kg·d)]。

早产儿静息能量消耗为 45～50 kcal/(kg·d)，胎龄越小，需求越高。此外，早产儿还需要 50～60 kcal/(kg·d) 以维持宫内的生长速度 [10～15 g/(kg·d)]。因此，除外疾病因素影响，早产儿摄入能量为 120 kcal/(kg·d) 时可有适当的体重增长。若要上调预期的体重增加 [15～20 g/(kg·d)]，还需要额外的 10～15 kcal/(kg·d) 能量，即 130～135 kcal/(kg·d)。部分超低出生体重儿需 150 kcal/(kg·d) 才能达到理想体重增长速度。

### (二) 蛋白质

蛋白质的摄入目标是提供足够量的优质蛋白质，以达到最佳的氮储备而不增加肾和代谢的负担。足月儿 2～3 g/(kg·d)，早产儿 3.5～4.5 g/(kg·d) [<1 kg 需要 4.0～4.5 g/(kg·d)；

1～1.8 kg 需要 3.5～4.0 g/（kg·d）]，占总能量的 7%～16%。

足月儿需要蛋白质：能量＝1.8 g：100 kcal～2.7 g：100 kcal，早产儿需要蛋白质：能量＝3.2 g：100 kcal～4.1 g：100 kcal。当能量供给为120 kcal/（kg·d）时，摄入蛋白质 3.5 kcal/（kg·d）对临床稳定的早产儿是合适的。2005 年，早产儿营养国际专家对超低出生体重（ELBW）和极低出生体重（VLBW）早产儿的合理营养摄入推荐范围进行了修订：VLBW 早产儿在稳定生长期，肠内营养时推荐蛋白质 3.4～4.2 g/（kg·d）及110～130 kcal/（kg·d），肠外营养时推荐 3.2～3.8 g/（kg·d）及 90～100 kcal/（kg·d）；ELBW 早产儿每天蛋白质和能量摄入需要更高，肠内营养时推荐蛋白质 3.8～4.4 g/（kg·d）及 130～150 kcal/（kg·d），肠外营养时推荐 3.5～4.0 g/（kg·d）及 105～115 kcal/（kg·d）。

9 种氨基酸在人类营养中是必需的：异亮氨酸、亮氨酸、缬氨酸、赖氨酸、甲硫氨酸、苯丙氨酸、苏氨酸、色氨酸及组氨酸。氨基酸的质与量对新生儿的生长发育都很重要。由于某些氨基酸代谢酶在胎儿期出现较晚，因此早产儿对半胱氨酸和牛磺酸的需求增加，而对苯丙氨酸、甲硫氨酸和酪氨酸的需求降低。

在危重新生儿中，有时候由于病情需要而暂时减少蛋白质的摄入，但至少应供给蛋白质 0.5～1 g/（kg·d），预防蛋白质的分解代谢。

### （三）碳水化合物

碳水化合物供能占总能量的 40%～50%。由于糖原贮备和糖异生能力差，早产儿比足月儿更易发生低血糖。新生儿葡萄糖的利用速率为 4～8 mg/（kg·min），此速率常被用作肠外营养的初始葡萄糖输注速率。碳水化合物生理需求量是10～14 g/（kg·d）。慢性肺疾病患儿的碳水化合物在总能量中的比例应减少。

### （四）脂肪

脂肪生理需要量根据婴儿的能量需要、蛋白质和碳水化合物的摄入、摄取途径和食物来源而有很大不同。足月新生儿肠内营养需要 5～7 g/（kg·d），占总能量的 30%～54%。

### （五）矿物质和维生素

足月儿从奶中获取 40～60 mg/（kg·d）钙和20～30 mg/（kg·d）磷时即能满足很好的骨骼矿化。宫内发育迟缓（IUGR）或小早产儿有明显的钙磷储备不足，存在骨矿化不良风险，因此需要补充钙、磷和维生素 D。早产儿需要从肠道获取钙120～230 mg/（kg·d）和磷 60～140 mg/（kg·d）。早产儿配方乳可以提供足够的钙磷每天推荐量，而未强化的人乳和足月儿配方奶则不能提供足够的钙磷以满足生长中早产儿的需要。足月儿维生素 D 的推荐量是 400 IU/d，早产儿维生素 D 的推荐量可多达 800～1000 IU/d，3 个月后改为 400 IU/d。

足月新生儿有足够的铁储备，能够维持生后4～6 个月婴儿的血红蛋白合成，6 个月后需要从其他食物中获取。足月儿肠内铁的生理需要量是1 mg/（kg·d）。关于早产儿开始补铁的时间存在争议。目前普遍观点是：人乳喂养的早产儿可在达到全肠内喂养（生后 2 周）后开始补铁，剂量为 2 mg/（kg·d）；接受促红细胞生成素（r-HuE-PO）治疗的婴儿应与 r-HuEPO 同时开始补铁[6 mg/（kg·d）]；强化铁的早产儿配方奶对较大早产儿能够提供足够的铁，但对于＜30 周的早产儿可能还需要肠道内额外的铁补充，剂量为4 mg/（kg·d），到生后 2 个月或体重翻倍时停用。

早产儿维生素 A 的储备较低，处于缺乏危险。有研究发现，伴有脐血低水平维生素 A 的发生呼吸窘迫综合征的早产儿更易发生支气管肺发育不良（bronchial pulmonary dysplasia，BPD）。因此早产儿补充维生素 A 是合理的。减轻早产儿 BPD 时，5000 IU 维生素 A 肌内注射，每周 3 次，共 12 次。

## 三、肠内营养支持

通过胃肠道提供营养，无论是经口喂养还是管饲喂养，均称为肠内营养（enteral nutrition，EN）。

### （一）乳类选择

1. 母乳　母乳是新生儿的最佳肠内营养选择，其对胃肠道功能、宿主防御和神经发育结局的益处已经被很好地证实。母乳喂养至少持续至生后 6 个月。早产儿也要积极提倡母乳喂养，可采用亲母早产乳或人乳库的捐赠乳。

2. 母乳强化剂　如果母乳喂养量达到 50～100 ml/（kg·d），推荐体重＜2000 g 的早产儿使用母乳强化剂进行强化母乳喂养。初始时半量强化，根据耐受情况，3～5 天增加至全量强化。出院时仍生长迟缓的早产儿应使用经强化的母乳喂养，至少持续到校正胎龄 40 周，或根据生长指标，即相应校正年龄的身长、体重、头围达到正常同龄小儿生长曲线图的 $P_{25} \sim P_{50}$。

3. 早产儿配方乳 如果无法获得母乳，需选用早产儿配方乳。早产儿配方乳是专门针对胎龄 34 周以下早产儿的生理学特点和营养需要设计的特殊配方乳。≥34 周的早产儿可先试用足月儿配方乳，如果体重增长不满意，也可应用早产儿配方乳。

4. 早产儿出院后配方 适用于早产儿出院后持续喂养。出院时仍有生长迟缓的早产儿，建议定期监测生长指标，以做出个体化喂养方案选择。生长指标达到生长曲线图的 $P_{25} \sim P_{50}$ 左右（用校正年龄），可转换成普通配方。

5. 标准婴儿配方 适用于胃肠道功能发育正常的足月新生儿或胎龄≥34 周、体重≥2 kg 的早产儿。

6. 深度水解蛋白配方 出生后已经发生牛奶蛋白过敏的新生儿，推荐使用深度水解蛋白配方或游离氨基酸配方。游离氨基酸配方由于其渗透压高，不适用于早产儿。不耐受整蛋白配方乳喂养的肠道功能不全（如短肠、小肠造瘘等）者，可选择不同蛋白水解程度配方。虽然水解蛋白配方的营养成分不适合早产儿，但当其发生喂养不耐受或内外科并发症时可以考虑短期应用。

7. 无乳糖配方 适用于原发性或继发性乳糖不耐受的新生儿及肠道功能不全（如短肠和小肠造瘘）患儿。

8. 特殊配方 适用于代谢性疾病（如苯丙酮尿症、枫糖尿症）患儿。

**（二）喂养总原则**

1. 尽早开始肠内喂养 开奶首选母乳或捐赠人乳。足月儿应在生后第 1 小时尽快给予母乳喂养。在开始肠内喂养前应评估新生儿对开始喂养的耐受能力。

无消化道畸形、血流动力学相对稳定者尽早开奶，出生体重＞1000 g 者可于生后 12 h 内开始喂养，出生体重＜1000 g 者可适当延迟至 24～48 h 开奶，有重度窒息、脐动脉插管、机械通气、频繁呼吸暂停、严重呼吸窘迫、血流动力学不稳定者（使用升压剂）等 NEC 高危因素的患儿可延迟开奶。

2. 微量肠内喂养 适用于无肠内营养支持禁忌证，但存在胃肠功能不良的新生儿，尤其是出生体重＜1000 g 的早产儿开始启动肠内喂养时，目的是促进胃肠道功能成熟，改善喂养耐受性。生后应尽早开始，以间歇输注法或输液泵持续经鼻胃管输注。研究更倾向间断喂养，配方奶或母乳 10～20 ml/（kg·d），一般持续 3～5 天。

**（三）喂养的方法选择**

1. 直接哺乳/奶瓶喂养 适用于胎龄≥32～34 周以上，吸吮、吞咽和呼吸功能协调的新生儿。

2. 管饲喂养 ①胎龄＜32～34 周；②吸吮和吞咽功能不全、不能经口喂养者；③因疾病本身或治疗的因素不能经口喂养者；④作为经口喂养不足的补充。可采用管饲喂养。

管饲的途径包括：①口/鼻胃管喂养，此方法是管饲营养的首选方法，喂养管应选用内径小而柔软的硅胶或聚亚胺酯导管；②胃造瘘术/经皮穿刺胃造瘘术（PEG），适用于长期管饲、食管气管瘘和食管闭锁等先天性畸形、食管损伤和生长迟缓患儿；③经幽门/幽门后喂养，包括鼻十二指肠、鼻空肠、胃空肠和空肠造瘘/经皮空肠造瘘，适用于上消化道畸形、胃动力不足、吸入高风险、严重胃食管反流者。较成熟、胃肠道耐受性好、经口/鼻胃管喂养的新生儿可采用推注法，但不宜用于胃食管反流和胃排空延迟者，需注意推注速度。间歇输注法，每次输注时间应用输液泵持续 30 min～2 h，根据患儿肠道耐受情况间隔 1～4 h 输注，适用于胃食管反流、胃排空延迟和有肺吸入高危因素的患儿。持续输注法则连续 20～24 h 用输液泵输注喂养，输液泵中的配方应每 3 h 内进行更换。因持续输注法可能造成母乳分层，不建议用此法进行母乳喂养。

**（四）喂养禁忌证**

先天性消化道畸形等原因所致消化道梗阻；怀疑或诊断 NEC；血流动力学不稳定，如需要液体复苏或血管活性药多巴胺＞5 $\mu g$/（kg·min）、各种原因所致多器官功能障碍等情况下暂缓喂养。

**（五）配方乳配制与保存**

配方乳配制前所有容器需高温消毒，配制应在专用配制室或经分隔的配制区域内进行，严格遵守无菌操作原则。病房内配置应即配即用。中心配制，应在配置完毕后置 4℃ 冰箱储存，喂养前再次加温。常温下放置时间不应超过 1～2 h。

## 四、肠外营养支持

当新生儿不能或不能完全耐受经肠道喂养时，完全或部分由静脉供给热量、液体、蛋白质、碳水化合物、脂肪、维生素和矿物质等来满足机体代谢及生长发育需要的营养支持方式。

### （一）适应证

1. 先天性消化道畸形　食管闭锁、肠闭锁等。
2. 获得性消化道疾病　坏死性小肠结肠炎等。
3. 极早产儿。

### （二）途径

肠外营养（parenteral nutrition，PN）支持途径的选择主要取决于新生儿的营养需求量以及预期的持续时间。

1. 周围静脉　适用于短期（<2 周）应用，并且液体渗透压不超过 900 mOsm/L。主要并发症为静脉炎。葡萄糖浓度<12.5%，氨基酸浓度<3.5%。应注意：①无菌操作；②尽可能选择最小规格的输液管。

2. 中心静脉　适用于液体渗透压高或使用时间长（>2 周）的情况，可输入高张葡萄糖（12.5%～15%）和氨基酸（3.5%～5%）。包括：①经外周静脉导入中心静脉置管；②中心静脉导管；③脐静脉导管（仅适用于初生婴儿）。并发症包括血栓、栓塞、感染、异位、渗漏、心脏压塞等。脐静脉置管还可能引起门静脉高压、肝脓肿、肝撕裂、肠管缺血坏死等风险。应注意：①由接受过专业培训的医务人员严格按照标准操作进行置管和护理；②中心静脉与周围静脉相比，可减少穿刺次数和导管使用数量。预计较长时间接受肠外营养的患儿，推荐使用中心静脉。

### （三）输注方式

可采用多瓶输注和全合一形式输注。两种情况液体配制如下：多瓶输注需把葡萄糖与微量元素、矿物质及水溶性维生素进行充分融合，脂溶性维生素加入脂肪乳中；全合一配制时，需在层流室或配制室内的超净台内进行，将溶液按顺序加入聚氯乙烯的大塑料袋中。配制时，先在葡萄糖与氨基酸溶液中添加微量元素、水溶性维生素和矿物质等，在脂肪乳中添加脂溶性维生素，接着把氨基酸与葡萄糖加入全合一袋中充分混合，再将脂肪乳加入，混匀后备用。

### （四）肠外营养液的组成及每日需要量

肠外营养液基本成分包括氨基酸、脂肪乳剂、碳水化合物、维生素、电解质、微量元素和水。

1. 液体量　因个体而异，需根据不同临床条件（光疗、暖箱、呼吸机、心肺功能、各项监测结果等）调整。总液体在 20～24 h 内均匀输入。建议应用输液泵进行输注。

2. 氨基酸　推荐选用小儿专用氨基酸。生后 24 h 内即可应用（肾功能不全者例外），从 1.5～2.0 g/(kg·d) 开始，足月儿可至 3 g/(kg·d)，早产儿可增至 3.5～4.0 g/(kg·d)。氮：非蛋白能量＝1 g：100 kcal～1 g：200 kcal，否则氨基酸不能利用，反而增加酸中毒和高氨血症。早期添加氨基酸可以刺激内源性胰岛素的分泌。

3. 脂肪乳剂　脂肪乳剂在生后 24 h 内即可应用，推荐剂量从 1.0 g/(kg·d) 开始，按 0.5～1.0 g/(kg·d) 的速度增加，总量不超过 3 g/(kg·d)。应用时，早产儿建议采用 20% 脂肪乳剂。中长链混合型脂肪乳剂优于长链脂肪乳剂，橄榄油脂肪乳剂在短期内具有减轻脂质过氧化的作用，含鱼油的脂肪乳剂对早产儿有潜在的降低血浆脂质和胆红素水平及发生严重视网膜病变的风险。输注时间一般需持续 20～24 h。避光输注，以免产生过多有毒的过氧化氢。发生败血症时或血清胆红素过高时（>10 mg/dl），均应减少脂肪乳剂输注。

4. 葡萄糖　开始剂量 4～6 mg/(kg·min)，按 1～2 mg/(kg·min) 的速度逐渐增加，最大量不超过 11～14 mg/(kg·min)。注意监测血糖。新生儿 PN 时建议血糖<8.33 mmol/L（150 mg/dl）。不推荐早期使用胰岛素预防高血糖发生，如有高血糖（8.33～10 mmol/L），葡萄糖输注速度按 1～2 mg/(kg·min) 逐渐递减，如≤4 mg/(kg·min)时仍不能控制高血糖，可用胰岛素 0.05 IU/(kg·d)。

5. 其他营养素　有微量元素与电解质的补充，是由于早产儿或新生儿等容易缺乏电解质。因此全肠外营养治疗时需严密监测电解质，必要时需每天调整供给量。目前微量元素有成人和小儿制剂 2 种。维生素制剂目前有含 9 种水溶性维生素的复合制剂和脂溶性维生素的复合制剂。

6. 肠外营养的并发症

①中心静脉导管相关血行性感染，与应用时间长短呈正相关；②代谢紊乱：如高血糖、低血糖、高三酰甘油血症、代谢性骨病，尤其应注意早产儿和长期应用者发生骨质减少；③肝并发症：如胆汁淤积、肝损害，与肠外营养持续时间、坏死性小肠结肠炎和败血症有关，而与静脉高剂量蛋白质无关。尽早建立肠内营养可以降低静脉营养相关胆汁淤积综合征的发病率和严重程度。

## 五、肠内联合肠外营养支持

生后第 1 天即可开始肠内喂养（存在肠内喂养禁忌证者除外），不足部分可由肠外营养补充供给。肠外营养补充能量计算公式为：$PN = (1 - EN/110) \times 80$，其中 PN、EN 单位均为 $kcal/(kg \cdot d)$（110 为完全经肠道喂养时推荐达到的能量摄入值，80 为完全经肠外营养支持时推荐达到的能量摄入值）。

## 六、肠内外营养的监测（表 5-1-2）

表 5-1-2　新生儿肠内外营养监测表

| | 监测项目 | 开始时 | 稳定后 |
| --- | --- | --- | --- |
| 摄入量 | 能量 [kcal/(kg·d)]<br>蛋白质 [g/(kg·d)] | 每日 | 每日 |
| 喂养管 | 喂养管位置、鼻腔口腔护理 | 每 12 h | 每 12 h |
| | 胃/空肠造瘘口护理 | 每日 | 每日 |
| 临床症状、体征 | 皮肤弹性（脱水/水肿） | 每日 | 每日 |
| | 胃内抽吸物 | 每次喂养前 | 必要时 |
| | 大便次数/性质、呕吐、腹胀 | 每日 | 每日 |
| 体液平衡 | 出入量 | 每日 | 每日 |
| 生长参数 | 体重（kg） | 每日 | 每 3～4 日 |
| | 身长（cm） | 每周 | 每周 |
| | 头围（cm） | 每周 | 每周 |
| 实验室检查 | 微量血糖 | 每日 1～3 次 | 必要时（调整 PN 配比时） |
| | 血常规、电解质 | 每周 1～2 次 | 每周 |
| | 肝功能、肾功能、血脂 | 每周 | 每 1～2 周 |
| | 大便（常规、隐血试验、pH 值）、尿比重 | 必要时 | 必要时 |
| 中心静脉导管 | 渗出/肢体肿胀/肢体肤色 | 每日 2～3 次 | 每日 2～3 次 |

引自：蔡威，汤庆娅，王莹，等. 中国新生儿营养支持临床应用指南. 临床儿科杂志，2013，31（12）：1177-1182

（常艳美）

## 参考文献

［1］蔡威，汤庆娅，王莹，等. 中国新生儿营养支持临床应用指南. 临床儿科杂志，2013，31（12）：1177-1182.

［2］Gargasz A. Neonatal and pediatric parenteral nutrition. AACN AdvCrit Care，2012，23（4）：451-464.

［3］Spitzer AR. Intensive care of the fetus and neonate. 2nd ed. Philadelphia：Elsevier Inc，2005：988.

［4］Arsenault D，Brenn M，Kim S，et al. A. S. P. E. N. Clinical Guidelines：hyperglycemia and hypoglycemia in the neonate receiving parenteral nutrition. JPEN J Parenter Enteral Nutr，2012，36（1）：81-95.

# 第二节　新生儿体液平衡和液体治疗

临床上新生儿许多病理情况都可导致水、电解质平衡的调节障碍，因此维持新生儿体液处于平衡状态不仅是补充营养的关键环节，也是患病新生儿成功治疗的重要基础。

胎儿发育在很大程度上依赖于母体的代谢能力，胎盘供给胎儿氧气、水和能量，并排出胎儿的代谢废物，这种情况在出生后迅速发生改变，新生命立即转变为自主控制摄入营养素和排出代谢产物，维持体液平衡。新生儿的体液组分、皮肤、肾和神经内分泌系统的不断成熟和完善以及是否患严重原发病（如胎龄小、缺氧、感染等）

决定了此阶段新生儿在体液平衡和失平衡之间的安全范围很窄，要进行恰当的补液就必须掌握新生儿体液特点及其病理生理机制。

## 一、新生儿体液平衡特点

### （一）生理性体重下降和水钠代谢特点

在胎儿发育过程中，随着细胞增殖和脂肪沉积，细胞内液逐渐增多，而体液总量和细胞外液逐渐减少，胎龄越小，体液总量和细胞外液占体重的比重越大，见表 5-2-1。

**表 5-2-1　宫内和生后早期新生儿体液和电解质组分变化**

| | 24 周 | 28 周 | 32 周 | 36 周 | 40 周 | 生后 1～4 周（足月儿） |
|---|---|---|---|---|---|---|
| 体液总量（%） | 86 | 84 | 82 | 80 | 78 | 74 |
| 细胞外液（%） | 59 | 56 | 52 | 48 | 44 | 41 |
| 细胞内液（%） | 27 | 28 | 30 | 32 | 34 | 33 |
| 钠（mmol/kg） | 99 | 91 | 85 | 80 | 77 | 73 |
| 钾（mmol/kg） | 40 | 41 | 40 | 41 | 41 | 42 |
| 氯（mmol/kg） | 70 | 67 | 62 | 56 | 51 | 48 |

摘自：Cloherty JP，Eichenwald EC，Stark AR. Manual of neonatal care. 6th ed. Lippincott Williams & Wilkins，2008

新生儿生后常有体重下降的过程，其下降程度与出生体重和胎龄密切相关，出生体重和胎龄越小，下降越明显，持续时间越长，但无任何脱水和低钠血症的临床证据，称之为生理性体重下降。其主要原因是胎儿在宫内处于体液和电解质超负荷状态，生后需要经历体液收缩（主要是细胞外液）和排出过多的电解质（主要是 $Na^+$）的过程，故在生后早期新生儿出现利尿、利钠，导致体重下降，这是新生儿适应宫外环境的生理转变。正常足月新生儿每天下降 1%～2%，出生后 5～6 天降至最低，占体重的 5%～10%。

与足月儿相比，早产儿胎龄越小，生后细胞外液减少越多，生理性体重下降越多，持续时间也越长（表 5-2-2），易出现低钠血症。每日钠的需要量要酌情增加。极低出生体重儿体重平均每天下降 2%～3%，生理性体重下降可达到出生体重的

15%～20%。小早产儿第 1 周内积极的肠外营养干预虽然以减轻体重下降的程度，但若此期间补液过多，可导致动脉导管未闭（PDA）、脑室内出血（IVH）和支气管肺发育不良（BPD）发病率增高。

**表 5-2-2　摄入适当液体时的生理性体重丢失**

| 丢失体重（g） | 总体重丢失（%） | 持续时间（天） |
|---|---|---|
| ＜1000 | 15～20 | 10～14 |
| 1001～1500 | 10～15 | 7～10 |
| 1501～2000 | 7～10 | 5～8 |
| 2001～2500 | 5～7 | 3～5 |
| ＞2500 | 3～5 | 2～3 |

引自：Shaffer SG，Weismann DN. Fluid requirements in the preterm infant. Clin Perinatol，1992，19（1）：233-250

新生儿生后早期具有特征性的水钠代谢特点，通常分为三个阶段：少尿期、利尿期和稳定期。

少尿期：生后 12～48 h，不论摄入量多少，尿量一般都比较少，为 0.5～3 ml/(kg·h)，肾小球滤过率（glomerular filtration rate，GFR）低，钠钾排出水平低，水分丢失主要是通过不显性失水。

利尿期：生后 2～3 天，尿量和尿钠都突然增加，与摄入量无关，是强制性的细胞外液排出过程，生理性体重下降主要发生在这个阶段。利尿初期，血钠浓度常上升，水的负平衡更明显。大量的水和 $N_a^+$ 刺激远端肾小管分泌 $K^+$，血钾浓度下降。

稳定期：生后 4～5 天，当细胞外液下降到一定程度并维持稳定，尿量开始和摄入量相关，在耐受的前提下，适当增加摄入量并提供足够的能量，促进体重满意增长。见表 5-2-3。

表 5-2-3　新生儿水钠代谢特点

| 时期 | 少尿期 | 利尿期 | 稳定期 |
| --- | --- | --- | --- |
| 日龄 | 出生 2 天内 | 2～3 天 | 4～5 天后 |
| 尿量 | 少 | 快速增加 | 下降，直至与入量平衡 |
| 排钠 | 非常少 | 快速增加 | 下降，直至与入量平衡 |
| 排钾 | 非常少 | 快速增加 | 下降，直至与入量平衡 |
| 水平衡 | <（入量-不显性失水） | 显著负平衡 | 大致与钠平衡相适应 |
| 钠平衡 | 轻微负平衡 | 显著负平衡 | 稳定，随生长正平衡 |
| 钾平衡 | 轻微负平衡 | 显著负平衡 | 稳定，随生长正平衡 |
| 细胞外容积 | 稳定，或轻度下降 | 急剧减少 | 与钠平衡相适应，随生长增加 |
| 肾小球滤过率 | 低 | 快速增加 | 先下降，后随成熟渐增 |
| 排钠分数 | 多变 | 增加 | 逐渐减少 |
| 排钾分数 | 多变 | 无改变 | 无改变 |
| 尿渗透压 | 中等低渗 | 中等低渗 | 中等低渗 |
| 常见问题 | 不显性失水<预计量导致水中毒<br>不显性失水>预计量导致高钠血症<br>高钾血症 | 高血钠<br>高血糖 | 水钠潴留伴慢性肺疾病、PDA<br>水钠丢失伴或不伴低血钠<br>低血钾 |

引自：Lorenz JM. Fluid and electrolyte therapy in the very low-birthweightneonate. Neoreviews，2008，9（3）：e102-108

## （二）不显性失水

不显性失水（insensible water loss，IWL）主要是指经呼吸（30%）和皮肤（70%）蒸发而丢失的水分，但不包括出汗。在一般室温、相对湿度和基础情况下为 17～38 ml/(kg·d)。新生儿 IWL 量主要取决于新生儿的胎龄、日龄、环境温度和湿度、代谢率以及皮肤的完整性（表 5-2-4）：①胎龄和日龄。胎龄越小，皮肤角质层发育越不成熟，抗蒸发的屏障功能越差，且胎龄越小，相对体表面积越大，呼吸频率越快，经皮肤和呼吸道的 IWL 量越大。生后由于皮肤增厚和角质层成熟，至第 1 周末 IWL 可明显减少（表 5-2-5）。②呼吸频率。早产、合并心肺疾病、过度哭闹等任何可引起每分通气量增加的因素都可增加经呼

表 5-2-4　影响新生儿不显性失水的因素

| 影响因素 | 每日不显性失水量<br>（ml/kg） |
| --- | --- |
| 在中性温度下足月儿（>2500 g） | 15～25 |
| 早产儿 1500～2500 g | 15～35 |
| <1500 g | 30～60 |
| <1000 g | 60～70 |
| 环境温度>35℃ | 增加 3～4 倍 |
| 体温增加 1℃ | 增加 10%～20% |
| 光疗 | 增加 30%～50% |
| 开放辐射保暖台 | 增加 50%～80% |
| 肌肉活动、哭叫 | 增加 30% |
| 呼吸急促 | 增加 20%～30% |
| 环境湿度>40% | 减少 30% |
| 气管插管辅助呼吸 | 减少 30% |

引自：Cloherty JP，Eichenwald EC，Stark AR. Manual of neonatal care. 6th ed. Philadelphia：Lippincott Williams & Wilkins，2008

吸道的 IWL，啼哭和活动时 IWL 可增加 30％～70％。③环境温度和湿度。体温每升高 1℃，代谢率增加 10％，IWL 增加 10％～30％。光疗或远红外辐射热下，由于环境温度升高，IWL 可增加 50％～150％，这对极低出生体重儿的影响尤为重要。但若在辐射热下用一透明塑料薄膜罩在婴儿

身上，则可使 IWL 减少 30％～50％。提高大气或吸入气的湿度，可使 IWL 减少 30％。根据胎龄和出生后的日龄酌情增加早产儿保暖箱的湿度可使早产儿经皮肤的 IWL 降低。若生后早期将超低出生体重儿的环境湿度提高至 80％～90％，其 IWL 可降低至足月儿水平。

表 5-2-5　不同胎龄和日龄新生儿的每日不显性失水量（ml/kg）

|  | 胎龄（周） | | | | 日龄（天） | | | |
| --- | --- | --- | --- | --- | --- | --- | --- | --- |
|  | <1 | 1 | 3 | 5 | 7 | 14 | 21 | 28 |
| 25～27 | 57～214 | 62～171 | 59～96 | 43～72 | 31～68 | 18～59 | 14～55 | 8～53 |
| 28～30 | 22～75 | 23～68 | 20～57 | 19～48 | 16～45 | 12～37 | 9～34 | 9～34 |
| 31～36 | 8～29 | 8～28 | 10～27 | 10～27 | 10～27 | 9～22 | 10～19 | 11～16 |
| 37～41 | 8～18 | 11～14 | 11～14 | 11～14 | 11～14 | 11～14 | 12～13 | 11～16 |

注：此表为在 50％湿度、中性温度、持续 8 L/min 的空气流速的闭式暖箱内的裸露婴儿不显性失水的 95％置信区间。
引自：Lorenz JM. Fluid and electrolyte therapy in the very low-birthweight neonate. Neoreviews，2008，9（3）：e102-108

### （三）肾对水和电解质的调节作用

胎儿肾的肾小球和肾小管在胎龄 5 周时开始增殖发育，胎龄 20 周后急速增加，至 36 周时肾小球和肾小管的数量可满足新生儿的生理需要，肾发育基本完成。新生儿生后第 1 天由于肾小球血管处于收缩状态，阻力高，故 GFR 低下，为 10～30 ml/(1.73 m² · min)，表现为尿量少；超低出生体重儿的 GFR 更低，多数在 10 ml/(1.73 m² · min) 以下。胎龄>34 周的新生儿生后 2～3 天 GFR 开始增加，尿量增多。胎龄<34 周的早产儿在校正胎龄达到 34 周后 GFR 才与足月儿相似。极低出生体重儿和超低出生体重儿的 GFR 呈缓慢增加的趋势。早产儿 GFR 低下反映其肾对液体的调节能力低下，如输液量增加少量，都可能超过其肾对水分的调节范围，引起水潴留。

新生儿肾浓缩功能较差，早产儿能达到的最大尿浓度（600 mOsm/L）低于足月儿（800 mOsm/L）和成人（1200 mOsm/L），而极低出生体重儿更低，仅 400 mOsm/L。所以新生儿（尤其是早产儿）对水摄入不足的耐受能力较差。新生儿，即使是极低出生体重儿都有很好的尿稀释功能，最大稀释能力为 30～50 mOsm/L，但刚出生的新生儿，特别是早产儿，由于 GFR 低和浓缩功能差，使其只能在一定的范围内维持水的平衡，当供水过多（>每天 170 ml/kg）、过急（>每小时 10 ml/kg）时，就不能更好地使尿液稀释，易

致水肿和低钠血症，小早产儿发生 PDA 的危险性增加。因此，在生后头几天新生儿（尤其是早产儿）的入液量必须严格控制，维持尿渗透浓度 150～400 mOsm/L（比重 1.008～1.012）较为适宜。

足月儿肾能够有效地重吸收钠以供生长所需，而胎龄<34 周的早产儿肾小管发育落后于肾小球，肾小管对血浆肾素和醛固酮的反应低下，Na⁺-K⁺-ATP 酶水平低下，从胎儿期开始就呈高尿钠状态，失钠延续到生后较长的一段时间，体重低于 1000 g 的超低出生体重儿尿钠排泄分数（fractional excretion of Na，FE-Na）可高达 10％～15％。因此临床上早产儿易发生低钠血症。胎龄很小的早产儿每天钠的需要量应当增加，尤其单纯母乳喂养者，因母乳中钠含量随生后日龄增加而逐渐减少，单纯母乳喂养的极低出生体重儿在相当一段时间内处于负钠平衡状态，甚至出现晚期低钠血症。但是，当给予超负荷的钠盐时，早产儿，特别是有肾灌流受损时，由于 GFR 低，不能迅速增加尿量以排除多余的钠盐，又易引起高钠，故应严密监测。

胎龄<32～34 周的早产儿，尤其是胎龄<28 周或体重<1000 g 的早产儿，由于 GFR 低、远曲小管对醛固酮不敏感，且生后常有酸中毒和负氮平衡，钾离子从细胞内转移到细胞外，在生后头 2 天内易发生高钾血症。随着日龄的增长，肾的排

钾功能逐渐改善。

### （四）内分泌对水和电解质平衡的影响

人体肾调节水、电解质平衡受到神经和内分泌激素的调控：①下丘脑-垂体后叶抗利尿激素和精氨酸升压素增加远曲肾小管对水的吸收；②肾素-血管紧张素-醛固酮增加远曲肾小管对钠的重吸收；③右心房分泌的心房钠尿肽（atrial natri-uretic peptide，ANP）能促进肾排出水分和钠离子，减少细胞外液。

在胎儿早期，心脏就可产生 ANP，胎儿晚期超过母体水平，生后新生儿 ANP 持续升高，于 48～72 h 达到高峰。研究显示，患有呼吸窘迫综合征的早产儿呼吸功能改善后，ANP 水平明显升高。新生儿生后早期 ECW 的减少受 ANP 释放的影响，出生后随着肺血管阻力下降，左心房回流增加，心房牵张引起 ANP 释放增加，ANP 能减少肾小管对钠的重吸收，在排钠同时排出大量水分，起到利钠、利尿作用。此段利尿时间足月儿可持续 2～3 天，早产儿持续时间较长，极低出生体重儿可持续 1 周左右，尿量可达 5～7 ml/(kg·h)。以后 ANP 逐渐下降，尿量恢复正常，足月儿为 1～3 ml/(kg·h)，早产儿 2.5～4 ml/(kg·h)。少尿的定义是指尿量<1 ml/(kg·h)。

新生儿窒息、缺氧和颅脑损伤常可引起抗利尿激素（antidiuretic hormone，ADH）分泌增多而产生抗利尿激素分泌失调综合征（syndrome of inappropriate secretion of antidiuretic hormone，SIADH），导致尿少、水潴留、尿排钠增多以及稀释性低钠血症等有关临床表现，血渗透压降低和尿渗透压升高是其特征。处理措施：严格限制入液量（每天 30～50 ml/kg），补充生理钠需要量（每天 2～3 mmol/kg），同时应用呋塞米（速尿）。

## 二、液体疗法

### （一）正常新生儿早期的生理维持量

生理维持量是指补充正常情况下体液的丢失量和生长所需量，一般只包括不显性失水、尿量及粪便含水量。

对于正常健康的足月新生儿而言，IWL 大约为每天 20 ml/kg；尿量取决于水的摄入量、肾的浓缩功能和需经肾排泄的溶质负荷，每代谢 100 kcal 热能需经肾排泄的溶质量为 10～30 mOsm，所以生后第 1 周的肾溶质负荷为每天 10～15 mOsm/kg，若要维持尿渗透压在 300 mOsm/L，则需尿量每天 25～50 ml/kg；大便中水的丢失为每天 5～10 ml/kg；若体重增长按每天 10～20 g/kg 计算，生长所需的水大约为每天 10 ml/kg。

在生后第 1 周，粪便中丢失的水很少，且处于生理性体重下降时，允许负水平衡每天 10 ml/kg。而由于代谢产生的内生水为每天 5～10 ml/kg（12 ml/100 kcal），此量可以与粪便中丢失的水相抵消，因此足月新生儿生后头几天所需的维持量约为 60 ml/kg（IWL 20 ml/kg＋尿量 50 ml/kg－负水平衡 10 ml/kg）。随着日龄增长和开始肠道喂养，肾溶质负荷和粪便中丢失增加，以及生长发育所需水，因此至生后第 2 周，足月儿维持液需要量应增加至每天 120～150 ml/kg。

早产儿维持液需要量较大，因为早产儿的 IWL 较高，且随出生体重或胎龄的减少而增高，因此生后第 1 天小早产儿大约需要维持液为 80 ml/kg（IWL 60 ml/kg＋尿量 40 ml/kg－负水平衡 20 ml/kg），生后第 2～3 周应增加至每天 150 ml/kg。出生体重<1000 g 的超低出生体重儿由于 IWL 更多，维持液需要量也更多。

表 5-2-6　新生儿不同日龄每天液体需要量 [ml/(kg·d)]

| 出生体重（g） | 第 1～2 天 | 第 3 天 | >3 天 |
| --- | --- | --- | --- |
| <1000 | 90～120 | 140 | 150 |
| 1001～1250 | 80～100 | 120 | 150 |
| 1251～1500 | 80 | 100 | 150 |
| 1501～2000 | 65～80 | 100 | 150 |
| >2000 | 65～80 | 100 | 150 |

该表可作为新生儿液体需要量的指导原则，但须依据新生儿个体的临床情况进行调整

新生儿第 1～2 天尿液少，电解质丢失不多，补液中可不加电解质，以后钠和钾的需要量各为每天 2～3 mmol/kg，氯为每天 2～4 mmol/kg。体重<1500 g 的早产儿在生后第 2 周和第 3 周尿钠排泄高，需增加钠的摄入量至每天 3～5 mmol/kg。

临床上许多因素都可影响新生儿生理维持液的估计，如远红外下需水量应增加 45～60 ml/(kg·d)，光疗下需水量应增加 20 ml/(kg·d)（未覆盖塑料薄膜时）；而在机械通气时吸入充分湿化的气体应减少需水量 10 ml/(kg·d) 等。当存在肾衰竭、心力衰竭、PDA 时也必须限制入液量（表 5-2-6）。

### （二）新生儿液体疗法的评价指标

1. 结合母孕期和围生期病史，评估母胎体液

平衡状态。如孕后期使用催产素、利尿剂、静脉输入低张液体可导致母、胎低钠血症；产前应用激素可提高胎儿皮肤成熟度，减少不显性失水和易于发生高钾血症。严重围生期缺氧可导致急性肾小管坏死。

2. 每天记录早产儿体重、液体入量、排泄量，保温方式（开放暖箱、封闭暖箱），环境温度、湿度、呼吸方式（自主呼吸、鼻导管吸氧、鼻塞式呼吸机、气管插管呼吸机），是否应用光照治疗等，作为体液和电解质管理的评价指标之一。若尿量＞每小时 4 ml/kg，应限制液体摄入量，以免补液过多。

3. 仔细观察并详细记录新生儿的不同症状与体征，如有无呼吸、心率增快，胃潴留、腹胀、便秘等症状；如心动过速既可表示细胞外液过多（心力衰竭），也可为低血容量；毛细血管再充盈时间延长提示心输出量减少或周围血管收缩；肝大提示细胞外液量增多；血压变化常常是心输出量降低的后期征象；皮肤弹性状态、前囟凹陷和黏膜干燥对于反映体液和电解质平衡状态来说敏感性差。

4. 依据新生儿的胎龄和生后日龄，掌握生理状况下的体液和电解质需求量。

5. 每天通过无创或微量血检测血清电解质、尿素氮、肌酐以及尿液中相应物质浓度，作为制订体液和电解质管理的主要指标。尿比重可反映尿浓缩和稀释及对钠的重吸收或分泌能力，当入量减少引起尿少时，尿比重增加，但使用利尿剂时，尿电解质和比重指标的参考性差。钠排泄分数（FE-Na）反映了肾小球滤过率和肾小管钠重吸收的平衡能力。计算公式为 FE-Na＝（尿钠×血肌酐）/（血钠×尿肌酐）×100。分数＜1% 提示肾前性因素（肾血流减少）；分数为 2.5% 提示急性肾衰竭；分数＞2.5% 常见于胎龄小于 32 周的早产儿。若血 $Na^+$＞150 mmol/L，则提示入液量不足或补钠量过多。

**（三）特殊情况下新生儿的液体疗法**

1. 超低出生体重儿　出生体重＜1000 g 的超低出生体重儿的补液是一个十分棘手的问题。因为超低出生体重儿体表面积较大且皮肤屏障功能不全，经皮肤的 IWL 较多，并且常处于远红外辐射热下或光疗下，IWL 可能超过每天 200 ml/kg。因此超低出生体重儿，尤其是胎龄＜27 周、体重＜800 g 的超未成熟儿，在生后 24～48 h 常易发生以

高血钠（＞150 mmol/L）、高血糖（＞7 mmol/L）、高血钾（＞6 mmol/L）和失水为特征的高渗综合征，但无尿少、酸中毒和循环衰竭的表现。高血压、高血糖和高血渗透压可导致中枢神经系统损害，因此应尽量减少 IWL。第 1 天补液量从 80～100 ml/kg 开始，不需补充电解质；出生后 2～4 天补液量逐渐增加，最高可达每天 180 ml/kg，钠的需要量为每天 2～3 mmol/kg，钾的需要量为每天 1～3 mmol/kg；出生后 4～7 天，随着皮肤角质层成熟，IWL 下降，液体量可减少 10%～20%，以不超过每天 150 ml/kg 为宜，可允许生理性体重下降多达出生体重的 20%。若无明显脱水，为防止过多输液引起 PDA 和坏死性小肠结肠炎发生率增加，在相对限液的同时，可增加环境湿度，减少 IWL，如生后早期将暖箱湿度上调到 80%～90%。液体疗法的原则：①生后 24～48 h 内，不补充电解质；②补液量必须以不同日龄、不同疾病和环境状态下的生理需要为基础；③补液应恒速，切忌忽快忽慢，增加时应逐步增加；④监测每天体重的变化、出入量、临床表现及实验室检查作为液体疗法的依据，不宜盲目补液。

2. 新生儿呼吸窘迫综合征　新生儿呼吸窘迫综合征（neonatal respiratory distress syndrome，NRDS）（新生儿肺透明膜病）病程早期少尿是常见症状，且应用正压通气也可引起肾灌流减少和 ADH 分泌增加。NRDS 患儿在肺部情况改善前先出现自发性利尿，临床情况稳定后，肾功能与正常新生儿相似。因此在生后头几天中维持负水和负钠平衡是 NRDS 患儿液体疗法的基础。若在利尿期前供给过多液体，可导致动脉导管重新开放，后续发生 BPD 的风险增加。NRDS 患儿的补液方案一般是：第 1 天 50～60 ml/kg，第 2～4 天每天 60～80 ml/kg，第 4～7 天每天 80～100 ml/kg，＞1 周每天 100～120 ml/kg。利尿期前不需补充电解质，利尿期后应每天补充钠盐 2～3 mmol/kg，钾盐每天 1～2 mmol/kg。

3. 围生期窒息　围生期缺氧的新生儿常有脑和肾的损害，常伴有 SIADH 和（或）肾的损伤，这两种情况都可引起尿少，临床上难以区分。因此对有围生期窒息的新生儿在生后头 2 天应限制液体摄入量（IWL 量＋尿量－20 ml/kg 负水平衡），至生后第 3 天，若尿量正常，液体量可恢复至正常水平。急性肾衰竭的少尿期，除非血 $K^+$＜

3.5 mmol/L，否则不予补钾；多尿期可伴有大量 $Na^+$ 和其他电解质的丢失，必须及时进行补充。SIADH 的诊断标准为：血 $Na^+$ <130 mmol/L，血渗透压<270 mOsm/L，尿渗透压增高（尿稀释试验时尿渗透压不能达到 100 mOsm/L 以下），肾上腺及肾功能正常。SIADH 的处理：从严格控制入液量（每天 30～50 ml/kg）着手，补充生理需要量钠盐（每天 2～3 mmol/kg），同时应用呋塞米（速尿），多数患儿在生后 48～72 h 对治疗出现反应，表现为尿钠排泄增多和尿量增多。增加钠盐摄入反而可导致细胞外液进一步增多，使病情加重。

对缺氧缺血性脑病中-重度患儿，液体治疗的最初 3 天应严格控制摄入量在 60～80 ml/(kg·d)，避免加重脑水肿，同时防止输入速度过快，同时在计算维持液量时，应将窒息复苏时应用的液体计算在内。应用甘露醇时需慎重，有明显颅内压增高时，可用甘露醇 0.25～0.50 g/kg 静脉注射，必要时每 4 h 重复一次。在进行脱水治疗的同时应严格限制入量，可采取"边脱边补，多脱少补"的方案，使患儿维持于轻度脱水状态。注意监测血 $K^+$、$Ca^{2+}$、$Mg^{2+}$ 浓度，降低者及时予以补充。

4. 胃肠道疾病 由胃肠道疾病，如坏死性小肠结肠炎（NEC）、肠道感染和解剖畸形所致的体液失衡是新生儿常见的问题。新生儿腹泻多为等张失水，静脉补液量根据累积损失量、维持量和继续损失量的估计而定，由于新生儿细胞外液多和体表面积大，累积损失量和维持量均相对较多，但补液速度应均匀，以防短期内输入大量液体而致肺水肿和心力衰竭。NEC 或肠梗阻常需持续胃肠减压或胃肠手术，可丢失大量的胃肠道液体。胃肠减压液每 100 ml 应补充生理盐水 50 ml 和 5% 葡萄糖 50 ml（盐：水＝1：1），小肠液每 100 ml 应补充生理盐水 70 ml、5% 葡萄糖 10 ml 和 1.9（M/6）乳酸钠或 1.4% 碳酸氢钠 20 ml（盐：水：碱＝7：1：2），结肠瘘给予生理盐水、5% 葡萄糖、等渗碱性液比例 3：6：1。补充各种额外丢失液时，每 100 ml 应多给予 10% 氯化钾 1～1.5 ml。酸性胃液的丢失可引起低氯性代谢性碱中毒，严重的代谢性碱中毒可用盐酸精氨酸 2～4 mmol/kg，在 6～12 h 内静脉滴注。

5. 支气管肺发育不良（BPD） 早产、氧中毒、容量伤和气压伤、炎症反应和 PDA 等均是未成熟儿发生 BPD 的病因。尽管生后第 1 周限制液体入量并未减少 BPD 发生率，但液体过多会加重肺实质和肺间质水肿，使肺功能受损，影响气体交换，从而增加了对机械通气的依赖，造成恶性循环，因此应严格控制液体入量和钠盐摄入（维持血 $Na^+$ 130～135 mmol/L），必要时同时使用利尿剂减轻肺间质和支气管周围的液体潴留。首选呋塞米，可快速控制肺水肿、改善肺顺应性、减轻气道阻力，改善肺功能。但利尿剂的长期应用也可引起水和电解质失衡，如低氯、低钠、低钾、低镁、低钙和碱中毒等，因此在开始长期呋塞米治疗时就应开始供给 KCl（每天 3～7 mmol/kg）以维持血 $Cl^-$ 和血 $K^+$ 正常。对长期利尿治疗所引起的钙和磷的丢失也必须给予补充。

综上所述，新生儿液体疗法广泛用于治疗新生儿的多种疾病，但由于新生儿自身的特点，如各器官发育未成熟，对体液的调节能力及对脱水的耐受能力都较差，不适当的输液后更易发生水、电解质的代谢紊乱，因此在不同胎龄、不同体重、不同日龄、不同疾病及同一疾病的不同阶段，新生儿液体疗法都不相同，必须根据具体情况制订补液方案。补液的目的在于：①维持血 $Na^+$ 135～145 mmol/L；②维持尿量≥每小时 1 ml/kg，尿比重≤1.012；③维持体重在生理性下降的范围之内（5%～15%），然后在稳定生长期营养摄入足够的条件下体重增加 25～35 g/d。

（常艳美　童笑梅）

## 参考文献

[1] Cloherty JP，Eichenwald EC，Stark AR. Manual of neonatal care. 6th ed. Philadelphia：Lippincott Williams & Wilkins，2008.

[2] Lorenz JM. Fluid and electrolyte therapy in the very low-birthweight neonate. Neoreviews，2008，9（3）：e102-108.

[3] Shaffer SG，Weismanu DN. Fluid requirements in the preterm infant. Clin Perinatol，1992，19（1）：233-250.

[4] Oh W. Fluid and electrolyte management of very low birth weight infants. Pediatr Neonatol，2012，53（6）：329-333.

[5] 蔡威，汤庆娅，王莹，等. 中国新生儿营养支持临床应用指南. 临床儿科杂志，2013，31（12）：1177-1182.

# 第三节　新生儿酸碱平衡和紊乱

新生儿正常代谢常处于严格的细胞外液酸碱平衡状态，即 pH 值为 $7.35 \sim 7.43$，相当于氢离子浓度为 $37.2 \sim 44.7$ nmol/L。正常的生长发育依赖于酸碱平衡的内环境稳定，危重新生儿及早产儿由于这种平衡的紊乱而使病情更复杂、严重，有时酸碱平衡紊乱甚至较原发病更为有害。因此，血液酸碱平衡状态及血液气体状态的判断已成为新生儿急救医学的重要内容。

本节内容将主要讨论酸碱平衡的生理学意义及病理生理状态下的代偿机制，介绍与酸碱平衡有关的常用指标意义及血液气体分析的临床应用，讨论新生儿酸碱平衡的特殊问题及酸碱平衡紊乱的临床处理。

## 一、酸碱平衡的维持

机体在新陈代谢过程中产生酸性和碱性物质。酸性产物可分为两大类：一类为挥发性酸，如碳酸；另一类为非挥发性酸（即固定酸，不能代谢成 $CO_2$ 和 $H_2O$）。后者又分为可继续代谢的非挥发性酸（如乳酸、丙酮酸、乙酰乙酸和酮体等）和不可继续代谢的非挥发性酸（如磷酸和硫酸）。碱性物质主要来自食物和碱性药物。食物中所含的有机酸盐可氧化成 $CO_2$ 和 $H_2O$，剩余的 $Na^+$ 或 $K^+$ 等阳离子则与血液中的碳酸氢盐（$HCO_3^-$）结合，使血液呈微碱性。

机体代谢产生的酸性物质多于碱性物质，这些多余的酸性物质必须中和与清除，使人体的内环境稳定，维持正常的生理功能。人体维持酸碱平衡的主要机制包括：①体液的缓冲；②肺排出 $CO_2$；③肾的调节。

### （一）机体缓冲系统的急性期代偿

细胞内液和细胞外液可对机体突然增加的酸或碱进行有效的缓冲。碳酸氢盐、磷酸盐和血浆蛋白是细胞外液的主要缓冲系统，而血红蛋白、有机磷酸盐和骨羟磷灰石是细胞内的主要缓冲体系。为了获得细胞内的缓冲机制，$H^+$ 进入细胞内，与 $Na^+$ 和 $K^+$ 进行交换，$HCO_3^-$ 进入细胞与 $Cl^-$ 进行交换，因此，酸中毒时可出现高血钾，碱中毒可引起低钾血症。细胞内的缓冲系统能缓解约 47% 的急性酸负荷增加，对于较长时间的酸中毒，该系统甚至会发挥更大的作用。较大比例的细胞内缓冲能力发生在骨质，所以慢性酸中毒可引起骨的再吸收，使骨钠、钾、钙和碳酸氢盐丢失，引起新生儿生长障碍。

细胞外液的主要缓冲系统是碳酸/碳酸氢盐，其缓冲方程如下：

$$H^+ + HCO_3^- \leftrightarrow H_2CO_3 \leftrightarrow H_2O + (CO_2)\, d\uparrow$$

### （二）肺的调节

在酸碱平衡的调节中，通过呼吸系统二氧化碳（$CO_2$）的排出大大提高了对 $HCO_3^-$ 和 $H_2CO_3$ 比值的维持和 pH 稳定的效率。$CO_2$ 溶于水后形成碳酸，进一步可离解为 $HCO_3^-$ 和 $H^+$，其平衡如下：

$$H^+ + HCO_3^- \leftrightarrow H_2CO_3 \leftrightarrow H_2O + (CO_2)\, d\uparrow$$

在体液中溶解的 $CO_2$〔即（$CO_2$）d〕占大多数，与 $H_2CO_3$ 的比值为 800：1。实际上，（$CO_2$）d 和 $H_2CO_3$ 可相互交换，在碳酸酐酶的作用下，$H_2CO_3$ 快速转换成 $H_2O$ 和 $CO_2$，$CO_2$ 的排出可通过呼吸系统实现。酸的产生增加可使 $HCO_3^-$ 的消耗量增加，导致 $H_2CO_3$ 和 $CO_2$ 的增加。$CO_2$ 易通过血脑屏障，导致中枢 pH 值下降，刺激中枢化学感受器，使患儿在 $12 \sim 24$ h 内呼吸增加，动脉血 $CO_2$ 分压（$PaCO_2$）降低。相反，在碱中毒时，$HCO_3^-$ 的增加以通气减少进行代偿，使 $CO_2$ 潴留。但是，在代谢性酸中毒时，呼吸对 pH 的代偿往往是不完全的，例如：每降低 1 mEq/L $HCO_3^-$ 可通过增加肺每分通气量使 $PaCO_2$ 降低 1.25 mmHg，结果 pH 少降低 0.005。在代谢性碱中毒，每增加 1 mEq/L $HCO_3^-$ 可增加 $PaCO_2$ $0.2 \sim 0.9$ mmHg，减少 $0.016 \sim 0.008$ 的 pH 值下降。

### （三）肾的调节

非挥发性酸的排出主要靠肾完成。肾对酸碱平衡的调节主要有以下三个方面：①排泄每天产生的非挥发性酸；②重吸收所有滤过的 $HCO_3^-$；③通过增加或减少 $HCO_3^-$ 的排泄来代偿由于呼吸紊乱而引起的 $PaCO_2$ 变化，使 pH 不至于出现较大变化。

肾小管分泌 $H^+$ 及重吸收 $Na^+$（$H^+$-$Na^+$ 交换）：$H^+$ 被肾小管细胞主动分泌入管腔，与肾小管中的 $Na^+$ 进行交换后，$Na^+$ 与 $HCO_3^-$ 结合生成 $NaHCO_3$，再吸收入血液。肾小管分泌的 $H^+$ 的一部分与 $Na_2HPO_4$ 的 $Na^+$ 进行交换，形成 $NaH_2PO_4$ 随尿液排出，使尿酸化，$Na^+$ 则重吸收，与细胞内的 $HCO_3^-$ 结合后回到血液。

近端肾小管的另一作用是分泌 $NH_3$，与肾小管内的 $H^+$ 结合生成 $NH_4^+$，不能被重吸收，而与强酸盐，如 $NaCl$、$Na_2SO_4$ 等的阴离子结合生成酸性的铵盐随尿排出。解离出的 $Na^+$ 也同 $H^+$ 交换，进入肾小管上皮细胞，与细胞内的 $HCO_3^-$ 结合转运到血液。

新生儿的成熟度对肾的酸碱调节也有影响。肾单位的形成在孕 34 周时已结束，但其功能成熟和功能变化在生后 1 年内仍然继续。由于新生儿，尤其是早产儿肾功能相对不成熟，可影响其酸碱平衡状态。早产儿或有窘迫的新生儿肾小球的滤过率相对较低；近端肾小管重吸收 $HCO_3^-$ 的阈值和血基础 $HCO_3^-$ 水平较低，分泌 $NH_3$ 的能力弱；由于尿磷酸盐和其他对酸碱的缓冲系统较弱，可滴定酸的排出能力也低。早产儿在出生时不能最大地酸化尿液，使尿 pH 值至少有 6.0，而成人尿 pH 可达 4.5。在生后 6 周，早产儿或足月儿肾泌 $H^+$ 能力成熟，可使尿液达到最大的酸化。

综上，酸碱平衡的调节以体液的缓冲系统最快，在数秒钟内即起作用，在 $10 \sim 20$ min 内可以完成；肺的调节作用稍慢，其通过呼出 $CO_2$ 来调节血液中的 $H_2CO_3$ 浓度，需 $15 \sim 30$ min 才达到最大的调节作用；肾的调节作用最慢，往往在数小时后起作用，但其作用最强，持续最久，可达数天到 1 周。新生儿，尤其是小于 34 周的早产儿肾功能尚不成熟，基础 $HCO_3^-$ 水平较低，在疾病和受到应激时较易出现酸碱平衡紊乱。

## 二、酸碱平衡紊乱的分类

血气分析中反映酸碱平衡的常用指标有 pH 和 $H^+$ 浓度、$PaCO_2$、标准碳酸氢盐（SB）和实际碳酸氢盐（AB）、缓冲碱（BB）、碱剩余（BE）及阴离子间隙（AG）。

根据血液 pH 的高低，$<7.35$ 为酸中毒，$>7.45$ 为碱中毒。根据其发生原因而分为代谢性和呼吸

性。$HCO_3^-$ 浓度主要受代谢因素影响者，称代谢性酸中毒或碱中毒；$H_2CO_3$ 浓度主要受呼吸性因素的影响而原发性增高或者降低者，称呼吸性酸中毒或者碱中毒。酸碱平衡紊乱也可根据原因的多少分为单纯性和混合性酸碱平衡紊乱。在单纯性酸中毒或者碱中毒时，由于代偿机制的作用，虽然体内的 $HCO_3^-$/$H_2CO_3$ 值已经发生变化，但 pH 仍在正常范围之内。

由于机体的调节，称为代偿性酸中毒或碱中毒。如果 pH 异常，则称为失代偿性酸中毒或碱中毒。

酸碱平衡紊乱主要分为以下五型：

（1）代谢性酸中毒：根据 AG 值又可分为 AG 增高型和 AG 正常型。

（2）呼吸性酸中毒：按病程可分为急性呼吸性酸中毒和慢性呼吸性酸中毒。

（3）代谢性碱中毒：根据给予生理盐水后能否缓解分为盐水反应性和盐水抵抗性酸中毒。

（4）呼吸性碱中毒：按病程可分为急性和慢性呼吸性碱中毒。

（5）混合性酸碱平衡紊乱：可细分为酸碱一致性和酸碱混合性。

此外，对酸碱平衡紊乱的判断，除血气分析外，患者的病史和体检对判断是否为原发紊乱或代偿机制的作用非常重要，这对进一步的原发病的纠正也有重要的意义。

## 三、常见酸碱平衡紊乱

### （一）代谢性酸中毒

代谢性酸中毒是临床最为常见的酸碱平衡紊乱，是指血浆中 $HCO_3^-$ 的原发性减少，$H^+$ 产生过多或肾泌 $H^+$ 障碍是引起代谢性酸中毒的两个基本原因。

反映代谢性因素的指标（如 SB、AB、BB）均降低，BE 负值增大；反映呼吸因素的指标 $PaCO_2$ 可因机体的代偿活动而减小；$pH<7.35$（机体失代偿）或在正常范围（酸中毒得到机体的完全代偿）。

严重代谢性酸中毒可引起心律失常、心肌收缩力减弱及心血管系统对儿茶酚胺的反应性降低。代谢性酸中毒时中枢神经系统功能障碍主要表现为哭声弱、肌肉软弱无力、感觉迟钝等抑制效应，严重者可导致意识障碍、嗜睡、昏迷等，最后可

因呼吸中枢和血管运动中枢麻痹而死亡。

1. 原因　主要原因有：①代谢紊乱，酸性产物增多，高乳酸、丙酮酸血症等；②$HCO_3^-$ 的丢失过多，如腹泻、近端肾小管酸中毒等；③肾排 $H^+$ 障碍，如急性肾衰竭和远端肾小管酸中毒。乳酸酸中毒是新生儿最常见的代谢性酸中毒类型，窒息缺氧或严重心肺疾患导致组织灌注减少，细胞无氧代谢引起乳酸堆积所致；晚期代谢性酸中毒发生于小早产儿生后 2～3 周，由于大量摄入含酪蛋白的奶粉，其中含硫氨基酸经机体代谢，在骨骼迅速矿化时释放大量 $H^+$，导致酸性产物堆积，而未成熟的肾排泌 $H^+$ 能力不足，从而造成酸中毒，现临床已不多见。

胎龄<32 周的早产儿通常表现为近端或远端肾小管酸中毒。酸中毒患儿的尿液 pH 值>7 提示远端肾小管酸中毒；如尿 pH 值<5，说明远端小管泌 $H^+$ 功能正常，但近端小管碳酸氢盐吸收功能不足（近端肾小管酸中毒）。

根据 AG 是否增加，可将代谢性酸中毒分为 AG 增加或 AG 正常两大类。引起 AG 改变的代谢性酸中毒的原因见表 5-3-1。

表 5-3-1　代谢性酸中毒类型

| AG 增加（>15 mmol/L） | AG 正常（<15 mmol/L） |
| --- | --- |
| 急性肾衰竭 | ● 肾碳酸氢盐丢失 |
| 遗传代谢疾病 | 肾小管酸中毒 |
| 乳酸酸中毒 | 肾发育不全 |
| 晚期代谢性酸中毒 | 应用乙酰唑胺 |
| 毒物（如苯甲醇） | ● 胃肠道碳酸氢盐丢失 |
|  | 腹泻 |
|  | 应用考来烯胺（消胆胺） |
|  | 小肠引流 |
|  | 稀释性酸中毒 |
|  | 肠外营养液酸中毒 |

引自：Cloherty JP, Eichenwald EC, Hansen AR, et al. Manual of neonatal care. 7th ed. Philadelphia: Lippincott Williams & Wilkins, 2012

通过病史和临床表现常可发现代谢性酸中毒的易感因素，如围生期抑制、呼吸窘迫、血容量的丢失、感染、先天性心脏病伴外周循环灌注不良等，其确诊依靠血气分析。

2. 治疗　代谢性酸中毒的处理首先需要病因治疗。心肺疾患所致的乳酸酸中毒应给予相应支持治疗；应用低酪蛋白奶粉可明显减少晚期代谢性酸中毒的发生；治疗 AG 正常的代谢性酸中毒应针对减少碳酸氢盐丢失，如减少小肠引流液和补充碱性液体。

碳酸氢钠是新生儿期治疗代谢性酸中毒的最常用液体。碳酸氢钠应在有效的通气建立后缓慢并经过稀释后应用。当动脉血 pH 值<7.25 时，可予碳酸氢钠静脉输入，剂量公式：碳酸氢钠用量（mEq）= BE 负值数（mEq/L）×体重（kg）× 0.3，因为输入的碳酸氢钠大多位于细胞外液，上述公式中的 0.3 是体内的分布容积，所以临床上一般用计算量的半量给予。30～60 min 内输注完毕，以免造成血管和组织间隙之间体液的快速渗透压改变，发生颅内出血。在纠正酸中毒的过程中，细胞外液的钾减少，应注意钾的平衡。

对于严重的乳酸酸中毒或肾衰竭，可以考虑用透析治疗。

对于用碱性液体纠正酸中毒的治疗方法至今仍有一些争议。研究显示，即使有严重的血 pH 值降低，其神经系统的预后仍有可能较好。一般推荐将严重酸中毒患儿的动脉 pH 值纠正至 7.25～7.30，以免酸中毒本身引起的并发症出现。酸中毒的并发症包括：小动脉痉挛随后扩张、心脏收缩功能的抑制（当 pH 值小于 7.2 时心输出量会受到抑制）、体循环低血压、肺水肿和心律失常等。使用碳酸氢钠的潜在副作用包括：容量过多、高钠血症、氧解离曲线左移使氧在脑不易释放、$PaCO_2$ 增加、$CO_2$ 进入细胞而引起细胞内酸中毒。对于肾小管酸中毒患儿，为避免生长减缓，仍需要积极用碱性液体（药物）治疗。

**（二）呼吸性酸中毒**

呼吸性酸中毒是以体内 $CO_2$ 潴留、血浆中 $H_2CO_3$ 浓度原发性增高为特征的酸碱平衡紊乱。

反映呼吸性因素的指标增高，$PaCO_2$ > 47 mmHg，AB↑，AB>SB；反映代谢性因素的指标则因肾是否参与代偿而发生不同的变化。急性呼吸性酸中毒时 pH 值常小于 7.35，由于肾来不及代偿，反映代谢性因素的指标（如 SB、BE、BB）可在正常范围或轻度升高；慢性呼吸性酸中毒时，由于肾参与了代偿，则 SB、BB 增高，BE 正值增大，pH<7.35（机体失代偿）或在正常范围（酸中毒得到机体的完全代偿）。

严重的呼吸性酸中毒，典型的中枢神经系统功能障碍是肺性脑病，患者早期可出现持续头痛、焦虑不安，进一步发展可有精神错乱、谵妄、震颤、嗜睡、昏迷等。心血管系统与代谢性酸中毒相似，呼吸性酸中毒也可以引起心律失常、心肌收缩力减弱及心血管系统对儿茶酚胺的反应性降低等。

1. 原因　由于肺泡通气降低而导致 $PaCO_2$ 增加，使 pH 值低于 7.35，引起呼吸性酸中毒。原发性呼吸性酸中毒在新生儿期很常见，原因包括呼吸窘迫综合征、感染性或吸入性肺炎、动脉导管未闭伴肺水肿、支气管肺发育不育（BPD）、胸膜渗出、肺出血、气胸、肺发育不良及各种原因的呼吸驱动障碍，如呼吸暂停、中枢神经系统疾病等。在 $PaCO_2$ 增加初期，通过细胞内非碳酸氢盐系统进行缓冲，在 12～24 h 内一般没有明显的肾代偿出现；在 2～5 天，近端肾小管的 $HCO_3^-$ 转运达到最大的代偿。

2. 治疗　呼吸性酸中毒的治疗主要是针对原发病和给予积极的呼吸支持，以改善肺泡通气量。对于危重新生儿，有效的肺泡通气只能通过机械辅助通气实现。

### （三）代谢性碱中毒

代谢性碱中毒的特征是血浆 $HCO_3^-$ 原发性增加，使 pH＞7.45。反映呼吸性因素的指标升高：pH、$PaCO_2$、AB、SB 和 BB 都升高，BE 正值增大，AB＜SB。代谢性碱中毒的临床表现往往被原发疾病所掩盖，缺乏典型的症状或体征。但长期 pH＞7.6 可增加感觉神经性听力损伤的机会。

1. 病因　根据对生理盐水的疗效，将代谢性碱中毒分为盐水反应性和盐水抵抗性两类。

（1）盐水反应性代谢性碱中毒：尿氯＜10 mmol/L 者，常伴有细胞外液减少，使用生理盐水即可奏效。①常见于幽门梗阻、高位肠梗阻等引起的剧烈呕吐和胃肠引流等导致的胃肠道 $H^+$ 丢失过多等。胃液丧失往往伴有 $Cl^-$ 和 $K^+$ 的丢失，故可引起低氯血症和低钾血症，后两者又可加重或促进代谢性碱中毒的发生。②氯的大量丢失和氯摄入不足可导致低氯性碱中毒，常见于早产儿因 BPD 长期接受利尿剂治疗。低氯性碱中毒在补充生理盐水后可以纠正，故又被称为"对氯反应性碱中毒"。

（2）盐水抵抗性代谢性碱中毒：尿氯＞20 mmol/L 者，除尿氯排出增多，常伴有细胞外液正常或增高，应用盐水治疗无效，治疗较为困难。①盐皮质激素分泌过多。原发性盐皮质激素过多时，能导致 $H^+$ 经肾丢失和 $NaHCO_3$ 重吸收增加，引起代谢性碱中毒，同时还可引起低钾血症。此时，补充生理盐水都不能予以纠正，所以称为"对氯无反应性碱中毒"。②缺钾。可引起机体代谢性碱中毒。由于低钾血症时，细胞外液 $K^+$ 浓度降低，细胞内 $K^+$ 向细胞外转移，而细胞外液中的 $H^+$ 向细胞内移动；同时，肾小管上皮细胞 $K^+$ 缺乏可导致 $H^+$ 排泌增多，因而 $H^+$-$Na^+$ 交换增加，$HCO_3^-$ 重吸收增加，于是就发生代谢性碱中毒。此时，患者尿液仍呈酸性，称为反常性酸性尿。治疗时需补充钾盐，单独应用氯化钠溶液不能纠正这类代谢性碱中毒。③碱性液体输入过多。已较少见。输入大量库存血液可以造成医源性代谢性碱中毒，因输入血液中的枸橼酸盐抗凝剂经代谢可产生过多的 $HCO_3^-$。病因可通过尿氯测定证实（表 5-3-2）。

**表 5-3-2　代谢性碱中毒类型**

| 尿氯减少（＜10 mmol/L） | 尿氯增加（＞20 mmol/L） |
| --- | --- |
| 利尿剂治疗后期 | Bartter 综合征伴盐皮质激素过度分泌 |
| 慢性呼吸性酸中毒的代偿纠正 | 碱性药物应用 |
| 鼻胃管吸引 | 大量血制品输入 |
| 呕吐 | 利尿剂治疗早期 |
| 分泌性腹泻 | 低钾血症 |

摘自：Cloherty JP，Eichenwald EC，Hansen AR，et al. Manual of neonatal care. 7th ed. Philadelphia：Lippincott Williams & Wilkins，2012

2. 治疗　治疗原发疾病；碱性液体应用过多者，应停用碱性液体的输入；对细胞外容量减少的碱中毒可补充生理盐水和钾；BPD 患者在接受利尿治疗后常有低钾血症和慢性碱中毒，而血清钾水平往往不能精确反映细胞内的缺钾，故应补钾。

### （四）呼吸性碱中毒

呼吸性碱中毒指肺通气过度导致血浆中 $H_2CO_3$ 浓度原发性减少的酸碱平衡紊乱，血气分析特征为 $PaCO_2$ 降低，pH＞7.45。根据发病情况分为急性和慢性两大类。急性者 $PaCO_2$ 每下降 10 mmHg，$HCO_3^-$ 下降约 2 mmol/L，慢性者

$HCO_3^-$ 下降 4～5 mmol/L。当机体失代偿时，pH >7.45；若碱中毒得到机体的完全代偿，pH 可在正常范围内。

1. 病因　在使用机械通气时，潮气量或每分通气量设置不当可引起呼吸性碱中毒；在自主呼吸的新生儿，呼吸性碱中毒可由发热、感染等引起；患儿有中枢神经系统疾病，如早产儿脑室内出血等也可引起中枢性过度通气，使 $PaCO_2$ 降低，pH 增高。通过肾的代偿，pH 可在 1～2 天内达到正常。呼吸性碱中毒，尤其是低 $PaCO_2$ 的危害越来越受到重视，因低 $PaCO_2$ 可引起颅内血管痉挛，导致脑缺血性损伤，在早产儿可增加脑室周围白质软化（PVL）的机会，严重低碳酸血症可使听神经等脑神经受到损害。

2. 治疗　对于呼吸性碱中毒，其治疗主要是针对原发因素，如调整呼吸机的设置和寻找中枢神经系统原发疾病。

### （五）混合性酸碱平衡紊乱

危重新生儿常有混合性酸碱平衡紊乱。需要强调的是，酸碱平衡紊乱时，机体的代偿机制并不能使 pH 值代偿至正常范围，该偏差点可作为判断引起紊乱的原发因素。

1. 分类

（1）酸碱一致性：呼吸性酸中毒合并代谢性酸中毒、代谢性碱中毒合并呼吸性碱中毒。

（2）酸碱混合性：常见呼吸性酸中毒合并代谢性碱中毒、呼吸性碱中毒合并代谢性酸中毒、高 AG 代谢性酸中毒合并代谢性碱中毒。

（3）三重性酸碱平衡紊乱：AG 的应用又可以确诊三重性酸碱平衡紊乱。常见呼吸性酸中毒合并高 AG 代谢性酸中毒和代谢性碱中毒、呼吸性碱中毒合并高 AG 代谢性酸中毒和代谢性碱中毒，多发生于危重新生儿。

2. 治疗

（1）积极治疗原发病：处理休克、缺氧，注意保护肺、肾。

（2）同时纠正两种以上原发性酸碱平衡紊乱。伴有呼吸性酸中毒时，主要改善通气，原则上不补

碱性液，只有 pH<7.20 时可以酌情补充碳酸氢钠。

（3）补碱的原则：当 pH<7.20 时，特别是混合性代谢性酸中毒时，应积极补碱，否则会对机体产生四大危害（心肌收缩无力、心室纤颤、血管对活性药物敏感性降低、支气管解痉剂敏感性下降）。

（4）补酸的原则：一般不补。代谢性碱中毒合并呼吸性碱中毒时，酌情补充盐酸精氨酸，25％盐酸精氨酸（ml）=[（实测 $HCO_3^-$ －27）mmol/L]×体重（kg）×0.5×0.84，加入 5％～10％葡萄糖中静脉滴注，连用 2 天，监测血钾。

（5）纠正电解质紊乱，尤其是纠正低钾血症和低钠血症。

（6）纠正低氧血症：危重患者并发混合性酸碱平衡紊乱时，常有低氧血症。

总而言之，在发生所有类型的酸碱平衡紊乱时，肺和肾出现代偿以使体液 pH 值恢复至 7.4，如代谢性酸中毒由呼吸代偿纠正，呼吸性酸碱平衡紊乱由肾碳酸氢钠排泄平衡改变来代偿。当机体代偿使 pH 值趋于正常，酸碱平衡紊乱即为代偿性。判断酸碱平衡紊乱的基本原则：①以 pH 判断酸中毒或碱中毒；②以原发因素判断是呼吸性还是代谢性酸碱平衡紊乱；③根据代偿情况判断是单纯性还是混合性酸碱平衡紊乱。治疗时要充分考虑机体的代偿机制。

（常艳美　童笑梅）

## 参考文献

[1] 邵肖梅，叶鸿瑁，丘小汕. 实用新生儿学. 4 版. 北京：人民卫生出版社，2011：91-123.

[2] Cloherty JP, Eichenwald EC, Hansen AR, et al. Manual of neonatal care. 7th ed. Philadelphia：Lippincott Williams & Wilkins，2012.

[3] Behrman RE, Kliegman RM, Jenson HB. Nelson textbook of pediatrics. 17th ed. Philadelphia：Elsevier Science，2004：159.

# 第四节　新生儿肠内营养

新生儿肠内外营养是新生儿度过疾病期，并且获得正常生长发育的关键。但是新生儿，尤其是早产儿（低出生体重儿）的情况各不相同，所以，应该根据个体差异，制定个体化的符合中国新生儿的营养方案。

## 【定义】

肠内营养（enteral nutrition，EN）是指通过胃肠道提供营养，也称经肠道喂养。经肠道喂养的方式有奶头喂养（母乳、奶瓶）和管饲喂养（鼻胃管、鼻空肠管）。

## 【适应证】

无消化道梗阻，可以耐受经口喂养的新生儿。

## 【禁忌证】

先天性消化道畸形等原因所致消化道梗阻，怀疑或明确诊断为坏死性小肠结肠炎（NEC）者为绝对禁忌证；此外，任何原因所致的肠道组织缺血缺氧性变化，在纠正之前暂缓喂养。

## 【营养需求】

### （一）推荐摄入量

1. 能量　生后 24 h 内所需能量为 10～20 kcal/kg，第 2～3 天为 20～40 kcal/(kg·d)，第 4～7 天为 60～80 kcal/(kg·d)，第 2 周为 80～100 kcal/(kg·d)，第 3 周及以上为 100～120 kcal/(kg·d)。早产儿所需总能量相对要高，可高达 110～135 kcal/(kg·d)，随日龄增加而渐增，以满足新生儿标准体重增长速度（15～25 g/d），经肠道喂养需达到 105～130 kcal/(kg·d)，部分超低出生体重儿需提高能量供应量至 150 kcal/(kg·d)。

2. 蛋白质　足月儿 2～3 g/(kg·d)，早产儿 3.5～4.5 g/(kg·d)［<1 kg，4.0～4.5 g/(kg·d)；1～1.8 kg，3.5～4.0 g/(kg·d)］，占总能量的 5%～10%。新生儿有 9 种必需氨基酸（赖氨酸、组氨酸、亮氨酸、异亮氨酸、缬氨酸、甲硫氨酸、苯丙氨酸、苏氨酸、色氨酸）。足月儿蛋白质：能量 =（1.8～2.7 g）：100 kcal，早产儿蛋白质：能量 =（3.2～4.1 g）：100 kcal。

3. 脂肪　5～7 g/(kg·d)，占总能量的 40%～50%。中链不饱和脂肪酸易被吸收，但不宜超过脂肪的 40%，长链不饱和脂肪酸亚麻酸（C18：3；linolenic acid，LNA）和亚油酸（C18：2；linoleic acid，LA）为必需脂肪酸。LA 需要量为 0.5～0.7 g/(kg·d)，LNA 需要量为 0.07～0.15 g/(kg·d)，两者适合的比例为 10：1。

4. 碳水化合物　10～14 g/(kg·d)，占总能量的 40%～50%。

### （二）新生儿的喂养

1. 乳类的选择

（1）母乳（母乳强化剂）。早产儿可通过管饲喂养。

（2）配方乳

1）足月儿配方乳。

2）早产儿配方乳（包括早产儿出院后配方乳）。

3）无（低）乳糖配方乳。

4）水解蛋白配方乳。

5）氨基酸配方乳。

6）以黄豆为基质的配方乳：每 100 ml 黄豆配方乳中含总能量 68 kcal、蛋白质 1.8 g、脂肪 3.7 g、碳水化合物 6.9 g。

7）羊乳蛋白配方奶粉。

8）其他特殊配方奶粉：如苯丙酮尿症患儿的奶粉。

（3）其他常用乳品及乳制品

1）牛乳。

2）羊乳。

3）全脂奶粉。

2. 喂养的方式、时间与量

（1）母乳喂养：早产儿可通过管饲喂养。

（2）人工喂养：因母亲方面或新生儿方面的种种原因，母亲不能自己喂哺婴儿时，采用其他乳品或乳制品来喂养婴儿，即为人工喂养。

1）有以下情况时需考虑采用人工喂养：①母亲为 HTLV 感染者，不建议母乳喂养。②母亲患有活动性结核病，可采集母乳经巴氏消毒后喂养，治疗结束后 7～14 天可继续母乳喂养。③母亲为乙肝病毒感染者或携带者并非母乳喂养的禁忌证，但这类婴儿应在出生后 24 h 内给予特异高效乙肝免疫球蛋白，继之接受乙肝疫苗免疫后，给予母乳喂养。④母亲为巨细胞病毒感染者或携带者，可以母乳喂养，但早产儿可采集母乳巴氏消毒后喂养。⑤单纯疱疹病毒感染，如皮损愈合，可母乳喂养。⑥母亲正在接受同位素诊疗，曾暴露于放射性物质下（乳汁内含放射活性物质）；母亲正在接受抗代谢药物及其他化疗药物治疗或对婴儿有影响的药物治疗，直至完全清除后，可母乳喂养。⑦梅毒螺旋体感染者或携带者等，如皮损不累及乳房，可停药后 24 h 母乳喂养。⑥新生儿怀疑或明确诊断为遗传代谢性疾病，如半乳糖血症、苯丙酮尿症等，可根据血清学检测结果，适量给予母乳喂养和特殊奶粉喂养。

2）喂养方法：①奶瓶喂养，适用于 34 周以上具有完善吸吮和吞咽能力，又无条件接受母乳喂养的新生儿。②胃管管饲喂养，适用于 <32 周的早产儿；吸吮和吞咽功能不全，不能经奶瓶喂养者；因疾病本身或治疗的因素不能经奶瓶喂养者；亦可作为奶瓶喂养不足的补充。

3）人工喂养开始时喂奶间隔时间约 3 h，但不必严格限制。第 1 天每次喂奶 15～20 ml，以后每天每次增加 10～15 ml，直至每次 60 ml，再隔天每次增加 15 ml 至每次 90 ml；但对早产儿加奶速度不要超过每天 40 ml/kg。7、8 天后喂奶间隔时间可逐步改为每 4 h 一次，夜间喂奶间隔延长，每天喂奶可降至 5～6 次，每天总量 120～180 ml/kg，能达到营养需要。

4）人工喂养时还要注意每日供给新生儿的水量。可以参考新生儿每日液体需要量表（表5-4-1）。

5）若为持续输液泵胃肠道喂养或间歇输液泵输注，应每 8 h 更换注射器，每 24 h 更换输注管道系统。

**表 5-4-1 新生儿每日液体需要量 [ml/(kg·d)]**

| 时间（天） | 出生体重 | | | |
| --- | --- | --- | --- | --- |
| | <1000 g | ~1500 g | ~2500 g | >2500 g |
| 1 | 100～120 | 80～100 | 60～80 | 40～60 |
| 2 | 120～140 | 100～120 | 80～100 | 60～80 |
| 3～7 | 140～160 | 120～160 | 100～140 | 80～120 |
| 8～28 | 140～180 | 140～180 | 140～160 | 120～140 |

摘自：王丹华．早产儿的营养支持．中华围产医学杂志，2006，9（4）：282

（3）混合喂养：母乳不足时应添加配方乳同时喂哺，称混合喂养。

**（三）早产儿的喂养**

1. 早产儿的营养需要特点

（1）早产儿生后早期营养支持的最基本要求和目标是能达到其宫内生长的速度（表5-4-2）。

**表 5-4-2 胎儿和新生儿的体重增长规律**

| 胎龄（周） | 体重增长 [g/(kg·d)] |
| --- | --- |
| 24～28 | 15～20 |
| ～32 | 17～21 |
| ～36 | 14～15 |
| 37～40 | 7～9 |

摘自：王丹华．早产儿的营养支持．中华围产医学杂志，2006，9（4）：280

（2）正常早产儿生长的能量需求为 110～130 kcal/(kg·d)（表5-4-3），这样才能保证体重增长 16～20 g/(kg·d)，蛋白质储存 2 g/(kg·d)，能量吸收率为 90%。此推荐量与美国儿科学会和加拿大儿科学会的 120～130 kcal/(kg·d) 的推荐量基本一致。

**表 5-4-3 早产儿生长的能量需求推荐量**

| | 能量 [kcal/(kg·d)] |
| --- | --- |
| 基础代谢率 | 50 |
| 活动耗能 | 5 |
| 体温调节 | 10 |
| 总能量消耗 | 65 |
| 排泄的能量 | 15 |
| 储存的能量 | 30～50 |
| 总能量摄入需求推荐量 | 110～130 |

摘自：姚裕家．早产儿营养——基础与实践指南．2 版．北京：人民卫生出版社，2008：25-26

（3）糖是早产儿的主要供能营养素，出生后无论双糖或单糖，在消化道均易被消化吸收。早产儿出生时肝糖原贮存不足，血糖浓度仅为足月儿的 20%～60%。早产儿对脂肪的吸收能力弱，而且体内贮存的脂肪量也少，生后一段时间内需消耗自己体内的脂肪来供给能量。

（4）蛋白质的需要量比足月儿多，为 3～4 g/(kg·d)。新生儿肠外营养期间每日所需电解质推荐量见表5-4-4。

表 5-4-4　新生儿肠外营养期间每日所需电解质推荐量
〔mmol/（kg·d）〕

| 电解质 | 早产儿 | 足月儿 |
|---|---|---|
| 钠 | 2.0～3.0 | 2.0～3.0 |
| 钾 * | 1.0～2.0 | 1.0～2.0 |
| 钙 | 0.6～0.8 | 0.5～0.6 |
| 磷 | 1.0～1.2 | 1.2～1.3 |
| 镁 | 0.3～0.4 | 0.4～0.5 |

* 出生后 3 天内除有低钾证据外，原则上不予补钾；
摘自：中华医学会肠外肠内营养学分会儿科学组，中华医学会儿科学分会新生儿学组，中华医学会小儿外科学分会新生儿外科学组．中国新生儿营养支持临床应用指南．中华小儿外科杂志，2013，34（10）：782-787

（5）生后肌注维生素 K$_1$ 1 mg，如为高危儿，可连续肌注维生素 K$_1$ 3 天。第 3 周开始给予维生素 D 每日 400～800 IU，早产儿生后第 6 周或于肠道能耐受时开始补充铁 2 mg/(kg·d)。新生儿肠外营养期间每日所需维生素推荐量见表 5-4-5。新生儿肠外营养期间每日所需微量元素推荐量见表 5-4-6。

表 5-4-5　新生儿肠外营养期间每日所需维生素推荐量〔剂量/（kg·d）〕

| 维生素 | 新生儿推荐量 |
|---|---|
| **水溶性** | |
| 维生素 C（mg） | 15～25 |
| 维生素 B$_1$（mg） | 0.35～0.5 |
| 维生素 B$_2$（mg） | 0.15～0.2 |
| 烟酸 | 4.0～6.8 |
| 维生素 B$_6$（mg） | 0.15～0.2 |
| 叶酸 | 5$_6$ |
| 维生素 B$_{12}$（μg） | 0.3 |
| 泛酸（mg） | 1.0～2.0 |
| 生物素（μg） | 5.0～8.0 |
| **脂溶性** | |
| 维生素 A（μg）[a] | 150～300 |
| 维生素 D（μg）[b] | 0.8 |
| 维生素 K（μg） | 10.0 |
| 维生素 E（μg）[c] | 2.8～3.5 |

[a] 1 μg 视黄醇当量（RE）＝1 μg 全反式视黄醇＝3.3 IU 维生素 A；
[b] 10 μg 维生素 D＝400 IU；
[c] 2.8 mg α 生育酚＝2.8 IU 维生素 E；
摘自：中华医学会肠外肠内营养学分会儿科学组，中华医学会儿科学分会新生儿学组，中华医学会小儿外科学分会新生儿外科学组．中国新生儿营养支持临床应用指南．中华小儿外科杂志，2013，34（10）：782-787

表 5-4-6　新生儿肠外营养期间每日所需微量元素推荐量
〔μg/（kg·d）〕

| 微量元素 | 早产儿 | 足月儿 |
|---|---|---|
| 锌 | 400～500 | 250<3 个月 100>3 个月 |
| 铜 | 20 | 20 |
| 硒 | 2.0～3.0 | 2.0～3.0 |
| 铬 | 0 | 0 |
| 锰 | 1.0 | 1.0 |
| 钼 | 1.0 | 0.25 |
| 碘 | 1.0 | 1.0 |
| 铁 | 200 | 50～100 |

摘自：中华医学会肠外肠内营养学分会儿科学组，中华医学会儿科学分会新生儿学组，中华医学会小儿外科学分会新生儿外科学组．中国新生儿营养支持临床应用指南．中华小儿外科杂志，2013，34（10）：782-787

2. 早产儿的喂养

早产儿的喂养包括早期住院期间的喂养和出院后的喂养。

（1）早产儿住院期间喂养方法

1）乳类的选择：母乳喂养是早产儿最理想的选择，无母乳或母乳量不足者，可用早产儿配方乳直接哺乳。当肠内喂养总量达到 50～100 ml/（kg·d）时添加母乳强化剂。每 25 ml 的母乳加母乳强化剂 1 袋。如果母亲的乳量不足以满足需要，有两个方法可供采纳：一种办法是使用液状的早产儿配方乳或液状的母乳强化剂，与母乳按 1：1 的比例（容积比）混合；另一种办法是添加母乳强化剂的母乳和早产儿配方乳交替使用。初始时半量强化，根据耐受情况增加至全量强化。出院时仍生长迟缓的早产儿应使用经强化的母乳喂养至少到校正胎龄 40 周，或根据生长情况持续到校正胎龄 52 周。

2）喂养方式的选择：尽早开始喂奶，无特殊病情可于产后 3～6 h 开始喂哺，病情相对稳定者可于生后 6～12 h 开始喂哺，有高危情况者可适当延迟 24～48 h，开始喂哺的时间及喂哺方式要根据早产儿的胎龄、出生体重和病情来考虑。出生体重接近 2500 g 的早产儿可于产后 3～6 h 开始喂哺，可直哺母乳。体重小于 2500 g 者吸吮能力较差，为避免过于疲劳，可用奶瓶喂母乳。体重在 2000 g 以下，或吞咽能力不良以及因哺乳而引起青紫的早产儿，应推迟喂哺时间，可以用鼻胃管喂养。体重小于 1000 g 或有呼吸困难、循环衰竭等情况者，则选用静脉输注来供给营养。

①直接哺乳法（母乳或奶瓶）：早产儿需奶量大但胃容量小，故应采用少量多次的原则，来保证所需的乳量。出生体重接近 2500 g 的早产儿，胎龄＞34 周、病情稳定，呼吸＜60 次/分的早产儿，可生后 3～6 h 开始直接喂哺母乳，用配方乳人工喂哺时，生后 4 h 先喂 1 或 2 次水，如无呕吐，可开始喂奶。早产儿所需的乳量可按每次 2～4 ml/kg，每 2 h 一次，以后每天每次增加 1～2 ml/kg。进入第 2 周以后可改为每 3 h 一次，每日总乳量按其体重每日所需能量计算，分 8 次喂哺。

②管饲法：用于＜32 周的早产儿或因疾病因素不能直接喂养者。首选胃管，应选用经口插入胃管法。如有严重胃食管反流时，可选用经胃十二指肠置管法。多数情况下采用间歇推注法，严重胃食管反流时也可选用持续输注法。临床有时也会两者交替应用。管饲法乳量与添加速度：体重＜1500 g，开始乳量每日 10～30 ml/kg，添加速度每日 10～20 ml/kg；体重 1500～1800 g，开始乳量每日 30～40 ml/kg，添加速度每日 20～30 ml/kg；体重 1800～2500 g，开始乳量每日 40 ml/kg，添加速度每日 30 ml/kg。最后达到 140～160 ml/(kg·d)。

③微量喂养：一般指在出生后早期以每日＜10～20 ml/kg 进行喂养，在肠外营养期间配合应用。自生后 24 h 内开始，用母乳或早产儿配方乳喂养，乳液不必稀释。

④非营养性吸吮：早产儿在管饲法喂养期间或肠外营养期间应用。给予安慰奶头，造成吸吮动作，给早产儿造成感觉的刺激。

3）喂养耐受性的判断和处理：在喂养过程中必须密切观察早产儿耐受性并及时处理。如有呕吐频繁、呕血、胃潴留、胎便排出延迟、血便、腹胀等情况，说明出现喂养不耐受，应停止喂养，给予及时对症处理（表 5-4-7）。

表 5-4-7　新生儿肠内营养监测表

| | 监测项目 | 开始时 | 稳定后 |
|---|---|---|---|
| 摄入量 | 能量（kcal/kg） | qd | qd |
| | 蛋白质（g/kg） | qd | qd |
| 出入量 | | qd | qd |
| 临床症状、体征 | 喂养管位置 | q8 h | q8 h |
| | 鼻腔口腔护理 | q8 h | q8 h |
| | 胃/空肠造瘘口护理 | qd | qd |
| | 胃潴留 | 每次喂养前 | 每次喂养前 |
| | 大便次数/性质 | qd | qd |
| | 其他消化道症状 | qd | qd |
| 生长参数 | 体重（kg） | qd～qod | 2/w |
| | 身长（cm） | qw | qw |
| | 头围（cm） | qw | qw |
| 实验室检查 | 血常规 | qw | qw |
| | 肝功能 | qw | qw |
| | 肾功能 | qw | qw |
| | 血糖 | qd～tid | prn |
| | 电解质 | qw | qw |
| | 便常规＋隐血试验 | prn | prn |
| | 大便 pH | prn | prn |
| | 尿比重 | prn | prn |

注：qd，每日 1 次；q8 h，每 8 h 一次；qod，隔日 1 次；qw，每周 1 次；tid，每日 3 次；2/w，每周 2 次；prn，必要时

（2）早产儿出院后喂养：具有以下营养不良高危因素的早产儿和（或）低出生体重儿需要强化营养：①极低（超低）出生体重儿；②有宫内外生长迟缓表现；③出生后病情危重、并发症多；④出生体重〈2000 g 而住院期间纯母乳喂养者；⑤完全肠外营养>4 周；⑥出院前体重增长不满意 [<15 g/(kg·d)]。对于配方乳喂养的早产儿，可以在出院后一段时间继续喂哺早产儿配方乳或早产儿出院后配方乳（为一种在营养成分上介于早产儿配方乳和足月儿配方乳之间的配方乳）。对于母乳喂养的早产儿，可以选择添加额外的营养素（包括母乳强化剂）或限制性地补充早产儿配方乳。

（3）早产儿营养支持目标和评价

1）早产儿营养支持目标：生后不同的阶段，营养支持的目标不同，分三个阶段：①转变期。生后 7 天以内，主要是维持营养和代谢的平衡；②稳定期。临床状况平稳至出院，此阶段的目标是达到宫内增长速率。③生长期。出院至 1 岁以内，主要完成追赶性生长。但必须再次强调，由于早产儿的自身特点，在不同的生理阶段对各种营养素的需求不同，在制订早产儿的营养支持方案时，应针对每个早产儿的特点来进行调整和规划。

2）早产儿出院后的营养支持应达到以下要求：①体重增长，校正月龄<3 个月，20~30 g/d；3~6 个月，15 g/d；6~9 个月，10 g/d。②身高增长，每周>0.8 cm 或≥25 百分位。③头围增长，校正月龄<3 个月，每周>0.5 cm；3~6 个月，每周>0.25 cm。

3）对于胎龄<34 周、出生体重<1800 g 的早产儿，在出院 4~6 周时应进行生长发育和营养状况的评价，除身高、体重等生长指标外，有条件时可进行一些生化指标和氢呼气试验等监测手段，但尚缺乏明确的标准。以下情况可能属于不正常：体重增长<25 g/d，身高增长每周<0.75 cm，头围增长每周<0.5 cm，血磷<4.5 mg/dl，碱性磷酸酶>450 IU/L，血尿素氮<5 mg/dl，前白蛋白<10 mg/dl，视黄醛结合蛋白<2.5 mg/dl 等，需要给予营养干预。

（童笑梅）

## 参考文献

[1] Mounla N. A grid to assess the nutritional status of low-birth-weight infants in the neonatal period. Am J Perinatol, 2004, 21 (1)：45-47.

[2] Mól N, Kwinta P. How to determine the nutritional status of preterm babies? Review of the literature. Dev Period Med, 2015, 19 (3 Pt 1)：324-329.

[3] 单红梅，蔡威，孙建华，等. Mounla 营养评价方法在极低出生体重儿中应用. 临床儿科杂志，2006，24 (8)：652-654.

[4] 中华医学会肠外肠内营养学分会，儿科学组中华医学会儿科学分会新生儿学组，中华医学会小儿外科学分会新生儿外科学组. 中国新生儿营养支持临床应用指南. 中华小儿外科杂志，2013，34 (10)：782-787.

# 第五节　新生儿肠外营养

**【适应证】**

经胃肠道摄入不能达到所需总热量的 70%，或预计不能经肠道喂养 3 天以上。

1. 早产儿、极低出生体重儿、严重肺透明膜病、吸入综合征用机械通气者。

2. 外科疾病　如先天性胃肠道畸形、膈疝等手术前后。

3. 严重胃肠炎　如坏死性小肠结肠炎、难治性腹泻。

4. 其他　如化脓性脑膜炎、颅内出血、硬肿症和经口喂养困难或入量不足者。

**【禁忌证】**

1. 病情危急　伴有多脏器衰竭者。严重感染、有严重出血倾向、出凝血指标异常者慎用脂肪乳剂。

2. 极低出生体重儿　尤其胎龄在 30 周以下、未结合胆红素≥171 $\mu$mmol/L 及血小板减少者均不能用脂肪乳剂。

3. 休克、严重水和电解质紊乱、酸碱平衡紊乱，未纠治时，禁用以营养支持为目的的补液。

4. 血浆三酰甘油>2.26 mmol//L（200 mg/dl）时暂停使用脂肪乳剂，直至廓清。

5. 严重肝功能不全者慎用脂肪乳剂与非肝病专用氨基酸。

6. 严重肾功能不全者慎用脂肪乳剂与非肾病专用氨基酸。

**【分类】**

1. 全胃肠道外营养（TPN）　指完全不能经口喂养。

2. 部分性胃肠道外营养（PPN）　部分营养可经口或胃肠供给，不足部分由静脉输入。目前 PPN 应用较广泛，因其有利于刺激胃肠道激素的分泌，减少肠外营养并发症。

**【途径】**

1. 周围静脉　四肢或头皮等浅表静脉输入的方法。葡萄糖浓度须<12.5%。

2. 中心静脉　①经周围静脉穿刺中心静脉置管（peripherally inserted central catheter，PICC）；②经颈内、颈外、锁骨下静脉置管进入上腔静脉；③脐静脉插管。

**【输注方式】**

1. 氨基酸与葡萄糖电解质溶液混合后，以 Y 型管或三通管与脂肪乳剂体外连接后同时输注。

2. 全合一（all-in-one）　将所有肠外营养成分在无菌条件下混合在一个容器中进行输注。

**【配制方法】**

肠外营养支持所用营养液根据当日医嘱在层流室或配制室超净台内，严格按无菌操作技术进行配制。混合顺序为：①电解质溶液（10% NaCl、10% KCl、钙制剂、磷制剂）、水溶性维生素、微量元素制剂先后加入葡萄糖溶液和（或）氨基酸溶液；②将脂溶性维生素注入脂肪乳剂；③充分混合葡萄糖溶液与氨基酸溶液后，再与经步骤②配制的脂肪乳剂混合；④轻轻摇动混合物，排气后封闭备用。保存需注意：避光、4℃保存，无脂肪乳剂的混合营养液尤应注意避光。建议现配现用。国产聚氯乙烯袋建议 24 h 内输完。乙烯乙酸乙酰醋袋可保存 1 周。

特别提醒：①全合一溶液配制完毕后，应常规留样，保存至患者输注该混合液完毕后 24 h。②电解质不宜直接加入脂肪乳剂中。注意：全合一溶液中一价阳离子电解质浓度不高于 150 mmol/L。二价阳离子电解质浓度不高于 5 mmol/L；③避免在肠外营养液中加入其他药物，除非已经过配伍验证。

**【营养液成分和需要量】**

**（一）液体需要量**

见表 5-4-1。因个体而异，需根据不同临床条件（光疗、暖箱、呼吸机、心肺功能、各项监测结果等）调整。总液体在 20~24 h 内均匀输入，建议应用输液泵进行输注。

**（二）能量需要量**

能量需要量为足月儿 70~90 kcal/(kg·d)，早产儿 80~100 kcal/(kg·d)。

## （三）氨基酸

推荐选用小儿专用氨基酸。生后 24 h 即可应用（肾功能不全者例外），从 1.5～2.0 g/(kg·d) 开始 [早产儿建议从 1.0 g/(kg·d) 开始]，按 0.5 g/(kg·d) 的速度逐渐增加，足月儿可至 3 g/(kg·d)，早产儿可增至 3.5～4.0 g/(kg·d)。氮：非蛋白能量=1 g：(100～200) kcal。

## （四）脂肪乳剂

出生 24 h 后即可应用。早产儿建议采用 20% 脂肪乳剂。中长链混合型脂肪乳剂优于长链脂肪乳剂。剂量从 0.5～1.0 g/(kg·d) 开始，足月儿无黄疸者从 1.0～2.0 g/(kg·d) 开始，按 0.5 g/(kg·d) 的速度逐渐增加，总量不超过 3 g/(kg·d)。

## （五）葡萄糖

开始剂量为 4～8 mg/(kg·min)，按 1～2 mg/(kg·min) 的速度逐渐增加，最大剂量不超过 11～14 mg/(kg·min)。注意监测血糖。新生儿肠外营养时建议血糖 <8.33 mmol/L。新生儿不推荐使用胰岛素预防高血糖的发生。如有高血糖（8.33～10 mmol/L），葡萄糖输注速度按 1～2 mg/(kg·min) 的速度逐渐递减，如 4 mg/(kg·min) 仍不能控制高血糖，可用胰岛素 0.05 IU/(kg·d)。

## （六）电解质

应每天供给，推荐需要量见表 5-5-1。

**表 5-5-1　肠外营养期间新生儿每日所需电解质推荐量 [mmol/(kg·d)]**

| 电解质 | 早产儿 | 足月儿 |
| --- | --- | --- |
| 钠 | 2.0～3.0 | 2.0～3.0 |
| 钾 | 1.0～2.0 | 1.0～2.0 |
| 钙 | 0.6～0.8 | 0.5～0.6 |
| 磷 | 1.0～1.2 | 1.2～1.3 |
| 镁 | 0.3～0.4 | 0.4～0.5 |

## （七）维生素

肠外营养时需补充 13 种维生素，包括 4 种脂溶性维生素（维他利匹特）（1 ml/kg，每周 1 次）和 9 种水溶性维生素（水乐维他）[1 ml/(kg·d)]，见表 5-5-2。

**表 5-5-2　肠外营养期间新生儿每日所需维生素推荐量**

| 维生素种类 | 早产儿 | 足月儿 |
| --- | --- | --- |
| 维生素 A（$\mu$g） | 300～500 | 300～750 |
| 维生素 D（IU） | 160 | 400 |
| 维生素 E（mg） | 3～4 | 3～10 |
| 维生素 K（$\mu$g） | 60～80 | 200 |
| 维生素 $B_1$（mg） | 0.1～0.5 | 0.4～0.5 |
| 维生素 $B_2$（mg） | 0.15～0.30 | 0.4～0.6 |
| 泛酸（mg） | 0.4～1.5 | 2～5 |
| 维生素 $B_6$（mg） | 0.10～0.35 | 0.1～1.0 |
| 维生素 $B_{12}$（mg） | 0.3～0.6 | 0.3～0.6 |
| 维生素 C（mg） | 20～40 | 60～80 |
| 叶酸（$\mu$g） | 50～200 | 20～80 |
| 生物素（$\mu$g） | 6～8 | 20～30 |
| 烟酸（mg） | 5～6 | 10～17 |

## （八）微量元素

推荐量见表 5-5-3，临床上一般应用微量元素混合制剂派达益儿或安达美（多种微量元素注射液），1 ml/(kg·d)。

**表 5-5-3　肠外营养期间新生儿每日所需微量元素推荐量 [$\mu$g/(kg·d)]**

| 微量元素种类 | 早产儿 | 足月儿 |
| --- | --- | --- |
| 铁 | 100～200 | 50 |
| 锌 | 300～500 | 250 |
| 铜 | 20～50 | 20～30 |
| 硒 | 1～2 | 2～3 |
| 锰 | 1～3 | 1～3 |
| 钼 | 0.25～2 | 0.25～3 |
| 铬 | 0.25～3 | 0.25～2 |
| 碘 | 1～1.5 | 1～1.5 |
| 氟 | — | 20 |

## 【合并症】

除上述输液途径中提到的可能出现的技术性合并症外，要注意严格无菌操作，防止感染。常见的合并症为代谢性合并症，如高血糖症、低血糖症、高脂血症、电解质紊乱、代谢性骨病、胆汁淤积症、高血氨、肝功能损伤。可通过输液泵，严格按计划监测有关项目，及时调整供给的内容物和尽早开始肠道喂养来防止。

### 【监测项目】

每天测体重，记出入量，监测生命体征，测血糖和尿糖、电解质、血气分析、胆红素。待病情稳定后，每周监测一次。肝功能、肾功能、血氨、血常规，特别是血小板和血脂，以及身高、头围和上臂围需酌情监测。注意 PICC 的位置和贴膜的清洁（表 5-5-4）。

需注意，生后第 1 天即可开始肠内喂养（存在肠内喂养禁忌证者除外），不足部分由肠外营养补充供给。营养补充能量计算公式 $PN=(1-EN/110)\times 70$，其中 PN、EN 单位均为 $kcal/(kg\cdot d)$（110 为完全肠内喂养时推荐达到的能量摄入值，70 为完全肠外营养支持时推荐达到的能量摄入值）。肠内联合肠外营养支持时，肠外营养补充能量计算公式为 $PN=(1-EN/110)\times 80$。其中 EN 和 PN 单位均为 $kcal/(kg\cdot d)$（110 为完全肠内喂养时推荐达到的能量摄入值，80 为完全肠外营养支持时推荐达到的能量摄入值）。

表 5-5-4　新生儿肠外营养监测表

|  | 监测项目 | 第 1 周 | 稳定后 |
| --- | --- | --- | --- |
| 摄入量 | 能量（kcal/kg） | qd | qd |
|  | 蛋白质（g/kg） | qd | qd |
| 出入量 |  | qd | qd |
| 临床症状、体征 | 皮肤弹性、囟门黄疸、水肿 | qd | qd |
| 生长参数 | 体重（kg） | qd～qod | 2/w |
|  | 身长（cm） | qw | qw |
|  | 头围（cm） | qw | qw |
| 实验室检查 | 血常规 | qw | qw |
|  | 肝功能 | qw | qw |
|  | 肾功能 | qw | qw |
|  | 血糖 | qd～tid | prn |
|  | 电解质 | qw | qw |
|  | 血脂 | qw | qw |

注：qd，每日 1 次；qod，隔日 1 次；qw，每周 1 次；tid，每日 3 次；2/w，每周 2 次

（李在玲）

## 参考文献

中华医学会肠外肠内营养学分会，儿科学组中华医学会儿科学分会新生儿学组，中华医学会小儿外科学分会新生儿外科学组. 中国新生儿营养支持临床应用指南. 中华小儿外科杂志，2013，34（10）：782-787.

# 第六节　新生儿重症监护病房的母乳喂养

世界卫生组织（WHO）统计，如果所有产妇能在产后 1 h 内开始母乳哺喂新生儿，每年可拯救 100 万新生儿的生命。2013 年 11 月 WHO 统计显示，每年约有 1500 万名早产儿（胎龄小于 37 周）出生。在 184 个国家中，早产发生率为 5％～18％。中国早产儿出生人数仅次于印度，排名第二，已达 1 172 300 名。随着救治水平的提高，我国早产儿成活率逐年上升，救治早产儿的胎龄极限不断下移，发达国家救治早产儿胎龄达 23～24 周或更低。我国地区间经济发展程度存在差异，不同医院新生儿医学发展水平、危重新生儿救治能力不一致。胎龄越低，早产儿出生后存在的问题越多，综合救治难度越大。在早产儿综合救治管理中，营养支持方面也面临相同的挑战。早产儿营养支持不仅关系到尽快恢复出生体重、较快体重增长及尽快出院，还是疾病治疗及恢复、早期合并症预防、后期成长的基础及保障。早期营养与远期健康密切相关的理论也已得到很多临床研究及文献系统回顾的支持。2012 年发表的研究结果显示，对 8 个国家、124 家三级新生儿重症监护病房（NICU）的网络调查发现，近半数医院有母乳库或能够使用库存母乳，24 h 内开始喂养的比例、使用持续喂养的比例、微量喂养策略的采用、使用母乳强化剂的指证及时间、目标喂养量等在各中心间存在较大差异，体现出目前在早产儿喂养实践上存在不一致性及不明确性。早产儿临床营养方面存在的众多问题和挑战已成为非常活跃的研究领域。

母乳对于早产婴儿来说更加重要，但住院早产儿母乳喂养仍是目前我国 NICU 工作的薄弱环节之一。一项多中心研究表明，我国 NICU 中早产儿配方奶喂养率高达 77.0％，如何改善 NICU 的住院早产儿的母乳喂养势在必行。

## 一、母乳喂养对早产儿的益处

### （一）蛋白类物质

1. 母乳蛋白中的胆盐刺激脂肪酶、淀粉酶可促进新生儿，尤其是早产儿肠道蠕动及脂肪和碳水化合物的消化。

2. 母乳中的乳铁蛋白、溶菌酶、小分子多肽具有抗菌活性。早产儿免疫系统不成熟，不能产生足够的成熟免疫球蛋白，母乳中的分泌型免疫球蛋白（sIgA）可协助保护早产儿预防感染。

3. 母乳中的胰岛素样生长因子（IGF）和表皮生长因子（EGF）可促进胃黏膜功能完善。

4. 母乳中含有白细胞介素（IL-2、IL-4、IL-6）、干扰素（IFN)-γ 和肿瘤坏死因子（TNF)-α 等细胞因子，具有免疫调节功能和抗感染功能。

### （二）脂类

长链多不饱和脂肪酸中的二十二碳六烯酸（DHA）和花生四烯酸（AA）主要富集在脑和视网膜，对婴幼儿视觉、神经发育有特别重要的营养作用。早产母亲母乳中 DHA 和 AA 高于足月母亲母乳，补偿了早产儿先天母体获取不足，对早产儿中枢神经系统和视网膜发育有着积极的意义。

### （三）碳水化合物

1. 乳糖提供新生儿 30％～40％的能量。

2. 低聚糖是母乳的重要组成成分之一，不易在胃和小肠中消化。目前研究认为低聚糖可降低粪便黏度；促进人体肠道内固有双歧杆菌的增殖，保护肠黏膜；作为唾液酸的来源可促进大脑的发育。

### （四）微量营养素

母乳中微量营养素的浓度取决于母亲的饮食及消耗。钙、磷是骨矿化不可或缺的元素，充足的维生素 D 是促进钙从饮食中吸收的关键，可通过母亲维生素 D 补充来提高母乳中维生素的含量。母乳中的微量元素包括铜、锌、钡、镉、锰、钼、镍、锡、锶等，均具有高生物利用度。

### （五）母乳中的其他生物活性物质

近年来多项研究表明，人乳的营养成分、抗感染物质、激素类和酶活性物质、多种生长因子及益生菌等对婴幼儿生长发育起着极其重要的促进作用。乳汁中还含有其他母体来源的细胞，如白细胞和上皮细胞，对婴幼儿生长发育有重要的调节作用。由于早产儿在病房内住院时间长，容易发生感染或自身免疫性疾病，母乳中的生物活性物质可能成为抵御这些耐药性菌株感染的有力武器。

## 二、母乳对 NICU 早产儿的临床价值

对在 NICU 住院期间的早产儿而言，进行母乳喂养可促进早产儿消化道的生长与成熟，诱导婴儿肠道内消化酶和保护性酶类的作用，在肠道形成保护性屏障，益生菌和益生元促进肠道正常菌群定植。在 NICU 进行母乳喂养可通过母婴皮肤接触，建立肠道和乳房吸吮的反馈通路（enteromammary pathway），对早产儿起特殊的保护作用。

### （一）减少肠道喂养不耐受

肠内营养对早产儿的生长及胃肠道发育十分重要。早产儿的早期喂养状况不仅影响其近期生长和疾病转归，而且关系到其远期预后。母乳喂养可减少新生儿喂养不耐受和新生儿坏死性小肠结肠炎（NEC）的发生。2008 年，Sisk 等在 Pediatrics 发表了一篇关于母乳喂养和极低出生体重儿全肠道喂养的报道，通过前瞻性队列研究，发现高剂量母乳喂养组达到肠内营养量 100 ml/（kg·d）比低剂量母乳喂养组快 4.5 天，喂养达到 150 ml/（kg·d）比低母乳喂养组快 5 天。调整妊娠年龄、性别和呼吸窘迫综合征等因素后，高母乳喂养组达到 100 ml/（kg·d）和 150 ml/（kg·d）的时间显著短于低母乳喂养组。

### （二）减少迟发型败血症

母乳中的抗菌成分，如 sIgA、溶菌酶、细胞活性因子等已得到人们的普遍认可。研究发现，胎龄（28.1±2.4）周、体重（1087±252）g、日龄 1～28 天的极（超）低出生体重儿，平均每日母乳摄入量与败血症下降和 NICU 费用有剂量相关性，每多摄入 10 ml/（kg·d）母乳，可降低败血症风险 19%。随着平均每日母乳摄入量的增加，NICU 花销呈下降趋势。

### （三）降低 NEC 发生风险

Herrmann 等观察研究出生胎龄小于 33 周的早产儿，证实了纯母乳喂养组（包含母乳/捐献母乳喂养和添加母乳强化剂）出生 7 天后 NEC 发生率为 1%，对照组为 3.4%，纯母乳喂养组 NEC 的发生率明显低于对照组（P=0.009）。Johnson 等通过前瞻性队列研究，对 2008 年 2 月至 2012 年 7月的 291 例极低出生体重儿进行观察，发现产后 14 天内大剂量母乳喂养可使 NEC 风险降至 1/6，减少极低出生体重儿的住院费用。

### （四）预防早产儿视网膜病

早产儿母乳喂养是预防早产儿视网膜病（ROP）安全有效的措施之一。Hylander 等对 283 例极低出生体重儿的队列研究显示，与配方奶喂养组相比，母乳喂养组早产儿 ROP 发生率降低约 20%（41.0% vs. 63.5%，P<0.05），纯母乳喂养（OR=0.46）被认定为预防 ROP 的独立保护因素。日本学者的研究表明，高比例母乳喂养组（占总热量的 67%～83%）与低比例母乳喂养组（占总热量的 24%～38%）相比，视网膜剥离概率显著下降。

目前主要观点认为：①严重 ROP 的早产儿校正胎龄为 30～33 周时，其血清中 IGF-Ⅰ水平低，此时正是视网膜血管成熟的关键时期。母乳中的某些激素或生长因子可能通过上调 IGF-Ⅰ水平而促进视网膜血管的正常发育。②早产儿母乳中含丰富的多不饱和脂肪酸，特别是 DHA 和 AA，对新生儿的中枢神经系统和视网膜发育有极为重要的营养作用。有证据表明，DHA 缺乏伴不成熟的抗氧化防御功能可导致视神经发育障碍，包括 ROP。③母乳中含有许多酶类和非酶类的抗氧化剂成分，如乳铁蛋白、过氧化氢酶、超氧化物歧化物酶、谷胱甘肽过氧化物酶、维生素 C、维生素 E、维生素 A、β-胡萝卜素及肌醇等，可保护视网膜细胞免受氧自由基的损害。

### （五）促进神经系统发育

生后 24 个月是婴儿神经系统发育的关键期，尽早进行母乳喂养对早产儿尤其重要。母乳中含有的大量生物活性因子对神经系统发育具有重要作用，如多不饱和脂肪酸［DHA、二十碳五烯酸（EPA）、花生四烯酸、γ-亚麻酸］、α-乳清蛋白、IGF、胆碱、尿嘧啶核苷等。DHA 在大脑和视网膜组织的细胞膜中含量丰富，早产儿缺乏不饱和脂肪酸可降低脑组织 DHA 含量，使神经细胞体积减小，降低视觉功能和学习记忆能力，母亲膳食的影响会改变母乳中不饱和脂肪酸的含量。研究表明，母乳喂养婴幼儿大脑皮层、脑白质、灰质 DHA 含量明显高于人工喂养婴幼儿，母乳喂养的婴幼儿智商高于人工喂养的新生儿，且这种差异一直持续到 15 岁，提示这可能与母乳中独特的脂

肪酸构成有关。NICU 袋鼠妈妈式护理可减轻母亲的心理压力，并通过原始自然的母婴亲密接触增强母婴间的生理心理反馈；母乳喂养过程本身也能促进早产儿的神经发育进程。

#### （六）社会经济学价值

亲母母乳喂养可降低住院期间和出院后早产儿的各类并发症，如新生儿喂养不耐受、迟发型败血症、NEC、神经发育异常等，减少 NICU 早产儿出院后的再入院率，降低医疗费用，且其作用与母乳喂养有剂量相关性。

综上所述，提高母乳喂养量和持续时间对 NICU 早产儿具有积极的意义。

### 三、早产儿母乳的来源

#### （一）早产儿自己母亲的母乳

是早产儿喂养的首选。

1. 早产儿母亲直接喂乳　根据早产儿病情、所在 NICU 的管理状况，如有可能，在早产儿病情稳定后首选母亲直接怀抱早产儿哺喂。目前积极推行的母婴皮肤接触护理（skin-skin care，SSC）［亦称袋鼠妈妈式护理（kangaroo mother care，KMC）］有助于早期开始并维持母乳喂养。目前国内 NICU 尚未普遍开展此类护理方式，不利于顺利开展住院早产儿母乳喂养。

2. 母亲挤出母乳　此为母亲不能直接哺喂早产儿的补偿办法。母亲需将母乳挤出并保存于专用储备袋或瓶中，送至医院用于早产儿喂养。此过程包括母乳挤出及收集、家庭保存、运送、医院内保存以及使用等多个环节。其中，操作中严格遵守手卫生要求、保存前清晰标注、储存及转送保持冷链、避免反复冻融是保证安全使用挤出母乳喂养早产儿的关键点。不断进行各关键环节检查并制定相应防范措施及制度，不断对所有参与此过程的家长、工作人员进行教育，是 NICU 内安全开展母乳喂养的保障。

#### （二）捐赠人乳

当早产儿的母亲无法向其婴儿提供母乳时，已建成母乳库的地区或医院可选择巴氏消毒的捐献母乳（pasteurised donor human milk，PDHM）（62.5℃，30 min）喂哺早产儿。世界围产医学联盟 2010 年有关捐赠人乳使用的建议明确指出，早产儿使用捐赠母乳优于使用婴儿配方奶，推荐使用捐赠人乳喂养早产儿。捐赠人乳使用应成为早

产儿标准管理的一部分，标准储存及恰当强化是捐赠人乳使用中的关键点。

研究显示，虽然捐赠母乳的免疫活性物质（淋巴细胞、溶菌酶、sIgA 等）经过巴氏消毒后会明显减少，但母乳中的营养物质，如蛋白质、脂肪、碳水化合物及维生素和矿物质等损失很小，绝大部分非特异性免疫物质不受影响。临床研究提示，经巴氏消毒的捐赠母乳对早产儿同样有免疫保护和改善预后的益处，是目前早产儿理想的母乳替代品；捐献母乳也可进行强化后用于早产儿。捐赠母乳必须通过严格筛查以避免感染风险［除外人类免疫缺陷病毒（HIV）、巨细胞病毒、肝炎、梅毒等］或其他毒性物质污染（药物、酒精、毒品等）。巴氏消毒法能杀死所有病原微生物，但在极早产儿使用 PDHM 前，仍需告知其父母，并签署接受 PDHM 知情同意书。

捐赠人乳具有母乳的优点，但也存在一些不足。首先，供应量有限，并受到是否开展母乳库的限制；其次，母乳库收集的母乳多来自足月儿母亲稳定喂养期的成熟乳，能量及营养素密度不能满足早产儿需求。捐赠母乳通常用于胎龄 32 周以下的住院早产儿，且需喂养达一定量时进行营养强化后使用。很多国家都有国家层面建立及维护的母乳库，其运行按血库管理规范进行。我国尚缺乏标准运行的、规模化的母乳库，已有单位着手运作母乳库，希望能推进中国母乳库的建立及发展。

### 四、母乳的收集、储存和转运方法

无论是早产儿自己母亲挤出的母乳还是捐赠人乳，均需遵照母乳喂养学会制定的母乳储存规范管理及操作。早产儿使用母乳的管理与足月儿相似，但在某些方面要求更严格，主要内容包括：推荐使用硬质塑料或玻璃容器进行长时间（＞72 h）的母乳保存；操作前认真洗手并消毒所需物品及容器；采用适宜大小的包装，以 30～60 ml 小包装为主；储存前清晰标记；避免任何方式造成的储存母乳升温情况；按储存时间顺序先后使用；储存母乳应放在冰箱深处确保低温；4℃冰箱保存时，新挤出未经冷冻的母乳保存不宜超过 48 h，融化母乳保存不超过 24 h，冰冻母乳保存最长 3 个月；喂养时所需的物品，包括奶瓶、注射器、吸管等均应消毒。尚无对母乳进行常规细菌学检查、常规消毒的推荐（表 5-6-1）。

表 5-6-1　NICU 内早产乳的收集-转运-使用步骤

| | |
|---|---|
| 1. 准备 | 5. 接收 |
| ● 清洁：洗手、剪指甲、清洁乳房和吸乳器表面 | ● 双人核对新生儿姓名、床号、吸乳时间 |
| ● 吸乳器：选择双侧泵系统的吸乳器，每次用后清洗管道、风干 | ● 专用冰箱保存 |
| ● 吸乳配件：每人使用独立的、预先消毒的吸乳配件。用后按要求正确地清洗、消毒备用 | ● 专人负责 |
| | ● 储存位置安全、固定 |
| ● 容器：预先消毒、密封的食品级硬质 PP 塑料或玻璃瓶、母乳收集袋 | 6. 使用 |
| ● 父母指导 | ● 每次用前需核对，专人专用 |
| ◇ 乳母的用药和疾病情况 | ● 初乳尽量经口咽途径给予 |
| ◇ 能清楚重复母乳喂养的整个步骤 | ● 按母乳采集的先后次序使用 |
| ◇ 母乳喂养指导小组保持联络通畅 | ● 加热至 37～40℃ 使用 |
| 2. 收集 | ● 禁忌微波加热 |
| ● 分娩后半小时内尽快开始吸乳 | ● 加热后未用完的乳汁不可重复使用 |
| ● 每天 8～12 次，定时吸出乳汁 | ● 遵医嘱，按比例添加母乳强化剂 |
| ● 每次同时排空双侧乳房 | ● 强化母乳现配现用，混合均匀 |
| ● 每次吸乳都应单独收集乳汁 | 7. 质量控制 |
| ● 将每次喂养量分装保存 | ● 冷藏、冷冻的温度控制记录 |
| ● 标识吸乳日期、时间、奶量、新生儿姓名 | ● 给父母的书面建议 |
| ● 不要丢弃初乳 | ● 乳母的药物和疾病书面记录 |
| 3. 储存 | ● 乳汁不要求常规细菌学培养 |
| ● 初乳挤出后要立即喂哺早产儿 | ● 必要时细菌学筛查，可发现不恰当的收集技术 |
| ● 冷藏或冷冻区彻底清洁，专区保存 | ● 乳汁的处置原则同其他液体 |
| ● 预计 24 h 内使用的乳汁收集后立即冷藏（0～6℃） | |
| ● 预计超过 96 h 的乳汁收集后立即冷冻（－18℃以下） | |
| ● 冷冻可保存 3 个月 | |
| 4. 转运 | |

## 五、早产儿母乳营养素含量及母乳强化

母乳中各种营养素的含量、能量密度呈现动态变化。研究显示，随泌乳时间的延长，母乳中脂肪含量及能量密度均有所增加，早产儿母乳亦如此。出生后 8 周内，早产儿母亲的母乳中蛋白质、脂肪含量及能量密度均高于足月儿母亲的母乳；不同母亲的母乳能量密度差异较大；胎龄越小，母乳中营养素含量越高；母乳中蛋白质含量随日龄增加而降低。基于此研究结果，从营养素含量的角度讲，主张早产儿应尽量接受自己母亲的母乳。

尽管母乳喂养有很多优势，但多年研究也证实，早产儿母亲母乳所含营养物质的量及能量密度不能满足较低出生体重儿（＜1800～2000 g）成长中的需求，从体格发育的角度和骨健康的角度均强调需要进行营养素的强化。通常，早产儿母乳强化使用牛乳来源的母乳强化剂（human milk fortifier，HMF），但偶有使用更加安全的、母乳来源强化剂的报道。鉴于早产儿喂养耐受的情况及牛乳制剂、高渗透压制剂引入的安全性，通常，在母乳喂养量达 80～100 ml/(kg·d) 时对出生体重＜1800～2000 g 的早产儿引入 HMF。先依据产品说明半量使用，如无不耐受情况，2～3 天后可按标准强化建议使用。目前各 NICU 使用 HMF 的指证并不完全统一。2012 年，欧洲发表了胎龄＜31 周的早产儿生后第一次喂养即开始使用 HMF 的报道，研究发现，至胎龄 34 周时评估，早产儿对此种喂养耐受良好，骨碱性磷酸酶水平有所降低，但并未使早产儿体重增加更迅速。

鉴于早产儿母乳营养素的含量呈动态变化，为使早产儿喂养方案更加个体化，更有利于早产儿的成长，建议有条件时定期检测母乳营养素含量及能量密度，指导喂养及针对性调整 HMF 的使用。

## 六、早产儿母乳喂养方法

### （一）不同情况的早产儿母乳喂养

1. 较大胎龄/体重及非危重症早产儿的母乳

喂养 人群缺乏严格定义，但通常是指胎龄34周以上、体重1800 g以上、生命体征基本稳定、不需强力生命支持治疗（如机械通气）的早产儿。此部分早产儿通常生后可较早开始喂养，主张生后应立即母婴皮肤接触吸吮，随后可开始经口喂养，其中部分早产儿可能需要短期胃管辅助喂养或接受部分全肠道外营养。此部分早产儿在救治过程中通常能较快地过渡为全肠道营养。

2. 较小胎龄/体重及危重症早产儿的母乳喂养

与前组早产儿相对应，此组早产儿通常胎龄小于32～34周、出生体重低于1800 g、生后早期合并症多且严重、需要较多重症监护干预。即使如此，仍主张在其生命体征稳定后尽早开始肠道内营养。母乳仍应是喂养成分的首选，捐赠人乳主要供此组人群需要时使用。通常生后早期需配合肠道外营养，根据喂养进程使用HMF。此组早产儿是营养管理中需重点关注的人群。

### （二）母乳喂养方法

1. 微量喂养 所有有关早产儿喂养的指南均建议在可耐受情况下早开奶，绝大多数32周以下早产儿都可在生后48 h内开始喂养，有些NICU可达到100%的早产儿24 h内开始喂养。可采取微量肠道内喂养策略，起始喂养量10～20 ml/(kg·d)，稳定此喂养量数日后，按耐受情况逐渐增加喂养量。

2. 喂养方法 根据早产儿自身情况调整。

（1）管饲：主要适用于胎龄＜32周、体重＜1500 g早产儿出生后早期阶段，此时吸吮、吞咽不协调。可采用鼻胃管或口胃管进行，根据指南，胃管应每周更换。需采用重力喂养方式，通常采用间断式喂养，如不能耐受，特别是对超低出生体重儿，可采用持续喂养或间断持续喂养。

（2）经口喂养：一旦早产儿逐渐成长，应逐渐将管饲过渡为经口喂养，可使用奶瓶、勺、滴管喂奶。

## 七、早产儿母乳喂养注意事项

### （一）母乳病原学检测

早产儿采用新鲜亲母母乳喂养时，不需要常规进行细菌培养或其他病原检测，也不需巴氏灭菌；仅当早产儿发生肠源性感染时，需要对其使用的母乳进行采样送检。

### （二）关于母亲为病毒携带者的母乳处理

当母亲携带巨细胞病毒（CMV）、乙型肝炎（乙肝）病毒或呈病毒血清学阳性时，可能会导致经母乳喂养的早产儿感染。

母亲CMV血清学阳性的概率在不同国家及地区间不同，阳性率可达95%。此种情况下，足月儿母乳喂养还是安全的，没有特殊干预的推荐。对于自身免疫功能相对较差、未能从母体获得充足抗体的早产儿，如果母乳中存在CMV病毒，对其可能有一定的风险。但目前无早产儿母乳喂养前常规检测CMV-DNA的推荐。有研究显示，早产儿生后2周时母乳中CMV-DNA检测阳性率最高，在生后4～6周间CMV-DNA载量最高。小样本研究显示，母乳CMV-DNA阳性时对母乳进行冷冻后喂养有益。冷冻虽不能完全消除病毒，但可降低病毒载量，冷冻72 h可使母乳中病毒载量降低75%～90%。但冷冻也会破坏母乳中的细胞成分，特别是其中的干细胞，因此尚无定论是否应常规冷冻母乳。现实情况下，早产儿母乳常需要冷冻后使用，这在一定程度上保证了母乳喂养的安全性。还可应用巴氏消毒或高温短时消毒（72℃，5～10 s）处理母乳后喂养早产儿，直至胎龄达32周。

母亲患乙型肝炎的新生儿，在出生时即接种乙肝疫苗和乙肝免疫球蛋白时，母乳喂养不会增加乙肝感染风险，可以选择母乳喂养。目前国内外多数学者认为，早产儿使用新鲜亲母母乳喂养的益处明显超过其造成感染的风险。

### （三）关于哺乳期用药的建议

70%的NICU住院早产儿的母亲由于围生期合并症，需要药物治疗。哺乳期用药是困扰临床的一大问题，很多药物说明书中对于哺乳期药物安全性常注明为"哺乳期慎用或禁用"，导致母乳喂养的临床实践困难。近年来多数临床研究显示，仅有非常罕见的少量药物有明确证据证明是母乳喂养的绝对禁忌证。医护人员需要了解哺乳期用药安全的基础知识和分析方法，不应仅基于"谨慎原则"，只是担心药物对婴儿可能存在远期或潜在风险，就劝阻母亲哺乳。对于药物暴露导致的风险与中断母乳喂养并使用配方奶喂养的风险，需要两害相权取其轻。在出生早期初乳阶段，应积极鼓励母乳喂养，因早产儿摄入量少，其药物总量远不足以导致显著的不良反应。为减少药物向乳汁的转运，建议母亲在哺乳后立即用药。如婴儿为葡萄糖-6-磷酸脱氢酶缺乏症（G-6-PD）者，母亲忌食用蚕豆或服用呋喃妥因、伯氨喹和非那吡啶等药物，以免患儿发生溶血性贫血。

### （四）母乳喂养禁忌证

真正意义上的母乳喂养绝对禁忌证很少见，见表 5-6-2。

表 5-6-2　母乳喂养禁忌证

| 疾病 | 喂养措施 |
| --- | --- |
| **婴儿** | |
| 代谢性疾病，如半乳糖血症等 | 不得哺乳，使用特殊代乳品哺喂。<br>其他代谢性疾病，如苯丙酮尿症，可在密切监测的基础上，用母乳与特殊配方奶交替使用 |
| **母亲** | |
| HIV 感染或携带者 | 如有条件确保使用配方奶时，采用人工喂养 |
| 人类嗜 T 淋巴细胞病毒（Ⅰ型或Ⅱ型） | 不得直接哺乳或吸乳哺喂 |
| 未治愈的活动性结核病、布鲁氏菌病 | 不得直接哺乳；在接受治疗至少 2 周并确证已不具有传染性时，可重新哺乳 |
| $H_1N_1$ 流感、水痘、乳房皮肤单纯疱疹病毒感染 | 不得直接哺乳，以防新生儿感染；挤出的母乳可喂哺 |
| 在接受抗代谢药物、化疗药物、精神疾病治疗药物及少数会经母乳排出的药物治疗（苯丙胺、麦角胺、他汀类）期间 | 完全清除前不得直接哺乳或吸乳哺喂 |
| 正接受同位素诊疗或曾暴露于放射性物质，致使母乳含有一定量的放射性物质 | 不得哺乳 |
| 母亲吸毒、酗酒 | 不得哺乳 |

## 八、早产儿出院后母乳喂养

早产儿出院后营养管理依然非常重要，喂养方案应根据早产儿生长发育速度和现行状况个体化评估、决定。

正常情况下，早产儿出院时生命体征已稳定，可耐受完全肠道内营养，并且完全自行经口摄入，鼓励出院后继续母乳喂养。如出院时早产儿体格发育按胎龄（年龄）-体重评价良好，通常指处于同胎龄（年龄）第 25 百分位及以上时，母亲直接哺乳即可，不必挤出母乳使用 HMF。如存在生长落后，通常指胎龄（年龄）-体重评价处于同胎龄（年龄）第 10 百分位以下者，需继续使用 HMF。对体格发育处于第 10～25 百分位的早产儿，需根据早产儿喂养量、体格发育速度，反复监测及评估来决定。未使用完的、在安全使用期限内的冻存母乳可按保存时间先后继续使用。如需混合喂养，应尽量开展母乳喂养，努力保持最大的母乳喂养比例，并根据早产儿生长发育情况选择恰当的婴儿配方奶。

## 九、促进早产儿母乳喂养成功的管理措施

与足月儿母乳喂养不同，在给早产儿实施母乳喂养过程中会有许多困难及来自各方面的压力。正确的引导方式和积极的支持策略对于帮助早产儿母亲建立信心、保证母乳喂养的成功至关重要。

### （一）成立围生期母乳喂养指导小组

各医院的产科和儿科共同组建母乳喂养指导小组（包括 1～2 名临床营养医生、1～2 名护士），要求小组成员熟悉和掌握母乳喂养知识和维持泌乳的技巧和方法，在产妇分娩前对夫妻双方进行健康宣教，在早产儿住院期间指导母亲确保持续母乳喂养的系列程序与方法，对早产儿进行喂养监测和评估，在早产儿出院后进行直接母乳喂养的指导，并对产科和儿科的全体医务人员进行定期培训，以达到促进早产儿母乳喂养的团队共识。

### （二）定期组织母乳喂养知识培训

对 NICU 所有医务人员进行母乳喂养相关知识和规范的培训，并制定以循证为基础的母乳收集、储存、标记及发放的操作规程，从而持续、有效地实施母乳喂养政策。

### （三）母乳喂养宣传

将母乳喂养作为高危妊娠分娩前会诊的一项常规内容进行宣教，把早产儿母乳喂养的益处及促进母亲泌乳的方法告诉所有预期早产的孕妇及其家庭。制定母乳喂养书面宣教资料，并确保父母能清楚母乳收集、储存和转运的整个正确流程。

### （四）促进母乳喂养行动

产科和新生儿科的医务人员共同协助母亲在产后 0.5~1 h 内开始乳汁的泵吸，首选医用电动吸奶器，指导母亲在与其婴儿分离的情况下如何尽早泌乳，每 24 h 吸奶 8~12 次，以保持泌乳量。鼓励母亲坚持记录吸乳日志。

### （五）推行袋鼠式育婴模式

在母婴条件许可的情况下，尽早实施母婴皮肤接触，住院期间提倡袋鼠妈妈式护理模式，促进母乳喂养的可持续性。出院前正确指导母亲对早产儿的直接哺乳，教会如何正确评估母乳摄入量，并于出院后密切随访。

## 十、住院早产儿母乳喂养状况的评价指标

开展早产儿住院期间母乳喂养，应关注开始母乳喂养的时间及母乳喂养量占每日奶类摄入量的比例。住院期间母乳喂养开展情况的评价指标包括：75％的超低出生体重早产儿生后 14 天内为纯母乳喂养，75％的极低出生体重早产儿出生后第 1 个月每日喂养量 80％以上为母乳，75％的超低出生体重早产儿 NICU 住院期间接受母乳喂养量超过 50 ml/(kg·d)。

总之，早产儿母乳喂养对早产儿身心发育与健康非常重要，应得到全社会的关注与重视，在 NICU 中推广早产儿母乳喂养已成为大势所趋。

（童笑梅）

## 参考文献

[1] Schanler RJ, Shulman RJ, Lau C. Feeding strategies for premature infants: beneficial outcomes of feeding fortified human milk versus preterm formula. Pediatrics, 1999, 103: 1150-1157.

[2] 《中华儿科杂志》编辑委员会，中华医学会儿科学分会新生儿学组，中华医学会儿科学分会儿童保健学组. 早产/低出生体重儿喂养建议. 中华儿科杂志, 2009, 47: 508-510.

[3] American Academy of Pediatrics. Policy statement: Breastfeeding and the use of human milk. Pediatrics, 2012, 129: e827-e841.

[4] Paula P, Janet L, Aloka L, et al. Improving the use of human milk during and after the NICU stay. Clin Perinatol, 2010, 37: 217-245.

[5] Dutta S, Singh B, Chessell L, et al. Guidelines for feeding very low birth weight infants. Nutrients, 2015, 7: 423-442.

[6] Kuschel CA, Harding JE. Multicomponent fortified human milk for promoting growth in preterm infants. Cochrane Database Syst Rev, 2004, 1: CD000343.

[7] Underwooda MA. Human milk for the premature infant. Pediatr Clin North Am, 2013, 60: 189-207.

[8] Sisk PM, Lovelady CA, Dillard RG, et al. Early human milk feeding is associated with a lower risk of necrotizing enterocolitis in very low birth weight infants. J Perinatol, 2007, 27: 428-433.

[9] Gephart SM, Weller M. Colostrum as oral immune therapy to promote neonatal health. Adv Neonatal Care, 2014, 14: 44-51.

[10] Agostoni C, Buonocore G, Camielli VP, et al. Enteral nutrient supply for preterm infants: commentary from the European Society of Paediatric Gastroenterology, Hepatology and Nutrition Committee on Nutrition. J Pediatr Gastroenterol Nutr, 2010, 50: 85-91.

[11] 母乳强化剂应用研究协作组. 母乳强化剂在早产儿母乳喂养中应用的多中心研究. 中华儿科杂志, 2012, 50: 336-342.

[12] 王晨，韩露艳，孙静，等. 早产儿母乳喂养强化方法的探讨. 中国新生儿科杂志, 2014, 1: 8-13.

[13] SpatzDL. Innovations in the provision of human milk and breastfeeding for infants requiring intensive care. J Obstet Gynecol Neonatal Nurs, 2012, 41: 138-143.

[14] Schanler RJ, Lau C, Hurst NM, et al. Randomized trial of donor human milk versus preterm formula as substitutes for mothers' own milk in the feeding of extremely premature infants. Pediatrics, 2005, 116: 400-406.

[15] Updegrove K, Jones F, Sakamoto P, et al. Guidelines for the establishment and operation of a donor human milk bank. 16th ed. Texas: Human Milk

Banking Association of North America，2013：5-30.

[16] Cossey V，Vanhole C，Eerdekens A，et al. Pasteurization of mother's own milk for preterm infants does not reduce the incidence of late-onset sepsis. Neonatology，2013，103：170-176.

[17] Ewaschuk JB，Unger S，O'Connor DL，et al. Effect of pasteurization on selected immune components of donated human breast milk. J Perinatol，2011，31：593-598.

[18] Hartmann BT，Pang WW，Keil AD，et al. Best practice guidelines for the operation of a donor human milk bank in an Australian NICU. Early Hum Dev，2007，83：667-673.

[19] McGuire W，Anthony MY. Donor human milk versus formula for preventing necrotising enterocolitis in preterm infants：systematic review. Arch Dis Child Fetal Neonatal Ed，2003，88：F11-F14.

[20] Hamprecht K，Maschmann J，Jahn G，et al. Cytomegalovirus transmission to preterm infants during lactation. J Clin Virol，2008，41：198-205.

[21] Hamprecht K，Maschmann J，Müller D，et al. Cytomegalovirus（CMV）inactivation in breast milk：reassessment of pasteurization and freeze-thawing. Pediatr Res，2004，56：529-535.

[22] Kurath S，Halwachs-Baumann G，Müller W，et al. Transmission of cytomegalovirus via breast milk to the prematurely born infant：a systematic review. Clin Microbiol Infect，2010，16：1172-1178.

[23] 中华医学会妇产科学分会产科学组. 乙型肝炎病毒母婴传播预防临床指南. 中华妇产科杂志，2013，48：151-154.

[24] Lawrence RM. Circumstances when breastfeeding is contraindicated. Pediatr Clin North Am，2013，60：295-318.

[25] Davanzo R，Bua J，De Cunto A，et al. Advising Mothers on the Use of Medications during Breastfeeding：A Need for a Positive Attitude. J Hum Lact，2016，32：15-19.

[26] Rowe H，Baker T，Hale TW. Maternal medication，drug use，and breastfeeding. Child Adolesc Psychiatr Clin N Am，2015，24：1-20.

[27] Slutzah M，Codipilly CN，Potak D，et al. Refrigerator storage of expressed human milk in the neonatal intensive care unit. J Pediatr，2010，156：26-28.

[28] Proper handling and storage of human milk. Centers for Disease Control and Prevention website. http://www. cdc. gov/breastfeeding/recommendations/handling_breastmilk. htm. Accessed January 17，2015.

[29] Klingenberg C，Embleton ND，Jacobs SE，et al. Enteral feeding practices in very preterm infants：an international survey. Arch Dis Child Fetal Neonatal Ed，2012，97：F56-F61.

[30] Spatz DL. Ten steps for promoting and protecting breastfeeding for vulnerable infants. J Perinat Neonat Nurs，2004，18：385-396.

[31] Chiavarini M，Bragetti P，Sensini A，et al. Breastfeeding and transmission of cytomegalovirus to preterm infants. Case report and kinetic of CMV-DNA in breast milk. Italian J Pediatr，2011，37：6-10.

# 第七节　新生儿营养评价

新生儿期的营养不良或营养过剩对生长发育的损害涉及各个系统，且与远期的神经预后和成人期代谢综合征密切相关。营养状态反映了营养素摄入量和需要量之间的平衡与否及其结果，因此营养评价对于新生儿临床营养非常重要。在进行营养治疗前，必须了解造成喂养困难的原因和目前的营养状态。具体措施包括：营养调查（包括喂养及肠外营养中各营养素及热量摄入情况调查）、体格检查和体格生长测量（体重、身长、头围），并且将结果与生长发育标准曲线进行比对。在条件允许的情况下，为了鉴别某种营养素的缺乏或过量，还应该进行实验室检测。

## 一、新生儿的营养评价

合理的营养支持对其预后有直接影响，而合理的营养前提是正确营养评价。营养评价是指与营养有关的增加不良临床结局的风险评价，营养风险筛查和评价是通过简单、快速的调查，发现患者是否存在营养风险，以便及时制订营养干预计划，必要时需进一步行综合营养评价。营养评价一般在患儿入院后 1～2 天完成，医务人员通过营养风险评价能快速判断患儿是否存在发生宫外生长迟缓的风险。目前应用于临床的住院患儿营养风险筛查方法主要有主观全面营养评价（subjective global assessment，SGA）、营养风险筛查（nutritional risk screening，NRS）及欧洲营养风险筛查（nutritional risk screening，NRS2002）等，但至今用于新生儿的营养风险的评价手段极少。

### （一）人体测量学评价指标

营养评价的人体测量学指标包括体重、身长或中上臂围、皮褶厚度等。临床上最常用体重、身长和头围来评估新生儿生长状况。

在流行病学研究中，人体测量方法虽然精确度不足，但仍然是最常见的指标。其中目前应用最广的人体测量学营养评价方法包括生长曲线法、Z 值评分法等。临床上评价新生儿生长发育常用的生长曲线法习惯上采用新生儿体格测量与胎龄、生后年龄一起来评价新生儿发育及营养状况。

1. 生长曲线法　目前应用最广的是根据 2006 年 WHO 公布的参数值绘制的生长曲线，这种方法视儿童的身长、体重、体重指数（body mass index，BMI）等值在曲线中的位置来判断新生儿宫内的生长发育状况。也可适用于能定期随访的婴儿。2006 年 WHO 新标准的调查对象为全球 6 个国家（巴西、加纳、挪威、阿曼、美国和印度）的健康人群中自由生长的母乳喂养婴儿。新生儿出生体重在该胎龄及性别的出生体重第 10 百分位以下者为宫内发育不良，在第 90 百分位以上者为超重儿或大于胎龄儿。该标准被认为可用于评价不同的种族、地区、社会经济状况以及喂养方式的儿童。国内也可参考《中国十五城市新生儿体格发育调查》和《中国九城市、郊区 7 岁以下儿童体格发育调查资料参考值》。对于早产儿这一特殊人群，按照生后校正年龄，参照将 Olsen 宫内生长曲线与 WHO-CDC 新生儿生长曲线相结合的曲线图（http://www. pediatrix. com/workfiles/NICUGrowthCurves7. 30. pdf）以 及 2013 年的 Fenton 曲线（http://www. biomedcentral. com/1471-2431/13/59）评价其宫外生长发育状况。早产儿校正胎龄满 40 周后方可使用上述正常足月新生儿的三个生长曲线图继续描述早产儿出生后的生长状况。

2. Z 值评分法　Z 值评分法通过评价年龄别身长（height-for-age，HAZ）、身长别体重（weight-for-height，WHZ）和年龄别体重（weight-for-age，WAZ）来判断儿童的营养状况，以 <2 和 <3 为界值点来分别诊断儿童中度和重度营养不良。WAZ <2 为低体重，是提示急性营养不良的指标。HAZ<2 为生长迟缓，是提示慢性营养不良的指标。WHZ<2 为消瘦，是判断儿童近期及长期营养状况的综合指标。Z 值评分法在一定程度上消除了种族、发育水平和地区差异，可比较不同年龄、不同性别的儿童生长发育情况，是最常用的儿科营养不良评价方法。

3. 皮褶厚度及肌肉测量　婴儿皮褶总厚度在该胎龄及性别之第 10 百分位以下或第 90 百分位以上分别为营养不良或营养过度。一些小样本的研究表明皮褶厚度测量对胎儿和新生儿的营养状况的判断具有临床参考价值：Wihtelaw 及 Oakley 等在生后 6 h 内测量婴儿体重（g）、身长（cm）、上臂肱三头肌部（代表四肢）和肩胛下角部（代表躯体）的皮褶厚度（mm），以及头围、胸围、上臂围和小腿围（cm），结果发现，皮褶厚度及肌肉测量较体格指标更有助于新生儿营养状态的评价，并可作为孕期糖尿病控制的监测方法。但目前新生儿评价标准中尚未包括皮褶厚度及肌肉测量，且研究结果显示，很大比例的真性营养不良及肥胖症患儿未能得到正确认识，临床应用有限。

### （二）营养评价的生物学指标

蛋白质代谢指标是相对客观的营养评价指标，适宜的蛋白质/能量比可优化早产儿的理想生长。早产儿理想的营养目标是获得与同胎龄的胎儿相似的体质结构，而不仅是达到相同的体重增长速度。只有维持早产儿生命早期的体成分正常，才能使他们有良好的功能状态，从而改善远期预后，提高生命质量。体重增长速度与蛋白质摄入呈线性关系，如果蛋白质摄入量小于 3.5 g/（kg·d），而摄入能量很高，虽然能保持宫内增重的速度，但体脂含量大于宫内胎儿的比例。因此，通过实验室手段监测早产儿体内蛋白质代谢情况对早产儿的营养状态评估非常重要。

1. 白蛋白　白蛋白作为胆红素、激素、药物和酶和载体，是临床最常用的营养评价标记物。血清白蛋白的半衰期是 17～20 天。由于其相对较长的半衰期和易受机体水化状态影响，因此其标记的营养状况的准确性受到挑战。年龄较大的儿童和成人的白蛋白水平低于 3 g/dl 定义为低白蛋白血症，然而很难界定早产儿白蛋白的适宜浓度。胎儿血清白蛋白浓度从 1.9 g/dl（90% CI 1.2～2.8 g/dl）逐渐增加，胎龄 30 周约为 3.1 g/dl（90% CI 2.2～3.9 g/dl）。

2. 转铁蛋白　血清中结合并转运铁的 β 球蛋白。当机体缺铁时，无论机体蛋白质供给如何，转铁蛋白浓度均增加。因此只有当体内铁含量适当时，转铁蛋白才成为一种可靠的营养状态标志

物。其半衰期约为 8 天，因此能较敏感地反映机体蛋白质营养状态。例如，严重的蛋白质-能量营养不良的情况下，白蛋白降低，转铁蛋白浓度显著降低。

3. 前白蛋白　肝合成的一种糖蛋白，由 4 个相同的亚基组成，其参与 $T_3$、$T_4$、维生素和视黄醇结合蛋白的合成。血清前白蛋白测定可反映肝合成和分泌蛋白质的功能。由于其半衰期仅约 2 天，能较快反映出机体蛋白质不足，与白蛋白和转铁蛋白相比具有更高的敏感性。

4. 视黄醇结合蛋白　血液中维生素的转运蛋白，由肝合成。维生素 A 在体内通过视黄醇结合蛋白的携带，由肝分泌进入血液，为机体所利用。血清维生素 A 和视黄醇结合蛋白的含量呈显著的平行关系，因此有人建议测定血清视黄醇结合蛋白的含量来评价维生素 A 的营养状况。其半衰期短，只有 12 h。与白蛋白和转铁蛋白相比，视黄醇结合蛋白是监测营养治疗最好的标记。

### （三）Mounla 营养评价法

1993 年，学者 Wright 回顾了 205 例存活极低出生体重儿，并依据出生体重分 4 档：501～750 g、751～1000 g、1001～1250 g、1251～1500 g，体重增长速率分别是 14.5 g/（kg·d）、15.6 g/（kg·d）、15.7 g/（kg·d）、14.9 g/（kg·d），体重下降百分比为 7.3%、10.2%、9.5%、8.2%，恢复出生体重的日龄分别为 13 天、15 天、16 天、12 天，该生长曲线可反映住院极低出生体重儿的体重趋势，尤其是超低出生体重儿。学者 Mounla 依据体重变化趋势，于 2004 年初提出一种新的营养评价方法，主要是针对低出生体重儿的新生儿期（生后 28 天内。恢复出生体重的日龄与对照日龄相减并作百分比为 X 轴，体重下降百分比与对照相减并作百分比为 Y 轴，记录同一患者体重下降最明显的日龄、最低体重及恢复出生体重的日龄。如果一名婴儿小于对照日龄恢复出生体重和低于对照体重百分比，那么他/她处于"营养充分"区，反之处于营养不良区，并分为 3 类：0～50% 为"轻度"，50%～100% 为"中度"，＞100% 为"重度"）（图 5-7-1）。由于此方法的结果处理是相对（百分比）而不是绝对的数据，故胎龄、性别、人种等在评价时可暂不考虑。

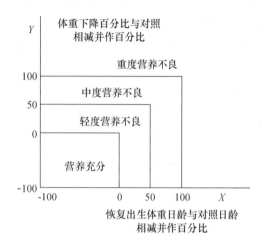

图 5-7-1 极低出生体重儿的营养状况评估法
——Mounla 法图示

举例如下：根据 Wright 的报告，出生体重在 540～746 g 间的新生儿一般要下降 7.3%（Y）的出生体重。而需要 13 天（X）回到出生体重。假设同样出生体重范围的新生儿 A 和 B，A 要下降 10%（$Y_1$）而需要 15 天（$X_1$）回到出生体重，B 要下降 5%（$Y_2$）而需要 10 天（$X_2$）而回到出生体重，计算如下：

$$X_A = [(X_1 - X)/X] \times 100 = [(15 - 13)/13] \times 100 = 15\%$$

$$Y_A = [(Y_1 - Y)/Y] \times 100 = [(10 - 7.3)/7.3] \times 100 = 36\%$$

$$X_B = [(X_2 - X)/X] \times 100 = [(10 - 13)/13] \times 100 = -23\%$$

$$Y_B = [(Y_2 - Y)/Y] \times 100 = [(5 - 7.3)/7.3] \times 100 = -31\%$$

因此可以评价，A 存在轻度营养不良，而 B 营养充分。国内学者单丹梅、蔡威等采用此方法对国内 126 例极低出生体重儿进行了营养评价，其营养不良的发生率为 48.4%（61/126 例），分组研究后发现明显低于 Wright 的数值，尚需进一步扩大样本量，以了解中国早产儿的生长曲线。

## 二、综合营养风险评估

住院新生儿营养不良是一个普遍但没有得到重视和正确处理的问题。由于各胎龄、日龄营养评价指标参考值不同，儿科营养评价较成人更困难。住院新生儿营养评价的方法相对较少且各种方法判定标准各不相同。对于住院新生儿营养不

良的评价和干预，目前国内尚缺乏规范化的处理原则。有必要对每名住院新生儿进行营养风险筛查和评价，以便及早发现营养不良并实施干预，使其从营养治疗中获益。

成人及儿童的营养风险筛查方法提示我们可根据新生儿宫外发育不良的高危因素制定出切合临床实际的适用于新生儿的综合营养评价方法，更全面地了解住院患儿的营养状况以及分析营养不良的病因，从而有利于实施个体化的营养干预。在繁重的临床工作中，医务人员通常根据本单位经验先对住院新生儿进行营养风险筛查，再进行更进一步的综合营养评价。

新生儿的综合营养评价内容应包括胎龄、出生体重、日龄、母孕期合并症、围生期缺氧、合并疾病的严重程度、辅助通气情况、特殊治疗（如血制品输注等）、喂养调查、用药情况、体格测量参数及相关实验室检查等。临床营养师可通过上述情况在住院期间随时发现存在营养风险的新生儿，及时进行恰当的营养干预措施，从而使新生儿借助营养治疗早日恢复健康，且出现满意的早期生长发育结局，避免发生宫外发育迟缓。

1. 病史询问　胎龄、出生体重、围生期窒息史、产前用药等。

2. 体格检查　检查者结合孕周根据简易胎龄法确定新生儿的发育成熟度、出生体重、头围、皮下脂肪厚度、合并疾病情况、是否需要机械辅助通气，重点检查心肺功能是否稳定和肠内营养的耐受性，如胃潴留量和性质、呕吐及腹胀，必要时测腹围、肠鸣音情况和胎便排出情况。

3. 每日营养摄入量和住院疾病状态评估　评估每日液体量、能量、蛋白质、热氮比摄入情况，有无合并动脉导管未闭、支气管肺发育不良等易导致生长不良的高危因素，每日评估肠内外营养耐受情况，便于及时优化营养方案。

（常艳美）

## 参考文献

[1] Whitelaw A. Subcutaneous fat in newborn infants of diabetic mothers: an indication of quality of diabetic control. Lancet, 1977, 1 (8001): 15-18.

［2］Oakley JR，Parsons RJ，Whitelaw AG. Standards for skinfold thickness in British new born infants. Arch Dis Child，1977，52（4）：287-290.

［3］Mounla N. A grid to assess the nutritional status of low-birth-weight infants in the neonatal period. Am J Perinatol，2004，21（1）：45-47.

［4］Wright K，Dawson JP，Fallis D，et al. New postnatal growth grids for very low birth weight infants. Pediatrics，1993，91（5）：922-926.

［5］单红梅，蔡威，孙建华，等. Mounla 营养评价方法在极低出生体重儿中应用. 临床儿科杂志，2006（8）：652-654.

# 第6章　早产儿管理

## 第一节　未成熟儿特点与发育评估

随着围产医学和新生儿救治技术的不断发展，早产儿的救治极限也在不断突破。美国人口数据调查显示，早产儿出生率逐年攀升，2005年达12.7%（平均每8名新生儿中有1名早产儿），每年有50万早产儿出生，其中8万例早产儿的胎龄不足32周。而美国黑人的早产儿出生率高达18.4%，每年医疗费用约26亿美元，无论是在医疗事业方面还是社会保障方面，我们都有很长的路要走。

### 一、胎儿宫内发育

由于早产儿器官组织的解剖和功能不成熟，相关疾病的风险增加，常引发不同程度的并发症，向儿科医生提出了特殊的挑战。熟悉和掌握胎儿发育规律和不同胎龄的发育特点有助于我们的临床评估与决策。

#### （一）胎儿宫内发育时间与特征（表6-1-1）

表6-1-1　胎儿宫内发育时间与特征

| 0～12周 | 12～24周 | 24～40周 |
|---|---|---|
| 受孕～4周<br>早期中枢神经系统发育<br>心脏形成，出现心跳<br>肢体胎芽形成 | 12～16周<br>骨骼发育<br>鼻中隔与腭部融合<br>肠腔内形成胎粪 | 24～28周<br>眼睑睁开<br>出现呼吸动作 |
| 4～8周<br>早期器官发育<br>头、面部结构形成<br>外生殖器形成，但性别难辨 | 16～20周<br>指甲形成 | 28～32周<br>贮存脂肪与铁元素<br>睾丸降入阴囊 |
| 8～12周<br>眼睑融合<br>肾功能形成，排尿<br>胎儿循环形成<br>出现吸吮与吞咽动作 | 20～24周<br>胎儿可存活<br>多数器官有功能<br>出现间断性睡眠与活动周期 | 32～36周<br>耳软骨柔软<br>出现跖屈<br><br>36～40周<br>颅骨硬实 |

引自：谷华运.中国人胚胎发育时序与畸形预防.上海：上海医科大学出版社，1993

#### （二）周期性呼吸

早产儿和足月儿均可发生周期性呼吸（呼吸短暂中止），胎龄越小，周期性呼吸越频繁发生。胎龄大于34周的早产儿发生率只有10%，而胎龄不到28周的早产儿发生率高达85%以上，可诊断为早产儿呼吸暂停。这种状况通常在胎龄38周时缓解，但可持续到42周以上。呼吸暂停加重或持续可能是感染、代谢紊乱、神经系统疾病或其他并发症的表现。

#### （三）体温调节

与机体代谢有效面积相比，早产儿体表散热面积相对较大，从而造成大量非蒸发散热，尤其是极早产儿，难以贮存热量。早产儿的皮肤特征是隔绝能力差，不利于防止热量丢失。早产儿不能有效产热，无寒战产热能力，棕色脂肪储备不足。体温调节能力差往往与伴随疾病、营养不足或者成熟度不够等因素有关。必须尽快采取措施解除低体温和高热，以免导致其他并发症。

### （四）自行吸吮

成功的经口喂养要求脑神经的功能高度协调，适度的吸吮和吞咽反射，嘴唇、下颌、舌、腭、咽喉、食管的协调动作以及自主神经和中枢神经系统的协调运作。吸吮反射在胎龄 18 周时即出现，吞咽动作在胎龄 10～14 周出现。尽管这些反射很早即建立，但直至胎龄 32～34 周尚未协调。胎龄 34 周时可耐受经口喂养。进食能力不仅受胎龄影响，也受行为状态、生理状态、神经系统状态、神经行为协调能力、健康状况、肌肉张力及吸吮、吞咽和呼吸的协调等因素影响。

## 二、早产儿发育评估

由于宫内发育时限缩短，极早产儿比那些相对成熟的新生儿遭遇的特殊问题更多。由于早产儿的发育特征主要与其成熟度相关，根据可靠的孕母月经史和妊娠早期超声检查评估是最有效的方法。然而，这些信息有时也有误差，早产儿出生后进行临床胎龄评估至关重要。

### （一）胎龄评估

见第 4 章第五节。

### （二）出生体重评估

虽然出生体重在围生期流行病学方面经常被用来代表有效的胎龄，但与成熟度相关性较差。胎儿体重在每个妊娠阶段的变动幅度较大，同一胎龄出生的新生儿发育速率也会有所不同，不同胎儿的生长发育变化反映了遗传、营养因素以及疾病的影响。最常用的正常体重范围是在同一胎龄的第 10 到第 90 百分位内，足月儿可相差 1200 g以上。目前广泛采用 2013 年修订的不同性别的Fenton 宫内发育曲线作为不同胎龄早产儿的理想体重范围（分男孩、女孩不同版本）（下载网址为http://ucalgary.ca/fenton/2013chart）。

### （三）神经系统检查评估

神经系统体征受围生期因素和早产儿不同胎龄的状态影响。相关疾病，如缺血缺氧可对脑组织产生不同类型的损伤，也取决于新生儿胎龄的功能状态。

新生儿的主要反射是原始反射，针对特殊刺激可形成复合反应。虽然可预测这些发育反射会消失，但其出现和稳定存在很大个体差异。Moro反射一般在足月时出现，也可在健康的胎龄 28～32 周的早产儿出现。手指伸直在早期呈现，其次是上臂伸展，在足月时出现上臂前屈。握持反射出现在妊娠 28 周左右，在生后 1 个月内稳定。张力性屈颈出现在胎龄 35 周，在足月儿生后 1 个月稳定。踏步反射出现在胎龄 35 周左右，在 1～2 周内稳定。

早产儿和足月儿存在明显的肌张力差异。胎龄未满 28 周的早产儿肌张力极低，肢体对被动运动的抵抗张力很弱。垂直屈曲时，28 周的早产儿一般不能伸直其头部、躯干或四肢。胎龄 32 周时，下肢出现屈伸张力，胎龄 36 周时，上肢出现屈伸张力。

神经系统检查结果一般反映停经后胎龄，但在足月儿和胎龄达到 37～40 周的早产儿之间存在细微变化。一般健康早产儿仍存在轻度肌张力低下。早产儿的自发动作往往不规则，可有细震颤、惊跳，通常发生在快速眼动睡眠周期过程中。清醒状态下，早产儿常见随机伸展动作，可出现非同步或同步动作。足月儿常可引出深腱反射，但早产儿常较弱。妊娠晚期出生的新生儿可区分触摸和疼痛感。觅食反射建立于胎龄 32 周。

## 三、早产原因的评估判断

正常妊娠应期满 40 周，妊娠期提前临产导致早产的原因众多，尤其是近年来随着围产医学的发展，各种病理妊娠和妊娠合并症的救治水平也不断提高，很多情况是由于母体因素需要提前结束分娩。因此，早产儿出生的原因千差万别，而这些早产儿出生后的诊治措施常需根据其早产原因进行个体化调整，2011 年西班牙学者推荐采用早产儿病因推算流程图判断早产原因，见图 6-1-1。

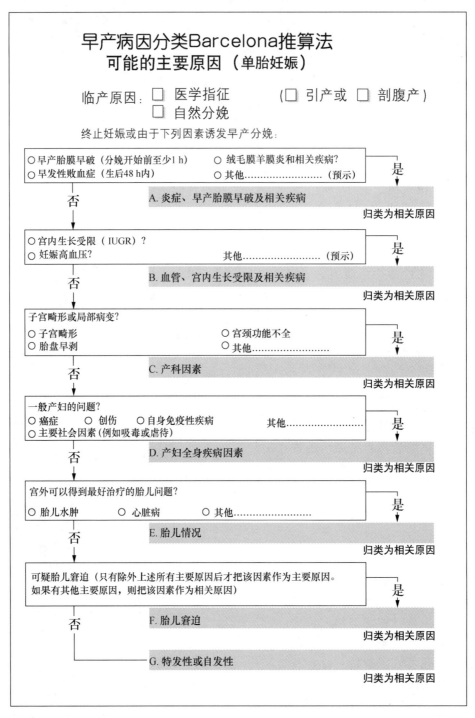

**图 6-1-1** 早产原因推算流程图

（童笑梅）

## 参考文献

［1］Pursley D. Developmental characteristics of preterm infants. Pediatr Rev，2008，29（2）：67-68.

［2］Balaguer A，Alvarez-Serra J，Iriondo M，et al. Rethinking classification of prematurity：a new clinical algorithm that improves etiologic assignment of preterm births neonatology. Neonatology，2011，99（4）：295-301.

［3］ Gleason CA，Devaskar SU. Avery's diseases of the newborn. 9th ed. Philadelphia：Elsevier Saunders，2012.

［4］ Cloherty JP，Eichenwald EC，Hansen AR，et al. Manual of neonatal care. 7th ed. Philadelphia：Lippincott Williams & Wilkins，2012.

［5］ 谷华运. 中国人胚胎发育时序与畸形预防. 上海：上海医科大学出版社，1993

［6］ Fenton TR，Kim JH. A systematic review and meta-analysis to revise the Fenton growth chart for preterm infants. BMC Pediatr，2013，13：59.

# 第二节　体温调节与体温管理

人类新生儿属于恒温哺乳类动物，即便是小早产儿也会对环境产生适应性反应，但其反应较弱，不足以维持其核心温度，从而使其在周围环境温度降低时出现低体温。维持正常体温对人体生理代谢活动的正常进行十分重要。当机体核心温度低于36℃时，大脑与机体代谢出现障碍；严重低体温（<31℃）可使心率和血压迅速下降，致病率与病死率增加。

## 一、寒冷反应生理学

### （一）寒冷刺激传入

机体对冷环境的反应始于温度传感器。传统生理学已证实，温度传感器位于皮肤和下丘脑。研究推测新生儿寒冷传感器位于皮肤，而温暖传感器位于下丘脑。两个传感器可相互结合，寒冷感觉反应可被下丘脑核心传感器抑制，反之亦然。

### （二）体温中枢调节

下丘脑接受来自皮肤的多源温度传入刺激后进行多重体温调节。在不同环境状态下，皮肤温度可波动8~10℃，而下丘脑温度仅相差±0.5℃。每日温度波动与全身交感神经节活动有关。由于新生儿中枢神经系统发育不成熟，体温调节功能差，窒息、低氧和其他中枢神经系统缺陷使其调节更加迟钝。由于皮肤温度传感器对低于0.5℃的差异即可触发温度调节过程，恒定的环境温度对新生儿非常重要。

### （三）体温调节传出途径

新生儿的温度传感器受交感神经系统支配。最初对寒冷的反应为真皮深部动脉血管收缩，造成机体中央温暖部位的血末梢流动减少。足月儿躯干部位的脂肪组织隔绝寒冷的皮肤表面，使皮肤血流减少，低体重儿脂肪组织不足，降低了此有效隔绝机能。因此，血管收缩成为新生儿御寒机制的第一道防线，即使未成熟儿也会出现该反应。棕色脂肪组织（brown adipose tissue，BAT）构成第二道防线，提供非战栗生热机制的代谢物质，是新生儿主要的产热组织，富含血管，产热能力是白色脂肪组织的4~6倍，其容量随胎龄增加而增加至足月，继之逐渐减少，生后9个月消失。产热时热量直接输送至机体大血管和器官。近年来研究证实，新生儿横纹肌收缩、机体外展姿势和兴奋、活动增加也可增加肝糖原分解和葡萄糖氧化来产热。

### （四）低体温对新生儿的影响

通过对全球关于新生儿低体温影响的文献meta分析发现，无论在医院还是在家庭出生，新生儿在生后24 h内发生低体温很常见，尤其是冬季出生、早产、低出生体重、经历窒息复苏、未经母乳喂养者。虽然低体温直接导致死亡罕见，但由于合并感染、早产、窒息等因素，体温低于35℃者死亡风险为体温正常者的6.11倍，且体温每降低1℃，病死率增加80%。

在低温度环境中，足月新生儿为维持体温，其耗氧量可增加2~4倍，以提高代谢率，代偿增加产热，并产生以下结果：①耗氧量过多引起组织器官供氧不足与低氧血症；②糖原储备耗竭导致低血糖症，与低体温互为因果；③由于低氧血症和周围血管收缩，组织细胞发生无氧酵解，引起代谢性酸中毒；④呼吸暂停；⑤酸中毒和缺氧导致肺动脉高压；⑥器官功能衰竭，引起凝血障碍、持续肺动脉高压和脑室内出血，严重者可致死（图6-2-1）。

### （五）中性温度

中性温度是指维持体温正常，且耗氧量和代谢率最低的最适宜环境温度范围，见图6-2-2。当环境温度在中性温度范围内时，机体所需的代谢率最低，耗氧量最少；当环境温度上升时，代谢率增加，随着体温进一步升高，机体难以代偿温度升高和相应的体液丢失，过热可致死；同样，当环境温度低于中性温度时，机体也试图通过增加代谢率和耗氧量来代偿低体温，当达到代偿极限时，体温开始下降，机体代谢率亦降低，这一阶段被用于神经保护措施，如亚低温治疗；如环境温度进一步降低，则加重婴儿低体温导致的代谢紊乱，最终亦致死。目前认为新生儿的中性温

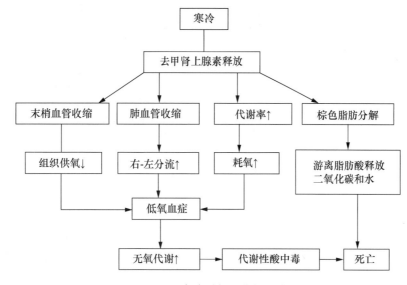

图 6-2-1　寒冷对新生儿的影响

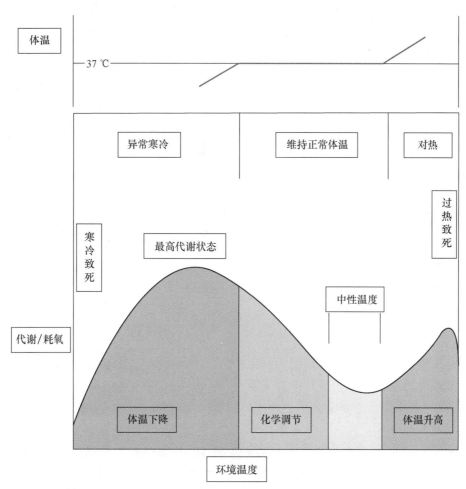

图 6-2-2　中性温度。显示过热与寒冷对机体体温和代谢率的影响

度在不同的日龄有所不同，取决于不同胎龄、出生体重和气流速度等（图 6-2-3）。胎龄和日龄越小，中性温度越高，其范围越窄。有研究显示闭式暖箱的环境温度波动范围与婴儿机体代谢率的变化关系，得出结论中性温度即为理想的暖箱温度，注意保持暖箱壁温度与室内环境温度一致；暖箱相对湿度在 50% 左右；环境条件恒定，不受气温或室内设置影响。

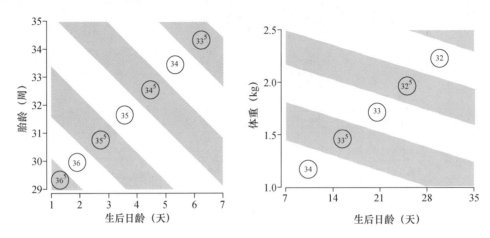

图 6-2-3　不同胎龄与出生体重的新生儿在生后不同日龄的中性温度（摘自：Sauer PJ，Dane HJ，Visser HK. New standards for neutral thermal environment of healthy very low birth weight infants in week one of life. Arch Dis Child，1984，59：18-22）

## 二、新生儿体温调节特点

### （一）新生儿产热特点

成人主要通过横纹肌收缩产热，从而出现战栗产热过程。由于神经肌肉纤维组织尚未髓鞘化，新生儿缺乏类似成人的战栗产热过程，主要由BAT 直接产热。BAT 位于肩胛间区、颈后部、腋窝、纵隔、肾及肾上腺、腹部大血管等处，在胎龄 26～30 周时出现，继续增长至出生后 2～3 周。环境温度下降时，皮肤神经末梢受刺激，释放儿茶酚胺，直接作用于棕色脂肪，在其丰富的线粒体内水解三酰甘油，形成过氧化游离脂肪酸，释放热量。足月儿 BAT 产热反应可增加代谢率 2 倍以上；早产儿棕色脂肪少，即使是严重寒冷刺激也不能产生 25% 以上的代谢率。

### （二）新生儿散热特点

胎儿在宫内体温高于孕母体温。新生儿出生后除经体表蒸发散失大量热量外，还有很多非蒸发损失热量的原因。首先，虽然新生儿体型娇小，但相对于机体代谢体积来说，新生儿暴露的体表面积比成人多（表 6-2-1），散热面积相当于成人的 5～6 倍；其次，新生儿表皮缺乏角化，皮下脂肪层薄，皮肤血管丰富，外周血流量多，寒冷环境下支配血管及血流分布的神经收缩反射功能差；另外，新生儿体表曲率半径小，四肢往往伸展，暴露面积增大，使其散热增加。新生儿主要通过以下 4 种途径散热：

1. 对流　对流散热发生于周围环境温度低于婴儿皮肤温度时。对流包括自然对流（热量从皮肤到周围空气）和强制对流（周围环境大量气体流动带走皮肤表面的热量）。热量损失量与周围环境和皮肤温度的差值以及气流速度相关。通风和气流扰动还会造成暖箱热环境中的热量损失。

表 6-2-1　成人与新生儿体重、体表面积及面积/体重

| | 体重（kg） | 体表面积（cm²） | 比值（cm²/kg） |
| --- | --- | --- | --- |
| 成人 | 70 | 1.73 | 250 |
| 足月儿 | 3 | 0.20 | 667 |
| 早产儿 | 1.5 | 0.13 | 870 |
| 极早产儿 | 0.5 | 0.07 | 1400 |

2. 蒸发　经新生儿皮肤表面被动蒸发的水分（不显性失水）造成 0.58 kcal/ml 的潜在热量损失。新生儿胎龄、体重越小，不显性失水比例越大。超未成熟儿经蒸发损失的热量达 4 kcal/（kg·h）［失水约 7 ml/（kg·h）］。气温高而湿度低（低蒸气压）和气流不稳时蒸发作用增加。生后最初几天的蒸发散热最多。胎龄为 25～27 周的早产儿生后第 1 周蒸发散热大于辐射散热。

3. 辐射　辐射散热是从新生儿的温暖皮肤播散至周围吸热的冷墙壁。辐射散热与皮肤和周围墙壁的温度差呈比例关系。婴儿姿势变动通过改变暴露辐射表面积影响辐射散热程度。

4. 传导　婴儿皮肤接触冷物体造成传导散热，取决于物体的温度和传导性。用绝缘性好的棉毯被包裹婴儿可减少传导散热。

### （三）判定体温调节状态的综合指标

世界卫生组织（WHO）定义的新生儿正常体

温为 36.5~37.5℃，低于此范围者为低体温。轻度低体温（36~36.5℃）常由寒冷应激所致；中度低体温（32~36℃）使患儿处于危险状况，需要尽快复温；重度低体温（<32℃）为濒死状态，机体的体温和代谢功能均处于崩溃边缘。为评估体温调节状态，可测定以下指标进行判断：

1. 肛温（直肠温度）　表示体内产热和散热平衡状态的指标，单纯肛温只表示体温平衡的结果，不能全面反映机体对环境温度的调节状态（产热和散热状态）。

2. 皮肤温度-环境温度差　表示散热程度的指标，皮肤温度-环境温度差越大，散热越多。

3. 腋温-肛温差　判断棕色脂肪组织代偿产热的指标。新生儿腋部是 BAT 主要分布区之一，腋温除反映机体核心温度外，还受局部 BAT 产热状态的直接影响。新生儿代偿产热加强，腋温增加，此时等于或超过肛温，计算腋温-肛温差值可反映全身代偿产热状态。

## 三、保温与体温管理

新生儿重症监护病房（NICU）的关键治疗措施应包括新生儿保温与体温管理。

### （一）保温注意事项

1. 产房保温至关重要，新生儿出生时由于蒸发、传导、辐射散热导致大量热量损失，在数分钟内体温即下降 2~3℃，因此，WHO 推荐产房等分娩区域维持环境温度到 25℃。在新生儿娩出瞬间即应保暖，将新生儿体表水分擦干并用毛巾包好。

2. 如需要复苏抢救，也应先行擦干身体，再将新生儿放在预热的辐射保温台上进行抢救操作，同时还需注意避免辐射保暖台的持续加热致医源性高热。为防止极低出生体重儿低体温，推荐采用一次性塑料薄膜封闭式包裹其身体。

3. 新生儿生后 24 h 后再沐浴，体温不稳定及体温较低的新生儿不宜洗澡。洗澡时应注意减少热量散失，动作要快，及时擦干，注意适当提高室温。

4. 2010 年 Vermont Oxford Network 调查显示，约 50% 的极低出生体重儿入住 NICU 时体温 <36.5℃，25% 体温 <36℃。低体温风险与体型、剖宫产降低新生儿分娩应激的自主神经反应以及手术室温度低有关。

5. 在新生儿转运过程中应注意维持正常体温，出院后叮嘱父母注意监测其体温变化。

6. 新生儿头部表面积相对较大，散热量较多，应给新生儿头部戴多层绒线帽以减少热量散失。

7. 对新生儿的姿势、行为、皮肤血运以及皮肤与核心温度差的临床观察可提供评估婴儿是否温暖、舒适的有效方法。

### （二）暖箱的使用

早在 1907 年，世界围产医学之父——法国妇产科 Pierre Budin 医生即认识到，新生儿，尤其是早产儿如未及时保温，其体温不仅很快下降，而且难以复温。体重小于 1500 g 者如不使用暖箱，当其肛温降至 32℃ 以下时死亡风险接近 100%。Day 等在二十世纪五六十年代进一步证实，适宜的环境温度是救治新生儿的关键环节。热平衡的轻微变化即可造成氧耗和热量损失，使机体代谢率增加。因此，NICU 需要为新生儿（尤其是早产儿）提供一个合适的环境温度。目前暖箱有开放式、闭式以及复式暖箱三种。

1. 闭式暖箱　目前暖箱均为双层壁设计，减少了原来单壁暖箱因辐射散热引起的热量损失。

（1）使用指征：①出生体重 <1800 g，生后需要较高的环境温度者；②新生儿硬肿病或其他低体温患儿。

（2）暖箱的温度及湿度控制：一般采用伺服式温控感应器，维持新生儿腹部体温在 36.5℃，具体根据患儿情况确定所需暖箱温度（表 6-2-2），使用前要预热 1~2 h。

胎龄 <30 周、体重 <1000 g 的早产儿在生后第 1 周需要较高湿度（达 80% 以上），以减少不显性失水，保持体温及液体平衡；1 周后为避免过度潮湿的环境滋生病原微生物，减少低钠血症发生，需将暖箱内相对湿度维持在 40%~60%。很多医疗单位因担心冷凝作用（雨洗效应）导致细菌定植，往往不增加湿度设置，而我国多数地区在暖箱不加水的情况下湿度可达 50% 左右，满足暖箱设置要求，可不必加水。如使用湿化器，强调一定是灭菌蒸馏水。

（3）使用暖箱的注意事项

1）不要将暖箱放在阳光直射处，因短波射线经有机玻璃加温，可致环境温度过热，引起患儿发热。

2）如使用单壁暖箱，当室温低于暖箱 7℃ 时，需按所要求的温度提高 1℃，反之亦然。

3）频繁开关暖箱的各种护理和医疗操作会干

扰暖箱的恒定温度，类似操作后恢复至原来的恒定温度至少需要 1 h。

4）暖箱消毒，每日用含氯消毒剂（250～500 mg/L）擦洗暖箱旁侧的小窗口，避免细菌聚集在箱门开关周围。每周更换暖箱，加以清洗、消毒，并用紫外线照射。如应用湿化系统，应每天更换灭菌水，湿化器的残留水会造成细菌污染，可在更换前无水开机半小时；有条件者能高压灭菌的部件要高压消毒，定期进行细菌培养。如培养出致病菌，应将暖箱搬出病房，彻底消毒。严重感染的患儿用过的暖箱要用上述消毒剂彻底消毒灭菌，然后放在冷房间内 1 周，使用前做细菌培养，培养阴性后才可使用。医护人员在接触患儿前要严格洗手。

5）停用暖箱是早产儿出院前的一个里程碑。当新生儿在暖箱温度低于 30℃ 时仍能维持正常体温（通常体重要达到 1800 g 以上）即可离开暖箱，放置在室温为 22～26℃ 的环境中，维持体温在 36.5～37.4℃。

2012 年，澳大利亚一项对 192 例胎龄 25～36 周的早产儿撤离暖箱的多中心随机对照研究显示，如生命体征稳定，可于体重增至 1600 g 时离开暖箱，不会出现体温和体重异常变化。但需要慎重考虑环境温度影响，并密切监护其适应性。

表 6-2-2　新生儿所在的暖箱中性温度

| 体重（kg） | 35℃ | 34℃ | 33℃ | 32℃ |
| --- | --- | --- | --- | --- |
| 1.0 | 10 天内 | 10 天后 | 3 周后 | 5 周后 |
| 1.5 | | 10 天内 | 10 天后 | 4 周后 |
| 2.0 | | 2 天内 | 2 天后 | 3 周后 |
| >2.5 | | | 2 天内 | 2 天后 |

摘自：Hey E. Thermal neutrality. Br Med Bull，1975，31：72

2. 远红外辐射保暖台　也称为开放式暖箱，便于医疗操作。虽可避免新生儿辐射散热，但蒸发、传导散热多。

（1）使用指征：①病情不稳定需要密切观察、抢救的危重新生儿；②需要进行复杂医疗操作者，如脐静脉置管、经末梢静脉置入中心静脉导管、气管插管等。

（2）暖箱温度：其温度调节方式有两种即人工手控式和伺服控制式。新生儿病房常用伺服控制式加热器，通过固定在患儿腹部皮肤上的感应电极调节输出功率，可将皮肤温度调节到预期值（36.0～36.5℃）（表 6-2-3）。皮肤电极应放在躯干

的最高表面（剑突与脐连线中点）。需注意如温度设定点较高，医源性高热风险增加。

表 6-2-3　开放式暖箱皮肤温度设置

| 出生体重（kg） | <1.0 | ~1.5 | ~2.0 | ~2.5 | >2.5 |
| --- | --- | --- | --- | --- | --- |
| 温度（℃） | 36.9 | 36.7 | 36.5 | 36.3 | 36 |

（3）使用注意事项

1）为避免对流热量散失，不要放在通风处。

2）可在玻璃挡板上端盖一层聚乙烯薄膜，使帐内空气比环境空气温暖和稳定，减少不显性失水，同时注意补充不显性失水量。

3）注意传感器不要脱落或被遮盖，以免造成不断加热，使床温过高，导致小儿过热。

4）使用保暖台时对流、蒸发散失热量较多，增加氧耗，且患儿体表得到的热量分布不均，当病情允许时应尽早将患儿转入闭式暖箱。

5）停止使用时要关闭电源，并用紫外线消毒。

3. 复式暖箱　2002 年，美国、德国的制造商率先研制出复式暖箱，如 Giraffe omnibed（长颈鹿）保暖台（图 6-2-4），将两种不同的加热模式集中于一台设备，集成闭式暖箱、辐射保暖台和院内转运暖箱为一体的"三位一体"新生儿复式暖箱，为危重新生儿（尤其是超未成熟儿）提供了最佳的培育、抢救、转运和手术环境。在封闭状态时，可提供稳定的、类似于母体子宫的微环境；出现紧急情况时，可迅速转换为抢救台模式，及时抢救和干预。复式设计减少了床与床之间搬运危重新生儿的操作次数及对患儿的不良触碰，并提供持续的温暖环境，保持婴儿体温稳定。暖箱顶部辐射热源为玻璃顶盖，当需要时，可在数秒内将闭式暖箱转变为热辐射台，并保持可调控式稳定的环境温度，加热管系统恒定加热整个床垫。床垫可旋转 360°，婴儿可采取任何姿势接受治疗和护理操作，包括 X 线检查。当操作完成后，关闭顶盖和四周玻璃门，即由抢救台转变为闭式暖箱，不需要搬动婴儿，可争取抢救时间、减少搬动、方便治疗操作，据统计，与传统闭式暖箱-开放式暖箱互用相比，平均操作次数由 6.9 次减少至 1.6 次，从而也保护婴儿防止热量散失。

复式暖箱相对湿度可达 95%，以减少超未成熟儿生后数天的不显性失水和电解质紊乱。研究证实，该设备可减少声、光、接触等刺激，提供稳定的体温和生理环境，对于 NICU 的发展式护

理，尤其是超未成熟儿的监护非常有益。由于设备昂贵，其在基层医院应用受限。

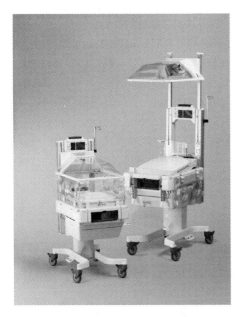

图 6-2-4 Giraffe omnibed（长颈鹿）保暖台

4.袋鼠式保温 在发展中国家，应推广皮肤袋鼠式育婴法（简称袋鼠抱）作为新生儿保温的基础方法；而在发达国家 NICU，现已普遍采用该方法作为增进父母与婴儿情感交流的方法。多数研究已证实短时间（1 h）的袋鼠抱的安全性，尤其是极低出生体重儿在生后 1 周内采用袋鼠抱并未改变其体温和氧耗指标；而对于胎龄 28～30 周的早产儿来说，可保持体温恒定，甚或使体温增加 1℃；胎龄 25～27 周者生后 1 周的袋鼠抱可能会造成体温降低 0.3℃，第 2 周该现象消失，表明随着胎龄增加，袋鼠抱的安全性和效果逐步增加。

## 四、特殊情况

### （一）发热

临床上通常以测腋温作为新生儿的体温监护。正常新生儿腋下温度为 36～37℃，如腋下超过 37℃或肛温（核心温度）超过 37.5℃，称为发热（hyperthermia）。新生儿发热是临床经常遇到的问题，1%～2.5%的新生儿因发热住院诊治。一般首先应考虑是否为感染性发热，但其并非常见原因，仅占 10%左右；新生儿最常见的发热原因往往是环境温度过高，如足月儿所在环境温度接近 30℃、包裹过多、使用开放式暖箱、暖箱失控或光疗等；健康的母乳喂养儿在生后 3～4 天可由于

母乳不足导致脱水热；最近很多文献报道，应用硬膜外麻醉的产妇所生的新生儿发热概率增加（7.5% vs. 2.5%），但机制不明；下丘脑或其他中枢神经系统畸形或肿瘤、颅内出血、脊髓神经管囊肿、甲状腺功能亢进、先天性外胚层发育不良、药物作用或撤药反应等也可引起发热。

发热导致末梢血管扩张，可引起皮肤充血发红、机体代谢率增加致心动过速、呼吸急促、激惹、呼吸暂停和周期样呼吸，严重者可致脱水、酸中毒、全身各器官功能变化，甚至惊厥等，可致死，存活者遗留神经系统后遗症。临床需通过采集病史、体检和辅助检查除外感染性发热或环境温度过高引起的发热。新生儿发热应强调病因治疗。对发热患儿，须评估其是否存在体重下降和脱水，查找感染灶，如脐炎、蜂窝织炎、化脓性关节炎、骨髓炎或异物植入等，积极治疗原发病。新生儿居室温度以 22～26℃为宜。退热应以物理降温为主，常用方法为头部枕冷水袋，当体温＞39℃时可用温水浴或温水擦浴，水温为 33～35℃，擦浴部位为前额、四肢、腹股沟及腋下，忌用酒精擦浴。退热药在新生儿期易产生毒性作用或引起虚脱，应慎用。

### （二）新生儿窒息后脑保护性亚低温治疗

2005 年开始，亚低温治疗已成为近足月和足月新生儿生后缺氧缺血性脑病的规范治疗措施。国际上多中心随机对照研究已证实，无论是整体降温（核心温度 33.5℃）还是选择性头部降温（10℃），均可明显降低中-重度中枢神经系统损伤的死亡风险和后遗症发生率。

接受低温治疗的指征：①胎龄在 34 周以上的新生儿；②重度窒息者生后 6 h 内；③出生时脐血血气 pH＜7.00，碱剩余（BE）＜-16；④出现中-重度缺氧缺血性脑病征象，如嗜睡、昏迷，自主活动或肌张力消失，吸吮、拥抱反射消失，瞳孔固定、散大、对光反射消失，肢体异常屈曲或伸展，反复惊厥发作。

应用低温治疗应严格掌握适应证，在整个治疗期间密切监护患儿的生命体征和脑电图变化，注意低温副作用，如心动过缓、血压降低、低血糖、凝血功能障碍和多器官功能障碍等。详见有关章节内容。

（童笑梅）

## 参考文献

［1］ Ringer SA. Core concepts：thermoregulation in the newborn part Ⅰ：basic mechanisms. Neoreviews，2013，14：e161-167.

［2］ Lunze K，Bloom DE，Jamison DT，et al. The global burden of neonatal hypothermia：systematic review of a major challenge for newborn survival. BMC Medicine，2013，11：24.

［3］ Ringer SA. Core concepts：thermoregulation in the newborn，part Ⅱ：prevention of aberrant body temperature. Neoreviews，2013，14：e221-226.

［4］ New K，Flint A，Bogossian F，et al. Transferring preterm infants from incubators to open cots at 1600 g：a multicentre randomized controlled trail. Arch Dis Child Fetal Neonatal Ed，2012，97：F88-F92.

［5］ Gleason CA，Devaskar SU. Avery's diseases of the newborn. 9th ed. Philadelphia：Elsevier Saunders，2012.

［6］ Cloherty JP，Eichenwald EC，Hansen AR，et al. Manual of neonatal care. 7th ed. Philadelphia：Lippincott Williams & Wilkins，2012.

# 第三节　呼吸暂停

呼吸暂停（apnea）是指呼吸停止时间＞20 s，或任何伴有心率减慢至＜100 次/分、青紫、面色苍白和肌张力低下的呼吸停止。若呼吸暂停 5～15 s 后又出现呼吸，则称为周期性呼吸。在早产儿及足月儿呼吸暂停发病中，往往存在多种致病因素（表 6-3-1 和 6-3-2）。呼吸暂停发作时需要临床及实验室检查来判断是否需要治疗。目前尚无关于足月儿呼吸暂停的相关流行病学数据，多数足月儿呼吸暂停发作有明确的病理因素。NICU 中大约 85％的胎龄＜34 周的早产儿临床上至少观察到 1 次呼吸暂停发作，其中 20％有明确病理因素，另外 80％无明显病因可循，呼吸暂停是早产儿最常见及重要的呼吸功能紊乱，如不及时发现及处理，可导致脑损伤，甚至猝死。

表 6-3-1　早产儿呼吸暂停病因

| 病因 | 疾病 |
| --- | --- |
| 原发性 | 由于早产儿呼吸中枢不成熟导致，可随睡眠周期改变 |
| 中枢神经系统 | 颅内出血、惊厥、窒息、低体温、发热、母用抗抑郁药、捂被综合征 |
| 呼吸系统 | 肺炎、气道阻塞、呼吸窘迫综合征、声带隔膜及声带麻痹、气胸、颈部过屈引起气道梗阻 |
| 心血管系统 | 心力衰竭、动脉导管未闭、低血压、迷走神经张力增高 |
| 胃肠道系统 | 胃食管反流、腹胀、坏死性小肠结肠炎、腹膜炎 |
| 感染 | 肺炎、败血症、化脓性脑膜炎 |
| 代谢紊乱 | 酸中毒、低血糖症、低钙血症、高钠血症、低钠血症 |
| 血液系统 | 贫血、红细胞增多症 |

表 6-3-2　足月儿呼吸暂停病因

| 病因 | 疾病 |
| --- | --- |
| 围生期窒息 | 低氧血症、酸中毒、脑干功能低下 |
| 药物作用致中枢神经系统抑制 | 母用镇静剂、硫酸镁、全身麻醉药等 |
| 神经肌肉功能紊乱 | 吸吮-吞咽功能缺失或不协调、吞咽-呼吸不协调、先天性肌源性疾病及神经源性疾病 |
| 产伤 | 颅内出血、脊髓损伤、膈神经麻痹 |
| 气道梗阻 | 后鼻孔闭锁、下颌骨发育不良（Pierre-Robin 综合征）、气管蹼或狭窄、气道肿物 |
| 感染 | 肺炎、败血症、脑膜炎 |
| 中枢神经系统 | 惊厥、先天性中枢性低通气、Dandy-Walker 综合征、捂被综合征 |
| 代谢紊乱 | 先天性代谢性疾病、酸中毒、低血糖症、低钙血症、高钠血症、低钠血症 |

## 【病因和分类】

通常我们常将呼吸暂停分为原发性呼吸暂停和继发性呼吸暂停。原发性呼吸暂停多指早产儿呼吸暂停，早产儿呼吸暂停是指由于呼吸中枢发育不完善，无明显发病因素所致的呼吸暂停，多发生于胎龄＜34 周的早产儿，其发生率与胎龄有关，胎龄＜28 周的早产儿呼吸暂停的发生率可达 90％，胎龄 30～32 周的早产儿发生率约为 50％，胎龄 34～35 周的早产儿发生率约为 7％，胎龄＞36 周的新生儿发生率明显降低。

## 【病理生理】

胎儿动物实验数据证明，早产儿心脏及呼吸调节成熟度与呼吸暂停临床发作的程度呈平行关系。早产儿呼吸暂停是脑干呼吸中枢发育不成熟的直接结果，胎龄越小，呼吸暂停发生率越高且程度越重。听觉诱发反应的脑干传导时间的长短与早产儿呼吸暂停发作有密切关系。以往研究发现，早产儿呼吸暂停时脑脊液及血浆中的β-内啡肽（endorphin，EP）浓度明显升高，提示β-EP可能参与早产儿呼吸暂停的病理生理过程。近年来动物实验证实，腺苷受体广泛分布于大脑、心脏和血管、肾、胃肠道及呼吸系统的组织细胞表面，而腺苷受体基因多态性是早产儿呼吸暂停发生的易感因素之一，甲基黄嘌呤类药物正是通过拮抗颈动脉窦的腺苷 $A_1$ 受体作用，产生一系列神经递质活性改变，引起去甲肾上腺素、多巴胺、5-羟色胺、乙酰胆碱、谷氨酰胺、γ-氨基丁酸等含量变化，从而产生驱动呼吸动力的作用。此外，胃食管反流发作时，少量液体返入喉部，可刺激喉部化学感受器，引起反射性呼吸暂停。

根据发病机制，原发性呼吸暂停可分为中枢性、阻塞性和混合性，其呼吸暂停发作模式不同。中枢性呼吸暂停发作时无呼吸动作，阻塞性呼吸暂停表现为有呼吸动作但无气流进入肺内，混合性可表现为中枢性及阻塞性呼吸暂停交替发作。混合性呼吸暂停占53%～71%，中枢性占10%～25%，阻塞性占12%～20%，有呼吸暂停发作的早产儿与无呼吸暂停发作的同胎龄早产儿相比，对 $CO_2$ 刺激有明显的低通气反应。原发性呼吸暂停主要与早产儿中枢神经和呼吸系统发育未成熟有关。呼吸中枢的组织结构及功能不成熟，神经冲动传出较弱，任何细微的干扰均可引起呼吸调节障碍；呼吸系统解剖结构发育未完善，肺泡通气量、潮气量较小，肺代偿能力较差，肺牵张反射较弱，呼吸负荷增加时不能有效延长吸气时间与梗阻塞性及混合性呼吸暂停发作有关。

早产儿呼吸模式多样，其中包括周期性呼吸（5～10 s 的呼吸停顿后是 10～15 s 的快速呼吸，可反复发生），其与呼吸暂停的分界线尚有争议，有人认为呼吸暂停是周期性呼吸的进一步发展。

## 【诊断与鉴别诊断】

呼吸暂停发作的识别主要是通过临床观察到以下几种情况：①呼吸停止时间＞20 s；②呼吸停止同时伴有心率下降至＜80～100 次/分；③呼吸停止同时伴有面色青紫及脉氧监测值下降。

通过认真询问病史，进行体格检查、实验室检查和各种辅助检查，如心电图、胸片、腹部X线检查、CT、脑电图、颅脑超声等找到呼吸暂停的可能病因。在排除继发性呼吸暂停的多种病因后，才能诊断早产儿原发性呼吸暂停，足月儿呼吸暂停以继发性多见。此外，要注意排除周期性呼吸及新生儿惊厥，后者又称为脑性呼吸暂停，常见于中枢神经系统疾病，如颅内出血、缺氧缺血性脑病的早期，常同时伴有其他轻微发作型惊厥的表现，或伴有肢体强直性惊厥。

## 【治疗与监护】

首先应确定是原发性呼吸暂停还是继发性呼吸暂停。继发性呼吸暂停要积极治疗原发性疾病，控制感染，纠正电解质紊乱及低血糖症，纠正贫血，治疗胃食管反流。

### （一）密切监护观察

监测患儿的呼吸、心率、经皮血氧饱和度，可应用阻抗式呼吸暂停监护仪进行监护。尽可能避免干扰，减少呼吸暂停发作的诱因，如不必要的操作、不良刺激，减少吸痰和穿刺操作等。将患儿头部置于中线位置，颈部轻度后仰，以减少上呼吸道梗阻。给予氧疗，保持血氧水平在适宜范围。

### （二）物理刺激

当患儿出现呼吸暂停时，应立即给以相应刺激，如托背、摇床、弹足底、俯卧头抬高倾斜位、简易水床、抚触、嗅觉刺激等。如未能奏效，出现青紫等，应立即气囊加压给氧。

### （三）纠正贫血

如血细胞比容＜25%，具有以下问题应考虑输血纠正贫血：①贫血症状伴发新发的呼吸暂停；②呼吸暂停发作程度与贫血程度加重有关；③患儿需要氧疗或机械通气；④心率增快；⑤患儿呼吸节律改变，如周期性呼吸更显著。

### （四）药物治疗

如呼吸暂停反复发作，发作时不能自行恢复或发作时伴有心率下降或间断性低氧血症，提示有治疗指征。常用甲基黄嘌呤类（茶碱和咖啡因）药物，其为治疗呼吸暂停发作的一线用药，主要作用为增加化学感受器对 $CO_2$ 的敏感性，增加膈肌收缩功能，增加心脏排出及改善氧合作用。有研究证实，其对早产儿神经系统预后有明确改善效果（图 6-3-1）。

1. 枸橼酸咖啡因　由于安全有效，半衰期长，目前已取代其他茶碱类药物，成为治疗呼吸暂停

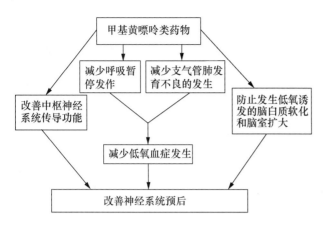

图 6-3-1　甲基黄嘌呤类药物对神经系统的保护机制

的首选药物，是 NICU 最常开具的药物，被描述为"新生儿学的银弹"。其作用机制主要包括：①刺激和兴奋延髓呼吸中枢；②提高对二氧化碳的敏感性；③诱导支气管舒张；④增加膈肌功能；⑤增强吸气动力；⑥促进儿茶酚胺分泌，拮抗前列腺素作用，利于前列腺素尿液排泄等。通过以上机制产生对呼吸中枢和外周呼吸功能的综合作用，可增加潮气量、提高每分通气量、改善呼吸模式、降低低氧对呼吸的抑制。其对呼吸中枢的刺激作用较氨茶碱更强，疗效较氨茶碱好。经肝代谢，半寿期较长（约 101 h），不良反应较少，脂溶性高，透过血脑脊液屏障快。口服吸收完全，疗效与静脉用药相同。

临床应用指征：①治疗或预防呼吸暂停的发生及相应症状；②缩短应用有创呼吸机的时间，提高撤机成功率。临床研究发现还可能会发生如下变化：①改善肺功能、降低支气管肺发育不良发生率；②降低间断性低氧（intermittent hypoxia，IH）的发生率；③减少动脉导管未闭需要干预的情况；④减少早产儿视网膜病变的发生。

枸橼酸咖啡因的首次负荷量为 20 mg/kg，口服或 30 min 内静脉滴注，24 h 后给予维持量 5～10 mg/kg，每天 1 次。少见的不良反应有胃食管反流、便秘、尿钠和尿钙排泄增加等。在咖啡因治疗早产儿呼吸暂停（caffeine for apnea of prematurity，CAP）的多中心临床试验中发现，用药组较对照组在生后 18～21 个月时神经系统预后明显改善。因此，目前推荐对所有出生体重＜1250 g 的早产儿生后不久即开始用药，直至 1 周内无呼吸暂停发作或胎龄至 34 周时。当出生体重＞1250 g 的早产儿应用有创机械通气时，在撤机拔管前应用

咖啡因有利于顺利撤机。咖啡因效应可在停药后 1 周消失。咖啡因的有效血药浓度为 8～20 mg/L，但由于治疗有效范围大，缺乏剂量-效应关系标准，不推荐常规监测血药浓度。

2. 氨茶碱　在无咖啡因的情况下可选用。首次负荷量为 4～6 mg/kg，12 h 后给维持量，每次 1～3 mg/kg，每隔 12 h 一次，一般用药至呼吸暂停发作停止后 5～7 天或有明显茶碱不良反应时停药。常见不良反应有心动过速、激惹、消化道症状（如腹胀、喂养不耐受、呕吐等），极高血药浓度时可出现抽搐。

3. 纳洛酮　β-内啡肽对呼吸的抑制作用主要是通过降低脑干神经元对 $CO_2$ 的敏感性，抑制通气功能。临床报道显示，应用阿片受体拮抗剂纳洛酮治疗呼吸暂停有效。纳洛酮剂量为 0.1 mg/kg，静脉注射，1 h 后按 0.5 μg/(kg·min) 静脉滴注。不良反应少，一般不会导致烦躁、心率增快、尿量增多等，剂量范围比较宽。但国外未常规推荐该药的应用。

4. 多沙普仑　甲基黄嘌呤类药物疗效不佳时可加用多沙普仑，作用类似于甲基黄嘌呤类药。开始口服剂量为 0.5 mg/(kg·h)，如疗效不满意，可在 6～12 h 后以每次 0.5 mg/(kg·h) 的速度逐渐加量，最大剂量为 2.0～2.5 mg/(kg·h)。其效果往往呈剂量依赖性，血药浓度＞3.5 mg/L 可出现明显不良反应。停药时应以每次减 0.5 mg/kg 的速度，在 24～48 h 内逐渐撤离。不良反应以口服给药多见，包括胃潴留、腹胀、呕吐、出血、兴奋、激惹、烦躁、流涎、肝功能损害、高血压等。此药仅作为新生儿呼吸暂停的二线药物。

**（五）无创呼吸支持及机械通气**

1. 连续气道正压通气　连续气道正压通气（continuous positive airway pressure，CPAP）被认为是目前治疗新生儿呼吸暂停最安全有效的方法。通过鼻罩或面罩持续输送空氧混合气体，在气道产生正压，防止气道及肺泡塌陷，增加功能残气量，减少呼吸功，改善氧合功能，减少心动过缓的发生。CPAP 压力一般为 4～6 $cmH_2O$，吸入氧浓度（$FiO_2$）为 0.25～0.4。鼻塞间歇正压通气（nasal intermittent positive pressure ventilation，NIPPV）也可用于治疗早产儿呼吸暂停，以减少有创机械通气的使用。

2. 气管插管机械通气　若刺激呼吸、应用药物及 CPAP 后仍不能控制呼吸暂停的发作，可给予气管插管，使用机械通气。初调参数：$FiO_2$ 0.25～0.4，呼气末正压（positive end expiratory pressure，PEEP）2～4 $cmH_2O$，吸气峰压（peak inspiratory pressure，PIP）10～15 $cmH_2O$，频率 10～20 次/分，吸气时间 0.3～0.5 s。以后根据病情变化和血气分析结果调节参数。

**【预后】**

早产儿呼吸暂停可影响机体器官组织的氧合状态，反复发作的呼吸暂停常导致呼吸功能不全及各脏器功能损害，重者导致婴儿猝死。早产儿和低体重儿反复呼吸暂停可导致脑室周围白质软化、脑室内出血等脑损伤变化。中枢神经系统损害最常见的后遗症为痉挛型脑性瘫痪和（或）耳聋。因此，要做好呼吸暂停的监护与管理。对于早产儿应密切观察病情，呼吸暂停时及时给予触觉刺激，尤其当伴有心率减慢时，需急救复苏。

婴儿猝死综合征（sudden infant death syndrome，SIDS）虽好发于新生儿期后，但早产、低体重儿常易受累，有呼吸暂停病史者并未增加其风险。对早产儿家庭来讲，鼓励家庭成员掌握复苏技术可降低 SIDS 的风险。

（刘建红　李晓莺）

## 参考文献

[1] 邵肖梅，叶鸿瑁，丘小汕. 实用新生儿学. 4 版. 北京：人民卫生出版社，2011：245-247.

[2] MacDonald MG, Mullot MD. Avery's neonatology, pathophysiology and management of newborn. 6th ed. Philadelphia：Lippincott Williams & Wilkins, 2005：536-545.

[3] Tauch HMW, Ballard RA, Gleason CA. Avery's disease of the newborn. 8th ed. Philadelphia：Elsevier Saunders, 2011：594-597.

[4] Polin RA, Lorenz JM. Neonatology. New York：Cambridge University Press, 2008：79-82.

[5] Cloherty JP, Eichenwald EC, Hansen AR, et al. Manual of neonatal care. 7th ed. Philadelphia：Lippincott Williams & Wilkins, 2012：397-403.

[6] Dobson NR, Hunt CE. Pharmacology review：caffeine use in neonates：indications, pharmacokinetics, clinical effects, outcomes. Neoreviews, 2013, 14：e540-548.

# 第四节　早产儿喂养不耐受

早产儿喂养不耐受（feeding intolerance）是由于早产儿胃肠道结构与功能发育不成熟或由于多种疾病影响导致胃肠道功能紊乱所引起的一组症状，通常表现为胃潴留或胃管内抽出不消化的奶液、胆汁样内容物，可伴有呕吐、腹胀和便秘，严重者有呼吸暂停发作，呕吐物或大便中有血样物质或隐血阳性等。喂养不耐受在早产儿中的发生率很高，胎龄越小、体重越低，发生率越高。

## 【病因和相关高危因素】

### （一）出生体重和胎龄

胎龄小和消化系统发育不成熟是喂养不耐受的根本原因。

### （二）开始肠内喂养的时间

早产、感染、代谢紊乱、缺氧缺血等病理因素导致开始胃肠道喂养的时间延迟，不能促进胃肠道蠕动及胎粪排出，可增加肠内喂养不耐受的概率。

### （三）应用茶碱类药物

如氨茶碱的主要药理作用是松弛支气管和胃肠道平滑肌，使胃肠道蠕动减慢，且氨茶碱呈较强碱性，可刺激胃肠道引起恶心、呕吐、食欲减退等症状，导致喂养不耐受。其对肠内喂养的影响主要为药物本身作用所致。

### （四）胃肠动力功能

下食管括约肌发育不成熟及胃排空减缓，可导致胃肠道喂养不耐受。

### （五）其他

如加奶过快、脐动脉插管、胎粪排出延迟、呼吸机辅助通气等均可影响胃肠道功能，导致喂养不耐受增加。

## 【发病机制】

### （一）早产儿胃肠道动力低下

人胃肠蠕动出现在胎龄第 24~25 周，第 27~30 周时胃肠无规律的蠕动模式向有规律的蠕动转变，但 31 周以下早产儿仍无清晰可见的胃肠移行性复合运动，而是呈低幅无规律的簇动（cluster），故早产儿胃肠蠕动规律性差。此外，促胃液素（gastrin，GAS）和促胃动素（motilin，MOT）是调节人类胃肠动力功能的重要胃肠激素，可较直接地反映胃肠动力功能。早产儿胃肠神经内分泌系统发育不健全，胃肠激素分泌不足，也影响胃肠动力功能。

### （二）早产儿胃肠道屏障功能弱

表现在：①黏膜屏障功能不完善；②生物性屏障延迟建立；③免疫屏障功能低下。胃肠道是大多数淋巴细胞和免疫效应细胞定植的部位。正常足月儿出生时，肠道免疫系统结构基本发育完整，早产儿机体免疫功能低下，定植在胃肠道内的免疫细胞相对不足，相对于 >32 周的早产儿，<32 周的早产儿胃肠道 $CD4^+$ 与 $CD8^+$ 比值明显较低，且胎龄越小，胃肠道细胞免疫功能越低下。孕 30 周时，胎儿胃肠道内才能合成微量的分泌型 IgA，同时 IgG 及 IgM 含量较低，提示早产儿胃肠屏障功能薄弱。

### （三）早产儿胃肠道消化吸收功能发育滞后

早产儿消化道内消化酶活性低下，容易引起三大营养物质消化吸收障碍，造成喂养不耐受。早产儿生后胃液 pH 通常呈碱性，抑制胃蛋白酶活性，而且胃糜蛋白酶、胰蛋白酶活性仅为足月儿的几十分之一到几百分之一，故严重影响蛋白质的摄入、消化及吸收；早产儿胃脂肪酶、胰脂肪酶的活性也明显低下，生后 1 周才能提高活性约 10 倍；早产儿胆盐水平也很低，对脂肪的消化吸收能力十分有限，故容易造成蛋白质和脂肪消化吸收障碍，未经消化的食物残渣可造成胃肠道功能紊乱及病原体容易入侵。早产儿对乳糖的吸收能力也差。

### （四）胃肠道营养素摄入不合理

胃肠营养素在促进早产儿未成熟的胃肠道生长发育方面发挥着重要作用。例如，精氨酸在肠道细胞内生成多胺，以促进肠细胞 DNA 的合成。而早产儿胃肠黏膜壁薄，肠道内微绒毛发育不成熟，消化吸收功能低下，精氨酸摄入量少，影响胃肠道黏膜发育成熟。谷氨酰胺也是细胞增殖所必需的重要营养物质之一，其被氧化后成为胃肠道黏膜细胞和免疫细胞主要的能量来源。早产儿由于各种消化酶活性低下，自身合成谷氨酰胺能力差，从而造成各种营养素的摄入与吸收不合理，不利于胃肠道结构与功能的成熟发育。

**【临床表现】**

早产儿喂养不耐受的表现包括自行吸吮力差、吞咽困难、易合并窒息、呕吐、腹胀、胃潴留和胃内咖啡样物、大便中带血等症状，住院期间被禁食 2 次以上或生后第 2 周末时每次的胃肠道入量小于 8 ml/kg。持续或严重的喂养不耐受除胃肠道本身问题外，还常提示与其他病变互为因果，如存在坏死性小肠结肠炎（NEC）、脓毒血症及代谢异常等；还可能伴随其他相关疾病的症状表现，例如，功能性喂养不耐受与早产、支气管肺发育不良（BPD）等有关，胃食管反流常导致呼吸暂停、气道阻塞和生长缓慢等。

**【诊断】**

目前关于喂养不耐受的诊断标准，国内外尚无统一定论。一般指开始肠内喂养后，临床上出现呕吐、腹胀和胃潴留等临床表现，严重者可出现咖啡样胃内容物、粪便隐血呈阳性，甚至可出现黑便及血便等情况，其中：①呕吐发生次数每天至少 3 次；②不能增加喂奶量超过 3 天；③胃潴留是指在喂奶前抽取胃内残留液量多于前一次喂养量的 1/3，或抽出的胃残液呈咖啡样或胆汁样；④腹胀是指早产儿腹围每天增加超过 1.5 cm。2012 年美国儿科学会（AAP）制定了新生儿喂养不耐受的临床指南，考虑喂养不耐受可包括以下任何一项因素：①严重腹胀或腹壁变色；②胃潴留量占间断喂养 2～3 次总量的 25%～50%；③明显血便；④胆汁反流或呕吐；⑤严重呼吸暂停或心动过缓。

**【防治与监护】**

**（一）早期微量喂养**

早期肠内喂养是指生后 4 天内开始喂养，出生 4 天后开始喂养为晚期肠内喂养。提倡极低出生体重儿或超低出生体重儿尽早开始微量肠内喂养，以促进胃肠功能成熟。研究发现，给刚出生的早产儿喂养生后 1～2 周所需热量的 1%～12%，其肠道功能成熟情况明显好于禁食者，早产儿按 10～24 ml/(kg·d) 的奶量喂食即可获得促进肠道

发育的最大益处。缓慢增加喂奶量可提高喂养的耐受性。一般加奶量：出生体重＜1000 g 者，每次 0.5～2 ml；1000～1500 g 者，每次 2～5 ml；1500～2000 g 者，每次 5～20 ml，可每日或隔日加奶。

**（二）非营养性吸吮**

在早产儿病情稳定时，可给予非营养性吸吮（nonnutritive sucking）训练，以促进胃肠动力及胃肠功能成熟，促进早产儿胃肠激素分泌，改善早产儿的生理行为，与营养性吸吮动作的区别见表 6-4-1。

**表 6-4-1 营养性与非营养性吸吮动作的不同**

| | 营养性吸吮 | 非营养性吸吮 |
|---|---|---|
| 动作 | 持续、连发的短吸吮与长中断动作，随食物摄入呈现节奏变化 | 吸吮与中断动作节律相同，反复循环 |
| 节律 | 每秒 1 次 | 早产儿每秒 1.5～2 次，足月儿每秒 2 次 |
| 目的 | 获得营养 | 训练和改善吸吮动作 |

**（三）母乳喂养**

母乳营养成分对早产儿营养更为合理，并含有多种免疫因子、酶及活性肽，母乳喂养较配方奶有更好的肠内喂养耐受性，并能够促进胃肠道功能发育，有较低的 NEC 发生风险。

**（四）尽量减少禁食次数和每次禁食持续时间**

长期禁食不利于胃肠道成熟，出现喂养不耐受者也应尽可能保持微量喂养，谨慎禁食，如必须禁食也应短时，以避免发生胆汁淤积和继发性喂养不耐受。

**（五）及时帮助排便**

极低出生体重儿，尤其是超低出生体重儿因胃肠动力功能差及摄入少而形成粪便少，常发生胎便排出延迟和不畅，而胎便排出延迟是造成喂养不耐受的重要因素。可采用肛门局部轻柔刺激或甘油局部灌肠法，促进大便通畅。

**（六）喂养方式和途径**

持续鼻胃管喂养会影响胃肠激素的节律性分泌周期，喂养时可采用持续与间歇注入交替的方法；而十二指肠管喂养除可改善胃肠不耐受症状外，还可增加能量和蛋白质摄入，减少吸入性肺炎和高胆红素血症的风险。但由于影响胃肠动力和激素分泌的周期性，仅用于严重喂养不耐受或

胃食管反流的患儿，应注意掌握适应证。

### （七）应用胃肠动力药物

1. 红霉素 近年来的研究表明，小剂量红霉素是一种促胃动素激动剂，对全胃肠道均有不同程度的促动力作用。红霉素的促胃肠动力作用与其特殊的分子结构密切相关，红霉素的分子结构特点与促胃动素相似，因而能结合并激活促胃动素受体（motilin receptor，MOT-R），从而产生促动力效应。红霉素促胃肠动力主要有以下几方面效应：①促进食管收缩，增加下段食管括约肌压力；②诱导和促进结肠运动及胆囊收缩；③促进胃窦收缩。2008 年 Cochrane 总结认为，研究对象、药物剂量及预后指标不同均可产生不同影响，故目前尚无足够证据推荐对喂养不耐受的早产儿使用小剂量或大剂量红霉素。

2. 多潘立酮 为外周多巴胺受体拮抗剂，可直接作用在胃肠壁，增加食管下部括约肌张力，促进胃排空，增强胃窦和十二指肠运动，不影响胃液分泌。对动力性胃肠功能障碍有良好效果。但多潘立酮有可能透过血脑屏障，引起锥体外系不良反应。

3. 西沙必利 是一种新型全胃肠动力促进药物，非胆碱能、非多巴胺拮抗剂，是 5-羟色胺拟似剂。该药作用于肌间神经丛，促进其释放神经递质乙酰胆碱，因而具有全胃肠促动力作用。但西沙必利有引起室性心律失常的可能，临床应用需谨慎。

4. 益生菌 可直接补充早产儿肠道内生理菌群，这些生理菌群含有多种酶，能水解蛋白质，分解碳水化合物，减少脂肪堆积，溶解纤维素，从而促进食物消化、吸收和利用；在代谢过程中还产生大量有机酸，刺激肠蠕动和促进胃排空，从而减轻喂养不耐受。

5. 其他 精氨酸的合理摄入能保障早产儿小肠细胞正常生长，完善消化吸收功能。适量补充谷氨酰胺也能明显降低喂养不耐受发病率。此外，合理摄入多种维生素能促进消化道生长发育，增强消化吸收功能，减少早产儿喂养不耐受的发生。

（刘建红 李晓莺）

## 参考文献

[1] Lucchini R，Bizzarri B，Giampietro S，et al. Feeding intolerance in preterm infants. How to understand the warning signs. J Matern Fetal Neonatal Med，2011，24（Suppl 1）：72-74.

[2] Sridhar S，Arguello S，Lee HC. Transition to oral feeding in preterm infants. Neoreviews，2011，12（3）：e141-e147.

[3] Ng PC. Use of oral erythromycin for the treatment of gastrointestinal dysmotility in preterm infants. Neonatology，2009，95（2）：97-104.

[4] Ng SC，Gomez JM，Rajadurai VS，et al. Establishing enteral feeding in preterm infants with feeding intolerance：a randomized controlled study of low-dose erythromycin. J Pediatr Gastroenterol Nutr，2003，37（5）：554-558.

[5] Kennedy KA，Tyson JE，Chamnanvanikij S. Early versus delayed initiation of progressive enteral feedings for parenterally fed low birth weight or preterm infants. Cochrane Database Syst Rev，2008（2）：CD001970.

[6] Ng E，Shah V. Erythromycin for feeding intolerance in preterm infants. Cochrane Database Syst Rev，2000（2）：CD001815.

[7] 张志群，朱建幸. 早产儿喂养不耐受治疗进展. 临床儿科杂志，2009，27（6）：592-595.

[8] 韩露艳，王丹华. 早产儿喂养不耐受. 中国新生儿科杂志，2011，26（4）：285-286.

# 第五节　早产儿视网膜病变

## 【概述】

早产儿视网膜病变（retinopathy of prematurity，ROP）是一种发生在未成熟儿的增殖性视网膜疾病。它主要影响发育中的视网膜血管，是未完全血管化的视网膜在发育过程中发生新生血管、纤维增殖的一系列病变。这种病变通常在患儿出生后 2～3 个月发生。ROP 的致病原因包括低体重与胎龄、氧疗以及基因的作用。多数 ROP 患儿病情较轻，可自然消退而不造成视力损害。也有相当数量的患儿 ROP 病情发展严重，最终导致视力受损，部分甚至完全致盲。目前，随着世界范围内新生儿重症监护技术的不断提高，一方面极低出生体重儿的成活率明显提高，另一方面伴随而来的是 ROP 发病率大大增加。目前 ROP 已成为世界范围内儿童致盲的重要原因，占儿童致盲原因的 6%～18%。ROP 自 1942 年首次报道至今，虽然经过深入研究，在其病因和治疗上有了一定进展，但 ROP 的发病机制和有效治疗方法还所知不多，ROP 的预防和治疗始终是所有从事早产儿疾病防治工作的医务人员的重大挑战。

## 【流行病学】

20 世纪 80 年代，美国 ROP 冷凝治疗多中心临床试验（CRYO-ROP）结果显示，4099 例出生体重＜1251 g 的早产儿中，65.8%（2699 例）发生各类 ROP；2237 例出生体重＜1000 g 的早产儿中，81.1%（1815 例）发生 ROP；3821 例胎龄＜32 周的早产儿，68.5%（2617 例）发生 ROP。其中视网膜 I 区 ROP 和严重 ROP 的发病率分别为 2% 和 27%。从 2000 年起美国实施了另一项 ROP 早期治疗（ETROP）的多中心前瞻、随机临床研究，研究历时 2 年，共筛查了 6998 例出生体重＜1251 g 的早产儿，其中 68% 发生各类 ROP，总发病率与 CRYO-ROP 的研究结果相似，但视网膜 I 区 ROP 和严重 ROP 的发病率却较高，分别为 9% 和 37%。

美国 ROP 的发病率多年来一直无明显变化。科学技术的进步提高了早产儿成活率，但对 ROP 的发病率并无改善。严重 ROP 的发病率基本稳定或有轻度升高。尽管实施有效治疗，ROP 致盲率仍有增加。

Gilbert 等学者将世界上不同国家分为高收入、中等收入和低收入三类。高收入国家包括美国、欧洲等国家，ROP 的统计结果相似。低收入国家没有 ROP 的问题，因为当地没有相应的技术能够使极低出生体重儿存活下来。相反，中等收入的国家有新生儿重症监护病房（NICU），极低出生体重儿能够成活，但 ROP 的流行病学特点却有很大不同。部分国家和地区筛查和管理还不够完善，治疗也跟不上。2004 年世界卫生组织（WHO）宣布视觉行动（VISION 20/20）计划，专注儿童防盲和确立 ROP 筛查与治疗工作。中等收入国家的几个研究中心相继报道了 ROP 的筛查和治疗经验，其结果在某些方面具有一致性：严重 ROP 发病率较发达国家高，较大胎龄和出生体重的发病风险较发达国家高。发展中国家严重 ROP 患儿的出生胎龄为 26.3～33.5 周，出生体重为 903～1527 g；而发达国家为出生胎龄 25.3～25.6 周，出生体重 737～763 g。但这些研究的不足之处在于均为单一研究中心。中等收入国家还需要进行多中心大样本的研究。

近年来，我国三级医院的 NICU 中，ROP 检出率为 10.8%～17.8%，严重 ROP 的发生率为 6.8%～20%。

## 【病因】

### （一）主要病因

目前公认早产、低出生体重是 ROP 发生的根本原因。胎龄越小，体重越低，视网膜血管发育越不成熟，ROP 发生率越高，病情越严重。CRYO-ROP 研究显示，出生体重＜750 g、750～1000 g 和 1000～1250 g 的早产儿 ROP 发病率分别为 90%、78.2% 和 46.9%，严重 ROP（3 期 ROP）的发生率分别为 37%、21.9% 和 8.5%。胎龄≤27 周、28～31 周和≥32 周的早产儿 ROP 发病率分别为 83.4%、55.3% 和 29.5%。且 2 期以上 ROP 的发病率随出生体重和胎龄的增加而下降。

### （二）发病危险因素

1. 吸氧　在对 ROP 的认识的早期阶段，由于新生儿护理技术的落后，欧美第一波（20 世纪 40 年代至 50 年代）和第二波（20 世纪 60 年代至 70 年代）ROP 流行阶段，吸氧被公认是 ROP 发病的主要危险因素。吸氧浓度越高，吸氧时间越长，ROP 发生率越高。但在 20 世纪 80 年代后，随着 NICU 技术的提高和对 ROP 的深入认识，并规范用氧后，吸氧不再被认为是 ROP 的主要危险因素。另外，人们观察到极低出生体重儿的 ROP 发生和严重程度存在很大差异，有些未吸氧的早产儿也发生 ROP，提示除了吸氧外，还有其他发病因素。但监测吸氧仍然是 NICU 中的监护标准内容。

2. 多胞胎　多胞胎早产儿 ROP 发病率高，与多胞胎出生体重小有关。

3. 基因和种族　黑人与白人 ROP 发病率没有明显差别，但黑人较少发生严重 ROP，推测眼底色素可能对 ROP 有保护作用，但也可能是不同基因作用的结果。目前研究发现，部分晚期 ROP 的患儿 *Norrin*、*Frizzled4* 和 *Lrp5* 三种基因突变率高。

4. 其他　许多全身病症与 ROP 相关，例如胎盘早剥、宫内缺氧、缺氧缺血性脑病、青紫、呼吸暂停、呼吸窘迫综合征、脑室内出血、败血症、贫血和输血、生后早期体重增长迟缓和高血糖症等都有报道是 ROP 发生的危险因素。但这些因素在 ROP 发病中的作用还需要进一步研究证实。

### 【发病机制】

正常视网膜血管发育发生在胚胎第 16 周，由视神经乳头上原有的玻璃体动、静脉发育形成，然后逐渐向周边视网膜生长，在胚胎第 36 周生长发育至鼻侧锯齿缘，第 40 周生长发育至颞侧锯齿缘。视网膜血管发生发育过程中有众多生长因子参与，其中最重要的生长因子是血管内皮生长因子（vascular endothelial growth factor，VEGF）。早产儿出生时，由于视网膜血管发育不成熟，周边视网膜无血管。正常情况下，出生后由于周边视网膜无血管，且视网膜代谢增加，形成生理性低氧环境，VEGF 大量释放，刺激未发育的血管继续发育。但如果生后给以高氧环境，发育中的血管发生收缩、闭塞，VEGF 水平下调，发育中的血管停止发育。随后由于视网膜血管持续收缩、闭塞，发育中的视网膜缺氧，VEGF 水平上调，从而导致视网膜新生血管形成。

Flynn 等通过对 ROP 患儿的临床及组织病理学观察，推断 ROP 的发展过程如下：高氧浓度使刚刚由间充质分化形成的原始毛细血管网内皮细胞受损，间充质细胞和已经发育的视网膜动、静脉形成吻合。间充质细胞和动、静脉的吻合血管网位于视网膜后部有血管区和前部无血管区之间的区域。Flynn 指出，分界处的血管吻合是 ROP 的急性期特征性改变。吻合区的血管内皮细胞分化形成正常毛细血管内皮，进而形成原始内皮管腔，并呈毛刷状逐步分化发育至周边无血管区视网膜。这个过程代表了 ROP 的消退，也就是临床上观察到的 90% 以上的早期 ROP 自行消退过程。而病变继续进展的病例，吻合区的血管内皮前体细胞增殖并突破视网膜内界膜，向视网膜表面及玻璃体内生长，形成增殖膜，导致牵拉性视网膜脱离。

### 【临床表现】

#### （一）分类

1. 1984 年 ROP 国际分类（ICROP）　将 ROP 眼底病变按位置、程度、范围及病变活动程度综合分类。

（1）分区（病变位置）：根据胚胎视网膜血管分化次序将视网膜分为三区。Ⅰ区：以视盘为中心，以视盘到黄斑中心凹距离的 2 倍为半径的圆内区域。Ⅱ区：以视盘为中心，以视盘至鼻侧锯齿缘距离为半径的圆内除Ⅰ区以外的环形区域。Ⅲ区：Ⅱ区以外的颞侧周边视网膜半月形区域（图 6-5-1）。Ⅲ区、Ⅱ区病变多发，Ⅰ区病变高危。

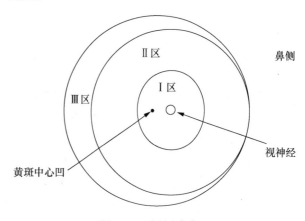

图 6-5-1　视网膜分区

（2）分期（病变程度）：按 ROP 严重程度分为 5 期。①1 期，视网膜有血管区和无血管区之间出现白色分界线。1 期病变大部分可自行消退，少数进展到 2 期。②2 期，白色分界线变宽增高，形成高于视网膜表面的嵴样隆起，嵴的颜色可为白色或粉红色。③3 期，嵴变宽、隆起更显著，嵴上有凸向玻璃体腔的纤维血管组织增殖。3 期根据病变严重程度又分为轻度、中度和重度。④4 期，嵴上伸入玻璃体的纤维血管组织收缩、牵拉视网膜，发生不完全视网膜脱离。4a 期，周边视网膜脱离未累及黄斑部；4b 期，视网膜脱离累及黄斑部。⑤5 期，视网膜全脱离，晚期由于纤维血管组织牵拉，视网膜脱离至晶体后，形成所谓晶体后纤维增生。5 期为 ROP 晚期病变，视力预后差，多致盲。

（3）范围（病变范围）：将视网膜按时钟钟点分为 12 个区域计算病变范围。病变累计钟点范围越广，预后越差。

（4）附加病变（plus disease）：后极部视网膜动脉高度迂曲、静脉高度扩张。更严重者出现虹膜血管扩张、瞳孔固定（瞳孔不易散大）以及玻璃体混浊。一旦出现，标志着病情处于活动期，进展迅速，预后不良。

2. 2005 年修订国际分类（revised international classification） 补充了极低出生体重儿发生的一种严重类型的 ROP——激进型后部 ROP（AP-ROP），并描述了附加病变前期的前附加病变（pre-plus disease）。

（1）激进型后部 ROP：病变位于Ⅰ区，后极部 4 个象限视网膜血管高度迂曲扩张，血管与血管吻合形成血管网。新生血管不仅分布在有血管和无血管视网膜之间，还可见于整个视网膜内。发展非常迅速，常需要紧急治疗，数小时内病变就可严重进展，拖延治疗会导致严重不良预后。

（2）前附加病变：后极部动脉迂曲、静脉扩张程度介于正常血管和附加病变之间，预示着病变可能进展到附加病变，需要密切观察。

**（二）发病年龄**

发病年龄与校正胎龄（postmenstrual age，PMA）高度相关。99％的预后不良者发生在 PMA 31 周或出生 4 周龄后。ETROP 及 CRYO-ROP 的研究显示，首次检查出 ROP 分别是 PMA 34.1 周和 34.3 周。阈值前病变平均发生在 PMA 36.1 周，阈值病变平均发生在 PMA 37.7 周。超未成熟儿发病的校正胎龄相对较小。发病年龄越晚，发展到需要治疗的可能性越小。

**（三）并发症**

1. 眼底病变 视网膜皱襞、黄斑异位、视网膜前膜及玻璃体积血是除视网膜脱离外的常见眼底并发症。患儿临床表现为斜视和视力低下，要注意检查。

2. 眼前段病变 白内障和青光眼是严重 ROP 的并发症，可发生在 ROP 进展期或退行期，也可在患儿儿童期任何时候出现。如患儿出现眼部刺激症状或突发的眼部不适表现，要提醒家属及时到眼科检查。

3. 屈光不正、弱视 高度近视、散光以及屈光参差是 ROP 退行后常见的并发症。高度近视和散光的发生率分别接近 70％和 40％。屈光不正如果得不到及时矫正，弱视是患儿的常见结局。所以在 ROP 退行后，需要及早和全面进行眼科检查，早期矫正屈光不正。

4. 斜视 CRYO-ROP 研究显示，14.7％的患儿在 1 岁发生斜视，发生率与 ROP 严重程度相关。

5. 眼球萎缩 未经治疗或即使经过治疗，一部分 ROP 发展到视网膜脱离，最终导致小眼球或眼球萎缩。

**【诊断与鉴别诊断】**

**（一）诊断**

早期诊断 ROP 的最好办法是开展早产儿视网膜病筛查，筛查发现 ROP 的早期眼底改变可明确诊断。建立规范的筛查制度，适时进行眼底筛查是 ROP 早期诊断和治疗的关键。

**（二）鉴别诊断**

对于未得到适时筛查的患儿，临床发现视网膜皱襞、脱离甚至白瞳症的 4 期、5 期 ROP 时，需要与以下疾病鉴别：

1. 视网膜母细胞瘤（retinoblastoma，Rb） Rb 早期表现为视网膜表面白色结节时容易诊断，但晚期 Rb 导致视网膜脱离时需要认真检查鉴别。1/4～1/3 的 Rb 病例有家族史，通常单眼发生，ROP 双眼发生，通常比较对称。B 超及 CT 显示眼后部实性占位病变，多有钙化灶是 Rb 鉴别的要点。

2. 永存胚胎血管 通常是足月儿，单眼发病，多见小眼球、小角膜。可伴发白内障，睫状突被牵拉向瞳孔区。B 超显示有特征性的从视盘到晶体后的玻璃体条索，可伴有或不伴有视网膜脱离。

3. 家族性渗出性玻璃体视网膜病变 为常染色体显性遗传疾病。急性期的临床特征与 ROP 极其类似，表现为颞侧周边视网膜无血管，严重时发生视网膜牵拉皱襞、视网膜脱离及视网膜下渗出等。发病年龄可从出生到 10 岁。双眼病变不对称。另外，对患儿家属进行散瞳检查，如发现颞侧周边视网膜无血管区有助于鉴别诊断。

4. Coats 病 男孩、单眼多见，足月产可助鉴别。

总之，早产、低出生体重以及吸氧等是 ROP 诊断的重要病史依据。早产儿发生 Rb 及家族性渗出性玻璃体视网膜病变等疾病较罕见。

### 【筛查与治疗】

#### （一）筛查

1. 筛查对象 国际上由于不同国家和地区之间在经济和医疗卫生水平上的差异，对 ROP 的筛查对象标准的确定不尽相同。由于 ROP 主要发生在较小的早产儿，国际上发达国家和地区一般将出生体重小于 1500 g 或胎龄小于 30 周的早产儿列为筛查对象；对出生体重在 1500～2000 g 或胎龄在 30～32 周的早产儿，如有吸氧史或有严重合并症，也列为筛查对象。我国卫生部（现国家卫生健康委员会）根据我国 ROP 发病国情的调查，在 2004 年制定了现阶段我国的《早产儿治疗用氧和视网膜病变防治指南》（以下简称《指南》）。《指南》中明确了我国目前 ROP 的筛查对象：①胎龄＜34 周或出生体重＜2000 g 的早产儿；②出生体重＞2000 g 的早产儿，合并全身重症疾患或有长期吸氧史者。筛查标准的制定一是为了避免筛查不足发生漏诊，二是防止筛查过度，造成不必要的经济浪费和早产儿的筛查损害和痛苦。

2. 首次筛查时间 初次筛查时间的国际惯例是出生后 4～6 周，或者 PMA 32 周，以发生晚者为准。美国眼科学会和儿科学会 2006 年总结推荐的首次筛查年龄表如表 6-5-1。

3. 筛查方法 常用的筛查方法有间接检眼镜和数码眼底照相机两种。两种检查方法都需要散瞳和表面麻醉。

表 6-5-1 ROP 首次筛查时间表

| 孕周（周） | 校正胎龄（周） | 出生后年龄（周） |
|---|---|---|
| 22 | 31 | 9 |
| 23 | 31 | 8 |
| 24 | 31 | 7 |
| 25 | 31 | 6 |
| 26 | 31 | 5 |
| 27 | 31 | 4 |
| 28 | 32 | 4 |
| 29 | 33 | 4 |
| 30 | 34 | 4 |
| 31 | 35 | 4 |
| 32 | 36 | 4 |

（1）间接检眼镜：借助 28D 透镜和巩膜顶压器，传统的间接检眼镜可观察到极周边的视网膜情况。但间接检眼镜检查有一定的主观性，可能会造成漏诊，需要检查者有较高的眼底检查专业技术。

（2）数码眼底照相机（RetCam）：专为眼底筛查设计的先进的数码眼底照相机。散瞳的情况下，眼底检查探头可在一个视野显示眼底 130°的范围，不易造成病变漏诊。检查结果可保存、打印，有利于病情随访对比及资料统计。检查结果还可远程上传，条件允许时可行远程会诊。且操作者不必是有经验的眼科医师，技术人员或护士经过培训即可操作。其缺点是周边图像较模糊，可能造成诊断错误。所以推荐以上两种方法联合使用，以减少漏诊和误诊。

4. 随访频度 随访频度由眼科医师根据上次检查的结果决定。通常每 1 周或 2 周复查一次，直至视网膜血管化完全，即视网膜血管生长发育至锯齿缘，通常是校正胎龄至足月的时间。视网膜血管化达 Ⅱ 区、无 ROP 病变，或有 Ⅱ 区 1、2 期病变，可每 2 周复查一次；视网膜血管化至 Ⅰ 区，或 Ⅰ 区任何分期病变，建议每周复查一次；若有 3 期病变，考虑需要治疗的，应在诊断后 72 h 内进行治疗。接受治疗的患儿要长期随访，定期进行视力检查和眼科常规检查。

5. 筛查及随访管理 真正落实完善的筛查过程需要医务人员和家属的共同努力。在具体工作中，需要对患儿的筛查进行有序管理，做到不遗漏、不过度检查。采取注册登记管理制度，对纳入筛查的早产儿建立登记表。记录出生胎龄、体重、出生日期以及生后医疗和吸氧情况，生后 4～6 周首次筛查结果，下次筛查时间等。如果患儿出院，必须向患儿家属清楚交代随访筛查时间，并以口头和书面形式告知家属筛查的重要性和不按时筛查的严重后果。

### （二）治疗

1. 治疗对象

（1）阈值 ROP：2001 年根据历时 10 年的 CROP-ROP 研究结果作出的治疗指南是 ROP 达阈值病变需要治疗。阈值 ROP 定义：Ⅰ区或Ⅱ区 3 期 ROP 伴有附加病变，且病变范围达到至少连续 5 个钟点位或累积大于 8 个钟点位。

（2）阈值前 ROP：2003 年 ETROP 修正了治疗指南，认为早期高危的阈值前 ROP 治疗效果更好。ETROP 将阈值前 ROP 进一步分为阈值前 ROP Ⅰ型和Ⅱ型。阈值前 ROP Ⅰ型定义：①Ⅰ区有附加病变的任何分期病变；②Ⅰ区无附加病变的 3 期病变；③Ⅱ区有附加病变的 2 期或 3 期病变。阈值前 ROP Ⅱ型定义：①Ⅰ区 1 期和 2 期无附加病变；②Ⅱ区 3 期无附加病变。阈值前Ⅰ型为高危病例，需要治疗，阈值前Ⅱ型可随访观察。

2. 治疗方法　阈值 ROP 或阈值前 ROP Ⅰ型的治疗原则是凝固周边缺血区（无血管区）视网膜，降低 VEGF 水平，控制病情发展。常用的治疗方法有冷凝和激光光凝两种。对于未按时筛查，错过早期治疗时机，或虽然经过治疗，但病变发展到 4 期或 5 期的病例，需要手术治疗。

（1）冷凝：冷凝器经结膜或巩膜冷凝周边无血管区视网膜，可降低阈值 ROP 近一半的不良预后率。但冷凝治疗的缺点较多：①因为眼球周围组织的限制，冷凝头难以到达眼球后部治疗Ⅰ区病变；②冷凝治疗组织反应重，导致周围组织并发症，如角膜及结膜水肿等；③治疗需要全身麻醉。

（2）激光光凝：间接检眼镜引导的眼内激光应用以后，激光治疗基本取代了冷凝治疗。激光治疗效果等同或优于冷凝治疗，而且相对于冷凝，激光治疗优点众多：①通过间接检眼镜引导的眼内激光可方便治疗Ⅰ区病变；②对周围眼组织损伤小，副作用少；③患儿舒适度好，可接受局部麻醉治疗；④一些研究证实，光凝较冷凝术后高度近视发生率低。激光治疗推荐使用半导体

810 nm 激光，532 nm 激光也可使用，但文献报道 532 nm 激光易导致并发白内障。激光治疗也有一定的并发症：①色素膜炎症反应，所以术后需要常规用散瞳和消炎眼药 1 周；②前房积血；③白内障等。

（3）手术治疗

1）巩膜扣带术：适应证为 4 期 ROP。手术主要通过压陷巩膜、缓解视网膜牵拉，从而复位视网膜。巩膜扣带对眼球的屈光状态影响较大，还可能影响眼球发育，所以术后半年需要再次手术取出巩膜扣带。

2）玻璃体切除术（玻璃体切割术）：手术目的是通过玻璃体切除纤维血管膜，解除视网膜牵拉，使视网膜复位。常用以下几种手术方式：①保留晶体的玻璃体切除术，4 期 ROP。由于保留了晶体，术后眼球屈光改变小，解剖及功能预后较好。②晶体切除＋玻璃体切除术，5 期 ROP。视网膜复位率和视力恢复都很有限。③Open-sky 玻璃体切除术，5 期 ROP 并发角膜混浊的病例。由于是病变晚期，预后更差。4 期、5 期 ROP 手术治疗的解剖预后和视力预后都很差，所以需要高度重视早期筛查、早期激光治疗 ROP。对于没有条件治疗的基层单位，及时、适当的转诊非常重要。

（4）药物

1）抗 VEGF 抗体：近年来研究显示，眼内注射抗 VEGF 抗体（贝伐珠单抗 Avastin）治疗Ⅰ区或Ⅱ区后部的 3 期 ROP，尤其是 AP-ROP 效果显著。眼内注射抗 VEGF 抗体能快速降低眼内 VEGF 水平，迅速消退附加病变和视网膜新生血管，不仅治疗效果确切，而且术后屈光不正、斜视等并发症较激光治疗明显降低。4 期 ROP 手术前如病变处于活动期，血管扩张明显，术前数日注射贝伐珠单抗可明显降低术中出血和术后并发症。但对于已经有大量纤维增殖的病例，贝伐珠单抗能加重纤维化和视网膜脱离，临床应慎用。由于抗 VEGF 抗体的临床使用时间还较短，虽然近期观察相对有效、安全，但其远期疗效及全身和眼部的副作用还不甚了解。

2）重组人红细胞生成素（rhEPO）：动物实验及体外实验发现，红细胞生成素（erythrogenin，EPO）是另一重要的视网膜血管生长因子。ROP 活动期病例的玻璃体 EPO 水平明显增高。但 rhEPO 对 ROP 的治疗效果还有争议。

3）胰岛素样生长因子（insulin-like growth factor，IGF-1）和多重不饱和脂肪酸（omega-3 PUFA）：静脉注射 IGF-1、口服 PUFA 治疗 ROP 还在临床试验中，有望成为预防和治疗 ROP 的手段。

4）普萘洛尔（propranolol）：为非选择性β肾上腺素能受体阻滞剂，能降低β肾上腺素能受体介导的 VEGF 水平，目前正用于Ⅱ区或Ⅲ区 2 期 ROP 的临床研究中。

## 【预后与预防】

### （一）预后

ROP 在大多数患儿是一种短暂的疾病，85% 可自行消退。约 7% 的出生体重小于 1251 g 的患儿发展到阈值病变，由活动期发展为终末瘢痕期，即黄斑牵拉、视网膜脱离等。ROP 消退的平均校正胎龄大约是 38.6 周。90% 的患儿 ROP 在校正胎龄 44 周前消退。有附加病变、Ⅰ区病变及 3 期 ROP 是不良预后的危险因素。

### （二）预防

ROP 致病因素众多，发病机制复杂，目前还没有单一有效的预防手段。临床工作中针对 ROP 发病的原因和相关危险因素，采取综合预防措施，对降低 ROP 发生率具有一定作用。

1. 预防早产　是预防 ROP 发生的最好办法，良好的围产前保健能明显减少早产的发生。

2. 加强对早产儿各种合并症的防治　早产儿合并症越多、病情越重，ROP 发生率越高。加强对早产儿各种合并症的治疗，使早产儿尽可能平稳度过危险期，减少吸氧机会，可降低 ROP 发生率。

3. 规范吸氧　早产儿由于呼吸系统发育不成熟，通气和换气功能障碍，生后常需吸氧才能维持生命，在吸氧时要注意以下问题：①尽可能降低吸氧浓度；②缩短吸氧时间；③减少动脉血氧分压的波动。吸氧时间较吸氧浓度与 ROP 的相关性更高。

4. 其他　维生素 E 及其他抗氧化剂对 ROP 的预防作用仍存在争议，由于维生素 E 的副作用，临床不再用于预防和治疗 ROP。曾经有人提出光照可能是 ROP 的危险因素，但光照致 ROP（Light-ROP）的多中心临床研究否定了这个结果，美国仍常规降低新生儿室的光照亮度，以利于患儿更好地休息。

（冯雪峰）

## 参考文献

[1] Coats DK，Aaron MM，Mohamed AH. Involution of retinopathy of prematurity after laser treatment：factors associated with development of retinal detachment. Am J Ophthalmol，2005，140（2）：214-222.

[2] Silverman W. Retrolental fibroplasia：a modern parable. New York：Grune and Stratton，1980.

[3] Reynolds JD. Pediatric retina. Heidelberg：Springer-Verlag. 2011.

[4] Gilbert C，Rahi J，Eckstein M，et al. Retinopathy of prematurity in middle-income countries. Lancet，1997，350（1）：12-14.

[5] Pizzarello L，Abiose A，Ffytche T，et al. Vision 2020：the right to sight. A global initiative to eliminate avoidable blindness. Arch Ophthalmol，2004，122（4）：615-620.

[6] Xu Y，Zhou X，Zhang Q，et al. Screening for retinopathy of prematurity in China：a neonatal units-based prospective study. Invest Ophthalmol Vis Sci，2013，54（13）：8229-8236.

[7] NICU 早产儿用氧及 ROP 防治现状调查组. 16 家三甲医院新生儿重症监护病房早产儿用氧及早产儿视网膜病变防治现状调查. 中华儿科杂志，2012，50（3）：167-171.

[8] Quinn GE，Gilbert C，Darlow BA，et al. Retinopathy of prematurity：an epidemic in the making. Chin Med J（Engl），2010，123（20）：2929-2937.

[9] Chen J，Stahl A，Hellstrom A，et al. Current update on retinopathy of prematurity：screening and treatment. Curr Opin Pediatr，2011，23（2）：173-178.

[10] Karna P，Muttineni J，Angell L. Retinopathy of prematurity and risk factors：a prospective cohort study. BMC Pediatr，2005，5（1）：18.

[11] The Committee for the Classification of Retinopathy of Prematurity. An international classification of retinopathy of prematurity. Arch Ophthalmol，1984，102（8）：1130-1134.

[12] International Committee for the Classification of Retinopathy of Prematurity. The international classification of retinopathy of prematurity revisited. Arch Ophthalmol，2005，123（7）：991-999.

[13] Reynolds JD，Dobson V，Quinn GE，et al. Evidence-based screening criteria for retinopathy of prematurity：natural history data from the CRYO-ROP and LIGHT-ROP studies. Arch Ophthalmol，2002，120（11）：1470-1476.

［14］ American Academy of Pediatrics Section on Ophthalmology. Screening examination of premature infants for retinopathy of prematurity. Pediatrics，2013，131 （1）：189-195.

［15］ 卫生部. 早产儿治疗用氧和视网膜病变防治指南. 卫生部公报. 2004.

［16］ Cryotherapy for Retinopathy of Prematurity Cooperative Group. Multicenter Trial of Cryotherapy for Retinopathy of Prematurity：ophthalmological outcomes at 10 years. Arch Ophthalmol，2001，119 （8）：1110-1118.

［17］ Singh R，Reddy DM，Barkmeier AJ，et al. Long-term visual outcomes following lens-sparing vitrectomy for retinopathy of prematurity. Br J Ophthalmol，2012，96 （11）：1395-1398.

［18］ Mititelu M，Chaudhary KM，Lieberman RM. An evidence-based meta-analysis of vascular endothelial growth factor inhibition in pediatric retinal diseases：part 1. Retinopathy of prematurity. J Pediatr Ophthalmol Strabismus，2012，49 （6）：332-340.

［19］ Drenser KA. Anti-angiogenic therapy in the management of retinopathy of prematurity. Dev Ophthalmol，2009，44 （1）：89-97.

［20］ Silva RA，Moshfeghi DM. Interventions in retinopathy of prematurity. Neoreviews，2012，13：e476-485.

# 第六节　早产儿贫血

早产儿贫血（anemia of prematurity，AOP）是指早产儿生后 1 年内发生的贫血，是早产儿在宫外生长发育过程中最常见的并发症之一。由于早产儿各器官发育不成熟，骨髓造血功能薄弱，又过早地停止了宫内的骨髓外造血机制，不能适应生后机体的快速生长发育，加之铁和其他各种营养素贮备和摄入不足等，出生后受诸多因素的影响，如喂养方式、感染、环境因素及治疗、护理干预等，导致早产儿贫血较足月儿常见，出现时间较足月儿早，持续时间亦较足月儿长。胎龄越小发生率越高。早产儿贫血因其生后不同阶段的病因不同，又可分为早产儿早期贫血、中期贫血和晚期贫血。早产儿贫血常引起临床症状，甚至直接影响其体格发育及各器官功能的成熟，还可增加患其他各种并发症的危险，是影响早产儿生长发育及远期生存质量的重要因素，故应重视，并注意防治。

## 【流行病学】

早产儿贫血发生率与胎龄及出生体重密切相关。国内报道，早产儿贫血占住院早产儿的 $38.1\% \sim 41.18\%$，胎龄为 $28 \sim 31$ 周的早产儿患病率为 $71.4\%$，体重 $<2000$ g 的早产儿贫血患病率为 $65.0\%$，体重 $>2000$ g 的早产儿贫血患病率为 $25.8\%$。国外学者报道，$50\%$ 的胎龄 $<32$ 周的早产儿会发生症状性贫血，且出生体重越低，贫血程度越重。出生体重 $1200 \sim 1400$ g 者，血红蛋白可降至 $80 \sim 100$ g/L，而出生体重小于 1200 g 者，血红蛋白可降至 $60 \sim 90$ g/L。约 $50\%$ 的极低出生体重儿在生后 2 周内需接受红细胞（RBC）输注治疗。

## 【病因和发病机制】

早产儿贫血的发生是其自身与疾病等综合因素所致，胎龄越小，出生体重越低，贫血越严重，病因和发病机制主要包括以下几方面：

### （一）早产儿红细胞生成素低下

机体促进红细胞生成的主要细胞因子为红细胞生成素（erythropoietin，EPO），其为含有 165 个氨基酸的糖蛋白。从胎儿、新生儿至成年整个生命周期，EPO 通过抑制红细胞前体细胞凋亡，刺激其增生与分化，发挥促进红细胞生成的作用。由于 EPO 不能通过胎盘，胎儿体内的 EPO 均为自身合成。EPO 在胎儿早期即开始合成，可在胚外体腔液和羊水中检测到。最初的 EPO 合成部位是肝，足月出生后其合成部位转移至肾，该迁徙过程受基因调控。胎儿血循环中的 EPO 浓度由第 16 周的 4 IU/ml 升至足月时的 40 IU/ml。低氧血症可通过低氧诱导因子（hypoxia-inducible factor，HIF）通路刺激 EPO 的产生。曾有报道，胎儿明显 EPO 升高（至 8000 IU/ml）可见于胎儿缺氧、贫血、胎盘功能不良和糖尿病母儿等病理情况。健康足月儿出生后由于有氧呼吸建立，血氧饱和度（$SaO_2$）迅速上升至 $95\%$，血红蛋白（Hb）的氧释放量远远超过机体组织对氧的需求量，EPO 浓度降低，生后 $4 \sim 6$ 周降至最低点，之后开始回升，在 $10 \sim 12$ 周升至成人水平（15 IU/ml）。EPO 浓度的变化过程与足月儿出生后血红蛋白和血细胞比容（Hct）的变化相符，故此阶段称为生理性贫血。早产儿由于提前出生，EPO 浓度不足，贫血程度更重，时间更长，从而造成早产儿贫血。正是由于早产儿 EPO 浓度不足，也由此衍生出使用重组人 EPO（rhEPO）治疗早产儿贫血的理论依据。

另外，研究还发现，早产儿、极低出生体重儿血中 EPO 上升与血红蛋白下降的相关性很差，早产儿骨髓对 EPO 的反应亦相对迟钝，尤其是胎龄 $27 \sim 31$ 周的胎儿对 EPO 的反应最低，但其 EPO 的清除率却是成人的 $3 \sim 4$ 倍，从而加重早产儿贫血的程度。

### （二）早产儿造血物质储备不足

1. 铁储备不足　研究发现，体重 $<1500$ g 的早产儿出生时骨髓可染铁少，到生后第 8 周骨髓内含铁血黄素消失；而足月儿骨髓铁储存到生后 $20 \sim 24$ 周方耗尽。胎儿主要通过胎盘从母体获得铁，以妊娠后期 3 个月获得铁量最多。早产造成新生儿从母体获得的铁不足，尤其是超未成熟儿和极低出生体重儿。铁在体内的储存共有 3 种形

式，即血红蛋白铁、组织铁与储存铁，其中75％贮存在血红蛋白中。因此，新生儿体内铁的含量主要取决于血红蛋白浓度及血容量，1 g 血红蛋白含 3.4 mg 元素铁。出生时贫血的早产儿，其铁储存量亦低，且决定生后贫血的程度。生后机体进入快速增长期后，血容量迅速增加，对铁的需求相应增加，早产儿这一需求增加更快，加之本身铁储存量少，严重影响血红蛋白的合成。

2. 铜储备不足　胎儿肝内铜的储存量在妊娠最后12周增加，早产儿常有铜缺乏。血浆中90％以上的铜在正常情况下是与铜蓝蛋白结合，可促进铁的吸收及储存铁的释放。铜缺乏亦可产生低色素性小细胞贫血，且有中性粒细胞减少。

3. 叶酸储备不足　叶酸的活性型（四氢叶酸）参与去氧核糖核酸（DNA）的合成，在这一过程中，脱氧尿嘧啶转变成胸腺嘧啶所需的甲基需由甲基四氢叶酸提供，叶酸缺乏时会影响上述生化过程，从而影响 DNA 的合成，使幼红细胞分裂延缓，而胞质内 RNA 含量明显增加，血红蛋白合成不受影响，故出现核质发育不平衡的巨幼细胞贫血。早产儿叶酸的肝储存量仅为159 $\mu g$，而足月儿为224 $\mu g$。新生儿血清叶酸水平虽高于成人2～3倍，但由于生长代谢迅速，需要量为成人的4～10倍。出生后2～3周内叶酸含量急剧下降，生后3～4周常降至缺乏范围。低出生体重儿下降更快，极低出生体重儿叶酸缺乏的发生率为10％～30％，故在生后3个月内可见到巨幼细胞贫血。

4. 维生素 $B_{12}$ 缺乏　早产儿易发生胃肠功能紊乱，从而导致维生素 $B_{12}$ 缺乏。其发生机制包括：①胃液中内因子缺乏，影响维生素 $B_{12}$ 的吸收；②肠道吸收不良，尤其合并腹泻或小肠结肠炎等时；③合并感染时，细菌等病原微生物竞争维生素 $B_{12}$，使其消耗增加。维生素 $B_{12}$ 与叶酸均为 DNA 合成过程中重要的辅酶，在甲基四氢叶酸转变为四氢叶酸时，维生素 $B_{12}$ 起到催化作用，促进 DNA 的合成。此外，维生素 $B_{12}$ 能促进甲基丙二酰辅酶 A（methylmalonyl CoA）转变成琥珀酰辅酶 A（succinyl CoA）。如果维生素 $B_{12}$ 缺乏，此反应不能进行，大量的丙酰基 CoA（propionyl CoA）堆积（propionyl CoA→methylmalonyl CoA→succinyl CoA），影响脂肪酸的正常合成，使脂肪酸合成减少，影响神经鞘膜功能，导致相应的神经系统症状。

5. 早产儿维生素 E 量少　维生素 E 是保持红细胞完整性所必需的抗氧化剂，具有保护生物膜的作用，缺乏时红细胞易于受损，出现溶血而致贫血。在胎儿期，母体维生素 E 可通过胎盘转输至胎儿体内，但供给量有限，早产儿出生时血清维生素 E 值为 7.2～16.8 $\mu mol/L$，是母亲维生素 E 值的 1/3～1/2。胎龄越小，血清维生素 E 值越低。出生体重3500 g 的新生儿，体内维生素 E 储存量为 20 mg，出生体重1000 g 者，储存量仅为 3 mg。由于早产儿维生素 E 含量低，红细胞膜易受脂类过氧化物损伤，容易破坏，影响红细胞寿命而发生贫血。

**（三）早产儿造血功能不足**

胎儿期主要由肝、脾、淋巴结等骨髓外器官造血，早产儿出生后，由于过早停止了胎内的骨髓外造血，而此时骨髓造血功能薄弱，不能适应生后机体快速生长发育，因此发生贫血。

**（四）氧暴露影响**

早产儿，特别是胎龄≤32周的早产儿或极低出生体重儿，由于呼吸中枢及肺发育不成熟，易出现呼吸暂停、呼吸窘迫综合征及肺出血等，常需氧疗和机械通气治疗。临床研究发现，机械通气的新生儿贫血出现时间明显早于非机械通气儿，且贫血程度更加严重。其原因可能与机械通气过程中高氧环境抑制 EPO 的生成，以及监测所需采血操作增加导致医源性失血有关。

**（五）感染**

早产儿由于免疫功能不成熟，常易合并各种感染，包括细菌、病毒、真菌感染等。严重感染和使用抗生素均可抑制骨髓造血，此外，各种宫内感染，如梅毒及巨细胞病毒感染等可引起非免疫性溶血性贫血。

**（六）医源性失血**

近年来临床研究发现，诊断性采血已成为早产儿贫血的主要原因。多发生在生后1～2周，因病情需要加强监护，需反复、多次采血检查，易导致医源性失血性贫血。体重越低，采血量对其影响越大。如体重为1500 g 早产儿，总血容量约为 150 ml，采血量如累积达 7.5～15 ml，失血量则可达总血容量的5％～10％，1 kg 体重的早产儿采血1 ml 相当成人采血 70 ml。

**（七）其他**

早产儿母亲的营养、患病、饮食习惯等均与

早产儿贫血的发生有关。早产儿出生时产伤致出血、胎盘失血和脐带破裂出血也可导致早产儿发生围生期贫血。早产儿患严重疾病时，经口喂养困难、存在消化道畸形、需要手术治疗、需要禁食、延迟喂养等原因导致营养物质摄入不足而发生贫血。由于长期肠外营养，难以补充经口喂养获取的营养素，且静脉输液量较多，造成血液稀释，均可加重贫血程度。

## 【临床表现】

早产儿贫血包括急性贫血和慢性贫血，急性贫血通常为失血所致，常有皮肤苍白、气促、心率增快和低血压等。早产儿慢性贫血较急性失血性贫血更为多见，为本节重点讨论内容。

贫血大多发生于生后 2～6 周内，早期症状不典型，可有活力降低、呼吸和心率增快、吸吮力弱、喂养不耐受等，逐渐出现面色及皮肤苍白，无肺内疾病而呼吸急促，呼吸暂停发作，全身倦怠，哭声低微，体重增长缓慢。若贫血较严重，面色苍白，体重不增，可出现持续性心动过速，心前区可闻及 Ⅱ 级以上收缩期杂音，肝脾可轻度肿大，出现嗜睡、肌张力低等症状，并合并代谢性酸中毒，主要是由于贫血后组织携氧不足，无氧酵解增加，造成乳酸性酸中毒。若伴有维生素 E 缺乏，可因溶血性贫血而引起啼哭不安，少数患儿出现眼睑、下肢、足及阴囊水肿等。一般胎龄越小、出生体重越低，早产儿发生贫血的时间越早，且程度越重。

若贫血长期不能纠正，将影响体格生长及各系统发育，出现生长发育落后、营养不良及代谢紊乱，免疫系统受影响易致反复感染，严重者可发生肺发育不良、神经系统及视网膜发育障碍、坏死性小肠结肠炎等。

## 【实验室检查】

### （一）血常规

血红蛋白及红细胞下降，早产儿生后静脉血 Hb≤130 g/L，末梢血 Hb≤145 g/L，红细胞 < $4.0\times10^{12}$/L。缺铁引起红细胞体积变小、中心淡染；若有维生素 E 缺乏引起的溶血性贫血，可有网织红细胞增高，血片中可见红细胞大小不等、异形、碎片和球形、嗜多色性红细胞。叶酸缺乏时红细胞体积增大，可见中性粒细胞分叶过多倾向，分叶达 5 叶以上或者 4 叶以上者 >80%，具有特异性。

### （二）其他实验室检查

血清铁及铁蛋白、血清维生素 E、血清或红细胞的叶酸及血浆红细胞生成素水平可下降，但一般临床不作为常规检查。

## 【诊断和鉴别诊断】

### （一）诊断

主要依据早产儿的病史、临床表现及实验室检查进行诊断。早产儿出生时脐血平均血红蛋白含量与足月儿相似，为 175±16 g/L，当静脉血 Hb≤130 g/L，末梢血 Hb≤145 g/L 时即可诊断为贫血。

### （二）临床分度

末梢血血红蛋白含量为 121～145 g/L 为轻度贫血，100～120 g/L 为中度贫血，小于 100 g/L 为重度贫血。轻中度贫血多无症状，当 Hb≤100 g/L 时可出现贫血的相应临床表现。

### （三）临床分期

根据贫血发生的时间、病因和发病机制不同，可分为：

1. 早期早产儿贫血　由于早产儿生后早期自身因素等影响，红细胞寿命缩短、骨髓造血抑制、血容量增加所致等，生后 4～8 周内发生的贫血。早产儿出生体重 >1200 g，Hb 可降至 96±14 g/L；出生体重 <1200 g 者，Hb 可为 78±14 g/L，最低值可达 65～90 g/L。失血性贫血也常发生在生后早期。

2. 中期早产儿贫血　生后 8～16 周，骨髓造血开始，由于铁等造血物质缺乏、生长速度加快、血容量增加而发生的贫血。维生素 E、铜及叶酸缺乏等导致的贫血也发生在此期，中期早产儿贫血可为缺铁性贫血，也可为混合性贫血。

3. 晚期早产儿贫血　生后 16 周以后，骨髓造血活跃，贮铁耗竭，因而主要发生缺铁性贫血。

### （四）分类及血象特点

1. "生理性贫血"及急性失血　为正细胞正色素性贫血，网织红细胞计数正常，血浆 EPO 浓度降低。

2. 维生素 E 缺乏　为正细胞正色素性贫血，网织红细胞计数正常或升高。

3. 缺铁性和铜缺乏性贫血　为小细胞低色素性贫血。

4. 叶酸或维生素 $B_{12}$ 缺乏　表现为巨幼细胞贫血。

## 【治疗】

### （一）病因治疗

1. 红细胞生成素的应用　多年来国内外对应用 rhEPO 治疗及预防早产儿贫血进行了大量的临床与实验室研究，但至今仍无定论。国外学者对多中心临床研究的系统回顾及 meta 分析表明，早期（生后 8 天内）或晚期（生后 8 天后）应用大剂量 EPO（每周＞500 IU/kg）联合铁剂治疗，可减少早产儿住院期间总输血量及输血次数，但并不能减少早产儿死亡率及败血症、脑室内出血、脑室周围白质软化、坏死性小肠结肠炎、支气管肺发育不良、中性粒细胞减少、高血压等早产儿常见并发症的发生率，对远期神经发育或住院时间亦无显著影响；早期应用 EPO 甚至显著增加了重症（3 期以上）早产儿视网膜病变的发病危险（RR＝1.71）。国内文献报道大多证实早产儿预防性应用 rhEPO 可减少输血次数，推荐剂量为每周 500～750 IU/kg，但缺乏大规模多中心的随机对照试验。故目前红细胞生成素不能作为早产儿贫血的标准治疗方法进行推广，其最佳治疗时机、剂量、短期及远期副作用还需进一步研究。

2. 铁剂治疗　常用铁剂包括右旋糖酐铁、硫酸亚铁、葡萄糖酸亚铁、富马酸亚铁等。剂量（按元素铁计算）：体重小于 1000 g 的早产儿为 4 mg/(kg·d)，大于 1000 g 的早产儿为 3 mg/(kg·d)，分 2～3 次口服。应用 EPO 治疗期间，剂量可增加至 6 mg/(kg·d)。疗程至少 3 个月，为保证早产儿生长发育需要及补充体内应有的铁储存量，甚至可用至 1 年。开始治疗后短时间内网织红细胞计数明显升高，常于 5～10 天达高峰，2 周后又降至正常范围。血红蛋白常于治疗 2 周后才逐渐上升，同时早产儿食欲增加，活力增强，面色好转，各种症状体征逐渐减轻以至消失。血象完全恢复正常需要 2 个月左右，补铁同时可补充维生素 C（50～100 mg/d），有助于铁的吸收。有报道维生素 $B_6$ 能提高骨髓对铁的利用，剂量为 1.5 mg/(kg·d)，分 3 次口服。

3. 维生素 E 缺乏　给予维生素 E 10～15 mg/(kg·d)，每日 2 次口服，待血象恢复正常后改为 5 mg/(kg·d)，疗程 2～3 个月。

4. 叶酸及维生素 $B_{12}$ 缺乏　叶酸每次 5 mg，每日 3 次口服。一般给药后 5～10 天网织红细胞计数明显上升，2 周降至正常，血红蛋白每 2 周上升 20～30 g/L，1～2 个月血象恢复正常。维生素 $B_{12}$ 每次 100 μg，每日 1 次肌注，2 周后改为每周 2 次，连续给药 4 周或待血象恢复正常后每月肌注 1 次维持治疗。在治疗后 4～10 天网织红细胞计数增高，1～2 个月血红蛋白恢复正常，神经系统症状好转。单纯维生素 $B_{12}$ 缺乏者用大剂量叶酸治疗可加重其神经系统症状，对于未明确病因的巨幼细胞贫血，可两者并用。叶酸缺乏常同时伴有蛋白质、其他维生素或铁缺乏，在治疗时亦应注意补充。

### （二）输血治疗

输血目前仍然是国内外治疗早产儿贫血的最主要方法，但输血存在诸多风险，如巨细胞病毒（CMV）、肝炎病毒、人类免疫缺陷病毒（HIV）、微小病毒 $B_{19}$ 等感染，代谢及心血管系统并发症，低体温，铁超负荷以及输血反应等。此外，多次输注成人红细胞会使早产儿氧解离曲线右移，可能造成高氧血症及增加早产儿视网膜病变发生的风险，故应严格掌握输血指征。目前，国内依据早产儿管理指南的输血指征，对急性贫血，如失血量超过血容量的 10% 或出现休克表现，应及时输血；对慢性贫血，如血红蛋白低于 80～90 g/L，并出现以下情况需输血：胎龄小于 30 周、安静时呼吸＞50 次/分、心率＞160 次/分、进食易疲劳、呼吸暂停、每日体重增加＜25 g、血乳酸＞1.8 mmol/L。一般输注红细胞悬液，每次 10～15 ml/kg，2～4 h 输完，贫血越重，输注剂量应越少且速度应越慢。Morris 等提出新生儿急性出血时的输血量计算公式：需要输入的 RBC 量（ml）＝（预期达到的 Hct 值－实际 Hct 值）×1.6×体重（kg）。近年来国外早产儿输血策略发生了很大变化，更新了对限制性输血的认识，更加强调结合患儿病情、临床表现、呼吸支持方式及实验室指标，甚至胎龄、体重、日龄等综合因素来决定是否输血治疗。表 6-6-1 和图 6-6-1 中所示为两个较新的早产儿输注红细胞标准，供临床医师参考。目前早产儿贫血尚无明确的输血指征，而输血本身既可挽救生命，又可能产生一定副作用。因此，在临床工作中，不应以某个单项指标决定是否需要输血，需要结合患儿的病情程度，权衡利弊来掌握输血指征，并采取个体化的输血原则，同时还应注重综合性及保护性治疗，最大限度地减少早产儿贫血的发生及输血次数，做到科学合理用血。

表 6-6-1　早产儿输注红细胞标准

| 机械通气 | | | CPAP | | 自然呼吸 | |
| <28 天 | | >28 天 | <28 天 | >28 天 | | |
| FiO$_2$>0.3 | FiO$_2$<0.3 | | | | 需要吸氧 | 不需吸氧 |
| Hb<12 g/dl | Hb<11 g/dl | Hb<10 g/dl | Hb<10 g/dl | Hb<8 g/dl | Hb<8 g/dl | Hb<7 g/dl |
| Hct<0.40 | Hct<0.35 | Hct<0.30 | Hct<0.30 | Hct<0.25 | Hct<0.25 | Hct<0.20 |

1. 在低血容量症（扩容无反应）、感染性休克、坏死性小肠结肠炎、围术期等情况下，可考虑放宽输入红细胞指征。
2. CPAP，连续气道正压通气；FiO$_2$，吸入氧浓度；Hb，血红蛋白；Hct，血细胞比容（末梢血）。
3. 引自：Murray NA，Roberts IA. Neonatal transfusion practice. Arch Dis Child Fetal Neonatal Ed，2004，89（2）：101-107

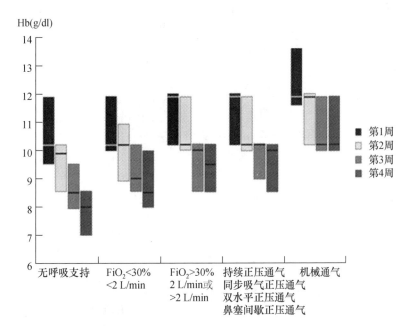

图 6-6-1　生后 4 周内不同呼吸支持下的输血阈值。图中显示胎龄<28 周、出生体重<1000 g 的早产儿，生后 4 周内在不同呼吸支持下，根据血红蛋白值的不同而应用的输血阈值。每个长方形的上下界分别代表血红蛋白的第 75 和第 25 百分位，其中横线为中位数（引自：Guillén U，Cummings JJ，Bell EF，et al. International survey of transfusion practices for extremely premature infants. Semin Perinatol，2012，36（4）：244-247.）

## 【预后与预防】

早产儿贫血经及时诊断与治疗，一般预后良好，否则可引起机体缺氧、营养不良及代谢性紊乱、反复感染、坏死性小肠结肠炎，严重者导致肺发育不良、神经系统及视网膜发育障碍等不良后果。因此，预防本病的发生尤为重要。目前可采取以下主要措施：

### （一）延迟脐带结扎

国外多项随机对照临床试验表明，延迟脐带结扎与生后立即结扎脐带相比能减少输血次数，且并未增加并发症的发生。延迟脐带结扎可明显增加早产儿生后 24 h 内的脑内氧供量。对有关早产儿延迟脐带结扎的随机对照试验进行系统回顾及 meta 分析，结果显示，胎儿娩出 30 s 后结扎脐带可显著增加生后 24 h 内循环血容量，减少以后的输血次数及颅内出血的发生率，且并未增加黄疸及红细胞增多症的发生率。

### （二）尽量减少医源性血液丢失

主要包括以下措施：①限制不必要的重复性采血，每次采血后记录累积采血量；②有新生儿科的医院应尽量开展微量标本实验技术，采集标本时精确计算采血量，用有明确刻度的试管采血，应用床旁血液检测仪，如微量血糖测量仪、微量血气分析仪等，减少血样浪费。③开展无创监护技术，如经皮测胆红素及血氧饱和度、血氧分压、二氧化碳分压测定等，以减少采血量及采血次数。

### （三）合理喂养，补充各种营养素

积极倡导早期肠内喂养，提倡母乳喂养及适合不同胎龄早产儿的配方奶，开展早产儿部分肠外营养技术。同时应注意补充以下营养素：

1. 补充铁剂　美国儿科学会营养委员会推荐早产儿出生 1 个月时开始补充铁剂，预防早产儿贫血。剂量：元素铁 $1\sim3$ mg/(kg·d)，持续 12 个月。当肠道补铁不能耐受、无效或无法给予时，可静脉补铁。首选蔗糖铁，全肠外营养混合液中加入浓度 $0.25\sim1$ mg/100 ml，关于早产儿静脉补铁的剂量及时间仍有待进一步深入研究。

2. 注意补充其他营养素　维生素 E 从达到经口足量喂养开始补充，每天 10 mg，分 2 次口服，至校正胎龄 $38\sim40$ 周；食物中摄取叶酸 $25\sim50$ μg/d；维生素 $B_6$ $150\sim210$ μg/d；维生素 C $18\sim24$ mg/d 可预防早产儿营养性贫血。

（严超英）

## 参考文献

[1] 彭华，童笑梅. 医源性失血与早产儿贫血的发生及需要输血的相关性研究. 中国新生儿科杂志，2008，23（4）：197-200.

[2] Aher S，Malwatkar K，Kadam S. Neonatal anemia. Semin Fetal Neonatal Med，2008，13（4）：239-247.

[3] Widness JA. Pathophysiology of anemia during the neonatal period，including anemia of prematurity. Neoreviews，2008，9（11）：e520.

[4] 姚文静，徐巍，严超英. 早产儿贫血临床输血指征的探讨. 中华血液学杂志，2012，33（7）：561-565.

[5] Sweet DG，Carnielli V，Greisen G，et al. European consensus guidelines on the management of neonatal respiratory distress syndrome in preterm infants-2013 update. Neonatology，2013，103（4）：353-368.

[6] 封志纯，钟梅. 实用早产与早产儿学. 北京：军事医学科学出版社，2010，3：317.

[7] 中华儿科杂志编辑委员会，中华医学会儿科学分会新生儿学组. 早产儿管理指南. 中华儿科杂志，2006，44（3）：188-191.

[8] Gleason CA，Devaskar SU. Avery's diseases of the newborn. 9th ed. Philadelphia：Elsevier Saunders，2012.

[9] 石礼峰，王平，付德龙，等. 促红细胞生成素联合不同剂量维生素 E 在防治早产儿贫血中的临床研究. 国际儿科学杂志，2013，40（2）：204-207.

[10] 王立玲，杨波. 促红细胞生成素在早产儿贫血和脑保护方面的研究进展. 中华实用儿科临床杂志，2008，23（2）：152-154.

[11] Aher SM，Ohlsson A. Late erythropoietin for preventing red blood cell transfusion in preterm and/or low birth weight infants. Cochrane Database Syst Rev，2006，3：CD004868.

[12] Aher SM，Ohlsson A. Early versus late erythropoietin for preventing red blood cell transfusion in preterm and/or low birthweight infants. Cochrane Database Syst Rev，2006，3：CD004865.

[13] Ohlsson A，Aher SM. Early erythropoietin for preventing red blood cell transfusion in preterm and/or low birth weight infants. Cochrane Database Syst Rev 2006，3：CD004863.

[14] Kirpalani H，Whyte RK，Andersen C，et al. The Premature infants in Need of Transfusion（PINT）study：a randomized，controlled trial of a restrictive（low）versus liberal（high）transfusion threshold for extremely low birth weight infants. J Pediatr，2006，149（3）：301-307.

[15] Murray NA，Roberts IA. Neonatal transfusion practice. Arch Dis Child Fetal Neonatal Ed，2004，89（2）：101-107.

[16] Guillén U，Cummings JJ，Bell EF，et al. International survey of transfusion practices for extremely premature infants. Semin Perinatol，2012，36（4）：244-247.

[17] Baenziger O，Stolkin F，Keel M，et al. The influence of the timing of cord clamping on postnatal cerebral oxygenation in preterm neonates：a randomized，controlled trial. Pediatrics，2007，119（3）：455-459.

[18] Rabe H，Reynolds G，Diaz-Rossello J. A systematic review and meta-analysis of a brief delay in clamping the umbilical cord of preterm infants. Neonatology，2008，93（2）：138-144.

[19] Rao R，Georgieff MK. Iron therapy for preterm infants. Clin Perinatol，2009，36（1）：27-42.

[20] Cloherty JP，Eichenwald EC，Hansen AR，et al. Manual of neonatal care. 7th ed. Philadelphia：Lippincott Williams & Wilkins，2012.

# 第七节　早产儿脑损伤

早产儿脑损伤（brain injury in premature infants，BIPI）是指产前、产时或（和）出生后的各种病理因素导致的不同程度的脑缺血或（和）出血性损害，可在临床上出现脑损伤的相应症状和体征，严重者可导致远期神经系统后遗症，甚至患儿死亡。早产儿脑损伤的主要类型是出血性脑损伤（haemorrhagic brain injury）和缺血性脑损伤（ischemic brain injury），包括脑室周围-脑室内出血（intraparenchymal-intraventricular haemorrhage，IPH-IVH）、出血后脑室扩张（post-haemorrhagic ventricular dilatation）与脑积水（hydrocephalus）、脑室周围白质软化（periventricular leukomalacia，PVL）与早产儿脑病（encephalopathy of prematurity）、缺氧缺血性脑病（hypoxic-ischaemic encephalopathy，HIE）以及出血或缺血性脑梗死（cerebral infarction）等，但不包括遗传代谢性紊乱所致脑损害、低血糖脑病、胆红素脑病、中枢神经系统感染等特定中枢神经系统疾病。

## 【病因和高危因素】

早产儿易发生脑损伤的最根本原因是脑组织发育的不成熟，如脑微血管床发育的不成熟、血脑屏障的不成熟及神经胶质发育的不成熟等。发育中的脑对缺氧缺血尤其敏感，缺氧缺血及其他高危因素的严重程度、作用强度、持续时间及脑选择性缺血易损性和脑的不成熟性等共同决定了脑损伤的范围和程度。胎龄越小、出生体重越低，脑的成熟度越差，越容易发生脑损伤。早产儿脑损伤常见高危因素包括：①脑缺氧缺血与血流动力学紊乱，脑血流动力学变化最初也是最主要的目的在于通过脑血流自动调节机制发挥对脑组织的保护作用，但新生儿脑血流的这种自动调节能力有限，严重或（和）持久的脑血流动力学紊乱最终将导致脑损伤。②宫内和新生儿早期感染，如先天性宫内感染、脓毒症、坏死性小肠结肠炎等疾病均可产生强烈炎症反应，侵入脑内造成早产儿不同形式的脑白质损伤与神经元、轴突等病变。③血液系统疾病，如出凝血异常、红细胞增多症-高黏滞血症、抗凝血酶缺乏、纤溶酶原缺乏

等。④孕母围生期合并症、异常分娩史等。⑤产前未使用或未规范使用皮质激素。⑥先天性脑血管发育畸形。⑦其他，如低体温、高渗血症（血浆渗透压增加 25～40 mOsm/L、持续 4 h 以上可导致脑细胞脱水、毛细血管扩张及颅内出血）、高血糖（血糖＞33.6 mmol/L 时颅内出血发生率显著增加）、电解质紊乱（如严重高钠血症，与导致高渗血症有关）以及多胎、超未成熟儿或超低出生体重儿等。

## 【临床表现】

临床表现不典型，症状缺乏特异性，与脑损伤的程度也不完全平行。可表现为一定的神经系统症状和体征，也可表现为神经系统外的症状体征，甚至无明显临床症状，这与脑损伤的程度、类型及早产儿神经系统发育不完善有关。常见临床表现包括中枢性呼吸暂停、抑制状态、心动过缓、低血压、高血压或血压波动、意识改变、惊厥、颅内压增高、肌张力异常（增高、减低、消失）、原始反射异常（活跃、减弱或消失）等。需要注意的是，有些非特异性表现，如睡眠多、活动少、吃奶少或吸吮无力、松软或肌张力低等常被认为是早产儿自身的特点，其实可能是脑损伤的表现。

## 【辅助检查】

主要包括颅脑影像学检查（如头颅超声与磁共振）和脑功能检查（如脑电图及振幅整合脑电图），其他还有颅内压监测、脑组织局部氧饱和度监测与脑血流动力学监测等，详见有关章节。

### （一）影像学检查

1. 头颅超声　头颅超声（head ultrasound，HUS）可在床边经前囟实时检查脑损伤情况，并根据不同的损伤类型判断预后。体重＜1500 g 和（或）胎龄＜32 周的早产儿推荐尽早进行 HUS 监测。此外，胎龄＜37 周的早产儿有机械通气、生后严重感染、慢性缺氧及反复输血等高危因素者也推荐尽早进行 HUS 监测。HUS 应该作为常规早期筛查早产儿脑损伤的主要方法，有助于提高早产儿脑损伤的诊断率，并利于及时调整治疗方

案。超声表现：①脑水肿。弥漫性脑实质回声增强；侧脑室显著变窄，呈裂隙状或消失；脑结构模糊及脑动脉搏动减弱。②脑室周围白质损伤。早期病变部位呈粗糙、球形或大范围的回声增强区，回声应高于脉络丛；随后脑实质回声可转为相对正常；但随病程进展，原回声增强部位可形成多发性小囊肿（多囊脑软化）；以后小囊肿可消失而遗留脑室扩大或相互融合形成较大囊腔，并可与侧脑室相通形成穿通性脑囊肿。③脑梗死。脑实质内单侧或双侧、非对称性回声增强区及脑水肿形成的肿块效应；随病情进展，病变区可呈边界清楚的"球形""三角扇形"或"楔形"强回声。④室管膜下出血。室管膜下区域中至高度强回声光团。⑤脑室内出血。单侧或双侧脑室内的强回声团块，出血可占据侧脑室的一部分或充满整个侧脑室。⑥脑实质出血。脑实质内的局灶性、团块状强回声或混合性回声增强区，形态规则或不规则，边界清晰，单个或多发；出血量较大时可引起脑中线结构移位，吸收后可形成囊腔或空洞。建议在生后 24 h 内、3 天和 7 天各做一次 HUS 检查，以后每周复查一次，直至出院。HUS 具有安全、可床边操作、价格低廉等特点，可发现早产儿脑损伤中局灶性白质损伤，但对弥漫性脑白质损伤的敏感性较低，同时对检测皮层损伤有一定局限性。

2. 头颅磁共振 目前公认磁共振（MRI）判断脑损伤情况较为敏感与准确，一些前瞻性研究证实 MRI 安全可靠，对高危早产儿［体重＜1500 g 和（或）胎龄＜32 周］在校正胎龄足月后应常规行头颅 MRI 检查，以及时发现早产儿脑损伤的情况，评估预后。常规 MRI 可分辨出灰质和白质，白质损伤时表现为 $T_1$ 高信号。弥散加权 MRI（DWI）能检测到不同组织中水弥散情况，可较早、较敏感地发现不同部位的早产儿脑损伤情况。早产儿脑损伤早期，脑室周围白质损伤表现为 $T_1$WI 低信号，T2WI 高信号；早产儿脑损伤晚期，脑室周围白质 $T_1$WI 以条索状等信号为主，$T_2$WI 高信号往往反映胶质增生与髓鞘化障碍，同时可发现脑室扩张、灰质萎缩及脑外间隙增宽。弥散张量成像（DTI）可检测组织中水弥散情况，主要通过各向异性（FA）反映，与神经纤维髓鞘化成正相关，对早产儿脑损伤的后期评估及随访有重要作用。此外，磁共振波谱（MRS）可较好地反映大脑不同部位的代谢情况；质子 MRS 可检测到神经元合成产物 N-乙酰天冬氨酸，发现神经元轴突单元的损伤情况，可提供一种准确、无创的方法检测早产儿脑病时白质、皮层及灰质深部核团的损伤情况。建议在生后 4～14 天做首次头颅 MRI 检查，校正胎龄 36～40 周或出院前做第 2 次检查，此时 MRI 检查对判断脑发育和评估预后价值较大。

3. 头颅 CT 头颅 CT 由于分辨率低，辐射性大，可能影响未成熟脑的发育，不推荐用于早产儿脑损伤的筛查及诊断。但是在早产儿脑损伤患儿有颅内出血时，CT 在出血急性期可较敏感地显示出血量及部位，有一定诊断价值，而在出血亚急性和慢性期，MRI 探测比 CT 敏感。

4. 头颅正电子发射计算机断层 正电子发射计算机断层（positron emission tomography，PET）影像技术利用半衰期短的放射性核素标记生物代谢的必需物质，如葡萄糖、蛋白质等，反映局部组织的代谢情况。PET 是较先进的临床影像学检查技术，对早产儿脑损伤的诊断及预后判断优于 MRI 和 B 超，但是检查者需要较丰富的经验，PET 检查费用昂贵，较难推广。

**（二）脑功能监测**

1. 脑电图（EEG） 分为急性期异常（acute stage abnormalities，ASAs）和慢性期异常（chronic stage abnormalities，CSAs）两种。其中 ASAs 的标准为连续性中断或（和）背景活动振幅降低，CSAs 的标准为频谱紊乱，具体表现为：①δ 波畸形伴或不伴额叶＞100 μV 的正向尖波或枕叶＞150 μV 的负向尖波；②中央区＞100 μV 的正向尖波。EEG 至少需在生后 48 h 内（发现 ASAs）和第 7～14 天（发现 CSAs）各做一次，其中生后第 7～14 天的监测对判断神经系统预后有重要价值。

2. 振幅整合脑电图（aEEG） 如缺乏睡眠周期、窄带下界电压过低、窄带带宽加大、连续性低电压、癫痫样波形和爆发抑制等，aEEG 须在生后 1 周内检测。

**【诊断与鉴别诊断】**

早产儿脑损伤的诊断需要结合胎龄、围生期高危因素以及临床表现，更多需要依赖影像学技术。

## （一）胎龄

早产儿脑损伤好发于胎龄＜32 周及体重＜1500 g 的早产儿。

## （二）围生期高危因素

产前有宫内窘迫、宫内感染、胎盘及脐带异常、多胎等，生后脓毒症、反复呼吸暂停、低氧血症、高碳酸血症、机械通气、慢性肺疾病、坏死性小肠结肠炎等。

## （三）临床表现

早产儿脑损伤临床症状多不明显，早期有时可表现为易激惹、反复抽搐、反复呼吸暂停等，或者反应淡漠、肌张力低下。晚期表现为认知功能障碍、脑瘫、视力听力障碍、神经行为异常等。

因此，凡早产者应高度关注脑损伤的可能，尤其伴有其他高危因素者。临床表现与脑损伤的程度可不平行，颅脑影像学或（和）脑功能检查为确诊脑损伤必不可少的手段。颅脑影像学检查"正常"或"无异常"，不能除外脑损伤，但如影像学检查"正常"，则须有脑功能异常的证据才能诊断脑损伤；同样，脑功能正常也不能除外脑损伤，但脑功能正常者则须有影像学的证据才能诊断脑损伤。

早产儿脑损伤需与新生儿缺氧缺血性脑病的诊断相鉴别。前者以脑室周围白质的损伤为主，同时伴有神经元及轴突的破坏。新生儿缺氧缺血性脑病（HIE）主要见于足月儿，选择性的神经元坏死是足月儿 HIE 的主要特点，其严重程度与围生期窒息以及缺氧的程度密切相关。不完全性窒息缺氧时，由于大脑前、中、后动脉之间存在灌注边缘带，可出现大脑皮层矢状旁区及其下面的白质损伤，大脑灰质深部的核团损伤，涉及大脑皮层、脑干、基底节及丘脑等部位；完全性窒息缺氧时，可出现弥漫性神经元损伤，这些特点与早产儿脑损伤存在较大差异。

早产儿脑损伤的诊断需要除外遗传代谢紊乱引起的脑损害及低血糖脑病、胆红素脑病、TORCH 感染和中枢神经系统感染等，这些疾病均有明确病因，治疗上也有各自相应的特点。

"早产儿脑病"是一临床术语，强调临床表现，如生理、心理、意识、运动和行为等的不正常状态，而不强调引起这些不正常状态的病理改变；"早产儿脑损伤"则着重强调神经病理学上的变化，这些变化可通过血液生化检测［如血清肌酸激酶脑型同工酶（CK-BB）］、脑电生理检查（如 EEG）、神经影像学检查（如 HUS、MRI）或病理学检查（尸解）等证实。从病变部位来看，早产儿脑病主要是指合并有神经元与轴突损伤的脑室周围白质软化（PVL）。终末血管供血区是缺血性脑损害最易发生的区域，主要包括脑室周围的白质和位于顶-枕叶内的旁矢状区皮质。因此，早产儿 PVL 常合并有神经元与轴突损害（可累及大脑皮层、丘脑、基底节、脑干和小脑等各部位），这种合并有神经元/神经轴突损害的 PVL 被称为早产儿脑病。但脑损伤可表现为各种病理类型，除 PVL 与脑病外，还包括生发基质出血-脑室内出血（GMH-IVH）、缺氧缺血性脑病（HIE）、出血性脑梗死、出血后脑室扩张与脑积水等。这些病理类型可独立存在或并存，如 IVH 与 PVL（软化灶内也可有出血）、出血与出血性脑梗死、HIE 与脑梗死、PVL 与脑病均可同时存在。上述病变不但在临床上，即使在影像学上也难以完全区分开来，故统称为"脑损伤"。这样不但有助于对该病的理解，也有助于指导临床治疗。

## 【治疗与监护】

### （一）治疗原则

1. 去除病因与高危因素　如纠正缺氧与酸中毒、纠正脑血流动力学紊乱、积极控制感染等。

2. 针对不同脑损伤类型，采取相应治疗措施　如有颅内出血者给止血剂，必要时补充凝血因子。严重脑室内出血，为促进凝血块尽早溶解及防止堵塞脑脊液循环通路，可使用溶栓剂。

3. 对症治疗　有惊厥者给予苯巴比妥钠静脉注射；有颅内高压者，可给予甘露醇、呋塞米等脱水剂。

4. 并发症治疗　如对脑室周围-脑室内出血后的脑室扩张与脑积水，可酌情埋置皮下脑脊液存储器（Ommaya reservoir）或体外脑室引流系统（external ventricular drainage system），无效者采用脑室-腹腔分流术（ventriculoperitoneal shunt）。

5. 后遗症治疗　早产儿脑损伤可有各种各样的后遗症，如脑瘫、偏瘫、智力落后、认知障碍、癫痫、运动障碍、视力障碍和行为异常等。早期康复治疗有助于促进其恢复及减轻伤残。

### （二）监护要点

1. 维持婴儿的环境温、湿度与舒适度，减少外界刺激，检查与护理操作时动作轻柔。

2. 严密监护　包括生命体征、意识状态、活动、反应、眼球运动、头围、有无惊厥发作及颅内压升高等。

3. 将婴儿头部保持在中线位置并稍抬高，有助于降低颅内压、防止惊厥。

4. 保持皮肤、呼吸道与消化道黏膜的完整性，减少有创操作，注意消毒和无菌操作。

5. 采取适当措施促进神经行为的形成和发育。

【预防】

早产儿脑损伤一旦发生，常无特效治疗，重在预防。

（一）产前预防

1. 预防早产　预防早产，尽可能延长胎龄是预防早产儿脑损伤最有价值、最有效的措施。

2. 产前补充维生素 $K_1$ 与皮质激素　在分娩前 24 h 给孕妇补充维生素 $K_1$ 能够显著提高早产儿血浆维生素 K 依赖因子水平，而皮质激素则可促进生发基质与脉络丛毛细血管成熟度，从而降低颅内出血与 PVL 的发生率，二者联合应用效果更好。

（二）产时预防

延迟结扎脐带可降低早产儿颅内出血发生率，其机制可能与延迟结扎脐带能够稳定早产儿脑血流动力学有关。

（三）产后预防

1. 纠正缺氧、稳定脑血流动力学

（1）避免和减少对患儿的不良刺激：如尽量减少各种穿刺、避免频繁的肺部物理治疗和吸引、检查和治疗集中进行等。

（2）优化呼吸管理，合理使用机械通气，避免与呼吸机对抗。

（3）纠正缺氧和酸中毒，避免低或高碳酸血症，使 $PaCO_2$ 维持在 35～50 mmHg。

（4）维持血压在正常范围，避免高血压、低血压和血压异常波动，以维持脑血流正常灌注和脑血流动力学稳定。

2. 去除高危因素

（1）维持电解质、血糖、血浆渗透压在正常范围和最佳的营养状态。

（2）置患儿于中性温度环境，维持体温正常，避免低体温。

（3）监测凝血功能，使凝血功能、血小板计数等维持在正常范围。

（4）积极控制感染与炎症反应。

（刘　敬）

## 参考文献

[1] 中国医师协会新生儿专业委员会. 早产儿脑损伤诊断与防治专家共识. 中国当代儿科杂志，2012，14（12）：883-884.

[2] 刘敬，杨于嘉，封志纯. "早产儿脑损伤诊断与防治专家共识"解读. 中国当代儿科杂志，2012，14（12）：885-887.

[3] de Vries LS. Intracranial hemorrhage and vascular lesions//Martin RJ, Fanaroff AA, Walsh MC. Famaroff & Martin's neonatal-perinatal medicine: diseases of the fetus and infant. 9th ed. Elsevier Mosby, 2011: 936-952.

[4] Liu J, Wang Q, Gao F, et al. Maternal antenatal administration of vitamin $K_1$ results in increasing the activities of vitamin K-dependent coagulation factors in umbilical blood and in decreasing the incidence rate of periventricular-intraventricular hemorrhage in premature infants. J Perinat Med, 2006, 34 (2): 173-176.

[5] El-Ganzoury MM, El-Farrash RA, Saad AA, et al. Antenatal administration of vitamin $K_1$: relationship to vitamin K-dependent coagulation factors and incidence rate of periventricular-intraventricular hemorrhage in preterm infants: Egyptian randomized controlled trial. J Matern Fetal Neonatal Med, 2014, 27 (8): 816-820.

[6] Liu J, Feng ZC, Yin XJ, et al. The role of antenatal corticosteroids for improving the maturation of choroid plexus capillaries in fetal mice. Eur J Pediatr, 2008, 167 (10): 1209-1212.

[7] Liu J, Wang Q, Zhao JH, et al. The combined antenatal corticosteroids and vitamin K therapy for preventing periventricular-intraventricular hemorrhage in premature newborns less than 35 weeks gestation. J Trop Pediatr, 2006, 52 (5): 355-359.

[8] Mercer JS, Vohr BR, McGrath MM, et al. Delayed cord clamping in very preterm infants reduces the incidence of intraventricular hemorrhage and late-onset sepsis: a randomized, controlled trial. Pediatrics, 2006, 117 (4): 1235-1242.

[9] Sommers R, Stonestreet BS, Oh W, et al. Hemodynamic effects of delayed cord clamping in premature infants. Pediatrics, 2012, 129 (3): e667-e672.

[10] Miranda P. Intraventricular hemorrhage and posthemorrhagic hydrocephalus in the preterm infant. Minerva Pediatr, 2010, 62 (1): 79-89.

# 第八节　早产儿代谢性骨病

随着围生医学的发展、NICU 技术水平的提高和早产儿疾病诊疗的进步，极低出生体重儿的存活率显著提高。早产儿代谢性骨病（metabolic bone disease，MBD）是指体内钙、磷代谢紊乱所致的骨矿物质含量的异常导致骨小梁数量减少、骨皮质变薄等骨骼改变，重者可出现佝偻病样表现，甚至骨折。

## 【流行病学】

MBD 的发病率与其胎龄、出生体重均成负相关。在出生体重＜1500 g 的早产儿中，MBD 的发生率约为 23%；而在出生体重＜1000 g 的早产儿中，MBD 发生率达 55%～60%，其中约 10% 在校正胎龄 36～40 周发生骨折。母乳喂养的婴儿 MBD 发生率较高（约 40%），而配方奶喂养的婴儿中发生率较低（约 16%）。随着对 MBD 的认识深入，早产儿营养管理策略在不断改进，如早期喂养、合理的胃肠外营养补充、母乳强化剂的使用、配方奶营养成分的改变等。但在极低出生体重儿中，尤其是患有慢性疾病（如支气管肺发育不良、坏死性小肠结肠炎）的婴儿，MBD 仍是一个常见的问题（表 6-8-1）。

表 6-8-1　早产儿代谢性骨病的高危因素

| 高危因素 |
| --- |
| 孕周小于＜27 周 |
| 体重＜1000 g |
| 长期静脉营养（例如，＞4～5 周） |
| 因严重支气管肺发育不良使用祥利尿剂（如呋塞米）和进行液体限制 |
| 长期使用激素 |
| 坏死性小肠结肠炎病史 |
| 不耐受配方奶粉或高含量的母乳添加剂 |

## 【病因】

### （一）激素影响

新生儿血清钙受骨化三醇、降钙素、甲状旁腺激素、骨钙素等内分泌激素调控，这些激素对肠、骨骼、肾的钙磷代谢有协同或拮抗作用，相互之间还存在反馈作用，保持体内钙磷正常代谢和骨的正常发育。维生素 D 没有活性，只有经肝羟化酶作用才能变成具有生物活性的骨化三醇，即 1,25-二羟维生素 $D_3$ [1,25-$(OH)_2D_3$]。骨化三醇可加强 ATP 依赖性钙泵的活性，促进小肠黏膜对钙、磷的吸收，以维持正常血钙、磷水平。甲状旁腺激素在维持钙内环境稳定方面具有重要作用，可促进骨吸收以及肾小管对钙的重吸收，还可直接作用于肾近曲小管上皮细胞，增加 1α 羟化酶的活性，促进骨化三醇的合成，刺激肠道对钙的吸收。甲状旁腺激素也能增加经由胎盘的磷的转运。骨钙素与骨的形成和转运有关，可反映成骨细胞功能活性，是骨形成特异而敏感的标志。

### （二）母体因素

母亲的营养状况及生活习惯对胎儿的骨代谢非常重要。母亲吸烟、低钙摄入、多胎妊娠及孕晚期体力活动过多都会降低胎儿的骨矿物质含量。胎盘慢性损伤，如感染、先兆子痫等可影响磷酸盐的转运。母体维生素 D 和钙质状态直接影响胎儿维生素 D 和钙水平，影响着经胎盘的钙流动和胎儿甲状旁腺激素的分泌。雌激素对骨发育也有促进作用，并对矿物质的增加有显著影响。

### （三）早产儿体内钙磷储备不足及疾病影响

足月胎儿体内 99% 的钙质和 80% 的磷均以羟磷灰石的形式存在于骨骼中。妊娠晚期是胎儿宫内钙磷储备最重要的时期，80% 以上的钙磷蓄积出现在孕 25 周到足月，储备的多少与出生时的孕周成正相关。胎龄 35 周是成骨的高峰期，此时钙的沉积速度为 120～160 mg/(kg·d)，磷的沉积速度为 60～75 mg/(kg·d)。矿物质的增加与胎儿及新生儿骨骼的增长成线性关系。

早产儿肾发育不成熟，尿中钙磷排泄量增加，尤其是极低出生体重儿，尿磷酸盐阈值较低，故即使是在血清磷酸盐水平较低的情况下，尿磷酸盐的排泄也较多。磷酸盐摄取不足或应用呋塞米等药物可引起高钙尿症，可增加肾钙质沉着症发生的危险性。

早产儿出生后需要较长时间的肠外营养。目前国内新生儿所用的肠外营养液多不含钙和磷，尤其是缺乏合适的磷制剂，难以有效地对早产儿进行矿物质的补充。在胆汁淤积和短肠综合征等疾病状态下，相关的胆汁盐缺乏也会限制维生素D的吸收，并导致钙吸收不良。

### （四）早产儿环境、喂养、疾病因素

早产儿住院时间长、缺乏阳光暴露的机会、皮肤的合成减少等都会影响出生后体内的维生素D水平。早产儿母乳中的钙磷水平不能保证其达到宫内生长的速度，所以单纯母乳喂养的早产儿体内钙磷水平也多不足。由于维生素D在母乳中水平较低（25～50 IU/L），故出生后维生素D缺乏可能发生在母乳喂养的婴儿中。早产儿出生后接受适当的被动运动可促进骨形成与骨矿化，而早产儿可因病情危重，需要镇静、机械通气等治疗，使身体的主动及被动运动大大受限，骨骼一直处于低负荷水平，不利于骨骼生长。

### （五）药物

产前应用糖皮质激素可促进胎儿肺成熟，但是可能抑制成骨细胞的活性，导致成骨细胞的增殖减少和早熟的细胞凋亡。出生后应用糖皮质激素和呋塞米可增加钙、磷从肾排泄，加速骨骼中的钙动员，导致骨量减少。而苯妥英钠和苯巴比妥能增加维生素D的代谢。另外，镁可与钙竞争，动员钙从骨骼流向血浆，并抑制甲状旁腺功能，所以母体的硫酸镁治疗可使并发骨质减少的危险性增加（表6-8-2、6-8-3）。

## 【临床表现】

早期通常无症状，临床表现常出现在生后6～12周，表现为佝偻病症状，如烦躁哭闹、多汗、摇头、夜惊，查体可见方颅、枕秃、前囟晚闭、颅骨软化、肋骨软骨交界处突起（串珠肋）等；重者可发生多发性骨折，肋骨骨折时可引起呼吸困难，其他表现包括生长缓慢，甚至呼吸机依赖。

表6-8-2　影响宫内骨生长的因素

| 孕周长短 |
| --- |
| 基因因素：父母身高 |
| 其他：母亲生活习惯、吸烟、在孕期后3个月增加运动 |
| 胎盘：感染、妊娠高血压综合征、宫内生长受限（胎盘慢性损害可能改变磷的转运）、羊膜炎 |
| 营养供应：母亲钙和维生素D水平 |
| 药物：硫酸镁 |
| 激素：甲状旁腺素、甲状旁腺素相关因子、雌激素、维生素D |

表6-8-3　生后发生MBD的危险因素

| 早产、性别（男性）、孕周和出生体重 |
| --- |
| 喂养方式 |
| —延迟的肠内喂养、喂养受限 |
| —长期使用静脉营养 |
| —使用未强化的母乳 |
| 药物：糖皮质激素、呋塞米和甲基黄嘌呤 |
| 缺乏机械刺激 |
| —镇静药和仰卧状态 |
| —有各种疾病，如隐性脊柱裂、关节挛缩、成骨不全、巴特综合征、韦德尼希-霍夫曼病、埃勒斯-当洛综合征和普拉德-威利综合征 |
| 维生素D缺乏 |
| —纯母乳喂养 |
| —肾功能异常，肾性骨病 |
| —苯妥英钠和苯巴比妥增加维生素D的代谢 |
| —假性维生素D缺乏［缺乏1α羟化酶或者对1,25-$(OH)_2D_3$抵抗］ |
| —胆汁淤积和短肠综合征，导致对维生素D和钙的吸收异常 |
| 静脉营养中的铝污染 |

## 【辅助检查】

### （一）实验室检查

1. 血钙、血磷和尿钙、尿磷　钙、磷的血浓度及尿中排泄量反映了体内钙磷的平衡。当血钙水平较低时，机体可通过骨钙的动员和释放，维持正常的血钙水平，因此血钙不能用于MBD的早期诊断。研究报道，患有MBD的早产儿早期尿钙明显高于无MBD的早产儿，尿钙增高出现的时间较早，而血钙的降低出现时间较晚。体内85%的磷位于骨骼内，另外15%的磷存在于其他组织，当摄入的矿物质极少时，磷优先被其他组织吸收，所以磷缺乏与MBD有更直接的关系。但是尿钙和尿磷受诸多因素的影响，如喂养方式、早产、利尿剂和激素等。

2. 碱性磷酸酶　血清碱性磷酸酶（alkaline phosphatase，ALP）有6种同工酶，主要来自骨和肝。新生儿和婴儿体内90%的ALP来源于骨组织，能较好地反映骨代谢的情况。骨特异性碱性磷酸酶（BALP）主要由成骨细胞分泌，可促进骨矿化作用，是反映骨形成功能最常用的生化标志。血中总ALP水平与BALP成正相关。正常情况下，BALP活性升高代表成骨细胞活性增加。极低出生体重儿在出

生后 3 周血 ALP 或 BALP 的活性明显上升，当血 ALP>900 IU/L，诊断 MBD 的灵敏度可达 88%，特异性可达 50%；低血磷（<1.8 mmol/L），伴有增高的血 ALP（>900 IU/L），诊断 MBD 的灵敏度可高达 100%，特异性可达 70%，故血 ALP 及血磷水平可作为临床早期诊断 MBD 的重要指标。

### （二）影像学检查

代谢性骨病是影像学诊断，但是，MBD 早期没有诊断的标准。X 线用于严重 MBD 的诊断，并且有 MBD 的分级标准。在特征性的影像学改变之前，骨矿物质已经大量流失，即在影像学异常之前 MBD 已经出现，因此，双能 X 线吸收计量法（DEXA）和超声骨密度（QUS）可以用于 MBD 早期诊断。

文献报道，DEXA 可准确反映早产儿骨质矿化程度，并且有正常值数据。但是 DEXA 的缺点是使早产儿暴露于电离辐射中。近年来，采用超声定量法测定超声在骨骼（常采用左胫骨中段）中的传播速度（SOS）值或传播时间来评估骨密度，其以安全、易行、方便的优点开始用于监测 MBD。超声定量法测定可以测量骨骼的矿物化程度、皮质的厚度、弹性力学和微结构，同时可用于评估治疗效果和随访其骨骼的强度。QUS 适用于评价早产儿的骨健康程度，并且能反映骨质质量和强度，而不仅仅是骨的矿物质含量。QUS 相对不贵，且为非侵入性，适于床边操作，但是也有测量失败的可能。

### 【诊断】

MBD 的早期诊断比较困难，临床表现常滞后于影像学改变。诊断依据应包含临床表现、影像学表现、生化检查、超声骨密度的测定和对骨骼结构和矿物质成分的病理分析。

### 【预防和治疗】

### （一）营养支持

早产儿出生后应尽早开始补充矿物质，保证充足的钙、磷及镁的摄入，同时注意钙、磷摄入量的比例。钙的推荐量为 100~160 mg/(kg·d)，磷酸盐为 60~90 mg/(kg·d)，该剂量既可满足每日体重增长所需要的矿物质，又可保证每天尿中钙和磷的正常排泄，减少 MBD 的发生率。静脉营养时，可以在磷最大限度溶解后再加入钙，也可应用有机磷酸盐制剂，如甘油磷酸钙等，从而提高钙磷的溶解度。美国临床营养学会推荐，早产儿要取得最佳矿物质储备及最佳的代谢平衡，肠道外营养液钙、磷比例应为 1:1.8~1:2.0，这种比例能提供最理想的钙、磷储积。在提高矿物质供给时，要注意过快的钙和磷吸收可能引起高钙尿症、肾钙质沉着症、高磷酸盐血症和代谢性酸中毒。早产儿母乳中的钙、磷含量不能使早产儿达到宫内钙、磷的增长率，故纯母乳喂养的早产儿必须使用专门为早产儿和过渡时期设计的配方奶或添加矿物质的母乳强化剂促进矿化作用。高矿物质的供给要持续到校正年龄 3~4 个月。早产儿需监测血清钙、磷、镁和 ALP 水平。ALP 活性增高在早产儿迅速增长期很常见，此时如其他血清指标正常，ALP 可持续升高几周时间后恢复正常；但如果发现生长缓慢和（或）其他血清指标异常，则应及时增加矿物质补给。维生素 D 是保证钙、磷等矿物质骨转化的必要物质，母亲有充足维生素 D 对胎儿的维生素 D 缺乏有重要的预防作用，在早产儿中，维生素 D 的需求为 400~1000 IU/d，可以维持血 25-羟维生素 $D_3$〔25-(OH)$D_3$〕在 60 nmol/L。

### （二）锻炼

被动运动的机械性刺激能够促进骨的矿化作用，提高骨矿含量（bone mineral content，BMC）、骨的长度和骨面积。文献报道，每天被动四肢伸展运动训练 5~10 min 能显著促进体重增长和提高 BMC，但对于早产儿应接受的被动运动量，目前还没有公认的标准。

### （三）护理

护理时要注意动作轻柔，避免骨折发生。

### （四）有影像学证据的经肠道喂养早产儿治疗措施

1. 营养摄入的最大化　根据临床指征，考虑增加母乳添加剂和（或）早产儿配方奶量，如果不能耐受母乳强化剂或早产儿奶粉，则按如下第 2 点添加矿物质元素。

2. 添加元素钙和元素磷　通常从 20 mg/(kg·d) 元素钙和 10~20 mg/(kg·d) 元素磷开始，如果能够耐受，增加最大量至 70~80 mg/(kg·d) 元素钙和 40~50 mg/(kg·d) 元素磷。

3. 评价胆汁淤积和维生素 D 水平　可以测定 25-(OH)$D_3$ 水平，25-(OH)$D_3$ 水平应>20 ng/ml（50 nmol/L）。

4. 每周或每 2 周测定血磷水平和血清 ALP。

5. 每隔 5～6 周检查佝偻病影像学证据，直到疾病缓解。

6. 日常护理中小心看护患儿。

7. 根据临床，慎重使用激素和呋塞米。

（韩彤妍）

## 参考文献

[1] Gleason CA，Devaskar SU. Avery's diseases of the newborn. 9th ed. Philadelphia：Elsevier Saunders，2012.

[2] Cloherty JP，Eichenwald EC，Hansen AR，et al. Manual of neonatal care. 7th ed. Philadelphia：Lippincott Williams & Wilkins，2012.

[3] 邵肖梅，叶鸿瑁，丘小汕. 实用新生儿学. 4 版. 北京：人民卫生出版社，2011.

[4] Rehman MU，Narchi H. Metabolic bone disease in the preterm infant：Current state and future directions. World J Methodol，2015，5（3）：115-21.

[5] Pieltain C，de Halleux V，Senterre T，et al. Prematurity and bone health. World Rev Nutr Diet，2013，106：181-188.

# 第九节　超未成熟儿和超低出生体重儿管理

近年超未成熟儿（extremly premature infants，EPI）和超低出生体重（extremly low birth weight，ELBW）儿呈增多趋势，已成为早产儿救治和管理中的重要问题。EPI/ELBW早产儿发育很不成熟，病情严重、不稳定，病死率较高。随着对早产儿发育和病理生理的认识逐渐提高，关于EPI/ELBW早产儿的救治和管理，我们已积累了一些临床经验。

## 【出生时的问题及处理】

EPI/ELBW早产儿出生时容易发生各种危急情况，产科和新生儿科医师应密切配合，积极做好各种应对措施。

### （一）产房保暖

产房温度保持24～26℃，湿度保持在50%～60%。提前预热好远红外辐射保暖台和干燥毛巾、婴儿包被或毯子，出生后立即用预热无菌被单包裹头部和躯体。也可不要先擦干，而用干净的聚乙烯塑料袋包裹后进行复苏。

### （二）早产儿复苏

注意早产儿复苏的特点，分娩时至少有1名新生儿专科医师在场。①复苏用氧：娩出后使用脉搏血氧仪，监测导管前经皮血氧饱和度（TcSO$_2$）和心率。如需要吸氧，应采用空氧混合仪供氧，开始吸入氧浓度（FiO$_2$）21%～30%，然后根据TcSO$_2$调整，保证心率>100次/分。②正压通气：如需要正压通气，建议使用T组合复苏器通过面罩或气管插管进行正压通气。初始参数设定为吸气峰压（PIP）20 cmH$_2$O，呼气末正压（PEEP）4～5 cmH$_2$O，通气频率40次/分，然后根据婴儿肺通气情况和TcSO$_2$调整压力。如果没有T组合复苏器，可采用气流充气复苏囊或自充气复苏囊，初始压力20 cmH$_2$O，频率40次/分。

### （三）出生时呼吸支持

美国儿科学会早产儿生后早期呼吸支持策略的指南建议，早产儿出生时或生后早期出现呼吸困难时，应先使用无创通气，如鼻塞连续气道正压通气（CPAP），然后根据病情发展，如存在呼吸窘迫综合征（RDS）证据，再选择性使用肺表面活性物质治疗。

### （四）产房预防RDS

欧洲早产儿RDS防治指南建议，对胎龄≤26周、母亲产前未完成激素治疗或需气管插管者，考虑在产房使用肺表面活性物质预防RDS。在复苏后立即给药，一般为生后15～30 min，给1次，剂量为70～100 mg/kg。

## 【早期基本问题及处理】

生后早期主要是指生后7天内，此时早产儿各脏器发育未成熟，很难适应外界生活，常发生许多危及生命的问题，应积极评估早期发生的问题，严密监护，及时抢救。

### （一）转运

出生后评估预计可能发生危重情况时，如本单位没有条件和能力抢救，应立即启动转运程序，通过专业转运团队将患者转运到有抢救条件和能力的医院。在转运过程中做好保暖、呼吸支持、循环支持等，保持生命体征稳定，安全转运到目标医院。

### （二）保暖

保持ELBW早产儿处于中性温度环境中，不同体重和日龄中性温度不同，日龄越小、体重越低，中性温度越高。保暖方法：①远红外台保暖。为便于观察、抢救、操作，可以放在远红外台保暖。②暖箱保暖。暖箱温度根据中性温度调节，保持适当的湿度，出生体重越低，暖箱相对湿度应越高，对超低出生体重儿应采用较高的湿度（表6-9-1）。

表6-9-1　超低出生体重儿暖箱温度和湿度

| 日龄（天） | 1～10 | 11～20 | 21～30 | 31～40 |
|---|---|---|---|---|
| 温度（℃） | 35 | 34 | 33 | 32 |
| 湿度（%） | 100 | 90 | 80 | 70 |

### （三）密切监护

EPI/ELBW早产儿生理状况不稳定、变化快，应常规进行各种监护，及时了解病理生理状况。

1. 呼吸监护　密切监护呼吸暂停，呼吸频率报警设置为 20～80 次/分，呼吸暂停报警时间设为 15 s。

2. TcSO$_2$ 监测　应实时监测 TcSO$_2$，血氧探头位置 2～3 h 更换一次，建议 TcSO$_2$ 维持在 90%～95%，正常范围报警上下限的设置为88%～95%。

3. 心电监护　应实时监测心率、心律，心率报警设置为 100～200 次/分，重症患儿应实时监测心电图。

4. 血压监护　应常规进行血压监护，早产儿平均动脉压参考值为胎龄周数。血压监测以无创为主，有创血压监测适用于休克、重症疾病患儿以及术中或术后监护。穿刺动脉首选桡动脉，其次为脐动脉，置管一般不超过 7 天。

5. 心功能监护　需进行床旁心功能测定，指导补液量、补液速度及正性肌力药物的使用。

6. 血气分析及生化监测　应常规监测血气分析，维持动脉血气 PaO$_2$ 50～70 mmHg，PaCO$_2$ 40～50 mmHg，pH7.35～7.45。同时监测血生化和电解质以及肝肾功能，监测次数根据病情而定。

7. 血糖监测　生后应立即监测微量血糖，每 1～2 h 监测一次，如血糖＜2.6 mmol/L 或＞7 mmol/L，需同时监测血清血糖，血糖稳定后，每 3～4 h 监测一次。

8. 尿量监测　应常规记录尿量，正常尿量为 2～5 ml/(kg·h)，平均 3 ml/(kg·h)，＜1.0 ml/(kg·h) 为少尿，＜0.5 ml/(kg·h) 为无尿。

### （四）保持液体平衡

1. 减少不显性失水　超早产儿皮肤发育未成熟，不显性失水比较多。出生后给皮肤覆盖聚氨酯半透膜可有效减少经皮肤水分丢失。

2. 液体需要量　生后第 1 天液体需要量为 80～100 ml/kg，以后每天增加 10～15 ml/kg，直至每天 140～160 ml/kg。暴露于辐射台时会比在暖箱内多 15% 的水分丢失，应增加 20～30 ml/(kg·d) 的液体量。光疗时也应增加约 20 ml/(kg·d) 的液体量。但在出生初期应注意控制液体量，有利于减少坏死性小肠结肠炎（NEC）、动脉导管未闭（PDA）和支气管肺发育不良（BPD）的发生率。

### （五）保持血糖稳定

EPI/ELBW 早产儿代谢能力较差，容易发生低血糖症和高血糖症，导致严重后果，必须保持血糖稳定。

1. 低血糖症　血糖＜2.6 mmol/L（47 mg/dl）为低血糖症。低血糖容易导致脑损伤，严重者遗留后遗症，应及时监测和防治。①密切监测血糖：对所有 EPI/ELBW 早产儿都应进行血糖监测。②早期喂养：对可能发生低血糖症者，应尽早开始经口喂养，生后 2～3 h 可以开始喂奶。③静脉滴注葡萄糖：对不能肠内喂养者，应及时静脉滴注葡萄糖，血糖＜2.6 mmol/L 者不论有无症状，都应给 10% 葡萄糖 6～8 mg/(kg·min) 静脉滴注；如血糖低于 1.6 mmol/L（29 mg/dl），应给 10% 葡萄糖 8～10 mg/(kg·min) 静脉滴注。外周静脉输注葡萄糖的最高糖浓度为 12.5%，糖浓度＞12.5% 会对外周静脉产生较大刺激，应从中心静脉输注。

2. 高血糖症　指血糖＞7 mmol/L（126 mg/dl）。超低出生体重儿如输注葡萄糖速度过快，容易发生高血糖症。应根据血糖水平调整葡萄糖输注量和速度，稀释药物用 5% 葡萄糖。如血糖持续超过 14 mmol/L（270 mg/dl），可使用胰岛素，皮下注射每次 0.1～0.2 U/kg，每 6～12 h 一次，或静脉持续滴注，每小时 0.01～0.1 U/kg，并密切监测血糖，防止发生低血糖症。

### 【呼吸问题与呼吸管理】

#### （一）吸氧

1. 吸氧指征　有呼吸困难表现，吸室内空气时 TcSO$_2$ 低于正常参考范围。但对早产儿 TcSO$_2$ 正常参考范围仍有不同意见，胎龄＜28 周的超早产儿，TcSO$_2$ 参考范围为 90%～95%，TcSO$_2$＜90% 应给予吸氧。

2. 控制吸氧浓度　采用空氧混合仪，以最低 FiO$_2$ 维持 TcSO$_2$ 在 90%～95%。病情改善后及时降低 FiO$_2$，调整氧浓度应逐步进行，以免波动过大。如需吸入高浓度氧（FiO$_2$＞0.4）才能维持 TcSO$_2$ 稳定，应采用辅助呼吸。

3. 缩短吸氧时间　积极治疗各种合并症，及时下调吸氧浓度，尽可能缩短吸氧时间。

4. 氧疗监测　所有氧疗早产儿都必须连续监测 TcSO$_2$，根据 TcSO$_2$ 调整 FiO$_2$，将 TcSO$_2$ 维持在 90%～95%。

#### （二）早产儿无创通气

无创通气为有自主呼吸的早产儿提供一定压力的呼吸支持，增加功能残气量，保持气道扩张，防止肺泡萎陷。

1. 无创通气方式　包括高流量鼻导管吸氧（HFNC）、连续气道正压通气（CPAP），双水平气道正压通气（BiPAP）、经鼻间隙正压通气（NIPPV）和无创高频通气等。

2. 适应证　符合以下条件可使用无创通气：①呼吸困难、呻吟；②胸部 X 线片表现为弥漫性透亮度降低、细颗粒阴影、支气管充气征、毛玻璃样改变等；③普通吸氧不能维持正常 $TcSO_2$ 或虽能维持 $TcSO_2$ 在正常范围，但仍有呼吸困难。

3. 临床应用　无创通气主要应用于以下呼吸问题：①呼吸窘迫综合征（RDS）。轻度和中度 RDS 应先使用无创通气。②呼吸暂停。使用药物后仍有呼吸暂停者，应使用无创通气。③湿肺。湿肺出现呼吸困难，应先使用无创通气。④气管插管拔管后的应用。无创通气可保持上呼吸道通畅和增加功能残气量，减少呼吸暂停，避免再次气管插管。⑤其他。感染性肺炎、肺水肿等也可使用无创通气。

### （三）常频机械通气

使用无创通气后不能维持正常氧合或病情加重者，应改用机械通气。下列任一项均可作为机械通气指征：① $PaO_2$ ＜ 50 mmHg，而 $FiO_2$ ＞ 0.5。② $PaCO_2$ ＞ 60 mmHg，伴持续酸中毒，pH ＜ 7.22 ～ 7.25。③无创通气治疗后呼吸困难没有改善。④反复呼吸暂停，药物干预和无创通气无效。⑤肺出血、气漏等所致的严重呼吸困难应直接给予机械通气。⑥心跳呼吸骤停应立即气管插管机械通气。

根据临床表现和血气变化调节参数，尽可能使用较低的参数，避免发生气漏和氧中毒，一般预调参数为：①潮气量（$V_t$），一般 4 ～ 6 ml/kg。②吸气峰压（PIP），一般 15 ～ 20 $cmH_2O$。③呼气末正压（PEEP），一般 4 ～ 5 $cmH_2O$。④吸气时间，通常设定为 0.3 ～ 0.4 s。⑤频率，一般 30 ～ 40 次/分。⑥$FiO_2$：与无创通气时相仿，根据患儿实际情况调整。

### （四）高频机械通气

如常频机械通气无效或效果不显著，在常频通气条件下，$FiO_2$ ＞ 0.6，平均气道压（MAP）＞ 12 $cmH_2O$，PIP ＞ 22 $cmH_2O$，PEEP ＞ 6 $cmH_2O$，可改用高频振荡通气或高频与常频叠加使用。严重病例可直接首选高频振荡通气。参数初始设定：振荡频率（f）10 ～ 15 Hz，振荡压力幅度（△P）

25 $cmH_2O$，偏置气流（bias flow）6 L/min，MAP 15 $cmH_2O$ 或在常频通气基础上增加 2 $cmH_2O$，$FiO_2$ 为 0.4。

### （五）肺表面活性物质的应用

生后出现呼吸困难、呻吟，胸片显示两肺透亮度下降，提示早期 RDS，无创或有创通气 $FiO_2$ ＞ 0.4，即可给药。每种肺表面活性物质药品各自有推荐剂量，常用的有 70 ～ 100 mg/kg 和 100 ～ 200 mg/kg。一般重症病例需用较大剂量，使用推荐剂量上限，轻症病例可以使用较低剂量。对轻症病例给 1 次即可，对重症病例需要多次给药，如 RDS 在进展，机械通气下 $FiO_2$ ＞ 0.4，可重复给药，间隔时间根据需要而定。经肺表面活性物质治疗后，RDS 肺部病变恢复较快，及时下调参数，以免发生气漏和高氧血症。

### （六）呼吸暂停的防治

1. 一般处理

（1）评估病因：评估是否存在感染、代谢紊乱、体温波动、颅脑疾病等病因，针对病因治疗。

（2）体位：避免头颈过屈或过伸体位，减少气道梗阻诱发的呼吸暂停。

（3）避免反射诱发呼吸暂停：经口喂养及口咽吸引可诱发反射性呼吸暂停，注意避免。

（4）避免环境温度变化，维持患儿正常体温。

2. 药物治疗　枸橼酸咖啡因负荷量 20 mg/kg，24 h 后给维持量，每天 5 ～ 10 mg/kg，每日 1 次，静脉滴注，给药时间 10 min，也可口服，吸收较好。如呼吸暂停消失且校正胎龄 ＞ 34 周，可停药。如呼吸暂停消失维持 7 天，也可停药。

3. 无创通气　药物治疗后仍有呼吸暂停，可使用无创通气。

4. 机械通气　对无创通气和药物治疗均无效者，需气管插管机械通气。

### （七）支气管肺发育不良的防治

支气管肺发育不良（BPD）应以预防为主，尽可能减少 BPD 发生率或减轻 BPD 严重程度。对已发生 BPD 者，应积极采取综合治疗措施。

1. 早期使用无创通气　生后早期发生呼吸困难，应先使用无创呼吸支持，如 CPAP、BiPAP、NIPPV 等，尽可能避免机械通气。

2. 尽可能缩短机械通气时间　应尽可能降低呼吸机参数，可使用咖啡因，尽早撤离机械通气。

3. 积极防治感染　积极控制感染，才能撤离吸氧或机械通气。经常做痰培养，有针对性地使用抗生素。同时积极进行肺部物理治疗，清除气道分泌物。

4. 营养支持　BPD 是消耗性疾病，加强营养支持非常重要，能量需要提高到 130~150 kcal/kg。

5. 适当限制液体量和使用利尿剂　液体量一般每天 120~140 ml/kg。必要时使用利尿剂，减轻肺水肿，改善肺功能，但利尿剂易引起电解质紊乱，应使用最小剂量。

6. 糖皮质激素的应用　2010 年美国儿科学会建议，对依赖呼吸机超过 2 周的严重 BPD，可使用小剂量短疗程激素，Dart 方案推荐使用地塞米松，0.15 mg/(kg·d)，用 3 天，0.1 mg/(kg·d)，用 3 天，0.05 mg/(kg·d)，用 2 天，0.02 mg/(kg·d)，用 2 天，1 个疗程 10 天，总剂量 0.89 mg/kg。

## 【早产儿动脉导管未闭的处理】

动脉导管未闭（PDA）是影响早产儿病理生理状况和死亡的重要因素之一，轻度 PDA 可自行闭合，不主张对早产儿 PDA 预防用药，而中重度 PDA 出现明显症状者需积极处理。

1. 对症支持治疗　适当限制液体量，每日 110~130 ml/kg，心力衰竭者给予洋地黄治疗。

2. 布洛芬　首剂 10 mg/kg，第 2、3 剂各 5 mg/kg，每 24 h 一次，静脉滴注，1 个疗程 3 剂，如未闭合，可再用 1 个疗程。也可给予布洛芬混悬滴剂，用量与静脉滴注相同，用 5% 葡萄糖注射液 2 倍稀释后口服。

3. 外科手术结扎　如存在药物禁忌证或药物使用 2 个疗程还不能关闭，且严重影响心肺功能，建议手术结扎。

## 【早产儿脑损伤及防治】

早产儿脑损伤主要包括颅内出血、脑白质损伤等，是导致早产儿远期后遗症的主要原因，需加强防治。

### （一）颅内出血的防治

1. 检查

（1）超声检查：主要用于早期床旁检测和动态随访，生后 3~7 天内应完成第 1 次检查，第 2、3 周需复查，以后每隔 1 周查一次，直至病情稳定，出血较重者，每隔 3 天查一次，直至出血稳定。

（2）MRI 检查：病情稳定后可早期 MRI 检查，在校正年龄 36~40 周时复查 MRI。

2. 急性期处理　以对症支持为主，保证呼吸、有效循环血容量及内环境稳定。可输注维生素 K₁ 1~5 mg 或补充凝血因子，血小板减少者输注血小板。对出现危及生命的较大量出血，需请神经外科医师紧急会诊协助治疗。

3. 预防　生后常规肌注一次维生素 K₁ 1 mg，维持正常体温、血气和血压，避免输液过多过快或推注高渗液体，维持水、电解质及酸碱平衡。集中操作，减少搬动。

### （二）早产儿脑病的防治

1. 检查

（1）超声检查：生后 1 周内完成第 1 次头颅超声检查，以后每 1~2 周复查 1 次。超声可发现局灶性脑室旁白质软化（periventricular leukomalacia，PVL），在 PVL 早期脑室周围强回声，回声高于脉络丛，随后脑实质回声转为相对正常。随病程进展，损伤后 4~6 周可探查到液化形成的囊腔。但超声检查不能识别细小的弥漫性 PVL。

（2）MRI 检查：病情允许时可在生后 1 周内行弥散加权 MRI（DWI）扫描，显示病变区域高信号。在出院前或校正胎龄足月时常规行头颅 MRI 检查，有助于评估预后。

2. 防治　避免围生期感染和缺氧，避免脑血流波动，合理机械通气，维持血气和血压稳定，维持正常体温，维持电解质和血糖在正常范围，积极控制感染与炎症反应。定期进行神经行为评估，早期干预和康复治疗，尽可能减少后遗症。

## 【早产儿黄疸的处理】

可参照荷兰格罗宁根大学医学中心的干预曲线图，根据出生体重、日龄和危险因素制定光疗或换血治疗标准（表 6-9-2）。

表 6-9-2　超早产儿高胆红素血症光疗或换血治疗的总胆红素指标 （μmol/L）

| 风险度 | T＝24 h | | T＝48 h | | T＝72 h | | T＝96 h | |
|---|---|---|---|---|---|---|---|---|
| | 光疗 | 换血 | 光疗 | 换血 | 光疗 | 换血 | 光疗 | 换血 |
| 标准 | 100~155 | 170~220 | 100~185 | 170~255 | 100~205 | 170~280 | 100~220 | 170~290 |
| 高危 | 70~120 | 140~200 | 85~155 | 170~230 | 85~175 | 170~250 | 85~185 | 170~255 |

## 【营养支持】

### （一）肠内营养

相对稳定的早产儿应尽早开始肠内喂养，喂养目标是生后 2 周内达到全肠内喂养〔150～180 ml/(kg·d)，能量 120～140 kcal/(kg·d)〕。

1. 喂养制剂选择

（1）母乳：首选母乳喂养，母乳量达 100 ml/(kg·d) 时开始添加母乳强化剂。

（2）早产儿配方乳：无法母乳喂养者，选择早产儿配方乳。

2. 主要营养素需求

（1）能量：一般 105～120 kcal/(kg·d)，部分早产儿或有特殊疾病者需要提高至 110～135 kcal/(kg·d)，某些特殊疾病（如 BPD、先天性心脏病等）可能需要高达 130～150 kcal/(kg·d)。

（2）主要营养素：蛋白质 3.5～4.5 g/(kg·d)，脂肪 4.8～6.6 g/(kg·d)，碳水化合物 11.6～13.2 g/(kg·d)。

3. 早产儿出院后喂养　根据生长曲线个体化判断，如果生长发育未追赶至生长发育曲线第 25 百分位，则需要强化喂养。强化方式包括母乳添加剂强化母乳或早产儿出院后配方，需定期监测生长发育指标并适时调整个体化喂养方案。

### （二）肠外营养

肠内营养不足或患消化道疾病不能耐受肠内营养时，需通过静脉途径补充输注多种营养素，以满足机体代谢及生长发育的营养需求。

肠外营养组成和需要量：①能量，80～100 kcal/(kg·d)。②葡萄糖，从 4～6 mg/(kg·min) 开始，每日增加 1～2 mg/(kg·min)，最大量不超过 11～14 mg/(kg·min)。全静脉营养时葡萄糖输注速率须≥4 mg/(kg·min)。③氨基酸，生后 24 h 内开始使用，从 1.5～2.5 g/(kg·d) 开始，每日增加 1.0 g/(kg·d)，直至 3.5～4.0 g/(kg·d)。④脂肪乳剂，生后 24 h 内可开始使用，选用 20% 的中长链脂肪乳。从 1.0 g/(kg·d) 开始，每日增加 0.5～1.0 g/(kg·d)，直至 3.0 g/(kg·d)。⑤其他，添加电解质、水溶性维生素、脂溶性维生素、矿物质和微量元素。

## 【坏死性小肠结肠炎的防治】

### （一）预防

1. 母乳喂养　母乳喂养对预防 NEC 的效果比较明确，应大力提倡母乳喂养。

2. 积极防治感染　感染与 NEC 密切相关，应积极预防和治疗感染，降低院内感染发生率。

3. 口服益生菌制剂　给极低出生体重儿预防性口服益生菌制剂，可明显降低 NEC 发生率，常使用乳酸杆菌和双歧杆菌。

4. 注意喂养方法　肠内喂养的量和速度不能超过早产儿承受能力，每天评估早产儿病情变化，根据实际情况，随时调整喂养量和速度。早期微量喂养可降低 NEC 发生率。

### （二）早期诊断

1. 影像学检查　一旦怀疑坏死性小肠结肠炎（NEC），应立即摄腹部正侧位平片，但早期腹部平片多为非特异性肠道动力改变，应每隔 6～8 h 随访腹部平片，观察动态变化。

2. 实验室检查　血常规白细胞增多或减少、血小板减少、C 反应蛋白显著升高是 NEC 病情进展的重要指标。

### （三）治疗

1. 禁食　一旦怀疑 NEC，应立即停止肠内喂养，先禁食 1～2 天，观察病情发展，对确诊者禁食 7～10 天，同时胃肠减压。待腹胀消失、肠鸣音恢复、食欲恢复，可开始喂奶，以新鲜母乳为宜。从少量开始，逐渐加量。

2. 密切监护　连续监护生命体征和观察腹部情况，监测血常规、生化、血气分析、C 反应蛋白等，动态随访腹部 X 线平片，随时评估病情变化，为进一步治疗提供依据。

3. 改善循环状况　中重度 NEC 多伴有休克，根据血压、末梢循环、尿量等情况，给予扩容，使用血管活性药物。

4. 加强抗感染治疗　感染既是 NEC 的主要病因，同时几乎所有 NEC 都继发感染，加强抗感染治疗至关重要。

5. 外科治疗　肠穿孔是手术绝对指征，但以肠穿孔作为手术指征为时已晚，积极保守治疗后情况恶化、连续腹部平片存在肠袢固定、门静脉积气、腹壁红肿和腹部触到肿块等，也是手术指征。

## 【医院感染的防治】

1. 病房环境管理　对 EPI/ELBW 早产儿应进行保护性隔离，分区管理，保证每名患儿有合适的救治空间和医护比例。

2. 手卫生　是预防医院感染的关键措施，必须建立最严格的手卫生管理制度。

3. 仪器设备消毒　所有仪器都必须建立严格的消毒规范，仪器表面每天擦洗消毒，呼吸机和保暖箱每周更换，彻底消毒。

4. 配奶与喂养管理　提倡母乳喂养，早产儿奶的配制和喂养的每个环节都应保证清洁无菌。避免肠道细菌移位定植，保护胃肠黏膜屏障，定时更换鼻饲胃管。

5. 严格规范抗生素使用　应建立严格的规章制度，限制广谱抗生素使用，限制预防性使用抗生素，降低医院感染发生率。

6. 呼吸机相关性肺炎的防治　严格执行手卫生及隔离消毒制度，保证设备和呼吸管路连接及运行中的清洁无菌，尽量缩短有创机械通气时间。

7. 导管相关性血流感染的防治　已成为早产儿感染的重要问题，预防措施包括：建立标准化护理流程；严格执行手卫生和消毒措施；每日评估导管留置的必要性，一旦不需要立即拔出。

8. 真菌感染的防治　EPI/ELBW 早产儿存在真菌感染高危因素，长时间应用广谱抗生素、中心静脉置管、长时间禁食和肠外营养、手术后的早产儿可预防性使用抗真菌药物。预防性抗真菌药物常选用氟康唑。

## 【早产儿甲状腺功能问题及处理】

所有 EPI/ELBW 早产儿都应纳入筛查，生后 2～3 天采足跟血，检测促甲状腺激素（TSH）或甲状腺素（$T_4$）水平。对于筛查结果异常者，须通过检测血清 $T_4$ 和 TSH 水平明确诊断。由于 ELBW 会出现 TSH 延迟升高，故生后最初检查可以发生假阴性而耽误治疗，应对所有出生体重＜1500 g 的早产儿在生后 2～4 周进行血清甲状腺功能检查。

对胎龄＜28 周、持续低 $T_4$、TSH 正常或 $T_4$ 正常、TSH 持续升高（6～10 mU/L）的患儿应给予治疗。使用左旋甲状腺素钠，剂量的 10～15 μg/(kg·d)，有人认为低剂量 [8～10 μg/(kg·d)] 具有更好的改善甲状腺功能的作用，短期治疗效果更好。开始治疗时通常不知道甲状腺功能减退是暂时性还是永久性，甲状腺素替代治疗通常持续到 2～3 岁，需请内分泌科医师协助诊治，出院后需长期随访。

## 【后期问题及处理】

后期问题主要是指生后第 3～4 周及以后发生和（或）需要处理的问题，多属于慢性疾病，需要长时间的监测和随访。

### （一）早产儿贫血与输血

早产儿贫血定义尚未统一，如胎龄＜28 周、血红蛋白＜120 g/L，要考虑贫血，应积极防治。

1. 延迟脐带结扎　2013 年，欧洲早产儿呼吸窘迫综合征管理指南建议早产出生时延迟脐带结扎 30～60 s，可减少后期严重贫血及颅内出血的发生，减少输血次数。

2. 减少医源性失血　尽量减少抽血，每天记录取血量，积极推广微量血或无创检查和监护方法。

3. 铁剂治疗　从达到经口足量喂养开始到生后 12 个月，补充铁剂量，预防剂量为 1～2 mg/(kg·d)，治疗剂量 4～6 mg/(kg·d)。监测血清铁、铁蛋白和转铁饱和度，血清铁蛋白是体内铁缺乏最敏感的指标。

4. 重组红细胞生成素　剂量为每次 250 IU/kg，每周 3 次，皮下注射或静脉注射，疗程 4～6 周，可减少输血次数。

5. 输血指征　对急性贫血，如失血量超过血容量的 10% 或出现休克表现，或血红蛋白＜120 g/L，应及时输血。对慢性贫血，如血红蛋白＜80～90 g/L，并出现以下情况之一，需要输血：安静时呼吸＞50 次/分，心率＞160 次/分，进食易疲劳，呼吸暂停，每日体重增加＜25 g，血乳酸＞1.8 mmol/L。

### （二）肠外营养相关性胆汁淤积综合征的防治

1. 尽早胃肠道喂养　包括尽早开奶、微量喂养、非营养性吸吮，不轻易禁食。

2. 利胆药物治疗

①熊去氧胆酸：效果比较好，推荐剂量每日 10～30 mg/kg，分 2～3 次口服。

②还原型谷胱甘肽：保护肝合成、解毒等功能，促进糖、脂肪及蛋白质代谢。推荐剂量 0.2 g/d，加入 5% 葡萄糖液 10 ml 中静脉点滴 3 h，连用 14 天。

3. 其他　微生态制剂可改善肝功能，降低血清胆红素水平，增加胆汁排泄量。中药治疗可促进肝内胆汁淤积排泄。

### （三）早产儿视网膜病变（ROP）的防治

1. ROP 预防　针对 ROP 病因和危险因素，采取相应的综合预防措施，对降低 ROP 发生率具有重要作用。

①积极防治早产儿各种合并症：减少吸氧机会，降低 ROP 发生率。

②规范吸氧：早产儿吸氧应尽可能降低吸氧浓度、缩短吸氧时间、减少动脉血氧分压波动。

③其他：积极防治呼吸暂停、代谢性酸中毒、贫血及减少输血，防治感染，避免 $PaCO_2$ 过低。

2. ROP 筛查与诊断　早期诊断 ROP 最好的办法是开展筛查。建立筛查制度，在合适的时机进行眼底检查，成为 ROP 早期诊断及防治的关键。所有 EPI/ELBW 早产儿都应纳入筛查。首次筛查时间为校正胎龄 31～32 周。根据第 1 次筛查结果决定随访和治疗方案，随访终点为校正胎龄 42 周，且视网膜完全血管化。

3. ROP 治疗　由眼科医师确定治疗方案，可采用药物、激光和手术治疗。

**【出院后随访】**

出院后仍面临许多问题，需要继续完成治疗，观察和评估近期疗效和远期预后，所有 EPI/EL-BW 早产儿出院后都应该定期来医院随访。

**（一）随访时间**

一般 6 个月以内每月一次，6～12 个月每 2 个月一次，12～24 个月每半年一次，然后可以 1 年一次。可能有后遗症的患儿应增加随访次数。

**（二）随访内容**

1. 生长发育　在出院后早期随访中，应定期测量体格发育指标，包括身高、体重、头围、胸围等。

2. 营养指导　指导正确喂养，监测营养指标，监测体格生长指标。

3. 甲状腺功能　出院后需继续监测甲状腺功能。

4. 听力筛查　听力筛查应在出院前进行，如没有通过应定期复查。

5. 眼科及视力检查　要完成早产儿视网膜病变随访。

6. 运动功能检查　早期发现运动功能障碍。

7. 智能发育评估　定期评估智能发育状况，早期发现智能障碍。

8. 心理发育评估和指导　早期心理指导。

（陈　超）

# 参考文献

[1] World Health Organization. Born Too Soon：The Global Action Report on Preterm Birth. Bull World Health Organ，2012.

[2] American Academy of Pediatrics Committee on Fetus and Newborn. Respiratory support in preterm infants at birth. Pediatrics，2014，133（1）：171-174.

[3] Sweet D，Carnielli V，Greisen G，et al. European consensus guidelines on the management of NRDS in preterm infants—2013 Update. Neonatology，2013，103（5）：353-368.

[4] Saugstad OD，Aune D. Optimal oxygenation of extremely low birth weight infants：a meta-analysis and systematic review of the oxygen saturation target studies. Neonatology，2014，105（1）：55-63.

[5] Arsenault D，Brenn M，Kim S，et al. A. S. P. E. N. Clinical guidelines：hyperglycemia and hypoglycemia in the neonate receiving parenteral nutrition. J Parenter Enteral Nutr，2012，36（1）：81-95.

[6] Stensvold HJ，Strommen K，Lang AM，et al. Early enhanced parenteral nutrition，hyperglycemia，and death among extremely low birth weight infants. JAMA Pediatr，2015，169（11）：1003-1010.

[7] Salvo V，Lista G，Lupo E，et al. Noninvasive ventilation strategies for early treatment of RDS in preterm infants：an RCT. Pediatrics，2015，135（3）：444-451.

[8] Brown MK，DiBlasi RM. Mechanical ventilation of the premature neonate. Respir Care，2011，56（9）：1298-1311.

[9] Iscan B，Duman N，Tuzun F，et al. Impact of Volume Guarantee on High-Frequency. Oscillatory Ventilation in Preterm Infants：A Randomized Crossover Clinical Trial. Neonatology，2015，108（4）：277-282.

[10] Walsh BK，Daigle B，DiBlasi RM，et al. AARC Clinical Practice Guideline. Surfactant replacement therapy：2013. Respir Care，2013，58（2）：367-375.

[11] Oncel MY，Yurttutan S，Erdeve O，et al. Oral paracetamol versus oral ibuprofen in the management of patent ductus arteriosus in preterm infants：A randomized controlled trial. J Pediatr，2014，164（3）：510-514.

[12] Benders MJ，Kersbergen KJ，de Vries LS. Neuroimaging of white matter injury，intraventricular and cerebellar hemorrhage. Clin Perinatol，2014，41（1）：69-82.

[13] Tudehope D，Fewtrell M，Kashyap S，et al. Nutritional needs of the micropreterm infant. J Pediatr，2013，162（3 Suppl）：S72-80.

# 第十节 晚期早产儿

晚期早产儿是指胎龄 $34\sim36^{+6}$ 周出生的新生儿，曾被称为"近足月儿"（near-term infant），2005 年美国国家儿童健康与人类发展研讨会建议命名为"晚期早产儿"（late-preterm infant）。该提议主要基于两个理由：①胎龄 34 周是公认的产科干预界点，通常认为孕 34 周后胎儿发育接近成熟，不再对其采取积极干预来防止早产。②晚期早产儿的并发症和死亡风险高于足月儿。虽然晚期早产儿的死亡率较胎龄较小的早产儿低，但晚期早产儿的数量较多，约占早产儿总数的 75%，从而更大程度地影响早产儿的死亡率。在实际临床工作中，晚期早产儿往往被认为和足月儿差异不大，因而按照足月儿来进行护理和监护。但大量国外临床研究数据表明，晚期早产儿的近期并发症，如低血糖、高胆红素血症、呼吸窘迫等，使其住院时间延长、住院费用增高，而呼吸系统及神经系统的远期并发症也不容忽视。因此，我们需要重视晚期早产儿的监护和随访。

## 【流行病学】

近年来，在许多国家和地区，早产儿出生率呈上升趋势，其中晚期早产儿的出生占很大比例。1981 年至 2006 年，美国的早产儿出生率上升了 33%，而晚期早产儿的出生增加几乎是唯一原因，2008 年晚期早产儿已占所有早产儿的 72%。我国 80 家医院的 2005 年新生儿科住院病例调查研究显示，住院新生儿共 43 289 例，早产儿（包括晚期早产儿）占 26.2%，晚期早产儿占 16.4%，即晚期早产儿占全部早产儿的 62.6%。北京市四家医院的数据显示，早产儿占全部活产儿的 6.3%（955/15197），晚期早产儿占全部早产儿的 71.4%（682/955）。国内外的研究数据接近。

## 【近期并发症】

### （一）体温调节障碍

与足月儿相比，晚期早产儿的皮下脂肪较少，尤其棕色脂肪储备少，产热能力不足，体温调节能力不成熟，可能导致其体温不能恒定。另外，晚期早产儿保持屈曲姿势差，使体表面积增大，导致散热较快，易出现低体温，增加了寒冷损伤的风险。因此，需要监测晚期早产儿的体温，并注意在生后及时擦干身体、用预热的棉毛毯包裹新生儿、尽早让新生儿与母亲进行皮肤接触等，以防止晚期早产儿发生低体温，甚至寒冷损伤。

### （二）呼吸系统并发症

晚期早产儿暂时性呼吸急促、呼吸窘迫综合征、肺动脉高压、呼吸衰竭的发生率均较足月儿高。与胎龄 $38\sim40$ 周需要呼吸支持的足月儿相比，胎龄 37 周、36 周和 35 周的新生儿需要呼吸支持的比例分别增加 1 倍、4 倍和 8 倍。晚期早产儿诊断呼吸窘迫综合征的风险较足月儿高 8 倍，应用经鼻持续正压通气的风险高 9 倍，应用机械通气的风险高 5 倍，应用肺表面活性物质的风险则高 42 倍。

肺内液体的清除缓慢和（或）肺表面活性物质的缺乏是这些疾病的主要病理生理学基础。胎儿到新生儿的呼吸转换有赖于肺液的快速清除，而肺液清除主要通过肺泡上皮细胞上的钠泵调节，分娩发动前的选择性剖宫产可导致内源性激素（类固醇和儿茶酚胺）分泌不足，影响钠泵表达，造成液体在肺泡中潴留，导致肺泡通气不足，使晚期早产儿呼吸转换变得更加困难。已知胎儿在 $22\sim24$ 周时肺泡 II 型细胞开始产生肺表面活性物质，但至 $34\sim35$ 周才是肺表面活性物质产生量迅速上升的阶段。肺表面活性物质的主要成分是磷脂-蛋白质复合物，80% 为磷脂酰胆碱，按照传统肺成熟标准，成熟肺磷脂酰甘油成分必须 $\geqslant3\%$。试验证明，羊膜腔中卵磷脂与鞘磷脂的比值提示胎儿肺成熟是在 35 周以上，仅有 $30\%\sim65\%$ 的晚期早产儿肺发育成熟。因此，晚期早产儿的肺透明膜病发病率虽较小胎龄早产儿低，但仍然比足月儿的发生风险高。晚期早产儿发生新生儿肺透明膜病时，临床出现呼吸窘迫的表现相对较迟，有时在生后 12 h 甚至 1 天才表现出严重呼吸困难，胸部 X 线才有新生儿肺透明膜病征象，可能是由于晚期早产儿胎龄、体重相对较大，呼吸系统代偿能力相对较强，当原有的肺表面活性物质耗尽而新产生的又相对不足（低氧所致）时，患儿才出现呼吸衰竭的表现。晚期早产儿一旦出现新生儿肺透明膜病症状，则表现较为严重，机械通气的比例较高，且上机时间较长，肺表面活性物质替代治疗的效果不如早期早产儿理想，并发气胸和持续肺动脉高压的概率较大。

### （三）糖代谢障碍

晚期早产儿低血糖发生率为 $10\%\sim15\%$，是足月儿的 3 倍。肝糖原储备主要在胎龄 $32\sim36$ 周，而晚期早产儿体内储备少，生后代谢所需能量高，出生早期参与糖原分解及糖异生的肝葡萄糖-6-磷酸酶产生不足，对各种升血糖激素不敏感，胃肠功能不成熟及吸吮吞咽不协调而喂养不良，使得晚期早产儿比足月儿更容易发生低血糖。低血糖症状多于生后 24 h 内出现，表现为颤抖、呼吸不规则、肌张力低下、呼吸暂停、喂养困难、发绀、嗜睡、尖叫、易激惹和惊厥等。约有 2/3 的病例需要静脉滴注葡萄糖以维持血糖稳定。血糖是大脑代谢的物质基础，严重、持续性低血糖可影响中枢神经系统发育和导致脑损伤。因此预防低血糖比治疗更重要，应了解高危因素，加强血糖监测，及早发现和治疗低血糖。

### （四）喂养障碍

晚期早产儿与足月儿相比，在肌肉张力、胃肠动力、耐受力及吸吮-吞咽-呼吸协调等方面均存在先天性发育差异，这使晚期早产儿过渡到完全经口喂养的过程变得复杂多变。吸吮-吞咽-呼吸的协调开始于 $34\sim36$ 周，但直到 37 周才完善成熟。加之出生时能量储备不足以及生后的能量需求相对较高，晚期早产儿常常很难通过自己进食来满足自身的营养需求。由于婴儿吸吮对母亲乳头的刺激有助于催乳素的分泌，晚期早产儿的吸吮能力不足也是造成哺乳延迟的原因。在生后第 1 个小时，接受母乳喂养的晚期早产儿的比例比足月儿低 10%。大约 25% 的晚期早产儿因喂养问题而延迟出院。3 个月时，晚期早产儿的纯母乳喂养率也比足月儿低。同时，晚期早产儿的孕母也可能存在多种多样的围生期并发症，导致哺乳延迟，常在分娩后 3 天才会有足够的乳汁供给。母儿双方面的因素均可使晚期早产儿容易出现喂养不足而致婴儿生长发育不良。

### （五）黄疸

新生儿因肝发育不成熟、胆红素结合能力不足、血胆红素排泄能力低下、肠肝循环增加，使胆红素生成超过排泄。晚期早产儿较足月儿更容易发生高胆红素血症，尤以胎龄 $34\sim34^{+6}$ 周的早产儿为甚；且顺产娩出的晚期早产儿高胆红素血症的发生率高于剖宫产娩出者。足月儿生理性黄疸高峰出现于生后 $48\sim120$ h，而晚期早产儿生理性黄疸出现于生后 96 h，持续较高黄疸水平至生后 196 h。晚期早产儿一旦发生黄疸，需光疗或换血治疗的比例高达 57%。若血清总胆红素水平 $\geqslant513\ \mu mol/L$，或临床表现符合急性胆红素脑病，晚期早产儿发生严重后遗症的比例为 82.7%，显著高于足月儿的 70.8%。一旦发生胆红素脑病，87% 的足月儿可出现胆红素脑病症状，胎龄 <37 周的早产儿出现症状者为 77%，而胎龄 <36 周的早产儿仅 40% 出现临床症状。晚期早产儿的白蛋白功能和血脑屏障发育不成熟及喂养困难可能增加了胆红素脑病的发病风险。安全的预防措施，如临床医生教育、父母宣教和出院后及时随访等，是减少重度高胆红素血症和胆红素脑病发生的关键。

### （六）感染

晚期早产儿的免疫系统发育相对不成熟，感染的危险性高出足月新生儿 3 倍，大多数晚期早产儿需要抗生素治疗，其中 30% 需要治疗 7 天以上。肺炎是最常见的感染性疾病。晚期早产儿若无法接受母乳喂养，就难以获取只有母乳才有的免疫活性成分，导致发生败血症的风险增加。晚期早产儿败血症的发生风险明显高于足月儿。美国对 248 个 NICU 的晚期早产儿队列研究显示，早发和晚发败血症的发病率分别为 4.42‰ 和 6.30‰，引起早发和晚发败血症的主要病原体是革兰氏阳性菌。革兰氏阴性杆菌败血症者和晚发败血症者比血培养阴性败血症者病死率高。

### （七）神经系统

脑的生长发育和神经通路的形成主要发生在胎龄 $34\sim40$ 周，晚期早产儿的大脑容积仅为足月儿的 $65\%\sim70\%$。大约 50% 的大脑皮质和 25% 的小脑在妊娠 $34\sim40$ 周生长，同时，灰质、白质髓鞘化与全脑的比例增长迅速。因此，晚期早产儿神经系统发育不完善及由此引发的脑损伤可能导致诸多精神运动发育问题。晚期早产儿的脑损伤可能会改变神经元和神经胶质发育的特定程序，进而导致存活者遗留神经系统功能障碍。脑室周围白质软化对皮层板下层神经元有不利影响，而后者可能改变了丘脑皮层轴突的发育和皮层神经分布，因此造成存活者远期发生认知缺陷。颅脑MRI检查发现，晚期早产儿脑白质损伤发生率为42.6%（118/277）。脑干听觉诱发电位测试发现，晚期早产儿脑干听觉部位的中枢部分有轻度延迟。晚期早产儿脑室内出血的发生率并不高于足月儿，但很多晚期早产儿并未常规进行头颅B超，可能造成对脑室内出血发生率的低估。

**【晚期早产儿管理与监护】**

鉴于晚期早产儿可能发生各种并发症，医护人员和家庭成员应重视和加强对晚期早产儿的监护。晚期早产儿须留院监护至少48～72 h，监测体温及血糖，加强喂养，必要时予静脉补充液体，监测胆红素水平。安排出院时间应个体化，综合考虑其喂养能力、体温控制、疾病状况以及社会因素。出院前12 h严密观察生命体征并做好记录，呼吸频率应小于60次/分，心率维持在100～160次/分，室温下腋温维持在36.5～37.4℃；吸吮-吞咽-呼吸协调，成功自行吸吮喂养24 h以上；对生理性体重下降每日超过2%～3%或最大超过7%者，出院前应评估脱水状况；自行排便至少1次；评估高胆红素血症发生的风险，并安排随访；评估父母或看护者的护理知识和技能，实施健康教育，并制订喂养计划，指导家庭执行。对于高危晚期早产儿，应安排出院后24～48 h访视或随诊。

**【再住院及远期并发症】**

**（一）晚期早产儿再住院率**

晚期早产儿出院后4周内再入院率是足月儿的1.7～3.1倍，4.4%的晚期早产儿于2周内再次入院。再入院原因包括黄疸（71%）、可疑败血症（20%）及喂养困难（16%），出院后72 h内进行家访或门诊随访可降低再入院风险。

**（二）晚期早产儿远期并发症**

随着年龄增长，在学龄期至青春期，包括晚期早产儿在内的早产儿较足月儿更易发生呼吸系统功能障碍，也有研究显示晚期早产儿的喘息性疾病的发生率高于足月儿。虽然目前没有具体统计数据，但普遍认为其主要原因在于出生前肺部发育并未达到足够成熟状态。

晚期早产儿发生脑性瘫痪的危险比足月儿高约3倍，发生智力发育迟缓或缺陷的概率比足月儿高36%。校正年龄12～18个月时，晚期早产儿的心理发育指数与足月儿相似，而在实际年龄12～18个月时，晚期早产儿的心理发育指数则明显低于足月儿。晚期早产儿在1周岁时的体格生长和智能发育均较足月儿差，因此有必要加强对晚期早产儿的随访管理，以帮助其尽量达到正常儿童的发育水平。在整个儿童时期（幼儿园至小学五年级），晚期早产儿的阅读能力都明显落后于足月儿；幼儿园阶段的运算能力较差，但进入小学之后会有所提高，所以在入学早期需要更多的特殊辅导。随诊晚期早产儿至8岁发现，19%～20%的晚期早产儿存在行为异常，发生率高于足月儿；随访至15岁时，健康晚期早产儿的认知、成绩、社会技巧、行为/情感方面无异常，但出现并发症的晚期早产儿的综合概念能力、非动词性推理能力及空间想象力得分都低于足月儿。测试晚期早产儿18岁时的智商、学习成绩和认知适应性，发现其智商、视觉运动速度和接受义务教育的年级都较足月儿低，说明认知功能降低可能持续至青春期后。

综上所述，我们应重视晚期早产儿的围生期并发症，加强监护，及时干预，并重视其出院后的家庭教养与预后随访，为患儿及其家庭提供更多关注、支持和帮助。

（李正红）

# 参考文献

[1] Martin JA, Osterman MJ, Sutton PD. Are preterm births on the decline in the United States? Recent data from the National Vital Statistics System. NCHS Data Brief, 2010, 39: 1-8.

[2] Shapiro-Mendoza CK, Lackrita EM. Epidemiology of late and moderate preterm birth. Semin Fetal Neonatal Med, 2012, 17: 120-125.

[3] 中华医学会儿科学分会新生儿学组. 中国住院新生儿流行病学调查. 中国当代儿科杂志, 2009, 11 (1): 15-20.

[4] 郭战坤, 马京梅, 范玲, 等. 北京地区早产发生现状及早产儿结局的调查分析. 中华妇产科杂志, 2010, 45 (2): 99-103.

[5] Mally PV, Bailey S, Hendricks-Muñoz KD. Clinical issues in the management of late preterm infants. Curr Probl Pediatr Adolesc Health Care, 2010, 40 (9): 218-233.

[6] Mally PV, Hendricks-Munoz KD, Bailey S. Incidence and etiology of late preterm admissions to the neonatal

intensive care unit and its associated respiratory morbidities when compared to the term infants. Am J Perinatol, 2013, 30 (5): 425-431.

[7] 杜立中. 选择性剖宫产与足月儿或晚期早产儿呼吸问题. 中华围产医学杂志, 2008, 11 (4): 235-236.

[8] Dani C, Corsini I, Piergentili L, et al. Neonatal morbidity in late preterm and term infants in the nursery of a tertiaryhospital. Acta Paediatr, 2009, 98 (11): 1841-1843.

[9] Lavanya KR, Jaiswal A, Reddy P, et al. Predictors of significant jaundice in late preterm infants. Indian Pediatr, 2012, 49 (9): 717-720.

[10] Cohen-Wolkowiez M, Moran C, Benjamin DK, et al. Early and late onset sepis in late preterm infants. Pediatr Infect Dis J, 2009, 28 (12): 1052-1056.

[11] Kugelman A, Colin AA. Late preterm infants: near term but still in a critical developmental time period. Pediatrics, 2013, 132 (4): 741-751.

[12] Petrini JR, Dias T, McCormick MC, et al. Increased risk ofadverse neurological development for late preterm infants. J Pediatr, 2009, 154 (2): 169-176.

[13] Li ZH, Chen C, Wilkinson AR, et al. Maximum length sequence brain-stem auditory evoked response in low-risk late preterm babies. J Matern Fetal Neo-natal Med, 2011, 24 (3): 536-540.

[14] Engle WA, Tomasshek KM, Wallnum C. Late-preterm infants: a population at risk. Pediatric, 2007, 120 (6): 1390-1401.

[15] Mally PV, Bailey S, Hendricks-Muñoz KD. Clinical issues in the management of late preterm infants. Curr Probl Pediatr Adolesc Health Care, 2010, 40 (9): 218-233.

[16] Morse SB, Zheng HM, Tang W, et al. Early school-age outcomesof late preterm infants. Pediatric, 2009, 123 (4): 622-629.

[17] Romeo DM, Di Stefano A, Conversano M, et al. Neurodevelopmental outcome at 12 and 18 months in latepreterm infants. Eur J Paediatr Neurol, 2010, 14 (6): 503-507.

[18] 胡雯, 王留娣, 孙建华, 等. 晚期早产儿周岁生长发育状况调查. 中国儿童保健杂志, 2010, 18 (11): 882-885.

[19] Baron IS, Erickson K, Ahronovich MD, et al. Cognitive deficit in pre-schoolers born late-preterm. Early Hum Dev, 2011, 87 (2): 115-119.

[20] Hallin AL, Hellstrom-Westas L, Stjernqvist K. Follow-up of adolecentsborn extremely preterm: cognitive function and health at 18 years of age. Acta Paediatr, 2010, 99 (9): 1401-1406.

# 第十一节 营养支持管理

根据世界卫生组织统计，早产、窒息和感染性疾病始终是全球新生儿死亡的三大主要原因。有效的健康干预措施可避免 2/3 的死亡病例发生，而正确的喂养指导是其中一项重要的干预手段。关注早产儿的健康已成为备受瞩目的医学和社会问题，合理的营养支持是提高其存活率、保证其生命质量的关键环节之一，不仅关系到近期的生长发育，而且直接影响到远期预后，因此充足均衡的营养是保证早产儿健康成长的物质基础。

近年来，早产儿营养的研究领域有很多进展，涉及范围从营养代谢的基础研究到最佳营养管理实践的临床探索，使我们对早产儿营养支持的目标和营养状况的评估都有了新的认识。

## 【肠内营养】

通过胃肠道提供营养，无论是经口喂养还是管饲喂养，均称为肠内营养。

## （一）早产儿的乳类选择

1. 母乳　母乳喂养是早产儿首选的喂养方式，并至少持续 6 个月。早产母亲的乳汁如同宫内胎盘作用的延续，是赐予早产儿的特殊食物，其营养价值和生物学功能专门适合早产儿的生理需要。研究数据表明，早产儿母乳中的成分与足月儿母乳不同（表 6-11-1）。

世界卫生组织、联合国儿童基金会及国内外学术组织均积极倡导早产儿母乳喂养，以降低早产相关疾病的发生率，如喂养不耐受、坏死性小肠结肠炎、慢性肺疾病、早产儿视网膜病变、生长和神经发育迟缓以及出院后再次入院。其保护机制在于母乳中含有其他哺乳类动物乳汁中缺乏的成分，如各种激素、生长因子、免疫活性成分、长链多不饱和脂肪酸、多种寡聚糖等，具有促进胃肠功能成熟、调节免疫、抗感染、抗炎、抗氧

表 6-11-1　早产儿母乳与足月儿母乳成分的比较

| 成分（单位/L） | 早产过渡母乳 6～10 天 | 早产成熟母乳 22～30 天 | 足月成熟母乳 ≥30 天 |
|---|---|---|---|
| 蛋白质（g） | 19±0.5 | 15±1 | 12±1.5 |
| IgA（mg/g 蛋白质） | 92±63 | 64±70 | 83±25 |
| 非蛋白氮（％总氮） | 18±4 | 17±7 | 24 |
| 脂肪（g） | 34±6 | 36±7 | 34±4 |
| 碳水化合物（g） | 63±5 | 67±4 | 67±5 |
| 能量（kcal） | 660±60 | 690±50 | 640±80 |
| 钙（mmol） | 8.0±1.8 | 7.2±1.3 | 6.5±1.5 |
| 磷（mmol） | 4.9±1.4 | 3.0±0.8 | 4.8±0.8 |
| 镁（mmol） | 1.1±0.2 | 1.0±0.3 | 1.3±0.3 |
| 铁 [mmol（mg）] | 23（0.4） | 22（0.4） | 22（0.4） |
| 锌（μmol） | 58±13 | 33±14 | 15～46 |
| 铜（μmol） | 9.2±2.1 | 8.0±3.1 | 3.2～6.3 |
| 锰（μg） | 6.0±8.9 | 7.3±6.6 | 3.0～6.0 |
| 钠（mmol） | 11.6±6.0 | 8.8±2.0 | 9.0±4.1 |
| 钾（mmol） | 13.5±2.2 | 12.5±3.2 | 13.9±2.0 |
| 氯（mmol） | 21.3±3.5 | 14.8±2.1 | 12.8±1.5 |

引自：Tsang RC，Uauy R，Koletzko B，et al. Nutrition of the preterm infant. 2nd ed. Cincinnati：Digital Educational Publishing Inc，2005

化的作用。母乳中还含有多种未分化的干细胞，潜在影响早产儿的远期健康。迄今为止，已有大量证据显示早产母乳具有任何配方奶都无法替代的优势，且其益处呈现剂量-效应关系，即早产儿摄入母乳量越多，获益越大。

2. 强化母乳（母乳＋母乳强化剂）　适用于母乳喂养、胎龄＜34 周、出生体重＜2000 g 的早产儿。纯母乳喂养的早产儿摄入的包括蛋白质在内的许多营养素均不够其生长所需，生长速度较慢。母乳中的钙和磷含量较低，易导致早产儿骨发育不良和代谢性骨病。因此，目前国际上推荐母乳喂养的低出生体重早产儿使用含蛋白质、矿物质和维生素的母乳强化剂，以确保预期的营养需求。添加时间是早产儿耐受 50～80 ml/（kg·d）的母乳喂养之后。一般按标准配制的强化母乳可使其能量密度达 80～85 kcal/dl。值得注意的是，由于母乳成分的多样化，即使采用强化母乳，能量或蛋白质的摄取量仍比预计值少。因此，根据母乳

成分的测定和早产儿的代谢水平进行个体化强化喂养是目前研究的方向。

3. 早产儿配方奶　适合胎龄＜34 周、出生体重＜2000 g 的早产儿在住院期间应用。早产儿配方奶保留了母乳的优点，补充母乳对早产儿营养需要的不足。其特点是：①蛋白质含量较母乳和婴儿配方奶高，为 2.4～3.0 g/100 ml，其氨基酸组成更适合早产儿快速增长的生理需要。②脂肪提供生长所需的高热量，必需脂肪酸促进神经系统发育，同时辅助其他重要营养成分，如钙和脂溶性维生素的吸收。③40%～50%的乳糖和 50%～60%的多聚葡萄糖组成的碳水化合物混合体供给所需热量，并且不增加血渗透压。④添加了更多的维生素、钙、磷、铁、钠、锌、铜和硒等营养素，以满足早产儿生长代谢的需求。

4. 早产儿出院后配方奶　适合有营养不良高危因素的早产儿出院后一段时期内应用。其配方成分见表 6-11-2。

**表 6-11-2　不同配方奶主要成分表（每 100 ml 的含量）**

| | 婴儿配方奶 | 早产儿配方奶 | 早产儿出院后配方奶 |
|---|---|---|---|
| 能量（kcal） | 67.2～68.0 | 80.0～81.0 | 72.0～74.0 |
| 蛋白质（g） | 1.45～1.69 | 2.20～2.40 | 1.85～1.90 |
| 脂肪（g） | 3.5～3.6 | 4.1～4.3 | 3.4～4.1 |
| 碳水化合物（g） | 7.3～7.6 | 8.6～9.0 | 7.7～8.0 |
| 钙（mg） | 51～53 | 134～146 | 77～90 |
| 磷（mg） | 28～36 | 67～73 | 46～49 |
| 铁（mg） | 1.0～1.2 | 1.2～1.4 | 1.3～1.4 |
| 钠（mmol） | 0.71～1.17 | 1.3～1.5 | 1.0～1.1 |
| 钾（mmol） | 1.74～1.89 | 2.1～2.7 | 1.9～2.2 |
| 氯（mmol） | 1.13～1.44 | 1.9～2.0 | 1.5～1.7 |
| 维生素 A（IU） | 200～204 | 250～1000 | 330～340 |
| 维生素 D（IU） | 40.5～41.0 | 70.0～192.0 | 52.0～59.0 |
| 维生素 E（IU） | 1.35～1.36 | 3.2～5.0 | 2.6～3.0 |
| 维生素 K（μg） | 5.4～5.5 | 6.5～9.7 | 5.9～8.0 |

引自：Kleinman RE. Pediatric nutrition handbook. 5th ed. Washington DC：AAP, 2004. 和 Tsang RC, Uauy R, Koletzko B, et al. Nutrition of the preterm infant. 2nd ed. Cincinnati：Digital Educational Publishing Inc, 2005

### （二）早产儿的喂养方法

1. 住院期间的喂养

（1）喂养指征：无先天性消化道畸形及严重疾患、血流动力学相对稳定者尽早开奶，出生体

重＞1000 g 者可于出生后 12 h 内开始喂养，有严重围生期窒息（Apgar 评分 5 min＜4 分）、脐动脉插管或出生体重＜1000 g 者可适当延迟至 24～48 h 开奶。

（2）喂养禁忌证：先天性消化道畸形等原因所致消化道梗阻；怀疑或诊断坏死性小肠结肠炎；血流动力学不稳定，需要液体复苏或血管活性药多巴胺≥5 μg/(kg·min)以及各种原因所致多器官功能障碍等情况下暂缓喂养。

（3）喂养方式的选择：在早产儿学会自行进食的过程中，吸吮、吞咽、呼吸和三者间协调的发育成熟至关重要。

1）经口喂养：适用于胎龄≥32～34周，吸吮、吞咽和呼吸功能协调的早产儿。胎龄≥34～36周、临床状况稳定的早产儿可以母婴同室，学习自行进食。

2）管饲喂养：适用于胎龄<32～34周的早产儿、吸吮和吞咽功能不全者、因疾病本身或治疗等因素不能经口喂养者或作为经口喂养不足的补充。胃管是首选的方法，应选择自口腔插入胃管。经胃十二指（空）肠置管应用于严重胃食管反流者。

管饲喂养时可采用间歇推注或持续输注法，大多数情况下多采用前者，后者用于严重胃食管反流。在管饲喂养期间应同时进行非营养性吸吮，以促进胃肠功能成熟和为直接哺乳做准备。

（4）增加奶量：应根据早产儿的喂养耐受情况个体化增加奶量，并根据胎龄和出生体重缩短或延长喂养间隔时间。管饲喂养奶量与添加速度见表6-11-3。

表 6-11-3　早产儿管饲喂养量与添加速度

| 出生体重<br>(g) | 间隔时间 | 开始用量<br>[ml/(kg·d)] | 添加速度<br>[ml/(kg·d)] | 最终喂养量<br>[ml/(kg·d)] |
| --- | --- | --- | --- | --- |
| <750 | 每2h一次 | ≤10 | 15 | 150 |
| 750～1000 | 每2h一次 | 10 | 15～20 | 150 |
| 1001～1250 | 每2h一次 | 10 | 20 | 150 |
| 1251～1500 | 每3h一次 | 20 | 20 | 150 |
| 1501～1800 | 每3h一次 | 30 | 30 | 150 |
| 1800～2500 | 每3h一次 | 40 | 40 | 165 |
| >2500 | 每4h一次 | 50 | 50 | 180 |

引自：中华医学会肠外肠内营养学分会儿科学组，中华医学会儿科学分会新生儿学组，中华医学会小儿外科学分会新生儿外科学组．中国新生儿营养支持临床应用指南．中华小儿外科杂志，2013，34（10）：782-787

在住院喂养期间应密切监测每日体重、出入量和有无喂养不耐受的情况，喂养不足部分由肠外营养补充。在喂养过程中应采取个体化的策略和处理方法，提倡母乳喂养，尽早开奶，根据耐受情况增加奶量，不要轻易禁食，保持大便通畅。逐渐从肠外营养过渡到完全肠内营养，由管饲过渡到经口喂养或直接哺乳。

2. 出院后喂养　鉴于大多数胎龄小的早产儿出院时还未到预产期（胎龄40周），他们生后早期在能量和蛋白质方面已有较大的累积缺失，体内其他营养物质的储备，如维生素和矿物质等均达不到相应胎龄的标准，相当一部分早产儿已出现生长曲线的偏离。因此早产儿出院后需要继续强化营养已成为共识，其目的是帮助早产/低出生体重儿达到理想的营养状态，满足其正常生长和追赶性生长两方面的需求。婴儿的正常生长轨迹受遗传学和性别的影响，而追赶性生长则取决于胎龄、出生体重、并发症及其严重程度、住院期间的营养和出院前的生长状况等多种因素，个体之间的差异很大，因此出院后喂养策略应遵循个体化原则。

（1）出院后强化营养支持的对象：根据我国早产/低出生体重儿喂养建议，出院后需强化营养的对象是具有以下营养不良高危因素的早产儿：①极/超低出生体重儿；②有宫内外生长迟缓表现；③出生后病情危重、并发症多；④出生体重<2000 g而住院期间纯母乳喂养者；⑤完全肠外营养>4周；⑥出院前体重增长不满意[<15 g/(kg·d)]。

（2）出院后强化营养支持的方法：强化营养是指出院后以强化母乳、早产儿配方奶或早产儿出院后配方奶喂养。但如何实施强化喂养，个体差异很大,不能一概而论。同样胎龄的早产儿,有宫内或生后营养不良者需要强化的力度大些、时间长些;同样出生体重的早产儿,小于胎龄儿比适于胎龄儿追赶性生长更困难;不同喂养方式,强化方法也有不同。住院期间强化母乳(80 kcal/100 ml)喂养者需要持续至胎龄 40 周左右,之后为避免过高的能量和营养素摄入,避免过高的肾负荷,母乳强化的能量密度应较住院期间略低,如半量强化(73 kcal/100 ml),根据生长和血生化情况调整强化剂量;住院期间应用早产儿配方奶(80 kcal/100 ml)者需继续喂至胎龄 40 周左右;混合喂养者则可在出院后采取母乳加早产儿配方奶或母乳加早产儿出院后配方奶的形式,根据早产儿的生长和血生化情况调整其比例。

(3)出院后强化营养支持的时间:因早产儿的个体差异,不能以某一个体重或时间的标准而定。对大多数早产儿来说,建议强化喂养至校正月龄 3~6 个月,胎龄较大则强化时间较短,胎龄小则强化时间较长。要根据早产儿体格生长各项指标在同月龄的百分位数,最好达到第 20~25 百分位,而且要看个体增长速率是否满意。在准备停止强化喂养时应逐渐降低奶方的能量密度至 67 kcal/100 ml,随后即转换为纯母乳或婴儿配方奶。其间也需密切监测早产儿的生长情况,如有增长速率和各项指标的百分位数下降等,酌情恢复部分强化,直至生长满意。要注意不同情况的早产儿(如不同喂养方式、有无生长受限、有无慢性疾病等)出院后强化营养的时间和力度不同。临床医生要根据早产儿出院后定期随访中营养状况及其体重、身长和头围的生长曲线是否正常等进行判断,充分考虑个体差异是十分必要的。

(4)其他食物的引入:早产儿添加其他食物的年龄有个体差异,与其发育成熟水平有关。胎龄小的早产儿引入时间相对较晚,一般不宜早于校正月龄 4 个月,不迟于校正月龄 6 个月。添加其他食物过早会影响摄入奶量,或导致消化不良,添加过晚会影响多种营养素的吸收和造成进食困难。

(5)其他营养素的补充

1)维生素 D:根据我国《维生素 D 缺乏性佝偻病防治建议》,早产/低出生体重儿生后即应补充维生素 D 800~1000 U/d,3 个月后改为 400 U/d,

直至 2 岁。该补充量包括食物、日光照射、维生素 D 制剂中的维生素 D 含量。

2)铁剂:早产/低出生体重儿铁储备低,生后 2 周需开始补充元素铁 2~4 mg/(kg·d),直至校正年龄 1 岁。该补充量包括强化铁配方奶、母乳强化剂、食物和铁制剂中的铁元素含量。

【肠外营养】

当早产儿因各种原因不能进行胃肠道喂养 3 天以上或经胃肠道摄入不能达到所需总热量的 90% 时,需要肠外营养支持。在极/超低出生体重儿出生早期,积极的肠外营养是维持其代谢平衡、提高抢救成功率的关键性治疗措施。

(一)肠外营养的途径

1. 周围静脉 操作简便,并发症少,适合短期(<2 周)应用,但反复穿刺会增加感染机会。由于易引起静脉炎,葡萄糖浓度应<12.5%,氨基酸浓度应<4%。

2. 脐静脉 操作简便,但应注意插管深度和留置时间。

3. 经外周静脉置入中心静脉导管(PICC)留置时间长,但需严格按护理常规操作与护理,防止导管阻塞、感染等并发症。葡萄糖浓度可达 15%~25%,氨基酸浓度不限。

4. 中心静脉 经颈内、颈外或锁骨下静脉置管进入上腔静脉。留置时间长,但操作复杂,并发症较多。

(二)肠外营养的组成

肠外营养液基本成分包括氨基酸、脂肪乳剂、碳水化合物、维生素、电解质、微量元素和水。

1. 能量与液体需要量 临床上,早产儿在大多数情况下应用部分肠外营养,随着肠内营养摄入的增加,逐渐减少肠外营养的能量。早产儿肠外营养能量为 80~100 kcal/(kg·d)。液体需要量随日龄、出生体重、环境和病情不同而有所不同(表 6-11-4)。

胎龄小、出生体重低的早产儿由于皮肤角质层发育不成熟、不显性失水增加,每日液体需要量较多;置于辐射抢救台、光疗、发热、排泄丢失等需增加液体量;气管插管辅助通气时经呼吸道不显性失水减少;心、肺、肾功能不全时需控制液体量。总液体量 20~24 h 均匀输入,需要应用输液泵。

表 6-11-4　新生儿不同日龄每天液体需要量 [ml/(kg·d)]

| 出生体重（g） | 第1天 | 第2天 | 第3~6天 | >7天 |
|---|---|---|---|---|
| <750 | 100~140 | 120~160 | 140~200 | 140~160 |
| 750~1000 | 100~120 | 100~140 | 130~180 | 140~160 |
| 1000~1500 | 80~100 | 100~120 | 120~160 | 150 |
| >1500 | 60~80 | 80~120 | 120~160 | 150 |

引自：中华医学会肠外肠内营养学分会儿科学组，中华医学会儿科学分会新生儿学组，中华医学会小儿外科学分会新生儿外科学组. 中国新生儿营养支持临床应用指南. 中华小儿外科杂志，2013，34（10）：782-787

2. 氨基酸　小儿氨基酸代谢特点如下：

1）除维持体内蛋白质代谢平衡外，还需满足生长发育的需要。

2）需要更多的氨基酸种类。婴儿，尤其是早产儿肝酶系统发育未成熟，某些非必需氨基酸不能从必需氨基酸转变而来。

3）支链氨基酸需要量多。因其主要在骨骼肌内代谢，不增加肝负担，对小儿未成熟的肝有一定好处。

4）精氨酸需要量大。精氨酸有刺激生长激素分泌、防止高氨血症和提高免疫的作用。

5）需要牛磺酸，促进小儿神经系统发育，增加免疫功能。

推荐使用小儿专用氨基酸溶液，其特点是氨基酸种类多（19种），必需氨基酸（如组氨酸、酪氨酸、半胱氨酸、牛磺酸等）含量高（占60%），支链氨基酸含量丰富（占30%），适于婴幼儿，尤其是新生儿和早产儿使用。

以往氨基酸的使用推迟到生后数日才开始，这与担心极低出生体重儿分解氨基酸的能力以及刚出生数日内病情危重影响耐受程度有关。但如生后头几天禁食、仅接受葡萄糖输注，患儿可每天丢失储存蛋白质的1%，从而引起早产儿的负氮平衡和早期营养不良，尽可能将其减少到最低程度是积极营养策略的目标之一。

在胎儿低胰岛素水平的情况下，母体给胎儿输送葡萄糖的速度基本与胎儿能量消耗相吻合。胎盘主动转运氨基酸给胎儿，动物研究显示，胎儿对氨基酸的摄取远超过自身蛋白质堆积所需，其中约50%作为能量来源参与氧化，并产生尿素。人类和动物的胎儿尿素产生率都比新生或成年者高，提示胎儿期相对高的蛋白质转化和氧化率。在开始肠外营养后血尿素氮常常升高，其并非不良反应的表现，而是氨基酸或蛋白质摄取增加的正常伴随现象。

及早积极应用氨基酸的一个强有力证据是它可以避免"代谢休克"。极低出生体重儿从断脐起，一些必需氨基酸的浓度就开始下降。如同依靠血糖浓度一样，胰岛素的分泌也依靠这些氨基酸的血浓度。氨基酸缺乏会使胰岛素以及胰岛素样生长因子减少，从而限制葡萄糖的转运和能量代谢。葡萄糖在细胞膜上的转运下调会引起细胞内能量减少，导致 $Na^+$-$K^+$-ATP 酶活性下降，这会直接引发细胞内钾漏出细胞，造成非少尿性高钾血症。而且这种"代谢休克"会触发以内生性葡萄糖为特征的饥饿反应，难以抑制的葡萄糖产生会引发所谓的"糖耐量减低"，常常限制极低出生体重儿的能量摄入。因此，推荐从胎儿期到出生后的代谢转变平顺过渡，避免持续数日不用肠外营养，引发不必要的代谢危机。许多临床研究已观察到，及早获得氨基酸可很大程度地改善糖耐量。早输氨基酸能够刺激胰岛素分泌，这与阻断饥饿反应、改善糖耐量的观念一致。

这一策略可减少生后体重下降并及早恢复出生体重，这意味着极低出生体重儿发展成宫外生长迟缓的风险降低。很多临床对照研究都显示了生后 24 h 内使用氨基酸的有效性和安全性，并未观察到高血氨、代谢性酸中毒或异常氨基酸谱等代谢紊乱。

目前主张生后 12 h 内开始给予氨基酸，1.0~1.5 g/(kg·d) 可弥补每日的丢失量，起始量 2.0 g/(kg·d)、递增速度 1.0 g/(kg·d) 是安全的，最终目标量为 3.5~4.0 g/(kg·d)。

3. 脂肪乳剂　脂肪乳剂的主要作用是为早产儿提供必需脂肪酸，供给高能量等。

脂肪酸是中枢神经系统发育的重要营养物质。中链脂肪酸（medium-chain fatty acid，MCT）和长链脂肪酸（long-chain fatty acid，LCT）在脂肪乳剂中各占 50%，MCT 的代谢无需肉碱转运而直接通过线粒体膜进行 β 氧化，在血中清除更快、不在肝和脂肪组织内蓄积、不干扰胆红素代谢、对肝功能无不良影响，供能迅速、可增加氮贮留，减少对免疫系统的抑制作用，所以含 MCT 的脂肪乳剂更有利于危重患者。早产儿建议采用 20% 脂肪乳剂，中长链混合型脂肪乳剂优于长链脂肪乳剂。橄榄油脂肪乳剂在短期内具有减轻脂质过氧化的作用。

胎儿在宫内对脂肪摄取很少，依靠脂肪的能量代谢到孕晚期才开始，并且到近足月时才逐渐增加。极低出生体重儿的脂肪储备低，若用无脂的肠外营养液，72 h 内就会出现必需脂肪酸缺乏。采用 0.5～1.0 g/(kg·d) 的脂肪乳剂摄入即可预防必需脂肪酸的缺乏。

脂肪乳剂在生后 24 h 内即可应用，起始剂量 1.0 g/(kg·d)，按 0.5～1.0 g/(kg·d) 增加，总量不超过 2.5～3.0 g/(kg·d)。影响脂肪清除的最重要因素是脂肪乳剂的输入速度，应 20～24 h 均匀输入，最快速度 < 0.12～0.15 g/(kg·h)。

脂肪乳剂进入体内可产生大量游离脂肪酸，竞争白蛋白上的结合位点，影响游离胆红素的代谢。但一些研究说明，脂肪乳剂剂量为 1.0～3.0 g/(kg·d) 时，一般不会影响体内胆红素的代谢。

4. 葡萄糖 早产儿静脉输注葡萄糖的速度从 4～5 mg/(kg·min) 开始。如能耐受，每日可增加 1～2 mg/(kg·min)。最大剂量不超过 10～12 mg/(kg·min)。

在生后最初几天，如改变输注速度或血糖水平升高，应每 4～6 h 测一次血糖（微量法）。建议血糖 < 150 mg/dl。不推荐早期使用胰岛素预防高血糖的发生，如有高血糖（150～180 mg/dl）发生，葡萄糖输注速度以 1～2 mg/(kg·min) 的速度逐渐递减。如输注速度 4 mg/(kg·min) 仍持续高血糖，可慎重使用胰岛素 [0.01～0.05 U/(kg·h)]。

5. 电解质 由于生后 1～2 天新生儿体液中钠、钾和氯的含量高，补液时通常不需补给电解质，尤其是早产儿，血钾升高程度与胎龄呈负相关（这是由于细胞内钾向细胞外转移所致）。因此生后 3 天内除非有低钾证据，原则上不予补钾。脐血钙浓度随着胎龄增加而逐渐增高，并可高于母亲血钙水平。分娩后，钙经胎盘转运终止，新生儿血钙下降，生后 48～72 h 达到最低点。血钙下降刺激甲状旁腺素（parathyroid hormone，PTH）分泌增加，PTH 从骨中动员钙，使血钙水平回升。临床低钙血症多见于早产、窒息儿和母患糖尿病的新生儿，主要是 PTH 分泌受抑制所致。

新生儿肠外营养时每日电解质的推荐量见表 6-11-5。

表 6-11-5 肠外营养期间新生儿每日所需电解质推荐量

| 电解质 [mmol/(kg·d)] | 早产儿 | 足月儿 |
| --- | --- | --- |
| 钠 | 2.0～3.0 | 2.0～3.0 |
| 钾 | 1.0～2.0 | 1.0～2.0 |
| 钙 | 0.6～0.8 | 0.5～0.6 |
| 磷 | 1.0～1.2 | 1.2～1.3 |
| 镁 | 0.3～0.4 | 0.4～0.5 |

引自：中华医学会肠外肠内营养学分会儿科学组，中华医学会儿科学分会新生儿学组，中华医学会小儿外科学分会新生儿外科学组. 中国新生儿营养支持临床应用指南. 中华小儿外科杂志，2013，34（10）：782-787

6. 维生素 肠外营养时需补充 13 种维生素，包括 4 种脂溶性维生素和 9 种水溶性维生素。因目前国内尚无小儿专用维生素制剂，临床上一般应用成人维生素混合制剂。

7. 微量元素 推荐量见表 6-11-6。因目前国内尚无小儿专用微量元素制剂，临床上一般应用成人微量元素混合制剂。

表 6-11-6 肠外营养期间新生儿每日所需微量元素推荐量

| 微量元素 | 早产儿 [μg/(kg·d)] | 足月儿 [μg/(kg·d)] |
| --- | --- | --- |
| 锌 | 400～450 | 250（< 3 个月）<br>100（> 3 个月） |
| 铜 | 20 | 20 |
| 硒 | 2.0～3.0 | 2.0～3.0 |
| 铬 | 0 | 0 |
| 锰 | 1.0 | 1.0 |
| 钼 | 1.0 | 0.25 |
| 碘 | 1.0 | 1.0 |
| 铁 | 200 | 50～100 |

引自：中华医学会肠外肠内营养学分会儿科学组，中华医学会儿科学分会新生儿学组，中华医学会小儿外科学分会新生儿外科学组. 中国新生儿营养支持临床应用指南. 中华小儿外科杂志，2013，34（10）：782-787

**（三）肠外营养期间监护**

1. 水和电解质平衡 每日记录出入量、测体重，观察皮肤弹性、前囟，监测尿量及比重、电解质、肌酐、血细胞比容等。

在早产儿生后早期，液体平衡的最佳指标是体重每天下降 $1\% \sim 2\%$，最大下降幅度不超过 $15\%$；尿量 $2 \sim 3$ ml/(kg·h)，比重为 $1.008 \sim 1.012$。

2. 生长参数 每日测体重，<1000 g 的早产儿在恢复出生体重之前每日测两次体重。每周测身长和头围。

3. 实验室检查 血常规、血糖、血气、肝肾功能、血脂等。

### 【早产儿营养管理的目标】

早产儿理想的营养目标是不仅要达到同胎龄胎儿的体重增长速度和线性生长，并且应获得与同胎龄胎儿相似的体成分。鉴于临床实践中显著的多样性，如不考虑早产儿体重增长的"质量"，可以通过各种不同的营养方法，获得所期望的相似的体重增长率。但造成过多脂肪沉积的营养方法会使早产儿长期处于负性健康状态，所以这类营养方法遭到质疑。对于早产儿来说，出生后达到与宫内相同的体成分是更加符合生理的营养方法，但目前在我国，对早产儿体成分的测量还有一定难度。

早产儿作为发育不成熟的、脆弱的特殊群体，对于其营养需求，我们不仅要考虑所有必需营养素和条件营养素缺乏引起的健康问题，还要考虑这些营养素过多所带来的可能的风险；不仅要关注营养对早产儿体格发育的影响和血生化的改变，还要关注营养对早产儿成熟和人体功能的促进作用。体重或线性生长速率、人体成分、组织代谢状况、胃肠功能、体液和细胞免疫、神经心理发育、近远期疾病的易感性等都是在掌握营养平衡方面应当重视的问题。因此对早产儿的营养支持应该说是一个系统工程，我们的着眼点不仅在生后早期住院期间，而且应当持续至出院后、婴幼儿阶段，乃至青春期。

总之，早产儿营养治疗的目标应满足以下目的：①满足生长发育的需求；②促进各组织器官的成熟；③预防营养缺乏和过剩；④保证神经系统的发育；⑤有利于远期健康。

（王丹华）

## 参考文献

[1] 中华医学会肠外肠内营养学分会儿科学组，中华医学会儿科学分会新生儿学组，中华医学会小儿外科学分会新生儿外科学组．中国新生儿营养支持临床应用指南．中华小儿外科杂志，2013，34（10）：782-787．

[2]《中华儿科杂志》编辑委员会，中华医学会儿科学分会新生儿学组，中华医学会儿科学分会儿童保健学组．早产/低出生体重儿喂养建议．中华儿科杂志，2009，47：508-510．

[3] WHO. Optimal feeding of low birthweight infants in low-and middle-income countries. 2011.

[4] Tsang RC，Uauy R，Koletzko B，et al. Nutrition of the Preterm Infant：Scientific Basis and Practical Guidelines. 2nd ed. Cincinnati：Digital Educational Publishing Inc，2005.

[5] Keinman RE. Pediatric Nutrition Handbook. 6th ed. Elk Grove Village，IL：American Academy of Pdiatrics，Committee on Nutrition，2009.

[6] Agostoni C，Buonocore G，Carnielli VP，et al. Enteral nutrient supply for preterm infants：commentary from the European Society of Paediatric Gastroenterology，Hepatology and Nutrition Committee on Nutrition. JPGN，2010，50：85-91.

[7] Kuschel CA，Harding JE. Multicomponent fortified humanmilk for promoting growth in preterm infants. Cochrane Database Syst Rev，2004，(1)：CD000343.

[8] Meinzen-Derr J，Poindexter B，Wrage L，et al. Role of human milk in extremely low birth weight infants' risk of necrotizingenterocolitis or death. Perinatol，2009，29（1）：57-62.

[9] Vohr BR，Poindexter BB，Dusick AM，et al. Persistent beneficial effects ofbreast milk ingested in the neonatal intensive care unit on outcomes of extremely low birth weight infants at 30 months of age. Pediatrics，2007，120（4）：e953-959.

[10] Meier PP，Engstrom JL，Patel AL，et al. Improving the use of human milk during and after the NICU stay. ClinPerinatol，2010，37：217-245.

[11] Lapillonne A，O'Connor DL，Wang D，et al. Nutritional recommendations for the late-preterm infant and the preterm infant after hospital discharge. J Pediatr，2013，162（3 Suppl）：90-100.

[12] Tudehope D，Fewtrell M，Kashyap S，et al. Nutritional needs of the micropreterm infant. J Pediatr，2013，162（3 Suppl）：72-80.

[13] Ziegler EE. Meeting the nutritional needs of the low-birth-weight infant. AnnNutrMetab，2011，58：8-18.

[14] Joss-Moore LA，Lane RH. Perinatal Nutrition，Epigenetics and Disease. NeoReviews，2011，12：e498-e505.

# 第十二节　早产儿发育支持护理

发育支持护理（developmental supportive care，DSC）是 20 世纪 80 年代后期在美国、日本等国家兴起的一种新的新生儿护理理念，其主要使用的方法是尽量减少环境对新生儿的刺激，并结合早产儿的具体个体情况，给予能促进早产儿自身发展的良好支持措施，加强新生儿对环境的适应能力，取得生理和肢体活动之间的平衡，使早产儿得以健康生长，并促进早产儿及其家人的身心健康。

## 【现状背景】

由于围产医学和新生儿重症监护医学的发展，极低出生体重和超低出生体重早产儿的存活率明显提高。专业的 NICU 医护人员所面临的挑战已从保障早产儿的生存转化为使其发育过程和预后最优化。DSC 在国外已被广泛应用于早产儿，以促进其疾病康复、生长发育，有助于母婴亲子关系的建立。

## 【护理措施】

### （一）控制噪声

噪声可引起早产儿呼吸暂停、心动过缓以及心率、血压、血氧饱和度的短暂急剧波动，并造成长期的后遗症，如听力缺失、注意力缺陷/多动障碍等。在 NICU 中，噪声一般在 50～90dB，最高可达 120dB，远远超过了 1994 年美国环保署（EPA）推荐的白天 45dB、晚上 35dB。为创造一个安静的住院环境，医护人员需要做到"三轻"，即说话轻、走路轻、关门轻。说话轻声细语，不可大声喧哗、呼叫，尤其在靠近婴儿时要降低音量；穿软底鞋，走路轻盈不拖脚；监护仪及电话声音设定为最小声，立即处理仪器设备的报警；设备采购时选择机内噪声最小的暖箱；打开、关闭暖箱门时一手轻按按钮，一手控制暖箱门，避免引起震动响声；暖箱上不能放置物品，避免在暖箱顶上做笔记，以减少震动刺激；呼吸机管路内勿积聚水分，以避免噪声与震动；选择家具时注意滑轨推动声音要小；开关家具柜门时注意动作轻柔。

### （二）减少光线刺激

光线刺激可使早产儿视网膜病变发生率增高；持续性照明可致机体内分泌及生物钟节奏变化和睡眠剥夺，生长激素分泌受影响，使生长发育速度缓慢。采取周期性光照，24 h 内保证一段时间的昏暗状态，拉上窗帘避免阳光直射；根据昼夜调节照明灯的亮度；进行治疗操作时尽量关闭大灯，开启床旁灯，避免光线直射患儿眼睛；闭式暖箱可使用遮光被罩，为早产儿营造类似子宫的幽暗环境；进行蓝光治疗的患儿分室治疗，避免光线影响其他患儿。

### （三）"鸟巢式"床位

用棉布织品制作成形似椭圆形的"鸟巢"，大小依早产儿大小而定。将早产儿放入其中，使之有边界感和安全感。摆放体位为中线屈曲位，与胎儿在子宫内的姿势相仿，可促进身体的屈曲和伸展平衡，促进手-嘴协调能力的发展，感觉更加舒适安静，可减少早产儿哭闹和体能消耗，使体重增长更快。

### （四）新生儿抚触

对早产儿进行腹部按摩可增加其食欲，促进肠蠕动，加速胎粪排出，缓解便秘与腹胀，增加早产儿的进食量，促进体重增长。护理人员可采用国际标准按摩法实施抚触。每天 2 次，两次喂奶间隔期间进行，每次 15 min。按摩部位包括额头、眉弓、下巴、头部、前胸、腹部、后背，一直轻轻按摩到臀部、四肢。

### （五）减少侵袭性操作

尽可能减少各种操作检查引起的不良刺激，采取集中操作的方法，避免反复、长时间打扰患儿；操作时动作轻柔、缓慢，并注意患儿有无不适表现；操作前轻轻唤醒或触摸患儿，使其有心理准备；注意评估不同操作引起的疼痛阈值，必要时给予止痛处理。

### （六）减少疼痛刺激

在进行侵入性治疗操作，如穿刺、抽血或吸痰时，给予肢体支持，用一手握住婴儿双膝，将双腿靠近躯体，另一手掌轻压上肢，使其靠近胸部，形成屈膝姿势，以限制婴儿四肢的无意识挥动，但不限制其轻微的活动。应用经外周静脉置入中心静脉导管（PICC）技术，对输液管和采血管多使用留置针头，建立持续、有效的静脉通道，以避免反复静脉穿刺给患儿带来的疼痛刺激。

### （七）维持舒适及正确的体位

避免头部和颈部的过度伸展，下巴在中心位置或轻微向下内收；保持正常的鼻孔形状，避免鼻部 T 形区域受压变形或损伤，维持鼻中隔的完整；保持躯干垂直体位，避免肩膀的内收及四肢过度伸展和内收；维持膝盖在中心位，臀部和膝盖屈曲 90°；促进早产儿使用自我控制行为，如吸吮手指或拳头、将手移向嘴，发展手、嘴的协调能力。有研究显示，每天定时置早产儿于俯卧位 3 h，持续 10 天，可明显改善其姿势、围巾征和腘窝角评分，但其对神经行为和运动发育的影响还有待进一步研究。

### （八）口腔运动刺激

在早产儿进行鼻胃管喂养前 15～30 min 内，给予早产儿安慰奶嘴进行非营养性吸吮训练 15 min，可给早产儿造成视觉、感觉的良性刺激，兴奋迷走神经，促进促胃液素（胃泌素）及胃酸分泌，促进胃肠蠕动，加速胃排空，促进胎粪排泄，减少喂养不耐受和胃食管反流等并发症，并使早产儿提前 7 天达到全肠内喂养。

### （九）同步感觉刺激与统合训练

在病室内播放轻柔舒缓的音乐可促进非营养性吸吮的建立；病床旁放置色彩鲜艳的玩具；在其视力范围（20 cm 左右）让其注视物体，如人脸、玩具等，可改善其视觉反射能力。

### （十）协助建立亲子依附关系

鼓励早产儿父母定期探视自己的婴儿，并采取袋鼠式怀抱护理（图 6-12-1），让早产儿与父母有视觉、嗅觉及肌肤接触的机会，使父母陪伴和抚慰婴儿，并学会照顾婴儿的技能，增强护理早产儿的信心；对早产儿来说，可刺激迷走神经反射，改善其协调能力，使快速眼动睡眠减少，安静睡眠周期增加；在校正年龄 6～12 个月时，获得更高的贝利评分。

不同国家与地区已进行了多项新生儿个体化发育支持护理和评估项目（Newborn Individualized Developmental Careand Assessment Program,

NIDCAP）的研究。研究证明，采用发展性照顾的护理方式可减少早产儿的各种住院并发症，促进肠道喂养，促进体重增长，使住院时间缩短，从而减轻患儿家庭的医疗费用；还有研究发现，其可使早产儿在校正年龄 9 个月时贝利行为评分明显改善，但还需要大样本临床试验进一步验证。

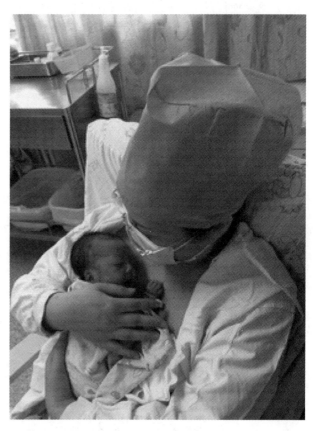

**图 6-12-1　母婴袋鼠抱的姿势**

DSC 理念的实践运用改变了以往医院只按程序表对患儿进行护理的工作方法。由于早产儿自身不能有效地控制正常的生理和行为反应，也无法适应周围环境对机体的刺激，医疗操作在挽救其生命的同时，也给其带来无法估计的不良刺激和损害。通过推行 DSC 的理念，尽量减少环境和医疗护理活动给患儿带来的有害刺激，减少外界对患儿的干扰，从而更好地帮助患儿自身疾病的康复并促进生长发育。由于早产儿非常脆弱，更加需要来自父母的亲情帮助，DSC 的实践运用使得父母能积极参与早产儿的护理照顾，提高他们之间的亲子互动，使其更有安全感。

综上所述，对早产儿实施 DSC 不仅可有效减少早产儿住院期间的并发症，提高其存活率，减轻患儿及其家庭的痛苦，而且可促进其生长发育，增加患儿和家属间的情感交流，值得临床上推广使用。

（童笑梅）

## 参考文献

[1] 李娅. 极低出生体重儿实施发展性照顾的护理体会. 中外医学研究，2014，16（1）：96-97.

[2] Hussey-Gardner B，Famuyide M. Developmental Interventionsin the NICU：What are theDevelopmental Benefits? NeoReviews，2009，10（3）：113-119.

[3] Cloherty JP，Eichenwald EC，HansenAR，et al. Manual of neonatal care. 7th ed. Philadelphia：Lippincott Williams & Wilkins，2012.

[4] Cong X，Ludington-Hoe S，Vazquez V，et al. Ergonomic Procedure for HeelSticks and Shots in Kangaroo Care（Skin-to-Skin）Position. Neonatal Netw，2013，32（5）：353-357.

# 第7章　新生儿呼吸系统疾病

## 第一节　胚胎期肺发育及新生儿呼吸系统生理特点

肺的主要功能是实现氧气和二氧化碳的交换，适应有氧呼吸需求。成人的耗氧量范围从静息时的 250 ml/min 到运动峰值的 5500 ml/min。为适应代谢的需求，需要有一个大面积的、薄的肺泡毛细血管膜，使氧和二氧化碳能够有效弥散。成人时期，最终的气体交换面积将达到 50～100 $m^2$，容积为 2.5～3 L。

### 一、胚胎期肺发育

肺的形成在受孕后 25 天开始，生长发育至儿童期。肺的发育分为五个不同的时期：胚胎期、假腺期、小管期、小囊期和肺泡期。

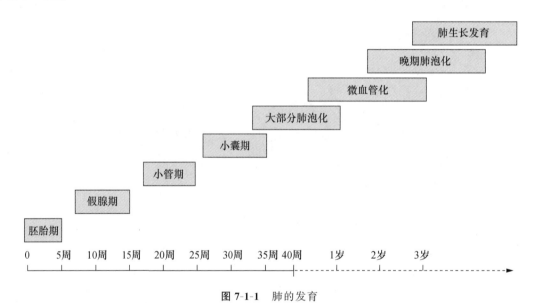

图 7-1-1　肺的发育

### （一）胚胎期（第 0～5 周）

肺的生长从孕 3 周开始，标志是主呼吸道的出现。原始咽的尾端底壁正中出现一纵行浅沟，即喉气管沟，或称肺芽。数日之内，此沟逐渐加深，并从其尾端开始愈合，愈合过程中向头端推移，最后形成一长形盲囊，为气管憩室。到孕 28 天，其分成左右两支，即原始支气管芽（主干）。到孕 5 周，形成次级支气管芽。最后，三级分支在孕 6 周开始，形成右十左八的分支。肺血管系

统从第 6 主动脉弓分出。呼吸系统的上皮均由原始消化管内胚层分化而来。肺芽周围的中胚层细胞将分化形成血管、平滑肌、软骨和其他结缔组织。外胚层最终会形成肺的神经支配。

### （二）假腺期（第 6～15 周）

假腺期是主呼吸道发育到末端支气管形成的时期。这一时期，细胞增殖速率增加，到孕 16 周时，所有的支气管分支完成（包括 15～20 级呼吸道分支），进一步的生长是气道的延展和增宽。肺

动脉系统伴随支气管和细支气管上皮平行分支。呼吸道上皮在近端气道开始分化形成纤毛，气道软骨开始形成。同时，胸腹崎关闭完成。

### （三）小管期（第 16～25 周）

小管期的特点是毛细血管床迅速扩展和间充质变薄，开始肺部气体交换区域形成的关键步骤。毛细血管的内生长导致其与上皮细胞的公共区域变薄，使气体-血液交换界面变薄，Ⅰ型上皮细胞分化形成肺泡壁。在其他上皮细胞中，出现与表面活性物质合成相关的板层体，即Ⅱ型上皮细胞。气道持续发育，最终形成终末囊泡。

### （四）小囊期（第 26～35 周）

终末囊泡在肺泡化完成前一直在延长、分支及加宽，周围间质组织显著减少。到孕 24 周末，肺泡毛细血管膜间距离足够薄（0.6 $\mu$m），能够进行有效的气体交换。在这一时期末，肺泡管的三级结构形成，气道内出现黏液和纤毛细胞。细胞的分化变慢，超微结构的胞内分化开始。小囊期包括气道壁的平滑肌形成和间质区的增厚。Ⅱ型上皮细胞成熟，表面活性物质分泌增加，但是合成水平还比较低。

### （五）肺泡期（第 36 周至 3 岁）

肺发育的终末期，以肺泡隔分隔终末支气管和小囊，形成肺泡管和肺泡为标志。肺泡-毛细血管膜的成熟增加了气体交换的面积。在这一时期，终末囊泡重塑，双重毛细血管网融合，成为单一毛细血管网，同时面向至少两个肺泡。气体交换的障碍变薄至只有几纳米。Ⅰ型和Ⅱ型上皮细胞数量增加，但是只有Ⅱ型上皮细胞具有增殖活性，提示Ⅰ型上皮细胞是由Ⅱ型上皮细胞分化形成。肺泡化完成后，进一步的肺生长就是肺泡大小的增加。

## 二、新生儿呼吸系统生理特点

### （一）出生前的生理调节

胎儿期肺生长发育中，生理因素起到重要作用。胎儿肺液和机械扩张起着关键作用。在胎儿期，肺内液体称为胎儿肺液，由肺产生，通过支气管排出，是通过上皮细胞的净钠离子流、氯离子流的结果。液体由肺组织向咽喉流动，或者被吞咽，或者成为羊水的一部分。在孕期，胎儿肺液量持续增加，使气道扩张并刺激生长。

胎儿肺液量主要由上气道液体流出和胎儿呼吸运动调节，也包括膈肌运动。当没有胎儿呼吸运动时，由于肺壁的弹性回缩力，跨肺压较羊膜囊压力高 1～2 mmHg。上气道的高阻力避免了胎儿肺液的流失，维持了大约 2 mmHg 的扩张压力，使胎儿肺扩张。在胎儿肺进行呼吸运动时，喉扩张，降低了对胎儿肺液的阻力，使液体加速流出。为了弥补胎儿呼吸运动，当上气道阻力降低时，规律的膈肌收缩减慢了肺液流失的速度，有利于维持肺扩张，利于肺生长。另一方面，胎儿肺的过度扩张是胎儿肺生长发育和组织重塑的强力刺激因素。

### （二）气体交换和氧气运输

呼吸系统最重要的功能就是从环境中吸收氧气，满足能量交换所需的有氧代谢需要。新生儿的这一能力有赖于吸入气氧分压、通气-血流比、血红蛋白浓度和结合力、心输出量及血容量。氧气运输到组织，有赖于血液、线粒体的压力阶差，并与局部氧气运输、组织氧气消耗和血红蛋白携氧能力等有关。

氧气在运输过程中或者溶解于血液中，或者与血红蛋白结合。动脉氧含量可以通过如下公式计算：动脉氧含量（ml）＝ Hgb×1.36×$SaO_2$＋0.0031×$PaO_2$。其中 Hgb 为血红蛋白浓度（g/L），$SaO_2$ 是血红蛋白的动脉血氧饱和度，$PaO_2$ 是动脉氧分压。

人血红蛋白包括三个主要结构：$\alpha$ 链、$\beta$ 链和 $\gamma$ 链，由 $\alpha_2\beta_2$ 构成血红蛋白 A（HgA），$\alpha_2\gamma_2$ 构成血红蛋白 F（HgF）。出生时，新生儿氧需求增加，胎儿血红蛋白携氧能力增加。新生儿后期，携氧能力迅速下降，到 4～6 个月，达到成人水平。HbF 在第一年从 75％降至 2％。

### （三）生后转化

出生时，上皮细胞停止产生肺液，开始吸收肺液入胎儿循环。这一过程是通过钠离子主动转运形成的，由甲状腺素、糖皮质激素和肾上腺素调控。在最初的呼吸中，肺动脉氧分压增加，$CO_2$ 降低，导致肺血管扩张，肺血管阻力降低，动脉导管收缩闭合。脐血流的停止导致静脉导管的关闭，循环血管阻力增加。这增加了左心压力，卵圆孔关闭。随着这些变化，生后循环的变化完成，肺依赖过程开始。

为了满足肺发育的气体交换，需要大气中的氧气和毛细血管血流密切接触，即肺泡通气和肺血流充分。新生儿有一系列的生理机制满足肺泡通气和血流比例适宜。充分的肺泡气体量和功能残气量必须在生后迅速建立并维持。一旦功能残气量形成，即成为肺内氧气池。但是，新生儿易于发生低氧血症，原因在于较成人低的 $PaCO_2$、功能残气量接近于气道闭合状态和婴儿期的高代谢需要，到时氧贮备可能迅速耗竭。

### （四）肺表面活性物质

早至 19 世纪初，Young 和 Laplace 就已提出表面张力的规律。在生长发育过程中，随着 II 型上皮细胞成熟，表面活性物质的产生增加，肺泡大小增加。表面活性物质是磷脂、脂质、特异蛋白的混合物，具有调节肺泡表面张力的作用，呼气时肺泡缩小，表面活性物质在肺泡表面的密度升高，降低表面张力的作用增强，使肺泡不致萎缩，保留一定残气，吸气相时不必用很大力量就可使肺泡再扩张，恢复到原来的容积。早产儿，尤其是胎龄小于 32 周者，由于合成和分泌不足，缺乏肺表面活性物质，肺泡萎陷，导致肺不张，呼吸衰竭。通过给予外源性肺表面活性物质，可以有效预防和治疗早产儿呼吸窘迫综合征，死亡率降低 40%，气漏减少 30%～50%。

### （五）肺功能和力学原理

肺的力学原理在新生儿呼吸生理中起重要作用。在胸廓内，扩张肺有回缩的倾向，产生了弹性回缩力。容量变化除以压力变化就是肺顺应性。呼吸系统顺应性由肺和胸壁组成。肺萎陷的趋势是通过胸壁的弹性回缩和呼气末的功能残气量平衡的。新生儿胸壁由软骨构成，弹性好，胸廓易扩张，胸壁的顺应性高于婴儿，胸腔负压较小。但正是由于顺应性高，新生儿的肺也更易于萎陷。新生儿功能残气量是通过增加呼气阻力、在呼气时维持吸气肌肉活性和增加呼吸频率、缩短呼气时间维持的。当肺水肿、肺表面活性物质缺乏和肺泡半径减少时，新生儿功能残气量降低。

## 三、临床应用

胎儿肺生长发育异常可能导致新生儿期的一系列问题。新生儿孕周越小，出现肺部疾病的可能性越大，超低孕周的新生儿（即 28 周前出生）危险度更高。这些新生儿在小管期和小囊期之间，气血屏障开始变薄，开始进行气体交换。虽然应用过激素、肺表面活性物质和新型的创伤较少的呼吸支持方式，但存活下来的患儿中，呼吸衰竭和慢性肺部疾病仍然较为普遍。

理解胎儿和新生儿肺发育和生理对于有效治疗早产儿和足月儿至关重要。未来的技术发展可能是实时分析肺力学和针对个体进行治疗方面的不断改进。

（韩彤妍）

## 参考文献

［1］ Gleason CA，Devaskar SU. Avery's diseases of the newborn. 9th ed. Philadelphia：Elsevier Saunders，2012.

［2］ Cloherty JP，Eichenwald EC，Hansen AR，et al. Manual of neonatal care. 7th ed. Philadelphia：Lippincott Williams & Wilkins，2012.

［3］ 邵肖梅，叶鸿瑁，丘小汕. 实用新生儿学. 4 版. 北京：人民卫生出版社，2011.

［4］ Davis RP，Mychaliska GB. Neonatal pulmonary physiology. Semin Pediatr Surg，2013，22（4）：179-184.

［5］ Neumann RP，von Ungern-Sternberg BS，Mychaliska GB. The neonatal lung-physiology and ventilation. Paediatr Anaesth，2014，24（1）：10-21.

# 第二节 呼吸系统先天畸形

呼吸系统先天畸形发生率比较高，类型多，临床表现差别大。常见的呼吸系统先天畸形有以下几种：

## 一、先天性喉喘鸣

先天性喉喘鸣（congenital laryngeal stridor）为喉部组织松弛，吸气时喉腔变小引起喘鸣声。出生后即可出现症状，至 2 岁左右随着喉腔变大，喉部组织发育健全，喉喘鸣逐渐消失。

### 【病因】

由于喉软骨软化，喉部组织松弛，吸气时会厌软骨卷曲，负压使喉组织塌陷，喉入口呈一狭长裂缝，杓状会厌襞互相接近发生颤动而出现喘鸣声，亦可因会厌大而软或杓状软骨脱垂，吸气时阻塞喉部入口，引起呼吸困难。

### 【临床表现】

主要症状为吸气性喉喘鸣声伴胸骨上窝、肋间及剑突下部凹陷，可于生后或出生后数周发病。多数患儿症状呈间歇性，哭吵、活动时喘鸣声明显，安静或睡眠时无症状；重症者症状为持续性，哭吵及入睡后症状更为明显，并有三凹征。有些患儿症状与体位有关，仰卧时明显，侧卧或俯卧时喘鸣声减轻。患儿哭声与咳嗽声正常，无嘶哑现象，常在发生呼吸道感染时症状加剧，因呼吸道分泌物增多，呼吸困难可加重，有痰鸣声或出现发绀。

重症患儿由于症状持续影响喂养，常有营养不良，且易出现反复呼吸道感染。长期的吸入性呼吸困难影响患儿的生长发育。

直接喉镜检查吸气时可见会厌和杓状会厌襞向喉内卷曲，使喉入口呈裂隙状，若挑起会厌，喉鸣声可消失。

### 【诊断和鉴别诊断】

根据病史，了解喘鸣开始时间、性质及与体位的关系，结合直接喉镜检查的结果，可作出诊断，需与下列疾病鉴别：

1. 先天性发育异常 先天性喉部发育异常，如喉蹼、喉隔、喉囊肿，可通过直接喉镜或纤维喉镜检查加以鉴别。先天性气管发育异常，如气管蹼、气管软骨软化、气管狭窄、气管憩室等，经胸片、支气管碘油造影及纤维支气管镜检查有助于诊断。先天性小下颌畸形临床表现相似，亦有吸气性呼吸困难，但侧卧或俯卧位，托起下颌，呼吸困难可缓解，X 线片观察颌骨形态亦有助于诊断。

2. 后天性喉部疾病 如喉部异物、肿物等，需仔细询问病史加以鉴别。

### 【治疗】

如呼吸不困难、饮食不受影响，不需特殊治疗，但应注意喂养，预防呼吸道感染。重症者伴有感染时，因呼吸困难，应给予抗感染治疗和良好的呼吸道护理，一般很少需要行气管切开，随年龄增大，症状可缓解。

## 二、先天性肺发育不良

先天性肺发育不良（congenital pulmonary hypoplasia）是胚胎发育障碍所致的先天性肺、支气管、肺血管畸形。轻型症状出现较迟，预后较好，重型于生后数小时出现症状，预后差。

### 【病因】

病因未完全清楚，可能与父母遗传因素、宫内病毒感染（特别是风疹病毒）、母亲维生素 A 缺乏、羊水过少、胸腔占位病变等有关。

### 【分类】

可发生在全肺、一侧肺或一叶肺。分为三类：①肺未发生（pulmonary agenesis）。支气管及肺完全缺如。②肺未发育（pulmonary hypoplasia）。支气管已发生，但未发育，只有退化的支气管，而无肺组织和血管。③肺发育不良（pulmonary hypoplasia）。支气管已发育，但较正常小，肺组织和血管也发育不良。

### 【临床表现】

两肺发育不良不可能生存，部分肺发育不良临床表现差别很大。轻者新生儿期不出现症状，但易发生反复上呼吸道感染，病程迁延；重者生后不久即出现呼吸困难，青紫，呼吸衰竭，患侧呼吸运动减弱，呼吸音减弱，心音移向患侧。X线表现为患侧肺体积小，肺纹理稀少，膈肌升高，纵隔向患侧移位。

右侧肺发育不良时常伴有心血管畸形，如动脉导管未闭，右位心，伴室间隔缺损，主动脉狭窄及血管环，也可伴有胃肠道、肾、脑、骨骼畸形，如双肺发育不良，可同时伴有多囊肾、尿道梗阻、无脑畸形和软骨发育不良。

## 【治疗】

主要是对症治疗，吸氧，机械通气。

## 三、先天性肺囊肿

先天性肺囊肿（congenital pulmonary cysts）是较常见的肺部发育异常，多在婴幼儿期出现症状，也可于新生儿期发病。囊肿可为单个或多个，男性多于女性。约5％的患儿同时伴有其他先天性畸形，如多囊肾或多囊肝。

### 【病因和分类】

在胚胎发育第4～6周左右支气管开始萌芽，本病是由于支气管萌芽发育异常，造成支气管的一段或多段完全或不完全闭锁，与肺芽分离，支气管远端逐渐扩张形成盲囊，囊内细胞分泌的黏液积聚形成囊肿。囊肿发生在支气管称为支气管源性囊肿，多位于纵隔内或靠近纵隔；囊肿发生于近肺泡的细支气管则称为肺泡源性囊肿，多位于肺实质内。如囊肿与正常支气管不相通，囊内仅有黏液，称黏液囊肿；如与正常支气管相通，空气进入囊内，称为气囊肿。如相通部位形成活瓣，空气易进不易出，则成为张力性气囊肿，囊内压力增高，压迫肺组织，形成纵隔疝。新生儿期的先天性肺囊肿多为单个气囊肿。

### 【病理】

支气管源性囊肿的内层由支气管壁的柱状上皮细胞和纤毛上皮细胞组成，外层为弹力纤维、肌纤维、黏液腺和软骨。肺泡源性囊肿的外层无肌纤维。囊肿部位70％在肺内，30％在纵隔，2/3在下叶，右肺略多于左肺。

### 【临床表现】

临床表现的轻重程度与囊肿的大小、部位及有无并发症有关。如囊肿小、压力不高、离支气管较远，可无症状或在年长时出现症状，如囊肿较大、离支气管较近、压力较高，则症状重，出现早。囊肿与支气管相通易并发呼吸道感染，出现发热、咳嗽、呼吸困难、青紫、湿啰音等，感染常反复发生或迁延不愈。如囊肿较大，可发生压迫症状，出现呼吸困难、青紫、喘鸣音，患侧呼吸音减弱，叩诊呈浊音。如发生张力性气囊肿，可出现类似气胸的症状，呼吸困难严重，患侧叩诊呈鼓音，呼吸音减弱，纵隔移位，可危及生命。

X线表现：单个黏液囊肿X线显示圆形或椭圆形致密影，边界清楚；气囊肿显示薄壁透亮影，可见液平；张力性气囊肿显示大透亮区，囊壁压迫肺组织，可见肺不张影，纵隔移位；多发性囊肿显示蜂窝状影，分布在同一肺叶内，囊壁薄，可见小液平。

### 【诊断和鉴别诊断】

1. 诊断　对出生后反复发生或迁延不愈、治疗困难的呼吸道感染，应及时行X线检查，若在同一部位持续存在囊状或蜂窝状阴影，应考虑先天性肺囊肿，伴有感染者，在抗感染治疗后复查X线胸片。对怀疑先天性肺囊肿者，应进一步行CT检查，CT检查可清楚显示囊肿的大小、数量、范围、囊壁厚度及与周边组织的关系，能准确定位。

2. 鉴别诊断　先天性肺囊肿易被误诊，误诊率可达47％，应与下列疾病鉴别：金黄色葡萄球菌肺炎、肺大泡、肺脓肿、气胸、先天性膈疝、肺隔离症。

### 【治疗】

诊断确立后应择期手术治疗，并发感染者先给予抗感染治疗，对张力性气囊肿可急诊手术。

## 四、肺隔离症

肺隔离症（pulmonary sequestration）是胚胎肺发育过程中部分肺组织与正常肺分离所造成的先天性肺发育异常，又称支气管肺组织分离症。隔离肺一般不与正常肺的气管和支气管相通，接受体循环供血，静脉回流入肺静脉。多发生在左肺。肺隔离症在先天性肺发育异常中占0.2％～6.4％。北京儿童医院30年（1964—1994年）中，在172例小儿先天性肺发育异常肺切除中，肺隔离症有 15 例，占 8.7%。本症 30% 伴有其他先天性畸形。

### 【分类】

根据隔离肺组织有无独立的脏层胸膜，将肺隔离症分为二型（表 7-2-1）。①肺叶内型：隔离肺组织与正常肺组织由同一脏层胸膜包裹，此型最常发生在肺下叶后基底段，约 2/3 发生在左肺，1/3 发生在右肺。此型较少伴发其他脏器畸形。②肺叶外型：隔离肺为副叶或副肺段，有独立的脏层胸膜包裹，此型多发生在后肋膈角，约半数患儿伴有其他脏器先天性畸形，如膈疝、先天性心脏病、巨结肠等。

表 7-2-1　肺隔离症叶内型与叶外型的鉴别

| 特征 | 叶内型 | 叶外型 |
| --- | --- | --- |
| 发生率 | 多见 | 少数 |
| 性别 | 男女比例相近 | 男：女约为 4：1 |
| 受累肺 | 60% 在左侧 | 90% 在左侧 |
| 部位 | 下叶后基底段 | 近膈肌 |
| 胸膜覆盖 | 在同一脏层胸膜内 | 有独立的脏层胸膜 |
| 动脉供应 | 来自体循环 | 来自体循环或肺循环 |
| 异常动脉直径 | 较粗 | 较细 |
| 静脉回流 | 至肺静脉 | 至奇、半奇或门静脉 |
| 与支气管病理交通 | 常存在 | 不常存在 |
| 与食管、胃交通 | 罕见 | 较常见 |
| 合并其他畸形 | 不常见（14%） | 常见（50%） |

### 【临床表现】

肺叶内型与支气管相通，症状出现较早，但缺乏特异性，可有咳嗽、呼吸困难、反复呼吸道感染，约 15% 的患者无症状。肺叶外型症状出现较晚，也可无任何症状，但常合并其他先天性畸形，如膈疝、漏斗胸、食管支气管瘘等，常因其他疾病摄胸片时发现。

### 【诊断】

主要依靠影像学检查。胸部 X 线平片可显示肺下叶后基底段呈圆形多囊状或块状影，边缘清楚、密度均匀，如继发感染，边缘模糊，呈浸润状。胸部 CT 检查能显示隔离肺实质改变、与周围组织的关系及血供情况。胸部 MRI 检查能显示供血动脉和回流静脉，对确诊很有帮助，为手术提

供解剖证据，可取代血管造影。

### 【治疗】

隔离肺是无功能的胚胎肺组织，原则上以手术治疗为主。

## 五、先天性膈疝

先天性膈疝（congenital diaphragmatic hernia, CDH）是新生儿期的严重疾病，为膈肌缺陷，腹部脏器进入胸腔所致，压迫肺和心脏，发生不同程度的肺发育不良和畸形，肺泡总量减少，出生后即出现呼吸困难、青紫、呼吸衰竭，病死率较高，需及时手术治疗。出生后即可发病，为新生儿常见急诊之一。发生率为 1/4000～1/2500 活产儿，若不紧急处理抢救，死亡率可达 70% 以上。

### 【临床表现】

出生后即出现青紫、呼吸困难、胸部呼吸运动弱、胸壁饱满、叩诊浊音、听诊呼吸音消失、可听到肠鸣音、心尖搏动及气管向健侧移位、腹部平坦空虚等表现。

在复苏时通常气囊加压给氧，使气体进入胃肠道，因为 CDH 患儿胃或肠道疝入胸腔，胃肠道内气体越多，对肺的压迫就越严重，尤其在复苏效果不理想时就越会增加气囊加压给氧，结果导致恶性循环，患儿很快死亡。如能做到产前诊断，在出生时就做好相应的准备，采取正确的抢救方法，可明显提高存活率。

### 【诊断】

1. 产前诊断　CDH 产前诊断主要依靠超声检查，如胎儿腹腔脏器疝入胸腔，则可确定诊断。一般在胎龄 15 周即可检测到。如产前超声检查发现羊水过多、纵隔偏移、腹腔内缺少胃泡等征象，应进一步详细检查是否有腹腔脏器疝入胸腔。产前鉴别诊断包括先天性腺瘤样囊肿畸形、肺隔离征、气管或支气管闭塞等。40%～60% 的 CDH 患儿合并其他先天畸形，产前诊断还可及时发现其他先天畸形。Bollmann 等通过对 33 例产前诊断为 CDH 的患儿与同期 11 例未能产前诊断的 CDH 患儿的比较，发现 24 例产前诊断的 CDH 患儿同时合并一种或一种以上畸形，包括心血管、运动、泌尿生殖及神经系统畸形。6 例产前诊断的 CDH 患儿合并染色体异常，特别是 18 三体综合征。而 11 例产后诊断为 CDH 的患儿中仅有 4 例合并其他

先天畸形，染色体检查全部正常。因而指出，产前超声诊断的 CDH 患儿合并其他畸形及染色体异常的可能性大。

2. 出生后诊断　根据临床表现，高度怀疑 CDH 者立即摄胸片，如 X 线胸片显示胸腔内有胃泡或肠曲影，肺组织受压，心脏和纵隔移位，可明确诊断。

【治疗】

1. 出生时急救处理　对产前明确诊断为 CDH 的患儿应及时作围生期处理。出生时先插胃管，然后气囊加压给氧，如复苏效果不理想，应尽快气管插管，机械通气。如能做到产前诊断，在出生时就做好相应的准备，采取正确的抢救方法，可明显提高存活率。目前仍有相当部分患儿不能做到产前 B 超检查，或因为超声检查技术问题，即使做了 B 超检查，也未能作出产前诊断。

2. 机械通气　呼吸困难较明显并有青紫者，一般需机械通气。在手术前，机械通气的主要目的是改善缺氧，尽可能使病情稳定，使 $PaO_2$、$PaCO_2$、pH、BE 尽可能正常，创造手术条件。手术后的机械通气要根据术中肺发育状况而定，如肺压迫解除后肺发育较好，机械通气比较容易，应尽可能短时间、低参数机械通气，过渡数天即可。如术中发现肺发育非常差，机械通气很棘手，参数较高常发生气漏，参数不高则难以达到有效通气，很难维持正常血气。应同时采取其他综合治疗措施。

3. 高频机械通气　对严重病例，常频机械通气效果不理想者可改为高频机械通气，部分病例使用高频机械通气后可获得较好效果。

4. 吸入一氧化氮　由于 CDH 患儿肺血管发育不良，肺血管阻力很高，常导致严重而顽固性的持续肺动脉高压，发生持续性低氧血症，是导致死亡的主要原因之一。及时降低肺动脉高压是治疗 CDH 的关键环节，近年吸入一氧化氮（NO）的应用明显增加，从以往的 30% 增加到 80%。由于 CDH 患儿肺动脉压高，持续时间较长，使用 NO 的剂量要相应增加，时间适当延长，避免反跳。

5. 体外膜肺　体外膜肺（ECMO）是抢救危重呼吸衰竭的最后手段，对一些危重 CDH 患儿，通常需要 ECMO 挽救生命。但近年来由于高频机械通气和吸入 NO 的使用，严重 CDH 患儿使用 ECMO 的概率在减少（从 75% 降至 52%）。

6. 手术治疗　长期以来都认为急症 CDH 患儿手术修补是抢救和治愈本病的唯一有效手段，现在认为术前采用呼吸支持等各种措施使新生儿状况稳定 4～16 h，纠正缺氧和低灌注，可提高 CDH 患儿生存率和减少潜在的肺动脉高压形成。Bohn 等回顾性研究了 66 例 CDH 高危患儿（出生 6 h 内出现呼吸窘迫症状），认为手术修补时间并不影响肺发育不全的程度，因而认为注意力应放在术前改善肺功能及降低血管阻力的非手术治疗上。Sakai 等报道，9 例患儿中 7 例术后出现了呼吸系统情况恶化，认为手术可降低呼吸系统顺应性，从而使气体交换功能更差，增加其病死率，并提出采取术前对心血管和呼吸系统的稳定措施可改善术后呼吸系统症状，从而改善预后。

【预后】

重症 CDH 患儿病死率仍然很高，为 50%～60%，预后主要取决于肺压缩及肺发育情况，如肺压缩严重、肺发育很差，病死率较高。Bronshitein 等观察了 15 例产前诊断为 CDH 的患儿，指出产前诊断时间与预后相关，产前诊断时间越早，预后越差。诊断时间超过 25 周者预后良好。

（陈　超）

## 参考文献

[1] 范永琛. 先天性支气管、肺发育不良. 中国实用儿科杂志. 1998. 13（1）：3-4.

[2] 刘玺诚. 先天性气管及支气管畸形. 中国实用儿科杂志. 1998, 13（1）：9-10.

[3] 胡英惠，胡仪吉，盛冬青，等. 先天性肺囊肿 64 例临床分析. 北京医学，1998，20（3）：165-166.

[4] 冼磊，郑民，罗玉中，等. 先天性肺囊肿 32 例临床分析. 广西医科大学学报，2000，17（1）：127-128.

[5] 王明海，曹素文，徐振海. 小儿先天性肺囊肿的外科治疗. 中华小儿外科杂志，2000，21（5）：285-286.

[6] 陈星，彭京洪. 先天性肺囊肿胸片的特殊表现. 实用儿科临床杂志，1995，10（2）：99-100.

[7] 李忻，陈张根，贾兵，等. 先天性肺囊性病的诊断和手术治疗. 复旦学报医学版，2007，34（3）：455-458.

[8] 袁壮. 肺隔离症. 中国实用儿科杂志，1998，13（1）：6-7.

[9] Peetsold MG, Heij HA, Kneepkens CM, et al. The

long-term follow-up of patients with a congenital dia-
phragmatic hernia：a broad spectrum of morbidity. Pe-
diatr Surg Int，2009，25（1）：1-17.

［10］Pennaforte T，Rakza T，Fily A，et al. The long-
term follow-up of patients with a congenital diaphrag-
matic hernia：review of the literature. Arch Pediatr，
2013，20（Suppl 1）：S11-18.

［11］Bagolan P，Morini F. Long-term follow up of infants
with congenital diaphragmatic hernia. Semin Pediatr
Surg，2007，16（2）：134-144.

# 第三节　新生儿湿肺

新生儿湿肺（transient tachypnea of the newborn，TTN）又称新生儿暂时性呼吸困难或Ⅱ型呼吸窘迫综合征（respiratory distress syndrome，RDS），与我们常说的，多见于早产儿、由肺表面活性物质缺乏导致的新生儿呼吸窘迫综合征（neonatal respiratory distress syndrome，NRDS）有所不同。新生儿湿肺1959年由美国Avery医生提出。湿肺是足月新生儿呼吸窘迫最常见的原因之一，发病率为0.3%～12.0%，占呼吸窘迫病例的40%。

## 【发病机制】

### （一）Cl⁻泵和Na⁺通道

湿肺是分娩后胎儿肺液的清除延迟，肺液蓄积过多引起。胎儿期，肺上皮细胞分泌肺液和$Cl^-$，促进肺生长发育，肺液总量达到20～25 ml/kg。在孕晚期（35周左右），肺泡上皮细胞$Na^+$通道（ENaC）开放，主动重吸收$Na^+$，伴肺液的重吸收，即肺液通过ENaC从肺泡腔进入肺间质，进而进入血管及淋巴管。在产程发动过程中，胎儿体内激素，如糖皮质激素、儿茶酚胺类、前列腺素等分泌增加，特别是去甲肾上腺素分泌增加，$Cl^-$泵被抑制，重吸收液体的$Na^+$通道被激活，主动重吸收$Na^+$，伴肺液的重吸收。氧气张力的变化放大了上皮细胞$Na^+$的转运能力和ENaC的基因表达。

### （二）静水压的影响因素

另一方面，阴道分娩新生儿通过产道时胸部受到9.3 kPa（95 mmHg）的压力挤压，有20～40 ml肺液经口、鼻排出，剩余的液体在自主呼吸后由肺泡经毛细淋巴管及毛细血管进入肺间质，再通过肺内淋巴及静脉系统吸收。出生后，肺液的产生速度和肺内液体总量迅速下降。液体吸收的过程由神经内分泌激素调节，引起淋巴管的舒张。因此，肺液渗透压增高，肺淋巴管、毛细血管、肺间质静水压增高，肺淋巴管、肺毛细血管渗透压降低，肺泡上皮细胞通透性受损或者影响肺淋巴管、毛细血管等的转运功能的因素，均可影响肺液的正常清除和转运，导致肺液潴留。

### （三）分娩方式

研究认为分娩方式与湿肺发病率相关。阴道分娩婴儿胸腔内气体约为32.7 ml/kg，而剖宫产出生婴儿约为19.7 ml/kg。剖宫产儿湿肺发病率较阴道分娩儿高。剖宫产儿尽管胸腔容量在正常范围，但缺乏产道挤压，肺液的潴留增多，肺间质和肺泡内液体更多，从而增加湿肺患病率。择期剖宫产更因缺乏产程发动，胎儿体内儿茶酚胺类等分泌不足，肺泡上皮细胞ENaC活性较弱，对$Na^+$重吸收减少，肺液吸收减少，发生湿肺的风险增加。剖宫产儿血浆蛋白水平比阴道分娩儿低，血浆胶体渗透压相对较低，使肺液脉管系统吸收障碍，引起肺液清除障碍，结果发生液体从肺组织进入间质的净移动，亦增加湿肺发生风险。

### （四）胎龄

研究认为，湿肺的发生率与胎龄呈负相关，在39周后，湿肺的发生率与胎龄无明显相关性。足月择期剖宫产儿与胎龄37周～40周的阴道分娩儿比较，除了择期剖宫产增加婴儿患湿肺的风险之外，相对胎龄越小，湿肺的发病率越高。胎龄33～34周的早产儿湿肺发病率高达11.6%，35～36周为5%，足月儿为0.7%。自胎龄35周开始，肺泡上皮细胞$Cl^-$通道逐渐关闭，肺液分泌减少。ENaC表达显著增强，$Na^+$通道开放，促进肺液重吸收。胎龄越小，ENaC的表达越低，$Na^+$和肺液重吸收越少。所以胎龄小于35周出生的早产儿，肺泡上皮$Cl^-$通道仍处于开放状态，仍有大量肺液分泌，而$Na^+$通道仍未开放，血中儿茶酚胺分泌不足，肺液重吸收还未建立，因此容易发生湿肺。

早产儿因肺发育未成熟，肺表面活性物质缺乏，易造成肺泡壁的损伤；肾上腺素受体敏感性差，血浆胶体渗透压较低，引起肺液吸收障碍。此外，早产儿胸廓较小，呼吸肌薄弱，肺顺应性差，气体交换面积较小，更易于延迟肺液吸收。

### （五）其他危险因素

1. 性别　男性患儿体内的睾丸激素等可抑制肺表面活性物质生成及肺成熟，降低肺顺应性，使呼吸系统疾病的发生率增高。

2. 母亲病史　近期研究表明，湿肺的新生儿母亲特征性地具有产程延长和产程进展失败导致剖宫产的产科病史。Demissie 等发现，湿肺的新生儿母亲较对照组罹患哮喘的比例增加。Schatz 等比较了两组共 294 例患有哮喘和无哮喘的孕妇，将孕周和吸烟等情况进行匹配，哮喘的母亲中有 11 例婴儿（3.7%）患有哮喘，而对照组仅 1 例（0.3%）。以往认为母亲使用大剂量麻醉镇静、围生期窒息和无产程进展的选择性剖宫产与湿肺有关，现在认为无显著相关性。

**【临床表现】**

湿肺主要表现为出生后立即或数小时内出现呼吸急促、呻吟、三凹征、鼻翼扇动、发绀、氧饱和度降低等。症状一般持续 48 h 以上至数天，可自行缓解。

肺部 X 线检查可见肺泡及间质积液、肺淤血、肺气肿及肺叶间隙、胸腔积液等。血气分析一般在正常范围内，由于呼吸频率增快，$PCO_2$ 常常降低。如果呼吸频率增快伴有 $PCO_2$ 升高的趋势，需要警惕呼吸疲劳，甚至呼吸衰竭的可能。有些重症湿肺可能并发急性呼吸窘迫综合征（ARDS）、持续肺动脉高压等，胸片提示双肺呈白肺，肺动脉压高，病情危重，需要有创机械通气等治疗。

**【诊断与鉴别诊断】**

湿肺的诊断主要依据病史、临床表现及肺影像学检查。湿肺一般于出生后即刻或数小时内出现呼吸困难，轻症者症状持续数小时后逐渐减轻，重症病例呼吸困难严重，症状可持续数天。湿肺 X 线胸片可见双肺透亮度下降、斑片状渗出影、网状纹理增粗、肺泡及间质积液、肺淤血、肺气肿及叶间、胸腔积液等。

湿肺需要与 NRDS 等疾病鉴别。轻症湿肺与 NRDS 鉴别较容易，而重症湿肺双肺渗出很严重，与 NRDS 鉴别有时比较困难。但 NRDS 在起病早期呼吸困难进行性加重比较明显，很快发生发绀和呼吸衰竭。湿肺胸片征象多样化，且变化较快，开始为小斑片状影，病变呈局灶性，不像 NRDS 那样均匀，随着病情进展，广泛融合成片状致密影。

**【治疗】**

**（一）呼吸支持**

湿肺患儿 72 h 内应严密监测，观察呼吸变化。轻症病例可先给鼻导管或头罩吸氧，如仍有呼吸困难，应及时给予无创呼吸支持，如经鼻持续呼气末正压通气（NCPAP）或鼻塞间歇正压通气（NIPPV）。如无创通气下呼吸困难仍无缓解，应根据血气结果选择有创通气。

**（二）适当控制液量**

湿肺是由于新生儿出生后肺液积蓄过多，肺顺应性下降，妨碍气体交换而引起呼吸困难，故有学者提出，限制液量摄入可改善湿肺临床症状，明显缩短严重湿肺新生儿呼吸支持时间。

**（三）抗生素的选择与应用**

生后 36～48 h 可应用抗生素，当感染的问题被排除之后，可以停用。抗生素可以选择氨苄西林或头孢菌素类。

**（四）利尿剂的使用**

以往使用利尿剂治疗湿肺，促进肺液重吸收，但研究显示，常规口服、雾化或静脉注射等方法使用呋塞米治疗湿肺均不能改善临床症状或病程。

**（五）预防措施**

1. 延迟择期剖宫产时间 随着胎龄逐渐增大，湿肺的发病率明显下降。2002 年，美国妇产科医师学会提倡择期剖宫产应在胎龄 39 周后或宫缩开始后进行。国内外学者目前普遍推荐将择期剖宫产时间延迟至胎龄 39 周以后，以减少剖宫产相关疾病发生率。

2. 产前使用糖皮质激素 研究表明，产妇于剖宫产前 24～48 h 使用糖皮质激素可降低新生儿湿肺的发病率。

综上所述，新生儿湿肺是常见的呼吸系统疾病，为自限性病程，大部分为轻症，但严重并发症亦可发生。湿肺远期预后良好，尤其男性患儿，儿童期可能与哮喘发病率相关。

（韩彤妍）

# 参考文献

［1］Gleason CA，Devaskar SU. Avery's Diseases of the New-born. 9th ed. Philadelphia：Elsevier Saunders，2012.

［2］Cloherty JP，Eichenwald EC，Hansen AR，et al. Manual of neonatal care. 7th ed. Philadelphia：Lippin-cott Williams & Wilkins，2012.

［3］邵肖梅，叶鸿瑁，丘小汕. 实用新生儿学. 4 版. 北京：人民卫生出版社，2011.

［4］Hooper SB，Siew ML，Kitchen MJ，et al. Establishing functional residual capacity in the non-breathing infant. Semin Fetal Neonatal Med，2013，18（6）：336-343.

［5］Machado LU1，Fiori HH，Baldisserotto M，et al. Surfactant deficiency in transient tachypnea of the new-born. J Pediatr，2011，159（5）：750-754.

# 第四节　先天性膈疝

先天性膈疝（congenital diaphragmatic hernia，CDH）即膈肌发育异常，导致部分腹腔内容物通过缺损处进入胸腔，抑制和改变肺发育，常伴其他畸形和心肺发育异常。

## 【流行病学】

CDH 发病率为活产新生儿的 1∶7000～1∶2500，若与死产合计，则每 3000 例中即有 1 例。大多数研究未证实性别差异，但也有研究认为男性发病率高于女性（1.4∶1～1.6∶1）。无论近年科学技术如何进步，基础研究和临床工作如何努力，先天性膈疝的存活率近年并未明显提高，尤其重症膈疝的病死率居高不下，存活率为 50%～80%。

## 【病因和病理】

胎儿膈肌大约于妊娠第 4 周开始发育，来源于腹侧原始横隔的皱襞形成中心键，来源于后外侧壁的一对皱襞构成上下胸腹膜。胸腹腔通道的闭合是靠原始横隔延伸并围绕食管、食管韧带，最后连接在胸腹膜上完成的。这一过程大约在妊娠第 8 周结束，右侧膈肌闭合早于左侧。CDH 胎儿膈肌缺损发病机制尚不明了，临床中大约 85% 的病例为左侧膈疝，13% 的病例为右侧膈疝，2% 为双侧膈疝，而发生右侧膈疝的患儿，因为肝疝入胸腔，与高死亡率相关（45%～80%）。

在支气管和肺动脉分支发育的关键时期，膈肌的缺损导致腹腔内容物，如肠管、胃、肝和脾疝入胸腔内，持续压迫肺组织，造成肺发育不良和血管发育不良。有膈肌缺损和一侧肺发育不良，也有可能双侧都受累。CDH 的肺发育不良包括气管、血管和肺泡结构减少，同时伴有肺表面活性物质缺乏和表面活性物质成熟延迟。

CDH 患儿有 60%～70% 仅发生 CDH，没有其他畸形；30%～40% 有复杂的其他先天异常，最常见心脏（60%）、泌尿系统（23%）、胃肠道（17%）和中枢神经系统（14%）异常。CDH 可能有单一基因异常或染色体异常，如 Turner 综合征、18 三体综合征、13 三体综合征，可能表现为常染色体隐性遗传病（如 Fryns 综合征将 CDH 作为一项主要特征）、性连锁遗传病（Simpson-Golabi-Behmel 综合征）或常染色体显性遗传病（如 Cornelia De Lange 综合征）。近期研究表明，患儿可能会有基因的微缺失。患有 CDH 但无已知基因异常的综合征患儿中，10%～15% 有心脏异常，最常见的是间隔缺损、圆锥动脉干畸形（包括法洛四联症、肺动脉闭锁伴室间隔缺损、完全性大动脉转位、右室双出口和永存动脉干等）和左室流出道梗阻。这些同时存在的心脏疾病使 CDH 患儿诊治难度增加，并且增加了死亡率。有研究报道，右侧 CDH 与 B 族链球菌感染相关。合并其他系统异常和染色体异常都与存活率降低相关。

## 【临床表现】

主要为腹腔脏器疝入胸腔后压迫心肺，引起不同程度的呼吸窘迫、缺氧、呕吐、纵隔移位等。出生后即刻或数小时内出现呼吸窘迫、发绀，桶装胸、呼吸运动费力（三凹征、呻吟、呼吸增快）、上腹凹陷呈舟状，并可见到反常呼吸，即吸气时腹部内陷，呼气时腹部隆起。患侧听诊呼吸音减弱或消失，心脏搏动移位到对侧。可能会在胸部听到肠鸣音，胸片提示胸腔内多处充气的肠管。

偶然情况下也可能见到患儿持续数月无症状，仅有喂哺困难和轻度的呼吸窘迫。胸片提示患侧肺减小，肠管内的气体可以在胸部见到。

重症病例，患儿出生后吞咽空气，增加胸腔内压力，导致肺不张、纵隔推向对侧、静脉回流受阻、肺静脉压增高、心搏出量减少、严重缺氧及循环衰竭，迅速出现呼吸窘迫、心搏快弱、发绀极重，甚至呼吸停止。因常伴有肺发育不良，呼吸障碍极严重，病死率甚高。如伴有肠旋转不良，可出现肠梗阻症状。进入胸腔的肠曲如发生嵌闭，则表现为剧烈呕吐，全身状况恶化，但无明显腹胀。合并感染时，极易引起肺炎或败血症。

## 【临床分型】

依其疝孔部位不同分为三型：

1. 后外侧膈疝（Bochdalek 型）　为最多见（90%～95%）而且严重的一种，又称胸腹裂孔疝。多见于左侧，常伴有肠旋转不良（20%～30%）、先天性心脏病（20%）及肺发育不良（80%～90%）。

2. 胸骨后疝（Morgagni 型）　即前膈疝，较少见，常不伴有肺发育不良，可能有心包、胸骨和腹壁缺损，构成 Cantrell 五联症。常见于右侧（85%～95%）或双侧。

3. 食管裂孔疝（Pars sternalis 型）　即膈肌中央缺损。

**【诊断】**

利用超声进行 CDH 的产前诊断，大多数病例在 16～24 周诊断。左侧 CDH 的超声特征性变化是在下胸部看到充满液体的胃。右侧 CDH 较难诊断，因为疝入的内脏器官多数是肝右叶，与胎儿肺超声成像相似，此时进行多普勒检测脐静脉和肝血管可能有帮助。其他发现，如羊水过多、腹围小、纵隔或心脏移位可能提示胎儿 CDH。其他诊断，包括先天性囊肿腺瘤样畸形、支气管肺隔离症和膈膨升也应考虑到。当可能有肝疝入时，胎儿 MRI 检查更常用。

**【治疗】**

**（一）胎儿手术**

早期的动物实验认为，可以在宫内修补膈肌缺损，但是由于脐静脉和肝易位至胸部，这一技术目前人类尚无法实现。近期研究表明，可以暂时阻塞气道，促进肺生长。在孕期，胎儿肺组织活跃分泌液体进入气道，随胎儿呼吸运动进入羊膜腔。当用球囊阻塞胎儿气道，胎儿肺生长受到肺液潴留的刺激，动物模型证实可以逆转 CDH 的肺发育不良。虽然产前外科治疗在动物模型可以成功，但是与生后标准治疗方案相比，在人类都没有显著效果。

**（二）生后管理（表 7-4-1）**

1. 初期复苏和稳定　产前诊断 CDH，意味着生后即刻进行气管插管和机械通气。为避免肠管扩张的危险，不应使用自动充气式气囊通气。置入合适的鼻胃管，并连接持续吸引，以使肠道减压。NICU 中使用持续导管前和导管后脉搏血氧饱和度监测，评估动脉导管水平、右向左分流和持续肺动脉高压程度。置入脐静脉和脐动脉导管，持续血压监测、血气取血、液体输入和药物治疗。如果肝疝入胸腔，则不能进行脐静脉置管，必须采用其他途径的中心静脉置管。应拍摄胸腹腔平片。

2. 心肺管理　肺动脉高压（PH）是 CDH 常见的合并症。有效肺循环的减少、肺血管结构重塑及左心室大小和功能的降低都与 CDH 时发生 PH 有关。CDH 新生儿都应尽早进行超声心动检查，确定相关心脏异常，评价肺动脉压力和左、右心室功能。CDH 患儿早期肺动脉高压的治疗尚有争议。近期研究并不支持在生后最初 24 h 吸入 NO。其他的治疗急性肺动脉高压的肺血管扩张剂尚未经过全面评价。在严重肺动脉高压并且动脉导管已关闭的患儿，可以考虑应用前列腺素静滴，使动脉导管重新开放，以使右心室成为体循环血流的来源。

（1）通气：CDH 患儿机械通气的主要目的是减少肺组织的损伤。用尽可能低的吸气峰压（≤25 cmH$_2$O），同时要满足气体交换，避免低氧和酸中毒。CDH 患儿的治疗对新生儿医师来说极具挑战性。相关因素都需要考虑，包括最佳通气策略、肺动脉高压的治疗、心功能的评价和体外膜肺（ECMO）支持。

CDH 的最佳通气策略尚无定论。以前，高通气和碱化是降低肺血管阻力的方法（Bohn 等，1987）。近年来，人们认识到高通气可能引起医源性肺损伤，并使结局不良，因此这一方式已经被摒弃。但目前仍然缺乏指导呼吸机策略的前瞻性研究。许多学者主张轻柔通气策略，降低吸气峰压，PaCO$_2$ 目标值 45～65 mmHg（允许性高碳酸血症），存在导管后（SaO$_2$≥85%）和导管前（≥95%，右上肢）血氧饱和度的差异。如果使用常频通气方式，吸气峰压可能相当高，最好低于≤25～28 cmH$_2$O，必要时可以应用高频振荡通气（HFOV），平均气道压≤15 cmH$_2$O。也有学者主张尽早或一开始就用 HFOV。尽管缺乏确定证据支持轻柔通气策略，但多个研究中心的数据表明，应用该方式后，死亡率下降。避免呼吸机引起的肺损伤，谨慎使用镇静剂，避免呼吸肌麻痹，使用液体治疗和血管活性药物维持体循环血压。

（2）氧合：CDH 的动物模型证实 CDH 患儿有肺表面活性物质缺乏，CDH 患儿的研究也表明有表面活性物质成熟延迟。但也有研究表明，使用表面活性物质与慢性肺疾病发病率及 ECMO 的使用增加相关，并降低总体存活率。因此，肺表面活性物质不推荐常规使用。

肺循环面积的减少、肺血管的结构重塑及左心室内径的减少和功能的降低都导致肺高压的出现。研究表明，对于传统治疗方式失败的 CDH 患儿，NO 吸入治疗并不能降低死亡率。而且，在前述研究中，吸入 NO 的新生儿更多需要 ECMO 治疗。吸入 NO 应当在进行了最佳肺通气，有肺高压、无左心室功能不全的患儿中进行。

（3）其他考虑：CDH 新生儿应尽早进行超声心动检查，确定心脏异常。由于 CDH 与泌尿生殖系统异常的相关性，应进行肾超声检查。颅内超声能排除颅内异常，尤其将要 ECMO 的患儿，评价颅内出血的风险。虽然对于 CDH，ECMO 的使用还有争议，但仍建议将患儿转运至能进行 ECMO 的医院。

（4）ECMO：近年报道 ECMO 是膈疝治疗的又一新进展。Connors 等指出，膈疝急症手术后可能出现气道阻力增高、肺顺应性降低而使肺高压加重，因此建议先用 ECMO 治疗，以改善心肺功能，为手术创造条件，择期进行手术，可提高手术存活率。也有医学中心将 ECMO 用于手术修补后。但应注意预防 ECMO 并发症，如出血（包括插管处出血、直肠出血、膈疝修补处的出血和颅内出血等）、周围循环灌注降低等。

（5）手术：过去对 CDH 患儿常行急诊处理，选择及早手术。但近年研究发现，CDH 往往合并肺发育不良，急诊手术不能挽救肺发育不良，也不能提高其存活率。在呼吸循环功能改善之前，行急诊手术会降低患儿发育不良肺的顺应性，加

重对肺功能的损害，使气体交换功能进一步降低。通过适当延迟手术时机，积极改善患儿呼吸循环功能后再择期手术，既可增加患儿手术耐受力，也可提高 CDH 患儿，尤其是重症 CDH 患儿的存活率。因此，虽然最佳的手术修复时间尚无定论，但当前手术干预可达到生后 7~10 天，以使肺血管床充分休息。手术修复时机是患儿在低吸气峰压下能维持气体交换，肺血管阻力下降时。一些医院在使用高频通气时，手术可能推迟到患儿能够在手术期间耐受常频通气时才进行。

综上所述，目前欧盟的先天性膈疝委员会推荐一组标准治疗方案，认为新生儿出生后应立即插管，并轻柔通气（<25 cmH_2O），防止将气体吹入胃或小肠内，应避免使用面罩通气。同时监测生命体征，维持血压，导管前氧饱和度 85%~95%，导管后 70% 以上，$PaCO_2$ 45~60 mmHg。如果上述通气方式（吸气峰压 25~30 cmH_2O）不能达到上述目标，可以使用 HFOV，必要时使用 ECMO。不必常规使用肺表面活性物质，必要时加用多巴胺、多巴酚丁胺等改善循环。待血压稳定、血氧饱和度达到上述要求、乳酸<3 mmol/L、尿量>2 ml/(kg · h) 后再择期手术。采用上述治疗方案后，患儿存活率从 67% 上升至 88%。

**表 7-4-1　先天性膈疝出生后的治疗**

| | |
|---|---|
| 产房内治疗 | 不使用面罩 |
| | 立即插管 |
| | 吸气峰压<25 cmH_2O |
| | 鼻胃管 |
| NICU/PICU 治疗 | 调节呼吸支持，使导管前血氧饱和度为 85%~95% |
| | 使 pH>7.20，乳酸 27.0~45.0 mg/dl（3~5 mmol/L） |
| | 常频通气或 HFOV；常频通气吸气峰压 25~28 cm H_2O；HFOV 平均气道压 17 cm H_2O |
| | 目标血压：同孕周的正常范围 |
| | 考虑血管活性药物支持 |
| 治疗 PH | 超声心动检查 |
| | 吸入 NO 是首选，如果没有反应，停止吸入 |
| | 慢性阶段：磷酸二酯酶抑制剂，内皮素抑制剂，酪氨酸激酶抑制剂 |
| ECMO | 患儿不能达到导管前血氧饱和度>85% 时开始 |
| | 不能维持导管前血氧饱和度>85% 时 |
| | 呼吸性酸中毒 |
| | 氧气供给不足 [乳酸>45.0 mg/dl（5 mmol/L）] |
| | 治疗无效的低血压 |
| 外科修补 | 吸入氧浓度<0.5 |
| | 孕周相符的平均动脉压 |
| | 尿量>2 ml/(kg · h) |
| | 没有持续肺高压的体征 |

PICU，儿童重症监护病房

## 【结局】

远期结局与多因素有关，例如围生期、围术期和生后状况等。

1. 慢性肺部疾病和反应性气道疾病　大约50％的幸存患儿会出现远期肺部疾病，包括慢性肺疾病、反应性气道疾病、反复呼吸道感染和持续肺动脉高压。肺部疾病不仅取决于肺部的发育程度，而且取决于新生儿期的医源性损伤。补片修补和 ECMO 的使用常常与呼吸系统的长期合并症相关。有研究发现，16％的 CDH 幸存患儿在出院时需要吸氧，更有研究显示达到 40％～50％。大部分患儿出院时需要利尿剂和支气管扩张剂的治疗。大约 25％的患儿有梗阻性气道疾病，近50％的幸存患儿有哮喘样症状。大多数患儿 1 岁内需要支气管扩张剂和吸入糖皮质激素。虽然此类患儿数量有限，但整体发现肺功能异常通常会随着时间改善。

2. 肺高压　慢性肺动脉高压是 CDH 最主要的合并症。西地那非被用于治疗肺动脉高压。其作用机制在于限制 cGMP 的降解，因此增加内源性NO 活性，从而增加心输出量。

## 【预后】

CDH 存活患儿可能会出现长期的呼吸问题，包括慢性肺疾病、气道高反应和肺动脉高压。CDH 患儿会有轻到中度气道梗阻，半数患儿对支气管扩张剂有反应。吸气肌肌力降低，每分通气量降低，部分存活者可能经历更多系统问题。由于胎儿发育期胃和肠管位置异常，导致胃食管反流，更易于出现生长发育不佳、喂养困难和营养问题。而且，在儿童期和青少年时期容易出现神经系统受损、神经性耳聋、认知功能障碍和行为问题等。

（韩彤妍）

## 参考文献

[1] Gleason CA，Devaskar SU. Avery's Diseases of the Newborn. 9th ed. Philadelphia：Elsevier Saunders，2012.

[2] Cloherty JP，Eichenwald EC，Hansen AR，et al. Manual of neonatal care. 7th ed. Philadelphia：Lippincott Williams & Wilkins，2012.

[3] 邵肖梅，叶鸿瑁，丘小汕. 实用新生儿学. 4 版. 北京：人民卫生出版社，2011.

[4] Lally KP. Congenital diaphragmatic hernia-the past 25 (or so) years. J Pediatr Surg，2016，51（5）：695-698.

[5] Benachi A，Cordier AG，Cannie M，et al. Advances in prenatal diagnosis of congenital diaphragmatic hernia. Semin Fetal Neonatal Med，2014，19（6）：331-337.

[6] Leeuwen L，Fitzgerald DA. Congenital diaphragmatic hernia. J Paediatr Child Health，2014，50（9）：667-673.

# 第五节　新生儿呼吸窘迫综合征

新生儿呼吸窘迫综合征（neonatal respiratory distress syndrome，NRDS）为肺表面活性物质缺乏所致，多见于早产儿，生后数小时出现进行性呼吸困难、青紫和呼吸衰竭。病理上出现肺透明膜，又称肺透明膜病（hyaline membrane disease，HMD）。我国发病率约为 1%。

## 【病因和发病机制】

1959 年 Avery 和 Mead 首次发现 NRDS 为肺表面活性物质（pulmonary surfactant，PS）缺乏所致。NRDS 主要发生在胎龄小于 35 周的早产儿，这与胎儿肺合成和分泌 PS 量不足直接有关。但近年来，足月儿 NRDS 发生率明显增加。NRDS 病因主要有以下几方面：

1. 早产　早产儿肺发育未成熟，PS 合成分泌不足。胎龄 15 周时，可在细支气管测得肺表面活性物质相关蛋白 B（SP-B）和 C（SP-C）的 mRNA，胎龄 24～25 周开始合成磷脂和活性 SP-B，以后 PS 合成量逐渐增多，但直到胎龄 35 周左右 PS 量才迅速增多。因此，胎龄小于 35 周的早产儿易发生 NRDS。

2. 剖宫产　剖宫产新生儿 NRDS 发生率比非剖宫产高，尤其是择期剖宫产，因分娩未发动，未经正常宫缩，儿茶酚胺和肾上腺皮质激素的应激反应较弱，PS 分泌释放较少。近年选择性或社会因素剖宫产较多，一些足月儿或近足月早产儿也发生 NRDS。

3. 母亲患糖尿病　母亲患糖尿病时，胎儿血糖增高，胰岛素分泌相应增加，胰岛素可抑制糖皮质激素，而糖皮质激素能刺激 PS 的合成分泌，因此，糖尿病母亲新生儿 PS 合成分泌受影响，即使为足月儿或巨大儿，仍可发生 NRDS。

4. 围生期窒息　缺氧、酸中毒、低灌注可导致急性肺损伤，抑制肺 II 型上皮细胞产生 PS。

5. 肺表面活性物质相关蛋白 A（SP-A）基因变异　为什么有些早产儿易发生 NRDS，而有些早产儿不易发病？研究显示可能与 SP-A 等位基因变异有关，SP-A 等位基因 $6A^2$ 和 1A 是 NRDS 的易感基因，等位基因 $6A^3$ 和 $1A^5$ 为保护基因，

NRDS 患儿 $6A^2$ 和 1A 基因过度表达，$6A^3$ 和 $1A^5$ 基因表达下调。

6. SP-B 基因缺陷　已有报道因患儿 SP-B 基因缺陷，不能表达 SP-B，PS 不能发挥作用，这些患儿不论足月或早产，均易发生 NRDS。

7. 重度 Rh 溶血病　患儿胰岛细胞代偿性增生，胰岛素分泌过多抑制 PS 分泌。

肺表面活性物质缺乏时肺泡壁表面张力增高，肺泡逐渐萎陷，进行性肺不张，发生缺氧、酸中毒，肺小动脉痉挛，肺动脉高压，导致动脉导管和卵圆孔开放，右向左分流，缺氧加重，肺毛细血管通透性增高，血浆纤维蛋白渗出，形成肺透明膜，使缺氧和酸中毒更加严重，造成恶性循环。

## 【病理】

肺呈暗红色，质韧，在水中下沉。光镜下见广泛的肺泡萎陷，肺泡壁附一层嗜伊红的透明膜，气道上皮水肿、坏死、脱落和断裂。电镜下肺 II 型细胞中的板层小体成为空泡（图 7-5-1）。

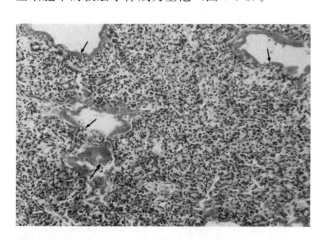

**图 7-5-1**　新生儿呼吸窘迫综合征肺病理变化（×40，HE）。大部分肺实变，肺不张，许多肺泡有伊红色透明膜形成（箭头所示）（见彩图）

## 【临床表现】

主要见于早产儿。生后不久即出现呼吸增快、急促，呼吸频率为 60 次/分以上，继而出现呼吸困难，呼气性呻吟，吸气时出现三凹征，病情呈进行性加重，至生后 6 h 症状已十分明显。严重病

例发生呼吸不规则、呼吸暂停、青紫、呼吸衰竭。体检两肺呼吸音减弱。血气分析 $PaCO_2$ 升高，$PaO_2$ 下降，BE 负值增加，生后 24～48 h 病情最重，病死率较高，能生存 3 天以上者肺成熟度增加，可逐渐恢复，但不少患儿并发肺部感染或 PDA，使病情再度加重。轻型病例可仅有呼吸困难、呻吟，而青紫不明显，经连续气道正压通气（CPAP）治疗后可恢复。

选择性剖宫产发生的 NRDS 多见于胎龄 37～38 周的足月儿，起病时间为生后 1～72 h 不等，可先有湿肺表现，病情非常重，常合并持续肺动脉高压（PPHN）。遗传性 SP-B 缺陷症纯合子临床表现严重，肺表面活性物质和机械通气治疗效果较差，多于数天内死亡，杂合子临床表现较轻。

X 线检查：本病 X 线检查有特征性表现，多次床旁摄片可观察动态变化。按病情程度可将胸片改变分为 4 级：1 级，两肺野普遍透亮度降低（充气减少），可见均匀散在的细小颗粒（肺泡萎陷）和网状阴影（细支气管过度充气）；2 级，除 1 级变化加重外，可见支气管充气征（支气管过度充气），延伸至肺野中外带；3 级，病变加重，肺野透亮度更低，心缘、膈缘模糊；4 级，整个肺野呈白肺，支气管充气征更加明显，似秃叶树枝。胸廓扩张良好，膈肌位置正常（图 7-5-2）。

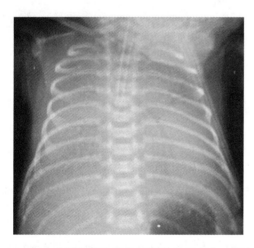

**图 7-5-2** 新生儿呼吸窘迫综合征肺部 X 线变化。整个肺野充气不良，肺不张，呈白肺，可见支气管充气征，肺与膈缘、心脏边缘界线不清

## 【并发症】

1. 动脉导管未闭（PDA） 早产儿动脉导管组织发育未成熟，常发生动脉导管开放。在 NRDS 早期由于肺血管阻力较高，易出现右向左分流，在恢复期肺血管阻力下降，出现左向右分流。NRDS 患儿 PDA 发生率可达 30%～50%，常发生在恢复期，发生 PDA 时，因肺动脉血流增加致肺水肿，出现心力衰竭、呼吸困难，病情加重。在心前区胸骨左缘第 2、3 肋间可闻及收缩期杂音，很少呈连续性杂音。

2. 持续肺动脉高压（PPHN） 由于缺氧和酸中毒，NRDS 患儿易并发肺动脉高压，发生右向左分流，使病情加重，血氧饱和度下降。

3. 肺部感染 因气管插管、机械通气，易发生肺部感染，使病情加重，两肺闻及湿啰音。

4. 支气管肺发育不良（BPD） 长时间吸入高浓度氧和机械通气造成肺损伤，肺纤维化，导致 BPD。

5. 肺出血 严重病例常发生肺出血，主要与早产、缺氧有关，常发生于病程第 2～4 天。

6. 颅内出血 NRDS 可发生颅内出血，主要与早产、缺氧有关，亦与机械通气治疗有关。

## 【诊断和鉴别诊断】

主要诊断依据包括：①病史，多见于早产儿和剖宫产新生儿。②临床表现，生后进行性呼吸困难。③肺 X 线变化，1 级和 2 级为早期，3 级和 4 级病情重。NRDS 需与下列疾病鉴别：

1. B 族溶血性链球菌感染 宫内或分娩过程中发生的 B 族溶血性链球菌肺炎或败血症极似 NRDS，但该病常有孕妇羊膜早破史或感染表现，肺部 X 线改变有不同程度的融合趋势，病程经过与 NRDS 不同，用青霉素有效。

2. 湿肺 湿肺也多见于剖宫产新生儿和早产儿，生后不久出现呼吸困难，有时鉴别诊断比较困难。但多数湿肺病例病程短，呈自限性，肺部 X 线表现以肺泡、间质、叶间胸膜积液为主，肺野模糊，肺部渗出不均匀。

3. 吸入性肺炎 生后即呼吸困难、呻吟，但不呈进行性发展，X 线表现肺气肿较明显。

## 【治疗】

1. PS 治疗 PS 已成为 NRDS 的常规治疗，疗效显著，一旦发生 NRDS 应积极使用 PS 治疗。一般每次 100～200 mg/kg，根据病情严重程度决定给药剂量，一般病例给予 100 mg/kg，严重病例需 200 mg/kg。根据首次给药后的效果决定给药次数，严重病例需 2～3 次。PS 有两种剂型，须冷冻保存，干粉剂用前加生理盐水摇匀，混悬剂用前解冻摇匀，37℃预热，使 PS 分子更好地分散。用 PS 前先给患儿充分吸痰，清理呼吸道，然后将 PS 经气管插管缓慢注入肺内。

2. CPAP　CPAP 能使肺泡在呼气末保持正压，防止肺泡萎陷，并有助于萎陷的肺泡重新张开。对早期或轻中度 NRDS 应尽早使用 CPAP，压力 4～5 cmH_2O。及时使用 CPAP 可减少机械通气的使用，如用 CPAP 后出现反复呼吸暂停、PaCO_2 升高、PaO_2 下降，应改用机械通气。

3. 机械通气　如使用 CPAP 后效果不理想或为中重度 NRDS，须采用机械通气，机械通气的目标是维持理想的血气分析结果，并使肺损伤、血流动力学不稳定和其他不良反应降至最少。机械通气的原则是以适合的呼气末正压（PEEP）或高频通气的持续膨胀压（CDP）在整个呼吸周期达到最佳的肺容量，从而稳定肺部情况。相比不同通气模式，机械通气的使用技巧更重要，同时要个体化。

机械通气方法：一般先用间隙正压和 PEEP 机械通气，吸气峰压 20 cmH_2O，PEEP 5～6 cmH_2O，呼吸频率 30～40 次/分，吸气时间 0.35～0.4 s，吸入氧浓度（FiO_2）0.3～0.4，潮气量 5～7 ml/kg，然后根据病情调节呼吸机参数。每次调高 PEEP 都要评估 FiO_2、CO_2 水平和肺生理的改变，从而找到常频通气下最佳的 PEEP。超低出生体重儿随着生后年龄的增大，所需的潮气量也相应增加。如果患儿血气分析结果理想，存在自主呼吸，应积极降低吸气峰压（对肺损伤最大），从而撤机。

高频机械通气：在间歇正压通气下，如患儿仍有严重呼吸衰竭表现，可以改用高频振荡通气。高频通气可以减少肺气漏［RR（相对危险度）0.73，95%CI 0.55～0.96，NNT（需治疗人数）6］。

4. 体外膜肺（ECMO）　对少数非常严重的病例，如高频机械通气效果仍不理想，可采用 ECMO 治疗。

5. 支持疗法　NRDS 因缺氧、高碳酸血症导致酸碱、水电解质和循环功能失衡，应及时纠正，使患儿度过疾病极期。液体量不宜过多，以免造成肺水肿，生后第 1、2 天控制在 60～80 ml/kg，第 3～5 天 80～100 ml/kg，血压低可用多巴胺 3～5 μg/(kg·min)。

6. 并发症治疗　并发 PDA 时，用吲哚美辛（消炎痛），首剂 0.2 mg/kg，第 2、3 剂 0.1 mg/kg，每剂间隔 12 h，静脉滴注或栓剂灌肠，日龄小于 7 天者疗效较好。副作用包括肾功能损伤、尿量减少、出血倾向、血钠降低、血钾升高，停药后可恢复。若药物不能关闭动脉导管，并严重影响心肺功能时，应行手术结扎。并发肺动脉高压时，吸入一氧化氮（NO），先用 5 ppm，如疗效不理想，可逐渐增加 10～20 ppm，然后逐渐下降，一般维持 3～4 天。也可用西地那非，每次 1 mg/kg，间隔 8 h，口服。

【预防】

1. 出生前预防　给有可能发生早产的孕妇静脉或肌内注射倍他米松或地塞米松，应在分娩前 24 h～7 天给药。研究结果显示，未用激素预防的对照组早产儿 NRDS 发生率为 31%，而预防组为 17%，即使发生 NRDS，病情也明显较轻，病死率下降 38%。

2. 出生后预防　早产儿出生后再予以激素预防，时间上已来不及。胎龄<26 周者可考虑用 PS 预防，在生后 15 min 复苏结束后，即滴入 PS，100 mg/kg，给 1 次。这样可使 NRDS 发生率减少 1/3～1/2。如产前孕母已用激素预防，产后早产儿可再用 PS 预防，即联合预防，效果更好。

（陈　超）

## 参考文献

[1] Sweet D, Carnielli V, Greisen G, et al. European consensus guidelines on the management of NRDS in Preterm Infants—2013 Update. Neonatology, 2013, 103 (5): 353-368.

[2] Tita ATN, Landon MB, Spong CY, et al. Timing of Elective Repeat Cesarean Delivery at Term and Neonatal Outcomes. N Engl J Med, 2009, 360 (2): 111-120.

[3] 陈超，沙小丹. 择期剖宫产与新生儿呼吸窘迫综合征. 中华围产医学杂志，2011，14 (1): 8-11.

# 第六节　吸入综合征

吸入综合征是指新生儿吸入胎粪、大量羊水、血液或呛奶后吸入乳汁等引起的呼吸系统病理生理改变。根据吸入发生的时间可分为产前、产时或生后吸入。临床上，产前或产时最为常见者为胎粪吸入综合征，较少见的有血液吸入，临床常不需治疗。大量羊水吸入（massive amniotic fluid aspiration）可见于胎儿重度窒息，由于羊水中脱落的上皮细胞阻塞气道终末端而出现呼吸困难，一般只需支持疗法，临床预后相对良好。

## 胎粪吸入综合征

胎粪吸入综合征（meconium aspiration syndrome，MAS）或称胎粪吸入性肺炎（meconium aspiration pneumonia，MAP）是指胎儿排出胎粪污染羊水，随后在宫内或产时吸入被胎粪污染的羊水而出现呼吸困难等病理生理变化，属于吸入性肺炎。MAS 多见于足月儿或过期产儿。

### 【病因和发病机制】

#### （一）胎粪排出

胎粪的排出使羊水中含有胎粪颗粒（meconium staining of amniotic fluid，MSAF），这在所有活产儿中约占 12%，其发生率随胎龄而增加。胎龄＞42 周分娩者，MSAF 发生率超过 30%；胎龄＜37 周者发生率＜2%；胎龄＜34 周者极少有胎粪排出。MSAF 发生率与胎龄明显相关的可能机制是：①在神经系统成熟的胎儿，脐带的挤压所引起的短暂副交感刺激引起胎粪排出；②胎粪排出是胃肠道成熟的一种自然现象。引起宫内胎粪排出的机制仍不十分清楚。

MSAF 与胎儿宫内窘迫相关，但临床较多胎儿有 MSAF 而并无宫内窘迫表现，可能是短暂的宫内缺氧导致胎粪排出而尚未引起明显的窒息（如脐血 pH 值降低等）。MSAF 曾被作为胎儿宫内窘迫的同义词，但其与 Apgar 评分、胎心率异常、脐血 pH 等并非完全相关。一般认为羊水被黏稠胎粪污染与慢性宫内缺氧、胎儿酸中毒和不良预后相关。目前多数观点认为 MSAF 伴胎心率异常是胎儿窘迫和围生期出现并发症的标志。

通过观察羊水被胎粪污染的颜色，可大致推测宫内胎粪排出或窘迫发生的时间。黄色提示为较陈旧胎粪，而绿色常为新近排出的胎粪。

#### （二）胎粪吸入

一般情况下，胎儿肺液的分泌量较大，使气道内液体自气道流出至羊膜腔。如不存在明显宫内窘迫，即使羊水被胎粪污染，正常的宫内呼吸活动也并不会导致胎粪吸入；一旦有吸入，大多位于大气道或主气管；明显的宫内缺氧引起胎儿窘迫、出现喘息时，可使胎粪进入小气道或肺泡。在生后自主呼吸开始后，喘息可使胎粪吸入至终末气道。临床有严重的羊水胎粪污染（如羊水Ⅲ度混浊）、胎心率过快、脐动脉 pH 值低等都提示有胎粪吸入的可能，需积极干预。

### 【病理生理】

如宫内已发生胎粪吸入，或有 MSAF 而生后大气道胎粪未被及时清除，随着呼吸的建立，胎粪可进入气道远端引起梗阻。首先，胎粪引起小气道机械性梗阻，完全梗阻时可出现肺不张；当胎粪部分阻塞呼吸道时，可产生活瓣样效应。由于吸气为主动过程，胸腔负压作用所产生的气道压差较大，气体易于吸入；呼气为被动过程，压差较小，气体不易呼出，最终使肺内气体滞留而出现肺气肿，进一步可发展为气胸或纵隔气肿等气漏。在胎粪吸入后 12～24 h，吸入的胎粪对小气道的刺激可引起化学性炎症和肺间质水肿。发生化学性炎症时肺气肿可持续存在，肺萎陷更为明显，可见肺泡间隔中性粒细胞浸润、肺泡和气道上皮细胞坏死、肺泡内蛋白样碎片积聚等表现。末端气道的阻塞使肺泡顺应性降低。胎粪还可导致肺表面活性物质灭活，减少肺表面活性物质相关蛋白 A（SP-A）和 B（SP-B）的产生。胎粪中引起表面活性物质灭活的成分包括蛋白酶、游离脂肪酸、磷脂、胆盐、血液、胎毛、脱落细胞、胆红素、胆固醇及三酰甘油等。胎粪抑制肺表面活性物质相关蛋白的程度与吸入的胎粪量相关。由于肺表面活性物质数量和功能均降低，肺泡顺应性进一步降低，萎陷加重，使肺的气体交换更加受阻。

在窒息、低氧的基础上，胎粪吸入所致的肺不张、肺萎陷、化学性炎症损伤、表面活性物质的继发性灭活等进一步加重肺萎陷、通气不足和低氧。上述因素使患儿肺血管不能适应生后的环境变化，出现肺血管阻力持续增高，即新生儿持续肺动脉高压（persistent pulmonary hypertension of newborn，PPHN），约 1/3 的 MAS 患儿可并发不同程度的 PPHN。除 MAS 因素所致的 PPHN 外，宫内窘迫所致的肺动脉发育异常（病理表现为血管平滑肌延伸至正常无肌化的肺泡细小动脉，导致其管腔缩小、肺血管阻力增加）也是 MAS 并发 PPHN 的病理生理学基础，见图 7-6-1。

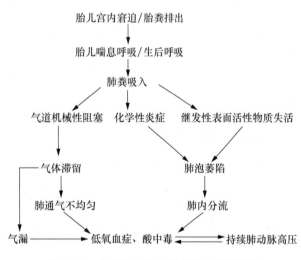

图 7-6-1　胎粪吸入综合征病理生理学机制

## 【临床表现】

MAS 多见于过期产儿。患儿生后常可见指甲、皮肤、脐带严重黄染，生后早期常表现为低氧所致的神经系统抑制，早期出现的呼吸系统表现常是肺液吸收延迟伴肺血管阻力增高而非胎粪吸入本身所致。呼吸困难可表现为青紫、呻吟、鼻翼扇动、三凹征和明显的气促、呼吸浅而快。胸部体征有过度充气的表现，胸廓前后径增大如桶状胸，听诊可闻及中小水泡音。生后 12～24 h，随胎粪吸入深达气道末端，上述症状和体征进一步加重。由于胎粪最终需通过吞噬细胞清除，患儿呼吸困难表现常持续至生后数天至数周。如果症状在 24～48 h 内缓解，常为胎儿肺液吸收延迟所致。

## 【辅助检查】

动脉血气分析显示有低氧血症、高碳酸血症和代谢性或混合性酸中毒。如低氧血症明显，与肺部病变或呼吸困难的程度不成比例，可通过心脏超声检查发现有自卵圆孔或（和）动脉导管水平的右向左分流，右心房、右心室增大，即 PPHN。

胸部 X 线片表现为肺野散在斑片影伴肺气肿，由于过度充气，膈肌平坦；重症者可出现大片肺不张，常为继发性肺损伤或继发性表面活性物质缺乏所致的肺萎陷表现；还可并发气胸、纵隔气肿等气漏现象。由于围生期缺氧，心影增大。上述 X 线片表现在生后 12～24 h 常更为明显。

## 【诊断】

根据足月儿或过期产儿羊水胎粪污染的证据，新生儿的指/趾甲、脐带和皮肤被胎粪污染而发黄，气管内吸出胎粪，生后早期即出现呼吸困难以及典型的胸部 X 线片表现，可作出诊断。

## 【鉴别诊断】

### （一）大量羊水吸入

大量羊水吸入可见于胎儿严重窒息。因宫内胎儿喘息（gasping），吸入羊水后，其中的脱落上皮细胞阻塞气道末端，引起呼吸困难。患儿生后多表现为窒息后肺水肿及相关呼吸困难的症状，临床预后相对良好。正常情况下，胎儿肺内充满清澈的羊水，因此，临床上很难界定是羊水吸入还是窒息后肺水肿所致的呼吸困难。对于羊水清澈情况下是否会发生"大量羊水吸入"，目前仍有争议。

### （二）血液吸入

当母亲产道内积聚大量血液时，可发生血性羊水吸入。但由于胎儿气道充满液体，故该病临床少见。当血性羊水伴有感染时，患儿可因吸入污染羊水而发生感染性肺炎。

### （三）新生儿感染性肺炎

当胎粪吸入继发感染时，呼吸困难症状加重，胸部 X 线片可表现为斑片影或渗出等表现，呼吸机应用状态下，可见氧需要量增加、呼吸道分泌物增多等表现，通过气管分泌物培养可明确感染病原，以指导治疗。宫内感染或经产道感染所致肺炎可有母亲发热、绒毛膜羊膜炎病史，可有羊水浑浊或发臭和新生儿细菌感染的临床或实验室证据。胎龄小于 34 周的早产儿，羊水浑浊的现象应提示宫内感染性肺炎诊断，而非胎粪吸入。

#### （四）足月儿呼吸窘迫综合征

母亲宫缩尚未发动，选择性剖宫产的足月儿可发生 RDS。由于选择性剖宫产分娩率的增加，该病发病率增加。患儿常无胎粪污染羊水的证据，临床表现与早产儿表面活性物质缺乏的 RDS 相同，X 线片有典型的 RDS 表现，但临床症状可能更重，并发 PPHN 的机会也更多。对于选择性剖宫产的足月儿，生后早期发生呼吸困难时应重视该病的可能。

### 【治疗与监护】

#### （一）产科处理和 MAS 的预防

母亲有胎盘功能不全、先兆子痫、高血压、慢性心肺疾病和过期产等情况时，应密切进行产程监护，必要时进行头皮血 pH 值监护。产妇分娩时并发羊水过少和羊水含黏稠胎粪时，可采用经子宫颈生理盐水羊膜腔注射（amnioinfusion），以稀释黏稠的胎粪，此时即使有深大呼吸发生，胎粪吸入的机会也将大大减少。该方法自 20 世纪 80、90 年代开始应用，然而近年来的临床观察并未显示其对预防 MAS 有明显疗效，相反，羊膜腔注射生理盐水可引起胎儿心律失常，并使新生儿感染的机会增加。

在分娩中见胎粪污染羊水时，如新生儿有活力（包括心率＞100 次/分、有自主呼吸和肌张力正常），可仅观察，不需气管插管吸引胎粪；如新生儿"无活力"，应采用气管插管，彻底吸引和清除胎粪；当不能确定是否有"活力"时，也可行气管插管吸引胎粪，在气道胎粪清除前，暂缓进行正压通气。

#### （二）一般监护及呼吸治疗

对有胎粪吸入者应密切监护，观察呼吸窘迫症状和体征，减少不必要的刺激，监测血糖、血钙等；对低血压或心功能不全者，扩容、纠酸后，使用正性肌力药物；为避免脑水肿和肺水肿，应限制液体容量。常规摄胸部 X 线片检查。注意有许多患儿可无临床表现，但 X 线胸片可见异常或临床与胸片表现不符。胸部物理治疗，应用头罩或面罩给予温湿化氧气吸入，有助于气道胎粪的排出。

#### （三）机械通气治疗

当吸入氧浓度（$FiO_2$）＞0.4 时，可用无创 CPAP 治疗。一般用 4～5 $cmH_2O$ 压力能使部分萎陷的气道开放，使 V/Q（通气/血流）失调得到部分纠正。但 CPAP 可引起肺内气体滞留，尤其在临床及 X 线胸片显示过度充气时，应特别注意。$PaO_2$＜50 mmHg、$PaCO_2$＞60 mmHg 常是 MAS 的机械通气指征。一般采用相对较高的吸气峰压（如 20～25 $cmH_2O$）和足够的呼气时间，以免气体滞留，最好进行肺力学监测，以适时调整呼吸机参数。当肺顺应性正常时，机械通气以慢频率、中等压力为主，起始常用吸气时间为 0.4～0.5 s，频率为 20～25 次/分。当肺炎明显时，可用相对快的呼吸频率。使用适当的镇静剂可减少患儿的呼吸机对抗，减少气压伤的发生。

对于常频呼吸机应用无效或有气漏（如气胸、间质性肺气肿）者，可应用高频喷射或高频振荡通气，效果较好，一般高频通气的频率为 8～10 Hz。

#### （四）肺表面活性物质的应用

自 20 世纪 90 年代初，人们就尝试用表面活性物质治疗 MAS。研究发现，多数患者在应用第 2 及第 3 剂表面活性物质后，临床才出现显著疗效。肺表面活性物质应用后，患儿气漏的发生及体外膜肺（ECMO）应用的机会减少。国内 16 家儿童医院进行的肺表面活性物质治疗 MAS 的多中心随机对照临床试验表明，应用肺表面活性物质 200 mg/kg 后 6 h 及 24 h，氧合状态显著改善。可将肺表面活性物质与高频通气、NO 吸入等技术联合应用，以获取最佳疗效。

#### （五）抗生素的应用

选择广谱抗生素治疗，同时积极寻找细菌感染的证据，以确定抗生素治疗的疗程。

#### （六）其他治疗

胎粪吸入数小时后，肺内即可出现严重的炎症反应，肺泡、大气道和肺实质可见大量中性粒细胞和吞噬细胞浸润。研究显示，胎粪可通过抑制中性粒细胞的氧化爆发（oxidative brust）和吞噬作用而影响其功能。也有研究显示，胎粪可通过激活肺泡巨噬细胞，使超氧阴离子增加，导致肺损伤。炎症性细胞因子在胎粪性损伤后产生增加，可直接对肺实质造成损伤，使血管出现渗漏，临床表现形式类似于 ARDS。细胞因子还参与肺动脉高压的病理生理过程。

小剂量 NO 吸入（如 5 ppm）对肺泡内中性粒

细胞趋化有抑制作用，除能降低肺血管阻力外，还能减轻肺损伤的病理改变，显示出其潜在的抗炎作用。其他抗氧化治疗，如重组人超氧化物歧化酶（rhSOD）对肺损伤的治疗也有一定效果。激素（地塞米松或甲泼尼龙）的治疗效果仍有争议，一般不推荐应用。将上述药物推广用于临床治疗新生儿MAS之前，尚需做进一步验证评估。

### （七）MAS并发症的治疗

关于MAS的并发症，如气漏和PPHN的治疗详见相关章节。

# 乳汁吸入综合征

新生儿喂奶时或喂奶后发生胃食管反流，造成乳汁吸入，可引起窒息、呼吸困难等表现，继发感染时与细菌性肺炎表现相似。

### 【病因和发病机制】

极度早产或支气管肺发育不良（BPD）患儿最易发生胃内容物反流吸入；吞咽障碍、食管闭锁或气管-食管瘘、严重唇裂、腭裂者，每次喂养量过多时易发生乳汁吸入。吸入时常表现为呼吸道梗阻和呼吸暂停，继而出现呼吸窘迫的临床表现，X线胸片可显示肺部浸润灶。吞咽功能障碍所致的吸入性肺炎，可能有围生期缺氧所致的吞咽不协调和喂养困难（如青紫、流涎增多、吸奶能力差等）病史和症状。典型的食管闭锁合并气管-食管瘘所致的吸入肺炎，病变常在右上或右下肺叶，也可位于左肺门周区域，也可继发细菌感染。新生儿在长期使用机械通气后行配方奶喂养时易发生吸入性肺炎，气管吸出物可见乳汁或见带脂质的巨噬细胞。

正常新生儿咽部富含各种机械和化学感受器。当咽部受异常液体刺激时，首先出现会厌关闭及呼吸暂停，以免胃内容吸入气管，这种反射机制在早产儿尤其强烈，随着咳嗽反射的建立，该反射逐渐消失。当新生儿发生呼吸暂停，复苏时常从咽部吸出胃内容物，但胸部X线片较少提示有肺炎。

### 【临床表现】

患儿有突然青紫、窒息或呛咳史，在复苏过程中有呼吸道吸出胃内容物的证据；有呼吸困难

的临床表现，患儿突然出现气促、三凹征、肺部啰音增多；有引起吸入性肺炎的原发病表现，如早产、反应差、喂养困难、青紫、流涎增多、吸奶能力差等。

### 【X线表现】

胸部X线片表现为广泛的肺气肿和支气管炎性改变，肺门阴影增宽，肺纹理增粗或有炎性片影。反复吸入或病程较长者可出现间质性病变。

### 【治疗与监护】

有食管闭锁合并气管-食管瘘等畸形而在发现前进行喂养，有发生吸入的危险，故首次喂养常推荐用水或葡萄糖水。喂养后仰卧或侧卧可显著减少吸入的危险。在乳汁吸入后应立即给予气管插管吸引，清理呼吸道，保持呼吸道通畅；停止喂奶或鼻饲，待病情稳定后再恢复喂养；选用有效的抗生素治疗继发感染；治疗引起吸入的原发疾病。

（杜立中）

## 参考文献

［1］Ahanya SN, Lakshmanan J, Morgan BL, et al. Meconium passage in utero: mechanisms, consequences, and management. Obstet Gynecol Surv, 2005, 60: 45-56.

［2］Fraser WD, Hofmeyr J, Lede R, et al. Amnioinfusion for the prevention of the meconium aspiration syndrome. N Engl J Med, 2005, 353: 909-17.

［3］Velaphi S, Vidyasagar D. Intrapartum and post delivery management of infants born to mothers with meconium-stained amniotic fluid: evidence-based recommendations. Clin Perinatol, 2006, 33: 29-42.

［4］新生儿呼吸疾病研究协作组. 猪肺表面活性物质治疗胎粪吸入综合征的多中心随机对照研究. 中华儿科杂志, 2005, 43: 354-359.

［5］Gleason CA, Devaskar SU. Avery's diseases of the newborn. 9th ed. Philadelphia: Elsevier Saunders, 2012.

［6］Cloherty JP, Eichenwald EC, Hansen AR, et al. Manual of neonatal care. 7th ed. Philadelphia: Lippincott Williams & Wilkins, 2012.

# 第七节 感染性肺炎

世界范围内，每年 150 万的肺炎病例发生在 5 岁以下儿童，肺炎导致的死亡病例达 200 万。早产、窒息及败血症和肺炎是前三位导致新生儿死亡的原因，占新生儿死亡的 75%，其中败血症和肺炎占 26%。

## 【分类】

与新生儿败血症一样，肺炎可分为早发型肺炎和晚发型肺炎。有学者定义生后 48 h 为早发，也有学者建议 7 天。考虑到生后 1 周和后 3 周病原可能不同，将 7 天作为分界可能更利于治疗，因为在大多数病例，1 周内多为革兰氏阴性杆菌，此后革兰氏阳性球菌占优势。

又可以依据时间和感染获得方式，将新生儿感染性肺炎分为如下三种：①通过胎盘途径获得的肺炎，是先天性疾病的一部分。②分娩过程中被产道内定植的微生物感染。上述两种情况引起的肺炎通常被称为宫内感染性肺炎。③在婴儿室或家庭中被感染，类似儿童的社区获得性肺炎；在 NICU 住院，应用呼吸机治疗后发生的肺炎称为呼吸机相关肺炎。

## 【危险因素】

新生儿宫内感染性肺炎危险因素包括母亲发热、胎膜早破时间>24 h、羊水少、羊水有异味、低出生体重等；50% 的病例原因不明，没有明显的高危因素。母亲生殖道内可定植某些病原微生物，包括生殖道支原体、沙眼衣原体、B 族链球菌和革兰氏阴性肠道杆菌。母亲自身可能无明显症状。新生儿出生时吸入含病原微生物的羊水，可导致肺炎发病；产前或分娩时对母亲的各种侵袭性操作也可能导致胎儿或新生儿感染。宫内感染性肺炎可能会进展到感染性休克，并且与持续肺动脉高压相关。

在婴儿室或者家庭中感染的肺炎，病原包括病毒，例如呼吸道合胞病毒、腺病毒、副流感病毒，也可能是金黄色葡萄球菌或革兰氏阴性肠道杆菌。呼吸机相关肺炎是应用呼吸机 48 h 后形成的肺炎。呼吸机相关性肺炎（VAP）是呼吸机辅助通气的严重合并症，是 NICU 患儿第二位的医院感染疾病。VAP 的相关因素包括 NICU 住院时间长、反复插管、有创呼吸机辅助通气、贫血、支气管肺发育不良等。

## 【微生物和病因】

出生时，TORCH 微生物（弓形虫、风疹、巨细胞病毒和单纯疱疹病毒）可通过胎盘途径感染新生儿，其他还有梅毒螺旋体、李斯特单胞菌和结核分枝杆菌。肺炎常常是全身性感染的一部分，可能伴有其他症状，如肝脾大、皮肤或黏膜损害或脑膜脑炎。特殊类型感染的表现，如风疹和弓形虫感染导致的脉络膜视网膜炎、风疹感染所致白内障、单纯疱疹导致的疱疹性皮肤损害、梅毒螺旋体感染所致手足红肿，因感染病原不同而有可能出现。

## 【临床表现】

新生儿肺炎的临床表现可能轻微，初发时不典型，呼吸道感染的症状和体征可能不明显。病情进展时，出现呼吸困难的症状，呼吸增快（见于 60%~89% 的病例）、呼吸暂停、发绀、呻吟、咳嗽（见于 60%~70% 的病例）、鼻翼扇动、呼吸不规则、三凹征（见于 80% 的病例），伴有肺部啰音和呼吸音减弱。全身症状也有可能出现，如体温升高或降低、黄疸、肝脾大、反应差、易激惹、呕吐和腹胀。病情进一步加重时，可能出现呼吸暂停、休克和呼吸衰竭。胸腔渗出和积液可能在金黄色葡萄球菌、链球菌、大肠埃希菌以及其他的革兰氏阴性杆菌感染中出现。

## 【辅助检查】

### （一）影像学检查

肺炎新生儿的胸片可能有不同的表现，包括斑片密度增高影、片状渗出影和支气管周围增厚。一些表现与特殊的微生物相关。胸腔脓性渗出、脓腔和肺囊肿常出现在金黄色葡萄球菌感染，也可见于 A 族链球菌、大肠埃希菌或肺炎克雷伯杆菌感染。与 B 族链球菌相关的肺炎可见到肺部弥漫性颗粒网状影或支气管充气征，与新生儿呼吸窘迫综合征类似。低剂量 CT 对于诊断肺脓肿、脓胸、肺囊肿或支气管胸膜瘘有益处。胸部 B 超用于膈疝和气胸的诊断。

### （二）确定病原微生物（表 7-7-1）

新生儿肺炎的细菌病原可以通过下呼吸道分泌物的培养确定。喉、咽部细菌的培养由于定植细菌的影响，可能会产生误导。一些新生儿有全身性的感染，血培养或脑脊液培养可能确定肺炎的病原。气管分泌物培养是有意义的，但注意取样时，可能在通过鼻腔或口腔时被污染。

对支气管灌洗液进行革兰氏染色和培养有一定意义，而胃液培养对于肺炎的病原诊断无意义。

表 7-7-1 新生儿肺炎的特殊表现和可能病原

| 表现 | 微生物 |
| --- | --- |
| 呼吸窘迫或肺透明膜病 脓胸 | B 族链球菌和流感嗜血杆菌 |
| 多发性脓气胸 | 金黄色葡萄球菌 |
| 肺脓肿 | 肺炎克雷伯杆菌 |
| 支气管炎 | 呼吸道合胞病毒 |
| 白肺（肺闭塞性纤维化） | 梅毒螺旋体 |
| | 百日咳杆菌 |
| 喘息或持续咳嗽 | 沙眼衣原体 |

### 【诊断和鉴别诊断】

对于有呼吸困难表现的新生儿，都应评估其是否患有肺炎。X 线对诊断和治疗都有帮助。

宫内感染性肺炎很难与新生儿呼吸窘迫综合征鉴别，尤其 B 族链球菌肺炎，二者临床表现相同，X 线胸片也类似，孕周和首发症状可能提供线索。但是当呼吸窘迫综合征发生在近足月儿时，也很难截然区分。

### 【治疗】

成功的治疗在于识别危险因素，快速诊断，应用抗生素治疗和支持治疗，甚至可能需要肺表面活性物质的替代治疗、PPHN 的 NO 吸入等。尽管关于宫内感染性肺炎应用肺表面活性物质的替代治疗证据有限，但肺表面活性物质替代治疗可能降低死亡率，尤其是超低出生体重儿的死亡率。氨苄西林常用于宫内感染性肺炎的治疗。由于革兰氏阴性杆菌很容易对头孢类抗生素耐药，三代头孢不常规用于肺炎的治疗，除非是治疗 24 h 后临床迅速改善，或者高度怀疑肺炎链球菌肺炎。一旦确定为何种病原，抗生素应当根据药敏结果调整。

（韩彤妍）

## 参考文献

[1] Gleason CA，Devaskar SU. Avery's diseases of the new-born. 9th ed. Philadelphia：Elsevier Saunders，2012.

[2] Cloherty JP，Eichenwald EC，Hansen AR，et al. Manual of neonatal care. 7th ed. Philadelphia：Lippincott Williams & Wilkins，2012.

[3] 邵肖梅，叶鸿瑁，丘小汕. 实用新生儿学. 4 版. 北京：人民卫生出版社，2011.

# 第八节　气漏

气漏是指气体从气管支气管树溢出，聚集在正常状态下没有气体的体腔内。当肺泡通气不均衡，有气体滞留和高跨肺压波动时，易于发生气漏。不成熟的肺 Kohn 孔道减少，不均衡的通气和肺泡与支气管连接的压力分配不均，最终导致部分肺泡的过度扩张和破裂。该过程发生在肺泡基底，与肺血管类似的位置。气体沿着肺血管进入纵隔，聚集到肺根部。溢出的气体通过不同的途径聚集在不同体腔，导致不同类型的气漏（表 7-8-1）。

**表 7-8-1　气漏分类**

| |
|---|
| 气胸 |
| 间质性肺气肿 |
| 纵隔气肿 |
| 心包积气 |
| 气腹 |
| 皮下气肿 |
| 血管内空气栓塞 |

气漏占全部新生儿的 1%～2%，其中只有 10% 的新生儿有症状。气漏发生率与新生儿出生体重呈负相关。有肺部疾病的新生儿中有 4% 发生气漏。接受持续正压通气（CPAP）呼吸支持的新生儿中，16% 发生气漏。呼吸机治疗的新生儿中达 34%～40%，在患有胎粪吸入综合征的新生儿中发生率最高。常见的高危因素见表 7-8-2。

**表 7-8-2　新生儿气漏高危因素**

| |
|---|
| 早产 |
| 低出生体重 |
| Apgar 评分低和需要复苏 |
| 正压通气 |
| 使用高吸气峰压 |
| 使用高潮气量 |
| 使用长吸气时间 |
| 新生儿呼吸窘迫综合征 |
| 胎粪吸入综合征 |
| 羊水吸入 |
| 肺炎 |
| 肺发育不良 |

也有新生儿没有应用呼吸机但发生气漏。Migliori 等报道，应用鼻塞连续气道正压通气（NCPAP）治疗的新生儿有 10.3% 发生气胸。作者总结，第一个 24 h NCPAP 吸氧浓度（$FiO_2$）大于 40% 时，有可能提示新发生的气胸。创伤性分娩或者气管内插管可能产生气管损伤或穿孔，也可能导致皮下气肿或纵隔气肿。因此，早期诊断和治疗至关重要。

## 【分类】

### （一）气胸

气胸在极低出生体重儿中发生率达到 6%～10%，在足月儿中的发生率为 1%。

1. 临床表现　轻度气胸最初无症状。随病情进展，患儿可能表现为呼吸增快、呻吟、苍白和发绀；体检发现胸部不对称、患侧呼吸音减低。出现动脉血气恶化，氧需要增加，呼吸机参数上调。患儿表现为易激惹，生命体征不稳定，血压升高。当发生张力性气胸时，可能伴有急性、严重青紫，同时伴有心动过缓、低血压、脉搏减弱和外周低灌注、桶状胸及腹胀。

2. 诊断　张力性气胸需要紧急治疗，采用高强度光线的胸部透光试验（患侧透光度增强）可以迅速建立初步诊断。常规通过胸片作出诊断。当怀疑气胸时，进行后前位摄片。少量气胸可采用患侧在上的侧位摄片。当胸腔气体聚集时，膈角会异常加深。

3. 治疗　治疗取决于严重程度。如果患儿无症状，不需要呼吸支持，则不需要特殊治疗。在足月新生儿而非早产儿，以高浓度氧（如 100%）吸入可创造肺泡与漏出气体间的氮梯度，从而有利于气肿吸收。治疗有症状的气胸必须用胸腔穿刺抽气。穿刺位置是锁骨中线或腋前线第 3 肋间（第 3 肋的上缘）。用 24 号静脉注射套管针或头皮针通过三通接头连接 20 ml 注射器，进行抽吸。

在张力性气胸或应用正压通气治疗时出现的气胸，需放置胸腔引流管进行持续引流。新生儿选用 8 F～12 F。留置的位置在锁骨中线 2～

3 肋间或腋前线至腋中线 4～6 肋间，连接 10～15 cm $H_2O$ 负压吸引装置，促进充分引流。成功的引流管放置将可见持续的气体排出，临床氧合和循环状态迅速好转。在上述操作后应用 X 线胸部摄片确认。持续负压引流至引流管气泡波动或引流的气泡消失，将引流管末端持续水封 24 h 后，如无进一步胸腔积气，未用呼吸机者在呼气相将引流管拔出，用呼吸机者在吸气相拔出。拔管后可再次拍片。早产儿易于出现刺破肺和导管堵塞。

### （二）间质性肺气肿

在 NICU，间质性肺气肿（PIE）发生率达到 $2\%～3\%$。在有新生儿呼吸窘迫综合征（NRDS）的早产儿中发生率达 $20\%～30\%$。PIE 常与 NRDS 伴随发生，但是其他的诱发因素，如胎粪吸入综合征或败血症，也可能导致其发生。早产儿血管周围结缔组织丰富，气体容易在血管周围聚集，因此，传统通气方式下，呼吸机高参数的早产儿是 PIE 的主要危险人群。

1. 临床表现　PIE 是机械通气的严重并发症，临床症状取决于未受累的肺组织的范围和功能。临床上有两种 PIE，即弥漫性和局限性 PIE。PIE 与发生死亡或支气管肺发育不良相关性最强的因素是极低出生体重或胎龄，这些患儿的 PIE 常在生后 24 h 内已出现。

患儿心脏减小，肺容量可能变大。PIE 可能局限或于肺野中弥漫分布，可为单侧或双侧。可伴有低血压、心动过缓、低氧、高碳酸血症和酸中毒，可能同时出现气胸。PIE 的潜在合并症包括间质气囊上皮化、肺顺应性降低、肺静脉循环内气体栓子形成、气胸和支气管肺发育不良。

2. 诊断　PIE 常发生于机械通气的 NRDS 早产患儿，临床症状缺乏特异性，主要依赖放射学或病理学诊断。后前位胸片可能有线性、卵圆形或椭圆形的囊性含气空腔。

3. 治疗　如果病情不严重，PIE 可以通过体位改善，将患侧向下。有时也可以选择性地使气管插管进入健侧支气管，48 h 会有所改善。应用 Swan-Ganz 导管阻塞患侧，进行单侧肺通气可取得良好效果。高频振荡通气（HFOV）或高频喷射通气（HFJV）是减少气漏严重程度的备选方式。虽然肺叶切除可以治疗严重的 PIE，但很少应用。

### （三）纵隔气肿

纵隔气肿是指气体漏出到纵隔中。可以通过胸片作出诊断，在心缘边或胸骨和心缘间有透亮区域。多数病例临床无症状，能自然缓解。患儿需要严密监护，以免发生气胸等其他气漏。有时也会引起呼吸增快和低氧血症，听诊时可能有心音遥远。如果气漏严重，产生心脏压塞的症状，可能出现胸骨中部隆起、颈静脉怒张、低血压等。当有这些体征时，多同时发生心包积气，需要及时减压。

### （四）心包积气

在新生儿气漏中，心包积气相对少见。严重情况下，心包积气可导致心脏压塞，导致生命危险。心包积气多发生在机械通气的早产儿，多患有严重 NRDS，可能同时有气胸和（或）PIE。

可以通过胸部 X 线片作出诊断，表现为心脏周边阴影。当出现危及生命的情况时，可以通过诊断性心包穿刺确诊。

如果无症状，心包积气的治疗主要是密切监测，调节呼吸机，降低压力，减少气漏。心包穿刺引流应用于有症状的婴儿，既有诊断作用也有治疗作用。

### （五）气腹

气腹是不常见的气漏，多见于肺外气体进入腹腔，即气胸合并气腹。诊断通过腹部 X 线摄片，很少有临床表现。X 线表现可能是在正常的肠管影之上有一层加深的影像。需要鉴别是腹腔内气体还是腹腔内脏器穿孔导致。如果是内脏器官穿孔导致，需要立即手术治疗。但如果是胸腔内气体进入腹腔，则可以继续观察。

### （六）皮下气肿

皮下气肿的特征性体征是触诊时的捻发感。可发生在面部、颈部、腋下或锁骨上部。在胸片中，皮下软组织影中可以见到弥漫漏出的气体。临床可以无表现，大量气体聚集时，可能会压迫气管。治疗主要是观察和尽可能降低呼吸机参数，以利于病情缓解。

### （七）血管内空气栓塞

肺泡内逸出的气体直接进入肺血管，患儿突然出现青紫和循环衰竭。气体栓塞在心脏时可以用听诊器闻及。从脐动脉导管中抽出混合气体的血液可以诊断和缓解病情。目前无特殊的治疗方法，出现该情况是致命性的。

## 【预防】

### （一）轻柔通气

轻柔通气是预防气漏的关键。产房内轻柔复苏对于减少高危新生儿气漏非常重要。机械通气的目标是达到和维持充分的肺部气体交换，减少肺损伤的危险，降低患儿呼吸做功，使患儿达到最佳舒适度。1999 年，Hudson 提出呼吸机引起的肺损伤概念。轻柔通气的概念中包含允许性高碳酸血症、低潮气量、低吸气峰压、高频率和低吸气时间，即合理化的呼气末正压、减小吸气峰压和减少吸引操作都有助于减少气漏的危险。

另外，吸气时间＞0.5 s 会增加气漏的风险，而肺表面活性物质的使用将降低气漏的风险。

### （二）新型通气方式

1. 高频振荡通气　低潮气量、超生理频率的高频通气方式可减少肺损伤。高频振荡通气（HFOV）中的振荡器能产生非常小的潮气量（1～3 ml/kg）和非常高的呼吸频率（210～900 次/分），能使患儿有足够的肺容量，并将容量伤和肺不张的危险降低到最小，因此 HFOV 能减少气漏的危险，被认为是理想的肺保护通气策略。使用 HFOV 能否降低 NRDS 早产儿气漏的发生仍存在争议。在 Cools 等的 meta 分析中（10 项试验，3229 名研究对象），HFOV 并没有降低 NRDS 早产儿气漏的发生。在另一项包含 10 项试验、1829 名婴儿的研究中，HFOV 组甚至有增加气漏的趋势，统计学无显著差异。

在 NRDS 早产儿治疗中，HFOV 被认为是备选或者挽救治疗方案。重症监护病房中 HFOV 的使用方法是，RDS 早产儿应用同步间歇指令通气（SIMV）通气方式，当需要较高的吸气峰压（25～28 cmH2O）或者 FiO2 升高，有发生气漏风险时，应换用 HFOV。气漏的患儿至少应当用高频通气治疗至气漏缓解后 24 h。

2. 神经调节辅助通气　神经调节辅助通气（neurally adjusted ventilatory assist，NAVA）与以往通气模式的原理完全不同，进行新生儿呼吸治疗的效果可能也会与常规机械通气不同。膈神经电活动（electrical activity of the diaphragm，EAdi）是呼吸中枢传递到膈肌上的神经冲动所诱发的膈肌肌纤维动作电位的总和。NAVA 的工作流程可以描述为对 EAdi 信号感知、传输和反馈的过程。利用 EAdi 控制呼吸机送气，以 EAdi 的发放频率为呼吸机的送气频率，以 EAdi 的产生点与衰减点作为通气辅助的触发与切换点，按照 EAdi 的一定比例给予通气辅助，也就是按照呼吸中枢驱动的一定比例给予通气辅助。有研究证实，NAVA 能够与呼吸机同步化，支持患者的每一次自主呼吸，具有灵敏的触发、最小的误触发和最小的触发延迟（40～80 ms），可根据患者的需要终止吸气环，保证每次呼吸之间灵活迅速的变化，根据患者需要给予呼吸支持，与患者呼吸用力成比例。尽管已有研究将 NAVA 用于 500 g 以上新生儿，并且用于气漏的治疗，但是应用数据仍然有限。

（韩彤妍）

## 参考文献

[1] Gleason CA，Devaskar SU. Avery's diseases of the newborn. 9th ed. Philadelphia：Elsevier Saunders，2012.

[2] Cloherty JP，Eichenwald EC，Hansen AR，et al. Manual of neonatal care. 7th ed. Philadelphia：Lippincott Williams & Wilkins，2012.

[3] 邵肖梅，叶鸿瑁，丘小汕. 实用新生儿学. 4 版. 北京：人民卫生出版社，2011.

[4] Jeng MJ，Lee YS，Tsao PC，et al. Neonatal air leak syndrome and the role of high-frequency ventilation in its prevention. J Chin Med Assoc，2012，75（11）：551-559.

[5] Kyle A，Veldtman G，Stanton M，et al. Barotrauma-associated posterior tension pneumomediastinum，a rare cause of cardiac tamponade in a ventilated neonate：a case report and review of the literature. Acta Paediatr，2012，101（3）：e142-144.

# 第九节　淋巴管（乳糜）疾病

新生儿淋巴管（乳糜）疾病在 20 年前已有报道。因为疾病的发生可能与染色体异常相关，而且在治疗疾病时，需要置入胸导管（治疗乳糜胸）或腹腔导管（治疗乳糜腹）引流、中心静脉置管、气管插管等，感染的风险增加，因此死亡率一直较高。

## 【淋巴系统胚胎发育和解剖】

除了脑、眼前房、骨髓和脾红髓之外，淋巴管遍布全身。淋巴系统发育从第 6 周开始，形成 6 个淋巴囊（2 个颈静脉淋巴囊，2 个髂淋巴囊，1 个后腹膜淋巴囊和 1 个乳糜池）。这些囊与丰富的毛细淋巴管汇合，在 20 周之后开始退化。胸导管的解剖变异较大，61% 是单一导管，38% 有 2 个或更多分支，长度各不相同。随后，周围基质穿入其中，由胸腺和骨髓中淋巴细胞填充发育形成淋巴结。

## 【病理生理】

胎儿和新生儿淋巴液流量是成人的 5 倍（按体重校正）。淋巴液的总量是 1 ml/kg，流经胸导管的液体流速是 100 ml/h，其中 2/3 的淋巴液来源于肝和肠道，通过瓣膜保证单一流向；其作用是进行蛋白质和脂肪的吸收。不能被重吸收的蛋白质和大分子被毛细淋巴管通过胸导管和右侧淋巴导管转运到循环中。在肠腔内，胆汁酸乳化脂肪后，脂肪球形成微胶粒。在肠上皮细胞的基底侧，长链脂肪酸转化为乳糜微粒，通过乳糜管吸收。短链脂肪酸、中链脂肪酸和甘油不形成微胶粒，直接被吸收进入门静脉循环。

发生淋巴管疾病时，因为循环淋巴细胞、抗体、补体和凝血因子丢失，影响免疫功能和凝血功能，大量乳糜液丢失最终会导致营养不良和脱水。淋巴回流障碍和中心静脉压升高都可能导致淋巴液漏出到空腔器官，从而出现乳糜胸、乳糜腹和乳糜性心包积液或淋巴水肿。

## 【病因和临床表现】

### （一）乳糜胸

先天性乳糜胸（即原发性乳糜胸）的发生率为 1/15 000 例胎儿，男性与女性比例为 2:1，右侧较常见。新生儿胸腔积液最常见的原因为乳糜胸，达 65%。因为液体聚集于胸腔，导致肺发育不良，或压缩纵隔结构，可能导致心脏和（或）大血管受压，从而引起心功能衰竭。

多种病因都可引起先天性乳糜胸（表 7-9-1），例如，先天性肺淋巴管扩张症，该疾病的特点是胸膜、叶间隔和沿支气管血管的淋巴管扩张。由于淋巴管发育异常，先天性肺淋巴管扩张症-先天性乳糜胸-胎儿水肿代表了疾病的连续过程。

表 7-9-1　乳糜积液的病因

| 乳糜胸 | 乳糜腹 | 乳糜性心包积液 |
| --- | --- | --- |
| 原发性 | 原发性 | 原发性 |
| 　先天性淋巴发育不良综合征 | 　先天性淋巴发育不良综合征 | 　先天性淋巴发育不良综合征 |
| 继发性 | 继发性 | 继发性 |
| 　胸部损伤 | 　梗阻或原发性畸形伴有继发漏 | 　纵隔淋巴管瘤 |
| 　心脏手术 | 　小肠淋巴管扩张症 | 　肺淋巴管扩张症 |
| 　胸部手术 | 　先天性肠旋转不良 | 　心包内淋巴管瘤 |
| 　胸导管阻塞 | 　腹壁缺损 | 　胸导管畸形 |
| 　肺淋巴管扩张症 | 　腹腔内淋巴管畸形（淋巴管瘤） | 　中心静脉置管外渗 |
| 　上腔静脉梗阻 | 　腹部手术 | |
| 　纵隔淋巴管瘤 | 　中心静脉置管外渗 | |
| 　中心静脉置管外渗 | | |

乳糜胸的其他病因包括胸部损伤、颈椎过度伸展、肿物导致胸导管梗阻或损伤。先天性畸形，如上腔静脉缺如、先天性膈疝、食管闭锁/气管食管瘘，都有可能合并乳糜胸。

发生乳糜胸的胎儿，预后取决于是否合并其他异常和肺发育不良的程度。当产前诊断已经明确有严重乳糜胸时，需要进行胸膜羊膜分流，或者尝试进行胎儿胸膜固定术（使胸膜粘连）。

### （二）乳糜腹

乳糜腹是乳糜积液第二种常见形式。原发性乳糜腹见于先天性淋巴发育不良综合征。继发性病因与肠旋转不良相关，如脐膨出、腹裂畸形。淋巴管损伤或梗阻是原发性发育不良的一部分或继发性缺陷的一部分。肠扭转、肠套叠、嵌顿疝、拉德带（Ladd bands）导致肠系膜淋巴管梗阻都有过报道，也有气管食管瘘患儿腹部手术后乳糜腹的报道。无论是破裂、缓慢漏出，还是周围阻塞引起淋巴管梗阻，腹内囊性畸形（淋巴管瘤）都可导致梗阻、肠扭转，从而出现乳糜漏，即乳糜腹。

### （三）乳糜性心包积液

乳糜性心包积液少见，但可导致危及生命的心脏压塞。大多数患儿有先天性心脏病或染色体异常。其他病因包括胸导管部分再生不良、肺淋巴管扩张、纵隔淋巴管瘤和心包淋巴管瘤。

### （四）非免疫性胎儿水肿

非免疫性胎儿水肿不应与淋巴管疾病相混淆。胎儿水肿是指 2 个或 2 个以上胎儿体腔中的异常积液。患病胎儿有广泛的皮肤增厚、积液和胎盘增厚。此病的鉴别诊断广泛。胎儿水肿可能是如下 3 个病理过程发展至终末状态而形成的：①淋巴管梗阻；②充血性心力衰竭；③毛细血管通透性增加，血浆胶体渗透压降低。

### 【诊断】

产前和产后诊断评估方式总结在表 7-9-2。如果患儿还未经胃肠道喂养，乳糜液是清亮的、浆液性的，如果患儿已经或正在喂养，乳糜液是乳白色的。白细胞计数往往超过 1000/ml，或者淋巴细胞超过 80%。蛋白质定量与血浆一致，如果患儿已经进行肠内喂养，三酰甘油（甘油三酯）常大于 100 mg/dl。如患儿尚未开始肠内喂养，而三酰甘油浓度升高，则可能是中心静脉外渗。作为肠道蛋白质丢失的标记，粪便中 $\alpha_1$ 抗胰蛋白酶水平升高可确诊小肠淋巴管扩张症，可通过内镜和活检确证。

表 7-9-2　产前和产后乳糜积液诊断建议

| 产前 | 产后 |
| --- | --- |
| 超声检查 | 胸部和腹部 X 线平片 |
| 相关先天性畸形的评估 | 胸腔积液和腹水测定 |
| 胎儿肺体积的评估 | 胸腔/腹腔穿刺 |
| 胎儿超声心动图 | 液体分析检测 |
| 染色体核型 | 染色体核型 |
| 母 TORCH 抗体效价 | 超声心动图 |
| 胎儿胸腔穿刺术 | 其他先天性异常的筛查 |
| 液体分析检测 | 肾超声检查 |
| 肺复张法测定 | 肝和腹部超声检查 |
| 胸膜羊膜分流术和（或）胎儿胸膜固定术 | 经颅超声 |
| 肺复张法测定 | |
| 如果引流液是不典型的乳糜，应进一步诊断评价其他引起积液的原因 | |

虽然乳糜积液提示淋巴管疾病，却很难确定病变的确切原因和部位。超声可以鉴别腹水、肠壁增厚、肠系膜水肿、肠系膜淋巴管扩张和小肠淋巴管扩张症。传统的淋巴管造影从解剖学确定胸导管淋巴通道和乳糜池泄漏的位置。该检查需要淋巴管插管，很难在新生儿实施。在超声引导下，淋巴管造影利用乙碘油作为超声造影剂注入淋巴结，可以提供良好的图像，但需要全身麻醉。磁共振成像术是无创的，能更好地评价淋巴结而非淋巴管。

### 【治疗】

针对不同的病因，可采用的治疗包括乳糜积液引流、中链三酰甘油（MCT）配方、全肠道外营养（TPN）和奥曲肽。治疗的目标是有足够的时间解决淋巴漏，避免手术，不发生感染。

乳糜积液引流能够确定诊断和缓解症状，可以用胸腔穿刺或闭式引流去除胸腔内乳糜液。MCT 配方奶（portagen 和 enfaport，美赞臣公司）中，85% 的脂肪是 MCT，通过淋巴系统直接吸收进入门静脉循环。由于经口喂养刺激淋巴流，禁食（NPO）和 TPN 可以减少淋巴流。

一项纳入 85 名（其中 76 例为心脏手术后）新生儿和儿童患者的回顾性队列研究采用了多步骤方案，66% 仅用饮食治疗即缓解，19% 应用 TPN 并禁食后缓解，15% 接受了奥曲肽一类药物后缓解。表 7-9-3 总结了多步骤管理建议。

奥曲肽是一种生长抑素类似物，可引起内脏血管收缩，减少淋巴流，减少肝静脉血流，减少胃、胰腺和肠道的分泌。副作用主要是高血糖，因为生长抑素抑制生长激素、胰高血糖素和胰岛素的分泌，也有坏死性小肠结肠炎和胆汁淤积及胆石症的报道。其他罕见并发症是短暂性甲状腺功能减退和肺动脉高压。但迄今为止，尚没有乳糜积液患儿应用奥曲肽的随机对照试验。由于多巴胺的缩血管作用，也有研究提出其可减少淋巴流；氨基己酸也用于小肠淋巴管扩张症患儿，研究认为是由于其增加纤溶，从而增强淋巴管通透性。

表 7-9-3　乳糜积液的多步骤管理建议

| |
|---|
| 1. 引流＋MCT 配方，补充脂溶性维生素和脂肪乳剂 |
| 2. 当胸腔引流管引流＜10 ml/(kg·d)，停止引流 |
| 3. 胸腔引流管引流＞10 ml/(kg·d)，或中心静脉压＞15 mmHg，采用禁食和 TPN |
| 4. 如果采用上述措施数周仍无效果，则应用奥曲肽 |
| 5. 如果采用上述措施 2～4 周后仍无效果，则进行手术治疗 |
| 上述仅为建议，对于乳糜胸、乳糜腹和乳糜性心包积液是否均有效尚不清楚。而且，根据淋巴管疾病的病因不同，治疗效果也各不相同，因此，需要个体化治疗 |

经过 2～4 周保守治疗后，如果无效果，可以考虑手术治疗，包括修复胸导管、应用纤维蛋白胶、结扎胸导管、胸导管栓塞、乳糜池结扎术、胸膜固定术和胸腹分流。

【预后】

关于新生儿淋巴管疾病的多数研究是小规模研究。在一项包含 8 个新生儿重症监护病房（NICU）的回顾性研究中，有 33 例患儿有乳糜胸或乳糜腹，所有患儿均接受胸腔穿刺术，2/3 接受 MCT 配方奶，均进行了 TPN，8 例接受奥曲肽治疗。至 6 个月随访时，22 例（67%）存活。死亡病例多数是因为遗传综合征（18 三体、21 三体综合征等）和（或）积液超过 1 个体腔（双侧胸腔、腹腔水肿，或胎儿水肿）。因此，乳糜积液潜在的病因很重要，由此决定远期预后。

（韩彤妍）

## 参考文献

[1] Gleason CA, Devaskar SU. Avery's diseases of the newborn. 9th ed. Philadelphia: Elsevier Saunders, 2012.

[2] Cloherty JP, Eichenwald EC, Hansen AR, et al. Manual of neonatal care. 7th ed. Philadelphia: Lippincott Williams & Wilkins, 2012.

[3] 邵肖梅，叶鸿瑁，丘小汕. 实用新生儿学. 4 版. 北京：人民卫生出版社，2011.

[4] Bengtsson BOS. Neonatal lymphatic (chylous) disorders. Neoreviews, 2013, 14 (12), e600-612.

[5] Downie L, Sasi A, Malhotra A. Congenital chylothorax: associations and neonatal outcomes. J Paediatr Child Health, 2014, 50 (3): 234-238.

# 第十节　新生儿肺出血

肺出血（pulmonary haemorrhage，PH）是极危急的情况，从上气道或气管插管内涌出血性液体，最早在 1855 年有记载。发生 PH 时，伴有体循环恶化、呼吸困难、血细胞比容下降、胸片异常等。该病见于体重＜1500 g 的早产儿，尤其是伴有动脉导管未闭（PDA）以及应用肺表面活性物质治疗和机械通气的患儿。

## 【流行病学】

1957 年，Landing 等描述，在生后第 1 周死亡的新生儿中，68% 发生肺出血。1966 年，Rowe 和 Avery 指出，大量肺出血见于 17.8% 的新生儿尸检。1971 年，Fedrick 和 Butler 指出，新生儿尸检中 9% 的主要死亡原因是大量肺出血。肺出血的发病率在活产儿中为 1‰～12‰。早产儿或宫内生长受限婴儿发病率达到 50‰、体重＜1500 g、应用过肺表面活性物质的早产儿中发生率达 11.9%。死亡率甚至高至 50%。

## 【发病机制】

肺出血常发生在呼吸机治疗的新生儿生后第 2～4 天。有一系列的诱发因素，包括早产、缺氧、严重败血症、宫内生长迟缓、大量吸入、严重低氧、严重 Rh 溶血病、先天性心脏病和凝血异常。

Cole 等发现，在大多数病例中，继发于缺氧的左心衰竭导致肺出血性液体，而不是全血。20 年后，West 等发现，由于应激因素，肺内皮细胞屏障破坏，导致出血性液体渗漏到肺泡腔中。最常用的解释是，大量肺出血实质是在肺间质中毛细血管渗出增加，从肺上皮细胞进入到肺泡腔中。更为广泛接受的理论是肺血管阻力降低，可能增加 PDA 的左向右分流，增加肺血流。Amizuka 等证实，在这一过程中，肺表面活性物质功能异常。近期研究提示，宫内的中性粒细胞活化加速呼吸窘迫综合征的早产儿发生肺出血。

## 【病因】

大量肺出血是肺水肿的终末表现，主要有四方面因素导致肺水肿（表 7-10-1）。

发生肺出血的危险因素包括四方面（表 7-10-2）：肺表面活性物质治疗、动脉导管未闭、宫内生长受限、凝血异常。分述如下：

1. 肺表面活性物质治疗　肺出血被认为是外源性肺表面活性物质治疗的合并症，但是确切机制不清。肺表面活性物质治疗可增加肺血流量，使 $PaO_2$ 升高，肺血管阻力下降，肺功能改善，如果已有肺水肿和肺出血，则会因此加重。应用肺表面活性物质后出现肺出血的患儿与未用过肺表面活性物质而出现肺出血的患儿相比，尸检中见到更广泛的肺泡间出血（Pappin，1994）。一篇 Cochrane 综述回顾了 7 项随机对照试验研究，其中包括 1583 例早产儿，结果显示，预防性应用肺表面活性物质可增加肺出血的危险，RR 为 3.28（95% CI 1.50～7.16）。在一项包括 787 例极低出生体重儿的病例对照研究中，11.9% 发生肺出血。在这些患儿中，中度到重度肺出血增加了死亡风险和病死率。

表 7-10-1　引起肺水肿的因素

| 肺微血管压力增加 | 肺血管内胶体渗透压降低 | 淋巴回流受限 | 微血管渗透性增加 |
| --- | --- | --- | --- |
| 心力衰竭 | 早产 | 肺间质气肿 | 脓毒症 |
| 低氧 | 水肿 | 肺纤维化 | 内毒素血症 |
| 输血 | 液体超负荷 | 中心静脉压增加 | 血栓 |
| 静脉脂肪乳 | 低蛋白血症 | | 氧中毒 |
| 肺血流增加 | | | |
| 肺增生 | | | |

另一项包括1011例极低出生体重儿的病例对照研究中，5.7%发生肺出血，死亡率为50%。与对照组相比，尽管肺部疾病程度类似，但发生肺出血的患儿接受肺表面活性物质治疗的剂量更大，肺表面活性物质的挽救治疗对肺出血影响不大，但是预防性应用可增加肺出血的风险（RR 3.28，95% CI 1.5～9.2）。

上述研究还认为，对研究结果要慎重分析，不能因为肺出血的风险增加就不使用肺表面活性物质，平衡利弊而言，肺出血增加的风险小于肺表面活性物质用药的获益。

2. 动脉导管未闭　早产儿经持续开放的动脉导管有大量左向右循环分流，使肺血流量增加，严重者可出现心力衰竭，继发肺水肿，使肺出血发生风险明显增加。

3. 宫内生长受限　小于胎龄儿更易于发生肺出血，这一危险因素独立于其他因素。

4. 凝血异常　肺出血在弥散性血管内凝血（DIC）的新生儿少见，不常发生在血小板减少、有出血性疾病的新生儿或者血友病患儿。但是在大量肺出血后，可能发生继发性的DIC。

### 【临床表现】

肺出血常发生在生后第2～4天，大量肺出血发生前，患儿皮肤苍白、青紫、心动过缓或呼吸暂停，粉红色或红色泡沫样分泌物从口中流出或从气管插管吸出。患儿常出现低血压、反应低下，有的足月儿可能继发于低氧，表现活跃而对抗呼吸机。由于这一情况常继发于心力衰竭，患儿常出现心动过速和听诊闻及PDA杂音。其他征象包括肝脾增大、外周水肿和第三心音。肺部听诊可闻及广泛细湿啰音。

### 【辅助检查】

1. 血液　肺水肿液体中的血细胞比容常常比静脉血血细胞比容低10%，大量血液可能丢失，患儿可能严重贫血。可发生继发性DIC。大量肺出血发生时非常危急，表现为新鲜血液样的外观，血细胞比容比循环血液低15%～20%。因此应当检查血常规和凝血功能。

2. 生化　肺出血患儿常与严重新生儿呼吸窘迫综合征患儿有类似的问题，如低血糖、低钙、低蛋白和肾衰竭，这些问题应尽快解决和处理。

3. 胸部X线　大量肺出血患儿表现为白肺，可见支气管充气征。当用间歇正压通气时，这些

变化会有所改善，并与支气管肺发育不良表现类似。少见情况下，肺叶实变，提示一部分肺组织出现出血。

4. 血气　血气有严重低氧、高碳酸和代谢性酸中毒。

5. 败血症筛查　应当考虑到感染的可能，患儿应当先进行血培养，然后开始抗生素治疗。

### 【诊断】

有前述高危因素的新生儿，都应仔细观察有无肺出血。气管有血性分泌物时应特别注意，尤其是出血性分泌物逐渐增加时。在原发病的基础上，患儿胸片表现出弥漫水肿，呼吸窘迫加重。

### 【治疗】

有效治疗肺出血要求：①清除气道内血液，保证通气。②使用足够的平均气道压，特别是吸气末压。③不要大量输血，因为大多数婴儿没有大量失血，过重的容量负荷会加重左心房压和肺出血；相反，红细胞应当在婴儿肺部情况稳定后，用浓缩红细胞缓慢输入；评价凝血功能，适当补充维生素K和血小板。

1. 复苏　最初的复苏是必需的。应当吸引气道，患儿应当气管插管辅助呼吸，呼吸机压力增加，循环血容量应当用10～20 ml/kg的晶体液补充，必要时使用冻干血浆和血小板。需要间断吸引，保持气管插管清洁。

2. 通气　肺出血的患儿应当插管并辅助呼吸。他们常有严重的肺部疾病，峰压可能需要达到30 cmH$_2$O，使用高的呼气末正压通气（PEEP）（6～8 cmH$_2$O）和长的吸气时间（0.4～0.5 s）。尽管试验研究中该方法不能减少肺内的液体，但能将其分布到肺间质中，改善氧合和减少通气灌注失衡。高频震荡通气可以增加平均气道压。

3. 肺表面活性物质　尽管肺表面活性物质有可能加重肺出血，但在患儿稳定后，应给予一剂肺表面活性物质，以改善血氧饱和度。

4. 循环　一旦循环容量恢复，应当重新评价患儿心力衰竭和肺水肿的体征。为了维持血压和心肌收缩力，可能需要输血纠正贫血和冻干血浆。可能需要利尿剂减轻液体负荷。应当进行超声心动检查，确定是否有左到右分流的PDA。此时，手术治疗PDA可能比吲哚美辛药物治疗更安全，因为后者可能加重出血。

5. 凝血酶　凝血酶有促凝效果，可诱发血小

板释放与凝集，使纤维蛋白原转化成纤维蛋白，作用于病灶表面的血液，迅速形成稳定的凝血块，用于控制毛细血管、静脉出血。国外学者研究通过气管插管给予凝血酶，可缩短肺出血的疗程。但由于还缺乏高质量的多中心临床验证研究，目前不推荐常规使用。凝血功能异常还应注意补充维生素 K。

6. 抗生素　败血症是肺出血的已知危险因素，广谱抗生素应当在培养后开始。

**【合并症】**

肺出血患儿常发生呼吸衰竭的合并症。肺出血患儿中有 60% 发生支气管肺发育不良。病情变化时，易于出现神经系统受损和脑室内出血，但存活患儿 2 岁时的神经发育与对照组相比无显著差异。

**【预后】**

近年来，肺出血患儿的存活率大大提高。病情最重者和小早产儿的死亡率在 38% 左右。

（韩彤妍）

## 参考文献

[1] Gleason CA，Devaskar SU. Avery's diseases of the new-born. 9th ed. Philadelphia：Elsevier Saunders，2012.

[2] Cloherty JP，Eichenwald EC，Hansen AR，et al. Manual of neonatal care. 7th ed. Philadelphia：Lippincott Williams & Wilkins，2012.

[3] 邵肖梅，叶鸿瑁，丘小汕. 实用新生儿学. 4 版. 北京：人民卫生出版社，2011.

[4] Ferreira CH，Carmona F，Martinez FE. Prevalence, risk factors and outcomes associated with pulmonary hemorrhage in newborns. J Pediatr（RioJ），2014，90（3）：316-322.

# 第十一节 支气管肺发育不良

支气管肺发育不良（bronchopulmonary dysplasia，BPD）是指新生儿生后不久需要机械通气和长时间氧疗后发生的慢性肺部疾病，在生后28天或更长时间仍依赖吸氧或机械通气，并有肺功能异常，又被称为新生儿慢性肺部疾病。近年来，由于早产儿存活率不断提高，BPD发生率也有逐年增加的趋势，并成为NICU最为棘手的问题之一，同时也是婴儿期慢性呼吸系统疾病的主要原因，严重影响早产儿的存活率和生活质量。

1967年由Northway等首次报道并命名BPD，其主要特点为：①患儿均为早产儿，但胎龄和出生体重相对较大（平均胎龄34周、出生体重2.2 kg）；②原发疾病为严重呼吸窘迫综合征（RDS）；③有长期接受100%浓度氧、高气道压、无呼气末正压通气（PEEP）的机械通气史；④因呼吸困难、低氧、高碳酸血症，给予持续辅助用氧超过28天；⑤胸片特征性改变；⑥病理改变以肺泡和气道结构严重破坏、肺严重纤维化为主要特征。

近20多年以来，随着产前糖皮质激素、出生后外源性肺表面活性物质的应用以及保护性通气策略的实施，40多年前描述的这种严重BPD已很少见，更为常见的是一种轻型BPD（又称新型BPD）。其特点为：①患儿通常为出生体重<1000 g、胎龄<28周的极不成熟早产儿；②出生时仅有轻度或无肺部疾病，无用氧史或仅需低浓度氧，在住院期间逐渐出现氧依赖；③用氧时间超过PMA36周；④病理上以肺泡和肺微血管发育不良为主要特征，表现为肺泡数目减少、体积增大、肺泡结构简单化，而肺泡和气道损伤及纤维化较轻。因此，曾一度采用慢性肺疾病（chronic lung disease，CLD）这一术语替代所有"新""旧"定义的BPD。

2000年6月，由美国国家儿童健康和人类发展研究所（NICHD）举办的BPD研讨会上，一致通过采用BPD这一名称替代CLD，以在流行病学、病因和预后等方面与发生在婴儿期的其他慢性肺疾病区别；同时制定了BPD新定义（即上述定义），并根据病情的严重性进行分度，而肺部X线表现不再作为疾病严重性的评估依据。

近半个世纪以来，随着医学技术的发展及NICU的建立，极低出生体重（VLBW）儿和超低出生体重（ELBW）儿存活率明显增加，BPD发病率有逐年上升的趋势，并成为NICU最为棘手的问题之一，同时也是婴幼儿期慢性呼吸系统疾病的主要病因。因此，该病的诊治一直是国内外新生儿科医生面临的最具挑战性的热门课题之一。

## 【流行病学】

BPD发病率国外报道的资料差异很大。其原因为：①群体不同，发病率各异。胎龄越小、出生体重越低，发病率越高。Vermont Oxford Network资料显示，2003年和2007年出生体重501～1500 g的早产儿BPD发病率分别为29%和26%。出生体重<1250 g的早产儿占整个BPD发病患儿的97%，其中501～750 g、751～1000 g、1001～1250 g、1251～1500 g的早产儿发病率分别为54%、33%、20%和10%。美国国家儿童健康与发育机构（NICHD）新生儿协作网资料显示，1990年和2000年出生体重501～1500 g的早产儿BPD发病率分别为19%和22%，2003年增至27%（按PMA至36周定义）。②定义不同。以PMA36周仍需辅助用氧为定义，其发病率远较以生后28天为定义者低（表7-11-1）。③治疗方式。如给氧方式是否正确、补液是否过量等。2007年4月，美国国家卫生机构（NIH）统计资料显示，美国每年至少新增1万～1.5万BPD病例。

**表7-11-1 不同出生体重及诊断标准的BPD发病率**

| 出生体重（g） | 不同诊断标准BPD的发病率（%） | | |
| --- | --- | --- | --- |
| | 氧依赖 | 生后28天 | PMA36周 |
| <750 | 90～100 | | 54 |
| 750～999 | 50～70 | | 33 |
| 1000～1249 | 30～60 | | 20 |
| 1250～1499 | 6～40 | | 10 |

目前我国尚无确切的 BPD 发病率统计，本节作者等报道了 10 家医院为期 3 年的 BPD 发病率及高危因素回顾性调查研究，该研究以出生后持续用氧≥28 天为诊断标准，搜集了胎龄＜37 周、存活≥28 天的住院早产儿共 12351 例，其中符合 BPD 诊断的病例共 156 例，BPD 总发病率为 1.26％，其中胎龄＜28 周、28 周≤胎龄＜30 周、30 周≤胎龄＜32 周、32 周≤胎龄＜34 周、34 周≤胎龄＜37 周的早产儿 BPD 发病率分别为 19.3％、13.11％、5.62％、0.95％和 0.09％，结果显示，我国 BPD 主要见于胎龄＜32 周，尤其是＜30 周的早产儿。

**【病因和发病机制】**

BPD 发病的本质是在遗传易感性的基础上，由氧中毒、气压伤或容量伤以及感染或炎症等各种不利因素对发育不成熟的肺造成的损伤，以及损伤后肺组织的异常修复。其中肺发育不成熟、急性肺损伤、损伤后异常修复是引起 BPD 的三个关键环节。高危因素包括母亲患绒毛膜羊膜炎、宫内感染、胎盘早剥、宫内生长受限、产前未用糖皮质激素、男婴、低 Apgar 评分、生后严重感染等。

**（一）肺发育不成熟**

人和其他哺乳动物胎肺的形态发生（包括管道的分支及管腔上皮的分化）大致经历 5 期，即胚胎期（胎龄第 0～5 周）、假腺期（第 6～15 周）、小管期（第 16～25 周）、小囊期（第 26～35 周）和肺泡期（第 36 周至生后 3 岁）。胎龄小于 28 周的早产儿出生时肺仍处于小管期或刚进入小囊期，需再经 4～6 周才能发育成肺泡；肺泡 Ⅱ 型细胞发育不成熟，肺表面活性物质水平低；抗氧化酶系统在妊娠末期才发育，因此早产儿抗氧化酶、抗蛋白酶、维生素 C、维生素 E 等抗氧化剂的水平和活性均不足，不能有效地控制氧化应激和炎症反应以及损伤后的正常修复过程。简言之，BPD 是各种致病因素对不成熟的肺引起的急、慢性肺损伤的反应。

**（二）氧中毒**

高浓度氧在体内产生大量高活性的氧自由基（$O_3^-$、$H_2O_2$、$OH^-$ 等）等毒性产物，早产儿不能及时清除上述毒性产物。氧自由基代谢产物是 BPD 发病过程中关键的炎性介质，其干扰细胞代谢，抑制蛋白酶和 DNA 合成，导致广泛的细胞和组织损伤。高浓度氧同时可引起肺水肿、促炎因子释放、纤维蛋白沉积以及肺表面活性物质活性降低等非特异性改变。早产儿体内游离 $Fe^{2+}$ 含量高，后者是脂质过氧化代谢产物，可催化氧自由基产生，而早产儿对氧化应激易感，即使吸入低浓度氧也可发生严重氧化应激反应，从而产生肺损伤。

**（三）气压伤或容量伤**

早产儿本身肺间质和肺泡结构不成熟，肺弹力纤维和结缔组织发育不全，气道顺应性高。机械通气时高气道压或高潮气量易引起肺泡过度扩张，造成肺泡破裂、气体进入肺间质，导致肺间质气肿；同时引起毛细血管内皮、肺泡上皮细胞及基底膜破裂等机械性损伤，导致液体渗漏至肺泡腔，触发炎症反应和促炎因子释放，促炎和抗炎机制失衡，气道和肺泡结构破坏以及肺表面活性物质被灭活，致使肺细支气管上皮损伤及大部分终末肺泡萎陷。

**（四）感染和炎性反应**

临床和动物实验研究均提示，宫内感染与 BPD、早产儿脑白质损伤等许多严重疾病的发生有密切关联，是导致早产儿近、远期不良预后的重要因素。产前有各种感染，如巨细胞病毒感染、解脲脲原体感染以及母亲患绒毛膜羊膜炎等，胎儿出生后 BPD 发生率明显增加，提示宫内感染和炎症反应在 BPD 发病中起重要作用。感染可导致促炎细胞因子释放，诱导炎性细胞在胎肺聚集，活化的中性粒细胞和巨噬细胞释放大量氧自由基；同时引起肺细胞凋亡增加和增殖不足，血管内皮生长因子（VEGF）及其他血管生长因子表达降低，最终导致肺损伤及胎肺发育受阻，并触发早产。因此，有学者提出，BPD 是炎症介导的肺损伤的结果，是基因易感婴儿于易感期间受到宫内或生后感染，改变了肺发育的结果。早产儿由于肺发育不成熟，出生后较足月儿更多暴露于机械通气、高浓度氧、气压伤或感染中，触发炎性因子的瀑布效应，进一步加重了气道、肺血管及间质的损伤。

**（五）基因易感性**

研究发现，家族中有哮喘或反应性气道疾病史者 BPD 发病率增加。对 VLBW 儿的研究结果表明，双胞胎 BPD 发病的遗传风险性高达 53％～82％。目前，遗传易感性在 BPD 发病中的作用和机制已成为国内外学者研究的重点，并且越来越多的研究集中在与 BPD 易感性相关的候选基因筛选上。研究显示，BPD 与人类白细胞抗原-A2（HLA-A2）基因多态性有关，其潜在影响包括：①肺成熟度，尤其是出生时肺表面活性物质的功能、含量以及肺泡数目；②炎症反应的强度和纤维化倾向；③保护肺免于自由基损伤的抗氧化酶能力；④新生肺和血管组织成熟、形成肺泡的能力等。另外，肺表面活性物质相关蛋白（SPs）、转化生长因子 $\beta_1$（TGF-$\beta_1$）及血管内皮生长因子（VEGF）等的基因多态性与 BPD 发病也有关，且具有种族差异。

### （六）其他

早产儿出生后症状性动脉导管未闭（PDA）引起肺血流和肺液增加，使肺功能降低和气体交换减少；输液不当致肺间质水肿；维生素 A、维生素 E 缺乏、败血症及胃食管反流等因素均增加了 BPD 的易感性。

## 【病理改变】

### （一）"旧" BPD 病理特点

主要表现为肺实质慢性炎症、纤维化以及局限性肺气肿，气道受损严重，肺血管床明显减少。如病变累及心血管系统，可见心内膜增厚、右心室和肌层过度增生。根据 Northway 提出的 BPD 病理分类：第 1 期（生后 1～3 天），肺泡和间质明显水肿，肺透明膜形成，肺不张，支气管黏膜坏死；第 2 期（生后 4～10 天），广泛肺不张，周围代偿性肺气肿，支气管黏膜广泛坏死和修复，气道充满细胞碎片；第 3 期（11～30 天），肺不张、代偿性肺气肿病变加重，广泛支气管和细支气管结构变形及增生，间质水肿，基底膜增厚；第 4 期（＞30 天），以纤维化为主，表现为广泛肺泡纤维化和局限性肺气肿，肺血管重建，局灶性肺间质增生，气道破坏、支气管平滑肌肥厚及气道黏膜变形。

### （二）"新" BPD 病理特点

以肺泡和肺微血管发育不良为主要特征，表现为肺泡均匀膨胀、数目减少、体积增大、结构简单化，肺泡隔和肺微血管发育显著异常，而肺泡和气道损伤较轻，肺气肿和纤维化较轻。"新""旧" BPD 病理特征见表 7-11-2。

**表 7-11-2 "新""旧" BPD 的病理特征**

| 类型 | 特征 |
| --- | --- |
| "新" BPD | 平滑肌增生较轻<br>纤维化较轻<br>严重鳞状上皮化生少见<br>肺泡数目减少、体积增大、结构简单化<br>肺微血管发育不良<br>弹力组织增加 |
| "旧" BPD | 呼吸道上皮鳞状化生、气道损伤严重<br>平滑肌增生<br>纤维化明显<br>大血管变形 |

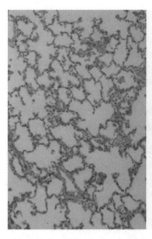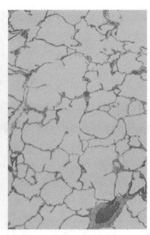

图 7-11-1 严重 BPD 的尸解组织学改变。与左侧无呼吸受累死亡病例相比，右侧为严重 BPD 死亡病例的肺组织改变，肺泡均匀膨胀、数目减少、体积增大、结构简单化，间质毛细血管明显减少（引自：Abman SH. Pulmonary vascular disease and bronchopulmonary dysplasia: evaluation and treatment of pulmonary hypertension. Neoreviews, 2011, 12（11）：e645-651）（见彩图）

## 【临床表现】

由于产前糖皮质激素的预防、出生后肺表面活性物质（PS）的应用，以及近年来肺保护策略的实施，"旧" BPD 已十分少见。

"新" BPD 主要见于胎龄＜28 周、出生体重＜1000 g 者。临床症状和体征随疾病的严重性而明显不同。早期仅有轻度或无呼吸系统症状，仅需低浓度氧或无需用氧，在生后数天或数周后逐渐出现进行性呼吸困难、青紫、三凹征、肺部干湿啰音、呼吸功能不全的症状和体征，需提高氧浓度，甚至辅助机械通气才能维持血气在正常范围，并且持续时间超过 28 天或 PMA36 周。

RDS 或生后早期给予机械通气的早产儿，如1周以上仍不能撤机，甚至需氧量增加，预示可能已发展至 BPD 早期。另外，RDS 恢复期的呼吸支持水平常能提示是否有发生 BPD 的风险。研究发现，胎龄＜28 周的早产儿 RDS 恢复期仅需持续低浓度氧者，BPD 发生率最低（17%）；因肺部疾病加重，第 2 周需氧量增加者，BPD 发生率为 51%；持续高浓度氧者（＞40%）BPD 发生率高达 67%。

少数 BPD 见于患有胎粪吸入综合征（MAS）、持续肺动脉高压（PPHN）、先天性心肺疾病、败血症、膈疝等严重疾病，在生后数周内需正压通气和高浓度氧的足月儿。

病程迁延与疾病严重程度有关，通常数月甚至数年之久，大部分病例可逐渐撤机或停氧。病程中常因反复继发性呼吸道感染或合并心脏左向右分流致心力衰竭而使病情加重，甚至死亡，严重肺损伤者由于进行性呼吸衰竭、肺动脉高压而死亡。由于慢性缺氧、能量消耗增加，进食困难，患儿常合并宫外生长迟缓。

【诊断与鉴别诊断】

（一）BPD 的诊断

根据 2000 年的美国多家研究机构的定义标准，诊断标准与分度见表 7-11-3。

表 7-11-3　BPD 诊断标准和分度

| 诊断：新生儿用氧至少 28 天 | | |
|---|---|---|
| BPD 分度 | 评估时间 | |
| | PMA36 周或出院回家<br>（出生胎龄＜32 周） | 生后 56 天或出院回家<br>（出生胎龄≥32 周） |
| 轻度 | 未用氧 | |
| 中度 | 需 $FiO_2$＜0.30 | |
| 重度 | 需 $FiO_2$≥0.30 和（或）CPAP 或机械通气 | |

（二）辅助检查

1. 电解质　慢性 $CO_2$ 潴留、利尿药应用可引起低钠、低氯、低钾或低钙血症。

2. 动脉血气分析　低氧血症、高碳酸血症，严重电解质紊乱时可合并代谢性碱中毒。

3. 肺功能　由于肺实质受损、气道阻力增加和气流受限，支气管呈高反应性改变；呼吸功增加、肺顺应性降低，残气量增加，而功能残气量减少。

4. 胸部 X 线影像　经典 BPD 的胸部 X 线影像主要表现为肺充气过度、肺不张、囊泡形成及间质气肿影，严重病例伴肺动脉高压者可显示肺动脉干影。Northway 根据 BPD 的病理过程将胸部 X 线影像分 4 期：Ⅰ期（1~3 天），双肺野呈磨玻璃状改变，与 RDS 的 X 线改变相同（图 7-11-2）；Ⅱ期（4~10 天），双肺完全不透明（图 7-11-3）；Ⅲ期（11~30 天），慢性期，双肺野密度不均，可见线条状或斑片状阴影间伴充气的透亮小囊腔（图 7-11-4）；Ⅳ期（1 个月后），双肺野透亮区扩大呈囊泡状，伴两肺结构紊乱、有散在条状或斑片影以及充气过度和肺不张（图 7-11-5）。

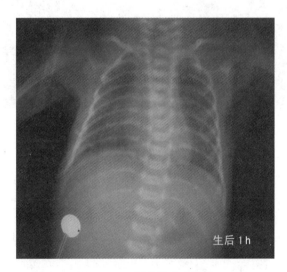

生后 1h

图 7-11-2　双肺呈毛玻璃状

"新" BPD 胸部 X 线影像改变不典型，特征性不强。某些患儿胸部 X 线影像仅表现为肺过度充气和肺纹理轮廓模糊，偶见小泡状影；轻型病例胸部 X 线影像常无明显改变，或仅见磨玻璃状改变。

5. 肺部 CT 影像　分辨率高，90% 以上 BPD 患儿肺部 CT 影像显示异常。扫描时采用＜3 mm

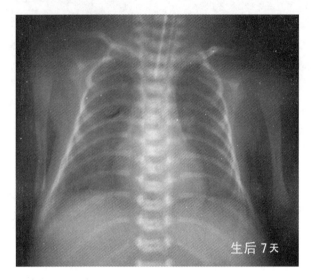

图 7-11-3 双肺完全不透明

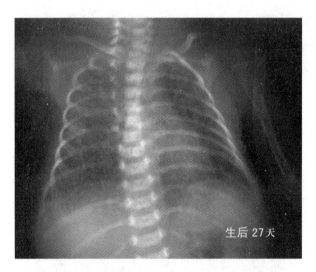

图 7-11-4 双肺斑片状影，可见蜂窝状透亮区

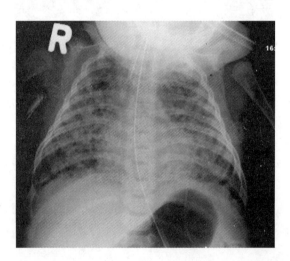

图 7-11-5 双肺野透亮区扩大呈囊泡状，伴充气过度和肺不张

薄层扫描可提高图像分辨率，发现早期或各种间质性病变，在诊断 BPD 中具有重要价值。主要特征为：双肺野呈磨玻璃状改变、多灶充气过度，如小囊状影（薄壁）或网格状影（壁厚），纹理增粗、紊乱，条状密度增高影和胸膜增厚等。病变多发生在两下肺，常呈对称性（图 7-11-6～图 7-11-8）。

## 【治疗与监测】

### （一）营养支持

1. 能量及蛋白质　由于慢性缺氧、呼吸功增加、能量代谢紊乱所致能量消耗增多以及摄入减少，应提供充足的能量和蛋白质，以利于增加机体抗感染、抗氧中毒能力以及促进正常肺组织生长、成熟和修复。能量为 140～160 kcal/(kg·d)，进食不足者加用肠道外营养。

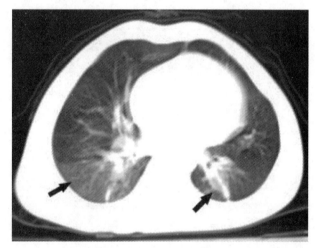

图 7-11-6 磨玻璃状阴影。两下肺见轻度密度增高影，境界不清（箭头）

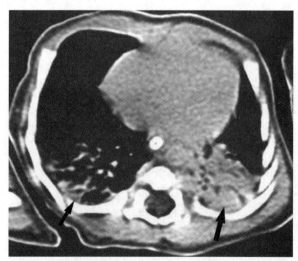

图 7-11-7 囊泡状阴影。两肺背段见多发囊泡状阴影（箭头），囊壁较厚，呈网格状

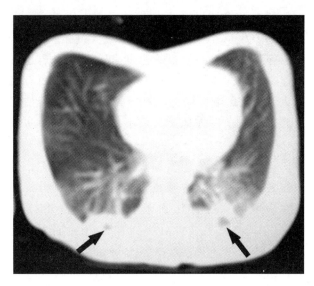

图 7-11-8  肺纤维化。两肺纹理增粗，间质纤维性改变，其间夹杂局限性肺气肿（箭头）

2. 维生素 A  可调节和促进机体多种细胞的生长和分化，促进肺泡上皮细胞增殖，调节肺胶原含量，促进胎肺成熟，维持呼吸道上皮的完整性以及逆转高氧等病理因素对肺发育进程的干扰。VLBW 儿出生时血浆和组织中维生素 A 水平低，是 BPD 易感因素之一。目前证据显示，出生后给 ELBW 儿维生素 A 5000 IU，肌内注射，3 次/周，连续 4 周，可降低 BPD 发病风险，但目前尚无确切证据证实维生素 A 对肺或神经发育的长期益处。其他药物，如维生素 E 和硒，具有抗氧化作用。肌醇与肺组织细胞膜结合，并为 PS 合成所必需。小样本临床研究证明，应用肌醇可明显降低早产儿死亡或 BPD 发生率，但仍需进行大样本、多中心随机对照临床研究证实。谷氨酰胺是肺细胞能量的主要来源，因此应注意补充。此外，还应补充维生素 C、维生素 D、钙、磷及其他微量元素。

**（二）控制感染，纠正伴随疾病**

BPD 病程中继发细菌、病毒或真菌感染是病情加重而危及生命的常见原因，因此 NICU 应加强消毒隔离制度，避免医源性感染。应密切观察 BPD 患儿有无合并感染，必要时行血、痰培养，机械通气患儿可行支气管肺泡灌洗液培养，以确定病原体，选择有效的抗生素治疗。呼吸道合胞病毒（respiratory syncytial virus，RSV）感染是 BPD 患儿出院后反复呼吸道感染的主要病因。一项随机对照试验的 meta 分析结果显示，注射 RSV 免疫球蛋白或 RSV 单克隆抗体可有效减少 BPD 患儿再次入院率。一项 RSV 人类单克隆抗体（帕利珠单抗）的大规模多中心研究发现，给 BPD 患儿注射帕利珠单抗 15 mg/kg，持续 5 个月，患儿因 RSV 感染的再入院率降低了 4.9%。因此，美国儿科学会推荐，对于因肺部疾病需治疗的 2 岁以下 BPD 患儿，在预计 RSV 感染高峰前的 6 个月内应考虑给予帕利珠单抗或 RSV 免疫球蛋白预防。

BPD 患儿因监测需要及营养不良，常合并医源性和营养性贫血，可给予成分输血和应用重组人促红细胞生成素，以维持相对正常的血红蛋白水平；症状性 PDA 应给予相应药物关闭动脉导管或给予手术结扎治疗。

**（三）限制液体**

研究表明，补液过量可增加 PDA、坏死性小肠结肠炎（NEC）和 BPD 的发生风险。同时 BPD 患儿肺内液体平衡异常，耐受性差，即使摄入正常量的液体也可导致肺间质和肺泡水肿，肺功能恶化，因此应控制液体量和钠摄入。但过分限制液体量又会引起营养不良，影响肺泡化进程。当出现下列情况可短期使用利尿剂：①生后 1 周出现呼吸机依赖，有早期 BPD 表现；②病程中因输入液量过多致病情突然恶化；③治疗无改善；④需增加能量、加大输液量时。首选呋塞米（速尿），可迅速减轻肺水肿、改善肺顺应性、降低气道阻力，从而改善肺功能。剂量为 0.5~1 mg/kg，每天 1~2 次，或隔天 1 次。用药过程中须注意该药的副作用，如低氯、低钾血症性代谢性碱中毒、骨质疏松、肾钙化等，不主张长期应用。也可联合口服双氢克尿噻和螺内酯，以减少药物副作用，剂量相同，均为 2~5 mg/(kg·d)。

**（四）氧疗与呼吸管理**

氧疗导致的肺损伤是 BPD 发病的主要原因之一，合理用氧是预防和治疗 BPD 的主要策略之一。不同胎龄新生儿的最佳氧饱和度（$SaO_2$）范围仍有争论。研究发现，生后早期分别用氧维持胎龄 <28 周的早产儿 $SaO_2$ 于 80%~90% 或 94%~98%，PMA36 周时低氧合组存活率比高氧合组低（18% *vs.* 46%），但存活者在 1 岁随访时，两组患儿存活率和脑瘫发生率相同。另一项来自 NICHD 新生儿研究网的关于 $SaO_2$ 85%~89% 和 91%~95% 安全性评估的随机多中心临床研究（胎龄 24~28 周的超未成熟儿 1316 例）显示，$SaO_2$ 85%~89% 组较 $SaO_2$ 91%~95% 组出院前死

亡人数高，但存活者严重早产儿视网膜病变（ROP）少，而两组存活者在PMA36周时BPD的发生率和死亡数均无显著差异。因此，将$SaO_2$ 91%～95%作为早产儿出生后推荐指标仍应慎重。目前多主张维持组织可耐受的最低$SaO_2$于90%～93%；如合并肺动脉高压和肺源性心脏病，或PMA36周后，$SaO_2$应维持在95%～96%。氧疗过程中应注意监测血气分析指标，并做适当调整。

正确的呼吸管理策略对于防治肺损伤至关重要。气管插管、机械通气可作为独立的、最重要的BPD危险因素，所有机械通气模式都可能导致早产儿肺损伤，因此应尽可能采用无创机械通气方法，如经鼻持续气道正压通气（nasal continuous positive airway pressure，nCPAP）（压力至少5～6 $cmH_2O$）、经鼻正压间歇通气（nasal intermittent positive pressure ventilation，nIPPV）和湿化高流量鼻导管（high-flow nasal cannulae，HFNC）给氧等模式，以减少插管及机械通气导致的肺损伤。RDS患儿应尽早采用INSURE（INtubate-SURfactant-Extubate to nCPAP）策略，以减少机械通气的应用和BPD发生率。越早采用INSURE策略，减少机械通气可能性越大。早期治疗性而非预防性PS应用联合nCPAP是RDS的最佳治疗方案。nIPPV可改善nCPAP效果，降低再插管率和BPD风险。当其他呼吸支持模式失败后，应使用机械通气，并尽可能缩短机械通气时间，减少肺损伤。可采用目标潮气量通气模式，应用最小潮气量4～6 ml/kg。最近系列研究发现，容量-触发通气模式所致的死亡率及BPD发生率均较压力限制通气模式低。在抢救性治疗中，可应用高频通气。插管机械通气期间或撤机后短期内可允许轻、中等程度的高碳酸血症（$PaCO_2$ 45～55 mmHg，pH>7.22），避免低碳酸血症，因后者可增加BPD及脑室周围白质软化（periventricular leukomalacia，PVL）的风险。

**（五）抗炎治疗**

1. 糖皮质激素　炎性损伤是BPD发生的关键环节，而肾上腺糖皮质激素可抑制炎症反应，减轻支气管痉挛及肺水肿和肺纤维化，促进肺抗氧化酶及表面活性物质的生成，迅速改善肺功能，有助于撤离呼吸机，减少BPD发生率，因此已广泛用于BPD的早期预防和治疗。但近年来大量临床观察发现，糖皮质激素增加死亡率，抑制头围生长和神经系统发育，尤其早期（生后96 h内）或中期（生后7～14天）应用或大剂量应用时，可引起婴儿神经系统发育迟缓和脑瘫。该药还可引起高血糖、高血压、感染、消化道溃疡和心肌肥大等不良影响。因此，对于VLBW儿生后使用地塞米松应采取谨慎态度，不应常规作为预防或治疗BPD的药物。2002年美国、加拿大和欧洲儿科协会一致推荐出生后糖皮质激素应用原则：① 仅作为神经系统发育随机对照研究的一部分。② 仅在病情严重等特殊临床情况下应用。$FiO_2$>0.5，平均气道压（MAP）>12～14 $cmH_2O$，机械通气持续已超过7天，反复肺水肿、利尿剂无效，出现支气管高反应症状（如喘鸣）等。③ 出生1周后应用。④ 应用前应正式告知家长可能出现的近期或远期副作用。⑤ 用药时间尽可能短。剂量按0.15～0.25 mg/(kg·d)，每12 h一次，连续用3～5天，静脉或口服给药。然而，在上述策略实施后的10年间，糖皮质激素应用大大减少，但各胎龄组BPD发病率和严重性均明显上升，提示糖皮质激素在BPD防治中有重要作用，给药时间、剂型、剂量和副作用仍存争议。研究表明，氢化可的松和地塞米松都可改善BPD患儿的氧依赖，但随访资料显示，地塞米松组中BPD神经系统异常及接受特殊教育者的比例与对照组相比，差异有统计学意义，而氢化可的松组与对照组相比差异无统计学意义，提示接受地塞米松治疗可能更容易导致神经系统不良预后。但尚缺乏足够证据支持推荐对所有BPD高危儿应用氢化可的松，尤其是大剂量应用。

一项针对出生后应用类固醇治疗的meta分析显示，某些极易感BPD及其相关疾病的早产儿，出生后类固醇治疗的益处可能大于其不利影响。对于仍需机械通气或高浓度氧数周仍不能拔管的患儿，临床医生必须权衡该药对拔管的益处和可能的副作用。2013年的欧洲RDS防治指南建议：当机械通气持续1～2周后，可考虑短期使用递减式低/极低剂量的地塞米松，以利于拔管。

2010年9月，美国儿科学会再次提出关于糖皮质激素防治BPD的推荐意见：不推荐大剂量地塞米松治疗方案[0.5 mg/(kg·d)]；小剂量地塞米松[<0.2 mg/(kg·d)]作为推荐治疗方案的证据尚不充分；早期氢化可的松治疗可能对部分患儿有益，但推荐给所有BPD高危儿应用的证据不

足；不推荐大剂量氢化可的松［3～6 mg/(kg·d)］治疗。VLBW儿生后全身使用类固醇治疗仍应采取谨慎态度。

2. 吸入型糖皮质激素 吸入型糖皮质激素具有局部抗炎作用而全身性反应甚微，可考虑应用。常用药物有布地奈德、倍氯米松等，雾化吸入1～4周，可显著改善拔管成功率，对于正准备拔管的婴儿，吸入型糖皮质激素有减少机械通气时间和PMA36周时的用氧需求。目前尚无证据证实雾化吸入型糖皮质激素在预防或治疗BPD中的疗效，故仍需进一步随机对照研究，探讨其是否有预防BPD的作用，不同给药途径、剂量和治疗方案的疗效、利弊及远期影响等，尤其是对神经发育的影响。最近一项前瞻性双盲随机对照研究（116例VLBW儿）中，生后48～72 h使用布地奈德（0.25 mg/kg）联合PS（100 mg/kg）（作为载体）雾化吸入，每8 h一次，直至$FiO_2 < 0.4$，结果显示，治疗组肺部炎症、$PCO_2$、MAP和$FiO_2$显著降低，BPD发生率、并发症发生率和死亡率也显著降低，PS的需要量显著减少。随访2～3年，治疗组运动发展指数（psychomotor development index，PDI）和智力发展指数（mental development index，MDI）评分高于对照组，但无统计学意义。

3. 阿奇霉素 阿奇霉素属于大环内酯类抗生素。研究表明，阿奇霉素可在多个环节抑制炎性瀑布反应，抑制促炎细胞因子及关键的炎性转化因子，如抑制白介素（IL)-1、IL-6、肿瘤坏死因子（TNF)-α以及NF-κB等各种促炎细胞因子；阿奇霉素的组织渗透力较强，可积聚在细胞内，抑制中性粒细胞迁移至炎症部位；阿奇霉素还作为一种自由基清除剂，通过激活中性粒细胞抑制过氧化物产生，因此具有潜在的抗炎作用，对慢性炎症有效。阿奇霉素对解脲脲原体、肺炎支原体和肺孢子菌（卡氏肺囊虫）等病原有效。由于BPD是一种早产儿的慢性肺疾病，其病理改变以炎症、肺泡发育受阻及纤维化为主，大环内酯类抗生素可能对其有效。阿奇霉素作为常规治疗BPD的方法尚需进一步研究。

**（六）其他药物治疗**

1. 外源性PS 自从20世纪90年代初应用以来，外源性PS已显著降低了RDS发病率及病死率，减少了吸入氧或机械通气的需求，降低了急性肺损伤，提高了早产儿，尤其是ELBW儿的存活率并降低了BPD的严重性和死亡率。但各种不同方案的PS替代疗法的meta分析结果表明，PS降低BPD的发病率并无统计学意义。

2. 吸入性支气管扩张剂 严重BPD常伴有呼吸道平滑肌肥大和气道高反应性。β肾上腺素受体激动剂可改善肺的顺应性、降低气道阻力。常用药物有沙丁胺醇、异丙肾上腺素、特布他林、奥西那林（间羟异丙肾上腺素）等。首选沙丁胺醇，短期应用可扩张支气管，改善肺功能。心动过速是其主要副作用。仅用于喘息急性发作时，不推荐口服给药。可采用沙丁胺醇计量吸入器（MDI）或0.5%沙丁胺醇溶液（5 mg/ml），0.02～0.04 ml/kg，雾化吸入，逐渐加量至总量0.1 ml（2 ml生理盐水），每6～8 h一次。也可将MDI用一种调节装置连接在机械通气时气管插管的近端。

3. 人重组抗氧化酶 氧自由基在BPD发病中起关键作用。早产儿内源性抗氧化酶系统缺陷，出生后较足月儿更常暴露在多种氧化应激的状态。因此，临床上已开展试用抗氧化剂，如人重组抗氧化酶-超氧化物歧化酶（rhCuZnSOD）、维生素A或维生素E，自由基清除剂，如N-乙酰半胱氨酸、别嘌醇、黄嘌呤氧化酶抑制剂等。研究表明，对于可能发生BPD的早产儿，出生时预防性气管内滴入rhCuZnSOD可增加抗氧化防御能力，预防氧化应激反应导致的长期肺损伤。一项多中心随机对照研究表明，每48 h给机械通气的ELBW儿吸入一次rhCuZnSOD，持续1个月，治疗组PMA36周时死亡率和氧依赖与对照组无明显差异，但治疗组婴儿再住院率低，急诊喘息次数和平喘用药次数减少。因此，尽管早期疗效不显著，rhCuZnSOD仍存在潜在益处。将该药物列为BPD预防用药前，尚需进一步研究。

4. 枸橼酸咖啡因 作为磷酸二酯酶抑制剂，该药可调节细胞内第二信使cAMP和cGMP的浓度，预防早产儿呼吸暂停，从而明显缩短机械通气时间，减少氧气或糖皮质激素等的应用，降低BPD发生率和死亡率，因此可作为出生体重≤1250 g的早产儿常规治疗的一部分，尤其当出现呼吸暂停或进行无创通气以及有创通气准备撤机时。首次负荷量为20 mg/(kg·d)，随后以5 mg/(kg·d)维持，可酌情持续使用至PMA34周。

5. 一氧化氮吸入（iNO） 截至目前的多中心临床研究表明，iNO治疗不能降低早产儿死亡率或 BPD 发生率，并且对于该药的益处、安全性及长期影响并未确定，因此，美国国家卫生机构不支持 iNO 作为 BPD 的预防或治疗措施应用于临床。

其他降低肺血管阻力的口服药物，如西地那非、前列环素等药物虽已批准用于确诊 BPD 的婴儿，但上述药物对于 BPD 的疗效尚未经随机对照研究证实。

**【预后和预防】**

**(一) 预后**

尽管近半个世纪以来，对于 BPD 的定义、发病机制等基础研究已取得了很大进展，同时治疗措施和预后也得到明显改善，然而，在过去的 20 年中，BPD 发病率仍未下降，死亡率和预后仍不容乐观。根据国外最近资料显示，重度 BPD 死亡率为 25%，其中第一年占 10%。死亡的主要原因为反复下呼吸道感染、持续肺动脉高压、肺源性心脏病以及猝死。存活者第一年再住院率高达 50%，反复下呼吸道感染是再入院的主要原因，病毒是其主要致病原。神经系统发育障碍的概率高出正常儿 2~3 倍，且儿童早期死亡率也高。长期并发症有高反应性气道疾病、反复下呼吸道感染、喂养困难、生长发育迟缓等，其中 50% 的 VLBW 儿有反复喘憋发作，33% 症状持续至学龄前期。双胎、有特应性疾病家族史、暴露于烟草环境者发作危险性增加。

**(二) 预防**

目前尚缺乏特效的 BPD 治疗药物和手段。预防 BPD 的发生远比治疗更重要，应针对 BPD 发病的每个环节预防肺损伤的发生与发展。

1. 预防早产　早产是 BPD 发生的最危险因素，胎龄越小，发病率越高。预防 BPD 应从预防早产开始，这也是减少 BPD 发生的重要措施。由于导致早产的病因众多，尽管针对具有早产史的高危产妇的诸多预防措施已实施，取得的进展仍然有限。

(1) 孕酮：作为子宫收缩抑制剂，孕酮可使早产的风险略降低，但对新生儿预后无明显影响。推荐应用的最适剂量、给药途径及给药时间仍缺少足够证据。2013 年欧洲 RDS 防治指南建议：为确保完成一个疗程的糖皮质激素治疗和（或）将孕妇转运至区域性围生医疗中心，可考虑短期使用抗分娩药物。

(2) 抗生素：据统计，超过 40% 的早产发生与宫内感染有关，且胎龄越小，宫内感染发生率越高。胎龄<28 周的早产儿宫内感染和（或）炎症发生率高达 90% 以上。因此，应给予早产、胎膜早破、尿道感染或有细菌种植史的孕妇产前应用抗生素治疗，以降低早产的风险。

(3) 产前应用糖皮质激素：产前 1~7 天应用糖皮质激素可降低 RDS 的风险，减少新生儿呼吸支持和死亡率，然而目前尚无确切证据提示其能降低 BPD 的发生率，甚至有研究显示多疗程糖皮质激素可显著增加 BPD 发生率，或仅能轻度降低 BPD 发生率。2013 年欧洲 RDS 防治指南建议：①应给予所有孕 23 周~34 周、有早产危险的孕妇单疗程的产前糖皮质激素治疗；②当第 1 个疗程的糖皮质激素治疗已超过 2~3 周，而胎龄<33 周且再次产程启动，应进行第 2 个疗程的产前糖皮质激素治疗；③足月前需剖宫产的孕妇应给予糖皮质激素治疗。

2. 产房处理　早产儿生后第 1 个小时的正确处理对于预防 BPD 尤为重要（即黄金 1 h）。从刚出生呼吸建立即应采取肺保护策略：①窒息复苏时应使用 T 组合复苏装置，按设置提供呼气末正压和吸气峰压；②早产儿生后氧饱和度逐渐上升，生后 5 min 为 60%~80%，10 min 后≥85%，应使用空氧混合装置供氧，纠正氧饱和度至相应水平；③有自主呼吸的早产儿可通过面罩或鼻塞 CPAP（5~6 cmH$_2$O）维持稳定，氧浓度从 21%~30% 开始，并在脉搏测氧仪监测下，根据心率和氧饱和度指标调高或降低氧浓度；④RDS 患儿应尽早采用 INSURE 策略，以减少机械通气的应用和 BPD 发生率；⑤避免潮气量过大或过小，因二者均可导致肺损伤；⑥转运过程中应避免通气过度导致肺损伤。

3. 其他　预防医源性感染，限制液体，关闭症状性 PDA、补充维生素 A 等，对预防 BPD 均有一定效果。

（常立文）

# 参考文献

[1] Northway WJ, Rosan RC, Porter DY. Pulmonary disease following respirator therapy of hyaline-membrane disease. Bronchopulmonary dysplasia. N Engl J Med,

1967，276（7）：357-368.

［2］ Viscardi RM. Perinatal inflammation and lung injury. Seminars in Fetal and Neonatal Medicine. Philadelphia：WB Saunders，2012.

［3］ Lavoie PM，Dube MP. Genetics of bronchopulmonary dysplasia in the age of genomics. Curr Opin Pediatr，2010，22（2）：134-138.

［4］ Fanaroff AA，Hack M，Walsh MC. The NICHD neonatal research network：changes in practice and outcomes during the first 15 years. Semin Perinatol，2003，27（4）：281-287.

［5］ Fanaroff AA，Stoll BJ，Wright LL，et al. Trends in neonatal morbidity and mortality for very low birthweight infants. Am J Obstet Gynecol，2007，196（2）：147. e1-e8.

［6］ 早产儿支气管肺发育不良调查协作组. 早产儿支气管肺发育不良发生率及高危因素的多中心回顾调查分析. 中华儿科杂志，2011，49（9）：655-662.

［7］ Merritt TA，Deming DD，Boynton BR. The 'new' bronchopulmonary dysplasia：challenges and commentary. Semin Fetal Neonatal Med，2009，14（6）：345-357.

［8］ Philip AGS. Chronic lung disease of prematurity：a short history. Seminars in Fetal and Neonatal Medicine. Philadelphia：WB Saunders，2009.

［9］ Laughon M，Allred EN，Bose C，et al. Patterns of respiratory disease during the first 2 postnatal weeks in extremely premature infants. Pediatrics，2009，123（4）：1124-1131.

［10］ Vrachnis N，Vitoratos N，Iliodromiti Z，et al. Intrauterine inflammation and preterm delivery. Ann N Y Acad Sci，2010，1205：118-122.

［11］ Sweet DG，Carnielli V. European consensus guidelines on the management of neonatal respiratory distress syndrome in preterm infants—2013 update. Neonatology. 2013，103（4）：353-368.

［12］ Saugstad OD，Speer CP，Halliday HL. Oxygen saturation in immature babies：revisited with updated recommendations. Neonatology，2011，100（3）：217-218.

［13］ Davis PG，Schmidt B，Roberts RS，et al. Caffeine for Apnea of Prematurity trial：benefits may vary in subgroups. J Pediatr，2010，156（3）：382-387.

［14］ Donohue，PK，Gilmore MM，Cristofalo E，et al. Inhaled nitric oxide in preterm infants：a systematic review. Pediatrics，2011，127（2）：e414-422.

［15］ Mercier JC，Hummler H，Durrmeyer X，et al. Inhaled nitric oxide for prevention of bronchopulmonary dysplasia in premature babies（EUNO）：a randomised controlled trial. Lancet，2010，376（9738）：346-354.

［16］ Laughon M，Bose C，Moya F，et al，A pilot randomized，controlled trial of later treatment with a peptide-containing，synthetic surfactant for the prevention of bronchopulmonary dysplasia. Pediatrics，2009，123（1）：89-96.

［17］ Yoder BA，Harrison M，Clark RH. Time-related changes in steroid use and bronchopulmonary dysplasia in preterm infants. Pediatrics，2009，124（2）：673-679.

［18］ Watterberg KL；American Academy of Pediatrics，Committee on Fetus and Newborn. Policy statement-postnatal corticosteroids to prevent or treat bronchopulmonary dysplasia. Pediatrics，2010，126（4）：800-808.

［19］ Yeh TF，Lin HC，Chang CH，et al. Early intratracheal instillation of budesonide using surfactant as a vehicle to prevent chronic lung disease in preterm infants：a pilot study. Pediatrics，2008，121：1310-1318.

［20］ Kuo HT，Lin HC，Tsai CH，et al. A follow-up study of preterm infants given budesonide using surfactant as a vehicle to prevent chronic lung disease in preterm infants. J Pediatr，2010，156（4）：537-541.

［21］ Hadchouel A，Durrmeyer X，Bouzigon E，et al. Identification of SPOCK2 as a susceptibility gene for bronchopulmonary dysplasia. Am J Respir Crit Care Med，2011，184（10）：1164-1170.

［22］ Pfister RH，Soll RF. Pulmonary care and adjunctive therapies for prevention and amelioration of brongchopulmonary dysplasia. Neoreviews，2011，12（11）：e635-644.

# 第十二节　新生儿呼吸衰竭

呼吸衰竭（respiratory failure）是指各种原因导致的中枢或（和）外周性呼吸生理功能障碍，使动脉血氧分压（$PaO_2$）降低和（或）二氧化碳分压（$PaCO_2$）增加，是临床重要的危重病。呼吸衰竭时患儿可有呼吸困难（窘迫）的表现，如呼吸困难、呼吸频率增快、呼吸音降低或消失、严重三凹征或吸气时有辅助呼吸肌参与及意识状态的改变。新生儿期以急性呼吸衰竭多见，如将患儿需要辅助通气作为诊断标准，国外有作者统计呼吸衰竭约占活产新生儿的 1.8%，死亡率为 11.1%。

## 【病因】

### （一）气道梗阻

包括鼻后孔闭锁，Pierre Robin 综合征，声带麻痹，鼻咽肿块或囊肿，喉蹼，会厌下狭窄，气管软化症、窒息缺氧或代谢性疾病所致的吞咽障碍。

### （二）肺部疾病

常见有早产儿肺表面活性物质缺乏导致的呼吸窘迫综合征、新生儿湿肺、吸入综合征、感染性肺炎、气漏综合征、肺不张、肺出血、早产儿慢性肺疾病等。

### （三）肺扩张受限

如张力性气胸、先天性膈疝、乳糜胸和胸内肿瘤引起的肺受压或扩张受限，严重腹胀所致的膈肌上抬等。

### （四）心脏病

先天性心脏病、心肌炎、心内膜弹力纤维增生症、动脉导管未闭等伴心力衰竭和肺水肿所致的呼吸功能不全。

### （五）神经系统及肌肉疾病

围生期窒息所致的呼吸系统抑制、早产儿频发呼吸暂停、颅内出血、脑膜炎、惊厥、中枢神经系统畸形、破伤风、膈神经麻痹、脊髓损伤、重症肌无力、药物中毒等（表7-12-1）。

表 7-12-1　新生儿呼吸衰竭的常见原因

| | |
|---|---|
| 呼吸驱动力量减弱 | 超未成熟，中枢抑制，代谢性疾病，神经肌肉性疾病，术后感染，营养不良 |
| 肺部疾病 | 肺表面活性物质缺乏，新生儿湿肺，肺水肿，胎粪吸入综合征，肺炎 |
| 气道异常 | 各种原因所致的气道梗阻 |
| 肺发育不全 | 先天性膈疝，Potter 综合征 |
| 胸廓容量过小 | 肠梗阻，脐膨出或腹裂畸形术后，腹水 |

## 【病理生理】

呼吸衰竭的主要病理生理改变是呼吸系统不能有效地在空气-血液间进行 $O_2$ 和 $CO_2$ 的气体交换，导致机体的供氧和 $CO_2$ 的排出不能满足代谢的需求。肺泡内的 $O_2$、$CO_2$ 与血液间的梯度决定了肺气体交换的效率。常用肺泡气体方程式来表示吸入氧浓度（$FiO_2$）、$PaCO_2$ 与肺泡氧分压（$PAO_2$）的关系：$PAO_2 = [FiO_2 \times (760 - 47)] - PaCO_2/R$，R 为呼吸商（常为 0.8）。根据 $PAO_2$ 与 $PaO_2$ 的差值来分析呼吸衰竭程度。

### （一）弥散障碍

血流经肺泡毛细血管膜进行气体交换的过程是物理性的弥散过程，与单位时间内弥散量的大小、肺泡膜两侧的气体分压差、肺泡膜面积、气体弥散常数及血液与肺泡的气体接触时间相关。气体分压差或溶解度越大，弥散量越大。在肺实质病变，如呼吸窘迫综合征（RDS）时，肺泡膜增厚，弥散距离增大，弥散量则减小。血液与肺泡气体接触时间过短也可影响氧的弥散。一般临床上的弥散功能障碍大多指 $O_2$ 的弥散障碍，而 $CO_2$ 的弥散能力很强，所以肺泡 $PACO_2$ 几乎与血 $PaCO_2$ 相同。

### （二）通气功能障碍

肺泡通气量决定了 $CO_2$ 的排出速率。通气功能障碍使肺泡通气量减少、$PaO_2$ 降低，同时由于 $CO_2$ 排出量减少，$PaCO_2$ 增加。新生儿气道直径小，毛细支气管的平滑肌薄而少，呼吸道梗阻主要是黏膜肿胀和分泌物堵塞；气管和支气管壁软弱，易于塌陷，使气道阻力增加。这些生理上的不足，加上气道黏膜的轻微炎症和水肿，将大大增加呼吸道阻力，在肺部疾病时易于发生阻塞性通气功能障碍。

中枢病变或药物使呼吸中枢抑制或受损，神经肌肉疾病累及呼吸肌，这些均使呼吸肌收缩力减弱，导致吸气时肺泡不能正常扩张而发生通气不足；胸腔积液、气胸、膈疝等均限制肺泡的扩张；RDS、肺炎等使肺僵硬而不易于扩张，使肺泡通气功能受到限制。

通气功能障碍致 $PaCO_2$ 增加，机体的代偿能力有限，常需用辅助通气治疗。在肺泡气体方程可见：随着 $PaCO_2$ 增加，$PAO_2$ 即出现下降，通过吸氧，提高 $FiO_2$ 使 $PAO_2$ 增加而纠正低氧血症。

### （三）通气血流比值失调

换气是肺泡 $O_2$ 与肺毛细血管网血流中 $CO_2$ 交换的过程。当肺泡萎陷时，血流经过肺血管而未进行气体交换，称为肺内分流；当肺泡通气正常而肺血流障碍，如肺血管栓塞或肺灌注不良时，称为无效腔（死腔）通气。正常通气（V）与血流（Q）比例相适应，当出现部分肺内分流或死腔通气时，即为通气血流比值（V/Q）失调。当出现肺内分流时，由于 $CO_2$ 的排出易通过正常肺泡通气的增加或缓冲系统代偿，$PaCO_2$ 增加常不明显；而由于未经肺氧合的分流血液的掺入，$PaO_2$ 明显降低，需要吸入较高浓度氧才能纠正低氧血症。

### （四）肺外分流

除呼吸系统本身病变所致的通气和弥散障碍引起的低氧和高碳酸血症外，由于新生儿早期动脉导管和卵圆孔尚未解剖性关闭，在严重肺部疾病和低氧时可并发持续肺动脉高压（PPHN），出现动脉导管和（或）卵圆孔水平的右向左分流，严重低氧血症与肺部病变不成比例，一般吸氧难以纠正低氧血症（详见 PPHN 章节）。

### 【临床表现】

#### （一）引起呼吸衰竭的原发疾病表现

如早产儿 RDS 在生后早期出现呼吸急促、呻吟、青紫，胎粪吸入性肺炎患儿有羊水胎粪污染和出生时窒息表现，膈疝者出现舟状腹体征，后鼻孔狭窄者在闭嘴后不能有效呼吸等。

#### （二）呼吸衰竭的早期表现

新生儿呼吸系统自身的代偿能力有限，在严重肺部疾病致呼吸衰竭发生前，患儿常有明显的呼吸窘迫表现，如呼吸频率增加、鼻翼扇动、发绀、辅助呼吸肌参与呼吸致三凹征等。由于新生儿的胸廓顺应性好，三凹征特别明显。由于早产儿存在呼气时将会厌关闭以增加呼气末正压的保护性机制，可在呼气时出现呻吟。

由于中枢性呼吸衰竭早期无明显的呼吸窘迫表现，临床上相对不易发现。例如，严重缺氧所致的呼吸抑制、胆红素脑病患者出现的呼吸减慢等可引起肺泡通气不足，而此时三凹征并不明显，只能从呼吸浅表或呼吸率异常减慢等体征中发现。

#### （三）重要脏器功能异常

新生儿呼吸衰竭除原发疾病和肺部功能异常的临床表现外，低氧、高碳酸血症、酸中毒等足以导致重要脏器功能异常。中等程度的低氧和高碳酸血症可引起心率和心输出量的增加，而严重低氧可致心输出量降低；低氧和高碳酸血症可引起肺血管阻力增加；因低氧和高碳酸血症，可出现反应低下、嗜睡、激惹、肌张力低下等神经系统症状；呼吸衰竭可导致钠、水排出减少；慢性呼吸衰竭（如慢性肺疾病等）时，由于 $PaCO_2$ 增加，氧解离曲线右移，使红细胞携氧在外周更易释放。

### 【血气分析】

呼吸衰竭时必有血气分析指标的变化，常以动脉血气分析测定值作为诊断参考。可出现 $PaO_2$ 降低或（和）$PaCO_2$ 增高，或伴代谢性或（和）呼吸性酸中毒。

### 【诊断】

新生儿呼吸衰竭的诊断标准至今尚无统一认识。其诊断可通过临床和实验室方面至少 2 个以上的指标进行判断。临床表现包括三凹征、呻吟、中心性青紫、难治性呼吸暂停、活动减少和呼吸频率＞60 次/分。实验室指标包括：① $PaCO_2$＞60 mmHg；② $FiO_2$ 为 60％时 $PaO_2$＜50 mmHg 或氧饱和度＜80％；③动脉血 pH＜7.20。在正确掌握新生儿机械通气指征的前提下，也有作者将新生儿需要接受机械通气（不包括 CPAP）定义为呼吸衰竭。

由于极低出生体重儿在 $PaCO_2$ 增高伴 pH 值下降时脑室内出血的概率明显增加，为预防颅内出血，常在上述机械通气指征尚未达到前即给予辅助呼吸支持。

## 【评估】

### （一）临床评估

对于新生儿急性呼吸衰竭，尽管常将血气分析作为诊断和评估的方法，但根据临床症状和体征作出诊断和判断病情也十分重要。新生儿的呼吸系统代偿能力有限，故早期认识呼吸衰竭很重要。应尽可能预测呼吸衰竭的发生，避免气体交换障碍。

当怀疑有呼吸衰竭时，应快速评估患儿的通气状态，包括呼吸运动是否存在及强弱程度、呼吸频率、呼吸运动幅度、是否存在青紫及是否存在上呼吸道梗阻。此外，在低氧及高碳酸血症时，患儿常有意识状态改变，如少哭少动、嗜睡与易激惹等。

当患儿出现明显呼吸困难且影响到重要脏器功能，尤其是出现呼吸暂停时，往往提示有严重呼吸衰竭。在处理已出现的呼吸衰竭伴低氧时，不必等待患儿只吸空气（21% $O_2$）状态下的血气分析值，而是应立即纠正低氧血症，再针对引起呼吸衰竭的原发病进行诊断和治疗。

### （二）对肺气体交换障碍程度的评估

血气分析在呼吸衰竭评估中有重要地位。$PaO_2$ 降低和急性期 $PaCO_2$ 的增高伴 pH 值的降低是呼吸衰竭诊断的重要指标，可反映通气和氧合状态。但 $PaO_2$ 也受心脏右向左分流的影响，$PaCO_2$ 在慢性碱中毒时可代偿性增加，而这些情况本身并非呼吸系统问题，因此，单凭血气分析指标的异常不能诊断为呼吸衰竭。对于呼吸衰竭患儿，在用氧情况下，$PaO_2$ 不能反映低氧程度和肺部病变的进展或好转，此时应采用包含 $FiO_2$ 的评估指标，如肺泡-动脉氧分压差（$A-aDO_2$）。当评估氧合状态时，应同时考虑血氧分压与给氧浓度，此时采用 $A-aDO_2$ 能对呼吸衰竭的严重程度及变化进行定量判断。$A-aDO_2 = (713\ \text{mmHg} \times FiO_2) - [(PaCO_2/0.8) + PaO_2]$，该指标的基本原理是：肺弥散功能正常时 $PAO_2$ 与 $PaO_2$ 的差值很小（<10 mmHg），当肺部疾病严重而影响气体弥散或存在肺内或肺外（心脏水平）分流时，二者的差值增大。差值越大，提示疾病程度越重。该指标可用于病情的动态评估。在临床上也常用 $PaO_2/FiO_2$ 作为呼吸衰竭严重程度的评估指标，其意义与 $A-aDO_2$ 类似。$PaO_2/FiO_2$ 比值越小，提示肺部疾病越重。临床上将 $PaO_2/FiO_2 < 300$ 诊断为急性肺损伤，将 $PaO_2/FiO_2 < 200$ 诊断为急性呼吸窘迫综合征（ARDS）。

$PaCO_2$ 水平直接反映了肺泡通气量的变化，它一般不受 $FiO_2$ 的影响。$PaCO_2$ 的显著增高往往是辅助机械通气的指征。血 pH 值往往结合 $PaCO_2$ 水平进行分析，判断是代谢性还是呼吸性酸碱平衡紊乱，这在呼吸衰竭的临床评估中也十分重要。

## 【治疗】

呼吸衰竭的治疗目标是恢复正常的气体交换，同时使并发症减少到最小程度。

### （一）一般治疗

对于新生儿呼吸衰竭，一般治疗包括将患儿置于舒适体位，对于重症呼吸衰竭需呼吸支持者，采用俯卧位可能对通气及病情预后更为有利。胸部物理治疗，如给予翻身、拍背、吸痰等，使气道保持通畅，减少呼吸道阻力和呼吸做功，是呼吸衰竭治疗的辅助措施。对重症呼吸衰竭患儿的营养支持和合理液体平衡对原发病恢复、气道分泌物排出和保证呼吸肌的正常做功有重要意义。

### （二）原发疾病的治疗

如对 RDS 采用肺表面活性物质替代治疗等措施，对先天性心脏病心力衰竭伴肺水肿所致呼吸功能不全采用正性肌力药和利尿剂，对于肺部感染选用合理的抗感染治疗，有后鼻孔梗阻者给予口腔人工气道放置等。

### （三）氧疗与呼吸支持

低氧血症较高碳酸血症的危害更大，故在呼吸衰竭早期应给予吸氧。根据病情演变和吸氧程度调整用氧支持力度。应用空氧混合仪调整 $FiO_2$，单纯轻度低氧无明显呼吸困难者，可采用鼻导管或面罩给氧；而头罩吸氧能获得较高浓度和较均匀的氧吸入，同时也便于精确估计 $FiO_2$。对于早产儿应注意控制 $FiO_2$ 和监测血氧饱和度，以免发生早产儿视网膜病变（ROP）。应注意吸入氧的加温和湿化，以利于呼吸道分泌物的稀释和排出。

严重呼吸衰竭常常需要气管插管，辅助机械通气来进行呼吸支持。机械通气已成为呼吸衰竭治疗的主要手段（详见第8章）。

### （四）特殊的呼吸支持

对于重症呼吸衰竭，在常规呼吸支持无效的情况下，可应用较特殊的呼吸或生命体征支持，包括：①体外膜肺（ECMO）。该技术作为体外生命支持手段，能降低呼吸衰竭的病死率，其适应证之一必须是肺部原发病为可逆性改变。ECMO的原理是将非氧合血引出体外，通过膜氧合器进行氧合，再进入患者循环，起到人工肺的作用。该治疗所需复杂设备，需投入大量人力及费用。②液体通气。全氟化碳液体由于其理化特性，对 $O_2$ 和 $CO_2$ 高度溶解，对气流的阻力很低，能显著降低肺表面张力。以全氟化碳液体进行气体交换或部分液体通气（全氟化碳液体仅补充功能残气量，潮气量以常规呼吸机提供）能增加肺顺应性、改善氧合、降低 $PaCO_2$ 及增加 pH 值。③高频通气。高频通气越来越多地被用于急性呼吸衰竭。在应用高频通气时，将平均气道压（MAP）提高至较常频呼吸机更高，这种使用方法可提高氧合，同时心输出量并未受到影响，气漏的发生率也未增加。④一氧化氮（NO）吸入治疗。呼吸衰竭的病理生理机制包括肺血管收缩，导致通气血流比值（V/Q）失调和低氧血症。通过吸入 NO 的方法可选择性扩张肺血管，当有通气的肺泡所支配的血管舒张时，使氧合改善（详见第八章）。

（杜立中）

## 参考文献

[1] Angus DC，Linde-Zwirble WT，Clermont G. Epidemiology of neonatal respiratory failure in the United States. Am J Respir Crit Care Med，2001，164：1154-1160.

[2] Spitzer AR. Positive-pressure ventilation in the treatment of neonatal lung disease//Polin RA，Graham PL，Goldsmith JP. Assisted ventilation of the neonate. 5th ed. Philadelphia：WB Saunders，2011：176-177.

[3] Gleason CA，Devaskar SU. Avery's diseases of the newborn. 9th ed. Philadelphia：Elsevier Saunders，2012.

[4] Cloherty JP，Eichenwald EC，Hansen AR，et al. Manual of neonatal care. 7th ed. Philadelphia：Lippincott Williams & Wilkins，2012.

# 第8章　新生儿呼吸功能监测与治疗

## 第一节　呼吸功能监测

心肺功能、通气、氧合的监测是新生儿重症监护最重要的内容之一，可通过床旁监护仪器和实验室检查得以实现。这些监测设备提供的信息是诊断和治疗新生儿呼吸系统疾病的重要工具。

### 【呼吸频率、呼吸暂停及心率监测】

经胸壁电阻抗法是新生儿呼吸监测的标准方法。该技术是基于呼吸时气体容量的改变可导致胸腔电阻抗的改变，通过体表电极测量。经胸壁电阻抗主要用于监测呼吸频率及探测呼吸暂停。

当阻抗的变化超过设定的阈值时，呼吸被探测到。由呼吸时胸腔电阻的周期性变化测定呼吸间隔，并计算出呼吸频率，然后将电讯号传送至示波器，分别显示呼吸振幅和节律，并以数字显示瞬间内每分钟呼吸次数。如果阈值设定较低，会降低仪器对于呼吸暂停的敏感性，并且小的干扰（如心脏搏动）可能被误认为是呼吸。监护仪可自动调整这一阈值或电阻抗幅度，或应用复杂的方法来探测呼吸或呼吸暂停。经胸壁电阻抗在评估绝对潮气量时不可靠，但可应用于评估潮气量的相对变化。这项技术对中枢性呼吸暂停的探测比阻塞性呼吸暂停更有效。已有更特异的技术被用来诊断和鉴别呼吸暂停，包括热敏电阻和$CO_2$监测仪来监测气体呼出，呼吸感应测量仪用于测量胸腹的扩张。经胸壁电阻抗也可以测量心率及发现心动过缓和心动过速。

正常新生儿呼吸频率为 40～60 次/分，心率为 120～160 次/分。

### 【通气监测】

对于机械通气的新生儿，最基本的通气监测方法包括评估胸部的扩张、监测呼吸频率和听诊。这可以通过监测潮气量（VT）和每分通气量完成。大多数新生儿呼吸机都可以通过流量传感器来进行测量。通过流量传感器可以监测自主呼吸，评估呼吸系统力学和发现潮气量过高或不足。流量传感器可连接于呼吸机管道中（连接气管插管导管和呼吸机环路）或在呼吸机中。常见以双相流速压力传感器连接于呼吸机管道近患者端，持续监测气体流速和气道压力，通过电子计算机显示出肺顺应性、潮气量、气道阻力、每分通气量和无效腔（死腔）通气量，并描绘出压力容量曲线，通过肺力学监测能更准确地指导调节呼吸机参数，减少肺部并发症发生。在小新生儿，管道内的流量传感器比呼吸机内的流量传感器准确性更好，因为潮气量和流量仅仅是回路中压缩的气体容量以及循环偏差流的一部分。

### 【血气监测】

确定动脉血气状态是治疗新生儿呼吸衰竭和肺疾病的关键。测定动脉血氧分压和二氧化碳分压是评估通气的有效性和是否适合的参考标准。动脉血氧水平监测在病情较重的新生儿至少每 4 h 一次，对极重的患儿测定时间视病情而定。对用辅助呼吸的新生儿，一般于调节呼吸机参数后 15～20 min 内测定一次，以判断调整是否适当。病情稳定者，可每 6 h 或更长时间测定一次。

为了反复采集动脉血标本，需要置入导管。在新生儿，通常在呼吸衰竭的急性期进行脐动脉置管（UAC）。经 UAC 采集的标本进行血气分析是最准确的，但在置管前和应用过程中需要保证 UAC 置管的受益大于风险。在 UAC 置管中和使用过程中都有风险，包括血管穿孔、血栓形成和栓塞、血管痉挛及感染。UAC 管端在腹腔丛之上比在肾或肠系膜动脉之下并发症发生少。

当无法进行 UAC 置管时，也可经皮肤进行桡动脉、尺动脉或足背动脉置管。当无法进行有创置管操作时，可进行动脉穿刺采血，包括桡动脉、尺动脉、颞动脉、胫后动脉及足背动脉。动脉穿刺采血标本的结果应仔细分析，因为采血过程通常会影响患儿（因疼痛哭闹而加重缺氧），从而影响血气结果。还可以采集足跟中间或侧面的毛细血管床血标本。需要将局部加热后采血，加热可使局部充血或"动脉化"。这些标本大致代表了动脉血气水平，分析时也需慎重。若混入静脉血或空气，常产生错误的估计。采集足跟血也会刺激新生儿，从而改变原有的血气状态。血气分析的错误常与检测技术相关。标本混入气泡可降低二氧化碳分压（$PCO_2$）并且改变氧分压（$PO_2$）。混入液体可降低 $PCO_2$ 和 $PO_2$，并且影响 pH。因为血细胞的代谢是持续的，采样后应尽快进行检验，低温储存和转运。

当进行转运或需要尽快获得结果时，床旁便携式血气分析仪被证明是最有效的。另一种测量方法是通过 UAC 置入血管内电极，从而获得持续的血气分析资料。

正常新生儿血气分析参考值：动脉血氧分压（$PaO_2$）60～80 mmHg，动脉血二氧化碳分压（$PaCO_2$）40～55 mmHg，动脉血氧饱和度（$SaO_2$）85%～95%，pH 7.25～7.45。

### 【经皮血气监测】

经皮氧张力（$TcPO_2$）和经皮二氧化碳张力（$TcPCO_2$）测量提供了一种无创评估 $PaO_2$ 和 $PaCO_2$ 的方法。其原理是放置于皮肤的电极将皮肤加温到 43～44℃，使其充血，局部灌流增加，从而产生一个在经皮感受器之下的皮肤电极单位，并且通过对这一单位中电解液的电化学测量来确定局部的 $O_2$ 和 $CO_2$ 压力。

在测量 $TcPO_2$ 时，电极使氧从毛细血管至皮肤的弥散减少，测量的电流结果是毛细血管床 $PO_2$ 的一部分。因为皮肤代谢是持续的，需要维持局部充血以保持足够的皮肤灌注，使测量的 $TcPO_2$ 数值不会受皮肤氧消耗的影响。因此，$TcPO_2$ 的准确性依赖于电极温度确实保持或大于 43℃。在 $PaO_2$ 50～100 mmHg 时，$TcPO_2$ 与 $PaO_2$ 相关性良好，故可用于临床动态观察。然而，当低血压和酸中毒时，由于皮肤灌注不足，评估值常较低。需定时测 $PaO_2$，以了解 $TcPO_2$ 的准确性。

在 $TcPCO_2$ 测量时，$CO_2$ 分子从毛细血管床弥散，改变了皮肤电极单位中电解液的 pH 值。这使电极和参考值之间的电位发生改变，此变化被仪器转化为 $TcPCO_2$。皮肤代谢产生 $CO_2$，如果局部灌注不良，测量的 $TcPCO_2$ 可能会超过 $PaCO_2$ 值。$TcPCO_2$ 的测量值也会受周围灌注的影响，当周围灌注减少时倾向于过高估计 $PaCO_2$ 为高碳酸血症。

$TcPCO_2$ 与毛细血管 $PCO_2$ 密切相关。尽管毛细血管血气可能不是最佳的参考，但它们常常是长期进行血气监测仅有的办法，因为动脉置管监测血气仅用于呼吸衰竭的急性期。对于早产儿，进行 $TcPCO_2$ 监测可以减少动脉采血监测和反复穿刺的需要，而最主要的优点是可以持续监测。因此，$TcPCO_2$ 通常用于辅助标准血气，以提供变化趋势和观察呼吸系统的稳定性。它对于有创通气治疗时的监测非常有益，因为有创通气时需要密切追踪血气状态的改变。

新生儿表皮层很薄，具有相对低的代谢。传感器放置后需要待皮肤灌注增加后，测量的 $TcPO_2$ 和 $TcPCO_2$ 才达到稳定。将皮肤电极贴紧，以保持准确性。与血气标本相似，气泡会暂时降低 $TcPCO_2$。

皮肤电极通常放置于胸部或大腿。由于需要较高的电极温度，而早产儿皮肤敏感，需要经常改变电极位置，以避免皮肤损伤。经皮肤测量结果较动脉血的变化滞后。

### 【呼吸末二氧化碳监测】

呼气末二氧化碳分压（$PetCO_2$）的监测是基于以下假设：呼气末气道中测量的气体代表了肺泡的气体，并且与动脉血水平相当。通过置于气道的红外线传感器测定主流或侧流气体标本的 $PetCO_2$。$PetCO_2$ 测量结果依赖于潮气量，因为呼出气体需要携带肺泡气体。$PetCO_2$ 的准确性受肺部疾病的影响，肺部疾病时动脉至肺泡 $CO_2$ 梯度增加，导致过低估计 $PetCO_2$ 数值。因此，$PetCO_2$ 更常用于足月或近足月新生儿，以及不伴有肺部疾病的患儿因其他疾病需要 $CO_2$ 监测者。

### 【经皮血氧饱和度监测】

动脉血氧饱和度（$SaO_2$）能反映血液的氧合

状态及氧含量水平，可用经皮脉搏血氧饱和度（SpO₂）仪进行间接测定。通过经皮脉搏氧饱和度仪对 $SaO_2$ 进行评估是基于氧合血红蛋白和去氧血红蛋白或血红蛋白减少时在红光区和红外线区光吸收率的差异。去氧血红蛋白比氧合血红蛋白吸收更多的红光和更少的红外线。当 $SaO_2$ 增加时，红光与红外线吸收的比值降低。在循环中的这种变化只能由搏动的动脉血产生。用可穿透血液的红光（660 nm）和红外光（940 nm）分别照射，并以光敏二极管对照射后的光信号（取只有搏动的毛细血管床信号）进行处理，得出 $SaO_2$ 的数值。将传感器置于肢体末端（指、趾）、鼻尖或耳垂皮肤进行测定。新生儿 SpO₂ 与 $SaO_2$ 的相关性较好。

由于搏动血流的吸收只是由组织和静脉血光吸收的一小部分，脉搏幅度的变化和患者活动均可干扰从发射到接收的光学途径，从而影响 SpO₂ 准确性。婴儿肢体过度活动时，显示的 SpO₂ 常因干扰而不正确，故观察读数应在安静状态下，当心率显示与心电监护仪所显示心率基本一致时读取值。组织低灌注或探头放置不当（如探头过紧）也可影响 SpO₂ 的准确性。应注意 SpO₂ 不适用于高氧的监护，氧离曲线在平坦段时 $SaO_2$ 变化甚少。

**【睡眠呼吸监测】**

近年来国外开始应用多导睡眠监测仪对新生儿进行睡眠呼吸监测，此检查方法安全、可靠，特别对于发现新生儿呼吸暂停、鉴别呼吸暂停类型具有重要临床意义。应用多导睡眠监测仪记录一段时间内新生儿睡眠时的生理参数，通过连续计算机回放并手工分析，剔除干扰，得到监测结果。新生儿呼吸暂停分为中枢性、阻塞性及混合性 3 种类型，中枢性呼吸暂停的特征是发作时口鼻气流和呼吸运动停止；阻塞性呼吸暂停的特征是呼吸道气流停止，但仍有呼吸运动；混合性呼吸暂停兼有以上两种因素。多导睡眠监测仪因能同时监测口鼻气流及胸腹运动，故能明确是否发生呼吸暂停及呼吸暂停的类型，对于呼吸暂停的临床诊断和治疗有指导意义。

**【肺功能监测】**

新生儿机械通气过程中应进行床旁无创肺功能监护，以反映患儿和机器相互作用下通气和力学的情况，为临床医师调节呼吸机参数提供较为客观的依据。但影响测量的因素较多，如患儿自主呼吸与呼吸机对抗、分泌物多、体位和传感器位置等均可对测值有影响。新生儿肺功能具有肺容量小、气道阻力高和呼吸调节机制不成熟的特点。主要监测项目包括：

**（一）通气量**

包括潮气量（tidal volume，VT）和每分通气量（minute ventilation volume，MV），是机械通气时最基本的指标。

1. VT 每次自主呼吸或机械通气进入或排出肺的通气量，平均 5～7 ml/kg。过高可导致通气过度，气体容积过大使肺泡和小气道上皮牵张过度而受损，过低则有效肺泡通气量下降。

2. MV MV＝VT×频率，为单位时间内的肺通气量。长时间通气中针对具体情况改变呼吸机参数时应维持 MV 相对稳定。

**（二）顺应性**

呼吸系统顺应性（compliance of the respiratory system，Crs）＝VT/（PIP-PEEP），其中 PIP 为吸气峰压，PEEP 为呼气末正压，Crs 单位为 ml/（cmH₂O·kg），是指机械通气时相对气道压力变化时潮气量的变化，反映肺在特定压力范围内的容量变化难易程度，正常值在 0.8～1.2 之间。

**（三）气道阻力**

气道阻力（airway resistance，Raw）＝P/Q，P 代表压力差，Q 代表流速，Raw 单位为 cmH₂O/（L·s），反映气道通畅程度。新生儿正常值 100～150。在细小气道出现吸入物或分泌物阻塞或小气道内膜因炎症水肿时，气道阻力增加。

（崔蕴璞）

# 参考文献

[1] Gleason CA, Devaskar SU. Avery's diseases of the newborn. 9th ed. Philadelphia：Elsevier Saunders, 2012.

[2] Cloherty JP, Eichenwald EC, Hansen AR, et al. Manual of neonatal care. 7th ed. Philadelphia：Lippincott Williams & Wilkins, 2012.

[3] Becker MA, Donn SM. Real-time pulmonary graphic monitoring. Clin Perinatol, 2007, 34：1-17.

［4］ Chow LC，Vanderhal A，Raber J，et al. Are tidal volume measurements in neonatal pressure-controlled ventilation accurate. Pediatr Pulmonol，2002，34：196-202.

［5］ 邵肖梅，叶鸿瑁，丘小汕. 实用新生儿学. 4 版. 北京：人民卫生出版社，2011：430-433.

［6］ Hay WW Jr，Rodden DJ，Collins SM，et al. Reliability of conventional and new pulse oximetry in neonatal patients. J Perinatol，2002，22：360-366.

［7］ 张家骧，魏克伦，薛辛东. 新生儿急救学. 2 版. 北京：人民卫生出版社，2006：355-358.

# 第二节 新生儿肺疾病的超声诊断

长期以来，人们对肺疾病的诊断主要依赖于胸部 X 线检查。由于肺泡内充满气体，超声波在遇到气体时会发生全反射，因此，对肺疾病的诊断一直被认为是超声检查的"禁区"。近年来这一"禁区"已逐渐被打破，且技术日益成熟，超声诊断肺部疾病已成为一种重要的检查和治疗效果监测手段，并逐渐被临床医师所接受和认可。很多过去主要依赖胸部 X 线检查诊断的肺部疾病，现在均可借助超声检查作出诊断，肺超声为新生儿肺疾病的诊断与鉴别诊断开辟了一个崭新的领域。

## 【肺超声常用术语】

### （一）胸膜线

胸膜线（pleural line）是胸膜–肺表面的界面回声所形成的回声反射。其在超声下呈光滑、规则的线状高回声，正常情况下厚度不超过0.5 mm。胸膜线消失、粗糙、增厚（＞0.5 mm）或不规则等均为异常。源自胸膜线的伪像有两种，互相垂直，一种是水平的 A 线（A-line），另一种是垂直的 B 线（B-line），这两种伪像奠定了肺超声的基础。

### （二）A 线

A 线（A-line）是一种混响伪像。位于胸膜线下方，呈一系列水平的与胸膜线平行的线状高回声，彼此间距相等，间距等于皮肤到胸膜线间的距离。A 线的数量和超声仪器设置的深度（depth）相关，当探查部位较深时，可见到较多的 A 线显示在屏幕上。正常肺组织至少可见到 3 条以上 A 线。

### （三）B 线与彗星尾征

起源于胸膜线并与之垂直、呈放射状发散至肺野深部，并直达扫描屏幕边缘的线状高回声称为 B 线（B-line）；而未达扫描屏幕边缘、较短的线状高回声称为彗星尾征（comet-tail artifacts）。但是否到达屏幕的边缘，除与产生的机制可能不同有关外，还与图像深度的设置有关。正常儿童或成人肺在超声下见不到 B 线，但由于胎儿肺富含液体，新生儿在超声下常可以看到少量 B 线（图 8-2-1），常于生后 48～72 h 内完全消失。

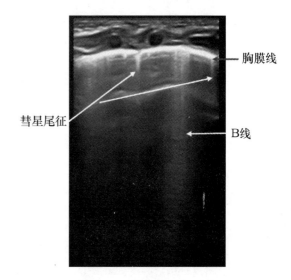

胸膜线

彗星尾征

B线

**图 8-2-1** 彗星尾征与 B 线

### （四）肺滑

在实时超声显示下，可见胸膜线随呼吸运动而运动，呈现为上下往返的胸壁相对运动，称之为肺滑（lung sliding）。

### （五）肺实变

超声影像呈"肝样变"（hepatisation）的肺组织，可伴有支气管充气征（air bronchograms）或支气管充液征（fluid bronchograms）。肺实变（lung consolidation）是最重要的肺超声影像学征象之一，对呼吸窘迫综合征、肺炎和肺不张的诊断具有重要价值。

### （六）肺岛

肺岛（spared areas）是指至少有一个肋间区域大小、周围被肺泡–间质综合征区域包绕着的正常肺组织。

### （七）肺泡–间质综合征

肺野内存在 3 条以上 B 线或每个筛查区域均呈白肺样改变时称为肺泡–间质综合征（alveolar-interstitial syndrome，AIS）。

### （八）弥漫性白肺（bilateral white lung）

肺野的 6 个区域均表现为密集的 B 线，A 线消失，没有肺岛存在。白肺是严重 AIS 的表现，为肺间质和肺泡存在大量液体所致。

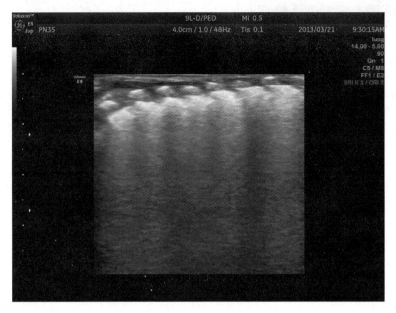

**图 8-2-2**　肺泡-间质综合征改变

**（九）间质综合征**

纵向扫查，在 2 个肋骨之间有多条（3 条以上）彗星尾征存在时称为间质综合征（interstitial syndrome），自肺-胸壁界面向远处展开。

**（十）肺搏动**

在实时超声下肺滑消失，但在胸膜线处可见实变的肺组织随心脏的搏动而搏动，称为肺搏动（lung pulse）。肺搏动是严重肺实变（如肺不张）的重要超声影像学特征。肺搏动可通过实时二维或 M 型进行观测。

**（十一）肺点**

实时超声下，随着吸气和呼气运动，正常肺影像与异常肺影像交替显示的分界点称为肺点（lung point）。正常的肺有肺滑和 A 线或少量彗星尾征；异常影像则表现为肺滑消失，但 A 线仍存在。B 型和 M 型均可检测到该点，但 M 型超声更容易。肺点可准确定位气胸时气体的边界，对局灶气胸的诊断与鉴别具有特异性价值。

**（十二）双肺点**

由于病变程度或性质不同，在超声影像上下肺野间形成鲜明的分界点，称为双肺点（double lung point）。双肺点对新生儿暂时性呼吸增快征（湿肺）的诊断与鉴别诊断具有特异性价值。

**【正常新生儿肺超声影像学特点】**

**（一）探头的选择**

新生儿肺超声使用线阵探头，早产儿以使用更高频率的线阵探头为好。高频线阵探头可以提供较高的分辨率。线阵探头频率范围为 7.5～14 MHz，可根据患儿大小，选择相对低或高频的线阵探头，并根据需要，可进一步调节探头的二维和彩色频率范围，以满足二维图像的分辨率、穿透性及血流的敏感性。在没有合适线阵探头的情况下，可以考虑使用凸阵探头，但应尽量使用高频。

**（二）检查方法**

通常以腋前线、腋后线为界，将肺分成前、侧、后三个区域，即两侧肺被分为 6 个区域。在进行肺超声检查时，需对肺各个区域进行纵向（探头与肋骨垂直）或横向（探头沿肋间隙走行）扫查，以纵向扫查（与身体纵轴平行）最为重要和常用。

**（三）正常肺超声表现**

新生儿正常肺组织在超声下呈低回声（黑色）；胸膜线光滑、清晰、规则，宽度不超过 0.5 mm；A 线也呈光滑、规则、清晰的高回声，与胸膜线等间距平行排列，随着扫描深度的增加，其回声强度逐渐减弱；无（出生 3 天以后）或仅有少数几条 B 线（出生 3 天以内），无肺泡-间质综合征和胸腔积液（图 8-2-3）。

**【新生儿常见肺疾病的超声诊断】**

**（一）呼吸窘迫综合征**

超声诊断呼吸窘迫综合征（respiratory distress

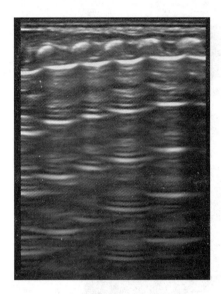

图 8-2-3 新生儿正常肺超声影像

syndrome，RDS）的敏感性为 100%、特异性达 92%。其主要超声影像学特点包括肺实变及支气管充气征（敏感性 83.3%、特异性 100%）、肺泡-间质综合征（敏感性 100%、特异性 0%）、胸膜线异常（敏感性 100%、特异性 45%）、肺滑减少或消失（敏感性 100%、特异性 100%）、肺岛消失（敏感性 100%、特异性 100%）、胸膜积液（敏感性 66.6%、特异性 5%）、肺搏动（敏感性 50%～80%、特异性 100%）及弥漫性白肺等（图 8-2-4）。

#### （二）暂时性呼吸增快

双肺点是暂时性呼吸增快（transient tachypnea of the newborn，TTN）的特异性声像图特点，敏感性和特异性均为 100%。随着 TTN 病情恢复（肺野的清除），双肺点征象逐渐消失。在健康新生儿及其他肺疾病，如 RDS、肺不张、气胸、肺炎、肺出血时均无此发现。其他常见表现有 AIS（敏感性 100%、特异性为 0）、胸膜积液（敏感性 95%、特异性 33.3%）、胸膜线异常（敏感性 25%、特异性为 0）、彗星尾征、弥漫性白肺和 A 线消失等。肺实变则在 TTN 时不存在，如超声发现肺实变，可除外 TTN。TTN 的主要病理机制是肺组织内含水量增多，彗星尾征、B 线、AIS 或白肺产生的机制相同，均与肺组织内含水量增加有关，含水量较少时表现为彗星尾征或 B 线，密集的 B 线则进一步形成 AIS，严重的 AIS 即为白肺。因此，白肺或 AIS 是 TTN 的主要声像图改变，提示存在肺水肿（图 8-2-5）。

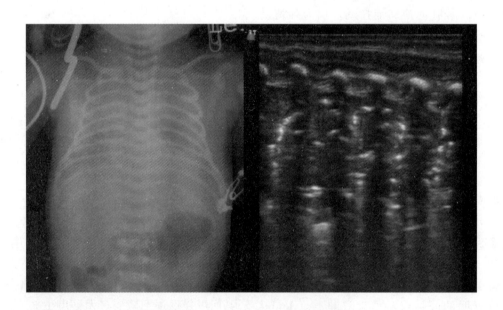

图 8-2-4 早产儿因呼吸困难 28 h 住院。胸片（左图）呈 Ⅳ 级 RDS 表现；超声（右图）显示肺野内大面积实变并支气管充气征，胸膜线显示不清，A 线消失

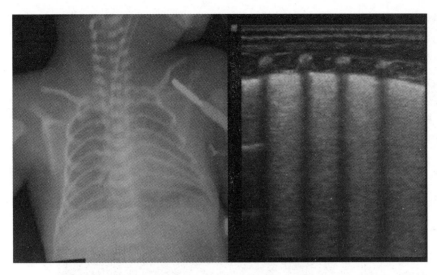

图 8-2-5 36 周早产儿，生后即出现呼吸困难。胸片（左图）呈 RDS 表现，但超声（右图）显示白肺改变、胸膜线显示不清，A 线消失与 RDS 相似，但未出现任何实变征象，故诊断为 TTN

**（三）胎粪吸入综合征**

可出现不规则局灶性肺实变、病变区胸膜线异常、A 线消失、AIS 或白肺表现（图 8-2-6）。

**（四）感染性肺炎**

新生儿感染性肺炎（infectious pneumonia，IPN）的主要超声影像学特点包括肺实变伴动态支气管充气征、胸膜线异常、AIS、A 线消失等。其中肺实变诊断 IPN 的敏感性为 100%，当伴动态支气管充气征时，诊断 IPN 的特异性亦达到 97.2%。

肺实变伴动态支气管充气征对肺炎的诊断具有高度特异性，其特点是：①大小和形状不同的低回声区（不规则实变区），通常实变范围较大。②不均匀的低回声反射（即实变）伴不规则的锯齿状边缘。③树枝状支气管充气征（dendrite-like air bronchogram）。④在实时超声下，可以看到空气在支气管内运动，称为动态支气管充气征（dynamic air bronchogram）。⑤实变可位于肺野的任何部位，实变区周围包绕充气肺组织。⑥彩色或能量多普勒于实变区可见肺血流信号。彩色或能量多普勒于实变区见到肺血流信号，提示实变肺组织内存在血供，这是肺部病变能够恢复或痊愈的基础。⑦可有少量胸腔积液（图 8-2-7）。

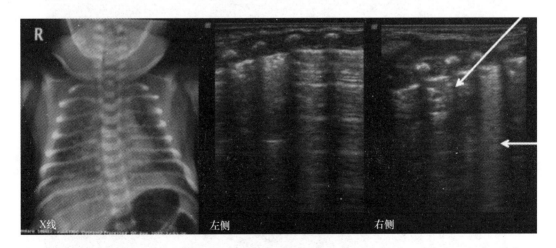

图 8-2-6 38 周新生儿，羊水Ⅲ度污染，剖宫产出生，无窒息，因进行性呼吸困难 13 h 入院。胸部 X 线（左图）符合胎粪吸入综合征诊断。肺超声显示左上肺呈 AIS 改变，左下肺正常（中图）；右上肺可见胸膜下局灶性实变，右下肺呈 AIS 改变（箭头所示），病变区胸膜线模糊，A 线消失（右图）

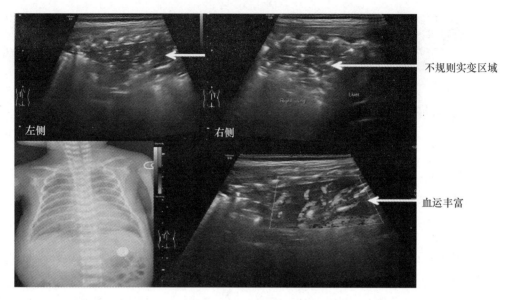

不规则实变区域

血运丰富

左侧　　右侧

**图 8-2-7**　新生儿生后 20 天，因呼吸困难 3 天住院。体温 38℃，双肺密集细湿啰音，白细胞总数 $22×10^9/L$，中性粒细胞 78%，C 反应蛋白 66.8 mg/L。肺超声显示两侧肺均可见边缘不规则的大面积实变区伴支气管充气征，胸膜线消失或模糊，A 线消失。多普勒超声显示实变区血运丰富（见彩图）

### （五）肺不张

肺不张（pulmonary atelectasis）最主要的超声征象是肺实变伴支气管充气征，实时超声下见肺搏动及肺滑消失对肺不张的诊断有进一步确诊价值。大面积的局灶性肺不张时肺实变显著、实变范围大，支气管充气征也愈加明显，甚至呈平行排列（图 8-2-8）；隐匿性的限局性肺不张则肺实变范围较小，支气管充气征也可不明显，可局限于 1～2 个肋间，由于病变范围局限，实时超声下肺搏动可不明显，肺滑也可不完全消失。

1. 局灶性肺不张　①病变部位的大面积实变伴支气管充气征（严重者呈平行排列的线状高回声）或支气管充液征（呈树枝状分布的线状低回声）。②实变区的边缘较为规则、清晰。③胸膜线异常及 A 线消失。④病灶周围呈 AIS。⑤实时超声下可见明显肺搏动，肺滑消失。⑥多普勒超声或能量超声于实变区可见肺血流。

2. 隐匿性肺不张　此处指传统胸部 X 线检查

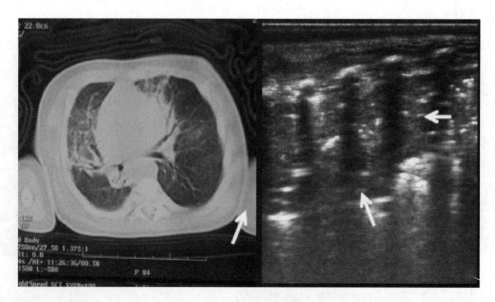

**图 8-2-8**　早产儿因 RDS 住院治疗不顺利，反复发生肺部感染，导致肺不张。肺超声（右图）显示大面积肺实变伴支气管充气征，边缘规则，胸膜线模糊，A 线消失。箭头所示不规则的肺实变提示肺不张

难以发现的、潜在的限局性肺不张，常见于呼吸机撤离困难的患儿。在超声下主要表现为：①限局性肺实变伴点状支气管充气征。由于范围局限，实变区的边缘可不规则。②病变部位胸膜线与 A 线消失，但非病变区肺超声征象仍正常。③实时超声下肺搏动不明显，肺滑仍可存在。

### （六）气胸

肺超声对气胸（pneumothorax）的诊断优于传统 X 线检查。检查时首选微凸探头（miceocon-vex），其他探头，如线阵、相阵或凸阵探头也可选用。气胸的主要超声影像学特点包括明确存在的肺点（敏感性 66%、特异性 100%）（肺点是诊断气胸的高度特异的征象，M 型超声对辨认肺点更为清晰），肺滑消失（肺滑存在对气胸的阴性预测值为 99.2%～100%）、胸膜线消失、无彗星尾征和 B 线 ［如存在可除外气胸（存在彗星尾征或 B 线对气胸的阴性预测值也是 99.2%～100%）］，以及气体引起多重反射而形成的增强影像等。气胸患者 A 线可存在，如果肺滑消失但 A 线存在，则对隐性气胸诊断的敏感性和特异性分别达到 95% 和 94%。因此，检查时首先观察是否存在肺滑，肺滑存在则排除气胸，若未发现肺滑，则观察是否存在彗星尾征，彗星尾征存在也可排除气胸。若肺滑和彗星尾征均未发现，则需考虑气胸可能。可进一步观察是否存在肺点，若发现肺点，则气胸诊断明确，若 3 个征象均不能观察到，气胸诊断则不能明确。

（刘　敬）

## 参考文献

[1] Zechner PM, Seibel A, Aichinger G, et al. Lung ultrasound in acute and critical care medicine. Anaesthesist, 2012, 61: 608-617.

[2] Elia F, Verhovez A, Molino P, et al. Lung ultrasound in the reexpansion of pulmonary atelectasis. Intern Emerg Med, 2011, 6: 461-463.

[3] Cattarossi L, Copetti R, Macagno F, et al. Lung ultrasound in respiratory distress syndrome: a useful tool for early diagnosis. Neonatology, 2008, 94: 52-59.

[4] Copetti R, Cattarossi L. The "double lung point": an ultrasound sign diagnostic of transient tachypnea of the newborn. Neonatology, 2007, 91: 203-209.

[5] Blaivas M. Lung ultrasound in evaluation of pneumonia. J Ultrasound Med, 2012, 31: 823-826.

[6] Caiulo VA, Gargani L, Caiulo S, et al. Lung ultrasound characteristics of community-acquired pneumonia in hospitalized children. Pediatr Pulmonol, 2013, 48: 280-287.

[7] Volpicelli G, Elbarbary M, Blaivas M, et al. International evidence-based recommendations for point-of-care lung ultrasound. Intensive Care Med, 2012, 38: 577-591.

[8] Caiulo VA, Gargani L, Caiulo S, et al. Lung ultrasound in bronchiolitis: comparison with chest X-ray. Eur J Pediatr, 2011, 170: 1427-1433.

[9] Caiulo VA, Gargani L, Caiulo S, et al. Lung ultrasound characteristics of community-acquired pneumonia in hospitalized children. Pediatr Pulmonol, 2013, 48: 280-287.

[10] Caiulo VA, Gargani L, Caiulo S, et al. Usefulness of lung ultrasoundin a newborn with pulmonary atelectasis. Pediatr Med Chir, 2011, 33: 253-255.

[11] 刘敬, 曹海英. 新生儿肺部疾病的超声诊断. 中华围产医学杂志, 2012, 15: 753-756.

[12] 刘敬, 曹海英, 李静雅, 等. 新生儿肺部疾病的超声诊断. 中华围产医学杂志, 2013, 16: 51-56.

[13] 刘敬, 曹海英, 刘颖. 肺脏超声对新生儿呼吸窘迫综合症的诊断价值. 中华儿科杂志, 2013, 51: 205-210.

[14] 刘敬, 曹海英, 王华伟, 等. 肺脏超声诊断新生儿暂时性呼吸增快症. 中华实用儿科临床杂志, 2013, 28: 846-849.

[15] 刘敬, 刘颖, 王华伟, 等. 肺脏超声对新生儿肺不张的诊断价值. 中华儿科杂志, 2013, 51: 715-719.

# 第三节 氧疗

## 【现状背景】

氧疗是新生儿呼吸治疗的重要组成部分。氧疗法是在呼吸功能障碍的情况下，除积极治疗原发病外，给予足够浓度的氧，以提高肺泡气氧分压，必要时应用机械通气，以改善通气和换气功能，纠正低氧血症，从而保证组织的供氧，消除或减少缺氧对机体的不利影响。氧疗的主要内容包括：合理的呼吸道管理，以保证氧疗的实施；合理用氧；以机械方式递送给氧，如连续气道正压通气（CPAP）、机械通气；用血液体外氧合方式进行生命支持等。氧疗的主要目标是维持组织获得适当的氧，特别是中枢神经系统和心脏，并且改善新生儿生后在血流动力学方面的不完全适应，其突出表现为持续肺血管阻力增加和动脉导管未闭。但早产儿抗氧化系统不成熟，不能平衡氧自由基的氧化效应，因而具有氧导致损伤的风险，氧疗中要避免氧中毒对早产儿眼、脑和其他器官的毒性作用。因此，当对缺氧的新生儿进行氧疗时，需要持续监测氧合情况，以避免高氧血症。

## 【治疗作用机制】

新生儿低氧可由以下因素引起：肺泡氧含量减少、通气血流比值下降、弥散能力下降和肺外的右向左分流。增加吸入氧浓度（$FiO_2$）可增加肺泡气氧张力，其结果是增加肺泡-毛细血管氧梯度，部分代偿导致缺氧发生的病因。

### （一）通气血流比值下降

因通气不足或因血流增加，导致肺泡血流大于通气时，应用单纯氧疗即可提高通气不足肺泡的肺泡气氧分压，明显改善氧合。

### （二）肺泡-毛细血管膜弥散障碍

疾病导致氧从肺泡向毛细血管弥散受阻，通过氧疗提高肺泡气氧分压达 150 mmHg 后，肺泡气-毛细血管血氧压差增大，即可克服弥散障碍，明显提高动脉血氧分压（$PaO_2$）。

### （三）肺普遍性通气不足

由于肺泡通气血流比值普遍低于正常，除低氧血症外，还伴有高碳酸血症。单纯氧疗对于这种低氧血症的效果良好，但不能增加 $CO_2$ 的排出，而且由于低氧血症的缓解削弱了缺氧对呼吸的刺激作用，使通气更为降低，可加剧高碳酸血症。常需要合并呼吸机治疗，以改善通气障碍和解除高碳酸血症。

## 【氧疗方法】

### （一）单纯氧疗

1. 鼻导管法　为低流量给氧法，实际的 $FiO_2$ 由供给的氧流量和新生儿吸入的流量决定，因而无法精确估计。常用橡胶管或硅胶管置于鼻前庭，氧流量为 0.3～0.6 L/min。该方法简便，适用于病情较轻的新生儿。其缺点是可引起鼻翼部疼痛，鼻分泌物可使导管口阻塞，导管扭曲，患儿张口、哭闹，可使氧供应减少；流量过高可引起鼻咽部的刺激，使患儿不适。

2. 加温湿化高流量鼻导管吸氧　是一种较新型的无创呼吸支持模式，2011 年的 Cochrane 系统将"高流量"定义为流量≥1 L/min。此供氧方式于 2000 年开始应用于临床，美国、澳大利亚、英国分别有 69%、63% 和 77% 的 NICU 应用此模式，国内部分 NICU 也已将其应用于临床，主要用于治疗早期及轻度呼吸窘迫综合征（RDS）、早产儿呼吸暂停及预防拔管失败等。需要使用加温湿化器、空氧混合器及短鼻塞导管设备。其可能的作用机制包括：冲洗鼻咽部解剖无效腔；降低上呼吸道阻力以及呼吸功；暖化、湿化的气体可改善肺顺应性和气传导性；降低代谢消耗；提供氧气，改善氧合等。参数设置原则：起始流量选择与体重相关，<2000 g 设置 3～6 L/min，2000～2999 g 为 4～7 L/min，≥3000 g 为 5～8 L/min。如出现以下情况可将流量上调 1 L/min：①$FiO_2$ 需上调＞10%；②$PaCO_2$ 增加 10 mmHg；③呼吸窘迫或三凹征加重；④胸片显示肺膨胀不良。如出现以下情况可将流量下调 0.5～1 L/min：①$FiO_2$＜30% 的情况下 $SaO_2$ 维持在 88%～95%；②$PaCO_2$ 在正常或允许上限水平（40～60 mmHg）；③无呼吸窘迫表现。作为拔管后的治疗时，$FiO_2$ 设置可较拔

管前增加 5%～10%。

**3. 鼻旁管法**　于鼻导管旁开一长约 1 cm 的狭窄小孔，将其固定于鼻孔前，封闭一侧断端，另一侧接气源供氧，流量为 0.5～1 L/min。适用于恢复期患儿或缺氧不严重者。该方法与鼻导管法相似，$FiO_2$ 也无法精确估计。

**4. 面罩给氧**　面罩置于口鼻前，使其对准患儿口鼻，加以固定。常用氧流量为 1～1.5 L/min，可与雾化吸入同时应用。应经常间断地移去面罩，检查皮肤的压迫部位，特别是鼻的脊部，防止皮肤损伤。

**5. 头罩给氧**　优点为对患儿创伤最小。将氧气和压缩空气进行混合，通过空氧混合器，可提供较稳定的 $FiO_2$。一般所需的总流量为 5～8 L/min，氧浓度可根据需要调节。用头罩时应注意：①把输入气体加温并湿化，使头罩内温度在患儿的中性温度范围，避免呼吸道干燥和冷气流导致患儿的头面部热量丢失；②流量要足，流量不足 5 L/min 可致 $CO_2$ 在罩内积聚；③流量过大，如超过 12 L/min，因气流过快，可导致患儿头部温度降低，最终导致新生儿低体温。

**6. 给氧浓度**　给氧浓度视患儿的需要而定。一般供氧浓度以能保持患儿的 $PaO_2$ 在 50～80 mmHg（早产儿 50～70 mmHg）为度。要达到患儿的氧需要量而不产生脑、眼、肺等的有害后果，必须进行 $FiO_2$ 及 $PaO_2$ 或动脉血氧饱和度（$SaO_2$）的监测。如 $PaO_2$ 高于 90～100 mmHg，则为血氧过高，对早产儿有导致早产儿视网膜病变（ROP）的危险。重症 RDS 早期可能需 $FiO_2$ 100% 才能维持 $PaO_2$ 50 mmHg，而当其恢复时，如果 $FiO_2$ 不进行调整，使其相应下降，则其产生的 $PaO_2$ 可能会 >200 mmHg 而引起氧中毒。所以根据测定的 $PaO_2$ 随时调节 $FiO_2$ 很重要。国内采用的早产儿目标血氧饱和度为 85%～95%。近期的文献指出，早产儿安全的血氧饱和度尚未明确，现有的研究提示生后早期为 85%～92%，至校正胎龄 36 周为 91%～95%，恢复期为 93%～95%。

### （二）鼻塞连续正压通气治疗

适用于单纯氧疗效果不佳，但 $PaCO_2$ 正常或接近正常（<50～55 mmHg）的患儿。

### 【适应证】

对严重呼吸困难的患儿需要给氧多无异议，但对于中等程度呼吸困难的患儿是否给氧，应根据血氧监测而定。通常吸入空气时，$PaO_2$ 低于 50～60 mmHg 应考虑给予吸氧。因为在 $PaO_2$ 低于 60 mmHg 时，其氧解离曲线呈陡峭状，所以 $PaO_2$ 的轻微下降可引起血氧含量的明显减少。

应根据不同疾病、病情和缺氧机制区别对待：循环性或贫血性缺氧的病因是循环功能不良或贫血，$PaO_2$ 多不低，重点是病因治疗。虽然氧疗可提高 $PaO_2$，但仅能部分减轻缺氧程度。组织性缺氧时 $PaO_2$ 并不低，而是组织不能利用氧，氧疗效果不佳。主要是病因治疗。

### 【不良反应与监测】

#### （一）局部损伤

鼻导管吸氧可能导致鼻翼部损伤、疼痛，面罩吸氧可引起鼻嵴部皮肤损伤，应注意观察和局部皮肤护理。

#### （二）氧中毒

氧中毒是引起 ROP、支气管肺发育不良（BPD）及脑室旁白质软化（PVL）的主要原因之一。早产儿 ROP 严重程度与高氧血症的过程相关，然而，严重 ROP 患儿也具有较长时间的低氧血症，因此在新生儿氧疗治疗中，需应用脉搏血氧饱和度（$SpO_2$）仪持续监测 $SaO_2$，强调监测和缩短高氧血症的持续时间。早产儿目标血氧饱和度为 85%～95%。在临床实践中，对于 $SpO_2$ 报警值的低限和高限的应用是不同的。$SpO_2$ 报警值的低限通常设定为 85%～88%，用于发现急性缺氧。将 $SpO_2$ 报警值的低限设为低于上述水平，目的通常是保证监测者仅处理最严重的事件，这样可以间接地避免过度氧疗。$SpO_2$ 报警值的高限通常设定为 93%～95%，用于避免高氧血症。观察资料显示，早产儿仅有一半的时间实际 $SpO_2$ 在目标范围内，而剩下的 30% 的时间超出目标范围，20% 的时间低于目标范围。工作人员对 $SpO_2$ 报警值的依从性也起很重要的作用，工作人员需要对 $SpO_2$ 报警值上限保持警惕。现在已有新型的设备，可以自动调节吸入氧来维持 $SpO_2$ 在设定的范围内。报道显示，应用这种设备改进了对目标氧合的维持并且减少高氧血症，减少对氧的暴露，并且减少医务人员的工作量。

（崔蕴璞）

## 参考文献

[1] 张家骧，魏克伦，薛辛东. 新生儿急救学. 2 版. 北京：人民卫生出版社，2006：281-284.

[2] 邵肖梅，叶鸿瑁，丘小汕. 实用新生儿学. 4 版. 北京：人民卫生出版社，2011：430-433.

[3] Gleason CA，Devaskar SU. Avery's diseases of the newborn. 9th ed. Philadelphia：Elsevier Saunders，2012：614-615.

[4] Cherian S，Morris I，Evans J，et al. Oxygen therapy in preterm infants. Paediatr Respir Rev，2013，8 (2)：s1526-1533.

[5] Claure N，Bancalari E，D'Uqard C，et al. Multicenter crossover study of automated control of inspired oxygen in ventilated preterm infants. Pediatrics，2011，127 (1)：e76-83.

[6] Wilkinson D，Andersen C，O'Donnell CP，et al. High flow nasal cannula for respiratory support in preterm infants. Cochrane Database Syst Rev，2011，5：CD006405.

# 第四节　无创机械通气

无创机械通气是指在不借助气管内插管的情况下，向有自主呼吸的患儿在整个呼吸周期提供一定的正压，以保持气道扩张状态的无创性呼吸治疗方法。

## 一、连续气道正压通气

### 【现状背景】

连续气道正压通气（CPAP）是新生儿最常采用的无创通气模式，系用鼻塞连接专用 CPAP 装置进行辅助呼吸和氧疗。在 CPAP 时，呼吸由患儿自主进行，吸气时可获得持续的气流，呼气时给以一定的正压，使呼气末气道压力不降到 0，整个呼吸周期内气道压力均为正压。早在 20 世纪 30 年代，连续气道正压就已经开始用于临床，主要治疗呼吸中枢调节功能正常的轻微肺疾病患儿，那时又称作"持续扩张压（continuous distending pressure，CDP）"。1971 年，Gregory 等对 CPAP 法进行改良，并将经气管插管 CPAP 用于治疗呼吸窘迫综合征（RDS）患儿，取得成功。由于气管插管的有创性，人们不断地探索无创方式进行通气，以尽可能地减少并发症。从加压袋、面罩、头罩、鼻咽管至鼻塞及新型鼻塞 CPAP，CPAP 得到了不断的发展，性能也得到很大的提高，并广泛应用于有自主呼吸能力、肺泡功能残气量减少、肺顺应性降低的肺部疾病，如 RDS、肺水肿、肺出血、早产儿呼吸暂停及呼吸机撤离后的过渡。近 10 余年来，由于肺表面活性物质替代疗法的普遍开展，对机械通气的需求减少，许多 NICU 越来越多地使用 CPAP 进行呼吸支持。

### 【辅助通气机制】

1. 为气道提供持续的正压，间接增加跨肺压，减少气道塌陷。

2. 持续的正压力可传至肺泡，从而避免肺泡塌陷，并使已塌陷的肺泡重新扩张，增加功能残气量，改善肺顺应性，增加肺泡面积，有利于气体交换，并减少肺内分流和肺间质水肿，从而改善氧合。

3. 减少小气道塌陷，从而减少气道阻力，减少呼吸做功。

4. 肺泡塌陷时肺表面活性物质消耗增加，而 CPAP 可通过减少塌陷而减少肺表面活性物质的消耗，改善肺顺应性。

5. CPAP 刺激肺牵张感受器，稳定胸廓支架，防止胸廓塌陷，增加呼吸驱动力。

### 【操作方法概要】

一般的 CPAP 装置由气源、空氧混合器、加温湿化器、压力表、排气调压阀以及连接管道等组成。临床常见双侧鼻塞 CPAP。具体使用方法如下：

1. 连接装置　将专用 CPAP 机与气源、加温湿化器、鼻塞等一次连接好。打开电源和气源，调节氧气浓度，氧气和空气经空氧混合器混合，达到预调浓度后，气流进入加温湿化器，将水温设定调至 37℃，以保证吸入气体的湿度在 0.8～1.0，温度在 30～35℃，调节压力表至目标压力值。

2. 参数预调　初始压力为 4～6 cmH$_2$O，供应气流应大于通气量的 3 倍，即：6～8 ml/kg×呼吸次数/分×3，一般为 5～7 L/min。

3. 调节方法　给予 CPAP 后 10～15 min 监测血气，若 PaO$_2$ 仍低，可每次以 1～2 cmH$_2$O 的梯度逐渐提高 CPAP 压力，最高不超过 10～12 cmH$_2$O。同时可每次提高 0.05～0.10 的 FiO$_2$。若 PaO$_2$ 持续稳定，应逐渐降低 FiO$_2$，每次递减 0.05。如 FiO$_2$＜0.40 时，PaO$_2$ 仍维持在 50～80 mmHg，可按每次 1 cmH$_2$O 递减压力，直至降低到 2～3 cmH$_2$O。

4. CPAP 的撤离　目前尚无统一的撤离方法。当 CPAP 压力＜4～5 cmH$_2$O 而无呼吸暂停和心动过缓、无 SaO$_2$ 降低、呼吸做功不增加时，可以考虑撤离 CPAP。撤离 CPAP 后改用头罩，并将 FiO$_2$ 提高 0.05～0.1，以维持正常残气量和防止低氧，然后根据病情和血气情况缓慢降低 FiO$_2$，直至呼吸空气后撤去头罩。

## 【适应证】

CPAP 主要应用于肺顺应性降低的肺疾病，如 RDS、肺水肿、早产儿呼吸暂停以及呼吸机撤离后的过渡等。$FiO_2$ 超过 $0.4 \sim 0.7$ 而 $PaO_2$ 不能维持 $>50 \sim 60$ mmHg 常常是 CPAP 的使用适应证。需要指出的是，不同胎龄和基础疾病，CPAP 的适应证有所不同，需具体情况具体分析。CPAP 的主要适用范围如下：

1. 轻度 RDS 的早期治疗 对已确诊为 RDS 者，早期应用 CPAP 可减少使用机械通气的概率，但预防性应用 CPAP 并不能降低或减少 RDS 发生率、机械通气的使用和并发症（如慢性肺疾病）的发生。对于中、重度 RDS，生后气管插管应用肺表面活性物质，然后即拔管应用 CPAP，能减少气管插管机械通气概率，该方法又称为 INSURE (Intubate-Surfactant-Extubate-CPAP) 技术。

2. 早产儿频繁呼吸暂停、暂时性呼吸困难 早产儿，尤其是胎龄 $<32$ 周者易发生呼吸暂停。胎龄越小，发生率越高，几乎所有胎龄 $<28$ 周者都会发生呼吸暂停。早产儿潜在病变，如低血糖、败血症、电解质紊乱、贫血、肺部不稳定或换气不足造成低氧、神经系统发育不成熟、周边化学感受器对氧气或二氧化碳感受度的改变等皆是诱发呼吸暂停的原因。治疗应首先针对早产儿潜在病因，此外可应用 CPAP 增加呼吸运动的驱动力，降低气道阻力，从而增加肺功能残气量和肺容量，提高气体交换，明显降低混合性和阻塞性呼吸暂停的发作次数。

3. 机械通气患儿撤机后应用 CPAP 过渡 气管插管机械通气患儿拔管后，呼吸道因插管的刺激，痰液分泌增加，再加上新生儿气管管径小，少量痰液即会阻塞气道，使呼吸道更加狭窄。使用 CPAP 可继续维持呼吸道气流，避免进一步狭窄，从而消除对呼吸机的慢性依赖，使患儿尽早撤机。

4. 支气管软化所致气道阻塞 软骨发育不全或构造较为松散，缺乏支撑力，在呼吸运动时胸腔内压力上升，导致软弱的上呼吸道内陷，堵塞的气体潴留在肺泡中不能释放，从而出现呼吸衰竭现象。应用 CPAP 能增加跨肺压，在呼气时可以继续维持呼吸道内正压，避免气道塌陷，使患儿呼吸症状显著改善。

5. 手术后呼吸治疗 新生儿手术常需全身麻醉，因平躺或使用药物，功能残气量下降，以致手术后患儿常伴肺不张及呼吸急促。CPAP 是由患儿自主性呼吸节律来控制其呼吸运动，且所有呼吸周期均在正压下进行，因此能有效地改善肺功能和氧合。

6. 动脉导管未闭所致左向右分流性心源性肺水肿。

7. 新生儿复苏 在建立呼吸、正压通气步骤中，提倡应用 T 组合复苏器，尤其对早产儿的复苏。而 T 组合复苏器就带有 CPAP 功能，它能提供稳定的气道峰压和末压，避免气压伤，防止呼气末肺泡塌陷，改善氧合。

## 【禁忌证】

1. 进行性呼吸衰竭，不能维持氧合，$PaCO_2 > 60$ mmHg，$pH < 7.25$。

2. 气道畸形，如先天性膈疝、气管-食管瘘、腭裂、后鼻孔梗阻等。

3. 存在严重的心血管系统异常（如低血压及心功能不全）。

4. 呼吸中枢调节障碍伴频繁呼吸暂停（如中枢性呼吸暂停）或心动过缓。

5. 气胸、肺气肿。

6. 无自主呼吸而需气管插管机械通气的患儿。

## 【不良反应与监测】

1. 腹胀 CPAP 患儿容易吞入空气而发生腹胀，严重者可影响膈肌的运动而影响呼吸。故需严密监测腹胀情况，一般为良性现象，无需停止肠内喂养，放置胃肠减压管定时抽气减压对缓解腹胀有效。

2. $CO_2$ 潴留 气流量过大致呼气末正压过高易产生 $CO_2$ 积聚，导致高碳酸血症，应适时行血气分析。

3. 气压伤 压力过高或肺泡发育不良可出现气胸、皮下气肿、纵隔气肿等各种气漏，均与肺泡过度扩张有关。当肺泡破裂后，气体沿着血管周围间隙扩散，可达纵隔腔，甚至胸膜腔而引发病变。在应用 CPAP 前须先摄胸片，以了解肺部的通气情况，随时监测压力大小。病情和血气分析结果改善后，及时下调压力。

4. 皮肤黏膜损伤 面罩、鼻塞可压迫面部皮肤及鼻黏膜，造成皮肤、黏膜损伤，甚至坏死。应做到精心护理、鼻塞勿过紧等，并定时检查鼻塞位置。

5. 对心血管功能的影响 CPAP 压力过高可导致胸腔压力增加及肺过度膨胀，从而引起肺毛细血管淤血及血液回流受阻，心输出量减少，继而出现经卵圆孔的右向左分流等。

6. 对肾功能的影响 因胸内压增加而使心输出量减少，以及因下腔静脉压力上升，导致肾血流重新分配，致使肾皮质血流减少，导致水钠潴留[6]。

## 二、鼻塞间歇正压通气

### 【现状背景】

鼻塞间歇正压通气（NIPPV）是在鼻塞持续正压通气（NCPAP）的基础上给予间歇正压的一种较新型的无创通气模式，在近 10 年来在发达国家的新生儿病房推广应用，得到很多新生儿专家的认可。近期的一项调查显示，91 个英国新生儿病房中，有 48% 正在使用 NIPPV。NIPPV 与 NCPAP 类似，都不需要气管插管，而是通过鼻塞或鼻咽导管辅助呼吸。NIPPV 不仅提供持续气道正压，还依据设定的通气频率与峰压给予间歇正压，而同步鼻塞间歇正压通气（synchronized nasal intermittent positive pressure ventilation，SNIPPV）则在 NIPPV 基础上应用同步装置给予与患儿自主呼吸同步的正压通气。由于给予了额外的正压支持，SNIPPV 可能比 NCPAP 更有效。国内外近年来的研究显示，SNIPPV 作为初始通气模式治疗早产儿 RDS 是可行的，在纠正低氧和高碳酸血症方面比 NCPAP 模式更有效，具有较低的无创通气失败率，作为气管插管呼吸机撤除后的序贯治疗，可降低拔管失败率，并可降低 BPD 患病率。最新版（2013 年）欧洲新生儿 RDS 防治指南中提倡尽量缩短机械通气使用时间，以减少肺损伤，应优先考虑使用 NCPAP 或 NIPPV。

### 【辅助通气机制】

NIPPV 的作用机制仍不清楚。推测其主要包括以下几个方面：①增加功能残气量；②增加潮气量和每分通气量；③提高平均气道压，提高肺容量，支持肺泡扩张。

### 【操作方法概要】

1. 呼吸机装置 可应用多种呼吸机，包括 Infant star 950、Drager Babylog 8000、VIP Bird、SLE、BiPAP 等。呼吸机管路绝大多数应用双鼻塞密闭环路方式，可应用新生儿呼吸机鼻罩保证鼻部密闭。将呼吸机与气源、加温湿化器、鼻塞等一次连接好。打开电源和气源，调节氧气浓度，氧气和空气经空氧混合器混合达到预调浓度后，气流进入加温湿化器，将水温设定调至 37℃，以保证吸入气体的湿度为 0.8～1.0，温度为 30～35℃。调节压力表至目标压力值。

2. 参数预调 呼吸频率 15～30 次/分，呼气末正压为 5 $cmH_2O$（0.49 kPa），吸气峰压为 12～15 $cmH_2O$（1.18～1.47 kPa），吸气时间 0.3 s，$FiO_2$ 40%，流速 8 L/min。当患儿哭闹、烦躁时，呼吸道不能密闭，可能出现吸气峰压达不到预调水平，需应用镇静剂使患儿安静，以保证设定的吸气峰压水平。

3. 调节方法 根据血气结果调整呼吸机参数。每次调节参数：吸气峰压 2 $cmH_2O$，呼气末正压 2 $cmH_2O$，吸气时间 0.05 s，$FiO_2$ 0.05，频率 5 次/分。

4. NIPPV 的撤离 目前尚无统一的 NIPPV 撤离指征。一般认为，主要应根据临床表现和血气指标，逐步降低呼吸频率、压力和 $FiO_2$。

### 【适应证】

目前提出的 NIPPV 的适应证主要包括以下几个方面：

1. RDS 的早期治疗 研究显示，对于 RDS 患儿，可气管插管应用肺表面活性物质，然后即拔管应用 NIPPV。NIPPV 作为初始通气模式治疗新生儿 RDS 是可行的，较 NCPAP 组无创通气失败率显著减低，并且具有较低的 BPD 发生率。

2. 机械通气患儿撤机后的呼吸支持治疗 研究显示，机械通气患儿撤机后应用 NIPPV 辅助呼吸，与 NCPAP 比较有较低的拔管失败率，可使新生儿气管插管呼吸机辅助呼吸应用时间降至最短，是一种较 NCPAP 更有效的无创通气方法。

3. 早产儿呼吸暂停 研究显示，应用 NIPPV 与 NCPAP 比较，可显著减少呼吸暂停发生的频率。

### 【禁忌证】

1. 进行性呼吸衰竭，不能维持氧合，$PaCO_2$ >60 mmHg，pH<7.25。

2. 气道畸形，如先天性膈疝、气管-食管瘘、腭裂、后鼻孔梗阻等。

3. 呼吸中枢调节障碍伴频繁呼吸暂停（如中枢性呼吸暂停）或心动过缓。

4. 气胸、肺气肿。

5. 无自主呼吸而需气管插管机械通气的患儿。

**【不良反应与监测】**

早期的 NIPPV 使用中,主要提及的并发症是应用面罩时可能出现的胃肠道扩张胀气和颅内出血,然而,在最近的观察中却未见报道。CPAP 常见的并发症是胃扩张胀气、鼻损伤和气胸,有理由推测这些并发症也可能发生在 NIPPV 应用中,但迄今无任何相关的正式报道。仅有一个报道发现,在应用不正确的鼻咽管位置时出现腹部膨胀,因而有学者提出,可以在 NIPPV 使用时放置开放于空气中的胃管,以防止胃胀气扩张。理论上的

并发症还有中耳感染、听力损伤等,但均未见病例报道。

## 三、NIPPV 与 NCPAP 两种无创通气模式临床疗效的比较

在最近关于早产儿无创通气的综述中,对 NCPAP 与 NIPPV 两种无创通气模式的临床疗效进行了比较。

1. 呼吸暂停  研究显示,对于频繁呼吸暂停的早产儿,应用 NIPPV 能更有效地减少呼吸暂停的发生,NIPPV 组每小时呼吸暂停发生次数低于 NCPAP 组,见表 8-4-1。

表 8-4-1  应用 NIPPV 与 NCPAP 模式治疗呼吸暂停疗效的比较

| | 例数 | 胎龄（周） | 呼吸暂停频率（次/小时） | | P 值 |
| | | | NCPAP | NIPPV | |
| --- | --- | --- | --- | --- | --- |
| Ryan，1989 | 20 | ≤32 | 0.6±0.7 | 0.5±0.7 | NS |
| Lin，1998 | 18 | 25～32 | 3.5（2.3～6.8） | 0.8（0～5.0） | 0.02 |
| Bisceglia，2007 | 88 | 28～34 | 0.9±0.2 | 0.4±0.3 | <0.05 |

NS，差异无统计学意义

2. RDS  随机对照研究显示,在生后第 1 周,对于轻到中度 RDS,应用 NIPPV 作为初始通气模式能比 NCPAP 模式更有效地避免有创通气的使用,如表 8-4-2 所示。关于后期 BPD 的发生率,各研究结果不一致,某些研究显示 NIPPV 组 BPD 的发生率显著减低,另外一些研究则显示无统计学差异,其原因不明,可能与不同研究纳入的研究对象的胎龄及疾病严重程度不同有关。

3. 拔管后的治疗  多项随机对照研究均显示,应用 NIPPV 作为撤除气管插管后的通气模式比 NCPAP 模式更有效地降低拔管失败率,如表 8-4-3 所示。关于后期 BPD 的发生率,各研究中 NIPPV 组均较低,但无统计学差异。

总之,临床试验证据显示,NIPPV 较 NCPAP 模式对于减少呼吸暂停发生更有效;作为治疗轻-中度 RDS 的初始通气模式,可更有效地减少

表 8-4-2  应用 NIPPV 与 NCPAP 模式治疗 RDS 疗效比较

| | 例数 | 胎龄（周） | 对比指标 | NCPAP（%） | NIPPV（%） | P 值 |
| --- | --- | --- | --- | --- | --- | --- |
| Kugelman，2007 | 84 | 24～34 | 失败 | 49 | 25 | 0.04 |
| | | | BPD | 17 | 2 | 0.04 |
| Sai Sunil，Kishore，2009 | 76 | 28～34 | 失败 | 41 | 19 | 0.036 |
| | | | BPD | 10 | 3 | NS |
| Lista，2010 | 40 | 28～34 | 失败 | 15 | 10 | NS |
| | | | BPD | 0 | 0 | NS |
| Meneses，2011 | 200 | 26～33 | 失败 | 34 | 25 | NS |
| | | | BPD | 5 | 11 | NS |

NS，差异无统计学意义

表 8-4-3　应用 NIPPV 与 NCPAP 作为拔管后通气模式的疗效比较

| | 例数 | 出生体重/胎龄 | 对比指标 | NCPAP（%） | NIPPV（%） | P 值 |
|---|---|---|---|---|---|---|
| Friedlich，1999 | 41 | 500～1500 g | 失败 | 37 | 5 | 0.016 |
| Barrington，2001 | 54 | ≤1250 g | 失败 | 44 | 15 | <0.05 |
| | | | BPD | 56 | 44 | NS |
| Khalaf，2001 | 64 | ≤34 周 | 失败 | 40 | 6 | <0.01 |
| | | | BPD | 53 | 35 | NS |
| Moretti，2008 | 63 | ≤1250 g | 失败 | 39 | 6 | <0.01 |
| | | | BPD | 22 | 6 | NS |

NS，差异无统计学意义

机械通气的使用；作为拔管后治疗，可比 NCPAP 更有效地减少拔管失败率。远期呼吸系统预后两种模式间无差异。未发现 NIPPV 较 NCPAP 具有更多的副作用风险。

（孙夫强　崔蕴璞）

## 参考文献

[1] Owen LS, Morley CJ, Dads PG. Neonatal nasal intermittent positive pressure ventilation：a survey of practice in England. Arch Dis Child Fetal Neonatal Ed，2008，93（2）：F148-150.

[2] Meneses J, Bhandari V, Alves JG, et al. Noninvasive ventilation for respiratory distress syndrome：a randomized controlled trial. Pediatrics，2011，127（2）：300-307.

[3] Kugelman A, Fderkom L, Riskin A, et al. Nasal intermittent mandatory ventilation versus nasal continuous positive airway pressure for respiratory distress syndrome：a randomized, controlled, prospective study. J Pediatr，2007，150（5）：521-526.

[4] Khalaf MN, Brodsky N, Hurley J, et al. A prospective randomized, controlled trial comparing synchronized nasal intermittent positive pressure ventilation versus nasal continuous positive airway pressure as modes of extubation. Pediatrics，2001，108（1）：13-17.

[5] Kumar M, Avasthi S, Ahuja S, et al. Unsynchronized nasal intermittent positive pressure ventilation to prevent extubation failure in neonates：a randomized controlled trial. Indian J Pediatr，2011，78（7）：801-806.

[6] Moretti C, Giannini L, Fassi C, et al. Nasal flow-synchronized intermittent positive pressure ventilation to facilitate weaning in very low-birthweight infants：

unmasked randomized controlled trial. Pediatr Int，2008，50（1）：85-91.

[7] Sweet DG, Carnielli V, Griesen G, et al. European consensus guidelines on the management of neonatal respiratory distress syndrome in preterm infants-2010 update. Neonatology，2011，49（1）：27-33.

[8] Chang HY, Claure N, Dugard C, et al. Effects of synchronization during nasal ventilation in clinically stable preterm infants. Pediatr Res，2011，69（1）：84-89.

[9] Thomas HS, Deepthi A, Jay SG, et al. State of the art：neonatal non-invasive respiratory support：physiological implications. Pediatr Pulmonol，2012，47（9）：837-847.

[10] Lin CH, Wang ST, Lin YJ, et al. Efficacy of nasal intermittent positive pressure ventilation in treating apnea of prematurity. Pediatr Pulmonol，1998，26（5）：349-353.

[11] George GA, Kitterman JA, Hphibbs RH, et al. Treatment of the idiopathic respiratory-distress syndrome with continuous positive airway pressure. N Engl J Med，1971，284（24）：1333-1340.

[12] Gleason CA, Devaskar SU. Avery's diseases of the newborn. 9th ed. Philadelphia：Elsevier Saunders，2012.

[13] Cloherty JP, Eichenwald EC, Hansen AR, et al. Manual of neonatal care. 7th ed. Philadelphia：Lippincott Williams & Wilkins，2012.

[14] 周晓光，肖昕，农绍汉. 新生儿机械通气治疗学. 1版. 北京：人民卫生出版社，2004：135-144.

[15] 邵肖梅，叶鸿瑁，丘小汕. 实用新生儿学. 4版. 北京：人民卫生出版社. 2011：433-434.

[16] Bancalari E, Claure N. The evidence for non-invasive ventilation in the preterm infant. Arch Dis Child Fetal Neonatal Ed，2013，98（2）：F98-F102.

# 第五节　常频通气

过去 30～40 年，随着通气支持技术的改进，早产儿存活率大幅提高。机械通气根据每分通气量的供给方式分为两类：①常频通气间断进行气道内总体积的气体交换，每次通气量与生理潮气量相似，每分通气量＝呼吸频率×潮气量。常频通气根据吸气如何开始（呼吸机或患者触发）、潮气量如何调节（压力或容量控制）、吸气如何终止（容量、时间或流速调节）和呼吸频率分为多种方式。常频通气是那些体重更小和病情更重的婴儿使用最久的通气模式。本节重点介绍常频通气。②高频通气是使用极高的频率（300～1500 次/分钟）输送小于或等于生理无效腔（死腔）量的潮气量。高频通气的每分通气量取决于呼吸频率和潮气量的平方。高频通气将于下节重点介绍。

## 【新生儿气体交换障碍】

新生儿的代谢率较高、功能残气量有减少的倾向、肺的顺应性较低、阻力增加，且有动脉导管和（或）卵圆孔右向左分流的途径，因此容易发生气体交换障碍。尽管不同疾病对气体交换的影响不同，但高碳酸血症和低氧血症可能共存。

### （一）高碳酸血症

最佳通气血流比值（V/Q）见于吸入气体容积与进入肺部的血流量接近 1 时。肺部静脉动脉分流和肺泡通气不足所致 V/Q 失调可能是婴儿因各种原因［包括呼吸窘迫综合征（RDS）］发生呼吸衰竭和气体交换障碍的最重要机制。通气不足还常见于早产儿呼吸暂停。机械通气治疗高碳酸血症主要取决于发病机制。严重 V/Q 失调造成的高碳酸血症可用常频通气或高频通气治疗，通气不足造成的高碳酸血症通常用常频通气即可治疗。

$CO_2$ 通常容易从血扩散入肺泡。肺泡内 $CO_2$ 的清除直接与肺泡每分通气量相关。肺泡每分通气量＝（潮气量－死腔量）×呼吸频率。潮气量是每次呼吸时吸入或呼出的气体量。呼吸频率是每分钟的呼吸次数。死腔量是潮气量中没有参与气体交换的气体（例如，气道内的气体）容积，相对恒定。因此，增加潮气量或呼吸频率均可增加肺泡通气量，减少 $PaCO_2$。因为死腔量是恒定的，

所以调节潮气量比调节呼吸频率更能有效清除 $CO_2$。例如，潮气量增加 50%（如 6～9 ml/kg）而死腔量不变（例如，3 ml/kg）时，肺泡通气量将加倍（3～6 ml/kg×呼吸频率）。相比之下，呼吸频率增加 50% 时，死腔量通气量也同时增加（死腔量×呼吸频率），肺泡通气量仅增加 50%。

虽然增加潮气量能有效增加肺泡通气量和每分通气量，但临床通常优先使用相对较小的潮气量和较快的呼吸频率，以尽量减少容量损伤。

### （二）低氧血症

低氧血症通常源于 V/Q 失调或右向左的分流，虽然氧气弥散异常和肺通气不足（如呼吸暂停）也可能降低氧合。V/Q 失调是 RDS 和其他原因所致呼吸衰竭患儿发生低氧血症的主要原因。V/Q 失调通常是肺泡通气不足所致，灌注不良在新生儿相对少见。右向左的分流可位于心脏内（如青紫型先天性心脏病）和（或）心脏外（如肺内分流或通过动脉导管的分流）。典型的弥散异常见于肺间质性疾病和其他影响肺泡毛细血管网交换的疾病，并不是新生儿严重低氧血症的主要原因。通气不足通常造成轻度低氧血症，除非发展为严重的高碳酸血症。

常频通气治疗时，氧合主要取决于吸入氧浓度（$FiO_2$）和平均气道压（MAP）。MAP 可用气道压力曲线下的面积除以呼吸循环的时间得到。MAP 的计算包括恒定的流量和气道压力曲线的增长速度（K）、吸气峰压（PIP）、呼气末正压（PEEP）、吸气时间（Ti）和呼气时间（Te）：MAP＝K（PIP－PEEP）Ti/（Ti＋Te）＋PEEP。

此公式表明，增加 PIP、PEEP、Ti/（Ti＋Te）和 K（即增加吸气流速至方波通气）都能增加 MAP。增加 MAP 改善氧合的机制包括增加肺活量和改善 V/Q 失调。虽然 MAP 和氧合有直接关系，但仍有些例外情况。增加 PIP、PEEP 或呼吸比（I∶E）都能增加 MAP，但当 MAP 的变化相同时，增加 PIP 和 PEEP 比增加 I∶E 更能改善氧合。

需要强调的是，肺泡膨胀到最佳状态后，继

续增加 PEEP 不会继续改善氧合。相反，过高的 MAP 可造成肺泡过度膨胀，导致气体潴留和肺血右到左的分流。肺顺应性接近正常时，过高的 MAP 可传递到胸腔内，可造成心输出量减少，此时即使有足够的氧合血，全身的氧气输送（动脉氧含量×心输出量）也可能减少。

右向左分流造成的低氧血症通常对 $FiO_2$ 的增加没有反应。此种低氧血症源于 V/Q 失调，很难治疗。增加气道压力令萎陷的肺泡复张可能解决问题。弥散功能受损或肺气不足造成的低氧血症通常对 $FiO_2$ 的增加和辅助通气有反应。

血氧含量很大程度上取决于氧饱和度和血红蛋白水平。接受机械通气治疗时，有严重贫血的患儿（血红蛋白 $<7 \sim 10$ mg/dl）需要输注浓缩红细胞提高携氧能力。氧运输还包括组织对氧气的利用情况，主要取决于氧解离曲线。酸中毒、2,3-双磷酸甘油酸和成人血红蛋白水平都使血红蛋白与氧的亲和力降低，有利于氧气运输。

## 【呼吸力学】

机械通气对人体的影响很大程度上取决于呼吸力学特性。常用呼吸力学特性包括：

### （一）压力梯度

吸气和呼气时，开放的气道和肺泡之间必须有压力梯度才能使气体流动。所需的压力梯度可按以下方程计算：

$$压力 = 容量顺应性 + 阻力 \times 流量$$

### （二）顺应性

顺应性用于描述呼吸系统（如肺泡、胸壁和肺实质）的弹性或膨胀性，用每单位压力的改变引起的容积变化显示：

$$顺应性 = \Delta 容量 / \Delta 压力$$

顺应性越高，每单位压力变化引起的容积变化越大。通常新生儿胸壁顺应性与肺顺应性相比可忽略不计。肺部健康的新生儿呼吸系统总顺应性（肺顺应性＋胸壁顺应性）为 0.003 $\sim 0.006$ L/$cmH_2O$，RDS 患儿的顺应性可低至 0.0005 $\sim 0.001$ L/$cmH_2O$。

### （三）阻力

阻力用于描述空气传导系统（如气道、气管插管和组织）固有的、对抗气流的能力。它用每单位流量的变化造成的压力变化表示：

$$阻力 = \Delta 压力 / \Delta 流量$$

气道阻力由下述 4 个变量决定：

- 气道半径（总的横截面积）
- 气道长度
- 流量
- 气体密度和黏滞度

如果没有支气管痉挛、黏膜水肿或间质水肿减少管腔直径，远端气道的阻力通常小于近端气道，因为远端气道的横截面积较大。气管插管过细会显著影响气道阻力，高流量通气时可能导致湍流。健康新生儿总气道和组织的阻力是 $20 \sim 40$ $cmH_2O$/（L·s），气管插管患儿的阻力为 $50 \sim 150$ $cmH_2O$/（L·s）。

### （四）时间常数

顺应性和阻力是描述瞬时或阶跃变化的气道压力在整个肺内达到平衡分布所需的时间。呼吸系统时间常数是 63% 的肺泡压力发生变化所需的时间，计算如下：

$$时间常数 = 阻力 \times 顺应性$$

呼吸系统时间常数与顺应性和阻力成正比。例如，肺部健康新生儿的顺应性为 0.004 L/$cmH_2O$，阻力为 30 $cmH_2O$/（L·s），时间常数为 0.12 s。随着时间的延长，肺内将有更多的肺泡压力发生变化。吸气或呼气时间越长，肺泡压力发生变化的比例越高。

实际情况下，$3 \sim 5$ 倍时间常数后，即可达到预定的压力和容量（95% $\sim$ 99%）。时间常数为 0.12 s，表示吸气时间或呼气时间需要 0.36 $\sim$ 0.6 s。如果肺顺应性降低（如 RDS），时间常数也缩短。时间常数短的肺完成完全膨胀和收缩所用的时间比正常肺所用时间短。

临床应用时间常数应注意：吸气时间过短可能导致潮气量不足及 PIP 和 MAP 偏低，造成高碳酸血症和低氧血症。同样，呼气时间不足可能造成功能残气量和 PEEP 的增加，导致气体潴留。

### （五）气体潴留

呼气时间过短、时间常数较长或潮气量过大可导致气体潴留。气体潴留可降低顺应性和影响心输出量。机械通气发生气体潴留时，表现为潮气量减少、$CO_2$ 潴留或肺过度膨胀。这时动脉血氧分压（$PaO_2$）虽然可能正常，但静脉回流和心输出量可能减少，从而减少氧运输。提示有可能发生气体潴留的临床表现：

- 呼气时间过短（如使用较快的通气频率）
- 时间常数较长（如阻力较大）

- 胸片提示肺部过度膨胀
- 尽管 PIP 较高，但胸廓运动减小
- 心血管功能受损（如中心静脉压力升高、全身血压下降、代谢性酸中毒、周围组织水肿、尿量减少）

吸气和呼气的顺应性和阻力不同，因此，两者时间常数不同。此外，肺部疾病造成肺内异质性（如支气管肺发育不良），即不同肺部区域可能有不同时间常数，因为它们有不同的顺应性和阻力；这些差异造成患者肺不张和肺过度膨胀并存。

### （六）胸廓的运动

日常工作中评估时间常数，需要仔细观察胸廓运动情况，对潮气量做半定量估计。分析吸气和呼气相波型可协助判断潮气量是否合适。

吸气相有快速上升的胸廓运动（容量）和平台表示吸气完整。没有吸气平台提示吸气不完整。此时，增加吸气时间可增强胸廓运动，增加潮气量。吸气平台过长提示吸气时间可能太长，此时应在不影响胸廓运动（潮气量）的前提下，适当减少吸气时间，同时注意保持一定的吸气平台。

呼气时间过短会导致气体潴留。如果气体潴留源自呼气时间过短，应延长呼气，改善通气。呼气时间过长并不能进一步改善通气情况。没有气体潴留时，缩短呼气时间，可相对增加呼吸频率，改善通气。

### 【呼吸的生理学基础】

要想更好地理解机械通气与呼吸的相互作用，还需掌握呼吸生理学知识。呼吸受大脑反馈控制。此种反馈调节能减少生理变化所致耗氧和 $CO_2$ 变化造成的动脉血气和 pH 值改变。

生理情况下，通气能自发、精细地调整潮气量和呼吸频率，以减少呼吸功。中枢神经系统运动神经元主要接收化学和机械刺激感受器的信号，调节吸气和呼气时的肌肉运动。这两类感受器不断向大脑反馈信息，使人体能连续调整通气。机械通气同样会刺激化学和机械感受器发出信息。

### （一）化学刺激感受器

动脉血二氧化碳分压（$PaCO_2$）发生变化时，通气主要靠脑干化学刺激感受器进行调整。$PaCO_2$增加时，呼吸驱动随之增加。因为化学刺激感受器大多对 pH 敏感，所以代谢性酸中毒和代谢性碱中毒对呼吸驱动有强烈的影响，有时其影响程度甚至不取决于 $PaCO_2$。

通气和呼吸驱动的变化大多数源自变化的 $PaO_2$ 对外周化学感受器的刺激，其中主要是刺激颈动脉小体，主动脉小体也有一定程度的参与。新生儿急性缺氧可导致一过性呼吸频率增快，很快能恢复正常。缺氧持续数分钟后可发生中度或严重呼吸抑制，是肺换气不足和（或）呼吸暂停的重要原因。

### （二）机械刺激感受器

对新生儿和婴幼儿而言，机械刺激感受器对呼吸的调节作用同样重要。位于气道平滑肌的牵张感受器对潮气量变化能产生反应。例如，肺部膨胀后，会立即出现短暂的吸气努力减弱或停止，被称为 Hering-Breuer 膨胀反射。常频通气设定潮气量足够大时，通常能观察到此反射。

出现 Hering-Breuer 膨胀反射表明呼吸机潮气量设置相对足够，如果没有此反射，则提示潮气量过小（例如，发生了堵管）。Hering-Breuer 膨胀反射也与时间相关（例如，吸气时间较长更能刺激反射的出现）。因此，潮气量不变时，增加吸气时间，Hering-Breuer 膨胀反射更明显，同时呼吸停留的时间更长。

使用较慢呼吸频率、较高潮气量进行通气，能刺激增强呼吸（头部奇异反射）。此反射表现为改善肺顺应性，使用甲基黄嘌呤类药物后效果更加明显，这可能是甲基黄嘌呤类药物能协助撤机的机制之一。

功能残气量变化也能影响机械刺激感受器。功能残气量增加会导致下次吸气努力被延迟，从而造成呼气时间延长。持续较高的肺膨胀压［连续气道正压（CPAP）或 PEEP］可抑制肋间神经和 Hering-Breuer 膨胀反射，从而造成呼气时间缩短，甚至减慢呼吸频率。撤机过程中使用过高的 PEEP 可减少自主呼吸频率。

其他机械刺激感受器还包括髓质旁受体（J 受体）。这些受体位于肺泡壁间质，能感受来自肺间质水肿、纤维化和肺毛细血管充血（如充血性心力衰竭）的刺激。J 受体被刺激后，将增加呼吸频率，因此可以解释上述情况的患儿出现快速、表浅呼吸的情况。

另一个能影响呼吸的反射是压力反射。动脉高血压会刺激主动脉和颈动脉窦的压力感受器，造成反射性肺换气不足和（或）呼吸暂停。相反，血压下降可导致换气过度。

### 【常频通气常用参数】

机械通气、血气、呼吸系统力学特性和婴儿

自主呼吸之间的关系十分复杂。临床工作中，医生注意力往往仅集中于呼吸机参数改变对血气的影响，而忽略参数改变也可能对肺力学造成急性（例如，改变 PEEP 可能会影响肺顺应性）或慢性影响（诱发肺损伤），同时还能影响患儿自主呼吸（例如，高 PEEP 可减少呼吸频率）。因此，充分理解呼吸系统病理生理学才能优化通气策略。机械通气目标是实现足够气体交换的同时避免肺损伤。新生儿（尤其是早产儿）呼吸机治疗的最终目标是避免发生慢性肺疾病。

时间切换压力限制（TCPL）是新生儿最常用的常频通气方式，下面介绍其主要参数，这些概念也适用于容量通气。

**（一）吸气峰压（PIP）**

调节 PIP 会改变 MAP，从而影响 $PaO_2$；改变 PIP 同时会改变潮气量和肺泡通气量，从而影响 $PaCO_2$。因此增加 PIP 能改善氧合和减少 $PaCO_2$。使用过高的 PIP 可能增加容量损伤的风险，导致气漏和 BPD，因此使用较高 PIP 时需要格外小心。新生儿所需 PIP 很大程度上取决于呼吸系统的顺应性。

临床判断 PIP 足够的指标是患儿胸廓随每次呼吸有轻微的起伏，而且这种起伏应比自主呼吸的胸廓起伏略高。虽然双侧肺部听诊没有呼吸音可能表明 PIP 不够、发生堵管或脱管，甚至呼吸机故障，但听到呼吸音并不能有助于判断最佳 PIP。听到啰音通常提示顺应性降低的肺实质病变，可能需要较高的 PIP；喘鸣通常提示气道阻力增加（会影响时间常数）。

尽可能使用最低的有效 PIP。当患儿肺力学发生改变时，需要经常改变 PIP。例如，使用表面活性物质治疗 RDS 后，患儿的肺顺应性通常会迅速改善，此时应依据患儿胸廓起伏和经皮血氧饱和度（$TcSO_2$）的情况，迅速下调 PIP。慢性肺疾病患儿通常肺内病变不均匀，相应部位的顺应性也不同，因此肺内不同部位对 PIP 的需求不同，这些最终造成同侧肺同时存在肺不张和过度膨胀。

**（二）呼气末正压（PEEP）**

足够的 PEEP 有助于防止肺泡萎陷，在呼气末保持一定的肺容积，改善 V/Q，同时有利于下次吸气时肺泡的复张。通常情况下，上调 PEEP 会增加 MAP，从而改善氧合。

需要注意的是，RDS 患儿使用过高的 PEEP 并不能进一步改善氧合，反而可能减少静脉回流、心输出量和氧运输。过高的 PEEP 也可能因增加肺血管阻力而减少肺灌注。单独升高 PEEP 将使 PIP 与 PEEP 之间的压力差减少，从而导致潮气量减少和 $PaCO_2$ 升高。

虽然 PIP 和 PEEP 都能增加 MAP，改善氧合，但二者对 $PaCO_2$ 的影响是相反的。年长的慢性肺疾病患儿一般能耐受更高水平的 PEEP，改善氧合的同时没有 $CO_2$ 潴留。PEEP 也对肺顺应性有影响，因此可能影响患儿对 PIP 的需求。

RDS 患儿因气管插管失去主动内收声带和关闭声门维持功能残气量的能力，因此治疗 RDS 时需要使用 PEEP。此时使用较低 PEEP 即可改善肺顺应性，使用较高 PEEP 时肺顺应性反而会降低。目前治疗 RDS 推荐的最小 PEEP 为 $4\sim5$ $cmH_2O$。

**（三）呼吸频率**

改变呼吸频率会影响肺泡每分通气量，从而影响 $PaCO_2$。增加呼吸频率会增加肺泡每分通气量，成比例地减少 $PaCO_2$；减慢呼吸频率会增加 $PaCO_2$。单独改变呼吸频率（保持吸呼比恒定）通常不会影响 MAP，因此不会对 $PaO_2$ 产生实质性影响。如果调节呼吸频率的同时调节了吸气时间，将改变气道压力波形，从而影响 MAP 和氧合。

通常优先使用快频率、低潮气量的通气策略。但是过短的呼气时间可能导致呼气不足。肺内过多的气体潴留可增加功能残气量，降低肺顺应性。吸气时间减少到一定程度时，潮气量将减少，这取决于时间常数。因此，压力限制通气模式下，当呼吸频率超过某一数值时，每分通气量和呼吸频率将不再是线性函数关系。当呼吸频率过快，潮气量减少且接近生理死腔量时，肺泡通气量可能减少。

**（四）吸气时间和呼气时间**

改变吸气和呼气时间对气体交换的影响主要分别取决于吸气和呼气的时间常数。吸气时间达到时间常数的 $3\sim5$ 倍时，能达到相对完整的吸气。过长的吸气时间会增加气胸的风险。缩短吸气时间对撤机有利。

随机试验显示，吸气时间限制为 0.5 s，与吸气时间 1s 相比，呼吸机使用时间显著缩短。相反，慢性肺疾病患儿的时间常数可能更长，这些患儿需要使用较长的吸气时间（接近 0.8 s）才能增加潮气量和更好地排出 $CO_2$。

## （五）吸呼比（I：E）

增加 I：E 值将增加 MAP，从而改善氧合。若改变 I：E 值的同时不改变 MAP，则对氧合的增加效果逊于单纯增加 PIP 或 PEEP 的效果。使用反比通气（即吸气时间超过呼气时间）时，I：E 高达 4：1 被证明能有效提高 $PaO_2$，但可能发生不利影响。

虽然反比通气可能降低 BPD 的发病率，但大样本、对照良好的随机试验发现，反比通气仅减少高 $FiO_2$ 和 PEEP 暴露时间，对发病率或死亡率没有影响。改变 I：E 值通常不会影响潮气量，除非吸气和呼气时间变得相对过短。因此改变 I：E 值通常对 $CO_2$ 的清除没有影响。

## （六）吸入氧浓度（$FiO_2$）

调节 $FiO_2$ 将影响肺泡内氧气压力，从而影响氧合。因为氧合由 $FiO_2$ 和 MAP 决定，一般的调节顺序如下：

- 需要增加呼吸支持时，增加 MAP 前，首先尝试增加 $FiO_2$ 至 0.6～0.7。
- 撤机过程中，下调 MAP 前，首先将 $FiO_2$ 逐渐减至 0.4～0.7；维持适当的 MAP 有助于进一步减少 $FiO_2$。
- 在 $FiO_2$ 降至非常低之前，应下调 MAP，因为有研究发现，患者如果没有尽早下调导致过度膨胀的压力，发生气漏的危险较高。

## （七）吸气流量

虽然吸气流量的变化对婴儿的影响还未被很好地研究，但只要足够，其对动脉血气的影响可能很小。5～12 L/min 的流量对大多数新生儿已经足够，具体的流量设定取决于使用的呼吸机和气管插管类型。减少吸气时间时，为确保足够的潮气量，需要相对较高的流量。

## 【建立于病理生理学基础上的机械通气策略】

不同疾病的病理生理学基础不同，因此机械通气策略也各有不同。现将新生儿常见呼吸系统疾病机械通气策略做一简介，更加详细的内容可参见《新生儿机械通气常规》。

### （一）呼吸窘迫综合征（RDS）

RDS 的特点是肺顺应性降低和功能残气量减少。最佳常频通气策略包括使用保守的常频通气指征、使用最低有效 PIP 和潮气量、适度的 PEEP（4～5 $cmH_2O$）、允许性高碳酸血症（$PaCO_2$ 45～

60 mmHg）、慎用镇静或肌松剂和积极撤机。

### （二）慢性肺疾病

支气管肺发育不良（BPD）患儿肺内不同区域时间常数不同。气道阻力可能会显著增加，并可能出现频繁的喘憋发作。通常首选较高的 PEEP（4～6 $cmH_2O$）、更长的吸气和呼气时间及较低的呼吸频率。应用允许性高碳酸血症（代偿呼吸性酸中毒）防止机械通气造成继发肺损伤。

### （三）新生儿持续肺动脉高压

持续肺动脉高压（PPHN）可有原发胎粪吸入综合征、长时间宫内缺氧、先天性膈疝或其他原因。PPHN 患儿的通气治疗策略目前还有争议，不同新生儿中心可能有很大的不同。

在一般情况下，调整 $FiO_2$，保持 $PaO_2$ 在 80～100 mmHg，尽量减少缺氧造成的肺血管收缩。调节呼吸频率和压力，使动脉血 pH 维持在 7.45～7.55，有时需静脉注射碳酸氢钠。

注意避免 $PaCO_2$ 低于 30 mmHg，极低的 $PaCO_2$ 值可引起脑血管收缩和随后的神经损伤。机械通气同时吸入一氧化氮（iNO）能减少对体外膜肺的需求。

## 【预防肺损伤的通气策略】

大量证据表明肺损伤与机械通气策略有关。呼吸机相关肺损伤曾经一直被认为是较高压力造成的气压伤，但实验室和临床研究并不支持这种机制。研究者使用不同容量和压力进行早产动物实验，结果显示，肺损伤标志物（肺水肿、上皮损伤和透明膜形成）在"高容量和低压力"通气策略时出现，而使用"低容量和高压力"通气策略时并不出现。因此，目前已用"容量伤"替代"气压伤"。

肺泡反复萎陷（肺不张）和复张也可造成肺损伤，此情况常见于呼气末压力过低时。许多呼吸系统疾病的肺组织异质性使部分肺组织容易发生容量损伤。氧化损伤可能是造成肺损伤的另一个重要原因。不成熟的、发育过程中的肺特别容易发生获得性损伤。

高碳酸血症可增加新生儿脑血流自动调节能力受损和颅内出血的风险。但呼吸性酸中毒能增加大脑氧气输送，且 $CO_2$ 造成的脑血流变化似乎是可逆的。

纳入 849 名婴儿（出生体重≤1250 g）的回顾性研究发现，严重低碳酸血症、严重高碳酸血症及 $PaCO_2$ 大范围波动会增加出血的风险[1]。新生儿允许性高碳酸血症的随机对照研究并没有报道颅内出血风险增加[2]。高碳酸血症可令视网膜血管扩张、增加氧合和氧自由基的形成，可能对早产儿视网膜病变（ROP）的发生有一定作用。但新生儿随机试验显示，对照组和高碳酸血症组之间 ROP 或远期视觉结局没有差异[3]。

表 8-5-1　不同通气策略的比较

| 通气策略 | 优点 | 缺点 |
| --- | --- | --- |
| 使用 CPAP 或较高 PEEP 治疗 RDS | 增加肺泡容积和功能残气量<br>肺泡复张<br>稳定肺泡<br>肺内水的再分配<br>改善 V/Q 匹配 | 增加气漏的危险<br>过度膨胀<br>$CO_2$ 潴留<br>心血管损伤<br>减少肺顺应性<br>可能增加肺血管阻力 |
| 使用较快的呼吸频率和低潮气量通气（低 PIP） | 减少气漏<br>减少容量损伤<br>减少对心血管的不良影响<br>降低肺水肿的危险 | 气体潴留或 PEEP 增加<br>造成肺不张<br>气体分布不均<br>增加气道阻力 |
| 使用较高 I：E 或较长的吸气时间 | 增加氧合<br>潜在改善气体在肺内（有肺不张的肺）的分布情况 | 气体潴留和 PEEP 增加<br>增加容量损伤和气漏的危险<br>影响静脉回流<br>增加肺血管阻力 |
| 使用允许性高碳酸血症 | 减少容量损伤和肺损伤<br>减少机械通气时间<br>减少肺泡通气<br>减少过度通气的副作用<br>增加氧解离 | 脑血管扩张<br>低氧血症<br>高钾血症<br>血红蛋白结合氧的能力降低<br>增加肺血管阻力 |
| 使用较短的吸气时间 | 更快撤机<br>减少气胸的风险<br>可能需要更快的呼吸频率 | 潮气量不足<br>有增加流量的潜在需求 |

**（一）允许性高碳酸血症**

允许性高碳酸血症（又称控制性低通气）的通气策略强调优先考虑预防或限制过度通气，而不是以往强调的维持正常血气和较高的肺泡通气。预防容量损伤造成的呼吸性酸中毒和肺泡低通气是可接受的代价。

动物实验表明，治疗高碳酸血症能降低新生大鼠肺和脑的损伤，并能减轻缺氧性脑损伤[4]。高碳酸血症能改善早产羊肺顺应性和肺容积。

针对 841 名急性呼吸窘迫综合征（ARDS）成年患者的多中心研究发现，使用低潮气量和允许性高碳酸血症方法能大幅减少死亡率（从 40% 降至 31%）。

三项早产儿研究试图通过允许性高碳酸血症及减少潮气量和每分通气量，尽可能减少肺损伤。一项小样本随机预试验表明，出生体重 601～1250 g 的早产儿，生后 4 天内允许性高碳酸血症（$PaCO_2$ 目标：45～55 mmHg）令更多的患儿撤机[2]。另一项小样本研究没有发现允许性高碳酸血症的潜在获益。

针对早产儿（出生体重＜1000 g）的多中心研究显示，生后 10 天内允许性高碳酸血症（目标 $PaCO_2$＞50 mmHg）有减少校正胎龄 36 周时 BPD 或死亡的趋势（68% vs. 63%）。此外，允许性高碳酸血症能降低校正胎龄 36 周时 BPD 的严重程度——减少对呼吸机的需求（16% vs. 1%）。

针对 PPHN 患儿的研究发现，小婴儿能很好地耐受高碳酸血症（$PaCO_2$ 高达 60 mmHg）而没有明显的副作用。非随机研究显示，允许性高碳酸血症亦能使先天性膈疝患儿受益[5-6]。

温和的通气策略可能会减少早产儿的 BPD，内容包括使用小潮气量、较快的呼吸频率和允许性高碳酸血症。过度的高碳酸血症可能增加颅内出血的风险[7]，因此，应该避免 $PaCO_2$ 的大幅波动。目前尚未确定 $PaCO_2$ 的最佳目标值。

### (二) 低潮气量通气

新生儿常频通气通气策略重点是预防肺过度膨胀，内容包括使用相对较小的潮气量、维护足够的功能残气量，并使用足够的吸气和呼气时间。

最大肺活量似乎与肺损伤有相关性，因此压力限制通气时，选择一个合适的 PIP 和功能残气量对预防肺损伤至关重要。随着对大潮气量导致肺损伤的认识，目前推荐使用相对较小的潮气量。

研究发现，健康婴儿潮气量为 $5\sim8$ ml/kg，RDS 患儿潮气量为 $3\sim6$ ml/kg。严重肺内病变由于会导致肺组织异质性，可能更适合使用小潮气量通气，若使用正常潮气量通气，萎陷的肺泡容易因过度扩张而受损，同时顺应性好的肺泡会出现过度膨胀。此时，还应维持适当的功能残气量，以利于气体分布。

## 【不同常频通气模式的比较】

时间切换压力限制（TCPL）是新生儿最常用的常频通气模式。因为呼吸机能提供持续加温湿化的气流，患者可在任何时间进行自主呼吸。最初用于新生儿的 TCPL 呼吸机主要提供持续/间歇指令通气。随着对新生儿呼吸生理和肺损伤因素的深入理解，新一代 TCPL 呼吸机进行了相关改进，通过控制潮气量，降低慢性肺损伤的发生风险。除上述通气参数以外，还需重点考虑以下问题：

### (一) 吸气模式（吸气如何开始）

新生儿呼吸机的吸气模式已经从过去单一的间歇指令通气（IMV）（按设定时间间隔提供固定呼吸频率，此期间不受患者自主呼吸的影响），演变为对患者自主呼吸进行部分或全部的同步处理。同步触发通气被认为能降低 PIP、减少气漏和肺损伤、减少镇静药的使用和缩短撤机时间。

目前部分研究结果提示，新生儿用同步触发通气比非同步触发通气发生低氧饱和度的时间减少、每次呼出潮气量变化更小。但纳入 5 项研究的 meta 分析（$n=1729$）显示，同步触发通气并不能显著减少新生儿死亡率或发生 BPD 的危险，具体结果包括[8]：①虽然同步触发（同步间歇指令通气）或患者触发组死亡率高于常规 IMV 组，但没有统计学差异［相对风险（RR）1.19，95% 置信区间（CI）$0.95\sim1.49$］。②两组气漏、

严重脑室内出血（IVH）和 BPD 的发生率及拔管的失败率没有差别。③同步触发组机械通气时间比常规 IMV 组短（加权平均差为 35h，95% CI $-62\sim7$ h）。

虽然同步触发组和非同步触发组总体死亡率和 BPD 发病率没有差异，但仍有专家提出，同步触发通气可能对胎龄 28 周以下的早产儿亚组有益，因为能缩短这些更易发生机械通气肺损伤的患儿的通气时间。

具有同步触发功能的呼吸机能同步测量吸气流速、压力变化或呼吸运动，当达到预设值时，可触发呼吸机送气。同步触发方式包括：

1. 同步间歇指令通气（SIMV）  在一定时间窗内提供指令通气，当患者自主吸气达到预设吸气流速时，触发呼吸机产生同步呼吸。预设指令通气频率低于患者自主呼吸频率，未达触发标准的自主呼吸不能触发同步呼吸，此时呼吸机仅为患者自主呼吸提供 PEEP。

2. 辅助/控制（A/C）通气  患者吸气努力程度达到预设值时将触发通气，通气量由预设的吸气时间、PIP 或目标潮气量决定。医生需要同时设定最小指令通气频率，确保患者自主触发频率不足时有足够的每分通气量。

3. 压力支持通气（PSV）  与 A/C 模式类似，每名患者自主呼吸超过预设触发值时呼吸机提供呼吸支持。当每次呼吸的吸气流速下降至峰值流速预定比例（通常为 $15\%\sim20\%$）时，吸气终止。此方式由患者决定呼吸频率和呼吸模式（吸气时间或 I：E）。PSV 通过提供额外的、预先设定压力限制的吸气流速抵消气管导管和呼吸机回路产生的阻力。较高的吸气流速（较短的吸气上升时间或斜率）可缩短达到最大气道压力的时间，从而降低呼吸功。目前尚无单独使用 PSV 治疗新生儿呼吸衰竭的数据。

现有证据显示，PSV 与 SIMV 联合应用能减少指令通气频率和 MAP，减少呼吸做功，与单独用 SIMV 相比，能增加每分通气量[9-10]。此外，纳入 107 名早产儿的随机试验发现[11]，随机分配到 SIMV＋PSV 组的患儿生后 28 天仍需机械通气者少于单独用 SIMV 者（47% vs. 69%），但是两组患儿机械通气和氧疗的平均总天数、校正胎龄 36 周仍需吸氧的比例、死亡率和并发症（即脓毒症、动脉导管未闭、Ⅲ级或Ⅳ级 IVH、坏死性小肠结

肠炎或Ⅲ期 ROP）发生率没有差别。

**（二）通气方式**

依据患者通气方式，一般分为压力限制通气和容量目标通气。

1. 压力限制通气　患者吸气时，呼吸机按预设 PIP 送气，同时有一定压力限制。潮气量由预设吸气时间、PIP、肺顺应性及自主呼吸与机械通气呼吸之间的同步程度决定。达到预设吸气时间时吸气终止。使用此种通气方式，必须设定充足的吸气时间，维持吸气压力平台，让流量上升到最大，然后吸气末下降至 0。压力限制通气时吸气流速特征是：吸气初始是加速气流，以尽快达到 PIP，随后气流速度递减，直至吸气结束。

（1）TCPL 呼吸机的优点：

1）容易使用，而且价格便宜。

2）呼吸机管路中的持续气流能支持患者的自主呼吸，通过逐渐降低 PIP 和指令通气频率完成撤机。

3）通过调节 PIP 和 MAP 改善气体交换，并尽量减少慢性肺损伤。

（2）TCPL 呼吸机的缺点：

1）潮气量不恒定是压力限制通气的主要缺点。当肺顺应性和阻力发生变化（使用表面活性物质治疗后）、呼吸机管路中气体体积增加和气管插管出现漏气时，都将影响潮气量。针对早产儿的研究发现[12]，呼出潮气量大于目标潮气量的呼吸次数可达 25%，小于目标潮气量的呼吸次数可达 36%。随着时间推移，这些巨大的潮气量变化使早产儿不成熟的肺面临过度膨胀和不张的双重危险，从而导致肺损伤（容量损伤/肺不张）。这是肺表面活性物质治疗早产儿（胎龄＜32 周）遇到的特殊问题，此时肺顺应性可能迅速发生变化，导致逐渐发生过度通气（IVH 的危险因素）、肺泡过度膨胀出现气漏和肺损伤（容量损伤）。

2）增加患者自主呼吸的做功。

3）有研究显示，自主呼吸和指令通气不同步可造成氧合情况恶化、$PaCO_2$ 升高以及潮气量和每分通气量减少。

通过改进原始 TCPL 系统，开发出的新一代压力限定呼吸机能支持同步触发通气。这些呼吸机使用可控的"安需气流"回路，吸气时气体输送更贴近每名患者自身的呼吸模式。此外，还有一些设备及软件算法，能补偿气管插管的漏气。

目前主要有三种压力限制通气模式在新生儿中应用：压力控制（PC）-SIMV、PC-A/C 和 PC-PSV。

2. 容量目标通气　容量目标型呼吸机自 20 世纪 90 年代后期得到逐步改善，能提供可控的、稳定的潮气量，进一步减少肺损伤。"肺损伤源于肺过度膨胀，而不是气道峰压"的研究证据促进了容量目标通气模式在新生儿中的发展和应用。如前所述，压力限制通气不能控制潮气量，每次呼吸时潮气量大范围变化会造成肺的过度膨胀和不张。2011 年的国际研究显示[13]，50 个被调查的 NICU 中，已有 25 个采用容量目标通气替代压力限制通气。用于新生儿的容量目标通气模式通常有 3 种：

（1）容量控制通气：为容量目标通气开发的首款呼吸机是容量控制通气（VC）呼吸机。传统的 VC 呼吸机由可变的 PIP 输送预设潮气量时，并不考虑患者肺顺应性。除了设置目标潮气量（一般 4～6ml/kg）外，还需设定指令通气频率和吸气时间以确保安全。肺膨胀时间由潮气量输送时间决定，如果超出预设吸气时间，则不能达到预设的潮气量。每次呼吸的气流速度、PIP 和吸气时间都取决于肺顺应性。与压力限制通气时 PIP 和峰流速出现在吸气早期（前负载）不同，VC 通气的 PIP 和峰流速都于吸气末出现（后负载）。许多 VC 呼吸机共同的缺点是：它们控制和测量的潮气量是输送到呼吸机管路的潮气量，并不是进入患者肺内的实际潮气量。如果不测量呼出潮气量，将不能补偿气管插管和呼吸机管路的漏气。目前的新机型具有相关的设计特点，以弥补这些问题。

（2）容量保证通气：容量保证通气（VG）基于压力限制通气模式，经过另外的微处理器调节压力，确保目标潮气量。需要预设呼气目标潮气量、吸气时间和最大吸气压力。流量传感器位于气管插管附近，能测量吸入潮气量和呼出潮气量。呼吸机以呼出潮气量为基准，调节随后几次呼吸的吸气压力，以达到目标容量。吸气压力随肺顺应性改善和患者自主呼吸努力增加而降低，从而达到"患者自行撤机"的目的。如果吸气时间过短或气管插管漏气较多（＞40%～50%），可能达不到预设的潮气量。气管插管漏气量可通过改变婴儿体位而减少，但在某些情况下，如气管插管出现大量漏气时，将可能影响 VG 通气的使用，此时需要改回压力支持模式。VG 可与各种同步模式（如 SIMV、A/C 和 PSV）联合使用。

（3）压力调节容量控制通气：压力调节容量控制通气（PRVC）也是一种改进的压力目标通气模式，吸气压力随吸气逐渐调整，尽可能用最小压力提供目标潮气量。需要预设目标潮气量和最大吸气压力。使用这种通气方式，呼吸机的微处理器会根据短的测试呼吸计算达到目标潮气量所需的压力。随后每次呼吸的吸气压力增加 $3\,cmH_2O$，直至达到目标潮气量或最大吸气压力。如果送气超过预设潮气量，随后每次呼吸的吸气压力将减少 $3\,cmH_2O$。使用 PRVC 通气时，由于吸气压力的调整是基于对前 4 次呼吸的计算，患者的实际潮气量还是会有细微变化。

3. 容量目标通气的优点和缺点 现有研究显示，与压力限制通气相比，容量目标通气能减少患者死亡和发生慢性肺疾病的危险，但仍需进一步研究证实这些优点。另外，容量目标通气呼吸机价格较贵，调节更加复杂。经费不足和缺少呼吸机调节专家的 NICU 继续使用压力限制型呼吸机也是符合情理的。

容量目标通气的优点：

（1）提供有效气体交换的同时减少高容量机械通气的呼吸频率[14]。

（2）确保输送的潮气量接近目标值，同时减少发生过度通气的危险[12]。

（3）减小触发通气 PIP 的同时，确保达到目标潮气量[15]。

分析显示，使用容量目标通气治疗新生儿急性呼吸衰竭优于压力限制通气[16-17]。其中 4 项研究使用 VG 模式，3 项研究使用 PRVC 模式，2 项研究使用 VC 模式，还有 3 项是交叉研究。研究结果显示[16]，容量目标通气组死亡或发生 BPD 的比例比压力限制通气组低（RR 0.73，95% CI 0.57～0.93），容量目标通气与气胸发生率减少（RR 0.46，95% CI 0.25～0.84）、机械通气时间缩短、低碳酸血症减少（RR 0.56，95% CI 0.33～0.96）和明显的神经系统损害减少（脑室周围白质软化或Ⅲ级、Ⅳ级 IVH，RR 0.48，95% CI 0.28～0.84）有关。

上述结果显示，容量目标通气能减少机械通气相关并发症，改善患者短期预后，应作为新生儿常频通气的首选模式。但目前仅 meta 分析显示有统计学差异，尚无单个研究显示能降低死亡率

或发生 BPD、Ⅲ级或Ⅳ级 IVH 的比例。容量目标通气操作比较复杂，医务人员需要进行全面、系统的培训才可能广泛应用。目前还不能确定究竟是哪种容量目标通气模式（VG、PRVC 和 VC）或吸气模式（患者触发通气和指令通气）造成患者的不同预后。现有研究所用潮气量、吸气时间和 PIP 各不相同，而且无套囊气管导管周围漏气使呼出潮气量监测面临挑战，目前还不能确定患儿最佳潮气量。

机械通气的主要目标是支持患儿呼吸，直至其能完成自主呼吸。那些出生时处于抑制状态、有呼吸暂停或需要长时间治疗的呼吸衰竭患儿都可能需要机械通气。随着新生儿医学的发展，存活率的改善，有慢性肺疾病风险的婴儿数量正在增加。虽然肺损伤的病因是多因素的，但动物和临床的数据表明，肺损伤在很大程度上是由使用的通气策略所致。最佳通气策略应在满足最佳气体交换的同时，对肺损伤最小或没有肺损伤或其他不利影响。临床工作中使用以患儿病理生理为基础的通气策略、防止肺损伤的策略与不同通气模式，期望能进一步改善新生儿结局。

（李　耿）

## 参考文献

[1] Fabres J, Carlo WA, Phillips V, et al. Both extremes of arterial carbon dioxide pressure and the magnitude of fluctuations in arterial carbon dioxide pressure are associated with severe intraventricular hemorrhage in preterm infants. Pediatrics, 2007, 119 (2): 299-305.

[2] Mariani G, Cifuentes J, Carlo WA. Randomized trial of permissive hypercapnia in preterm infants. Pediatrics, 1999, 104 (5 Pt 1): 1082-1088.

[3] Leduc M, Kermorvant-Duchemin E, Checchin D, et al. Hypercapnia- and trans-arachidonic acid-induced retinal microvascular degeneration: implications in the genesis of retinopathy of prematurity. SeminPerinatol, 2006, 30 (3): 129-138.

[4] Vannucci RC, Towfighi J, Heitjan DF, et al. Carbon dioxide protects the perinatal brain from hypoxic-ischemic damage: an experimental study in the immature rat. Pediatrics, 1995, 95 (6): 868-874.

[5] Bagolan P, Casaccia G, Crescenzi F, et al. Impact of a current treatment protocol on outcome of high-risk congenital diaphragmatic hernia. J PediatrSurg, 2004,

39（3）：313-318.

［6］Wilson JM，Lund DP，Lillehei CW，et al. Congenital diaphragmatic hernia—a tale of two cities：the Boston experience. J PediatrSurg，1997，32（3）：401-405.

［7］Thome UH，Ambalavanan N. Permissive hypercapnia to decrease lung injury in ventilated preterm neonates. SeminFetal Neonatal Med，2009，14（1）：21-27.

［8］Greenough A，Dimitriou G，Prendergast M，et al. Synchronized mechanical ventilation for respiratory support in newborn infants. Cochrane Database Syst Rev，2008（1）：CD000456.

［9］Osorio W，Claure N，D'Ugard C，et al. Effects of pressure support during an acute reduction of synchronized intermittent mandatory ventilation in preterm infants. J Perinatol，2005，25（6）：412-416.

［10］Guthrie SO，Lynn C，Lafleur BJ，et al. A crossover analysis of mandatory minute ventilation compared to synchronized intermittent mandatory ventilation in neonates. J Perinatol，2005，25（10）：643-646.

［11］Reyes ZC，Claure N，Tauscher MK，et al. Randomized，controlled trial comparing synchronized intermittent mandatory ventilation and synchronized intermittent mandatory ventilation plus pressure support in preterm infants. Pediatrics，2006，118（4）：1409-1417.

［12］Keszler M，AbubakarK. Volume guarantee：stability of tidal volume and incidence of hypocarbia. PediatrPulmonol，2004，38（3）：240-245.

［13］Klingenberg C，Wheeler KI，Owen LS，et al. An international survey of volume-targeted neonatal ventilation. Arch Dis Child Fetal Neonatal Ed，2011，96（2）：F146-148.

［14］Herrera CM，Gerhardt T，Claure N，et al. Effects of volume-guaranteed synchronized intermittent mandatory ventilation in preterm infants recovering from respiratory failure. Pediatrics，2002，110（3）：529-533.

［15］McCallion N，Lau R，Morley CJ，et al. Neonatal volume guarantee ventilation：effects of spontaneous breathing，triggered and untriggered inflations. Arch Dis Child Fetal Neonatal Ed，2008，93（1）：F36-39.

［16］Wheeler K，Klingenberg C，McCallion N，et al. Volume-targeted versus pressure-limited ventilation in the neonate. Cochrane Database Syst Rev，2010（11）：CD003666.

［17］Wheeler KI，Klingenberg C，Morley CJ，et al. Volume-targeted versus pressure-limited ventilation for preterm infants：a systematic review and meta-analysis. Neonatology，2011，100（3）：219-227.

# 第六节 新生儿高频通气

机械通气为当代临床医学中最重要的技术手段之一，是抢救各种危重病，特别是呼吸衰竭最有效的措施之一。呼吸机按通气频率的高低可分为常频通气（conventional mechanical ventilation，CMV）和高频通气（high frequency ventilation，HFV）。常频通气一般以较大的潮气量使肺间歇性扩张，容易引起肺损伤，而高频通气是以比解剖无效腔还小的潮气量及极快的频率进行通气，能够使气体更好地弥散，从而迅速排出二氧化碳，改善氧合，肺损伤相对较小。近年来随着临床医生对高频通气的认识，其在临床上的应用日益广泛。这一20世纪80年代发展起来的新型机械通气方式，现已成为发达国家NICU中不可缺少的治疗方法。

高频通气定义为通气频率≥正常频率4倍以上的辅助通气。美国食品和药品管理局将高频通气定义为频率>150次/分或至少2.5 Hz（1 Hz=60次/分）的通气方式。

## 【分类】

高频通气呼吸机根据呼气特征分为主动、被动及混合型三类：

1. 高频喷射通气（HFJV） 呼气为被动方式，目前已很少应用。

2. 高频气流阻断通气（HFIV） 因呼气时有气体带入现象，故呼气呈混合型。以Infransouics公司的Infantstar 950为代表。

3. 高频振荡通气（HFOV） 呼气呈主动型。以Sensormedics公司的Sensormedics 3100A、B为代表。此外临床上常用的HFOV呼吸机尚有其他品牌，如德国Babylog8000、Stephnie呼吸机及英国SLE2000及5000等。除Snsormedics 3100A、B（主要用于成人）为纯高频通气外，其余多数呼吸机可与CMV模式联合应用，通气时除高频通气设置外，可每分钟进行2～5次的间歇强制通气。各类高频呼吸机虽内部结构和功能不完全相同，但通气容量均接近或小于解剖无效腔通气量。临床以HFOV应用及研究最多，本文主要阐述HFOV的原理及临床应用等。

## 【HFOV作用机制】

HFOV是通过基础气流产生持续气道内正压，电驱动隔膜振动产生振荡波，使气体在气道内不断振动的一种通气模式。与CMV不同，HFOV通过持续的气流维持一定的平均气道压（MAP），增加肺容积，改善氧合；通过高频率的振荡维持通气，排出二氧化碳。

### （一）HFOV气体交换原理

高频通气时潮气量一般小于解剖无效腔量，其气体交换通过多种机制完成。

1. 肺泡直接通气 高频通气时虽然潮气量较小，小于生理无效腔（死腔）量，但有少量距离气道近的肺泡能够直接接受富含氧的气体，进行气体交换。

2. 不对称的气体流速分布 高频通气时气体进入气道呈抛物线状，中间流速快而周边流速慢，最终中间气体流入气道而周边气体流出气道，有利于气体交换。

3. 增强弥散 高频率的振荡通气使得气体在气道内形成湍流，气体弥散加快，达到气体交换的目的。

4. 时间常数不同的肺泡间气体交换 由于肺泡间顺应性及阻力不同，相邻肺泡通气的时间常数不同，肺泡充盈和排空速率不同，引起肺泡间气体交换。

### （二）HFOV相较于CMV的优点

1. 更有效地改善氧合 HFOV以相对较高而稳定的MAP维持较高的肺容积，使肺内气体分布更均匀，有利于改善氧合。

2. 减轻肺损伤 尽管采用HFOV时近端的MAP较用CMV时略高，但是肺泡压力一般为近端MAP的$1/10$～$1/5$，远较采用CMV时的肺泡内压力低，并且采用HFOV时，频率快，潮气量小，肺泡内压力低，压力变化幅度小，能够避免肺过度扩张，因此HFOV对肺损伤作用明显减少，见图8-6-1。

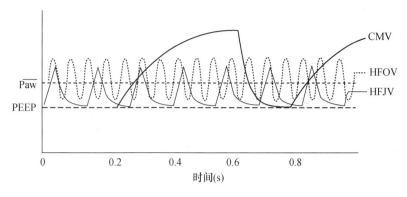

**图 8-6-1**　高频通气和常频通气的压力-时间波形图。$\overline{\mathrm{Paw}}$，平均气道压；PEEP，呼气末正压

3. 改善通气　活塞推动隔膜往复运动，吸气及呼气均为主动运动，能更有效地改善气体交换，促进二氧化碳排出。

**【HFOV 的适应证和禁忌证】**

1. 适应证　严重新生儿呼吸衰竭，如呼吸窘迫综合征、肺炎、肺出血、胎粪吸入综合征、先天性肺发育不良、先天性膈疝等；持续性气漏；需高吸气峰压才能清除二氧化碳的肺部疾病；持续肺动脉高压等。

2. 相对禁忌证　主要包括：①气道阻力大；②颅内压升高；③血流动力学不稳定。

**【HFOV 的临床应用】**

1994 年，Arnold 发表了 HFOV 在儿童患者中应用的结果，之后有许多关于儿童应用 HFOV 的研究，均显示了 HFOV 在儿童中应用的优势。循证医学研究亦显示，对于婴儿及儿童，HFOV 能够降低病死率、缩短机械通气时间。目前 HFOV 在新生儿中应用广泛，有些医院甚至将 HFOV 作为新生儿呼吸衰竭第一线选择的通气方式。

1. 气漏　由肺泡内空气外逸形成，常见于重症肺炎、新生儿呼吸窘迫综合征、胎粪吸入综合征、机械通气不当等，可形成肺间质气肿、气胸、纵隔气肿、皮下气肿等，无论何种气漏，常常需要较高的呼吸机参数以提供较高的潮气量，而潮气量增加又有可能增加气体漏出，或导致新的气漏形成。HFOV 时肺泡压力相对较低，气体交换是在低气量和低气道压力下进行，高频率的胸廓振动和主动呼气过程也有利于胸膜腔内气体的排出。由于压力变化幅度小，肺泡损伤部位易修复。1983 年，Frantz 等首先报道高频通气成功治疗新生儿气漏，以后有系列报道均认为高频通气是治疗气漏最有效的通气方法。

2. 新生儿呼吸窘迫综合征　HFOV 通过恰当的肺复张策略使肺泡重新扩张，并通过相对稳定的 MAP 阻止肺泡萎陷，使肺内气体分布均匀，改善通气血流比值，改善氧合，同时减少气漏发生，使肺水肿、渗出及炎症改变均减轻。与肺表面活性物质（PS）联合应用时，闭塞的小气道及肺泡开放，有利于 PS 在小气道及肺泡的分布，较高的振荡频率亦可加快 PS 的分布，具有协同作用。多中心临床随机对照研究显示，HFOV 联合 PS 可减少 PS 的重复应用，缩短机械通气时间，缩短住院时间，降低病死率。

3. 胎粪吸入综合征　由于胎儿在宫内或分娩过程中吸入被胎粪污染的羊水，生后出现呼吸困难，容易合并气漏或肺不张，CMV 有时效果欠佳。HFOV 维持一定的 MAP，有利于改善氧合，高频率的振荡气流有利于胎粪颗粒的排出。HFOV 联合 PS 应用能够获得更好的疗效。在开始应用 HFOV 时，频率和压力可设置相对低一些。由于胎粪吸入早期主要是阻塞性病变，容易致二氧化碳潴留，低频率有利于二氧化碳排出，且可减慢胎粪颗粒进入支气管；低压力可减少气漏发生概率。

4. 肺出血　肺出血时，大量血性液体充盈到肺泡及细小支气管内，既影响了气体进入有效交换区，又影响了气体的弥散过程，使 $PaO_2$ 降低，$PaCO_2$ 升高。HFOV 时压力相对恒定，能够维持最佳肺容量，有利于气体均匀分布，改善通气血流比值，改善氧合；较高而恒定的 MAP 有压迫止血的作用；振荡气流有利于气道纤毛摆动及减少呼吸道黏液层附着，促进血性分泌物排出，保持气道通畅。

5. 新生儿持续肺动脉高压　多种原因引起新生儿生后肺动脉压力下降障碍，肺循环压超过体循环压力，引起右向左分流，临床表现为持续青紫、低氧血症，CMV 效果欠佳。HFOV 较高而恒定的 MAP 使肺泡充分扩张，改善氧合，改善通气血流比值，降低肺动脉压力。HFOV 与一氧化氮吸入协同应用效果更佳。多中心随机对照研究显示，HFOV 联合一氧化氮吸入优于单纯应用 HFOV 或 CMV 联合一氧化氮吸入，这可能是由于一氧化氮吸入亦需要扩张良好的肺泡来发挥作用。

6. 先天性膈疝　先天性膈疝是新生儿期危重症之一，肺组织受压造成肺泡及肺血管发育不良，临床表现为青紫及呼吸窘迫，生后即需要机械通气。很多研究显示 CMV 可加重肺损伤。多中心研究及一些回顾性研究显示，应用 HFOV 可改善氧合，降低 $PaCO_2$，增加存活率，减少体外膜肺（ECMO）的应用。

**【HFOV 参数调节】**

HFOV 主要参数有基础气流、平均气道压（MAP）、振幅（ΔP）、频率（f）、吸入氧浓度（$FiO_2$）和吸气时间比例（I%），其中影响氧合的参数主要是 MAP 和 $FiO_2$，影响 $PaCO_2$ 的参数主要是频率、振幅和吸气时间比。

1. 平均气道压（MAP）　初调值 10～15 $cmH_2O$（如已用 CMV，可将 MAP 调至较 CMV 时的 MAP 高 1～2 $cmH_2O$），然后根据氧合情况增加 MAP，直至氧饱和度升至 90% 以上或达到临床要求。临床应观察到很好的胸廓振荡。应用 HFOV 1 h 后应常规摄胸片，胸片显示膈肌达第 8～10 后肋水平为最佳肺容量。MAP 调节幅度一般为每次 1～2 $cmH_2O$。

2. 吸入氧浓度（$FiO_2$）　一般与疾病严重程度有关，初调值设置可与 CMV 通气相同或稍高，以后根据氧合情况进行调节，如降至 60% 以下，可开始下调 MAP。

3. 频率（f）　新生儿初调值为 12～15 Hz。频率高低与通气效果直接相关，与通气量成反比。因此在 $PaCO_2$ 升高时应降低频率（这与 CMV 模式不同），使活塞有更多时间移动，有助于气流的进出，增加通气。

4. 振幅（ΔP）　初调可采用 MAP 的 2 倍，也可自 30%～40% 开始，逐渐增至 100%（不同品牌的呼吸机显示不同）。适宜的振幅以观察到胸壁振荡延续至患儿骨盆处为宜。调节幅度一般为每次 5 $cmH_2O$（或 5%～10%）。ΔP 增加，活塞移动幅度增加，振荡容量增加，从而增加通气量，改善通气。

由于振幅在通过气管导管时会有大幅度削减，因此虽然 ΔP 较高，但实际肺泡压力并不高，波动范围极小，可以最大程度维持肺泡稳定，降低肺损伤。

5. 吸气时间比例（I%）　初调 33%，一般在治疗过程中无需调节。如 ΔP 已经调节至较高程度且频率也已下调，还有二氧化碳潴留，可调为 50%。

6. 基础气流　一般为 20～30 L/min。

**【HFOV 应用注意事项】**

1. 保持呼吸机管路的连续性　HFOV 模式需通过一定的 MAP 维持肺泡张开，一旦管路脱开，则压力突然下降，会导致肺萎陷，影响通气，即使再次连接管路，肺再次复张也需要较长时间，影响通气效果。因此，在应用 HFOV 时应尽量避免管路脱开，需要吸痰操作时应采用密闭式气道吸引装置，保证在吸引过程中气道内存在持续气流。如需要脱开呼吸机进行气道内吸引，应尽量缩短呼吸机断开时间，吸引完毕连接呼吸机时可采用肺复张策略。

2. 气管插管管径　最好根据胎龄选用尽可能大的管径，因为振荡压力会随着插管长度而衰减，小号插管压力衰减更多。

3. 气道湿化　HFOV 时振荡气体流速高，流量大，易导致气道干燥，痰液难以排出，因此气道的加温、湿化非常重要。但呼吸机管道的冷凝水应及时排除，否则会因阻力增加影响通气效果。

4. 逐渐调整 MAP　增加 MAP 的幅度不能过快，如需高 MAP（25～30 $cmH_2O$）持续扩张肺泡，亦不能超过 10～20 s，也不能在短时间内忽然增加 MAP（至少用 10～20 min），否则会因胸腔压力突然改变而使血流动力学恶化。

5. 注意监测通气效果　HFOV 时应注意定期观察胸廓运动，监测血气分析。如胸壁振动消失或减弱，应注意是否气道阻塞；若仅有一侧胸壁振动，应注意气管插管是否过深，进入一侧主支气管，或是否发生气胸。应用 HFOV 时应常规摄

X线胸片了解肺容积，肺充分复张时，肺下界应位于第8~10肋间水平。

6. 镇静 对于清醒的难于耐受HFOV的患儿，自主呼吸会影响通气效果，因此HFOV治疗期间可适当给予镇静药物，镇静过程中应每天评估意识状态，并适时唤醒。

7. 监测血气分析 开始HFOV治疗后1h应监测血气分析，之后根据临床情况随时监测血气分析，每一次变更参数后1h均应复查血气分析。为避免反复动脉穿刺，可应用经皮二氧化碳监测仪。在HFOV治疗过程中，采用允许性高碳酸血症策略，$PaCO_2$可维持在45~55 $cmH_2O$，如有并发症，更高的$PaCO_2$亦可接受，但pH值应>7.25。

**【HFOV的撤离】**

HFOV应用时，如患儿病情稳定，应先降低$FiO_2$，每次下降5%，当降至30%后再降低MAP。根据血气逐步调低MAP，约每2h下降2 $cmH_2O$；如MAP下降太快造成肺不张，需增加MAP水平，并需恢复至略高于撤机前水平。当$FiO_2$下降至30%，MAP下降至8 $cmH_2O$时，可直接撤机，亦可转换至CMV过渡或鼻塞CPAP过渡。

从HFOV转为CMV，首先要考虑患儿原发病治疗情况，如患儿临床好转，胸片好转，可考虑转为CMV，转为CMV时应注意：①气胸和（或）肺间质气肿已好转或经妥善处理；②呼吸机参数，MAP在8~10 $cmH_2O$以下，$FiO_2$ 50%以下，$\Delta P$ 20~30 $cmH_2O$以下，仍能维持较好的肺膨胀和氧合；③血气分析结果大致正常；④吸痰操作不会造成氧饱和度较大的波动。

**【目前的争议】**

关于HFOV的应用，目前还存在以下争议或尚需继续观察的问题：HFOV是否可减少肺气漏的发生？是否会增加早产儿脑室内出血的发生率？

目前的循证医学证据表明，与CMV模式比较，尚无足够证据提示选择HFOV更优越。HFOV能略降低慢性肺疾病的发生率，但证据较弱。因此，今后HFOV的研究对象可能应该是慢性肺疾病危险性很大的超低出生体重儿，并注意对长期神经发育预后的随访研究。

综上所述，虽然目前已有研究显示HFOV在新生儿呼吸衰竭中具有良好的疗效及安全性，但关于HFOV的适应证、应用策略及并发症和预后等方面，仍需大样本的临床随机对照研究。

（王 颖）

## 参考文献

[1] Cools F，Askie LM，Offringa M，et al. Elective high-frequency oscillatory versus conventional ventilation in preterm infants：a systematic review and meta-analysis of individual patients data. Lancet，2010，375（9731）：2082-2091.

[2] Tingay DG，Copnell B，Mills JF，et al. Effects of open endotracheal suction on lung volume in infants receiving HFOV. Intensive Care Med，2007，33（4）：689-693.

[3] Vento G，Matassa PG，Ameglio F，et al. HFOV in premature neonates：effects on pulmonary mechanics and epithelial lining fluid cytokines. A randomized controlled trial. Intensive Care Med，2005，31（3）：463-470.

[4] Froese AB，Kinsella JP. High-frequency oscillatory ventilation：Lessons from the neonatal/pediatric experience. Crit Care Med，2005，33（3 Suppl）：S115-S121.

[5] Thome UH，Carlo WA，Pohlandt F. Ventilation strategies and outcome in randomized trials of high frequency ventilation. Arch Dis Child Fetal Neonatal Ed，2005，90（6）：F466-473.

# 第七节　一氧化氮吸入

一氧化氮（nitric oxide，NO）是一种血管内皮衍生舒张因子。NO吸入（inhaled nitric oxide，iNO）能选择性地扩张肺血管，起到改善氧合和抗炎的作用。目前，iNO用以替代内源性NO缺乏，已应用于多种原因引起的新生儿严重低氧血症导致的呼吸衰竭和持续肺动脉高压等危重疾病，并取得明显效果。

## 【现状背景】

NO是一种结构简单、化学性质活跃的小分子化合物，曾被认为是汽车排放至大气中的污染物，可引起酸雨和烟雾，并破坏大气中的臭氧层。1987年，英美两国科学家证明，NO是人体血管内皮细胞释放、衍生的具有舒血管作用的因子，即血管内皮源性衍生舒张因子（EDRF）。EDRF并非单一分子，而是氮氧化合物的统称，NO是其中最具代表性的活性成分。1997—1999年的8项多中心随机对照临床药理试验证实，对于极危重症的足月和晚期早产儿，iNO治疗可迅速提高血氧饱和度，显著减少对体外膜肺的依赖，使病死率明显降低，无严重不良反应和长期后遗症。1999年美国食品和药品管理局（FDA）批准iNO疗法在美国临床应用，可作为出生体重2500g以上的新生儿低氧性呼吸衰竭的常规治疗方法；2001年年欧盟国家药品管理局也批准其临床应用。由于iNO的临床应用成效显著，NO的研究者于1998年获得诺贝尔医学生理学奖。目前，我国的iNO疗法在临床上的应用也逐渐得到推广。

## 【NO作用机制】

NO是由L-精氨酸和氧在NO合成酶的作用下主要在血管内皮细胞合成，其他细胞，如白细胞、单核巨噬细胞、肝细胞、肝星状细胞、心肌细胞、血管平滑肌细胞以及神经胶质细胞等，也可合成NO。NO的化学性质活泼，半衰期很短（$2\sim6\,s$），在超氧化物歧化酶和低pH条件下较稳定，而在氧自由基作用下迅速转化为较稳定的代谢物亚硝酸和（或）硝酸根离子（$NO_2^-$、$NO_3^-$），从尿中排出体外。因此，测定外周血$NO_2^-$和$NO_3^-$可作为反映机体合成NO水平的良好指标。大量动物实验表明，iNO能有效降低低氧血症和酸中毒引起的肺循环高阻力，低浓度吸入时，可使已收缩的肺血管扩张，肺动脉高压得到缓解；临床实验研究也表明，NO对调节围生期新生儿的肺血管张力有重要作用。NO通过肺泡和血管壁进入肺毛细血管腔后，很快与血红蛋白结合而灭活，因此NO可选择性地扩张肺血管而对体循环血压无明显作用。新近研究发现，iNO不仅可舒张肺血管，还具有改善通气血流比值（V/Q）失调、减少粒细胞聚集和激活、降低氧化应激、促进肺泡发育和肺表面活性物质分泌以及促进肺血管发育的作用，因此，iNO治疗在早产儿的临床应用日趋广泛。此外，iNO还可通过下调核转录因子-κB（NF-κB），抑制急性炎症阶段的炎症因子基因表达，如肿瘤坏死因子-α（TNF-α）、IL-1、IL-6、IL-8和细胞间黏附分子等，从而减轻炎症损伤的级联反应，对肺组织和脑组织炎症起保护作用。

NO是一种亲脂性自由基气体，很容易弥散进入邻近的血管平滑肌，调节血管舒张。其舒张血管平滑肌的作用机制尚未彻底阐明。多认为NO通过与鸟苷酸环化酶的血红蛋白结合而激活鸟苷酸环化酶，使环磷酸鸟苷（cGMP）产生增加，后者可降低肌质网内$Ca^{2+}$浓度，降低肌球蛋白肌丝磷酸化的速度，使肌细胞收缩性降低，可导致胎儿NO依赖性肺血管扩张。NO可抑制内皮素等内皮衍化收缩因子和内皮生长因子的生成，降低平滑肌的过度增生和血管重构。也有学者认为NO扩张血管的作用不通过cGMP介导，而是直接激活钾离子通道，通过调节血管紧张素Ⅱ受体的表达及活性使肺血管扩张。NO还可能通过抑制线粒体功能产生扩血管作用，但这些机制还需进一步研究证实。

## 【NO在新生儿疾病中的应用】

### （一）持续肺动脉高压

新生儿低氧性呼吸衰竭和持续肺动脉高压（PPHN）是公认的NO适应证。PPHN可为特发性，或与围生期重度窒息、胎粪吸入综合征、呼吸窘迫综合征（RDS）、感染等因素有关。PPHN时肺血管阻力增高，可引起动脉导管和（或）卵圆孔水平的右向左分流，临床上出现严重青紫和低氧血症，治疗极为困难。传统的治疗方法包括吸入高浓度氧和进行过度通气及应用血管扩张药物，但这些方法疗效差、不良反应大，血管扩张药非选择性作用于肺血管的同时，常导致体循环压力下降。20世纪90年代初，美国两位学者首先报道用iNO治疗PPHN获得成功。NO选择性地扩张肺血管，使肺动脉压力降低，氧合改善，但肺的功能残气量和被动呼吸机制不变。国内孙眉月等对6例PPHN患儿予以吸入20 ppm的NO 30～60 min后，动脉血氧分压/肺泡氧分压（a/A）比值由0.05±0.01升至0.16±0.10，氧合指数（oxygenation index，OI）由31±14降至15±11，肺动脉平均血流速度由17±7 cm/s上升至29±10 cm/s，iNO前后比较差异有统计学意义，而心输出量、血压、心率无显著变化。国外研究报道，对有PPHN的早产儿行iNO治疗，可避免呼吸机治疗时使用过高压力。iNO浓度为10～25 ppm，OI明显改善，并不增加严重低碳酸血症的发生。

### （二）严重影响肺血流的先天性心脏病

在各种先天性心脏病中，伴有肺静脉高压的先天性心脏病较易从iNO治疗中获益。肺静脉压的升高导致严重反射性小动脉压升高，造成PPHN，后者对肺血管扩张疗法比较敏感。但这些疾病的最终有效方法是手术纠正原有的先天性心血管结构异常。室间隔缺损、先天性房室通道、动脉导管未闭等与心脏血流有关的结构异常可因PPHN、高分流而趋于复杂化，长期迁延可形成不可逆的肺血管病变，其中少数病例能得益于选择性肺血管扩张治疗。近期还有研究表明，内源性NO生成的改变在新生儿先天性心脏病合并心力衰竭的发病中起作用，提示NO与心力衰竭的发病有关。对于心脏血流通道异常的新生儿，多不主张预防性iNO，因其可能有远期的不良影响，如通过增加肺血流和相应的肺泡毛细血管内皮组织的切应力，促进肺血管疾病的不可逆发展。

## 【NO在早产儿中的应用】

### （一）RDS的治疗

发生RDS的早产儿吸入20 ppm浓度的NO，不管是否存在肺外分流（动脉导管或卵圆孔水平），多数患儿在NO吸入数分钟后OI开始改善，肺动脉平均血流开始增加，提示iNO治疗RDS能降低患儿的肺动脉压和改善V/Q。目前大规模的

临床随机对照试验结果支持对有指征的早产儿给予小剂量的iNO，主要考虑NO可调节肺炎症反应，并有利于促进肺泡发育及修复。

### （二）预防支气管肺发育不良

支气管肺发育不良（BPD）是早产儿RDS治疗过程中由于支气管、肺组织损伤而产生的较常见的肺部慢性疾病，常需要长期氧疗，不仅病死率较高，也是引起早产儿神经系统障碍的高危因素。对于出生后1～2周仍持续依赖机械通气和高浓度氧的新生儿，低浓度持续iNO可预防BPD的发生。NO能抑制肺泡巨噬细胞和炎症细胞释放促炎症介质，并可增强机体在持续高氧下的耐受能力。Schreiber等针对生后3天内、胎龄<34周、体重<2000 g、患RDS进行机械通气的早产儿，第1天给予iNO 10 ppm，继而给予5 ppm的NO连续吸入6天，证明生后早期iNO可减少BPD的发生。Dani等指出，对于严重呼吸衰竭的早产儿，iNO治疗可减少BPD的发生，但在改善氧合方面，出生体重仍起关键作用；对于体重小于1000 g的超低出生体重儿，iNO无降低BPD的作用。虽然上述观点仍存在争议，但iNO有可能是BPD较有前途的辅助治疗方法。目前，临床上对预计需长期呼吸机支持治疗的早产儿，预防性给予低浓度（<5 ppm）的iNO，旨在控制其炎症和过氧化损害，避免发展为慢性肺疾病。

## 【适应证和禁忌证】

### （一）适应证

1. 伴有肺血管张力异常的疾病，如PPHN。

2. 缺氧的足月儿或晚期早产儿（胎龄≥34周），在进行机械通气和吸入氧浓度（$FiO_2$）为100%的情况下，氧合指数仍≥25或$PaO_2$<60%。

3. 先天性心脏病的手术指征和预后评估 术前对肺动脉高压和肺血管阻力的测量以及对肺血管收缩性的可逆性进行评估，对决定术式和判断预后非常必要。若术前存在良好的iNO反应性，提示患儿术后对NO的反应和预后良好。

4. 超未成熟早产儿出现上述情况时也可考虑应用iNO治疗，但疗效不如足月新生儿。

5. 目前iNO疗法还广泛应用于新生儿呼吸窘迫综合征、新生儿肺部感染所致的呼吸衰竭以及肺水肿等危重急症，特别是常规机械通气治疗效果不好的呼吸衰竭患儿在iNO治疗后能明显改善缺氧症状，为后续治疗赢得时间。

### （二）禁忌证

1. 对有出血倾向者，尤其是血小板减少和颅内出血的患儿应谨慎使用。

2. 已存在高铁血红蛋白血症或对高铁血红蛋白血症存在遗传敏感性的人群。

3. 严重左心功能不良或依赖动脉导管未闭的先天性心脏病患儿。

4. 严重贫血，在血红蛋白<80 g/L时须在输注悬浮红细胞纠正贫血后方能考虑治疗。

## 【治疗】

### （一）气源

常用氮（$N_2$）平衡之气源，NO浓度为800～1000 ppm，也可用450 ppm浓度的气源。气源应严格按照GMP的标准生产制备，属于医用级。

### （二）国内常用BG-95 NO治疗仪的工作原理

该治疗仪具备配气和检测两大功能：①气体配置。自动控制系统依据参数设定值给质量流量控制器以相应的控制信号，控制NO标气输出流量，NO标气和呼吸机治疗气体混合后组成一定浓度的NO治疗气供患儿应用。②气体检测。检测部分对混合器部分取样，利用电化学传感器监测取样气体中的NO和$NO_2$浓度，并将监测到的气体浓度显示在液晶屏幕上。

### （三）主要参数

1. 治疗气中NO浓度控制 与对应呼吸机参数值和NO输出标气浓度相关，最大可配出的NO浓度为80 ppm。

2. NO标气输出流量控制 设置为0～950 ml/min，连续可调。

3. 检测范围 NO 0～100 ppm，$NO_2$ 0～10 ppm。

4. 检测报警点 NO为80 ppm，$NO_2$为5 ppm。

5. 显示分辨率 浓度监测0.1 ppm。

### （四）常用浓度

在新生儿，常用吸入浓度为5～20 ppm。应尽可能用最小剂量达到临床目的。对于缺氧性呼吸衰竭和合并PPHN的足月儿和晚期早产儿，NO的起始吸入浓度为20 ppm较为合适，维持治疗浓度5 ppm；对于早产儿，可在应用肺表面活性物质治疗效果不佳时给予iNO，其起始吸入浓度一般为10 ppm，如效果不佳，可升至20 ppm；$NO_2$的浓度应尽可能低于0.5 ppm。

### （五）应用时间

iNO治疗的起效时间有个体差异，其治疗总时间也应根据疾病的性质和个体反应进行具体调整，平均治疗时间为2～4天，但也可短至数小时或长达数十天，多数不超过7天。治疗效果不佳应考虑开始治疗的时间可能较晚、肺组织严重损伤、合并重症感染、低血压、心肌损伤及严重先天性疾病，如先天性肺发育不良、肺毛细血管发育不良、肺表面活性蛋白缺陷等。

### （六）撤离方法

新生儿经iNO治疗后，血氧明显改善，$FiO_2$小于0.4，或平均气道压（MAP）在10 $cmH_2O$以下，维持4～6 h，可考虑逐渐撤离NO。但撤离时应注意防止因反馈抑制内源性NO产生而导致的低氧性反跳。研究报道，在OI<10时，停用前iNO浓度越高，低氧性反跳的程度越高，如果在停用前iNO浓度仅为1 ppm，则反跳程度最轻。因此，从安全角度考虑，一般在开始治疗数小时后，如果$FiO_2$能顺利下调至0.4或以下，即开始降低iNO浓度。当iNO浓度降低至5 ppm时，应每4 h降低iNO浓度1 ppm，如吸入浓度降为1 ppm，患儿血氧仍维持良好，可考虑撤离iNO。这样不仅避免造成高铁血红蛋白血症，而且可减少不良反应和低氧反跳。

## 【不良反应与监测】

### （一）安全性监测

NO治疗仪可根据参数设置值控制NO标气的输出流量，且实时监测NO标气的输出流量大小。NO标气与呼吸机治疗气体混合后得到含一定浓度的NO治疗气体，从混合后的NO治疗气体中取样，监测NO和$NO_2$浓度，保证治疗气浓度在治疗安全范围内。如果$NO_2$超出治疗范围，则治疗仪立即报警并关闭流量控制器，停止输送NO标气。但此时并不影响呼吸机正常工作，患儿可继续使用呼吸机进行呼吸。

### （二）$NO_2$的毒性作用

NO遇氧气后迅速生成$NO_2$，对肺有毒性作用，可造成肺水肿及炎症反应，并生成亚硝酸盐等物质，造成肺损伤。国内研究证实，采用低浓度NO吸入（<10 ppm）治疗，在治疗过程中监测$NO_2$浓度，均<1 ppm，iNO组与对照组相比，肺组织病理学检查显示肺水肿、肺萎陷、中性粒细胞浸润等情况并未加重。临床上所用NO浓度很少使$NO_2$超过2 ppm，通过有效监测NO和$NO_2$浓度，毒性作用是可以避免的。一般要求在进行iNO治疗时，

呼吸机管道内的 $NO_2$ 浓度＜3 ppm。

### （三）形成高铁血红蛋白

iNO 治疗后 NO 迅速弥散进入血管，很快与氧合血红蛋白结合形成高铁血红蛋白而失活，故对体循环无影响，但当高铁血红蛋白超过一定浓度时会降低血红蛋白的携氧能力，从而加重患儿缺氧。当超过总血红蛋白的 3% 时，就会出现青紫和呼吸困难等症状。一般短期 iNO 浓度在 20～80 ppm 时，高铁血红蛋白很少超过 2%，低浓度、短疗程未发现不良反应。

### （四）对血小板的影响作用

NO 可对血小板聚集和黏附产生一定影响，其机制可能与血小板内的 cGMP 激活有关。对有出血倾向者，尤其是早产儿，在 iNO 治疗过程中应密切观察患儿血液状态。既往研究认为，iNO 可能会增加早产儿脑室内出血（IVH）的风险，但美国的多中心研究结果并未提示 iNO 会增加早产儿 IVH 的发生率。新近的临床研究报道，早产儿iNO 治疗不但未增加 IVH 的风险，反而对早产儿脑损伤具有一定的保护作用。其机制可能与下调兴奋性氨基酸（如谷氨酸）受体的表达有关。

综上所述，iNO 可选择性扩张肺血管，降低肺动脉压，增加肺血流，改善 V/Q 失调，改善换气和氧合状态等，用以治疗 PPHN 和易导致肺动脉高压的低氧性呼吸衰竭有较好效果，所有研究基本取得了相同的肯定结论。但尚无证据支持在出生早期常规进行 iNO 治疗，特别是对于体重＜1000 g 的超低出生体重儿。临床随机对照结果显示，iNO 并未增加脑损伤的发生率，所以进一步的研究重点应放在一些特定群体，如 1000～2000 g 的早产儿，特别是在无创机械通气条件下，小剂量 iNO 对减轻肺部和脑部炎症、改善缺氧的作用效果。

（孔祥永）

## 参考文献

[1] Muraca MC, Negro S, Sun B, et al. Nitric oxide in neonatal hypoxemic respiratory failure. J Matern Fetal Neonatal Med, 2012, 25 (Suppl 1): 47-50.

[2] Neonatal Inhaled Nitric Oxide Study Group. Inhaled nitric oxide in full-term and near full-term infants with hypoxic respiratory failure. N Engl J Med, 1997, 336 (9): 597-604.

[3] Golombek SG, Young JN. Efficacy of inhaled nitric oxide for hypoxic respiratory failure in term and late preterm infants by baseline severity of illness: a pooled analysis of three clinical trials. Clin Ther, 2010, 32 (5): 939-948.

[4] Konduri GG, Vohr B, Robertson C, et al. Early inhaled nitric oxide therapy for term and near-term newborn infants with hypoxic respiratory failure: neurodevelopmental follow-up. J Pediatr, 2007, 150 (3): 235-240.

[5] Steinhorn RH, Porta NF. Use of inhaled nitric oxide in the preterm infant. Curr Opin Pediatr, 2007, 19 (2): 137-141.

[6] Pansiot J, Loron G, Olivier P, et al. Neuroprotective effect of inhaled nitric oxide on excitotoxic-induced brain damage in neonatal rat. PLoS One, 2010, 5 (6): e10916-10922.

[7] Steinhorn RH. Therapeutic approaches using nitric oxide in infants and children. Free Radic Biol Med, 2011, 51 (5): 1027-1034.

[8] Steinhorn RH. Pharmacotherapy for pulmonary hypertension. Pediatr Clin North Am, 2012, 59 (5): 1129-1146.

[9] Peliowski A, Canadian Paediatric Society, Fetus and Newborn Committee. Inhaled nitric oxide use in newborns. Paediatr Child Health, 2012, 17 (2): 95-100.

[10] 孙眉月，杜立中，施丽萍. 一氧化氮吸入治疗新生儿持续肺动脉高压. 中华儿科杂志，1999，37 (11): 745.

[11] Dempsey EM, Barrington KJ. Evaluation and treatment of hypotension in the preterm infant. Clin Perinatol, 2009, 36 (1): 75-85.

[12] Schreiber MD, Gin-Mestan K, Marks JD, et al. Inhaled nitric oxide in premature infants with the respiratory distress syndrome. N Engl J Med, 2003, 349 (22): 2099-2107.

[13] Dani C, Bertini G. Inhaled nitric oxide for the treatment of preterm infants with respiratory distress syndrome. Neonatology, 2008, 94 (2): 87-95.

[14] Kinsella JP, Cutter GR, Walsh WF, et al. Early inhaled nitric oxide therapy in premature newborns with respiratory failure. N Engl J Med, 2006, 355 (4): 354-364.

[15] Sun B. Inhaled nitric oxide and neonatal brain damage: experimental and clinical evidences. J Matern Fetal Neonatal Med, 2012, 25 (Suppl 1): 51-54.

# 第八节 体外膜肺

体外膜肺（extracorporeal membrane oxygenation，ECMO）是一种从体外循环技术发展而来，能够在一定时间内部分代替患者心肺功能，以维持机体各器官的供氧，对严重的心肺功能衰竭患者进行较长时间心肺支持的生命支持技术。

## 【现状背景】

常规治疗，如机械通气、肺表面活性物质应用、高频通气、一氧化氮吸入等治疗无效时，ECMO是严重呼吸衰竭的最终治疗手段。1971年，Hill首次使用体外循环设备对1例24岁多脏器损伤合并急性呼吸窘迫综合征（ARDS）的患者进行救治，并取得成功，自此拉开体外生命支持技术在临床应用的"潘多拉之盒"。1976年，Bartlett成功对1例名为"希望"的弃婴进行床边心肺支持治疗。1989年，为了更好地提供ECMO使用技术培训，推广新型ECMO设备在临床的应用以及建立全球ECMO数据库，在美国密歇根州成立了体外生命支持组织（Extra-Corporeal Life Support Organization，ELSO）。目前EMCO技术取得了长足进步，除先天性膈疝之外，在胎粪吸入综合征、持续肺动脉高压等疾病救治方面均取得成效，使新生儿呼吸衰竭救治的成功率达到80%左右。我国ECMO技术的应用明显滞后，开展的单位也较少，主要集中在能够开展小儿先天性心脏病手术治疗的单位，接受ECMO支持治疗的患儿病种较单一，基本为心脏手术后严重低心排综合征，为患儿提供循环支持。浙江大学附属儿童医院2007—2011年对12例重症儿童病例进行ECMO治疗，其中先天性心脏病术后患儿5例，呼吸衰竭患儿2例，暴发性心肌炎3例，心肌病1例，肺出血1例。

## 【主要仪器设备】

### （一）氧合器（膜肺）

氧合器是按照肺泡气体弥散的生理功能设计的，使得血液和气体借膜结构对流及气体随压力梯度弥散，发生气体交换，达到类似肺排出二氧化碳、血液进入循环而保证脏器供氧的目的。目前常用的膜肺有硅胶膜肺和中空纤维膜肺。硅胶膜肺生物惰性优良，血液相容性好，适于长时间的灌注。中空纤维膜肺预充量少，但在长时间的灌注中由于气相侧水凝集界面消失，液体可能漏出，纤维管壁形成蛋白膜，影响气体弥散，因此仅适合短期应用。

### （二）血泵

血泵主要有滚轴泵和离心泵。滚轴泵通过挤压充满血液的泵管，将血液往前推动。离心泵根据离心原理设计，具有对血流成分破坏小、压力形成有限、安全性好的优点，但是，任何原因引起泵前引流减少、泵后阻力增加都会导致离心泵流量减少，也容易导致溶血。所以，新生儿推荐使用滚轴泵，以进行精确的流量控制，并减少溶血发生。

### （三）储血囊与储血囊停泵控制器

储血囊连接于静脉引流与滚压泵之间，用于调节并监控静脉引流量。储血囊停泵控制器为储血囊的控制装置，当各种原因造成引流量不足，导致储血囊内血量不足时，储血囊停泵控制器将发出警报，并通过停泵控制器使泵停止转动，以阻断血流，避免过度吸引导致管道内气泡形成。

### （四）温控水箱

保持ECMO转流中血液温度的恒定，维持患儿的正常体温。

## 【基本原理】

ECMO的基本原理是通过动静脉插管，将血液从体内引流到体外，经人工膜肺氧合后，再将氧合血灌注回体内，维持机体各器官的供血和供氧，对严重心肺功能衰竭患者进行长时间心肺支持，使其心肺得以充分休息，为药物治疗和心肺功能的恢复赢得宝贵的时间窗口。ECMO治疗期间，全身氧供和血流动力学处于相对稳定的状态，膜肺可进行有效的二氧化碳排出和氧的摄取，血泵可使血液周而复始地在机体内流动。生命支持主要表现在：①有效改善低氧血症，满足机体组织细胞的氧需要，并排出二氧化碳。②长期支持性灌注为心脏功能恢复赢得时间。③避免长期高氧吸入所致的氧中毒，可根据血气分析结果分别调节氧浓度和通气量，以达到最佳的气体交换。④有效的循环支持。ECMO 治疗期间可进行右心辅助、左心辅助或全心辅助，心脏射血部分甚至全部可由体外膜肺机代替。同时它可通过调节静脉回流，降低心脏前负荷。⑤ECMO 治疗期间还可以在循环管路上连接人工肾，对机体内环境（如水、电解质和酸碱平衡）进行可控性调节。

## 【治疗模式】

### （一）静脉-静脉转流（V-V）模式

V-V 模式能够为任何年龄阶段的患者和无心功能不全的严重呼吸衰竭患者快速提供呼吸支持。主要缺点是对心功能无辅助作用，另外，由于新生儿静脉较细，双腔静脉插管困难，故新生儿重症呼吸衰竭时亦不宜使用。该模式是在患者静脉系统并联一个血液循环回路，通过中心静脉插管将血液引流至体外，泵提供动力，将血液泵入氧合器，在氧合器中达到氧合及排出二氧化碳的目的，然后再通过另一个静脉通道，将血液回输至患者静脉系统。可同时应用两根静脉插管或者使用单根双腔静脉插管，单根双腔静脉插管优点在于可经皮穿刺放置，避免结扎颈内静脉；两根静脉插管一般需要在床旁行静脉切开手术放置，ECMO 治疗结束时需要结扎颈内静脉，对于婴幼儿，一般插管部位选择颈内静脉和股静脉，多个手术切口也会相应增加感染风险。

V-V 模式治疗首先是通过代替肺部的氧合及换气功能，下调呼吸机参数，以减轻病变肺组织的负担，避免继发性肺损伤发生，争取肺功能恢复的时间窗口；其次，V-V 模式对改善患者的心功能也有一定好处，可能与 ECMO 治疗改善了患者氧合，增加了心肌供氧和心肌收缩力有关；另外，随着 ECMO 治疗的开始，呼吸机参数下调，右心室后负荷减轻，相应增加了左心室前负荷，提高了心排血量。

在开始 V-V 模式的 ECMO 治疗时，如果患者肺部病变已使其失去换气功能，那么患者动脉氧分压及氧饱和度应该由患者右心室血液氧分压及氧饱和度决定。所以，在进行 V-V 模式 ECMO 治疗时，最低限度应通过 ECMO 的氧合作用，使患者右心房血液氧分压达到 40 mmHg，氧饱和度达到 80%～90%。治疗过程中，患者自身肺部功能的恢复能够通过患者动脉氧分压的改善体现出来，通过比较患者动脉氧分压和右心房血氧分压，可大概评估患者的肺功能恢复程度。

### （二）静脉-动脉转流（V-A）模式

V-A 模式治疗在进行呼吸支持的同时能够进行循环支持，所以该模式除了用于严重呼吸循环衰竭患者外，主要用于出现循环衰竭的患者，能够同时为患者心肺功能提供支持。该模式的建立途径一般是将静脉插管从股静脉置入，插管向上延伸至右心房，引出的静脉血在氧合器中氧合，经泵从股动脉注回体内。此法是成人 ECMO 治疗最常采用的插管方法，基本可将 80% 的回心血流引至氧合器，降低肺动脉压和心脏前负荷。缺点是股动脉以下部位灌注不足。危重症患儿最常用的插管方法是通过右侧颈内静脉和颈总动脉分别插管，经右心房将血液引流至氧合器，氧合血通过颈总动脉插管至主动脉弓输入体内。当流量达到患儿所需心排血量时，心脏可处于休息状态。

V-A 模式 ECMO 虽然能同时提供心肺支持，但也有不足之处：①非搏动灌注成分多。ECMO 回路提供的血液灌注类型为平流，ECMO 回路流量越大，患者本身心脏提供的灌注就越少。当 ECMO 回路提供心排血量 80% 的血流灌注时，剩下 20% 的血流灌注为患者心脏提供。此时动脉波虽然轮廓可辨，但波幅大大减小，ECMO 流量接近心脏心排血量时，动脉波形将成一直线。所以，V-A 模式 ECMO 管理难度较大，非搏动灌注对机体影响较大，血流动力学不易稳定。②影响左心室血液排空。在新生儿 V-A 模式 ECMO 治疗中，主动脉插管部位通常在右颈总动脉，开始治疗时，由动脉插管回输至体内的动脉血一般冲击在主动脉弓上，甚至在主动脉瓣上，这样增加左心室后负荷，左心室排空障碍，减少了冠状动脉血供。针对这一点，完成插管操作后，床旁经胸超声评估插管位置及血流方向就显得尤为重要。③插管与拔管操作复杂。特别是在 EMCO 治疗结束时，需要结扎一侧颈部血管，虽然儿童大脑基底部动脉环一般能向对侧脑组织提供足够血供，但结扎一侧血管对今后的脑发育可能有潜在危险，尚需进一步临床前瞻性研究论证。

## 【适应证和禁忌证】

### （一）适应证

1. 呼吸支持　目前需要 ECMO 治疗的新生儿呼吸系统疾病主要有胎粪吸入综合征、新生儿败血症、新生儿肺炎、持续肺动脉高压及先天性膈疝等。决定一个新生儿病例能否进行 ECMO 治疗，往往依据原发病是否具有可恢复性。目前主要通过计算患儿的氧合指数（oxygenation index，OI）来衡量肺功能，并作为决定 ECMO 治疗的具体参数，如果 OI＞40 超过 3 h 或者吸入 NO 时 OI＞25，那么患儿的预期病死率超过 60％，被认为需要 ECMO 治疗。迄今为止，全世界共有 20 000 例新生儿因为呼吸衰竭进行 ECMO 治疗，从统计数据看，胎粪吸入的预后最佳，生存率约 80％；先天性膈疝的预后最差，生存率只有 53％。

2. 循环支持　ECMO 在心脏支持方面的应用呈现逐年稳定增多的趋势，大部分应用于复杂先天性心脏病术后低心排综合征的循环支持。另外，在急性爆发性心肌炎中的循环支持应用能够使患儿获得心脏移植的时间。据国际 ELSO 提供的数据，成人和婴幼儿 ECMO 循环辅助的生存率分别为 32％和 45％。目前，学界对 ECMO 技术循环支持的适应证方面并无明确定义，争论也较多，一般出现严重低心排综合征，不能维持正常心排血量即为循环辅助的指征。

#### （二）禁忌证

1. 胎龄＜34 周、体重＜2 kg。这些早产儿的颅内出血发生率高，血管较纤细，动静脉插管非常困难。

2. Ⅱ级以上脑室内出血　脑室内出血范围超过了室管膜下或脉络丛。

3. 不可逆的心肺疾病。

4. 心肺复苏前持续时间较长的心跳停止，预后差。

5. 已确诊为坏死性小肠结肠炎。

6. 存在其他严重先天性畸形。

7. 不可逆的中枢神经系统功能损伤。

### 【ECMO 管理与监护】

#### （一）预充

ECMO 循环首先预充二氧化碳气体，然后加入晶体及 5％白蛋白溶液进行排气预充。再用约两个单位红细胞，取代循环管道中预充的晶体和胶体。应测量预充液初始的 pH、氧含量及二氧化碳含量，并校正至生理值。如果预充液是酸性，会使患儿病情恶化；如果预充液中二氧化碳含量太低，会引起新生儿的代谢问题。用热交换器将预充液的温度热至正常体温。在启动 ECMO 前预充液必须与体液生理相容，以提供最大限度的支持。

#### （二）血泵管理

ECMO 的目标是维持相对足够的泵流量，为组织器官提供呼吸和循环支持。在 V-A 模式 ECMO 期间，灌注及氧供是否充足可通过检查混合静脉血气分析指标（血氧饱和度、pH、血氧分压）等来监测。流量要调整到静脉血氧分压在 37～40 mmHg，血氧饱和度在 65％～70％。在 V-V 模式 ECMO 时，由于再循环会导致血氧分压假性升高，混合静脉血不可作为灌注的监测指标。应监测灌注不足的其他指标，如有无少尿、惊厥、低张力、肝功能指标异常及持续代谢性酸中毒等。如果发现氧供不足，需要提高泵的转速以改善灌注。滚轴泵持续挤压使接触部位存在破裂的危险，为了减少这种危险，可有规律地临时停泵，移动泵槽内的管道。

#### （三）ECMO 治疗中的监护与管理

1. 呼吸管理　当患儿 ECMO 回路血流量达到 150 ml/（kg·min）时，可完全代替患儿肺功能，此时呼吸机参数可下调至"休息模式"，"休息模式"一般指较低的呼吸频率（10～20 次/分），较长的吸气时间（1 s 左右）以及较高的 PEEP（6～10 cmH_2O）。目的在于避免进一步肺损伤，同时保持肺泡开放。具体参数设定应根据临床情况并结合动、静脉血气分析而定。PEEP 设置以不影响血液回流至右心，维持足够 ECMO 流量为准。

2. 镇静　ECMO 治疗过程中，适当镇静和镇痛是必要的，具体用药与剂量根据患儿精神状态调节，但总原则是尽量减少苯二氮䓬类药物的应用。

3. 营养支持　ECMO 治疗过程中，在胃肠道功能可耐受的条件下，提倡早期喂养，可通过鼻胃管喂养。喂养过程中要严密监测血清 $K^+$ 和 $Ca^{2+}$ 水平，维持正常的血钾和血钙水平对胃肠道功能有很大帮助。如果出现喂养不耐受，肠外营养非常有必要。

4. 抗凝管理　在 ECMO 治疗中，抗凝管理至关重要。血液在回路中循环也是不断与管道及膜肺等异物表面碰触的过程，会导致患儿凝血机制启动。血液经过这些异物表面时，纤维蛋白原会黏附到这些物体表面，继之血小板黏附到纤维蛋白原上并使其激活，形成纤维蛋白-血小板复合物，启动凝血过程，促进血栓形成。在 ECMO 治疗过程中，肺栓塞是致命的并发症。这就需要使用肝素来拮抗纤维蛋白原激活启动的凝血过程。近年来含有肝素涂层的管道的使用大大减少了 ECMO 治疗过程中的肝素用量，目前建议应用肝素 10 U/（kg·h）的剂量持续泵入，维持活化部分凝血活酶时间（APTT）在 140～160 s，能够在预防血栓形成的同时，减少颅内出血等并发症。ECMO 治疗时的全身抗凝管理决定了适合 ECMO 治疗的新生儿胎龄。目前研究提示，胎龄＜34 周新生儿进行 ECMO 治疗时，脑室内出血的发生率非常高。

5. 生命体征监测　在 ECMO 治疗过程中，必须监测生命体征和通气参数的设置，除此之外还需要注意以下几方面的监测：①ECMO 回路中血流量的监测，通常以 ml/（kg·min）为单位衡量，在监测流通的同时，系统还自动监测离心泵的转速，以转速/分衡量。②回路中的压力监测也非常有必要，尤其是动脉端的压力监测，动脉端压力过高可能导致溶血发生，而膜肺前、后压力阶差过大提示膜肺血栓形成的可能。③不管采用哪个模式的 ECMO 治疗，静脉血氧饱和度的监测都最为重要，其能够及时反映心排血量和机体氧利用的平衡。在 V-A 模式 ECMO 中，一般要求静脉血氧饱和度达到 70％～75％，而在 V-V 模式 ECMO 中，要求静脉血氧饱和度达到 85％～90％，随着患者自身肺功能的恢复，静脉血氧饱和度也会随之上升。④血气监测，动、静脉血气监测贯穿整个 ECMO 治疗过程，$PaCO_2$ 一般维持在 40 mmHg 左右，通过调节 ECMO 流量和气流量来实现。⑤其他，如动脉血压维持在与患儿胎龄相适应的范围，必要时可使用正性肌力药物；通过监测血常规，维持血红蛋白在 120～140 g/L，血小板水平应维持在 75×10⁹/L 以上。

**（四）ECMO 撤离**

对于 V-V 模式 ECMO 治疗的患儿，肺功能未恢复时，患儿静脉血氧饱和度和动脉血氧饱和度一致。动脉血气显示氧分压上升及二氧化碳分压下降，提示肺功能开始恢复；对于 V-A 模式 ECMO 治疗的患儿，通过观察患儿的静脉血氧饱和度、动脉压力波形轮廓和超声心动图的心脏收缩力，来评估患儿心功能恢复情况。患儿心肺功能恢复过程中应逐渐降低 ECMO 回路的流量，逐渐使患儿肺部开始工作。当患儿肺部能负担 70％～80％的通气、换气功能时，可撤离 ECMO。如根据 ECMO 流量计算，当 V-V 模式 ECMO 流量降到 30 ml/（kg·min），V-A 模式 ECMO 流量降到 50 ml/（kg·min）时，可考虑撤离 ECMO。在决定撤离 ECMO 前，首先将患儿的呼吸机参数由"休息模式"调整至"正常模式"，同时夹闭气流，打开 ECMO 回路交通端，使管道中血液自循环。对于 V-A 模式 ECMO 治疗的患儿，需要将与患儿端连接的管道夹闭，调整正性肌力药物，持续观察 4～6 h，如患儿肺部气体交换功能及心功能正常，可拔出所有 ECMO 插管，撤离 ECMO。

**【不良反应与监测】**

**（一）出血**

出血是最常见的并发症，一般出现在插管部位，如果出现颅内出血，将会威胁生命，或导致神经系统后遗症的发生。出血考虑与 ECMO 治疗全身肝素化抗凝和 ECMO 回路管道消耗血小板有关。研究报道，新生儿 ECMO 颅内出血的发生率为 29％，患儿胎龄越小，越易发生，相比足月新生儿，胎龄＜34 周的患儿颅内出血风险明显增加。

**（二）血栓**

ECMO 治疗过程中，由于血液和异物表面接触，启动凝血机制，可导致血栓形成。对 ECMO 治疗资料的回顾研究表明，有 15％～20％的患者出现不同程度的血栓形成，当 ECMO 回路中的血栓进入体内，将是灾难性并发症。

**（三）感染**

由于 ECMO 治疗的有创性，感染也是常见并发症，感染一般发生在 EMCO 治疗的第 5～7 天，发生率为 10％～15％。

（孔祥永）

# 参考文献

[1] Hill JD, O'Brien TG, Murray JJ, et al. Prolonged extracorporeal oxygenation for acute post-traumatic respiratory failure (shock-lung syndrome). Use of the Bramson membrance lung. N Engl J Med, 1972, 286 (12): 629-634.

[2] Zapol WM, Snider MT, Hill JD, et al. Extracorporeal membrane oxygenation in severe acute respiratory failure. A randomized prospective study. JAMA, 1979, 242 (20): 2193-2196.

[3] Cornish JD, Heiss KF, Clark RH, et al. Efficacy of

veno-venous extracorporeal membrane oxygenation for neonates with respiratory and circulatory compromise. J Pediatr, 1993, 122 (1): 105-109.

[4] O'Rourke PP, Crone RK, Vacanti JP, et al. Extracorporeal membrane oxygenation and conventional medical therapy in neonates with persistent pulmonary hypertension of the newborn: a prospective randomized study. Pediatrics, 1989, 84 (6): 957-963.

[5] Shanley CJ, Hirschl RB, Schumacher RE, et al. Extracorporeal life support for neonatal respiratory failure. A 20-year experience. Ann Surg, 1994, 220 (3): 269-280.

[6] 林茹, 张晨美, 谈林华, 等. 体外膜肺氧合在儿科危重病急救中的应用. 中华儿科杂志, 2012, 50 (9): 649-652.

[7] Ibrahim T, Rajadurai VS, Gomez JM, et al. Outcome of extracorporeal membrane oxygenation for neonatal refractory respiratory failure. Ann Acad Med Singapore, 2013, 42 (11): 615-617.

[8] Rehder KJ, Turner DA, Cheifetz IM. Extracorporeal membrane oxygenation for neonatal and pediatric respiratory failure: an evidence-based review of the past decade (2002-2012). Pediatr Crit Care Med, 2013, 14 (9): 851-861.

[9] Lawson S, Ellis C, Butler K, et al. Neonatal extracorporeal membrane oxygenation devices, techniques and team roles: 2011 survey results of the United States' Extracorporeal Life Support Organization centers. J Extra Corpor Technol, 2011, 43 (4): 236-244.

[10] Karagiannidis C, Philipp A, Buchwald D. Extracorporeal membrane oxygenation. Dtsch Med Wochenschr, 2013, 138 (5): 188-191.

[11] Rais-Bahrami K, Van Meurs KP. ECMO for neonatal respiratory failure. Semin Perinatol, 2005, 29 (1): 15-23.

[12] Vasavada R, Feng Qiu, Undar A. Current status of pediatric/neonatal extracorporeal life support: clinical outcomes, circuit evolution, and translational research. Perfusion, 2011, 26 (4): 294-301.

# 第九节　新生儿雾化吸入治疗

雾化吸入药物疗法在治疗成人及儿童呼吸系统疾病方面已得到广泛应用，在新生儿期的应用刚刚起步，尚缺乏相应的指南或规范，还处于在临床实践中逐步摸索，不断改进的阶段。雾化吸入疗法是将药物以气溶胶的形式输出，随呼吸气流进入体内。由于气溶胶具有巨大的接触面，有利于药物与气道表面黏膜上皮细胞接触而发挥药效。雾化吸入疗法有多种方式，射流雾化方式最适合于新生儿应用。

## 【适应证】

鉴于新生儿呼吸系统的特点，即潮气量小、肺含血相对较多、含气相对较少、气道管径细小，结合其他儿童年龄阶段雾化吸入疗法的临床经验，雾化吸入疗法可以应用于新生儿肺炎、气管插管拔管术前和术后、支气管肺发育不良等。

## 【药物】

可用于新生儿雾化吸入的药物包括以下几种：

### （一）糖皮质激素

可有效缓解喘息症状，改善肺功能，减轻气道阻塞，控制气道炎症等。常用的有布地奈德混悬液，其有良好的水溶性和脂溶性，以及较长的气道滞留时间，很低的生物利用度，因此气道局部作用强，全身作用很小，安全性良好。不推荐应用地塞米松雾化吸入，因其结构上无亲脂性基团，水溶性较大，难以通过细胞膜与糖皮质激素受体结合发挥治疗作用。由于雾化吸入的地塞米松与气道黏膜组织结合较少，肺内沉积率低，在气道内滞留时间短，因此，地塞米松较难通过吸入发挥局部抗炎作用。

### （二）支气管舒张剂

新生儿可以应用的为速效支气管舒张剂。

1. 速效 $\beta_2$ 受体激动剂　常用药物有沙丁胺醇和特布他林。有研究显示，雾化吸入沙丁胺醇治疗早产儿慢性肺部疾病，呼吸系统阻力，改善症状。

2. 短效抗胆碱能药物　常用药物如异丙托溴铵，其支气管舒张作用比 $\beta_2$ 受体激动剂弱，起效也较慢，但持续时间更为长久，常作为辅助药物

与 $\beta_2$ 受体激动剂联合使用。

## 【雾化配方】

### （一）新生儿肺炎

尤其伴有喘息者、痰量较多者，可应用布地奈德 0.5 mg 与沙丁胺醇或特布他林 1.25 mg 及异丙托溴铵 125 μg 混合吸入，每日 2 次。

### （二）支气管肺发育不良（BPD）

全身糖皮质激素和吸入 ICS 可减轻因机械通气所致的气道炎症，防止 BPD 的发生。但基于目前的研究结果，全身激素和吸入 ICS 预防早产儿 BPD 的临床疗效尚不肯定。但考虑到 ICS 的不良反应明显少于全身激素，还是有更多的临床医生选择吸入激素治疗。我国专家共识推荐吸入糖皮质激素治疗，布地奈德混悬液每次 0.5 mg，每天 2 次，共 14 天，同时应用速效 $\beta_2$ 受体激动剂沙丁胺醇雾化液每次 1.25 mg。

### （三）气管插管拔管前后

分别于气管插管拔管前 30 min 雾化吸入一次布地奈德混悬液 0.5 mg，拔管后每 30 min 雾化吸入布地奈德混悬液，每次 0.5 mg，连续 4 次；依据患儿病情及拔管后喉部水肿恢复情况而定，可使用 3～5 天。可同时混合雾化异丙托溴胺每次 125～250 μg，可减轻黏膜充血、水肿，减少分泌物。

### （四）非少尿性高钾血症

约 50% 的超低出生体重儿或胎龄＜28 周的早产儿在生后 72 h 内可出现高钾血症，血钾以生后第 1 天为高峰，生后 3～4 天恢复到正常水平。原因尚未明确，有推测是由于细胞裂解（如红细胞）或细胞膜钠-钾-ATP 酶活性受损，钾从细胞内转移到细胞外而造成高钾血症。由于早产儿 $\beta$ 受体反应不成熟，可应用 $\beta$ 受体激动剂雾化吸入来刺激细胞膜的钠-钾-ATP 泵活性来降低血钾浓度，通常并不作为首选治疗方法；当出现心功能不全和低血压时，联合多巴胺和其他肾上腺素能受体制剂，通过刺激 $\beta_2$ 受体，效果明显。一般沙丁胺醇每次 0.4 mg/kg 用生理盐水稀释至 0.1 mg/ml，超声雾化每 2 h 一次。

总之，新生儿尤其是早产儿雾化吸入治疗还需要更多循证医学证据来证实其有效性和安全性。

（周　薇）

## 参考文献

[1] 申昆玲，邓力，李云珠，等. 糖皮质激素雾化吸入疗法在儿科应用的专家共识（2014 年修订版）. 临床儿科杂志，32（6）：504-511.

[2] 洪建国，陈强，陈志敏，等. 儿童常见呼吸道疾病雾化吸入治疗专家共识. 中国实用儿科杂志，2012，27（4）：265-269.

[3] Rotschild A，Solimano A，Puterman M，et al. Increased compliance in response to salbutamol in premature infants with developing bronchopulmonary dysplasia. J Pediatr，1989，115（6）：984-991.

[4] Fok TF，Lam K，Nq PC，et al. Delivery of salbutamol to nonventilated preterm infants by metereddose inhaler，jet nebulizer，and ultrasonic nebulizer. Eur Respir J，1998，12（1）：159-164.

[5] Shah SS，Ohlsson A，Halliday HL，et al. Inhaled versus systemic corticosteroids for preventing chronic lung disease in ventilated very low birth weight preterm neonates. Cochrane Database Syst Rev，2012，5：CD002058.

[6] Halliday HL，Patterson CC，Halahakoon CW. A multicenter，randomized open study of early corticosteroid treatment（OSECT）in preterm infants with respiratory illness：comparison of early and late treatment and of dexamethason and inhaled budesonide. Pediatrics，2001，107（2）：232-240.

[7] Onland W，Offringa M，van Kaam A. Late（≥ 7 days）inhalation corticosteroids to reduce bronchopulmonary dysplasia in preterm infants. Cochrane Database Syst Reviews，2012，4：CD002311.

[8] Maas C，Poets CF，Bassler D. Survey of practices regarding utilization of inhaled steroids in 223 German neonatal units. Neonatology，2010，98（4）：404-408.

[9] Cloherty JP，Eichenwald EC，Hansen AR，et al. Manual of neonatal care. 7th ed. Philadelphia：Lippincott Williams & Wilkins，2012.

# 第9章　新生儿循环系统疾病

## 第一节　胎儿和新生儿循环系统解剖生理特点

### 一、胎儿和新生儿循环系统解剖生理特点

原始心脏于胚胎第 2 周开始形成，第 4 周起有循环作用，至第 8 周房间隔、室间隔长成，成为四腔心脏，先天性心脏畸形的发生主要在这段时期。

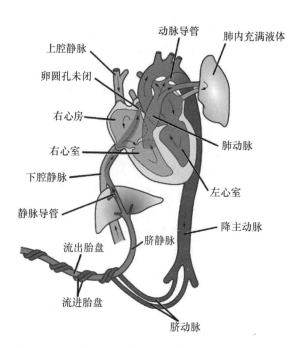

**图 9-1-1**　正常胎儿循环。胎儿肺泡内充满液体，肺血管处于收缩状态，无血流通过；胎儿经胎盘进行气体交换，血液经动脉导管和卵圆孔右-左分流。血管内颜色深浅表示含氧量从低至高的程度（见彩图）

胎儿期营养物质摄取和气体交换是经脐血管连接胎盘和母体之间通过弥散方式进行。由胎盘来的动脉血经脐静脉进入胎儿体内（图 9-1-1），约有一半入肝与门静脉血流汇合；另一部分经静脉导管入下腔静脉，与来自下半身的静脉血混合，

共同流入右心房。由于下腔静脉瓣的阻隔，来自下腔静脉的混合血（以动脉血为主）入右心房后，大部分经卵圆孔入左心房，再经左心室流入升主动脉，主要供应心脏、脑及上肢。从上腔静脉回流的、来自上半身的静脉血流入右心房后绝大部分流入右心室，与来自下腔静脉的血一起进入肺动脉。由于胎儿肺处于压缩状态，肺动脉的血只有少量流入肺，经肺静脉回到左心房；大部分经动脉导管与来自升主动脉的血汇合后，进入降主动脉（以静脉血为主），供应腹腔器官及下肢，再经脐动脉回到胎盘，换取营养及氧气。故胎儿期供应脑、心、肝及上肢的血氧含量远较下半身为高。右心室在胎儿期不仅要克服体循环阻力，同时承担着远较左心室多的容量负荷，所以胎儿期是右心室占优势。卵圆孔和动脉导管是胎儿循环的正常通路，为右向左分流。

生后由于肺开始呼吸，左心房压增高，促使卵圆孔关闭，右心房的血流入右心室；血氧升高，促使动脉导管肌层收缩，动脉导管关闭，肺动脉的血流入肺换取氧气，右心室压力降低，左心室压力增高。新生儿期是胎儿循环向生后循环的过渡期（图 9-1-2）。如果生后早期新生儿出现缺氧性疾病，如胎粪吸入综合征等，由于缺氧引起肺小动脉痉挛，肺动脉压力增高，右心室压力增高，导致心脏通过卵圆孔和动脉导管发生右向左分流，临床出现青紫，称为新生儿持续肺动脉高压，多见于足月儿。新生儿，尤其是早产儿，由于动脉导管肌层发育尚不成熟，对血氧变化反应迟钝，动脉导管延迟关闭导致心脏从主动脉向肺动脉的左向右分流较常见，一般在生后 72 h 后闭合。年龄 3 个月以后的动脉导管未闭才诊断为先天性心脏病。

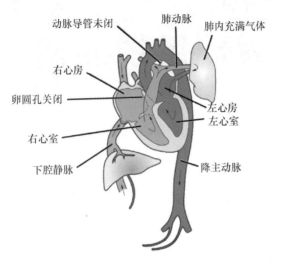

**图 9-1-2** 正常新生儿心脏结构。已完成从胎儿循环到生后循环的转变，肺血管阻力下降，动脉导管关闭，卵圆孔无分流。血管内颜色深浅表示含氧量从低至高的程度（见彩图）

图中标注：动脉导管未闭、肺动脉、肺内充满气体、右心房、卵圆孔关闭、左心房、左心室、右心室、下腔静脉、降主动脉

## 二、新生儿心脏传导系统解剖生理特点

多年来，在胚胎学、解剖学及生理学方面的研究证明，新生儿出生时心脏传导系统尚未发育成熟，生后继续发育并逐步完善其生理功能。在新生儿期以及以后的婴儿期，心脏传导系统功能的变化及其成熟过程是新生儿心律失常发生的解剖生理学基础。

1. 窦房结　由起搏细胞和过渡细胞构成，起搏细胞产生电激动，过渡细胞对起搏细胞发出的激动有过滤和调节作用。新生儿窦房结过渡细胞少，滤过作用差，导致窦房结的起搏频率不稳定，变化大。位于窦房结中心的窦房结动脉也有调节窦房结冲动的作用。新生儿窦房结动脉小，其周围的结缔组织发育不成熟，窦房结动脉搏动弱，对窦房结激动的调节作用差，更加重了新生儿窦房结发放激动的不稳定性。随年龄增长，窦房结功能逐渐发育成熟，发放激动的功能逐渐趋于稳定。

2. 房室结及房室束　新生儿期房室结及房室束粗大，在生后的发育过程中，由于左心室压力和容量负荷的增加，房室结和房室束左侧表面发生局灶性变性和重吸收，使其体积逐渐缩小。变

性的组织可释放影响心动速度和传导速度的物质，使房室结区自律性增加。房室结、房室束左侧表面的变性和重吸收使其两侧结构不对称，导致房室结区产生不对称传导，引起激动的折返。房室结区自律性的增加及激动的折返都是新生儿期易发生过早搏动及室上性心动过速的原因。

胚胎发育过程中房室结和房室束起源不同，发育过程中二者联合起来，形成完整的传导系统，如果因某些原因致二者不相连接，则形成先天性完全性房室传导阻滞。

## 三、新生儿心电图特点

新生儿心电图检查应包括 12 个导联。认识新生儿心电图特点的目的是早期识别危及生命的心律失常，有利于及时进行有效预防和治疗。

每一个体的正常心电图从出生到成年是不断变化的，与其生理变化、体格发育及心脏大小、结构与位置的变化等因素有关。新生儿心电图受从胎儿期向新生儿期过渡的血流动力学的影响，呈动态变化，生后 1 周内变化尤为明显。胎儿期，由于肺血管阻力较高，右心室压力接近左心室，右心室优势是胎儿和新生儿的特征。新生儿心率较快，P 波时限、PR 间期及 QRS 时限较短。随年龄增长，心率逐渐减慢，P 波时限、PR 间期及 QRS 时限逐渐延长，QRS 电压逐渐增高。由于早产儿心脏发育更不成熟，早产儿心率较足月儿更快，且 QRS 电压更低，右心室优势不明显。围生期窒息、缺氧缺血、酸碱平衡及电解质变化都会给准确判读新生儿心电图带来困难，故必须结合临床进行全面分析。

心电图的形态与波幅方面的伪差在新生儿心电图中常见，床旁电子设备干扰、各种动作（如打嗝、肢体移动、肌肉震颤及抖动）等因素都可能产生伪差。

虽然新生儿心电图变化很大，但仍然是一个很有价值的、简单的非侵入性检查方法，新生儿心电图正常值见表 9-1-1。

**表 9-1-1　新生儿心电图正常值**

| 年龄 | 心率（次/分） | 心电轴（°） | PR 间期（s） | QRS 时限（s） | QT 间期（s） |
|---|---|---|---|---|---|
| 0～1 天 | 93～154 | +59～+192 | 0.08～0.16 | 0.02～0.08 | 0.20～0.39 |
| ～7 天 | 91～166 | +64～+187 | 0.08～0.14 | 0.02～0.07 | 0.21～0.34 |
| ～28 天 | 107～182 | +65～+160 | 0.07～0.14 | 0.02～0.08 | 0.23～0.31 |

1. 心率 正常新生儿心率较快，均是窦性节律，安静时心率 90（180 次/分，哭闹时可达 230 次/分。与相同日龄的足月儿比较，早产儿心率更快。

2. 心电图时限 P 波时限 0.04～0.07 s，PR 间期 0.07～0.14 s，QRS 时限 0.06～0.07 s，Q 波时限≤0.03 s。校正 QT 间期（QTc）0.38～0.44 s，平均 0.40 s。

3. 心电图波形 新生儿期 P 波振幅较高，一般为 0.21～0.25 mV，可达 0.30 mV；P 波在 I、II、aVF、$V_3$～$V_6$ 导联直立，$V_1$ 导联双向，aVR 导联倒置。II、III、aVF 导联可见 Q 波，Q 波振幅在 III 导联可达 0.55 mV、aVF 导联可达 0.33 mV；R 波振幅在 III 导联较高，I、II 导联较低；aVR 导联以 R 波占优势，R 波振幅可达 0.70 mV。

新生儿期右胸导联 R 波占优势，$V_1$ 导联呈 Rs 型，R/s>1，$V_1$ 导联 R 波振幅可达 2.0～2.5 mV；左胸导联以 S 波占优势，$V_5$ 导联呈 rS 型，r/S<1，S 波可达 1.5～2.0 mV；$V_5$ 导联也可呈 RS 型。新生儿期各导联 T 波均较低；生后 1 周内，T 波在 $V_1$ 导联可直立，$V_5$、$V_6$ 导联可倒置。

4. 心电轴 正常足月新生儿 QRS 电轴为 +30°～+180°，+30°以下为电轴左偏，+180°以上为电轴右偏。

5. 早产儿心电图特点 早产儿由于心脏发育更不成熟，与足月儿相比，早产儿右心室优势较轻，而且更快地向左心室优势转变，心率更快，除 QT 间期较长外，P 波时限、PR 间期及 QRS 时限更短。

新生儿，特别是早产儿肢体导联可有低电压（指 3 个标准导联或 3 个单极肢体导联 R＋S 均<0.5 mV）。

（鲁 珊）

## 参考文献

[1] 桂永浩，宁寿葆，叶鸿瑁. 心律失常//邵肖梅，叶鸿瑁，邱小汕. 实用新生儿学. 4 版. 北京：人民卫生出版社，2011：555-560.

[2] 杨思源，陆颖静. 心血管的胚胎发育和围生期的血循环. 杨思源. 动脉导管未闭//杨思源. 小儿心脏病学. 3 版. 北京：人民卫生出版社，2005：21，143.

[3] 魏丽，周同甫. 新生儿心电图判读指南（一）. 中华妇幼临床医学杂志，2008，4（6）：600-603.

[4] 魏丽，周同甫. 新生儿心电图判读指南（二）. 中华妇幼临床医学杂志，2009，5（1）：95-97.

[5] Dyer A, Ikemba C. Core concepts: fetal cardiac physiology. Neoreviews, 2012, 13（10）：e583-e589.

[6] Killen SAS, Fish FA. Fetal and neonatal arrhythmias. Neoreviews, 2008, 9（6）：e242-e252.

[7] Cloherty JP, Eichenwald EC, Hansen AR, et al. Manual of neonatal care. 7th ed. Philadelphia: Lippincott Williams & Wilkins, 2012.

# 第二节　新生儿期先天性心脏病的临床评估

## 【定义】

先天性心脏病（congenital heart disease，CHD）是指胎儿时期心脏血管发育异常而致的心血管畸形，是新生儿最常见的出生缺陷之一。

## 【流行病学】

美国 2009 年统计，活产新生儿 CHD 发生率为 6‰～8‰。中国 2008 年全国妇幼卫生监测年度报告显示 CHD 发病率为 2.4‰。2011 年广东省心血管病研究所调查显示活产儿 CHD 发病率为 8.27‰，与国外报道接近，其中危重和复杂型 CHD 约占 CHD 的 10%。各种类型先天性心脏病的发病构成比见表 9-2-1。

表 9-2-1　各种 CHD 的发病构成比

| 病种 | 构成比（%） |
| --- | --- |
| 室间隔缺损 | 20 |
| 法洛四联症 | 10 |
| 房间隔缺损 | 5 |
| 三尖瓣闭锁 | 1 |
| 肺动脉狭窄/闭锁 | 1 |
| 大血管转位 | 5 |
| 三尖瓣下移畸形（Ebstein 畸形） | 1 |
| 主动脉缩窄 | 10 |
| 主动脉瓣狭窄 | 5 |
| 主动脉弓离断 | 1 |
| 左心发育不全综合征 | 1 |
| 动脉导管未闭 | 10 |

## 【病因】

先天性心脏病的病因至今尚未完全明确，目前认为心血管畸形的发生主要由遗传和环境因素及其相互作用所致。据目前了解，单基因遗传病和染色体异常导致的各类先天性心脏病约占总数的 15%，但多数先天性心脏病目前仍认为由多基因和环境因素共同作用所致，与心血管畸形相关性较强的因素包括：①先天性心脏病家族史；②早期宫内感染，如风疹、流行性感冒、腮腺炎和柯萨奇病毒等；③孕母有大剂量放射线接触史和服用药物史（抗肿瘤药物、抗癫痫药物等）；④孕妇代谢紊乱性疾病（糖尿病、高钙血症等）；⑤引起宫内缺氧的慢性疾病；⑥妊娠早期酗酒、吸食毒品等。

## 【诊断】

### （一）临床表现

症状出现的时间及伴随症状依赖于：①解剖缺陷的本质及严重程度；②解剖缺陷的宫内影响；③胎儿循环向新生儿循环过渡对心血管生理的影响、动脉导管关闭及肺循环阻力下降。

不同类型先天性心脏病表现为非特异性的症状和体征：

1. 青紫　是新生儿先天性心脏病最常见的表现，常表现为中心性青紫，可不伴明显呼吸困难，在生后 1 周内出现者，可能为肺动脉流出道梗阻，如肺动脉狭窄或闭锁、大血管转位，严重者可见于完全性肺静脉异位引流。

严重主动脉缩窄或主动脉弓离断以及持续肺动脉高压时，由于右心室压力高，可经动脉导管循环供应下肢的血供，从而出现下半身青紫，即差异性青紫的现象。

2. 充血性心力衰竭　新生儿心力衰竭的临床诊断应基于一定的临床表现，而非超声和实验室检查。早期症状表现为：心率增快（>160 次/分），呼吸浅促、增快（>60 次/分），出现奔马律，肺部啰音，肝增大>肋下 3 cm 或在短期内进行性增大，毛细血管再充盈时间延长。与成人相比，水肿少见。也可表现为多汗、喂养困难、喂奶时气促、易疲乏、生长不良，心力衰竭晚期可表现为心动过缓、呼吸减慢和呼吸暂停。另外，胎儿水肿可为宫内心力衰竭的表现。

3. 心脏杂音　新生儿出生后最初几天的心脏杂音与多种结构性心脏病有关。收缩期杂音一般是由于：①半月瓣或流出道狭窄，②房室瓣反流，③间隔缺损。半月瓣狭窄（收缩期喷射性杂音）及房室瓣功能不良（收缩期反流性杂音）易在出生后极速迅速出现，而左向右分流杂音（收缩期室间隔缺损反流杂音或持续动脉导管未闭杂音）可能在生后 2～4 周肺血管阻力下降、左向右分流增加时出现。

4. 心律失常　参见本章第七节。

此外，新生儿可出现烦躁不安或萎靡，面色发灰、皮肤出现花纹，血压一般正常，当心搏出量明显减少时，血压可降低。测量四肢血压也有重要意义，上肢血压较下肢高＞10 mmHg 则为异常，提示主动脉缩窄、主动脉弓发育不良或主动脉弓受压。需注意，新生儿四肢血压无梯度并不能明确排除主动脉缩窄或其他畸形，但有四肢血压差异为主动脉异常的诊断指标。

### （二）辅助检查

1. 血气分析　可提示低氧血症和代谢性酸中毒。注意上下肢或右上肢与其他肢体的血氧饱和度差异，可鉴别是否存在经动脉导管的右-左分流。

2. 高氧试验　对所有怀疑严重先天性心脏病的新生儿（不仅是青紫患儿）均应进行高氧试验。此试验可能为新生儿初步评估最敏感、特异的简便方法，尤其是在不能及时做超声心动图的医院。患儿吸纯氧 15 min 后进行血气分析，如上、下肢 $PaO_2$ 均＞250 mmHg，可排除严重结构性先天性心脏病（高氧试验阳性）；在无明确肺疾病的患儿吸纯氧时，$PaO_2$＜100 mmHg（高氧试验阴性）则可能是由于心内右向左分流，为发绀型先天性心脏病的有效诊断标准；$PaO_2$ 介于 100～250 mmHg，可能是患有结构性先天性心脏病伴完全心内混合。高氧试验阳性的新生儿可能有导管依赖性体或肺血流先天性心脏病，应请心血管专科会诊，并加用前列腺素 $E_1$，直至明确解剖结构。

3. 胸片　应当采取正侧位片。新生儿可能由于胸腺的覆盖，很难确定心脏大小，但胸片仍能提供许多有用信息，如心脏大小（心胸比＞0.6）、内脏位置和主动脉弓位置（左或右），右位主动脉弓有 90% 合并先天性心脏病。肺野透亮度高或灌注差提示肺血减少，而弥漫性不透光肺野可提示肺血流增加或明显左心房高压。

4. 心电图　新生儿心电图反映宫内存在的血流动力学关系，故正常心电图显示的是右心优势，在心律失常诊断中意义重大，但不作为诊断 CHD 的必备手段。

5. 超声心动图　二维超声检查联合彩色多普勒已成为心脏解剖学诊断的主要工具，二维超声非常适合于新生儿复杂型先天性心脏病的诊断。强调采用包括至少十二个切面观的顺序节段分析法，其要点如下：①心脏位置；②心房位置；③肺静脉与心房的连接关系；④心室的方位和特征；⑤心房与心室的连接关系；⑥大动脉的方位与特征；⑦心室与大动脉的连接关系；⑧心内分流情况；⑨流出道梗阻情况。随着产科超声和胎儿超声心动图的广泛应用，越来越多 CHD 能在出生前获得诊断。胎儿超声心动图的时间建议为 18～20 周，最早能在 16 周时诊断。胎儿超声心动图改进了对某些复杂型先天性心脏病的宫内评估，使医师对胎儿心脏病的干预成为可能，同时可发现胎儿心动过速或心动过缓等心律失常问题。

新生儿心脏畸形的最终诊断仍需依靠出生后检查。超声心动图虽为无创检查方法，但对可疑 CHD 的新生儿完成超声心动图检查可能需 1 h 或更长时间，患儿或早产儿可能不易耐受，例如，检查期间暴露可能导致体温不稳定、在胸骨上窝观察主动脉弓时颈部过度伸仰可能对于呼吸衰竭或气道纤细的新生儿存在风险。因此，检查时应由 1 名新生儿科医师密切观察患儿而非仅由超声科医师单独完成，检查过程中应注意观察生命体征、呼吸状态及体温等。

6. 心脏 CT　用于超声心动图不能明确诊断的一些复杂型先天性心脏病，限于 X 线影响，新生儿较少用。

7. 心脏 MRI　用于超声心动图难以观察到的心外大血管结构及与周围组织、气道的关系，用于复杂型先天性心脏病的诊断。

8. 心导管检查　为一种侵入性检查，主要用于通过上述无创检查仍不能明确诊断的一些复杂型先天性心脏病的术前诊断。

（何少茹）

## 参考文献

[1] Govindaswami B，Jegatheesan P，Song D. Oxygen saturation screening for critical congenital heart disease. Neoreviews，2012，13（12）：e724-e730.

[2] Mertens L，Seri I，Marek J，et al. Targeted neonatal echocardiography in the neonatal intensive care unit：practice guidelines and recommendations for training. J Am Soc Echocardiogr，2011，24（10）：1057-1078.

[3] Balakrishnan PL，Juraszek AL. Pathology of congenital heart disease. Neoreviews，2012，13：e703-710.

[4] Dyer A，Ikemba C. Core concepts：fetal cardiac physiology. Neoreviews，2012，13：e583-589.

# 第三节　常见类型先天性心脏病的围术期管理

　　新生儿危重型先天性心脏病包括动脉导管未闭、房间隔缺损、室间隔缺损、肺动脉瓣狭窄、法洛四联症、主动脉缩窄、完全性大动脉转位、完全性肺静脉异位引流等。以往外科手术是治疗危重复杂先天性心脏病的唯一途径，随着心导管技术的发展，外科手术与介入技术联合治疗，即镶嵌手术的理念应运而生，在近年来取得了较好的临床效果。

## 一、动脉导管未闭

　　动脉导管未闭（patent ductus arterious，PDA）是一种常见的先天性心血管畸形，占先天性心脏病总数的 12%～15%，约 10% 的病例并存其他心血管畸形。胎儿期动脉导管为被动开放式血液循环的重要通道，出生后，随着首次呼吸的建立，动脉氧分压增高、肺循环阻力降低，动脉导管渐渐关闭，经数月在解剖学上也完全关闭。若持续开放，并产生病理生理改变，即称为动脉导管未闭（图 9-3-1）。PDA 在足月新生儿并不常见，极少引起充血性心力衰竭。早产儿动脉导管平滑肌发育不良，平滑肌对氧分压的反应低于足月儿，故早产儿动脉导管未闭发病率高，占早产儿的 20%，且伴呼吸窘迫综合征发病率更高（早产儿动脉导管未闭详见本章第五节）。动脉导管未闭可分为三型：管型、漏斗型及窗型。早期的内科处理包括增强呼吸支持、限液、利尿。生后 1 周内可使用吲哚美辛或布洛芬治疗，吲哚美辛治疗的副作用包括暂时性少尿、电解质紊乱、血小板功能下降、低血糖。有研究表明，布洛芬相比吲哚美辛更安全，如尿量转正常，血尿素氮（BUN）和肌酐很少升高，肠系膜血流量减少的发生率更低并可促进大脑血流的自动调节。约 10% 的患儿需要手术治疗。对粗大（直径超过 1.5 mm/kg）或早产儿动脉导管未闭药物疗效不佳者，可考虑使用开胸缝扎的方法。手术并发症包括出血、左喉返神经麻痹、导管再通、假性动脉瘤和乳糜胸等，需进行围术期监护。

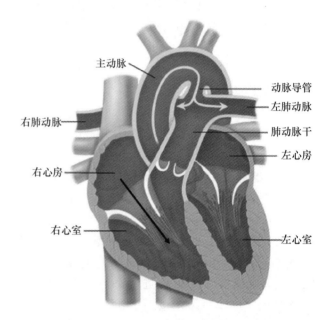

图 9-3-1　动脉导管未闭，显示肺动脉主干与主动脉间的血流通道，根据左右循环的压力变化，可出现不同方向（左向右或右向左）. 或双向分流（见彩图）

主动脉　动脉导管　左肺动脉　肺动脉干　左心房　左心室　右肺动脉　右心房　右心室

## 二、房间隔缺损

　　房间隔缺损（atrial septal defect，ASD）约占先天性心脏病发病总数的 10%。根据解剖病变部位的不同，可分为两型：第一孔型（原发孔）缺损和第二孔型（继发孔）缺损，见图 9-3-2。房间隔缺损可单独存在，也可合并其他畸形，较常见的为肺静脉异位引流、肺动脉瓣狭窄及二尖瓣裂缺等。房间隔缺损时左向右分流量取决于缺损的大小、两侧心室的相对顺应性和体、肺循环的相对阻力。婴儿期症状明显或伴发心力衰竭者可早期实施手术治疗。介入治疗由于损伤小，并发症少，逐渐成为治疗 ASD 患儿的选择之一。年龄小、缺损大者不适合内科治疗，可采用经胸切口封堵 ASD，从而扩大治疗范围，手术指证比内科治疗宽，而且避免了常规介入治疗对血管内膜及外科体外循环的影响。缺损直径较大（3～3.5 mm）、缺损周围有房间隔边缘、体重＞8 kg 者可通过心导管植入封堵装置关闭继发孔型房间隔缺损。

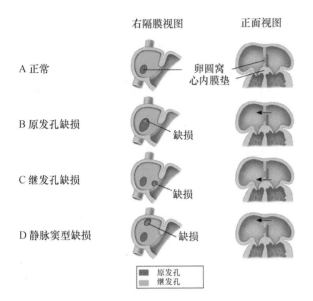

右隔膜视图　　　正面视图

A 正常　　　　　　　　　　　卵圆窝
　　　　　　　　　　　　　　心内膜垫

B 原发孔缺损　　　　　　　　缺损

C 继发孔缺损　　　　　　　　缺损

D 静脉窦型缺损　　　　　　　缺损

原发孔
继发孔

图 9-3-2　正常心脏与房间隔缺损从右隔膜或心脏正面的解剖示意图（见彩图）

## 三、室间隔缺损

室间隔缺损（ventricular septal defect，VSD）是先天性心脏病中最常见的类型，约占总数的25%。缺损可以发生在室间隔的任何部位，如膜部、流出道、心内膜垫和肌部，但以膜部最常见。

室间隔缺损的血流动力学改变（图 9-3-3）与缺损大小及肺血管床状况有关。缺损直径小于5 mm 时，左向右分流量很小，可以无功能上的紊乱；中等大小的室间隔缺损（5～10 mm）可有明显的左向右分流，肺循环流量超过正常 2～3 倍，肺动脉压力正常或轻度升高；大型室间隔缺损（>10 mm，面积超过 1/2 主动脉内径）时，肺循

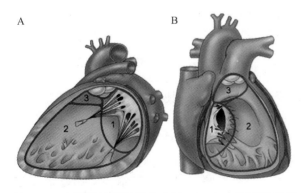

图 9-3-3　室间隔缺损解剖示意图。A. 左心室面观察所见；B. 右心室面观察所见。1，房室管隔；2，室间隔肌部；3，室间隔顶叶或远端膈肌膜（见彩图）

环的血流量可为体循环的 3～5 倍，分流量很大。随着病情进展，肺循环量持续增加，冲向肺循环的高压可使肺小动脉痉挛，产生动力型肺动脉高压，并渐渐引起继发性肺小动脉内膜增厚及硬化，形成阻力型肺动脉高压。至此，左向右分流明显减少，继而出现双向分流，甚至右向左分流，临床上出现持续性发绀，发展成为艾森门格（Eisenmenger）综合征。艾森门格综合征是手术禁忌证。

室间隔缺损是新生儿初期以后最常见的充血性心力衰竭的原因。室间隔缺损的临床表现取决于缺损的大小、肺动脉血流量及肺动脉压力，中型到大型的室间隔缺损在新生儿后期及婴儿期即可出现症状，如喂养困难、吮乳时气促、苍白、多汗、体重不增、反复呼吸道感染，出生后半年内常发生充血性心力衰竭。体检发现胸骨左缘下方响亮粗糙的全收缩期吹风样杂音，向心前区及后背传导，并有震颤，心尖部伴随较短的舒张期隆隆样杂音（分流量较大所致的相对性二尖瓣狭窄）。X 线检查可见心影呈中度增大或以上，肺动脉段突出明显，肺血管影增粗，左、右心室增大，左心房也增大。超声心动图可以准确地探查室间隔缺损的部位、大小和数目。心导管检查及选择性左心室造影有确诊意义。左心室选择性造影的指征：①重度肺动脉高压，需要与同时合并动脉导管未闭鉴别；②明确多个室间隔缺损的部位及大小；③了解主动脉瓣脱垂情况，可做逆行主动脉根部造影。

生后第 1 年内部分室间隔缺损可能逐渐变小或自然愈合，故室间隔缺损手术一般推迟至 1 岁以后。心内膜炎、充血性心力衰竭和继发性肺动脉漏斗部狭窄是室间隔缺损最常见的并发症。

大约有 15% 的室间隔缺损会出现临床症状，早期发生的心力衰竭可应用洋地黄、利尿剂、扩血管药物等内科治疗。任何年龄的内科治疗无效的大型室间隔缺损、婴儿期已出现肺动脉高压且肺循环：体循环大于 2:1、干下型室间隔缺损以及发生生长障碍均为外科手术的指征。2003 年国外学者报道，镶嵌治疗肌部室间隔缺损的并发症和病死率均明显低于传统手术，尤其适用于新生儿、低体重儿及不能耐受体外循环者。而膜周部室间隔缺损由于传导束的影响，镶嵌治疗效果不佳，需采用介入封堵的手术方法。

## 四、肺动脉瓣狭窄

肺动脉瓣狭窄（pulmonary stenosis，PS）是一种常见的先天性心脏病（图9-3-4），单纯性肺动脉瓣狭窄约占先天性心脏病的10%，约有20%的先天性心脏病合并肺动脉瓣狭窄。根据肺动脉瓣狭窄病变累及的部位不同，可分为典型肺动脉瓣狭窄和发育不良型肺动脉瓣狭窄。肺动脉瓣狭窄的继发性改变为右心室向心性肥厚，狭窄严重者的心室腔小，心内膜下心肌可有缺血性改变；右心房有继发性增大，心房壁增厚，卵圆孔开放，或伴有房间隔缺损。轻度肺动脉狭窄患儿临床上无症状，可正常生长发育并适应正常的生活，不需手术治疗。严重肺动脉瓣狭窄（右心室收缩压超过体循环阻力）患儿应立即给予前列腺素 $E_1$ 持续静脉滴注，起始量 50～100 $\mu g/(kg \cdot min)$，使血氧饱和度在 80%～85%，然后逐渐减量，最低维持量为 0.025 $\mu g/(kg \cdot min)$。如动脉导管分流大，即刻显效；如药效不佳，需注意除外其他心脏畸形或不伴动脉导管开放。药物副作用有呼吸暂停（10%～12%）、发热（14%）、皮肤潮红（10%）、心动过缓（7%）、惊厥（4%）等；用药同时等待手术准备，目前，经皮球囊肺动脉瓣膜成形术已成为单纯性肺动脉瓣狭窄的首选治疗方法。

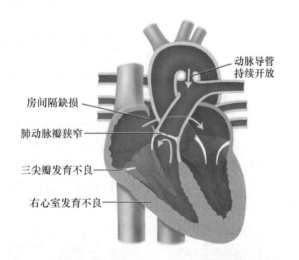

图9-3-4 严重肺动脉瓣狭窄，用前列腺素 $E_1$ 维持动脉导管开放。典型的解剖和血流动力学表现：①肺动脉瓣肥厚、狭窄；②主肺动脉狭窄后扩张伴肺动脉分支正常；③右心室肥厚，体循环压力升高；④心房水平经卵圆孔右向左分流，体循环氧饱和度约为80%；⑤体循环-右心室压收缩峰压差 55 mmHg；⑥经动脉导管供应肺血循环（见彩图）

### （一）经皮球囊肺动脉瓣膜成形术

1. 机制 球囊充盈时可产生高达 3 个大气压的压力，利用向球囊内加压对狭窄的瓣口产生的张力使狭窄的膜撕裂，从而解除肺动脉瓣狭窄。

2. 适应证

（1）右心导管检查发现右心室的收缩压＞60 mmHg或跨肺动脉压差≥40 mmHg。

（2）心电图和胸部 X 线检查均提示肺动脉瓣狭窄、右心室肥厚或伴有劳损等。

3. 并发症 常见有心律失常、肺动脉瓣反流、肺动脉损伤及右心室流出道的痉挛等。

### （二）外科手术治疗

瓣膜切开术。大多数严重肺动脉瓣狭窄伴有漏斗部肥厚和狭窄。一旦肺动脉瓣狭窄解除，大多数患儿的漏斗部肥厚将自行消退。

### （三）镶嵌治疗

可在手术直视下置入血管内支架，尤其是处理肺动脉分支狭窄时，血管内支架可取得较好疗效；还可用于外科手术后肺动脉吻合口狭窄。有学者报道肺动脉瓣狭窄采用支架扩张同时进行其他手术，效果十分满意，可明显缩短体外循环时间，减少并发症，并方便其他手术的进行。

## 五、法洛四联症

法洛四联症（tetralogy of fallot，TOF）是最常见的右向左分流的发绀型先天性心脏病，人群发病率约为 0.2/1000，约占所有先天性心脏病的10%。法洛四联症（图9-3-5）由 4 个畸形构成：①室间隔缺损；②右心室流出道梗阻；③主动脉骑跨；④右心室肥厚。其临床症状出现的时间、发绀的严重程度和右心室肥厚程度取决于肺动脉血流梗阻的程度。当患儿剧烈活动或哭闹时，狭窄的右心室流出道发生痉挛，导致脑血流中断，脑组织缺氧缺血，可出现青紫、苍白、呼吸暂停和惊厥或意识丧失，称为缺氧发作。听诊（杂音来源于右心室流出道梗阻）：①胸骨左缘 2～4 肋间可闻及 2～3 级收缩期喷射性杂音，可有震颤。②$P_2$ 减弱或消失。③肺动脉瓣区可听到来自主动脉的单一响亮的第二心音（$A_2$）。心电图示电轴右偏及右心室肥厚。胸片示肺血少，肺动脉凹陷、心影不大、心尖抬高呈靴型。治疗方法主要是早期手术，手术方法包括姑息手术和心内纠治术。肺血管发育很差、左心室发育小以及婴儿冠状动

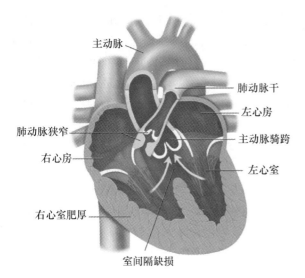

图 9-3-5 法洛四联症典型的解剖和血流动力学表现：①室间隔缺损较大；②主动脉骑跨于左、右心室；③右心室流出道狭窄；④右心室肥厚。由于右心室流出道狭窄，导致经室间隔缺损发生右向左分流，出现青紫（见彩图）

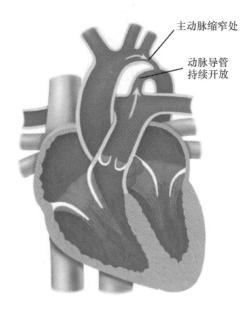

图 9-3-6 危重型主动脉缩窄伴动脉导管开放的解剖及血流动力学典型表现：①狭窄部位在动脉导管旁；②双联合主动脉瓣（见于 80% 的患儿）；③降主动脉、下半身脉压小；④动脉导管双向分流。危重型主动脉缩窄有左心房压升高、肺水肿、心房水平左向右分流、肺动脉高压、跨狭窄脉压中度（30 mmHg）。由于心输出量下降，跨主动脉弓脉压缩小（尽管有严重阻塞）（见彩图）

脉畸形影响右心室流出道补片的应用者，均应先行姑息手术，以后再行二期纠治手术。姑息手术的选择：①对年龄大的儿童多采用锁骨下动脉-肺动脉吻合术，或右心室流出道补片加宽术，后者适于两侧肺动脉过于狭小的病例。②3 个月以内的婴儿则采用升主动脉-肺动脉吻合术或中心分流术。心内矫正操作包括室间隔缺损修补和妥善解除右心室流出道梗阻。预后与肺动脉狭窄严重程度、并发症及手术时间有关。自然生存期约为 10 年。早期手术预期寿命和生活质量与正常人一样。

缺氧发作时应立即高流量吸氧、膝胸卧位。静脉注射吗啡每次 0.05～0.1 mg/kg。β 受体阻滞剂普萘洛尔起始量每次 0.01 mg/kg，缓慢静脉注射 10 min 以上，在心电监护下进行，最大量每次 0.15 mg/kg。普萘洛尔副作用有心动过缓、低血糖、支气管痉挛、血压下降等。严重心肌抑制可静滴异丙肾上腺素，反应性气管痉挛或心肌收缩力减弱者禁用。

## 六、主动脉缩窄

主动脉缩窄（coarctation of the aorta，CoA）为降主动脉解剖狭窄，最常见于动脉导管开口处（图 9-3-6），可合并其他心脏畸形，包括双瓣主动脉瓣（80%）及室间隔缺损（40%），或累及二尖瓣、左心室及主动脉瓣的其他左心发育不良或阻塞等畸形。在宫内，下半身循环通过动脉导管，随着

动脉导管关闭，在危重型主动脉缩窄的新生儿，左心室必须突然释放足够的压力，以将全部心输出量泵出以经过明显阻塞段，新生儿的心肌可能难以耐受突然的压力负荷，导致下半身低灌注，使病情出现迅速恶化。危重型主动脉缩窄的初步处理包括：治疗休克、稳定液体通路、气道处理及机械通气，适度吸氧，镇静和肌肉松弛，使用正性肌力药，静脉持续输入前列腺素 $E_1$。呼气末正压通气（PEEP）有助于克服左心房高压继发肺水肿引起的肺静脉低氧合情况。对有症状的患儿在复苏及病情稳定后尽快进行手术治疗。一般通过左胸开胸术完成，对有症状的主动脉缩窄及有大室间隔缺损的患儿，应考虑通过中线胸骨切开术对两者一起行手术修复。因球囊扩张主动脉缩窄后再狭窄及动脉瘤形成的发生率较高，并不常规使用球囊扩张术。

## 七、完全性大动脉转位

完全性大动脉转位（transposition of the great arteries，TGA）是新生儿及婴儿期常见和严重的发绀型先天性心脏病（图 9-3-7），主要畸形为主动脉发自解剖右心室，肺动脉发自解剖左心室，主动脉与二尖瓣间的纤维连续中断。其发病率约占先

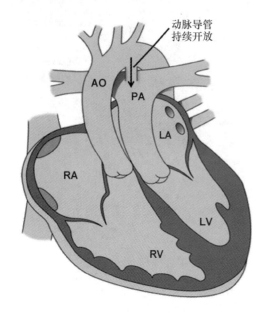

**图 9-3-7** 完全性大动脉转位伴室间隔完整及粗大动脉导管。典型表现：①主动脉源于解剖右心室，肺动脉源于解剖左心室；②"生理转位"，肺动脉血饱和度高于主动脉；③混合血通过房间隔（或球囊房间隔造口术后）及动脉导管并行循环；④通过房间隔缺损由左心房向右心房分流，房压相等；⑤主动脉血流经动脉导管向肺动脉分流；⑥动脉导管分流量大导致肺动脉高压。AO，主动脉；PA，肺动脉；RA，右心房；LA，左心房；RV，右心室；LV，左心室（见彩图）

天性心脏病的 5%。完全性大动脉转位若不及时治疗，30% 死于出生后 1 周内，90% 死于 1 个月以内。临床症状取决于组织缺氧程度、心室功能、伴随畸形及肺血管床发育状态，出生体重往往大于正常，主要表现为生后即有发绀、气促、进行性低氧血症以及充血性心力衰竭。青紫出现早，可在出生后 1 h 内即出现发绀，伴有室间隔缺损的婴儿发绀可能不严重，绝大部分始于 1 个月以内，青紫的分布为全身性。新生儿期的临床表现取决于两循环间的混合状态，重度发绀及低氧血症常见于仅有小的卵圆孔或动脉导管未闭以及室间隔完整者，或是左心室流出道狭窄所致肺血流量相对减少者；如有粗大动脉导管或大型室间隔缺损，发绀可不严重，而心力衰竭为主要问题。超声心动图是重要的诊断方法。

一旦明确诊断，应首先纠正低氧血症和代谢性酸中毒，尤其在新生儿，$PaO_2$ 极低（15～20 mmHg）、$PaCO_2$ 高（即使有充分的胸廓运动及通气）和代谢性酸中毒是有效肺血流严重下降的指标，这些患儿需紧急处理。严重低氧血症伴大动脉转位的

患儿初步处理包括：①确保两并行循环间血流充分混合；②增加混合静脉血的氧合。对于应用前列腺素 $E_1$ 开放动脉导管而氧饱和度未增加的患儿（提示有明显受限的房间隔缺损或肺动脉高压），需紧急球囊房间隔造口术或扩张卵圆孔。过度通气及 $NaHCO_3$ 治疗为降低肺血管阻力、增加肺血流的重要措施。增加混合血氧饱和度的各种措施包括：①降低全身氧耗（肌松剂、镇静、机械通气）；②提高供氧（强心药增加心输出量，治疗贫血增加携氧能力）；③查找并治疗影响肺静脉氧合的因素（如气胸）。增加吸氧浓度至 100% 对 $PaO_2$ 几乎无效，除非降低肺血管阻力、增加血流量。如内科处理后仍有严重低氧血症，可能需体外膜肺（ECMO）或紧急手术。

手术治疗包括：

1. 姑息性治疗方法　缺氧严重而又不能进行根治性手术时可行姑息性治疗。姑息性治疗方法包括球囊房间隔成形术及肺动脉环缩术。球囊房间隔造瘘或房间隔缺损扩大术可使血液在心房水平大量混合，提高动脉血氧饱和度。肺动脉环缩术可在生后 6 个月内实施，预防充血性心力衰竭及肺动脉高压引起的肺血管病变。通过姑息治疗使患儿存活至适合根治性手术。

2. 根治性手术

（1）生理纠治术（Senning 或 Mustard 手术）：可在生后 1～12 个月内进行，即用心包膜及心房壁在心房内建成挡板，将体循环的静脉血导向二尖瓣口而进入左心室，将肺静脉的回流血导向三尖瓣口而进入右心室，形成房室连接不一致及心室大血管连接不一致，以达到生理上的纠治。

（2）解剖纠正手术（Switch 手术）：可在生后 4 周内进行，即主动脉与肺动脉互换及冠状动脉移植，达到解剖关系上的纠正。手术条件为：左/右心室压力比 >0.85，左心室射血分数 >0.45，左心室舒张末期容量 >正常容量的 90%，左心室后壁厚度 >4～4.5 mm。

## 八、完全性肺静脉异位引流

完全性肺静脉异位引流（total anomalous pulmonary venous connection，TAPVC）是指所有肺静脉都不连接左心房，而是直接或间接入右心房，是一种复杂型青紫型先天性心脏病，约占先天性心脏病的 2%，患儿大多在 3 个月内死亡。

1. 分型　根据肺静脉与心脏异位连接的位置分为：①心脏上型（55％），左、右肺静脉汇总后通过无名静脉入上腔静脉和右心房。②心脏型（30％），左、右肺静脉汇总后通过冠状窦入右心房。③心脏下型（13％），又称膈下型（图 9-3-8），左、右肺静脉汇总后通过静脉导管或门静脉入下腔静脉和右心房。④混合型（2％），指上述两型或两型以上同时存在。

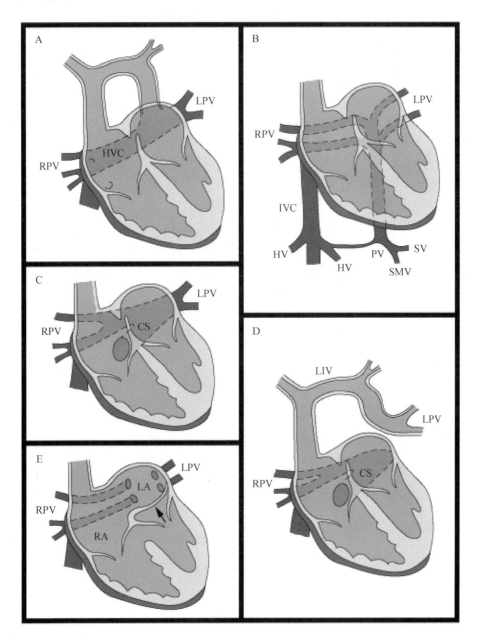

**图 9-3-8**　各种类型的完全性肺静脉异位引流。A. 心脏上型，左、右肺静脉汇总后通过无名静脉入上腔静脉（HVC）和右心房；**B.** 心脏下型或膈下型，左、右肺静脉汇总后通过静脉导管或门静脉（PV）入下腔静脉（IVC）和右心房；**C.** 心脏型，左、右肺静脉汇总后通过冠状窦（CS）入右心房；**D.** 混合型，左肺静脉（LPV）连接到左无名静脉（LIV）和右肺静脉（RPV）与冠状窦（CS）交通；**E.** 肺静脉异常引流至异位的右侧房间隔。HV，肝静脉；LA，左心房；RA，右心房；SMV，肠系膜上静脉；SV，脾静脉（见彩图）

由于肺静脉的血全部回流到右心房，左心房的血完全由房间隔缺损而来，因此，通过房间隔缺损（27％）或卵圆孔未闭（73％）的右向左分流必须存在。右心房、右心室增大，肺动脉扩张，肺血增多，左心房、左心室及主动脉偏小，体循环供血不足。

2. 临床表现　随血流动力学的改变而异，其决定因素为肺静脉回流有无梗阻和房间隔缺损是否足够大，以决定体循环的血流量。常见青紫、呼吸急促，甚至呼吸困难、喂养困难、体重不增、心力衰竭、肺水肿、肝大等。心脏杂音可有可无。

3. 辅助检查　心电图为右心室占优势，对新生儿无特异性。胸片为右心房、右心室增大，对新生儿可能也无特异性，肺血增多，应注意与新生儿肺部疾病鉴别。超声心动图一般可以明确诊断，患儿出现症状后应尽早行超声心动图检查。

4. 治疗　新生儿内科应积极对症治疗，如密切监护、吸氧、保持呼吸道通畅、纠正酸中毒和电解质紊乱、利尿等，应尽早转小儿心外科行根治性手术治疗。根治性手术为将左心房与其后的肺静脉打通，使肺静脉重新回流入左心房，并将异位通路阻断，同时修补房间隔缺损。

（何少茹）

## 参考文献

[1] Cloherty JP，Eichenwald EC，Hansen AR，et al. Manual of neonatal care. 7th ed. Philadelphia：Lippincott Williams & Wilkins，2012.

[2] Ithuralde M，Neirotti R. Neonatal heart surgery：evaluation of risk factors. Neoreviews，2011，12（5）：e252-e259.

[3] Balakrishnan PL，Juraszek AL. Pathology of congenital heart disease. Neoreviews，2012，13（12）：e703-e710.

[4] 宋兵，赵宏林，张巧燕. 先天性心脏病的镶嵌治疗进展. 国际儿科学杂志，2010，37（1）：104-108.

# 第四节　持续肺动脉高压

新生儿持续肺动脉高压（persistent pulmonary hypertension of newborn，PPHN）又称持续胎儿循环，是临床常见新生儿危重急症，为多种病因引起的新生儿出生后肺循环压力和阻力正常下降障碍，导致肺血管阻力增高，引起肺外经动脉导管和（或）卵圆孔右向左分流持续存在。其临床特征包括患儿生后不久即出现严重低氧血症、肺动脉压显著增高、血管反应异常、经动脉导管和（或）卵圆孔水平发生右向左分流、不伴有青紫型先天性心脏病等。存活者易发生严重不良后遗症，包括慢性肺疾病、听力异常及脑损伤致神经系统发育障碍等。PPHN 的发生率在活产婴儿中占 1‰，既往的病死率高达 40%～50%。近年来，多普勒超声心动图的应用使本病得到早期诊断，不同机械通气策略，如一氧化氮（NO）吸入和体外膜肺（extracorporeal membrane oxygenation，ECMO）等治疗措施的进展，以及近年来一些新的药物（如西地那非等）应用于临床，使其病死率明显下降。

## 【病因】

PPHN 常见于足月儿及过期产儿，早产儿也会发生。已明确有许多围生期及新生儿高危因素和 PPHN 有密切关联。

### （一）围生期因素

母亲在妊娠后期服用选择性 5-羟色胺重吸收抑制剂、非甾体抗炎药导致胎儿动脉导管平滑肌收缩与原发性肺动脉高压发生有关。妊娠期高危因素包括发热、贫血、肺炎、尿路感染、妊娠期糖尿病等。

### （二）新生儿期因素

主要原发疾病为胎粪吸入综合征（40%）、特异性肺动脉高压（10%）、肺炎和（或）呼吸窘迫综合征（40%）、先天性膈疝（10%）、肺发育不良（4%）等。

## 【病理生理与发病机制】

### （一）正常胎儿型循环向成人型循环转化过程

胎儿期的营养和气体代谢是通过脐血管和胎盘与母体之间以弥散方式进行交换。由胎盘来的动脉血经脐静脉进入胎儿体内，至肝下缘，约 50% 的血液入肝，与门静脉血流汇合，其余经静脉导管入下腔静脉，与来自下半身的静脉血混合，共同流入右心房。由于下腔静脉瓣的阻隔，来自下腔静脉的混合血（以动脉血为主）入右心房后，约 1/3 经卵圆孔入左心房，再经左心室流入升主动脉，主要供应脑、心脏及上肢，其余血流入右心室。从上腔静脉回流的来自上半身的静脉血入右心房后，绝大部分流入右心室，与来自下腔静脉的血流一起进入肺动脉。胎儿肺处于压缩状态，故肺动脉血只有少量流入肺，经肺静脉回到左心房，约 80% 的血流经动脉导管与来自升主动脉的血汇合后，进入降主动脉（以静脉血为主），供应腹腔器官及下肢，同时经过脐动脉回流至胎盘，换取营养和氧气（图 9-4-1）。故胎儿期供应脑、心、肝及上肢的血氧量远较下半身为高。右心室在胎儿期不仅要克服体循环的阻力，同时承担着远较左心室多的容量负荷。

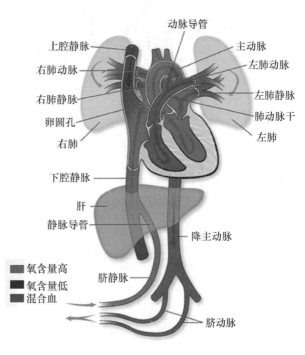

图 9-4-1　胎儿型循环（见彩图）

胎儿期除了胎肺未膨胀及肺泡内液压较高外，胎儿的肺小动脉和肺泡内氧含量低，存在高碳酸血症及酸中毒，在一系列血管活性体液因子（包括儿茶酚胺、组胺、缓激肽、血管紧张素、腺苷、5-羟色胺、前列腺素、血栓素、心房钠尿肽、内皮素和NO）的参与下，肺动脉血管收缩张力较高、肺泡前血管壁平滑肌较厚，导致较高的肺循环阻力和压力，使右心室注入肺动脉的血液大部分通过动脉导管和卵圆孔流向降主动脉和左半心，进入阻力低的体循环（胎盘），仅有5%～10%的血流进入肺循环。

出生后脐带结扎，脐血流被阻断，呼吸建立，肺泡扩张，肺小动脉管壁肌层逐渐退化，管壁变薄并扩张，肺循环压力下降。体-肺循环分开，过渡到成人型循环（图9-4-2）。从右心经肺动脉流入肺的血流增加，使肺静脉回流至左心房的血量相应增加，左心房压力增高。当左心房压力超过右心房时，卵圆孔瓣膜先在功能上关闭，生后5～7个月完成解剖闭合。自主呼吸使血氧增加，体循环阻力增高，动脉导管水平的血流方向逆转为左向右分流，生后体内前列腺素减少，动脉导管壁平滑肌受到高氧刺激后收缩，使导管逐渐缩小至

闭塞，最后血流停止，成为动脉韧带。足月儿约80%在生后10～15 h形成功能关闭。约80%的婴儿于生后3个月、95%的婴儿于生后1年内完成解剖关闭。若动脉导管持续未闭，可认为有畸形存在。脐血管则在血流停止后6～8周完全闭锁，形成韧带。

生后随着肺的膨胀充气和规律的呼吸运动增加了肺血管和肺泡内的氧含量和pH值，诱导了介导呼吸循环转换过程的关键性舒血管活性介质NO、前列腺素和缓激肽的生成，肺部血管阻力迅速显著下降，使肺循环血流增加8～10倍。在生后24 h内，肺动脉压力下降至体循环压力的一半以下，约在生后2周达到正常成人水平。同时该过程释放的舒血管活性介质和生长因子介导肺血管壁发生重塑，肺泡前血管中层厚度逐渐变薄，使过渡循环结束，胎儿型循环最终转变为成人型循环。

## （二）血管活性介质作用

体内多种血管活性介质参与了机体由胎儿型循环转变为成人型循环的过程，并发挥相应的舒缩血管的作用。其中NO与前列腺素这两种关键性舒血管活性介质在调节肺血管张力方面发挥重要作用。

NO是一种脂溶性的内源性自由基，与内皮细胞衍生舒张因子具有相似的生物活性。NO具有作用时间短、分子量小和脂溶性等特点，因此是一种理想的跨膜信使。NO在数秒内可被氧化成亚硝酸盐和硝酸盐，并且诸如血红蛋白之类的物质可凭借其与NO的强亲和力而对其进行拮抗，使得NO的半衰期相当短。NO可与鸟苷酸环化酶的亚铁血红素部分结合，从而激活其可溶性。在血管平滑肌细胞内，NO通过环鸟苷酸依赖的蛋白激酶，使鸟苷三磷酸不断向环鸟苷酸转化，从而引起细胞内$Ca^{2+}$外流和血管平滑肌松弛。循环中的环鸟苷酸由于磷酸二酯酶的作用而被降解。

前列腺素在体内由花生四烯酸衍生而来，其中前列环素（前列腺素$I_2$）作为底物参与ATP分解代谢，产生扩血管物质，作用于肺血管平滑肌细胞，使血管舒张（图9-4-3）。

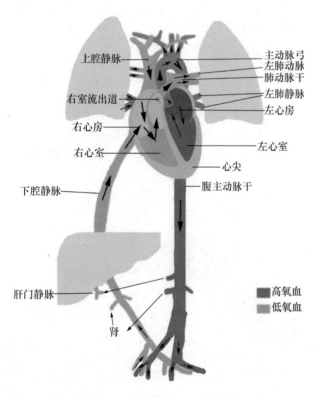

上腔静脉
右室流出道
右心房
右心室
下腔静脉
肝门静脉
肾

主动脉弓
左肺动脉
肺动脉干
左肺静脉
左心房
左心室
心尖
腹主动脉干

■ 高氧血
■ 低氧血

**图9-4-2** 成人型循环（见彩图）

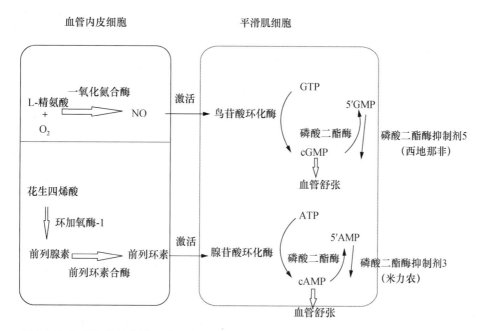

**图 9-4-3**　一氧化氮与前列腺素的信号通路示意图。O₂，氧分子；NO，一氧化氮；GTP，鸟苷三磷酸；cGMP，环鸟苷酸；5′GMP，5′鸟苷一磷酸；ATP，腺苷三磷酸；cAMP，环腺苷酸；5′AMP，5′腺苷一磷酸

参与此阶段血管张力调节的介质包括内皮素、花生四烯酸类物质、白三烯、肿瘤坏死因子、血小板活化因子等体内的生物分子，其均可能在一定程度上影响肺动脉血管的舒缩过程。

（三）许多与宫内或生后缺氧、酸中毒相关的因素都可导致新生儿 PPHN，见表 9-4-1。

**表 9-4-1　新生儿 PPHN 的病因**

| |
|---|
| **呼吸系统** |
| 疾病：胎粪吸入综合征、呼吸窘迫综合征（足月及早产儿）、原发性肺发育不良、先天性膈疝、肺炎/败血症、新生儿湿肺 |
| 肺发育异常：肺泡-毛细血管发育不良、先天性肺囊肿、囊性腺瘤样畸形等 |
| **心血管系统** |
| 心肌功能不全（窒息、感染、窘迫） |
| 心脏结构性疾病：二尖瓣狭窄，三房心，心内膜弹力纤维增生症，心肌糖原贮积症，主动脉闭锁，主动脉缩窄，主动脉弓离断，大动脉转位，Ebstein 畸形，三尖瓣闭锁，肝、脑动静脉畸形（AVMs），完全性肺静脉异位引流，孤立性肺静脉狭窄、肺动脉闭锁、动脉微血栓形成等 |
| **其他相关疾病：** 神经肌肉性疾病、代谢性疾病、红细胞增多症、血小板减少、孕产妇滥用药物或吸烟 |

## 【病理】

出生后随着呼吸运动以及肺的膨胀通气，肺血管阻力下降，血流增加，胎儿型循环完成向成人型循环的转换。如果肺小血管肌层在出生前已过度发育、肺小动脉呈原发性增生挛缩或者其他原因引起低氧血症和酸中毒，则肺小动脉可发生痉挛，导致出生后肺动脉压力和阻力持续提高。

PPHN 病理学改变通常分为三种类型：①继发性。具有正常肺血管结构，但肺实质病变（如胎粪吸入、呼吸窘迫综合征等）或肺炎导致肺血管异常收缩。②平滑肌过度增生。肺部具有正常实质结构，但是肺血管因平滑肌细胞增生而增厚。③血管发育不良。与肺微血管发育停滞有关，见于先天性膈疝。需要指出的是，这三种类型并非截然分开，多数患儿高肺血管阻力的形成往往涉及多种类型的病理生理变化。例如，胎粪吸入可因缺氧、酸中毒引起肺血管异常收缩而发生 PPHN，但尸检发现部分患儿存在血管平滑肌过度增生。先天膈疝最初被归因于血管发育不良，但肺组织病理学证实为肺血管显著肌性化改变。

**【临床表现】**

患儿多为足月儿或过期产儿，常有羊水被胎粪污染的病史。在生后 12 h 内可出现青紫、呼吸急促，呻吟或三凹征不明显，常无呼吸暂停发作。体检可在左或右下胸骨缘闻及三尖瓣反流所致的心脏收缩期杂音，但体循环血压正常。

在适当通气情况下，新生儿早期仍出现严重青紫、低氧血症，应考虑 PPHN 的可能。

**【辅助检查】**

**（一）实验室检测指标**

目前尚无特异性生化标志物在 PPHN 诊治方面具有高度敏感性及特异性。脑钠肽（brain natriuretic peptide，BNP）是由心肌细胞合成的具有生物学活性的天然激素，主要在心室表达，同时也存在于脑组织中。BNP 广泛用于成人心力衰竭的快速评估，临床容易检测。新生儿血浆 BNP 水平升高（> 850 pg/ml）可帮助区分呼吸衰竭是 PPHN 引起还是肺实质疾病所致。但 BNP 水平与低氧血症的相关性很差，该项检测不能单独用于测定 PPHN 严重程度，需与其他临床检查（如超声心动图）相结合诊断。

动脉血气分析显示严重低氧，二氧化碳分压相对正常，可伴有严重代谢性酸中毒。

**（二）导管分流试验**

PPHN 以低氧血症为特征，可存在动脉导管水平的右向左分流，从而出现"差异性青紫"，通过测量右侧桡动脉以及降主动脉分支间动脉氧分压差值来检测。当动脉导管开口前（右桡动脉）及动脉导管开口后的动脉（常为左桡动脉或下肢动脉）的血氧分压差值大于 15～20 mmHg 或两处的经皮血氧饱和度差 > 10%，同时能排除先天性心脏病时，提示患儿有 PPHN 合并动脉导管水平的右向左分流。

**（三）心电图检查**

可见右心室占优势，也可出现心肌缺血表现。

**（四）X 线检查**

病变轻重主要取决于原发性疾病的程度。特发性 PPHN 胸片表现为肺血量减少，正常或轻微过度充气，并且缺乏肺实质浸润征象。总体来讲，胸片表现与低氧血症的严重程度不成正比。需除外气胸等严重肺部病变。

**（五）超声心动图**

是最重要的诊断手段，用该方法能排除先天性心脏病的存在，并能评估肺动脉压力，通过测定卵圆孔水平及动脉导管水平的分流方向，以及三尖瓣反流征象，确诊 PPHN。肺动脉高压的直接征象：以二维彩色多普勒超声在高位左胸骨旁切面显示开放的动脉导管，根据导管水平的血流方向可确定右向左分流、双向分流或左向右分流。也可利用肺动脉高压患儿的三尖瓣反流，以连续多普勒测定反流流速，以简化柏努利（Bernoulli）方程计算肺动脉压：肺动脉收缩压 = 4 × 反流血流速度$^2$ + 右心房压（新生儿右心房压一般为 5 mmHg）。

**（六）肺动脉压测定**

心导管检查可直接测量肺动脉压，对 PPHN 有重要诊断价值，但由于是创伤性检查，不适合用于对危重新生儿的监测。

**【诊断和鉴别诊断】**

PPHN 的诊断主要依靠病史、症状、体征及辅助检查。病史中常有宫内窒迫、胎粪吸入、B 型链球菌肺炎、败血症等高危因素，在生后数小时内出现全身青紫和呼吸增快等症状，低氧血症与呼吸困难、低氧血症与胸片表现的严重程度不成比例。在诊断 PPHN 的同时，须与新生儿期其他疾病所致的中心性青紫鉴别，特别需要与继发于肺部疾病的青紫及青紫型新生儿先天性心脏病鉴别。

足月儿可行以下诊断试验：①高氧试验。头罩或面罩吸入 100% 氧气 5～10 min，如缺氧无改善或导管后动脉氧分压 < 50 mmHg，提示存在 PPHN 或发绀型先天性心脏病所致的右向左血液分流。②高氧高通气试验。对高氧试验后仍发绀者在气管插管或面罩下行气囊通气，频率为 100～150 次/分，使二氧化碳分压下降至"临界点"（20～30 mmHg）。PPHN 患儿血氧分压可超过 100 mmHg，而发绀型先天性心脏病患儿血氧分压增加不明显。如需较高的通气压力（> 40 cmH$_2$O）才能使二氧化碳分压下降至"临界点"，则提示 PPHN 患儿预后不良。

**【治疗与监护】**

**（一）机械通气**

对于 PPHN 合并持续性低氧血症，吸入氧浓度（FiO$_2$）> 0.6、动脉氧分压（PaO$_2$）< 45 mmHg 时，应使用气管插管和正压通气。常频呼吸机吸气峰压（PIP）> 30 cmH$_2$O、平均气道压（MAP）>

15 cmH$_2$O 效果仍然不佳时可考虑应用高频振荡通气（HFOV）联合吸入 NO 治疗。HFOV 持续应用恒定的平均气道压，可更好地保持肺泡开放并降低肺血管阻力，改善通气血流比值，减少肺内分流。肺泡开放越多，到达血管平滑肌细胞通路上的 NO 越多，从而使肺血流量增加，氧合改善。注意监测血气，可考虑应用镇静剂。机械通气的目标是肺容量最优化。应加强护理，避免呼吸机相关性肺损伤，如炎性反应、肺水肿及肺顺应性降低。若 4～5 天内不能成功撤机，需要进一步评估是否有肺或心血管系统解剖异常的基础病，如肺静脉狭窄、肺泡毛细血管发育不良或肺发育不良。

### （二）维持正常体循环压力

体循环低血压会加重右向左分流，影响氧转运，加重肺实质气体交换障碍。及时评估血容量，适时强心治疗（多巴酚丁胺、多巴胺和米力农），以增加心排血量及体循环氧的转运能力至关重要。提高体循环压力可在一定程度上抗衡肺动脉压力过高，但需密切关注左、右心室功能。新生儿右心室对后负荷相对敏感，如果不同时降低肺循环阻力，右心室后负荷会显著增加，故应对左、右心室功能进行动态评估。

### （三）对症与支持治疗

包括维持正常体温、电解质（特别是血钙）水平、血糖、血红蛋白以及血容量，及时纠正相应代谢紊乱。

维持正常机体内环境，避免酸碱平衡紊乱。新生儿，尤其是早产儿采用过度通气来达到碱中毒，促进氧合的策略仍存在争议。碱中毒会加重肺血管张力，增加肺毛细血管通透性，造成肺渗透性水肿；碱中毒还可使脑组织毛细血管收缩，脑血流灌注减少，造成脑缺氧，从而导致中枢神经系统发育受损和听力损害。

### （四）药物治疗

1. NO 吸入　PPHN 的主要治疗目的是选择性扩张肺血管。NO 由气道吸入后，通过肺泡壁进入肺毛细血管平滑肌细胞，激活可溶性鸟苷酸环化酶（sGC）和一氧化氮-环鸟苷酸（cGMP）产物，使肺血管平滑肌松弛，并改善肺泡通气血流比值，特异性扩张肺血管，降低肺血管阻力及右心室后负荷，改善氧合，而不会降低体循环血压。与之相比，静脉用血管扩张剂，如前列环素、妥

拉唑林及硝普钠等不具备选择性，可同时对体循环产生影响，导致低血压并增加右向左分流，降低肺泡氧合。研究表明，一氧化氮吸入（inhaled nitric oxide，iNO）的剂量在 5～20 ppm 有效，增加剂量至超过 20 ppm 并不能改善治疗效果。而持续 80 ppm 吸入治疗会增加高铁血红蛋白血症的风险。iNO 治疗开始剂量为 8～10 ppm，若氧合无改善，每 15～30 min 增加 5 ppm（最大量为 20 ppm）；应用时间不超过 96 h。如患儿血氧稳定达 12 h 以上，每隔 15～30 min 调整一次 iNO 浓度，每次降低 5 ppm，如果能维持 PaO$_2$ 于理想水平，FiO$_2$ < 0.5，iNO 量至 3～5 ppm 时可以停用。

NO 的不良反应主要有两个方面：一是对肺组织的直接毒性，包括肺组织损伤和水肿。这是因为在有氧条件下，NO 可氧化形成对肺组织有损伤作用的 NO$_2$ 和 N$_3$O$_4$；并且高浓度 NO 的吸入易导致高铁血红蛋白血症，对红细胞和神经系统产生间接毒性作用。一般不良反应大小与剂量成正比，为避免这些不良反应，最好使用 iNO 的最低有效剂量。

2. 非特异性血管扩张剂

（1）西地那非：为磷酸二酯酶-5 抑制剂，可通过提高 cGMP 浓度，扩张肺血管。研究表明，西地那非与 iNO 有协同作用，能提高 iNO 的疗效。西地那非的口服治疗量为 1～5 mg/(kg·d)，间隔 6～8 h 给药，最大剂量不超过 8 mg/(kg·d)。静脉用西地那非的生物利用度提高，故剂量应减少，一般单次剂量为 0.5 mg/kg，每次间隔 8 h，疗效与 iNO 相当，但需要注意的是，西地那非与 iNO 联合应用有增加低血压及降低氧合的风险，临床上应密切监测血压和氧合状况。就目前临床研究证据而言，静脉应用西地那非治疗严重 PPHN 安全有效，药物耐受性良好，可明显增加氧合，改善低氧血症，并且对体循环血压影响较小。

（2）前列环素：前列环素能激活腺苷酸环化酶而增加细胞内 cAMP 水平，通过降低细胞内钙浓度促进血管舒张。静脉输注前列环素的副作用为体循环血压下降及通气/血流灌注失调，因此在治疗新生儿 PPHN 中受到限制，但临床上 iNO 治疗效果不明显的患儿仍可吸入前列环素以提高氧合，其疗效及临床价值有待进一步证实。

（3）米力农：为磷酸二酯酶-3 抑制剂，可降低肺动脉压力及阻力，在严重 PPHN 以及 iNO 疗

效差的新生儿中联合静脉应用米力农可提高氧合，不伴有血流动力学影响。

（4）肺表面活性物质：可促进氧合，减少气漏，减少胎粪吸入患儿 ECMO 的需要。仅用于存在肺实质疾病的新生儿。

（5）超氧化物歧化酶：清除超氧化物能提高内源性 NO 及 iNO 的疗效，降低氧化应激，减少肺损伤。超氧化物歧化酶还可清除超氧自由基，使其转化为过氧化氢，继而被过氧化氢酶和谷胱甘肽过氧化物酶转化成水；可阻断氧化剂，如过氧硝酸盐、异前列烷的形成，恢复内源性 NO 合酶活性，增强 iNO 的疗效。

#### （五）体外膜肺

当常规治疗，如机械通气、表面活性物质替代、高频通气、iNO 等治疗无效时，体外膜肺（ECMO）的应用是严重低氧血症的最终治疗手段。氧合指数（OI）=（MAP×FiO$_2$×100）/PaO$_2$，通常被用于评估 PPHN 的严重程度。当 OI>40，持续>4 h 或 24 h 内未见明显改善，可考虑应用 ECMO。尽管 ECMO 费用昂贵，耗费人力，有颅内出血及右颈总动脉结扎的潜在风险，但目前仍是有效挽救生命的最高级的生命支持技术。

#### 【预后和预防】

近年来 iNO 和 ECMO 的应用使 PPHN 的病死率由 25%～50%降至 5%～15%，但存活患儿有发生一系列后遗症的风险，20%的患儿将在出院 1 年内反复再住院，20%～46%的患儿有发生听力障碍、神经发育障碍和认知障碍等的风险。循证医学证据表明，治疗方法的提高并不能降低后遗症的发生率，因此应积极做好围生期保健工作，在妊娠期谨慎用药、减少胎儿宫内窘迫的发生、尽量避免过期产，做好羊水胎粪污染患儿的窒息复苏救治工作，这对于预防 PPHN 的发生和改善预后至关重要。

（孙夫强）

## 参考文献

[1] Gleason CA，Devaskar SU. Avery's diseases of the newborn. 9th ed. Philadelphia：Elsevier Saunders，2012.

[2] Cloherty JP，Eichenwald EC，Hansen AR，et al. Manual of neonatal care. 7th ed. Philadelphia：Lippincott Williams & Wilkins，2012.

[3] 邵肖梅，叶鸿瑁，丘小汕. 实用新生儿学. 4 版. 北京：人民卫生出版社，2011：425-430.

[4] Abman SH. Pulmonary vascular disease and bronchopulmonary dysplasia：evaluation and treatment of pulmonary hypertension. Neoreviews，2011，12（11）：645-651.

[5] Wardle AJ，Wardle R，Luyt K，et al. The utility of sildenafil in pulmonary hypertension：a focus on bronchopulmonary dysplasia. Arch Dis Child，2013，98（8）：613-617.

[6] Dhillon R. The management of neonatal pulmonary hypertension. Arch Dis Child Fetal Neonatal Ed，2012，97（3）：223-228.

# 第五节　早产儿动脉导管未闭

动脉导管持续开放通常发生在早产儿，称为动脉导管未闭（patent ductus arteriosus，PDA）。胎龄越小，出生体重越低，PDA发生率越高。胎龄<29周、体重<1500 g的早产儿，发病率为45%～55%，小于28周的早产儿PDA发病率高达75%。当动脉导管左向右分流量大时，肺循环血流增多而体循环血流减少，导致循环血液重新分配，从而可能出现一系列相关并发症，如肺出血、肺水肿、支气管肺发育不良、颅内出血、坏死性小肠结肠炎等，使早产儿围生期病死率明显增加，存活者严重影响其呼吸、循环及神经系统等远期预后。

**【病理生理】**

动脉导管（ductus arteriosus，DA）是胎儿时期肺动脉主干和降主动脉之间的正常交通血管，为胎儿循环的重要组成部分。在胎儿期由于宫内低氧、低一氧化氮、前列腺素类物质水平高等原因，动脉导管保持开放，心室输出的绝大部分血液分流入降主动脉，通过腹下动脉经脐动脉回到胎盘进行气体交换。出生后，氧分压升高，局部血管前列腺素类物质浓度下降，诱发动脉导管平滑肌收缩，导致新生儿期动脉导管功能性闭合。血小板在生后填补至收缩的动脉导管，形成血栓阻塞收缩的动脉导管，随后出现解剖重构，故血小板黏附和聚集是动脉导管关闭的关键步骤。

新生儿生后体循环阻力增加，肺循环阻力下降，左心室压力高于右心室，如PDA存在，则出现导管水平左向右分流。早产儿PDA左向右分流持续时间长，出现以下病理生理变化：①肺循环血量增加，出现肺水肿；②肺部液体容量增多，导致肺顺应性下降；③肺顺应下降增加呼吸做功，最终出现呼吸衰竭。当存在左向右分流的PDA时，进入左心室的血量增多，使左心室舒张期负荷加重，导致左心房、左心室增大。当存在肺动脉高压或肺循环阻力高于体循环时，可发生右向左或双向分流，引起青紫。早产儿出生后2～3天内，由于呼吸窘迫综合征（RDS）的存在及机械通气的应用，肺动脉压力和阻力较高，动脉导管的分流量较少；随着肺表面活性物质的替代治疗，RDS好转，肺动脉阻力下降，约30%的患儿可出现动脉导管重新开放，左向右分流量明显增大，从而引起左心室容量负荷过重，严重者出现顽固性心力衰竭和肺出血，此时常常需要结扎动脉导管以挽救患儿生命。

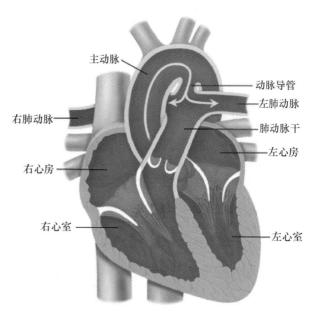

主动脉
动脉导管
右肺动脉
左肺动脉
肺动脉干
右心房
左心房
左心室
右心室

图9-5-1　动脉导管未闭左向右分流（见彩图）

**【临床表现】**

通常绝大部分足月儿48 h内动脉导管功能性关闭，因此一般生后72 h仍存在动脉导管未闭考虑动脉导管持续开放（persistent patent ductus arteriosus，pPDA）。若动脉导管内径小，左向右分流量少，可无临床症状；当动脉导管内径大，左向右分流量大时，pPDA易导致出现血流动力学显著的PDA（haemodynamic significant patent ductus arteriousus，hsPDA），主要临床表现为：动脉导管内径≥1.6 mm，导管分流量大，伴有明显心脏杂音、心动过速、呼吸增快、脉压增大、低血压、机械通气治疗等。

**（一）症状**

早产儿PDA临床表现不典型，常引起心力衰竭，加重呼吸困难，进乳时更明显，大多数患儿体重不增，并发肺动脉高压、逆向分流的患儿可出现差异性发绀。

## （二）体征

胸骨左缘第 2 肋间可闻及连续性机器样杂音，肺动脉压升高时，杂音减轻，仅有收缩期杂音。周围血管征：水冲脉、枪击音、甲床毛细血管搏动。

## 【辅助检查】

### （一）心电图

分流量大时，心电图可表现 P 波增宽，左心室高电压，$S_{V1}$ 波加深，$R_{V6}$ 波增高。若合并肺动脉高压，则出现左、右心室合并增大。

### （二）胸片

分流量小者无异常表现，分流量大者肺血多，肺动脉段突出，肺门血管影增粗，左心室、左心房增大。

### （三）超声心动图

可测量动脉导管的类型、内径大小及分流方向，若 PDA 左向右分流量大，可测得左心房、左心室内径增大及是否影响心功能。若 PDA 出现右向左或双向分流，可测得肺动脉高压、三尖瓣反流等其他心脏损伤。

## 【治疗与监护】

目前较为一致的观点是早产儿数天内保证适度液量，hsPDA 首选药物治疗，当动脉导管不能自行关闭或药物关闭无效且有明显血流动力学变化时需要选择手术治疗。PDA 治疗前首先需除外依赖动脉导管的复杂先天性心脏病（CHD），主要包括依赖动脉导管供应肺循环的青紫型 CHD（肺动脉狭窄或闭锁、Ebstein 畸形等）和依赖动脉导管供应体循环的青紫型 CHD（主动脉瓣狭窄或闭锁、左心发育不良综合征、主动脉弓离断等）。

### （一）液体管理

包括液体限制、利用利尿剂及多巴胺维持血压。有 hsPDA 的早产儿的液体管理是个挑战。在生后的最初几天里，液体限制应既满足生理需要又要避免液体不足。在吲哚美辛等药物治疗期间不建议常规的液体限制，因为会导致器官低灌注和能量限制。理想的液体摄入是满足最低限度的液体正平衡，允许新生儿在生后 5 天内体重每天减少 1%～2%。这样能满足基本的生理需要，避免脱水，减少 hsPDA 的发生。在生后最初几天，

液体摄入应当略少于或等于液体出量（尿量和不显性失水），暖箱湿度为 80%～90% 可减少不显性失水，减少每天的液体摄入。每天液体入量控制在 100 ml/kg 以内，血钠＜150 mmol/L。一旦血钠持续升高、体重丢失＞2%，应当增加液体入量。

对于 hsPDA，如果肺血容量过多，应当限制液体，应用利尿剂或机械通气。如果体循环低灌注，应观察尿量和乳酸。若尿量＜0.5 ml/(kg·h)，乳酸＞3 mmol/L，应监测血压。如果血压低，应用多巴胺；如血压正常，应适当调整液体。若尿量＞0.5 ml/(kg·h)，乳酸＜3 mmol/L，应调整液体，满足能量需要。

在应用吲哚美辛等药物期间，若出现少尿、氧或通气需求增加、肺或外周水肿，应监测尿量。若＜1 ml/(kg·h)，应控制液体入量。若尿量＞1 ml/(kg·h)，应调整液体，满足能量需要，纠正低氧、酸中毒和电解质紊乱。

利尿剂仅在肺水肿、肢体水肿及心力衰竭时应用。呋塞米可能会增加前列腺素 $E_2$ 的产生，可能会阻止吲哚美辛相关的肾损害，但也可能降低导管对吲哚美辛的反应。联合应用呋塞米和吲哚美辛可能会导致低钠血症和血肌酐升高，而不影响尿量。呋塞米每次 1 mg/kg，每 6～12 h 一次，或每小时 0.2～0.5 mg/kg，维持尿量在 1 ml/(kg·h)。

### （二）药物治疗

1. 吲哚美辛　首剂 0.2 mg/kg，第 2、3 剂 0.1～0.2 mg/kg，每剂间隔 12 h，虽然可有效提高动脉导管的关闭率，减少脑室内出血、hsPDA 及外科手术的发生，但并没有降低慢性肺疾病和坏死性小肠结肠炎的发病率或改善神经发育的远期预后。

2. 布洛芬　疗效与吲哚美辛相近，口服与静脉滴注疗效相似，且不良反应较吲哚美辛轻微，能减少坏死性小肠结肠炎和一过性肾功能不全的发生。首剂 10 mg/kg，第 2、3 剂为 5 mg/kg，每剂间隔 24 h。可根据超声心动图监测结果考虑是否完成疗程，若超声显示动脉导管仍有明显血流，且颅脑超声无恶化者可给予下一剂。布洛芬可显著降低血浆前列腺素水平，且可使新生儿血浆前列腺素水平持续降低 72 h，这对于关闭动脉导管很重要。

3. 对乙酰氨基酚　近年来有文献报道，存在 hsPDA 的早产儿应用布洛芬治疗失败或存在布洛芬应用禁忌证时，可应用对乙酰氨基酚。每剂 15 mg/kg 口服，间隔 6 h 一次，服药后 48 h 导管

功能性关闭，且无明显的不良反应。与布洛芬相比，对乙酰氨基酚具有以下优点：①无外周血管收缩作用；②可用于存在非甾体抗炎药禁忌证的新生儿；③当布洛芬治疗失败后，亦可发挥有效的动脉导管关闭作用，避免了手术风险。这些研究为治疗早产儿PDA提供了新的方向，尚需进一步研究对乙酰氨基酚治疗早产儿PDA的效果、不良反应及禁忌证等。

### （三）手术治疗

当动脉导管不能自行关闭或药物关闭无效且有明显血流动力学变化时需要选择手术治疗。术前必须经超声心动图证实动脉导管的存在，并除外复杂性CHD。

PDA手术主要有开胸手术、胸腔镜和介入治疗（经导管封堵术）。有研究发现胸腔镜较介入治疗更经济、安全，且疗效相似。尽管结扎动脉导管成功概率高，但术后可能并发气胸、乳糜胸、脊柱侧弯和感染等，且增加支气管肺发育不良（BPD）、坏死性小肠结肠炎和严重早产儿视网膜病变（ROP）的发生概率。对于小于32周的早产儿，虽然手术结扎能降低早产儿的病死率，但另一方面，不仅增加发生BPD和ROP的风险，还会增加儿童早期神经系统发育异常的风险。然而，对于存在hsPDA且药物治疗无效的早产儿，如不行PDA结扎，可能增加死亡率。研究发现，结扎PDA能提高极低出生体重儿的存活率，但生后2周内行手术者病死率高。

### 【预后与预防】

PDA能引起肺间质及肺泡水肿，降低肺顺应性，导致呼吸机参数设置提高，高氧负荷机械通气时间延长，进而诱发BPD。超低出生体重儿和极低出生体重儿的重要器官对低灌注敏感，PDA左向右分流常引起肺损伤合并心肌功能障碍，导致全身低灌注，并发脑室内出血、坏死性小肠结肠炎、肾衰竭等情况。预防性手术结扎可能导致膈肌麻痹、左侧声带麻痹、左心室收缩功能受损、呼吸循环衰竭，增加BPD的风险，且不能改善远期神经系统后遗症。吲哚美辛或布洛芬治疗可能与自发性肠穿孔、肾功能受损、脑血管自主调节改变有关。治疗的副作用不容忽视，对早产儿PDA进行积极的药物及手术治疗是否有必要？能否在没有发生心力衰竭及呼吸衰竭的前提下，通过保守治疗等待PDA的自然闭合？这些问题有待

进一步研究。

（陆丹芳　刘慧强　童笑梅）

## 参考文献

[1] Kluckow M. Oral Ibuprofen and the patent ductusarteriosus：a new approach to an old problem. JPediatr（Rio J），2013，89（1）：4-5.

[2] Sehgal A，McNamara PJ. The ductusarteriosus：a refined approach! SeminPerinatol，2012，36（2）：105-113.

[3] Evans N. Diagnosis of the preterm patent ductusarteriosus：clinical signs，biomarkers，or ultrasound? Semin Perinatol，2012，36（2）：114-22.

[4] Gournay V. The ductusarteriosus：physiology，regulation，and functional and congenital anomalies. Arch CardiovascDis，2011，104（11）：578-585.

[5] McNamara PJ，Sehgal A. Towards rational management of the patent ductusarteriosus：the need for disease staging. Arch Dis Child Fetal Neonatal Ed，2007，92（6）：F424-427.

[6] El-Khuffash A，Barry D，Walsh K，et al. Biochemical markers may identify preterm infants with a patent ductusarteriosus at high risk of death or severe intraventricularhaemorrhage. Arch Dis Child Fetal Neonatal Ed，2008，93（6）：F407-412.

[7] Hermes-DeSantis ER，Clyman RI. Patent ductusarteriosus：pathophysiology and management. JPerinatol，2006，26 Suppl 1：S14-18.

[8] 陈佳，封志纯. 早产儿动脉导管未闭的发病机制、高危因素及并发症. 中国新生儿科杂志，2013，28（1）：62-65.

[9] Dyer A，Ikemba C. Core concepts：fetal cardiac physiology. Neoreviews，2012，13：e583-e589.

[10] Choi BM，Lee KH，Eun BL，et al. Utility of rapid B-type natriuretic peptide assay for diagnosis of symptomatic patent ductusarteriosus in preterm infants. Pediatrics，2005，115（3）：e255-261.

[11] De Buyst J，Rakza T，Pennaforte T，et al. Hemodynamic effects of fluid restriction in preterm infants with significant patent ductusarteriosus. J Pediatr，2012，161（3）：404-408.

[12] Mosalli R，Paes B. Patent ductusarteriosus：optimal fluid requirements in preterminfants. Neoreviews，2010，11：e495-501.

[13] Benitz WE. Patent ductusarteriosus：to treat or not to treat? Arch Dis Child Fetal Neonatal Ed，2012，97（2）：F80-82.

# 第六节  缺氧缺血性心肌损害

近年来由于产科、儿科的合作，产科技术和宫内监护的进展，儿科复苏技术的改进，窒息发生率和病死率有逐年下降的趋势，但新生儿窒息仍是围生儿死亡的主要原因。新生儿窒息可引起多器官损害，其中新生儿心肌损伤临床表现多样，早期缺乏特异性，往往容易被忽略，如系一过性心肌缺血尚属可逆，而发展至心肌坏死则预后不良，病死率高。短暂性心肌缺血在窒息新生儿中发病率达 30%～82%。

## 【病理生理】

新生儿心肌细胞发育未成熟，在结构、代谢和功能上有别于成熟心肌细胞。新生儿心肌细胞肌节数量少，收缩力弱，细胞核及线粒体等非收缩成分在细胞内占较高比例，且心肌内肌质网量少；钙离子交换多依赖钙离子通道，细胞膜 Na-K-ATP 酶有不同异构体，心肌收缩蛋白异构体的组成随着发育过程而变化，对钙的敏感性随发育逐渐增高；心肌内交感神经纤维量少，儿茶酚胺水平较低，影响心肌的收缩功能。新生儿心肌储备力低，代偿调节能力差。

新生儿心肌受损的机制包括：①心肌细胞损伤。在各种损伤因素作用下，心肌细胞膜完整性被破坏，细胞内能量代谢障碍导致心肌收缩力降低。②心肌细胞功能损伤。在心肌细胞受损的基础上，ATP 产生不足或利用障碍影响心肌的收缩和舒张功能，交感肾上腺髓质系统兴奋导致心律失常，使心肌收缩与舒张功能协调障碍，严重者发生心力衰竭，进一步加重组织器官缺氧缺血。③再灌注损伤。缺血性心肌损伤后由于血流再灌注，心肌细胞内和血液中的氧自由基成倍增加，心肌细胞内钙超载加重，从而加重心肌损伤。以上各种损伤机制交互作用，尤其是当全身缺氧、酸中毒时，心肌缺氧加重，心功能障碍，心肌收缩力减弱，心输出量下降，出现心率减慢、血压下降、心脑血流灌注减少，心肌细胞进一步受损，导致心肌不可逆性损害。

## 【临床表现】

新生儿心肌损害可无明显临床症状，也可出现呼吸困难、青紫、肤色苍白、哭声弱、心率过快或过慢、心律不齐、心脏杂音、低血压、肝大、心力衰竭等表现。轻至中度心肌损害可表现为心动图有 ST-T 改变、心律失常以及心肌酶升高；重度心肌损害可发生心力衰竭、心动过缓、心搏骤停、心源性休克等，病死率很高。

新生儿心肌损害在临床上不易判定，往往需根据临床症状及心肌酶、肌钙蛋白、心电图、超声心动图等辅助检查指标来进行判断。

## 【辅助检查】

1. 心肌酶  心肌酶［谷草转氨酶（AST）、乳酸脱氢酶（LDH）、肌酸激酶（CK）、肌酸激酶同工酶（CK-MB）］可间接反映心肌细胞的完整性，但由于存在于多种组织器官中，敏感性较高，特异性不高，不是最佳的心肌损害早期血清学指标，可作为反映全身脏器损伤程度的指标。其中 CK-MB 主要存在于心肌细胞胞质内，具有较好的特异性，新生儿一般在心肌受损后 6～10 h 急剧上升，12～24 h 达高峰，维持 2～3 天，且其升高程度与心肌受损程度呈正相关，可作为早期判断心肌损伤程度的重要指标之一。

2. 心肌肌钙蛋白 I（cTnI）和心肌肌钙蛋白 T（cTnT）  具有心脏特异性，心肌细胞膜完整时不能透过细胞膜进入血循环。新生儿生后 3 天的血清 cTnI 接近成人水平，并处于稳定状态，无明显年龄相关性。心肌损伤后 cTnI 3～6 h 开始升高，14～20 h 达高峰，在血中可持续升高 5～7 天。有学者认为 cTnI 是预测早期死亡的最灵敏指标，其中脐血 cTnI 4.6 $\mu$g/L 是预测死亡的截点。心肌细胞在损伤 4 h 内即可检测到 cTnT 明显增高，随损伤进一步加重，导致 cTnT 迅速释放入血，于 18～24 h 达到高峰，持续 1 周时间。

3. 心电图  对缺氧缺血性心肌损害具有确切的诊断价值。窒息后心肌损害的心电图表现为 ST-T 改变，T 波低平、倒置，可出现 Q 波，心动过缓、心律不齐、期前收缩、Q-T 间期延长。心电图是反映心肌损害敏感而简单的方法，但新生儿心电图变化快，且缺乏特异性，因此，动态观察很重要，心电图持续异常的患儿高度提示心肌受损，应结合心肌酶学检查进一步了解心肌损伤情况。

4. 超声心动图 可显示心脏结构、心腔大小、血流状态以及功能改变。心肌损害时超声心动图表现为左心室收缩功能、心输出量下降和中重度肺动脉高压导致三尖瓣反流、右心室收缩功能下降。不同原因所致的新生儿心肌损害对心脏功能的影响不同，如宫内窘迫主要影响心脏的收缩功能，重度窒息则对心脏舒张功能的影响更严重，且对右心室影响更为突出。应用超声心动图对新生儿心功能进行动态监测，特别是上腔静脉塌陷指数，能够帮助液体复苏时的液量管理，避免输注液体量过多。上腔静脉塌陷指数＝（上腔静脉直径最大值－最小值）/上腔静脉直径最小值。

**【诊断和鉴别诊断】**

目前尚无缺氧缺血性心肌损害的统一诊断标准。Ranjit（2000）提出窒息后心肌缺血的超声心动图表现包括短暂的三尖瓣反流和二尖瓣反流，并指出心电图对诊断心肌缺血性损害有重要价值，表现为 T 波倒置和异常 Q 波。

我国虞人杰等 2005 年提出新生儿缺氧缺血性心肌损害的诊断依据，可供借鉴：

（1）有明确的窒息及围生期缺氧病史。

（2）临床表现包括：①心音低钝，心动过缓；②末梢循环不良；③心力衰竭；④严重心律失常；⑤心脏骤停。

（3）心电图有 ST-T 改变且持续超过 2～3 天。

（4）CK-MB 或肌钙蛋白升高。

确诊需具备缺氧病史、临床表现的①②加心电图及酶学异常。

cTnI 和 CK-MB 均可作为新生儿心肌损害早期诊断的生化指标，但在临床应用中要综合评价，可利用平行试验同时检测。若要提高诊断的敏感性，减少漏诊，cTnI 或 CK-MB 两者之一阳性即可考虑诊断；若要提高诊断的特异性，减少误诊，cTnI 和 CK-MB 均阳性方可考虑诊断。

**【治疗与监护】**

1. 支持治疗 维持适中环境温度、合理供氧，维持机体各器官正常血流灌注，保持内环境稳定，纠正酸中毒及水和电解质紊乱。

2. 对症治疗 酌情应用血管活性药物，如血压下降伴心率缓慢者首选多巴胺 $5\sim10\ \mu g/(kg \cdot min)$，以增加心肌收缩力和改善肾血流；血压持续降低者可加用多巴酚丁胺 $5\sim10\ \mu g/(kg \cdot min)$，与多巴胺合用。心功能异常者可使用正性肌力药物，但洋地黄类药物应慎用。

3. 心肌营养药物 可酌情应用心肌营养药物，如 ATP、辅酶 A、辅酶 $Q_{10}$、维生素 C、二磷酸果糖等。

（刘慧强）

## 参考文献

［1］薛丹，陈贻骥. 新生儿心肌损伤诊断的研究进展. 临床儿科杂志，2012，30（9）：891-894.

［2］徐灵敏，张展，贾莉婷，等. 窒息新生儿心肌损害的早期诊断. 实用儿科临床杂志，2006，21（22）：1566-1567.

［3］Kluckow M. Functional echocardiography in assessment of the cardiovascular system in asphyxiated neonates. J Pediatr，2011，158（2 Suppl）：e13-18.

［4］邵肖梅，叶鸿瑁，丘小汕. 实用新生儿学. 4 版. 北京：人民卫生出版社，2011：237-238.

［5］房俊娜，孙俊波. 容量管理监测指标的研究进展. 中国危重病急救医学，2009，21（10）：634-637.

# 第七节　心律失常

随着产前检查和新生儿常规体格检查的普及，胎儿、新生儿心律失常并不少见，发生率分别为1%~2%和0.5%~4.8%。心脏传导系统受自主神经系统——交感神经和迷走神经（即副交感神经）的双重支配。由于胎儿、新生儿自主神经系统发育不平衡，调节功能不完善，导致心脏传导系统发育不成熟，电生理功能不稳定，是胎儿和新生儿发生心律失常的解剖生理学基础。足月儿到生后3个月以后，心脏传导系统逐渐发育成熟，但有个体差异。

新生儿心律失常多是生后常规听诊时发现，或因其他疾病就诊或住院时通过听诊、心电监护、心电图检查发现，室上性心律失常较室性多见。

新生儿心律失常具有各自的特点和重要的临床意义。由于患儿年龄小，各系统、器官尚未发育成熟，增加了诊断难度，药物选择也受到限制。目前可供新生儿应用的抗心律失常药物极为有限。

## 概述

### 【病因】

1. 生理因素　最常见，系胎儿、新生儿心脏传导系统发育不成熟所致，为功能性或暂时性心律失常。

2. 病理因素　常伴有各种原发病，如：①围生期缺氧缺血；②各种感染；③电解质紊乱，尤其是钾、钙和镁离子紊乱以及各种酸碱平衡失调；④心脏器质性疾病，如先天性心脏病、心包积液、心内膜弹力纤维增生症、心肌致密化不全、原发性或继发性心肌病、心力衰竭，以及心导管检查和介入治疗、心脏手术等；⑤先天代谢性疾病；⑥全身性疾病，如胃食管反流、低体温、贫血、休克、甲状腺功能异常、颅内压增高、各系统其他疾病影响心脏功能等；⑦围生期药物影响（如阿托品、肾上腺素、洋地黄、普罗帕酮等）；⑧新生儿狼疮综合征，孕母患系统性红斑狼疮（SLE）、干燥综合征（SS）等结缔组织病，胎儿、新生儿被动输入抗核抗体（ANA）、抗SS-A抗体、抗

SS-B抗体，生后出现多系统损害、心律失常等表现，重者心电图为完全性房室传导阻滞。

### 【发病机制】

新生儿出生时心脏传导系统尚未发育成熟，生后继续发育并逐步完善其生理功能，心脏传导系统功能的变化及其成熟过程的不稳定性是新生儿心律失常发生的解剖生理学基础。

### 【临床表现】

新生儿由于基础心率较快，平均为140次/分，即使期前收缩较多，呈二、三联律，对心脏血流动力学的影响也较小。一般无症状，心脏听诊可有心律不齐、期前收缩、漏搏等。

生后1周内发生室上性快速心律失常多见。新生儿发作时心率较其他年龄组小儿更快，还可交替出现2种或2种以上的室上性快速心律失常。发作频率越快，持续时间越长（如发作>24 h），越易引起心力衰竭，甚至死亡。典型症状为面色苍白、烦躁、拒食、呕吐，心脏听诊心率增快、律齐、心音有力，伴心力衰竭时心音低钝。

新生儿心动过缓（如果心率>50次/分）时，患儿可无症状，心脏听诊可有第一心音低钝、心律不齐。如心率<50次/分，多有血流动力学障碍，临床表现为面色苍白、青紫、呼吸急促、呼吸困难、血压下降、心率减慢、心音低钝、心源性休克、心力衰竭，甚至惊厥、晕厥等阿斯综合征表现。

阵发性室性心动过速多有血流动力学障碍，临床表现为烦躁、大汗、面色苍白、青紫、呼吸急促、呼吸困难、血压下降、心音低钝、心源性休克、心力衰竭、阿斯综合征等。危重新生儿临终前心电监护中常见室性心动过速，易转为心室扑动及颤动而死亡。

### 【辅助检查】

1. 检验项目　血、尿、便常规，动脉血气分析，血糖，电解质，肝功能，肾功能，心肌酶谱，肌酸激酶同工酶（CK-MB）质量法，肌钙蛋白，甲状腺功能，ANA，抗SS-A抗体，抗SS-B

抗体。

2. 检查项目 心电图、胸片、超声心动图、动态心电图。

**【诊断和鉴别诊断】**

1. 窦性心动过速应与阵发性室上性心动过速鉴别。前者多有哭闹、发热、感染、缺氧、贫血等诱因；心电图可见窦性 P 波（即 I、II、aVF、$V_5$、$V_6$ 导联直立，aVR 倒置）；心率一般＜230 次/分，有逐渐增快和逐渐减慢的过程；PP 或 RR 间期多不匀齐，也可匀齐。后者 P 波看不清楚，或 P 波与窦性 P 波不同，是鉴别的关键；心率一般＞230 次/分，亦可＜230 次/分；多有突发突止的特点，也可逐渐增快和逐渐减慢；RR 间期多匀齐，亦可略不匀齐；潜水反射等刺激迷走神经的方法可能终止发作。

2. 阵发性室上性心动过速伴室内差异性传导应与阵发性室性心动过速鉴别。室房分离是室性心动过速的显著特征，P 波与 QRS 波无关，心房率较心室率慢，可有室性融合波或心室夺获，QRS 波群形态与窦性不同，QRS 波群变宽。

**【治疗与监护】**

1. 针对原发病的治疗 如纠正缺氧、电解质紊乱、酸中毒等。

2. 改善心肌细胞代谢 如静滴维生素 C、三磷酸腺苷二钠、辅酶 A、磷酸肌酸钠、口服果糖二磷酸钠等。

3. 严重心律失常需要用抗心律失常药物，见下述。

4. 监护项目 心电监护、体温、心率、呼吸、血压、经皮血氧饱和度、心电图、床旁超声心动图。

**【预后与预防】**

新生儿心律失常预后取决于原发病，功能性或暂时性心律失常预后较好，原发病危重、治疗效果不好的严重心律失常预后不好。

预防方面应注意避免感染、缺氧、电解质紊乱及酸碱平衡紊乱等因素。

**【新生儿心脏电复律】**

心脏电复律是用直流电脉冲作用于心脏，使室性及室上性快速心律失常转变为窦性心律的方法，是心律失常治疗的重大突破。由于电流量强大，足以使大部分（约 75% 以上）心肌同时除极，然后由最高自律性的起搏点（通常为窦房结）控制心脏而达到复律的目的。根据直流电的发放与心电图上的 QRS 波群是否同步，可分为同步直流电复律和非同步直流电复律。前者用于治疗室性心动过速及室上性快速心律失常；非同步直流电复律即电除颤，用于治疗心室颤动及扑动。依电极接触部位不同，电复律可分为直接开胸电复律和间接经胸壁电复律，前者仅开胸心脏手术时使用。

**（一）适应证**

1. 心室颤动及扑动。

2. 阵发性室性心动过速，药物治疗无效。

3. 心房颤动，药物治疗无效。

4. 心房扑动，药物治疗无效。

5. 阵发性室上性心动过速，药物治疗无效。

**（二）禁忌证**

1. 洋地黄中毒引起的心律失常 如为洋地黄中毒引起的室性心动过速，则禁用电复律，因洋地黄使心肌应激性增高，易诱发心室颤动，此时电刺激可引起不可逆的心跳停止。

2. 室上性快速心律失常伴高度或完全性房室传导阻滞，或伴严重心动过缓。

3. 电解质紊乱 如低钾血症、低钙血症。

**（三）操作步骤**

1. 患儿准备 向患儿家属解释复律过程，尽量消除家长紧张情绪，签署操作知情同意书；开通静脉通路，尽可能纠正血气异常、酸碱平衡失调及电解质紊乱，行心电监护及呼吸、血压和经皮血氧饱和度监测，记录心电图。

2. 电复律的实施

（1）患儿平卧，充分吸氧 5～10 min（最好用面罩吸氧），以保证足够的血氧分压，并做好气管插管及复苏的准备。

（2）电极板接触部位的皮肤，如果贴有监护电极应该除去，以免产生额外电阻，影响复律效果和灼伤皮肤。

（3）接示波器的心电图导联，用 R 波最高的导联监测心电图，检查复律器的同步性能。

（4）新生儿用 4.5 cm 的电极板，在电极板上均匀涂上导电糊或裹上 4 层盐水纱布，将复律器充电到所需要的能量水平。

（5）所有人员离开患儿或病床，除去与患儿相接触的电子设备，以免遭电击损伤。彻底清除两电极板之间皮肤上的一切导电物质，以免放电时电流通过皮肤形成短路而影响效果。

（6）按规定位置正确放置电极板（胸骨右缘第2肋间及左胸心尖部），适当加压使其与皮肤紧密接触，然后放电。

（7）放电后立刻听诊心脏并记录心电图，监测血压和心电图 2～4 h，发现异常及时纠正。如病情不稳定，应继续观察，持续监护 8 h。

**（四）能量选择**

新生儿电击剂量为 0.5～1 J/kg，最大量 2 J/kg。一般情况下，电能较高，复律成功的可能性较大，但造成的电损伤也较大；另一方面，虽然低电能造成的损伤较小，但如需要反复多次放电，则其累积损伤可能大于一次使用较高能量。因此，最理想的情况是用较低的电能一次复律成功。

**（五）电复律并发症的预防与处理**

1. 电极板皮肤烧灼伤　电极板与皮肤间的电阻过大或产生电弧是造成皮肤烧灼伤的原因。预防的方法是清除电极板接触部位皮肤上一切能产生电阻的物质，如衣服、监护电极等；电极板上充分、均匀地涂上导电糊并适当加压，使其贴紧患儿胸表面以减小胸壁阻抗。当出现皮肤烧灼伤时可按一般烧灼伤处理。

2. 低血压　必须静脉补液补充血容量，必要时使用多巴胺等药物。

3. 心肌损伤　表现为心电图 ST 段及 T 波改变，反复使用高能量复律者较易发生。临床上应注意，多次低能量放电对心肌的损伤比一次或几次总能量相同的高能量放电小。电复律后暂时性 ST 段抬高可能与最大电流通过的部位局部心肌持续性除极有关，并不反映心肌损伤，无需处理。如 ST 段抬高持续时间较长，则提示心肌损伤，此时应监测心律失常及心力衰竭，并给予营养心肌治疗。

4. 心律失常　窦房结功能不良者可出现交界区或心室逸搏。心脏停搏很少发生，低氧血症、复律前给药过多、能量过高是诱发因素，应予避免。偶然也可诱发心室颤动，可能与同步不良、洋地黄过量及电解质紊乱的情况下选用能量过高或严重心脏病有关。多数情况下复律后心律失常不需特殊处理。如心动过缓导致血流动力学障碍，可用异丙肾上腺素或阿托品治疗，极少情况下需要安装临时起搏器。快速室性心律失常可给予利

多卡因，纠正电解质紊乱，如发生持续性室性心动过速或心室颤动，则需再次电复律。

5. 体循环或肺循环栓塞、肺水肿　新生儿少见。

# 新生儿常见类型的心律失常

## 一、窦性心律失常

窦性心律失常包括窦性心动过速、窦性心动过缓、窦性心律不齐及窦房结功能不良。新生儿心率变化大，影响因素多，窦性心律失常很常见。

新生儿持续性心动过缓（心率<90次/分）常继发于潜在的全身性疾病，包括先天性心脏病、中枢神经系统疾病、中毒或代谢性疾病，一般不需治疗。如果心动过缓严重并出现症状，可给异丙肾上腺素、阿托品。在健康新生儿，窦性停搏最长可达 1.5 s。如有异常的窦性停搏，可以心脏临时起搏。

**【心电图特点】**

1. 窦性心动过速　新生儿窦性心率>190次/分为窦性心动过速。

2. 窦性心动过缓　新生儿窦性心率<90次/分为窦性心动过缓。

3. 窦性心律不齐　心电图同一导联 PP 或 RR 间期不等，相差>0.12 s 为窦性心律不齐。

4. 窦房结功能不良　窦房结功能不良系自主神经功能紊乱或窦房结本身缺如、损伤，窦房结不能发出冲动或窦房传出阻滞所致。Holter 表现为在持续窦性心动过缓的基础上，出现窦性停搏（>2 s）、窦房传导阻滞、慢快综合征（即在缓慢心律的基础上，出现室上性快速心律失常，如阵发性室上性心动过速、心房扑动及颤动等），是与窦性心动过缓鉴别的关键。

主要依据 Holter 诊断，阿托品试验结果不可靠，心脏电生理检查不实用。

**【抗心律失常治疗】**

密切监护、观察，积极治疗原发病，定期随访，一般不需要用抗心律失常药物。

## 二、期前收缩

也称过早搏动，简称早搏，是新生儿最常见

的心律失常，在健康足月新生儿中发生率为 2%～23%，在早产儿中发生率更高，为 21%～31%。在新生儿各种心律失常中，早搏所占比例最大。房性早搏最多见，其次为交界性和室性早搏。

在正常新生儿，心脏节律不整最多见的是偶发的室上性或室性早搏。室性早搏有时需要 Holter 检查，了解是否伴有更为复杂和严重的室性心律失常。健康新生儿的早搏预后良好，多为自限性，在数周内可自行消失。

生后 1 周内发生早搏最常见，室上性早搏较室性早搏多见。室上性早搏包括房性早搏和交界性早搏，心电图不必严格区分。正常新生儿 Holter 室上性早搏检出率为 100%，平均为 450 次/24 h；室性早搏检出率为 86%，平均为 13 次/24 h。

**【心电图特点】**

1. 房性早搏　提前出现的异位 P′ 波，形态与窦性 P 波不同（图 9-7-1）；P′R 间期 > 0.10 s；QRS 波形态与窦性 QRS 波相同，或 QRS 波增宽变形（为房性早搏伴室内差异性传导），或无 QRS 波（为房性早搏未下传）；代偿间歇多为不完全性。

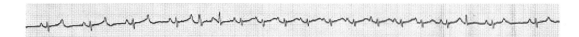

图 9-7-1　足月男婴，生后 1 天，Ⅱ导联心电图。从左至右可见窦性心律与房性早搏未下传交替出现；从第 4 个房性早搏开始，连续出现 3 个以上房性早搏，为短阵性房性心动过速；第 5、6 及倒数第 3 个 QRS 波与窦性不同，为房性早搏伴室内差异性传导；倒数第 1、2、4 个 P 波为窦性心律

2. 交界性早搏　提前出现的 QRS 波，形态与窦性 QRS 波相同，或 QRS 波增宽变形（为交界性早搏伴室内差异性传导）；P′ 波为逆行性（即 P′_{Ⅱ,Ⅲ,aVF} 倒置，P′_{aVR} 直立），发生于 QRS 波之前（P′R 间期 < 0.10 s），或发生于 QRS 波之后（RP′ 间期 < 0.20 s），或 QRS 波前后均无 P′ 波；代偿间歇多为完全性。

3. 室性早搏　提前出现的 QRS 波，宽大畸形（图 9-7-2），时间 > 0.08 s，T 波多与主波方向相反；QRS 波前无 P 波；代偿间歇多为完全性。

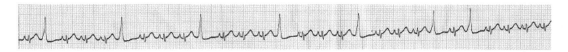

图 9-7-2　足月女婴，生后 1 天，Ⅱ导联心电图。提前出现的 QRS 波宽大畸形，QRS 波前无 P 波，室性早搏从左至右呈四联律、二联律

**【抗心律失常治疗】**

密切监护、观察，积极治疗原发病，定期随访，一般不需要用抗心律失常药物。母亲服用含咖啡因的药物以及拟交感神经药物可引起母乳喂养的新生儿发生早搏，应暂停母乳喂养。

## 三、室上性快速心律失常

室上性快速心律失常包括阵发性室上性心动过速、紊乱性房性心动过速、心房扑动及颤动。

新生儿阵发性室上性心动过速发生率约为 1/2500，是新生儿最常见的可能危及生命、需要治疗的心律失常，病因是存在异常传导路径或心房局灶性自律性增高，折返机制是新生儿室上性心动过速最常见的原因。由于新生儿正常心率较快，室上性心动过速发作时难以发现，可表现为喂养困难、呼吸急促、烦躁，心率可高达 200～300 次/分。心动过速若持续存在，可导致心力衰竭。

紊乱性房性心动过速可见于正常新生儿，如心脏结构正常，无心力衰竭，不需要药物治疗，可以观察、随访，多于 1 岁内自愈。

心房扑动简称房扑，是一种较室上性心动过速更快的房性异位心律，是心房内的大折返，新生儿较少见，占新生儿心律失常的 9%～14%。心房颤动简称房颤，是心房各部分心肌纤维毫不协调地、无规则地颤动，是心房内的微折返，新生儿房颤很少见，心房率较房扑更快，一般为一过性，与房扑、紊乱性房性心动过速交替出现。

## 【心电图特点】

1. 阵发性室上性心动过速　心率增快（图9-7-3），常为240～260次/分，最快可达320次/分；RR间期多匀齐，亦可略不匀齐；窦性P波消失，P波看不清楚，或与窦性P波不同；QRS波形态和时间多正常；伴室内差异性传导时，QRS波可增宽变形；可有继发性ST-T波改变。

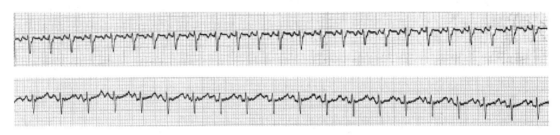

**图9-7-3**　足月男婴，生后1h，Ⅱ导联心电图。上图为阵发性室上性心动过速发作，心率222次/分，P波与窦性不同，RR间期匀齐，QRS波不宽。下图为同一患儿阵发性室上性心动过速终止后，窦性心率136次/分，可见窦性P波

2. 紊乱性房性心动过速　是一种房性异位心律，为心房内有3个或3个以上的异位起搏点引起的房性心动过速，又称多源性房性心动过速或紊乱性房性心律。心电图表现为不规则房性心率，一般为180～250次/分；同一导联有3种或3种以上不同形态的异位P′波，与窦性P波不同；P′P′间有等电位线；P′P′、P′R、RR间期不等；常有房室传导阻滞，心室率较心房率慢；可有室内差异性传导。

3. 心房扑动　P波消失（图9-7-4），代之以快速、规则、呈锯齿状的扑动波（即F波），以Ⅱ、Ⅲ、aVF、V1导联明显，频率为360～480次/分；心室率较心房率慢，房室传导比例常为2：1或3：1。

4. 心房颤动　P波消失（图9-7-4），代之以纤细、零乱、快速而形态不同的颤动波（即f波），以V1、V2导联明显，频率为400～750次/分；心室律完全不规则，RR间期绝对不整，心室率取决于房室传导阻滞的程度。

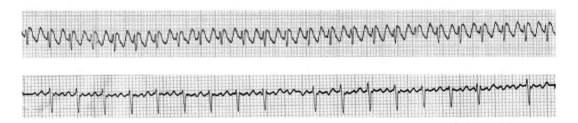

**图9-7-4**　足月女婴，生后1h，心电图为心房扑动与心房颤动交替出现。上图为Ⅱ导联，P波消失，可见F波为心房扑动，心房率400次/分；心室率214次/分，房室传导比例接近2：1。下图为同一患儿aVL导联，P波消失，可见f波为心房颤动，心房率750次/分；心室率不规则

## 【抗心律失常治疗】

住院患儿抗心律失常治疗必须有心电监护。除不伴心力衰竭的紊乱性房性心动过速可不用抗心律失常药物治疗以外，其他室上性快速心律失常都应给予抗心律失常治疗（表9-7-1）。

阵发性室上性心动过速应与窦性心动过速鉴别（见本节概述），如难以鉴别，应按阵发性室上性心动过速处理，用洋地黄治疗。如伴室内差异性传导，还应与阵发性室性心动过速鉴别（见本节概述），如难以鉴别，紧急情况下可选用普罗帕酮、胺碘酮等广谱抗心律失常药物及电复律。

1. 潜水反射刺激迷走神经　可用于终止阵发性室上性心动过速。新生儿可用冰水袋或浸过冰水（0～4℃）的湿毛巾放在面部，每次10～15s，间隔3～5min，不超过3次。

表 9-7-1　新生儿常用的抗心律失常药物

| 药物 | 适应证 | 剂量和用法 | 常见副作用 |
| --- | --- | --- | --- |
| 地高辛酏剂 | 室上性快速心律失常 | 口服，洋地黄化量为早产儿20 g/kg，足月儿25～30 g/kg，首次用化量的1/2，余量分2次，每4～6 h一次；达化量后12 h开始用维持量，每日用化量的1/5～1/4，分2次 | 出现新的心律失常，如窦性心动过缓、早搏、房室传导阻滞等 |
| 去乙酰毛花苷 | 同上 | 静注，化量为30～40 (g/kg，首次用化量的1/2，余量分2次，每4 h一次 | 同上 |
| 普罗帕酮 | 各种室上性和室性心律失常 | 每次1～1.5 mg/kg，稀释后缓慢静注；间隔20～30 min后可重复1次；累计次数不超过3次，累积剂量<5 mg/kg；必要时可用维持量每分钟4～6 g/kg，静滴；口服每次5 mg/kg，逐渐减为每次2～3 mg/kg，每6～8 h一次 | 心律失常，如窦性心动过缓、房室传导阻滞、QT间期延长等 |
| 胺碘酮 | 同上 | 静脉，化量5 mg/kg，用5%葡萄糖等量稀释后用输液泵在2 h内泵入；维持量每分钟7～10 g/kg（即每日10～15 mg/kg），用5%葡萄糖等量稀释后维持静滴 | 心律失常，如窦性心动过缓、房室传导阻滞、QT间期延长等；低血压 |
| 利多卡因 | 各种室性心律失常 | 每次1 mg/kg，稀释后缓慢静注；间隔15～20 min后可重复1次；累计次数不超过3次，累积剂量<5 mg/kg；维持量为每分钟10～30 g/kg，静滴 | 心律失常，如窦性心动过缓、房室传导阻滞、心室颤动等 |
| 阿托品 | 窦性心动过缓、房室传导阻滞 | 口服每次0.01～0.02 mg/kg，每4 h一次；或静注每次0.01 mg/kg，每4～6 h一次 | 皮肤潮红、瞳孔增大、心律失常（如窦性心动过速等） |
| 异丙肾上腺素 | 同上 | 1 mg加入5%葡萄糖250 ml中，静滴速度为每分钟0.05～2 g/kg，最大量每分钟4 g/kg，使心率维持在70～80次/分 | 心律失常，如窦性心动过速、室性早搏、室性心动过速、心室颤动等 |

2. 药物治疗

（1）普罗帕酮：用于终止发作持续时间较短，不伴心力衰竭的阵发性室上性心动过速，如普罗帕酮无效，再用洋地黄。

普罗帕酮静脉注射为每次 1～1.5 mg/kg，稀释后缓慢静注；若静注过程中有效，注射器中剩余药量可停止注射；若无效，间隔 20～30 min 后可重复 1 次；累计次数不超过 3 次，累积剂量＜5 mg/kg。必要时可用维持量每分钟 4～6 μg/kg，静脉滴注。静脉用药应有心电监护。应注意窦性心动过缓、传导阻滞、QT 间期延长等副作用。

终止后可用普罗帕酮口服，开始每次 5 mg/kg，逐渐减为每次 2～3 mg/kg，均为每 6～8 h 一次，如未再发作，维持 1 周可停药。如反复发作，普罗帕酮可维持几周或几个月。

（2）洋地黄：如阵发性室上性心动过速发作持续时间较长伴心力衰竭、紊乱性房性心动过速伴心力衰竭、房扑、房颤，应首选洋地黄。地高辛半衰期为 36 h。目前主张用地高辛酏剂（50 μg/ml）口服，给药方便，安全，剂量准确，吸收好。洋地黄化量为早产儿 20 μg/kg，足月儿 25～30 μg/kg，首次用化量的 1/2，余量分 2 次，每 4～6 h 一次；达化量后 12 h 开始用维持量，每日用化量的 1/5～1/4，分 2 次，每 12 h 一次。转复后，地高辛维持 1 周可停药。如反复发作，地高辛可维持几周或几个月。

如无地高辛酏剂，可用去乙酰毛花苷（西地兰），静脉注射，化量为 30～40 μg/kg，首次用化量的 1/2，余量分 2 次，每 4 h 一次。达化量后 8 h 开始用地高辛维持量。

注意新生儿用洋地黄的副作用，如各种室上性心律失常多见，室性心律失常少见，应监测心电图和血药浓度。胃肠道反应、意识障碍、视力障碍等很少见。新生儿地高辛血药浓度应＜3～4 ng/ml，有条件时，应在口服达化量后 6 h 检查血药浓度。

（3）胺碘酮：胺碘酮静脉用药副作用较小，可与口服地高辛联合用药治疗新生儿阵发性室上性心动过速和心室率较快的房扑。化量 5 mg/kg，用 5％葡萄糖等量稀释后用输液泵在 2 h 内泵入，维持量每分钟 7～10 μg/kg（即每日 10～15 mg/kg），用 5％葡萄糖等量稀释后维持静滴，转复后逐渐减量停药。

（4）电学治疗：电学治疗包括电复律和电起搏。直流电同步电复律可用于药物治疗无效的阵发性室上性心动过速、心室率较快的房扑及房颤。如前所述，新生儿电击剂量为 0.5～1 J/kg，最大量 2 J/kg。在少数有条件的单位，还可用食管心房起搏超速抑制的方法终止阵发性室上性心动过速和心室率较快的房扑。

## 四、阵发性室性心动过速

新生儿阵发性室性心动过速较室上性快速心律失常少见。

### 【心电图特点】

QRS 波宽大畸形（图 9-7-5 和 9-7-6），时间 >0.08 s，T 波与主波方向相反，心室率一般为 150～200 次/分，也可 >200 次/分；P 波与 QRS 波无关，心房率较心室率慢，可有室性融合波或心室夺获。

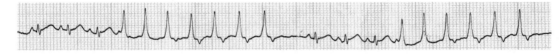

图 9-7-5　足月女婴，生后 1 天，Ⅱ导联心电图。3 个以上宽大畸形的 QRS 波连续出现，为短阵性室性心动过速

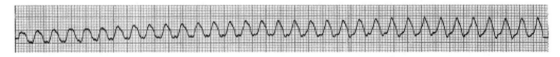

图 9-7-6　足月男婴，生后 2 天，Ⅱ导联心电图。QRS 波宽大畸形，心室率 250 次/分；P 波不明显，为阵发性室性心动过速

## 五、心室扑动和颤动

心室扑动简称室扑，心室颤动简称室颤，室扑和室颤是最严重的快速异位心律，心室完全失去舒缩能力，呈蠕动状态而丧失排血功能，血流动力学上实为心脏停搏。多发生在临终前，属濒死心电图。其产生机制与房扑及房颤相似。

室扑是阵发性室性心动过速和心室颤动的过渡型。室颤的最后阶段速度变慢，振幅变小，直到电波消失成一条直线。

### 【心电图特点】

1. 室扑　QRS 波与 T 波相连，无法分辨，呈匀齐的、连续的、快速的、振幅相等的大波浪形，频率为 180～250 次/分（平均 200 次/分左右）。发作可呈连续性，也可短暂发作后转为室性心动过速或室颤。

2. 室颤　QRS-T 波消失，呈现不规则的、形状和振幅各异的颤动波，频率为 150～500 次/分。室性早搏如发生在心室的易损期，可致室颤。

### 【抗心律失常治疗】

紧急行直流电非同步电复律，见本节概述。

## 六、房室传导阻滞

房室传导阻滞包括一度、二度（又称不完全性房室传导阻滞）及三度房室传导阻滞（又称完全性房室传导阻滞）。新生儿一度房室传导阻滞多见，二、三度房室传导阻滞很少见。三度房室传导阻滞预后不好。

### 【抗心律失常治疗】

1. 药物治疗

（1）利多卡因：剂量为 1 mg/kg，稀释后缓慢注射；若静注过程中有效，注射器中剩余药量可停止注射；若无效，间隔 15～20 min 后可重复 1 次；累计次数不超过 3 次，累积剂量 <5 mg/kg；维持量为每分钟 10～30 μg/kg，静滴。

（2）普罗帕酮：同室上性快速心律失常。

（3）胺碘酮：同室上性快速心律失常。

2. 电复律　如药物治疗无效，血流动力学不稳定，应紧急行直流电同步电复律，见本节概述。

注：加速性室性自主心律是一种可发生于心脏结构正常的新生儿的良性室性心动过速，与窦性心律交替、融合出现，心动过速时为宽大的 QRS 波，节律规则，频率接近正常窦性心律。加速性室性自主心律呈慢性、自限性，治疗依赖于血流动力学状态，只要心脏功能正常，通常不需要药物治疗。多数在生后 2～3 个月自行消失。密切观察随访。

1. 一度房室传导阻滞　新生儿 PR 间期＞0.14 s 为一度房室传导阻滞。

2. 二度房室传导阻滞　窦房结激动不能全部下传心室，造成不同程度的漏搏为二度房室传导阻滞。分为两型：

（1）莫氏Ⅰ型：又称文氏型，PR 间期逐渐延长，直至 P 波后无 QRS 波。

（2）莫氏Ⅱ型：PR 间期固定；P 波按规律出现，部分 P 波后无 QRS 波。

3. 三度房室传导阻滞　窦房结激动完全不能下传心室为三度房室传导阻滞，心房与心室各自独立活动，彼此无关，心室率比心房率慢。

新生儿先天性完全性房室传导阻滞的发生率约为 1/20 000，其中 1/3 有先天性心脏病，其余 2/3 心脏结构正常。先天性完全性房室传导阻滞的病因尚不十分清楚，有两种可能的原因：①母亲患结缔组织病，系统性红斑狼疮最常见。②胚胎期房室结发育异常，见于矫正型大动脉转位、左心房结构异常的复杂性先天性心脏病、完全性心内膜垫缺损，也可见于室间隔缺损、房间隔缺损和法洛四联症。

【心电图特点】

心电图表现为 PP 间期与 RR 间期各有其固定规律，P 波与 QRS 波无关；心房率 70～200 次/分，多为窦性心律，房扑、房颤很少见；心室率多为 40～80 次/分，为交界性或室性逸搏心律；QRS 波形态取决于房室传导系统阻滞部位，如阻滞部位在近端，QRS 波无增宽，如阻滞部位在远端，QRS 波畸形、增宽。

【抗心律失常治疗】

无症状的房室传导阻滞者，如心率＞70 次/分，不需治疗。有症状者用异丙肾上腺素或阿托品治疗。不伴有结构性心脏病时心率＜50 次/分、伴有结构性心脏病时心率＜70 次/分、宽大的 QRS 波、显著心功能不全或水肿时，应采用起搏器治疗。

1. 异丙肾上腺素　1 mg 加入 5％葡萄糖 250 ml 中，静滴速度为每分钟 0.05～2 µg/kg，最大量每分钟 4 µg/kg，使心率维持在 70～80 次/分，应注意浓度不宜过高，速度不宜过快，以免引起室性心动过速、室颤。

2. 阿托品　口服每次 0.01～0.02 mg/kg，每 4 h 一次，或静注每次 0.01 mg/kg，每 4～6 h 一次。

（鲁　珊）

## 参考文献

[1] 鲁珊. 新生儿心律失常. 中国新生儿科杂志，2009，24（4）：251-255.

[2] 桂永浩，宁寿葆，叶鸿瑁. 心律失常//邵肖梅，叶鸿瑁，邱小汕. 实用新生儿学. 4 版. 北京：人民卫生出版社，2011：555-560.

[3] 魏丽，周同甫. 新生儿心电图判读指南（一）. 中华妇幼临床医学杂志，2008，4（6）：600-603.

[4] 魏丽，周同甫. 新生儿心电图判读指南（二）. 中华妇幼临床医学杂志，2009，5（1）：95-97.

[5] 高恒森，钱素云. 2010 年美国心脏病协会儿童心肺复苏指南更新要点解读. 实用儿科临床杂志，2012，27（18）：1457-1459.

[6] 周平安，姜毅. 新生儿室上性心律失常诊治分析. 中国新生儿科杂志，2008，23（6）：358-359.

[7] 王成，薛小红. 胎儿和新生儿心律失常的诊断与治疗进展. 实用儿科临床杂志，2008，23（2）：81-84.

[8] 李小梅. 心律失常的非药物治疗现状及进展. 实用儿科临床杂志，2007，22（1）：8-11.

[9] 葛迎年，鲁珊，童笑梅，等. 经食管心房调搏治疗新生儿早期心房扑动一例及文献复习. 中华围产医学杂志，2013，16（9）：572-574.

[10] 许煊，闵宇懿，李伟生，等. 早产儿心房扑动同步直流电复律成功一例. 中国新生儿科杂志，2009，24（2）：108.

[11] Killen SAS, Fish FA. Fetal and neonatal arrhythmias. Neoreviews，2008，9（6）：e242-252.

[12] Pike JI, Greene EA. Fetal and neonatal supraventricular tachyarrhythmias. Neoreviews，2012，13（10）：e605-613.

# 第八节　心力衰竭

心力衰竭（congestive heart failure）是一种临床和病理生理综合征，由于心脏结构或功能的受损，无法维持体循环或肺循环的适宜流速，不能以适宜的压力使心室充盈，不能满足机体代谢的需要。临床表现为相对低的心输出量和为了增加心输出量而产生的代偿反应。

## 【病因】

儿科心力衰竭的主要原因包括：

1. 先天性心脏病　产生过度的工作负荷，导致压力或容量超负荷，伴或不伴发绀。先天性心脏病的发生率为 0.8%，其中 1/3～1/2 需要立即治疗，在未经治疗的患儿中，每年有 0.1%～0.2%发展至心力衰竭。

2. 心肌疾病　为基因异常或后天获得性，代谢因素、感染性疾病、药物或毒物所致。

3. 心脏修补术后，心肌功能紊乱。

## 【病理生理】

1. 心力衰竭血流动力学的变化　心功能或心输出量的调节主要涉及下列 5 个基本因素：

（1）前负荷：又称容量负荷，可用心室舒张末期压力表示。

（2）后负荷：又称压力负荷，系指心室开始收缩后所承受的负荷，可由心室射血时的收缩压或主动脉压表示。

（3）心肌收缩力：指与心脏前、后负荷无关的心室收缩能力，与心肌细胞内 $Ca^{2+}$ 浓度、收缩蛋白及能量蛋白的转换有关，受交感神经调节。

（4）心率：心输出量（L/min）＝每搏输出量（L）×心率（次/分）。

（5）心室收缩协调性。

2. 胎儿心力衰竭　胎儿心力衰竭发展到新生儿期可能是致命性的，但是在胎儿期，由于血流动力学的因素，胎儿能够很好地耐受。室上性心动过速、房室传导阻滞导致的严重心动过缓、贫血、三尖瓣的 Ebstein 畸形导致的严重三尖瓣反流，或房室流出道缺陷导致的二尖瓣反流、心肌炎都可能引起胎儿心力衰竭。大多数可通过胎儿超声心动分辨。严重的胎儿心力衰竭导致胎儿水肿、腹腔或心包积液。

3. 生后第 1 天的心力衰竭　大多数心脏结构异常在生后数小时内不引起心力衰竭，而继发于窒息、低血糖、低血钙或败血症的心肌功能紊乱常常会在第 1 天引起心力衰竭。继发于低氧血症的三尖瓣反流或瓣膜异常的 Ebstein 畸形也常常在第 1 天出现心力衰竭。随着肺动脉压下降，情况会有所改善。

4. 第 1 周的心力衰竭　严重的心脏功能紊乱如果未经治疗，最终在第 1 周发展成心力衰竭。动脉导管持续开放可能会增加存活概率，因此在这些新生儿，须应用前列腺素 $E_1$ 保持动脉导管开放。

（1）末梢动脉搏动和血氧饱和度应当在上、下肢分别检查。由于主动脉缩窄或主动脉弓离断，肺动脉压力高，经动脉导管水平的右向左分流使得下肢血流灌注不足，导致血氧饱和度低。

（2）房间隔或室间隔缺损不会导致生后最初 2 周心力衰竭，因此需要考虑主动脉缩窄和肺静脉异位引流等原因。

（3）早产儿心肌储备力差，只是动脉导管未闭（PDA）也可能在生后第 1 周导致心力衰竭。

（4）肾上腺功能不足或新生儿甲状腺中毒都可能表现为心力衰竭。

5. 第 2 周之后的心力衰竭　在生后 6～8 周，室间隔缺损患儿可表现出心力衰竭。

## 【临床表现】

新生儿心力衰竭有不同的临床表现，例如可能同时存在先天性心脏病的结构异常，导致肺循环充血和体循环低灌注（当两个循环系统通过心内结构的缺损或未闭的动脉导管相联系时）。在新生儿和小婴儿，喂养困难常常是充血性心力衰竭的最初表现（表 9-8-1），表现为喂养时间延长（>20 min），喂养量减少、不耐受、呕吐、多汗和拒食。持续时间超过 1 个月的充血性心力衰竭可导致体重增长不佳，长期的体重增长不佳会影响身长的增长。

心力衰竭的新生儿可能会出现如下体征：肝

大，超过肋下 3 cm，治疗有效后，肝的边缘明显回缩；奔马律是心力衰竭最常见的体征；左心衰竭时，可能会有喘息，提示肺炎或严重心力衰竭；交替脉（衰竭心肌的强、弱收缩交替）或奇脉（吸气时脉搏和血压降低）常见于重度充血性心力衰竭的婴儿。慢性心力衰竭时，喂养困难、肺部炎症、代谢增加导致生长发育落后，体重的落后比身长和头围的落后明显。

新生儿心力衰竭症状严重程度分级见表 9-8-2。

表 9-8-1　新生儿充血性心力衰竭的表现

| 常见症状 | 少见症状 |
|---|---|
| 喂养困难（反流、呕吐、喂养拒绝） | 发绀 |
| 呼吸困难 | 晕厥 |
| 易激惹 | 面部水肿 |
| 出汗 | 体位性水肿 |
| 萎靡 | 腹水 |

表 9-8-2　新生儿心力衰竭症状严重程度分级

| 分级 | 症状表现 |
|---|---|
| Ⅰ | 无症状 |
| Ⅱ | 轻度呼吸增快或喂哺时出汗 |
| Ⅲ | 明显呼吸增快或喂哺时出汗，生长发育缓慢 |
| Ⅳ | 呼吸增快、喂哺时出汗或安静状态下呼吸困难 |

【诊断和鉴别诊断】

在我国，新生儿心力衰竭一直沿用的是婴儿心力衰竭指标。国外有文献总结新生儿心力衰竭诊断有如下指标：心动过速，＞180/分；喂哺奶量每次＜100 ml，每次喂哺时间＞40 min；呼吸增快，＞60 次/分；呼吸困难；出现奔马律；肝大。

也有国外学者将新生儿心力衰竭程度进行评分，来评价其严重程度（表 9-8-3）。分值越高（最高分＝14 分），程度越重。

表 9-8-3　新生儿心力衰竭程度评分表

| 症状 | 经常（2 分） | 偶尔（1 分） | 无（0 分） |
|---|---|---|---|
| 呼吸困难 | | | |
| 喂哺时中断 | | | |
| 呕吐 | | | |
| 多汗 | | | |
| 活动减少 | | | |
| 易激惹 | | | |
| 水肿 | | | |

新生儿心力衰竭需要和肺部疾病或败血症进行鉴别。

【辅助检查】

1. 心电图　心电图为非特异性，但在心力衰竭的患儿常常有异常，表现为：窦性心动过速、左心室肥厚、ST-T 改变和Ⅰ度房室传导阻滞。

2. 胸片　新生儿心胸比＞60％、婴儿＞55％是心力衰竭的线索。需要除外呼气位胸片，其可能表现为心脏增大。

【治疗】

心力衰竭的治疗包括针对病因的治疗、对突发事件的管理和控制充血状态。

（一）治疗病因

针对心力衰竭的病因进行治疗，才有可能治愈疾病。

（二）突发事件的管理

充血性心力衰竭患儿临床状态的恶化几乎总是可以追溯到一个突发事件。管理突发事件能显著改善预后。突发事件包括风湿活动、感染性心内膜炎、并发感染、贫血、电解质紊乱、心律失常、肺栓塞、药物相互作用、药物毒性或其他系统的干扰等。

（三）控制充血状态

这是充血性心力衰竭的传统治疗方案。治疗往往是在明确诊断之前就开始，并长期使用，旨在减少肺循环或体循环的充血状态（使用利尿剂），减少不成比例升高的后负荷（使用血管扩张剂，包括血管紧张素转化酶抑制剂类药物），增加心肌收缩力（使用正性肌力药物）。

1. 地高辛　尽管在左向右分流型先天性心脏病中，地高辛的应用还有争议，但地高辛始终是儿科治疗心力衰竭最常用的药物。地高辛可以改善心肌收缩力，减慢心率，增加每搏输出量，降低心室舒张末期压力，增加尿量，提高心输出量，改善静脉淤血。对于严重心力衰竭患儿，地高辛化量按照 30～40 μg/kg 计算（静脉是口服剂量的 3/4），首剂用地高辛化量的 1/3～1/2，余量分 2～3 次，在 24 h 内完成洋地黄化。也可用 8～10 μg/(kg·d) 维持量开始，不做首次负荷，每日剂量分 2 次给药。

2. 利尿剂　利尿剂能迅速缓解肺循环和体循环的充血状态。常用呋塞米，每次 1 mg/kg。监

测体重、血尿素氮和血清电解质很重要。应用<
每次 2 mg/kg 的呋塞米或其他利尿剂时,不需要
补充钾。如果有低钾血症,需要每日补充 1～
1.5 mmol/kg 钾盐。还有可能出现代谢性碱中毒、
低镁血症、低钠血症等其他问题。新生儿比成人
更能耐受低钠血症。但血钠低至 120 mmol/L 以下
时,需要治疗。

3. 血管舒张剂  在成人,血管紧张素转化酶
抑制剂(ACEI)类药物显著改善心力衰竭患者的
生活质量。在有左向右分流的患儿,ACEI 用于体
循环阻力增高者非常有效,但不能用于有主动脉
或二尖瓣狭窄的患儿。ACEI 用于血容量不足的患
儿时,会导致严重的低血压。可以先给予常规剂
量的 1/4。依那普利从 0.1～0.5 mg/(kg·d) 开
始,卡托普利最大剂量 6 mg/(kg·d)。如果有肾
功能异常(例如血清肌酐升高至>1.5 mg/dl),则
不要应用 ACEI 类药物,因为可能会影响肾功能的
发育。

4. 正性肌力药物  正性肌力药物是除地高辛
之外,最常用于短期循环支持或度过危险期的药
物,但长期使用正性肌力药物并不能改善生存
率。多巴胺是目前使用最广泛的儿科正性肌力支
持药物。使用中高剂量 [6～10 μg/(kg·min)]
时具有收缩外周血管和提高血压的作用,更高剂
量 [20 μg/(kg·min)] 时,可强烈收缩血管,升
高血压,增加心肌做功,具有反作用。多巴胺也
增加肺血管阻力,并导致心动过速。对于某些患
儿(如二尖瓣狭窄患儿),这两个因素可能是有
害的。

对于早产儿的低血压,多巴胺在低剂量时,
治疗效果明显。多巴酚丁胺是一种人工合成的拟
交感神经剂,相对较少引起心动过速或血压上升。
其与多巴胺同时输入可产生协同作用,提供正性
肌力支持。剂量低至 0.5 μg/(kg·min) 可能是有
效的。然而,由于个体差异,5～20 μg/(kg·min)
的剂量都是常用剂量。肾上腺素、去甲肾上腺素
和异丙肾上腺素都是强有力的药物,用于术后心
输出量低下时使用。异丙肾上腺素为一种 β 受体激
动剂,刺激肺循环和体循环心肌舒张,引起心动
过速。

5. 氨力农  正性肌力药物,一种磷酸二酯酶
抑制剂,有肺血管舒张作用。负荷剂量 3 mg/kg,
1 h 后为 5～10 μg/(kg·min),主要用于儿童心脏

手术后或难治性心力衰竭。血小板减少症和肝功
能障碍患者不宜使用。不应混合于葡萄糖溶液或
与呋塞米混合。

6. 其他

(1)卡维地洛:第三代 β 受体阻滞剂,具有非
选择性扩张血管作用,用于成人心力衰竭治疗。
近期研究表明,在扩张型心肌病婴儿,应用卡维
地洛可明显改善心功能。理想治疗时机、剂量和
长期效果尚有待多中心研究证实。卡维地洛能有
效改善左心室功能。当然,需要更多临床试验确
定卡维地洛对于死亡率的影响。

(2)左卡尼汀:用于某些类型的代谢性心肌
病治疗,50～100 mg/(kg·d),分次使用。尚未
证实用于其他心肌病。

(3)前列腺素 $E_1$:大动脉转位、主动脉缩窄、
左心发育不全综合征等,应用前列腺素显著改善
症状。治疗从 0.05 μg/(kg·min) 开始,可达到
0.4 μg/(kg·min)。输入时,可能会出现呼吸暂
停,需要呼吸支持。易激惹、惊厥、低血压和高
热是少见的症状。

**(四)其他选择**

1. 体外膜肺心室辅助装置  体外膜肺心室辅
助装置(extracorporeal membrane oxygenation
and ventricular assist devices)最初用于呼吸衰竭。
尤其在先天性心脏病术前和术后应用,已成为很
好的治疗措施之一。左心室辅助装置(the left
ventricular assist device,LVAD)和主动脉内球
囊反搏泵(the intraaortic balloon pump,IABP)
都已经用于心力衰竭的儿科患者。

2. 心脏移植  美国的一项报道中,25 例儿科
心脏移植患者,年龄 7 天至 18 岁,其中 3 例小于
1 岁。随访 2 年时,存活率为 79%,随访 5 年时,
只追踪到 19 名患者,其中 9 例日常生活无问题。
儿科患者进行心脏移植前景较好,对某些疾病来
说,远期生存率满意。最常见进行心脏移植的疾
病是心肌病(例如,限制性心肌病、心律失常性
右心室发育不良/心肌病和心室功能差的肥厚型心
肌病)。

**(五)其他治疗**

给患儿喂奶时,注意抬高头位,有时为了
避免吸入,暂时停止经口喂养。吗啡在有肺水
肿的患儿中谨慎使用,可用到 0.05 mg/kg,严
重病例需要呼吸机辅助呼吸。心力衰竭患儿热

量需要为 120 ～ 150 kcal/（kg · d），钠盐 2 ～ 3 mmol/（kg · d）。

（韩彤妍）

# 参考文献

［1］Gleason CA，Devaskar SU. Avery's diseases of the newborn. 9th ed. Philadelphia：Elsevier Saunders，2012.

［2］Cloherty JP，Eichenwald EC，Hansen AR，et al. Manual of neonatal care. 7th ed. Philadelphia：Lippincott Williams & Wilkins，2012.

［3］邵肖梅，叶鸿瑁，丘小汕. 实用新生儿学. 4 版. 北京：人民卫生出版社，2011.

# 第九节　休克与低血压

休克是复杂的临床综合征，以急性循环衰竭、不能维持组织和器官的血液供应为特征，导致组织器官供氧和营养物质不充分，代谢产物排出受阻，在细胞功能方面，最终导致细胞死亡、器官衰竭和机体死亡。

以往我们认为，低血压时才可以诊断休克。但是30%～50%进入NICU的新生儿，在入院最初24 h有低血压的问题；16%～98%的超低出生体重儿，在生后第1周因为低血压而接受治疗。我们需要认识到的问题是，低血压和休克的关系是什么，新生儿（尤其极低和超低出生体重儿）低血压和休克如何诊断、如何治疗。

## 【病理生理】

动脉血压的决定因素见图9-9-1。

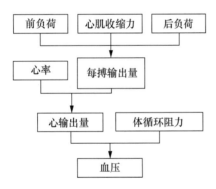

**图 9-9-1**　动脉血压的决定因素

前负荷、后负荷和心肌收缩力的变化是由血管活性药物、正性肌力药、血容量的变化综合决定的。组织器官的血流由血管床决定，受中枢和局部血管调控。虽然血压会有波动，但是不同器官局部血管调控，维持内在血流。生后第1天，平均动脉压的低限与孕周数字相同，大多数早产儿平均动脉压是30 mmHg，3天后逐渐升高。

充分的组织灌注是如下三种因素的综合结果：①心输出量；②局部动脉、静脉和毛细血管床完整性和血管张力；③血液的携氧能力和清除代谢产物的能力。心输出量是由心率和每搏输出量决定的。在新生儿，心输出量主要取决于心率。长时间心率过快（>180 次/分）或过慢（<80 次/

分）都会损害心输出量。快速（>180 次/分）时，心室充盈时间缩短，舒张末容量减少，心肌耗氧量增加。由于舒张期是心肌灌注的时期，心率过快使得舒张期缩短，引起心肌缺血，导致心室功能受损。另一个心输出量的主要决定因素是每搏输出量，由前负荷、后负荷和心肌收缩力决定。前负荷与心肌舒张末期纤维长度有关，由舒张期心室充盈血量决定。随着每搏输出量增加，前负荷增加达到峰值，根据Starling曲线，超过峰值之后，每搏输出量降低。后负荷是心肌在射血时的力量，对抗体循环和肺循环阻力。其他参数不变的情况下，后负荷的降低将增加心输出量。心肌收缩力是一种半定量方法衡量心室功能。当前负荷和后负荷不变时，收缩力的增加将使每搏输出量增加。心肌收缩力取决于心室舒张末和收缩末内径。组织携氧能力受心输出量和血流的影响。收缩压、舒张压和平均动脉压读数异常时，可能并不是病理性的。低血压并不是休克的同义词，而是休克晚期的临床表现。

## 【新生儿血压的测量】

新生儿血压测量应当采用简单、可靠、无创、无痛又能持续监测的方法，但是迄今为止尚不能实现。通常，动脉置管获得的平均动脉压被用来判断血压是否正常，因为其不会受到血栓、气泡等的干扰。有创测量的缺点是置管的风险，例如血栓形成、出血等干扰。无创直接测量包括示波器和自动多普勒技术。测量血压的金标准是用脐动脉导管或外周动脉置管进行动脉内测量。大多数临床医生依赖无创血压测量。尽管无创的脉冲式血压测量被广泛应用，但新生儿的读数准确性有限，尤其当有临床低血压症状时更加不可靠。幸运的是，血管内和非直接的多普勒方法测量收缩压一致性较好。

应该测量收缩压还是平均动脉压？收缩压是当心脏跳动时，血液施于动脉或静脉壁的压力，而平均动脉压是在一个心脏循环中的平均动脉压力。平均动脉压是1/3收缩压与2/3舒张压之和。在生后最初24 h，平均动脉压低于1/3收缩压与远期预后不佳相关，生后第 1 周，极低出生体重儿的血压会逐渐上升。

血压问题是 NICU 常见问题。体循环低血压与新生儿死亡率相关，因为其可能引起脑室内出血。虽然新生儿低血压影响器官灌注，灌注不足或循环不佳均需要治疗，但争议在于，界值是多少？用什么药物合适？

## 【低血压定义】

病理性低血压尚没有标准定义。与成人不同，新生儿出生孕周不同，因此没有单一值定义低血压。临床使用收缩压或平均动脉压定义低血压也是有争议的。血压的变化显著，随着孕周和体重呈线性变化。性别也可能在生后第 1 天影响血压，尤其超低出生体重儿中，男性较女性血压低。因此，新生儿低血压的定义尚无定论，大多数临床医生的目标血压是平均动脉压高于孕周的数值，因此低血压的治疗依赖于孕周和临床判断。血压随着孕周和出生体重不同而不同，所有的早产儿平均动脉压均应高于 30 mmHg，血压在生后 72 h 有显著的升高，在生后第 1 个月每周升高 1～2 mmHg。低血压在超低出生体重儿中发生率相对较高。

休克是复杂的临床综合征，由急性循环衰竭引起。低血压（即低于预期血压）常常伴随休克。休克以组织和器官灌注不佳为特点，可能有单一或多个器官系统受累。灌注不佳不仅导致氧和营养物质运送不良，而且导致代谢废物无法清除，细胞功能受干扰，最终导致细胞死亡。血压、体循环血流、心输出量与新生儿患病率和死亡率相关。在大多数极低出生体重儿，当血压降至第 5 百分位以下时，就无法进行脑血流的自主调节了。

## 【休克分类】

新生儿休克的主要类型和原因如下：

1. 低血容量休克　由于急性失血或体液、电解质丢失。

2. 心源性休克　由于心肌病、心肌缺血、心律失常和心力衰竭。

3. 分布性休克　由于败血症、血管舒张、心肌抑制或内分泌受损。

4. 梗阻性休克　由于张力性气胸或心脏压塞。

5. 解离性休克　由于严重贫血或高铁血红蛋白血症。

## 【病因和临床表现】

新生儿低血压的临床表现除了血压降低，还包括心率减慢或增快、呼吸增快、皮肤花斑、毛细血管再充盈时间延长、四肢凉和尿量减少。核心体温和外周体温的差异可能提示低血容量或败血症。快速扩容可减少中心体温和外周体温的差异（表 9-9-1）。

表 9-9-1　新生儿低血压病因

| A. 低血容量 | B. 心源性休克 |
|---|---|
| a. 胎盘出血，胎盘早剥 | a. 窒息 |
| b. 胎母输血 | b. 心律失常 |
| c. 胎胎输血 | c. 先天性心脏病 |
| d. 产伤——帽状腱膜下出血 | i. 动脉导管关闭时的导管依赖性损伤 |
| e. 肝脾破裂 | ii. 完全性肺静脉异位引流 |
| f. 大量肺出血 | d. 心肌病 |
| g. 弥散性血管内凝血 | e. 心肌炎 |
| h. 第三腔丢失——坏死性小肠结肠炎 | f. 气漏 |
| C. 败血症和败血症性休克 | i. 气胸 |
| D. 内分泌受损 | ii. 呼气末正压不足 |
| a. 肾上腺出血 | |
| b. 肾上腺生殖器综合征 | |
| E. 药物引起低血压 | |

### （一）低血容量休克

1. 病因 常常由于产前失血（常在妊娠后期发现，前置胎盘、胎盘早剥、胎母输血、胎胎输血、产伤、生产时窒息或脐带血管断裂、肝脾撕裂）；生后医源性失血或继发于弥散性血管内凝血或维生素 K 缺乏；继发于胃肠道功能异常（如呕吐、腹泻或过热），出现体液和电解质丢失。

休克的临床症状随着血管内容量丧失程度加重而加重，＜25％是代偿性休克，25％～40％是失代偿性休克，＞40％是不可逆性休克。早产儿血容量为 90～105 ml/kg，足月儿血容量约为 83.3 ml/kg。

2. 临床表现 尽管新生儿血容量相对成人较多，但即使是少许的血量丢失都有可能引起休克。低血容量休克的表现可能是精神萎靡、皮肤花纹、末梢循环差、毛细血管再充盈时间延长（按压胸部皮肤）、心率增快、脉搏弱、低血压和尿量减少。

### （二）心源性休克

1. 病因

（1）严重的产时窒息：定义为出生时 pH＜7.00 和碱缺失≥12 mmol/L。新生儿产时窒息的合并症包括多器官功能衰竭和新生儿脑病。最严重的后果是神经受损和死亡，中度到重度脑病会有脑瘫风险（尤其是四肢瘫痪或运动障碍型）和（或）认知障碍。

（2）心脏结构或功能异常

1）左心室发育不良、三尖瓣闭锁、肺动脉闭锁。

2）心肌缺血导致心肌收缩力降低、乳头肌功能异常和继发性三尖瓣功能不全。

3）心肌功能紊乱（由于心肌病或心律失常）。

4）导致心脏功能受损的机械因素，或静脉回流受影响，例如继发于张力性气胸、膈疝或心脏压塞。

（3）循环转变过程紊乱：如新生儿持续肺动脉高压、早产儿动脉导管未闭。

2. 临床表现 心源性休克最主要的临床表现是心动过速、呼吸加快、肝大和心脏扩大。其他表现包括提示三尖瓣反流的心脏杂音、脉压变窄、肺底湿啰音和尿量减少。四肢水肿在新生儿并不常见。

### （三）败血症性休克

1. 病因 败血症性休克是一种分布性休克，

是引起新生儿患病和死亡的最主要因素。尽管心输出量是正常或者增加的，但可能对于携带氧和排出代谢产物来说，组织灌注仍然不足，在微循环中的分布不佳，导致组织灌注降低。在败血症性休克时，心脏功能降低（左心室多于右心室）。代偿性休克早期有心输出量增加、体循环血管阻力降低、四肢脉压增大。一旦心输出量和体循环血管阻力的正常关系被破坏，血管阻力的降低将导致低血压出现。新生儿败血症时，心脏储备有限，常常表现出低血压和心血管系统崩溃。引起新生儿败血症性休克的常见病原在表 9-9-2 中列出。

表 9-9-2 引起新生儿败血症性休克的常见病原

| 革兰氏阴性 | 革兰氏阳性 |
| --- | --- |
| ● 大肠埃希菌 | ● B 族链球菌 |
| ● 克雷伯杆菌 | ● 金黄色葡萄球菌 |
| ● 肠杆菌 | ● 李斯特菌 |
| ● 铜绿假单胞菌 | ● 肠球菌 |
| ● 变形菌 | ● A 族链球菌 |

2. 临床表现 最常见的败血症性休克表现包括口、鼻黏膜坏死，皮下出血，以及其他部位的弥散性血管内凝血。

新生儿败血症性休克的临床表现包括哭声细弱、刺激无反应、嗜睡、苍白或青紫、呼吸表浅、四肢凉、四肢皮肤硬肿、毛细血管再充盈时间延长、低体温（核心温度低）和低血压。

### （四）失代偿休克

新生儿休克的早期识别和适宜治疗对于挽救生命是至关重要的。休克应在低血压出现之前诊断和治疗。如果可逆性休克没有成功治疗，将持续进展，引起对低氧缺血性损伤敏感的多器官（如肾、肝、心脏和脑）损害。从失代偿性休克恢复的患儿，可能有不同程度的多器官损害，在恢复期需要关注和治疗。可能会有急性肾小管坏死、心肌灌注不足导致的心肌收缩力受损、休克时的肠道受损导致的坏死性小肠结肠炎。

### 【检查】

尽管可进行多种检查，但是大多数缺乏特异性。须根据休克的类型、原因、程度（是否出现多器官损害）、合并症和治疗判断预后。

1. 全血细胞计数决定是否贫血和血液丢失量，白细胞计数确定感染类型。

2. 白细胞计数升高和中性粒细胞减少预示着新生儿败血症，而中性粒细胞减少是更特异性的指标。败血症和母亲的先兆子痫可抑制中性粒细胞。

3. 弥散性血管内凝血 凝血试验、肝衰竭和低凝状态。

4. 电解质、尿素氮/肌酐和尿分析评价肾功能，肝功能试验评价肝功能。

5. 胸部 X 线、心电图、心肌酶和超声心动检查。怀疑心脏压塞时进行超声心动检查。超声心动检查或右心导管（Swan-Ganz）可能提示低心排血量（泵衰竭），有利于鉴别是低血容量休克还是心源性休克。

6. 血清乳酸 低灌注导致乳酸产生过多，发生代谢性酸中毒，使心肌收缩力下降和对儿茶酚胺的反应性降低。在败血症性休克中，释放的化学介质、细胞因子、组胺、黄嘌呤氧化酶、血小板凝聚因子和细菌毒素等引起组织灌注降低和氧化磷酸化。钠钾泵活性降低，毛细血管内皮完整性被破坏，胞质蛋白质溢出，造成渗透压降低和血管内液向血管外间隙移动，成为血管外液。

7. 炎性因子 如白介素-6 和降钙素原（PCT），是新生儿感染的早期敏感指标。

8. 更多有创检查 动脉血气、pH、中心静脉氧分压测定、体循环血管阻力、从特殊的中心静脉导管测定心输出量。

9. 中心静脉氧饱和度 ＞70%。

10. 动脉血气 特别是 pH 和碱剩余（BE）。

11. 混合静脉血氧饱和度。

12. 血液、尿、脐带或伤口培养，以及头部 CT 和腰椎穿刺。

13. 影像学检查（超声、CT） 可帮助确定容量丢失的部位和原因。

14. 胃肠道内镜 可明确出血原因。

15. 新近出现的无创技术，如功能超声心动（FE）和近红外光谱（NIRS）可能在今后会成为常规应用。FE 提供了床边测定心输出量、外周血管阻力及器官对液体和药物治疗反应的方法。NIRS 能监测器官灌注情况。

## 【治疗】

休克应在低血压出现之前诊断和治疗。平均动脉压主要与血流相关，而不是血压。在代偿机制发挥作用时，平均动脉压可能是正常的。评价血压时，应考虑到生后日龄和孕周。在超低出生体重儿，可接受的最低平均动脉压是 30 mmHg。在重症早产儿，反复低血压可能与动脉导管未闭、脑室内出血和较差预后相关，早期、快速治疗非常关键，治疗延迟会使死亡风险明显增加。

治疗的关键目的是使组织灌注良好、氧合和营养供应充分。美国危重医学学会估计，为组织提供充足血供并阻止休克进展需要 60 min。在新生儿休克中，应在第一个 5 min 内分辨出发绀、呼吸窘迫和灌注降低，随后即刻开放气道，提供呼吸支持，保证最佳氧合状态。快速外周、中心静脉或骨髓腔液体输入是新生儿休克初始治疗的关键。休克、肝大、发绀或上下肢存在压差，都应在生后 10 min 内开始输入前列腺素 $E_1$，直到排除先天性心脏病。

没有心血管系统受损的早产儿无须常规应用扩容治疗，同时，有心血管系统受损的早产儿应用扩容治疗的证据也不足。到底早期应用扩容治疗还是及早输血，目前尚未可知。对于低血压的早产儿，生理盐水与白蛋白同样有效。因为更安全和更方便，生理盐水成为扩容首选晶体液。

多巴胺和多巴酚丁胺是最常用于低血压治疗的药物。部分临床医生选用去甲肾上腺素。多巴胺是最常用的肾上腺素受体激动剂。糖皮质激素越来越多地用于预防和治疗早产儿低血压，其能上调心血管的肾上腺素受体表达，并成为肾上腺功能不全时的替代治疗药物，可稳定心血管系统并减少重症患儿使用升压药物的需要（图 9-9-2 和表 9-9-3）。

## 【结局】

早期低血压与脑室内出血、脑室旁白质软化和神经系统受损相关。

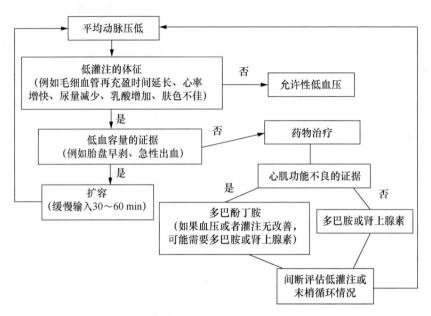

图 9-9-2　新生儿低血压的诊断与治疗

表 9-9-3　治疗新生儿低血压的药物

| 药物 | 类别 | 作用机制 | 血流动力学效果 | 剂量 |
|---|---|---|---|---|
| 肾上腺素 | 正性肌力药物/血管加压素 | α和β肾上腺素受体激动剂 | 增强心肌收缩力和心输出量，外周血管收缩 | 静脉滴注 0.05~2.5 μg/(kg·min) |
| 多巴酚丁胺 | 正性肌力药物 | β肾上腺素受体激动剂 | 增强心肌收缩力和心输出量 | 静脉滴注 5~20 μg/(kg·min) |
| 多巴胺 | 正性肌力药物/血管加压素 | α和β肾上腺素受体激动剂 | 增强外周血管收缩，提高心肌收缩力和心输出量 | 静脉滴注 2.5~20 μg/(kg·min) |
| 多培沙明 | 正性肌力药物 | β肾上腺素受体激动剂 | 增强心肌收缩力和心输出量 | 静脉滴注 2 μg/(kg·min) |
| 氢化可的松 | 激素 | 循环儿茶酚胺敏感性增强 | 不确定 | 静脉推注 2.5 μg/kg，每6 h一次 |
| 亚甲蓝 | 可溶性鸟苷酸环化酶抑制剂 | 抑制 cGMP/一氧化氮通路 | 外周血管收缩 | 静脉滴注 1 mg/kg，1 h以上 |
| 去甲肾上腺素 | 血管加压素 | α（β）肾上腺素受体激动剂 | 外周血管收缩 | 静脉滴注 0.1~1.5 μg/(kg·min) |
| 扩容剂（0.9%氯化钠、4.5%人血白蛋白溶液） | 扩容剂 | 血管内容积恢复，Frank-Starling 机制 | 增加心输出量 | 静脉滴注 10~20 ml/kg，30 min以上 |

（韩彤妍）

# 参考文献

[1] Gleason CA，Devaskar SU. Avery's diseases of the newborn. 9th ed. Philadelphia：Elsevier Saunders，2012.

[2] Cloherty JP，Eichenwald EC，Hansen AR，et al.

Manual of neonatal care. 7th ed. Philadelphia：Lippincott Williams & Wilkins，2012.

[3] 邵肖梅，叶鸿瑁，丘小汕. 实用新生儿学. 4版. 北京：人民卫生出版社，2011.

［4］ Farrugia R，Rojas H，Rabe H. Diagnosis and manage-
ment of hypotension in neonates. Future Cardiol，
2013，9（5）：669-679.

［5］ Rios DR，Kaiser JR. Vasopressin versus dopamine for
treatment of hypotension in extremely low birth weight

infants：a randomized，blinded pilot study. J Pediatr，
2015，166（4）：850-855.

［6］ Gupta S，Donn SM. Neonatal hypotension：dopamine
or dobutamine? Semin Fetal Neonatal Med，2014，19
（1）：54-59.

# 第十节 高血压

新生儿血压随胎龄、生后日龄和体重的变化而变化，胎龄、体重小者出生时血压低，但在生后1个月，特别是前2周内，血压会迅速升高。由于NICU中患儿病情的复杂性及多样性，新生儿的血压管理是一个挑战。目前普遍认同的观点是将新生儿期3个不同时间测得的血压大于同日龄、同性别的收缩压/舒张压的第95百分位者，称为新生儿高血压。但目前尚未建立大样本的新生儿正常血压值，所以据此定义新生儿高血压可行性不大。现有国外的部分小样本血压正常值，仅供医生根据实际临床情况参考应用（表9-10-1）。足月健康新生儿高血压的发病率约为0.2%。在NICU中的高血压发病率为0.8%~1.7%。

## 【病因】

许多原因可导致新生儿高血压，其中以肾血管及肾发育畸形最常见，在NICU高血压患儿中分别占50%和25%。

1. 血管疾病 脐动脉插管与留置导管导致主动脉和肾动脉血栓形成是NICU中发生高血压的主要病因。导管相关性高血压占NICU患儿的1.6%~8.8%，其发生与置管持续时间和置管位置无关，可能与置管操作时脐动脉血管内皮受损引发血栓形成有关，相关体征包括急性肾衰竭、血尿、下肢血流减少及股动脉搏动消失。此外其他肾血管异常，包括先天性血管异常（肾动脉狭窄或发育不全、节段性内膜发育不全等）、特发性动脉钙化、半乳糖唾液酸贮积症影响血管内膜，也可引起高血压。肾血管性高血压还包括非脐动脉置管所致的新生儿肾动脉栓塞、肾动脉壁内血肿、肾静脉栓塞、腹主动脉瘤以及肾盂积水、肾上腺出血和尿性囊肿等造成肾动脉受压，导致高血压。

2. 肾发育畸形与肾实质疾病 如多囊肾病、肾发育不良、肾盂积水等，肾梗阻性病变也可伴有高血压，如先天性肾盂输尿管接合处梗阻、先天性原发性巨输尿管、腹内肿块致输尿管梗阻等。获得性肾实质疾病，如严重的急性肾小管坏死、肾皮质坏死、溶血性尿毒症综合征都可能伴有明显的高血压。

表 9-10-1 新生儿血压正常值（单位 mmHg）

| 胎龄 | 第 50 百分位 | 第 95 百分位 | 第 99 百分位 |
|---|---|---|---|
| **44 周** | | | |
| 收缩压 | 88 | 105 | 110 |
| 平均压 | 63 | 80 | 85 |
| 舒张压 | 50 | 68 | 73 |
| **42 周** | | | |
| 收缩压 | 85 | 98 | 102 |
| 平均压 | 62 | 76 | 81 |
| 舒张压 | 50 | 65 | 70 |
| **40 周** | | | |
| 收缩压 | 80 | 95 | 100 |
| 平均压 | 60 | 75 | 80 |
| 舒张压 | 50 | 65 | 70 |
| **38 周** | | | |
| 收缩压 | 77 | 92 | 97 |
| 平均压 | 59 | 74 | 79 |
| 舒张压 | 50 | 65 | 70 |
| **36 周** | | | |
| 收缩压 | 72 | 87 | 92 |
| 平均压 | 57 | 72 | 77 |
| 舒张压 | 50 | 65 | 70 |
| **34 周** | | | |
| 收缩压 | 70 | 85 | 90 |
| 平均压 | 50 | 65 | 70 |
| 舒张压 | 40 | 55 | 60 |
| **32 周** | | | |
| 收缩压 | 68 | 83 | 88 |
| 平均压 | 49 | 64 | 69 |
| 舒张压 | 40 | 55 | 60 |
| **30 周** | | | |
| 收缩压 | 65 | 80 | 85 |
| 平均压 | 48 | 63 | 68 |
| 舒张压 | 40 | 55 | 60 |
| **28 周** | | | |
| 收缩压 | 60 | 75 | 80 |
| 平均压 | 45 | 58 | 63 |
| 舒张压 | 38 | 50 | 54 |
| **26 周** | | | |
| 收缩压 | 55 | 72 | 77 |
| 平均压 | 38 | 57 | 63 |
| 舒张压 | 30 | 50 | 56 |

摘自：Dione JM，Abibol CL，Flynn JT. Hypertension in infancy：diagnosis，management and outcome. Pediatr Nephrol，2011，27：17-32

3. **肺疾病**　支气管肺发育不良、呼吸暂停的患儿可发生高血压，且与肺疾病的严重程度呈正相关，可能与其慢性缺氧导致肺间质病变和肾缺氧缺血有关。

4. **心脏疾病**　最常见的心血管疾病是主动脉缩窄，应用 ECMO 的患儿高血压发病率为 10.8%。

5. **遗传性疾病**　在新生儿期表现为高血压的单基因病有利德尔综合征（Liddle syndrome）、糖皮质激素可矫正的醛固酮增多症和 Gordon 综合征等。

6. **内分泌疾病**　先天性肾上腺皮质增生症、高醛固酮血症、甲状腺功能亢进症都可引起新生儿高血压。

7. **肿瘤**　如肾母细胞瘤、中胚层肾瘤、神经母细胞瘤。

8. **神经源性因素**　高血压的神经学原因包括疼痛、颅内压增高、惊厥、家族性自主神经功能障碍症、硬脑膜下血肿等。

9. **医源性因素**　新生儿应用糖皮质激素、茶碱、咖啡因、泮库溴铵，以及维生素 D 中毒；母亲可卡因、海洛因等药物滥用。液体或钠盐摄入过多、腹壁缺损修复手术后、全肠外营养等。

【临床表现】

新生儿高血压临床表现不典型，多数在常规监测时发现血压升高。轻者常无症状或伴发一些非特异性表现，如呕吐、喂养困难、原因不明的呼吸急促、呼吸暂停、嗜睡、易激惹、惊厥等。重者可发生充血性心力衰竭、心源性休克或颅内出血而直接威胁生命。

高血压的诊断必须依靠动脉血压的精确测定。动脉内导管直接测量动脉血压是标准测量方法，但是侵入性，临床上更为常用的是非侵入方法。测量患儿血压应在其安静状态下进行，袖带宽度为上臂长度的 2/3。

【辅助检查】

1. **实验室检查**　血清电解质、肌酐、尿素氮及尿液分析有助于除外是否存在肾实质疾病，测定肾素、皮质醇、甲状腺素、醛固酮等有助于筛查内分泌疾病。

2. **影像学检查**　对体检有心脏杂音或有充血性心力衰竭的婴儿可进行 X 线和超声心动图检查。肾及血管超声检查有助于发现潜在的高血压病因，如肾静脉血栓、主动脉血栓、肾动脉血栓，还可识别先天性肾解剖异常、尿路梗阻、肾实质疾病、肾肿瘤等。对于极为严重的高血压患儿，有必要进行血管造影以明确有无肾动脉狭窄。头部影像学检查有助于发现颅内出血或脑水肿。核素扫描可发现肾灌注异常，如血栓栓塞等，但在新生儿因同位素副作用较少应用。

【诊断】

目前国内外学者普遍将足月儿收缩压＞90 mmHg 和舒张压＞60 mmHg 以及早产儿收缩压＞80 mmHg 和舒张压＞50 mmHg 作为新生儿高血压的诊断。国内学者将血压为 90/60～95/64 mmHg 定义为轻度高血压；生后 7 天血压≥96/65 mmHg，8 天～30 天≥105/70 mmHg 定义为严重高血压。测量血压时，连续 3 次的读数都升高才能确定为高血压。

应注意围生期是否有相关危险因素，如母亲应用海洛因、可卡因等，监护过程中有无异常表现、是否接受过特殊诊疗操作（如脐血管插管）、是否用过影响血压的药物。体格检查应包括体格发育、四肢血压测量、周围血管搏动、心肺腹检查。若上肢血压＞下肢血压 20 mmHg 以上，并有股动脉搏动减弱甚至消失，提示主动脉狭窄。腹部血管杂音提示各种原因所致的肾动脉狭窄。腹部肿块应注意除外肾盂输尿管连接部梗阻、神经母细胞瘤、肾母细胞瘤、中胚叶肾瘤。生殖器两性畸形提示先天性肾上腺皮质增生症，前囟膨隆应注意除外颅内出血。

【治疗与监护】

尚无证据显示慢性高血压对新生儿的危害作用，新生儿应用降血压药物的临床试验很少，何时开始治疗难以确定。目前认为，对于收缩压持续界于第 95 和 99 百分位之间，而无器官受累的无症状新生儿高血压，先不急于治疗，观察其能否自行缓解；若血压持续高于第 99 百分位或出现器官受累，则应给予治疗。美国儿科学会确定新生儿（生后 7 天）收缩压的第 99 百分位为 110 mmHg，因此当这些婴儿收缩压持续＞110 mmHg，需开始经验治疗；通常把血压高于同日龄正常值 30% 者认为是高血压急症，因此当收缩压＞130 mmHg，应立即进行处理。

在开始药物治疗前，应对新生儿的临床状态进行评估，及时识别并纠正导致高血压的医源性因素，如收缩性血管活性药物的输注、高钙、液体量过多或疼痛等。伴随慢性肺疾病者应注意纠正缺氧，内分泌疾病应注意应用适量激素替代治疗。急性起病的危重高血压患儿应通过持续静脉给药，以控制血压降低的幅度和速度，在前 8 h 内血压降低不宜超过 25%，以防发生脑血流灌注不足。应进行持续动脉血压监测，无条件者，每 5～15 min 应用血压计测量 1 次。

### （一）常用药物

1. 静脉药物　对于严重高血压的患儿，连续静脉输注降压药物是最合适的方法。常用药物为硝普钠，剂量为 0.5～10 $\mu g/(kg \cdot min)$，持续应用时间 <72 h。其他如尼卡地平 0.5～4 $\mu g/(kg \cdot min)$ 持续输注；拉贝洛尔每次 0.2～1 mg/kg，每 4～6 h 一次，静脉输注或 0.25～3 mg/(kg·h) 持续点滴。

2. 口服药物　适用于轻度高血压或症状已控制的严重高血压，准备持续治疗的患儿。

（1）钙离子通道阻滞剂：硝苯地平剂量 0.5 mg/(kg·d)，每日 1 次，可抑制心肌收缩，降低心肌代谢，减少心肌耗氧量，舒张外周阻力血管，降低外周阻力，使收缩压和舒张压降低，减轻心脏后负荷。

（2）血管紧张素转换酶抑制剂（ACEI）：由于新生儿肾素-血管紧张素系统的活性较高，ACEI 类药物可能会导致早产儿血压迅速下降。此类药物可能会影响肾发育，建议校正胎龄 44 周后再应用。常用者为卡托普利，初始剂量为每次 0.05～0.1 mg/kg，每日 3 次，最大剂量每日 2 mg/kg，第 1 剂可能引起血压迅速下降，特别是与利尿剂联合应用时，还应注意监测血钾、肌酐。

（3）利尿剂：若卡托普利不能控制，加用利尿剂可取得满意效果。常用利尿剂有氢氯噻嗪，每次 1 mg/kg，每日 1 次，最大剂量每日 3 mg/kg；螺内酯每次 0.5 mg/kg，每日 2 次，最大剂量 3.3 mg/kg。

（4）拉贝洛尔：开始 0.5～1.0 mg/kg，最大剂量 10 mg/kg，每日 2～3 次。

（5）维持治疗：新生儿高血压的维持治疗应避免应用肾上腺素能受体阻滞剂，特别是慢性肺疾病合并高血压的新生儿，对这类患儿限制液体入量，小剂量应用利尿剂可控制血压、改善肺功能。

### （二）外科治疗

主动脉缩窄、尿路梗阻等外科治疗效果较好。对肾动脉狭窄导致的新生儿高血压，可先给予药物控制，待婴儿生长发育至足够耐受手术时进行外科治疗。

## 【预后】

新生儿高血压的预后取决于病因、诊断时间、并发症及对治疗的反应。很少有患儿需要长期治疗。肾在胎龄 32～36 周仍未完全发育成熟，早产是肾性高血压的高危因素之一；肾实质发育不成熟还是青少年或成年高血压的危险因素。神经、心血管或肾代偿失调所致的新生儿高血压和特发性动脉钙化或主动脉栓塞的患儿病死率较高。肾动脉栓塞导致的新生儿高血压存活者远期预后良好，常在 1 年内恢复或仅有轻至中度肾功能损害。肾静脉血栓导致的新生儿高血压可持续存在较长时间，某些病例需要进行肾切除术。

（刘慧强　童笑梅）

## 参考文献

[1] 韩慧君，宋红梅，魏珉. 新生儿高血压. 新生儿科杂志，2004，19（1）：44-47.

[2] 李明珠. 新生儿高血压的诊断与治疗. 临床儿科杂志，2008，26（3）：265-267.

[3] Dionne JM, Flynn JT. Hypertension in the neonate. Neoreviews，2012，13（7）：e401-409.

# 第十一节 新生儿血栓症

血栓症是指血栓栓塞性疾病，是血栓形成和血栓栓塞两种病理过程引起的疾病。在生理情况下，人体血栓形成与抗血栓形成的机制处于动态平衡；病理情况下，动态平衡倾向于血栓形成而发生血栓栓塞性疾病，严重威胁生命健康。目前对成人血栓症，在多方面都已经进行了比较深入、系统的研究，而在儿童，尤其是新生儿，相关报道较为罕见。据国外文献报道，在 NICU 的患儿中，血栓事件发生率为 2.4/1000，而在非 NICU 的住院新生儿中，发生率则更低，仅为 5.3/100 000。目前国内尚无相关发病率及大样本病例的报道。

## 【病因和发病机制】

与儿童或成人相比，新生儿期更容易出现血栓事件，这与新生儿凝血系统的特点有关。虽然人类在胎儿期即可合成凝血因子，但至足月出生时，凝血系统仍未发育完善，各种凝血因子，尤其是维生素 K 依赖性凝血因子 Ⅱ、Ⅶ、Ⅸ、Ⅹ 和组织因子活性明显较低，血小板反应能力低下，故新生儿可能存在凝血系统的异常表现，直至生后 6 个月左右才达成人水平。新生儿，尤其是早产儿和低出生体重儿，由于本身凝血机制发育不完善，生后机体的抗凝和纤溶活性均处于抑制或未被激活状态，凝血系统在极低水平上维持相对平衡，既有出血倾向又有血栓形成的倾向。以下为发生新生儿血栓症的高危因素：

1. 危重症疾病 目前已公认，危重症是造成新生儿血栓事件的重要危险因素之一。新生儿血栓事件的主要危险因素为感染所致的败血症。Meadow 等指出，在 NICU 患儿中，败血症约占总死亡患儿的 45%。Monagle 研究证实，败血症患儿存在高凝状态，血浆蛋白 C 水平下降，不断消耗凝血因子和血小板，造成微血栓形成，导致败血症相关血栓事件的发生。除败血症外，窒息、母亲患糖尿病、心输出量不足及脱水等亦为血栓事件的高危因素。另外，新生儿血细胞比容相对较高，生后生理性血容量下降，均可导致新生儿高凝状态，引起血栓事件的发生。

2. 动、静脉置管 患有危重病的新生儿需要持续静脉给药或补充液体，常采用动、静脉置管术。Seguin 等报道，在 NICU 患儿中，约 15% 的足月儿和 50% 体重<1000 g 的早产儿接受了脐静脉、脐动脉或经外周中心静脉置管。导管容易损伤血管内皮，使血流中的血小板黏附到被暴露的血管内皮下层，引起血栓形成。在新生儿，尤其是早产儿中，导管直径与血管内径相比相对较大，置管后近 50% 的血管内径被堵塞，血流缓慢，形成血栓的风险进一步增大。目前尚无导管相关血栓事件发生率的确切报道。在一项关于新生儿脐静脉置管的临床研究中，Kim 等观察到，无症状的门静脉血栓发生率为 43%。近年 Haddad 等对中心静脉置管的新生儿进行常规超声筛查发现，无症状的血栓事件发生率为 10.7%。也有报道称，在新生儿血栓事件中，94% 的患儿有导管置入。大部分报道中导管相关血栓事件的发生率为 13%~30%，不同的发生率与血栓的检查手段密切相关。

3. 遗传性易栓症 遗传性易栓症并非一种独立疾病，而是指由于抗凝蛋白、凝血因子、纤溶蛋白等的遗传性或获得性缺陷或存在获得性危险因素而容易发生血栓栓塞的疾病或状态。Heller 等发现，在发生血栓事件的新生儿中，遗传性易栓症的患病比例较高。近期有研究证实，在发生新生儿脑卒中的患儿中，易栓症的发病率也较高。因此，建议在这部分患儿中，对各种遗传性易栓症的原因都要进行检测，包括抗凝血酶、蛋白 C 与蛋白 S 缺陷以及因子 Leiden 与凝血酶原 G20210A 突变。

## 【临床表现】

新生儿血栓症的临床表现多种多样，主要取决于血栓发生的部位、栓子大小及血管堵塞时间长短。当患儿存在轻、中度血栓形成时，多无临床症状及体征或表现不明显。但血栓形成明显或栓塞重要脏器及较大动静脉时，随病变部位不同会出现不同的症状和体征。依据相应的动静脉梗阻的症状，可初步进行判断。

1. 动脉血栓 新生儿动脉血栓很少见，主要与新生儿期的动脉置管有关。据 Kohli 统计，脐动脉置管患儿中 20%～30% 会发生动脉血栓。动脉血栓主要表现为栓塞远端肢体苍白、温度降低、血管搏动减弱或消失，甚至血压测不出。另外，如果脐动脉置管的新生儿出现坏死性结肠炎的临床表现，应警惕肠系膜动脉栓塞，而诊断肾功能不全之前，需要进行超声检查，避免漏诊肾动脉血栓。也有报道称，主动脉血栓可出现主动脉缩窄的表现，上、下肢血压差较大。因此，有血压升高的患儿，如存在高危因素，应常规测量下肢血压。

2. 静脉血栓 新生儿常见的静脉血栓发生部位包括肾静脉、门静脉和四肢深静脉。肾静脉血栓在新生儿期非导管相关血栓事件中最常见，占新生儿血栓事件总数的 21%～44%。Lau 等总结了 15 年来的 271 例患者，发现肾静脉血栓最常见的三联征为血尿（56.2%）、超声可见腹部包块（45.4%）和血小板减少（47.5%），临床上蛋白尿和肾功能损害亦不少见。门静脉血栓是小儿肝外门脉高压的主要病因，而新生儿期脐静脉置管已成为门静脉血栓形成的公认高危因素。Morag 等总结了 133 例门静脉血栓的患儿，中位日龄 7 天，脐静脉置管率 73%，结果显示，门静脉血栓通常无症状，约 10% 的患儿表现为肝功能异常、肝脾大。四肢深静脉血栓则主要表现为肢体末端肿胀、疼痛、充血或发绀。

3. 肺栓塞 新生儿期肺栓塞非常罕见，目前仅有少量个案报道。Jadhav 等报道了 2 例新生儿肺栓塞，临床表现主要为通气/血流比例失调、氧合下降、右心衰竭等，诊断主要依靠肺通气灌注扫描及血管造影。

4. 新生儿脑卒中 新生儿脑卒中包括动脉栓塞和颅内静脉窦血栓形成。Bhat 等指出，同成人脑卒中表现不同，新生儿脑卒中很少表现为偏瘫，主要表现为惊厥和嗜睡，临床表现不特异，定位较困难，主要依靠颅脑超声或 MRI 确诊。

### 【影像学检查】

1. 血管超声和超声心动图 血管超声和超声心动图检查是确诊血栓事件的最常用检查，其优点是无辐射，可床旁进行，操作方便无创伤，对危重患儿影响较小。但超声检查仍有其局限性，敏感度和特异度均较低。1995 年，Cohen 等通过不同检测手段检查了 168 例脐静脉置管的新生儿，其中 3% 表现出血栓症状和体征，血管超声的血栓检出率为 35%，血管造影的血栓检出率最高，为 64%。另外，Roy 等进行了一项前瞻性研究，对比了超声检查和血管造影的血栓检出率，发现后者对于血栓事件的敏感度和特异度均明显高于前者（21% vs. 76%，43% vs. 94%）。尤其值得注意的是，在上述临床观察中，约有 4% 的患儿被超声误诊为中心静脉血栓，血管造影避免了该组患儿进行有风险的治疗。

2. 血管造影 血管造影是公认的诊断血栓事件的金标准。近期一项双盲研究指出，应用 1.5～2 ml 碘海醇，在 1～2 s 内静脉推注，血栓检出率为 100%。但是，由于有放射线辐射风险及需要静脉注射造影剂，并且不能进行床旁检查，在危重患儿中的应用受到限制。

3. 其他 磁共振血管成像可用于诊断新生儿脑卒中和肺栓塞，但由于不能进行床旁检查，而且要求患儿制动，所以同血管造影一样，应用受到一定限制。成人诊断肺栓塞的金标准为通气/灌注扫描，但是该检查需要患儿具有一定配合能力，故在新生儿中难以实施。而新生儿胸壁较薄，超声心动图往往效果更佳。

### 【治疗与监护】

对于较严重的血栓性疾病，应根据病变部位及病情进展情况采取不同的治疗方案，如内科的抗凝治疗与溶栓治疗及外科的手术介入疗法。对于应该何时开始对血栓进行干预，目前仍无定论，需要根据患儿的个体情况制订个体化治疗方案。

### （一）抗凝治疗

对于新生儿来说，针对血栓事件最常用的治疗就是抗凝治疗。肝素是主要的抗凝治疗药物，肝素或类肝素制剂能够通过增强抗凝血酶Ⅲ的活性，灭活凝血因子Ⅹa，从而阻断凝血过程，有良好的抗凝效果。在无明显的抗凝治疗禁忌证的情况下，如果大血管堵塞超过 50%，或者为有症状的血栓栓塞，可应用肝素抗凝治疗。

1. 普通肝素 长久以来，普通肝素曾经作为预防和治疗血栓的标准药物。2008 年美国胸科医师协会推荐的新生儿普通肝素用量为：负荷剂量 75 U/kg，然后以 28 u/(kg·h) 维持，应用普通肝素的同时，需要监测部分凝血活酶时间（APTT），调整肝素剂量，维持 APTT 在 60～85 s。由于普通肝素需持续静脉应用且需频繁监测 APTT，在成人血栓治疗中基本已经被低分子肝素所取代。但在新生儿中，由于其起效快，抗凝效果容易被鱼精蛋白中和，而且花费较低，应用仍较为广泛。普通肝素的主要不良反应为大出血、肝素诱导的血小板减少和骨质疏松。

2. 低分子肝素　低分子肝素在成人血栓治疗中已逐渐取代普通肝素，但在新生儿尚无大规模的临床研究。由于缺乏相关的临床试验数据支持，除依诺肝素外，其他低分子肝素不推荐用于新生儿。美国胸科医师协会推荐依诺肝素应用于新生儿的剂量为每次 1.5 mg/kg，一日 2 次皮下注射。而近来一项前瞻性临床研究指出，足月儿和早产儿应用依诺肝素的用量不同，足月儿每次 1.7 mg/kg，早产儿每次 2.0 mg/kg，效果更加显著，有效率为 59%～100%。关于依诺肝素的安全性，临床上尚无确切数据报道。Malowany 等报道了 16 例新生儿，其中 12 例早产儿，4 例足月儿，应用依诺肝素后血栓溶解率为 71%，而且无不良事件发生。小规模的病例报道发现，依诺肝素抗凝作用也可被鱼精蛋白部分中和。Wiernikowski 等报道了一例应用了 40 mg 依诺肝素的新生儿，在给予 35 mg 鱼精蛋白中和后，并未发生出血事件，为其临床应用的安全性提供了依据。

**（二）溶栓治疗**

由于存在出血的风险，溶栓治疗仅适用于危及生命或肢体功能的血栓栓塞患儿。溶栓治疗的常用药物包括链激酶、尿激酶和重组组织型纤溶酶原激活剂（rt-PA），其均可激活纤溶酶原向纤溶酶的转变，促使纤维蛋白溶解，从而使血栓崩解，恢复血流。新生儿血浆纤溶酶原水平较低，故溶栓药物效果受到一定程度的限制，因此，建议溶栓治疗前及时补充新鲜血浆，可显著提高治疗效果。

1. rt-PA　由于 rt-PA 为纤维蛋白选择性溶栓药物，可选择性结合于纤维蛋白上，而且半衰期较短，所以在新生儿溶栓治疗中较常用。同肝素相比，溶栓治疗能迅速溶解血栓，恢复血流。但是，对于新生儿，尤其是早产儿，出血风险相对较大。在溶栓治疗前，需要保证血小板＞100×$10^9$/L，纤维蛋白原＞1 g/L。而且应常规检查颅脑超声，除外颅内出血。溶栓治疗的禁忌证包括：①近 10 天内有大手术或出血事件；②3 周内有神

经外科手术；③7 天内有严重窒息；④3 天内有侵入性操作；⑤48 h 内有惊厥发作；⑥胎龄 32 周以下的早产儿；⑦败血症；⑧近期活动性出血以及血小板和纤维蛋白原水平较低。美国胸科医师协会推荐新生儿 rt-PA 的用量为 0.1～0.6 mg/(kg·h) 持续静脉输注，不需要负荷剂量。Bhat 等在 14 例血栓新生儿中应用 rt-PA，剂量为 0.2 mg/(kg·h)，连续应用 6 天，10 例患儿血栓完全或部分溶解，而且无一例出血事件发生。也有学者推荐在新生儿中应用更小剂量（0.01～0.06 mg/kg），持续 24～48 h 输注。在溶栓开始前和溶栓 2 h 后，推荐常规检测纤维蛋白原浓度，如果＜1 g/L，或发生出血事件，应及时补充新鲜冰冻血浆。

2. 尿激酶　尿激酶能直接激活纤溶酶原，达到溶栓目的，不良反应主要是导致出血现象，少数可出现过敏反应、发热等。在新生儿中，目前尚无推荐剂量，仅有小规模的个案报道，剂量大多为 2000 IU/(kg·h) 以下，用于预防和治疗导管相关的血栓事件。

3. 链激酶　由于具有较高的抗原性和较低的纤维蛋白特异性，链激酶在新生儿中应用较少。仅少量文献报道，新生儿期应用剂量为 1000～2000 IU/(kg·h)。其有效性及安全性仍缺乏大规模的临床研究。

**（三）介入和手术治疗**

1. 导管接触溶栓　导管接触溶栓是将导管直接插至血栓中，经导管滴注溶栓药物，使药物直接与血栓接触，增加与血栓的接触面积，延长与血栓的作用时间，提高局部的药物浓度，同时减少溶栓药物的全身代谢，并减少出血等并发症，可较好地溶解血栓，恢复血管再通。导管接触溶栓在成人中应用较为广泛，在新生儿中仅有少量个案报道。有 13 例新生儿血栓患儿应用导管接触溶栓，溶栓药物包括 rt-PA（8 例）、链激酶（4 例）和尿激酶（1 例），同系统性溶栓治疗相比，导管接触溶栓治疗的有效性及安全性均较高。

2. 手术治疗　手术治疗包括直接切除血栓、进行血管重建以及经导管碎栓，仅应用于极少数危及生命或肢体长时间缺血坏死的患儿。由于受累血管有较高的血栓复发率，应尽量避免手术治疗。

总之，由于新生儿特有的生理特征，其血栓症的病理生理过程及治疗方案都与成人存在许多

不同之处。遗传性易栓症、危重症基础病和动、静脉置管术是目前已知的血栓事件的主要高危因素。新生儿血栓的临床表现多种多样，血管超声和超声心动图是最常用的诊断手段，而血管造影则是诊断血栓的金标准。目前在治疗上尚未形成合理的有效方案，需要积累更多的临床经验并进行更严密的研究工作。

（李　洁　曾超美）

## 参考文献

[1] Schmidt B, Andrew M. Neonatal thrombosis: report of a prospective Canadian and international registry. Pediatrics, 1995, 96: 939-943.

[2] Stanworth SJ, Bennett C. How to tackle bleeding and thrombosis in the newborn. Early Hum Dev, 2008, 84: 507-513.

[3] Meadow W, Frain L, Ren Y, et al. Serial assessment of mortality in the neonatal intensive care unit by algorithm and intuition: certainty, uncertainty and informed consent. Pediatrics, 2002, 109: 878-886.

[4] Monagle P. Diagnosis and management of deep venous thrombosis and pulmonary embolism in neonates and children. Semin Thromb Hemost, 2012, 38: 683-690.

[5] Seguin J, Fletcher MA, Landers S, et al. Umbilical venous catheterizations: audit by the Study Group for Complications of Perinatal Care. Am J Perinatol, 1994, 11: 67-70.

[6] Kim JH, Lee YS, Kim SH, et al. Does umbilical vein catheterization lead to portal venous thrombosis? Prospective US evaluation in 100 neonates. Radiology, 2001, 219: 645-650.

[7] Haddad H, Lee KS, Higgins A, et al. Routine surveillance ultrasound for the management of central venous catheters in neonates. J Pediatr, 2014, 164: 118-122.

[8] Male C, Chait P, Ginsberg JS, et al. Comparison of venography and ultrasound for the diagnosis of asymptomatic deep vein thrombosis in the upper body in children: results of the PARKAA study. Prophylactic Antithrombin Replacement in Kids with ALL treated with Asparaginase. Thromb Haemost, 2002, 87: 593-598.

[9] Heller C, Schobess R. Kurnik K. et al. Abdominal venous thrombosis in neonates and infants: role of pro-thrombotic risk factors-a multicentre case-control study. For the Childhood Thrombophilia Study Group. Br J Haematol, 2000, 111: 534-539.

[10] Suppiej A, Franzoi M, Gentilomo C, et al. High prevalence of inherited thrombophilia in 'presumed peri-neonatal ischemic stroke. Eur J Haematol, 2008, 80: 71-75.

[11] Nowak—Gottl U, Janssen V, Manner D, et al. Venous thromboembolism in neonates and children-update 2013. Thromb Res, 2013, 131: s39-41.

[12] Kohli U. Lodha R. Idiopathic neonatal aortic thrombosis. Indian J Pediatr, 2006, 73: 1127-1129.

[13] Veldman A. Nold MF. Michel-Behnke I. Thrombosis in the critically ill neonate: incidence, diagnosis and management. Vasc Health Risk Manag, 2008, 4: 1337-1348.

[14] Lau KK, Stoffman JM, Williams S, et al. Neonatal renal vein thrombosis: review of the English-language literature between 1992-2006. Pediatrics, 2007, 120: e1278-1284.

[15] Williams S, Chan AK. Neonatal portal vein thrombosis: diagnosis and management. Semin Fetal Neonatal Med, 2011, 16: 329-339.

[16] Morag I, Epelman M, Daneman A, et al. Portal vein thrombosis in the neonate: risk factors, course and outcome. J Pediatr, 2006, 148: 735-739.

[17] Jadhav M, Sapre A, Garekar S, et al. Neonatal pulmonary artery thrombosis. Ann Pediatr Cardiol, 2012, 5: 44-46.

[18] Rutherford MA, Ramenghi LA, Cowan FM. Neonatal stroke. Arch Dis Child Fetal Neonatal Ed, 2012, 97: F377-384.

[19] Bhat R, Monagle P. The preterm infant with thrombosis. Arch Dis Child Fetal Neonatal Ed, 2012, 97: F423-428.

[20] Cohen RS, Ramachandran P, Kim EH, et al. Retrospective analysis of risks associated with an umbilical artery catheter system for continuous monitoring of arterial oxygen tension. J Perinatol, 1995, 15: 195-198.

[21] Roy M, Turner-Gomes S, Gill G, et al. Accuracy of Doppler echocardiography for the diagnosis of thrombosis associated with umbilical venous catheters. J Pediatr, 2002, 140: 131-134.

[22] Monagle P, Chalmers E, Chan A, et al. Antithrombotic therapy in neonates and children: American College of Chest Physicians Evidence-Based Clinical Practice Guidelines (8th Edition). Chest, 2008, 133:

887-968.

[23] Yang JY. Chan AK. Neonatal systemic venous thrombosis. Thromb Res，2010，126：471-476.

[24] Malowany JI，Monagle P，Knoppert DC，et al. Enoxaparin for neonatal thrombosis：a call for a higher dose for neonates. Thromb Res，2008，122：826-830.

[25] Wiernikowski JT. Chan A. Lo G. Revesal of antithrombin activity using protamine sulfate. Experience in a neonate with a 10-fold overdose of enoxaparin. Thromb Res，2007，120：303-305.

[26] Kaylran PG. Gurakan B. Kavlran SM. Successful treatment of arterial thrombus in an extremely low-birth-weight preterm neonate. Pediatr Neonatol，2013，54：60-62.

[27] Goldenberg NA，Durham JD，Knapp-Clevenger R，et al. A thrombolytic regimen for high-risk deep venous thrombosis may substantially reduce the risk of postthrombotic syndrome in children. Blood，2007，110：45-53.

[28] Hausler M. Hubner D. Hurnchen H，et al. Successful thrombolysis of inferior vena cava thrombolysis in a preterm neonate. Clin Pediatr（Phila），2001，40：105-108.

[29] Orfaniotis G，Watson SB. Surgical management of neonatal limb ischaemia：a technique for open thrombectomy and the novel use of Integra. J Plast Reconstr Aesthet Surg，2013，66：1142-1144.

# 第 10 章　新生儿神经系统疾病

## 第一节　神经系统胚胎发育与解剖生理学

神经系统高度复杂，脑的发育对于神经系统至关重要。脑的结构和功能很大程度上受到胚胎早期生长发育过程的影响，认识神经系统的正常胚胎发育有助于了解临床所见的新生儿时期脑和脊髓的先天性结构异常。本节主要介绍中枢神经系统的胚胎发育过程，以及新生儿神经系统的解剖生理学。

### 【神经系统胚胎发育】

正常的中枢神经系统发育可分为 4 个时期：原始诱导期、脑室脑池发育期、细胞增生期和神经元迁移期。神经组织的发育过程包括突触连接、神经回路建立、树突发芽、膜兴奋性形成和髓鞘化等[1]。中枢神经系统发育过程中，细胞间有相互作用，又与细胞外基质有相互作用，即诱导作用，为早期神经系统最大的特点。以下从 4 个时期介绍中枢神经系统发育过程：

第一期为原始诱导期，主要包括背面诱导发育和腹面诱导发育。背面诱导发育包括神经胚形成和尾端神经管形成。受精卵形成 12 天后，上层细胞分化为神经元，前体神经元的上层即为神经板，神经板的形成即标志着中枢神经系统发育的开始。3 周之后神经板中心内凹，边缘部分隆起向上、向外移动，形成神经沟，神经沟边缘内折，形成一种柱状结构，即神经管，形成神经板和神经管的胚胎为神经胚，形成过程详见图 10-1-1。神经管闭合过程中形成神经嵴细胞，以后形成背根神经节、脑神经感觉节、自主神经节等。尾端神经管形成较迟，经系列成管和退变分化形成。腹面诱导发育包括孕 5～6 周的端脑成裂，矢状裂导致双大脑半球形成，横贯裂导致丘脑和下丘脑形成，斜裂导致视觉和嗅觉系统形成[2]。

第二期为脑室脑池发育期。此期发生于孕期第 3～6 周，脉络丛开始分泌脑脊液，脑脊液产生后，自第三脑室向下经过导水管至第 4 脑室，通过路氏、马氏孔到蛛网膜下腔，最后经蛛网膜绒毛吸收至大隐静脉窦。

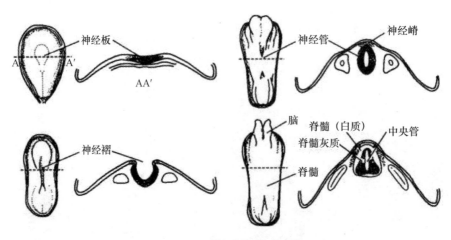

图 10-1-1　神经胚的形成过程

第三期为细胞增生期，发生于孕期第 7~8 周，原始脑室膜区的未分化细胞增生，演化为成神经细胞。细胞从室周原生基质向外移行至 4 个基础胚胎带，以后形成皮质板。4 个基础胚胎带由深至浅分别为：室带，主要包含增殖的细胞，以后成为神经元；室下带，以后成为神经元及胶质细胞；中间带，为传入神经轴区；边缘带，位于皮质板的最外层。

第四期为神经元迁移期，主要发生于孕 3~5 个月之内，此时期成神经细胞首先往外迁移形成套膜区，是基底节的原始形式。神经元轴突向外延伸，为脑白质的原始形式。成神经细胞再次迁移穿越边缘区形成脑皮质板，是脑灰质的原始形式。20 周时脑皮质板增厚形成原发脑回。

神经系统通过以上 4 个时期建立了初步轮廓，人脑独特的精细回路建立主要依赖于接下来的神经组织发育过程。神经组织的发育过程主要发生于孕 6 个月至生后数年，包括大脑皮质神经元进一步分层、定向以及排列，树突和轴索分支增多，建立突触联系，胶质细胞增殖与分化，最终建立精细神经回路以及走向最终步骤——髓鞘形成[2]。

迄今为止，中枢神经系统成熟过程的基础机制尚不明确，细胞黏附因子、细胞间隙连接蛋白等细胞分子水平研究取得了一定进展[2]。目前随着科技进步，已经能够通过克隆细胞因子的 cDNA 探针来研究大脑发育过程中的变化以及致畸因素[3]。

## 【新生儿脑的解剖生理特点】

足月新生儿的神经细胞数目已达成人水平，虽然脑沟仍浅于成人，但是正常的脑沟回全部具备。神经元之间的突触联系已建立，并且视、听等主要的神经传导通路已经存在。

### （一）大脑的解剖结构

大脑由脑干、小脑、间脑和端脑四部分组成，其中脑干自下而上又包括延髓、脑桥和中脑三部分[1]。

脑干背面与小脑相连，下端在枕骨大孔处与脊髓相连。延髓、脑桥背面与小脑之间的室腔为第四脑室。上行和下行的传导束都要通过脑干与脊髓、小脑、间脑和大脑半球相联系。脑干内有第 3~12 对脑神经相连的脑神经核和产生多途径联系的网状结构。脑干从整体上可划分为 3 个区带。腹侧带包括中脑的大脑脚底、脑桥基底部和

延髓椎体，主要通行自大脑皮质下行的纤维束，包括皮质脊髓束、皮质脑干束和皮质脑桥束。背侧区带中央分布着灰质核团。中央区带包括延髓的大部、脑桥和中脑的背盖部[1,4]。

小脑位于颅后窝，大脑的后下方，脑干的背侧。小脑可分为左右小脑半球和中央的小脑蚓部三部分。小脑半球下面前内侧部有一对膨隆部分，即小脑扁桃体，其位置靠近枕骨大孔，是脑疝最易受压的部分。小脑表面为皮质，内部为髓质，两侧小脑半球内部各有 4 个核团，由外向内依次为齿状核、栓状核、球状核和顶核[1,4]。

间脑位于中脑和大脑半球之间，被两侧大脑半球所覆盖，根据位置与功能，间脑可分为背侧丘脑（丘脑）、上丘脑、下丘脑、后丘脑和底丘脑（腹侧丘脑）。丘脑是间脑中最大的部分，对称性地分布于第三脑室两侧，其下方是内侧膝状体和外侧膝状体，外侧面为尾状核和内囊的后肢[1,4]。

端脑由左右大脑半球及连接两侧半球的胼胝体组成。每侧大脑半球的表层结构是灰质，即大脑皮质，深部是白质纤维，即髓质。在髓质中央存在着一些灰质核团，为基底核。大脑半球的内部室腔为侧脑室。每侧大脑半球有 3 条沟，即外侧沟、中央沟和顶枕沟，将其分为 5 叶，即额叶、顶叶、枕叶、颞叶及岛叶[1,4]。

### （二）脑室系统

脑室是大脑和脑干内的腔隙，包括两侧脑室、第三脑室和第四脑室。侧脑室经左右室间孔与第三脑室相通，第三脑室经大脑导水管与第四脑室相同。第四脑室正中孔和两个外侧孔通蛛网膜下隙。各脑室内充满无色透明的脑脊液，脑室内侧衬有室管膜上皮，室内有脉络丛。侧脑室从侧面观为一枕部有尾的 C 字形，可分为前角、体、后角和下角 4 个部分。尾状核体形成侧脑室的底，丘脑外侧部和胼胝体下面构成侧脑室的顶[1]。

### （三）新生儿神经生理特点

新生儿的感觉、运动系统的发育均体现出一些神经生理功能特点，新生儿还具有一定的神经行为能力[2]。

感觉系统主要包括视觉、听觉、嗅觉、味觉与触觉。新生儿生后即有完整的视觉传导通路，足月新生儿能够对光或红球有眼追随动作，即存在视觉定向反应，最优视焦距为 19 cm。足月新生

儿对声音的反应较早产儿更为灵敏。在觉醒状态下，听到耳旁的轻声呼唤，新生儿会把头慢慢转向发声方向，同时眼睛寻找声源，这是新生儿对声音的定向反应。新生儿在生后能够自动寻找母乳，并且在接触苦味或酸味时，出现皱眉、不吸吮，甚至将异味物质吐出等动作，提示新生儿生后即存在嗅觉及味觉。新生儿在口周的皮肤受到触摸后，会出现寻找动作，轻触新生儿手心时，可出现手指屈曲动作，以上原始反射证实，新生儿生后有触觉存在。

新生儿生后即有主动伸展、屈曲等动作，上肢、下肢及颈肌有一定的张力，足月新生儿在从仰卧被拉向坐位时，其头部可短暂竖立 1～2 s。以上运动能力均为发育成熟度的重要指标。

新生儿行为能力较全面地反映了新生儿神经系统的发育水平和功能状态，在 20 世纪 70 年代，有学者制定了新生儿行为评分，通过一系列项目，来评价新生儿对于环境的适应能力、与人交往能力以及情感变化[5]。

完整的醒觉睡眠周期也是新生儿神经系统发育成熟的标志。足月新生儿有正常的醒觉睡眠周期，与成年人及年长儿不同，新生儿每日睡眠达16～18 h，一般分为 6 个状态：深睡、浅睡、瞌睡、安静觉醒、活动觉醒和哭[2]。通过脑电图记录发现，新生儿可以在睡眠过程中进行记忆整合与学习，以此来适应生存[6]。

（魏红玲）

## 参考文献

［1］邵肖梅，桂永浩. 胎儿和新生儿脑损伤. 1 版. 北京：上海科技教育出版社，2008：3-5.

［2］邵肖梅，叶鸿瑁，丘小汕. 实用新生儿学. 4 版. 北京：人民卫生出版社，2011：674-677.

［3］Dennis EL，Thompson PM. Typical and atypical brain development：a review of neuroimaging studies. Dialogues Clin Neurosci，2013，15（3）：359-384.

［4］Lagercrantz H，Hanson M，Evrard P，et al. The newborn brain. 1st ed. Cambridgeshire：Cambridge University，2002.

［5］Als H，Tronick E，Lester BM，et al. The Brazelton-NeonatalBehavioralAssessment Scale（BNBAS）. J Abnorm Child Psychol，1977，5（3）：215-231.

［6］Tarullo AR，Balsam PD，Fifer WP. Sleep and Infant Learning. Infant ChildDev，2011，20（1）：35-46.

# 第二节　新生儿行为及测定

脑发育是婴儿机体发育的重要组成部分，各种内外环境的改变和高危因素都可能对发育中的脑造成影响，而脑发育异常亦可导致多种临床疾病。在新生儿期对脑的发育状况做出评价，将对脑发育异常的临床诊断、预后评估及早期干预起到重要作用。近年来，多种新生儿脑发育评价方法已被应用于临床，主要包括各种影像学技术评估，脑电图、视觉及体感诱发电位、近红外光谱技术等神经生理学评估及各种形式的神经行为学评估。其中，神经行为学评估以其易于操作、经济、实用等优点正逐步在临床工作中推广，并取得了良好效果。

## 【新生儿行为能力】

既往人们认为刚出生的新生儿除了吃、睡、哭以外没有意识活动，随着研究的深入，发现新生儿在视觉、听觉、触觉、味觉、嗅觉、习惯形成、与成人相互作用、模仿及条件反射方面都具有一定的能力。

1. 视觉　新生儿出生后即有视觉，清醒时能将头转向有光线的一侧，对强光照射有瞬目反应，喜欢轮廓鲜明、颜色对比强烈的图形，并有天生的认识图形、表示自己喜好的能力。新生儿最优视焦距为 19 cm，其调节视焦距能力差，只能看清距眼 19～20 cm 的物体。故检查时要在安静觉醒状态，距离最好是 20 cm。

2. 听觉　采用一种有趣的听觉刺激，如格格声，我们可以看到一个新生儿从睡眠状态变为觉醒状态。首先他们的呼吸变得不规则，然后慢慢地睁开眼睛，当他们完全觉醒时，其头和眼将转向声音。他们不但听，而且看声源物，说明眼和耳两种感受器内部由神经系统连接起来了，这种连接使新生儿能尽可能完满地感受外来的刺激，更好地适应外环境。新生儿对声音的反应随意识状态而改变，如深睡时可出现惊跳反应，对不同频率的声音反应也不同，高调、声音过大时新生儿头则转离声源，甚至以哭表示拒绝，柔和地对其说话可使其安静。

3. 触觉、味觉和嗅觉　新生儿的触觉灵敏，身体任何部位受到不良刺激均可发生啼哭，将婴儿抱起轻轻摇动或轻拍其背部可使啼哭停止，如果仅是用手放在哭闹着的新生儿腹部或握住他们的双手，也能使他们平静。研究发现，母亲哄孩子，轻轻地拍他们的胸部，如果每分钟以 3 次的速度拍，能使新生儿安静，但是以每分钟 5～6 次的速度拍，反而成为一种使新生儿警觉的刺激。新生儿有良好的味觉，当给予他们不同浓度的糖水时可表现出不同的吸吮强度。将香水置于新生儿鼻前，可见其用鼻子吸、眼睛大，对难闻的气味则可有呼吸暂停。研究表明，5 天的新生儿能闻出自己母亲的气味，也能准确地将头转向自己母亲的奶垫。

4. 习惯形成　睡眠时当新生儿接受一系列的间隔数秒的声或光刺激时，他们对刺激的反应逐渐减弱以至消失，称为习惯形成。当新生儿接受刺激时，心率加快，当多次重复刺激时，心率又恢复正常，好像他们已经认识了这种刺激，感到无兴趣而重新入睡。这反映了新生儿的初步认识和记忆能力。在嘈杂、光亮的新生儿监护室，新生儿处于习惯形成状态，这也是他们对环境过多刺激的防御反应。

5. 与成人的相互作用能力　新生儿不会说话，啼哭是其与他人联系的主要方式，有其一定目的。婴儿对疼痛和不良刺激发生啼哭，对饥饿、口渴、排尿、排便、要求抱起等也以啼哭表示，通过哭闹使其需求得到满足，同时还可用注视、微笑、皱眉等引起母亲关注。当你和他说话时，他可以用躯体活动（如伸臂握拳等动作）来回应你。过去认为新生儿完全受母亲行为的支配，现已认识到他们是互相作用的，其中新生儿起决定性作用，也即母亲的护理是根据新生儿行为表示进行的。

6. 模仿能力及条件反射形成能力　新生儿有模仿成人面部表情的能力，如伸舌、张口、撅嘴等，新生儿还有一定的条件反射能力。

新生儿的行为能力与状态密切相关，不同状态有不同的行为能力。

20 世纪 60 年代，美国 Peter Wolff 和荷兰

Heing Prechtl 的研究发现，正常新生儿从睡眠到觉醒可分为 6 种状态：①深睡（非快速眼动睡眠）。眼睑闭合，无眼球运动和自然躯体运动，呼吸规则。②浅睡（快速眼动睡眠）。眼睑闭合，眼球在闭合的眼睑下快速活动，躯体自然活动少，呼吸不规则。③瞌睡。眼睑可睁开或闭合，眼睑闪动，有不同程度的躯体运动。④安静觉醒。眼睑睁开，活动少，能集中注意力于刺激源。⑤活动觉醒。眼睁开，活动多，不易集中注意力。⑥哭。对感性刺激不易产生反应，活动多。

正常新生儿觉醒-睡眠周期的变化有一定规律，一个周期 30～60 min，其中 90% 左右的时间处于睡眠状态，活动睡眠及安静睡眠约各占 50%，而觉醒时间总共 2～3 h。Ander 研究发现，中枢神经系统受损的新生儿缺乏预期的周期性变化，早产儿的睡眠周期也缺乏完整的规律性。

## 【新生儿行为测定】

目前在国际上有代表性的测定方法有 Amiel-Tison 神经学评估方法（Amiel-Tison Neurological Assessment，ATNA）和 Brazelton 新生儿行为估价评分（Neonatal Behaviora Asessment Scale，NBAS）。ATNA 由法国 Amiel Tison 等于 1968 年提出，2002 年更新。主要用于对足月儿及校正胎龄满 40 周的早产儿神经系统成熟度进行评估及随访观察。主要检测涵盖新生儿适应能力、被动肌张力、主动肌张力、原始反射和全身神经状态等共 35 项指标。NBAS 是 1973 年由美国 Brazelton 等研制，1995 年更新。该量表包括 27 项行为能力和 20 项神经反射。上述行为检查虽能较好地反映新生儿行为特征，但测查及结果分析繁琐复杂，不便于在我国广泛开展。

20 世纪 80 年代后期，国内协和医院鲍秀兰教授最先引进上述两法，并结合自己的经验制订了"中国新生儿 20 项行为神经评分法"（Neonatal Behavioral Neurological Assessment，NBNA）。NBNA 适用于足月新生儿及校正胎龄满 40 周的早产儿。检查包括行为能力（6 项）、被动肌张力（4 项）、主动肌张力（4 项）、原始反射（3 项）、一般估价（3 项）共 5 个部分。每项评分为 3 个分度，即 0 分、1 分和 2 分，满分为 40 分。以下详细介绍 NBNA 检测。

检查工具：手电、红色小球（直径 5 cm）、能发出格格声的长方体小盒（可内装黄豆或玉米粒）。

检查注意事项：一般于生后 3 天内行第 1 次检查，在疾病恢复期（5～7 天及 10～14 天）行第 2 次、第 3 次检查，满月前（26～28 天）行第 4 次检查，并进行动态比较。检查时，最好将新生儿放在一个安静、半暗和温暖的房间内（室温 24～28℃），在新生儿两次喂奶间，处于深睡或浅睡状态时开始。检查前先观察 2 min，评估检查开始时新生儿所处的意识状态。必须敏感地抓住安静觉醒状态，一旦新生儿处于觉醒机敏状态，检查者可自由变动检查项目的顺序，以利于新生儿安静觉醒状态的维持。

### （一）行为能力

1. 对光刺激反应减弱（对光刺激习惯化） 于睡眠状态下，用手电筒光照射面部 1～2 s，观察对光的反应，新生儿可出现皱眉不愉快的反应，每一次反应终止后 5 s 再行重复刺激，连续 2 次反应减弱后停止刺激，记录减弱前的刺激次数，如反应无减弱，可重复刺激至 12 次。

评价：0 分，≥11 次；1 分，7～10 次；2 分，≤6 次。

2. 对格格声刺激反应减弱（对声刺激习惯化） 于睡眠状态下，距小儿 10～15 cm 处摇动装有黄豆或玉米粒的小塑料盒 3 次，新生儿可产生惊跳、眨眼和呼吸改变等反应。每一次反应终止后 5 s 再行重复刺激，连续 2 次反应减弱后停止刺激，记录减弱前的刺激次数，如反应无减弱，可重复刺激至 12 次。

评价：0 分，≥11 次；1 分，7～10 次；2 分，≤6 次。

3. 非生物听定向反应（对格格声反应） 于安静觉醒状态下，将小儿抱起呈半卧位，一手托住小儿头部，使头部置于中线位置，用装有黄豆或玉米粒的小塑料盒距新生儿耳边 10～15 cm 摇动，发出柔和的格格声，可以变更声音的强度和节律性，以引起新生儿的注意，避免产生习惯化，持续摇动不超过 15～20 s，左右交替共 4 次，观察新生儿眼和头转向声音的能力。测查时避免和小儿说话或因检查者的脸分散其注意力。

评价：0 分，头不转动；1 分，头转动≥30°至 <60°；2 分，头转动>60°。

4. 生物视、听定向反应（对说话的人脸的反应） 于安静觉醒状态，检查者和新生儿面对面，相距约 20 cm，用柔和高调的声音说话，移动时连续发声，观察新生儿头及眼追随检查者脸移动的能力，如果新生儿未注视检查者，检查者不要过早移动脸及声音。

评价：0 分，头不转动；1 分，头转动≥30°至＜60°；2 分，头转动＞60°。

5. 非生物视定向反应（对红球反应）　于安静觉醒状态，将小儿抱起呈半卧位，一手托住小儿头部，使头部置于中线位置，另一手持直径 5 cm 红球，距小儿前方 20 cm 处轻轻转动，引起小儿注意，然后沿水平方向慢慢移动红球，从中线位慢慢移动至一侧，如果新生儿头和眼沿水平方向追随红球，轻轻地再将头恢复至中位，再用红球从中线位移向另一侧，然后沿垂直方向或呈弧形移动，观察新生儿是否继续追随。

评价：0 分，头不转动；1 分，头转动≥30°至＜60°；2 分，头转动＞60°。

6. 安慰　是指哭闹的新生儿对外界安慰的反应。

评价：0 分，任何安慰都不能停止哭闹；1 分，哭闹停止困难，需要抱起摇晃或吃奶才能不哭；2 分，自动不哭，也可经说话、手扶住小儿上肢及腹部或抱起等安慰停止哭闹。

**（二）被动肌张力**

7. 围巾征　检查者用一手托住新生儿呈半卧位，使其保持正中位，将新生儿手拉向对侧肩部，观察肘关节与中线关系。

评价：0 分，上肢环绕颈部；1 分：肘部略过中线；2 分，肘部未达中线。

8. 前臂弹回　在新生儿双上肢呈屈曲姿势下检查。新生儿呈仰卧位，检查者用手拉直新生儿双上肢，然后松开，使其弹回至原屈曲状，观察弹回情况。

评价：0 分，无弹回；1 分，弹回慢或弱；2 分，弹回迅速≤3 s，可重复引出。

9. 腘窝角　平卧位，骨盆不能抬起，屈曲下肢至胸膝位，固定膝关节在腹部两侧，然后打开小腿至有明显阻力，测量其角度。

评价：0 分，＞110°；1 分，110°～90°；2 分，≤90°。

10. 下肢弹回　在新生儿髋关节呈屈曲姿势下检查。仰卧位，头呈正中位，检查者用手拉直新生儿双下肢，然后松开，观察弹回情况。

评价：0 分，无弹回；1 分，弹回慢或弱；2 分，弹回迅速，≤3 s，可重复引出。

**（三）主动肌张力**

11. 颈屈、伸肌主动收缩（头竖立反应）　新生儿呈仰卧位，检查者用双手握住新生儿双上肢和胸部乳头上方，拉新生儿至坐位，观察其颈部屈伸肌收缩及试图竖头的努力，并记录头竖立时间。

评价：0 分，头和躯干不能保持在同一轴线，或异常位置；1 分，头能竖立，但很困难；2 分，头能竖立≥1 s。

12. 手握持　新生儿呈仰卧位，检查者的手指从小儿手的尺侧伸进其掌心，观察其抓握的情况。

评价：0 分，无抓握；1 分，抓握弱；2 分，非常容易抓握并能重复。

13. 牵拉反应　新生儿呈仰卧位，检查者示指从尺侧伸进其手内，先引出抓握反射。然后检查者拉住新生儿上臂屈曲、伸直来回 1～2 次，在肘部伸直时突然提起小儿离开检查台同时用大拇指在必要时抓住新生儿的手，加以防护。一般新生儿会主动抓住检查者的手指使其身体完全离开检查台。注意检查者不能因为怕小儿坠落而用自己的手抓住新生儿的手拉起来，这样无法检查和评定新生儿对牵拉的主动肌张力。

评价：0 分，无反应；1 分，提起部分身体；2 分，提起全部身体。

14. 支持反应　检查者用手握住新生儿前胸，拇指和其他手指分别在两腋下和颈部，支持新生儿呈直立姿势，观察新生儿头颈部、躯干和下肢主动肌张力和支持身体呈直立位情况。

评价：0 分，无反应；1 分，不完全或短暂，直立时头不能竖立；2 分，有力地支撑身体，头竖立。

**（四）原始反射**

原始反射应在觉醒状态时测查。

15. 自动踏步和放置反应　自动踏步：新生儿躯干在直立位时，使其足底接触检查桌面数次，即可引出自动迈步动作；放置反应：竖抱起新生儿，一手扶住新生儿下肢，另一肢自然垂下，使该垂下的下肢的足背接触检查桌边缘，该足有迈上桌面的动作。自动踏步和放置反应的意义相同，一项未引出可用另一项代替。

评价：0 分，无踏步也无放置反应；1 分，踏 1 步或有 1 次放置反应；2 分，踏 2 步、在同足有

2 次放置反应或两足各有 1 次放置反应。

16. 拥抱反射　新生儿呈仰卧位，检查者拉小儿双手提起，使小儿颈部离开检查桌面约 3 cm，但小儿头仍后垂在桌面上，突然放下小儿双手，恢复其仰卧位。由于颈部位置的突然变动引出拥抱反射，表现为双上肢向两侧伸展，手张开，然后屈曲上肢似拥抱状，回收上肢至胸前，可伴有哭叫。

评价：0 分，无反应；1 分，拥抱反射不完全，上臂仅伸展无屈曲回收；2 分，拥抱反射完全。

17. 吸吮反射　将乳头或手指放在新生儿两唇间或口内，则引起吸吮动作。

评价：0 分，无吸吮动作；1 分，吸吮力弱；2 分，吸吮力好，和吞咽同步。

### （五）一般估价

18. 觉醒度　在检查过程中能否觉醒和觉醒程度。

评价：0 分，昏迷；1 分，嗜睡；2 分，觉醒好。

19. 哭声　在检查过程中的哭声情况。

评价：0 分，不会哭；1 分，哭声微弱、过多或高调；2 分，哭声正常。

20. 活动度　在检查过程中观察新生儿活动情况。

评价：0 分，活动缺少或过多；1 分，活动略少或增多；2 分，活动正常。

新生儿行为能力随着出生日龄的增长而逐渐增强，为反映新生儿行为能力的进步，对以下 2 项给予补充加分：

1. 听格格声反应　左右各测 2 次，记录转头次数；

2. 对红球的反应　测查时看红球，除左右转头外能垂直抬头 30°追随目标加 1 分，能转头 180°环视目标加 2 分。

总分不包括加分。

【附】新生儿行为评分表

健康足月儿神经行为评分表

姓名＿＿＿＿＿＿　　性别＿＿＿＿＿＿　　孕周＿＿＿＿＿＿

出生体重＿＿＿克　　首次检查日期＿＿＿＿＿＿　　病历号＿＿＿＿＿＿

| 项目 | | 检查时状态 | 评分 | | | 检查日龄 | | | |
|---|---|---|---|---|---|---|---|---|---|
| | | | 0 | 1 | 2 | 3～5 | 7 | 12～14 | 26～28 |
| 行为能力 | 1. 对光习惯形成 | 睡眠 | ≥11 | 7～10 | ≤6 | | | | |
| | 2. 对声音习惯形成 | 睡眠 | ≥11 | 7～10 | ≤6 | | | | |
| | 3. 对格格声反应 | 安静觉醒 | 头眼不转动 | 眼或头眼转动 | 头眼转动≥60° | | | | |
| | 4. 对说话的脸反应 | 同上 | 同上 | 同上 | 同上 | | | | |
| | 5. 对红球反应 | 同上 | 同上 | 同上 | 同上 | | | | |
| | 6. 安慰 | 哭 | 不能 | 困难 | 容易或自动 | | | | |
| 被动肌张力 | 7. 围巾征 | 觉醒 | 环绕颈部 | 肘略过中线 | 肘未到中线 | | | | |
| | 8. 前臂弹回 | 同上 | 无 | 慢、弱 | 活跃、可重复 | | | | |
| | 9. 腘窝角 | 同上 | ＞110° | 100°～110° | ≤90° | | | | |
| | 10. 下肢弹回 | 同上 | 无 | 慢、弱 | 活跃、可重复 | | | | |
| 主动肌张力 | 11. 颈屈、伸肌（头竖立）主动收缩 | 觉醒 | 缺或异常 | 困难、有 | 好，头与躯干维持在同一轴上，1～2 s 以上 | | | | |
| | 12. 手握持 | 同上 | 无 | 弱 | | | | | |
| | 13. 牵拉反应 | 同上 | 无 | 提起部分身体 | | | | | |
| | 14. 支持反应（直立位） | 同上 | 无 | 不完全、短暂 | 好，可重复提起全部身体有力，支持全部身体 | | | | |

续表

| | 项目 | 检查时状态 | 评分 | | | 检查日龄 | | | |
|---|---|---|---|---|---|---|---|---|---|
| | | | 0 | 1 | 2 | 3～5 | 7 | 12～14 | 26～28 |
| 原始反射 | 15. 踏步或放置 | 同上 | 无 | 引出困难 | 好，可重复 | | | | |
| | 16. 拥抱反射 | 同上 | 无 | 弱、不完全 | 好，完全 | | | | |
| | 17. 吸吮反射 | 同上 | 无 | 弱 | 好，和吞咽同步 | | | | |
| 一般估价 | 18. 觉醒度 | 觉醒 | 昏迷 | 嗜睡 | 正常 | | | | |
| | 19. 哭 | 哭 | 无 | 微弱、尖、过多 | 正常 | | | | |
| | 20. 活动度 | 觉醒 | 缺或过多 | 略减少或增多 | 正常 | | | | |

* 需记录确切时间（s）　　　　　　　　　　　　　　　　　　　　　　　　总分＿＿＿＿＿＿

评价：＿＿＿＿＿　　检查者：＿＿＿＿＿

## 【NBNA 结果分析】

1990 年，我国依据国内 12 城市 714 例正常新生儿分值分布情况确定了正常评分范围，以 35 分以下为异常。1994 年报道了全国 13 个单位协作研究的 145 例足月窒息儿的 NBNA，提出 7 天以内 NBNA 评分 35 分的新生儿与 35 分以上者预后差异有统计学意义，自此 NBNA＜35 分为异常被普遍接受。鲍秀兰教授又提出生后 12～14 天 NBNA 总分≤35 分为严重异常。2013 年卓秀伟等研究了 1345 例健康足月儿，发现得分均在 37 分以上，提出健康足月儿的 NBNA 总分理想值在 37 分以上，为了减少预后不良漏诊率，建议将对 36 分及 35 分作为异常边缘范围而加以关注，对所有 NBNA 评分低于 37 分的足月新生儿有必要随访复查。

## 【新生儿行为测定临床意义】

NBNA 新生儿行为测定方法简单经济，目前已广泛应用于各种高危新生儿脑功能障碍的检测、预后判断以及早期干预疗效评定的手段之一，对减少神经系统后遗症的发生起到积极作用。

（魏　玲）

## 参考文献

[1] 鲍秀兰. 新生儿行为测定及其临床应用. 中国实用儿科杂志，1993，6（8）：336-337.

[2] 全国新生儿行为神经科研协作组. 中国 12 城市正常新生儿 20 项行为神经评价. 中华儿科杂志，1990，28（3）：160.

[3] 虞人杰. 新生儿心理特征和发育. 临床儿科杂志，1991，9（5）：337.

[4] 卓秀伟，李明，边旸，等. 探讨健康足月新生儿 NBNA 的影响因素. 中国新生儿科杂志，2013，28（4）：225-229.

# 第三节　新生儿神经系统检查与评价

新生儿脑组织尚处于发育阶段，脑功能发育不完善，当患有各种神经系统疾病时，临床上常常无表现或出现呼吸暂停、肌张力异常等非特异表现，使得疾病的诊断较为困难。辅助检查的应用对于疾病诊断具有至关重要的作用。本节将从评价神经系统疾病中脑结构和脑功能变化的常用检查技术的角度给予介绍。

## 一、新生儿神经影像学检查

### 【颅脑超声检查】

新生儿颅脑超声诊断的应用与推广基于超声技术的日臻完善和新生儿医学的发展，因其无创、便捷、经济、可多次重复等优点，在各类围生期脑损伤的诊断、治疗及脑发育的评价等多方面起到重要作用。

#### （一）新生儿颅内出血的超声诊断

颅内出血是超声检查最早认识的新生儿颅内疾病，超声检查已成为其确诊依据。动态超声观察可见相应的过程：出血早期，在血块边缘部位强回声程度较低而淡薄；2～3天后出血稳定，形成边界清楚的强回声团块；7～10天后出血开始逐渐吸收。从出血到完全吸收的时间依出血量的不同而不尽相同，结局也不一，出血部位原有的强回声消失说明出血被完全吸收，部分病例出血部位最终液化，形成囊腔，在超声上表现为无回声暗区。有时出血不能被完全吸收，机化形成小团块、条状物，超声呈现强回声。超声对颅内出血的诊断应包括如下结果：①是否存在出血。②属于何种类型的出血（出血部位）。③出血的程度（范围或大小）。④出血处于哪一阶段。⑤是否存在出血合并症（具体见本章第六节）。

#### （二）新生儿缺氧缺血性脑病的超声诊断

新生儿缺氧缺血性脑病（hypoxia ischemia encephalopathy，HIE）是最多见的围生期缺氧造成的脑损伤类型，为分娩前严重的胎儿宫内窘迫或生后窒息所致。缺氧缺血后所发生的病理生理过程是多重机制交互作用的共同结果，早期典型的病理改变过程是脑水肿，继之神经元坏死，直至脑组织发生萎缩或液化形成孔洞、囊腔。缺氧缺血性脑病超声诊断的基础是该病的病理变化过程，超声检查目的是在活体上直观地显示脑损伤的程度及病情演变过程。

1. 脑水肿的超声诊断　脑水肿是缺氧缺血性脑病早期特征性的病理改变，本质是细胞内外水分增多，脑容积增大，在超声影像上可从以下方面观察脑水肿的有无与程度：

（1）脑实质回声：脑水肿时超声影像变化是脑实质回声增强，轻者局限于脑室周围白质，重者强回声范围扩大，波及皮层下、皮层，甚至可以弥漫于双侧脑半球，包括丘脑、基底核区域。脑实质回声越强，提示神经元损伤越重。以脉络丛的回声强度作为参照，当回声强度低于脉络丛，水肿的可恢复性较大，而异常的强回声与脉络丛等同时，脑水肿完全恢复的可能性较小。同时脑整体结构模糊，甚至脑的正常结构在影像上消失，脑血管搏动减弱。

（2）脑室变化：脑水肿时脑容积增加，脑室因受挤压而变窄。在冠状面，侧脑室前角及第三脑室模糊难辨。脉络丛周围无回声的侧脑室带消失，脑室旁回声异常增强，脑室边界模糊不清。在矢状面，常见脑室窄如缝隙，有压抑感。这一影像上的改变早于临床常观察到的前囟、颅缝的变化，故超声可先于临床发现缺氧后脑水肿（图 10-3-1）。

脑水肿在发病数小时即可出现，病情越重，出现越早。轻度缺氧缺血性脑病3天内水肿基本消失，中度以上脑病在3～4天时脑水肿最重，在治疗基础上，部分患儿7～10天左右恢复，与临床过程相符。另一部分患儿脑水肿不完全可逆，在临床上划为重度脑病。

2. 神经元广泛坏死的超声征象　脑细胞损伤后组织水肿一般持续1周左右，若水肿不能完全恢复，则继而发生组织坏死。尽管超声不是在显微镜下直观细胞结构形态的病理变化，但在原有严重脑水肿的基础上，仍可发现一些神经元坏死的征象。在病变持续7～10天后，强回声仍不消退应被视为不可逆的脑水肿后神经元广泛坏死、逐渐钙化的表现。其特点是：①双侧脑半球强回声持续不退，但很不均匀，甚至形成散在分布的　　　粗大强回声点片、颗粒。②脑室重现，恢复至正常大小或轻度增宽（图 10-3-2）。

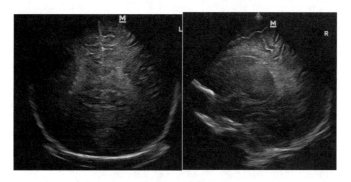

**图 10-3-1**　缺氧后脑水肿的超声影像

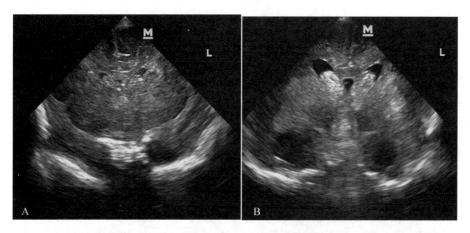

**图 10-3-2**　重度缺氧缺血性脑病动态超声影像。A. 病变早期严重脑水肿，脑实质弥漫性回声增强，脑解剖结构在影像上显示不清。B. 6 天后，脑室及其他结构重现，但脑实质呈现不均匀强回声。并出现脑室内出血后梗阻性脑积水表现

3. 脑萎缩与液化的超声影像　萎缩与液化是严重脑损伤的共同病理结局，在超声上均有相应体现。动态观察，这些影像改变出现的时间是病变后 3～4 周左右，先于临床神经系统异常表现，因此有益于尽早对患儿实施干预措施。依脑萎缩程度及分布不同可分为：

（1）全脑性萎缩：继发于严重、广泛的围生期缺氧缺血性脑损伤。超声可在病变 1 个月左右发现异常，典型的表现是：①脑容积缩小。②脑裂、脑外间隙变宽，额、颞、顶叶脑外间隙及前纵裂最易探及。③脑回密集，脑沟加深，其底部与脑室间距离缩短（图 10-3-3）。在此需注意，部分正常婴儿在脑发育阶段，由于颅骨发育相对较快，与脑容积增大不匹配，可以出现一过性脑外间隙增宽，有人称之为"外部性脑积水"，数月后自然恢复，属发育过程中的正常现象，切不可片

面诊断为脑萎缩，宜通过随访，动态观察后再下结论。另外，在严重脱水、营养不良等一些疾病状态的小儿以及小于胎龄儿，超声检查有时也会发现脑沟回密集，随临床病症好转，超声影像恢复正常，应与脑萎缩鉴别。

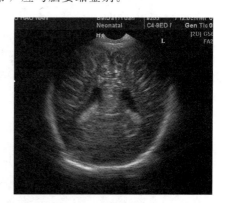

**图 10-3-3**　缺氧缺血性脑病后脑萎缩时脑室及脑沟回的超声影像改变

（2）中央性脑萎缩：指脑萎缩性病变发生在脑的中心部位，为脑室周围神经组织损伤所致，时常与脑整体性脑萎缩同时存在，也可单独存在。中央性脑萎缩临床上难以察觉，超声检查对此类病变敏感性较高，可以明确诊断，主要是侧脑室形态的改变。影像特点是：①脑室轻至中度扩大。②脑室不规则变形。③双侧不对称。中央性脑萎缩的超声诊断同样在 1 个月左右即可作出。应注意与梗阻性脑积水鉴别。其本质性区别为：中央性脑萎缩是脑室周围脑组织损伤后萎缩，脑室受牵拉而被动变形，所以脑室扩大是轻度的、不对称的，内部张力不高；而后者是梗阻所致，脑脊液循环受阻，积于脑室内，双侧脑室基本呈对称性扩张，有张力感。另外，脑室内出血后也会有不同程度的脑室扩大，常局限于后角部位，且有出血迹象，不难鉴别。

液化性囊腔改变是脑损伤后最严重的结局，意味着大量神经元完全坏死、崩解，形成液化灶，有人称之为"孔洞脑"。囊腔性改变的超声特点（图 10-3-4）为：①囊腔出现时间一般在严重的缺氧缺血性脑病不可逆的脑水肿后 3～4 周。②囊腔部位常是多灶性，难以计数，可存在于各个不同的脑区，脑病越重，囊腔分布越广泛，所占区域也越大。③囊腔形态缺氧后所形成的囊腔大小不等。大者可占据大片脑区，有完整的囊壁，也可与脑室相通；极小者直径 1～2 mm，甚至难以清晰辨认，故无囊壁可言。囊腔中央部位呈不均匀的低回声或无回声，且低回声最终会被无回声代替，有时囊中可见纤维状强回声。这些囊腔周边往往见不规则的强回声环绕。④随小儿脑的继续发育，脑容积增加，较小的囊腔可在 3～4 个月后因受周围脑组织的挤压或胶质细胞增生而消失，超声检查不见原有病灶，而较大的液化灶则不消失，永存于脑中，无特殊情况也不会变大，不增加张力。

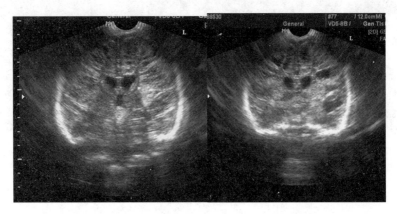

图 10-3-4　重度缺氧缺血性脑病患儿 4 周时脑内已形成广泛性多灶囊腔，形状不规则，囊壁不完整

### （三）早产儿脑白质损伤的超声诊断

脑白质损伤（white matter injury，WMI）是早产儿特征性的脑损伤形式之一，早产儿脑室旁白质软化（periventricular leukomalacia，PVL）是最严重的白质损伤结局。现公认，白质损伤发生的主要病因是脑血管的结构与功能发育不完善而出现的缺血性损伤及少突胶质细胞前体易感性高。多种机制参与了脑白质损伤过程，其共同作用的结果构成了脑内最终液化和白质体积变小两种病理结局。根据两种结局的发病特点，目前在国际上较统一的观点是将早产儿脑白质损伤分为两大类：①脑室旁白质软化是传统观念上最经典的早产儿脑白质损伤类型，为神经轴突水肿，轴突髓鞘上的少突胶质细胞坏死，继之轴突断裂，形成特征性的软化灶。此类损伤集中分布于脑室周围。为分清此类损伤的严重性，荷兰学者 de Vrics 从超声影像角度将其分为 4 度。②弥散性脑白质损伤（diffuse white matter injury）指白质病变范围弥散至皮层下，最终病变结果是并未形成软化灶，而是脑整体性白质容积缩小。在此类白质损伤过程中，除少突胶质细胞受到不同程度的损伤外，大量星形胶质细胞、小胶质细胞参与了损伤后的免疫过程，虽未形成形态学上的软化灶，但存在白质的萎缩和以后髓鞘化的障碍，而且脑灰质往往同时受累。由于早产儿脑白质损伤时缺乏特异性的神经症状和体征，又受病情及监护、呼吸机治疗等条件限制，难以实施其他影像检查，颅脑超声则是理想的动态监测手段，尤其是对脑

室旁白质损伤尤为敏感。

1. 脑室旁白质损伤的超声诊断

（1）脑室旁白质损伤的早期超声影像特点：缺血后数小时，在病理上即可见胶质细胞损伤的表现，此时主要是轴突水肿，显微镜下可见相应的组织学变化。在组织水肿为主的病理阶段，相应的超声影像主要特点是回声增强，如前所述，在侧脑室前角、后角三角区附近及侧脑室外侧最易探及回声异常增强的白质，这种强回声多是局限性的，可多个部位同时存在，有对称发生的倾向。

早期超声诊断脑室旁白质损伤应注意两个问题：

1）与正常早产儿生理性脑室旁白质回声相鉴别：未成熟的脑组织含水量较多，因此脑室旁白质表现为回声较强而淡薄、均匀，无明确的界限，回声逐渐减弱，与周围组织回声自然相融。而损伤后的白质回声增强粗糙、不均，有时在原有的回声背景上布满强回声点，回声增强范围也较正常早产儿不同程度扩大。

2）脑室旁白质损伤后的转归：脑室周围白质损伤后回声增强的演变过程有赖于损伤的程度，可分为两种情况：①轻度可复性白质损伤异常回声持续 2 周，甚至更长，回声恢复正常后影像上不留任何痕迹，脑室形态无异常。此类脑室旁白质损伤在前述的分度方法中属 1 度损伤，虽然有人也称之为"1 度 PVL"，但实际上并未发生过液化。一般预后较好。②重度白质损伤时脑室旁白质回声增强明显，强度接近或等同于脉络丛。动态观察，在病变范围略有缩小的基础上，可见白质回声增强的范围略有缩小，但部分区域回声强度不断增加，最终在 3～4 周左右发展为小液化灶，并不断融合，成为真正的脑室旁白质软化。小胶质细胞的反应贯穿于各类白质损伤的全过程。脑室旁白质软化发生后，即有小胶质细胞填充病变部位。在超声动态观察中发现，较小软化灶在超声影像上并非永存，3～4 个月后，较小的软化灶在影像上逐渐变小并消失，但局部回声可以稍强，轻度不均匀，这是局部小胶质细胞充填的结果。由此提示我们，诊断脑室旁白质软化的最佳时间是脑损伤后 3～4 周，过晚会因漏诊而造成临床诊断困惑。然而，多灶、较大的白质软化灶却难以被胶质细胞完全填充，囊腔长时间存在。

（2）脑室旁白质软化的超声影像特点：脑室旁白质严重缺血后数小时即开始出现少突胶质细胞肿胀，继而坏死，但影像上可以确认的软化灶直径一般在 2 mm 以上，故在损伤后 3～4 周左右超声检查才可明确诊断。其呈低回声或无回声的小软化灶，大小不等，形态不规则，以后会有不同程度的融合，成为较大囊腔。

软化灶可以单灶形式存在于侧脑室前角外侧，也可以存在于其他部位的白质区域。这些单灶、局灶性发生的小软化灶可以无包膜，周边回声完全正常，说明早期白质损伤极其局限，周围病变较轻，属于 2 度白质软化。如软化灶存在完整的包膜，且外周有小范围不均匀的强回声，说明除软化灶外，还有周边其他损伤痕迹。严重的脑室旁白质软化为多灶性，多发生在侧脑室外侧（半卵圆中心附近）、背侧及后角三角区附近白质（图10-3-5）。这些部位白质的强回声由早期水肿延续而来，是广泛的髓鞘坏死、丢失的结果，软化灶密集，难以计数，无回声暗区可以是不规则形状，也可以呈长条形。如此严重的多灶性白质软化甚至在损伤后 2～3 周即可在超声上发现，以后一段时间内超声所探及的软化灶陆续会有增加，侧脑室也会因这一严重结局相应扩大。此类损伤归属于 3 度白质软化，这些小儿神经系统预后自然是不佳的。4 度白质软化，即软化灶波及皮层下和灰质，在临床上很少见。

（3）脑室旁白质损伤后期超声影像特点：所谓损伤后期是相对而言，前述的 3～4 周脑室旁白质软化在病理上已算作后期。进一步延续，一般在 1～2 个月以后，严重的脑室旁白质损伤后期突出的病理变化特点是脑白质容积减少，其原因是大片轴突完全断裂、丢失、液化，髓鞘上少突胶质细胞坏死后钙化，以及继续发育过程中髓鞘化障碍。早产儿脑白质严重损伤后白质容积减少的影像特征十分突出，半卵圆中心和侧脑室后角三角区附近白质损伤的易感性最高，损伤最严重，因此常表现为侧脑室中央部增宽和后角增大。当合并弥散性白质损伤时，将表现出更广泛的白质容积缩小（图 10-3-6）。

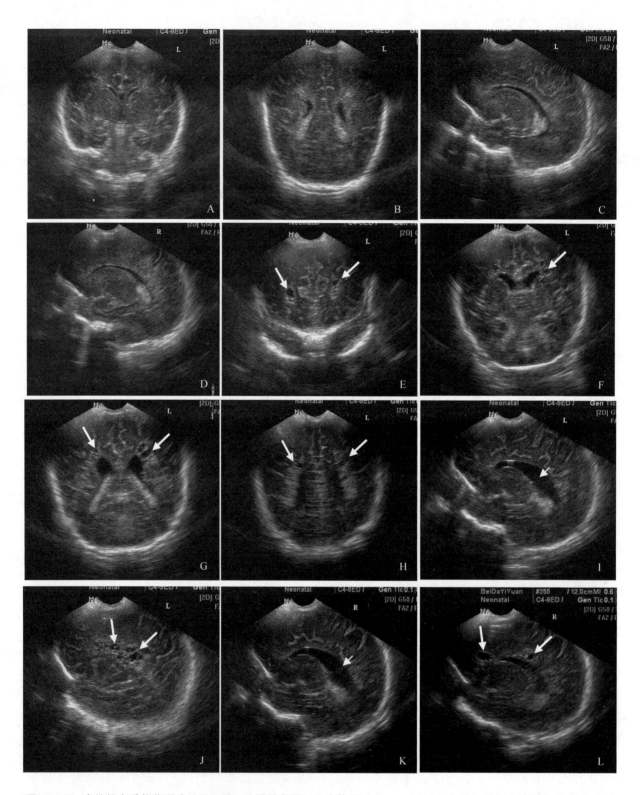

**图 10-3-5** 多灶性白质软化形成过程。孕 34⁺ 周早产儿，出生体重 2050 g。A～D. 生后 2 天超声检查脑室旁白质回声基本正常。E～L. 出院后 1 个半月颅脑超声复查，发现脑内多灶性白质软化形成，波及额叶、枕叶白质，侧脑室前角附近，侧脑室外侧、背侧白质，病变范围已达颞叶（长箭头所指），同时，双侧脑室由于白质的严重病变而明显增宽（短箭头所指）

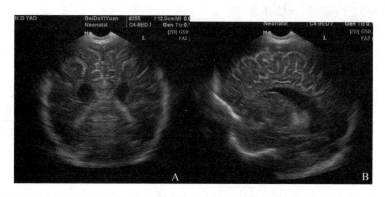

图 10-3-6　脑白质损伤后期脑室增宽。胎龄 31 周、出生体重 1730 g 的糖尿病母儿生后患原发性呼吸窘迫综合征，机械通气治疗，2 天时超声检查显示脑室周围白质回声增强（图 A）。6 个月时小儿出现发育落后，肌张力高而就诊，此时超声影像检查示侧脑室中央部-后角增宽，额顶叶脑外间隙增宽（图 B）

　　一部分较严重的脑室旁白质病变最终并未达到软化程度，而是钙化。此时在超声影像上表现为病变部位极强的回声，在病变 2～3 周后逐渐出现，且永不消逝。典型的钙化灶形态、大小不一，可位于侧脑室周边，附着于室壁，呈区段性分布，也可形成宽窄不同的强回声带，完全或部分环绕在侧脑室周围，部分小儿仍会留有神经系统的异常（图 10-3-7）。

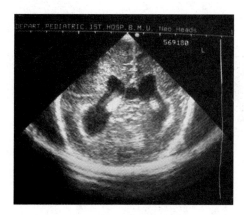

图 10-3-7　早产儿弥漫性脑白质损伤后期。颅脑超声显示双侧脑室增宽、变形，脑室周围被不规则的强回声带包绕，表明脑白质容积减小，脑室周围钙化

　　2. 弥散性脑白质损伤的超声诊断　在弥散性白质损伤的病例，从病变早期即伴有小胶质细胞、星形胶质细胞及少突胶质细胞的增生，较少发生液化，而是脑白质整体容积的缩小，这意味着白质广泛损伤后继续发育不良，尤其是髓鞘化障碍，病变更广泛时累及灰质。对此类病变的诊断，超声影像不及 MRI，但仍可反映这一变化过程：在损伤早期，冠矢状面可见高回声从脑室旁向皮层

下弥散，旁矢状面探及效果更佳，在脑岛层面仍见较广泛的白质回声增强。在损伤后期，主要是白质容积的减少，脑实质无软化灶，但脑纵裂与脑外间隙增宽明显，可同时伴有侧脑室中央部至后角增宽。

【颅脑磁共振成像】

　　近 10 年来，神经影像技术的快速发展为神经系统疾病的诊断开辟了一个崭新的窗口，磁共振成像（MRI）技术是其中最新兴和发展最快的诊断技术。MRI 没有放射损伤，而且可以进行任意角度和方向成像，其良好的软组织分辨率可准确区分正常组织和病理组织。目前已在新生儿神经系统疾病诊断中得到广泛应用。

（一）白质髓鞘化发育的评估

　　MRI 是目前唯一能够在活体上无创性观察儿童脑白质正常发育过程的方法，为正常儿童脑白质的不同发育阶段及病理状态提供了有力的证据。

　　1. 正常脑皮质的发育成熟　足月新生儿各个脑沟、脑裂均已形成，生后脑沟会进一步加深，外侧裂进一步变窄。新生儿大脑皮层在 $T_1WI$ 上显示为高信号，在 $T_2WI$ 上显示为低信号，灰白质对比和正常成人相反。出生后灰白质对比最为强烈的区域是 Rolandic 区（中央前回后部和中央后回前部），此后灰白质对比缓慢减弱，到生后 4～6个月时，灰白质的信号差异消失（不同的成像序列灰白质对比消失的时间有所不同，$T_2WI$ 的改变晚于 $T_1WI$），最后，信号翻转，变为和成年人一致。皮层 $T_1WI$ 信号的降低可能源于细胞密度的降低和突触数量的增加。

　　2. 正常脑白质的发育成熟　脑白质的髓鞘化

始于胚胎的第 5 或第 6 个月，大约在出生后 2 岁内基本完成。出生时小脑上、下脚及皮质脊髓束已完成髓鞘化。一般脑白质髓鞘化的顺序为从下向上，从后向前，由中央白质向周边白质，最后为皮层下白质。MRI 能较好地反映脑白质的发育过程。未髓鞘化的脑信号与成年人刚好相反，即未髓鞘化的白质表现为 $T_1WI$ 低信号，$T_2WI$ 高信号，而成熟的白质则为 $T_1WI$ 高信号，$T_2WI$ 低信号。MRI 信号与髓鞘结构之间的关系目前尚不完全清楚，大体上认为 MRI 信号的改变反映了白质内自由水和与胆固醇及糖脂结合的水的比例不同。髓鞘化（成熟的）白质内疏水性的胆固醇和糖脂代替了自由水，同时蛋白和多链不饱和脂肪酸的饱和度亦发生变化，因而 $T_1WI$ 表现为高信号，同时自由水减少及脑脂质增加，$T_2$ 弛豫缩短，$T_2WI$ 呈低信号。而成熟灰质与白质相反，$T_1WI$ 为低信号，$T_2WI$ 为高信号。因此，在观察白质成熟过程中，通常前 6～8 个月 $T_1WI$ 观察白质髓鞘化较 $T_2WI$ 好，而 6～18 个月 $T_2WI$ 观察更好。正常白质发育时间与 $T_1WI$ 和 $T_2WI$ 的关系见表 10-3-1。

$T_1WI$ 成熟的白质为高信号，而未成熟的白质为低信号。出生时脑干背侧和小脑上、下脚均已发育，生后 1 个月小脑深部白质已发育，2 个月时小脑中脚发育完全，3 个月时小脑皮层下白质呈高信号，到 3 个半月时小脑发育基本完成，类似于成人型小脑。脑桥腹侧发育较慢，3～6 个月发育完全。幕上区，出生时内囊后肢、丘脑腹外侧部、皮质脊髓束、半卵圆中心中部、视束、距状回区已髓鞘化，中央前后回、皮层下白质约在生后 1 个月发育，3 个月时中央前后回、半卵圆中心后部发育成熟，4 个月时内束前肢发育。胼胝体的发育由后向前，压部于 2～3 个月时出现高信号，4 个月完成，体部于 4～6 月完成，膝部发育最晚，于 6 个月出现高信号，通常 4～5 个月时，压部为高信号，而膝部仍为低信号，8 个月时胼胝体接近成人水平。深部白质发育晚，除视放射和运动区外，大约于 3 个月开始，一般由后向前，由中央向周边发育，枕叶发育最早，约在 7 个月左右完成；额叶、颞叶发育最晚，在 9～11 个月完

**表 10-3-1　正常脑白质髓鞘化与年龄的关系**

| 解剖部位 | $T_1WI$ 出现高信号年龄 | $T_2WI$ 呈低信号年龄 |
| --- | --- | --- |
| 脑桥背侧、延脑及中脑背侧 | 出生 | 出生 |
| 脑桥腹侧 | 3～6 个月 | 3～6 个月 |
| 小脑上下脚 | 出生 | 出生 |
| 小脑中脚 | 出生～1 个月 | 3～6 个月 |
| 小脑白质 | 1～3 个月 | 8～18 个月 |
| 皮质脊髓束、半卵圆中心的中部 | 出生 | 出生 |
| 丘脑腹外侧部 | 出生 | 出生 |
| 内囊后肢——后部 | 出生 | 出生～2 个月 |
| ——前部 | 出生 | 4～7 个月 |
| 内囊前肢 | 2～3 个月 | 7～11 个月 |
| 胼胝体——压部 | 3～4 个月 | 6 个月 |
| ——体部 | 4～6 个月 | 6～8 个月 |
| ——膝部 | 6 个月 | 8 月 |
| 中央前后回 | 1 个月 | 9～12 个月 |
| 半卵圆中心 | 出生 | 2～4 个月 |
| 视束、视交叉 | 出生 | 出生 |
| 视放射 | 出生 | 3 个月 |
| 距状回白质 | 出生 | 4 个月 |
| 额叶 | 7～11 个月 | 11～18 个月 |
| 颞叶 | 7～11 个月 | 12～24 个月 |
| 枕叶 | 3～7 个月 | 9～12 个月 |

成。12～14 个月 $T_1$WI 类似成人型脑，但白质的发育仍在继续，$T_2$WI 上观察到的白质成熟时间晚于 $T_1$WI。

$T_2$WI 白质信号与 T1WI 相反，未成熟的白质为高信号，而成熟的白质为低信号。出生时小脑上、下脚及脑干背侧为低信号，小脑中脚于出生后 2～3 个月开始信号变低，3～6 个月完成发育，小脑皮层下白质从 8 个月开始发育，18 个月达成人水平。幕上区，出生时丘脑腹后外侧、内囊后肢部分区（后部）及结合臂交叉处呈低信号，中央前后回的皮层下白质在 1 个月内出现低信号，2 个月时半卵圆中心出现片状低信号，出生后 1 个月视神经呈低信号，2～3 个月视放射呈低信号，4 个月时距状裂周围白质呈低信号。大脑深部白质束于 6～12 个月出现低信号。内囊后肢后部于 2 个月内出现低信号，而后肢前部则在 4～7 个月时出现低信号，10 个月时完成发育，内囊前肢约在 11 个月完成发育。胼胝体压部约在 6 个月为低信号，而膝部需要到 8 个月完成。皮层下白质除距状回和皮质运动区外，发育呈持续性，从枕叶到额、颞叶。枕叶 9～12 个月开始，额叶为 11～14 个月，颞叶发育最晚，约 12 个月开始，于 22～24 个月完成。

现代的 MRI 技术已经不仅仅局限于常规的 $T_1$ 加权和 $T_2$ 加权像，一些特殊序列的应用，加上后期技术处理，使得 MRI 在显示病灶的清晰性、特异性、敏感性方面有着独特的地位，另外，一些定量数据的测定和三维重建的应用在新生儿脑损伤的预后判断和发育评价中也占有重要地位。目前国内外研究热点之一就是弥散张量成像（diffusion tensor imaging，DTI）。它在采集了水分子在各个方向上的弥散信号后，通过电脑后期重建，可以形成分数各向异性（fractional anisotropy，FA）图和纤维伪彩示踪图，从而成功显示出神经纤维的传导通路或神经纤维束的走向、绕行、交叉及中断、破坏等，是一种研究和诊断脑白质疾病的无创性方法。还可以通过测定 FA 值，定量描述白质的发育情况，对于白质损伤后脑功能的评价有重要意义（图 10-3-8）。

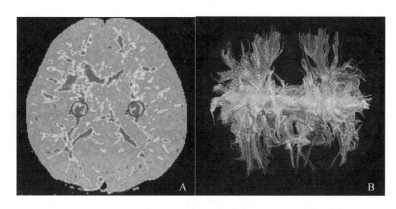

图 10-3-8　正常 FA 值伪彩图及神经纤维三维示踪图像。图中显示为 40 周足月儿，出生体重 3300 g，MRI 检查时为生后 12 个月。A 为半卵圆中心层面 FA 值伪彩图，红色为半卵圆中心白质，FA 值在感兴趣区（ROI）1 和 ROI2 分别为 0.45 和 0.46。B 为半卵圆中心层面全脑白质三维示踪图（见彩图）

DTI 技术在国外已经较早地进入了新生儿领域，Berman JI 利用 DTI 纤维示踪技术，测定 FA 值，对 28～43 周的新生儿运动纤维和躯体感觉纤维的发育进行了定量研究，发现轴索的分化程度随年龄和区域的不同差异很大，但运动纤维比感觉纤维的各向异性程度高，弥散程度低。Hermoye L 还利用 DTI 对 7 名正常小儿和 23 名患儿（年龄为 0～54 个月）进行白质成熟过程的研究，通过 DTI 彩色图显像和 FA、$T_2$ 加权信号强度测定，发现小儿生后即有白质纤维存在，尽管各向异性值很低（代表白质较少）。他还发现，第 1 年内白质变化最大，第 2 年进入缓慢修整时期，此后基本稳定。Partridge 对 9 例早产儿锥体束走行的研究也发现，利用 DTI 定量分析比用传统的感兴趣区（region-of-interest，ROI）衡量准确性更高，因为它受观察者自身变异的影响较小（P < 0.0001）。DTI 技术对白质病变的后期随访和预后评价有重要作用。Thomas 对 5 例轻度脑瘫患儿（平均年龄 14 岁）和 5 例同年龄同性别的正常小儿进行 DTI 显像，发现患儿的原有白质病变区和丘

脑区域 FA 值明显降低，提示有原发性退行性变，受影响区域的脑干、胼胝体体部、尾状核头和豆状核的皮质脊髓束有继发的退行性变，而未受影响区域的皮质脊髓束 FA 值升高。

新生儿领域 DTI 技术的研究在国内也逐渐兴起，北京大学第一医院儿科率先应用 DTI 技术探讨了围生期脑白质损伤患儿后期神经纤维发育的特点。利用 DTI 技术，该课题组测定了不同程度脑损伤患儿不同部位的白质 FA 值（表 10-3-2），并进行了神经纤维的三维示踪重建（图 10-3-9、10-3-10）。研究显示，早期超声表现白质损伤重者，后期神经纤维发育受影响程度亦重，这种既可以表现在神经纤维数量的减少，也可以表现在投射的中断、消失，且异常部位与超声所见一致，早期由于损伤程度轻、超声异常不明显者，后期 DTI 图像中亦可反应局部的异常改变。而进一步的定量分析表明，早期存在严重脑白质损伤的新生儿，后期脑白质区域的 FA 值较同龄正常患儿明显降低，亦低于损伤轻者的 FA 值，当脑白质量太

少，FA 值测不出（近似于 0）时，提示弥散的方向特异性极差，白质消失，神经纤维受损最重。而无脑损伤者即使处在生后早期，神经纤维发育尚不成熟，投射不够丰富，FA 值仍比脑白质损伤患儿高，也说明脑白质损伤对于神经纤维发育的影响较大。结合临床表现分析表明，DTI 显示的损伤部位与临床神经系统表现也有一致性。额叶白质损伤者，认知功能障碍明显；颞叶、枕叶神经纤维损伤者，视听反应异常明显；内囊及半卵圆中心神经纤维损伤严重者，肌张力及运动异常明显，且相应区域的神经纤维量越少、向皮层投射越少，临床表现也越重。对于轻度脑白质损伤者，虽然后期 FA 值较正常婴儿降低不明显，但在 DTI 三维示踪图像上可以看到部分神经纤维发育的异常，亦可出现部分神经系统异常的临床表现，说明对于脑白质损伤轻者，要在充分利用临床资料的基础上，将 DTI 定性、定量分析相结合，才能更好地发现患儿的神经系统异常。此外，从不同损伤部位的 FA 值与神经系统异常表现的关系的

表 10-3-2　不同程度脑白质损伤后各部位白质的 FA 值（均数±标准误）

| 损伤程度 | 例数 | 半卵圆中心 | 额叶 | 枕叶 | 内囊前肢 | 内囊后肢 |
|---|---|---|---|---|---|---|
| 无损伤 | 14 | $0.45\pm0.01$ | $0.40\pm0.02$ | $0.44\pm0.02$ | $0.52\pm0.01$ | $0.65\pm0.03$ |
| 轻度损伤 | 5 | $0.43\pm0.03^{b}$ | $0.36\pm0.03^{b}$ | $0.43\pm0.05^{b}$ | $0.41\pm0.04^{a}$ | $0.59\pm0.02^{b}$ |
| 重度损伤 | 24 | $0.28\pm0.02^{a}$ | $0.23\pm0.02^{a}$ | $0.23\pm0.03^{a}$ | $0.25\pm0.02^{a}$ | $0.36\pm0.03^{a}$ |
| F 值 | | 26.754 | 16.568 | 22.719 | 50.632 | 29.362 |
| P 值 | | 0.000 | 0.000 | 0.000 | 0.000 | 0.000 |

数据来自北京大学第一医院儿科。与无损伤组比较，[a] $P<0.05$；与重度损伤组比较，[b] $P<0.05$

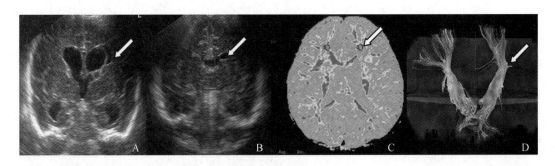

图 10-3-9　轻度脑白质损伤患儿早期头颅超声与后期 DTI 图像。系 31 周早产儿，出生体重 2000 g，A. 生后 3 周的早期超声，示Ⅳ度脑室周围-脑室内出血和脑积水，伴左侧脑室前角旁脑白质软化（箭头所示为软化灶），进行侧脑室引流、营养神经治疗。B. 1 个月后（生后 2 个月）复查超声，脑室恢复正常大小，白质回声恢复正常（箭头所示为恢复后的脑室和周围白质）。C. 生后 13 个月时的 FA 值伪彩图，双侧脑室前角附近白质对比无明显差别，该区域的 FA 值在损伤侧为 0.36，对侧为 0.38。D. 同期的 DTI 三维示踪图，图像上白质比较丰富，向皮层下放射，仅左侧额叶投射有少量中断（箭头所示为投射中断部位）。该患儿仅在生后 3 个月时有一过性的肌张力轻度增高，在生后 13 个月时神经系统检查及 Gesell 评分均未见异常（见彩图）

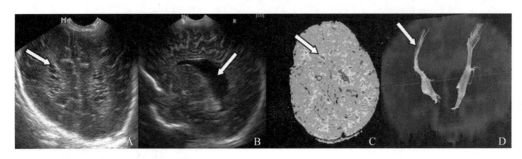

**图 10-3-10** 重度脑白质损伤患儿早期头颅超声与后期 DTI 图像。系 38 周足月小于胎龄儿，出生体重 2150 g。A. 生后 4 周的早期超声，冠状面示双侧多发性脑白质软化（箭头所示为软化灶）。B. 生后 6 个月时复查超声结果，矢状面上示软化灶消失，但侧脑室扩大，白质量减少（箭头所示为右侧半球矢状面扩大的侧脑室），且右侧半球较左侧更明显（本节未提供左侧矢状面图）。C. 生后 8 个月时头颅 DTI 显像的 FA 图，显示脑白质广泛减少，右侧更明显，内囊后肢的 FA 值在右侧为 0.25，左侧为 0.49。D. 同期 DTI 三维示踪图，图像上内囊后肢处白质纤维量少（垂直于图像平面延伸），右侧更为明显（箭头所示为白质纤维减少的部位）。该患儿一直有双下肢肌张力明显增高，左手动作差，生后 8 个月时仍无明显改善，同期 Gesell 评分示大运动和精细运动中度落后，适应性、语言和社交重度落后（见彩图）

研究发现，内囊后肢的 FA 值＜0.53 者，临床易出现肌张力异常；额叶的 FA 值＜0.34 者，临床易出现认知障碍；枕叶的 FA 值＜0.34 者，临床易出现视反应异常。从以上分析看出，围生期脑白质损伤可以对后期的神经纤维发育造成不同程度的影响，而 FA 值也可以一定程度上预测可能出现的神经系统异常表现。

上述可见，应用 MRI 常规序列和 DTI 序列结合，可作为新生儿脑白质发育和损伤的有效评估手段。

### （二）缺氧缺血性脑损伤的 MRI 表现

缺氧缺血性脑损伤在 MRI 上主要有两种表现：①基底节-丘脑损伤，主要影响双侧深部灰质核团和中央沟旁灰质，而海马和脑干的累及并不普遍。这种类型的损伤最常见于急性且近乎完全的缺氧窒息，是足月新生儿的典型损伤表现。早产儿则更易累及基底节下部和脑干。②分水岭为主损伤：主要累及白质，以及矢状旁区和分水岭的灰质，包括大脑前动脉和大脑中动脉、大脑后动脉和大脑中动脉分水岭的灰质。病变可以为单侧，也可以是双侧。白质损伤区域内可见出血。这种损伤常由窒息所致，也常见于低血压、感染、低血糖等原因引起的脑损伤。

缺氧后不同时期，MRI 表现亦有所不同。缺氧缺血早期的主要 MRI 表现包括 6 种：脑实质肿胀、内囊后肢正常信号消失、基底节和丘脑异常信号、脑干病变、灰白质界限消失、$T_1$WI 皮层高信号。

1. 脑实质肿胀　病理改变为脑实质水肿，但常规 MRI 不易区分血管源性和细胞毒性水肿，DWI 具有辅助鉴别意义。DWI 上的高信号区域提示水分子扩散受限，即细胞毒性脑水肿。$T_1$WI 适于观察脑实质肿胀，可见以下 5 个征象：①脑外间隙消失；②脑沟消失；③外侧裂闭合；④大脑正中裂变窄；⑤侧脑室前角呈狭缝状。严重患者还可合并白质和皮层的病灶。一般在生后第 2 周，脑肿胀消退。如果脑肿胀消退后，脑实质无明显异常信号，提示预后较好，但脑室周围白质仍可遗留片状长 $T_2$ 异常信号，提示白质髓鞘化不良，这种异常信号比正常儿童侧脑室后角旁的"终末区"显著，范围较大。

2. 内囊后肢异常信号　正常新生儿内囊后肢（PLIC）的后 1/3～1/2 已出现明显髓鞘化，在 $T_1$WI 上显示为高信号，$T_2$WI 显示为较低信号。新生儿窒息 1～2 天后，PLIC 的正常信号会模糊、不对称或彻底消失，并可见到壳核内与 PLIC 平行的异常信号，还可能伴有内囊前肢的 $T_1$WI 信号降低、T2WI 信号升高。在生后第 1 周末，此异常最为明显。PLIC 的长 $T_1$ 改变提示存在水肿或梗死。DWI 可见反映细胞毒性脑水肿的异常高信号。PLIC 可在数周或数月后恢复正常信号，可遗留内囊外形不规则。

3. 基底节和丘脑异常信号　常见于急性新生儿窒息。异常信号最常见于壳核后部和丘脑腹外侧核团，更严重的病例还可见到壳核和丘脑的弥漫异常信号，MRI 显示为 $T_1$WI 稍高信号、$T_2$WI 稍低信号。可将损伤程度分为轻、中、重三级。轻度病变为局灶性，PLIC 信号正常；中度病变累及壳核后外侧和外侧丘脑，伴有 PLIC 的模糊或异常信号；重度病变弥漫，累及尾状核头部，并蔓延至中脑，伴有 PLIC 异常信号。也可合并中央沟附近的皮质脊髓束及海马、脑干的异常。

4. 脑干病变　重度缺氧缺血患儿通常有严重的基底节病变，并延伸至中脑、脑桥、延髓。脑干病变多位于背侧，MRI 显示为 $T_1WI$ 低信号、$T_2WI$ 高信号，提示为梗死。有时亦可见弥漫短 $T_1$、短 $T_2$ 异常信号。脑干病变多与基底节、丘脑、海马和皮质脊髓束病变伴发。

5. 灰白质界限消失　正常足月儿前 3 个月的 MRI 灰白质界限清晰，此后信号逐渐翻转。局部梗死不是典型的缺氧缺血表现，但可以与典型表现伴发。缺氧缺血的梗死常为双侧、旁矢状分布，大脑后部病变比前部显著。皮层失去短 $T_1$、短 $T_2$ 特性，使灰白质界限模糊。有时 $T_1WI$ 显示灰白质界限消失，可能是脑水肿的伴发改变，不一定存在灰白质的器质性损伤，但如果 $T_2WI$ 也显示灰白质界限消失，则预示着存在梗死。在生后 1 周内，DWI 检出灰白质界限消失比常规序列敏感，1 周以后，常规序列比 DWI 敏感。生后 2 周后，此征象消失，但可出现皮层 $T_1$、$T_2$ 值明显缩短导致的皮层高信号（可能源于毛细血管增生），同时白质 $T_1$、$T_2$ 值延长。

6. $T_1WI$ 皮层高信号　新生儿的大脑皮层相对于邻近脑白质显示为 MRI 的相对短 $T_1$、短 $T_2$。窒息损伤的皮层 $T_1$、$T_2$ 值会进一步缩短，在 $T_1WI$ 上显示为更高的信号，而 $T_2WI$ 上的相对低信号不如 $T_1WI$ 上的高信号显著。半球间裂周围的皮层和岛叶皮层也可能受累，极端的病例可能全脑皮层均显示为异常高信号。按严重程度可分为三级：轻度，中央沟周围皮质高信号；中度，岛叶皮层高信号；重度，大脑皮层弥漫高信号。皮层异常信号在窒息后数天出现，2 周时最为显著，可持续数周。皮层下白质亦可受累，提示白质的缺血损伤，晚期出现液化萎缩。DWI 可在早期发现皮层下白质的改变。

缺氧缺血后遗症期损伤表现：损伤受累的脑组织改变分为脑穿通畸形、多囊性脑软化和积水性无脑畸形。

### （三）胆红素脑病的 MRI 表现

新生儿胆红素脑病的急性期 MRI 典型表现为：双侧苍白球对称性 $T_1WI$ 高信号，可伴丘脑腹外侧对称性稍高信号，双侧苍白球 $T_2WI$ 可为等信号或稍高信号，DWI 无明显异常信号（图 10-3-

11）。3 个月以上随访可见双侧苍白球对称性 $T_2WI$ 高信号，体积缩小，临床上大多有脑瘫表现，表明该征象为慢性期的特征性表现，常提示预后不良，因此对愈后判断有一定临床意义。

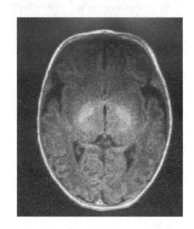

图 10-3-11　胆红素脑病 MRI 影像

### （四）脑梗死的 MRI 表现

动脉供血区脑梗死是足月新生儿最常见脑梗死类型。大脑中动脉最常受累，左侧大脑中动脉受累发生率是右侧的 3～4 倍。新生儿的梗死多为不伴出血的缺血性病变，MRI 表现为 $T_1WI$ 低信号、$T_2WI$ 高信号，灰白质界限消失。发病早期，DWI 显示病变效果最好，在梗死数小时之内即可发现异常信号，表现为梗死部位的明显异常高信号，在表观弥散系数（apparent diffusion coefficient，ADC）图上表现为低信号。这些异常表现易于识别，与成人急性脑梗死的表现一致。发病 1 周后，DWI 的显著异常信号逐渐消失，同时，$T_1WI$、$T_2WI$ 的异常信号逐渐明显。发病 2 周后，梗死组织坏死，$T_1WI$ 信号逐渐降低，脑外间隙逐渐增宽。

大脑中动脉主干闭塞可累及额叶、顶叶、颞叶和枕叶的灰质和白质，还可能累及同侧内囊、基底节和丘脑。主干梗死还可合并同侧或对侧半球的其他缺血或出血病灶。判读脑梗死磁共振扫描图像时仔细观察脑血管非常重要。MRI 或磁共振血管成像（MRA）通常可以显示血管的损伤。缺血性脑梗死中，部分原因是脑血管发育异常，且 64%～74% 的动脉损伤位于颈内动脉岩上段或大脑中动脉近段（M1 段）。因此，临床怀疑脑梗死时，应同时进行 MRA，仔细观察血管，寻找夹层、血栓、狭窄或发育不良等的证据（图 10-3-12）。

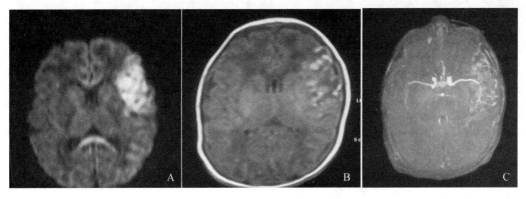

图 10-3-12　左侧大脑中动脉梗死 MRI 影像。A. DWI 图像可见左侧大脑中动脉供血区异常高信号。B. T₁ 像可见相应区域异常高信号。C. MRA 左侧大脑中动脉因代偿作用，信号增强，末端可见侧支形成

## 二、新生儿脑功能检查

### 【振幅整合脑电图】

振幅整合脑电图（amplitude integrated electroencephalogram，aEEG）即脑功能监测（cerebral function monitor，CFM）是一种简便、有效的神经功能评价技术，由 Maynard 在 20 世纪 60 年代后期首先设计。最初主要用于成人麻醉或心脏外科手术中、手术后的脑功能状态及惊厥状态的监测。20 世纪 80 年代初期，该技术被引用到 NICU 的监护中。目前在欧美 NICU 中的应用逐渐增多，我国的应用也已经起步。可用于新生儿脑发育、脑损伤及神经预后的评估。

### （一）aEEG 技术原理

aEEG 是脑电图（EEG）连续记录的简化形式，主要反映 EEG 幅度变化信息，与标准 EEG 不同，aEEG 只记录一个通道的信号，通常来自一对安放在双侧顶骨的电极（双顶骨导联，相当于 10/20 国际电极安放法电极位置的 P3 和 P4 处），采集的信号首先被放大，通过一个不对称的波段滤波器，将低于 2 Hz 和高于 15 Hz 的信号滤除，以便尽可能消除出汗、肌肉活动、电干扰等，获得一个单导原始脑电图。经过半对数化的振幅压缩、时间整合，即出现宽窄相间的波谱带。纵坐标轴显示的是振幅（单位为 μV），在 6 μV 以下呈线性坐标，6 μV 以上以对数坐标来表示，主要目的是突出幅度非常低（<5 μV）的背景活动（图 10-3-13）。描记的轨迹（trace）代表了整个脑电背景活动电压改变的信号，反映了 EEG 信号从最大到最小的变异。通过电脑内置软件测算，可测量描记轨迹的上下边缘，从而确定 EEG 信号振幅

（或称电压）的大小。商业化的脑功能监测仪还可通过附加软件实时呈现原始的 EEG 信号，以辅助对癫痫活动的识别。

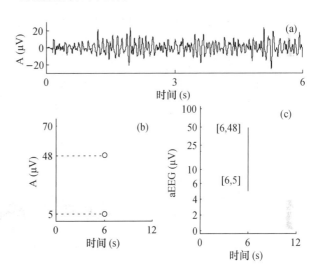

图 10-3-13　aEEG 获取过程示意图。(a) 长度为 6 s 的原始脑电图。(b) 将 6 s 原始脑电波形中的最大峰-峰值及最小峰-峰值提取出来，作为谱线的上、下端点。(c) 将提取出的端点画在半对数坐标图中，其中下端点由于小于 6，需要进行变化后才能正确地显示为线性尺度。通过上述过程，长度为 6 s 的原始脑电波形被转化为 aEEG 图形上的一条波谱线。注意，(c) 图的纵坐标在小于 6 时为线性尺度，大于 6 时为对数尺度

### （二）aEEG 的采集时间

至少采集一个完整的睡眠周期，描记 60 min 左右，如图形变化不明显，则延长采集时间，最长至 180 min。同步记录呼吸和心率变化（图 10-3-14）。

### （三）aEEG 图形判读方法

1. 判读指标

（1）睡眠 - 清醒周期（sleep-wake cycling

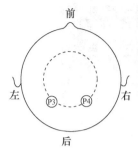

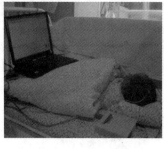

图 10-3-14　aEEG 监测电极位置示意图

SWC）：新生儿的睡眠状态主要有安静睡眠期（QS 期）和活动睡眠期（AS 期）。正常足月新生儿在 QS 期表现为高波幅谱带，AS 期表现为低波幅谱带。早产儿不易区分睡眠周期时，根据呼吸、心率和行为的变化综合判断。它代表了脑发育的成熟度（图 10-3-15）。

（2）振幅：波谱带上下边界振幅的高低。它代表了脑整体背景活动的幅度。

（3）连续性：连续性指致密部分的谱带是否多次被异常高波幅波中断。如无中断，图形是连续的；如多次出现中断，图形是非连续的。它代表的是癫痫波和有无异常放电。

2. 异常 aEEG 的判读　对于异常 aEEG 的判读，目前较为常用的是 Hellstrom-Westas 的判读方法（图 10-3-16），即将背景活动分为：①连续正常电压（continuous normal voltage，CNV）。连续电活动，下边界振幅波动于 5～7 μV 或 10 μV，上边界振幅波动于 10～25 μV，最高可到 50 μV。②不连续正常电压（discontinuous normal voltage，DNV）。背景活动不连续，但下边界振幅波动不超过 5 μV，上边界振幅波动不超过 10 μV。③爆发抑制（burst suppression，BS）。不连续的背景形式，下边界振幅波动于 0～1 或 2 μV，而爆发时的振幅超过 25 μV。④持续低电压（continuous low voltage，CLV）。连续背景活动，电压为小于 5 μV 或在 5 μV 上下波动。⑤不活动或平台（inactive，flat rrace，FT）。小于 5 μV 的极低电压，相当于电静息。睡眠周期分为：①无 SWC。背景活动没有周期样变化。②不成熟 SWC。背景活动可见一些周期样变化，仅有下边界振幅的轻度周期样波动，没有出现典型的宽窄变化的背景活动。③典型的 SWC。宽窄相间的背景活动清晰可见，一个 SWC 应持续 20 min 以上。惊厥活动在 aEEG 上表现为上下边界振幅突然升高，随之常常出现一个短时期的振幅下降，原始

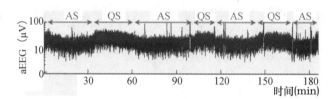

图 10-3-15　40 周正常足月新生儿 aEEG 示意图（见彩图）

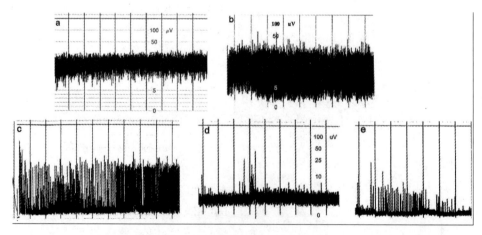

图 10-3-16　CFM 5330 仪器的不同背景模式。a. 连续正常电压；b. 不连续正常电压；c. 爆发抑制；d. 持续低电压；e. 平台电压

脑电上同时可见棘波尖波等一些痫样放电，持续5～10 s。根据惊厥探查的频率分为：①单一惊厥，即仅有一次孤立的惊厥。②频繁惊厥，即惊厥多次出现，但每次出现间隔 30 min 以上。③惊厥持续状态，即惊厥活动持续出现，达到 30 min 以上。

### （四）aEEG 在新生儿领域的应用价值

1. 脑成熟度的判定　新生儿睡眠 aEEG 周期的建立及发展、上下边缘幅度值与校正胎龄（PMA，出生胎龄＋生后时间）有非常强的正相关性。PMA 较小的早产儿 aEEG 的背景活动是不连续的，主要表现为：在持续低电压的背景下间断出现高电压的电活动（即爆发活动），类似于爆发抑制图形，但低电压的背景持续时间不应超过 30 s，即使是 PMA 极小的早产儿也不应超过 45 s。随着 PMA 的增加，脑发育逐渐成熟，aEEG 背景连续性增加，爆发的间隔逐渐缩短，爆发持续时间逐渐延长，而低电压活动的振幅逐渐增加。我们对 165 例 PMA 24～52 周的新生儿进行 aEEG 监测，结果显示，PMA 不同，脑活动度不同（图 10-3-17）。

（1）睡眠周期的发育规律：PMA＜27 周的早产儿 aEEG 图形呈现为低电压背景上间断出现高振幅的爆发活动，波谱带较稀疏，呈现高度非连续性。此时没有肉眼可辨的睡眠周期，显示此阶段脑电活动基本处于静止状态，偶尔爆发短暂高波幅的电活动。PMA 28 周时爆发活动频率较前增加。此后随着胎龄的增加，下边界电活动逐步增加，爆发活动幅度减弱，带宽逐渐变窄，过渡为致密波谱带，图形趋于连续。PMA 32 周时 aEEG 波形中发现未成熟的睡眠周期，观察到初步的 AS 与 QS 期；34 周后至 36 周，谱带渐出现高低相间变化，带宽无进一步缩窄，显示此阶段可以逐步判别出睡眠周期。PMA 40 周时 aEEG 上下边界电活动幅度均逐步增高，带宽进一步缩窄，表现为高、低波幅顺次相接的连续波谱带，显示为成熟的 AS 期和 QS 期的交替波形，睡眠周期发育成熟。PMA 52 周，aEEG 上下边界电活动幅度均进一步增高，带宽无继续缩窄，波谱带所反映的 AS 期和 QS 期的交替更趋分明，睡眠周期发育更为成熟。

（2）AS 期和 QS 期振幅的变化规律：分别提取 AS 期和 QS 期上下边界的振幅，结果显示，随 PMA 的增加，AS 期和 QS 期的振幅整体呈上升趋势。PMA 34 周时，随 PMA 的增加，上下边界振幅逐步升高；PMA 36 周时，上边界振幅略有下降；PMA 44 周时，上下边界振幅进一步升高并维持相对稳定，AS 期振幅波动于 6～20 $\mu V$，QS 期振幅波动于 7～25 $\mu V$；PMA＞44 周，AS 期和 QS 期上下边界振幅进一步增高。不同 PMA 新生儿 AS 期和 QS 期上下边界振幅的参考值范围见表 10-3-3。

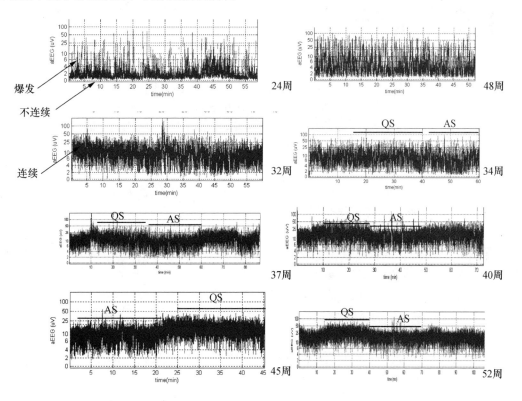

**图 10-3-17**　不同胎龄新生儿 aEEG 睡眠周期的图形变化

表 10-3-3　新生儿 aEEG 振幅正常值参考范围（μV）

| 受孕龄（周） | AS 期下边界振幅 | | | AS 期上边界振幅 | | | QS 期下边界振幅 | | | QS 期上边界振幅 | | |
|---|---|---|---|---|---|---|---|---|---|---|---|---|
| | 10th | 50th | 90th | 10th | 50th | 90th | 10th | 50th | 90th | 10th | 50th | 90th |
| 24～27 | 0.3 | 1.1 | 3.5 | 2 | 5 | 12.2 | 1.9 | 2.4 | 3.6 | 6.9 | 8.3 | 12.9 |
| 28～32 | 1.9 | 5.3 | 6.5 | 6.7 | 18.6 | 22.5 | 1.8 | 2.5 | 3.6 | 5.4 | 9 | 12.8 |
| 33～34 | 3 | 5.4 | 8.3 | 11.8 | 19.4 | 28.7 | 3.5 | 5.5 | 8.5 | 9.9 | 15.3 | 23.5 |
| 35～36 | 4.3 | 5.8 | 7 | 14.7 | 19.3 | 23.4 | 3.2 | 6.3 | 8.3 | 10.5 | 20.1 | 29.3 |
| 37～40 | 4.6 | 6.2 | 8.6 | 15.2 | 20.2 | 27.8 | 5.5 | 7.3 | 9.5 | 18.9 | 25 | 33.2 |
| 41～44 | 4.9 | 6.7 | 10 | 16.6 | 20.9 | 31.5 | 6 | 7.3 | 11.8 | 20.3 | 23.6 | 36.8 |
| 45～52 | 5.3 | 8.3 | 9.9 | 18 | 25.5 | 30 | 8.3 | 12.4 | 15.2 | 27.7 | 40.5 | 49.7 |

10 th、50 th、90 th 分别代表第 10、50、90 百分位

2. 对新生儿脑损伤的评价作用　新生儿脑损伤在 aEEG 上常常表现为两种形式——抑制状态和异常放电。

抑制状态的判断主要体现在睡眠周期和下边界振幅。轻度抑制状态即睡眠周期分化时间延迟，或虽然出现睡眠周期，但是 AS 期和 QS 期分期不明显（图 10-3-18）。重度抑制状态表现为睡眠周期长时间检测未出现，同时伴发有振幅的降低（图 10-3-19）。

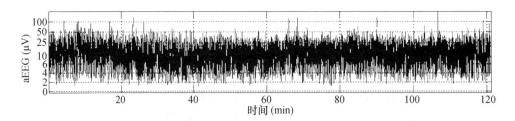

图 10-3-18　糖尿病母儿 aEEG 监测时 PMA 为 40 周，未见有成熟的睡眠周期出现

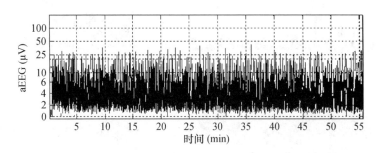

图 10-3-19　31 周早产儿 aEEG 监测时 PMA 为 36 周，睡眠周期未出现，上边界振幅中位数为 6 μV，下边界振幅中位数为 1.8 μV

脑损伤患儿常常会出现惊厥发作，神经电生理常常表现为棘波、尖波等异常放电。aEEG 波形随异常放电数量和程度的增加，在振幅和睡眠周期分化两方面存在变化趋势：轻度异常表现为整个波谱带抬高，上下边界的振幅异常增高，最高可达 100 μV，睡眠周期存在或已不明显，波谱带虽然连续，但失去常规的平滑性（图 10-3-20、10-3-21）。重度异常表现为：①波谱带异常增宽，上边界振幅异常增高，最高可达 300 μV，下边界振幅降低，可低于 5 μV，睡眠周期消失（图 10-3-22）。②波谱带变窄，振幅整体降低，上边界振幅低于 10 μV，下边界振幅低于 5 μV，睡眠周期消失（图 10-3-23）。

3. aEEG 对脑损伤新生儿预后的评估作用　睡眠周期和背景模式的变化是 aEEG 评估预后的主要判断标准。

睡眠周期是否出现以及出现的时间可评估预

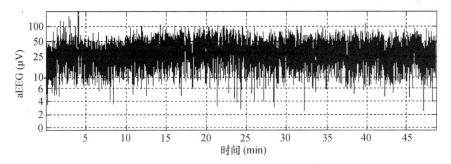

图 10-3-20　2 个月癫痫患儿，aEEG 显示睡眠周期不明显，上边界振幅达 61 μV，
下边界振幅 16 μV，均明显高于同年龄小儿

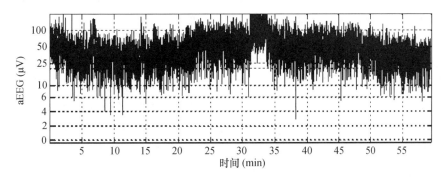

图 10-3-21　3 个月癫痫患儿，aEEG 监测显示睡眠周期虽然存在，但上下边界的
振幅明显增高，AS 期 18～58 μV，QS 期 27～103 μV

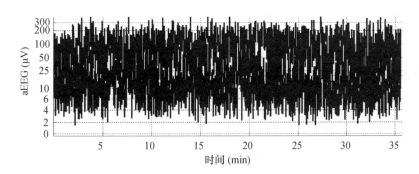

图 10-3-22　2 个月大田原综合征患儿，aEEG 监测显示无睡眠周期，波谱带增
宽，上边界振幅最高达 300 μV，下边界振幅低至 4 μV

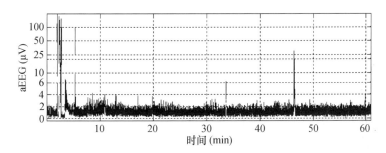

图 10-3-23　重度缺氧缺血性脑病患儿，aEEG 监测无睡眠周期，振幅波动在 2 μV
左右

后。研究发现，部分重度窒息患儿生后 aEEG 监测未见睡眠周期，如果生后 36 h 睡眠周期恢复正常，则预后良好；反之，提示预后不良。远期预后的预测率达 82%。

严重的 aEEG 背景模式变化判断标准包括连续性低电压（CLV）、爆发抑制（BS）、和平台电压（FT）。研究显示，早在生后 3～6 h 的 aEEG 背景模式变化就可以预测窒息患儿是否发展成为缺氧缺血性脑病，并且严重的背景模式变化对严重的脑病有很高的预测价值。如生后 3 h 出现爆发抑制、连续性低电压和平台电压等严重 aEEG 异常，后期多数出现死亡或遗留有脑瘫、智力低下等后遗症；因此 aEEG 可以作为早期进行亚低温及其他神经保护治疗的指标，并可对亚低温疗效的判定提供一定帮助。

4. aEEG 对惊厥的评价作用　惊厥持续状态的 aEEG 常常表现为"锯齿状"改变，睡眠周期消失，或上下边界振幅持续抬高（图 10-3-24）。aEEG 是单导脑电，反映的是脑电活动幅度的变化趋势，一些极短的惊厥发作或局灶性发作不易观察。因此，如要准确反映惊厥发作，还需要结合原始脑电波综合考虑。

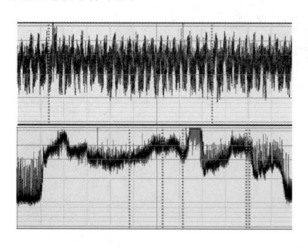

**图 10-3-24**　aEEG 的 2 例惊厥持续状态模式

5. aEEG 在早产儿脑损伤评价中的特殊性早产儿由于本身的脑电爆发性电活动与抑制性电活动交替出现，与严重脑损伤时的爆发抑制波形极为相似，因此即使是惊厥持续状态，aEEG 典型的锯齿状改变也很难出现。早产儿原始脑电波形中抑制性电活动持续时间是反映脑功能活动状态最为重要的参考指标。而通过测量每分钟爆发间

隔时间（interburst interval，IBI），即抑制持续时间，则可更准确、客观地评价早产儿脑功能状态，亦是区分正常和异常脑电活动的重要依据。因此，aEEG 技术评估早产儿脑损伤需与原始脑电相结合，才准确、可行。

颅内出血是早产儿最常见的脑损伤形式。aEEG 技术可协助临床早期判断颅内出血的严重程度。颅内出血或脑水肿时，aEEG/EEG 上显示为波幅抑制和（或）出现异常放电，并且主要是临床下发作。颅内出血的程度越重，胎龄越小，振幅抑制越明显，惊厥发作的概率越大。一项研究表明，Ⅰ～Ⅱ度脑室周围-脑室内出血，早期 aEEG 仅有轻度抑制而在 24 h 内恢复正常。而严重的Ⅲ～Ⅳ度颅内出血者 aEEG 会有较长时间的抑制并伴发惊厥发作，其异常背景活动可持续数天，且预后不佳。随着颅内出血严重程度的增加，aEEG 背景活动的连续性明显降低，惊厥发作增多，SWC 出现延迟或消失。

近几年，研究者已逐步将 aEEG 引入早产儿脑白质损伤的研究之中，主要用于判断脑白质损伤后脑电活动的变化趋势。Toru 等对 5 例后期形成囊性脑室旁白质软化的早产儿进行早期 aEEG 监测，发现生后 6～13 天即可出现上边界振幅明显高于正常组，体现了爆发性电活动幅度明显增高，而下边界振幅目测较正常组降低，显示了早产儿严重脑白质软化早期即可出现脑电活动抑制。北京大学第三医院儿科对 38 例小于 32 周的脑白质损伤早产儿（轻度脑白质损伤 20 例，重度脑白质损伤 18 例）及 42 例无脑白质损伤的早产儿自生后开始每周进行一次 aEEG 监测和颅脑超声检查，直至生后 4 周或校正胎龄 32 周。通过比较各组 aEEG 图形和振幅变化趋势及原始脑电爆发抑制比的变化发现，脑白质损伤组和对照组 aEEG 均呈高度不连续图形，无成熟的睡眠周期。重度脑白质损伤组下边界振幅明显低于轻度脑白质损伤组和对照组。脑白质损伤组和对照组的原始脑电图形均为爆发性电活动-抑制性电活动交替出现，重度脑白质损伤组抑制段时间及爆发抑制比明显大于轻度脑白质损伤组及对照组，提示脑白质损伤早期如出现脑电活动异常，后期极易发展成为严重白质损伤，甚至出现脑软化，从而对临床早期干预提供了有力支持（图 10-3-25）。

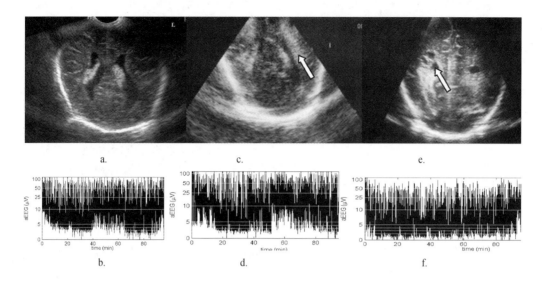

**图 10-3-25**　小于 32 周的早产儿不同程度脑白质损伤超声声像图及 aEEG 图形变化比较。a 和 b 分别为对照组的超声图和 aEEG 图。c 和 d 为轻度脑白质损伤组的超声图和 aEEG 图。轻度脑白质损伤组生后 1 周脑室周围白质回声增强（c 图），生后 2 周复查时，白质回声恢复正常。轻度脑白质损伤组与对照组 aEEG 相比，上下边界振幅幅度基本一致（d 图）。e 和 f 为重度脑白质损伤组的超声图和 aEEG 图。重度脑白质损伤组脑室周围白质回声早期明显增强，4 周复查时，脑室周围白质出现多个软化灶（e 图）。重度脑白质损伤组下边界振幅幅度较对照组和轻度脑白质损伤组明显降低（f 图）

早产儿 aEEG 评估预后要比足月儿复杂得多。绝大多数早产儿除了脑发育不成熟的因素外，还有很多其他因素影响对远期预后的判断。例如，BPD 和败血症、后期的营养状况等均可影响预后。由于早产儿的 aEEG 本身就是不连续或爆发抑制样图形，故足月儿不连续背景、爆发抑制、平台样改变等用于评估预后的异常背景模式在早产儿并不适用。虽然这样，通过一些测量、计算也可以对早产儿背景变化予以区分，评估预后，比如爆发率（burst rate），即每小时爆发活动产生的数量，可以作为 aEEG 连续程度和评估预后的评判指标。研究显示，生后 24～48 h 爆发率正常约为 156/h。如果出现类似于平台样背景抑制，爆发率平均为 102/h。如果爆发率低于 130/h，则患儿多数死亡，存活者会留有严重的神经系统后遗症。

## 【近红外光谱技术】

临床对脑组织氧合的检测有直接检测和间接检测两种，其中使用近红外光谱（near infrared spectroscopy，NIRS）技术检测的脑组织氧饱和度（regional oxygen saturation，rSO$_2$）能够无创、直接、连续、实时反应脑组织的氧合状况，对临床而言意义重大。

### （一）近红外光谱技术的基本原理

当近红外光穿透外层组织（头皮、颅骨）进入脑的皮层组织后，由于脑组织中氧合血红蛋白及还原血红蛋白在近红外谱区具有不同的吸收光谱，测算两个或两个以上波长光强衰减，通过吸收定律就能解算出脑组织中两个基本的血氧参量——氧合血红蛋白（HbO$_2$）和脱氧血红蛋白（HbR）浓度的变化量 $\Delta HbO_2$ 与 $\Delta HbR$。了解了 HbO$_2$ 和 HbR 随时间的变化量，即可通过计算，无创性地实时获取脑组织中氧合代谢及脑血流动力学信息，包括以下三个方面：

1. 脑组织氧饱和度（rSO$_2$）。

2. 脑血流动力学变化　总血红蛋白浓度（tHbR）的变化量 $\Delta tHbR$（$\Delta tHbR = \Delta HbR + \Delta HbO_2$）反映了脑组织血容量的变化。

3. 神经元代谢信息　$\Delta HbO_2$ 与 $\Delta HbR$ 的差值 $\Delta HbD$（$\Delta HbD = \Delta HbO_2 - \Delta HbR$）反映了脑组织血液灌注与氧的消耗情况（图 10-3-26、图 10-3-27）。

### （二）脑组织氧饱和度的检测方法

脑组织氧饱和度的检查在患儿清醒、安静时进行，将仪器传感器（探头）置于前额正中部位（图 10-3-28），安静状态下记录仪描记曲线，仪器

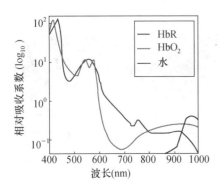

**图 10-3-26** 近红外区 $HbO_2$、$HbR$ 和水对近红外光的吸收情况（见彩图）

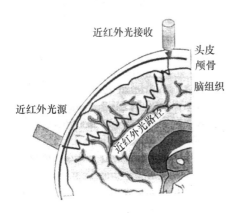

**图 10-3-27** 近红外光检测脑组织氧示意图

实时显示脑氧饱和度 $rSO_2$ 的数值及 $HbO_2$ 和 $HbR$ 浓度的变化量 $\Delta HbO_2$、$\Delta HbR$（$\mu mol/L$）。

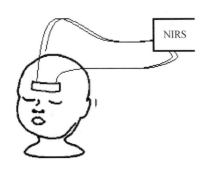

**图 10-3-28** 新生儿脑组织氧 NIRS 检测示意图

### （三）近红外光谱技术的临床应用

**1. 脑组织氧饱和度的临床应用**

（1）脑组织氧饱和度对脑氧合的检测：目前对于脑组织氧饱和度的正常数值，不同仪器数值亦有所不同。2007 年，由北京大学第一医院牵头进行的全国 9 家医院历时 1 年的多中心研究对 514 例新生儿进行了脑组织氧饱和度检测，得出初步结论：正常新生儿出生后 3 天内脑组织氧饱和度

数值稳定，没有明显的波动。足月儿脑组织氧饱和度为 $61.96\% \pm 1.92\%$。将低于正常值的 2 个标准差视为不正常，则脑组织氧饱和度 $<58\%$ 为异常，此界值可作为提示足月新生儿脑组织缺氧的一个初筛指标。课题组对不同疾病状态时新生儿脑组织氧饱和度的改变也进行了研究。各类疾病新生儿 196 例（疾病均可影响脑组织氧合），呼吸系统疾病亚组 97 例，其中轻度和重度分别为 32 例和 65 例；循环系统疾病亚组 44 例，其中轻度和重度分别为 20 例和 24 例；脑损伤亚组 55 例，其中轻度和重度分别为 19 例和 36 例。呼吸系统疾病亚组、循环系统疾病亚组和脑损伤亚组脑组织氧饱和度分别为 $56.21\% \pm 6.62\%$、$56.01\% \pm 7.37\%$ 和 $56.39\% \pm 4.98\%$，均显著低于正常组足月儿亚组。课题组亦对疾病状态下脑组织氧饱和度改变的机制进行了探讨。呼吸系统疾病亚组结果显示，$PaO_2 > 60$ mmHg，动脉氧饱和度维持在 $90\%$ 以上时，血液能够携带足够量的氧，通过脑血管的自主调节功能使脑组织 $HbO_2$ 含量稳定，脑组织氧饱和度正常，脑氧合状态稳定；$PaO_2$ 在 $50 \sim 60$ mmHg，动脉氧饱和度维持在 $75\%$ 以上时，血液中 $O_2$ 与 $Hb$ 逐渐解离，可造成低氧血症；脑组织中的 $HbO_2$ 含量随之降低，脑组织氧饱和度降低，出现脑缺氧；一旦 $PaO_2$ 降到 $50$ mmHg，尤其是伴有高碳酸血症，出现 II 型呼吸衰竭时，不仅血液中 $O_2$ 与 $Hb$ 迅速解离，循环中 $Hb$ 增多，而且 $PaCO_2$ 的增高刺激脑血管发生舒缩改变，脑血管自主调节失衡，已不能维持脑血流的稳定，双重因素的交织使脑组织氧饱和度严重降低，脑缺氧加重。提示呼吸功能直接影响着脑组织的氧合状况。出现低氧血症时应积极干预，防范脑组织缺氧。严重疾病状态时要及时纠正呼吸衰竭，保证脑组织及时供氧，防止或减轻脑损伤（图 10-3-29）。

循环系统疾病亚组结果显示，心率在 $105 \sim 200$ 次/分，脑血流维持相对稳定，脑组织氧饱和度处于正常范围。心率低于 $105$ 次/分或高于 $200$ 次/分时，心输出量下降，有效循环血流量不足，超出脑血管的自主调节能力范围，脑血流减少，脑组织氧饱和度下降，脑组织处于缺氧状态。临床工作中心率和血压共同调节有效循环血流量的变化，当平均动脉压 $<30$ mmHg，出现循环衰竭时，脑组织氧饱和度显著低于正常，提示临床工作中要及时采取措施干预，同时注意血压变化，

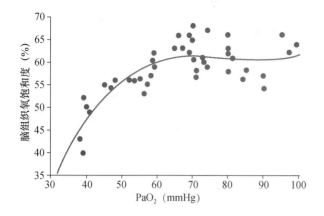

图 10-3-29　脑组织氧饱和度与 $PaO_2$ 的关系

以防局部组织灌注不足导致脑缺氧和脑损伤（图 10-3-30）。

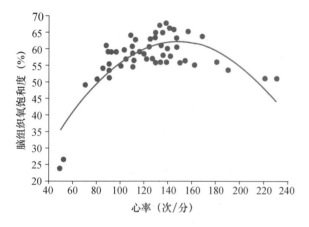

图 10-3-30　脑组织氧饱和度与心率的关系

　　脑损伤亚组结果显示，脑组织氧饱和度与脑灌注及脑损伤程度具一定的相关性。由于脑部氧和血流处于瞬时变化状态，可推测，如通过此时的血流代偿性变化及时减轻或中断脑组织低氧合的状态，脑组织氧饱和度可能逐步上升，恢复正常氧合。如脑灌注增加不能满足脑细胞的氧代谢需求，则可能导致脑组织低氧合持续时间过长或程度较重，加重脑损伤。但客观上多重因素影响着脑的氧合状态，脑血管的自主调节、脑细胞的代谢和耗氧量均是影响脑氧合状态和不良预后的重要因素（图 10-3-31）。

　　当然在不同疾病状态时，新生儿脑组织氧饱和度的检测尚有待于进一步的研究。脑组织氧饱和度反映的是检测当时脑的氧合情况，脑组织氧饱和度的降低提示检测即刻脑组织有缺氧，但缺氧的时间及程度对预后均会产生影响，因此，在

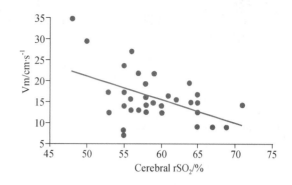

图 10-3-31　脑组织氧饱和度与脑平均血流速度的关系

临床工作中，建议对新生儿脑组织氧饱和度进行持续的检测。如果在检测过程中发现脑组织氧饱和度发生改变，提示全身血流动力学或脑组织氧合及代谢的异常导致了脑组织的缺氧，及时采取相应的治疗措施对临床而言是很有意义的。在未来的研究中，对不同疾病状态下脑组织氧饱和度进行长程的检测，在脑组织氧饱和度发生改变时探讨其可能的机制，有利于我们及时发现和纠正可能导致脑缺氧的病因，并加以治疗，避免或者减少脑损伤的发生。

　　（2）脑组织氧饱和度对脑损伤的诊断：脑组织氧饱和度降低提示脑组织氧合异常，存在脑组织缺氧。随着缺氧时间的延长和程度的加重，会出现不同程度的脑损伤，因此，如果能够确定缺氧后脑损伤的脑组织氧饱和度阈值，对临床直接判断脑损伤很有意义。北京大学第一医院儿科通过动物实验制备新生猪缺氧缺血模型，给新生猪吸入不同程度的低浓度氧，以脑组织氧饱和度作为不同缺氧程度的分组标准，在缺氧过程中进行生理参数、脑电图的检测，缺氧后 72 h 通过脑皮层、海马组织形态学病理切片研究不同脑组织氧饱和度与脑损伤的关系，得出初步结论：当脑组织氧饱和度＜40％时，脑组织形态学可见线粒体的功能区受到损害，出现明显的脑损伤。当脑组织氧饱和度＜30％时，出现不可逆的脑损伤，形态学上线粒体的功能区、高尔基体、粗面内质网的严重损害是缺氧后脑神经细胞能量代谢障碍乃至存在脑神经系统后遗症的形态学基础。有趣的是，Gibbs 等进行的健康成人的缺氧试验中，当颈静脉氧饱和度＜40％时，出现脑功能异常，脑电图发生改变，当颈静脉氧饱和度＜33％时，则出现意识混乱，而颈静脉氧饱和度时＜26％时，临床出现意识丧失。结合脑组织氧饱和度动物实验

的结果看，脑组织氧饱和度＜40％可能为严重脑损伤的"阈值"。

2. 近红外光谱技术监测的脑血流、脑灌注的临床应用

（1）脑血管自主调节功能：胎龄小的早产儿脑血流自主调节功能不健全，用近红外光谱技术连续监测的 HbD（HbD＝$\Delta HbO_2$－$\Delta HbR$）代表脑血流灌注，可反映脑血管自主调节功能。Tsuji 等提出用 HbD-MABP（平均动脉压）相关性即可反映其自主调节功能。若 HbD-MABP≥0.5，说明动脉血压波动时，脑血流量与其相关性好，脑血流随着动脉血压的改变而改变，不能保持相对稳定，为自主调节功能受损；若 HbD-MABP＜0.5，则表示动脉血压波动在一定范围内，脑血流量可保持相对稳定，为自主调节功能良好。国内上海复旦大学邵肖梅等对 55 例早产儿在出生后 72 h 内进行了 NIRS 及有创的 MABP 监测，根据 HbD-MABP 相关性来判断早产儿脑血管自主调节功能。发现胎龄小于 32 周组脑血流自主调节功能的受损率为 45％，而胎龄大于 32 周组脑血流自主调节功能的受损率为 8.6％。脑血流自主调节功能受累的 12 例早产儿中，有 4 例发生严重的脑损伤，而 43 例脑血流自主调节功能正常的早产儿无一例发生严重的脑损伤。

（2）亚低温治疗时脑血流、脑代谢的监测：研究提示，亚低温治疗可以改善缺氧缺血、围生期窒息引起的脑损伤的预后。但温度对脑氧合及代谢均有影响。低温状态下脑血流能否满足脑组织对氧的需求是人们关注的重点。上海复旦大学程国强等的研究结果表明，选择性头部亚低温治疗 6 h 后，$\Delta HbO_2$ 逐渐增加，生后 36 h 恢复到正常，而对照组生后 60 h 仍较对照组明显降低，72 h 后逐渐恢复正常，$\Delta HbD$ 的趋势与 $\Delta HbO_2$ 相同，说明选择性头部降温不仅没有引起脑血流的降低，反而有增加的趋势。

## 三、脑结构和功能检查的结合

上述介绍了新生儿神经系统疾病诊断时常用的辅助检查，实际临床工作中应立足临床，结合病史和查体，综合运用上述检查，以达到精确评估新生儿脑损伤的目的。

（刘云峰）

## 参考文献

[1] Brouwer1 MJ, de Vries1 LS, Pistorius L, et al. Ultrasound measurements of the lateral ventricles in neonates: why, how and when? A systematic review. Acta Pediatrica, 2010, 99 (9): 1298-1306.

[2] Nosarti C, Walshe M, Rushe TM, et al. Neonatal ultrasound results following very preterm birth predict adolescent behavioral and cognitive outcome. Dev Neuropsychol, 2011, 36 (1): 118-135.

[3] McCarthy LK, Donoghue V, Murphy JF. Ultrasonically detectable cerebellar haemorrhage in preterm infants. Arch Dis Child Fetal Neonatal Ed, 2011, 96 (4): F281-285.

[4] Martin E, Marcar VL. Functional MR imaging in pediatrics. MRI Clin North Am, 2001, 9 (1): 231-246.

[5] Liauw L, Palm-Meinders IH, van der Grond J, et al. Differentiating normal myelination from hypoxic-ischemic encephalopathy on T1-weighted MR images: a new approach. AJNR Am J Neuroradiol, 2007, 28 (4): 660-665.

[6] 樊曦涌，周丛乐，肖江喜，等. 围生期脑白质损伤与后期神经纤维发育的关系. 中华围产医学杂志，2009，12 (5): 350-354.

[7] 刘云峰，童笑梅，周丛乐，等. 早产儿脑白质损伤程度与早期脑电生理变化关系的研究. 中国当代儿科杂志，2013，15 (5): 321-326.

[8] 刘云峰，周丛乐，张家洁，等. 不同疾病状态下新生儿脑氧合变化的对照研究. 中国循证儿科杂志，2009，4 (4): 349-355.

[9] 周丛乐，刘云峰，张家洁，等. 新生儿局部脑组织氧检测的多中心研究. 中华儿科杂志，2009，47 (7): 517-522.

[10] 刘云峰，周丛乐，张丹丹，等. 基于振幅整合脑电图和样本熵评价不同受孕龄新生儿脑成熟度发育规律. 中国循证儿科杂志，2010，5 (4): 288-293.

[11] Hellstrom-Westas L, Rosen I, de Vries LS, et al. Amplitude-integrated EEG classification and interpretation in preterm and term infants. Neoreviews, 2006, 7 (2): e76-87.

[12] Harteman JC, Groenendaal F, Kwee A, et al. Risk factors for perinatal arterial ischaemic stroke in full-term infants: a case-control study. Arch Dis Child Fetal Neonatal Ed, 2012, 97 (6): F411-416.

[13] Wolf M, Greisen G. Advances in near-infrared spectroscopy to study the brain of the preterm and term neonate. Clin Perinatol, 2009, 36 (4): 807-834.

# 第四节　新生儿疼痛管理

疼痛是人体第五大生命体征。NICU 有各种各样与疼痛相关的诊疗操作，无论足月儿还是早产儿，甚至 20 周左右的胎儿，都能够感受到急性和慢性的疼痛刺激。新生儿期疼痛与成年后痛觉敏感、疼痛自我调节障碍和其他神经功能异常有关。NICU 应加强疼痛的评估和管理，合理运用必要的镇痛措施，减轻疼痛对重症监护患儿远期预后的不良影响。

## 【概况】

疼痛在 NICU 新生儿中普遍存在，常用的有痛操作和疼痛分度[1]如表 10-4-1 所示。Anand[2]报告，在胎龄 23～42 周的 603 名新生儿中，住院期间共有 38426 次侵入性的有痛操作，平均每名新生儿每天承受 14 次之多。生后第 1 天有痛操作最频繁，出生 2 周后频率迅速下降。Carbajal 等[3]的研究结果与之类似，430 名 NICU 早产儿生后 14 天内，每天经历的疼痛刺激平均为 16 次。

新生儿疼痛常常被忽略或低估，由于对麻醉剂、镇痛剂的偏见，新生儿疼痛大多没有得到适当的处理[4]，我国 NICU 中对新生儿疼痛的管理尚不成熟。2003 年美国的一份研究表明，在 151 名新生儿所承受的 20 000 次有痛操作中，得到镇痛处理者不足 35％。近 10 年来，有关新生儿疼痛的研究有了较大进展，国外已公布相关的临床指南。NICU 有必要将疼痛评估和镇痛管理纳入日常工作中。

## 【与疼痛相关的病理生理改变和远期影响】

新生儿疼痛传导通路与成人相似，痛觉感受器接收到各种机械、化学或热刺激后，经传入纤维送达脊髓后角，再上行传至丘脑。新生儿的痛觉感受器分布广泛，抑制性神经递质相对不足，敏感阈值较低，可能更易受到疼痛侵扰。新生儿发育中的神经系统还可以产生多种受体，并通过复杂的机制应答疼痛刺激，产生一系列应激和调节的神经生理学和神经免疫学改变。Holsti[5]的研究发现，超未成熟儿经历疼痛刺激后，校正胎龄 32 周时，机体应激时血浆皮质醇浓度降低，面部表情减少，提示疼痛刺激可能导致下丘脑-垂体-肾上腺素轴反应减弱。如果疼痛持续或反复存在，与疼痛有关的脊髓和脊髓以上的解剖结构可发生永久性重建，会改变机体的生物行为反应，使外周感受器对疼痛的敏感性增高，有可能在远期出现各种神经发育、行为和认知功能障碍。Ruth 等[6]对 211 例新生儿（137 例为早产儿，74 例为足月儿）在校正月龄 8 个月及 18 个月时进行行为发育评分，发现新生儿期经历的有创操作次数越多，其认知及运动能力越差。

## 【新生儿疼痛的评估方法】

新生儿不能描述自己的疼痛和不适，目前主要通过各种评分量表来评价新生儿疼痛程度及治疗效果，但是还没有一种评分量表能够对所有类型的新生儿疼痛进行全面衡量。理想的评分量表应能够很好地整合各种行为反应、生理生化参数改变，稳定地评估判断不同来源疼痛的强度和性质。与疼痛有关的面部表情包括皱眉、挤眼、缩鼻、下颌抖动、努嘴、舌肌紧张等，剧烈、刺耳、不规律的尖声啼哭也与疼痛有关。与疼痛有关的生理参数的改变包括心率增快、呼吸急促、血压升高、泌汗，这些虽然不是特异性反应，但是易于观察和测量。同时还要记录新生儿的健康状况、疼痛持续时间、环境、觉醒状态等。但是，对疼痛无反应并不意味着不痛，测评结果有时并不能真正反映患儿疼痛的实际程度。

表 10-4-1 住院新生儿常用的有痛操作及疼痛分度[1]

| 疼痛程度 | 侵入性操作 |
| --- | --- |
| 轻微疼痛 | 鼻咽插管，脐动脉置管，下胃管 |
| 中等疼痛 | 气管插管，气管内吸引，经外周动静脉穿刺，足跟采血，肌内注射 |
| 剧烈疼痛 | 胸腔导管穿刺，外周动静脉切开，腰椎穿刺，眼底检查 |
| 尚不清楚 | 胸腔导管留置，鼻咽吸引，胸腔导管移除，取出静脉套管 |

新生儿疼痛的评分量表主要分为一维评分体系和多维评分体系。一维评分体系通过新生儿行为进行评分，多维评分体系将新生儿行为及生命体征结合进行评分。一维评分体系包括新生儿面部编码系统（the Neonatal Facial Coding System，NFCS）、新生儿疼痛行为评分（the Behavioral Indicators of Infant Pain，BIIP）、新生儿疼痛评分（Neonatal Infant Pain Scale，NIPS）、新生儿疼痛评估（Pain assessment in Neonate，PAIN）等。多维评分体系包括早产儿疼痛评分（the Premature Infant Pain Profile，PIPP）、疼痛评估（Pain Assessment Tool，PAT）等。以上这些量表大多适合对急性疼痛进行评价。

适用于外科术后及持续插管患儿的慢性持续性疼痛的量表较少，常用的包括新生儿疼痛焦虑和镇静评分（Neonatal Pain，Agitation and Sedation Scale，N-PASS）、疼痛不适评分〔Échelle Douleur Inconfort Nouveau-Né（the Pain and Discomfort Scale），EDIN〕和婴儿疼痛评分（Douleur Enfant Gustave Roussy，DEGR）等，采用这些量表有助于指导麻醉镇痛药的用量。

在 NICU 进行疼痛评估需要耗费更多的人员和时间，现有的各种评分量表都存在一定局限性，因此并未在 NICU 中得到广泛使用。评价结果与观察者、新生儿状态、外界环境均密切相关，主观性较强，有时候评估常常是回顾性的，不同的观察者可能做出不同的评分，病情危重的新生儿也可能对疼痛不产生应有的反应，噪声、强光、操作等干扰因素也会影响结果，这些混杂因素会使结果有一定的偏差。各 NICU 可以根据实际情况选择或自行编制较适宜的量表。表 10-4-2 和表 10-4-3 是分别适用于急性和慢性疼痛的简化的评估量表[7]，可供临床使用时参考：

表 10-4-2　急性疼痛评估表

| 参数 | | 得分 |
| --- | --- | --- |
| 首声啼哭尖锐刺耳 | 否 | 0 |
| | 是 | 2 |
| 心率突然加速 | 否 | 0 |
| | 是 | 2 |
| 持久和强烈的啼哭 | 否 | 0 |
| | 一般 | 1 |
| | 明显 | 2 |

表 10-4-3　EDIN 量表

| 指标 | 描述 | 得分 |
| --- | --- | --- |
| 面部表情 | 舒展放松 | 0 |
| | 短暂皱眉、撅嘴、下颌颤抖或紧绷 | 1 |
| | 频繁地皱眉挤眼，表情痛苦 | 2 |
| | 持久地皱眉挤眼，表情痛苦，持续苦恼或面部完全僵硬 | 3 |
| 躯体运动 | 运动完全放松舒展 | 0 |
| | 短暂的肢体扭动 | 1 |
| | 频繁的肢体扭动，但易于安抚 | 2 |
| | 持续的肢体扭动、握拳、足趾屈曲、肌张力增高，或异常的运动迟缓、反应低下 | 3 |
| 睡眠质量 | 易于入睡 | 0 |
| | 不易入睡 | 1 |
| | 经常自发觉醒，睡眠不安 | 2 |
| | 频繁自发觉醒，明显睡眠不安 | 3 |
| | 完全无法入睡 | 4 |
| 对护理操作的反应 | 有自发微笑，对声音有反应 | 0 |
| | 护理操作时有短暂不安 | 1 |
| | 护理操作时缺少交流反应，轻微刺激常引起哭闹 | 2 |
| | 护理操作时无任何交流反应，无刺激时仍呻吟不止 | 3 |
| 易安抚性 | 安静，完全放松 | 0 |
| | 易于被抚摸、声音或吸吮安抚 | 1 |
| | 不易安抚 | 2 |
| | 无法安抚，过度吸吮 | 3 |

注：评估方法是在护士护理和喂养患儿过程中连续观察数小时，评价镇痛剂的效果，记录每一项的得分后计算总和

近年来也有研究者运用量表以外的方法评估新生儿疼痛。Bartocci 等[8]对 40 名胎龄 28～36 周的早产儿进行近红外光谱监测，发现这些早产儿在进行取血时，脑血流增加，并与胎龄呈正相关，故建议可应用近红外光谱测定大脑血流、血容量、氧合状况，以此评估疼痛程度。Fernandez 等[9]通过随机对照试验对 34 名健康足月新生儿的脑电图进行研究，发现重复弹足底可改变前额脑电匀齐性，认为额叶放电节律及频率变化有助于评估新生儿疼痛程度。北京大学第三医院儿科与中国科学院声学研究所的联合研究认为，语音识别技术对新生儿痛性与非痛性啼哭有识别作用，语音识别可以作为新生儿疼痛鉴别和评价研究的可行技术[10]。

## 【新生儿镇痛管理】[11]

### （一）基本原则

1. 优先考虑运用环境、行为和非药物镇痛措施而不是药物镇痛措施，如抚摸、拥抱、振摇、袋鼠式护理、巢式护理、音乐及声音安抚、非营养性吸吮和喂糖水等。这些措施与镇痛药物结合使用，可起到协同或相加的作用。

2. 最好在患儿清醒和安静的最佳基线状态时进行各种有痛操作。

3. 有痛操作最好不要选择睡眠时或喂奶前后，不要频繁进行各种有痛操作，在一次有痛操作后，至少 2 h 内不再安排其他有痛操作，以利于机体有足够的恢复时间。

4. 减少环境中的强光和噪声，尽量保持安静和放松。

5. 在有痛操作时最好将新生儿置于温暖的包被中。

6. 对慢性持续性疼痛的患儿，应将疼痛作为第五大生命体征，用量表进行连续监测记录，随时调整麻醉镇痛药物剂量。

7. 在有痛操作之后，仍需监测患儿各项生理参数，直到恢复基线状态。

### （二）各种有痛操作的镇痛处理措施

1. 采足跟血　对于足月儿和病情危重的早产儿，应避免反复足跟采血，推荐由技术熟练者取静脉血代替足跟取血。自动采血针痛感较轻，建议使用，取血过程中可对患儿进行触觉、声音和喂糖水等安抚，如有可能，采血时可让母亲怀抱患儿或哺乳，分散感觉体验，增加安全感，减轻疼痛对大脑皮质的影响。强力挤压会造成不必要的痛苦，且无助于增加血量，应予避免。循证医学尚未证实采足跟血时外用镇痛乳对镇痛有效，故暂不推荐。

2. 动静脉穿刺和经外周中心静脉置管　非药物镇痛措施如足跟采血所述。操作时应尽量选用型号最小的穿刺针，穿刺前 30～60 min 可局部涂抹镇痛乳或表面麻醉剂。对于气管插管机械通气的患儿可静脉使用阿片类镇痛药。

3. 肌内注射和皮下注射　如有可能，新生儿应尽量采用静脉注射，避免肌内和皮下注射。如必须进行，应尽量使用型号最小的注射器。肌内和皮下注射的非药物镇痛处理同足跟采血。注射前 60 min，可局部涂抹镇痛乳。

4. 中心静脉穿刺置管　非药物措施同上。穿刺前 60 min 可涂抹镇痛乳或表面麻醉剂。穿刺时可使用药物镇痛，如芬太尼加咪达唑仑，或氯胺酮，同时给予呼吸和循环的严密监护和支持。

5. 气管插管　有多种药物可用于新生儿选择性气管插管的术前准备，如阿片类药物加肌松剂、芬太尼加咪达唑仑或丙泊酚等，也有使用硫喷妥钠和氯胺酮的报道。插管期间最好持续给予镇痛药物，减少疼痛带来的不适和对生理参数的影响。经鼻插管的患儿，可以局部给予小剂量（0.3 ml/kg）的 2% 利多卡因凝胶。

6. 腰椎穿刺　固定体位时，避免过度屈颈屈膝，以减少缺氧和椎体骨折的风险。推荐使用 G24 号 Sprotte 穿刺针，优点是对黄韧带损伤小，穿刺成功率高。使用普通腰椎穿刺针或无针芯的头皮针，穿刺后易于渗液和出现继发性头痛，且可能与椎管内继发上皮样肿瘤有关，不建议使用。非药物镇痛措施一般采用非营养性吸吮、喂糖水或母乳等。穿刺前 60 min 可局部涂抹镇痛乳。如果穿刺时患儿气管插管，可单剂缓慢推注阿片类药物。躁动不安的足月儿可在严密监护的前提下注射咪达唑仑，注射时要特别注意血压的变化。穿刺后应使患儿仰卧，维持镇痛措施，监护生理参数直至恢复基线状态。穿刺后可能出现头痛，必要时可考虑使用对乙酰氨基酚镇痛。

7. 胸腔穿刺置管　非药物镇痛措施同前。如果不是紧急操作，可提前 60 min 在局部涂抹镇痛乳。如果是紧急胸腔穿刺，可皮下注射 1% 利多卡因浸润麻醉。操作时，如果是气管插管机械通气的患儿，可缓慢注射单剂阿片类药物。如果患儿没有气管插管机械通气，可使用单剂氯胺酮，但极低出生体重除外。用药后应严密监护自主呼吸情况，随时准备给予必要的通气支持。穿刺后，根据疼痛量表的监测情况可分次或持续给予阿片类药物。置管拔除时，除给予非药物安抚措施、局部涂抹镇痛乳外，也可考虑给予单剂阿片类药物。

8. 早产儿视网膜病变筛查　筛查最好选择远离喂奶的时间。可选用喂糖水、非营养性吸吮、喂母乳等非药物措施。检查时最好不用开睑器，因为它会引起较强烈的疼痛。可局部滴入 0.4% 奥布卡因或 1% 丁卡因滴眼液作为局部麻醉。必要时可缓慢静脉注射阿片类药物或氯胺酮镇痛。

9. 早产儿视网膜病变激光治疗　非药物措施同前。术中可联合使用局部和全身麻醉剂。插管前可给予单剂阿片类药物加肌松剂，也可使用局部麻醉剂加低剂量阿片类药物和咪达唑仑，或氯胺酮。术中应给予正压通气支持气道，未插管的患儿也可以考虑喉罩气道通气支持。术后镇痛和监护应维持 24～48 h。

**（三）新生儿常用麻醉镇痛药物的参考用法和用量。如表 10-4-4 所示。**

表 10-4-4　新生儿麻醉镇痛药物参考使用方法

| 局部麻醉 | | |
| --- | --- | --- |
| 药物 | 剂量 | 安全性 |
| EMLA 乳膏（5% 利多卡因-丙胺卡因乳膏） | 0.5～1 g，操作前 60 min 涂抹 | 每 15 min 检查皮肤有无充血、水肿、血管收缩等异常表现 |
| 4% 利多卡因乳膏 | 1 g，操作前 30 min 涂抹 | |
| 1% 利多卡因 | 2～4 mg/kg，与碳酸氢钠配成 1∶10 缓冲液 | 最大量 5 mg/kg |
| 0.4% 奥布卡因和 1% 丁卡因滴眼液 | 每侧 1 滴 | |
| **全身用药** | | |
| 药物 | 单次剂量 | 维持剂量 |
| **全身镇痛** | | |
| 吗啡 | 50～100 $\mu$g/kg，60 min 内 IV | 10～40 $\mu$g/(kg·h) |
| 芬太尼 | 0.5～3 $\mu$g/kg，30 min 内 IV | 0.5～3 $\mu$g/(kg·h) |
| 对乙酰氨基酚 | 10～15 mg/kg，15 min 内 IV，或口服，每 6～8 h 可重复 | |
| **全身麻醉** | | |
| 氯胺酮 | 0.5～2 mg/kg，IV | 0.5～1 mg/(kg·h) |
| 硫喷妥钠 | 2～6 mg/kg，IV | |
| 丙泊酚 | 2.5 mg/kg，IV | 0.5～4 mg/(kg·h) |
| **肌松剂** | | |
| 维库溴铵 | 0.1 mg/kg，IV | 0.05～0.1 mg/(kg·h) |
| 米库氯铵 | 0.2～0.3 mg/kg，IV | |
| **硬膜外麻醉** | | |
| 0.08%～0.1% 布比卡因 | | 0.25 mg/(kg·h)，≤24～36 h |
| 罗哌卡因 | 0.9 mg/kg | 0.2 mg/(kg·h) |
| 0.25% 左旋布比卡因 | 2.5 mg/kg | 0.25～0.75 mg/(kg·h) |

IV，静脉注射

## 【小结】

　　尽管新生儿疼痛管理在我国 NICU 中尚不成熟，新生儿也不能像成人一样主动表达生命早期的疼痛，但出于人道主义原则和众多疼痛与神经发育研究结果的提示，加强疼痛管理对于 NICU 患儿的必要性和重要性已日益彰显。进一步普及和提高对新生儿疼痛的临床认识、规范其评价手段和正确使用镇痛措施是 NICU 工作者刻不容缓的任务。

（汤亚南　童笑梅）

## 参考文献

[1] D'Apolito KC. State of the science：procedural pain-management in the neonate. J Perinat NeonatalNurs，2006，20（1）：56-61.

[2] AnandKJ；InternationalEvidence Based Group for Neonatal Pain. Consensus statement for the prevention and management of pain inthe new born. Arch Pediatr Adolesc Med，2001，155（2）：173-180.

[3] Carbajal R，Rousset A，Dananc C，et al. Epidemiology and treatment of painful procedures in neonates in intensive care units. JAMA，2008，300（1）：60-70.

[4] 汤亚南，赵凤临. 新生儿疼痛临床研究进展. 中国当代儿科杂志，2007，9（3）：281-284.

[5] Holsti L，Grunau RE. Is it painful or not? Discriminant validity of the Behavioral Indicators of Infant Pain（BIIP）scale. Clin J Pain，2008，24（1）：83-88.

[6] Grunau RE，Whitfield MF，Petrie-Thomas J，et al. Neonatal pain，parenting stress and interaction，in relation to cognitive and motor development at 8 and 18 months in preterm infants. Pain，2009，143（1-2）：138-146.

[7] Bellieni CV. Pain assessment in human fetus and in-

fants. AAPS J，2012，14（3）：456-461.

［8］Bartocci M，Bergqvist LL，Lagercrantz H，et al. Pain activates cortical areas in the preterm newborn brain. Pain，2006，122（1-2）：109-117.

［9］Fernandez M，Blass EM，Hernandez-Reif M. Sucrose attenuates a negative encephalographic response to an aversive stimlus in newborns. J Dev Behav Pediatr，2003，24（4）：261-266.

［10］汤亚南，童笑梅，王之禹，等. 语音识别技术对新生儿疼痛与非疼痛啼哭的分类研究. 临床儿科杂志，2009，27（3）：236-238.

［11］Lago P，Garetti E，Merazzi D，et al；PainStudy Group of the Italian Society of Neonatology. Guidelines for procedural pain in the newborn. Acta Paediatr，2009，98（6）：932-939.

# 第五节　新生儿缺氧缺血性脑病

围生期窒息引起脑缺氧缺血，进而导致胎儿和新生儿的脑损伤，称为缺氧缺血性脑病（hypoxic-ischemic encephalopathy，HIE），临床表现为意识障碍、肌张力改变和原始反射异常的神经系统综合征，常合并有窒息所致的其他脏器功能障碍。HIE是新生儿期最常见的脑损伤疾病之一，严重者可能遗留严重的神经发育障碍，如脑瘫、认知障碍、感知异常和癫痫等。我国制定的HIE的诊断标准主要针对足月新生儿，但这并不是因为其主要发生在足月儿，也可见于早产儿。所以，有时会采用一个更广义的名词来描述窒息所致脑损伤，即缺氧缺血性脑损伤（hypoxic-ischemic brain damage，HIBD）。尽管我们对HIE的临床表现、病理类型和主要的不良预后有了较清楚的认识，但是至今为止对其尚缺乏有效的治疗，因此防止围生期窒息的发生是预防此病的关键。

## 【病因】

发达国家的HIE在活产新生儿中的发生率为2‰～3‰。围生期任何导致胎儿及新生儿窒息的因素均是本病病因。此外，围生期的感染，特别是宫内感染可能还是导致早产儿脑损伤的重要原因。产前窒息所致脑损伤约占20%，产时窒息约占35%，产前和产时窒息约占35%，而生后窒息仅占10%。从窒息的环节分析，新生儿脑损伤多半在产前就已发生，因此出生时是否有严重的窒息表现并不能作为HIE诊断必备条件。

## 【发病机制】

脑损伤的始动因素是窒息，窒息导致器官的缺氧缺血，更确切地说，窒息产生的严重缺氧使脑灌注降低和脑血流调节异常是脑损伤发生的关键环节，单纯的低氧血症或单纯的脑缺血均不是HIE的发生条件，窒息致脑缺血可能是不完全性，亦可能是完全性（严重窒息致低张性缺氧，脑供血暂时中断）。缺氧缺血的直接结果是血氧分压、血氧含量降低，组织代谢底物（葡萄糖）缺乏及代谢终产物的堆积，脑灌注降低和血流调节异常。

### （一）脑灌注变化

正常情况下，脑血流、脑功能和脑代谢三者相互依赖。脑血流自身调节是机体的一种适应功能，广义地说是指脑组织按基本功能和代谢需要来调节脑血液供应的内在能力；狭义地说，脑灌注压在一定范围内变化时应能保持恒定的脑血流供应（Bayliss效应），即脑血流量＝脑灌注压/脑血管阻力＝（平均动脉压－平均静脉压）/脑血管阻力。若脑灌注压在一定范围内变化，脑血流量仍能维持恒定，其主要是通过改变脑血管阻力来实现的。脑灌注压一定的变化范围称为脑血流自调坪台，那么维持脑血流量恒定的最高平均动脉压即为自身调节的上限，最低平均动脉压为下限。动物研究表明，新生动物脑血流自调坪台范围较窄，如新生犬为30～75 mmHg，胎羊为45～80 mmHg，新生猪为50～90 mmHg。随着发育的成熟，自调范围增大，自调上限增高；高血压使自调限值可能再调而发生自调坪台右移。可以推测，从胎儿到新生儿的成熟过程中，自调坪台逐渐右移。目前，我们仍不十分清楚新生儿脑血流的自调范围。但可以判定，当平均动脉压超过自调上限时将发生过度灌注，而低于下限时将发生低灌注，由此预测出血或缺血性脑损伤发生的风险。脑血流自身调节破坏常常是脑血管阻力变化所致：异常阻力增高导致低灌注，反之血管麻痹，脑血流量将随平均动脉压变化而变化，即"压力被动依赖性"脑血流。此外，脑血流调节破坏时还常表现为对$CO_2$反应性的丧失，即呼吸性酸中毒时没有使脑血流增加，呼吸性碱中毒时也未能使脑血流减少。

一般窒息缺氧为不完全性时，体内器官间血液再分布，这时脑血流不减少。当缺氧持续存在，则这种代偿机制失败，主要原因为：严重缺氧、酸中毒致心肌损害，发生泵功能衰竭，脑血流自身调节破坏，必然导致脑灌注明显减少，特别是皮层下及白质区的血流减少更明显。试验表明，即使灌注恢复，早产儿白质血流也很难恢复到原来水平。可见这时的易损区是在白质区和矢状旁区，如脑室周围深部的白质区（动脉供应的边界或终末区，缺血时发生边界性或终末性损伤），大脑前、中后动脉的交界区也是缺血的易损区（缺血时易发生分水岭样梗死）。当急性完全性窒息缺氧或反复窒息缺氧（不完全性），基底核、丘脑、脑干血流减少，将会导致更严重的损伤。

### （二）脑组织生化及细胞学变化

目前认为，一般情况下葡萄糖是中枢神经细胞代谢的唯一底物。窒息时，葡萄糖转运障碍，使得神经细胞可利用的葡萄糖明显减少。由于缺氧，能量的产生主要靠无氧酵解，这势必导致大量乳酸堆积，ATP 产生减少，细胞内 pH 降低，进而细胞膜的泵功能不足，大量钠、钙离子流入细胞内，造成细胞源性水肿。应用磁共振波谱（MRS）的动物实验研究表明，窒息的急性期，ATP 可在 30 min 内迅速下降，脑内乳酸水平急剧升高，细胞内 pH 降低。复苏后 2～3 h，ATP 可恢复至原有水平，乳酸水平下降，但并没有完全恢复。随后的 24 h，ATP 再次下降，36～48 h，ATP 降低更明显，而这时细胞内 pH 可正常，但乳酸增加，这种现象称为"二次能量衰竭"。严重窒息导致的 HIE 发生"二次能量衰竭"的时间为 48～72 h，这时临床表现也最重。"二次能量衰竭"的病理基础是严重的线粒体功能障碍，线粒体崩解和减少，同时脑组织严重肿胀伴有大量神经元坏死。

钙离子的大量内流不但可使细胞氧化磷酸化障碍，最终可致细胞不可逆的损害；还可使脂酶、蛋白质酶等激活，进而使膜磷脂破坏，产生大量不饱和脂肪酸、血栓素、白三烯、血小板活化因子（PAF），使细胞膜的通透性增强，微循环障碍（可有微血栓形成）。ATP 降解产生大量腺苷，后者转化为次黄嘌呤，再灌注时，次黄嘌呤在黄嘌呤氧化酶的作用下可产生大量氧自由基；钙内流激活一氧化氮合酶。结果产生大量过氧亚硝酸盐和一氧化氮，这不可避免地使组织损害进一步加重。此外，缺氧缺血时突出前膜去极化，大量谷氨酸盐以出胞的形式释放至突触间隙，激活 N-甲基天冬氨酸（NMDA）、α-氨基羟甲基恶唑丙酸（AMPA）和海人草酸盐（KA）受体，使突触后膜对钙离子通透性增强，使细胞内的游离钙进一步增加，激活脂酶、蛋白酶和内

切核酸酶，启动细胞的死亡过程。近年来研究还证明，缺血再灌注后诱发明显的炎症反应，损伤的神经组织区域有大量细胞因子表达〔白介素（IL）-16、IL-6、肿瘤坏死因子（TNF）α、细胞间黏附分子（ICAM）-1 等〕，应用 IL-1 抗体可以明显减轻缺血性脑损伤。目前认为细胞因子介导的炎症反应在宫内感染时是导致脑损伤的主要病理过程。

目前认为细胞的死亡过程可能存在两种形式，一种是坏死，一种是凋亡。神经细胞究竟以哪种死亡形式为主尚不清楚。细胞凋亡有其特征性的病理改变：细胞皱缩、胞膜完整、染色质浓聚和 DNA 合段，电泳后可见典型 DNA 梯。实际上细胞的凋亡是由基因调控的一种程序性死亡，上述发病机制均可在细胞凋亡过程中起重要作用。

### 【神经病理】

缺氧缺血性脑损伤的神经病理类型主要决定于窒息的严重程度、作用时间及脑发育的成熟度。主要类型见表 10-5-1。脑发育细胞代谢最旺盛区、血供最薄弱区是最易损伤的区域。一般成熟的脑易损性为：神经元≥少突胶质细胞＞星形胶质细胞＞小胶质细胞。

### 【临床表现】

HIE 的临床表现一般有明显的阶段性，包括起病（出生至 12 h）、典型表现期（12～24 h）、高峰期（24～72 h）及恢复期（72 h 后）。因此，对于窒息所致脑损伤的表现，需要密切观察演变经过，切不可根据一时的早期表现过早下结论。描述其临床表现一般从以下几个方面：意识状态、肌肉张力、原始反射、惊厥及脑干症状。

1. 起病期（出生～12 h）　一般表现有兴奋、激惹或意识状态正常，肌肉张力增高或正常、原始反射正常。但严重窒息时，可表现有明显的意识障碍，反应迟钝，甚至昏迷，呼吸节律改变，甚至呼吸暂停、惊厥。瞳孔反射可能正常。

2. 典型表现期（12～24 h）　兴奋激惹、肢体活动较多，肌张力开始降低，原始反射正常或减弱。若此时肌肉张力和原始反射正常、意识状态正常或激惹兴奋不明显，多数为轻度 HIE。对于中重度 HIE，此期即可表现为肌张力降低，原始反

表 10-5-1 HIE 的主要神经病理类型

| 神经损伤 | 解剖定位 | 病理改变 |
| --- | --- | --- |
| 选择性神经元坏死（主要见于足月儿） | 大脑皮层、基底核、丘脑、海马、脑干、脑桥小脑、脊髓前角 | 神经元坏死、小胶质细胞浸润、星形胶质细胞肥大、大理石状态（主要见于足月儿，早产儿亦可见到）；神经元缺失、胶质细胞增生、过度髓鞘化 |
| 矢状窦旁损伤（主要见于足月儿） | 大脑皮层及皮层下（主要大脑动脉交汇区） | 神经元坏死为主，而少突胶质细胞、星形胶质细胞、小胶质细胞很少受损 |
| 脑室周围白质软化脑室内、生发基质及脑室周围出血（主要见于早产儿） | 生发基质、侧脑室背侧三角区、前角、马氏孔水平白质及半卵圆中心 | 少突胶质细胞减少，轴突肿胀，星形胶质细胞和小胶质细胞增生、髓鞘消失，脑室扩张 |
| 局灶性/多灶性缺血性脑损害（足月儿、早产儿均可见） | 大脑皮层及皮层下白质 | 受累的细胞广泛：神经元、少突胶质细胞、星形胶质细胞和内皮细胞 |

射减弱，对于足月儿，上肢张力降低较明显，而早产儿与之相反。此外，常有尿潴留表现，而且可持续到恢复期后。

3. 高峰期（24～72 h） 主要表现为嗜睡，反应迟钝，重者昏迷，原始反射减弱或消失，肌肉松软，有时可见僵直，甚至有角弓反张，有脑干症状（瞳孔扩大或缩小、呼吸节律不齐、血压不稳、心率明显减慢、眼球震颤），前囟张力明显增高，可有频繁惊厥，重者死亡多数在此期。若无昏迷，原始反射消失、有脑干症状、频繁惊厥，可诊断为中度 HIE，否则为重度。

4. 恢复期（72 h 后） 中重度 HIE 意识状态、肌肉张力、原始反射等的临床表现开始逐渐恢复，惊厥已明显减少，但仍可有尿潴留，所有症状体征不可能立即恢复正常，亦不可能持续加重，一般 7～10 天可大致恢复正常。除上述神经系统临床表现之外，尚伴有其他系统功能障碍表现，危重者常死于心源性休克和急性肾衰竭。

【辅助检查】

（一）血液及体液的生化分析

窒息新生儿血清中肌酸激酶（CPK）、乳酸脱氢酶（LDH）、肌酸激酶同工酶（CPK-MB）显著增高，与脑损伤程度平行；脑脊液中 CPK-BB、神经特异性烯醇化酶（NSE）明显增高对预后判定有一定价值。有报道，尿中乳酸和肌酐（$^1$H NMRS 方法）比值可以判断窒息的严重程度及脑损伤的严重程度，准确判定预后（病情越重，乳酸与肌酐的比例越高，预后越差）。

（二）头部超声检查

超声检查对脑室内和生发基质出血及脑室周围白质软化的敏感性和特异性较好。脑室周围白质软化早期主要表现为局灶性或弥漫性高回声，一般 1～3 周可见低回声的囊腔，随后消失，逐渐表现为脑室扩张。基底节和丘脑损伤时显示为对称性强回声；脑梗死早期表现为相应动脉供血区强回声，数周后梗死部位可出现脑萎缩及低回声囊腔。多普勒超声可以分析颅内动脉的血流速度，测定的平均血流速度与脑血流量呈高度正相关。此外，可以分析血流频谱形态，测定搏动指数和阻力指数。血流频谱早期为低矮的"单峰"型，极期为"宽大"高舒张期血流型频谱。阻力指数小于 0.55 常提示预后不良。

（三）CT 与 MRI 检查

由于新生儿，特别是早产儿脑组织含水量高，对于脑缺血性改变及脑室周围白质软化，在早期，CT 和 MRI 的敏感性和特异性较低。但对颅内出血敏感、特异性高。此外，若建立正常的判定标准，CT 值的显著降低（特别是生后 2 周后）与预后有一定的关系。丘脑及基底核的损伤在 CT 上可以表现为"信号反转"现象，即早期表现为明显的低密度，10～14 天左右可见明显的密度增高。多在出生 2～7 天实施 MRI 检查，不但可判定损伤的严重程度，还可鉴别是否存在脑发育畸形、先天性遗传代谢病所致脑损伤，以及评估髓鞘及皮层的发育。足月新生儿 HIE 的 MRI 主要表现为：①轻中度 HIE，皮层及皮层下、脑室周围白质、半卵圆中心（白质）在 $T_1WI$ 呈限局性高信号影，而 $T_2WI$ 表现为低信号或等信号影，增强后发现该处常有增强效应，提示可能与血脑屏障破坏有关，可能是渗出或淤血的改变。弥散加权像（DWI）为高信号，提示有局部的细胞毒性水肿表现。但在 2 周左右的 MRI 检查发现，$T_1WI$/

$T_2WI$ 异常信号转为正常，说明病理改变不一定为出血性损伤，也可能为胶质细胞增生。②中重度 HIE，皮层脑沟处（如 Rolandic 区）和顶枕部 $T_1WI$ 可见曲线条状或点片状高信号影，严重者整个皮层呈一致性"雪花"状高信号影，晚期可能发生囊性脑软化。③深部核团受累，主要是基底核、丘脑和丘脑腹外侧核，$T_1WI$ 呈点片状高信号影，内囊后肢呈一致性低信号，多见于重度 HIE。④脑梗死，急性缺血期的数小时内 DWI 即可作出诊断，表现为缺血区的一致性高信号，而常规 MRI $T_1WI/T_2WI$ 常在 24 h 后改变方明显，1 周后常规 MRI 改变明显，而 DWI 可能有假性正常现象，2 周左右表现为一致性低信号，提示液化坏死。

#### （四）磁共振频谱（$^1$HMRS、$^{31}$PMRS）

磁共振频谱（magnetic resonance spectroscopy，MRS）可以在体反映脑代谢的情况，主要是通过对脑组织中的天冬氨酸盐（NAA）、胆碱（choline）、乳酸盐（lactate）、肌酐（Cr）、ATP、磷酸肌酐（PCr）、无机磷（Pi）分析获得（还可以分析其他物质的含量，如谷氨酸盐、肌醇等）。$^{31}$PMRS 研究证明，HIE 患儿生后 2～4 天，PCr/Pi、ATP 降至最低点，其降低程度与窒息严重程度、脑损伤的严重程度及预后密切相关。$^1$HMRS 分析天冬氨酸盐/胆碱、乳酸盐/肌酐、乳酸盐/天冬氨酸盐可反映脑损伤的严重程度及预后。主要表现为，乳酸盐峰值明显增高，甚至可以持续几个月，生后 18 h 内乳酸盐/肌酐即显著增高，此改变与 $^1$PMRS 分析所得 PCr/Pi 变化较一致，可以用于判定神经发育的预后，而乳酸盐/天冬氨酸盐是反映亚急性期、慢性期非常好的指标，重度 HIE 患儿明显高于轻度者和正常儿。

#### （五）磁共振弥散加权成像（DWI）和弥散张量成像（DTI）

DWI 主要是描述组织中水分子的弥散程度，可用表观弥散系数（apparent diffusion coefficient，ADC）定量评价；而 DTI 是描述水分子运动的各方向性程度，即各向异性，特别适合神经纤维束的损伤和发育评价。缺氧缺血性脑损伤时，神经细胞水肿以细胞毒性水肿为主要病理改变，细胞内水分子移出受限，ADC 值降低，DWI 表现为高信号影，在损伤后的 2～4 天最明显，这可能与"二次能量衰竭"的发生有关，当水肿减轻后，细胞内水分子移出增加，DWI 的信号减弱或恢复正常，ADC 值升高，一般需 7～10 天（可能为假性正常），若组织发生坏死，细胞内水分子大量移动到细胞外，ADC 值异常增高，DWI 表现为低信号。重度 HIE 时应用 DWI 在 24～48 h 丘脑、基底节即表现为对称性高信号影，而常规 MRI 在 4～7 天左右最明显。

#### （六）脑电图

脑电图改变主要是低电压、爆发抑制、等电位及局灶性周期性单侧癫痫样放电（PLEDS）。爆发抑制、等电位常见于弥漫性的皮层神经坏死，PLEDS 主要见于局灶性脑缺血梗死，对预后判定有很大价值。早产儿脑室周围白质软化（PVL）或出血性脑梗死常在新生儿早期（最早生后第 4 天）可以记录到 Rolandic 区正相尖波，是 PVL 较特异的依据。晚期应用振幅整合脑电图（aEEG）连续监测早期脑电活动，对 HIE 预后判定有一定意义。

#### （七）正电子断层扫描（PET）

PET 目前尚未常规用于 HIE 的临床评价。PET 既可以分析局部脑血流变化，也可以准确测定不同区域脑组织的代谢情况。PET 研究证明，高代谢区往往是易损区，矢状窦旁损伤患者常有脑血流降低，脑组织葡萄糖的代谢率（CMRgl）与 HIE 严重程度呈负相关，对预后判定有重要价值。

### 【诊断与鉴别诊断】

新生儿 HIE 在我国主要指足月新生儿，对其诊断的关键点如下：

#### （一）围生期窒息史

有明确的可导致胎儿窘迫的异常产科病史，以及严重的胎儿宫内窘迫的表现：胎心＜100 次/分，持续 5 min 以上；和（或）羊水Ⅲ度污染；或者在分娩过程中有明显窒息史。出生时有重度窒息表现：1 min Apgar 评分≤3 分，且延续至 5 min 时仍≤5 分；和（或）出生时脐动脉血气 pH ≤7.00。

#### （二）临床有脑病表现

出生后不久出现神经系统症状，并持续至 24 h 以上。HIE 患儿一般规律表现为兴奋、激惹→抑制/昏迷（原始反射消失）→逐渐恢复正常，疾病高峰多在 24～96 h 阶段。窒息重者高峰前移，多在 72 h 内死亡。临床分度标准可参见我国制定的标准（表 10-5-2）。值得说明的是，临床分度不能根据窒息程度来确定。

### （三）除外其他原因所致脑损伤疾病

1. 遗传代谢性疾病　往往窒息史不明显，出生时正常，多数症状出现在生后 72 h 以后，且随进奶增加，症状逐渐加重。若临床表现为进行性加重，常伴有严重代谢紊乱且难以纠正，反复低血糖，高氨血症，应考虑有遗传代谢性疾病的可能，应进一步进行尿和血的有机酸和氨基酸分析。

2. 宫内感染所致脑损伤　特别是病毒感染，如巨细胞病毒、单纯疱疹病毒等所致中枢神经系统损伤，应注意询问母亲感染史及性接触史。

3. 先天性脑发育畸形　应进行相应的影像学检查鉴别。

4. 非窒息性围生期动脉缺血性脑损伤。

5. 低血糖脑病　常多发生在巨大儿、小于胎龄儿、糖尿病母儿或有其他高危因素、开奶延迟的患儿。如有低血糖表现，血糖纠正后仍可有惊厥等神经系统损伤表现，MRI 有时表现为顶枕部皮层或皮层下白质坏死软化。

#### 表 10-5-2　HIE 临床分度

| 分度 | 意识 | 肌张力 | 原始反射 | | 惊厥 | 中枢性呼吸衰竭 | 瞳孔改变 | 脑电图 | 病程及预后 |
| --- | --- | --- | --- | --- | --- | --- | --- | --- | --- |
| | | | 拥抱反射 | 吸吮反射 | | | | | |
| 轻度 | 兴奋抑制交替 | 正常或稍高 | 活跃 | 正常 | 可有肌阵挛 | 无 | 正常或扩大 | 正常 | 症状在 72 h 内消失，预后好 |
| 中度 | 嗜睡 | 降低 | 减弱 | 减弱 | 常有 | 有 | 常缩小 | 低电压，可有痫样放电 | 症状在 14 天内消失，可能有后遗症 |
| 重度 | 昏迷 | 松软，或间歇性伸肌张力增高 | 消失 | 消失 | 有，可呈持续状态 | 明显 | 不对称或扩大，对光反射迟钝 | 爆发抑制或等电位 | 症状可持续数周，病死率高，存活者多有后遗症 |

引自：中华医学会儿科分会新生儿学组. 新生儿缺氧缺血性脑病诊断标准. 中国当代儿科杂志，2005，7（2）：97-98

### 【治疗】

HIE 是围生期窒息所致损伤在中枢神经系统的体现，常与其他脏器功能改变或损伤并存。因此，HIE 的治疗应是整体的治疗，由于发病机制复杂，尚未完全清楚，神经系统有限的可塑性及损伤的持续性决定了治疗策略应是综合性、长期分阶段治疗。以下仅是新生儿期基础治疗的原则。

#### （一）基础治疗

1. 维持良好的通气、换气功能，使血气和 pH 值迅速恢复至正常范围。切忌在高碳酸血症时给予碱性药物。

2. 维持周身和各脏器足够的血液灌注，使心率和血压保持在正常范围。尽早判断有无循环功能衰竭（心源性休克、心肌损伤）表现，若肤色苍白、肢端发凉、前臂内侧毛细血管再充盈时间 ≥3 s、心音低钝、心率减慢、持续低血压，可应用多巴酚丁胺 2.5～8 $\mu g/(kg \cdot min)$ 或多巴胺 2.5～10 $\mu g/(kg \cdot min)$，可酌情应用果糖或磷酸肌酸改善心肌代谢。

3. 维持血糖于合适范围，迅速纠正低血糖，同时也要避免血糖过高，使血糖维持在 75～100 mg/dl。

4. 维持适宜的血液黏滞度，使血细胞比容维持在 0.45～0.55 左右，减少其对脑血流的影响。

5. 监测电解质水平，及时纠正电解质紊乱，特别是低钠血症。

#### （二）对症治疗

1. 控制惊厥　苯巴比妥负荷量为 20 mg/kg，静脉缓慢注射，负荷量最大量可达 30 mg/kg（若无效，可监测血药浓度），12 h 后给予维持量 5 $mg/(kg \cdot d)$，静脉缓慢注射。若无效，可用应用短效止惊药物劳拉西泮 0.05～0.1 mg/kg 静脉注射。苯妥英钠 20 mg/kg 静脉注射。地西泮易引起呼吸抑制，若应用，应注意静注速度，用量 0.3～0.5 mg/kg。水合氯醛常是有效的止惊药物，用量为 50 mg/kg，肛门注入，但对严重心功能不全患儿，应注意其可能有引起心律失常的危险。

2. 降低颅内压 由于新生儿颅缝闭合不全，脑水肿所致颅内高压的表现很难早期发现，故在治疗上早期即应限制液体入量 [60～80 ml/(kg·d)]，及时纠正低钠血症。若前囟张力增加，可静注呋塞米 1 mg/kg，如 6 h 后仍紧张或膨隆，可用甘露醇 0.25～0.5 g/kg 静注，4～6 h 后可重复应用，对有肾衰竭者，甘露醇应慎用。有学者对甘露醇的应用持否定态度，认为其不能改善细胞毒性脑水肿。严重的脑水肿可能为神经细胞坏死的表现。

### （三）HIE 的一般脑保护策略

1. 基本的支持治疗适用于所有脑损伤疾病。

2. 药物性神经保护

（1）果糖 1,6-二磷酸：早期应用对兴奋毒性皮层损伤有保护作用，配合低温治疗可能会增强治疗效果。

（2）兴奋性氨基酸受体阻滞剂：氯胺酮或地佐环平、美金刚、盐酸托吡酯等。

（3）自由基清除剂：别嘌醇、超氧化物歧化酶、维生素 E 等。

（4）钙通道拮抗剂：尼莫地平、尼卡地平等。

（5）促进神经生长：脑衍化神经营养因子（BDNF）、神经生长因子（NGF）、神经节苷脂-1（GM-1）、胰岛素样生长因子-1（IGF-1）、促红细胞生成素（EPO）及褪黑素等。

上述神经保护剂多半基于实验研究和有限的临床研究，缺少规范的、具有循证医学基础的较高证据效力的随机对照研究，因此并没有被临床治疗所接受。

3. 高压氧的治疗 仅限于有限的实验研究和临床应用，没有规范的随机对照研究证明其对 HIE 的有效性，尚需深入研究。

### （四）HIE 的亚低温治疗

治疗性亚低温（头部或全身性）对 HIE 的治疗效果目前已获得多项随机对照研究证实，能够降低中重度 HIE 伤残率，更远期的研究还在进行中。以 MRI 判别损伤程度，有研究报道，亚低温能够降低重度 HIE 神经病理损害的发生率。目前，亚低温＋Xeon（NMDA 拮抗剂）也在临床试验中。亚低温目前被认为是对新生儿缺氧缺血性脑损伤保护效果最为确切的治疗措施，对符合适应证的患儿，NICU 应创造条件尽早（至少应在 6 h 内）开始亚低温治疗。

1. 亚低温治疗的选择标准 胎龄≥36 周和出生体重≥2500 g（国外 2000 g），并且同时符合以下指征：

（1）有胎儿宫内窘迫的证据，至少包括以下一项：①急性围生期事件，如胎盘早剥或脐带脱垂，或严重的胎心变异或晚期减速；②出生前 6 h 内胎儿生理功能评分＜6/10（或 4/8）；③脐血 pH ≤7.0 或碱剩余（BE）≥16 mmol/L。

（2）有新生儿窒息证据，至少满足下列三项之一：①5 min Apgar 评分＜5 分；②脐血或生后 1 h 内动脉血 pH≤7.0 或 BE≥16 mmol/L；③生后即需要正压通气不少于 10 min。

（3）有新生儿中到重度 HIE 表现：①意识改变，反应差、嗜睡，甚至昏迷，加以下任何一项：②躯干或四肢姿势异常；③异常反射（包括膝腱反射和瞳孔反射异常等）；④吸吮、拥抱和恶心等原始反射减弱或消失；⑤临床惊厥发作。

（4）有 aEEG 脑功能监测异常证据（至少连续记录 20 min）：①严重异常，上边界≤10 μV；②中度异常，上边界≥10 μV 和下边界＜5 μV；③惊厥。

2. 不适合进行亚低温治疗的情况

（1）出生 12 h 后（国外 6 h 后）。

（2）初始 aEEG 监测正常，下边界＞5 μV，无惊厥。

（3）存在严重先天畸形，如复杂的发绀型先天性心脏病，严重中枢神经系统畸形，21、13 或 18 三体染色体异常。

（4）颅脑创伤或中重度颅内出血。

（5）全身性病毒或细菌感染。

（6）临床有自发出血倾向或血小板＜50×10⁹/L。

3. 亚低温治疗新生儿 HIE 的临床实施 选择性头部亚低温使鼻咽部温度维持在 33.5～34℃（目标温度），可接受温度 33～34.5℃，同时直肠温度 34.5～35℃。全身亚低温使直肠温度维持在 33.5～34℃（目标温度），可接受温度 33～34.5℃。亚低温治疗时间 72 h。

（1）准备：最好在远红外辐射式抢救台上实施，开始前应完善血常规、凝血功能、脑电图、心肝肾功能、血糖、血气分析、乳酸分析及头部超声检查。选择合适的冰帽或冰毯（不要覆盖颈部），安置好体温检测探头。

（2）降温：一般 1～2 h 达到目标温度，维持 72 h，持续监测温度变化，保持温度在可接受范围；常规进行生理指标检测、血气和电解质分析以及肝肾功、凝血功能、血常规分析，若凝血功能异常，血小板<100×10⁹/L 应及时纠正；若心率持续下降或出现心律失常，应及时处理，终止治疗。

（3）复温：自然复温，关闭亚低温治疗，关闭外加温电源，逐渐开始复温；人工复温，设定鼻咽部温度或直肠温度为每 2 h 升高 0.5℃，直至温度升至 36.5℃。复温过程中注意监测心率、呼吸及尿量变化。

目前新生儿脑损伤的神经保护策略尚不完善，并不能从根本上改变神经损伤不良预后。脑损伤、脑损伤修复及损伤后的发育是一个动态过程，目前的治疗和预防保护策略仅限于很短的时间内，研究表明，损伤、修复及发育持续存在，因此，脑损伤的治疗一定是多阶段综合治疗，亚低温治疗是目前有较好临床证据的重要的早期治疗措施。

**【预后判定】**

HIE 预后准确判断相当复杂，往往某一单一因素只能反映某一阶段的问题，重度 HIE 后遗症发生率较高，经过治疗者多在 25%～50%。中轻度者一般预后较好。预后不良常常包括以下因素：

1. 重度窒息，抢救 20 min 以上才出现自主呼吸。

2. 临床分度为重度。

3. 频繁惊厥发作，不易控制。

4. 出现脑干受累表现。

5. 1 周后神经系统症状仍未消失。

6. 治疗后 2 周脑电图改变为等电位、爆发抑制。

7. 生后 3～4 周头颅 CT 扫描仍有大片低密度影或脑室扩大、沟回变深。

8. 生后 12～14 天 NBNA 评分<35 分。

9. MRI 表现为深部核团受累（基底核、丘脑）。

（毛 健）

## 参考文献

[1] Volpe JJ. Neurology of the newborn. 4th ed. Philadelphia：Saunders，2001：217.

[2] 中华医学会儿科分会新生儿学组. 新生儿缺氧缺血性脑病诊断标准. 中国当代儿科杂志，2005，7（2）：97-98.

[3] Ruthford M，Srininvasan L，Dyet L，et al. Magnetic resonance imaging in perinatal brain injury：clinical presentation，lesion and outcome. Pediatric Radiol，2006，36（5）：582-592.

[4] 李书娟，毛健. 缺氧缺血性脑损伤时新生大鼠脑皮质神经细胞能量代谢的改变. 中国当代儿科杂志，2004，6（2）：101-104.

[5] Barkovich AJ，Miller SP，Bartha A，et al. MR Imaging，MR Spectroscopy，and diffusion tensor imaging of sequential studies in neonates with encephalopathy. AJNR Am J Neuroradiol，2006，27（3）：533-547.

[6] 选择性头部亚低温治疗新生儿 HIE 多种心协作组. 亚低温治疗新生儿缺氧缺血性脑病临床多中心研究阶段性疗效分析. 中国循证儿科杂志，2006，2（1）：99-105.

# 第六节 新生儿颅内出血

颅 内 出 血 （intracranial hemorrhage，ICH）是新生儿期最常见的脑损伤形式，依据出血部位不同，可分为脑室周围-脑室内出血、硬脑膜下出血、蛛网膜下腔出血、脑实质出血，小脑及丘脑、基底核等部位也可发生出血。

## 脑室周围-脑室内出血

脑 室 周 围 - 脑 室 内 出 血 （periventricular-intra-ventricular hemorrhage，PIVH）是新生儿，特别是早产儿最常见的颅内出血类型，至少占新生儿颅内出血的 80% 以上，胎龄越小，发病率越高。脑室周围出血即室管膜下出血（subependymal hemorrhage，SEH），也称生发基质出血（germi-nal matrix hemorrhage），当出血量增加，血液经破溃的室管膜流入脑室内则形成脑室内出血（in-traventricular hemorrhage，IVH）。也有些早产儿和足月儿出血直接源于脑室内的脉络丛。由于此类出血在新生儿各类颅内出血中所占比例较大，因此简称的"颅内出血"常指的就是"脑室周围-脑室内出血"。

### 【发病情况】

脑室周围-脑室内出血在新生儿，特别是早产儿一直有很高的发生率。在早年尚无影像学检查的时代，对该病仅有临床诊断，只有在尸体解剖时才能确诊一小部分病例，很难总结出新生儿颅内出血的真实发病率。直到影像学用于新生儿领域，人们更深入地认识了这一疾病，逐步了解了它的发病情况。20 世纪 70 年代以后，美国不断有多项研究报道，尤其关注早产儿脑室周围-脑室内出血的发病情况，经头颅 B 超和 CT 检查，出血发病率为 40%～50%；80 年代中报道，出生体重＜2000 g 的早产儿，颅内出血的发生率达 29%，80 年代后期，有报道发生率 20%；90 年代中，发生率甚至低于 20%，大约为 15%。发病率的不断降低充分体现了新生儿医学技术水平的发展。然而，此后随着围产新生儿医学技术不断提高，早产儿逐年增多，500～1000 g 的超低出生体重儿存活率增加，新生儿颅内出血的发生率呈现升高趋势。据统计，出生体重为在 500～749 g 的早产儿，发病率停留在 45% 左右，颅内出血仍是值得关注的问题。

在我国，新生儿颅内出血的发病规律与国外类似。2005 年 1 月至 2006 年 8 月，中华医学会儿科学分会新生儿学组组织全国 9 家三级甲等医院进行了早产儿脑损伤多中心协作调查，对早产儿在 3～7 天内进行颅脑 B 超检查，以后每 3～7 天复查一次，直至出院。在 3768 例早产儿中，发生脑室周围-脑室内出血者 352 例，发生率为 9.3%，按出血程度划分，Ⅰ 度 23.3%，Ⅱ 度 54.5%，Ⅲ度 17.6%，Ⅳ 度 4.5%。此项调查结果比较客观地反映了我国现阶段大城市早产儿颅内出血的发病情况。

### 【病理】

出血多始发于侧脑室的腹外侧室管膜下的生发基质，其主要原因在于早产儿该部位的生理解剖特点。在胎儿期 10～20 周时，生发基质是脑神经母细胞和胶质细胞的发源地，完成细胞的快速增殖和移行过程，随胎儿发育，生发基质渐小，在 23～24 周时，生发基质长约 2.5 mm，32 周时缩减为 1.4 mm，至 36 周时，几乎完全消失。此处出血关系到神经细胞细胞的增殖及最终神经细胞的数量。

室管膜下生发基质的动脉血液供应来自于前脉络膜动脉、大脑中动脉纹状体分支和 Heubner 动脉。为满足神经发育的需求，在此处形成供血丰富的毛细血管床，面积相对大，而血管走行不规则，血管壁由单层细胞排列而成，易于破裂出血。基质区域的静脉系统是由来自脑白质、脉络丛、纹状体、丘脑的数条静脉，丘脑纹状体静脉、脉络丛静脉、髓静脉经过尾状核头部形成端静脉，通过"U"字形回路汇聚于 Galen 静脉，之后进入颈静脉。由于这种特殊走行，易发生血流动力学的变化而致静脉破裂出血（图 10-6-1）。

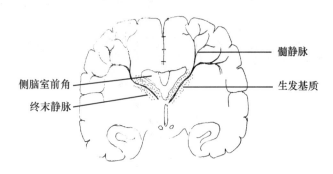

图 10-6-1　生发基质附近的静脉回流

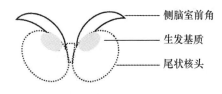

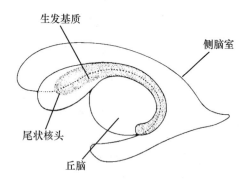

图 10-6-2　生发基质出血的部位

出血的起源部位在生发基质，不同胎龄有所不同。在 28～32 周左右，出血部位集中于尾状核头部（图 10-6-2），此前多在尾状核体部，更成熟的新生儿则 50% 源于脉络丛。出血后血液的播散也具有明显的规律性，80% 的室管膜下出血会进入脑室内，形成坚固的凝血块，严重时影响脑脊液的流动，造成梗阻。

【病因】

多种因素可致早产儿发生脑室周围-脑室内出血，同一患儿常常是多种病因共同作用而发病。

（一）血管因素

如前所述，早产儿生发基质血管丰富，血管床大，缺乏支持组织，毛细血管壁由单层细胞构成，以及静脉特殊的"U"字形回流路径等，是颅内出血发生的组织解剖基础。

（二）血管内因素

是颅内出血发生的主要诱发因素，常常与发

育中脑的功能不完善、疾病影响，甚至医源性因素有关。颅内压的改变常是颅内出血的直接诱因，而颅内压的高低又与脑血流量有密切的关系，特别是呈现"涨落"型脑血流，颅内压随之上下波动，对颅内出血有更大的威胁。

引起颅内压与脑血流不稳定的原因很多，首先是新生儿，特别是早产儿脑血管自主调节功能不完善，限制脑血流在较小的范围内波动的能力很弱，在内外环境变化时，不能维持颅内压在一个相对稳定的水平，这种现象被称为"压力被动性脑血流"（pressure-passive state），很多研究已证实了早产儿这种脑血管自主调节功能不完善的状态，应用近红外光谱技术的研究显示，呼吸机治疗中的早产儿，50% 存在压力被动性血流。当全身血压变化，脑血流速度随之变化，血流速度及血流量增加，在出血中占有重要位置，脑血流速度及血流量"涨落" > 10%，就有导致出血的可能性（图 10-6-3）。血压"涨落"原因很多，如脐静脉插管、机械通气、高碳酸血症、低血容量、低血压、动脉导管未闭（PDA）、血细胞比容降低、低血糖、吸入高浓度氧等。

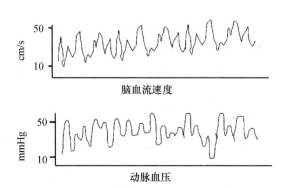

图 10-6-3　"涨落"型脑血流速度与动脉血压变化

在血管自主调节功能不完善的基础上，生命早期阶段的多种疾病及治疗措施就成了脑血流和颅内压"涨落"的重要原因，如早产儿原发性呼吸窘迫综合征时，呼吸机治疗和肺表面活性物质的应用会增加颅内压，高碳酸血症会使血管扩张，增加脑血流，缺氧、贫血会诱发血管痉挛和舒张的病理变化过程，当全身系统血压降低，应用血管活性药物时，脑血管的舒缩功能也会受到影响，不当的输液速度、液体张力和输液量等，这些病理因素在成熟的脑组织因有较完善的调节能力和保护功能，可能都不会引起严重的后果，而在新生儿和早产儿却可造成程度不等的颅内出血。

另外，各种出、凝血机制异常也常是颅内出血的病因，如母亲原发性血小板减少症引起的新生儿血小板减少，维生素 K 缺乏，或各种先天性凝血因子缺乏等。

### （三）血管外因素

脑内血管局部缺乏支持组织，生后细胞外液容量降低使血管外组织压力降低，也可成为颅内出血的诱因。

## 【临床表现】

早产儿脑室周围-脑室内出血依程度不同在临床上表现有三种类型：

### （一）临床无表现型

见于出血量较少的病例。此型最为常见，国外报告此型占 50% 左右。此类患儿因出血量较少，不累及周围脑实质，故而临床无表现，多在生后常规头颅 B 超筛查中发现。

### （二）断续进展型

症状在数小时至数天内断续进展，为出血量较大或渐进性出血所致，此类出血不多见。先表现为兴奋性增高，如烦躁不安、易激惹、脑性尖叫、肌震颤、惊厥、呕吐，继而出现皮质抑制症状，如神志异常、四肢张力低下、运动减少、呼吸异常，部分患儿存活，更严重者全身病情进一步恶化死亡。

### （三）急剧恶化型

极少见，发生在短时间内严重出血的早产儿。在数分钟至数小时内病情急剧进展，很快出现意识障碍、眼球固定、凝视、光反射消失、前囟紧张、隆起、强直性惊厥、中枢性呼吸抑制、肌张力低下、肢体松软，患儿常在短时内死亡。

## 【诊断】

### （一）临床诊断

对存在围生期高危因素的新生儿，特别是产程不顺利，经历中高位产钳、胎头吸引助娩的新生儿，当生后出现不同程度的意识障碍，如兴奋、易激惹、嗜睡、肌张力异常、惊厥等神经系统症状，或不能用其他原因解释的呼吸暂停等，应高度怀疑颅内出血的发生。

病情危重处于抢救中的早产儿，如原发性呼吸窘迫综合征应用呼吸机治疗、休克、弥散性血管内凝血、坏死性小肠结肠炎等，容易发生严重

颅内出血，临床可出现颅内压高、呼吸暂停、惊厥等表现，但由于原发病症的掩盖，特异性神经系统异常并不突出，难以发现。

相当一部分新生儿在经历正常分娩的过程中，会发生轻微颅内出血，由于出血很轻，一般不伴随临床症状。推测此类出血与分娩过程中血流动力学变化有关，在早产儿更为突出。对此类情况，仅依靠临床病史资料或临床征象很难确诊。

### （二）影像学诊断

鉴于临床各种难确定因素，影像学成为新生儿颅内出血的确诊方法，在全世界广泛应用。影像学诊断包括 3 个内容：①确定颅内出血类型；②判断出血程度；③评估出血并发症。

常用的影像检查方法中，由于进行 CT、MRI 检查的新生儿必须具备转运条件，危重儿受到限制，颅脑超声因其无创、便捷，且对脑中线部位病变检查较为敏感等特点，而成为早产儿脑室周围-脑室内出血筛查与诊断的首选方法。目前国际上对此类出血通用 Papile 分度（级）法，根据出血发生发展的过程，将出血分为 Ⅰ～Ⅳ 度（级）（图 10-6-4），级别越高，出血越严重。

Ⅰ度（级）：单纯室管膜下生发基质出血或伴极少量脑室内出血。

Ⅱ度（级）：出血由室管膜下进入脑室内。

Ⅲ度（级）：脑室内出血量增多，伴脑室扩大。

Ⅳ度（级）：出血造成脑室扩大，并由此引起脑室旁白质损伤或发生出血性梗死。

Ⅰ、Ⅱ度颅内出血属于轻度颅内出血。Ⅲ、Ⅳ度颅内出血常常导致周围脑实质损伤，故而属于严重颅内出血。

有学者在此分度基础上另加了出血面积的标准，补充说明出血严重程度，将出血面积低于脑室的 10% 定为Ⅰ度，出血面积在 10%～50% 定为Ⅱ度，出血面积 > 50% 定为Ⅲ度。此方法常因切面不同，测量结果差异较大，故而并未得到广泛应用。

## 【合并症】

出血相关合并症的核心是造成脑实质的损害，基本发生在Ⅲ、Ⅳ度颅内出血病例。常见合并症有以下类型：

### （一）出血后梗阻性脑积水

梗阻性脑积水是颅内出血后最常见且最严重

的合并症。脑室内出血与凝血机制同步存在，当侧脑室内出血较多，血液、小凝血块及富含蛋白质的凝血物质混同脑脊液流动，进入第三脑室，在经过狭细的中脑水管时，极易发生阻塞，影响脑脊液的正常循环流动，导致中脑水管以上部位、双侧脑室、第三脑室内聚集液体过多，形成梗阻性脑积水（图10-6-5）。有时轻度颅内出血可以数周后形成亚急性-慢性脑积水，多与后颅凹部位的脉络膜炎有关，造成第四脑室流出道或天幕通道梗阻。

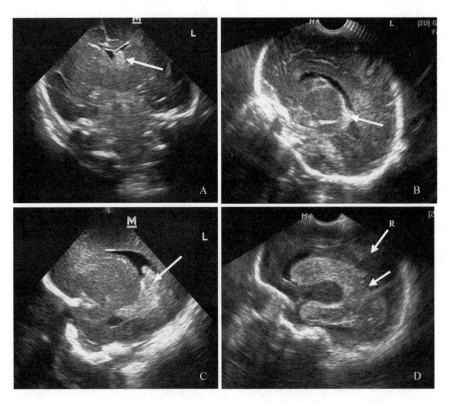

**图 10-6-4** 不同程度脑室周围-脑室内出血。A. Ⅰ度颅内出血（室管膜下出血）。B. Ⅱ度颅内出血。C. Ⅲ度颅内出血。D. Ⅳ度颅内出血

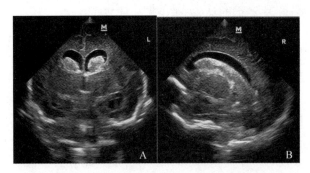

**图 10-6-5** 脑室内出血后梗阻性脑积水。32周早产儿发生Ⅳ度颅内出血，2周后颅脑超声诊断为脑积水，双侧脑室扩张（A为冠状面观，B为旁矢状面观）

梗阻性脑积水的危害是脑室内大量积水，体积变大，使脑实质受压，甚至变得菲薄，脑室旁白质受损。严重的脑积水小儿预后极差，因严重的颅内压高而出现双眼"落日征"，并存在智力运动发育落后。

梗阻性脑积水的发生以Ⅲ度以上严重颅内出血病例居多，早产儿更为多见。有作者研究，早产儿纤维蛋白溶解酶原缺陷，在脑脊液中水平极低，而纤维蛋白溶解酶原抑制物高，血凝块消散受限，因此易于发生梗阻，并形成脑积水。

脑积水出现的时间多在出血后1～2周。典型的临床常表现为头围和前囟增大，颅缝分离，但这些征象说明脑积水已发展到较严重的程度，对重度颅内出血小儿定期、动态的超声观察有利于早期发现脑积水。在原有出血基础上，侧脑室和第三脑室进行性增宽，逐渐有张力感，即提示已出现脑积水，应密切观察，适时采取措施，改善预后。

**（二）脑室扩大所致白质损伤**

Ⅲ度以上的颅内出血伴脑室扩大时，可因挤

压局部血流造成脑室旁白质压迫性损伤。脑室扩大压迫导致脑室旁白质损伤时，病理改变与早产儿白质损伤相同，早期病变以水肿为主要表现，轻者可自行恢复，重者最终结局分为两类，一类

是脑室周围钙化（图 10-6-6），另一类是白质软化（图 10-6-7）。钙化和软化在影像学上的显现多数在出血 2～3 周后逐渐清晰，此时脑室内出血已处于稳定吸收阶段。

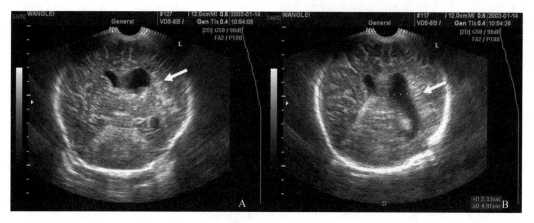

**图 10-6-6**　脑室内出血后脑室扩大所致的白质损害。A 和 B. 脑室内出血，脑室增宽，致脑室旁白质回声增强，钙化，如箭头所指

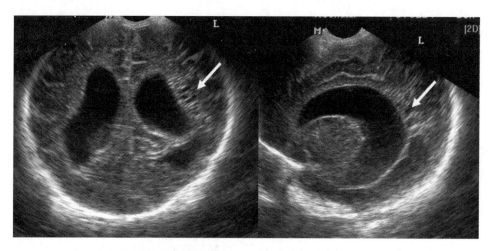

**图 10-6-7**　脑积水所致的脑室旁白质软化。32 周早产儿，生后脑室内出血合并梗阻性脑积水，由于脑室扩大压迫致脑室旁白质损伤，箭头所指为脑室旁软化灶

### （三）脑室旁出血性脑梗死

出血性脑梗死指出血团块阻碍脑室旁的髓静脉血液回流，使局部血液淤滞，出血并伴有局部组织坏死，故又称为静脉性梗死，与通常意义上的动脉供血不良发生的脑梗死概念不同。

出血性脑梗死的形状多是椭圆形或半圆形，与侧脑室某一部位紧密相邻，早期同样是组织水肿，严重者后期液化并与脑室连通，实质上是脑实质的局部性丢失。新生儿出血性梗死易发生在侧脑室前角外上方，直接原因是较大的室管膜下出血团块影响了小静脉回流，也可发生在侧脑室中央部附近（图 10-6-8）。

有文献报道，有 15%～20% 的极低出生体重儿发生此类实质性损伤，胎龄＜28 周、出生体重＜1000 g 的早产儿发生率增加。经病理学显微镜观察研究，病变区域与静脉汇集一致，并伴有严重 IVH，多是不对称性单侧发生，与脑室周围白质软化不同，证实是出血后梗死。多普勒超声检查时可见血流速度发生改变，显示静脉端梗阻。MRI 研究也显示静脉端血栓脑实质坏死部位与髓静脉分布相同。

### （四）生发基质损伤

此类损伤主要发生在宫内发育中的胎儿和胎龄较小的早产儿。在妊娠 10～20 周后，生发基质

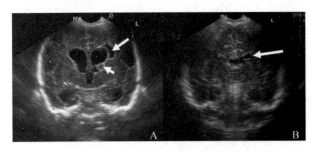

图 10-6-8　脑室内出血所致梗死。32 周早产儿，生后脑室周围-脑室内出血，合并脑积水及出血性梗死。A. 长箭头所指为梗死灶，已液化。短箭头所指为陈旧室管膜下出血，已液化成小囊腔。B. 后经侧脑室引流，脑室形态完全恢复正常，然而小梗死灶依然存在，如箭头所指

开始脑神经母细胞和胶质细胞的增殖和随后的移行过程，在此期间，如若发生生发基质出血，对发育中的神经细胞和胶质细胞存在威胁，影响此后的发育，有可能影响到神经细胞细胞的增殖和迁移过程，导致细胞数目减少。也有可能影响胶质细胞前体的发育，即便是 34～36 周时，神经细胞增殖基本终结，胶质细胞仍在发育。此处出血有可能影响到神经髓鞘化的进程。

# 其他部位出血

## 一、硬脑膜下出血

硬脑膜外出血及硬脑膜下出血（图 10-6-9）多由机械性损伤所致，其中硬脑膜下出血（subdural hemorrhage，SDH）指硬膜下血窦及附近血管破裂而发生严重出血。所涉及的部位包括上矢状窦、下矢状窦、直窦和横窦，严重时伴大脑镰、小脑幕撕裂。此类出血与产伤有直接的关系，常发生于巨大儿以及头大、胎位异常导致难产或高位产钳助产的新生儿。随着产科技术的提高，近年此类出血已很少发生。

【临床表现】

1. 严重后颅凹出血　为横窦和直窦及附近血管损伤所致，常伴小脑幕撕裂，病情发展快，预后凶险。由于出血压迫脑干，神经系统症状在出生后很快出现，如不安、尖叫、惊厥，由于中脑和脑桥受压而表现出娃娃眼动作，瞳孔不等大，对光反应异常，经数分钟至数小时，进行性意识障碍加重，昏迷，瞳孔固定、散大，伴心动过缓，

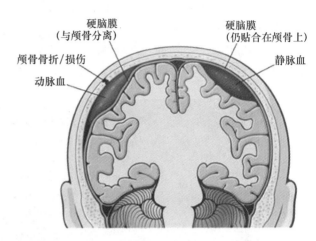

图 10-6-9　硬脑膜下出血与硬脑膜外出血示意图。硬脑膜下出血：硬脑膜仍贴合在颅骨上，为静脉出血；硬脑膜外出血：硬脑膜与颅骨分离，多为小动脉破裂出血（见彩图）

中枢性呼吸衰竭，短时间内危及生命。

2. 下矢状窦出血　此处出血范围不等，症状不一，少量出血可能与血流动力学改变有关，临床无症状或表现轻微。如为机械性大脑镰损伤撕裂，出血量甚多，并可使双侧脑半球受累，由于受压而出现脑组织水肿，临床神经系统症状明显。当出血扩展至小脑幕附近，可出现前述类似结局。

3. 上矢状窦出血　多与异常的胎头吸引产有关（图 10-6-10）。出血量少时，临床症状轻微，仅表现为易激惹等；如出血量逐渐增多，则生后 2～3 天左右出现限局性神经系统异常表现，如限局性惊厥、偏瘫、动眼神经受累、斜视等。也有些患儿在新生儿期无异常表现，但由于慢性硬膜下渗出，至 6 个月左右发展为头围增大，经影像学检查发现异常。

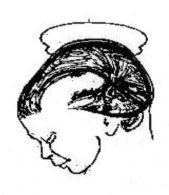

图 10-6-10　胎头吸引与上矢状窦出血

## 【诊断】

结合病史及临床特征可作出初步诊断，并通过影像学检查予以定位确诊。CT 和 MRI 可显示出血的部位和范围，对后颅凹出血显示更佳。超声扫描有助于下矢状窦附近中央部位出血的诊断，仔细观察，对近颅骨部位出血也可作出诊断（图10-6-11）。

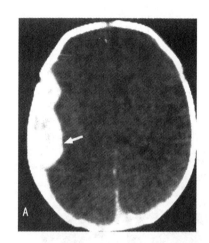

图 10-6-11　硬膜下出血 CT 片，箭头所指为硬膜下出血

# 二、原发性蛛网膜下腔出血

原发性蛛网膜下腔出血（primary subarachnoid hemorrhage，SAH）指出血原发部位在蛛网膜下腔，不包括硬膜下、脑室内、小脑等其他部位出血后向蛛网膜下腔的扩展。此种类型出血在新生儿期十分多见，病因与缺氧、酸中毒、低血糖等因素有关，产伤也可致严重蛛网膜下腔出血。出血可来自脑发育过程中软脑膜动脉间错综复杂的小血管吻合支，也可来自蛛网膜下腔静脉。

## 【临床表现】

一般分为三种类型：①出血量很少，无临床征象，或仅有极轻的神经系统异常表现，即易激惹、肌张力异常等，这些表现往往与原发病难以区分，而且多于 1 周内恢复。此种类型出血最为常见，经常是在其他原因进行影像学检查时发现，预后良好。②间歇性惊厥，由于出血对脑皮层产生刺激而诱发惊厥，常始于生后 2 天，呈间歇性发作，发作间期表现正常。随访显示，90％ 的预后也是好的。③大量蛛网膜下腔出血并急剧进展，血液存留于脑间隙及后颅凹，神经系统异常很快

出现，表现为嗜睡、反应低下、中枢性反复呼吸暂停、反复惊厥、肌张力低下，危及生命。此类出血极少见，这些小儿分娩时常伴有严重缺氧窒息或产伤，甚至无抢救时机，在尸解时明确死因。

## 【诊断】

蛛网膜下腔出血首选 CT 检查确诊，表现为：①脑池、脑窦、脑裂部位高密度影；②颅骨内板下方沿脑沟回呈高密度影；③增宽的直窦和窦汇高密度影，呈"Y"形；④沿小脑幕上呈"M"形（"火山口"形）（图 10-6-12）。因蛛网膜下腔出血处于脑的周边部位，超声对蛛网膜下腔出血诊断敏感性不及 CT。早年临床多通过脑脊液检查诊断，表现为红细胞数量及蛋白质含量增高，近年影像学检查应用广泛，基本已取代此种有创性方法。

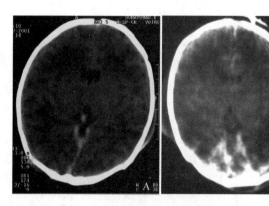

图 10-6-12　蛛网膜下腔出血的 CT 影像。A. 直窦出血，呈"Y"形。B. 沿小脑幕上出血，呈"M"形

# 三、脑实质出血

此类出血程度差异很大，病因不同，大致分为以下几种情况：

## （一）点片状出血

缺氧所致的脑实质出血常呈点状（图 10-6-13），出血很快被吸收，不易发现。有时也会因感染或不明原因的局部小血管破裂而出现小片状出血。单纯就点片状脑实质出血而言，临床无明显的神经系统症状，也不会留下神经系统的严重问题。

## （二）早产儿多灶性脑实质出血

严重的早产儿Ⅳ度脑室内出血同时，可伴有脑实质多处出血，多发生在胎龄和出生体重低的早产儿和危重病者，如循环衰竭、休克、弥散性血

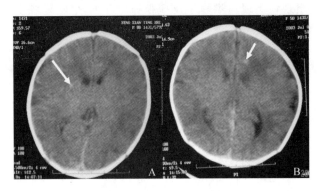

**图 10-6-13** 脑实质点状出血。窒息新生儿，箭头所指为 CT 检查所示的点状脑实质出血

管内凝血、原发性呼吸窘迫综合征、坏死性小肠结肠炎等。出血原因可能与严重疾病和特殊治疗状态下的出、凝血机制以及脑血流动力学的极度变化有关。理论而言，应有临床神经系统明显异常，

但一些非特异性的症状与原发病难以区分，且此类患儿多处于垂危，机械通气维持生命状态，可以仅表现为不同程度的意识障碍。此类早产儿预后不良，因为这类脑实质出血的结局是多灶性脑组织液化。

### （三）脑血管畸形所致脑实质出血

可发生于新生儿期任何时间，甚至其他任何年龄阶段。临床常表现为新生儿突然发生的难以制止的惊厥，定位体征可有可无。经影像学检查很容易发现脑实质中较大的出血灶（图 10-6-14）。由于此类出血多为突发，预先难以得知脑内存在畸形的血管，故对于血管畸形的诊断，多是在出血后外科手术和尸解时作出最后的结论。预后与出血灶部位、大小、周围脑组织受压水肿程度及治疗状况均有关。

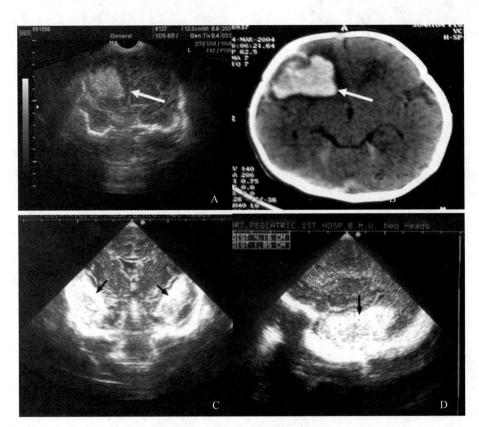

**图 10-6-14** 脑实质出血。A 和 B. 分别为 B 超与 CT 检查，显示右侧额叶出血。C 和 D. 分别为 B 超冠状面与矢状面，显示双侧颞叶出血

## 四、小脑、丘脑、基底核出血

### （一）小脑出血

小脑出血（cerebellar hemorrhage，CEH）可以是原发性小脑出血，包括小脑半球和蚓部，也可以由其他部位出血扩展而来，如第四脑室周围生发基质出血、脑室内出血、后颅凹部位硬膜下出血、蛛网膜下腔出血等。早产儿较足月儿多见。小脑出血的诊断以 CT、MRI 为佳，超声次之，因出血灶部位较深之故（图 10-6-15）。

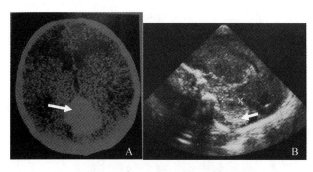

**图 10-6-15**　小脑出血。箭头所指为小脑出血。A. CT 片。B. B 超，正中矢状面

**1. 病因**　为多因素，如产伤、缺氧、早产儿各种疾病病理生理过程中脑血流动力学改变等。值得注意的是，早产儿颅骨可塑性较强，常成为小脑出血的病因，主要指外力使枕部受压，鳞状部位前移，如同枕骨骨折，由此增加了小脑静脉压并损伤了枕骨窦及从属静脉而致出血。故在分娩困难、生后正压机械通气、面罩吸氧固定带通过枕部等操作时，均需提高警惕，避免发生意外出血。

**2. 临床表现与预后**　由于病因及出血量不同，症状出现时间不一。严重者除一般神经系统症状外，主要是脑干受压表现，出现严重呼吸功能障碍，短时间内死亡。早产儿较足月儿预后凶险程度更高，因为部分足月儿病例赢得了手术治疗时间。存活者可留有意向性震颤、共济失调、肌张力低下、运动受限等神经系统后遗症，与小脑损伤及发育不良有关。

### （二）丘脑、基底核区域出血

在新生儿期偶可见丘脑、基底核区域出血，原因可能与疾病状态下血流动力学改变有关。大脑中动脉在颅底水平段发出的豆纹动脉分支供应此区域的血液，这些小血管很细，与主干血管呈 90°夹角，很容易受血流动力学影响而破裂出血，故又有"出血动脉"之称。此部位出血范围一般局限，急性期临床无特殊表现，超声影像动态观察，大多异常强回声能在影像上消失（图 10-6-16），但随访时仍见肌张力异常及脑瘫表现。

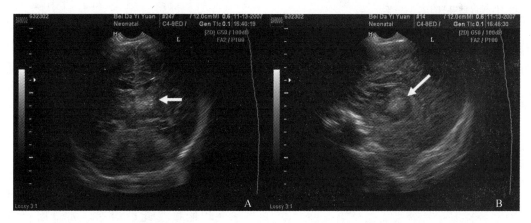

**图 10-6-16**　丘脑出血。A 和 B. 分别为冠状面和矢状面，箭头所指为背侧丘脑出血

# 新生儿颅内出血的预防与治疗

## 一、新生儿颅内出血的预防

### （一）减少早产

脑室周围-脑室内出血是早产儿颅内出血的主要发病类型，因此减少早产、尽可能地增加早产儿孕周是降低早产儿颅内出血发生率的首要环节。

### （二）恰当的医疗与护理措施

尽可能维持较稳定的颅内压和脑血流范围，避免"涨落"状态，这一点十分重要。在疾病状态下保持良好的心功能和正常体循环，尤其在应用呼吸机和特殊药物治疗时更应注意，一般不静脉推注高渗液体。在护理方面，动作温柔，做好保暖，保持安静，减少干扰，避免剧烈哭闹。头位保持15°～30°，可有效减少新生儿颅内出血的发生。

**（三）药物性预防**

1. 苯巴比妥 有人认为，对胎龄34周以下的的早产儿应用苯巴比妥可以减少颅内出血的发生，用法为生后6 h内给予苯巴比妥，负荷量20 mg/kg，24 h后再予维持量5 mg/kg，共5天。其作用机制在于降低脑代谢率，降低颅内压，通过镇静和抗痉挛作用，减少血压的波动，对维持正常的血流动力学有积极的作用。但对此种方法仍有争议，认为应用苯巴比妥后机械通气增多，加重了颅内出血。

2. 吲哚美辛（消炎痛） 动物实验表明，吲哚美辛能通过减少脑血流及组织损伤时自由基的产生，阻止钙离子向血管平滑肌的内流，抑制前列腺素合成，减少窒息后反应性脑充血的发生，促进胚胎生发基质血管成熟。也有临床报道显示吲哚美辛能够预防或减少早产儿脑室周-脑室内出血的发生率，但却存在着降低各重要脏器的血流灌注和影响血小板聚集活性等副作用，因此，临床未将其作为常规预防药物。

# 二、新生儿颅内出血的治疗

**（一）一般性治疗**

对颅内出血的新生儿，常规采用止血药物，多用维生素K$_1$3～5 mg，肌内或静脉注射，或应用巴曲酶注射液等其他止血药物。有惊厥时可给予苯巴比妥等对症治疗，按需采用不同形式氧疗，及时纠正缺氧和酸中毒，维持体内代谢平衡。为防治感染，可选用适当抗生素。

**（二）特殊针对性治疗**

1. 外科治疗 对于危及生命的较大血肿，包括严重的硬膜下血肿、蛛网膜下腔出血、脑实质出血、小脑出血等，可能出现脑干压迫症状，需由神经外科紧急处理。

2. 出血后梗阻性脑积水的治疗 对严重的早产儿脑室周围-脑室内出血，强调要进行颅脑超声的动态监测，观察脑室变化，早期发现脑积水，及时予以治疗。对脑室内出血后发生梗阻性脑积水的患儿，无论接受何种治疗，原则上至少应随访至1岁，除全面的体格检查外，重要的是通过

影像学方法观察脑室的大小，如处于静止状态，可以暂不处理，一旦有进行性加重趋势，应予以恰当措施积极治疗。

（1）药物治疗：口服乙酰唑胺，作用是减少脑脊液的分泌，剂量10～30 mg/（kg·d），分2～3次口服，疗程不宜超过2周。也可应用呋塞米1 mg/（kg·d），肌内或静脉注射。给药期间要防止水、电解质紊乱。目前对此药治疗脑积水的作用仍有不同意见，已较少应用。

（2）连续腰椎穿刺（腰穿）：是出血后梗阻性脑积水的传统治疗方法之一，于20世纪80年代初问世。目的是放出积聚在脑室内和脑脊液中的陈旧出血、增多的蛋白质和过多的脑脊液，缓解脑室内压力，保持脑脊液循环通路的畅通，减轻对脑组织的压迫。此种方法在临床治疗中相对易行，在改善脑积水患儿的预后方面起到了积极作用。据报道，其控制脑室内出血后脑积水的成功率为75%～91%。上海交通大学附属新华医院自1988年以来，已对数十例出血后脑积水患儿进行了连续腰穿治疗，成功率达84.2%。

1）腰穿的指征：Ⅲ度以上颅内出血，经影像学检查确诊有梗阻性脑积水存在，而且侧脑室进行性增大，呈现高张力改变。每次放液量宜在8～10 ml左右，最多可达14 ml，否则难以达到治疗效果。腰穿频率酌情掌握，因人而异，最初可每日一次，以后间歇时间逐渐延长，过渡到隔日一次，隔2日一次，隔3日一次，使脑室不继续增大，并在原有的基础上有一定程度的缩小。总疗程一般为2周至1个月。在整个治疗过程中，需要有超声的动态监测，以便正确指导治疗进程并评价治疗效果。

2）连续腰穿存在的问题：首先是容易继发感染和反复腰穿给患儿造成的痛苦。但并非所有患儿均能接受此种治疗，如孕周较小且病情危重的早产儿，在有创性操作时，会有呼吸暂停或其他意外发生。另外，因操作方法或梗阻程度等各种原因，有些小儿在腰穿时难以达到预期的有效脑脊液放出量。在这些情况下，不宜盲目进行此种操作，应暂缓或选择其法治疗方法。出血后非进行性脑室扩大不是连续腰穿治疗的适应证。

（3）侧脑室外引流：适用于出血量较多，因各种原因不能进行连续腰穿的患儿，为引流出血

凝块，减轻脑室进一步扩张，可采用此种方法缓解病情。手术由神经外科医师进行，将引流管穿过颅骨，一端置于侧脑室内，另一端接无菌、密闭防反式脑脊液收集器，接通后，立刻见血性脑脊液流出（图 10-6-17），对流速要适当控制，以保持患儿一般状况处于平稳状态为原则，床边颅脑超声检测中可见脑室缩小，甚至完全恢复正常。之后引流瓶宜悬挂在患儿头上方 10～15 cm 处，当脑室内脑脊液积聚过多可自然流出，引流出的脑脊液多为黄色，其中常混有陈旧、机化的小出血团块。随引流日数的增加，脑脊液循环通路逐渐畅通，可见自然流出脑脊液量日见减少，最终无新的脑脊液流出，脑脊液颜色转清，而且颅脑超声显示脑室未增宽，提示梗阻状况已得到缓解。在此基础上夹闭引流管 1～3 日，超声确认病情无反复，则可拔管。总疗程 5 天至 2 周不等。在治疗过程中，辅以超声的动态监测十分重要，适时调整放液量和速度，观察患儿反应状况，同时应特别注意防止感染。对于脑室外引流仍不能缓解症状的患儿，应及时改用其他方法治疗。

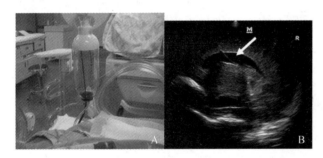

**图 10-6-17** 侧脑室引流。A. 密闭防反式脑脊液收集器，其内可见均一血性脑脊液。B. 超声所见的置入侧脑室内的引流管（见彩图）

（4）侧脑室-帽状腱膜下引流：极小早产儿常常因病情危重，不易搬动，故而可在床旁进行简易侧脑室-帽状腱膜下引流（图 10-6-18），利用帽状腱膜下间隙吸收侧脑室脑脊液，以达到缓解脑积水的目的。本方法操作简单，可不用进入手术室，局部麻醉下即可完成，并不用每天抽吸脑脊液，有效减少了感染，并可防止体液丢失造成的内环境失衡，尤其适合在 NICU 中推广使用。

（5）储液囊（Ommaya 储液囊）的使用：通过外科手术，在顶骨区帽状腱膜下埋植储液囊，将储液囊的引流管插入侧脑室，脑脊液从侧脑室

前角引入囊内。术后可用注射针头经头皮穿刺储

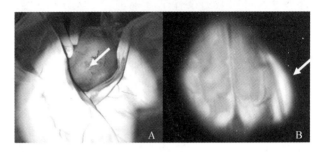

**图 10-6-18** 侧脑室-帽状腱膜下引流。A. 游离后的帽状腱膜下间隙。B. MRI 所见：侧脑室引流管置入帽状腱膜下间隙（见彩图）

液囊，引出中存留的脑脊液，经无菌管连接到引流瓶。持续脑室引流 7～10 天，以后每隔 3～4 天用穿刺储液囊放液，直至脑脊液蛋白含量＜0.5 g时结束疗程。总疗程一般为 2 个月，有时可达数月。

（6）侧脑室-腹腔分流：是将侧脑室内的脑脊液通过分流管引入腹腔，以达到持续分流缓解脑室内压力的目的（图 10-6-19）。近年在分流管方面有了很大的改进，主要体现在不同机制分流阀门的出现，包括压力调节阀、流量调节阀、抗虹吸调节阀、重力驱动阀等，这些分流阀门起到了更敏感地调节脑脊液流出量和速度的作用，也更适合不同年龄的人在不同状态和体位时的治疗。

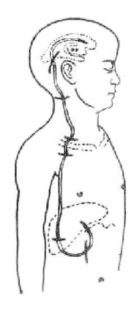

**图 10-6-19** 侧脑室-腹腔分流示意图

（7）神经内镜技术的应用：神经内镜技术使许多手术可在微创条件下直视进行，操作时对脑组织损伤极小。可根据脑积水程度和梗阻部位，应用神经内镜行室间孔穿通术、导水管重建术、神经内镜下第三脑室底造瘘术等，形成新的脑脊液循环通路，有效地缓解脑积水。内镜三脑室造瘘术是治疗小儿脑积水的新方法。手术经侧脑室进入第三脑室，在三脑室底部与脚间池之间造一瘘孔，使脑脊液流入脑脚间池而形成新的脑脊液循环通路。这种方法可避免传统分流术的各种并发症。上海交通大学附属上海儿童医学中心已开展此项技术，治疗患儿数十例，临床症状好转及脑室缩小率达95%以上。

3. 对出血后脑实质损伤的治疗　新生儿颅内出血除急剧出血短时内危及生命外，遗留后遗症的根本原因是出血造成脑实质损伤，包括前述脑积水脑室扩张对脑组织的挤压、早产儿Ⅳ度脑室内出血所致的脑室周围白质损伤、出血性梗死、较大的脑实质出血引发的更大范围脑组织水肿等。因此，在对这些小儿进行止血等恰当的医疗护理措施同时，应对脑实质损伤予以积极的治疗，如适当的脱水、选用营养脑细胞药物等。

（刘云峰）

# 参考文献

[1] Robinson S. Neonatal posthemorrhagic hydrocephalus from prematurity: pathophysiology and current treatment concepts. J Neurosurg Pediatr, 2012, 9 (3): 242-258.

[2] Whitelaw A, Aquilina K. Management of posthaemorrhagic ventricular dilatation. Arch Dis Child Fetal Neonatal Ed, 2012, 97 (3): F229-233.

[3] Papile LA, Burtein J, Burstein R, et al. Incidence and evolution of subependymal and intraventricular hemorrhage: a study of infants with birth weights less than 1500 gm. J Pediatr, 1978, 92 (4): 529-534.

[4] Sondhi V, Gupta G, Gupta PK, et al. Establishment of nomograms and reference ranges for intracranial ventricular dimensions and ventriculo-hemispheric ratio in newborns by ultrasonography. Acta Paediatr, 2008, 97 (6): 738-744.

[5] Brouwer MJ, de Vries LS, Pistorius L, et al. Ultrasound measurements of the lateral ventricles in neonates: why, how and when? A systematic review. Acta Paediatr, 2010, 99, (9): 1298-1306.

[6] Morioka T, Hashiguchi K, Nagata S, et al. Fetal germinal matrix and in traventricular hemorrhage. Pediatr Neurosurg, 2006, 42: 354-361.

[7] Slŭn cheva B, Vakrilova L, Emilova Z, et al. Prevention of brain hemorrhage in infants with low and extremely low birth weight and infants treated with surfactants. Late observation. AkushG inekol (Sofiia), 2006, 45 (3): 34-38.

[8] 韩玉昆. 早产儿脑室周围及脑室内出血及其防治. 小儿急救医学, 2004, 11 (4): 210-212.

[9] 中华医学会儿科学分会新生儿学组, 早产儿脑损伤研究多中心协作组. 中国早产儿脑室内出血患病率的多中心调查 3768 例报告. 中华儿科杂志, 2009, 47 (1): 5-11.

[10] Kazan S, Güra A, Uçar T, et al. Hydrocephalus after intraventricular hemorrhage in preterm and low-birth weight infants: analysis of associated risk factors for ventriculoperitoneal shunting. SurgNeurol, 2005, 64 (Suppl 2): S77-81.

[11] Volpe JJ. Neurology of the newborn. 5th ed. Philadelphia: Saunders Elsevier, 2008.

[12] 周丛乐, 新生儿颅内出血影像学检查方法选择及合并症诊断. 中国新生儿科杂志, 2010, 25 (3): 129-131.

[13] 陈惠金, 魏克伦, 周丛乐, 等. 连续腰穿防治早产儿重度脑室内出血后脑积水的多中心调查报告. 中国实用儿科杂志, 2009, 24 (8): 621-630.

[14] Brouwer AJ, Brouwer MJ, Groenendaal F, et al. European perspective on the diagnosis and treatment of posthaemorrhagic ventricular dilatation. Arch Dis Child Fetal Neonatal, 2012, 97 (1): F50-55.

[15] Brouwer A, Groenendaal F, van Haastert IL, et al. Neurodevelopmental outcome of preterm infants with severe intraventricular hemorrhage and therapy for posthemorrhagic ventricular dilatation. J Pediatr, 2008, 152 (5): 648-654.

[16] Adams-Chapman I, Hansen NI, Stoll BJ, et al; NICHD Research Network. Neurodevelopmental outcome of extremely low birth weight infants with posthemorrhagic hydrocephalus requiring shunt insertion. Pediatrics 2008, 121 (5): e1167-1177.

[17] 马兴娜, 孔祥永, 韩同英, 等. Ommaya 储液囊植入治疗早产儿脑室内出血后脑积水的疗效及其影响因素分析. 中国当代儿科杂志, 2013, 15 (5): 327-333.

[18] Lin J, Sheng HS, Lin ZL, et al. Implantation of Ommaya reservoir in extremely low weight premature

infants with posthemorrhagic hydrocephalus：a cautious option. Childs Nerv Syst，2012，28（10）：1687-1691.

［19］Zairi F，Le Rhun E，Tetard MC，et al. Complications related to the placement of an intraventricular chemotherapy device. J Neurooncol，2011，104（1）：247-252.

［20］Limbrick DD Jr，Mathur A，Johnston JM，et al. Neurosurgical treatment of progressive posthemorrhagic ventricular dilation in preterm infants：a 10-year single-institution study. J Neurosurg Pediatr，2010，6（3）：223-230.

［21］周丛乐. 新生儿神经病学. 北京：人民卫生出版社，2012：321-334.

# 第七节 新生儿惊厥与癫痫

新生儿惊厥（neonatal seizure）通常指发生在足月儿出生 28 天之内，或早产儿胎龄 44 周之内的刻板、发作性表现，是神经元过度去极化及同步异常放电引起的运动、行为和自主神经系统功能的异常。惊厥一词用来描述以肌肉抽搐为主的临床表现，其并非都是癫痫发作，如破伤风的角弓反张或低钙性抽搐。惊厥一般为癫痫性发作（epileptic seizure），即位于大脑皮层或丘脑的神经元异常的超同步化放电所致的异常刻板性、发作性症状，而起源于基底核、脑干、小脑的其他发作性临床症状不属于癫痫性发作。

## 【流行病学】

惊厥是新生儿期常见的神经系统症状。对于新生儿惊厥的发病率报道不一，美国一项研究显示发生率为 0.15‰～3.5‰，在早产儿中发生率更高。文献报道，新生儿期惊厥发生率与出生体重密切相关。出生体重为 2500～3999 g 的新生儿惊厥的发生率为 0.28％，极低出生体重儿（出生体重＜1500 g 的新生儿）惊厥的发生率则高达 5.75％。NICU 中接受 aEEG/EEG 监护的超低出生体重儿的惊厥发生率可高达 20％～50％。

## 【病因】

新生儿惊厥可以发生在出生前、分娩期或出生后，病因十分广泛，其中最常见的是缺氧缺血性脑病（HIE）、脑血管疾病（动脉和静脉脑梗死、静脉窦血栓形成、颅内出血等）、颅内感染和先天性脑发育异常，80％～85％ 的新生儿惊厥由以上四大因素所致。此外还包括遗传代谢性疾病、成瘾药物的撤药反应等。复杂性先天性心脏病是新生儿惊厥的高危因素（尤其在术后急性期）。虽病因众多，但仍有部分患儿病因不明。明确新生儿惊厥的病因对是否需要给予针对性的治疗和预后判断有重要意义。具体病因见表 10-7-1。

表 10-7-1 新生儿惊厥常见病因

| 病因 | 发生率 | 临床特点 |
|---|---|---|
| 缺氧缺血性脑损伤 | 60％左右 | 中重度 HIE 可出现频繁的惊厥发作，惊厥出现比较早，通常在生后 4～6 h 出现。生后 24～36 h，惊厥发作频繁，一般持续 2～3 天。发作类型主要为微小发作及多灶阵挛发作。此外尚有意识障碍、肌张力改变、脑电图异常，严重异常脑电图可见爆发性抑制、电静息等，反映脑功能严重紊乱，提示预后不良 |
| 颅内出血 | 足月儿占 15％，早产儿近 30％ | |
| 脑室内出血 | 体重小于 1500 g 的早产儿有 15％～20％ 发生脑室内出血 | 多见于早产儿。少量出血可不出现临床症状，大量出血发生在生后 1～4 天，除突然出现脑病症状外，常出现惊厥，主要表现为微小发作、强直发作、限局性发作和多灶发作。病情不断恶化可造成死亡 |
| 脑实质内出血 | — | 多继发于损伤、HIE 及血管畸形。惊厥发作可发生在生后 2～3 周。足月儿原发性出血已有报道，也可见小脑出血 |
| 硬膜下出血 | — | 多见于有产伤的足月儿，可继发于小脑幕撕裂，或伴有静脉和静脉窦的撕裂。50％ 的病例伴有惊厥发作，通常在生后 48 h 内出现 |
| 蛛网膜下腔出血 | — | 是颅内出血中最常见的类型。惊厥又是最常见的临床表现或是唯一的临床症状。常发生在生后 1～2 天内，为限局性阵挛发作 |
| 中枢神经系统感染 | 5％～10％ | 病原体有病毒、细菌、弓形体、梅毒螺旋体等，惊厥无特异性 |
| 脑组织先天性异常 | 5％～10％ | 无特异性 |
| 脑梗死 | — | 无特异性 |
| 代谢异常 | — | 无特异性 |

续表

| 病因 | 发生率 | 临床特点 |
|------|--------|----------|
| 低糖血症 | 3% | 是否发生惊厥取决于低血糖持续的时间及严重性。除有惊厥发作，还可见反应差、震颤、易激惹等，惊厥发作类型为微小发作或阵挛发作 |
| 低钙血症 | 3% | 早期低血钙出现在生后第 2～3 天，常伴有围生期窒息和脑损伤。惊厥为微小发作或多灶阵挛发作。晚发性低血钙发生在生后第 1 周末，多见于足月儿，常与低镁血症同时存在。低血钙中的离子钙（游离钙）决定惊厥的发生 |
| 低镁血症 | — | 血清镁低于 0.6 mmoL/L（1.5 mg/d1）可引起惊厥，常伴有低血钙和甲状旁腺功能减退。见于低体重儿，母亲常有妊娠高血压或糖尿病史 |
| 染色体异常 | — | 染色体异常有 5% 合并惊厥发作，如 21 三体综合征 |
| 神经系统变性疾病 | — | 无特异性 |
| 先天性代谢障碍 | — | 多为常染色体隐性遗传。在新生儿期除对饮食不耐受、昏睡、反复呕吐外，难治性惊厥发作是重要的临床表现 |
| 良性新生儿惊厥 | — | 无特异性 |
| 药物戒断或中毒 | — | 药物戒断引起的惊厥又称药物依赖性惊厥，惊厥出现较早，一般在生后 36 h 之内，惊厥持续时间常小于 60 min，发作形式有微小发作、强直或阵挛发作。若未控制，可持续 2～3 周 |
| 病因不明 | — | 无特异性 |

"—"表明尚无统计数据

## 【临床表现和发作分类】

新生儿惊厥的临床表现与围生期中枢神经系统解剖的发育特点密切相关。其独特的发育期特点使新生儿惊厥具有不同于儿童的自身特点：新生儿期的脑组织轴突、树突分支仍在加工，突触间联系仍在建立，皮质传出系统的髓鞘化及大脑半球间的相互连接仍未完成，使得兴奋不容易扩散，故新生儿惊厥的特点不同于儿童癫痫发作的特征。全身强直痉挛发作较少见。早产儿的脑发育成熟度更低，故其较足月儿更少见全身性的发作形式。同时由于新生儿的大脑皮质发育不成熟，惊厥主要来自于发育相对成熟的皮质下深部中枢的异常放电，皮质间连接尚未完善，兴奋不易向皮层表面扩布，故常规主要反映皮层功能的脑电图不容易记录到痫样放电，使得新生儿的电-临床不符合的特点比较明显，即很多新生儿临床发作并不伴有皮质脑电图的改变，而另一方面半数以上的电发作不伴临床发作。

Volpe（2008 年）将新生儿惊厥分为微小发作、阵挛发作、强直发作和肌阵挛发作 4 个基本类型。40% 的发作为单类型发作。

1. 微小发作 是新生儿期最常见，也是最具特征性的发作类型。同时又是最容易被忽略的发作类型，这是因为相对于大脑皮质发育的不成熟，新生儿的边缘系统及其与间脑、脑干的连接的发育是相对完善的，故新生儿的惊厥常表现为皮质下中枢支配为主的微小发作。其表现包括眼部的异常，如持续眨眼或睁眼，眼球向各个方向的运动或凝视；口-面-舌的运动，如吸吮、咀嚼、流涎；四肢特异性活动，包括下肢踏车样、上肢划船样运动；可出现各种自主神经功能紊乱的表现，如血压、呼吸、心率突然改变，呼吸暂停等。早产儿的呼吸暂停多为呼吸中枢发育不成熟所致，足月儿更多因痫样放电引起。但文献报道的微小发作与录像 EEG（vEEG）的一致性为 15%～75%，存在较大差异，这与前述的电-临床分离现象有关。

2. 阵挛发作 表现为频率较慢的肌肉节律性运动，每秒 1～3 次，随着抽搐时间的延长，肌肉运动的频率会进行性下降。在新生儿主要分为局灶阵挛和多灶阵挛发作。局灶阵挛发作常表现为面部、一侧的上肢/下肢或中轴结构（一侧的躯干和颈部）的运动，在发作时和发作后不伴有完全的意识丧失。病因多为限局性损害，如脑梗死，另外新生儿期的代谢性脑病也可表现为局灶阵挛发作。多灶阵挛发作常表现为身体多个部位的节律性运动，可呈游走性扩散。极少数新生儿可观察到全面性阵挛发作，其涉及范围比较弥漫，双侧对称同步出现，非游走性。该类型发作电-临床同步性较好，常为节律性高波幅尖波发放。常见于脑的限局性或弥漫性异常的足月儿。

3. 强直发作　分为全身性和局灶性强直发作。全身性强直发作较常见，其发作特点类似于去大脑强直（四肢强直）或去皮层强直（上肢屈曲，下肢强直）的表现。病因多为严重的脑室内出血，止惊治疗效果不佳，是电-临床分离现象最常见的发作形式，85%的全身性强直发作不伴有脑电图的异常。局灶性强直发作表现为肢体持续维持某种姿势或躯干、颈部的姿势不对称，常与EEG记录到的痫样放电相一致。需与交替性偏瘫早期相鉴别，该病不伴脑电图的异常。强直性发作常提示预后不良。

4. 肌阵挛发作　与阵挛发作相比，肌阵挛发作频率更快，倾向于屈肌肌群的发作，以单一、反复、快速的肌肉抽搐为特征，分为局灶性、多灶性和全身性肌阵挛发作。局灶性发作最典型的表现是上肢屈肌的肌阵挛发作，多灶性发作的特点是非同步的、多个部位的肌群运动。与强直发作一样，两者通常不伴有同步的EEG放电。全身性肌阵挛发作则与EEG的同步性较好，表现与婴儿期痉挛发作类似，常为双侧上肢的屈曲抖动，也有下肢受累的情况。

另外，新生儿惊厥持续状态是较常见的一种发作类型。表现为惊厥发作持续时间较长，超过30 min，甚至在数小时内或数天内反复惊厥发作，伴有意识障碍。由于新生儿惊厥持续状态临床表现极不典型，很难判断新生儿意识状态，往往临床不易发现，而脑电图呈持续的癫痫样放电，以α、β节律和棘慢综合波为特征。如无脑电图监测，惊厥状态不易发现。新生儿惊厥持续状态可由多种原因引起，如颅内出血、HIE、脑膜炎等。常提示严重的神系统异常，预后较差，死亡和后遗症较多，应引起重视。上述各种发作形式可单独存在，或几种发作类型同时存在。

## 【脑电图表现和其他辅助检查】

### （一）EEG

EEG对新生儿脑损伤伴惊厥发作的诊断具有重要价值。结合临床判定是否为临床下的电发作，判断脑损伤的程度及长期预后。

1. 新生儿正常EEG特点　新生儿EEG与成人、儿童及婴幼儿有很大不同。新生儿EEG波形随着胎龄的增长、脑不断的发育成熟而不断变化。EEG的图形变化与脑的确切孕龄有关。睡眠周期的出现标志着脑发育成熟到一定程度，表现出脑发育总的规律的个体发育特点。小于32周胎龄的早产儿EEG表现为不连续图形，伴有额部的高幅（100 μV）尖波，呈θ节律活动。睡眠时可见到孤立性尖波。连续性背景活动持续时间随胎龄的增加而延长，36周的早产儿的EEG在觉醒和活动睡眠期呈连续图形，背景活动在安静睡眠时呈不连续图形。胎龄40周的新生儿EEG背景活动在各睡眠周期基本呈连续图形。为获取一份有价值的EEG，对诊断提供可靠而有意义的信息，除了解不同胎龄EEG特点外，描记时间至少应包括一个睡眠周期，并观察和记录新生儿行为状态。

2. 新生儿惊厥EEG特点　新生儿惊厥电发作的脑电图主要有以下两个特点：①放电短暂，常持续少于2 min；②多为局灶放电，容易定位，不易扩散，主要来自颞叶和中央区，其次是枕区，额区放电相对少见。正常新生儿也会记录到棘波、尖波发放，但是该种放电是随机发放、非局灶性的，不传播，不伴有电压抑制。对于新生儿异常EEG的结论，必须结合其相应胎龄的EEG波形发育特征，对发作期及发作间期EEG表现进行分析。

惊厥发作期EEG一般有下列四种情况：

（1）正常背景活动的限局性发作：限局性发作来源于脑区的一部分，如尖波发放，通常伴有临床上限局性阵挛性惊厥发作，一般病情不重，预后较好。

（2）单一节律的限局性发作：是由α、β、θ、δ节律组成的限局性发放。最常见的是α节律，任何频率的限局性发作都主要由中央和颞区产生，其次为枕区，很少见于额区。可见于任何胎龄，节律性的α放电在微小发作中比较常见，并常伴有比较明显的呼吸异常；双侧的脑部病变，尤其是严重的神经系统疾病也通常伴有单节律α放电。

另外，在新生儿可见到周期性发放（pediodic discharges）。周期性EEG图形呈规律性广泛的限局或单侧、短暂的表现。周期性单侧癫痫样发放在新生儿少见。可见于各种神经系统疾病，如

HIE、单纯疱疹性脑炎、脑血管意外等。限局性周期性放电可同时有临床发作或不伴有临床发作。

（3）多灶性发作图形：发作图形是孤立的，可同时发生在不同的脑区域，可见有棘波、棘慢复合波的发放。双侧同步的棘波或棘慢复合波少见。多灶棘波发放较局灶放电的分布和传导都要广泛，也更容易出现背景的异常。该种发作可见于各种病因引起的惊厥，有很高的神经系统后遗症风险。

（4）异常背景活动的限局性发作：如低电压、电静息、爆发性抑制，两侧半球间不对称或成熟延迟。在异常背景下可有棘波、棘慢复合波的发放。通常合并器质性脑病，如严重的 HIE、脑先天畸形或代谢异常，预后不良。

发作间期 EEG 补充了临床和影像学的评价，EEG 持续异常或消失对神经系统发育的预后评估有重要意义。EEG 的背景活动能反映脑功能状态和脑损伤严重程度，也是判断预后的可靠指标。Caravale 等的报道对脑电图背景的异常与预后的关系进行评价，分别选取同一名患儿生后 48 h 和生后 7 天的脑电图进行比较，其结果显示，脑电图背景的异常程度与预后呈正相关，重度脑电图背景异常的患儿均死亡或遗留严重的神经系统发育异常。

新生儿惊厥发作间期 EEG 特点如下：

（1）背景波的异常：新生儿惊厥的 EEG 背景异常分为轻、中、重度。其中轻到中度的异常为背景活动成熟延迟和局灶或持续普通性的电压降低；重度异常为背景活动明显不连续，严重低电压，爆发抑制，脑电静息。爆发抑制背景波形是新生儿严重脑损伤的典型表现，其特点是抑制期长时间的严重电压抑制（$<5\ \mu v$），在发作间期完全没有电活动，爆发期为高波幅棘波、尖波或慢波活动。爆发抑制需与正常新生儿符合胎龄表现的不连续图形相鉴别。后者出现在胎龄小于 28 周的早产儿，在发作间期仍有一些低振幅的电活动，抑制期持续时间通常是 6～10 s，具有规律性、周期性和反应性（EEG 图像在患儿受到外界刺激或动作状态时发生的正常变化）的特点，新生儿惊厥严重背景异常爆发抑制时 EEG 的图像则是相对固定的，对外界刺激失去正常的反应。

（2）在异常背景的 EEG 中出现持续性限局性棘波或异常的尖波，如阳性顶部尖波。

3. 24 h 脑电监测　新生儿惊厥发作持续时间短暂，大约 80% 的发作时间小于 2 min，常规 EEG 短时间的描记很难记录到脑电活动。对新生儿进行 24 h 脑电监测，不仅可了解发作的时间，还可提高 EEG 的异常率。

4. 录像 EEG　新生儿惊厥临床发作很不典型，很难与正常新生儿行为鉴别，使临床医师过高或过低地估计新生儿惊厥的发生。新生儿惊厥临床和 EEG 二者不一致也常被观察到。通过录像 EEG（video-EEG，vEEG）监测可观察临床与 EEG 发作情况，并同时记录惊厥发作次数、发作持续时间及发作间歇时间等，为惊厥的治疗提供可靠的信息。对临床发作难以辨认的患儿，如无脑电监测，临床及临床下的发作很难诊断。因此，在临床上应了解惊厥是以异常行为、突然发作为特征，应通过 vEEG 的长时间同步监测进一步明确诊断。

5. 振幅整合脑电图　近年来，振幅整合脑电图（aEEG）也越来越多地应用于新生儿惊厥的初步筛查、持续监测及治疗效果和预后的评估。aEEG 是通过其放置的电极部位［通常是两个检测电极 C3（左中央）、C4（右中央）或 P3（左顶部）、P4（左顶部）电极和一个接地电极构成］形成的原始脑电图的振幅整合压缩而来，反映监测对象脑活动的背景电压、振幅和睡眠周期，同时结合该部位的原始脑电图来检测异常放电和评估预后。由于只放置两个电极，对结果的阅读相对简单，较之传统脑电图有着使用方便、易掌握的优势，易于长程监测。在国外文献中，aEEG 与传统 EEG 监测惊厥的多组对照研究显示，aEEG 均具有较理想的敏感性和特异性，其敏感性为 12%～55%，当结合 aEEG 同期记录到的单通道原始脑电进行阅读时，敏感度上升到 75% 左右。aEEG 可以探测到振幅显著增高、发作持续时间较长（$>30\ s$）、起源于或易扩布到电极放置部位脑组织附近的惊厥发作。Toet 等的研究表明，aEEG 记录中原始脑电图表现为爆发期长于 30 s 的患儿 100% 发展为神经系统的异常，包括脑瘫、智力发育障碍、癫痫等，说明 aEEG 对于惊厥的预后评估也具有非常重要的作用。另外，对于经 EEG 明确诊断且同期 aEEG 也记录到异常放电的新生儿惊厥，可以应用 aEEG 作为临床随访及观察疗效的手段。

但由于 aEEG 的形成是通过对原始脑电图的振幅整合压缩而来，故时长越短（<30 s）、异常放电的幅度越低、发作频率越少的惊厥越不容易被探测到，且该检测方法电极放置部位局限，导联较传统脑电图少，容易漏掉一些远离探头部位的病灶，如额叶、枕叶引起的发作。另外，不同的痫样放电的波形特点、心电监护或者护理操作的干扰及检测者的经验积累和读图水平都会对其结果产生一定影响，抗癫痫药物的使用也可能会掩盖异常放电，影响结果的判断。故通常监测时间及惊厥发作持续的时间越长、异常放电的波幅越高、结果判读者越有经验，越会增加该检测方法的敏感性和特异性。

### （二）头颅 B 超

头颅 B 超检查在病因诊断方面具有重要价值。头颅 B 超与 CT 相比，具有简单、无损伤、经济的特点。头颅 B 超检查与病理诊断相比，颅内病变正确诊断率为 95%，B 超对脑室内出血、脑实质出血及室管膜下出血的阳性诊断率达 91.3%。HIE 并发颅内出血，约 50% 在生后 24 h 内检出，生后 3 天内检出阳性率可达 90%。B 超检查颅内出血应在 4~7 天内进行，最长不应超过 2 周，否则出血部位血液被吸收，检出阳性率下降。

### （三）头颅 CT

头颅 CT 扫描在新生儿惊厥的病因诊断方面已被广泛应用。其既往曾在颅内出血和 HIE 的诊断中占有重要地位，但近年来随着头颅 B 超及 MRI 的应用，其部分作用逐渐被替代。

### （四）头颅 MRI

MRI 较 CT 更优越、更安全，具有更高的分辨率及特异性。弥散加权成像（DWI）和弥散张量成像（DTI）对于脑损伤程度及白质纤维束成熟程度的判断非常重要。磁共振波谱（MRS）可以检出新生儿脑内的主要代谢产物，根据各个代谢物之间的比值变化，可判断新生儿的脑功能情况。

### （五）核医学放射性核素显像

可反映脑功能障碍，用于研究癫痫发作期、发作期后及发作间期的脑血流改变，定位诊断癫痫灶并揭示病因。

### 【诊断和鉴别诊断】

### （一）病因临床诊断

对新生儿临床上任何异常的活动和行为表现都应考虑是否为惊厥发作。除根据临床资料进行分析外，应结合电生理检查技术进行判断。早期诊断、早期治疗，对改善患儿的预后有很重要的意义。新生儿惊厥可多种病因同时存在，明确惊厥的病因对控制惊厥发作十分重要。如前所述，大多数新生儿惊厥可以找到明确病因。可询问患儿的家族史、围生期生产史，结合患儿的临床表现及体格检查特点，同时进行辅助检查，包括血常规、电解质、血糖、血尿氨基酸和有机酸代谢筛查，腰椎穿刺进行脑脊液常规、生化、培养、乳酸、甘氨酸的检测，头颅 CT、MRI、超声等检查，以协助诊断。

### （二）脑电图诊断

脑电图仍是确诊新生儿惊厥最重要的依据。其作用在于判断微小发作或可疑的临床发作是否伴有异常放电，以确定发作的性质和类型；记录发作间期的背景特点，评估预后。

### （三）鉴别诊断

在新生儿，具有临床发作特点的各种异常发作性的临床表现都应与足月儿和早产儿的正常行为以及与其他异常事件相鉴别。且新生儿惊厥由于前述的电-临床分离现象，有时临床发作不伴有 EEG 可记录到的同步异常放电，需与一些新生儿期非癫痫样的发作事件相鉴别。

1. 良性新生儿睡眠肌阵挛　多发生于生后第 1 周。表现为只在睡眠时，特别是安静睡眠（非快速眼动睡眠）时出现的双侧同步的节律性肌阵挛发作，累及上肢和（或）下肢。有时也表现为局灶肌阵挛发作。通常持续几分钟或更长，外界刺激（如床的轻微晃动）可诱发发作，唤醒后发作即终止。发作期 EEG 无异常放电的记录，发作间期的 EEG 背景正常，或仅表现为轻微的非特异性异常。不需治疗，应用苯二氮䓬类药物可能会使发作加剧。多在生后一段时间后消失，不遗留神经系统后遗症。

2. 新生儿颤抖　表现为外界刺激诱发的肢体抖动。其肢体抖动常表现为震颤，即以同等频率和振幅进行的节律性运动，这与惊厥具有快慢相的阵挛发作有所不同。颤抖通常不伴有自主神经系统的异常，也没有眼球的震颤或凝视，被动屈曲发作肢体即缓解，这是与惊厥阵挛发作的鉴别要点。

3. 周期性呼吸　易与轻微发作中的呼吸暂停相混淆。周期性呼吸不是一种病理过程，而是中枢神经系统发育不成熟的表现。临床表现为呼吸很不规则，有时很慢或完全停止，呼吸暂停持续时间很短，一般 3～6 s，不超过 10 s，不伴有心率、血压和皮肤颜色的改变。在呼吸暂停发作之后，可能出现呼吸深快，持续 10～15 s。多见于未成熟儿，在睡眠周期的快速眼动睡眠相时，呼吸暂停的频率最高，脑电图正常。

4. 非惊厥性呼吸暂停　此类呼吸暂停也与脑干呼吸中枢发育不成熟有关，多见于早产儿。呼吸暂停发作持续 10～19 s，常在呼吸暂停开始 2 s 之后出现心动过缓，心率减慢 20%，少数情况心率不减慢。当心率减慢持续 20 s 或更长时，心动过缓明显，心率减慢 40% 或更多，伴有发绀，肌张力低下，反应消失，脑电图出现波幅抑制。惊厥性呼吸暂停可伴有其他形式的发作，如面部及四肢等轻微发作，或伴有躯干强直性伸展，并且惊厥性呼吸暂停即使持续时间较长，也不出现心动过缓，脑电图出现电发放，有助于惊厥诊断。

5. 活动睡眠期的表现　正常新生儿 50% 的睡眠时间处于活动睡眠期。在入睡开始或接近觉醒时，可出现眼球在眼睑下转动，呼吸不规则，可见短暂的呼吸暂停，有节律的嘴动及面部怪相或微笑，有时头和身体伸展或扭动等。这些表现在醒后消失，清醒状态下不出现上述各种动作。脑电图具有活动睡眠期的特点。

6. 家族性惊跳病　又称为肌张力过度。常染色体显性遗传，是 5 号染色体编码甘氨酸受体 α 亚单位的基因突变所致。主要表现为外界视觉、听觉、动作（包括触摸、吹气等）刺激引起的反复发作的、节律性的惊跳反应或持续的全身性强直发作。类似粗大的肌阵挛发作的惊跳反应常在夜间发生，全身强直持续发作会引起呼吸暂停，甚至死亡。该病于生后数小时内，甚至在宫内即可有典型发作，被动屈曲强直痉挛的肢体可终止发作，病程持续至 2 岁左右会自动终止。EEG 未见痫样放电，应用氯硝西泮可能减少发作次数。

综上所述，新生儿非癫痫样的发作事件与惊厥发作相比，具有以下特点：对于外界刺激有易感性；可被被动干预抑制；常不伴有自主神经系统的功能异常，如心动过速、血压升高、皮肤血管舒缩、瞳孔变化、流涎等。

**【新生儿期几种癫痫综合征和遗传代谢病】**

一些癫痫由某类特定的病因引起并表现出共同的临床特征，称为癫痫综合征。目前国际分类中收录的新生儿期的癫痫综合征包括良性新生儿惊厥、良性家族性新生儿惊厥、大田原综合征（又称早期婴儿癫痫性脑病）和早期肌阵挛脑病。

1. 良性新生儿惊厥　又称为"五日风"。该病 80%～90% 发生在生后 4～6 天，发作的高峰时间是生后第 5 天。表现为多灶阵挛发作，常伴有呼吸暂停，近 80% 的病例会出现惊厥持续状态，多数发作的持续时间不会超过发病后 24 h，最长者不超过 15 天。以往称该病为良性特发性新生儿惊厥，但现在认为锌缺乏和 *KcMp2* 基因突变造成该基因编码的钾通道功能异常是导致该惊厥综合征可能的原因。

2. 良性家族性新生儿惊厥　其发病机制与编码钾通道的位于染色体 20q13.3 的 *KCNQ2* 基因和染色体 8q24 上的 *KCNQ3* 基因突变有关，为常染色体显性遗传，在病史中注意对家族史的询问很重要。有少数病例报道显示与 *SCN2A* 编码的钠通道功能障碍有关。通常发生于生后的第 2～3 天，主要表现为局灶阵挛或者强直发作，可伴有呼吸暂停，每天发作次数为 10～20 次，甚至更多，发作间期表现正常。其临床发作与同步 EEG 的表现具有特异性，发作初期短暂的背景活动抑制，伴有呼吸暂停和强直发作，之后出现双侧棘波放电和慢波活动，伴有阵挛发作。该病常为自限性，惊厥会在发作 1～6 个月之后停止，预后良好。也有 10%～15% 的新生儿表现为无热惊厥，可能需要长期的抗癫痫治疗。

3. 早期肌阵挛脑病和大田原综合征　两者均以频繁、反复发作的惊厥为特征，常发生于生后第 1 周，部分病例在宫内即发现胎儿有惊厥发作。脑电图背景均表现为爆发抑制。多联抗惊厥药物仍难以控制，预后差，多遗留严重的神经系统后遗症，甚至在新生儿期即死亡。

4. 吡哆醇依赖性癫痫　是一种少见的常染色体隐性遗传性疾病。典型临床表现是出生后常规抗癫痫药物难以控制的癫痫发作，患儿在出生后数小时即出现惊厥发作，有些病例在宫内即有发作。应用大剂量维生素 B₆ 后临床和脑电图表现改善，停用维生素 B₆ 后再次出现癫痫发作。吡哆醇依赖性癫痫（pyridoxine-dependentepilepsy，PDE）的基因定位于 5q31，致病基因为醛脱氢酶 7 家族成员 A1，该基因编码氨基乙二酸半醛脱氢酶。检测血浆和尿中氨基乙二酸半醛脱氢酶可协助诊断。初次治疗一般给予吡哆醇 100 mg 静脉应用，以后每日 0.2～30 mg/kg 口服维持。亚叶酸反应性癫痫与 PDE 是等位基因病，患儿对维生素 B₆ 无反应或仅有部分疗效，而亚叶酸有效。

5. PNPO 缺乏症　为 5′-磷酸吡哆醇氧化酶（pyridoxine-5′ phosphateoxidase，PNPO）基因突变所致常染色体隐性遗传性疾病，症状与 PDE 相似，可表现为新生儿严重癫痫性脑病，但对吡哆醇无反应，而应用磷酸吡哆醛可控制发作。

6. Ⅰ型葡萄糖转运体缺陷　为常染色体显性遗传，致病基因为 SLC2A，可表现为显性新生变异。患儿出生史多无异常，新生儿期即可出现惊厥发作，可有呼吸暂停发作或发作性眼球异常运动。神经系统症状常有波动性，当遇饥饿或劳累等因素时加重。诊断包括脑脊液葡萄糖浓度 < 2.22 mmol/L；或脑脊液葡萄糖与血糖浓度（禁食 4 h 后，腰椎穿刺前测血糖）比值为 0.33±0.01（正常值为 0.65±0.01）；还可行红细胞葡萄糖转运体活性测定，患儿红细胞摄取 3-O-甲基-D-葡萄糖较正常对照下降 50%。治疗可选用生酮饮食和硫辛酸。

7. 丝氨酸生物合成缺陷　为常染色体隐性遗传，表现为新生儿起病的慢性脑病伴难治性癫痫发作，患儿可有胎儿生长受限、小头、白内障、惊厥及神经发育障碍。致病基因为 PHGDH，变异导致 3-磷酸甘油酸脱氢酶缺乏。脑脊液丝氨酸、甘氨酸、5-甲基四氢叶酸浓度降低。头颅 MRI 可见特征性白质脑病，表现为髓鞘化低下、空泡变性及胶质增生。给予大剂量丝氨酸 200～600 mg/(kg·d) 和甘氨酸 200 mg/(kg·d) 后症状改善。

8. 甘氨酸脑病　也称为非酮症性高甘氨酸血症，为甘氨酸裂解系统（glycine cleavage system，GCS）酶活性缺陷所致，典型者表现为生后数小时至数日出现进行性嗜睡、肌张力降低、肌阵挛发作导致呼吸暂停，甚至死亡。存活者伴严重智力发育障碍和频发难治、多种发作形式的惊厥。脑电图提示爆发抑制，3 个月左右可演变为高度失律和多灶性改变。血浆和脑脊液甘氨酸浓度显著升高，新生儿型脑脊液甘氨酸浓度 > 80 μmol/L（正常值 < 20 μmol/L），脑脊液与血浆甘氨酸浓度比值 > 0.08（正常值 < 0.02）。GLDC（编码 GCS 复合物的 P 蛋白，变异占总病例数的 70%～75%）、AMT（编码 GCS 复合物的 T 蛋白，变异约占总病例数的 20%）和 GCSH（编码 GCS 复合物的 H 蛋白，变异约占总病例数的 < 1%）基因变异可导致此病，均为常染色体隐性遗传。甘氨酸是 N-甲基-D-天冬氨酸（NMDA）受体辅助激动剂，因此该病惊厥源于 NMDA 受体过度激活。部分患儿应用 NMDA 受体拮抗剂联合苯甲酸钠治疗有效，可控制难治性惊厥发作。

## 【监护与治疗】

NICU 患儿除常规进行心电、呼吸及血氧饱和度的监护，对重要的大脑功能也需进行有效的监护，对患儿的脑功能进行保护。目前，随着电脑和软件技术的发展，对 NICU 中的危重患儿进行脑功能的连续监护已经成为可能。连续脑电图（continuous EEG，CEEG）监护可以提供脑功能的动态信息，有利于实时监测脑功能变化。在目前用于脑部监护的主要技术中，CEEG 能把原始脑电图变化为各种趋势图，对脑功能的监护优势尤为明显。其有以下优势：①能检测生理功能；②无危险，不涉及放射性同位素和放射线；③可进行连续、实时监测，是一项经济、安全、方便、可及时检测脑功能紊乱的监护技术。目前有多重脑功能监护仪，可通过高品质脑电图记录、同步视频采集、脑功能趋势图等方法，观察长时间脑电活动的整体变化趋势，观察觉醒-睡眠周期、爆发抑制周期、脑功能演变趋势（恢复或恶化），监测癫痫发作或持续状态。CEEG 可用于严重脑损伤监测、亚低温治疗期间监测、麻醉深度监测及应用于难治性持续状态的麻醉治疗。

但 CEEG 的一些不足也不容忽视：①解剖定位不如 CT 和 MRI。②不能做精确诊断。③患者的一些生理变化可干扰 EEG 结果。④未经专业训练的普通医务人员对 EEG 识别和分析的困难成为其广泛应用的阻碍。虽然定量脑电图（quantitative EEG，QEEG）的出现使 EEG 的识别和分析易于掌握，但如何让 EEG 识别和分析简单化仍是一个有待继续研究的问题。⑤在神经监护病房环境中充满各种电磁干扰，一些患者躁动不安或有颅骨损伤、头皮水肿、安置颅内引流管都会影响CEEG 监测。⑥ICU 患者的常规检查、护理以及影像学检查等对 CEEG 监护也有影响。

持续、反复的惊厥会引起严重的脑损伤，故对于 EEG 监测到异常放电的患儿，无论是否有临床发作，都需尽早给予相应治疗；对于有病因基础的比较明确的临床发作，即使脑电图记录未捕捉到电发作，仍应积极治疗。

### （一）一般治疗

首先要确定患儿有无充分的氧合和有效的组织灌注，根据病情予以吸氧、保持呼吸道通畅、补充能量及液体入量、维持内环境稳定，密切监测呼吸、心率、血压、血氧等生命体征变化及患儿抽搐发作情况。由于抗惊厥药物也会引起呼吸抑制，必要时机械通气支持。

### （二）病因治疗

根据病因予以针对性治疗。低血糖、低血钙、颅内出血等病因可通过血糖检测、血电解质检测、头颅 B 超等床旁辅助检查迅速明确诊断；对病因不明者，可依次尝试给予 10% 葡萄糖 2 ml/kg 静脉滴注、10% 葡萄糖酸钙 2 ml/kg 静脉注射、50% 硫酸镁 0.2 ml/kg 肌内注射、维生素 $B_6$ 100 mg 静脉注射，以排除低血糖、低血钙、低血镁、吡哆醇依赖性癫痫等病因。有报道维生素 $B_6$ 剂量每次达 500 mg 才能收到满意效果。在惊厥发作期间行 EEG 监测，维生素 $B_6$ 治疗效果可在即刻或几个小时内出现，EEG 发作波消失。

### （三）抗惊厥药物治疗

新生儿单次惊厥少见，常常反复发作，因此单次惊厥的治疗原则同大龄儿童的癫痫持续状态，依次应用上述药物无效后即快速静脉应用负荷量止惊药。一线药物仍为苯巴比妥，二线用药选择尚不统一，如果惊厥持续，此时予以地西泮可加重呼吸抑制。国内可选择的是继续应用苯巴比妥和咪达唑仑。新生儿惊厥对很多传统抗癫痫药物不敏感，越来越多的研究表明，巴比妥类和苯二氮䓬类抗癫痫药对脑发育具有潜在不良反应，但目前为止，没有新的特异性药物被发现或被批准用于新生儿惊厥。新型抗癫痫药托吡酯和左乙拉西

坦近来也应用于新生儿，但远期影响还有待评估。临床医师须熟悉每一种药物的不良反应及药物辅料对新生儿的影响。如果发作持续，需要加用第 3 种止惊药，需要进行持续脑电监测，进一步分析病因。

1. 苯巴比妥　通过阻断钠通道和钙通道、增强 γ 氨基丁酸（GABA）抑制性神经递质的作用和对抗 AMPA 兴奋性递质来发挥其止惊效应，为新生儿惊厥首选药物。该药可降低脑的代谢和能量消耗、减轻脑水肿及抑制爆发性膜电位的去极化，因此对窒息引起的脑损伤有保护作用。本药半衰期较长，在生后 7 天内为 120 h，生后 2 周为 100 h，2～4 周后半衰期缩短为 65～45 h。药物作用缓慢，20～60 min 才达脑内最高浓度。急性发作期可通过静注或者肌注给药，维持量可以口服。首次 10～15 min 静脉注射负荷剂量20 mg/kg 即可达到 20 μg/ml 的有效血药浓度；若仍抽搐，每 10～15 min 可再追加 5 mg/kg，直至惊厥停止，总量不超过 40 mg/kg，此时目标血药浓度为 40～50 μg/ml，可以控制 70% 的临床发作及 43% 的电发作。小于 30 周的早产儿剂量可酌情减少，肌内注射较静脉应用剂量增加 10%～15%。维持量为每日 3～5 mg/kg，分 2 次口服给药。苯巴比妥血药浓度会受到机体的一些病理生理状态影响，如酸中毒会使药物更容易透过血脑屏障，而高胆红素血症时结合蛋白水平降低也会影响药物的代谢。苯巴比妥有呼吸抑制及肝肾功能损害的不良反应，故定期监测苯巴比妥血药浓度对调整用药剂量、减小药物不良反应带来的损害非常关键。对已经达到最大用药剂量及有效血药浓度而惊厥仍不能控制的患儿，苯巴比妥不应再继续加量，因为已不能增加抗惊厥作用，反而会加重该药呼吸抑制、脏器损害的不良反应，需加用或换用其他抗惊厥药物治疗。

2. 苯二氮䓬类　为 GABA 激动剂。地西泮是常用的临时止惊药物，起效快，半衰期短，每次0.3～0.5 mg/kg 静注或肌注，15～20 min 后可重复给药。咪达唑仑同样起效快，半衰期短，常用于惊厥持续状态或频繁反复的惊厥发作的维持治疗。以 0.1～0.3 mg/kg 的负荷量静注后，应用1 μg/(kg·min) 的维持量静脉滴注，若不起效，间隔 15 min 后增加 1 μg/(kg·min)，最大量不超过 8 μg/(kg·min)，持续用药 24 h 后逐渐减量。

苯二氮䓬类药物对呼吸有抑制作用，特别是在与苯巴比妥合用的情况下，地西泮 0.36 mg/kg 即可引起呼吸抑制，故用药过程中需对患儿进行严密的呼吸监护。

3. 左乙拉西坦　作用机制尚不明确，但因其口服给药方便、吸收快、代谢快、无肝功能损害，且与其他的抗惊厥药物无相互作用，已越来越多地应用于新生儿惊厥的联合治疗。Hmaimess 等对于应用苯巴比妥、劳拉西泮和拉莫三嗪后抽搐仍无法控制的惊厥患儿加用左乙拉西坦治疗，初始剂量为 10 mg/kg，逐渐加至 30 mg/kg，患儿的抽搐次数由每日 167 次减少至 1 次。Shoemaker 等在苯巴比妥、苯妥英钠、咪达唑仑的基础上加用该药，也得到了较好的效果。

4. 托吡酯　是一种广谱抗惊厥药物，通过阻断钠通道，兴奋 GABA，阻断 NMDA 合成，减少兴奋性神经递质谷氨酸的释放，激活抑制性神经递质 GABA，对发育期脑具有保护作用。因其在缺氧缺血性脑损伤的动物模型中表现出的神经保护作用而成为新生儿惊厥治疗的研究热点。在治疗新生儿惊厥时，该药的推荐剂量为 2～10 mg/kg。托吡酯有引起代谢性酸中毒、高氨血症、易激惹及喂养困难等不良反应的报道。

5. 丙戊酸钠　通过阻断钠通道和影响 GABA 的抑制系统来发挥止惊作用。相关药理研究结果表明，丙戊酸钠能加强 GABA 合成酶的活性，抑制 GABA 的重摄取，使脑内 GABA 含量增加。该药是临床医师考虑选用的广谱止惊药物之一，儿童首次负荷量为 25 mg/kg，1 h 内达有效血药浓度（100～150 $\mu$g/ml）。新生儿负荷量建议为 12.5 mg/kg。有较严重的肝功能损伤的不良反应，需要监测肝功能。

6. 其他新药　近年来，针对新生儿期不同于成人的特殊神经生理特性开发的一些新药对新生儿惊厥治疗也有应用前景。针对 KCNP 基因编码的钾通道异常的机制，动物实验表明，开放钾通道的药物，如氟吡汀，与苯巴比妥相比，能更好地控制惊厥的电发作和临床发作，且不会造成呼吸抑制；动物实验证实，钠钾氯转运蛋白 1（NKCC1）抑制剂布美他尼可明显降低惊厥持续的时间和频率，且未见临床不良反应。这些药物的临床应用还有待时日验证。

7. 外科治疗　随着麻醉水平和手术技术的提高，并发症（如心律失常、脑水肿等）越来越少的手术，如大脑半球切除术、胼胝体切开术等对内科治疗无法控制的惊厥的干预具有广泛的前景。

**（四）急性惊厥发作控制后的治疗**

关于新生儿惊厥急性发作之后是否还要抗惊厥治疗、抗惊厥治疗最合理的疗程是多长，目前尚无统一方案。多数学者主张个体化的治疗方案，如持续局灶发作、痉挛发作或脑电图证实为癫痫发作，则给予口服止惊药物治疗。尽管新生儿惊厥是发展为癫痫的高危因素，但没有证据证实应用止惊药物可改变这种风险，而且两种以上止惊药物合用不良反应更大。因此，在保证疗效的情况下，疗程应尽可能短。如一般情况好，脑电图正常，在惊厥停止发作后可继续用维持量治疗 2 周左右，新生儿惊厥发作后 50% 基本正常，但 1 个月后惊厥再发者占 17%～20%，故应加强随访。若有神经系统和脑电图异常，大约 80% 的病例需要继续抗惊厥治疗至少 3～9 个月或更长时间（12 个月）。因此应结合病因、患儿的临床表现及脑电图情况决定患儿治疗方案。

**【预后】**

新生儿惊厥病死率高，存活者容易发展为癫痫和运动认知缺陷，其预后取决于胎龄、惊厥形式、病因、对治疗的反应、电生理和影像学改变等。惊厥本身就是神经发育预后不良的独立危险因素，且惊厥的病因对预后也有重要影响。低钙血症、低镁血症、新生儿良性惊厥发作、蛛网膜下腔出血及脑梗死导致的新生儿惊厥预后相对较好。预后不良的危险因素包括早产、新生儿缺氧缺血性脑病、严重先天性脑发育畸形、长时间发作或难治性惊厥，以及脑电图重度背景异常（爆发抑制波形、低电压、电静息、非常不连续图形伴高波幅棘波和慢波爆发）。没有证据证实应用传统抗癫痫药可改善新生儿惊厥的预后。难治性新生儿惊厥是临床难题，尽管对新生儿惊厥发生机制的研究不断进展，但数十年来没有更多新药用于临床。目前，神经递质受体、离子通道、转运蛋白的调节剂、抗炎物质、神经保护剂和抗氧化剂等的作用逐渐受到重视。控制惊厥发作是治疗目标，而提高远期神经发育预后更为重要。

（曹广娜）

# 参考文献

［1］ Dlugos DJ. The nature of neonatal status epilepticus-a clinician'sperspective. Epilepsy Behav，2015，49：88-89.

［2］ Mruk AL，Garlitz KL，Leung NR. Levetiracetam in neonatal seizures：a review. J Pediatr Pharmacol Ther，2015，20（2）：76-89.

［3］ Shetty J. Neonatal seizures in hypoxic-ischaemic encephalopathy-risks and benefits of anticonvulsant therapy. Dev Med Child Neurol，2015，57（Suppl 3）：40-43.

［4］ Azzopardi D. Clinical applications of cerebral function monitoring in neonates. Semin Fetal Neonatal Med. 2015，20（3）：154-163.

［5］ Boylan GB，Kharoshankaya L，Wusthoff CJ. Seizures and hypothermia：importance of electroencephalographic monitoring and considerations for treatment. Semin Fetal Neonatal Med，2015，20（2）：103-108.

［6］ Maljevic S，Lerche H. Potassium channel genes and benign familial neonatal epilepsy. Prog Brain Res，2014，213：17-53.

［7］ Chang T，Tsuchida TN. Conventional（continuous）EEG monitoring in the NICU. Curr Pediatr Rev，2014，10（1）：2-10.

［8］ Bellini G，Miceli F，Soldovieri MV，et al. KCNQ3-Related Disorders. 2014：1146-1154.

［9］ Mehta A，Ibsen LM. Neurologic complications and neurodevelopmental outcome with extracorporeal life support. World J Crit Care Med，2013，2（4）：40-47.

［10］ Watanabe K. Neurophysiological aspects of neonatal seizures. Brain Dev，2014，36（5）：363-371.

［11］ Ramantani G. Neonatal epilepsy and underlying aetiology：to what extent do seizures and EEG abnormalities influence outcome. Epileptic Disord. 2013，15（4）：365-375.

［12］ Friedman L，Hu S. Early-life seizures in predisposing neuronal preconditioning：a critical review. Life Sci，2014，94（1）：92-98.

［13］ Vasudevan C，Levene M. Epidemiology and aetiology of neonatal seizures. Semin Fetal Neonatal Med，2013，18（4）：185-191.

［14］ Wusthoff CJ. Diagnosing neonatal seizures and status epilepticus. J Clin Neurophysiol，2013，30（2）：115-121.

# 第八节　新生儿脑梗死

## 【概述】

新生儿脑梗死（neonatal cerebral infarction, NCI）也称为新生儿脑卒中（neonatal stroke），指生后 28 天内新生儿的脑动脉一个或多个分支因各种原因发生梗死，导致脑组织相应供血区域的缺血性损伤，有别于静脉性梗死和出血性梗死。新生儿脑梗死与这一阶段脑的发育、围生期各种疾病、母亲孕期的合并症有直接关系，尚有 25%～50% 的新生儿脑梗死病因不明。NCI 发病率在活产婴儿可达 1/4000～1/2300，它可以导致严重的神经系统后遗症，包括脑瘫、视听障碍、认知及行为异常、癫痫等。影像学检查是诊断该病的主要手段，目前认为 MRI 为诊断新生儿脑梗死的金标准。新生儿脑梗死一旦诊断，需要及时给予监护和对症支持治疗，以改善预后。

## 【发病率】

人们对新生儿脑梗死的认识有 100 多年的历史。1892 年 Willian Osler 和 1897 年 Sigmund Freud 分别报道了 15 例和 61 例脑瘫患儿，其影像学表现为脑梗死的后期表现，从此对新生儿脑梗死有了初步的认识。随后这方面的研究逐渐增多。但是直至 20 世纪初期，关于新生儿脑梗死的病例报道仍比较少见。因为人们对新生儿脑梗死的诊断主要源于病理解剖报告，而行病理解剖的病例非常少。近 20 年来，随着神经影像诊断技术在新生儿领域的广泛应用，人们发现新生儿脑梗死并不罕见。加拿大儿童梗死登记处收集了加拿大 1992—1996 年所有梗死的患儿，发现新生儿脑梗死发病率在活产婴儿中约为 1/4000。随着影像学检查的普及和发展，检出率逐渐升高。2005 年，瑞士巴塞尔大学儿童医院发表文章总结，1997—2002 年通过 MRI 诊断的新生儿脑梗死发病率为 1/2300。

我国对新生儿脑梗死的认识开始于 20 世纪后期，最初关于此方面的报道较少，随着国内影像检查技术的发展，文献报道逐渐增多，关于新生儿脑梗死的认识也不断加深。北京大学第一医院总结 2002 年 1 月至 2010 年 12 月 9 年内院内活产

婴儿的脑梗死发生率约为 0.7‰。目前国内尚无多中心相关流行病学数据。

## 【病因和发病机制】

新生儿脑梗死是发生在新生儿的脑血管事件，实质是局部血管供血障碍导致其供血区域的缺血坏死。根据形成的机制，将病因分为血液、血管及血流因素。

### （一）血液因素

各种因素使血液成分发生改变，或者血液黏稠，可使血液处于高凝状态，易引起血栓形成，最终引起血栓栓塞及局部脑梗死。这些因素包括遗传性高凝状态及围生期各种因素导致的继发性高凝状态。

遗传性高凝状态引起脑梗死的机制主要是引起血液成分的改变，使血液处于高凝状态。其涉及凝血过程的各个环节，主要是一些凝血因子的突变及量的改变。

在新生儿脑梗死的病因中，遗传性高凝状态因素所占比例为 28.6%～68.1%。美国的一项研究认为，半数以上的新生儿和儿童脑梗死患者存在遗传性高凝状态因素。目前认为 Ⅴ 因子 Leiden 突变、凝血酶原 G20210A 突变、脂蛋白 a 升高、抗凝血酶 Ⅲ 缺乏、蛋白 C 和蛋白 S 缺陷、亚甲基四氢叶酸酯还原酶 C677T 多态现象等是常见的导致血栓形成，从而引起新生儿脑梗死的遗传性因素。其中，Ⅴ 因子 Leiden 突变是最常见的造成遗传性高凝状态的原因。Ⅴ 因子是一种辅助因子，与 Ⅹa、血小板 3 因子和 $Ca^{2+}$ 形成凝血酶原复合物，激活凝血酶原（因子 Ⅱ），生成凝血酶（Ⅱa）。蛋白 C 以酶原形式存在于血浆中，在凝血酶的作用下发生有限的酶解过程，从分子上裂解下一个小肽后才具有活性。激活的蛋白 C 可以灭活凝血因子 Ⅴ 和 Ⅷ，即将因子 Ⅴ 和 Ⅷ 的重链进行水解，使其与磷脂的结合力降低。Ⅴ 因子 Leiden 突变指 Ⅴ 因子的 1691 核苷酸上的 G 突变为 A，导致精氨酸换成了谷氨酰胺，这种替换改变了 Ⅴ 因子的功能，使激活的蛋白 C 不能灭活 Ⅴa，导致凝血酶产生增加，同时也增加了血液凝固性。但是遗

传性高凝状态的具体病因可能因人种而不同，研究发现，东亚（我国及日本）人种 V 因子 Leiden 突变的发病率相对较低，而蛋白 C、蛋白 S 缺乏发病率较欧美高。此外，近年国外的研究还表明，新生儿脑梗死患者常可以同时存在几种凝血或抗凝血机制的遗传缺陷。

继发性高凝状态可见于孕母患有妊娠高血压疾病（尤其是先兆子痫）、孕母患有抗磷脂抗体综合征等自身免疫性疾病等，以及新生儿重症感染，如败血症、脑膜炎和弥散性血管内凝血均可引起血液高凝、血栓形成、血栓栓塞等。

妊娠期间，尤其是妊娠晚期，孕母血液往往处于高凝状态。妊娠晚期，适度的高凝是一种生理保护机制，分娩前 48 h 到出生后 24 h，为防止产时过量出血，高凝状态更加明显，如蛋白 S 与蛋白 C 之比降低，凝血酶原生成增加，蛋白 C、Ⅷ因子、V 因子、纤维蛋白原水平升高等。这些血液高凝因素不仅使母亲具有血栓形成的倾向，而且母体内形成的血栓栓子可通过胎盘进入胎儿或新生儿体内，导致新生儿脑梗死。

胎盘自身的凝血机制也可导致血液高凝状态。胎盘是一个有丰富血管的器官，低血流，可表达抗纤溶酶原激活剂抑制物 2 型，易于形成胎盘血栓。因此为了明确新生儿梗死病因，经常需要行胎盘病理检查。

## （二）血管因素

各种原因引起的血管痉挛、血管损伤、血管炎等均可导致脑血管狭窄，从而引起脑组织局部供血区域的缺氧缺血，最终导致脑梗死；另外，先天性脑血管发育畸形可引起脑供血障碍，也可能导致脑梗死。

引起脑血管痉挛的因素有围生期缺氧、孕期服用药物及持续低血糖等。围生期病史，如出生窒息及宫内窘迫可引起脑缺氧缺血，造成血管收缩及舒张功能障碍而导致脑梗死。其一般引起分水岭区域的梗死，如双侧额或顶枕部及基底核等部位梗死；孕母服用药物（有可卡因滥用史或妊娠期服用含有可待因的药物）及持续低血糖亦可引起脑血管痉挛，从而使脑局部供血障碍而引起脑梗死。

引起血管损伤的因素包括产时及产后的创伤。产时创伤（如分娩时操作用力不当）可引起椎动脉或大脑中动脉及其分支的牵拉损伤，难产时产钳对头颅及颅内血管的压力可造成脑血管损伤，生后各种有创性操作，如脐静脉插管及深静脉置管等操作可导致深静脉血栓形成，血栓栓子脱落可堵塞脑血管而引起脑梗死。

绒毛膜羊膜炎是造成新生儿脑梗死的危险因素，可能与炎症因子白细胞介素-6 和白细胞介素-1α 释放增加，引起血管炎有关。

先天性脑血管发育畸形是引起新生儿脑梗死的一个很重要的危险因素。病变部位血流紊乱、血管痉挛，可损害邻近脑组织的血液循环，发生血管破裂，或引起局部脑缺氧缺血而梗死等。当新生儿出现脑梗死时，若病史有未能提供有鉴别意义的病因，应注意先天性脑血管发育畸形的问题，需及时行影像学检查，如磁共振血管成像（MRA）或脑血管造影等有助于诊断。对于颅内大血管畸形的诊断，MRA 基本可以代替脑血管造影。

## （三）血流因素

各种原因引起的血流动力学改变造成脑组织局部灌注不足，可导致脑梗死的发生。

心脏疾病可引起血流动力学的改变，约占脑梗死原因的 25%，是常见的危险因素，尤其是发绀型心脏病、复杂先天性心脏病更容易导致脑梗死，原因可能是血液分流引起血流动力学改变，血栓栓子形成而导致脑栓塞，即静脉系统的栓子通过动静脉系统之间的异常通道进入动脉系统，造成动脉系统栓塞。另外，对心脏疾病的诊断和治疗也增加了脑梗死的风险，有研究发现，心脏手术后的患儿中 6% 会有神经系统异常，还可发生惊厥。心肌病、瓣膜病、心律不齐和新生儿肺动脉高压均可能使心脏输出量减少，是新生儿脑梗死的危险因素。

引起血液黏稠，从而导致血流缓慢、脑梗死的因素有红细胞增多症、孕母妊娠期糖尿病等。红细胞增多症可引起血液黏度增高、血流淤滞，造成脑组织缺血。新生儿或胎儿贫血，如胎母输血、胎胎输血综合征、体外膜肺可引起血容量不足，这些因素均可引起脑缺血缺氧，从而导致脑梗死的发生。

总之，导致新生儿脑梗死的病因较多，但仍有 25%～50% 不能确定病因。单一危险因素有时不一定导致脑梗死，多个危险因素共同作用可能导致新生儿脑梗死的发生。危险因素越多，新生儿脑梗死发生的可能性越大，当危险因素多于 3 个时，发生率可达 1/200。

## 【损伤部位及病理特点】

供应大脑的各血管均可发生梗死。在儿童及成人，先天的椎基底血管异常易导致梗死，而新生儿涉及脑干的梗死非常少见，涉及垂体及基底节的梗死也比较少见，一旦发生，后果严重。新生儿脑梗死一般发生在大脑前动脉、中动脉和后动脉，而其中以大脑中动脉梗死最为常见。国外报道约95%的新生儿局灶或多灶缺血性脑梗死发生在大脑中动脉供血区，左侧较右侧常见。大脑的各动脉梗死又可分为主干梗死及分支梗死，一般分支梗死较主干梗死常见。大脑中动脉可分为皮质支和中央支，其中皮质支又分成额前支、额支、顶支以及颞支，主要供应大脑半球背外侧面的大部分皮质；中央支又称为豆纹动脉，分成数支，主要供应尾状核、豆状核以及内囊后 3/5 部分。因此，大脑中动脉的梗死又分为主干梗死（全部大脑中动脉梗死）、皮质支梗死（分水岭区梗死）以及中央支梗死（豆纹动脉梗死）三种类型。

脑梗死的分布在一定程度上还与胎龄有关，早产儿倾向于发生在大脑中动脉的皮层支或豆状核纹状体分支的多灶性损伤，而足月儿倾向于发生在大脑中动脉的主干。

一旦脑动脉梗死发生，其组织细胞可能经历三个阶段的变化：在早期，脑血管闭塞引起支配区域的脑血流减少或中断，组织进入缺氧缺血状态而发生一系列病理生理及生化反应，如乳酸堆积、自由基释放、兴奋性氨基酸毒性、细胞内钙超载等，细胞膜的钠-钾通道发生异常，水分子从细胞外进入细胞内，从而产生细胞毒性脑水肿（急性期），范围较大时可同时累及灰质和白质，缺血发生后 18～23 h，在光镜下即可见神经轴突变化；病情继续进展，24～48 h，局部微循环持续恶化，缺血区域血脑屏障破坏，血管内血浆成分渗出，又产生了血管源性脑水肿（亚急性期），显现出单核巨噬细胞、小胶质细胞渗出等细胞反应；数周以后，肿胀细胞坏死、崩解，局部组织溶解，梗死范围扩大，最终形成广泛的、多灶或单灶的囊腔或出现钙化（慢性期）（图 10-8-1）。胎儿期或新生儿早期发生的脑梗死发展成大小不等的囊腔后，常被称为"空洞脑""多灶性脑软化"。

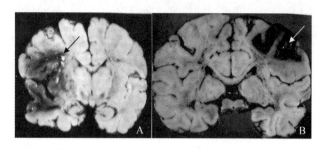

图 10-8-1　脑梗死病理改变。A. 足月新生儿，死于胎粪吸入综合征，血栓形成所致大脑中动脉供血区梗死（箭头所示）（引自：Volpe JJ. Neurology of the newborn. 3rd ed. Philadelphia: Saunders, 1995: 300）；B. 大脑前动脉供血区梗死（箭头所示）

## 【临床表现】

新生儿脑梗死患儿的临床表现与病变的部位及病变程度有关。部分报道认为新生儿脑梗死缺乏特异性的症状和体征，但是若密切观察，大部分（出生后发病）患儿可以观察到神经系统症状和体征，其中惊厥是最常见的临床表现。在尸体解剖研究中发现，缺血性脑梗死患儿中有25%～40%的患儿临床上有惊厥发作，通常于生后数小时至 72 h 内发生，但容易泛化，不容易观察到最初的发作形式，因此难以定位。北京大学第一医院的资料显示，38 例患儿中 21 例出现惊厥（55.3%），9 例宫内发病者中有 1 例（1/9）发生惊厥，为全身性发作，生后发病的 29 例中有 20 例（69.0%）发生惊厥。惊厥患儿中 12 例出现与病灶部位相吻合的部分性发作，其中部分患儿泛发为全面性发作；6 例患儿表现为全面性发作；3 例表现为微小型发作（包括阵发性呼吸暂停）。以惊厥作为首发症状的患儿，脑梗死通常发生在大血管供应区，病变范围较广。也有部分患儿表现为临床下脑电发作，即无临床表现及神经学检查异常，只出现脑电图异常放电。

另外还有一部分患儿表现为非特异的症状和体征，如呼吸暂停、昏睡或喂养困难等症状，以及肌张力降低或增高、原始反射异常、体重减轻等。在早产儿，脑梗死更多表现出非特异性表现，而惊厥少见。这些患儿病变的范围较局限，一般是小范围小分支梗死，可能为宫内发生或隐匿性发病。

部分婴儿在新生儿期未发现脑梗死，而在随后的几个月出现神经系统后遗症，如伸手抓握动作不对称或达不到预期的发育动作，或是因头颅发育不对称或出现新生儿期后惊厥而行影像检查时才被诊断。

因此，对于有以上高危因素及神经系统异常表现者，无论其表现程度是否严重，均应常规行进一步的影像学检查。

**【影像学检查】**

影像学检查是新生儿脑梗死的重要诊断方法。这些诊断技术包括头颅超声、CT 和 MRI，尤其是 MRI 已成为脑梗死最有效、安全而精确的诊断方法。CT、MRI 的一些新技术，如弥散成像、灌注成像、血管造影、磁共振波谱测量等技术不仅可以提高早期诊断的敏感性，同时可以显示脑血管形态及测量脑血流、脑组织灌注和脑代谢等。新技术，如单光子发射计算机断层显像（single photon emission computerized tomography，SPECT）和正电子发射计算机断层显像（postron emission tomography，PET）尚未广泛应用于新生儿脑梗死的诊断。

**（一）超声**

目前用于临床的超声诊断技术主要有：B 超诊断、彩色多普勒超声诊断及三维超声诊断。头颅超声检查（cranial ultrasonography，CUS）是一种无创性且使用方便的检查方法，可进行早期床旁检查，较早用于新生儿神经系统检查，尤其对危重患儿可做床旁检查，并据此对脑梗死患儿作出初步诊断。

早期 B 超显示，病变区脑实质呈强回声信号，病变后期，梗死部位的脑组织逐渐坏死液化，由强回声转呈囊腔性低回声。常规超声对大脑前动脉及中动脉梗死显示良好，大脑中动脉主干梗死呈典型的三角楔形回声增强区（图 10-8-2），但是对大脑后动脉阻塞、前囟附近的梗死灶、脑干和小脑梗死显示效果差。但大多数报道认为颅脑超声诊断 NCI 的敏感性较高，尤其是在出现症状 2～5 天后进行检查，阳性率可达 87％。因此认为动态颅脑超声可以做到 NCI 的早期诊断。

彩色多普勒超声可以通过彩色血流图评估脑血流，显示出脑梗死血管的脑血流缺失状况，提供早期诊断的信息。如在大脑中动脉狭窄时，可探及患侧血流速度高于健侧，梗死发生后，很快又可显示出患侧代偿性开放的侧支循环血流影像（图 10-8-3）。

三维超声通过较大范围的容积取样，经三个正交平面，为我们显现了一个立体脑的构形，保存更多的脑组织结构信息，同时对梗死灶进行容积测定，使我们对病变范围有一个量的具体概念。

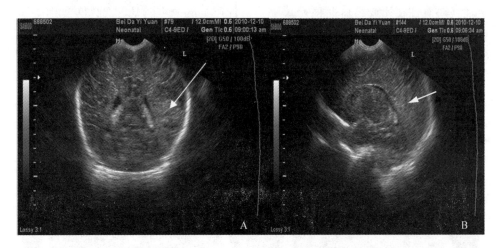

图 10-8-2　左侧大脑中动脉与后动脉交界区梗死。孕 39 周新生儿，出生体重 3400 g，剖宫产娩出。生后 22 h 始频繁惊厥。生后 6 天行颅脑超声检查。A 和 B. 颅脑超声冠状面及矢状面均显示左侧颞、顶、枕叶交界区域脑梗死（引自：黄春玲，周丛东，汤泽中，等. 新生儿脑梗死的危险因素. 中华围产医学杂志，2012，15（6）：337-344）

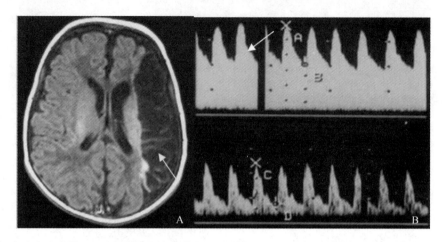

**图 10-8-3** 左侧大脑中动脉供血区脑梗死的超声多普勒血流检查。A. 生后 1 个月患儿 MRI（$T_1WI$）轴位显示左侧大脑中动脉供血区的囊性病变，临床上表现为右侧偏瘫。B. 该患儿生后 11 天，多普勒检查发现左侧大脑中动脉的收缩期峰值和舒张末期（B 图上）的血流速度比右侧大脑中动脉（B 图下）高，相反，左侧的阻力指数比右侧低（引自 Nishimaki S，Seki K，Yokota S. Cerebral blood flow velocity in two patients with neonatal cerebral infarction. Pediatic neurology，2001，24（4）：320-323）

## （二）CT

CT 检查也是目前常用的诊断新生儿脑梗死的基本方法。脑梗死的典型 CT 表现是局灶性低密度影和对周边结构的占位效应等（图 10-8-4），它可对 24 h 内的病变进行早期诊断，表现为动脉高密度征，脑结构界限模糊呈低密度影，脑沟消失，梗死灶低密度改变等。这些表现多与脑动脉闭塞后引发的细胞水肿和血管源性水肿有关。它可对脑梗死做出定性（缺血性梗死或出血性梗死）、定量（即出血量的多少，梗死范围的大小）和定位的诊断。目前随着 CT 的进展，还可进一步研究脑血流、脑组织灌注等情况，为临床采用适当的治疗方法提供了可靠的信息。但是 CT 仅能辨别 5 mm 以上的病灶，经常会漏诊小的梗死灶，并且 CT 发射方式可造成电离辐射。

## （三）MRI

与 CUS 和 CT 比较，MRI 检查是目前诊断新生儿脑梗死的最佳方法。MRI 能够诊断足月儿动脉缺血性梗死灶的数目、体积、血管区域，且对于 CT 经常漏诊的小梗死灶，MRI 更加敏感，不仅能清楚地区别脑的白质和灰质组织，并能发现直径 1 mm 的病灶（CT 仅辨别 5 mm 以上的病灶），同时 MRI 消除了 CT 的发射方式造成的电离辐射，故探测新生儿脑梗死，MRI 优于 CT 和 CUS，是目前新生儿脑梗死影像学检查的金标准。

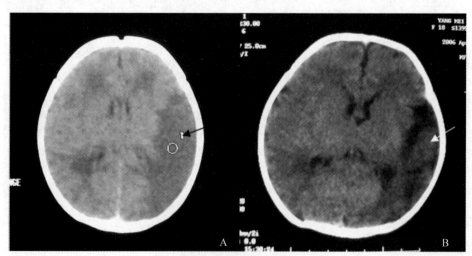

**图 10-8-4** 左侧大脑中动脉供血区梗死。孕 40 周，出生体重 3700 g，无窒息。生后 4 天发现抽搐，随即 CT 检查，A 图示 4 天时左侧颞、枕叶大脑中动脉供血区梗死，B 图示 6 天时梗死灶更清楚

有研究发现，新生儿和儿童脑梗死早期 MRI 检查对判断预后可提供有价值的资料。如新生儿脑梗死后，基底核、大脑皮层和内囊后肢这三个部位同时存在梗死，可预测偏瘫的发生，若这三个部位中仅一个或两个发生梗死，则偏瘫发生的可能性降低。

常规 MRI 扫描，典型的梗死灶表现为受累部位 $T_1$ 低信号，$T_2$ 高信号。但是常规 MRI 较难早期诊断新生儿脑梗死，特别是在早期细胞毒性脑水肿阶段，血管源性脑水肿尚未发生，常规 MRI 往往不能发现异常。病变发生 5～7 天后，MRI 才清楚显示病灶。近年来一些新技术，如弥散加权成像（DWI）可以早期用于新生儿脑梗死的诊断。另外，磁共振血管造影（MRA）和质子磁共振频谱（MRS）已用于新生儿脑梗死的诊断。

DWI 对于早期诊断新生儿脑梗死有重要的价值。这主要归因于 DWI 能早期探测脑水肿，而脑水肿是脑缺血损伤的一个早期症状。新生儿急性缺血性梗死发生第 1 天内 DWI 是最快速和敏感的检查方法，研究发现，在梗死发生后 6 h，甚至早在 30 min 时，DWI 即可发现病灶呈高信号，8～32 h 最明显，2～4 周逐渐变成等信号、低信号，因此，DWI 适用于脑梗死的早期探查，1 周左右敏感性降低，要用常规 MRI 来协同诊断（图 10-8-5）。

MRA 是目前对脑梗死患儿确定脑动脉异常诊断最理想的技术。它能证明是否存在动脉狭窄或阻塞（图 10-8-6），能进一步证明潜在的梗死机制，如解剖结构病变、栓塞、血管炎或其他病变。MRA 还可对 1 mm 宽的血管进行无创血管造影检查。但

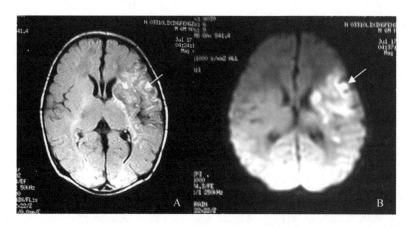

**图 10-8-5** 左侧大脑中动脉分支梗死的 MRI 改变。孕 $41^{+1}$ 周，出生体重 3050 g，宫内窘迫，剖宫产，Apgar 1 min 2 分。生后 36 h 出现抽搐，四肢肌张力增高，前囟张力稍高，原始反射减弱。MRI 检查示左侧大脑中动脉供血区梗死。图 A 和 B 分别为生后 9 天磁共振 $T_1$ 像及 DWI，箭头示左侧额颞叶、基底核、丘脑区域异常信号［引自：黄春玲.，周丛东，汤泽中，等. 新生儿脑梗死的危险因素. 中华围产医学杂志，2012，15（6）：337-344］

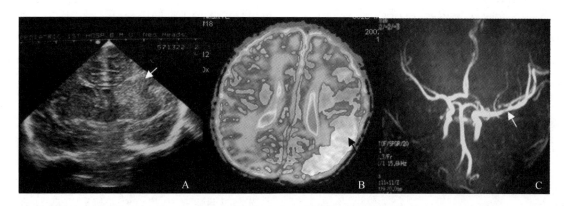

**图 10-8-6** 左侧大脑中动脉主干梗死。A. 颅脑 B 超左侧大脑中动脉供血区大范围强回声。B. DWI-MRI（伪彩图）相同区域 DWI 异常信号。C. MRA：左侧大脑中动脉狭窄，左侧大脑前动脉水平段细小、狭窄［引自：汤泽中. 新生儿脑梗死的临床特证及其与预后关系的研究. 中华儿科杂志，2004，42（6）］（见彩图）

MRA 检查也有其局限性，对数小时或数天内的动脉缺血性梗死脑动脉血栓阻塞可造成漏诊。

MRS 是迄今为止唯一能进行活体组织代谢定量分析的无创检测手段，与传统 MRI、CT 和脑血管造影等结构性影像技术相比，MRS 提供了神经元的完整性、细胞的增生和衰变、能量代谢以及脑组织坏死等不同信息。在频谱中，脑梗死乳酸明显升高，N-乙酰天冬氨酸与胆碱比例明显降低。

### （四）SPECT 和 PET

均为通过放射性核素在体内选择性地结合、接收及断层显像原理，提供脑血流和代谢性活动的信息。目前尚未广泛应用于新生儿脑梗死的诊断。

### 【其他检查】

脑电图（EEG）可以早期显示病变部位，一般会表现出局灶性或单侧脑功能异常，常见周期性单侧癫痫样放电。EEG 异常的部位一般与梗死的部位一致，但是，有时 EEG 出现异常而无对应的临床表现。在出生第 1 周 EEG 异常表现可能是一过性的，随着急性期脑损伤恢复而消失，但生后 1 岁以内会再次出现异常，可能是出现症状性癫痫。当临床出现惊厥时，EEG 的检查非常重要，即使有时临床尚未发现发作，EEG 也会表现出异常。另外，EEG 检查有助于预后的判断，一般 EEG 背景异常，即使临床没有惊厥发作，也提示预后不良。

### 【诊断】

新生儿脑梗死需要综合诊断，首先根据患儿的病史、临床表现及实验室检查作出临床诊断，再进行影像学检查证实诊断，最后进行新生儿脑梗死的病因诊断。

### （一）临床诊断

患儿母亲有疾病史，如不孕史、高龄、自身免疫性疾病、药物滥用史等；妊娠疾病史，如先兆子痫、流产史、胎盘早剥史、出血史等；患儿有宫内窘迫及出生窒息、难产史、先天性心脏病史；家族中神经系统疾病史和较小年龄时发生血管疾病史，如心肌梗死或脑卒中、深静脉血栓史以及血液系统性疾病史等。如果存在以上病史，患儿临床出现惊厥，并且惊厥表现为部分性发作伴全身泛化，应该高度怀疑新生儿脑梗死的可能性，及时行影像学检查。

### （二）影像学诊断

在疾病的不同时期应该选择合适的影像学检查方法。在急性期，DWI 是诊断新生儿脑梗死的金标准，行床旁头颅超声检查也可作出早期诊断。疾病发生 24 h 以后，可行常规 MRI 检查，一般均可确诊。如果考虑血管畸形或痉挛，可行 MRA 和多普勒超声检查。如果医院没有条件行 MRI 检查，可行 CT 帮助诊断。在脑梗死后期，较小的病灶或经及时治疗后，影像检查显示可以完全或部分恢复。严重梗死病例则会在影像上显示晚期病理改变的组织损害结局，包括病灶局部神经细胞坏死后钙化瘢痕形成。最严重者液化形成囊腔，各种影像检查均可清晰显示。钙化在超声上以病变部位不规则的局灶性强回声为特点，CT 为高密度，MRI 为信号增强。对液化性囊腔，超声显示低回声或无回声，CT/MRI 为相应的低密度和低信号。在脑梗死的影像诊断中，晚期的改变往往是显而易见的，在早期水肿阶段，如能通过检查发现病变，对临床会具有更好的指导意义。

### （三）电生理检查

脑电图检查有助于惊厥的诊断及对预后的判断。大部分新生儿脑梗死在生后 12～72 h 出现惊厥，应该在第一个 24 h 内完成首次 EEG 检查。之后根据病情变化可酌情动态复查。

### （四）病因诊断

明确新生儿脑梗死后，应尽可能对病因作出诊断。对于有血栓及血液病家族史的患儿、母亲有高危妊娠史及有重症感染的患儿或无特殊高危因素的患儿应该高度注意血液因素，应常规进行血小板计数、血浆凝血酶原时间（PT）、活化部分凝血活酶时间（APTT）、蛋白 C 和蛋白 S 活性、抗凝血酶Ⅲ活性、磷脂抗体、高半胱氨酸（同型半胱氨酸）、脂蛋白 a、纤维蛋白溶解酶原检查及凝血因子 V 因子 Leiden 突变、凝血酶原 G20210A 突变、MTHFR 突变的检查，同时应进行父母凝血方面的检查。对于有缺氧史、难产史及先天性心脏病的患儿，应注意血管因素，应行 MRA 检查及超声心动图检查。对于有心功能异常、低血压、贫血、双胎等的患儿，要进行血流动力学方面的检查。另外胎盘病理检查可能对新生儿脑梗死的诊断提供重要线索。

## 【治疗】

成人发生脑梗死主要是在急性期及超急性期给予溶栓治疗，尽早恢复缺血区血液供应，恢复或增加脑组织灌注，改善微循环，另外给予对症支持治疗，如治疗脑水肿，使用脑保护剂，包括钙通道阻滞剂、自由基清除剂、兴奋性氨基酸拮抗剂及其他脑代谢激活剂等，早期康复治疗，尽量减少病死率、致残率等。

但是新生儿脑梗死治疗与成人治疗不尽相同。新生儿首选的不是溶栓治疗，主要采取病因治疗、对症处理和减轻脑梗死区组织坏死、康复治疗等综合手段。在新生儿脑梗死急性期，新生儿重症监护内容主要是对症治疗、减轻脑梗死组织坏死，尽可能寻找病因，稳定期及恢复期主要是康复治疗。

### （一）去除病因

病因治疗是新生儿脑梗死的基础治疗措施。一旦明确诊断，就需要尽可能去除危险因素，如纠正红细胞增多症、改善缺氧酸中毒、解除血管痉挛、抗感染和治疗弥散性血管内凝血、手术纠正心脏畸形等。

### （二）对症治疗

包括控制惊厥、减轻脑水肿、营养神经、亚低温及抗炎治疗。

1. 惊厥　尤其是反复发作和惊厥持续状态，可以引起脑缺氧，干扰脑发育，尤其是脑边缘系统的发育。国内抗惊厥首选苯巴比妥，负荷量15～20 mg/kg，肌内注射或静脉注射，12 h后按3～5 mg/(kg·d)维持。如惊厥还未控制，可改用咪达唑仑、苯妥英钠、氯硝西泮等。国外文献认为托吡酯胶囊用于动物实验（新生鼠）时可以有效控制惊厥，但是没有临床随机对照研究证实。目前对于脑梗死患儿是否进行持续的 EEG 检测及是否对亚临床惊厥进行治疗尚有争议。

2. 减轻脑水肿　对于疾病的急性期，可给予限制液体，适时、恰当地脱水，应用呋塞米或甘露醇等措施来减轻脑水肿。

3. 神经保护治疗　以下药物目前已被新生及成年动物实验证实，但尚未应用于临床，是有一定应用前景的药物：

（1）他汀类药物（辛伐他汀）：通过抑制细胞黏附因子 1 及 α 肿瘤坏死因子来减少炎症，抑制 Caspase 激活来阻止细胞程序化死亡，增加内皮一氧化氮合酶的表达，以起到神经保护作用。

（2）促红细胞生成素（EPO）：多种动物实验已经证实 EPO 对缺血性脑损伤的保护作用，可能的机制包括维持脑血管自身调节，抑制凋亡，限制炎症损伤和氧化应激，其可促进内源性神经及血管再生。

（3）褪黑素：是强有力的抗氧化剂，可清除活性氧离子，稳定线粒体膜，减少细胞凋亡。动物实验显示，其能通过胎盘及血脑屏障，不会引起胎儿发育畸形。

（4）瘦素：作为调节氧化损伤的神经受体发挥神经保护作用。

4. 亚低温治疗　其治疗脑梗死的机制为降低脑代谢，减少兴奋性神经传递物质释放，减少自由基产生，减轻水肿，降低凝固活性，减少嗜中性粒细胞浸润，减少细胞因子释放；亚低温延长了其他神经保护药物的治疗窗。国际多中心随机对照研究动物试验证实亚低温治疗是安全的，它可以减少梗死大小，提高 18 个月的生存率而没有神经系统障碍。临床上许多中心已经用于治疗中、重度缺氧缺血性脑病，而脑梗死与缺氧缺血性脑病在发病机制的很多方面是类似的，因此亚低温应该可以用于新生儿脑梗死的治疗。

5. 抗炎治疗　主要包括乙酰半胱氨酸及米诺环素，已经通过新生动物实验证实有效，但尚未应用于临床。

（1）乙酰半胱氨酸：是自由基清除剂，减少氧化损伤、炎症和凋亡。它可以通过胎盘及血脑屏障，有报道认为是安全的。在未成熟的鼠模型中，梗死前或梗死后及时给予乙酰半胱氨酸，可以保护脑灰质及白质。

（2）米诺环素：它可以抑制 Caspase-1 及 Caspase-3 的激活来抑制凋亡、抑制钙蛋白酶激活、抑制微神经胶质激活及减少一氧化氮、炎症因子、活性氧的释放等。新生动物实验证实有一定效果。

### （三）减轻脑梗死区组织坏死

目前新生儿脑梗死尚无一致的抗凝溶栓治疗策略，大多数药物是根据成人应用的效果试用于新生儿，故其用法、用量、安全性等都待进一步明确。

对于动脉性缺血性梗死，只有当血栓栓塞的

证据存在时抗凝药才被推荐使用。有研究认为，未分级肝素、低分子量肝素、华法林是安全的。当证实有栓子存在时，应该连续使用未分级肝素或者低分子肝素 3 个月。未分级肝素（unfractioned heparins，UFH）是一种多聚阴离子，通过抗纤维蛋白酶调节其活性，有抗凝血酶和抗因子 Xa 的活性。新生儿的剂量为 28 U/(kg·h)，大于 1 岁的婴儿平均 22 U/(kg·h)，年长儿和成人相似，为 18 U/(kg·h)。临床主要副作用包括出血、肝素诱导的血小板减少和骨质疏松症。如果出现明显的出血，应该立即停止 UFH 的输入，必要时立即用硫酸鱼精蛋白逆转 UFH 的活性。低分子量肝素（low molecular weight heparin，LMWH）是使用化学法或酶法从 UFH 中提取的，是 UFH 安全而有效的替代制剂，其优点主要有容易预测药物的代谢分布、需要药物监测的次数减少、可以皮下给药及较少发生出血和骨质疏松。常用的 LMWH 有依诺肝素、达肝素和那屈肝素等。依诺肝素是新生儿最常用的 LMWH，有临床研究报道新生儿和婴儿采用 1.5 mg/kg，每日 2 次，治疗成功后减为预防量，足量治疗平均持续时间为 16.5 天，预防治疗平均持续时间超过 9.8 个月，所有患儿没有发生血栓复发或出现药物副作用。其临床主要副作用是出血，如果发生出血，用硫酸鱼精蛋白可逆转其抗凝血酶活性，但只能部分影响抗因子 Xa 的活性。华法林是维生素 K 拮抗药，通过降低血浆维生素 K 依赖因子（因子 II、VII、IX、X）的浓度发挥抗凝作用。在新生儿中，华法林的应用存在争议，缺乏功效和安全性的基本资料，使用后会影响小儿骨密度。

血栓溶解剂是通过把纤溶酶原转变为纤溶酶而起作用。纤溶酶依次分解纤维蛋白原和纤维蛋白，导致纤维蛋白原/纤维蛋白降解产物（FDPs）的形成。最常用的血栓溶解剂包括链激酶、尿激酶和组织纤溶酶原激活剂（tPA）。新生儿使用血栓溶解剂和出血风险的关系还不十分清楚，但引起出血的可能性较高，因此对新生儿脑梗死不主张采用血栓溶解治疗。一般仅应用于已经给予足够的抗凝剂而病情继续恶化的静脉窦血栓患儿。

另外，血管介入治疗时应用新导管材料，如透明质酸酶包被的导管和抗凝血酶-肝素共价复合物包被的导管减少手术所致血栓是一项新技术，但正在研究之中，尚未应用于临床。

**（四）康复治疗**

在新生儿脑梗死发展后期，康复治疗成为治疗的核心。在病情稳定后即应开始，可以进行功能锻炼、被动运动、理疗和水疗，以及语言教育和特殊教育等，通过康复治疗使肌张力、心理、行为异常的患儿最大限度地恢复正常，减少后遗症，减轻社会和家庭的负担。

近来有学者提出制约-诱发运动治疗法（constraint-induced therapy），这是一种针对单侧脑梗死患儿，以局限健侧手，并重复、密集地训练患侧上肢 2～3 周，以改善患侧上肢运动功能的疗法。有多种不同实验均证实这种治疗的有效性，它对于新生儿脑梗死的治疗作用大于成人。

此外有研究表明，肌内注射肉毒杆菌毒素 A 可提高偏瘫年长儿的上肢功能。

**（五）其他治疗**

如神经再生治疗，即干细胞移植。干细胞具有未分化、再生的潜能。有人已经分化出神经干细胞，并且组织学及 MRI 已经证实内源性神经再生及室下区神经增长存在，但是尚未广泛应用于临床。

**【预后】**

新生儿脑梗死的预后好于年长的儿童及成人，但是很多仍有长期的神经系统并发症。大约 1/2 的脑梗死患儿有轻到中度的损害，1/4 有严重的损害。新生儿脑梗死预后取决于梗死的部位、梗死大小、临床表现、神经影像学检查结果及治疗是否及时等。病死率为 3%～10%。不良结局还包括偏瘫、癫痫、语言障碍、认知障碍、视力及听力障碍等。偏瘫发生在 37% 的新生儿期就被诊断的新生儿和 82% 的后期被诊断的患儿。视力、认知、行为、语言的损害占存活者的 20%～60%，癫痫占存活者的 25%～50%。

最常见的是运动障碍，新生儿期表现不明显，但是在新生儿期后的几个月肢体运动的不对称逐渐表现出来，如左/右利手、姿势异常及肢体末端的萎缩。大脑中动脉主干梗死的新生儿较易发生偏瘫，而中动脉分支仅一处梗死者通常预后较好；涉及运动区域的皮质支梗死多呈现严重的运动性偏瘫，涉及颞顶部等非主要皮质的皮质支梗死可能仅呈现轻微的运动障碍。

其次是认知障碍，大多数患儿的接受及表达能力是好的，右半球病变的患儿比正常或左半球病变的患儿更易出现性格缺陷，理解、语言及情感缺陷，左半球梗死时易出现语言功能发育迟缓等。

病程中无惊厥发生、出院时神经学检查无异常的患儿预后较好，惊厥难以控制或发展为癫痫的患儿预后不良。影像学检查，如 MRI 异常及 EEG 异常与预后有关，MRI 示大脑半球广泛梗死、基底节和内囊发生病变者预后不良。无论惊厥与否，EEG 有背景活动异常提示预后不良，易出现偏瘫或肌张力不对称。

新生儿脑梗死的长期预后和复发率比大龄儿童和成人组要好，这可能是由于围生期单侧脑损伤后，未受损大脑半球发生了代偿，其发出的皮质运动神经投射加强。用弥散张量磁共振成像（DTI-MRI）研究新生儿脑损伤后脑白质发育的过程证实了这种代偿现象。

新生儿期就被诊断的新生儿脑梗死患儿神经系统预后不一定都很差，但是通过回顾性诊断来推测新生儿脑梗死的预后往往会存在偏倚，已有的神经系统异常通常会持续存在。

（黄春玲）

# 参考文献

[1] 周丛乐. 新生儿与胎儿脑梗死. 实用儿科临床杂志，2005，20（8）：727-729.

[2] 周丛乐，汤泽中，王红梅，等. 新生儿出血性及梗死性脑血管病诊治探讨. 中国当代儿科杂志，2005，7（2）：119-122.

[3] 汤泽中，周丛乐，王红梅，等. 新生儿脑梗死早期诊断方法的探讨. 中华围产医学杂志，2009，12（4）：281-284.

[4] 汤泽中，周丛乐，王红梅，等. 新生儿红细胞增多症与脑损伤的相关研究. 中华儿科杂志，2006，44（11）：845-849.

[5] 汤泽中，周丛乐. 新生儿脑梗死的临床特征及其与预后关系的研究. 中华儿科杂志，2004，42（6）：429-432.

[6] 陈惠金. 新生儿脑梗塞的诊断和治疗. 中国实用儿科杂志，2006，21（9）：644-647.

[7] 刘敬，封志纯. 新生儿脑梗死. 中国小儿急救医学，2009，16（4）：408-410.

[8] 李丽华，屈艺，母得志. 新生儿脑卒中的抗凝溶栓治疗. 中国新生儿科杂志，2007，22（5）：315-317.

[9] 黄万杰，薛辛东. 新生儿脑梗死的研究进展. 国际儿科学杂志，2009，36（1）：7-10.

[10] 富建华，毛健. 磁共振弥散加权成像在新生儿脑梗死早期诊断中的意义及其变化规律. 中华儿科杂志，2007，45（5）：360-364.

[11] 黄春玲，周丛乐，汤泽中. 新生儿脑梗死的危险因素. 中华围产医学杂志，2012，15（6）：337-344.

[12] Lynch JK, Nelson KB. Epidemiology of perinatal stroke. Curr Opin Pediatr，2001，13（6）：499-505.

[13] Lynch JK, Hirtz DG, DeVeber G, et al. Report of the National Institute of Neurological Disorders and Stroke workshop on perinatal and childhood stroke. Pediatrics，2002，109（1）：116-123.

[14] Schulzke S, Weber P, Luetschg J, et al. Incidence and diagnosis of unilateral arterial cerebral infarction in newborn infants. J Perinat，2005，33（2）：170-175.

[15] Raju TNK, Nelson KB, Ferriero D, et al. Ischemic perinatal stroke: summary of a workshop sponsored by the National Institute of Child Health and Human Development and the National Institute of Neurological Disorders and Stroke. Pediatrics，2007，120（3）：609-616.

[16] Barnette AR, Inder TE. Evaluation and management of stroke in the neonate. Clin Perinatol，2009，36（1）：125-136.

[17] Günther G, Junker R, Sträter R, et al. Symptomatic ischemic stroke in full-term neonates: role of acquired and genetic prothrombotic risk factors. Stroke，2000，31（10）：2437-2441.

[18] Miller V. Neonatal cerebral infarction. Semin Pediatr Neurol，2000，7（4）：278-288.

[19] Kirton A, deVeber G. Advances in perinatal ischemic stroke. Pediatr Neurol，2009，40（3）：205-214.

[20] Lee J, Croen LA, Backstrand KH, et al. Maternal and infant characteristics associated with perinatal arterial stroke in the infant. JAMA，2005，293（6）：723-729.

[21] Benders MJNL, Groenendaal F, Uiterwaal CSPM, et al. Perinatal arterial stroke in the preterm infant. Semin Perinatol，2008，32（5）：344-349.

[22] Nelson KB. Perinatal ischemic stroke. Stroke，2007，38（2 Suppl）：742-745.

[23] Riel-Romero RMS. Neonatal stroke. Neurol Res，2008，30（8）：839-844.

[24] Fox AM. Timing and etiology of neonatal cerebral infarction. Pediatrics，2000，106（3）：614-616.

[25] Venkataraman A, Kingsley PB, Kalina P, et al. Newborn brain infarction: clinical aspects and mag-

netic resonance imaging. CNS Spectr, 2004, 9 (6): 436-444.

[26] Balduini W, Carloni S, Mazzoni E, et al. New therapeutic strategies in perinatal stroke. Curr Drug Targets CNS Neurol Disord, 2004, 3 (4): 315-323.

[27] Mercuri E, Barnett A, Rutherford M, et al. Neo-

natal cerebral infarction and neuromotor outcome at school age. Pediatrics, 2004, 113 (1): 95-100.

[28] Sreenan C, Bhargava R, Robertson CM. Cerebral infarction in the term newborn: clinical presentation and long-term outcome. J Pediatr, 2000, 137 (3): 351-355.

# 第九节　神经管畸形

神经管畸形为最重要的先天性缺陷之一，随着经济和社会发展，神经管畸形（neural tube defects，NTDs）与先天性心脏病、唇腭裂、先天愚型等出生缺陷一起，逐渐成为我国严重的公共卫生问题和社会问题。一般认为 NTDs 是一种多因子遗传病，是遗传因素和环境因素综合作用的结果。我国为神经管畸形的高发区，北方比南方高发，乡村比城市高发，女婴高于男婴。常见的神经管畸形包括无脑儿、脑膨出、脊柱裂和先天性脑积水等。无脑儿通常难以存活，脑积水在其他章节介绍，本章主要介绍需要治疗的脊柱裂、Chiari 畸形及脑膨出，其中部分开放性和囊性脊柱裂、症状性 Chiari 畸形 Ⅱ 型等可能造成围生期的危重症而需要早期急诊处理。

## 脊柱裂、脊膜膨出与脊髓脊膜膨出

### 【概述】

脊柱裂是神经管畸形的主要类型之一，为一种常见而严重的出生缺陷。据 1996—2000 年全国神经管缺陷动态监测的数据，我国围生儿脊柱裂的发生率约为 6.30/10 000。

脊柱裂是指椎管背侧一个或多个节段的先天性缺损，但这一概念通常涵盖与椎管缺损相关的多种先天性病理变化，这些病理形式包括脊髓脊膜膨出、脊髓圆锥低位、椎管内外脂肪瘤、脊髓纵裂、脊髓空洞、椎管内先天性囊肿等。严重的脊柱裂呈脊髓外露或脊髓膨出，椎管与硬脊膜广泛敞开，脊髓与神经组织表面只有蛛网膜覆盖；轻微病例仅有椎管的骨性缺损而不伴明显椎管内病变，终生无任何神经症状。

脊膜膨出是指蛛网膜和硬脊膜向椎管外突出，形成与蛛网膜下腔相通的囊肿，囊内充满脑脊液，而脊髓和神经根仍位于椎管内。脊髓脊膜膨出是指脊髓和神经根随脊膜一起突出至椎管外囊腔内，直接粘连或终止于囊壁，或先膨出然后在尾端又返回椎管硬膜囊，严重者脊髓末端呈发育不全的神经板结构，轻者仅少数神经根膨出至囊腔。脊膜膨出和脊髓脊膜膨出又合称为囊性脊柱裂，为最典型的脊柱裂类型。

### 【临床表现】

囊性脊柱裂患儿出生后即可发现明显异常（图 10-9-1）：中线脊柱部位囊性突起，严重者包膜破损，脑脊液流出，如果不及早处理，容易感染；轻者囊肿表面完全被基本正常的皮肤覆盖。囊肿可进行性增大。

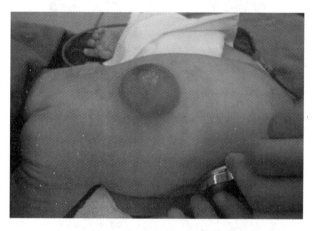

**图 10-9-1　27 天女婴，腰部脊髓脊膜膨出**

主要的神经体征为双下肢运动功能障碍、双下肢不对称和足畸形；婴儿在安静或睡眠时进行锐性刺激检查能了解感觉丧失情况；泌尿系症状包括尿失禁、尿线无力等，但常因其本身控尿功能发育不完全而难以判定，有赖于辅助检查。患儿可能并发脑积水、肾积水及其他畸形。

随着产前检查，如甲胎蛋白的测定、羊膜穿刺术、超声以及胎儿 MRI 检查的更多应用和水平的提高，囊性脊柱裂的产前诊断水平已明显提高。对于严重病例，一部分可能会选择终止妊娠，不终止妊娠者应在产前让患儿的父母得到更多有关该疾病的信息，并为分娩时的有效管理做准备。

### 【辅助检查】

此类患儿的主要检查是 MRI 和超声检查。MRI 检查是了解畸形形态的最理想手段，条件许可时所有患儿均应进行 MRI 检查，MRI 可显示畸形的内部结构和脊柱脊髓的情况（图 10-9-2），为进一步治疗提供关键信息。超声可对头部、泌尿系统进行检查，以获得有关脑积水、肾积水和膀胱的情况，还可对囊性膨出部位进行检查，大致了解畸形的情况。

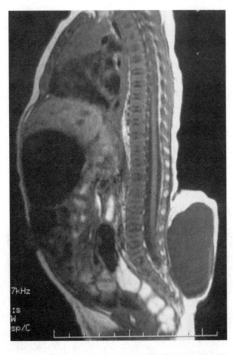

图 10-9-2　22 天男婴，腰骶部脊髓脊膜膨出

随经济和社会发展，对出生即诊断脊柱裂，尤其是囊性脊柱裂的患儿可早期进行全脊柱甚至全中枢神经系统的 MRI 检查，以便早期明确病变局部和全神经系统的情况。

### 【诊断】

通常根据患儿的外在表现即可确诊，进行MRI、超声等检查可进一步对患儿的情况进行综合评估，以便制订治疗计划。

### 【监护和治疗】

对囊性脊柱裂新生儿最好进行新生儿监护，保护缺损部位，避免受伤及感染，尽早安排手术治疗。囊性脊柱裂的修补手术应尽可能恢复解剖结构，重建神经管和硬膜囊，以使脊髓和神经根位于充满脑脊液的空间内。

在脊髓脊膜膨出患儿中，对脊髓呈发育不良的神经板结构粘连于突出的囊壁者，修补手术开始先分离神经基板，沿异常上皮与正常皮肤的结合部周缘切开进入蛛网膜下腔，修整神经基板后将其两侧边缘缝合以重建为管状，亦使其外表面呈光滑的软膜面，从而减轻粘连。检查病变部位，

解除其他伴发畸形和拴系。确定硬膜与皮肤的接合部并向前外侧分离，将两侧硬膜于中线处缝合，重建硬膜囊。将皮肤、皮下组织和腰背筋膜于中线处分层缝合，必要时向两侧分离出腰背筋膜，向中线翻转后缝合，以增加闭合处的组织结构层次和强度。

对脊髓和神经根先膨出再返回硬膜囊和只有少数神经根膨出者，解除粘连和拴系后，将脊髓和神经根复位至椎管硬膜囊内，再低张力闭合硬膜并修补椎管后方结构。脊膜膨出修补手术相对容易，主要是低张力闭合硬膜和修补椎管后方结构，但应注意解除伴发畸形和拴系。

围术期使用抗生素预防感染。术后注意伤口有无出现感染征象、脑脊液漏或伤口裂开及皮肤坏死等情况。术前存在脑积水而未行分流术的患儿，应注意观察脑积水进展的症状和体征，可行超声检查进行观察。必要时行侧脑室外引流或侧脑室-腹腔分流术。

### 【预防与预后】

对脊柱裂的防治包括预防其发生、存在畸形者预防并发症、出现并发症者提高生活质量。相对于治疗，脊柱裂的预防意义更大。近年来，提倡妊娠前后正确增补叶酸和产前 B 超检查早期诊断并选择性终止妊娠，这两项措施的推广使包括脊柱裂在内的神经管畸形的发病率逐渐降低。对脊柱裂的胚胎学研究已经基本清楚，重视胚胎学将更容易理解解剖学异常和手术矫治的方法；应用显微技术和神经电生理监测将提高手术疗效；而神经泌尿学的发展和临床普及将使患儿的生活质量得到提高。随社会保健水平的提高，对已出生的患儿尽早进行治疗，并进行系统的后期教育和长期随访有重要意义。

## 隐性脊柱裂与脊髓拴系综合征

### 【概述】

隐性脊柱裂为脊柱裂的一类亚型，通常指椎管缺损部位有完整的皮肤覆盖，相对于囊性脊柱裂易于造成隐匿性神经损害，故其发病年龄通常较晚，但近年来随着围产保健水平及对本病认识水平的提高，于新生儿期发现者逐渐增多。其所包含的病理形式有多种，如脊髓圆锥低位、椎管内脂肪瘤、缩短增粗的终丝、脊髓纵裂、皮肤窦

道、椎管内先天性囊肿等。这些病理形式通常倾向于多种同时发生，其造成神经功能损害的机制除了一些病变的压迫作用外，常见的共同特点是病变对脊髓远端和神经根的固定效应，即通常所谓的脊髓拴系，而脊髓拴系综合征则是对这些复杂病理形式相关的临床症状和体征的概括。

### 【临床表现】

隐性脊柱裂和脊髓拴系综合征患者的临床表现有皮肤改变、神经症状、膀胱直肠功能障碍和骨骼畸形等几方面（图 10-9-3）。

1. 皮肤病损　背部中线或中线旁的皮肤改变常为考虑存在隐性脊柱裂的第一表征，如皮肤凹陷、藏毛窦、毛细血管瘤、皮下脂肪瘤、局部多毛或色素沉着等，大多数见于下腰及骶部，可以多种并存。新生儿期发现本病者，多与体检时或父母发现此类皮肤异常有关。

2. 神经系统症状与体征　隐性脊柱裂在新生儿期和婴幼儿期出现明显神经症状者相对较少，在较严重的病例，仔细体检可能发现下肢自主运动和力量低于正常、下肢肌肉萎缩、足发育不对称等。

3. 骨骼畸形表现　在新生患儿所见多为先天性并发者，如脊柱侧弯通常与并存的椎体畸形有关；另外，细致的体检还可能发现双下肢不等长、足形不对称等。

4. 膀胱直肠功能障碍　主要表现为尿失禁、反复泌尿系感染、便秘等。在新生儿和婴幼儿期，因大小便控制功能原本发育很不完善，所以不易观察。

### 【辅助检查】

隐性脊柱裂与脊髓拴系综合征相关检查主要是影像学检查，最有意义的检查是 MRI 检查和超声检查。MRI 可确诊绝大多数病例并提供充分的术前信息。超声检查安全经济、简便易行。泌尿系统超声和残余尿检查有助发现膀胱功能障碍。下肢和会阴部的体感诱发电位等电生理检查对术前制订方案和术后随访有一定意义。

### 【诊断与治疗】

结合病史、体征和影像学检查即可确诊，诊断中应尽可能明确同时存在的主要病理改变、合并的躯干和肢体畸形、主要神经功能障碍等。

对隐性脊柱裂和脊髓拴系综合征主要是手术治疗。手术基本原则是松解椎管内病变对脊髓圆锥和神经的拴系和压迫作用，尽可能恢复正常的结构层次，改善局部外观。

### 【预后】

隐性脊柱裂和脊髓拴系综合征通常不会造成围生期的危重症，但早期发现和早期预防性手术治疗仍有重要意义。此外，还应注意手术后的多学科随访及家庭医学教育，以便尽量减少并发症和提高生活质量。脊髓拴系导致的病程迁延的膀胱直肠功能障碍即使经手术处理，其发生与发展仍不能逆转，是妨碍患儿参与社会生活的重要因素。

# Chiari 畸形

Chiari 畸形是指后脑脑组织的一系列不同程度的先天性发育异常，传统上对其分为 4 型，各型特点见表 12-9-1。对 Chiari 畸形的发病率尚未有相关的统计资料，病因亦不明确。Chiari 畸形除合并多种颅内其他畸形外，常见合并扁平颅底、颅底凹陷、寰枕融合、颈椎分节不全等多种颅颈骨性畸形。临床上以 Ⅰ 型较常见，Ⅱ 型次之。Ⅲ 型（图 10-9-5）和Ⅳ 型少见，患儿常合并多种严重的畸形，不易存活。

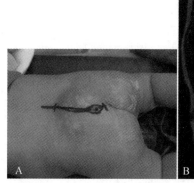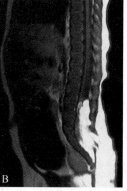

**图 10-9-3**　隐性脊柱裂。2 个月男婴，腰骶部包块（A），MRI（B）示椎管内脂肪瘤，脊髓拴系，脊髓空洞

表 12-9-1　传统的 Chiari 畸形分型和特点

**Chiari 畸形 Ⅰ 型**
小脑扁桃体下疝入椎管，达枕大孔以下 5 mm 以上
通常不伴有脑干和第四脑室的下疝，较少伴发脑积水

**Chiari 畸形 Ⅱ 型**
小脑蚓部、脑干和第四脑室下疝
几乎均伴有脊髓脊膜膨出和脑积水，常伴发多种颅脑畸形和脊髓空洞

**Chiari 畸形 Ⅲ 型**
枕部的脑膜脑膨出
常同时伴有 Ⅱ 型中所述的多种颅脑畸形

**Chiari 畸形 Ⅳ 型**
小脑缺如或发育不良，可伴小脑幕发育不良

## 【临床表现】

### （一）Chiari 畸形 Ⅱ 型

Chiari 畸形 Ⅱ 型多见于婴幼儿（图 10-9-4），出现的症状和体征包括吞咽困难，呼吸困难或窒息、抽搐、肢体无力等，表现因出现症状的年龄而异。在婴儿中，主要表现为进行性的脑干功能障碍，包括以进食差、慢或反复误吸为表现的吞咽困难，呼吸暂停和声带麻痹导致的喘鸣等。儿童亦很可能出现脑干功能障碍，但常以肢体无力和反复误吸为主要表现。脑干功能障碍引起的并发症是导致患儿死亡的重要原因。

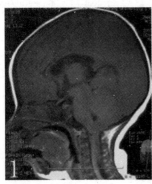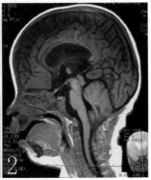

图 10-9-4　Chiari 畸形 Ⅱ 型，合并脑积水与脊髓脊膜膨出。患儿因存在喉鸣、呛奶等症状而行 Chiari 畸形的手术治疗，手术后症状好转。左图为手术前，右图为枕大孔区减压并小脑扁桃体部分切除后

Chiari 畸形 Ⅱ 型常合并脊髓脊膜膨出和脑积水。伴有脑积水时，可出现头围增大、头痛、呕吐、眼底水肿及视力下降等颅内压增高表现。

### （二）Chiari 畸形 Ⅰ 型

Chiari 畸形 Ⅰ 型多发现于青壮年阶段，其症状主要包括颈项部疼痛、声嘶等脑干和脑神经症状，眩晕等小脑症状，双上肢感觉分离和肌萎缩等脊髓空洞症表现等。在小儿很少因前述症状起病，但近年来，因头颈部 MRI 检查发现的无明显症状的婴幼儿 Chiari 畸形 Ⅰ 型逐渐增多，一般选择观察随访。

## 【诊断】

根据临床表现，结合 MRI、X 线平片以及 CT 检查等，可对 Chiari 畸形以及合并存在的脊髓空洞症、脑积水及颅内和枕颈部其他畸形作出确诊。合并存在颅颈骨性畸形者，进行过屈和过伸位 X 线片、CT 三维重建检查对制订手术方案有重要意义。

## 【治疗与预后】

对于症状性婴幼儿 Chiari 畸形 Ⅱ 型，应积极进行手术治疗，其目的是解除枕大孔及颈椎对小脑、脑干、脊髓、第四脑室及其他神经组织的压迫，疏通脑脊液循环，缓解神经受压症状，预防脊髓空洞症等继发疾病。对于无症状性 Chiari 畸形 Ⅰ 型和 Ⅱ 型，可进行随访观察。

手术通常对患儿进行枕大孔区减压，减压包括枕大孔扩大、至小脑扁桃体下疝水平的椎板减压和硬膜减压。部分患儿可能需要切除下疝的小脑组织方能达到较满意的减压。对合并颅底凹陷、寰枢关节脱位等骨性畸形时，需要对减压手术入路及其对枕颈部稳定性的影响做出评估后再制订手术方案。对合并的脑积水和脊柱裂等疾病，需要根据病情决定手术的先后和分期。

手术减压的效果与症状的严重性相关，出现声带麻痹或喘鸣预示效果不佳，有长传导束体征的年长患儿减压效果较好。减压治疗无效

者，需排除脑干结构性畸形或不可逆转的缺血性损害。

# 脑膨出和脑膜膨出

脑膨出指颅内结构通过颅骨缺损部突出至正常颅腔以外，膨出物包含脑膜和脑组织；脑膜膨出指膨出物为脑膜和脑脊液。广义的脑膨出包括了前述两种情况。脑膨出最常见于枕部（图 10-9-5），可分为颅盖部脑膨出和颅底脑膨出，前者头部多

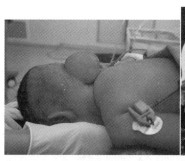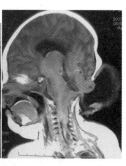

**图 10-9-5**　14 天女婴，因出生后枕部包块入院，经 MRI 检查诊断为 Chiari 畸形Ⅲ型并发脑膜脑膨出及多种脑发育畸形。因突发呼吸暂停急诊手术，术后因呼吸功能障碍死亡

可见突出的包块，后者膨出物隐匿于颅底，如鼻窦和鼻腔内。脑膨出的原因尚不清楚，多需手术修补缺损部位。脑膨出患儿常合并其他畸形，单纯脑膜膨出者预后较好，有较大块脑组织，甚至伴脑室膨出者预后差。

（张　扬）

## 参考文献

［1］ H. Richard Winn, Youmans. Neurological Surgery, 5th ed, Pennsylvania：WB Saunders, 2003.

［2］ Schmidek HH. Schmidek & Sweet Operative Neurosurgical Techniques. 4th ed. Philadelphia：Elsevier Science, 2000.

［3］ Bridwell KH. The Textbook of Spinal Surgery. 2nd ed. Philadelphia：Lippincott-Raven Publishers, 1997.

［4］ Greenberg MS. Handbook of Neurosurgery. 5th ed. New York：Thieme Medical Publishers, 2001.

［5］ 代礼，朱军，周光萱，等. 1996～2000 年全国神经管缺陷的动态监测. 中华预防医学杂志, 2002, 36（6）：402-404.

［6］ 李竹，Berry RJ，李松，等. 中国妇女妊娠前后单纯服用叶酸对神经管畸形的预防效果. 中华医学杂志, 2000, 80（7）：493-498.

# 第十节　新生儿的意识发育和意识障碍

意识是大脑对躯体、自我和世界的感知过程。意识的出现与神经发育和心理发展相关。胎儿在宫内即具备一定的躯体感知能力，新生儿不但能感知自我，还能进行自我控制和调整。意识水平判定是评价神经功能的敏感指标之一，神经功能损害的新生儿可能出现相应不同程度的意识障碍。由于新生儿的特殊性，常用于儿童和成人意识障碍判断的 Glasgow 评分系统可能并不适用。该领域国内资料较少，本节将简要介绍新生儿意识发育的概况和新生儿意识障碍的判定方法，以利临床决策参考。

## 一、意识产生的发育解剖学基础

胎龄 24 周左右，胎儿的丘脑和皮层之间开始构建长距离的纤维联系，在此基础之上，意识逐渐形成。足月新生儿具备多种意识能力，如触觉、痛觉、嗅觉、听觉；能保持一定的醒觉水平并表达情绪；识别人脸并模仿表情；具备习惯形成的能力；能将说话声和噪声区分开来等。

神经元是意识形成的基本结构。未成熟胎儿的神经元较圆，与其他细胞的纤维联系较少，对刺激反应的准确度较低。胎龄 26 周后，皮层的锥体神经元数量迅速增加，轴突和树突不断发育完善，神经元之间的联络不断加强。丘脑到皮层的传入纤维从胎龄 12～16 周开始出现，这时丘脑起到了中继站的作用。从 24 周以后，包含躯体感觉、听觉、视觉的皮质丘脑纤维不断生长完善。人类的前额叶大脑皮质成熟最晚，到成年早期，神经元才最终完全髓鞘化。在这个过程中，神经元的活动和执行功能不断成熟。在生后早期阶段，皮层下的结构可能对意识形成起到关键作用。位于视觉联合皮质的纺锤区与面部识别相关，杏仁核与情绪反应有关，新生儿已具备这方面的功能。

## 二、意识的神经生化基础

兴奋性氨基酸介导的神经元活动是维持意识水平的必要条件。在胎儿时期，最主要的兴奋性神经递质是 γ 氨基丁酸（Gamma-aminobutyric，

GABA）。在出生前后，这种物质则转化为主要的抑制性神经递质。这是由于不成熟的神经元细胞依赖 GABA 进行去极化，出生后，GABA 则引起成熟神经元的超极化。这个过程是通过 $K^+/Cl^-$ 的联合转运体维持细胞内低 $Cl^-$ 浓度实现的。出生后，谷氨酸和天门冬氨酸取代了 GABA，成为了主要的兴奋性氨基酸。

经典的神经递质，如去甲肾上腺素和乙酰胆碱可刺激唤醒和维持醒觉，参与意识形成的过程。去甲肾上腺素能神经元起源于蓝斑，与唤醒机制有关。新生儿生后 2 h 往往处于觉醒状态，可能与去甲肾上腺素水平增高有关。研究发现，经阴道分娩后，新生儿外周血含有大量儿茶酚胺，提示中枢和外周的儿茶酚胺系统同时被激活。乙酰胆碱也是一种维持意识水平的重要神经递质。前脑基底部的胆碱能神经元的轴突投射广泛，包括丘脑、海马、小脑扁桃体和大脑皮层，觉醒时，胆碱能神经元功能增强。

## 三、研究胎儿和新生儿意识的方法

1. 功能磁共振　功能磁共振（functional magnetic resonance imaging，fMRI）常常作为脑功能研究的首选方法，用来研究胎儿和新生儿如何进行感觉传导。但是婴儿只能在静息状态下进行检查，限制了这种方法在意识研究中的使用范围。

2. 脑磁图　脑磁图（megnetoencephalography，MEG）是无创的研究方法，记录与大脑电活动相关的磁信号，但不能提供结构信息变化，常与颅脑超声或其他方法联合使用。这种方法还可用于研究胎儿的听觉和视觉反应。

3. 常规脑电图、振幅整合脑电图、诱发电位　这几种脑电生理方法也可用于研究新生儿的意识，有助于区别新生儿不同的意识状态。

4. 近红外光谱技术　近红外光谱技术（near-infrared spectroscopy，NIRS）在近年来研究逐渐增多，已有运用这种技术进行新生儿视觉、听觉、嗅觉和对言语的觉察功能方面的报道。这种方法

无创、相对简单，可用于研究新生儿复杂的感觉信号传递过程。其原理是通过安置在颅骨上的电极探测皮质区域血红蛋白氧合水平，分析脑血流的变化，经计算转换为神经活动的指数。通过分析脑部感觉传入过程，间接反映婴儿受到刺激时是否有意识障碍。其空间分辨率是 $1\sim2$ cm，时间分辨率是 $0.01$ s，总体优于 fMRI。其缺陷是颅骨

$2\sim3$ cm 以内的深部脑组织无法通过这种手段进行探测研究。

## 四、意识的复杂构成

与年长儿和成人相仿，胎儿和新生儿的意识也涉及多个复杂方面，见表 10-10-1。

表 10-10-1　新生儿的意识构成和发展特点

| 意识构成 | 发展过程和特点 |
| --- | --- |
| 感觉和疼痛 | 胎龄 32 周的早产儿即具有较好的感觉感知能力，痛觉引起的反应强度与生后日龄成正相关。针刺后，新生儿出现皮层反应的潜伏期比成人长，清醒时对有害刺激的反应更为强烈。25 周以下出生的超未成熟儿对疼痛的感受能力有限 |
| 嗅觉和味觉 | 新生儿行为可受嗅觉的影响，羊水的气味或者母亲的其他味道可用于安抚新生儿。近红外光谱技术证实了气味对额眶部嗅觉皮质的刺激作用 |
| 听觉和视觉 | 胎龄 16 周的胎儿可感知低频声音，20 周的胎儿能对声音做出反应。新生儿具备分辨母亲和其他人声音的能力。当听到声音信号时，足月儿能够将头和眼趋向并追随声源方向。早产儿对声音刺激的定向能力逊于足月儿。足月儿视觉敏锐度大约相当于成人的 1/40，能识别人脸，并模仿表情 |
| 觉醒 | 胎儿大部分时间处于睡眠状态，有时也会睁开眼睛，属于醒觉无意识状态。胎儿睡眠多处于快速眼动睡眠期，随着成熟度的提高，非快速眼动睡眠的比例逐渐增加。正常足月新生儿常常在生后最初 2 h 保持清醒状态。超未成熟儿（<25 周）基本处于睡眠状态。26 周后觉醒时间明显延长。30 周后出现具有觉醒特征的脑电图 |
| 自我意识 | 经典理论认为，真正的自我意识形成大约在 2 岁，即小儿认识镜中的自我并能正确运用人称代词"我"。新生儿具备一定的自我意识雏形。比如，他们对来自自身的触觉刺激常常没有反应，而对来自母亲或外界的触觉刺激有反应 |
| 情绪表达 | 新生儿面部表情肌可表达出喜、恶、惊、悲等原始情绪。在接受触觉刺激、喂哺、看到母亲、听到悦耳音乐时，新生儿表现出良好的情绪；而在疼痛、低温、接触难闻味道、听到杂乱无章的噪声时，会表示出不好的情绪，甚至呼吸暂停 |
| 模仿 | 模仿需要更高的意识水平。新生儿能够模仿成人表情，这是一种重要的学习潜能 |
| 面孔识别 | 新生儿有很高的人脸辨别能力，极不成熟的早产儿是否具备这种能力尚不清楚。像成人一样，新生儿更喜欢有吸引力的人脸，尤其对眼睛非常敏感 |
| 记忆 | 最原始的记忆能力是习惯形成，出现在胎龄 22～23 周。新生儿能够记忆在胎儿期听到的乐曲节奏。然而，有代表性的记忆重现始于生后第 2～4 个月。这时婴儿具备更精确的感觉和情绪体验，并对周围事物形成了初步思维 |
| 语言 | 新生儿大脑在接受数小时的言语信号后，即对一般的言语产生了特殊反应。在听到语言时，左侧大脑半球兴奋性明显增强 |
| 自我调节 | 新生儿和小于 3 个月的婴儿哭闹时，奶嘴安抚并不奏效，把婴儿抱在怀里或晃动可能更有效。3 个月后，婴儿可通过转移注意力得到安抚 |

## 五、最低意识水平

人的意识具有指向性。新生儿意识能力不成熟，只以现实为导向，可作为一种"最低水平的意识"，即虽然能够看，但不知道看到的是何物，也不能在头脑里再现其看到的东西。这种意识会持续到近 1 岁，即能够形成记忆重现，并对物体

进行命名。

胎龄 26 周～28 周出生的早产儿已具备一定的意识水平，对抚触、听觉和视觉刺激、疼痛都有皮层反应，可短暂清醒，对有害刺激显示躲避反应，并试图与母亲建立最初的目光交流。胎龄 26 周前出生的早产儿由于丘脑和皮层间的联系还不成熟，可能尚不具备这种最低的意识，这个阶段的痛觉反应

可能是通过皮层下结构来完成，而非大脑皮层。

## 六、新生儿意识水平的判定

在人类神经功能的评价方面，意识水平判定是一个非常敏感的指标。良好的意识水平有赖于神经系统多层次和多结构的完整功能表达。足月新生儿的意识水平可通过其不同行为状态来评价（表 10-10-2）。

表 10-10-2　足月儿的行为状态

| 状态 | | 睁眼 | 规律呼吸 | 粗大运动 | 定向反应 |
|------|---|------|----------|----------|----------|
| 安静睡眠 | 1 | − | + | − | − |
| 活动睡眠 | 2 | − | + | ± | − |
| 觉醒状态 | 3 | + | + | − | − |
| | 4 | + | − | + | − |
| | 5 | ± | − | + | + |

−，不存在；+，存在；±，有或无

如表 10-10-2 所示，第 1～2 种状态对应的是安静或活动睡眠，3～5 种状态对应的是三种不同

的觉醒状态。正常新生儿的觉醒状态差别很大，影响因素包括最后一次喂奶时间、环境刺激、特殊事件（如针刺疼痛）、胎龄等。在胎龄 28 周前，很难划分其觉醒阶段。连续刺激可引起睁眼反应和短暂、大约持续数秒的觉醒状态。胎龄 28 周后，婴儿觉醒水平有了很大变化，轻轻摇晃就可以唤醒，并能保持觉醒数分钟时间，有时也会出现自发的觉醒过程。睡眠-觉醒周期有时不易观察，脑电生理检查有助于判断。胎龄 32 周后的新生儿能够自发觉醒，不需刺激。他们会经常睁眼，自发的眼球运动很常见，能观察到比较明显的睡眠-觉醒周期。胎龄 36 周以后，觉醒时间明显增多，清醒时常出现有力的啼哭。足月后，婴儿在接受听觉或视觉刺激后会持续注意刺激源，睡眠-觉醒周期变得更加清晰。

## 七、新生儿意识障碍的判断和临床意义

新生儿的意识水平可分为正常、意识模糊和昏迷三种不同状态，意识障碍包括意识模糊和昏迷。神经功能损害的新生儿常常出现不同程度的意识障碍。

表 10-10-3　新生儿意识水平的判断

| 意识水平 | 醒觉状态 | 唤醒反应 | 运动反应 | |
|----------|----------|----------|----------|----------|
| | | | 数量 | 质量 |
| 正常 | 清醒 | 正常 | 正常 | 高 |
| 意识模糊 | | | | |
| 　轻度 | 思睡 | 不易唤醒 | 轻度减少 | 高 |
| 　中度 | 睡眠 | 很难唤醒 | 明显减少 | 高 |
| 　深度 | 睡眠 | 无反应 | 显著减少 | 高 |
| 昏迷 | 睡眠 | 无反应 | 几乎消失 | 低 |

由于新生儿的特殊性，判断意识障碍时不能采用儿童和成人的 Glasgow 评分系统，表 10-10-3 是临床用于判断新生儿意识障碍的简便而有效的工具，判断时可参照以下几点标准：①唤醒方法可采用持续轻轻摇晃、轻轻捏捏、光照、摇铃等。②运动数量和质量可通过自发运动和疼痛刺激诱发的运动反应进行观察。③判断新生儿的意识状态还要参照其胎龄大小。意识模糊的新生儿觉醒水平和运动水平可出现不同程度的降低，分轻度、中度和深度三种水平。深度意识模糊和昏迷的主要区别是运动反应。深度意识模糊的患儿仍可出现较高水平的运动反应，但运动形式往往是无序

化、延迟出现和易于习惯形成的。昏迷时运动反应往往处于低水平，表现为刻板、突发、难于习惯形成的，或完全丧失运动反应。新生儿中枢神经系统的很多疾病都会出现意识障碍，意识障碍程度重、持续时间长，往往提示病情重和预后不良。意识障碍的治疗主要取决于原发病的治疗，对于意识障碍程度较深的新生儿，需额外加强对生命体征和重要脏器功能的监护和支持，选择合理的营养途径，避免误吸、窒息等意外事件发生。从意识产生的角度而言，一般不主张积极抢救胎龄小于 24 周的极早产儿，尤其是已有严重脑损伤者。同样，长时间昏迷的重度缺氧缺血性脑病患

儿，抢救价值亦有限。

## 八、研究展望

成人或较大儿童出现意识障碍常常提示双侧大脑半球或间脑网状上行激活系统的灰质核团（尤其是丘脑）、中脑、脑桥出现功能障碍。新生儿的神经病理联系可能与之类似，但其中的详细机制尚待阐释，需要借助更高水平的神经影像和神经生物学技术探测。人类的自我意识如何逐步发育形成，新生儿意识障碍与远期神经心理发育预后的关系，以及精确判断新生儿意识障碍的临床方法等，都是有待于我们进一步深入探索的问题。

（汤亚南）

## 参考文献

[1] Searle JR. Consciousness. Annu Rev Neurosci, 2000, 23: 557-578.

[2] Lagercrantz H, Changeux JP. The emergence of human consciousness: from fetal to neonatal life. Pediatr Res, 2009, 65 (3): 255-260.

[3] Vanhatalo S, Kaila K. Development of neonatal EEG activity: from phenomenology to physiology. Semin Fetal Neonatal Med, 2006, 11 (6): 471-478.

[4] Changeux JP. The Ferrier Lecture 1998. The molecular biology of consciousness investigated with genetically modified mice. Philos Trans R Soc Lond B Biol Sci, 2006, 361 (1476): 2239-2259.

[5] Fulford J, Gowland PA. The emerging role of functional MRI for evaluating fetal brain activity. Semin Perinatol, 2009, 33 (4): 281-288.

[6] Kiefer-Schmidt I, Raufer J, Brändle J, et al. Is there a relationship between fetal brain function and the fetal behavioral state? A fetal MEG-study. J Perinat Med, 2013, 41 (5): 605-612.

[7] Wikström S, Pupp IH, Rosén I, et al. Early single-channel aEEG/EEG predicts outcome in very preterm infants. Acta Paediatr, 2012, 101 (7): 719-726.

[8] Fournier M, Mahmoudzadeh M, Kazemi K, et al. Realistic head model design and 3D brain imaging of NIRS signals using audio stimuli on preterm neonates for intra-ventricular hemorrhage diagnosis. Med Image Comput Comput Assist Interv, 2012, 15 (Pt 3): 172-179.

[9] Lagercrantz H, Changeux JP. Basic consciousness of the newborn. Semin Perinatol, 2010, 34 (3): 201-206.

[10] Zelazo PD. The development of conscious control in childhood. Trends Cogn Sci, 2004, 8 (1): 12-17.

[11] Lagercrantz H, Hanson M, Ment L, et al. The newborn brain. 2nded. Cambridge: Cambridge University Press, 2010.

[12] Lagercrantz H. The emergence of consciousness: science and ethics. Semin Fetal Neonatal Med, 2014, 19 (5): 300-305.

# 第十一节　新生儿神经肌肉病

## 脊髓性肌萎缩

脊髓性肌萎缩（spinal muscular atrophy, SMA）是一种较常见的常染色体隐性遗传病，系由脊髓前角或脑干运动神经元变性而导致的进行性、对称性肢体近端为主的广泛性弛缓性瘫痪与肌肉萎缩，患儿智力发育及感觉正常。其致病基因是位于5q12.2～q13.3的存活运动神经元（survival motor neuron, SMN）基因。发病率为1/10 000～1/6000。携带率为1/40。

### 【病因】

SMN基因有两个拷贝，其端粒侧称SMN1基因，着丝粒侧称SMN2基因。SMN1是主要功能基因，SMN1基因缺失或突变时，其表达产物SMN蛋白的数量、结构、功能均有异常。SMN蛋白在全身组织广泛表达，但表达水平各有不同，其中在脑、脊髓和肌肉中表达水平最高。当SMN蛋白数量减少，低于运动神经元所需的最低限度时就会导致运动神经元变性。研究证实，SMA患者细胞核内SMN蛋白数量显著减少。国外大样本报道，有87%～96%的SMA患者显示纯合SMN1外显子7和（或）8缺失，少部分病例可能是由于SMN1基因的微缺失、点突变等引起。SMN2为修饰基因，SMN2基因的拷贝数与疾病表型的严重程度有关。

### 【病理】

SMA病理特点为脊髓前角萎缩，大量前角运动神经元丢失，残存的前角细胞出现变性坏死、胶质细胞增生。骨骼肌肌纤维萎缩，无炎性或坏死细胞。

### 【临床表现】

SMA的发病时间和病情严重程度变异性很大，可以在出生前即发病，也可能到成人期才发病，患者可能因为病情严重在出生后迅速死亡，也可以基本不影响生命历程。依据发病年龄、疾病进展速度、获得的最大运动功能和死亡年龄，儿童时期发病的SMA可分为4种临床类型，即0～Ⅲ型SMA。

0型SMA为非常严重的类型，出生前即可发病，可出现胎动减少，出生时因肌肉无力，易出现窒息和缺氧缺血性脑病，出生后即表现为呼吸窘迫，常需人工呼吸机辅助通气，生命预期非常有限，可能在1个月内死亡。

Ⅰ型SMA又称为Werdnig-Hoffman病，通常6个月内发病，其中1/3的病例在新生儿期发病。临床特征表现为对称性肌无力，首先累及双下肢，且肢体近端较远端严重，下肢较上肢重，四肢主动活动少，不能抗地心引力。躯干中轴部位肌无力，使患儿大多不能很好地控制头部活动；由于延髓受累，出现舌和咀嚼肌无力，导致咀嚼及吞咽困难，黏液聚集于咽部，哭声微弱；呼吸肌受累后可出现气促、呼吸困难、喉喘鸣和反复肺炎。患儿智力大多正常，面肌无明显受累，面部表情正常。因肌张力低下呈现特殊的外观：肩及上肢内旋、双手朝外置于身体两侧呈"壶把"状，胸廓肋间肌受累，仅靠腹式呼吸而出现吸气时肋间肌塌陷、腹部膨隆呈"钟"形，下肢髋部外展、膝屈曲呈"蛙腿"状。四肢肌腱反射减弱或消失，感觉正常，小婴儿因皮下脂肪多，故肌肉萎缩不明显。病情呈进行性加重，不能独坐，至后期可仅有手足轻微活动，因反复呼吸道感染导致呼吸衰竭，常常在2岁前死亡。

Ⅱ、Ⅲ型SMA起病于婴幼儿期，故不在本书描述。

### 【辅助检查】

血清肌酸激酶（CK）正常或轻度升高。肌电图有广泛失神经电位，如纤颤电位、正锐波、束颤电位，外周神经的感觉和运动神经传导速度正常。肌肉活检显示神经源性损害。可行SMN基因检测，显示SMN1外显子7和（或）8缺失或点突变。

### 【诊断和鉴别诊断】

临床诊断主要依赖于临床表现、家族遗传史、实验室检查及基因检测。因小婴儿肌电图及肌活检较困难，对怀疑本病患儿可首选基因检查。

应注意与先天性肌营养不良、肌张力低下型脑瘫、Prader-Willi综合征、家族性或暂时性重症肌无力及线粒体肌病、中央轴空病等鉴别。

## 【监护和治疗】

目前尚无有效治疗方法，主要是加强监护和对症支持治疗，以延长生存期。

1. 营养支持　患儿因吸吮及吞咽无力，常需鼻饲或经皮胃造瘘喂养，患儿因胃肠蠕动力弱，可出现胃潴留、胃食管反流及便秘。高脂肪食物摄入可延迟胃排空，增加反流概率，应注意避免。因疾病的特点不主张使用胃动力药。对便秘者可食用高纤维食物及多饮水。

2. 呼吸管理　积极翻身、拍背、吸痰以减少肺不张、肺部感染。对呼吸困难患儿，可根据血气及肺功能情况间歇给予无创呼吸机治疗。进来研究显示，尽可能早地给予患儿无创呼吸机辅助通气治疗可使胸廓扩张，改善低氧血症及高碳酸血症，延长存活期，对肺部感染者积极抗生素治疗控制感染。

3. 康复训练　适度的运动、姿势的矫正可延缓肌肉萎缩导致的关节挛缩。

4. 药物治疗　目前还没有药物能够治愈 SMA，但 SMA 致病基因的准确定位给 SMA 患者带来希望。干细胞移植、SMN2 基因激活剂、增加 SMN 蛋白水平药物、神经保护剂等尚在实验研究中。

## 【预后与预防】

0 型及 I 型 SMA 患者预后极差，0 型 1 个月内死亡，新生儿期即出现症状的 I 型 SMA 患者平均寿命 8 个月，多于 1 岁内死亡。目前仍以避免 SMA 患儿出生为最有效的预防应对措施。通过检测 SMA 携带者并对高危夫妇进行婚姻及生育指导，配合产前基因诊断，可有效降低 SMA 的发病率，对提高人口素质有重要意义。

# 新生儿暂时性重症肌无力

新生儿暂时性重症肌无力仅见于患重症肌无力母亲的新生儿，喂养困难和肌张力降低为其主要临床特征，症状常在生后 2～6 周自然消失。其发生率占重症肌无力母亲分娩的新生儿的 12%～20%。

## 【发病机制】

患重症肌无力母亲体内的抗乙酰胆碱受体抗体（AchR-Ab）由母体通过胎盘进入胎儿血中，干扰了新生儿横纹肌上乙酰胆碱受体的功能而使神经肌肉接头处传导功能发生障碍。随时间推移，抗体不断降解破坏，浓度下降，临床表现相应好转，故症状是暂时性的。几乎所有重症肌无力母亲分娩的新生儿体内都存在 AchR-Ab，但只有一小部分发病，可能是新生儿和其母亲 AchR 的抗原性不同，或致敏后导致产生自身抗体所致。

## 【临床表现】

生后数小时至 3 天出现症状，表现为吸吮和吞咽无力、喂养困难，患儿有进食欲望，但进食时迅速出现疲劳，哭声微弱，缺乏面部表情，仅约 15% 的患儿出现眼睑下垂。全身肌无力者可出现动作减少、呼吸困难，少数患儿需呼吸机辅助呼吸治疗。患儿肌张力低下，腱反射减弱或消失。症状通常持续数天至数周，平均 18 天（5 天至 2 个月），以后完全恢复。

## 【辅助检查】

血 AchR-Ab 滴度增高。新斯的明试验：皮下或肌内注射甲硫酸新斯的明 0.04 mg/kg，15～30 min 肌无力症状改善。

## 【诊断和鉴别诊断】

根据母亲病史、生后数天内出现肌无力症状，查体全身肌张力降低，结合血清 AchR-Ab 滴度增高以及新斯的明试验阳性可明确诊断。部分患儿母亲可能无重症肌无力临床表现，而仅是血中 AchR-Ab 阳性的亚临床型，对疑似本病而母亲无明确病史者可行母 AchR-Ab 检测。

鉴别诊断包括先天性肌无力综合征，见于无重症肌无力病史的母亲分娩的新生儿，可在新生儿期出现症状，表现为眼外肌麻痹、肢带肌无力或呼吸窘迫等，是一组较为少见的遗传性神经肌肉接头传递障碍性疾病，可呈家族性发病。其发病机制可能为突触前膜乙酰胆碱的释放障碍、突触后膜处特异性的乙酰胆碱酯酶缺乏或运动终板上乙酰胆碱受体的数量减少或结构功能的缺陷。AchR-Ab 多为阴性。其症状为长期性，不能自行缓解。本病还需与脊髓型肌萎缩、先天性肌营养不良、线粒体肌病、中央轴空病等鉴别。

## 【监护和治疗】

监护和治疗的目的主要是保证其呼吸功能和营养。部分患儿症状轻微，无需特殊治疗，可采用少量多次喂奶，或喂奶时休息片刻再继续哺乳。

如果影响吞咽或呼吸，需要给予胆碱酯酶抑制剂对症治疗，可在喂奶前 20 min，肌内或皮下注射甲硫酸新斯的明 0.04 mg/kg，视其反应决定下一次用量。若症状完全消失则应减量，直至调节到呼吸及吸吮的肌力明显改善但无副作用出现为止。也可在奶前口服一次溴吡斯的明 4～6 mg，注意避免出现胆碱能危象。一般患儿应用抗胆碱酯酶药物治疗效果良好。对上述药物不能缓解而出现呼吸衰竭者可应用血浆置换治疗。

**【预后与预防】**

所有患病母亲所分娩的婴儿均应评价是否有一过性肌无力。母体的抗体水平与新生儿发生肌无力的频度和严重性相关，但患儿症状的严重程度与母亲的病情无相关性，如果患病母亲分娩出有一过性肌无力的婴儿，以后再分娩时可能同样累及。一旦生后出现症状，应住院观察，并给予相应治疗，新生儿体内的抗体半衰期为 2～3 周，随抗体逐渐消失，多能完全恢复。重症如不给予及时治疗，可因呼吸衰竭导致死亡。

（魏　玲）

# 松软儿

松软儿（floppy baby）在 NICU 并不罕见，它不是一种独立的疾病，而是由多种病因引起的、包含以下三个方面临床表现的一组症候群：肌张力低下、肌力降低、韧带松弛和关节伸展角度增加，也称婴儿肌张力低下（infantile hypotonia）。肌张力反映了关节被动活动时阻力的大小，包括位相性肌张力和姿势性肌张力，位相性肌张力是肌肉对快速牵拉的反应，比如肌腱反射，姿势性肌张力体现了肌肉对持续的低强度牵拉的反应，比如机体对抗重力作用保持姿势平衡。

**【病因】**

松软儿的病因多种多样，可分为中枢神经系统疾病和神经肌肉病两大类，以前者居多。非弛缓性肌张力低下不伴肌力显著降低提示病损可能在中枢，弛缓性肌张力低下伴肌力显著降低提示病损在外周神经肌肉，病因可能是神经源的、遗传的、综合征性的或代谢性的。常见病因分类见表 10-11-1 和表 10-11-2。

表 10-11-1　与中枢性/非弛缓性肌张力低下相关的病因

| |
|---|
| **急性脑病** |
| 　产伤 |
| 　缺氧缺血性脑病 |
| 　低血糖脑病 |
| **慢性脑病** |
| 　脑发育畸形 |
| 　肌张力低下型脑瘫 |
| 　遗传代谢病（黏多糖贮积症、氨基酸代谢异常、有机酸代谢异常、脂质沉积症、糖原贮积症、线粒体病、Menkes 综合征等） |
| 　染色体异常（Prader-Willi 综合征、21 三体综合征等） |
| 　家族遗传性疾病（家族性自主神经功能异常、Lowe 综合征等） |
| 　过氧化物酶失调（新生儿肾上腺脑白质营养不良、Zellweger 综合征等） |
| 　内分泌/营养障碍（甲状腺功能减退、佝偻病、肾小管酸中毒等） |
| **结缔组织病** |
| 　Ehlers-Danlos 综合征 |
| 　先天性成骨发育不全 |
| 　先天性韧带松弛 |
| 　良性先天性肌张力低下 |

**【临床表现】**

松软儿病因和病变部位各异，病情严重程度也各不相同，在宫内可表现为胎动减少，娩出后

可能有髋关节脱位、关节挛缩、畸形足、肢体屈曲畸形，甚至出现呼吸和喂养困难（吸吮缓慢、反复误吸）。临床的核心症状是平卧时呈蛙势、不能对抗重力维持姿势、被动活动时阻力减小和关

节伸展角度增大。到婴儿期，肌张力低下表现更为明显，患儿运动发育迟缓，可伴或不伴其他方面的发育异常。表 10-11-3 列出了松软儿的一些临床表现，这些表现不一定会同时并存。

表 10-11-2　与神经肌肉性/弛缓性肌张力低下相关的病因

| |
|---|
| **脊髓性肌萎缩（SMA）** |
| 　Ⅰ型 SMA（Werdnig-Hoffmann 病） |
| 　Ⅱ型和Ⅲ型慢性 SMA |
| 　脊髓性肌萎缩伴呼吸窘迫Ⅰ型（SMARD-Ⅰ） |
| **脊髓灰质炎** |
| **周围神经病** |
| 　遗传性运动-感觉神经病 |
| 　先天性髓鞘形成不良 |
| 　急性脱髓鞘性多神经病 |
| **神经肌肉接头疾病** |
| 　肉毒中毒 |
| 　新生儿暂时性肌无力 |
| 　自身免疫性肌无力 |
| 　先天性肌无力综合征 |
| **肌肉病** |
| 　先天性肌病（线粒体肌病、肌小管肌病、中央轴索病、微小轴索病、Bethlem 和 Ullrich 肌病） |
| 　先天性肌营养不良（CMD）（Walker-Warburg 病、Fukuyama 病、肌-眼-脑病、分层蛋白阳性 CMD 等） |
| 　先天性营养不良性肌强直 |
| 　代谢性肌病（酸性麦芽糖酶缺乏症、磷酸化酶缺乏症、线粒体肌病） |
| 　内分泌肌病（甲状腺功能减退） |

表 10-11-3　松软儿的临床表现

| |
|---|
| 1. 蛙势，自发运动减少，下肢完全外展，上肢置于体侧，屈曲或伸展。 |
| 2. 牵引时头部明显滞后，扶坐时头完全不能竖立，坐立时背部明显弯曲（＞33 周）。 |
| 3. 俯冲悬挂姿势时肢体完全松弛。 |
| 4. 垂直悬挂时手下有易滑脱感。 |
| 5. 可能伴有后枕部平坦、先天性髋关节脱位、关节挛缩和矛盾呼吸等 |

## 【辅助检查】

### （一）中枢性肌张力低下的辅助检查（表 10-11-4）

辅助检查应针对中枢性肌张力低下的病因。如果考虑是缺氧缺血性脑病引起，诊断主要依靠相关病史，并参考脑部影像学特点。代谢性疾病相对罕见，由于检查方法的限制，该类疾病诊断率较低，临床应该注意避免过度检查的倾向。

### （二）外周性肌张力低下的辅助检查（表 10-11-5）

表 10-11-4　中枢性肌张力低下的辅助检查

| |
|---|
| 血电解质（钙、磷、碱性磷酸酶等）、血气分析、甲状腺功能 |
| 血铜/铜蓝蛋白（筛查 Menkes 综合征） |
| 染色体分析（21 三体综合征、Prader-Willi 综合征等） |
| 血尿氨基酸有机酸分析 |
| 尿黏多糖分析 |
| 极长链脂肪酸分析 |
| 遗传家系分析 |
| 眼科检查 |
| 颅脑影像（CT/MRI） |

表 10-11-5　外周性肌张力低下的辅助检查

| |
|---|
| 肌酶 |
| 乳酸 |
| 肌电图/重复神经刺激试验 |
| 肌活检（组织学、免疫组化、电镜、呼吸链酶分析） |
| 遗传学检查（95%的 I 型 SMA、营养不良性肌强直、先天性肌无力综合征患者会出现 SMN 基因缺失等基因异常） |
| 神经活检（开展较少） |
| 依酚氯铵（腾喜龙）试验 |

营养不良性肌强直常有母系家族史，染色体改变位于 19q13.2～13.3。肌电图神经传导速度检查对诊断有帮助。反射消失、肢体运动减少、除面肌外全身无力、肌酶正常、肌电图呈去神经改变常常提示前角细胞受损（如 SMA），检测到患者为存活运动神经元末端着丝粒的 7 号外显子基因缺失的纯合子可作为确诊依据。未见电生理异常的患者应考虑 Prader-Willi 综合征，染色体改变的位点在 15q13。

关节挛缩、喂养困难、反复窒息误吸、眼肌麻痹、上睑下垂、易疲劳提示先天性肌无力综合征（Congenital myasthenic syndrome，CMS）。CMS 常合并先天性多关节弯曲（arthrogryposis multiplex congenital，AMC）。单纤维刺激肌电图出现异常束颤对神经肌肉传导阻滞的诊断有高度敏感性。CMS 患者的乙酰胆碱受体和肌肉特异性激酶（MuSK）抗体可以是阴性的，基因检测有利于诊断。

肌电图无异常的松软儿还可以考虑肌肉活检，但操作前应认真衡量手术风险，如麻醉合并症（术后呼吸衰竭、恶性高热、横纹肌溶解等）。

肌电图是鉴别病变是否为肌源性、神经源性或去神经性病变的重要依据。一般而言，任何年龄都可以进行肌电图检查，但是在生后 6～8 周内，解释检查结果应该非常慎重，如果患者是早产儿，则更应如此。严重的肌病或神经源性肌病通过肌电图往往不难诊断，但程度较轻的肌张力低下常常很难确诊。相对于肌病，去神经性病变的肌电图和肌活检常有更好的一致性。一些肌病和神经源性疾病的肌电图特点总结于表 10-11-6。

表 10-11-6　外周性肌张力低下的肌电图特点

| |
|---|
| 神经源性损伤——宽大波幅动作电位，干扰相减少，不稳定性增加 |
| 肌源性损伤——小波幅动作电位，干扰相增加 |
| 肌强直——插入电活动增加 |
| 肌无力——异常重复刺激和单纤维肌电图（异常束颤） |

对于某些年幼儿童，神经电生理检查往往很难进行，近年来，先天性肌无力综合征的基因诊断有了很大的进步，一定程度上弥补了这一欠缺。

**【诊断和鉴别诊断】**

**（一）临床确诊方法**

一旦怀疑为松软儿，均应按图 10-11-1 和图 10-11-2 进一步确定诊断，分别注意观察悬垂时头部有无明显后垂和平卧时是否呈蛙势。

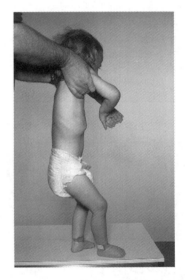

图 10-11-1　悬挂时观察有无头后垂

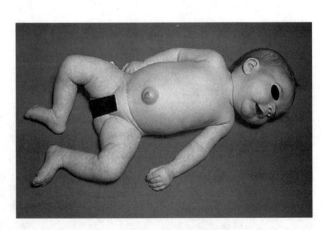

图 10-11-2　松软儿的经典姿势——蛙势

## （二）检查时重要的诊断线索（表 10-11-7）

表 10-11-7　检查时重要的诊断线索

1. 皮肤苍白、擦伤、紫癜或瘀斑、创伤——提示可能有脊髓损伤
2. 呼吸节律和呼吸型的变化，膈肌运动异常——提示先天性肌病
3. 心肌病——提示肉碱缺乏、脂肪酸氧化障碍、酸性麦芽糖酶缺乏、Pompe 病
4. 肝脾大——提示贮积病或先天性感染
5. 肾囊肿、肝功能异常、高额头、大囟门——提示 Zellweger 谱系病
6. 先天性青光眼、白内障——眼脑肾（Lowe）综合征
7. 尿味异常——先天性代谢病
8. 色素减退、隐睾——Prader-Willi 综合征
9. 脂肪垫异常、乳头内陷——先天性糖代谢异常（CDG）

## （三）定位诊断程序

1. 诊断松软儿后，应定位区分其病损是中枢性还是外周性。肌力、肌张力降低不显著而肌腱反射亢进，提示病变位于中枢。无意识障碍、肌力显著降低、无抗重力运动、肌腱反射消失提示病变是下运动神经元。神经肌肉接头有病损时，肌腱反射仍可引出。定位诊断可参考表 10-11-8。

2. 中枢性肌张力低下　在松软儿中占 60%～80%，其临床特点见表 10-11-9，但有这些表现并不能排除外周性肌张力低下。中枢和外周的病损在一些患儿可以同时并存。

3. 外周性肌张力低下　临床特征见表 10-11-10，对于新生儿来说，很难像成人一样检查肌力和肌张力，所以临床表现和相关病因的追溯非常重要。

表 10-11-8　松软儿的定位诊断

| 鉴别项目 | | 中枢 | 前角细胞 | 外周神经 | 神经肌肉接头 | 肌肉 |
|---|---|---|---|---|---|---|
| 受累范围 | 面部 | － | ± | － | +++ | 不确定 |
| | 上肢 | + | ++++ | +++ | +++ | ++ |
| | 下肢 | + | ++++ | +++ | +++ | + |
| 近端与远端受累比较 | | ＞或＝ | ＞或＝ | ＜ | ＝ | ＞ |
| 肌腱反射 | | 正常或活跃 | 消失 | 减弱 | 消失 | 减弱 |
| 肌电图 | | 正常 | 肌束震颤 | 神经传导速度降低 | 不确定 | 小振幅，潜伏期缩短 |
| 肌肉活检 | | 正常 | 失神经支配 | 不确定 | 正常 | 典型改变 |

表 10-11-9　提示中枢性肌张力低下的临床征象

1. 除运动功能受损外，同时有智力发育障碍
2. 符合某种综合征的诊断
3. 手持续握拳
4. 肌腱反射活跃
5. 假性延髓麻痹，下颌反射活跃，垂直悬挂时内收肌交叉呈剪刀样
6. 合并神经管畸形
7. 有缺氧缺血性脑病、产伤、症状性低血糖病史
8. 合并惊厥发作

表 10-11-10　提示外周性肌张力低下的临床征象

1. 运动发育落后，但智能发育相对正常
2. 有神经肌肉病家族史或孕母肌肉强直
3. 自发抵抗重力的运动减少或消失，肌腱反射减弱或消失，关节伸展度增大
4. 下肢呈蛙势，上肢呈壶把样，与自发运动显著减少有关
5. 肌病性面容（张口，上唇帐篷样隆起，吸吮时唇闭合不严，面部表情缺乏，上睑下垂，眼球运动受限）
6. 肌肉震颤（罕见，但对诊断有重要意义）
7. 其他肌肉萎缩、肌肉肥大、肌腱反射减弱或消失

4. 有些情况下，中枢和外周的病损可以并存，见表 10-11-11。

**（四）病因诊断**

在对松软儿作出初步的定位诊断后，可参考图 10-11-3 的临床鉴别诊断流程，分别针对中枢或外周的病因进行进一步分析。如果松软儿同时合并多器官系统受累，也可参考图 10-11-4 的流程进行检查分析。

**表 10-11-11　提示中枢性和外周性肌张力低下可能并存的临床征象**

1. 家族性自主神经功能异常
2. 缺氧缺血性脑病
3. 婴儿神经轴索变性
4. 脂质贮积病
5. 溶酶体病
6. 线粒体病
7. 运动单元病继发围生期窒息

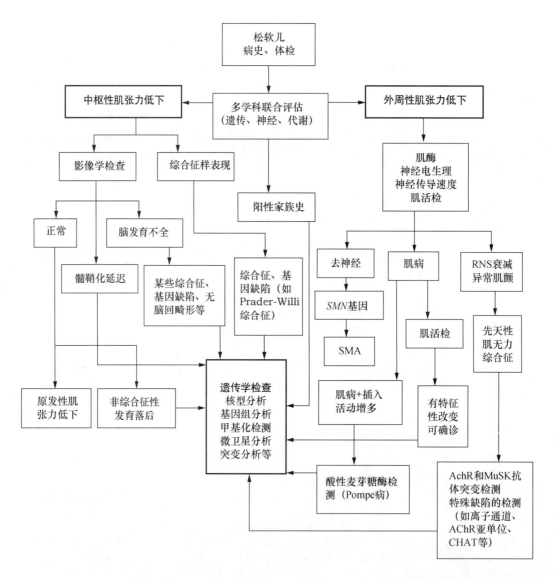

**图 10-11-3　松软儿的临床鉴别诊断流程。** SMN，存活运动神经元；SMA，脊髓性肌萎缩；RNS，重复神经刺激；AChR，乙酰胆碱受体；MuSK，肌肉特异性激酶；CHAT，胆碱乙酰转移酶

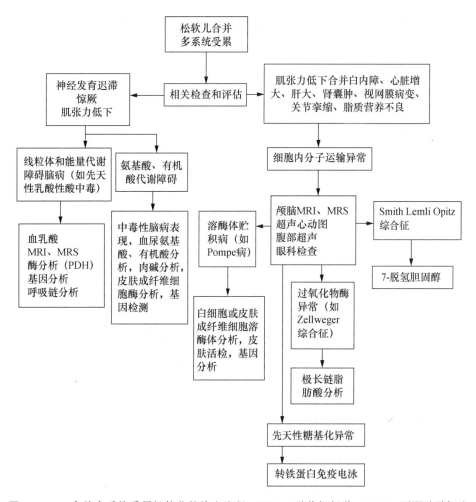

**图 10-11-4**　合并多系统受累松软儿的检查流程。MRS，磁共振频谱；PDH，丙酮酸脱氢酶

**（五）部分疾病鉴别**

表 10-11-12 列出了一些新生儿期起病、表现为松软儿的疾病的临床特征、实验室检查和遗传代谢基础。

**表 10-11-12**　新生儿期起病、表现为松软儿的部分疾病鉴别

| 分类 | 临床特征 | 疾病 | 实验室检查 | 遗传基础 |
|---|---|---|---|---|
| 染色体异常 | 肌张力低下（100％唐氏综合征患儿肌张力低下）<br>小头畸形<br>内眦赘皮<br>心脏畸形 | 唐氏综合征（21 三体） | 核型分析 | 不分离<br>易位<br>嵌入 |
| 重复扩增 | 肌张力降低<br>下颌隆凸<br>"招风耳" | 脆性 X 综合征 | *FMR1* 检测（PCR、Southern 杂交）<br>甲基化检测 | 重复扩增导致基因超甲基化，X 连锁显性遗传 |
| 微缺失综合征 | 肌张力降低<br>面部畸形<br>主动脉瓣狭窄（Williams 综合征） | Williams 综合征<br>Smithe-Magenis 综合征<br>Wolfe-Hirschhorn 综合征 | 比较基因组杂交 | 1p36、22q13、22q11.2 突变 |

| 分类 | 临床特征 | 疾病 | 实验室检查 | 遗传基础 |
| --- | --- | --- | --- | --- |
| 遗传性综合征 | 肌张力低下<br>过度生长<br>发育迟滞<br>骨龄提前 | Sotos 综合征 | NSD1 基因序列分析，FISH | 常染色体显性遗传，>95% 的患者为新生突变 |
| 脑发育异常 | 肌张力低下<br>惊厥<br>皮肤异常（AGS）<br>宫内感染<br>特殊面容<br>发育迟缓<br>眼、肾发育不良<br>脑膨出<br>呼吸异常 | AGS<br>无脑回畸形<br>Miller-Dieker 综合征<br>Joubert 综合征 | CT：基底节钙化；<br>CSF 中 α 干扰素增加；<br>TREX、RNASEH2B 基因突变；<br>FISH：LIS1、NPHP1、CEP290、AHI1 和 TMEM67（MKS3）等基因突变；<br>MRI：磨牙征、小脑和脑干畸形 | 常染色体隐性/显性遗传，80% 为染色体 17p13.3 的新生突变 |
| 前角细胞病变 | 肌张力低下<br>腱反射消失<br>肌肉挛缩 | 脊髓性肌萎缩 | SMN1 基因突变，95%～98% 的 SMA 患者是 SMN1 基因 7 和 8 外显子缺失的纯合子 | 常染色体隐性遗传 |
| 外周神经病 | 肌张力低下<br>反射消失 | CMT1A、1B 等 | 神经传导异常 DNA 突变分析 | 常染色体隐性遗传<br>X 连锁遗传 |
| 神经肌肉接头病 | 上睑下垂<br>呼吸暂停<br>喂养困难 | 先天性肌无力综合征 | 重复神经刺激异常<br>血中 AChR 和 MuSK 抗体<br>基因突变分析（RAPSN、CHAT、COLQ 和 AChR 亚单位基因） | 常染色体隐性遗传 |
| 肌病 | 肌病面容<br>呼吸异常<br>肌张力低下 | 先天性强直性肌营养不良<br>先天性肌营养不良<br>非综合征性先天性肌病 | CK 增高<br>基因突变分析<br>肌电图<br>肌活检<br>免疫组化<br>电镜 | 三倍体扩增（CTG）<br>常染色体显性遗传<br>常染色体隐性遗传 |
| 高氨血症（尿素循环障碍） | 脑病<br>惊厥<br>肌张力低下（精氨酸缺乏时肌张力增高） | CPS 缺乏<br>OTC 缺乏<br>瓜氨酸血症<br>精氨酸裂解酶缺乏<br>精氨酸缺乏 | 血氨<br>血尿氨基酸<br>尿有机酸<br>基因突变分析<br>肝活检酶分析 | 常染色体隐性遗传（OTC 缺乏是 X 连锁遗传） |
| 有机酸代谢障碍 | 意识障碍<br>肌张力低下<br>代谢性酸中毒<br>高氨血症 | 丙酸血症<br>甲基丙二酸血症 | 血氨<br>尿有机酸<br>乳酸<br>基因分析<br>皮肤成纤维细胞酶学分析 | 常染色体隐性遗传 |

续表

| 分类 | 临床特征 | 疾病 | 实验室检查 | 遗传基础 |
| --- | --- | --- | --- | --- |
| 溶酶体病（先天性糖基化异常） | 肌张力低下<br>斜视<br>乳头内陷<br>脂肪垫异常 | Jaeken 综合征 | 转铁蛋白亚型分析<br>皮肤成纤维细胞酶分析<br>基因分析 | 常染色体隐性遗传 |
| 糖原贮积障碍 | 肌张力低下<br>巨舌<br>心肌病 | Pompe 病（酸性麦芽糖酶缺乏症） | CK<br>酸性麦芽糖酶<br>尿多糖分析<br>基因分析 | 常染色隐性遗传 |
| Lowe 综合征 | 肌张力低下<br>白内障<br>青光眼<br>肾小管酸中毒 | Lowe 综合征 | 肌醇聚磷酸酯-5-磷酸酶活性降低（正常值 10% 以下）<br>皮肤成纤维细胞 OCRL-1DNA 突变分析 | X 连锁 |
| 钼辅因子缺乏和亚硫酸氧化酶缺乏 | 惊厥<br>肌张力低下<br>晶状体脱位 | | 尿酸降低（钼辅因子缺乏）<br>尿同型半胱氨酸<br>DNA 突变分析 | 常染色体隐性遗传 |
| 白细胞营养不良（Krabbe 病） | 肌张力低下/外周肌张力亢进<br>惊厥<br>失明<br>易激惹 | Krabbe 病 | 白细胞或皮肤成纤维细胞半乳糖脑苷脂酶（GALC）活性降低（正常值 0~5%）<br>DNA 突变分析<br>MRI（白质病变） | 常染色体隐性遗传 |
| 贮积病（GM1 神经节苷脂贮积病） | 肌张力低下<br>眼球震颤<br>器官肥大<br>面容粗陋<br>前额饱满<br>鼻梁扁平<br>视网膜樱桃红斑（50%） | GM1 神经节苷脂贮积病 | 尿寡糖<br>皮肤成纤维细胞检测 β1 半乳糖苷酶活性<br>MRI<br>DNA 突变分析 | 常染色体隐性遗传 |
| 肌酸代谢异常 | 发育异常<br>惊厥 | GAMT 缺乏<br>肌酸转运蛋白缺乏 | MRS<br>检测血尿肌酸、肌酐<br>基因分析（GAMT、GATM 或 SLC6A8） | 常染色体隐性遗传<br>X 连锁（肌酸转运蛋白缺乏） |

PCR，聚合酶链反应；FISH，荧光原位杂交；AGS，Aicardi-Goutière 综合征；CMT，腓骨肌萎缩症；CT，计算机断层扫描；CSF，脑脊液；MRI，磁共振成像；MRS，磁共振频谱；SMA，脊髓性肌萎缩；AChR，乙酰胆碱受体；CHAT，胆碱乙酰转移酶；MuSK，肌肉特异性激酶；CK，肌酸激酶；CPS，氨甲酰磷酸合成酶；OTC，鸟氨酸转氨甲酰酶；GAMT，胍基乙酸甲基转移酶；COX，细胞色素 C 氧化酶

## 【监护与治疗】

松软儿可以出现多种功能障碍，支持治疗十分重要，只有少部分病例有特异的病因治疗，如甲状腺功能减退、先天性肌无力综合征（新斯的明治疗）、先天性佝偻病等。某些先天代谢缺陷可以通过特殊饮食和替代治疗得以改善。治疗松软儿应注意以下原则：

1. 理疗　重点注意牵拉以防关节肌肉挛缩，病程长已出现关节挛缩者可请整形外科矫治。

2. 支具　协助维持姿势，提高日常生活质量。

3. 预防和治疗脊柱侧弯。

4. 注意心脏功能的保护和评价，给予必要的

呼吸支持，可根据病情采用无创或有创的机械通气设备，必要时气管造瘘。

5. 精心喂养，可予鼻饲或胃造瘘，保证营养所需，用药物或手术手段防治胃食管反流。

6. 对患儿的神经心理和认知功能进行早期干预。

7. 接种疫苗，预防呼吸道感染。

【预后与预防】

产前诊断甚为重要，有高危家族史的孕妇可行羊水穿刺或绒毛膜活检进行产前诊断。娩出的新生儿一经诊断，即应马上评价患儿有无生命危险，尤其注意有无吞咽功能障碍和呼吸肌麻痹，并给予相应支持。中枢神经系统疾病引起的松软儿，有部分患儿在新生儿期后的随访中出现脑瘫和智力低下。大多数松软儿的肌张力可以逐渐改善，但发育迟滞可能一直存在。重症病例有较高的病死率，尤其在 2 岁以内病死率更高。对于因心搏骤停及呼吸衰竭而经历心肺复苏的患者，是否需要后续治疗应充分考虑伦理学因素。

【小结】

1. 中枢性肌张力低下的患儿有别于神经肌肉病导致的肌张力低下，前者应常规检查颅脑磁共振和脑电图。

2. 肌张力低下合并对重力失抵抗应高度怀疑神经肌肉病，外周性肌张力低下可先进行几种常见遗传性疾病的筛查，如 SMA、Prader-Willi 综合征等，再考虑电生理检查或肌肉活检。

3. 遗传和代谢性疾病占 50% 以上，基因检测有助于诊断某些遗传代谢病，在所有的检查中，遗传学检查应列为首选。

4. 详细的病史询问、神经专科检查、影像学检查和有针对性的遗传学检查可使松软儿的诊断率达到 60% 以上。

（汤亚南）

## 参考文献

[1] Russman BS. Spinal muscular atrophy：clinical classification and disease heterogeneity. J Child Neurol，2007，22（8）：946-951.

[2] Kolb SJ，Kissel JT. Spinal muscular atrophy：a timely review. Arch Neurol，2011，68（8）：979-984.

[3] Wirth B. An update of the mutation spectrum of the survival motor neuron gene（SMNI）in autosomal recessive in spainal muscular atrophy（SMA）. Hum Murat，2000，15（3）：228-237

[4] Lefebvre S，Burlet P，Liu Q，et al. Correlation between severity and SMN protein level in spinal muscular atrophy. Nature Genet，1997，16（2）：265.

[5] 周丛乐. 新生儿神经病学. 北京：人民卫生出版社，2012.

[6] Gleason CA，Devaskar SU. Avery's diseases of the newborn. 9th ed. Philadelphia：Elsevier Saunders，2012.

[7] Gilhus NE. Advances in the treatment of myasthenia gravis. Future Neurol，2012，7（6）：701-708.

[8] Wee L，Stokes MA. Bladder exstrophy in a neonate at risk of transient myasthenia gravis：a role for remifentanil and epidural analgesia. BrJ Anaesth，1999，82（5）：774-776.

[9] Hoff JM，Daltveit AK，Gilhus NE. Myasthenia gravis in pregnancy and birth：identifying risk factors optimising care. EurJ Neurol，2007，14（1）：38-43.

[10] Prasad AN，Prasad C. Genetic evaluation of the floppy infant. Semin FetalNeonatal Med，2011，16（2）：99-108.

[11] Jain RK，Jayawant S. Evaluation of the floppy infant. PaediatrChild Health，2011，21（11）：495-500.

# 第十二节　脑积水

脑积水的定义是颅内脑脊液（cerebrospinal fluid，CSF）异常增多伴随颅内压增高。婴幼儿因头围增大，颅内压增高相对缓和，临床表现也相对隐匿。脑积水是颅内感染和出血等多方面原因造成继发脑损害的主要机制之一，因此其在新生儿重症监护阶段的早期发现和处理具有重要临床意义。

## 【流行病学】

国外资料显示，新生儿脑积水的总体发病率约在每千例活产婴儿 3 例。1961 年统计，作为独立先天性疾病的发病率为每千例分娩 0.9～1.5 例，加上并发脊髓脊膜膨出者为每千例分娩 1.3～2.9 例。近年来，随着叶酸补充的普及，先天性脑积水的发病率降低，而随着极低体重出生儿存活率的增加，继发性脑积水相对增加。

## 【病因和发病机制】

### （一）CSF 的循环与吸收

CSF 主要由侧脑室和第三脑室的脉络丛产生，经中脑导水管进入第四脑室，经第四脑室的正中孔和侧孔进入蛛网膜下腔，再经脑和脊髓表面的蛛网膜下腔循环后，被主要位于大脑凸面的蛛网膜粒吸收入血（图 10-12-1）。其他一些部位亦参与吸收，包括脑室壁、脑膜，以及脊神经和脑神经的淋巴系统，在病理状态下，如脑积水时，它们提供一定的代偿。

蛛网膜粒上的微纤毛突入静脉窦，大大增加了吸收面积。但新生儿并没有明显可见的蛛网膜粒，显微镜下也没有发现起微纤毛作用的相应结构。这些结构的缺如意味着新生儿 CSF 的吸收可能依赖其他机制，或者其最大重吸收量少于成人。

### （二）脑积水的病因与分类

脑积水的原因有多种（表 10-12-1），它的形成往往是因为某个环节出现了循环或吸收障碍。脉络丛乳头状瘤是特例，该病是因为 CSF 分泌过多，超出了正常的最大可吸收量而导致脑积水（图 10-12-2）。

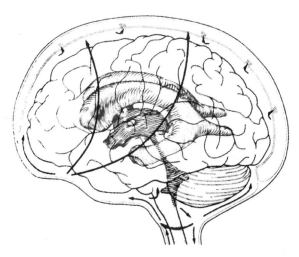

图 10-12-1　CSF 的主要循环途径，任一环节的阻塞均可导致脑积水和颅内压增高

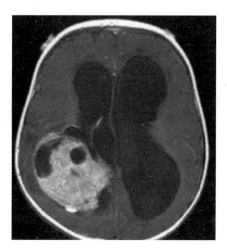

图 10-12-2　侧脑室脉络丛乳头状瘤伴脑积水

大部分先天性脑积水的原因是导水管狭窄。导水管狭窄的原因包括胶质增生、导水管隔膜或真性狭窄。极少数的导水管狭窄与 X 染色体连锁的遗传性改变有关，这样的患儿还存在导水管狭窄以外的广泛脑发育异常，预后亦较其他原因引起的脑积水差。Dandy-Walker 畸形时，第四脑室正中孔和侧孔阻塞，伴有第四脑室的均匀增大。新生儿脑积水亦可由肿瘤引起，如髓母细胞瘤阻

塞第四脑室。

多数脊髓脊膜膨出患儿伴有脑积水及相关的脑畸形，称为 Chiari 畸形 II 型。其特点是延髓和小脑蚓部向尾侧移位，多数伴有延髓的扭曲。第四脑室和枕大池的解剖异常可能是脑积水的主要原因。蛛网膜囊肿、先天性肿瘤及血管畸形亦可因占位效应影响导水管或第四脑室而引起脑积水。

脑积水可发生于脑室出血或蛛网膜下腔出血后。早期大量微血栓阻塞脑室系统或 CSF 的吸收通道，继之导致基底池慢性蛛网膜炎，导水管或第四脑室出口狭窄，或大脑半球表面蛛网膜下腔阻塞。

颅内感染并发脑室炎时，可由于导水管和脑室出口的炎性阻塞导致脑积水。脑膜炎则可导致软脑膜的慢性增厚和纤维蛋白沉积，从而影响 CSF 的循环。

在这里需要特别提及的一个概念是良性外部性脑积水，它的主要特点是婴儿或儿童的蛛网膜下腔增宽，伴有轻度头围增大，而脑室正常或仅轻度增大，没有神经功能障碍，预后良好，但原因不明，推测可能与暂时性 CSF 吸收障碍有关。

**表 10-12-1　新生儿脑积水的病因分类**

1. 先天性畸形
   导水管狭窄
   　胶质增生
   　导水管隔膜
   　导水管真性狭窄
   　X 染色体连锁的导水管狭窄
   Chiari 畸形 II 型（脑积水并脊髓脊膜膨出）
   第四脑室正中孔和侧孔闭锁（Dandy-Walker 畸形）
   某种脑畸形的一部分，如脑膜膨出和前脑无裂畸形
   某种遗传代谢病的一部分，如软骨发育不全
2. 出血后脑积水
   脑室内出血后
   　继发于血小板或凝血因子缺乏的宫内出血
   　早产儿呼吸窘迫综合征
   产伤
   　硬膜下出血
   　蛛网膜下腔出血
3. 感染后脑积水
   新生儿脑室炎或脑膜炎，尤其革兰氏阴性菌感染者
   宫内病毒感染，如巨细胞病毒感染
   宫内弓形体感染
4. 肿瘤或血管畸形
5. 良性外部性脑积水
6. CSF 产生过多　脉络丛乳头状瘤
7. 其他原因　如颅面发育异常、扁平颅底、成骨不全

除了按病因分类，传统上还根据脑室与蛛网膜下腔的交通性，将脑积水分为交通性和非交通性脑积水。交通性脑积水指 CSF 循环障碍的部位在脑室系统以外，脑室系统与蛛网膜下腔的至少一部分仍正常通连。非交通性脑积水指 CSF 循环障碍的部位在脑室系统内或脑室系统出口处，典型的非交通性脑积水为导水管狭窄导致的脑积水。非交通性脑积水的 CSF 压力常更高，脑室增大的速度更快，因此也需要更及时的检查与治疗。交通性脑积水发展相对较慢，部分病例可以非手术治疗控制。出血后和感染后脑积水早期可能呈交通性脑积水，数月后可能转变为非交通性。

【临床表现】

在新生儿和婴幼儿，脑积水的首发临床表现通常是头颅的异常增大。少数病例出生即有头颅增大，大多数脑积水缓慢进展，由于其发展隐匿，可能于数周后才被发现。婴儿常总体情况良好，精神和喂养正常。当颅内压明显增高时，可有易激惹、喂食后呕吐、前囟张力明显增高和上视受限等表现。通常只有 6 个月以上的婴儿才会出现异常的神经体征，如四肢肌张力增高等。视神经乳头水肿及视神经萎缩在新生儿期不常见。癫痫发作极少单独由脑积水引起。在严重的脑积水病例，颅面比例明显失调，颅盖部显著膨大，眼和耳位置偏低。颅骨常变薄并前头部静脉怒张。触诊可及颅缝分离，叩诊呈破罐音。

【辅助检查】

头颅超声是目前确认脑室增大的最快速、经济和便捷的手段。因仪器可移动，超声检查非常便利，操作时间短，无需镇静且没有放射性，是新生儿头颅影像学首选的检查，尤其是需要反复跟踪检查者。脑积水时脑室增大不一定是均匀的，有时最明显的变化是后部的增大，或从细长的裂隙变成圆球状。除脑室扩大、侧脑室内血块外，超声还可以发现第三脑室栓子、脑内钙化及脑室炎后脑室内纤维带等异常改变。

CT 或 MRI 检查相对于超声较为不便，但可提供较超声检查更客观和清晰的影像信息，尤其适用于非典型病例的诊断，或显示肿瘤及硬膜下血肿等。MRI 检查对于评估患儿是否适于行第三脑室底造瘘术尤其有用。CT 检查的意义相对较小，并且有放射性，尽管不够理想，但其普及性仍然使它成为随访时常用的手段。

**【诊断与鉴别诊断】**

在新生儿和婴幼儿，确诊脑积水需要两方面：①脑室系统扩大的明确证据；②头围确实增大。应对应其准确年龄进行头围的动态监测和记录。一般认为头围持续以每天 2 mm 的速度增加为异常增大。相邻 2 天 2 mm 的差距可能难以准确判定，但 2 天增加 4 mm 却是容易确认的。在新生儿，由于脑积水时颅缝逐渐开裂，颅内压增高可能并不明显，另外，由于实际操作的局限性，颅内压测量或监测并不常规使用。

出生时头围异常增大、前囟膨隆、颅缝开裂及头皮静脉迂曲扩张提示存在脑积水。多数情况下，出生后数周或数月脑积水才变得逐渐明显。脊柱裂、既往颅内出血或感染的病史增加了脑积水的可能性。

对脑积水的全面诊断还应包括脑积水病因的分析。全面回顾怀孕、分娩及产后短期的情况，结合临床表现和影像学检查，常可将患儿归于前述病因中的一种。如果找不到明显的原因，应分析宫内感染可能，并详细调查家族史。手术前应除外凝血因子缺乏和血小板减少，免疫性血小板减少症和凝血因子 V 缺乏可引起出生前脑室出血，导致先天性脑积水。

诊断脑积水常需与脑萎缩、硬膜下积液等鉴别。脑萎缩亦可导致脑室扩大，但脑室的外形常不规则，并伴有脑萎缩的其他表现，如半球间纵裂池的扩大等。追踪观察一段时间可以看出头围是否异常增大。在单纯的脑萎缩，头围的增大常慢于正常而不会异常增大。出血性梗死后脑实质减少或脑室周围软化可能与进展性脑积水共存。

**【脑积水的手术治疗】**

进展性脑积水患儿即使不治疗也会达到稳定状态，脑室和头颅不再继续增大。到达这一阶段时，患儿智力可能正常，但更可能呈严重的残疾状态。手术治疗的目的在于建立 CSF 循环的平衡，以预防脑损害。

脑积水手术治疗的多样性说明各种方法都不是很满意，基本上所有的方法都可归结为两类，一是所谓的生理性手术，无需植入外来材料；二是非生理性手术，通过置入机械性管道和阀门转流脑室系统内循环受阻的 CSF。

**（一）生理性手术**

生理性手术包括脉络丛电凝或切除、阻塞部位的手术再通（如内窥镜导水管成形术），及在第三脑室底建立另外的通路，即内窥镜第三脑室底造瘘术（endoscopic third ventriculostomy，EVT）。脉络丛切除术已极少应用，而最为普及的是 EVT 手术（图 10-12-3）。

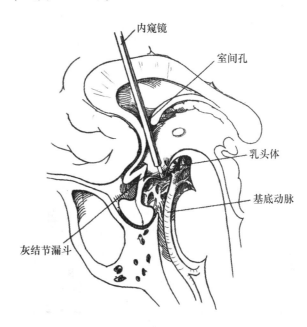

**图 10-12-3**　EVT 手术示意图。内窥镜经一侧额叶进入侧脑室，再经室间孔进入第三脑室，在第三脑室底的乳头体和灰结节漏斗之间造瘘，使 CSF 直接由第三脑室进入基底池蛛网膜下腔

EVT 手术的目的是在第三脑室循环受阻导致脑积水时恢复 CSF 循环。手术在第三脑室底乳头体的前方造一个瘘口，使 CSF 得以进入基底池和蛛网膜下腔。适合 EVT 的理想病例符合两个条件：①脑积水须为非交通性；②CSF 在蛛网膜下腔和静脉系统之间的循环路径通畅，但目前尚无客观手段对这一点进行术前验证。总体来看，EVT 在新生儿的成功率较低，且失败后易导致明显的脑功能受损，但手术的最大好处是成功者可以不带分流管生存。故如果手术的并发症率很低，严格筛选病例后，EVT 仍是一个可能的选择。

对于晚发的或非婴儿期获得的导水管梗阻导致的脑积水患儿，EVT 效果最好。术前 MRI 检查可明确导水管梗阻的性质和基底动脉的位置，确认第三脑室的扩张并且其底部突向下。在分流管功能不良的较大患儿，EVT 可作为一种选择并可能成功去除分流系统。在婴儿，蛛网膜下腔，包括基底池可能尚未开放，或者同时存在交通性脑积水，或蛛网膜粒发育尚不成熟，因而成功率较低。

必须强调的是，EVT 的实施并非意味着治愈，一是 EVT 手术是否有效需要一段时间的观察；二是 EVT 手术后患儿有可能发生急性进展性颅内压增高，甚至导致死亡，原因可能是纤维化使造瘘口关闭而发生急性脑积水。因此 EVT 治疗患儿需要像分流手术患儿那样进行临床追踪，在婴幼儿尤其如此。

### （二）非生理性分流

新生儿脑积水治疗的主流仍然是脑室分流术。最常用的是侧脑室-腹腔分流术。通常在外耳的后上方做弧形切口（任一侧），将皮瓣翻开，游离帽状腱膜下间隙，以备放置分流阀用。颅骨钻孔，确定合适长度的脑室端导管，在导芯辅助下穿刺入侧脑室。脑室端导管与分流阀的流入端连接。腹腔端导管经较长的皮下隧道引至腹壁皮下，确认分流阀通畅后与其流出端连接，再将导管置入腹腔。可在腹腔内置入较长的导管来适应患儿的成长。

腹腔无法吸收分流液体或有其他腹部外科问题时，则需要选用脑室心房分流术。腰大池腹腔分流术亦被建议用于交通性脑积水患儿。

术后患儿进行常规的管理和喂养。部分刚脱离辅助通气的早产儿可能需要一段时间的辅助通气，以保证患儿在手术室和监护室之间的转送更加安全。术后一周内注意检查皮下隧道，任何炎症表现均提示急性感染，可能需要立即去除分流系统，以免感染上行引起更具破坏性的脑室炎。营养不良的早产儿应避免其向手术侧卧，以免形成褥疮，使分流系统感染。

尽管分流手术本身的死亡率很低，但分流手术的问题在于多样而且频发的并发症，因此分流手术后，需要对患儿进行常规的临床随访。随访应由神经外科医师和儿科医师同时参与，早期应定期对头围进行测量，应告知亲属患儿在发育中出现分流系统问题时可能的症状，如出现颅内压增高的症状和体征可能意味着分流不良，需要再手术来纠正等。分流手术最常见的并发症为分流不良、感染和过度引流，亦可引起其他特殊但通常不严重的并发症，如腹水、肠梗阻、肠或其他脏器穿孔等。

分流不良常由于脑室端管或腹腔端管的堵塞，亦可见于分流管断裂、松脱及分流阀故障。堵管后出现颅内压增高症状，可呈急性或慢性。急性堵管是神经外科急症，可表现为头痛、呕吐、抽搐及意识障碍，可导致昏迷、呼吸衰竭，甚至死亡。针刺放液可能挽救生命。堵管亦可表现为较轻微的症状，如人格改变、淡漠无欲及视力问题。视力问题表现为单侧或双侧的视物不清乃至失明，明确诊断、早期处理可能挽救部分或全部视力。堵管后需要对堵塞部分进行修正，对部分患者亦可改行 EVT 手术，使其不再依赖分流系统。分流后的交通性脑积水可能转变为导水管梗阻的非交通性脑积水，因而 EVT 手术有效。

感染可发生于分流管的外表面，伴有急性炎症表现，有时出现头皮或皮肤的破溃。感染亦可发生于分流系统内和脑室内（脑室炎），常见毒力较弱的致病微生物，典型者如表皮葡萄球菌，由最初手术时带入。由此常引起脑室炎，呈急症，表现为不适、发热，有时发作抽搐。在脑室-腹腔分流者，感染常表现为远端管的堵塞，原因在于局部腹膜炎或包裹的形成。发生感染时，多数需要去除分流系统，或将其外置做脑室外引流，同时抗感染治疗，直到更换新的引流系统。现在已有抗感染的新型分流管可供选择。

过度引流可导致硬膜下积液或血肿、裂隙脑室综合征或继发性颅缝早闭。发生过度引流时，通常需要更换分流系统，现在有抗虹吸及可调压分流系统有助于避免这样的情况。

### 【预后与展望】

总体而言，分流术大大改善了脑积水患儿的预后。脑积水的原因影响预后，单纯导水管狭窄患儿预后良好，合并脊柱裂的脑积水患儿尽管在其他方面有各种缺陷，但其智力总体好于脑膜炎和脑室内出血导致的脑积水。

在单纯脑积水患儿，患儿的智商与治疗稳定后的额叶脑实质厚度高度相关。正常厚度为 $5.0 \sim 5.5$ cm，厚度达 3.0 cm 或以上的患儿智商的分布接近正常。额叶厚度少于 2.0 cm 时，获得良好发育的机会降低。在脑积水合并脊髓脊膜膨出患儿，因为存在脊髓脊膜膨出，出生时脑积水即同时被发现，很少因为诊断迟而延误手术，所以发育后额叶厚度少于 3 cm 者相对少见。但部分患儿因为严重的瘫痪影响了他们的活动，加上一定频度的CSF 感染，可能影响了发育和智商，使其预后反而不如单纯的脑积水患儿。

随着经济和社会的发展，在脑积水的诊治中有两种情况需要从事新生儿重症监护的医师特别注意，一是随产前保健水平的提高，产前通过胎儿超声和 MRI 检查诊断脑积水的情况增加，这样的胎儿出生后应及早完成脑积水和全身情况的相关检查，如有必要，早期进行外科干预。二是随生育方式的变化和公共卫生水平的一定提高，早产儿和低出生体重儿存活率增加，早产儿脑室出血后脑积水的发生呈增加的趋势，而这一疾病过程通常发生和发展于一定的医疗监测下，早期的诊断和合理治疗与患儿预后密切相关。因此，我们以下将对新生儿脑室出血后脑积水进行单独讨论。

# 新生儿脑室出血后脑积水

新生儿脑室出血后脑积水是脑室出血后 CSF 循环受阻导致的脑室内压力增高和脑室扩张造成的，多见于早产儿。导致新生儿脑室出血后脑积水的始发事件是脑室周围室管膜下的生发基质内不成熟的血管结构出血。

## 【流行病学】

足月儿脑积水的最常见原因是先天性异常，而早产儿脑积水 90% 以上的原因为脑室出血，早产儿脑室出血后约 13% 发生出血后脑积水。近年来，随我国的生育观念和政策、经济条件等的变化，低出生体重早产儿的出生率和存活率呈增加的趋势，使早产儿脑室出血及继发于此的脑积水的防治具有重要意义。

## 【病因和发病机制】

在大脑半球发育过程中，脑室旁存在着神经胶质增生活跃的生发基质。在孕期的后 12 周，生发基质细胞密集，血管丰富，呈胶质状。在妊娠后期，这些不成熟的生发基质血管逐渐向皮层血管结构转化。晚期，生发基质渐趋不活跃，至足月时达低谷。在早产儿，因为不成熟的血管不能耐受脑血流的波动，有发生生发基质出血的倾向。发生出血的危险期通常在产后 3~4 天内，尤其是最初的 24 h。出血最常发生于尾状核头部，其次为尾状核体部和脉络丛。约 80% 的患儿，出血可进入脑室系统。

脑室出血导致脑室周围出血性梗死和脑积水。出血性梗死是指脑室周围白质的出血性坏死，这种情况发生于 15% 的出血患儿，约 70% 的病灶为单侧性。发生出血性梗死的高峰在生后 4 天，而出血的高峰在生后 24 h。其可能的机制是血管周围间隙内的细胞毒性物质释放或血管痉挛。

## 【临床表现】

早产儿脑室出血约 13% 发生出血后脑积水（图 10-12-4）。脑积水多出现于出血后 4~6 周内，其进展与出血的严重程度有关。严重的出血在 1 周内导致早期急性梗阻性脑积水，此时常需要急诊处理。交通性脑积水发生较晚，多为脑池的蛛网膜炎阻塞小脑幕切迹周围蛛网膜下腔、第四脑室正中孔和侧孔的 CSF 循环导致。部分患儿因血肿、室管膜破裂或导水管周围胶质增生导致导水管狭窄，发生延迟的梗阻性脑积水。部分患儿脑室短期扩张后可自然静止，部分患儿脑室短期缓慢扩张后又可转变为急性进展。

## 【治疗和监护】

脑积水导致中枢神经损害的机制主要是轴索的牵张和血管受压导致的继发性缺血缺氧，为脑室出血后的继发损伤，故出血发生后第 1 个月内需要保持高度的警惕并密切观察病情的变化，最好能定期进行头颅超声检查，监测颅内情况，必要时进行 CT 或 MRI 等影像检查，并动态随访。

新生儿脑室出血后脑积水的治疗措施可分为预防脑积水的发生、控制脑积水进展及维持长期稳定三个阶段。经过 4 周的治疗后脑室仍然继续扩张者，应行脑室-腹腔分流术（ventriculo-peritoneal shunt，VPS）。

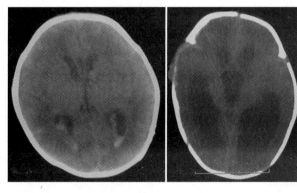

**图 10-12-4**　早产儿脑室出血后脑积水 CT 表现。34 周早产男婴，左图为 2 周龄时脑室内出血情况，右图为 3 周龄时明显脑积水

### (一) 脑室扩大早期的预防性治疗

在尚无明显症状或进展证据的脑室扩大早期，治疗的目的主要是减少继发损伤、停止脑室扩大及减少需要永久性分流手术的概率。乙酰唑胺和利尿剂药物治疗、连续腰椎穿刺、经脑室注射链激酶或尿激酶均有应用，但尚无充分证据证实这些措施是安全有效的。

### (二) 控制脑积水进展的治疗

随脑室的进行性扩大，继续治疗的目的是稳定脑室的大小和压力，直到患儿的体重和全身状态及 CSF 情况允许进行 VPS 手术治疗。该阶段的治疗措施除药物治疗外，主要包括需要神经外科医师参与的连续腰椎穿刺、脑室穿刺、脑室外引流、脑室连通器或帽状腱膜下分流等（图 10-12-

5）。治疗可依据症状、体征以及头颅超声检查的情况随时开始，并持续到不再需要或是进行 VPS 手术时。

1. 连续腰椎穿刺治疗　连续腰椎穿刺作为一种相对简便易行的措施，很早就被用于新生儿脑室出血后脑积水的治疗，以稳定脑室的大小、压力和延缓分流。但新生儿的腰椎穿刺不一定每次都能成功释放足够的 CSF，故难以作为单一措施。研究也表明，腰椎穿刺对于减少脑积水分流手术没有明显的效果。但较大量的脑室出血后应立即开始连续腰椎穿刺，这也许能够减少需要 VPS 手术的机会。尽管反复腰椎穿刺可能导致感染、神经损伤等并发症，但是目前在临床上这种方法仍被广泛应用。

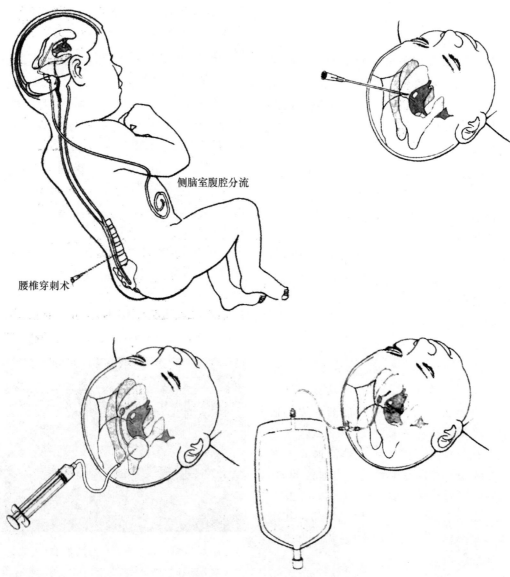

**图 10-12-5**　图示为脑积水的几种治疗方法。左上为腰椎穿刺术和侧脑室-腹腔分流术；右上为侧脑室穿刺术；左下为脑室连通器穿刺抽液；右下为侧脑室持续外引流术

2. 连续经前囟侧角脑室穿刺　经前囟脑室穿刺可在 NICU 床旁进行，直接穿刺或在超声引导下均可。操作要求无菌，用套管针在前囟侧角向侧脑额角穿刺。在穿刺针进皮后，牵拉皮肤，再透过硬膜至脑室，这样使针道改变，从而减少 CSF 漏的可能性。然后拔出针芯，从套管内缓慢释放 CSF 约 20 ml。亦可用带软管的细针直接穿刺，其特点是穿刺快速，痛苦少，患儿头颅移动不影响释放 CSF。在超声引导下穿刺可减少发生并发症的概率。通过连续的脑室穿刺释放 CSF 可使 50% 以上的患儿脑室缩小。但是，反复多次穿刺使出血和神经损伤的风险增加。如果需要反复的脑室穿刺，应该考虑选择一次性穿刺的置管外引流。

3. 脑室外引流　脑室外引流 （external ventricular drainage，EVD）比腰椎穿刺更符合脑积水时 CSF 循环的病理特点，虽然它不能降低需要分流的可能，但却是一个延缓脑室扩大的有效办法。不过随脑室外引流持续时间的延长，其感染并发症发生率也会逐渐升高，此时建议放置植入性脑室连通器以减少并发症。

脑室外引流系统可在 NICU 床旁完成。选定穿刺点后，常规消毒，皮下浸润注射局部麻醉，于冠状缝前方、中线旁开约 2 cm 钻颅，向侧脑室额角内置入脑室导管，导管应在头皮下潜行尽可能长的距离后另切口引出，再与外引流系统相连，以减少感染的危险。切口还应考虑到将来分流手术切口的设计。在超声引导下操作可减少并发症，并使引流管在脑室内的位置更加理想 （图 10-12-6）。引流系统置于一定的高度，使每日引流量约 20 ml，或根据囟门张力、超声检查情况调整引流量。操作中及放置引流后应注意避免 CSF 大量快速流出，在早产儿尤其如此，否则可能出现类似休克的反应。外引流丢失的 CSF 可用盐水经口或经静脉补充。在脑室扩大显著的患儿还应注意避免过度引流，以免导致硬膜下血肿。放置引流管的时机需要结合患儿的全身、脑室及 CSF 的情况，在仔细管理下，经头皮下隧道潜行的新生儿脑室外引流管可保持数周而只有很低的感染率。必要时可换侧再穿刺并放置引流，或更换为脑室连通器及脑室-腹腔分流。

4. 脑室帽状腱膜下分流　近年来，脑室帽状腱膜下分流在新生儿脑室出血后脑积水的治疗中

得到一定的应用。脑室帽状腱膜下分流以一种更加生理和封闭的系统对 CSF 进行暂时性转流，从而缓解脑室的进行性扩张，尤其是体重低于 1.5 kg 而可能无法耐受 VPS 手术者。

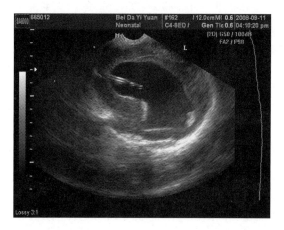

图 10-12-6　图示为 B 超所见的侧脑室内外引流管

操作可在 NICU 床旁进行，导管出硬膜后，弯折处固定于骨膜上，以保障 CSF 引流至帽状腱膜下间隙。结果通常会导致大量的帽状腱膜下积液和头皮的扩张，这些在脑积水完全缓解或 VPS 手术后才能消失。这种完全的内引流可能减少了反复腰椎穿刺和外引流的感染风险，但缺点是会形成巨大的硬膜下积液。

5. 脑室连通器　脑室连通器 （ventricular access device，VAD）或脑室储液囊自 20 世纪 80 年代早期用于进行性脑室扩大和新生儿脑室出血后脑积水的治疗，是一种有效的暂时性措施。VAD 的安置通常在手术室进行。储液囊可被反复穿刺，并发症率很低，包括 VAD 堵塞、感染、帽状腱膜下积液和 CSF 漏等。少数患儿因为脑室不通，需要在对侧放置另一个 VAD。

对脑室连通器进行穿刺时，推荐应用 25 G 或更细的头皮针。经 VAD 穿刺引流的频率和量取决于颅内压增高的临床征象和头颅超声检查结果。

### （三）新生儿脑室出血后脑积水的最终治疗——脑室-腹腔分流术

经过前述引流等治疗后，脑脊液的性状好转，但停止引流后，经头颅超声检查证实脑室仍然进行性增大者，应考虑脑室-腹腔分流术 （VPS）。决定手术治疗前还需要考虑一些因素。首先是患儿的体重，体重低于 1.5 kg 时，患儿可能无法吸

收进入腹腔的 CSF，可能因为能吸收的腹腔表面积不够大。其次是 CSF 的性状，一种广泛存在的观点是 CSF 内的蛋白质附着于导管可能导致堵塞，因此 CSF 蛋白质水平增高会增加分流手术的并发症发生率，但也有研究表明 CSF 蛋白质含量增高并不增加并发症率，反而可能有利于提高硅胶的生物相容性和抑制细菌的附着。CSF 内的细胞成分对分流有不利的影响，细胞数增高可能使引流阈堵塞或不能正常关闭。

除了感染和分流管堵塞等并发症，在新生儿，尤其是早产儿，由于头皮菲薄及分流系统有一定的体积和硬度，较易出现伤口愈合差和 CSF 漏，这也可导致感染。故手术切口应尽量避开导管或分流阀的路径，术中注意勿损伤或电凝皮缘。脑室-腹腔分流术脑室端的安放通常选择右侧，有两种入路，一种是经额，另一种为经枕。经额穿刺的方法可以避免患儿仰卧位时枕部伤口处皮肤受压，而经枕入路时导管与脑室体部长轴一致，患儿在成长过程中不存在导管退出至脑室外的可能。分流管脑室端的理想位置位于侧脑室额角内室间孔外侧，避开脉络丛。分流系统的选择取决于脑室的压力和形态、分流系统的特性以及医师熟悉情况。通常婴儿需要较低的压力以保证引流，这种压力在患儿将来直立以后可能导致过度引流。应用具有抗虹吸和有调压功能的分流系统有助于弥补这种缺陷。

### 【预后和预防】

脑室出血后脑积水患儿的预后取决于脑积水的治疗过程、神经系统损伤的程度及其他系统的问题。目前的治疗策略增加了存活者，但并不一定能预防神经系统后遗症，神经损伤包括出血导致的原发性损伤和进行性脑室扩大相关的继发损伤。因此，以预防脑室出血的发生与进展为目标的新生儿重症监护，配合以神经外科对脑积水的早期合理干预，才可能使神经功能的损害尽可能减少。

（张　扬）

## 参考文献

[1] Levene MI, Chervenak FA. Fetal and neonatal neurology and neurosurgery. 4th ed. New York: Churchill Livingstone, 2009.

[2] Myrianthopoulos NC, Kurland LT. Present concepts of the epidemiology and genetics of hydrocephalus//Fields WJ, Demond MM (eds). Disorders of the developing nervous system. Springfield: Charles C Thomas, 1961.

[3] Berger A, Weninger M, Reinprecht A, et al. Long-term experience with subcutaneous tunneled external ventricular drainage in preterm infants. Childs Nerv Syst, 2000, 16 (2): 103-109.

[4] Nulsen FE, Rekate HL. Results of treatment for hydrocephalus as a guide to future management//Pediatric neurosurgery. New York: Grune and Stratton, 1982.

[5] Winn HR. Youmans Neurological Surgery. 5th ed. Pennsylvania: WB Saunders, 2003.

[6] Goldstein GW, Chaplin ER, Maitland J, et al. Transient hydrocephalus in premature infants: Treatment by lumbar puncture. Lancet, 1976, 1 (7958): 512-514.

[7] Rahman S, Teo C, Morris W, et al. Ventriculosubgaleal shunt: a treatment option for progressive posthemorrhagic hydrocephalus. Childs Nerv Syst, 1995, 11 (11): 650-654.

[8] Gurtner P, Bass T, Gudeman SK, et al. Surgical management of posthemorrhagic hydrocephalus in 22 low-birth-weight infants. Childs Nerv Syst, 1992, 8 (4): 198-202.

[9] Brydon HL, Keir G, Thompson EJ, et al. Protein adsorption to hydrocephalus shunt catheters: CSF protein adsorption. J Neurol Neurosurg Psychiatry, 1998, 64 (5): 643-647.

# 第十三节　新生儿神经系统损伤与神经保护

　　新生儿神经系统损伤是 NICU 的常见问题。新生儿脑病的发生在相当程度上是特定的发育过程中遗传与环境交互作用的结果。以往对于"抑制"或者"窘迫"的患儿通常诊断为"新生儿缺氧缺血性脑病"抑或是"早产儿脑病",从理论上来说,如果发现一种风险因素——"缺氧",并不意味着能除外其他风险因素,或者存在多种风险因素相互作用的可能。对于典型表现的新生儿脑病患儿,在做出缺氧、感染等继发性围生事件相关结论之前,应充分考虑除外相关遗传和代谢的可能性,给予适宜的检查明确。目前可知数十种遗传、代谢和解剖等因素可能与新生儿脑病病因密切相关。若能在不可逆脑损害发生之前得以明确,并给予相应防治干预,可在一定程度上避免造成诸多后遗症,随着临床基因诊断技术的飞速发展,今后对其开展染色体微缺失/重复、测序乃至全外显子检测分析是完全可行的。

　　从神经保护治疗而言,理论上任何一种新的药物或治疗方案应用于临床,一般要经过动物实验、临床实验（Ⅰ期、Ⅱ期、Ⅲ期）,然后通过小范围应用,进而推广。对于新生儿这个特殊人群来讲,由于其自身的生理特点,许多应用于成人的药物和治疗方法并不能完全应用于新生儿,需要证实其疗效和安全性才能用于新生儿的治疗,因此病因的发现和早期预防策略远比随之而来的治疗更为重要。因此,所谓的神经保护策略,从积极的意义而言,应该从以下三个环节展开。

## 【病因的寻究和预防】

　　病因的寻究应始于产前,应注意相关生理生化指标的检测。出生时患有脑病的新生儿表现为严重的神经抑制症状,产房可观察到低 Apgar 评分、松软、哭声和吸吮反射抑制、拥抱反射等原始反射消失、意识障碍、呼吸异常、呼吸困难、苍白、心率减慢等具体的临床症状和体征。抑制的新生儿的评估应注意鉴别诊断,尽可能找出病因,以便给予最适合的治疗。许多分娩过程中出现的问题可妨碍胎儿氧供,如胎盘破裂、脐带脱垂或子宫破裂,特别是合并长时间的胎心减慢时,

应考虑缺氧缺血。但即使有明确的产科合并症,也应该积极寻找其他可能的原因,以给予合适的治疗,改善最终预后。

　　出生后即表现为严重抑制的婴儿应立即尽可能收集资料,明确病因,那些没有产科并发症的分娩儿尤其值得关注,此时多学科的交叉合作尤为重要。如围生期出现不良结局,脐带、胎膜和胎盘的检查有助于发现临床和病理间的关系。应抽取脐带血测定脐动脉血 pH 值和碱剩余（BE）,明确代谢异常和内环境状态。在快速评估后,如果不需要进一步复苏,医生应重新戴无菌手套,分离羊膜和绒毛膜,取样进行培养。胎膜早破时,虽然其他标本培养的研究资料有限,但也可能有重要价值。应仔细询问母亲病史和母亲家族性疾病史,如甲状腺疾病或其他免疫性疾病、深静脉或其他血栓性疾病、口服避孕药不耐受、早期脑卒中或心肌梗死,母亲既往妊娠史也应该仔细询问。应积极寻找母亲感染病史,如绒毛羊膜炎或性传播疾病临床症状,分娩期间母亲如有发热,也应积极寻找相关的病史。如果反复形成血栓或脑梗死,应测定母亲和新生儿血栓形成因子,如抗磷脂抗体、因子 V leiden 突变、蛋白 C 和蛋白 S 水平、凝血酶原基因缺失等。

　　从遗传角度而言,新生儿神经系统损伤大多数由异常代谢诱发,导致低血糖、高氨血症或脑代谢产物的变化,诸多内环境失衡因素对大脑的结构和功能造成不利影响,从而产生不可逆的代谢、生理和解剖异常结局。生化、质谱代谢断面分析和影像学检查有助于明确多种遗传代谢性疾病。许多氨基酸代谢性疾病在生后第 1 个月出现明显异常,包括尿素循环障碍、枫糖尿症、非酮性高甘氨酸血症、高缬氨酸血症、甲硫氨酸吸收不良、苯丙酮尿症、赖氨酸尿性蛋白耐受不良和吡哆醇依赖。其中绝大多数系常染色体隐性遗传疾病,如枫糖尿症为支链酮酸氧化脱羧相关的单个酶缺陷,支链酮酸和支链氨基酸产物水平显著升高,导致神经递质异常变化及能量代谢障碍,发生呕吐、昏迷、惊厥和特殊气味等临床表现;

在代谢方面，导致酸中毒、低血糖及支链氨基酸和酮酸升高；在组织学方面，导致髓鞘和树突异常。氨基酸异常也伴随神经系统病症，包括高缬氨酸血症、甲硫氨酸吸收不良、苯丙酮尿症、赖氨酸尿性蛋白耐受不良和高丙氨酸血症、肌氨酸血症、肌肽血症和硫酸氧化酶缺乏症等。目前除常规的饮食控制、酶替代治疗外，基因治疗、干细胞移植等新技术等也逐渐在临床试验中开展，在新生儿期如果能早期诊断和干预，可以极大改善此类疾病的预后。

应该指出，缺氧是新生儿脑病最常见的外部致病原因，缺氧缺血性损伤可发生在围生期各个阶段。尽管目前在孕期和分娩过程中，对胎儿生理、生化等指标的监测和新生儿复苏方法有了很大进展，但是围生期窒息和与其相关的缺氧缺血性脑病仍然是导致新生儿获得性脑损伤的重要原因，也是目前全世界发展中国家和不发达国家围生期死亡和严重伤残的主要原因。鉴于新生儿神经损伤类型的多样性，相关内容在不同的章节已经有了阐述，故以下仅针对足月儿新生儿缺氧缺血性脑病的治疗做一简单介绍。

## 【积极的对症及支持治疗】

研究表明，窒息发生后 48 h 内（继发性损伤阶段）的支持治疗对于缺氧缺血半影区细胞的保护至关重要。对于常见问题的严密监护和恰当及时的处理是必需的，如体温的维持、血糖的稳定及血压和氧合功能等。经历窒息复苏后的患儿首先应该得到恰当的监护，动态观察患儿的进展情况，注意外环境（生命体征：呼吸、脉搏、血压、体温和氧饱和度等）和内环境（血气分析）等的变化。

目前限制液量的建议多来自儿童或成年人或动物实验的资料，用意是预防脑水肿的发生或减轻脑水肿，因为脑水肿在新生儿缺氧缺血性脑病的发病机制中起到非常重要的作用，但又担心过度的限液会导致脱水或低血压的产生。因此，临床应该充分权衡二者的利弊，做到个体化和动态化管理液体入量（量出为入）。

研究表明，高温、高糖和低碳酸血症对大脑均能造成同样的损害，因此，窒息缺氧后的 48～72 h 尽可能维持这些指标在正常范围内，具体为氧分压在 80～100 mmHg，二氧化碳分压在 35～45 mmHg，pH 值在 7.35～7.45。

维持足够的灌注尤其重要，灌注良好的表现是血压正常，毛细血管充盈时间大于 3 s，尿量正常和没有酸中毒出现。血压应该维持在正常值的高限，病重患儿最好建立动脉血压监测系统，连续监测血压值或通过脐静脉连续监测中心静脉压，以指导治疗。如果毛细血管充盈时间大于 3 s 或存在代谢性酸中毒，推荐 10 ml/kg 的生理盐水或乳酸林格液 5～10 min 内静推，如果有必要，可以重复使用。缺氧使血管张力下降，造成窒息新生儿出现相对的低血容量，多巴胺和多巴酚丁胺可以增加心输出量，增加血管的张力，联合扩容，目标是维持平均动脉压在 35 mmHg（足月儿）以上。

多巴胺对病死率和严重神经发育后遗症的影响尚未通过随机对照试验证实。目前通行的做法是在血流动力学不稳定、血压偏低的情况下，多巴胺和多巴酚丁胺为首选的血管活性药物。多巴胺从 3～5 $\mu g/(kg \cdot min)$ 开始，并可每次上调 2～5 $\mu g/(kg \cdot min)$，使其达到 10 $\mu g/(kg \cdot min)$，如果循环灌注仍然不能达到正常，加用多巴酚丁胺，从 5 $\mu g/(kg \cdot min)$ 开始，二者通常的最高剂量是 20 $\mu g/(kg \cdot min)$。

低血糖和高血糖对新生儿缺氧缺血性脑病患儿都是无益的。葡萄糖是大脑代谢的底物，缺氧缺血时需求增加，因此必须保证充足的糖供给，但是高糖可以导致渗透压增高并加重乳酸酸中毒，因此理想的血糖应该是大于 60 mg/dl，但不应高于 100 mg/dl。

贫血可加重缺血缺氧，需要纠正。上呼吸机的患儿，血细胞比容应大于 40%，同等重要的是红细胞增多症，因为它会增加心肺功能的并发症，因此，如果静脉血的血细胞比容大于 65%，需要通过生理盐水部分换血使血细胞比容降到 55% 以内。

皮质醇激素和甘露醇没有治疗作用，目前的证据不支持在支持阶段使用这两种药物。

一项包含 7 篇文献的 meta 分析结果表明，与常规治疗相比，苯巴比妥对病死率、严重神经发育后遗症和二者的综合影响结果没有明显的差别，需要进一步的试验证实，目前还不能作为新生儿窒息后的常规预防性治疗措施。控制惊厥首选苯巴比妥，首剂 20 mg/kg 静推不少于 20 min，如果没有反应，每隔 15 min 可以再增加 10 mg/kg，使其总剂量达到 40 mg/kg，苯巴比妥的输注速度不超过 1 mg/(kg・min)。如果惊厥还未控制，加用苯妥英钠 20 mg/kg，静推时间不低于 20 min，二者的维持剂量均为首剂后的 12 h 开始，剂量为 5 mg/kg，单次使用。安定类药物应避免在新生儿使用。同时应治疗其他合并存在的导致惊厥的因素，如低血糖、低血钙和低血镁及红细胞黏滞综合征等。

在国外，纳洛酮主要用于逆转母亲分娩前 4 h 应用麻醉剂所致呼吸窘迫的新生儿。目前，国外尚没有采用纳洛酮治疗新生儿缺氧缺血性脑病的报道。在国内，有主张应用纳洛酮治疗新生儿缺氧缺血性脑病，认为其作用机制可能是：纳洛酮能解除 β 内啡肽增高对呼吸中枢和心血管功能的抑制作用，拮抗脑血流下降，特别是缺血区脑血流下降，改善脑细胞氧供状态。检索文献发现，所有关于纳洛酮治疗新生儿缺氧缺血性脑病的临床研究均为中国开展的试验，并且在中文医学期刊发表。各试验纳入研究的患儿缺氧缺血性脑病的严重程度不等，实验所用纳洛酮剂量和疗程不同，几乎没有一篇论文给出详细的随机分组方法。基于目前的研究现状，尚无确切证据证明可在临床推广使用纳洛酮治疗新生儿缺氧缺血性脑病。

## 【神经保护治疗措施】

既往新生儿缺氧缺血性脑病的治疗以支持治疗为主。但动物实验发现，一些神经保护措施，包括氧自由基清除剂、兴奋性氨基酸受体拮抗剂、神经营养因子、高压氧、干细胞移植等，具有近、远期神经保护作用。直至目前，大部分干预措施用于治疗新生儿脑损伤的疗效和安全性（尤其是对于发育中的脑的损伤）在临床上尚缺乏大样本多中心的随机对照研究。对于上述措施是否可在临床推广，尚存在很大的争议。目前在神经保护领域已取得广泛共识的是，在缺氧缺血损伤后早期尽快给予适当的亚低温治疗可显著降低病死率和神经系统伤残的发生率。

### （一）亚低温治疗

治疗性低温（therapeutic hypothermia）是指将低温作为一种治疗手段或方法，有目的地将患儿核心温度降至或调控至预期的温度范围，治疗结束再逐渐恢复至正常核心温度，以尽量减少其并发症，以期达到治疗疾病的目的，简单地讲就是主动将正常核心温度在规定时间内降至需要的核心温度，并恒定维持在预设温度范围一定时间后再逐渐缓慢恢复到正常核心温度的一种临床治疗方法。治疗性低温根据核心温度降低的程度分为轻度低温（34.0～35.9℃）、中度低温（32.0～33.9℃）、中/深度低温（30.0～31.9℃）和深低温（30℃以下）。轻度和中度低温统称为亚低温。临床多中心研究表明，亚低温的疗效除与开始时间、实施方法、低温程度、持续时间以及速度快慢等直接相关外，与患儿的选择也有密切的关系。轻度缺氧缺血性脑病患儿预后较好，除一般的支持疗法外无需特殊的神经保护措施，中重度缺氧缺血性脑病患儿是可以给予亚低温治疗的对象。

无论是亚低温还是其他任何神经保护措施，都有相同的治疗时间窗，在动物模型中为 6～15 h，在人类新生儿中可能更短，约为 6 h。因此，对于中重度缺氧缺血性脑病患儿，亚低温治疗最好开始于缺氧缺血后的 6 h 之内，若亚低温治疗延迟至缺氧缺血 6 h 后或惊厥出现之后才开始，疗效则显著降低。因而亚低温开始的时间应该是越早越好。

亚低温的降温方法很多，对于新生儿而言，采用温度伺服系统更有助于亚低温的实施和避免亚低温的副作用。根据降温部位，可分为选择性头部降温、全身亚低温和头部降温＋全身轻度降温等。降温方法包括降温毯、降温帽（CoolCap）或降温袋、循环水和太空服式降温袋等。最近被美国食品药品管理局（FDA）批准的商品化的标准化降温帽和降温系统是在美国使用最多的一种降温方法。但不论何种方法，只要达到最初试验设计的降温效果，就是有效的方法，如最近在非洲完成的亚低温治疗缺氧缺血性脑病的试验表明，通过装满凉水或冷水的简易降温袋也能很容易地达到降温效果。

亚低温治疗可分为诱导、维持和复温三个阶段。诱导阶段的目标是在最短的时间内把核心温度降至目标温度（34℃以下），该阶段的时间长短取决于降温的方法，无论什么方式，一般要求在 1～2 h 内达到目标温度。维持阶段的目标是尽可能维持核心温度恒定或小范围的波动（通常在 0.2～0.5℃），这一阶段的重点是监测亚低温治疗期间各脏器的功能变化。动物实验证实，亚低温治疗持续 72 h，脑保护作用最为显著，亚低温持续时间短于48 h，脑保护作用不明显，超过72 h则副作用明显。因此，在目前的临床多中心研究中，亚低温持续时间均在72 h左右。复温阶段是指亚低温治疗结束后缓慢地恢复体温至正常，复温速度通常为每小时0.2～0.5℃，一般多采用自然复温的办法。复温阶段不能太快，尤其是不能复温过度，超过正常温度。研究表明，复温过度或过快都将对缺氧缺血性脑病造成不利的影响或减弱亚低温的治疗效果。

低温治疗时联合镇静、止痛和肌松剂可增加亚低温的治疗作用，减少其寒冷应激的不良反应。但是，对于血流动力学不稳定的危重患儿而言，镇静剂和麻醉剂的使用可能导致血压降低，组织的灌注减少，因而应该根据患儿的个体情况选择性使用。

亚低温治疗过程中出现的不良反应包括低温本身引起的寒冷损伤和低温治疗仪导致的皮肤损伤。低温引起的寒冷损伤包括机体出现体温降低、代谢性酸中毒、低血糖、微循环障碍、血液黏度增高、凝血机制紊乱、尿素氮增高、皮下组织硬肿等病理生理改变，严重者可发生肺出血、心脏射血指数下降、心律失常、感染、凝血功能障碍等。目前临床大量数据显示，以上并发症在核心温度为30℃以上时很少发生，亚低温疗法总体上是安全的，但还是需要注意低温对全身生理功能的影响。在新生儿研究中，感染等诸多并发症的发生率并没有增加，但低温疗法有明显的抑制免疫功能的作用，在成人中有增加感染的危险性，如肺炎和菌血症等，因此临床使用中需密切监测。研究均未报告有出血性并发症的增加，但曾有研究报道，当体温降至33℃或更低时，这类并发症可能增多。另外，新生儿糖储备低，环境温度低时，初始阶段由于儿茶酚胺的释放及胰岛素活性受抑制，血糖暂时上升，如寒冷持续刺激，则体内糖储备会因维持体温而过度消耗，使血糖降低。心血管方面的副作用包括降温治疗初期血压升高，这在动物实验和临床试验中均有发现，与低温时外周血管迅速收缩有关。此外，低温疗法可降低窦房结和心脏内的冲动传导，在降温至35.5℃以下时，患儿会出现轻微但持续的窦性心动过缓，往往不需治疗。在心率持续<90次/分的患儿中，可出现QT间期显著延长，这些改变可随体温回升而缓解，虽然这种改变可能是安全的，但须严密监测，并避免使用其他可能延长QT间期的药物（如大环内酯类药物）。

## （二）高压氧

高压氧治疗是指在超过一个大气压的环境中呼吸纯氧气。国内高压氧常被用于治疗包括缺氧缺血性脑病在内的许多疾病。其作用机制被认为是可以逆转局部组织器官低氧，缓解缺血后血管痉挛，促进胶原基质的生成，以保证损伤组织的血管新生及血流再通。但关于高压氧治疗新生儿缺氧缺血性脑病的临床研究几乎均为国内开展的试验。各试验纳入研究的患儿缺氧缺血性脑病的严重程度不等，论文采用的评估脑损伤的尺度方法不一，实验所用氧疗剂量和疗程不同，几乎没有一篇论文给出详细的随机分组方法。2006年，BMJ发表了一篇关于高压氧治疗新生儿缺氧缺血性脑病的中文文献综述（因无满足条件的其他语种文献）。该综述采用meta分析的方法对符合入选标准的文献进行系统评价，得出以下结论：高压氧治疗可能会减少足月新生儿缺氧缺血性脑病的死亡率和神经系统后遗症的发生。但是，该文同时指出，根据约克评审与传播中心制定的评估标准，所有纳入的论文质量较差，不符合国际学术期刊发表多中心临床试验论文撰写标准（CONSORT）要求，许多研究细节缺失。纳入meta分析的研究间存在相当大的差异性，与疾病严重程度和状况、高压氧的剂量和疗程、开始治疗的时间、其他基础治疗关联因素以及随访措施等有关，而且有关晶状体后纤维增生之类的不良反应报道信息缺乏。基于目前的研究现状，必须开展一项具有适度把握的、高质量的随机对照试验，以确定高压氧治疗是否可以减少足月新生儿缺氧缺血性脑病的病死率及神经系统后遗症发生率。目前，尚无确切证据证明可在临床推广使用高压氧治疗新生儿缺氧缺血性脑病。

## （三）促红细胞生成素

近年研究认为，促红细胞生成素作为一种神经保护因子，可通过直接和间接的途径发挥神经保护作用。检索文献发现，2009年，*Pediatrics*发表了一篇促红细胞生成素治疗新生儿缺氧缺血性脑病的随机对照研究，该研究发现，重复、小剂量的促红细胞生成素可减少中度缺氧缺血性脑病患儿残疾的发生率，并没有明显的副作用。国内文献亦有关于促红细胞生成素治疗新生儿缺氧缺血性脑病的研究，但各研究纳入患儿的缺氧缺血性脑病的严重程度不等，研究采用的评估脑损伤的尺度方法不一，试验所用剂量和疗程不同，几乎没有一篇论文给出详细的随机分组方法。基于目前的研究现状，建议开展大样本、多中心的随机对照研究，以阐明促红细胞生成素治疗新生儿缺氧缺血性脑病的疗效和安全性。

### （四）细胞疗法

在许多不同的神经系统疾病中已经证实干细胞具有减轻脑损伤或促进神经再生的可能，但是，针对新生儿缺氧缺血性脑病，目前的研究大多数是动物实验，鲜有临床研究的报道。至少在动物模型中，缺氧缺血的大脑可以支持移植细胞或组织的存活。尽管越来越多的研究结果让我们看到治疗的希望，但仍需要更多的研究来探讨神经干细胞移植治疗的机制，包括其神经保护作用、再生潜能等。而且，目前多数采用新生儿缺氧缺血性脑病动物模型进行的研究未能评估神经干细胞移植治疗对功能的影响。

2006 年首次报道了采用人脐带血治疗缺氧缺血性脑病动物模型的研究。这项研究发现，人脐带血移植可以改善损伤后的运动功能，并可以在损伤区发现脐带血细胞。但是，这些细胞并不表达神经元或胶质细胞标志物。另有一项研究发现，移植后 3 天，脑组织神经生长因子（NGF）、脑源性神经营养因子（BDNF）、神经胶质细胞源性神经营养因子（GDNF）水平增加。然而，也有研究认为，给予人脐带血移植并不能改善缺氧缺血对空间记忆功能的损害。总之，除该项研究外，目前发表的其他研究均认为人脐带血移植可以在功能上和组织学上改善缺氧缺血性脑损伤。而且，人脐带血移植不需要进行脑内移植。但是，在脑中并未发现移植细胞向神经细胞的分化，因此，机制尚不清楚。美国杜克大学在一项临床研究中评估了人脐带血移植治疗足月儿缺氧缺血性脑病的可行性和安全性。目前，该研究尚未完成。

近年来，有研究证明骨髓单个核细胞和骨髓来源的单个核细胞在缺血性脑损伤动物模型中具有神经保护作用和再生潜能。重要的是，自体移植具有更好的安全性。目前，多种不同类型的细胞移植已经在新生儿缺氧缺血性脑病动物模型中进行研究。然而，在将这些研究结果应用于临床

之前，仍有许多问题值得我们探讨，例如，哪种是最好的适于移植的细胞类型、移植途径、细胞数目、移植时机等。另外，移植治疗的机制更需要我们深入研究。

### （五）氧自由基清除剂

窒息后再灌注损伤是新生儿缺氧缺血性脑病的主要病理生理环节，窒息后细胞毒性自由基大量生成，损伤细胞脂质、蛋白质及核酸，导致继发能量衰竭、细胞膜功能障碍及凋亡。理论上讲，减少氧自由基可能是改善新生儿缺氧缺血性脑病预后的措施之一。别嘌醇及其代谢产物氧嘌醇（黄嘌呤氧化酶抑制剂）可减少自由基的生成，其作为一项防治新生儿缺氧缺血性脑病的措施，已在临床前研究和动物实验中证实。对于新生儿缺氧缺血性脑病的临床研究，目前仅有 3 项小规模随机对照研究。复旦大学附属儿科医院新生儿科采用 meta 分析的方法对这 3 项研究进行分析，结果发现，给予别嘌醇治疗对新生儿期和婴儿期病死率、惊厥发生率、新生儿期头颅 B 超异常发生率无显著影响。别嘌醇主要不良反应为皮疹和过敏反应，若联合应用氨苄西林或阿莫西林，可增加皮疹发生率，至今尚无确切的新生儿用药的安全性数据。因此，需要更多大样本随机对照研究评估别嘌醇对新生儿缺氧缺血性脑病病死率和远期预后的影响以及其在新生儿用药中的安全性。

### （六）其他

炎症细胞因子的增加是缺氧缺血性脑病的发病机制之一，因此，有人提出抗炎症细胞因子可能对缺氧缺血性脑病具有治疗作用，但国内外均无布洛芬治疗新生儿缺氧缺血性脑病的研究。

钙离子内流可加重脑损伤，理论上，钙通道阻滞剂可能对缺氧缺血性脑病具有治疗作用。但国外尚没有采用钙通道阻滞剂治疗新生儿缺氧缺血性脑病的研究。国内开展的研究中，纳入患儿的缺氧缺血性脑病的严重程度不等，研究采用的评估脑损伤的尺度方法不一，试验所用药物剂量和疗程不同，缺乏随机对照试验，结论尚有争议。

硫酸镁是 N-甲基-D-天冬氨酸（NMDA）受体的拮抗剂，可阻断神经元钙离子内流，理论上具有减轻脑损伤的作用。2009 年，*Pediatrics* 发表了一篇硫酸镁治疗新生儿重度窒息的随机对照研究，该研究发现，硫酸镁可改善足月新生儿缺氧

缺血性脑病出院时的神经系统预后，但该研究仅观察至治疗后2周，随访时间较短。而国内各研究纳入患儿的缺氧缺血性脑病的严重程度不等，研究采用的评估脑损伤的尺度方法不一，实验所用剂量和疗程不同，几乎没有一篇论文给出详细的随机分组方法。基于目前的研究现状，必须开展一项具有适度把握的、高质量的随机对照试验，以确定硫酸镁是否可以减少足月新生儿缺氧缺血性脑病的病死率及神经系统后遗症发生率。

国外尚没有采用东莨菪碱、山莨菪碱治疗新生儿缺氧缺血性脑病的研究。国内开展的试验证据级别较低。该类药物对缺氧缺血性脑损伤的治疗作用尚不明确。

总体而言，国外的神经保护措施较国内"保守"。欧美等发达国家发表的新生儿缺氧缺血性脑病的治疗指南多仅推荐给予对症支持治疗，除亚低温治疗外，不主张过多所谓的特殊神经保护治疗。而国内的治疗，不同医院间存在着极大的差异，除对症支持治疗外，大多数医院同时给予"特殊神经保护措施"进行干预。对当前国内外治疗新生儿缺氧缺血性脑病的措施进行循证评价，反映当前最佳实践证据，为临床提供符合我国国情的、可操作性强的新生儿缺氧缺血性脑病治疗参考方案仍是十分迫切的任务。

（周文浩）

## 参考文献

［1］ Gleason CA，Devaskar SU. Avery's diseases of the newborn. 9th ed. Philadelphia：Elsevier Saunders，2012.

［2］ Cloherty JP，Eichenwald EC，Hansen AR，et al. Manual of neonatal care. 7th ed. Philadelphia：Lippincott Williams & Wilkins，2012.

［3］ 邵肖梅，叶鸿瑁，丘小汕. 实用新生儿学. 4版. 北京：人民卫生出版社，2011.

［4］ 卫生部新生儿疾病重点实验室，复旦大学附属儿科医院，《中国循证儿科杂志》编辑部，GRADE工作组中国中心. 足月儿缺氧缺血性脑病循证治疗指南（2011标准版）. 中国循证儿科杂志，2011，6（5）：327-335.

［5］ 卫生部新生儿疾病重点实验室，复旦大学附属儿科医院. 亚低温治疗新生儿缺氧缺血性脑病方案（2011）. 中国循证儿科杂志，2011，6（5）：337-339.

［6］ Perrone S，Stazzoni G，Tataranno ML，et al. New pharmacologic and therapeutic approaches for hypoxic-ischemic encephalopathy in the newborn. J Matern Fetal Neonatal Med，2012，25（Suppl 1）：83-88.

# 第十四节　干细胞移植疗法

神经系统损伤曾被认为是不可再生的，但干细胞研究打破了这种传统观点，干细胞移植治疗已成为许多曾被认为是无法治疗的神经系统疾病的治疗希望。目前研究表明多种干细胞，特别是间充质干细胞（mesenchymal stem cells，MSCs）和神经干细胞（neural stem cell，NSCs）在体内、外都能分化为神经元和胶质细胞（图 10-14-1），移植到动物体内还能抑制神经凋亡和促进内源性神经元再生，从而治疗神经损伤。MSCs 和 NSCs 的安全性也得到了多个实验的验证和支持，体外长期培养的 MSCs 和 NSCs 核型正常，移植到裸鼠体内不产生肿瘤。因此，这两种细胞被认为是神经系统损伤性疾病细胞治疗的理想种子细胞，目前国内外已有大量关于应用 MSCs 或 NSCs 治疗神经系统疾病的动物实验和临床研究的报道。

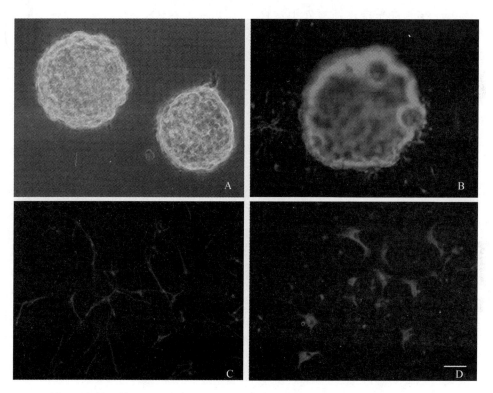

**图 10-14-1**　神经干细胞。体外培养的神经干细胞呈悬浮状生长（A），称为"神经球"，神经干细胞表达 nestin（B），可自发分化为神经元（C）和星形胶质细胞（D）（标尺＝20 μm）（见彩图）

神经干细胞是神经细胞再生、脑损伤自发修复的主要效应细胞，也是脑发育期神经细胞增殖的源泉。新生儿发生缺氧缺血性脑病（HIE）时，不仅仅局限于当时损伤区的脑的病理改变和功能障碍，NSCs 的损伤和丢失严重影响和限制了生后脑细胞的增殖和脑组织的进一步发育。就脑损伤的直接危害而言，围生期造成的脑组织损伤与功能障碍的后遗症具有放大效应，是儿童致残的主要原因之一。NSCs 是具有增殖和自我更新能力的细胞，在一定条件下可诱导分化成神经元、星型胶质细胞及少突胶质细胞。长期以来，医学界一直认为，神经细胞属于一种永久细胞，缺乏再生能力，神经损伤是不可逆转的。1992 年 Reynolds 等从鼠纹状体首次分离出 NSCs，彻底打破了这种传统观念。现已证实，新生儿脑处于快速发育期，不仅神经元增殖和轴突生长旺盛，而且在脑室管膜下区、纹状体、海马乃至皮层存在大量 NSCs。0～6 岁脑神经元处于活跃的增殖状态，轴索生长、髓鞘化旺盛。6月时脑重增长约1倍，3岁时脑重量大约为成人的60%，随着发育成熟，脑内神经干细胞的分布和数量均大幅度减少，到成人阶段，生理状态下仅在纹状体还存在及其少量的NSCs。

临床研究表明，NSCs、MSCs甚至单个核细胞移植治疗帕金森病、亨廷顿病、脑卒中、多发性硬化、侧索性硬化、脑瘫、脊髓损伤等有一定疗效，能一定程度改善患者的认知能力、运动及生活自理能力，在一定程度上恢复其神经功能及延缓病情进展，同时未发现严重移植相关不良反应病例。尽管成人神经系统疾病的细胞移植治疗广泛开展并取得了一定疗效，但其有效率、疗效持续时间和疗效程度都远远未达到人们所期望的程度。儿童由于其中枢神经系统内环境处于发育阶段，没有退行性病变，具有更加适于神经再生和修复的内环境。动物实验也显示，干细胞移植到脑部后，在其迁移、分化、轴突投射、神经环路的重建以及神经修复效应方面，幼年动物都显著优于成年动物，提示正处于神经发育阶段的儿童脑内微环境更适宜移植细胞生存。相比细胞替代效果，更多科学家认为旁分泌作用是细胞移植治疗神经损伤疾病的关键因素之一，因此对于正处于神经发育状态的儿童来说，细胞移植可能更好地促进内源性神经修复作用，产生更好的治疗效果。

# 一、干细胞移植促进内源性细胞再生及其修复反应

HIE是宫内窘迫或出生时窒息引起的缺氧缺血性脑损伤。病理改变主要是大量功能性神经元变性、坏死、缺失。缺氧缺血后1~2h神经细胞即有坏死，坏死持续4天，产生不可逆损害，凋亡在缺氧缺血后数小时开始，2~5天达高峰。缺血性脑损伤造成的神经元死亡有两种形式，缺血中心区主要是坏死，缺血边缘区主要是凋亡，凋亡前的神经元变性可造成正常胚胎发育（尤其是神经发生）环境重现，在脑内广泛分布的某些细胞因子的含量发生类似于胚胎期的变化，比如脑内的肝磷脂结合表皮生长因子（HB-EGF）的含量显著增加，兴奋性氨基酸受体（NMDA受体）下调，以促进细胞增殖，诱导内源性神经干细胞表现出胚胎期特性，发生增殖、分化和迁移。但内源性NSCs所启动的自发修复反应是有限的。自身

激活的神经干细胞虽可迁移至损伤区，但由其分化来的神经细胞数量和功能重建并不乐观。Arvidsson等研究发现，在大脑中动脉缺血模型中，纹状体坏死区丧失的神经元只有不到2%被新生的神经元替换，由此认为脑缺血后内源性神经再生修复功能有限，造成这一现象的原因很可能是新生的神经干细胞或不成熟神经元的大量凋亡。目前认为，仅由缺血性损伤自身所引发的神经元再生远远不足以抵消缺氧缺血所带来的严重功能丧失。

外源性NSCs可促进缺血后内源性NSCs自发的修复反应。国内外学者通过大量动物实验证实了这一点。目前认为内源性NSCs自发修复反应增强可能是NSCs移植后脑功能恢复的重要机制，而NSCs移植可能同时促进缺血损伤诱导的内源性NSCs的修复反应。

# 二、神经干/前体细胞移植治疗新生儿HIE的动物实验与临床研究

## （一）新生动物进行细胞移植的优势

为了观察新生动物NSCs移植后NSCs增殖、分化及迁移情况，Englund等分别将人胚前脑细胞培养扩增1年多后分别植入新生鼠下丘脑。植入的NSCs广泛迁移至整个下丘脑并深入邻近白质、嗅球和脑室管膜下区，并在脑内不同区域依最终位置分化为不同功能特性的细胞，细胞纤维广泛投射至整个移植区域，说明体外分裂的神经祖细胞移植至宿主体内后仍具有神经分化能力，且分化过程还呈现明显的区域特异性，即便来自同一脑区的神经干细胞，移植至不同区域也会分化成不同表型的细胞，即植入细胞的分化过程受到周围信号的调控。后续研究进一步证实植入的NSCs不仅大量增殖、分化、迁移，而且与宿主细胞发生连接与功能整合。这些移植细胞能接受邻近宿主细胞兴奋或抑制突触所发出的信号，发挥正常生理功能。

与胎鼠和新生鼠比较，成年鼠NSCs移植效果明显逊色，植入细胞的迁徙能力较差，植入的干细胞进一步定向分化不佳，植入细胞轴突投射距离也与年龄成反比。研究结果表明，移植物相同的情况下，宿主年龄、脑发育成熟度是NSCs移植疗效的决定因素。脑组织在胚胎期发育最快，生后随着年龄增长而逐渐减慢，乃至停止。其主要

原因在于胚胎及出生后发育期脑内促分裂、促生长因子表达与产生占主导地位，随着生后脑发育的完成，胶质细胞沿轴索生长成熟及髓鞘化，抑制分裂及生长的细胞因子逐渐占据优势。新生鼠脑组织具有更有利于 NSCs 增殖、分化、迁移与整合的兼容环境和轴索延伸生长的纤维通路。新生鼠脑在受到损伤刺激时脑发育期胚胎内微环境的再现更加完全，更有利于 NSCs 移植。而成年动物（人）则不具备以上 NSCs 移植的脑内微环境优势。

新生动物血脑屏障呈"开放"状态，NSCs 可经脑室进入脑实质，与成年动物相比，也为 NSC 移植提供了另一有效的移植路径。

### （二）神经干/前体细胞移植治疗新生动物脑损伤的研究

Schulz 等将鼠胚胎新生皮层移植至额叶机械性损伤的新生鼠，3 个月后检测到宿主脑的神经传入纤维，如胆碱能、儿茶酚胺能等神经纤维，经宿主及移植物界面传入移植区域，在损伤区域，其神经传入及神经递质释放量与正常对照组类似，损伤区域完全修复，宿主感觉运动功能明显改善。Nave 等将 NSCs 植入神经髓鞘发育缺陷的胚胎鼠脑，发现其能促进髓鞘再生和修复，提示 NSCs 移植可用于发生于围生期的脑白质营养不良的修复治疗。NSCs 移植同样能修复新生动物脊髓损伤，恢复其运动功能。进一步研究发现，移植细胞注入脑脊液后，可迁移至脊髓实质并产生小部分的运动神经元，且能增加运动单位的完整性，增强运动功能；释放多种功效的神经因子，提高其生存率。

缺血缺氧性脑损伤导致神经细胞死亡。利用 NSCs 多潜能分化的特点，替代丢失的神经细胞可能是更加有效的治疗方法。Ishibashi 等将人 NSCs 移植到局灶性脑缺血的蒙古沙土鼠脑内，梗死体积显著减小，约 8% 的移植干细胞存活，主要位于发生选择性神经元死亡的区域，且与宿主神经元之间形成突触联系，重建神经环路，从而明显改善了感知功能。经由脑缺血和脑出血大鼠的静脉输入人 NSCs，可透过血脑屏障，并趋向性迁移至脑损伤区，移植后 3～12 周功能恢复。存活的细胞改善了缺血小鼠的空间认知功能。

### （三）神经干/前体细胞移植治疗新生儿 HIE 的临床研究

2005 年 5 月，中国人民解放军海军总医院儿科进行了世界首例经侧脑室注入人胎脑 NSCs 治疗 1 例 3 月龄的新生儿重度 HIE 恢复期患儿，取得一定疗效，这是国内外首次 NSCs 移植在幼年人体的试验报道。同年 10 月，美国食品药品管理局宣布斯坦福大学医学中心为 6 名患有贝敦病的儿童脑内注入以治疗为目的的人胎脑 NSCs，揭开了 NSCs 替代治疗儿童神经系统疾病的临床研究新篇章。

2006—2008 年期间，海军总医院儿科了收治 6 例重度获得性脑损伤的足月新生儿。男 5 例，女 1 例，入院日龄为 2～10 天，4 例患儿符合 2005 年中华医学会新生儿 HIE 诊断标准，系重度新生儿 HIE，1 例系低血糖重度脑损伤患儿，1 例为重度一氧化碳中毒。

经医院伦理管理委员会审核通过，以及家族史、遗传病史、宫内感染筛查和染色体及病原学检测，在孕妇知情同意情况下，将孕 12 周计划生育人流胚胎的前脑组织制备成细胞悬液，进一步定向诱导，培养扩增，获取人神经前体细胞（hNPCs），活性检测后，经前囟侧脑室穿刺植入非血缘异基因 hNPCs$6\times10^6$ 个/0.4 ml。于出生 14 天、28 天行 NBNA 评分，6 个月、12 月行贝利婴幼儿发展评价量表、Peabody 运动发育评估量表评估，复查脑电图、头颅磁共振（MRI）等检查。6 例患儿人神经前体细胞移植术后神经系统症状及体征均有迅速好转，4 例患儿 28 天复测 NBNA 评分恢复至 35 分以上，经随访复查生长发育同正常同龄儿，复查脑电图未见明显异常，复查 MRI 2 例患儿基本正常，2 例患儿遗留影像学改变；2 例患儿 28 天复测 NBNA 评分仍低于 35 分，后遗留神经系统后遗症，诊断脑瘫，继续康复治疗。术后 1 周内 6 例患儿精神反应均明显好转，抽搐消失，原始反射及四肢肌张力逐渐恢复；1 例患儿术后第 2 天神志清醒，吸吮及吞咽功能恢复，停止鼻饲喂养；28 天复评 NBNA 均有明显提高，在国内外率先采用神经前体细胞移植治疗新生儿重度 HIE 及其他原因造成的新生儿脑损伤取得较好疗效。目前已启动进一步的多中心开放对照临床研究，对其有效性和安全性进行进一步验证。初步的临床研究结果向我们展示了希望的曙光。

### （四）神经干/前体细胞移植治疗儿童脑瘫的临床研究

Seledtsov 等用胎脑组织细胞悬液治疗 30 例年

龄 2～12 岁的脑瘫患儿，采用相同临床表现的 30 例脑瘫患儿作为对照组，临床研究发现：移植组多数患儿在移植后数天内临床症状得到改善，治疗 1 年后移植组在大运动功能（头控、翻身、独坐、站立、行走）、注视玩具、语言理解及语言表达方面较对照组明显改善，获得每种功能的比例移植组都较对照组明显增高，神经功能提高两组相比有显著性差异（$P<0.001$）。且只有移植组有 6 名孩子获得行走功能，而对照组无一例获得行走能力。研究同时观察到术前 4 例脑电异常发作的患儿，治疗后癫痫发作频率减少，3 例癫痫消失。证明了细胞移植对脑损伤儿童运动、智力均有明显的效果。移植相关的不良反应主要是假性脑膜炎，可出现呕吐、头痛、发热，所有病例在 5～7 天内症状可消失。部分患儿完成 3 年的随访，未见移植细胞相关迟发不良并发症的发生。Mehta 等对 180 例各种神经系统疾病患者（包括脊髓损伤、儿童脑瘫、运动神经病等）进行了经蛛网膜下腔 MSCs 和造血干细胞联合治疗，其中 57 例（31.67%）患者出现明显的功能进步。对脊髓损伤患者采用 Hauser 步行指数（HAI）评价患者的行走能力，其中脊髓损伤病例运动和不自主运动改善；脑瘫患儿的肌张力和强直痉挛状态改善。无严重移植相关副作用发生。中国人民解放军海军总医院儿科采用人胚胎神经干细胞移植治疗重度脑瘫，45 例患儿移植术后治疗有效率 60%，自术后至 3 个月内，均有不同程度精神运动功能改善，术后 3～6 个月疗效呈减缓趋势，有不同程度进一步临床改善，但无一例患儿疗效倒退或消失。初步结果提示，经脑室神经前体细胞移植治疗小儿脑瘫是一种安全和有效的方法，进一步大样本随即对照研究十分必要。

## 三、其他细胞疗法

### （一）嗅鞘细胞

嗅鞘细胞（olfactory ensheathing cell，OEC）是一种同时存在于周围神经/中枢神经的特殊细胞。嗅鞘细胞可分泌多种神经营养因子、抑制炎性分子分泌、促进神经细胞轴突再生并通过损伤区，使受损的神经系统部分功能恢复。Féron 等采用自体嗅鞘细胞移植治疗脊髓损伤，结果表明该方法安全有效。目前尚无嗅鞘细胞移植治疗新生动物 HIE 的实验报道，海军总医院儿科采用嗅鞘细胞+神经前体细胞移混合移植治疗新生儿 HIE 后遗症及早产儿脑室周围白质软化取得一定疗效。

### （二）脐血单个核细胞

脐血单个核细胞中含有包括造血干细胞在内的许多未成熟干细胞，其具有广泛的增殖能力和多向分化的潜能，并可分泌多种生长因子及神经营养因子。在特定的条件下经诱导分离、扩增培养后，可获得表达 nestin 的细胞克隆球，并向神经样细胞定向分化。脐血单个核细胞的抗原性较弱，细胞毒性 T 细胞祖细胞较少，移植相关急性移植物抗宿主病的发生率低、反应轻，且增殖分化能力强，在体内外均可稳定表达外源性目的基因。

脐血单个核细胞移植治疗大鼠脑缺血模型后，大鼠的学习记忆、感觉运动能力显著提高，远期行为学亦有较大改善。临床研究发现，脐血单个核细胞能有效改善血管性痴呆患者认知功能和日常生活能力，延缓和阻止病情发展。国内外学者用脐血单个核细胞侧脑室移植治疗缺氧缺血性脑损伤新生鼠，得出了一致结果。实验证明，脐血单个核细胞可有效减轻脑皮质和海马 CA1 区的神经元丢失，对脑神经元有保护作用，脐血单个核细胞脑内植入后可以分化为神经细胞，而且脐血单个核细胞具有神经分泌作用，可分泌神经生长因子或营养因子，能够减轻凋亡或促进内源性神经再生，故推测脐血单个核细胞脑内移植的神经保护作用一方面可能与其植入后的细胞替代作用有关，干细胞在局部微环境的刺激下，向受损组织细胞分化并替代受损细胞，与周围细胞建立联系，促进神经功能的恢复；另一方面可能与其分泌作用有关，干细胞通过自分泌的形式产生各种细胞因子，如白介素-6、白介素-11、血小板生成素、干细胞因子、白血病抑制因子等，这些细胞因子可作为细胞传递信号，调节细胞的增殖与分化，并对神经细胞起到营养支持作用，限制损伤的范围和促进功能的恢复。美国、墨西哥两家医院 2007 年注册国际临床试验开展了自体脐血单个核细胞移植治疗 HIE 的临床研究，研究方案为出生严重窒息的新生儿立即留取自体脐血，分离单个核细胞，在出生后 6 h 内回输，其结果令人期待。在中国，HIE 病例多发生在医疗条件较为落后的地区，该项研究治疗方案因技术因素难以在 6 h 内完成，缺乏可行性。

### （三）间充质干细胞

间充质干细胞（MSCs）最早发现于骨髓中。1867 年，德国科学家 Cohnheim 在研究创伤愈合时提出了骨髓中存在非造血干细胞的观点。1976 年，Friedenstein 和他的同事以确凿的证据表明骨髓中除了含有造血干细胞之外，还含有梭形的集落形成成纤维祖细胞或成纤维集落形成单位（fibroblast colony-forming unit，CFU-F），这些细胞在体内处于休眠状态，而在体外适当条件的刺激下可进入细胞增殖周期，形成类似于骨或软骨碎片的细胞集落。随后研究发现这些细胞在体外扩增 20～30 代后仍保持多向分化的潜能，Prockop 和 Pittenger 等将这类细胞称为骨髓间充质干细胞。进一步研究表明，不仅是骨髓，其他很多组织，如脂肪、羊水、脐带等均可分离出具有一定的自我更新、高度增殖和多向分化潜能的间充质干细胞，这些细胞在体外培养后，经过一定的诱导条件，不仅能分化为间质细胞的类型，更能分化为非间质细胞类型，在一定的诱导条件下体外能分化为表达神经递质相关基因的神经元样细胞。将 MSCs 移植到新生儿 HIE、脑损伤、帕金森病等动物模型脑内，可分化为 NF、神经元特异性烯醇化酶（NSE）或胶质纤维酸性蛋白（GFAP）等神经性标志物阳性的细胞，能明显减轻脑损伤的程度，促进损伤修复，改善其行为学评分。海军总医院儿科采用 MSCs 移植治疗新生儿 HIE 后遗症，部分患儿症状有所改善。MSCs 体外能分化为神经元，其在体内的证据还需进一步证实，因此很多学者认为 MSCs 的治疗效果应归功于其分泌的众多细胞因子，如白介素（IL-6、7、8、11）、干细胞因子、神经生长因子（nerve growth factor，NGF）、促红细胞生成素、白血病抑制因子（leukemia inhibitory factor，LIF）、转化生长因子-β、集落刺激因子-1（colony stimulating factor-1，CSF-1）、脑源性神经生长因子、碱性成纤维生长因子、血管内皮生长因子（vascular endothelial growth fac-tor，VEGF）等。这些因子能激活休眠状态的内源性神经干细胞，促进神经干细胞增殖，支持神经元的存活，促进病灶神经纤维的再生，调控少突胶质细胞的增殖、成熟和髓鞘化。Rivera 等发现 MSCs 条件培养基可促使神经干细胞特异分化为少突胶质细胞。MSCs 具有向损伤组织迁移的归巢性，从而进入脑损伤区促进神经再生。Chopp 发现 MSCs 有助于促进脉络丛和室区的新生细胞迁移至损伤脑部，尽管还没有直接证据证明神经再生功能重建和迁移细胞的关系，但作者认为迁移细胞有助于脑损伤恢复。总之，MSCs 移植后合成并释放的多种神经营养因子促进和保护了内源性神经修复反应，是促进神经功能恢复的原因之一。

### （四）少突胶质前体细胞

少突胶质前体细胞（oligodendrocyte progenitor cells，OPCs）是中枢神经系统成髓鞘细胞的前体细胞，由于新生儿缺氧缺血性脑病通常导致脑白质损伤，患者不仅有神经元丢失，更有少突胶质细胞的丢失和髓鞘化失败，即使通过 NSCs 移植也难以补充受损的少突胶质细胞。OPCs 移植成为治疗新生儿缺氧缺血性脑病的一种潜在可能的方法。动物实验表明，移植到中枢神经系统的 OPCs 可包绕轴突形成髓鞘结构，但人的 OPCs 获取困难，曾一度限制了该方法的应用。2005 年，美国加利福尼亚大学 Hans S. Keirstead 教授首次发表了获得人类胚胎干细胞来源高纯度 OPCs 的方法，随后申请了美国食品药品管理局批准的世界首例胚胎干细胞的临床试验研究，极大地推进了 OPCs 的临床应用。在建立神经干细胞系的基础上，海军总医院儿科成功地将人神经干细胞分化为高纯度的 OPCs，这些细胞胞体较小，呈两极或多极，表达 Sox10、O4、A2B5 等 OPCs 标志物（图 10-14-2），进一步可分化为少突胶质细胞。在成功建立脑白质损伤动物模型的基础上，采用立体定位的方式将诱导获得的 OPCs 移植到模型大鼠病灶，发现移植细胞能分化为 MBP 阳性的细胞，大鼠神经功能得到明显恢复。

### （五）CD133＋细胞

在过去的十几年里，CD34＋细胞一直被作为造血干/祖细胞（HSPC）扩增以及其基础研究的靶细胞。近年来的研究显示，在哺乳类动物及人类均存在 CD34－的 HSPC，可在受体内重建造血，并分化为 CD34＋细胞，提示这类细胞可能较 CD34＋细胞更为原始。20 世纪末，一个新的 HSPC 表面标志 AC133 引起了人们的关注，在 2000 年 6 月英国 Harrogate 召开的第 7 届人类白细胞分化抗原大会上将其正式命名为 CD133，其功能尚未完全明了，有研究显示 CD133 可作为神经干细胞的标志，动物实验显示其对脑损伤有一定疗效。

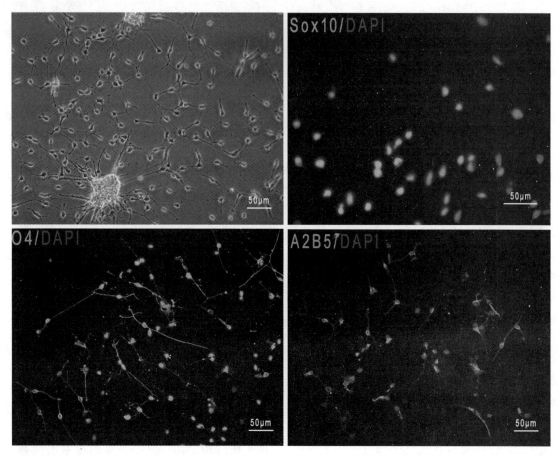

**图 10-14-2** 神经干细胞分化为少突胶质前体细胞。细胞呈两极或多极，经免疫荧光染色可发现这些细胞 Sox10、O4、A2B5 表达阳性，免疫荧光复染（DAPI）显示细胞核（见彩图）

### （六）干细胞活性因子

干细胞活性因子并不是干细胞，而是由干细胞分泌的各种细胞因子组合的一个统称，是由多种具有生物活性的细胞因子组成的具有生理配比的一个因子混合物。目前研究较多的是间充质干细胞分泌的干细胞活性因子。研究发现，间充质干细胞对多种损伤，如神经、心血管等系统的损伤有修复作用，科学家们认为这一效果主要通过干细胞的旁分泌功能实现，因此，干细胞活性因子作为实现疗效的源泉而备受关注。海军总医院儿科通过一系列技术手段提纯获得了来源于脂肪干细胞或脐带 MSCs 的干细胞活性因子，如 VEGF、bFGF、IGF-1、BDNF、NGF 等，并经过动物实验证实这些干细胞活性因子可有效减轻脑损伤之后病灶处的炎症反应，减少细胞凋亡，同时还能减少移植到病灶的干细胞凋亡。在此基础上进行了 2 例干细胞活性因子治疗 HIE 的初步临床研究，取得初步成效。

干细胞研究与应用已成为生命科学近 20 年来发展最令人瞩目的领域之一。著名的生物学家 E. B Wilson 曾经说过："所有生物学的答案最终都要到细胞中去寻找，因为所有生物体都是或曾是一个细胞"。传统医学难以治愈的重症神经系统疾病成为有希望被干细胞治疗攻克的医学难题之一。

（栾　佐）

## 参考文献

[1] Ogawa D, Okada Y, Nakamura M, et al. Evaluation of human fetal neural stem/progenitor cells as a source for cell replacement therapy for neurological disorders: properties and tumorigenicity after long-term in vitro maintenance. J Neurosci Res, 2009, 87 (2): 307-317.

[2] Bernardo ME, Zaffaroni N, Novara F, et al. Human bone marrow derived mesenchymal stem cells do not undergo transformation after long-term in vitro culture and do not exhibit telomere maintenance mechanisms.

Cancer Res，2007，67（19）：9142-9149.

［3］ Isakova IA，Baker K，DuTreil M，et al. Age-and dose-related effects on MSC engraftment levels and anatomical distribution in the central nervous systems of nonhuman primates：identification of novel MSC subpopulations that respond to guidance cues in brain. Stem Cells，2007，25（12）：3261-3270.

［4］ 尹国才，栾佐，屈素清，等. 新生大鼠皮层神经干细胞培养及其在同胞鼠的细胞替代作用. 中华围产医学杂志，2005，8（4）：255-259.

［5］ 屈素清，栾佐，尹国才，等. 新生鼠缺氧缺血脑损伤后经脑室人神经干细胞移植的实验研究. 中华儿科杂志，2005，49（8）：576-580.

［6］ 栾佐，屈素清，尹国才，等. 新生鼠缺氧缺血性脑损伤后不同途径人神经干细胞移植的实验研究. 中华小儿外科杂志，2006，27（9）：497-500.

［7］ 白洁，栾佐，汪兆艳，等. 高压氧对外源性人神经干细胞移植治疗损伤脑组织神经元病理状态的改善效应. 中国组织工程研究与临床康复，2008，12（8）：1401-1405.

［8］ 栾佐，尹国才，胡晓红，等. 人神经干细胞移植治疗重度新生儿缺氧缺血性脑病一例. 中华儿科杂志，2005，49（8）：580-584.

［9］ 栾佐，刘卫鹏，屈素清，等. 人神经前体细胞移植治疗新生儿获得性脑损伤的临床观察. 中华儿科杂志，2011，49（6）：445-450.

［10］ Seledtsov VI，Kafanova MY，Rabinovich SS，et al. Cell Therapy of Cerebral Palsy. Bull Exp Biol Med，2005，139（4）：499-503.

［11］ Mehta T，Feroz A，Thakkar U，et al. Subarachnoid placement of stem cells in neurological disorders. Transplant Proc，2008，40（4）：1145-1147.

［12］ Luan Z，Liu W，Qu S，et al. Effects of neural progenitor cell transplantation in children with severe cerebral palsy. Cell Transplant，2012，21 Suppl 1：91-98.

［13］ Féron F，Perry C，Cochrane J，et al. Autologous olfactory ensheathing cell transplantation in human spinal cord injury. Brain，2005，128（Pt 12）：2951-2960.

［14］ Dombrowski MA，Sasaki M，Lankford KL，et al. Myelination and nodal formation of regenerated peripheral nerve fibers following transplantation of acutely prepared olfactory ensheathing cells. Brain Res，2006，1125（1）：1-8.

［15］ Bicknese AR，Goodwin HS，Quinn CO，et al. Human umbilical cord blood cells can be induced to express markers for neurons and glia. Cell Transplant，2002，11（3）：261-264.

［16］ Zigova T，Song S，Willing AE，et al. Human umbilical cord blood cells express neural antigens after transplantation into the developing rat brain. Cell Transplant，2002，11（3）：265-273.

［17］ Nan Z，Grande A，Sanberg CD，et al. Infusion of human umbilical cord blood ameliorates neurologic deficits in rats with hemorrhagic brain injury. Ann N Y Acad Sci，2005，1049：84-96.

［18］ Woodbury D，Reynolds K，Black IB. Adult bone marrow stromal stem cells express germline，ectodermal，endodermal，and mesodermal genes prior to neurogenesis. J Neurosci Res，2002，69（6）：908-917.

［19］ Hermann A，Gastl R，Liebau S，et al. Efficient generation of neural stem cell-like cells from adult human bone marrow stromal cells. J Cell Sci，2004，117（Pt 19）：4411-4422.

［20］ Kan I，Melamed E，Offen D. Autotransplantation of bone marrow-derived stem cells as a therapy for neurodegenerative diseases. Handb Exp Pharmacol，2007，（180）：219-242.

［21］ 杜侃，栾佐，屈素清，等. 骨髓间充质干细胞移植治疗小儿重度脑性瘫痪的疗效观察. 临床儿科杂志，2011，29（1）：55-58.

［22］ Keirstead HS，Nistor G，Bernal G，et al. Human embryonic stem cell-derived oligodendrocyte progenitor cell transplants remyelinate and restore locomotion after spinal cord injury. J Neurosci，2005，25（19）：4694-4705.

［23］ Ha Y，Lee JE，Kim KN，et al. Intermediate filament nestin expressions in human cord blood monocytes（HCMNCs）. Acta Neurochir（Wien），2003，145（6）：483-487.

# 第11章　新生儿消化系统疾病

## 第一节　新生儿消化系统解剖与生理发育

新生儿是小儿生长发育的最初阶段，其胃肠道的解剖生理特点不同于其他年龄阶段。了解消化道解剖生理特点有助于新生儿消化道疾病的诊断和治疗。新生儿，尤其早产儿营养需要量高，但消化吸收功能有限，各脏器功能不够成熟，因此既要求足够的营养，又要结合新生儿的消化道解剖生理特点，适当掌握营养物质的摄入量、内容和途径。

### 【新生儿消化系统解剖特点】

新生儿口腔牙床宽大，唇肌、咀嚼肌发育良好，两颊有坚厚的脂肪垫，所以，足月新生儿生后即已具备充分的吸吮和吞咽能力。新生儿口腔黏膜细嫩，血管丰富，但唾液腺的发育尚不完善，分泌唾液较少，黏膜较干燥，易受损伤，清理口腔时，切勿用力反复擦拭，以免黏膜破损造成感染。

食管呈漏斗状。食管上端有上食管括约肌，下端有下食管括约肌，新生儿下食管括约肌压力低，胃底与食管形成的夹角（His角）角度较钝，不能形成有效的抗反流屏障。

胃呈横位，胃肌层发育较差，容量较小，摄入液体或乳汁后易使胃扩张。胃贲门括约肌收缩能力较差，在哭闹和吸吮时常呈开放状态，易吞入空气，而幽门括约肌发育较好，所以新生儿易呕吐和溢乳。新生儿在出生之前已出现胃壁细胞和主细胞，但分泌的盐酸及各种酶均少。随着日龄增加，盐酸分泌逐渐增多。新生儿吸吮、吞咽以及呼吸运动之间的协调功能差，特别是小于32周的早产儿，吞咽和呼吸极少能够同步进行，新生儿吞咽与呼吸的比例通常是1:1，在快速吞咽时经常发生呼吸不规则，尤其是早产儿，短阵快速吞咽时经常发生呼吸暂停、心动过缓以及氧饱和度下降等。

新生儿的肠管较长，约为身长的8倍（婴幼儿为6倍，成人仅4.5倍），大肠与小肠长度的比例为1:6（婴幼儿为1:5，成人为1:4），小肠相对较长，分泌面积及吸收面积大，可适应较大量的流质食品。肠黏膜细嫩，血管、细胞及发育良好的绒毛丰富；黏膜下层弹力纤维不发达，肌层较薄。肠壁屏障功能较弱，防御力差，肠腔内毒素及消化不全的产物较易通过肠壁吸收而进入血流，引起全身症状。

新生儿胃、肠的排空功能稍差，不同胎龄和不同喂养方式的个体有较大的差异，在胃部，水的正常排空时间为1～1.5 h，人乳2～3 h，牛乳3～4 h。

新生儿肝血管丰富，易因淤血而增大。胎儿肝糖原的贮备主要发生在胎龄最后4～8周，早产儿和小于胎龄儿糖原贮存量少，生后代谢所需能量又相对高，易发生低血糖。新生儿肝的解毒和屏障功能均较差。新生儿胰腺分泌胰液，经胰管排入十二指肠，发挥多种消化酶的消化作用，分解蛋白质、碳水化合物和脂肪，但新生儿缺乏胰淀粉酶。新生儿胰岛 β 细胞功能尚不成熟，胰岛素的活性较差，易影响血糖的调节。胎龄、体重及生后日龄越小，此特点越明显。

### 【新生儿消化系统生理发育】

虽然新生儿胃肠道已能分泌足够的消化酶，但其活性比成人低。足月儿和早产儿都已具有蔗糖、麦芽糖和麦芽糖糊精的水解酶。消化酶中以乳糖酶发育最晚，胎龄26～34周的早产儿其活性只有足月儿的30%，乳糖酶的活性至出生时仍较低，而其他双糖酶已接近成人水平。但胰腺分泌胰淀粉酶的功能差，生后4个月才达到成人水平。近来有研究表明，母乳中 α 淀粉酶的作用不容忽视，此酶能在弱酸环境中被激活，在新生儿胃中起到一定的消化作用。新生儿对蛋白质的消化和吸收能力较好，胃液的 pH 值通常呈中性或弱酸性，在出生数小时后酸度有所增加。胃蛋白酶分泌量虽小，但经口喂养能够增加胃蛋白酶活性。新生儿 2 周后胃中蛋白质能够发生部分水解，牛奶蛋白质被水解的程度较母乳大。研究表明，早产儿对 β 乳球蛋白的吸收能力强于足月儿。尽管生后早产儿胰蛋白酶水平较低，但其生后 1～4 周十二指肠蛋白质的吸收与生后 1～2 周的足月儿相似。新生儿对脂肪的消化开始于胃，其中发挥主要作用的是十二指肠前脂肪酶，包括舌脂肪酶和胃脂肪酶。自孕 25 周起舌脂肪酶已很活跃，该酶在胃的 pH 环境下能发挥有效的活力。两者在胃内已能水解乳汁中的部分三酰甘油（甘油三酯），可以起到某些胰脂肪酶分泌低下的补充作用。新生儿胰脂肪酶水平甚低，活力也较差，胆盐量也少，对脂类的吸收尚不完善。新生儿脂肪吸收率约为 90%，要到生后 4～6 月才能达到成人水平。

胃肠道是人体内最大、最复杂的内分泌器官。从胃到大肠的黏膜层内，分布着 40 多种内分泌细胞，分泌 30 多种胃肠激素（能做组织定位者 10 余种）。胃肠激素对消化器官的分泌、运动及新生儿的营养、代谢、生长发育起着重要的调节作用，新生儿生后的胃肠喂养能触发胃肠激素水平的大幅提高。由于分泌促胃液素（胃泌素）的 G 细胞在出生前已迅速增加，新生儿出生时即存在"高胃泌素血症"，脐血中胃泌素的水平比成人高 4～5 倍，新生儿基础胃泌素水平可维持在此高水平 3～4 周；而在哺乳时及哺乳后即刻，其血浆胃泌素水平更显著上升。已知胃泌素对胃黏膜有明确的营养作用，故新生儿"高胃泌素血症"对其胃黏膜的生长意义重大。

新生儿生后第 1 周，血浆肠高血糖素水平明显增加，与此同时，小肠黏膜的生长率也明显增加，提示其有促进肠黏膜生长、增加肠道吸收面积的重要作用。新生儿出生后血浆胆囊收缩素的浓度也明显升高，可能对促进胰腺的生长发育也有一定的意义。母乳喂养新生儿哺乳后血中胃泌素、胃动素、神经降压肽、肠高血糖素、胰多肽的分泌反应较人工喂养新生儿更明显，且与摄入奶量呈正相关，哺乳量越大，胃肠激素分泌越多。

肠道微生态是指肠道正常菌群与其宿主相互作用影响的统一体，是维持正常肠道功能的重要条件之一。初生的新生儿肠道内无菌，生后 1～2 h 左右，其肠内很快就有细菌出现。由于出生后的新生儿肠道内已富含氧气，能够进行氧化代谢作用的细菌，如肠杆菌、链球菌、葡萄球菌（主要是表皮葡萄球菌）最先在肠道定植。约在新生儿出生后的 1 周，厌氧菌开始达到较高水平，包括有双歧杆菌、乳酸杆菌、梭状芽孢杆菌和类杆菌。新生儿肠道细菌的定植与喂养方式及生后早期的生活环境密切相关，母乳喂养儿与配方奶喂养儿的粪便有着不同的微生物群。母乳喂养儿肠道菌群组成以双歧杆菌占绝对优势，约占细菌总数的 98%，而人工喂养儿除双歧杆菌外，梭杆菌、粪链球菌等也占较大比例。双歧杆菌在代谢过程中能产生多种有机酸，对腐败菌有抑制作用，而人工喂养儿缺乏此类多种有机酸，因而腐败菌增多，致使肠道功能易发生紊乱而引起肠道疾病。

（李在玲）

# 第二节　先天性消化道畸形

## 先天性肥厚性幽门狭窄

先天性肥厚性幽门狭窄（congenital hypertrophic pyloric stenosis）是幽门的环形肌肥厚，使幽门管腔狭窄，发生上消化道不全梗阻症状。为新生儿期常见的腹部外科疾病，占消化道畸形的第3位，仅次于肛门直肠畸形和先天性巨结肠。

### 【流行病学】

先天性肥厚性幽门狭窄是新生儿常见的消化道疾病，具有明显的地区和种族发病差异。男性较多，国内外统计男女之比为 4：1～5：1。

### 【病因】

#### （一）遗传因素

在病因学上起着很重要的作用，发病有明显的家族性。研究指出，幽门狭窄的遗传机制是多基因性，是由一个显性基因和一个性修饰多因子构成的定向遗传基因。这种遗传倾向受一定的环境因素影响，如社会阶层、饮食种类、季节等，发病以春秋季为高，但其相关因素不明。常见于高体重的男婴，但与胎龄的大小无关。

#### （二）神经功能

肽能神经的结构改变和功能不全可能是主要病因之一，通过免疫荧光技术观察到环肌中含脑啡肽和血管活性肠肽的神经纤维数量明显减少，应用放射免疫法测定组织中 P 物质含量减少，由此推测这些肽类神经的变化与发病有关。

#### （三）胃肠激素

近年研究胃肠激素，测定血清和胃液中前列腺素（$E_2$ 和 $E_{2a}$）浓度，发现患儿胃液中含量明显升高，提示发病机制是幽门肌层局部激素浓度增高使肌肉处于持续紧张状态，而致发病。亦有人对血清胆囊收缩素进行研究，结果无异常变化。

#### （四）肌肉功能性肥厚

机械性刺激可造成黏膜水肿增厚，另一方面也导致大脑皮层对内脏的功能失调，使幽门发生痉挛。两种因素促使幽门狭窄，形成严重梗阻而出现症状。但亦有学者持否定意见，认为幽门痉挛首先引起幽门肌肉的功能性肥厚是不恰当的，因为肥厚的肌肉主要是环形肌，况且痉挛应引起某些先期症状，然而在某些呕吐发作而很早就进行手术的患者中，通常发现肿块已经形成，肿块大小与年龄及病程长短无关。肌肉肥厚至临界值时，才表现为幽门梗阻。

#### （五）环境因素

发病有明显的季节性高峰，以春秋季为主，在活检的组织切片中发现神经节先天性细胞周围有白细胞浸润，推测可能与病毒感染有关。但检测患儿及其母亲的血、粪和咽部，均未能分离出柯萨奇病毒，血清中和抗体亦无变化。用柯萨奇病毒感染动物亦未见病理改变，研究仍在继续。

### 【诊断】

#### （一）临床表现

1. 消化道高位梗阻症状　如呕吐、上腹部可见胃蠕动波和触及肥大的幽门肿块。

2. 脱水和营养不良　由于呕吐进行性加重，入量不足，常有脱水。初期体重不增，以后迅速下降，日见消瘦，以致小于出生体重，呈营养不良貌。皮下脂肪减少，皮肤松弛、干燥、有皱纹、弹性消失，前囟及眼窝凹陷，颊部脂肪消失，呈老年人面容。

3. 碱中毒　由于长期呕吐，丢失大量胃酸和钾离子，可致低氯、低钾性碱中毒。临床表现为呼吸浅慢。因血中游离钙离子降低，可引起低钙痉挛，表现为手足搐搦、喉痉挛、强直性抽搐等。血浆二氧化碳结合力增高，常在 31 mmol/L（70% 容积）以上。但如患儿脱水严重，肾功能低下，酸性代谢产物潴留体内，部分碱性物质被中和，故有明显碱中毒者并不多见。少数晚期病例甚至以代谢性酸中毒为主，表现为精神萎靡、拒食、面色灰白。

4. 黄疸　主要为未结合胆红素增高，手术后黄疸逐渐消失。黄疸原因与入量不足、脱水、酸中毒影响肝细胞的葡萄糖醛酰转移酶活力，以及大便排出延迟增加肠肝循环有关。有时出现结合胆红素增高，与肥厚的幽门压迫胆总管产生机械性梗阻、自主神经平衡失调引起胆总管的痉挛、脱水致胆汁浓缩及淤积等有关。

## （二）辅助检查

腹部 X 线平片立位时可见胃扩张，胃下界达第 2 腰椎水平以下，肠道内气体减少。卧位时可在充气的胃壁上见到胃蠕动波的凹痕。再用稀薄钡剂或泛影葡胺进行 X 线检查即可确诊，主要表现为胃扩张，钡剂至幽门部停止前进，仅有少量进入十二指肠。幽门管细长狭窄，呈线状，固定不变，可长达 1.5～3.0 cm，直径仅 1～3 mm。幽门环形肌肥厚对胃窦侧产生压迫，称为"肩征"；对十二指肠球底部产生的压迫使十二指肠球部形似蕈状，称"蕈征"。严重者幽门管不充钡，仅幽门入口充钡，似鸟嘴状，称"鸟嘴征"。钡剂经胃排空时间明显延长，4～6 h 后尚有 95% 的钡剂留在胃内，只少量进入肠腔。诊断后应及时吸出钡剂，以防呕吐时误吸入肺内。

腹部 B 超可见幽门管延长（超过 16 mm），幽门壁增厚（超过 4 mm）。幽门肌显示低密度回声，相应黏膜层显示高密度回声。超声的敏感性接近 90%，可替代钡餐检查。

## 【治疗】

1. 内科疗法　针对诊断未能确定、症状轻微或发病较晚的病例；无外科手术条件或因并发其他疾病暂不能手术以及家长拒用手术治疗时，可采用内科治疗。

2. 外科疗法　确定诊断者应手术治疗。

# 肛门直肠畸形

肛门直肠畸形是小儿外科常见的先天畸形之一，其发病率居先天性消化道畸形首位，为 1/5000～1/1500，男性发病率稍高。其畸形涉及的范围较大，可包括远端肛门直肠畸形及泌尿生殖道畸形。不同类型的肛门直肠畸形治疗及预后大不相同。

## 【诊断】

### （一）临床表现

因类型较多，临床表现不一，出现症状的时间也不同，大多数患儿无肛门。主要表现为低位肠梗阻的症状。肛门直肠闭锁者，出生后无胎粪排出，腹部逐渐膨胀，进食后呕吐，吐出物为奶，含胆汁和粪样物，症状进行性加重，并出现脱水、电解质紊乱，可引起肠穿孔等合并症，1 周内可死亡。肛门直肠狭窄和合并瘘管者可因瘘管的粗细及位置不同，临床表现有很大差异。男孩无肛合并直肠后尿道瘘者，瘘管多较细，

肠梗阻症状多较明显，并可出现尿中带胎粪或气体等症状，在尿道口、尿布上沾染极少量胎粪。肛门处无孔道多能早期被发现而就诊。如未得到及时诊治，可反复发生尿道炎。肛门直肠狭窄和女孩合并低位直肠阴道瘘者，瘘管多较粗大，可通过瘘管排便，肠梗阻症状多不明显，常在数月后因添加辅食，大便变稠厚，才出现肠梗阻症状。由于经常排便不畅，粪便积聚在结肠内可形成坚硬的粪石，或继发巨结肠，多数影响生长发育，也可引起阴道炎或上行感染。检查肛门，常见臀部平圆，臀沟变浅，肛门处无孔或仅有一痕迹。低位畸形者，指诊可触及直肠盲端的膨胀感。

### （二）辅助检查

1. 超声检查　可准确测出直肠盲端与肛门皮肤的距离，为无损伤性检查。

2. X 线检查　常用的方法为将患儿倒置 1～2 min，于肛门凹陷处皮肤上贴一金属标记，拍侧位片，测金属标记与充气直肠的距离，以判断直肠盲端的位置。须于生后 24 h 检查，因吞咽的空气约 20 h 才能达到直肠盲端，否则易将盲端估计过高。直肠盲端位于 PC 线上方者为高位型，下方者为低位型，在 PC 线下，但仍在 M 线（通过坐骨结节上 2/3 和下 1/3 交接点的与 PC 线平行的线）上方者为中间位型。

3. 瘘管造影　合并瘘管但诊断困难者可采用瘘管造影，侧卧位摄片。

4. 尿道膀胱造影　可见造影剂充满瘘管或进入直肠，可确定诊断。对新生儿此法不易成功，阳性可肯定诊断，阴性不能除外。

## 【治疗】

生后一般情况良好，就诊时间多在生后 5 天之内。高位肛门直肠闭锁，合并有瘘管（多较细小），不能维持通畅排便者，应在新生儿期尽早行根治手术。低位或中间位闭锁、合并瘘管（常较粗大），生后可通畅排便者，可延迟至婴儿期手术。先天性狭窄可用探子扩张，须持续 1 年。如为膜状闭锁，切开隔膜再扩张。肛门部皮肤与直肠盲端距离 2 cm 以内者，经会阴行肛门成形术，术后继续扩肛。肛门皮肤与直肠盲端距离 2 cm 以上，以及合并膀胱或尿道直肠瘘者，可先暂时行结肠造瘘或一期会阴肛门成形术，术后也须扩肛，防止瘢痕狭窄。肛门正常，直肠闭锁者需开腹手术。

（李在玲）

# 第三节　新生儿消化道出血

## 【定义】

新生儿消化道出血（neonatal gastrointestinal hemorrhage）按部位分为上消化道出血和下消化道出血两种。前者指 Treitz 韧带以上的消化道出血（食管、胃、十二指肠、胰腺、胆道），多表现为呕血（hematemesis）或排柏油样便；后者指 Treitz 韧带远端的消化道出血，多表现为鲜红、暗红或果酱样便，出血量多时可反流到胃，引起呕血。

## 【病因】

1. 假性呕血和（或）便血　常见于插管或外伤所致的鼻咽部或气管出血被吞咽至消化道；新生儿咽下综合征（见有关章节）；生后 1～2 天的胎便、移行便，久置后可呈黑色；口服铁剂、铋剂、碳末、酚酞等引起者极少见；阴道出血污染粪便。

2. 全身性出、凝血性疾病　某些重症疾病，如感染、硬肿病、新生儿肺透明膜病等所致弥散性血管内凝血（DIC）引起者多见。常见的还有新生儿自然出血症、迟发性维生素 K 缺乏症、血小板减少性紫癜或各种先天性凝血因子缺乏症引起者较少见。

3. 消化道疾病

（1）反流性食管炎：胃食管反流致食管炎伴发溃疡时可出现呕血、黑便，并有顽固性呕吐、营养不良和生长发育迟缓。

（2）急性胃黏膜病变：指各种应激因素，如颅内出血、颅内压增高、缺氧、败血症、低血糖、剧烈呕吐、使用非甾体抗炎药或皮质类固醇等引起的胃黏膜急性糜烂、溃疡和出血。多于生后 1～2 天内起病。

（3）急性胃肠炎：可见发热、呕吐、腹泻，严重者有便血和（或）呕血。

（4）肠梗阻：可有呕吐、腹胀、呕血和便血。可因肠旋转不良、肠重复畸形引起。

（5）食物蛋白介导的小肠结肠炎：也可有呕血和便血。

（6）先天性巨结肠：可引起便血。

（7）坏死性小肠结肠炎：可引起呕血或便血。

（8）乙状结肠、直肠及肛门疾病：多表现为便血，可因息肉、肛门-直肠裂等引起。

（9）血管畸形（血管瘤、动静脉瘘）根据其不同部位可引起便血或呕血。

## 【诊断】

1. 详细询问病史　首先要排除假性呕血和便血，排除全身性出、凝血障碍疾病，然后根据便血的颜色及呕血是否含胆汁等对出血初步定位。呕血与黑便同时存在者可能是上消化道出血；呕血带胆汁时可能是下消化道上段出血；洗胃后胃抽取液带有鲜血时为幽门以上出血，应排除操作损伤；黑便、果酱样便、咖啡色便不伴呕血提示小肠或右半结肠出血；鲜红色便或暗红色便提示左半结肠或直肠出血；血与成形便不相混或便后滴血提示病变在直肠或肛门；大便混有黏液和脓血多为肠道炎症。失血量的多少（＜20 ml 为小量，＞200 ml 为大量）和速度、失血的原因及其基础疾病常对呕血和便血的轻重有所提示。出血量的多少应根据以下来判断：①呕血、便血情况。呕出咖啡样物，一般出血量不大；呕红色或暗红色血，出血量较大；呕血同时有暗红色血便，出血量大。②生命体征。心率增快，血压下降，出现休克表现说明出血量大。③实验室检查。血红蛋白水平于出血后 1 h 开始下降，血液充分稀释需要 24～36 h，故要连续观测血红蛋白水平以估计出血量。另外，除外肾衰竭后，血尿素氮（BUN）升高也提示出血量较大。此外应注意询问有无其他伴随症状，如反应差、吃奶差、发热、体温不升、排便不畅等。

2. 体格检查　除全身各系统检查外，特别要注意腹部、皮肤黏膜检查及生命体征的稳定情况。腹部是否膨隆？有无胃肠型？腹肌是否紧张？肝脾是否肿大？有无包块？腹部叩诊是否呈鼓音？移动性浊音是否阳性？肠鸣音是否正常？皮肤是否有出血点？是否有瘀斑？是否有黄染、苍白等？口腔黏膜及巩膜是否苍白？四肢末梢情况、毛细血管充盈时间等。并进行呼吸、心率、血压、氧饱和度的监测。

3. 实验室检查 血常规、便常规＋隐血、呕吐物隐血、凝血三项、肝功三项、血型、BUN 等。

4. 辅助检查

（1）内窥镜检查：电子胃镜及结肠镜检查能确定出血部位及情况，能在直视下活检和止血并发现浅表及微小病变。

（2）X 线检查：腹部立位平片可排除肠梗阻和肠穿孔，对小肠扭转、坏死性肠炎及胎粪性腹膜炎尤为重要。钡剂造影宜在非出血期进行，钡灌肠对下消化道疾病及肠套叠有诊断价值。

（3）同位素扫描及血管造影术：可用$^{99}$锝-硫胶或其他锝酸盐标记的红细胞扫描，对亚急性或间歇性出血最有价值。血管造影术为损伤性检查，新生儿很少用。

5. 外科手术探查 出血经内镜保守治疗效果不佳，经内科输血、扩容治疗循环不能改善或好转后又恶化，在补液或排尿量足够的情况下血尿素氮仍持续上升，提示出血可能持续，需要外科手术探查。

【治疗】

1. 禁食并保持安静及呼吸道通畅，监测生命体征。隐血阴性后可恢复饮食。

2. 对症治疗 自然出血可给予维生素 $K_1$ 治疗。纠正休克（扩容、输血）、抗感染，并给予注射用血凝酶（立芷雪）、酚磺乙胺等。可输新鲜同型血 10～20 ml/kg，必要时可增加。输血前应迅速正确地判断出血量。

3. 保证静脉通畅，保证能量及入量，纠正酸碱失衡。

4. 置胃管局部止血

（1）充分减压：有效的胃减压可减少胃的含血量，有利于血凝集，防止溃疡加重，有利于损害的修复。

（2）冰盐水洗胃：尚有争议。持续冲洗对创面的刺激和对纤维块的破坏本身可使出血时间延长。

（3）去甲肾上腺素灌注：止血率达 85％，100 ml 冷盐水＋8 mg 去甲肾上腺素，每次 10～20 ml，保留 30 min，再吸出。可重复。

（4）通过胃管注入药物止血、保护黏膜：凝血酶（1/3 支）稀释 1 倍、云南白药（1/3 支）等注入止血，蒙脱石散（1/3 支）、磷酸铝凝胶（1/3 支）等注入保护黏膜。

5. 抑酸剂及止血药物 西咪替丁（泰胃美）15～20 mg/(kg·d) 每日 1 次或每日 2 次，用生理盐水 20 ml，15～30 min 滴注；奥美拉唑（洛赛克）0.7～1 mg/(kg·d)，每日 1 次或每日 2 次，用生理盐水 20 ml，15～30 min 滴注。酚磺乙胺每次 10～15 mg/kg，每日 2～3 次口服、肌注或静注；肾上腺色腙（安络血）每次 1.25～2.5 mg，肌注。氨甲苯酸每次 100 mg，静注；注射用血凝酶每次 0.33 U 静点或肌注。

6. 内镜下止血治疗。

7. 手术治疗 保守治疗无效且需每日大量输血，疑有胃肠道坏死或穿孔时，进行手术治疗。

（李在玲）

# 第四节　新生儿消化道穿孔

新生儿消化道穿孔（neonatal digestive tract perforation）是新生儿期较常见的严重急腹症，多伴有中毒性休克，病死率很高。早期诊断、早期治疗、积极处理腹膜炎和中毒性休克、预防多器官功能衰竭等是提高治愈率的关键。

## 【病因】

新生儿消化道穿孔可因炎症（坏死性小肠结肠炎、败血症）、先天性消化道畸形（新生儿胃穿孔、胎粪性腹膜炎、肠狭窄、肠闭锁、肛门闭锁、肠旋转不良等）以及医源性损伤（灌肠、洗肠、置胃管或肛管等）而发病。还有一部分为特发性消化道穿孔，病因不清。

穿孔可发生于胃至直肠。胃、空回肠、结肠多见，十二指肠、回盲部、阑尾及直肠少见。单发多见，也可多发。穿孔部位可发生在一处，也可发生在不同的部位，如坏死性小肠结肠炎可出现多个穿孔，多者可达 10 余个或 20 个左右，可同时发生在回肠、空肠或结肠。

## 【诊断】

1. 发病时间　60%～80% 的病例发生在生后第 1 周，因原发病的不同而异。如新生儿胃穿孔发病多在生后 1 周左右，且起病急，恶化迅速，多伴中毒性休克，病死率高达 50% 左右；胎粪性腹膜炎生后很快出现症状；各种先天性消化道畸形多发生在生后 1 周左右。

2. 临床表现　以腹胀、呕吐、呼吸困难及腹壁水肿为主。腹胀多伴有腹壁水肿、发红、腹壁静脉曲张，重者出现会阴及阴囊红肿，肺肝界消失，移动性浊音阳性，肠鸣音减弱或消失，偶见皮下气肿。可伴有休克表现。消化道穿孔可合并多种并发症，如硬肿病、肺炎、休克等，严重者出现多器官功能衰竭。

3. 辅助检查　一旦怀疑消化道穿孔，首先应立即行腹部 X 线立位平片，可见 3 种主要改变：①气腹或液气腹。②胃泡影消失，多见于胃穿孔。③腹部钙化斑。见于胎粪性腹膜炎。气腹是最有意义的征象，是诊断的有力依据，但并非所有的消化道穿孔均可出现气腹征，未出现者可能与穿孔较小、腹腔内渗出较少、穿孔部位被周围肠管粘连包裹等有

关。穿孔的部位不同，气腹出现率亦不同。胃穿孔时气腹出现率最高，几乎达 100%，胎粪性腹膜炎时可达 50% 以上。如无气腹，又不能除外消化道穿孔，且腹膜炎体征明显者亦应手术探查。消化道穿孔引起的液气腹，B 超可显示膈下、肝脾前方及两侧气体强反射，肝脾显示不清，并伴有腹水液性暗区。在胎粪性腹膜炎病例中，B 超可清晰地显示点状强回声，称之为"暴风雪"征。

## 【鉴别诊断】

需与其他系统具有相似临床表现的各种疾病相区分。如新生儿呼吸系统感染性疾病、肺炎等，可有呼吸困难、呕吐及腹胀，但往往腹胀不伴有典型的新生儿腹膜炎体征，如腹壁水肿、发红、发亮等。除了详细的病史及查体外，腹部及肺部的 X 线片有助于鉴别。如胃穿孔，由于游离气体较多，往往可见一个贯穿整个腹腔的巨大液气平面，胃内气体少，胃泡消失，液气平面个数亦少，肠内充气也少。而肠穿孔则胃内气体不减少，胃泡存在，小肠明显扩张，可见多个小肠液气平面，尤其是远端梗阻所致的肠穿孔。急性坏死性小肠结肠炎合并穿孔时除气腹症外，胃泡影不但不消失还可能变大。病因的区分有利于治疗，如手术切口的选择、药物的选用及术式的设计等。

## 【治疗】

本症一旦诊断，应及时处置及手术，处理原发病灶、抗休克、有效抗感染及支持疗法，并应加强术前、术后管理，预防多器官功能衰竭。

1. 内科治疗　禁食、胃肠减压。吸氧、保温及进行相应的各种检查。补液、纠正酸中毒。若患儿腹胀严重或呈进行性腹胀、呼吸困难，应立即行腹部穿刺，抽出气体或液体，以减轻腹胀及呼吸困难，防止发生呼吸衰竭。除穿刺外，亦可置管持续吸引。同时还应做好术前各项准备。注意预防多器官衰竭。

2. 手术治疗　手术是治疗消化道穿孔的关键，通过手术还可解决大部分原发病。

（李在玲）

# 第五节　新生儿肠梗阻

新生儿肠梗阻（neonatal intestinal obstruction）是 NICU 比较常见的一种疾病，发病率没有确切统计，但有大样本统计其在新生儿中大约占 1/2000。根据发生梗阻的部位不同，可分为高位梗阻和低位梗阻。

## 【病因】

1. 消化道畸形　先天性消化道闭锁、狭窄、隔膜（可发生在胃、幽门、十二指肠、空肠、回肠、结肠、肛门和直肠等部位），环状胰腺，肠旋转不良，消化道重复畸形等。

2. 其他疾病　腹股沟疝顿、胎粪性腹膜炎等。

## 【诊断】

1. 病史　孕妇病史中有羊水增多。

2. 症状　呕吐是最早出现的症状，因呕吐物含有胆汁而呈黄色或草绿色，并发肠坏死者呕吐物含有血液而呈咖啡色。除新生儿肠梗阻外，食管闭锁、膈疝、食管裂孔疝和贲门失弛缓症等亦有呕吐。腹胀继呕吐之后发生，肠穿孔后肠内容物和吞咽的气体溢入腹腔以及肠坏死后腹腔内积聚大量渗出液或血性液体。排便异常也是常见症状，可见血便。也可出现不排便。

3. 辅助检查　腹部立位平片是常用诊断方法。X 线征象有肠管扩张、肠胀气和气液面。读片时还应注意：①腹腔内有无游离气体，如有游离气体，则提示消化道穿孔；②腹腔内有无液腹症征象，如有液腹症征象，则提示肠坏死、肠穿孔；③有无钙化斑，如有钙化斑，则可诊断胎粪性腹膜炎；④有无肠囊样积气和（或）门静脉积气，如有则可诊断新生儿坏死性小肠结肠炎。钡灌肠造影对鉴别肠闭锁、肠旋转不良和先天性巨结肠有帮助。肠闭锁者可显示胎儿型结肠；肠旋转不良者可显示盲肠不在右下腹，而位于左下腹、左上腹或右上腹；先天性巨结肠可显示狭窄段、移行段和扩张段，但移行段不明显。

## 【治疗】

一旦肠梗阻诊断成立，只有手术才能解除梗阻，早期手术可免除肠坏死。术前纠正液体、电解质失衡和贫血。禁食和胃肠减压。

# Hirschsprung 病

又称巨结肠（megacolon）或无神经节细胞症（aganglionosis）。

## 【诊断】

### （一）临床表现

生后胎粪排出延迟，90% 以上的患儿生后 24 h 内无胎粪，继而出现急性低位肠梗阻症状，呕吐和高度腹胀，肛诊感到直肠痉挛，至壶腹部仍不能触及大便，灌肠后有大量胎粪及气体呈爆炸式排出，症状即可缓解，以后又反复出现，应考虑本病，常伴营养不良及食欲减退。

### （二）辅助检查

1. 立位腹部平片　肠腔普遍扩张胀气，有多数液平面及呈弧形扩张的肠襻，可看到扩张的降结肠，直肠不充气，表现为盆腔空白。泛影葡胺灌肠为主要的诊断方法，可见直肠、乙状结肠远端细窄，结肠壁的结肠袋形消失，变平直，无蠕动，有时呈不规则锯齿状。乙状结肠近端及降结肠明显扩张，肠腔扩大，袋形消失，蠕动减弱。移行段多呈猪尾状，蠕动到此消失。24 h 后再观察，结肠内仍有较多的造影剂存留。但有时扩张尚未形成，确诊率为 80%～87%。

2. 直肠活体检查　在距肛门 4 cm 处，用吸引切割法，取出小米粒大、包括黏膜下层的直肠黏膜。用乙酰胆碱酯酶染色，进行直肠黏膜组织化学检查，可见到大量增粗的乙酰胆碱酯酶神经纤维（正常情况下几乎见不到）。用此法诊断准确性高，又安全，确诊率达 94.6%。另一种需在全身麻醉下取直肠壁全层活检，观察肌神经丛节细胞是否缺如，诊断虽可靠，但不适用于新生儿，因新生儿肛门小，节细胞有时为未成熟型，不易辨别，手术易发生穿孔、感染等并发症。

3. 直肠内测压检查　采用双腔管，顶端为直肠气球，间隔 2 cm 处为内括约肌气球，连接测压装置。先清洁灌肠，使直肠空虚，将双腔管放入肛门，充气入气囊。正常小儿可看到肛门管的收缩波，2～3s 后内括约肌压力下降。患儿不出现此现象，反而升高。生后 12 日内直肠内括约肌尚未完全建立，故 12 日以后的新生儿才能做此项检查，尤其适用于短段型者。确诊率超过 90%。

4. 肌电图检查  将电极放入肛门直肠腔内测肠肌波形，正常为慢波和快速的小棘状波。患儿波形低矮、光滑、缺少峰形电位。

## 【治疗】

1. 内科疗法  适用于轻症、诊断未完全肯定、并发感染或全身情况较差者。主要是维持营养及水和电解质平衡，使患儿能正常发育。每日或隔日用温生理盐水反复洗肠，每次 50～100 ml，同时按摩腹部，使粪便、气体不断排出，或用开塞露，避免粪便淤积，解除便秘。忌用清水或肥皂水灌肠，防止发生水中毒。给予抗生素预防感染。采用特别的扩张器，每日扩张痉挛狭窄肠段一次，待小儿 3 个月至 1 岁再行根治手术。

2. 结肠造瘘术  如发生急性肠梗阻而不能缓解，或并发急性肠炎或肠穿孔，应先施行肠造瘘术。

3. 根治手术  将有病变的结肠连同乙状结肠和直肠一段缺少神经节细胞的肠段切除，然后行结肠直肠吻合术，术后应训练患儿排便习惯。每周扩肛 1～2 次，共 3 个月。以提高远期疗效。治愈率达 85%～90%。

# 胎粪性便秘

新生儿因胎粪稠厚、积聚在乙状结肠及直肠内，出生 48 h 后尚未开始排便，出现一过性低位肠梗阻症状，称为胎粪性便秘（meconium constipation）。

## 【临床表现】

胎粪排出时间延迟，表现为不安、腹胀、拒奶，继之呕吐，吐出物带有胆汁。腹部 X 线平片可见小肠及结肠充气，或有胎粪颗粒阴影。肛门指检可触到秘结的胎粪，并可能随指检带出粪塞而使症状缓解。

## 【治疗】

如胎粪不能顺利排出，可灌肠促其排便，一般用等渗温盐水每次 15～30 ml 灌肠，亦可用开塞露每次 5 ml 轻轻注入肛门，保留数分钟，多即奏效，一俟大量胎粪排出，症状即刻缓解，不再复发。

# 胎粪性肠梗阻

本病系肠内聚集稠厚胎粪，肠蠕动不能将其排出，导致胎粪性肠梗阻（meconium ileus），又称黏稠病（mucoviscidosis），为一种常染色体隐性遗传病。

## 【临床表现】

出生即有肠梗阻症状，表现为呕吐及顽固便秘，腹部膨隆，腹壁可见肠型，指检或一般灌肠法不能引出多量胎粪。X 线片见小肠充气而结肠细小（幼稚型结肠），右下腹可见到胎粪结块的阴影，间以不规则气泡影，状如海绵或肥皂泡样，并可有钙化斑点。此外，本病可伴有呼吸道及消化道囊性纤维变，患儿可表现为肺不张、反复呼吸道感染、消化吸收功能不良、维生素 K 缺乏，以及易出汗，汗液中钠及氯含量高，导致电解质及水分丢失症状等。除 X 线外，腹部 B 超、盆腔 MRI、肛门直肠测压及直肠活检均有助于诊断。

## 【治疗】

经胃管注入胰酶，以促使胎粪软化；或可慎用 1% 过氧化氢液灌肠，在 X 线透视下经肛门灌注泛影葡胺每次 15～20 ml 可使胎粪易于排出。此外亦可用胰液素、乙酰半胱氨酸（痰易净）加水灌肠，以利于胎粪脱离肠壁而排出。保守治疗无效，须外科手术，行回肠末端造瘘，注入胰腺素以溶解胎粪。手术患儿注意能量的供给。本病无囊性纤维变者远期预后好，而伴有肺部病变者预后不佳。

（李在玲）

# 第六节　新生儿胃食管反流

## 【定义】

胃食管反流（gastroesophageal reflux，GER）是指胃内容物，包括从十二指肠流入胃的胆盐和胰酶等反流入食管，分为生理性和病理性两种。生理性胃食管反流是健康小儿偶然发生的生理现象，哭闹、咽下、吸吮、胃胀气等引起食管下括约肌（lower esophageal sphincter，LES）反射性松弛，而使食物进入食管内或胃内过多气体通过食管排出体外，往往发生在餐时或餐后。病理性胃食管反流是 LES 的功能障碍和（或）与其功能有关的组织结构异常，以致 LES 压力低下而出现的反流，可引起一系列临床症状，长期反流导致反流性食管炎，支气管、肺部并发症，营养不良等，称为胃食管反流病（gastroesophageal reflux diseases，GERD）。根据胃镜下食管黏膜表现分为 3 类：非糜烂性反流病（NERD）、反流性食管炎（RE）和 Barrett 食管（BE）。

## 【诊断】

### （一）病史

凡临床发现不明原因反复呕吐、咽下困难、反复发作的慢性呼吸道感染、生长发育迟缓、营养不良、贫血、反复出现窒息、呼吸暂停等症状时，应考虑到 GER 存在的可能性，必须针对不同情况，选择必要的辅助检查，以明确诊断。

### （二）临床表现

呕吐是新生儿期最常见的症状，可见于 90% 以上的患儿。生后第 1 周即可出现，表现为溢乳、轻度呕吐或喷射性呕吐，呕吐较顽固。患儿出现体重不增，以致营养不良，体重常在第 10 百分位以下。频繁的胃酸反流可致食管炎，患儿表现为不安、易激惹或拒食，如发生糜烂或溃疡，可出现呕血及便血，导致缺铁性贫血。呕吐物被吸入可致肺部合并症，表现为窒息、呼吸暂停、发绀，可突然死亡；或引起呛咳、夜间痉咳，导致反复发作性气管炎、吸入性肺炎、肺不张等。反流可造成支气管反射性痉挛，反复发作哮喘。有的患儿呕吐并不严重，夜咳等肺部症状为仅有表现。有一些早产儿不表现为呕吐，而仅表现为发绀或呼吸暂停。GER 治愈后，这些症状也随之消失。常伴发精神运动发育迟缓、食管气管瘘、唇腭裂、心脏畸形等。

### （三）辅助检查

GER 临床表现复杂且缺乏特异性，仅凭临床症状难以区分生理性或病理性 GER。目前，依靠任何一项辅助检查均很难确诊，必须采用综合诊断技术。

1. **食管造影**　是检查食管功能最有用的诊断方法，简便易行。可观察造影剂从胃反流到食管是否存在，同时可观察食管有无缩窄，是否并发食管炎。造影剂与平时进食量相等。检查时头低位，腹部加压可提高阳性检出率。诊断标准钡餐造影分级：Ⅰ级，反流至食管下端；Ⅱ级，反流至气管隆嵴平面以上；Ⅲ级，至颈部食管；Ⅳ级，由完全松弛的贲门反流至颈部食管；Ⅴ级，反流合并吸入气管或肺。钡剂每次 15～30 ml，立位摄入，仰卧观察。可疑者多轴位、多切面观察，立卧交替。新生儿可用泛影葡胺，防止误吸后形成钡肺。5 min 内 3 次反流可确诊。

2. **食管 24 h pH 监测**　24 h 连续监测食管下端 pH，可反映 GER 的发生频率、时间、反流物在食管内停留的状况和反流与临床症状之间的关系，有助于区分生理性和病理性反流。正常情况下，胃 pH1.5～2.0，食管腔内 6.0～7.0。发生 GER 时，远端食管内 pH 明显下降，其敏感性 88%，特异性 95%，为金标准。Boix-Ochoa 记分法通过计算机软件分析以下指标：①酸反流指数（RI），pH<4 的时间百分比（时间/总监测时间）；②24 h 内反流超过 5 min 的次数及总次数；③最长反流时间；④反流与进食、体位、睡眠、活动及症状的关系；⑤症状指数，pH<4 的症状次数/总症状次数。并给予 Boix-Ochoa 综合评分。我国新生儿 GER 的标准是 Boix-Ochoa 评分>11.99 和反流指数（reflux index，RI）≥4%。

3. **食管胆汁反流 24 h 监测（Bilitec 2000）**　食管胆红素值>0.14 提示有胆汁反流，是诊断胃食管反流病的客观证据。

4. 食管阻抗（impedance）测定　根据物质传导性不同，阻抗也不同的原理，多通道腔内阻抗（multi-channel intral-uminal impedance，MII）技术得以发展，其可测定反流物中气体、液体的组成。食管腔内阻抗与 pH 同步监测能区分反流成分及酸或非酸反流，也可用于监测食管的蠕动情况。特别对抑酸治疗后仍有症状的患儿，可评价是否仍存在反流，为进一步确诊或调整治疗方案提供依据。

5. B 型超声　可检测食管腹腔段的长度、黏膜纹理状况、食管黏膜的抗反流作用，同时可探查有无食管裂孔疝。观察指标：下括约肌的开放、胃内容物向食管远端移动，消除反流物情况、下括约肌的关闭、腹内食管的长度、反流持续时间、胃食管夹角。20 min 内未见发作或 1 次＜2 min 为阴性。

6. 胃-食管核素显像　口服或胃管内注入含有 $^{99m}Tc$ 标记的液体后连续摄像，计算机协助采集图像和数据。1 次或 1 次以上食管下端有异常放射物浓聚，即为 GER 显像阳性。可了解食管运动功能，明确呼吸道症状与胃食管反流的关系。

7. 内镜检查　对于了解新生儿食管黏膜损伤情况有帮助。

## 【治疗】

### （一）体位治疗

前倾俯卧 30°或左侧卧位，以促进胃排空，减少反流物吸入及反流频率。

### （二）饮食疗法

宜少量多餐，人工喂养者可在配方乳中加入米汤，使之增稠。

### （三）药物疗法

疗程为 4～8 周。

1. 促胃动力药

（1）多潘立酮：常用剂量为每次 0.2～0.3 mg/kg，每日 3～4 次，奶前半小时口服。

（2）莫沙必利：剂量为每次 0.1～0.2 mg/kg，每日 3～4 次，饭前半小时及睡前口服。

（3）红霉素及其衍生物：是胃动素受体激动剂，能增加 LES 压力，引起胃底、胃窦、小肠强烈收缩，促进胃肠排空。5～15 mg/(kg·d)，口服或静脉滴注。

2. 抗酸和抑酸药

（1）抑酸药

1）$H_2$ 受体拮抗剂：西咪替丁，常用剂量为10～20 mg/(kg·d)，每日 4 次，饭前半小时及睡前口服。或 5%～10% 葡萄糖溶液稀释后静脉滴注。

2）质子泵抑制剂（PPI）：奥美拉唑 0.8～1 mg/(kg·d)，每日 2 次，口服或生理盐水 20 ml 稀释后静脉滴注。

（2）抗酸药物：磷酸铝凝胶，每次 1/3 袋，每日 2 次。

3. 黏膜保护剂　能保护食管黏膜免受盐酸、胆盐和胰蛋白酶的侵蚀。硫糖铝：常用剂量为 10～25 mg/(kg·d)，每日分 4 次，口服。蒙脱石散（思密达）每次 1/3 袋，每日 3 次。

### （四）外科手术治疗

新生儿一般不做。如有严重并发症（消化道出血、营养不良、生长发育迟缓），严重食管炎伴溃疡、狭窄或有食管裂孔疝、呼吸道梗阻、反复发作吸入性肺炎或窒息伴支气管肺发育不良，合并严重神经系统疾病，可行手术治疗。目的是加强 LES 功能，目前多采用 Nissen 胃底折叠术。

（李在玲）

# 第七节 新生儿坏死性小肠结肠炎

新生儿坏死性小肠结肠炎（neonatal necrotizing enterocolitis，NEC）的典型临床特点为腹胀、呕吐、腹泻、黏液血便。早产儿和低体重儿尤为多见，男性多于女性。病变好发于末段回肠、盲肠和升结肠，出现肠壁缺血、坏死，严重者发生肠壁全层坏死，并发肠穿孔。因患儿往往基础情况差、病情危重，病死率居高不下。发病初期以内科保守治疗为主，病程发展到一定阶段，需要不失时机地进行包括手术在内的外科干预，尤其在进展期 NEC 的治疗期间，经常需要新生儿内、外科医生密切合作与配合。

## 【病因】

1. 早产胎龄越小，发病率越高。

2. 胃肠道缺血 常与围生期及新生儿期缺氧、窒息有关。

3. 人工喂养渗透压增高、食物中缺乏必要的生长因子和抗体所致。

4. 感染发生肠道或全身感染，使细菌易于侵入缺乏分泌型 IgA 或已经受损的肠黏膜，可导致 NEC 的发生。

## 【病理】

病变以末段回肠、盲肠、升结肠最为多见，也可病变广泛。大体解剖常表现为肠壁肥厚、水肿、充血、出血及肠壁积气，严重者肠壁全层坏死，并发肠穿孔。镜下可见肠黏膜坏死、剥脱，形成溃疡。黏膜下水肿及炎性细胞浸润，有时可见肠壁小血管中血栓。偶见肠壁内有气泡，有时气体可沿血管到达门静脉。

病情进一步发展恶化后，如腹胀明显加重，腹壁发红、发亮、静脉怒张，腹部出现压痛与肌紧张，肠鸣音减弱或消失，伴全身感染中毒症状，应警惕肠坏死、穿孔的发生。

## 【诊断】

### （一）病史

早产儿多见，有围生期缺氧、肺动脉高压、先天性心脏病、换血、败血症、红细胞增多症、肠道感染、应用高渗奶喂养、加奶速度过快等病史。多于生后 10 天内发病。

### （二）临床诊断及分期标准

早期症状为反应差、拒奶、进行性腹胀。半数患儿有呕吐，呕吐物含胆汁或咖啡样物。继而腹泻，大便每日 5～6 次至 10 余次，先为水样便，便隐血阳性，至血便（带鲜血或呈果酱样）。迅速出现感染中毒性休克的表现：体温不升、血压降低、四肢冰凉、嗜睡、苍白、呼吸暂停、心率减慢、酸中毒等。还可并发弥散性血管内凝血（DIC）、肠穿孔、败血症、腹膜炎等。重者死亡。改良的 Bell 分期标准是目前国际上公认的 NEC 临床分期标准（表 11-7-1）。

表 11-7-1 改良的 Bell 分期标准

| 分期 | 分度 | 全身表现 | 胃肠道表现 | X 线特点 |
|---|---|---|---|---|
| ⅠA | 早期 NEC | 体温不升，呼吸暂停，心动过缓，嗜睡 | 胃潴留，轻度呕吐，腹胀，便隐血阳性 | 正常或肠管轻度扩张，肠梗阻征象 |
| ⅠB | 早期 NEC | 同ⅠA | 鲜血便 | 同ⅠA |
| ⅡA | 典型 NEC 轻度 | 同ⅠA | 同ⅠA+肠鸣音消失，伴或不伴腹部压痛 | 肠管扩张，肠梗阻征象，腹壁积气 |
| ⅡB | 典型 NEC 中度 | 同ⅠA+轻度代谢性酸中毒和轻度血小板减少 | 同ⅠA+肠鸣音消失，明确压痛，伴或不伴腹壁蜂窝织炎或右下腹包块 | 同ⅡA+门静脉积气，伴或不伴腹水 |
| ⅢA | 进展 NEC 重度（肠损伤） | 同ⅠA+低血压+严重呼吸性酸中毒、代谢性酸中毒，DIC，血小板减少 | 同ⅠA+弥漫性腹膜炎征象，明显压痛和腹胀 | 同ⅡB+明确腹水 |
| ⅢB | 进展 NEC 重度（肠穿孔） | 同ⅢA | 同ⅢA | 同ⅡB+气腹 |

### （三）辅助检查

1. X线检查　腹部平片是确诊NEC的重要依据，怀疑本病时立即拍片，肠穿孔常发生在诊断后的头2天内，所以每隔6～12 h复查一次，动态观察其变化。拍片的体位主要是仰卧、立侧、水平侧位。禁做钡餐或钡灌肠，因有肠穿孔的危险。腹部平片早期可见小肠轻至中度积气，结肠少气或无气，部分肠管外形僵硬，肠黏膜及肠间隙增厚模糊，胃泡胀气，有潴留液，肠管内浅小气液面，如果有少量或局限性肠壁积气，则可确诊。病变进展期时，典型改变为肠管弥漫性扩张，肠管形态不规则，僵直，固定，肠腔内有阶梯状细小液平面，肠壁囊样积气，腹腔出现渗液并逐渐增多，腹部密度增高，两侧腹部向外膨出，肠曲向腹腔中央聚集。门静脉积气。如果出现结肠少气或无气，肠腔内较多液平，提示肠梗阻。如果出现肠袢固定扩张，提示肠道全层坏死，动力消失。如出现膈下游离气体，提示有肠穿孔或气腹。

2. 腹部超声　可见肠壁增厚、肠壁积气、门静脉积气、腹水和胆囊周围积气。其中门静脉积气和腹水的诊断敏感性优于腹部平片。彩色多普勒超声可检测和定量肠壁血流，评价肠道动力。正常新生儿肠壁的厚度为1.1～2.6 mm，并且都可以检测到肠壁血流灌注，而在可疑或已确诊NEC的患儿中，肠壁局部或多处血流灌注不良。虽然彩色多普勒超声不能替代腹部X线，但可作为评价肠道血循环状况的手段。

3. MRI　MRI显示泡沫样肠壁（肠坏死）、肠腔中异常液平等表现对选择NEC手术时机有帮助。

4. 实验室检查　大便镜检有红、白细胞，隐血阳性。便培养可发现致病菌。血象白细胞增多，有核左移现象，血小板减少至<60×10⁹/L。C反应蛋白和降钙素原（PCT）明显增高。血气分析PaO₂下降，有代谢性酸中毒。血培养结果与便培养一致。疑有穿孔时可做腹腔穿刺涂片与培养找病原菌。

临床上须与中毒性肠麻痹、机械性小肠梗阻、先天性巨结肠、胎粪性腹膜炎、肠扭转、胃穿孔、新生儿出血病、食物蛋白介导的小肠结肠炎综合征、食物蛋白介导的直肠结肠炎等疾病鉴别。

## 【治疗】

### （一）内科治疗

1. 饮食　绝对禁食5～10天，同时进行胃肠减压。无穿孔表现，腹胀消失，出现觅食表现和大便隐血转阴时试行经口喂养。开始时用胃管饲养，先喂水或5％葡萄糖液3～5 ml，2～3次后，若无呕吐、腹胀再喂奶，逐渐加量，每次加1～2 ml。每次喂奶前应抽吸胃内容物，若残余奶量大于2 ml，说明有胃潴留，应停喂奶一次。进食后又出现腹胀和呕吐或胃内经常潴留超过2 ml，应再禁食至症状消失，重新开始试喂。

2. 注意营养，保证液量，及时纠正脱水和酸中毒　每日液量100～150 ml/kg，钠2～5 mmol/kg，钾1.5～2.5 mmol/kg。能量至少要求209～250.8 kJ/kg（50～60 kcal/kg），逐渐增至418～501.6 kJ/kg（100～120 kcal/kg）。可用肠外营养维持。必要时给予输新鲜血、血浆、丙种球蛋白支持疗法。而血小板输注对减轻症状和减少死亡没有太大帮助。

3. 伴有休克、DIC者对症处理。

4. 抗感染　结合便培养选用氨苄西林加舒巴坦、头孢三代抗生素、甲硝唑、美罗培南治疗。

5. 加强护理　保持口腔皮肤清洁，做好消毒隔离，记出入量，保证氧气供给。

### （二）外科治疗

1. 手术指征　①气腹；②腹腔渗液增多，腹腔穿刺为血性或浑浊液体；③腹胀明显，腹壁水肿、发红、静脉怒张，伴腹部压痛与肌紧张等腹膜炎体征；④触及固定的肠袢、腹部肿块，以及超声检查提示腹腔脓肿或粘连成团的炎性包块；⑤经积极的保守治疗，病情继续恶化，休克、酸中毒不能纠正或出现DIC征象。

理论上讲，最佳手术治疗时机是肠壁发生全层坏死、尚未穿孔之际，但因缺乏客观评价标准，临床判断很难做到准确无误。不同医院和医生对病情评估和手术时机的把握仍存在一定差异。Kosloskc回顾了147例NEC病例资料，筛选出提示肠穿孔的12条标准：①临床上病情恶化；②持续腹部压痛；③腹壁出现红斑；④腹部肿块；⑤大量消化道出血；⑥气腹；⑦X线片显示持续的扩张肠袢；⑧X线片提示腹水；⑨血小板计数明显下降；⑩腹腔穿刺阳性；⑪严重肠壁积气；⑪门静脉积气。其中最佳指征是气腹、门静脉积气和腹腔穿刺阳性。但肠壁积气不能作为手术指征，因 50％的病例经保守治疗后积气消失。上述总结资料样本量较大、指标较为全面，可作为临床医生参考。

2. 手术治疗原则　①对于大多数发生肠坏死、肠穿孔的病例，应首选坏死肠管切除、双孔造瘘术；②患儿病情危重或病变弥散、肠管活性判断不清时，应考虑先行操作简单的肠外置术，术后继续抗休克、抗感染治疗，24～48h 后再次手术处理病变；③一期肠切除吻合术应慎用，仅限于肠管病变局限、腹腔污染轻、全身情况尚好的个别病例；④有人认为，对于大段肠坏死、肠切除病例，实施倒"丁"字吻合、肠造瘘术（Bishop-Koep 术）可减少术后电解质流失，有利于维持营养，并在一定程度上降低发生吻合口瘘的风险；⑤有因病情垂危不能耐受手术，行单纯腹腔引流的存活者的个例报道；⑥肠造瘘病例，根据造瘘部位、病情和患儿全身状态，常在术后 1～3 个月关瘘。

3. 术后处置　NEC 手术患儿病情危重，术后均应送 NICU 加强监护、进行生命支持治疗。常规治疗参照非手术治疗的相关内容；术后胃肠减压、腹腔引流、对肠造瘘的管理等，同一般腹部手术后常规处置。

【预后】

尽管 NEC 患儿的预后近年有所改善，病死率仍高达 25％～40％，体重<1000 g 的患儿病死率高达 35～50％。Bell 等对 50 例低出生体重患儿的资料进行分析发现，死亡病例全部为进展期 NEC，无论有无肠穿孔发生。病死率还与器官衰竭个数相关，所有死亡病例的衰竭器官数除肠道外均≥4 个，如心脏、肺、肝、肾、微血管或凝血系统等。度过急性期的患儿，20％～25％在日后发生肠狭窄，其中大部分需要通过手术解除消化道不全梗阻。短肠综合征为另外一个较为常见的情况，其严重程度和治疗难度与保留肠管的范围和部位直接相关。新生儿代偿能力强，即使切除 50％的小肠，甚至包括切除回盲部的患儿，经规范的营养支持治疗，仍可望获得正常生长发育。

近来研究发现，对极低出生体重儿首选母乳喂养，进行早期微量喂养，增奶速度合理，不超过 20 ml/(kg·d)，应用益生菌和表皮生长因子、谷氨酰胺、母亲产前应用糖皮质激素可预防 NEC 的发生。

（李在玲　马继东）

# 第八节 腹水与腹膜炎

## 腹水

腹水（ascites）是由于各种原因引起腹腔内游离液体的积聚。腹水多时，腹部向胁腹部横向膨出如蛙腹，有移动性浊音。X光透视下呈均匀性透过度降低。

### 【病因和临床表现】

1. 血性腹水（bloody ascites） 新生儿期首先考虑到出生后不久由于肝、脾、肾上腺等内脏破裂而引起的血腹，有进行性失血性贫血及失血性休克，多见于有难产或手法助产史而体重较大的新生儿。全身性出血、凝血疾病亦可引起血腹，但应有身体其他部位的出血，出、凝血检查有异常改变。

2. 渗出性腹水（exudative ascites） 主要见于各种内、外科感染性疾病之后，如败血症、脐炎、肠炎以及各种原因引起的胃肠道穿孔所致的弥漫性腹膜炎。腹壁红肿及发亮，有移动性浊音，但早期液体量不多时多不明显。局部炎症渗出所引起的肠粘连可形成包块和（或）机械性肠梗阻。腹水外观多混浊，可为浆液性、浆液纤维素性、脓性或血性。蛋白质定量常高于 $25\sim30$ g/L，含白蛋白、球蛋白、纤维蛋白原等，故常自行凝固；比重高于 1.018；浆膜黏蛋白定性试验（Rivata 法）阳性。葡萄糖定量常低于血液的含量。细胞数多于 $500\times10^6$/L（$500/\mu l$），急性化脓性炎症时中性粒细胞占优势。涂片染色可找到致病菌。

3. 漏出性腹水（transudatory ascites） 见于新生儿溶血病、先天性肾病综合征、尿路梗阻、严重的充血性心力衰竭、低蛋白血症及先天梅毒。门静脉、脾静脉、肝静脉或肾静脉血栓形成时也可有漏出性腹水或血性腹水，常为供液量不足、脐静脉插管、败血症或 DIC 引起，病情突然恶化、诊治困难、预后较差。漏出性腹水外观常清晰或微黄浊，呈浆液性。蛋白质定量常低于 $25\sim30$ g/L，主要为白蛋白，一般不凝固；比重低于 1.017；浆膜黏蛋白定性试验阴性。葡萄糖定量约与血液含量相等。细胞数常少于 $100\times10^6$/L（$100/\mu l$），主要为内皮细胞，涂片找不到细菌。

4. 乳糜性腹水（chylous ascites） 极为罕见。新生儿胸导管梗阻时可引起乳糜性腹水。原发性见于淋巴系统疾病，有迅速进展的腹水、腹胀和腹泻，可有单侧肢体或全身性淋巴水肿，也可有乳糜胸，用穿刺引流和无脂肪的中长链三酰甘油（甘油三酯）饮食可望治愈。继发性常由肿瘤或炎症粘连、压迫胸导管所致。腹水呈乳白色，静置后上层呈乳酪样。蛋白质定量为 $30\sim80$ g/L，比重 $1.012\sim1.018$。脂肪 $9\sim48$ g/L，加入苏丹Ⅲ乙醇溶液则呈红色。加乙醚于乳糜性腹水中，振荡混匀，静置片刻则变澄清。还可用淋巴管造影的方法协助诊断。

### 【治疗】

根据临床症状、体征、X线及超声检查，对腹水作出诊断不是太困难，但腹水的性质则有赖于抽取腹水并进行常规的检查或细菌学检查才能加以确定。渗出性腹水除尽量抽放腹水外，还可根据细菌学检查结果给予相应的抗生素及特异性核糖核酸腹腔注射。乳糜性腹水应给予含较多中链三酰甘油的奶粉代替普通奶粉，也有报道用生长抑素治疗乳糜性腹水。

## 腹膜炎

新生儿期腹膜炎最常见的是细菌性和胎粪性腹膜炎。细菌性腹膜炎（bacterial peritonitis）分原发性与继发性两类，前者指在出现腹膜炎症状之前并无腹腔内原发感染灶，常为败血症的局部表现之一；后者指腹腔脏器破损、感染灶蔓延而引起的腹膜炎。新生儿期因免疫功能尚不完善，感染灶不易局限，容易扩散而导致弥漫性腹膜炎。常同时发生感染性休克、弥散性血管内凝血（DIC）和多器官功能衰竭，病死率超过 40%。

### 【病因】

1. 原发性腹膜炎（primary peritonitis） 病原菌经血液循环或淋巴系统引流入腹腔，引起腹膜充血、水肿及渗出，腹水中含大量白细胞、坏死组织、细菌及纤维蛋白，呈混浊的稀脓汁。原发病灶常见于脐部（脐炎、脐周围脓肿）、皮肤（脓疱、皮下坏疽、肛周脓肿）或呼吸道（肺炎），细菌经血液或淋巴系统侵入腹腔，引起腹膜炎症。病原菌以大肠埃希菌、金黄色葡萄球菌和链球菌多见，副大肠埃希菌、肺炎链球菌和变形杆菌亦不少见。近 10 余年来已认识到厌氧菌在新生儿感染中具有重要地位，腹膜炎有半数以上为厌氧菌与需氧菌混合感染，其中多为革兰氏阴性杆菌，尤以类杆菌中的多形模仿菌较多见。未得到及早治疗的患儿，腹膜腔内脓汁可广泛分布，并伴有浆膜坏死组织及纤维蛋白析出粘连，最终可遗留广泛的肠粘连，导致反复发生粘连性肠梗阻。

2. 继发性腹膜炎（secondary peritonitis） 较多见，可继发于各种消化道疾病所致的胃肠穿孔，如胃肠肌层发育不良、肠壁损伤、坏死性小肠结肠炎、肠闭锁、肠扭转、肠重复畸形、巨结肠、附近组织的化脓病灶及少见于新生儿期的阑尾炎等，偶见于穿刺或手术的污染。原发感染灶的细菌可直接蔓延而继发腹膜炎，同样引起腹膜充血、水肿及渗出，出现脓性腹水。因原发感染灶的部位、感染严重程度及治疗措施的不同，可有轻重不等的后果。如治疗及时，病灶不再扩散，只形成局限性腹膜炎，很快治愈，否则可迅速发展为弥漫性腹膜炎，甚至引起脓毒血症，出现多处迁徙性脓肿。病原菌大多为大肠埃希菌，其次为金黄色葡萄球菌、链球菌。也常为需氧菌和厌氧菌的混合感染。

## 【临床表现】

症状特点是起病急、变化快、病情危重。表现为呕吐、拒奶、腹胀、呼吸急促、全身发绀，很快出现精神萎靡、生理反射减弱或消失、肠麻痹，引起全腹部胀气及频繁呕吐，腹壁出现水肿及静脉淤血扩张，并可延及外阴部和阴囊。仔细检查见腹部以脐稍突出为中心，呈均匀膨隆，无肠型，肠鸣音消失，脐周皮肤呈绛红或紫色。叩诊肝浊音界消失，有移动性浊音。须注意到新生儿感染性疾病时缺少特异性典型症状，重症腹膜炎可无腹痛及腹膜刺激征，发热亦非多见，部分患儿体温可低于正常，很快陷入严重的全身中毒症状、感染性休克，直至昏迷、中枢衰竭而死亡。外周血象白细胞可明显增高，可达 $30 \times 10^9/L$（30 000/mm³）以上，但亦可低到 $5 \times 10^9/L$

（5000/mm³）以下，中性粒细胞增多。如杆状核粒细胞超过 20%、白细胞有异染颗粒或空泡，均提示有严重感染存在。近年来有研究提出，感染时新生儿外周白细胞核左移有临床诊断意义，但在严重感染时骨髓功能耗竭，外周白细胞计数及中性粒细胞均可减少，杆状核粒细胞绝对值亦不高，但杆状核粒细胞与中性粒细胞比值（B/S）或杆状核粒细胞加晚幼粒细胞之和（B+M）与中性粒细胞的比值 [(B+M)/S] 则均上升，尤以后者最敏感，腹膜炎时可有此表现。

## 【诊断】

新生儿除全身感染中毒症状外，伴有呕吐、腹胀及肠鸣音减弱或消失是腹膜炎的重要临床诊断条件，应仔细观察腹壁水肿及腹胀的特点，腹腔试验穿刺，如抽出混浊腹水或脓汁，即可确诊。送检腹水可见蛋白量多、大量白细胞或脓球，应行细菌学检验以明确病原菌。肠坏死时，可抽出血性腹水。X 线透视直立位看到结肠与小肠均明显充气，可有多数散在的低张力液平面，腹壁脂肪线消失，有时可见到腹水征。近年来认为某些急相蛋白升高是新生儿感染的敏感诊断条件，故有条件时应查 C 反应蛋白，可辅助诊断新生儿感染，腹膜炎时 C 反应蛋白值亦升高，但最终确定诊断仍靠腹腔穿刺。

## 【治疗】

新生儿细菌性腹膜炎应尽快控制感染，宜早期选用三联抗生素（抗革兰氏阳性菌、革兰氏阴性菌及厌氧菌），待病原菌明确后，应针对性用药，避免连续用大量广谱抗生素。抗生素以静脉注射为宜，一日总量分 4 次、每 6 h 静脉缓慢注射一剂，能比静脉滴注更好地发挥疗效。抗厌氧菌的药物目前有 β 内酰胺类抗生素及硝基咪唑类，国内外多数人选用甲硝唑（灭滴灵）取得良效。此药可口服、静注或肛栓，耐药性小，副作用少，尤其对胃肠道疾病或手术后防治腹膜炎有较理想的效果。胃肠减压可减轻腹胀，有助于胃肠道功能恢复。维持水及电解质平衡、改善循环状况、输血浆或输血及对症处理均为重要措施。如有胃肠穿孔、肠扭转、肠梗阻等急腹症情况，应及时进行手术治疗，加强手术前后的管理（呼吸、循环、尿量、代谢、体温等），提高疗效。

（李在玲）

# 第12章　新生儿高胆红素血症

## 第一节　新生儿胆红素代谢特点

新生儿黄疸是新生儿时期常见症状之一，尤其是早期新生儿，它可以是新生儿正常发育过程中出现的症状，也可以是某些疾病的表现，严重者可致脑损伤。成人血胆红素 > 34 $\mu$mol/L（2 mg/dl）时，巩膜和皮肤可见黄染。新生儿早期由于胆红素代谢特点所致，血胆红素可高于成人。新生儿毛细血管丰富，血胆红素 > 85 $\mu$mol/L（5 mg/dl）时，才能觉察皮肤黄染，正常情况下足月儿约有 50% 肉眼可观察到黄疸。由于未结合胆红素具有潜在的细胞毒性，新生儿出生后需进行密切的监测，辨别有无发生重症高胆红素血症甚至胆红素脑病的危险性。正确识别新生儿黄疸必须首先掌握新生儿胆红素代谢的特点。

### 【胆红素代谢】

人体内胆红素代谢是在一系列的酶作用下进行的，受诸多因素影响。如果胆红素代谢发生障碍，临床可出现黄疸，在新生儿时期尤为常见。

#### （一）胆红素的形成

胆红素是血红素降解的最终产物，其来源有三个方面：

1. 衰老红细胞的血红蛋白　衰老红细胞可被肝、脾和骨髓的单核-吞噬细胞系统（网状内皮细胞）所吞噬和破坏，将血红蛋白分解成血红素、铁和珠蛋白。血红素在网状内皮细胞微粒体血红素加氧酶（heme oxygenase，HO）催化下，以及在还原型辅酶Ⅱ（NADPH）、细胞色素 P450 还原酶的参与下，释放出游离铁和一氧化碳，形成胆绿素，胆绿素又很快在胆绿素还原酶和还原型辅酶Ⅱ作用下转变为胆红素。1 g 血红蛋白可递解为 34 mg 胆红素。此部分来源的胆红素约占体内总胆红素来源的 80%。

2. 旁路胆红素　骨髓内一部分网织红细胞和幼红细胞尚未发育到成熟阶段即被分解，其血红蛋白的血红素再转变为胆红素。在正常情况下，这部分来源的胆红素很少，约占总胆红素的 3% 以下。

3. 其他　肝和其他组织内含血红素的血色蛋白，如肌红蛋白、过氧化物酶、细胞色素等。由这部分来源的胆红素约占总胆红素的 20%。

近年来，对血红素加氧酶（HO）在胆红素代谢中的作用机制的研究取得一些新的进展。哺乳动物体内存在有两种不同基因来源的 HO——HO-1 和 HO-2。其中 HO-1 的主要生物学功能是调节体内血胆红素代谢的平衡及催化胆绿素生成。某些外源性刺激，如 X 线辐射、应激、发热、饥饿等均能诱导 HO-1 活性，促进血红素转化为胆红素，HO-2 则不受上述外源性刺激的诱导。体外研究发现，HO 同工酶组织分布有差异，脾 HO-1 为主，睾丸 HO-2 为主，肝 HO-1 与 HO-2 呈 1：2 结合，脑组织只有 HO-2。目前认为在脑组织中，HO-2 催化血胆红素分解代谢产生的一氧化碳是类似一氧化氮（NO）的神经递质，其确切的作用机制正在深入研究中。而金属原卟啉化合物作为 HO 抑制剂，可竞争结合 HO 而阻断血红素降解作用，使血红素转变成胆绿素的过程被抑制，从而减少胆红素的形成。

#### （二）胆红素在血液中的运输

从网状内皮细胞释放到血浆的胆红素是未结合胆红素，因与偶氮试剂呈间接反应，故称间接胆红素。其不溶于水，不能从肾小球滤过和排出，但溶解于脂肪，各种细胞膜是脂蛋白结构，易透过细胞膜，如产生过多，进入细胞内可能干扰细胞内的代谢功能。

由于未结合胆红素不溶于水，在血液中必须

与蛋白联结，以利运输，联结后的胆红素不能透过细胞膜。1 g 白蛋白可联结 15 mg 胆红素，每 100 ml 血浆中的白蛋白可联结 342~425 $\mu$mol/L（20~25 mg/dl）胆红素，某些有机阴离子，如磺胺类、甲状腺素、水杨酸类，对白蛋白与胆红素的联结有竞争作用，使胆红素又游离出来。

### （三）肝细胞对胆红素的摄取和结合

血液流入肝后，与白蛋白联结的胆红素即游离出来，被肝细胞内两种色素受体蛋白——Y 蛋白和 Z 蛋白所摄取。Y 蛋白为碱性蛋白，含量较多，对胆红素接受能力较强，Z 蛋白为酸性蛋白，优先结合游离脂肪酸，只有在胆红素浓度较高时才接受，亲和力较差。被 Y 蛋白和 Z 蛋白摄取的胆红素被运送至光面内质网，在葡糖醛酸转移酶的作用下，与葡糖醛酸结合形成胆红素葡糖醛酸酯，即结合胆红素，其为水溶性，不能透过细胞膜，能透过毛细胆管膜，从肾排出。

### （四）胆红素的排泄和肠肝循环

结合胆红素可透过毛细胆管膜排泄到毛细胆管，成为胆汁的一部分排入肠管，在小肠末端及结肠处受肠道菌群和肠道内 $\beta$-葡糖醛酸糖苷酶的降解作用，与葡糖醛酸分离，形成未结合胆红素，在肠道细菌作用下还原为尿胆素原（或称胆素原），大部分从粪便排出。一小部分胆素原以及经 $\beta$-葡糖醛酸糖苷酶作用形成的未结合胆红素可被肠黏膜重吸收，经门静脉入肝，再由肝排入胆道，构成肠肝循环。

### （五）胆红素的化学结构

胆红素的化学结构有 4 个吡咯环，呈内旋形式，称 Z 型胆红素，由于亲水的氢键基团被包裹在分子内部，而疏水的碳氢基团暴露在分子表面，Z 型胆红素具有疏水而亲脂的特性，易透过生物膜、血-脑屏障及肝细胞膜，造成对组织细胞的毒性作用，对富含磷脂的神经系统尤为严重。Z 型胆红素在适宜波长的光照下发生光化学反应可形成两种异构体，即 E 型胆红素和光红素。E 型胆红素易溶于水，在未与白蛋白结合的情况下，极不稳定，它可较快地逆转为 Z 型胆红素；光红素（lumirubin）比 E 型胆红素更易溶于水，其不再回逆为 Z 型胆红素。

### 【新生儿胆红素代谢特点】

1. 胆红素生成增多　成人每天每千克产生胆红素为（64.6±10）$\mu$mol/L（3.8±0.6 mg/dl），而新生儿为（144.5±39）$\mu$mol/L（8.5±2.3 mg/dl）；新生儿胆红素增多的原因：①新生儿红细胞寿命短，为 70~90 天（成人为 120 天），有人认为红细胞寿命短并不与新生儿早期出现高胆红素的时期一致，故并不是新生儿生理性黄疸的主要原因。②旁路和其他组织来源的胆红素增多，新生儿生后短期内停止胎儿造血，使此部分胆红素来源增多。有报道，足月新生儿旁路系统和其他组织来源的胆红素占总胆红素的 20%~25%，早产儿为 30%，而成人仅为 15%。③红细胞数量过多，胎儿在宫内处于低氧环境，刺激促红细胞生成素的产生，红细胞生成相对较多，出生后新生儿建立呼吸，血氧浓度提高，故过多的红细胞被破坏。

2. 肝细胞摄取胆红素能力低下　新生儿出生时肝细胞的 Y 蛋白含量极微，仅为成人的 5%~20%，不能充分摄取胆红素，生后 5~10 天，Y 蛋白达到正常水平。

3. 肝细胞结合胆红素的能力不足　新生儿初生时肝酶系统发育不成熟，尿苷二磷酸葡糖醛酸转移酶含量不足，只有成人的 1%~2%，使胆红素结合过程受限，以后逐渐成熟，6~12 周后接近正常水平。

4. 肝细胞排泄胆红素的功能不成熟　新生儿肝细胞排泄胆红素的能力不足，若胆红素生成过多或其他阴离子增加，都会引起胆红素排泄发生障碍，早产儿尤为突出，可出现暂时性肝内胆汁淤积。

5. 肠肝循环的特殊性　在肝内形成的结合胆红素，无论是胆红素单葡糖醛酸酯还是胆红素双葡糖醛酸酯，均不稳定，随胆汁排出后，在十二指肠或空肠 pH 偏碱的情况下通过非酶性的水解过程，或经肠腔内较高浓度的 $\beta$-葡糖醛酸糖苷酶的作用，部分结合胆红素分解为未结合胆红素，迅速被肠黏膜吸收回到肝进入血液循环，增加了肠肝循环。也有部分从粪便排出，新生儿肠腔内的胎粪含胆红素 80~100 mg/dl，如胎粪排出延迟，也可加重胆红素的回吸收，使肠肝循环的负荷增加。出生新生儿肠道内无细菌，不能将结合胆红素还原成尿胆素原类化合物随粪便或经肾排出，也增加了胆红素的回吸收。

总之，由于新生儿胆红素生成增多、肝功能不成熟和肠肝循环的特点，血胆红素浓度容易增高，临床易出现黄疸。

（朴梅花）

# 第二节 早期新生儿高胆红素血症

新生儿在出生早期，由于胆红素代谢的特点，在正常发育过程中发生一过性黄疸，是新生儿期的生理现象，以往称之为新生儿生理性黄疸（physiologic jaundice）。90%的新生儿生后血清胆红素高于 34.2 μmol/L（2 mg/dl），超过成人水平［成人为 3.42～17.1 μmol/L（0.2～1.0 mg/dl）］。当胆红素达到 68.4～85.5 μmol/L（4～5 mg/dl）时，肉眼即可观察到黄疸。

足月儿约有 50%、早产儿约有 80%出现肉眼可见的短暂的黄疸。足月儿黄疸多于生后 2～3 天出现，生后 4～5 天黄疸最明显。黄疸程度较轻，先见于面颈部，可延及躯干或四肢，巩膜也黄染，粪便色黄，尿色不黄，无其他症状。生后 7～10 天逐渐消退。早产儿由于血浆白蛋白偏低，肝功能更不成熟，黄疸程度较重，可延迟到 2～4 周才消退。血清胆红素主要是未结合胆红素增高，红细胞、血红蛋白、网织红细胞都在正常范围，尿中无胆红素或过多的尿胆原，肝功能正常。

新生儿生理性黄疸的程度受许多因素的影响，不仅有个体差异，也与种族、地区、遗传、喂养方式等有关。在此期间有很多因素，如围生期因素、溶血因素、感染因素等可引起病理性黄疸，致使新生儿黄疸的正常血清胆红素高限值很难有统一的标准。另外，新生儿出生后的胆红素水平是一个动态变化过程，故胆红素增高的生理范围也应随日龄而异，不能仅凭胆红素指标，尤其是只依据胆红素某一个限值来界定生理性或病理性黄疸，必须结合胎龄、日龄（或小时龄）以及是否存在引起高胆红素血症的高危因素等综合判断。早产儿有病理因素存在时，胆红素值在较低水平即可发生胆红素脑病。相反，正常足月儿胆红素值虽然超过生理性黄疸的最高限值，但却找不到原因，可能仍属于生理性黄疸。

鉴于上述原因，近年来国内外学者已倾向于弱化对新生儿生理性黄疸诊断标准的制订，而更重视和强调对新生儿高胆红素血症的诊断及干预标准的界定。

## 【诊断标准】

新生儿高胆红素血症（neonatal hyperbilirubinemia）的诊断标准以往是根据健康新生儿出生后血清胆红素（total serum bilirubin，TSB）峰值的第 95 百分位值来界定的，即足月儿血清胆红素浓度超过 220.6 μmol/L（12.9 mg/dl）、早产儿超过 256.5 μmol/L（15 mg/dl）诊断为新生儿高胆红素血症。近年来国内外已普遍认同和采用健康足月儿及晚期早产儿的胆红素水平超过相应小时龄的第 95 百分位值作为高胆红素血症的诊断标准。目前多采用美国 Bhutani 等制作的 TSB 列线图（图 12-2-1）作为诊断依据。

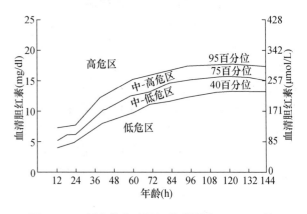

图 12-2-1 新生儿小时胆红素列线图（Bhutani 等）

以往的诊断标准存在多方面的问题。Maisels 等于 1981 年提出的诊断标准，即足月儿 TSB 不超过 220.6 μmol/L（12.9 mg/dl），早产儿 TSB 不超过 256.5 μmol/L（15 mg/dl）一直作为传统的诊断标准沿用至今。目前已不再认同此标准，一方面是其最高限定值不适于我国新生儿人群，另一方面是用一个限值不能体现新生儿在出生后胆红素水平的动态变化过程。2006 年，Maisels 等对 3984 例（2002—2004 年）胎龄≥35 周的正常新生儿［主要为白种人（73.1%）和母乳喂养儿（67.1%）］生后 6～96 h 内监测经皮胆红素（transcutaneous bilirubin，TcB）水平的动态研究发现，TcB 列线图上显示的 96 h 第 95 百分位的 TcB 水平接近以前沿用的 220.6 μmol/L（12.9 mg/dl），认为白种人可用此值作为生理性黄疸 TSB 最高限值，同时也提到其他资料报道的数字高于此值。Bhutani 等（1999 年）报道 2840 例（1993—1997 年）平均胎龄 39 周的正常新生儿（其中白种人 43.4%，美裔非洲人 41.2%，母乳喂养儿 49.5%）在生后 132 h 内监测 TSB，发现在 TSB 列线图上显示 96 h 第 95 百分位的 TSB 为 299.3 $\mu$mol/L（17.5 mg/dl）。Newman 等（1999 年）和 Maisels 等（1999 年）报道的正常足月儿生后 96 h 第 95 百分位 TSB 值分别为 299.3 $\mu$mol/L（17.5 mg/dl）和 265.1 $\mu$mol/L（15.5 mg/dl）。我国（2000 年）多中心研究报道了 876 例母乳喂养儿生后 2 周内 TSB 值动态观察的结果，第 95 百分位的 TSB 值为 303.2 $\mu$mol/L（17.7 mg/dl）。由于各家报道的研究对象的种族、喂养方法以及胆红素的测定方法不同，结论有一定差异，但总体看来，正常足月新生儿生理性黄疸 TSB 最高限值较以前有所提高。

我国新生儿高胆红素血症的诊断和干预/治疗标准经历了三次修订。中华医学会儿科学分会新生儿学组分别于 2001 年、2010 年和 2014 年发表了《新生儿黄疸干预推荐方案》《新生儿黄疸诊疗原则的专家共识》和《新生儿高胆红素血症诊断和治疗专家共识》。在前两者中未针对新生儿生理性黄疸或高胆红素血症的诊断标准进行修订，仍沿用以往的足月儿 TSB 超过 220.6 $\mu$mol/L（12.9 mg/dl）、早产儿 TSB 超过 256.5 $\mu$mol/L（15 mg/dl）作为新生儿高胆红素血症的诊断标准。美国儿科学会（American Academy of Pediatrics，AAP）2004 年发布的《胎龄≥35 周新生儿高胆红素血症处理指南》中，已不再沿用固定一个限值的诊断和干预标准，而是根据新生儿出生后胆红素水平的动态变化特点，采用 Bhutani 等（1999 年）制作的 TSB 列线图，将 TSB 超过相应小时龄的第 95 百分位值作为新生儿高胆红素血症的诊断标准和干预标准。中华医学会儿科学分会新生儿学组 2014 年发表的《新生儿高胆红素血症诊断和治疗专家共识》提出，TSB 水平对个体的危害性受机体状态和内环境多种因素影响，因此不能简单用一个固定的界值作为干预标准。为此有必要对 2010 年《新生儿黄疸诊疗原则的专家共识》进行补充和修订。此次修订既参考 AAP 2004 年发表的《胎龄≥35 周新生儿高胆红素血症处理指南》，

又要适合我国实际情况。2014 年的专家共识中提出，对于胎龄≥35 周的早产儿和足月新生儿，目前采用美国 Bhutani 等制作的小时 TSB 列线图，当胆红素水平超过不同小时龄的第 95 百分位时定义为高胆红素血症，摒弃了以往采用的足月儿不超过 220.6 $\mu$mol/L（12.9 mg/dl）、早产儿 TSB 不超过 256.5 $\mu$mol/L（15 mg/dl）的固定界值的观念。另外，还根据胆红素水平升高的程度，将新生儿高胆红素血症分为：①重度高胆红素血症，TSB 峰值超过 342 $\mu$mol/L（20 mg/dl）；②极重度高胆红素血症，TSB 峰值超过 427 $\mu$mol/L（25 mg/dl）；③危险性高胆红素血症，TSB 峰值超过 510 $\mu$mol/L（30 mg/dl）。

早产儿生后早期存在多种高危因素，因此，早产儿 TSB 虽然在正常生理范围内，但完全有可能已存在潜在的病理情况，必须先给予干预。近年来 NICU 中已广泛应用不同出生胎龄、出生体重的早产儿黄疸的不同出生小时龄 TSB 干预指标，有非常重要的临床实用价值。因此，NICU 的高危早产儿生理性黄疸 TSB 诊断标准已失去其临床应用价值。今后临床也将很难监测到完全自然发展过程的早产儿生理性黄疸的 TSB 值。Maisels 在 1999 年就提出，NICU 内的新生儿多为高危儿，生理性黄疸这一名词已被认为无意义和无实用价值。并提出在分析各种影响因素的前提下确定不同 TSB 的干预指标有更重要的临床实用价值。

健康新生儿出生后的黄疸程度与种族关系密切，应加强我国新生儿黄疸流行病学调查和研究，通过多中心、大样本的临床资料，绘制出符合我国新生儿群体特点的干预列线图，同时再通过大量临床实践，不断总结经验，修订出适于我国的更为完善和切实可行的干预标准。

早期新生儿由于各种原因所致的高胆红素血症绝大多数为未结合胆红素（unconjugated bilirubin，UCB）增高，称高未结合胆红素血症（unconjugated hyperbilirubinemia）。未结合胆红素有一定毒性，可透过生物膜及血-脑脊液屏障，当未结合胆红素超过 342 $\mu$mol/L（20 mg/dl）时，或是小早产儿有缺氧、酸中毒等合并症，未结合胆红素超过 171 $\mu$mol/L（mg/dl）时，如得不到及时诊断和治疗，可引起胆红素脑病（bilirubin encephalopathy），导致中枢神经受损，可产生严重的后果，直接致死致残，严重威胁新生儿的健康

和生命，应引起高度重视。因胆红素脑病几乎完全是可以防治的疾病，对早期高危新生儿，如黄疸发生早、进展快、程度重，应监测血清胆红素，密切观察病情，及时诊断，给予相应的防治措施，严重者应按急症处理，如 Rh 血型不合溶血病等。

## 【病因】

引起早期新生儿高未结合胆红素血症的病因较多，并常由于多种病因所致（约占 25%），有时很难确定以哪个病因为主。

### （一）胆红素生成过多

红细胞破坏增多，胆红素生成过多，导致未结合胆红素增高。

1. 新生儿同族免疫性溶血病　是母婴 Rh、ABO 或其他血型不合引起的同族免疫性溶血病。Rh 血型不合在我国较为少见，因汉族人中 Rh 阴性者只占 0.34%（白种人群中占 15%）。但一旦发生多较严重，需紧急换血。在宫内发病早者，可导致死胎或生后胎儿水肿、贫血及心力衰竭而需急救。大多数由 ABO 血型不合引起，发病率为活产新生儿的 11.9%，占母婴血型不合妊娠的 43.1%，主要见于母为 O 型血，胎儿为 A 或 B 型者。过去认为此型大多数病情较轻，未予以足够重视，低估了本病的潜在性危害。本病的特点是多于生后 24 h 内即出现严重黄疸，而且迅速进行性加重，极易发生胆红素脑病，应及时诊断，按急症处理，尽早光疗，必要时换血。

2. 红细胞酶的缺陷　影响红细胞的正常代谢，使红细胞膜僵硬，变形能力变弱，易于在单核-巨噬细胞系统滞留破坏。如红细胞葡萄糖-6-磷酸脱氢酶（glucose-6-phosphate dehydrogenase，G-6-PD）、丙酮酸激酶（pyruvate kinase）、己糖激酶（hexokinase）缺陷等，其中以 G-6-PD 缺陷较为常见。我国华南地区为高发区，如广东、广西、云南、贵州、四川等地 G-6-PD 缺陷为高未结合胆红素血症的主要原因，占 12.3%～44.8%，发生胆红素脑病者高达 7.3%～36%。常因感染、窒息、缺氧、酸中毒、口服或接触氧化剂（如维生素 $K_3$、水杨酸、磺胺、抗疟药、樟脑等）使黄疸加重，本病较少在生后 24 h 内出现黄疸，多见于生后第 3～4 天，以中度黄疸为主。重症伴贫血，肝脾大，不及时治疗可导致胆红素脑病。在高发区的新生儿应于生后即进行高铁血红蛋白还原试验筛查及血清胆红素监测，可及时诊断和采取防治措施。

3. 遗传性红细胞形态异常　如遗传性球形红细胞增多症（hereditary spherocytosis）、椭圆形红细胞增多症（elliptocytosis）、口形红细胞增多症（stomatocytosis）和固缩红细胞增多症（pyknocytosis），由于细胞膜的缺陷，红细胞过早地被脾破坏。本病是一种常染色体显性遗传病，多有家族史，较少见，约半数在新生儿早期发病，黄疸出现于生后 36 h 之内，一般不重，但也可严重至需要换血程度，以致发生胆红素脑病。可发生终身性慢性溶血性贫血，也可发生溶血危象。

4. 血红蛋白病　血红蛋白肽链数量和质量缺陷引起溶血性贫血和黄疸，新生儿期见到的主要是由 α 链和 γ 链异常引起。本病在我国少见，主要见于广东、广西、四川等地，其中 α-珠蛋白生成障碍性贫血可引起胎儿水肿综合征，由于溶血，黄疸较明显。

5. 体内出血　产程不顺利可直接造成头颅血肿、损伤性颅内出血、皮下血肿、其他部位出血（肝脾破裂）或广泛皮下淤血，引起血管外溶血，使胆红素产生过多。

6. 维生素 E 及微量元素缺乏　小于 32 周的早产儿维生素 E 水平较低，可影响红细胞膜的功能，引起溶血，使黄疸加重。母血浆锌低，新生儿脐血锌和镁也较低，低锌可使红细胞膜结构有缺陷而致溶血。镁缺乏可影响葡糖醛酸转移酶的生成。

7. 催产素　具有抗利尿作用，临床应用时常同时输入大量不含电解质的葡萄糖溶液，如用量超过 5 U，可使孕妇血浆渗透压及血清钠降低，引起胎儿血发生相应的改变。胎儿血浆的低渗状态导致红细胞肿胀，失去可变形性且脆性增加，使红细胞破坏，胆红素产生增多。

8. 红细胞增多症　小于胎龄儿在宫内慢性缺氧、糖尿病母亲的婴儿造血功能旺盛、先天性青紫型心脏病、母-胎或双胎之间输血、脐带晚扎、出生时胎儿体位低于胎盘等，均可导致红细胞增多症（静脉血血红蛋白＞220 g/L，血细胞比容＞65%），破坏也增多。一般生后 48 h 后出现黄疸。

9. 肠肝循环增加　高危儿喂养延迟、早产儿喂养困难、先天性肠闭锁、幽门狭窄等，均可使胎粪排出延迟，增加胆红素经肠黏膜的重吸收，使血胆红素升高。

10. 母乳喂养性黄疸　又称早发性母乳黄疸。生后 1～2 天母乳喂养奶量不足致肠蠕动差，胆红素在肠道代谢后随粪便排出延迟，使胆红素的肠肝循环增加；或因为母亲初乳中 β-葡糖醛酸糖苷酶含量较高，在肠道内通过将结合胆红素水解为未结合胆红素，使其回吸收增加。临床表现与生理性黄疸相同，只是黄疸程度超过生理性黄疸，胆红素高峰达 $256\sim342~\mu mol/L$（$15\sim20~mg/dl$），多见于初产妇的婴儿。母乳少的原因是开奶晚，或未予频繁和充分的吸吮和喂养。必须加强对产妇的指导，强调早开奶，按需喂奶，无论白天、夜晚都勤喂奶，每天喂奶次数应大于 $8\sim10$ 次，尤其是夜间，催乳素分泌的效果是白天的 10 倍。限制辅助液体的添加（影响哺乳的需求），尤其避免添加糖水，同时防止产妇过度疲劳，增加产妇的信心。

11. 感染 细菌和病毒感染皆可致溶血，常见的宫内感染，如巨细胞病毒（部分病例可表现为溶血性黄疸）、EB 病毒、微小病毒 B19 等均可引起溶血。细菌感染，如金黄色葡萄球菌、大肠埃希菌等引起的败血症、肺炎、脑膜炎等重症感染。

### （二）胆红素结合障碍

由于肝细胞摄取及结合胆红素的功能低下，未结合胆红素增高。

1. 窒息、缺氧、酸中毒 母亲有妊娠期高血压疾病、慢性心肾疾病、贫血等，或有胎位、胎盘、脐带异常，或为非自然产（胎吸、产钳助产）、产前用过镇静剂等，均可致宫内窒迫或生后窒息，易并发羊水或胎粪吸入、缺氧缺血性脑病、颅内出血，加重缺氧及酸中毒。缺氧可降低肝酶活力，酸中毒可影响未结合胆红素与白蛋白的结合而加重黄疸。近年来有学者提出胆红素为氧自由基清除剂，缺氧时氧自由基增加，可消耗胆红素而使黄疸减轻或不引起高胆红素血症。

2. 低体温、低血糖、低蛋白血症 为早产或极低出生体重儿易发生的并发症。体温不升、低血糖可影响肝酶的活力。低蛋白血症可影响与未结合胆红素的结合，而使黄疸加重。

3. 感染 生后 3 天内可因产前或产时因素发生严重的细菌感染，3 天后多为生后感染，以杆菌和金黄色葡萄球菌感染为主，除细菌毒素可致溶血外，同时又可抑制葡糖醛酸转移酶结合胆红素的能力，而致高未结合胆红素血症。

4. 药物 某些药物，如磺胺、水杨酸盐、维生素 K₃、吲哚美辛、毛花苷 C、噻嗪类利尿药等可与胆红素竞争葡糖醛酸转移酶或 Y、Z 蛋白的结合位点；某些药物，如新生霉素、维生素 K₃、酚类清洁剂等能抑制葡糖醛酸转移酶的活性，有报告婴儿室用此类清洁剂消毒后高胆红素血症发生率增加。

5. 家族性暂时性新生儿黄疸 即 Lucey-Driscoll 综合征，本病较少见，由于孕妇在妊娠后期血中出现一种孕激素，有抑制葡糖醛酸转移酶的作用。有明显的家族史。多于生后 3 天内发生严重的黄疸，血清未结合胆红素可高达 $432\sim1111.5~\mu mol/L$，易发生胆红素脑病，需立即采取治疗措施。此种孕激素比正常孕妇高 $4\sim10$ 倍，但于生后 2 周内逐渐消失，黄疸也随之消退。

6. 先天性葡糖醛酸转移酶缺乏症 即 Crigler-Najjar 综合征，本病极少见，有两种类型：① I 型，属常染色体隐性遗传，葡糖醛酸转移酶完全缺乏。生后 $1\sim2$ 天内发生明显黄疸，血清未结合胆红素可达 $256\sim684~\mu mol/L$（$15\sim40~mg/dl$）以上，若不经换血，大多数发生胆红素脑病，于 1 个月内死亡，幸存者大多有神经系统损害。② II 型，又称 Arias 综合征，属常染色体显性遗传，葡糖醛酸转移酶有部分活性。黄疸较轻，血清胆红素为 $153.9\sim376.2~\mu mol/L$（$9\sim22~mg/dl$）。用酶诱导剂治疗可使酶的活性增加，黄疸减轻，个别发生胆红素脑病。

7. 先天性非溶血性黄疸未结合胆红素增高型 即 Gilbert 病，为常染色体显性遗传。主要由于肝细胞摄取未结合胆红素的功能障碍或胆红素尿苷酸化作用发生障碍，黄疸较轻，血清胆红素多 $<85~\mu mol/L$（$5~mg/dl$）。也可伴有葡糖醛酸转移酶活性部分降低，此时黄疸较重，酶诱导剂有效。

### 【临床表现】

黄疸出现的时间早，于生后 24 h 即可出现，并呈进行性加重，$2\sim3$ 天即达高峰；或生后黄疸不明显，$4\sim5$ 天后出现较明显的黄疸；而且黄疸发展快，24 h 内可明显加重，胆红素每天可增加 $85~\mu mol/L$（$5~mg/dl$）以上；黄疸程度较重，呈杏黄、橘黄或金黄色；分布范围较广，除头颈躯干、巩膜黄染较明显外，四肢及手足心也黄；大便色黄，尿色浅黄，不染尿布等，为早期新生儿高未结合胆红素症的特点。如血清胆红素 $>220.6~\mu mol/L$，常可出现反应较差，食欲低下。如为溶血所致，因贫血而肤色苍白，降低黄疸色泽，呈苍黄色，肝脾常大。如为红细胞增多所致，呈多血貌，皮肤深红色，也可影响黄疸颜色。此外，因病因的不同，可有不同的伴随症状，如感染所致，多伴有发热或体温低下及其他感染中毒症状等。随黄疸加重，出现精神萎靡或易激惹时可能为胆红素脑病的早期表现。

## 【诊断和鉴别诊断】

黄疸在整个新生儿时期是一个需要重视的症状，由于其产生原因及机制是多方面的，作好诊断和鉴别诊断需从病史、体格检查及辅助检查入手，将胆红素监测与胎龄、时龄及高危因素等结合起来综合判断。

### （一）病史

要仔细询问病史，询问母亲妊娠史（胎次，有无流产、死胎和输血史，妊娠并发症，产前有无感染和羊膜早破史）；同胞兄妹有无黄疸史或家族史；是否为早产儿、低出生体重儿或糖尿病母亲的婴儿；父母血型；分娩过程（分娩方式，有无难产史，是否用过催产素、镇静剂或麻醉剂，是否输注葡萄糖等）；用药史（母婴双方有无用过特殊药物）。注意询问喂养方式（母乳或人工喂养），新生儿食欲、呕吐和粪便排出情况，尿和粪便颜色，体重增加情况。黄疸出现时间极为重要，应详细询问。生后 24 h 即有明显黄疸，应考虑新生儿 Rh 或 ABO 血型不合溶血病；生后 2～3 天出现黄疸，超过生理性黄疸范围，多由各种围产因素所致；生后出现或 4～5 天后明显加重，多考虑有感染或胎粪排出延迟。无以上原因者，如为母乳喂养，应考虑母乳喂养性黄疸。如生理性黄疸期已过，黄疸持续不退或加深，应考虑晚发性母乳性黄疸、感染性疾病、球形红细胞增多症、甲状腺功能减退等。如尿黄、粪便发白，应考虑新生儿肝炎、遗传代谢性肝病、胆道闭锁或狭窄、胆汁黏稠综合征等。

### （二）体格检查

评估黄疸必须在光线明亮的环境下进行。首先观察黄疸的色泽，如色泽鲜艳并有光泽，呈橘黄或金黄色（偶可稍显苍白），应考虑为高未结合胆红素血症所致的黄疸。若黄疸色泽呈灰黄色或黄绿色，则为高结合胆红素血症的特点。其次观察黄疸分布情况，可助粗略估计血胆红素水平（表12-2-1），在无条检测胆红素时可帮助参考。但也有人认为肉眼观察评估黄疸不可靠，易被误导，

对皮肤较黑的新生儿尤为困难。应同时检查小儿一般情况，有无病态；是否有皮肤苍白、出血点或脓疱疹；有无呼吸困难、肺部啰音；肝脾是否肿大、脐周有无红肿、脐部有无分泌物；对重度黄疸患儿应特别注意有无神经系统症状，如是否精神萎靡或激惹、前囟是否紧张、有无凝视、肌张力有无降低或增高、新生儿各种生理反射是否减弱或消失等。

表 12-2-1　皮肤黄疸部位估计血胆红素值

| 黄疸部位 | 血清胆红素 μmol/L（mg/dl） | |
| --- | --- | --- |
| | 平均值±标准差 | 范围 |
| 头颈部 | 100±5.1<br>(5.9±0.3) | 73.5～135.1<br>(4.3～7.9) |
| 躯干上半部 | 152.2±29.1<br>(8.9±1.7) | 92.3～208.6<br>(5.4～12.2) |
| 躯干下半部及大腿 | 201.8±30.8<br>(11.8±1.8) | 138.5～282.2<br>(8.1～16.5) |
| 上肢及膝盖以下 | 256.5±29.1<br>(15±1.7) | 189.8～312.9<br>(11.1～18.3) |
| 手足心 | >256.6 (15) | — |

### （三）实验室检查

1. 胆红素检测　是新生儿黄疸诊断的重要指标，传统的检验方法为静脉血偶氮法测 TSB 及直接胆红素值。由于新生儿静脉采血较困难，不易做到反复取血，随时监测，影响及时诊断和临床监测。目前已广泛应用微量血胆红素测定代替 TSB，方法简便。现国际已公认，微量血胆红素值可以代替静脉血胆红素值作为诊断指标。采血时应注意避光（日光、蓝光），血标本宜立即检测。无创的经皮测胆红素仪与微量血测胆红素仪的对比观察结果显示，两者也呈良好的线性关系，Maisels（2004 年）用一种新的经皮测胆红素仪（JM-103 meter）对大数量白种人检测，用于流行病学调研，取得了相关性良好的结果。认为白种人 TcB 可应用于临床的诊断和研究。但由于此法受测定部位皮肤厚薄与颜色的影响，可能会误判黄疸的发病情况，可作为筛查用，不用作临床诊断的指标。

直接胆红素和结合胆红素临床常作为同义词而通用。但实际上直接胆红素是指胆红素与重氮化对氨基苯磺酸（diazotized sulfonic acid）起直接反应而得出的胆红素值。而结合胆红素是指未结合胆红素在肝内与葡糖醛酸结合的水溶性结合胆

红素。两者在临床评估时意义略有不同。如 TSB ≥85.5 $\mu$mol/L（5 mg/dl），直接胆红素＞20％TSB，属不正常；如 TSB＜85.5 $\mu$mol/L（5 mg/dl），直接胆红素＞17.1 $\mu$mol/L（1 mg/dl），也属不正常。如用结合胆红素评估，则无论 TSB 是多少，只要结合胆红素＞17.1 $\mu$mol/L（1 mg/dl）即属不正常。国内临床多采用传统测直接胆红素的方法。国外有人用 Kodak Ektachem 700 方法（即 Vitros method），可测得结合胆红素值。

近年来国外已开发应用葡萄糖氧化酶（glucose oxidase，GOD）、过氧化物酶（peroxidase，POD）方法测定血清游离胆红素，有助于胆红素脑病的监测和诊断。

2. 其他实验室检查

（1）红细胞、血红蛋白、网织红细胞、有核红细胞：在新生儿黄疸时必须常规检查，有助于新生儿溶血病的筛查。有溶血病时红细胞和血红蛋白减少，网织红细胞增多，可达 40％～50％，特别是 Rh 溶血病时；有核红细胞可超过 10 个/100 个白细胞。必要时可做血涂片观察血细胞形态。

（2）血型：包括父母及新生儿的血型（ABO 和 Rh 系统），特别是可疑新生儿溶血病时非常重要。怀疑新生儿血型不合溶血病者，常同时进行改良直接 Coombs 试验、抗体释放试验和游离抗体试验，简称三项试验。母子血型不合，加前两项试验的任一项即可确诊。必要时，进行母血间接 Coombs 试验（检查游离抗体）及抗体效价检测。

（3）红细胞脆性试验：怀疑黄疸由溶血引起，但又排除了 Rh、ABO 溶血病者，可做本试验。若脆性增高，考虑遗传性球形红细胞增多症、自身免疫性溶血症等；脆性降低可见于珠蛋白生成障碍性贫血等血红蛋白病。

（4）尿三胆检查：正常尿不含胆红素，若尿胆红素阳性，提示血清结合胆红素增高。

（5）高铁血红蛋白还原率：正常＞0.75（75％），G-6-PD 缺陷者此值降低，须进一步进行 G-6-PD 活性测定，以明确诊断。

（6）疑为感染所致黄疸者，应做血、尿、脑脊液培养，血清特异性抗体，C 反应蛋白（明显增高）及红细胞沉降率（增快）检查。血常规白细胞增高或降低，有中毒颗粒及核左移。

（7）肝功能检查：测血总胆红素和结合胆红素，谷丙转氨酶是反映肝细胞损害较为敏感的方法，碱性磷酸酶在肝内胆道梗阻或有炎症时均可升高，如同时有 5′-核苷酸酶、$\gamma$-谷氨酸转移肽酶的增高，则更有助于诊断。甲胎蛋白升高提示肝功能受损。重症肝功能异常时血浆白蛋白降低，凝血酶原时间延长。

（8）基因检测：用聚合酶链反应（PCR）、等位特异性寡核苷酸探针杂交法（ASO）、限制性片段长度多态性（RELP）等基因检测方法，了解与胆红素代谢有关的 UGT 基因突变情况，有助于新生儿黄疸的基因诊断。

3. 新生儿黄疸实验室检查及诊断步骤（图 12-2-2）

（四）影像诊断

1. 超声　腹部 B 超为无创性诊断技术，特别适用于新生儿。胆道系统疾病，如胆管囊肿、胆管扩张、胆结石、胆道闭锁、胆囊缺如等都可显示病变情况。

2. 放射性核素肝扫描　用 99Tc 标记的亚氨基二乙酸（IDA）衍生物扫描，具有半衰期短（6 h）、肝所受辐射剂量小等优点。用 $\gamma$ 照相机观察肝胆系统的功能状态，肝炎时在 1.5～3 h 内可见胆囊内出现放射性物质，胆道闭锁时 24 h 内不出现，但严重肝实质病变时可有类似表现，提示胆汁淤积可能。

3. CT　对胆道系统疾病显示的图像优于腹部 B 超，脂肪肝和肝内糖原累积病 CT 可鉴别，脂肪肝显示密度低，糖原累积病密度高。

（五）其他

1. 肝活检　通过肝穿刺取活体组织进行肝组织电镜检查，肝炎时可见肝小叶结构紊乱，有多核巨细胞，胆管增生不明显，可见胆汁淤积。胆管闭锁时肝小叶结构正常，胆管增生和胆汁淤积明显，也可见多核细胞。也可通过肝组织的组织化学、超微结构、免疫病理以及病毒学检查，必要时可做特异性酶的检查等，对肝疾病的诊断和鉴别诊断有较大帮助，但新生儿期一般很少做此项检查。

2. 呼气末一氧化碳测定　根据血红素降解为胆红素过程中，在血红素加氧酶等作用下释放出一氧化碳的原理，通过测定气道中释放的一氧化碳可以早期预测血胆红素生成的速度。可用非分散型紫外线分析法或一氧化碳气体微量法测定。

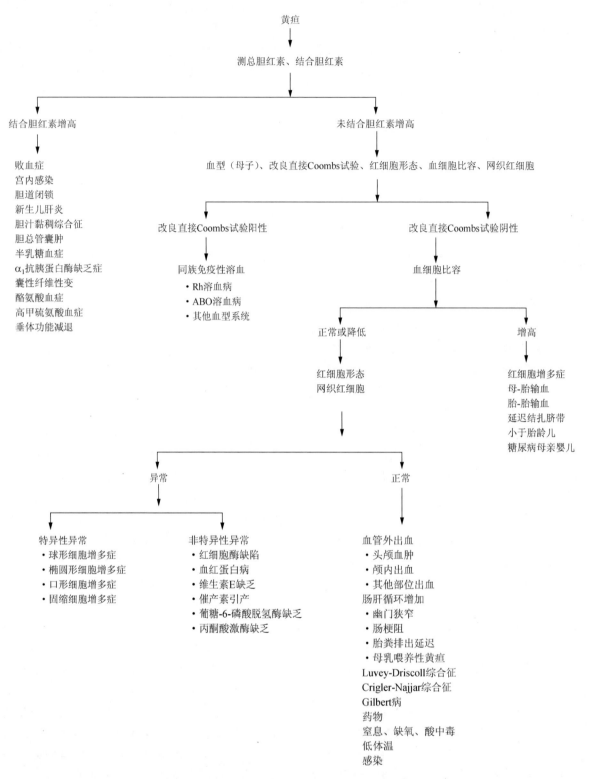

图 12-2-2　高未结合胆红素血症的化验诊断步骤

3. 听、视功能电生理检查　包括脑干听觉诱发电位（brainstem auditory evoked potential，BAEP）和闪光视觉诱发电位（flash visual evoked potential，FVEP），可用于评价听觉、视觉传导神经通道功能

状态，早期预测胆红素毒性所致脑损伤，有助于暂时性或亚临床胆红素神经性中毒症的诊断。

【预防】

新生儿高胆红素血症防治的宗旨是减少重症

高胆红素血症和防止胆红素脑病。而严重高胆红素血症和胆红素脑病绝大多数是可预防的，应做好新生儿出生后对重症高胆红素血症的风险评估、密切的随访以及适时的干预。新生儿黄疸的监测和管理需要产科、新生儿科和地段保健医师以及家长共同参与。具体预防措施可分为三个方面：出生后胆红素的监测、出院前高胆红素血症的风险评估以及出院后随访，在任何阶段胆红素水平达干预标准给予及时干预。

1. 生后胆红素监测　在生后 24 h 内开始，每天监测 TSB 或 TcB。肉眼评估黄疸程度可存在视觉误差，尤其对肤色较暗的新生儿，因此不推荐目测。对尚缺乏 TSB 或 TcB 监测条件的医疗机构，在新生儿随其母出院前至少测定一次血胆红素。当 TSB 达到光疗标准及时给予干预，未达干预标准者出院后适时随访。

2. 促进母乳喂养　生后早期母乳喂养不足，通过增加胆红素的肠肝循环而使黄疸加重。因此，积极促进成功的母乳喂养，鼓励频繁的喂养，在出生头几天，每天喂养 8～10 次以上。因糖水无益于降低胆红素浓度，避免喂糖水。

3. 出院前评估　对出院前的新生儿需进行出院后高胆红素血症的风险评估，尤其对生后 72 h 内出院者，因黄疸的高峰期在家中，存在遗漏重症高胆红素血症的风险。出院前评估包括两方面：高胆红素血症的危险因素和胆红素水平的评估。高危因素的评估内容包括：出生后 24 h 内出现黄疸，合并有同族免疫性溶血病或其他溶血病（如 G-6-PG 缺陷），胎龄 37 周以下的早产儿，头颅血肿或明显瘀斑，单纯母乳喂养且因母乳喂养不当导致体重丢失过多等。每例新生儿出院前都应该测定 TSB 或 TcB，若胆红素水平处于 Bhutani 小时胆红素列线图的第 75 百分位以上，建议延长住院时间，继续留院监测胆红素水平的动态变化。出院前胆红素水平处于第 75 百分位以下可以出院，但需根据住院日龄或出院前胆红素制订出院后随访计划。

4. 出院后随访　根据 AAP 指南，我国 2014 年的专家共识中明确提出了出院后随访方案。我国目前大部分产科阴道分娩新生儿出生后 48～72 h 出院，剖宫产儿 96～120 h 出院，出院后随访计划参考表 12-2-2。对存在高危因素者，出院后随访时间可考虑提前。

5. 出院前对家长宣教　出院前应对新生儿的家

**表 12-2-2　新生儿出院后的随访计划**

| 出院时龄（h） | 出院时胆红素水平（百分位） | 随访计划 |
|---|---|---|
| 48～72 | <40 | 出院后 2～3 天 |
| | 40～75 | 出院后 1～2 天 |
| 72～96 | <40 | 出院后 3～5 天 |
| | 40～75 | 出院后 2～3 天 |
| 96～120 | <40 | 出院后 3～5 天 |
| | 40～75 | 出院后 2～3 天 |

长进行口头和书面宣教。内容包括黄疸知识的介绍、出院后如何监测黄疸、何时到医院随诊。

6. 重视家庭访视　新生儿出院后保健机构家庭访视中，新生儿疾病中黄疸占首位。出院访视应由有资质并具备专业知识的人员承担，访视时了解新生儿是否存在高胆红素血症的高危因素，观察和评估黄疸程度（TcB 或目测），必要时到医院检测 TSB 或 TcB。

## 【治疗】

治疗方法有光疗、换血及药物。

### （一）光照疗法

光照疗法（phototherapy）简称光疗，是高胆红素血症首选的治疗方法，优点是作用快，方法简便安全，副作用少，效果明显。自 20 世纪 80 年代初此疗法已在国内外普遍采用。

1. 光疗原理　胆红素能吸收光线，在光的作用下使未结合胆红素转化为水溶性异构体，由胆红素 4Z，15Z 结构主要转变为 4Z，15E 异构体（占总胆红素浓度的 20%）和少量的光红素（占总胆红素浓度的 2%～6%），后者更易溶于水，且不回逆为 4Z，15Z 结构，不经过肝的结合即可经胆汁排泄到肠腔或从尿中排出，从而使血清胆红素浓度降低。

以波长 450～460 nm 光线作用最强，由于蓝光的波长主峰为 425～475 nm，故认为是最好的光源，一般均采用蓝光照射。绿光波长主峰为 510～530 nm，由于皮肤的光学特性，波长较长的光易于穿透皮肤，绿光较蓝光更易穿透皮肤。有研究报道光疗最有效的光源是波长较长的蓝-绿光（490～510 nm），能对胆红素转变成光红素起到联合效应。

2. 光源

（1）荧光灯管：应用最广泛的荧光灯光源有日光或冷白光、蓝光。其蓝光光谱为 300～700 nm，输出能量小。适用于控制早产儿或足月儿缓慢升高的血清胆红素。特殊蓝光灯（special blue tubes) 是近年来最有效的光源，其发射的窄光谱蓝光的辐射强度显著高于普通蓝光灯，主要发射蓝-绿光谱的光，常用于治疗严重的高胆红素血症。在此波长下，光对皮肤的穿透性好，最大程度被胆红素所吸收。有别于常用的蓝光灯。特殊蓝光在婴儿皮肤发出淡蓝色彩，可能掩盖发绀。故在 NICU 使用时，需监测脉搏氧饱和度。

（2）卤素灯：高压汞蒸汽卤素灯在蓝光范围能提供良好的效能。这种灯装有移动臂，可以随意移动，但不能距婴儿过近（不能短于厂商要求的距离），易造成烫伤。但标准的荧光灯可距离婴儿在 10 cm 以内从而增加辐射强度，而不引起温度的增加。另外，多数卤素灯投射的区域相对小，辐射区域内强度不均衡，中心强度高，周边明显降低。

（3）光纤设备：20 世纪 80 年代末引入的纤维光学光疗仪，也称光纤毯或光疗毯，是由一个钨-卤素灯泡发出的光，经过多芯纤维导线输送到一个塑料衬垫内发射出光。因投射面积与辐射强度成反比，因此应减小衬垫的面积来提高辐射强度。故适用于极低出生体重儿。光纤毯比传统光疗优越之处是不需要眼罩，易于护理和抱起。而且体积小，便于家庭光疗。缺点是由于照射面积小使其光谱功率低。

（4）发光二极管：发光二极管（light emitting diodes，LEDs）是近来提出的产生窄谱（30 nm）高强度的一种新方法。使用高强氮化镓的发光二极管在设定光谱（蓝光、蓝-绿光等）下以最小的热能产生高辐射强度。此装置重量轻、电压低、功率低及便于携带，是在医院或家中能提供高强光疗的有效方法。

（5）家庭光疗：近年来，普遍存在新生儿出院时间提早的情况，在出生后 72 h 之内出院。使新生儿黄疸的高峰时段在医院外度过，家长大多缺乏新生儿黄疸的知识以及对黄疸轻重的识别，因此存在发生严重高胆红素血症的危险性。现国外已广泛使用家庭光疗，国内也有部分地区开展。光纤毯治疗安全、便于护理，适于在家庭中使用，减少了母婴分离，又可不中断母乳喂养。但因光纤毯疗效有限，家庭光疗适用于高胆红素血症的预防而不是治疗。

3. 光疗指征　根据新生儿出生后胆红素的动态变化特点，不同胎龄、不同日龄/时龄的新生儿应有不同的光疗标准，另外还需考虑是否存在胆红素脑病的高危因素。根据 2014 年《新生儿高胆红素血症诊断和治疗专家共识》，对胎龄≥35 周的早产儿和足月儿可参照美国 AAP 推荐的光疗标准（图 12-2-3），或根据 Bhutani 小时胆红素列线图（图 12-2-1），TSB 超过第 95 百分位值作为光疗标准。在尚未具备密切监测胆红素水平的医疗机构可适当放宽标准。出生体重＜2500 g 的早产儿光疗标准亦应放宽（表 12-2-3）。在极低出生体重儿或皮肤存在瘀斑、血肿的新生儿，可以给予预防性光疗，但对于出生体重＜1000 g 的早产儿，应注意过度光疗的潜在危害。

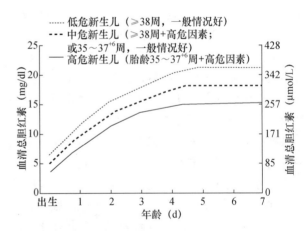

图 12-2-3　胎龄≥35 周早产儿及足月儿光疗参考标准。高危因素包括同族免疫性溶血、葡萄糖-6-磷酸脱氢酶缺乏、窒息、显著的嗜睡、体温不稳定、败血症、代谢性酸中毒、低白蛋白血症

表 12-2-3　出生体重＜2500 g 的早产儿光疗和换血血清总胆红素（mg/dl）参考标准

| 出生体重（g） | ＜24 h | | ＜48 h | | ＜72 h | | ＜96 h | | ＜120 h | | ≥120 h | |
|---|---|---|---|---|---|---|---|---|---|---|---|---|
| | 光疗 | 换血 | 光疗 | 换血 | 光疗 | 换血 | 光疗 | 换血 | 光疗 | 换血 | 光疗 | 换血 |
| ＜1000 g | 4 | 8 | 5 | 10 | 6 | 12 | 7 | 12 | 8 | 15 | 8 | 15 |
| 1000～1249 | 5 | 10 | 6 | 12 | 7 | 15 | 9 | 15 | 10 | 18 | 10 | 18 |
| 1250～1999 | 6 | 10 | 7 | 12 | 9 | 15 | 10 | 15 | 12 | 18 | 12 | 18 |
| 2000～2299 | 7 | 12 | 8 | 15 | 10 | 18 | 12 | 20 | 13 | 20 | 14 | 20 |
| 2300～2499 | 9 | 12 | 12 | 18 | 14 | 20 | 16 | 22 | 17 | 23 | 18 | 23 |

4. 光疗方法

（1）单光治疗：适用于预防性治疗。用 20W 或 40W 蓝色荧光灯管 6～8 只，呈弧形排列，灯管间距 2.5 cm，灯管距患儿 25～35 cm，可放于开放暖箱上方，不影响其他治疗的进行。患儿需裸体，每隔 2～4 h 翻身一次，周围环境温度维持在 30℃左右。一般开放暖箱上方已配备蓝光装置，也有装备蓝光的闭式暖箱，均为单面光疗。

（2）双光治疗：适用于胆红素已达高胆红素血症的诊断标准者。选用蓝光箱治疗，箱内上下均有 6 只荧光管，排列同上，上方距患儿 25～35 cm，便于对患儿进行护理和操作，下方距患儿 25 cm，患儿睡在箱中央有机玻璃板上。因上下方均可受到光照射，而且下方距离缩短，照射到皮肤的强度明显增加，疗效优于单光治疗。

（3）毯式光纤黄疸治疗仪：近年来国内外均已开始用，适用于母婴同室母乳喂养的早期新生儿或家庭治疗。光垫直接贴于婴儿的胸部或背部，其外包裹衣被，不妨碍喂奶、输液和护理。虽然光垫直接与皮肤接触，但几乎不产生热，也不直接照射脸部，副作用很小。缺点是照射面积较小。

5. 光疗照射时间　分连续照射和间歇照射两种，过去认为连续照射效果优于间歇照射，故前者用于治疗，后者用于预防。间歇照射方法各异，有的照 6～12 h，停 2～4 h，也有照 8～12 h 后停 16 h 或 12 h，不论何法，应视病情而定。近年来有资料报道间歇照射效果与连续照射效果并无差别，认为也可用于治疗，并可减少副作用。

6. 光照强度　光疗的效果与皮肤暴露的面积、光照的强度及持续时间有关。光照强度以光照表面所受的辐照度计算，标准光照强度为 8～10 $\mu W/(cm^2 \cdot nm)$，强光疗为 30 $\mu W/(cm^2 \cdot nm)$。胆红素水平接近换血标准时建议采用持续强光疗。

7. 光疗注意事项　①因光疗时通过体表接受光的照射而使体表组织间隙中的胆红素得到光分解，从而降低胆红素，所以必须充分暴露小儿皮肤，使之有较大接触面积。一般需裸体，用黑布遮住双眼，防止损伤视网膜；用尿布遮盖生殖器，防止损伤生殖器功能；遮盖面积勿过大，可影响疗效。②因患儿需裸体，光疗箱的温度要求 30℃左右，湿度 50%。夏季防止过热，冬季注意保暖，箱内应有降温及保暖设备，每 2～4 h 测体温及箱温一次，以便随时调整。③光疗时不显性失水增加，每天液体入量应增加 15%～20%，并应监测尿量。④光疗的作用部位在皮肤的浅层组织，光疗可降低皮肤黄疸的可见度，不代表血胆红素相应下降程度，需每 12～24 h 监测血胆红素一次。⑤蓝色荧光管照射强度比白色荧光管衰减快，20W 比 40W 衰减更快，使用 2000 h 后，能量减弱 45%，因此每次照射后应做记录，超过 2000 h 应更换新管，以免影响疗效。也可用蓝光辐照计测功率，<200 $\mu W/cm^2$ 时必须换管。⑥应详细记录箱温、体温、呼吸、脉搏、进食量、大小便次数。密切观察全身情况，有无呕吐、发绀、皮疹及大便性状。⑦光疗哭闹不安者，可给予苯巴比妥，防止皮肤擦伤。

8. 光疗副作用　目前认为光疗是一项安全的治疗措施，虽然有一些近期副作用，但无危害性，停光疗后即消失。

（1）发热：为常见的表现，约占 47%，体温可达 38～39℃，是由于荧光灯的热能所致，夏季更易发生，易误认为继发感染引起，适当降低箱温，体温即可下降。

（2）腹泻：也较常见，约占 55%，于光疗 3～4 h 后即可出现，大便每天 4～5 次，呈绿色稀便，是光疗分解产物经肠道大量排出时刺激肠壁引起，稀便量较多时，应注意补充水分。停光疗后腹泻很快停止。

（3）皮疹：较少见，约占 7%。光疗 1～24 h 即可出现，表现为斑丘疹、色素沉着或瘀点，分布于面部、躯干及下肢，原因尚不明，可能与光照射和血小板减少有关。停光疗后很快消退，不留痕迹。

（4）青铜症：胆汁淤积性黄疸患儿光疗后可使皮肤、血清及尿呈青铜色。青铜症原因尚不清楚，仅发生于胆汁淤积的患儿（但并非所有胆汁淤积者都发生），可能与血浆中卟啉的积聚有关，通常很少有不良后果，光疗停止后，青铜症可以逐渐消退，但时间较长。高胆红素血症存在结合胆红素升高时，光疗并非禁忌证，但因为胆汁淤积，影响光产物经胆汁排泄，从而降低光疗疗效。当胆汁淤积的患儿发生严重高胆红素血症，光疗不能迅速降低胆红素水平时，需考虑换血。换血标准仍以总胆红素水平为准。

（5）DNA 损伤：试验研究发现，光疗可使体外培养细胞的 DNA 链断裂，且存在胆红素情况下辐射使细胞的 DNA 链断裂增加，但人体或动物中未得到证实。因为光能穿透薄的阴囊皮肤，甚至到达卵巢，虽然有限深度引起生殖腺 DNA 损伤的可能性极小，但建议光疗期间用尿布遮盖生殖腺。

（6）眼：对多组接受光疗的小儿进行随访，结果表明，光疗对生长发育并无不良影响。强光线照射能够损伤视网膜，并导致结膜充血、角膜溃疡等，故光疗时必须用黑布或厚布保护眼睛，只要做好保护，并无影响。

（7）其他：光疗期间还可引起血清维生素 B$_2$（核黄素）浓度降低，早产儿可发生低钙血症。有报道光疗与极低出生体重儿动脉导管未闭的发生有关，发生机制尚不清楚，可能与氧化亚氮诱导的血管舒张相关。

### （二）换血疗法

换血（exchange transfusion）是治疗早期新生儿重症高未结合胆红素血症最迅速而有效的方法，列为急救措施之一。主要用于重症母婴血型不合溶血病，可迅速换出血中游离未结合胆红素、抗体和致敏红细胞，减轻溶血，提供白蛋白，防止胆红素脑病，同时可纠正贫血，防止心力衰竭。除上述特殊情况外，换血还用于 G-6-PD 缺乏或其他原因导致的严重高胆红素血症。

1. **换血的指征** ①出生胎龄≥35 周的早产儿和足月儿可参照 2004 年美国儿科学会推荐的换血参考标准（高危因素同光疗标准）（图 12-2-4），出生体重＜2500 g 的早产儿换血标准可参考表 12-2-3。在准备换血的同时先给予患儿强光疗 4～6 h，若 TSB 水平未下降甚至持续上升，或免疫性溶血患儿在光疗后 TSB 下降幅度未达到 34～50 $\mu mol/L$（2～3 mg/dl），立即给予换血。②严重溶血，出生时脐血胆红素＞76 $\mu mol/L$（4.5 mg/dl），血红蛋白＜110 g/L，伴有水肿、肝脾大和心力衰竭。③如已有急性胆红素脑病的临床表现，无论胆红素水平是否达到换血标准，或 TSB 在准备换血期间已明显下降，都应换血。在上述标准的基础上，还可以 B/A 作为换血决策的参考，如胎龄≥38 周新生儿 B/A 值达 8.0，胎龄≥38 周伴溶血或胎龄 35～37 周新生儿 B/A 值达 7.2，胎龄 35～38 周伴溶血新生儿 B/A 值达 6.8，可作为考虑换血的附加依据。

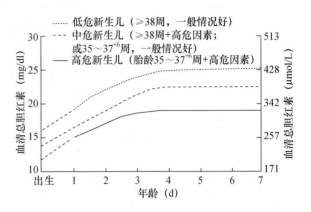

图 12-2-4　胎龄≥35 周早产儿及足月儿换血参考标准。高危因素包括同族免疫性溶血、葡萄糖-6-磷酸脱氢酶缺乏、窒息、显著的嗜睡、体温不稳定、败血症、代谢性酸中毒、低白蛋白血症

2. **血源选择** ①Rh 血型不合者选择 Rh 血型同母亲，ABO 血型同患儿，紧急情况下也可选择 O 型血。在 Rh（抗 D）溶血病无 Rh 阴性血时，亦可用无抗 D（IgG）的 Rh 阳性血，但用 Rh 阳性血液换血时，由于换入的血液又可被 Rh IgG 破坏而影响效果，但 Rh 阳性血至少能换出相当量的胆红素及抗体，同时因消耗游离的 Rh 抗体，能使溶血过程较快结束。②ABO 血型不合者，最好采用 AB 型血浆和 O 型红细胞混合后换血，也可用患儿同型血浆。③建议红细胞与血浆比例为 2∶1～3∶1。

3. **换血量** 换血量应为新生儿全部血容量的 2 倍，新生儿的血容量通常为 80 ml/kg，因此换血量为 150～160 ml/kg，可换出致敏红细胞 85%，降低胆红素和抗体 50%～60%。

4. **换血途径** 过去大多采用脐静脉单管交替抽注法，脐静脉是新生儿生后数天内最容易插入的血管，但因抽注不同步，可致血压波动，影响各脏器的平稳供血，且每次抽注过程中导管内总有约 1 ml 新鲜血被浪费。故近年采用双管同步抽注法越来越多，双管的途径有用脐动、静脉，也可用桡动脉和脐静脉或周围静脉，现多采用外周动、静脉同步换血法。

5. **换血前准备** ①手术应在严格消毒后的房间进行，房间应具备远红外线辐射保暖台、心肺监护仪、体温表等；②参加人员应为 4～5 名，包括手术者、助手、记录者、巡回护士和手术护士；③药物准备：500 ml 生理盐水、1 U/ml 肝素生理盐水溶液、10% 葡萄糖酸钙、10 ml 生理盐水及急救、复苏药品等；④器械准备：三通管 4 个、

20 ml 注射器 4 个、10 ml 注射器若干个、换血塑料导管或硅胶导管 2 根、22～28 号套管针 1 支、输血器 2 套、盛器 3 个 (盛放盐水、废血、肝素盐水等)、无菌胶布。

6. 换血的步骤

(1) 将患儿放置辐射保暖台上,取仰卧位,暴露手术部位,将四肢用夹板棉垫绷带固定。术前停喂奶一次,并抽出胃内容物以防呕吐。

(2) 选取好外周动、静脉,常规消毒,用套管针穿刺进入血管后连接上三通管,胶布固定后连接充满肝素生理盐水的注射器抽注润滑。从动脉端抽血,从静脉端输入血。抽与注同时进行,同步、等量、等时。一般在外周动脉端连接上 20 ml 注射器,向外抽血或经三通管连接到放置废血的容器;在外周静脉端三通管上分别连接上 20 ml 注射器和储血袋,先关闭三通管的储血袋端,将血液慢慢注射入静脉血管。

(3) 换血速度:根据新生儿体重确定换血每次抽注的血量。足月儿一般每次从 10 ml 开始,如进行顺利,可增加到 15～20 ml;早产儿为 5～10 ml,约 2 min 换一次。一般控制换血全程时间在 90～120 min 内。

(4) 换血过程中监测心率及呼吸,每换 100 ml 血测静脉压一次。将导管与注射器分离,垂直提起导管,立直后根据血柱高低用备好的厘米尺直接读数,即为静脉压。正常新生儿静脉压为 0.78 kPa (8 cmH$_2$O),如>0.78 kPa,考虑血量过多,防止心力衰竭,宜多抽少注。如<0.78 kPa,说明血容量不足,宜少抽多注。一般出入量差额不超过 60～70 ml,待静脉压恢复正常再等量换血。

(5) 记录员要准确记录每次抽出和注入的血量、时间、静脉压、用药、换血故障等。每 15 min 记录呼吸、心跳、一般情况一次。

(6) 换血前后各采集标本一次,分别检测血清胆红素、血细胞比容、血红蛋白、血小板、血钙、血钠、血钾、血氯及血糖,并进行血气分析。

7. 换血时的注意事项及并发症

(1) 库血未经逐步复温而立即输入,可引起心血管功能障碍。一般将血袋置于室温下预温,应保持在 27～37℃,如血袋外加温水,不能超过 37℃,以免溶血。

(2) 脐静脉插管操作时要求轻巧熟练,勿强力推动导管通过,否则可发生穿孔、出血。导管不能插入过深,如顶端与心肌接触,可发生心律不齐。

(3) 换血过程切忌有空气或凝血块注入,避免出现空气栓子或血栓而突然发生心跳停止。

(4) 注血速度勿过快,换入量勿过多,尤其是对早产儿,负荷过重可致心力衰竭,也可影响脑血流及颅压。

(5) 换血过程中严格执行无菌操作,防止发生败血症等感染。

(6) 勿使用血库陈旧血 (3 天以上,低温保存血除外),否则可发生高钾血症而致心搏骤停。

(7) 换血过程中注射血液时门静脉系统产生反压,可影响肠道血流,引起缺血或坏死,可发生坏死性小肠结肠炎和肠穿孔。

(8) 引起死亡 (0.3%～0.5%),主要死于栓塞及继发感染。

8. 换血后处理

(1) 注意切口感染及出血。拆线前勿洗澡,术后 3 天给予抗生素预防感染。

(2) 每隔 30 min 测生命体征一次,共 4 次,以后每 2 h 一次,共 4 次,观察心功能情况。

(3) 每隔 1～2 h 测血糖一次,共 2～4 次,以便及时发现低血糖。

(4) 每 4 h 测血清胆红素一次,换血后组织内的胆红素可回入血浆,同时可继续溶血,使胆红素再次升高,又上升到 342 μmol/L 以上时,应考虑再次换血。现换血前后均进行光疗,再换血的机会已较少。

(5) 换血后应在 NICU 进行监护和光疗,密切观察黄疸程度,有无嗜睡或易激惹、拒奶、抽搐等早期胆红素脑病表现。如术后情况良好,无呕吐等异常情况,8 h 后可恢复喂奶。

(三) 药物疗法

1. 白蛋白 游离的未结合胆红素升高可能发生胆红素脑病,1 g 白蛋白可与 15 mg 胆红素联结,因此用白蛋白增加与未结合胆红素的联结,预防胆红素脑病的发生,但不能减轻黄疸。主要适用于早期新生儿,尤其早产儿或重度黄疸儿。用法:白蛋白 1 g/kg 加葡萄糖 10～20 ml 滴注,心力衰竭者禁用。如无白蛋白,可用血浆,每次 10 ml/kg 静脉滴注。白蛋白或血浆一般每天用 1 次,可根据胆红素高低,用 1～2 次。

2. 静脉注射免疫球蛋白 (IVIG) 可通过阻

断单核-巨噬细胞系统 Fc 受体发挥作用，阻断溶血过程，减少胆红素的形成。适用于血型不合引起的同族免疫新生儿溶血病，早期应用可减少换血。多采用一次大剂量疗法，免疫球蛋白 1 g/kg，于 6～8 h 内持续静脉滴注。

3. 酶诱导剂　能诱导肝细胞微粒体增加葡糖醛酸转移酶的生成，增加未结合胆红素与葡糖醛酸结合的能力；增加肝细胞 Y 蛋白含量及肝细胞膜的通透性，增加肝细胞摄取未结合胆红素的能力。用于 1 周内的新生儿，对 32 周以下的早产儿效果差，服后 3 天才能显效，作用慢。首选药物为苯巴比妥，用量为 5 mg/(kg·d)，分 2～3 次服，连服 4～5 天。或肌内注射 10 mg/g 一次，可代替口服 3 天。或加用尼可刹米，100 mg/(kg·d)，分 2～3 次口服，可提高疗效。副作用有嗜睡或吃奶缓慢，影响观察病情。

4. 锡原卟啉（sn-protoporphyrin）　是一种血红素加氧酶的抑制剂，使血红素转变成胆绿素的过程被抑制，减少胆红素的形成。1988 年，Kappas 已有治疗成功的经验报道，国内缺少药源，尚未应用于临床。用量为 0.75 μmol/kg，每天肌内注射一次，连续 3 天，有的病例可引起皮肤对光过敏的副作用。

（朴梅花）

# 第三节　晚期新生儿高胆红素血症

生后 1～4 周的新生儿称晚期新生儿。生理性黄疸多于生后 7～10 天消退，如迟迟不退，表现为消退延迟，或反而日渐加重，2～3 周才达高峰，血胆红素以未结合胆红素增高为主，为晚期新生儿高未结合胆红素血症。

## 【病因】

1. 胎龄＜32 周的极低出生体重儿　由于肝功能不成熟，生理性黄疸程度重，可于 2～4 周才消退，如伴有其他高危因素，黄疸更加重，常于出生 1 周才达高峰，血-脑脊液屏障功能也尚未成熟，如未经治疗，仍有发生胆红素脑病的可能。

2. 母乳性黄疸综合征　又称晚发性母乳性黄疸（breast milk jaundice）。20 世纪 60 年代，文献报道母乳性黄疸的发生率仅有 1%～2%，随着对母乳性黄疸认识的提高以及近年来大力提倡母乳喂养，母乳性黄疸的发病率有逐年上升的趋势，由 2% 升至 12.8%，再到 30%。临床特点为生理性黄疸高峰期不见减退，反而增高，胆红素于生后 2～3 周才达高峰值，如不经治疗，6～12 周才逐渐消退。血胆红素可达 342～531 $\mu mol/L$。一般以中度黄疸为主，占 56.9%，轻度占 26.4%，重度占 16.7%，以未结合胆红素为主，不伴贫血，肝功能正常。患儿无任何症状，吃奶好，体重增长满意。均以母乳喂养为主，停母乳 3 天，换配方奶，黄疸可明显减退，血胆红素可下降 50%。继续母乳喂养，黄疸可稍微加重，胆红素回升 17.1～51.3 $\mu mol/L$。发病原因尚未完全明确，目前认为母乳中含有较多的 β-葡糖醛酸糖苷酶（β-GD），使肠道内已结合的胆红素又分解，小肠吸收量增加，而致肠肝循环量增加。试验证明，母乳中 β-GD 含量明显高于配方乳；母乳性黄疸儿粪便中 β-GD 含量也明显高于人工喂养儿，血清中 β-GD 无显著性差异，说明新生儿的 β-GD 主要来自母乳。由于黄疸高峰期在生后 2～3 周，此时期血-脑脊液屏障功能已较成熟，又无其他高危因素，尚无发生胆红素脑病的报道。因此采取治疗措施与早期新生儿有所不同。确诊本病缺乏特殊实验室手段，依靠临床诊断首先排除各种病因，一般状况好、母乳喂养为主、停母乳后黄疸很快消退为主要依据。是本症的常见原因。

3. 先天性甲状腺功能减退　黄疸常是本病早期症状之一，在生理性黄疸基础上，一方面表现为血胆红素浓度超过正常值，可达 289 $\mu mol/L$ 以上，一方面黄疸持续 2～3 周仍不消退，并同时出现体温低下、反应差（很少哭闹）、食欲差、肌张力低、胎粪排出延迟等症状。在新生儿期本病的典型症状（特殊面容、黏液性水肿等）较少见。发病机制主要是肝结合胆红素能力成熟延迟，肝结合胆红素时需要甲状腺素，如果不足，肝不能充分提供高能量磷酸盐有效地结合胆红素。也影响肝酶的形成。现国内只在大城市开展了出生后筛查，可及早得到防治。

4. 肥厚性幽门狭窄　出生时症状不明显，生后 1 周开始呕吐。由于热量不足、脱水、酸中毒影响肝细胞的葡糖醛酸转移酶活力，以及大便排出延迟增加肠肝循环，使未结合胆红素增高，2%～3% 的患儿可出现黄疸，术后黄疸逐渐消失。

5. 重症感染　晚期新生儿细菌性感染机会增多，如肺炎、肠炎、败血症等，以金黄色葡萄球菌、大肠埃希菌、沙门菌等多见，而且可造成院内流行。细菌或毒素可使红细胞破坏，发生溶血；也可影响肝酶活力，使结合能力降低，而致高未结合胆红素血症。在出现全身感染中毒症状的同时，发生不同程度的黄疸。一般晚期新生儿黄疸程度较早期新生儿略轻，但肝功能同时也易受损，影响排泄功能而致胆汁淤积，使结合胆红素同时升高，表现为混合性高胆红素血症。

6. 其他　垂体功能低下、21 三体综合征、半乳糖血症、酪氨酸代谢紊乱等早期也可表现为生理性黄疸消退延迟，较少见。重症血型不合溶血病未经治疗，就诊较晚者，1 周后仍可有明显黄疸，溶血可持续 2～3 周。

## 【临床表现】

主要表现为生理性黄疸消退延迟，或逐渐加重，生后 2～3 周达高峰，或黄疸已消退又重新出现。黄疸程度轻重不等，重症胆红素可高达

289 $\mu$mol/L（17 mg/dl）以上，消退时间可迟至6～12周。胆红素以未结合胆红素为主，故皮肤黄疸色泽仍呈浅杏黄色，粪便色黄，尿色不深。以母乳性黄疸最常见，常不伴有任何症状。由其他原因所致者伴原发病的相应症状。多为非溶血性，所以不伴贫血表现。肝功能除感染外多正常。由于日龄较大，除早产儿外，不出现胆红素脑病症状。除重症感染黄疸进展快，病情危重外，一般预后较好。

**【诊断和鉴别诊断】**

晚期新生儿发生黄疸者较早期新生儿明显减少，如有黄疸，大多属病理性黄疸，过去主要为高结合胆红素血症，以肝炎或先天性胆道畸形为主，近年来对母乳性黄疸的认识提高后，高未结合胆红素血症更为多见。诊断应首先鉴别两者。也可发生混合性高胆红素血症。

**（一）病史**

晚期新生儿生理性黄疸已基本消退，个别尚余有轻度黄疸。溶血或围产因素所致黄疸多发生于生后1～2天内，经治疗也大多消退，重症或未完全消退者均有病史及治疗史可提供。重点应了解生后1周内情况，如黄疸史、喂养史等，以及近期内有无黄疸消退延迟、加重或消退后又出现，粪便及尿颜色，全身情况，有无感染史等。

**（二）体格检查**

包括生长发育情况，全身反应；皮肤有无苍白及感染灶、黄疸程度及分布情况、黄疸色泽（杏黄或灰黄）；前囟凹陷或膨隆；肺部有无啰音、心脏有无杂音，心音是否低钝；腹部有无肠型、蠕动波、肿物，脐轮有无红肿或分泌物，肝脾有无肿大；四肢肌张力及握持反射和拥抱反射是否正常。除黄疸外，所见如无异常，又为母乳喂养，可考虑为母乳性黄疸；如反应低下，多由甲状腺功能减退所致；如有明显感染灶及中毒感染症状，多由感染所致；如有脱水及腹部所见异常，多考虑幽门狭窄。黄疸为灰黄色或黄绿色则为高结合胆红素血症的特征。

**（三）辅助检查**

1. 血胆红素检测　晚期新生儿黄疸程度不重且常伴有结合胆红素增高，应尽快测血总胆红素、间接胆红素及直接胆红素值，同时检测谷丙转氨酶，明确为高未结合胆红素血症或高结合胆红素血症或混合性高胆红素血症，并判断有无肝损害。

2. 如为高未结合胆红素血症，进一步查血红蛋白及血细胞比容，明确为溶血性或非溶血性。如无贫血，除外溶血性，可省略有关溶血方面的检查。也有个别血型不合溶血病患儿就诊较晚，未经治疗，1周后仍有明显黄疸者，还需进行有关检查。免疫抗体检查大多数1周内转阴，但重症者1周后仍可阳性。

3. 母乳性黄疸除血清未结合胆红素增高外，血红蛋白、网织红细胞以及红细胞形态、肝功能等其他化验检查均正常，目前尚缺乏可靠的实验室检查手段来确诊。对于检测母乳中β-GD活性在母乳性黄疸诊断中的意义，医学界尚无定论，不能作为判断母乳性黄疸的参数。因此目前只能根据临床特征来诊断。

4. 疑为甲状腺功能减退时可测血清甲状腺素（$T_4$）及促甲状腺激素（TSH）含量。如游离甲状腺素（$FT_4$）降低，同时 TSH>20 mU/L（20 $\mu$U/nl），即可诊断。也可用 X 线检查骨龄，摄 X 线膝关节平片，如股骨远端和胫骨近端骨化中心仍未出现，表示胎儿骨发育迟缓，有助于甲状腺功能减退的诊断。B 超检查可鉴别甲状腺是否缺如，并可测量甲状腺大小及位置。

5. 疑为幽门狭窄时，由于呕吐频繁，丢失大量胃酸和钾离子，可致低氯、低钾性碱中毒，血中游离钙降低。但脱水严重、肾功能低下、酸性代谢产物滞留也可出现代谢性酸中毒。腹部 X 线平片立位时可见胃扩张，胃下界可达第2腰椎水平以下，肠内气体少。用稀钡造影可见胃扩张，排空延迟，幽门管细长，4～6 h 后尚有 95% 的钡剂留在胃内，即可确诊。超声检查也有助诊断。

**【治疗】**

对低出生体重的早产儿或伴有合并症或重症感染的新生儿高胆红素血症需积极治疗，以光疗为主，大多不需要换血或静脉输注丙种球蛋白、白蛋白或血浆等治疗，因发生胆红素脑病的机会较少，主要以去除病因为主。如为母乳性黄疸，血胆红素<256.5 $\mu$mol/L（15 mg/dl），不需停母乳或干预；胆红素>256.5 $\mu$mol/L（15 mg/dl）时可停喂母乳3天，代以配方奶，以后继续喂母乳；当胆红素>342 $\mu$mol/L（20 mg/dl），则需要光疗。甲状腺功能减退引起者可给予 L-甲状腺素钠，初始治疗剂量为10～15 $\mu$g/(kg·d)，每日服1次。定期测血清 $FT_4$ 及 TSH，根据 $FT_4$ 及 TSH 浓度调整治疗剂量。幽门狭窄引起者需进行手术治疗，术后自然消退。合并结合胆红素增高机会较多，必须同时测血清结合胆红素，无论何种原因引起，如结合胆红素＞68.4 $\mu$mol/L （4 mg/dl），均忌用光疗。

（朴梅花）

## 参考文献

［1］邵肖梅，叶鸿瑁，丘小汕．实用新生儿学．4 版．北京：人民卫生出版社，2011：267-306.

［2］中华医学会儿科学分会新生儿学组．全国新生儿黄疸与感染学术研讨会纪要（附新生儿黄疸干预推荐方案）．中华儿科杂志，2001，39：184-187.

［3］中华医学会儿科学分会新生儿学组．新生儿黄疸诊疗原则的专家共识．中华儿科杂志，2010，48：685-686.

［4］中华医学会儿科学分会新生儿学组．新生儿高胆红素血症诊断和治疗专家共识．中华儿科杂志，2014，52：745-748.

［5］中华医学会儿科学分会新生儿学组．中国新生儿胆红素脑病的多中心流行病学调查研究．中华儿科杂志，2012，50：331-335.

［6］王岩，韩进天，苏萍．新生儿胆红素脑病临床危险因素研究．中国全科医学，2010，13：3032-3034.

［7］徐瑞峰，高红霞，易彬．新生儿急性胆红素脑病临床特点及随访分析．中国小儿急救医学，2011，18：547-549.

［8］Bhutani VK，Johnson L，Sivieri EM. Predictive ability of a predischarge hour-specific serum bilirubin for subsequent significant hyperbilirubinemia in healthy term and near-term newborns. Pediatrics，1999，1 (3)：6-14.

［9］American Academy of Pediatrics Subcommittee on Hyperbilirubinemia. Management of hyperbilirubinemia in the newborn infant 35 or more weeks of gestation. Pediatrics，2004，114：297-316.

［10］Gleason CA，Devaskar SU. Avery's diseases of the newborn. 9th ed. Philadelphia：Elsevier Saunders，2012：1123-1142.

［11］Schwartz HP，Haberman BE，Ruddy RM. Hyperbilirubinemia：current guideline and emerging therapies. Pediatr Emerg Care，2011，27：884-889.

［12］Maisels MJ. Screening and early postnatal management strategies to prevent hazardous hyperbilirubinemia in newborns of 35 or more weeks of gestation. Semin Fetal neonatal Med，2010，15：129-135.

［13］Maisels MJ. Neonatal hyperbilirubinemia and kernicterus-not gone but sometimes forgotten. Early Hum Dev，2009，85：727-732.

［14］Johnson L，Bhutani VK，Karp K，et al. Clinical report from the pilot USA kernicterus Registry (1992 to 2004). J Perinatol，2009，29 (Suppl 1)：S25-S45.

［15］Atkinson M，Budge H. Review of the NICE guidance on neonatal jaundice. Arch Dis Child Educ Pract Ed，2011，96：136-140.

［16］Raimondi F，Lama S，Landolfo F，et al. Measuring transcutaneous bilirubin：a comparative analysis of three devices on a multiracial population. BMC Pediatrics，2012，12：70-74.

# 第四节 新生儿胆红素脑病

## 【概述】

新生儿时期严重的高胆红素血症，特别是生后1周内发生的严重高胆红素血症易导致急性神经功能障碍，即急性胆红素脑病（acute bilirubin encephalopathy，ABE），严重者临床上表现有持久的神经病理学表现，称为慢性胆红素脑病（chronic bilirubin encephalopathy，CBE），表现为锥体外系受累、脑干功能受累、牙釉质发育不良或合并有小脑受累表现（肌张力降低和共济失调）等。

半个多世纪来，由于换血疗法的出现，绝大多数患有严重高胆红素血症的新生儿获得了有效的治疗，从而避免了胆红素脑病的发生，同时也证明，ABE 是可以有效防治之病。然而，近些年来国内外临床资料显示，ABE 的发病率并没有逐年降低，相反由于某些时期对新生儿黄疸的错误认识，在临床诊治过程中往往关注胆红素水平，而忽视对胆红素脑病的高危因素的监控，并且 ABE 早期常缺少特异性临床表现，使得 ABE 在一定时期略有上升。ABE 的临床诊断通常依赖临床表现而缺乏客观标准，这不仅使治疗常常滞后，而且对预后的判定缺少客观依据而放弃积极救治，而对某些单纯高胆红素血症的"健康儿"有可能过度治疗。目前临床仍然以不同时间的血清总胆红素水平作为干预治疗的主要依据，对胆红素神经毒性远期预后的研究不足。胆红素的神经病理表现的发现已有近百年的历史，但我们仍不十分清楚其具体的神经毒性机制，不过近期的新生儿高胆红素血症与胆红素脑病的临床与基础研究正在逐步改变我们对新生儿胆红素脑病的认识与防治策略。

## 【神经病理学与发病机制】

### （一）神经病理学

无论是足月儿还是早产儿的 ABE 典型病理所见均有两个基本特征：特殊区域神经核团的胆红素黄染和神经元坏死。没有显微镜下的神经元损伤证据，仅有胆红素的黄染，不能诊断为胆红素脑病。足月儿的 ABE 脑核团黄染常有严重高胆红素血症，而早产儿 ABE 不一定有高胆红素血症，可能是继发性的脑核团黄染。ABE 最常见的受累核团包括苍白球、底丘核、海马 CA2～3 区、脑神经核、脑干网状结构、小脑齿状核和蒲肯野细胞、脊髓前角细胞。胆红素的神经毒性常表现为不同类型、不同程度的神经功能障碍，不同患儿临床表现可能有很大差异，有时又称胆红素性神经功能障碍（bilirubin-induced neurological dysfunction，BIND）。

胆红素的神经毒性有高度选择性：神经元比星形胶质细胞更易损伤，相同剂量的游离胆红素作用于两者，神经元首先凋亡，而星形胶质细胞表现为线粒体功能改变，兴奋性氨基酸参与了细胞凋亡过程，只有在大剂量胆红素作用下神经元才以坏死为主要表现。

### （二）发病机制

有限的神经病理学和分子病理学研究证明，亲脂性游离胆红素选择性作用于特殊的神经核团（神经元）的质膜（细胞膜、细胞质和线粒体）系统，通过兴奋性氨基酸的增加、线粒体代谢衰竭和细胞内钙内流增加或炎症反应导致神经元凋亡或坏死。非结合胆红素（unconjugated bilirubin，UCB）具有亲脂性，可通过被动扩散的方式进入到细胞内，在 pH7.4 时，其水中的溶解度为 70 nM，80％ 的游离胆红素以有毒性的二价酸（$BH_2$）形式存在，极易通过血脑屏障进入神经细胞。pH 越低，$BH_2$ 通过比例越高。人血清白蛋白与 UCB 结合，可明显减少进入脑内的 UCB 浓度，但随血清白蛋白及 $Cl^-$ 浓度增加、酸中毒或存在竞争性抑制剂时，血清白蛋白与 UCB 亲和力将明显降低。体外实验证明，游离胆红素 ＞70 nM 时，UCB 以低聚体和单体形式存在，具有神经毒性；而游离胆红素＜70 nM 时，胆红素常一部分以亚稳态的胶体和聚合体形式存在（可发生沉淀），一般认为不具有神经毒性作用。

胆红素脑病的发病机制应包括以下几个方面：①何种原因使神经细胞暴露于高水平的胆红素中；②各种原因导致神经细胞不能很好地处理胆红素；③神经细胞损伤和保护的分子机制。血脑屏障和血脑脊液屏障的发育成熟和功能完整对防止药物和有毒物质在中枢神经系统蓄积发挥重要作用。

研究表明，两类重要的 ABC（ATP binding cassette）转运蛋白，即 MDR/Mdr（人类/动物）和 MRPs/Mrps（人类/动物），在脉络丛、上皮细胞、内皮细胞基底膜、星形胶质细胞、小胶质细胞及神经元都有不同程度的表达。当 UCB 增加时，位于脉络丛上皮细胞顶端的 Mdr1a 受体在周围的星形胶质细胞作用下表达上调，促进中枢神经系统内的 UCB 排入脑脊液。抑制 P 糖蛋白的药物，如头孢曲松，能使鼠脑 UCB 摄取明显增加；敲除 Mdr1a（－/－）同样会使脑摄取 UCB 显著增加。当然，这些研究中的 UCB 浓度明显高于临床上能够产生的游离胆红素的浓度。同样，无论是动物实验研究还是人类的细胞体外研究都证实 MRP1/Mrp1 上调能够转运 UCB，抑制 MRP1 表达（MK571）时，UCB 从细胞内外流明显减少，可能 MRP1 对 UCB 的出胞转运具有直接作用。UCB 可通过弥散的方式进入体内任何细胞，但是只有肝细胞能够使其转变为直接胆红素。中枢神经系统的所有细胞均不具有这种能力，胆红素的进出主要依赖转运蛋白的主动（转出细胞外）或被动转运，转运蛋白在不同区域的表达差异或者在不同发育阶段的发育差异，以及不同 UCB 和应激因素作用下的表达差异导致胆红素脑病发生的严重程度不同，还有待进一步研究。低血清胆红素水平时，可能游离胆红素水平并不低，也有可能游离胆红素水平不高，但是转运蛋白表达缺陷使得神经细胞内仍可有较多 UCB 蓄积，进而发生胆红素神经损害。

胆红素的神经毒性不但表现为神经核团的选择易损性，也表现为细胞的选择易损性，神经元比星形胶质细胞更易发生凋亡和坏死，海马和小脑的神经元明显比皮层的神经元更易损伤。神经元的树突与轴突在 UCB 作用下可表现有突触形成减少，轴突的微管蛋白和 Tu 蛋白表达增加而使其稳定性破坏，轴突动力蛋白减少使线粒体聚集在轴突远端，导致神经元骨架遭到破坏。长时间或大剂量暴露于 UCB 时，星形胶质细胞对谷氨酸盐的摄取发生障碍，同时神经元代谢障碍导致大量谷氨酸盐堆积作用于兴奋性氨基酸受体［N-甲基-D-天冬氨酸（NMDA）］，通过线粒体途径导致细胞凋亡。神经元的易损性还表现在线粒体酶活性、UCB 的氧化能力和 MRP1 表达水平明显低于星形胶质细胞，所以神经元更易受损，而发育中的神经元更易损伤。UCB 同样作用于星形胶质细胞和小胶质细胞，产生炎症因子（α 肿瘤坏死因子、白介素-1β），特别是在有其他应激情况下，如感染（脂多糖增加）、缺氧缺血等，共同作用于神经元而发生损伤效应。UCB 对少突胶质细胞和前体少突胶质细胞也具有损害作用，使得髓鞘发育障碍。

早产儿的红细胞半衰期很短、肝酶学系统发育更不成熟及肠肝循环增加等因素使得胆红素产生更多，往往同时合并很低的白蛋白水平，易发生酸中毒。UCB 与白蛋白的亲和力与发育成熟度密切相关，因此在同样水平的血清总胆红素，早产儿游离胆红素浓度更高，在较低的总胆红素水平下仍然有较高的游离胆红素浓度。此外，早产儿发育中的血脑屏障和神经元对游离胆红素的摄取和排除能力明显不及足月儿，这主要取决于几种转运蛋白，即有机阴离子转运蛋白（organ anion transport protein，OATP）、多重耐药 P 糖蛋白（multi-drug resistance P-glycoproteins，MDR）和多重耐药相关蛋白（multidrug resistance-associated proteins，MRP）在发育中的表达。发育的差异导致了神经元处理胆红素能力的差异，使早产儿在游离胆红素水平较低时，仍会有大量游离胆红素在脑内蓄积，进而发生胆红素脑病。

总之，胆红素的神经毒性取决于中枢神经系统的发育成熟度与过度游离胆红素的长时间暴露。短时间内极高的胆红素水平暴露和相对较长时间的暴露可能对神经元损害的结局不同。关于胆红素神经毒性的发育窗和暴露时间窗尚有待研究。

【临床表现】

（一）足月儿与近足月儿急性胆红素脑病

发生于足月儿和近足月儿的 ABE 往往都有明确的高胆红素血症病史和病因，部分高胆红素血症患儿病情进展迅速，发生 ABE 的风险更高。因此，对严重高胆红素血症患儿应注意密切监测。

1. 早期　常常无特异表现，主要表现为反应低下、哺乳减少、嗜睡或兴奋、哭声弱、活动减少及肌张力降低。

2. 进展期　表现为拒乳、嗜睡或反应迟钝、高调哭声、伸肌张力增高或肌张力降低。

3. 极期　出现昏迷、反复呼吸暂停或惊厥、颈及躯干伸肌张力增高、后屈，甚至角弓反张。由于持续伸肌张力增高、肌肉收缩强直及脑干功能受累而表现出发热，有时常被误认为感染所致。

部分患儿死于此期，存活者进入恢复期。

各期之间的转变没有明确时间窗。进展期常被认为是可逆期，部分患儿临床上不再进展恶化，临床随访发育可正常。有学者效仿 Apgar 评分，对胆红素的神经毒性表现使用 BIND 评分（表12-4-1），但此评分表并不适用于早产儿的胆红素神经毒性临床表现。

表 12-4-1　BIND 评分（0~9）

| | |
|---|---|
| 意识状态（0~3） | 0＝正常 |
| | 1＝进乳减少，多睡 |
| | 2＝嗜睡，激惹 |
| | 3＝半昏迷（反应迟钝），昏迷，惊厥 |
| 肌张力（0~3） | 0＝正常 |
| | 1＝颈强，轻微的肌张力增高或肌张力降低 |
| | 2＝颈后仰和（或）躯干背屈 |
| | 3＝角弓反张 |
| 哭声（0~3） | 0＝正常 |
| | 1＝高调 |
| | 2＝尖叫 |
| | 3＝不能安抚 |

### （二）早产儿胆红素脑病

早产儿胆红素脑病的发生体现了成熟依赖性特点，胎龄越小的早产儿发生损害的机会越大，临床表现越不典型，甚至没有相关的临床表现；晚期早产儿胆红素脑病的临床表现与足月儿相近。由于神经系统发育不成熟，ABE 的临床表现往往缺乏特异性，常被其他异常状态掩盖，严重 ABE 仍可出现明显的临床表现，如严重呼吸暂停、颈后仰、伸肌张力增强，甚至发生频繁惊厥及角弓反张。研究表明，早产儿胆红素脑病容易发生呼吸暂停，尤其是合并脑干听觉诱发电位异常的早产儿。部分早产儿的胆红素脑病诊断常在随访中获得，实际上属于 CBE。患儿常表现为生长发育延迟、锥体外系受累的肌张力障碍、听觉发育异常（听力丧失或辨音障碍）。

### （三）慢性胆红素脑病

CBE 的主要表现为中枢神经系统受累核团的功能异常和发育障碍。脑干神经核团受累表现为听神经功能障碍（听觉失调、高频失听）及落日征；锥体外系和小脑核团受累为手足徐动、肌张力障碍，共济失调、构音障碍等，其他包括牙釉质发育不良、语言发育延迟，少数可能发生癫痫

和严重的认知异常，部分患儿表现出睡眠障碍和明显的生长发育延迟。上述临床表现可不同时出现，也可有程度差异，一般早产儿听神经功能异常更常见，症状出现也较早，而锥体外系表现通常较晚，所以早产儿的胆红素脑病早期诊断很困难，对高危儿的随访尤为重要。

### 【胆红素脑病的实验室与神经功能诊断】

#### （一）血清总胆红素（TSB）水平

国内外均以小时 TSB 水平为基础制定新生儿高胆红素血症的治疗和干预方案，旨在减少严重高胆红素血症的发生，从而减少胆红素脑病。干预水平的 TSB 不是诊断胆红素脑病的阈值，是否发生脑病取决于进入中枢神经系统的游离胆红素水平。以往将 TSB≥20 mg/dl 作为换血标准，现被证明 TSB 在 20~25 mg/dl 时，若没有特定病因和高危因素，很少有发生 ABE 的危险。Newman 报道了 140 例 TSB≥25 mg/dl 的高胆红素血症足月儿的预后研究结果，其中 TSB 25.0~29.9 mg/dl 130 例，≥30 mg/dl 10 例。TSB 峰值时间：＜3 天 12 例，3~5 天 86 例，6~7 天 29 例，≥7 天 13 例，136 例接受了光疗，只有 5 例接受换血治疗，15 例直接抗人球蛋白试验阳性，4 例葡萄糖-6-磷酸脱氢酶缺陷。132 例随访 2 年，无 1 例胆红素脑病发生。与对照组比较，除 15 例直接抗人球蛋白试验阳性者认知功能评分较低外，神经系统和行为异常的发生率无明显差异。93 例病理证实的胆红素脑病的新生儿中，胎龄 25~28 周 55 例，29~32 周 32 例，33~36 周 4 例，37~40 周 2 例，最高平均胆红素水平分别为 8.4 mg/dl、9.4 mg/dl、12.4 mg/dl 和 13.9 mg/dl。由此可见，单纯 TSB 只是作为干预治疗的指标之一，不能作为胆红素脑病的诊断依据。

#### （二）总胆红素与血清白蛋白比值（B/A）

临床上常用 B/A 估测游离胆红素，其异常增高被作为发生胆红素脑病的危险因素和高胆红素血症干预指标之一。笔者对 36 例严重高胆红素血症的新生儿进行了脑苍白球 MRI 分析，结果表明，20 例苍白球高信号者 B/A（摩尔比）为 $1.08\pm0.18$，无改变的 16 例为 $0.77\pm0.16$，两者差异显著（$P=0.000$）；Govaert 报道，4 例早产儿胆红素脑病中 2 例 MRI 苍白球高信号的超低出生体重儿最高 TSB 分别为 158 $\mu$mol/L（4 天）和 206 $\mu$mol/L（8 天），而 B/A 分别为 0.62 和 0.75

（正常为 0.33±0.08）。假设白蛋白-胆红素的解离常数在一定 pH 范围内不变，白蛋白浓度为 2 g/dl、TSB15 mg/dl，与白蛋白 4 g/dl、TSB 30 mg/dl，两者 B/A 相等，发生胆红素脑病的风险相当。由此可见，由于涉及白蛋白对胆红素脑病的风险预测作用，B/A 较 TSB 的诊断价值更佳。

### （三）游离胆红素水平

由于检测方法有限，血清游离胆红素检测尚未广泛应用于临床。但是少数研究证明，游离胆红素水平与胆红素相关的足月新生儿听性脑干反应（auditory brainstem response，ABR）异常变化高度相关，而 TSB 和 B/A 则不能区分黄疸新生儿有无明显的 ABR 变化。对早产儿的研究也同样证明，游离胆红素在胆红素神经毒性导致听神经功能变化方面具有高度的敏感性和特异性。

### （四）脑干听性诱发电位

脑干听性诱发电位（brainstem auditory evoked potential，BAEP）是评价胆红素神经毒性最敏感的方法，也是胆红素脑病必须检查的项目。无论是足月儿还是早产儿的胆红素相关性神经功能障碍，BAEP 都会有明显改变。BAEP 的主要表现是 I、III 和 V 波的潜伏期延长，波幅降低，特别是 III 和 V 波，III 波起源于耳蜗核，V 波来自间脑的外侧丘系；I～III 波间期延长可能是最早的改变，有时认为I～V 间期可能更准确。BAEP 的异常变化与胆红素神经毒性的严重程度密切相关，可逆性变化通常发生在胆红素明显降低后，BAEP 逐渐恢复正常；晚期持续性 BAEP 异常常提示预后不良。

胆红素的神经毒性并非 BAEP 改变的唯一原因。脑发育的成熟度与 BAEP 密切相关。临床上耳声发射的听力筛查（otoacoutic emissions，OAEs）不能代替 BAEP。

### （五）胆红素脑病的 MRI 检查

严重高胆红素血症时，颅脑 MRI-$T_1$WI 显示，苍白球呈现对称性高信号，在 ABE 患儿更明显，有时 ABE 患儿除苍白球高信号外，底丘核和海马也有高信号表现。ABE 患儿的 $T_1$WI 高信号边界清楚，严重 ABE 转为 CBE 后，$T_2$WI 苍白球表现为对称性高信号，这种信号转变具有很高的特异性和诊断价值，通常认为 $T_2$WI 信号改变是 CBE 的标志，但是何时出现目前尚无定论。一般 ABE 时 MRI-DWI 无异常表现，这也说明胆红素脑病的病理机制不同于急性缺氧缺血性脑病。MRI 检查对于早产儿胆红素脑病的诊断可能有重要意义。（图 12-4-1 和 12-4-2）。

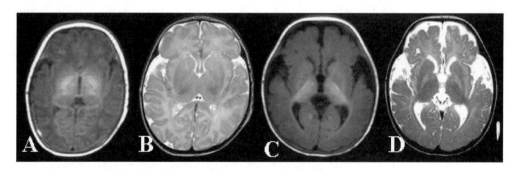

图 12-4-1　胆红素脑病 MRI 动态变化。A 和 B. 生后 6 天，ABE 的 $T_1$WI 和 $T_2$WI，表现为 $T_1$WI 苍白球对称性高信号，$T_2$WI 未见异常；C 和 D. 生后 5 个月，$T_1$WI 表现为低信号，$T_2$WI 高信号，患儿有明显 CBE 表现

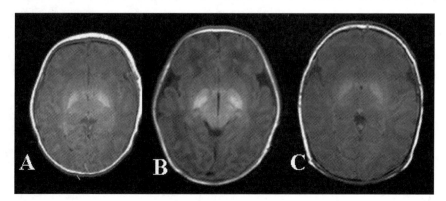

图 12-4-2　ABE 的 MRI 改变。A、B 和 C 为不同序列 T1WI 的检查。均可见表现明显的苍白球对称性高信号

## 【临床诊断与治疗】

目前新生儿胆红素脑病的诊断仍以临床表现为依据。诊断应参考如下表现：①高胆红素血症病史和胆红素脑病的高危因素（缺氧缺血、感染、低体温、酸中毒、低蛋白血症、早产、溶血病等）；②临床表现；③脑干听觉诱发电位异常；④MRI动态改变。

ABE的治疗原则是预防为先。对无临床表现的高胆红素血症患儿应动态监测胆红素水平，积极甄别有无高危因素，出院前最好做胆红素水平评估，出现脑病表现者应视为神经系统急症，分秒必争，最大程度减少高水平的胆红素暴露，缩短暴露时间，积极处理高危因素（如使游离胆红素增加的因素、破坏血脑屏障功能的因素、使脑血流增加的因素）。

目前，国内外对于胎龄＞35周以上的新生儿的高胆红素血症处理已有临床循证指南，但对于＜35周的早产儿的高胆红素血症治疗仍缺少有充分临床证据的指南，主要还是根据有限的临床研究推测和专家建议。在早产儿胆红素脑病的防治中，更要注意高危因素的处理。对早产儿高胆红素血症的处理可参考图12-4-3和12-4-4。有下列情况应降低处理阈值：胎龄降低、白蛋白＜25 g/L、TSB快速升高提示溶血；生命体征不稳定，如pH＜7.15、血培养（＋）、呼吸暂停或心动过缓需心肺复苏（24 h前）、低血压（24 h前）、需要呼吸支持等。

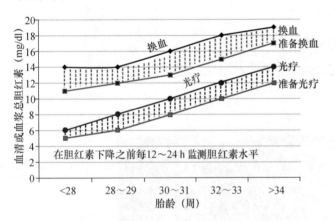

图 12-4-3　小于35周的早产儿光疗和换血治疗的建议阈值（引自：Maisells MJ, Watchko JF, Bhutani VK, et al. An approach to the management of hyperbilirubinemia in the preterm infant less than 35 weeks of gestation. J Perinatol, 2012, 32 (9): 660-664. ）

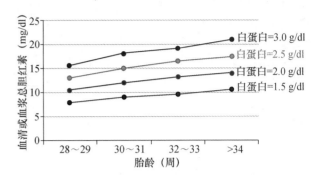

图 12-4-4　建议应用 B/A 摩尔比作为换血治疗的参考。不同血清白蛋白水平指征不同（引自：Ahlfors CE. Criteria for exchange transfusion in jaundice newborns. Pediatrics, 1994, 93: 488-494. ）

研究表明，并非所有早期 ABE 患儿都一定进入极期，若可逆期患儿不再进展，通常预后较好，因此我们对所有 ABE 患儿的治疗都应该积极采取措施，才能最大程度避免伤残的发生。对于早产儿，除了严格检测胆红素水平，更应注意危险因素的处理，动态进行 BAEP 的监测。出院后应坚持随访，特别是 BAEP 的监测（生后 1 个月、3 个月、6 个月），对 BAEP 异常或有慢性 CBE 表现者应进行 MRI 检查。对发现持续性听神经功能异常者应早期干预，减少语言认知发育障碍的发生。

（毛　健）

## 参考文献

[1] Smitheman H, Stark AR, Bhutani VK. Early recognition of neonatal hyperbilirubinemia and its emergent management. Semin Fetal Neonatal Med, 2006, 11 (3): 214-224.

[2] Silva RF, Rodrigues CMP, Brites D. Rat cultureed neuronal and glia cells respond differently to toxicity of unconjugated bilirubin. Pediatr Res, 2002, 51 (4): 535-541.

[3] Hankø E, Hansen TW, Almaas R, et al. Bilirubin induces apoptosis and necrosis in human NT2-N neurons. Pediatr Res, 2005, 57 (2): 179-184.

[4] Turkel SR, Miller CA, Guttenberg MF, et al. A clinical pathologic reappraisal of kernicterus. Pediatrics, 1982, 69 (2): 267-272.

[5] Ahdab-Barmada M, Moossy J. The neuropathology of kernicterus in the premature neonate diagnostic problems. J

Neuropathol Exp Neurol，1984，43（1）：45-56.

[6] Shapiro SM，Bhutani VK，Johnson L. Hyperbilirubi-nemia and kernicterus. Clin Perinatol，2006，339（2）：387-410.

[7] Govaert P，Lequin M，Swarte R，et al. Changes in globus pallidus with（pre）term kernicterus. Pediatrics，2003，112（6 Pt 1）：1256-1263.

[8] Okumura A，Hayakawa F，Maruyama K，et al. Single photon emission computed tomography and serial MRI in preterm infants with kernicterus. Brain Dev，2006，28（6）：348-352.

[9] 毛健，富建华，陈丽英，等. 重度高胆红素血症新生儿苍白球磁共振成像特征及临床意义. 中华儿科杂志，2007，45（1）：24-29.

# 第五节　新生儿换血治疗

## 一、换血指征

参照 2014 年《新生儿高胆红素血症诊断和治疗专家共识》：

1. 出生胎龄≥35 周的晚期早产儿和足月儿换血标准见图 12-5-1，出生体重＜2500 g 的早产儿换血标准参考表 12-5-1。在准备换血的同时给予强光疗 4 h，若血清总胆红素（TSB）水平未下降甚至持续上升，或免疫性溶血患儿光疗后 TSB 下降幅度未达到 0.5 mg/(dl·h)，立即换血。

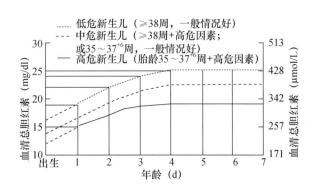

图 12-5-1　胎龄≥35 周的早产儿和足月儿换血标准

表 12-5-1　出生体重＜2500 g 的早产儿不同时间光疗和换血参考标准

| 出生体重 | 血清总胆红素（mg/dl） | | | | | | | | | | | |
| --- | --- | --- | --- | --- | --- | --- | --- | --- | --- | --- | --- | --- |
| | ＜24 h | | ＜48 h | | ＜72 h | | ＜96 h | | ＜120 h | | ≥120 h | |
| | 光疗 | 换血 | 光疗 | 换血 | 光疗 | 换血 | 光疗 | 换血 | 光疗 | 换血 | 光疗 | 换血 |
| ＜1000 g | 4 | 8 | 5 | 10 | 6 | 12 | 7 | 12 | 8 | 15 | 8 | 15 |
| 1000～1249 g | 5 | 10 | 6 | 12 | 7 | 15 | 9 | 15 | 10 | 18 | 10 | 18 |
| 1250～1999 g | 6 | 10 | 7 | 12 | 9 | 15 | 10 | 15 | 12 | 18 | 12 | 18 |
| 2000～2299 g | 7 | 12 | 8 | 15 | 10 | 18 | 12 | 20 | 13 | 20 | 14 | 20 |
| 2300～2499 g | 9 | 12 | 12 | 18 | 14 | 20 | 16 | 22 | 17 | 23 | 18 | 23 |

2. 严重溶血病出生时脐血胆红素＞4.5 mg/dl，血红蛋白＜11 g/L，伴有水肿、肝脾大和心力衰竭。

3. 已有急性胆红素脑病表现者，无论胆红素水平是否达换血标准，或 TSB 在准备换血期间已明显下降，都应换血。

## 二、血液选择（表 12-5-2）

1. 换血前先将血液进行温水浴，使之接近体温（35～37℃）。

2. 对有严重贫血或明显心力衰竭的患儿，可使用红细胞：血浆（球：浆）＝3：1 来纠正贫血和心力衰竭；对无严重贫血或明显心力衰竭的患儿，在换血前应输注一次白蛋白（1 g/kg），可使胆红素换出量增加 40%。

表 12-5-2　申请输入血液的选择

| 血型不合 | ABO 血型 | Rh 血型 |
| --- | --- | --- |
| Rh 血型不合 | 同患儿（紧急时可选择 O 型） | 同母亲<br><br>当血源紧张，无 Rh 阴性血时，可用无抗 D（IgG）的 Rh 阳性血 |
| ABO 血型不合 | 首选 AB 型血浆和 O 型红细胞混合血（紧急情况下可选用 O 型或与子同型血液） | |

3. 建议球：浆＝2：1～3：1。确定换血总量，计算公式：换血量＝体重×（150～180）ml/kg。例：体重 3000 g，预计换血量 540 ml，申请球 400 ml（体积约 350 ml），浆 200 ml（按 2：1 配比，浆可能会有剩余）。

# 三、换血方法

1. 单一脐静脉交替抽注输血（生后即置入换血用脐静脉管，该方式为次选方式，因抽输引起的血流动力学波动大）。

2. 外周动静脉同步换血法（图 12-5-2）　即一侧静脉＋对侧动脉（例如右上静脉＋左下动脉，或左上静脉＋右上动脉）。入血途径采用较粗静脉，如头皮静脉、贵要静脉、肘正中静脉、手背静脉等。出血途径采用动脉，如桡动脉、肱动脉、颞浅动脉等（也可用股静脉，甚至较粗的四肢浅表静脉）。

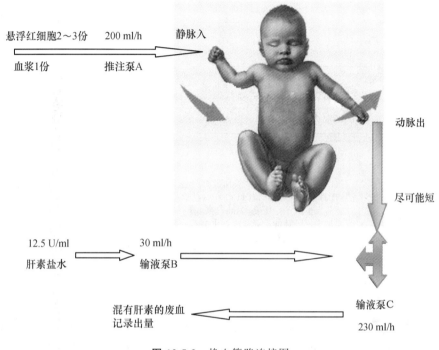

**图 12-5-2　换血管路连接图**

注意：出血管路用肝素盐水充满（尤其是三通管接头处）后再连接到患儿出血动脉；出血动脉与三通之间的管路尽可能短；保持出血泵电子眼位置竖直，能良好工作；保证妥善固定，避免因肢体活动影响出血。

# 四、换血步骤

1. 换血前准备

（1）环境：在新生儿室进行，紫外线消毒新生儿操作间 0.5 h。室内温度维持于 26～28℃。患儿四肢约束活动。

（2）人员及分工

1）三线：确定是否换血，申请血量、血型；家属谈话，协助一线签署知情同意书。

2）二线：按换血流程开始备血及患儿准备。

3）一线：联系家属签署知情同意书，记录治疗过程及患儿情况。

4）主管护师：建立动静脉通路。

5）管床护士：全程执行医嘱，记录治疗过程及患儿情况。

（3）器械及药物：输液泵 4 部，24 G 蝶翼 Y 型留置针、三通各 3 个、一次性输血管、小儿输液器、排血管、100 ml 量筒、废血瓶等各 1 个。另配 100 ml 肝素生理盐水（含肝素 10 mg）1 瓶、10％葡萄糖酸钙 2 支、急救备用药品等。

（4）换血前禁食 4～6 h，或抽空胃内容物，以防呕吐而误吸。准备阶段：光疗，用苯巴比妥 10 mg/kg 静注镇静，白蛋白 1 g/kg 输注提高胆红素与白蛋白的结合率。

（5）术前完善血常规、肝肾功能、Coombs 试验、凝血功能、电解质、血气、血糖等检查，如伴窒息缺氧、酸中毒、心力衰竭、休克、低血糖、低白蛋白症等，须纠正。监测患儿的心率、呼吸、血氧、血压情况，填写换血治疗观察表。血液水浴至 35～37℃。

2. 换血步骤见图 12-5-3。

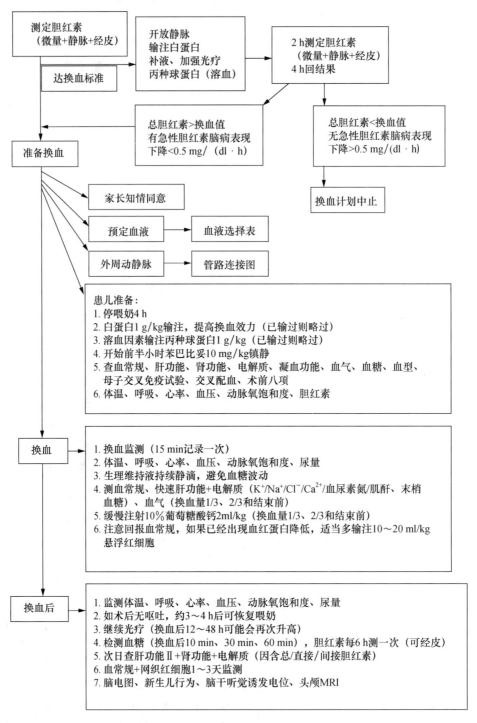

图 12-5-3 换血治疗流程图

## 五、换血注意事项

1. 换血过程必须严格执行无菌操作。

2. 注意保温，纠正低氧血症、低血钙、低血糖。

3. 换血时切忌有空气和凝血块注入，穿刺管不可开口放置在空气中，因为患儿哭闹可吸入空气形成气栓。

4. 每 15 min 测一次体温、呼吸、心率、血压、氧饱和度、尿量、患儿情况。正确记录换血结束时间、输出入量、注射的药物、患儿的反应、生命征象、肤色。

5. 换血时，要思想集中、操作轻巧、熟记规程。准确的量及速度是换血成功的关键。

6. 换血结束后，继续光疗，密切观察患儿黄疸程度及有无嗜睡、拒食、烦躁、抽搐和拥抱反射、呼吸、心跳等的变化。

## 六、换血后监测与护理

1. 密切观察患儿生命体征（体温/呼吸/心率/血压/毛细血管再充盈时间）和神志变化，每 30 min 测一次，共 4 次，以后改为每 2 h 一次，共 4 次。若无特殊情况可按常规进行。

2. 术后 4 h、8 h、12 h、24 h 再复查血清胆红素浓度，观察回升情况，决定是否需要进行第 2 次换血。

3. 密切观察皮肤有无青紫、水肿、嗜睡、肌张力低下等胆红素脑病的早期症状；有无并发症征象，如心功能不全、低血糖、低血钙、酸中毒、休克等。

4. 维持静脉输液通畅，应用抗生素 3 天，预防感染。

5. 术后情况良好者，换血 3～4 h 后可进行正常喂养。黄疸减轻后可继续母乳喂养。

（韩彤妍）

# 第六节　新生儿胆汁淤积症

## 【概述】

新生儿胆汁淤积症临床常见，目前被定义为：新生儿期患儿总胆红素≤5 mg/dl（85.5 μmol/L）时直接胆红素≥1.0 mg/dl（17.1 μmol/L），或当血清总胆红素＞5 mg/dl（85.5 μmol/L）时直接胆红素≥总胆红素的20%。当新生儿黄疸持续时间延长，超过2～4周时，应考虑胆汁淤积症的可能。新生儿在任何情况下发生胆汁淤积症均为病理性过程，需及时得到诊断并明确病因，针对病因及时治疗至关重要。

## 【流行病学和病因】

新生儿胆汁淤积症的发病率为1/2500活产婴儿。引起新生儿胆汁淤积的病因复杂多样，1970—1990年英国伦敦国王学院医院诊治的1046例新生儿胆汁淤积症中胆道闭锁占32%，抗胰蛋白酶缺乏18%，Alagille综合征5.8%，胆总管囊肿3.3%，特发性婴儿肝炎31.6%，其他疾病9.3%。1991—2008年的1625例新生儿胆汁淤积症中，特发性婴儿肝炎占40%，胆道闭锁20%，抗胰蛋白酶缺乏11%，Alagille综合征4%，胆总管囊肿等阻塞性疾病5%，其他病因，包括儿童胃肠外营养相关性肝病6%，进行性家族性肝内胆汁淤积症5%，垂体功能低下2%，各种感染2%，交通性海绵状肝内胆管扩张1%，其他少见原因4%。国内缺少大样本的调查资料，南方地区某医院因胆汁淤积症住院的患儿63例，其明确的胆汁淤积症病因以遗传代谢病为主，其中希特林蛋白缺乏症最多；而胆道闭锁仅3例，巨细胞病毒和梅毒等感染因素仅4例。这与国外文献报道明显不同，与该数据来源于我国广东地区一家以开展希特林蛋白缺乏症研究为主的医院有关。

婴儿胆汁淤积症病因可归纳划分为：感染性、结构性、代谢性、内分泌病、染色体病、肿瘤性、中毒性、血管性、免疫性和特发性，详细病因分类情况见图12-6-1。

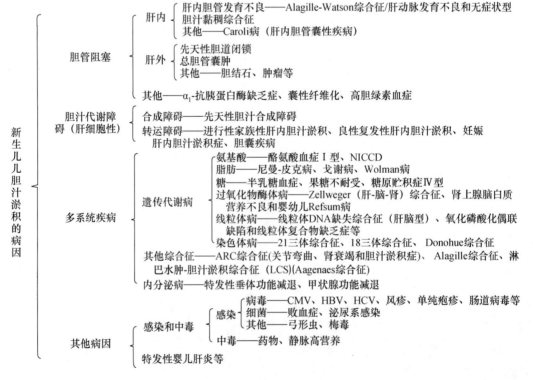

图 12-6-1　新生儿胆汁淤积症病因分类

**【临床表现】**

1. 皮肤巩膜黄染和皮肤瘙痒 直接胆红素超过≥3 mg/dl（51.3 μmol/L）时皮肤呈现肉眼可见的黄染，皮肤黏膜均可黄染，皮肤色暗，胆汁酸在皮肤沉积导致胆汁性瘙痒，无论病情进展轻重，直接胆红素均不会造成神经毒性。

2. 尿色加深 尿胆红素增高后尿色加深呈茶色。

3. 大便颜色变浅和白陶土便 肠道中直接胆红素降低，大便颜色变浅，呈现淡黄色，甚至白陶土样大便。

4. 肝脾大 肝大、脾大和腹水陆续出现。

5. 营养不良（特别是营养素缺乏）

（1）脂溶性维生素缺乏：维生素 A、维生素 E、维生素 D、维生素 K 吸收不良。

（2）钙缺乏：严重者出现惊厥、急性喉痉挛。

（3）低蛋白血症：组织水肿。

6. 出血倾向 凝血因子缺乏导致出血。

**【辅助检查】**

1. 实验室检查

（1）肝功能：总胆红素≤5 mg/dl（85.5 μmol/L）时直接胆红素＞1.0 mg/dl（17.1 μmol/L）为异常；血清总胆红素＞5 mg/dl（85.5 μmol/L）时，直接胆红素≥总胆红素的 20% 为异常。肝酶升高，特别是谷丙转氨酶升高提示肝损伤，但肝酶升高在胃肠外营养相关性胆汁淤积症（parenteral nutrition associated cholestasis，PNAC）和胆道闭锁早期不出现，缺少特异性，极低出生体重儿PNAC 发生在出生 32±21（14～90）天，故临床上应定期监测黄疸患儿的肝功能，尤其对于胃肠外营养＞2 周的患儿。肝、肾及骨碱性磷酸酶含量高，胆道闭锁的碱性磷酸酶升高明显，但需除外骨骼疾病。γ 谷氨酰转肽酶（γ-GGT）存在于胆管上皮细胞，γ-GGT 升高提示胆道闭锁、α 抗胰蛋白酶缺乏、特发性新生儿肝炎和 Alagille 综合征，进行性家族性肝内胆汁淤积 1 型和 2 型（PFIC-1 和 PFIC-2）中 γ-GGT 并不升高，PFIC-3 中则显著升高。

（2）胆汁酸：血清总胆汁酸浓度升高是PNAC 的早期信号，血清石胆酸的浓度是所有类型的新生儿肝胆疾病的标志物。

（3）凝血酶原时间：胆汁淤积症患儿往往存在严重凝血功能异常，提示凝血因子缺乏，特别

是维生素 K 依赖性凝血因子缺乏严重。

（4）全血分析、细菌培养（血、尿）、TORCH、病原核酸检测 判断感染是否存在，考虑感染疾病导致的胆汁淤积症时需进一步检测病原。

（5）垂体功能和甲状腺功能检测。

（6）代谢筛查：血糖、血氨、血气分析、血清和尿氨基酸分析，血、尿胆汁酸及前体物质分析。

（7）染色体分析/单基因检测/基因筛查：染色体疾病、Alagille 综合征、PFIC、希特林蛋白缺乏症及不明原因的胆汁淤积症等。

2. 辅助检查

（1）腹部超声：对于评估肝大小、质地，胆道结石、肝内泥沙样结石和胆总管囊肿非常直接，通过间接观察测量胆囊大小是否有收缩可帮助诊断胆道闭锁，胆囊不可见、胆囊小提示胆道闭锁的敏感性仅有 23%；肝门外三角形高密度回声提示该区域纤维化，这是胆道闭锁的特征性表现，据文献报道，此征象敏感性为 73%～100%，特异性达到 98%～100%。

（2）肝胆管同位素扫描：用锝标记的亚氨二醋酸衍生物做胆管扫描常用于观察胆管树，胆管闭锁者不能将同位素排到肠腔，胆道闭锁时肝细胞的摄取和正常排泄受阻，而肝炎患者摄取延迟、排泄正常，两篇回顾性研究报道敏感性为 83%～100%，特异性较低，为 33%～80%。检查前 5 天开始苯巴比妥 5 mg/（kg·d）提高敏感性，此项检查耗时费力，临床不作为首选。

（3）磁共振胆道造影技术：被越来越多用于新生儿胆汁淤积，其软件和技术已经得到很好改进，能够使胆道成像，临床使用价值尚未得到证实。磁共振胆道造影技术在 15 例胆汁淤积症患儿中的研究结果显示，6 例胆道闭锁均未看到胆道图像，9 例非胆道闭锁患儿中仅有 1 例出现假阳性结果。早期 PNAC 的磁共振影像特点为肝细胞脂肪变性，磁共振有益于早期诊断 PNAC。

（4）胆管造影：在胆汁淤积症的鉴别诊断中，胆道造影术是诊断胆道闭锁的最可靠方法，内镜逆行胆管造影对于评估胆道梗阻意义重大，多数研究认为敏感性和特异性高，但在儿科失败率占10%，且需要专门技术和患者全身麻醉，临床应用受限。部分专家认为应该首先获得经皮肝组织活检结果，肝组织活检如果不能得到诊断，可建

议此项检查。目前很多医院采用微创腹腔镜下胆道造影和胆管冲洗术，因其安全性好、创伤小、成功率高、敏感性和特异性高，应用日渐广泛。

（5）十二指肠引流液分析：分析引流液中胆红素浓度可以判断胆道是否存在梗阻，胆道梗阻者引流液胆红素浓度低于血胆红素浓度，有文献认为其敏感性等同于同位素扫描，而且费用低，但因其为有创检查，在儿科应用不多。

（6）经皮肝组织活检：经皮或腹腔镜下肝组织活检是诊断新生儿胆汁淤积的重要检查之一，1974 年，Brough 等研究了 181 例手术或死后尸检证实病因的胆汁淤积患儿，这些患儿之前进行了经皮肝组织活检，148 例符合最后诊断结果，准确率为 93.7%，在此报道中肝组织活检对于胆道闭锁诊断的敏感性为 99%，特异性为 92%，但对新生儿肝炎的诊断敏感性较差。PNAC 组织病理改变：肝细胞内和毛细胆管内胆汁淤积，细胞脂肪变性和门静脉周围纤维化，其他可以见到的征象包括肝细胞受损，呈现气球样变或多核巨细胞样变性，门脉区炎性改变，急性胆管炎，髓外造血，胆管增生和严重纤维化。胆道闭锁的组织病理特点为：胆小管增生，胆栓形成，汇管区纤维化和水肿。在特发性肝炎患者，肝组织呈弥漫性肝细胞肿胀，巨细胞化和局部肝坏死。此外，活检肝组织特殊染色见到 PAS 阳性颗粒在 α 抗胰蛋白酶缺乏中是特异性的，肝内胆管缺如是 Allagille 综合征的特异性表现，胆管的炎性坏死是硬化性胆管炎的特征，对于遗传代谢病，肝组织活检同样可发现特异性的诊断依据。在胆道闭锁病程早期，肝组织活检对于鉴别胆道闭锁、PNAC 及肝炎非常困难。

### 【诊断和鉴别诊断】

1. 对怀疑新生儿胆汁淤积者，应及时测定直接胆红素水平，以确定胆汁淤积是否存在。任何新生儿黄疸生后 2 周不能消退，需怀疑胆汁淤积。纯母乳喂养者如果仅仅间接胆红素升高且查体无其他异常发现，可等到 3 周时再次评估。

2. 胆汁淤积症诊断后应进行评估，从病史和临床表现来选取最合适的辅助检查，最终确定诊断和治疗方案，目前国内尚无统一的诊断管理方案，但可参照美国儿科学会制定的诊断指南并结合我国实际，图 12-6-2 是当前部分医院采用的临床诊断流程，可供参考。

新生儿确定胆汁淤积症诊断后，首先要除外感染性疾病，如败血症、巨细胞病毒感染等。其次要确定是否为代谢及内分泌疾病等急需治疗的疾病，还要及时评估是否为胆道闭锁，其预后取决于是否在肝硬化发生前获得手术机会。

胆汁淤积表现为黄疸消退延迟或黄疸消退后再次出现，早期可仅有间接胆红素升高，后期表现为直接胆红素升高，大便颜色变浅，尿色加深，白陶土大便是胆道闭锁特征。胆汁淤积症患者通常有凝血因子缺乏，可表现有出血倾向。如果伴随神经系统表现，如易激惹、嗜睡、惊厥或喂养困难，常常是遗传代谢病或败血症合并中枢神经系统感染表现。黄疸、肝大、脾大常常提示肝病变进行性加重。先天性感染或先天性综合征常常表现有发育迟缓或特殊面容，胆总管囊肿往往在右上腹有包块。

### 【治疗】

1. 保证能量足够和平衡　早产儿能量供给以 $110\sim120$ kcal/kg 为宜，避免过度营养，其中糖速 $11\sim12$ mg/(kg·min)，蛋白 $3.5\sim4$ g/(kg·d)，脂肪 $2\sim3$ g/(kg·d)。大约 60% 的患儿出现营养不良，应及时对患儿营养状态做出评估。胆汁酸的缺乏导致肠腔内脂肪分解、溶解和长链脂肪酸吸收障碍，脂肪泻加重能量消耗，所以胆汁淤积的患儿尽早经口喂养为首选，能量供给应该为推荐量的 $110\%\sim125\%$，中链脂肪酸可不经胆汁盐溶解而直接被肠道吸收，所以含有中链脂肪酸的配方奶为首选。

2. 补充必要脂溶性维生素　新生儿胆汁淤积患儿脂溶性维生素缺乏显著，应该适当补充，维生素 E 水溶剂即聚乙二醇 1000-琥珀酸酯（TPGS），与其他脂溶性维生素同服可以提高其他维生素的利用度，用量为 $15\sim25$ IU/kg，维生素 K $2.5\sim5$ mg/(kg·d) 隔日 1 次或每周 2 次，维生素 $D_3$ $800\sim5000$ IU/d，或 1,25-二羟胆骨化醇 $0.05\sim0.2$ μg/(kg·d)，维生素 A $3000\sim10\,000$ IU/d。

3. 胆汁淤积药物治疗　胆汁性瘙痒原因不清，但血清中胆汁酸的降低可有效改善症状，国内中药使用广泛，常用茵栀黄 $5\sim10$ ml/d 口服用于利胆治疗。其他治疗胆汁性瘙痒的方法有：利福平，可抑制肝细胞对胆汁的摄取并且诱导肝微粒体酶，剂量为 10 mg/(kg·d)，副作用为肝毒性，易和其他药物配伍禁忌；苯巴比妥刺激胆酸排泄和合成，

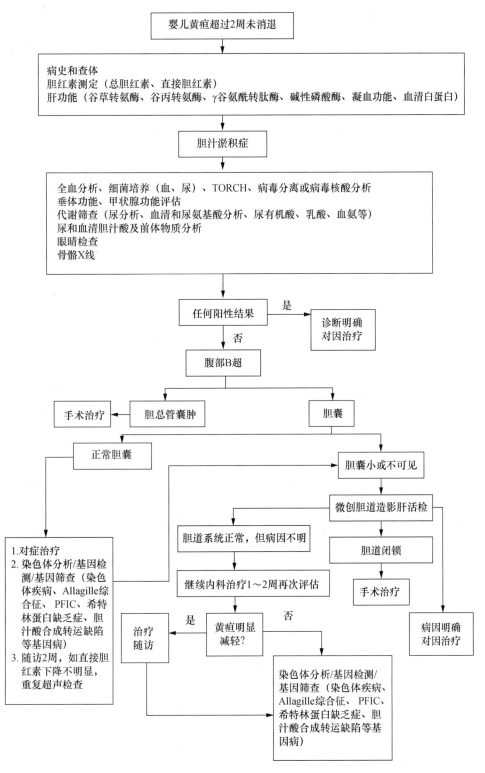

**图 12-6-2**　新生儿胆汁淤积症诊断和鉴别诊断流程

诱导肝微粒体酶，可降低循环胆汁酸血浓度，剂量为 1~3 mg/(kg·d)；考来烯胺可在肠道结合胆酸，抑制肝肠循环，促进排泄，并且降低对肝的负反馈，提高胆固醇向胆酸转化，常用于长期淤胆患者，剂量为 0.25~0.5 mg/(kg·d)。

美国食品药品管理局唯一通过的用于成人胆汁淤积症的药物是熊去氧胆酸，熊去氧胆酸为亲水性胆酸，可替代疏水性胆酸，副作用为腹泻、腹痛、恶心，剂量为 $10\sim20\ mg/(kg\cdot d)$，其有效性在儿童还需进一步验证。

有报道手术后应用胃肠外营养出现胆汁淤积的新生儿8例，停止全肠外营养后用胆囊收缩素治疗3～5天，有7例黄疸和高结合胆红素血症在1～6周内完全缓解。Teitelbaum 等用八肽胆囊收缩素治疗腹部和心脏大手术后的新生儿 PNAC，发现患儿血清直接胆红素水平降低，且肝损害未进一步加重，提示胆囊收缩素应用于新生儿 PNAC 也是安全有效的。

S-腺苷甲硫氨酸是甲硫氨酸代谢的主要产物，研究显示，静脉滴入外源性 S-腺苷甲硫氨酸后，血浆中转硫化产物、半胱氨酸、牛磺酸、谷胱甘肽含量明显升高。其中谷胱甘肽是重要的肝细胞保护物质，可直接避免胆汁酸及其他肝毒性物质对肝细胞的损害。S-腺苷甲硫氨酸还有促进转甲基作用，使肝细胞膜磷脂生物合成能力提高，肝细胞膜流动性增加，同时亦可使细胞膜表面 $Na^+$-$K^+$-ATP 酶活性增加，共同促进了肝细胞向胆小管分泌胆汁酸的能力。S-腺苷甲硫氨酸应用于胆汁淤积小鼠能够提高胆汁流动性，降低血清总胆汁酸水平和 γ-GGT，减少肝的病理损害，清除胆管内的胆栓。经体外细胞培养发现，S-腺苷甲硫氨酸可抑制胆汁酸诱导的肝细胞凋亡。国内在新生兔 TPN 的实验研究中发现，S-腺苷甲硫氨酸可明显降低血清胆汁酸、胆红素水平，并可显著减少肝细胞凋亡的发生。

4. 胆汁淤积症特殊病因特异性治疗

（1）感染：细菌、病毒、螺旋体等，进行抗生素、抗病毒治疗。

（2）半乳糖血症：无半乳糖饮食。

（3）酪氨酸血症：低酪氨酸及低苯丙氨酸饮食，补充尼替西农。

（4）遗传果糖不耐受：无果糖和蔗糖饮食。

（5）甲状腺功能减退：甲状腺素补充治疗。

（6）囊性纤维化：补充胰酶和熊去氧胆酸。

（7）垂体功能低下：补充甲状腺素和生长激素。

（8）胆汁酸合成异常：熊去氧胆酸或胆酸补充治疗。

（9）胆道闭锁：肝肠吻合术。

（10）胆总管囊肿或穿孔：手术治疗。

（11）单纯胆汁黏稠：胆道冲洗术。

胆汁淤积症对因治疗是关键，药物的使用要根据患儿的实际情况慎重选择，例如胆道闭锁患儿、家族性进行性胆汁淤积症及先天性胆汁酸合成障碍等不宜积极利胆，应以反馈抑制胆汁酸分泌和排泄、减少胆汁酸合成为主要治疗原则。

## 【特殊胆汁淤积症相关疾病】

### （一）Alagille 综合征

Alagille 综合征（Alagille syndrome，AGS）是一种复杂的多系统损伤性疾病。国外报道该病发病率约为 1/70 000，病死率在 10% 左右。AGS 是常染色体显性遗传性疾病，其发病主要与位于 20p12 的基因 *JAG1* 突变有关，极少数与 *NOTCH2* 突变有关。AGS 最主要的临床表现是胆汁淤积。肝方面的表现包括黄疸、肝大、胆汁淤积、瘙痒症，约 15% 的患者会进展至肝硬化及肝衰竭。心脏方面：可从轻症的心脏杂音到严重的心脏结构缺陷，心脏结构缺陷最常见的是法洛四联症。肝病和心血管畸形是影响患者预后的两个主要原因。眼部最常见表现是角膜后胚胎环，本症预后良好。骨骼异常最常见的是蝶状椎骨，多数无症状。本病的特征性面容包括前额突出，眼球深陷伴眼距中度增宽，尖下颌，鞍形鼻并前端肥大，头部侧面观显扁平，但耳部突出，使患者面部正面呈"倒三角"形，在 AGS 中很常见。颅内出血是最重要的颅内合并症。

在实验室检查方面，肝组织活检显示肝内小叶间胆管数目减少或缺乏。血清学检查提示结合性胆红素升高，血清胆汁酸浓度增高，谷氨酰转肽酶、三酰甘油和转氨酶均可升高，可见与维生素 K 缺乏有关的凝血功能异常。通过基因检测可了解有无 *JAG1* 和 *NOTCH2* 基因突变。

AGS 的临床诊断标准包括①肝组织病理学检查：肝内小叶间胆管数目减少或缺乏，即门脉血管与小叶间胆管数目比例上升，但小部分婴儿肝组织活检中未见肝内小叶间胆管缺乏。②符合以下 5 项主要临床表现中的 3 项：A. 慢性胆汁淤积症；B. 心脏杂音或心脏结构缺陷；C. 蝶状椎骨；D. 角膜后胚胎环；E. 特殊面容。

同时符合以上两条标准即可诊断，但如果肝组织活检不表现为肝内小叶间胆管数目减少或缺乏，或由于某些成年轻症患者未进行肝组织活检，修订的 AGS 诊断标准认为符合第 2 条中 4 个或以上主要标准也可诊断，如果已知有 *JAG1* 或 *NOTCH2* 基因突变或家族史时，2个主要标准即可诊断。

AGS的治疗应由多学科专家组成的治疗组（医学基因学、胃肠学、营养学、心脏学科、眼科、肝移植方面、儿童发育学等）指导。熊去氧胆酸可改善胆汁流动，并可保护脏器免受胆汁淤积症引起的瘙痒症等侵袭，对部分病例进行体外部分胆汁分流术也可改善胆汁淤积症的症状。终末期肝衰竭的AGS患者可进行肝移植。

### （二）Caroli 综合征

Caroli综合征是常染色体隐性遗传病，包括两大特征：一是肝内胆管局部多发性囊性扩张，即Caroli病，二是先天性肝组织纤维化。国外报道发病率约为1/20 000。Caroli病由 *PKHD1* 基因突变引起。肝母细胞发育分化到胆管过程中的调控因素发生异常，导致肝内胆管发育异常，如肝内胆管多发性囊性扩张等，即引起Caroli病，如果同时伴有间质发育异常，如门静脉周围纤维化，即称为Caroli综合征。患Caroli综合征时，肝内胆管局部多发性囊性扩张，可导致胆汁在胆道内淤滞；先天性肝组织纤维化引起门脉部位小胆管的局部增生，引起胆管局部狭窄，也可引起胆汁淤积。

临床表现包括反复发作的胆汁淤积、胆管炎、结石病和门脉高压等，可引起胆管癌。临床表现可在新生儿期出现，也可在成年后才出现，甚至终身无明显症状。

实验室检查有转氨酶轻度增高，并发门脉高压和脾功能亢进引起的血小板和白细胞减少，胆管炎时白细胞计数增高。影像学检查对Caroli综合征的诊断很重要，如腹部超声、CT、MRI和逆行胆管造影（ERCP）。此病肝内胆管上的囊状突起与胆管之间是连通的，很多疾病（如多发性囊性肝病等）也可见在胆管上有囊状突起，但这些囊状突起与胆管内部不连通，此可作为Caroli综合征与这些疾病的鉴别点。同时还可看到胆管上囊性扩张是不规则的，突起的形状多种多样，如纺锤形、圆形等，两边基本对称，这可与阻塞性胆管扩张鉴别，后者胆管囊性扩张突起多集中在阻塞部位周围。

显微镜下，Caroli综合征患者病变肝组织可见大量囊状扩张的胆管，并且囊状扩张部分与胆管相通，同时可看到胆管壁增生及其周围肝组织纤维化。

肝移植被认为是解除Caroli病或Caroli综合征症状的唯一有效治疗，在此之前，本病治疗的目标是尽量引流胆管并减轻症状，减少并发症的发生。当所有方法均失败后，甚至发生肝衰竭及恶性病变时，即应施行肝移植。

### （三）希特林蛋白缺乏症

希特林蛋白缺乏症（Citrin deficiency）是一种包含成年发作Ⅱ型瓜氨酸血症（CTLN2）和希特林蛋白缺乏所致新生儿肝内胆汁淤积症（NICCD）两大类的常染色体隐性遗传病。希特林蛋白是线粒体内一种钙结合载体蛋白，主要作为线粒体中天冬氨酸/谷氨酸载体而发挥功能。基因 *SLC25A13* 负责编码希特林蛋白，位于染色体7q21.3。

目前认为是由于 *SLC25A13* 基因突变引起了希特林蛋白缺乏，导致NICCD和CTLN2发病。在肝中，由于缺乏希特林蛋白，精氨酸琥珀酸合成酶活性下降，精氨酸琥珀酸钠合成减少，引起高氨血症及半乳糖血症等。高氨血症的发生是希特林蛋白缺乏和尿素循环异常，引起蛋白质或其他含氮分子分解产生氨的过程中代谢缺陷，导致血氨和其前体物质积聚。新生儿胆汁淤积性肝病6%由NICCD引起，NICCD多在1岁以内发病，男女发病率相近，临床表现为肝内胆汁淤积性黄疸，可有低出生体重、发育迟缓等。

实验室检查有血氨增高、高氨血症（包括瓜氨酸、甲硫氨酸、苏氨酸、精氨酸和酪氨酸等增高）、低蛋白血症、溶血性贫血、肝功能受损、半乳糖血症、血浆甲胎蛋白（α-FP）浓度增高、血中胰腺分泌的胰蛋白酶抑制剂增加以及继发性精氨酸琥珀酸合成酶活性下降等，组织病理学检查可见弥漫性脂肪肝，肝实质细胞浸润和纤维化。

希特林蛋白缺乏症的诊断主要是在上述临床表现和生化异常的基础上，进行血浆氨基酸谱分析和 *SLC25A13* 基因检测来确定。

多数NICCD患儿可通过给予去乳糖豆奶配方奶粉、补充富含脂溶性维生素和中链三酰甘油的食物，在12个月内使症状缓解，但若NICCD患儿有严重肝衰竭，可在10～12个月时给予肝移植治疗。

### （四）进行性家族性肝内胆汁淤积症

进行性家族性肝内胆汁淤积症（progressive

familial intrahepatic cholestasis，PFIC）为常染色体隐性遗传病，新生儿发病率为 1/100 000～1/50 000，占儿童胆汁淤积原因的 10％～15％。PFIC 分为 3 型。PFIC-1 又称 Byler 病，由 *ATP8B1* 基因突变引起。*ATP8B1* 基因位于常染色体18q21～22，编码 P 型 ATP 酶——FIC1。FIC1 蛋白功能异常可间接干扰胆管胆汁酸分泌，引起胆汁淤积。*ATP8B1* 基因可在多种器官表达，因此其突变可引起一些肝外表现。PFIC-2 又称 Byler 综合征，由 *ABCB11* 基因突变引起。该基因位于常染色体 2q24，编码肝细胞毛细胆管膜胆盐转运蛋白（BSEP 蛋白）。BSEP 蛋白缺陷致胆流减少，从而使肝细胞内胆盐积聚，造成严重损伤。PFIC-3 由 *ABCB4* 基因突变引起，该基因位于常染色体 7q21 区域，编码多耐药糖蛋白 3（MDR3）。MDR3 糖蛋白缺陷引起胆汁中缺乏磷脂，导致胆汁结石形成增加，进一步阻塞小胆道。

胆汁淤积是 PFIC 的主要临床表现。PFIC-1 患儿表现为典型的新生儿胆汁淤积，可反复发作，病程晚期呈持久性。PFIC-2 患儿出生第 1 个月黄疸即呈持久性，1 年内迅速发生肝衰竭，甚至肝癌。这两型表型差异在于 PFIC-1 患儿有肝外表现（身高矮小、感音神经性耳聋、水样腹泻、胰腺炎、汗液氯化物高浓度和肝脂肪变性），PFIC-2 患儿尚无相应报道。PFIC-3 胆汁淤积呈慢性和进行性，极少出现新生儿胆汁淤积，约 1/3 的患者胆汁淤积出现在 1 岁以内，其他多在生后几年乃至成人才出现相应表现。PFIC-3 目前尚无发生肝癌的病例报道。

PFIC-1 和 PFIC-2 实验室检查血清 γ-GGT 活性和胆固醇均正常，而胆汁酸明显升高。PFIC-2 患儿的谷丙转氨酶和甲胎蛋白（α-FP）水平较 PFIC-1 患儿更高。PFIC-3 患者血清 γ-GGT 活性升高，胆固醇正常，初级胆盐浓度中度升高。肝组织学检查特征方面：PFIC-1 显示毛细胆管胆汁淤积和门脉周围肝细胞化生，但无胆管增生。PFIC-2 显示肝组织结构紊乱更重，炎症程度较高，并出现小叶及门脉纤维化，可见肝细胞坏死和巨细胞形成。PFIC-3 显示门脉纤维化和胆管增生，混合性炎症浸润。PFIC-3 晚期病例，广泛门脉纤维化，出现典型胆汁性肝硬化特征。多数门脉系统可见小叶内胆管，无胆管周围纤维化及胆道上皮损伤。电镜检查显示，PFIC-1 患者见毛细胆管膜粗糙颗粒状胆汁沉积，PFIC-2 则见毛细胆管膜非晶形胆汁沉积。

诊断需在综合家族史、临床表现、体征、实验室生化测定、影像学检查，甚至肝组织活检的基础上加以基因分析确定。

熊去氧胆酸是所有类型 PFIC 患儿的初始治疗选择。一些 PFIC-1 或 PFIC-2 患者可受益于外科胆汁分流术。上述治疗失败后肝移植乃唯一有效治疗措施。然而部分 PFIC-1 患儿在肝移植后病情仍进展，甚至需再次肝移植。PFIC 为渐进性，所有类型的 PFIC 如果不经治疗，在儿童时期将致命。

### （五）胃肠外营养相关性胆汁淤积症

胃肠外营养应用于人类开始于 20 世纪 60 年代，1971 年，Peden 等报道首例接受全胃肠外营养治疗的早产儿发生了肝大和肝功能损害，尸检发现肝内胆汁淤积、胆管扩张及早期肝硬化。新生儿，尤其是早产儿胃肠道及肝等脏器功能尚未完全发育成熟，营养储存有限，所需能量和营养素需求高，是发生 PNAC 的高危人群。

PNAC 在低出生体重儿中的发生率为 10％～20％，接受外科手术的新生儿发生率可高达 60％，全胃肠外营养 14～28 天者发生率为 14％，PN 超过 100 天者发生率为 85％。胃肠外营养时间是影响发病率的最主要因素。PNAC 的发生机制目前尚不清楚，危险因素主要是小胎龄、低出生体重、败血症、外科手术、延迟经肠道喂养、输液装置含有有害成分及胃肠外营养的成分和时限等。新生儿，特别是早产儿的肝对胆汁酸的代谢和转运能力均不成熟，在胆汁酸的合成、摄取、分泌以及循环再利用等环节功能不成熟，容易受到损伤。目前对胆汁酸代谢稳态相关的基因表达的初步认识大多来自动物研究结果，胎儿肝内 *SLC10A1* 基因和编码胆磷脂分泌相关的多耐药蛋白 MDR3 的基因 *ABCB4* 的表达明显少于成人，此外，胆汁酸转运体的不成熟表明了新生儿对 PNAC 的易感性。PNAC 发生的关键机制目前并不清楚，肠道旷置及胃肠外营养成分损伤是主要相关原因，肠道旷置导致胆管系统和胆囊缺失动力，胃肠外营养成分则主要损伤肝组织。此外，禁食使得肠道动力下降，导致肠腔内细菌过度繁殖，内毒素可下调胆汁酸的转运，最终高细菌负荷导致鹅脱氧胆酸更多转化为疏水性肝毒性的石胆酸，也是肠道旷置带来的后果。

肠道旷置对肠道黏膜免疫屏障还会造成不利的影响,分泌型免疫球蛋白 A(S-IgA)是抑制细菌与肠黏膜黏附的主要屏障,经口喂养所形成的正常肠道刺激对 S-IgA 的产生起重要作用,而禁食和胃肠外营养明显减少肠道内 S-IgA 的数量,造成小肠肠腔内免疫缺陷,促进了肠道内的菌群增生及异位。所以禁食和胃肠外营养在损伤机制中共同作用。长期胃肠外营养离不开深静脉置管,长期置管伴随导管相关感染,相当多长期胃肠外营养依赖的患者肠道手术、坏死性小肠结肠炎等同时伴有感染者占相当比例,加之长期禁食导致的细菌异位和过度繁殖,感染是胃肠外营养者时常相伴的问题。内毒素以及细胞因子处理后的细胞可在多个水平(包括启动子和转录)下调胆汁酸转运体基因的表达。此外,污染成分和包装降解产物的毒性作用及营养素的不平衡也是 PNAC 发生的危险因素。

直接胆红素的升高是 PNAC 的标志,PNAC 患儿的胆汁淤积程度波动较大,直接胆红素峰值平均为 135.2±65.5 mol/L,最严重的患儿达 293.9 mol/L;PNAC 患儿中 73.7% 伴有肝功能损害,肝损害一般发生于胃肠外营养后 6.6±3.0 周,常持续 9.5±5.4 周,谷丙转氨酶峰值 121.5±48.4 U/L,谷草转氨酶峰值 239.8±122.3 U/L。

PNAC 的诊断是排他性诊断,但直接胆红素升高的原因繁多复杂,包括胆汁酸合成、代谢疾病、胆汁酸转运障碍、各种感染的肝损伤等,在直接胆红素升高时,全面分析病例特点,进行必需的鉴别诊断,按照胆汁淤积症诊断程序作出诊断。

PNAC 最好的解决办法是尽快恢复肠道喂养,停止胃肠外营养,但是在临床不得已依靠全胃肠外营养的情况下,注意以下方面可尽可能减少损伤:最佳的营养配方,避免超负荷营养供给,避免有毒物质污染,避免肝损伤药物等。尽可能避免邻苯二甲酸二己酯(DEHP),各类营养液去除铝元素/锰元素,避免感染,特别是导管相关感染。药物治疗以胆囊收缩素、S-腺苷甲硫氨酸、熊去氧胆酸研究较多,初步证实有一定疗效,对于新手儿的安全性也初步得到认同。小剂量喂养、牛磺酸和红霉素对 PNAC 有较好的预防作用。多数学者认为 PNAC 患儿如能避免严重感染,并得

到恰当的治疗,其胆汁淤积在停止胃肠外营养后大部分会恢复。

总之,新生儿胆汁淤积症很常见,胆汁淤积症往往是许多特殊疾病的首发症状,病因复杂多样,需早期识别直接胆红素升高,对于感染、内分泌疾病、遗传代谢病相关的胆汁淤积症,积极对因治疗是关键,新生儿胆道闭锁在早期临床诊断困难,需及时行胆道造影以确诊,PNAC 在早产儿多见,注意为排他性诊断,防止误诊。

(李　莉　康利民)

## 参考文献

[1] Moyer V, Freese DK, Whitington PF, et al. Guideline for the evaluation of cholestatic jaundice in infants: recommendations of the North American Society for Pediatric Gastroenterology, Hepatology and Nutrition. J Pediatr Gastroenterol Nutr, 2004, 39(2): 115-128.

[2] Moyses HE, Johnson MJ, Leaf AA, et al. Early parenteral nutrition and growth outcomes in preterm infants: a systematic review and meta-analysis. Am J Clin Nutr, 2013, 97(4): 816-826.

[3] Takamizawa S, Zaima A, Muraji T, et al. Can biliary atresia be diagnosed by ultrasonography alone? J Pediatr Surg, 2007, 42(12): 2093-2096.

[4] Esmaili J, Izadyar S, Karegar I, et al. Biliary atresia in infants with prolonged cholestatic jaundice: diagnostic accuracy of hepatobiliary scintigraphy. Abdom Imaging, 2007, 32(2): 243-247.

[5] Ling SC. Congenital cholestatic syndromes: what happens when children grow up? Can J Gastroenterol, 2007, 21(11): 743-751.

[6] Fu HY, Zhang SR, Wang XH, et al. The mutation spectrum of the SLC25A13 gene in Chinese infants with intrahepatic cholestasis and aminoacidemia. J Gastroenterol, 2011, 46(4): 510-518.

[7] Dimmock D, Kobayashi K, Iijima M, et al. Citrin deficiency: a novel cause of failure to thrive that responds to a high-protein, low-carbohydrate diet. Pediatrics, 2007, 119(3): e773-e777.

[8] Demeilliers C, Jacquemin E, Barbu V, et al. Altered hepatobiliary gene expressions in PFIC1: ATP8B1 gene defect is associated with CFTR downregulation. Hepatology, 2006, 43(5): 1125-1134.

[9] Davit-Spraul A, Gonzales E, Baussan C, et al. Progressive familial intrahepatic cholestasis. Orphanet J

Rare Dis，2009，14（1）：4242-4256.

［10］孙梅，郭亚琼. 进行性家族性肝内胆汁淤积症的诊治进展. 中国实用儿科杂志，2008，23（1）：6-9.

［11］Emerick KM，Elias MS，Melin-Aldana H，et al. Bile composition in Alagille Syndrome and PFIC patients having Partial External Biliary Diversion. BMC Gastroenterol，2008，8（10）：47-57.

［12］Christensen RD，Henry E，Wiedmeier SE，et al. Identifying patients，on the first day of life，at high-risk of developing parenteral nutrition-associated liver disease. J Perinatol，2007，27（5）：284-290.

［13］von Rettberg H，Hannman T，Subotic U，et al. Use of di（2-ethylhexyl）phthalate-containing infusion systems increases the risk for cholestasis. Pediatrics，2009，124（2）：710-716.

［14］王陈红，施丽萍，吴秀静，等. 早产儿胃肠外营养相关性胆汁淤积症的临床特征. 中华儿科杂志，2011，49（3）：199-202.

# 第13章 新生儿血液系统疾病

## 第一节 新生儿血液系统发育生理学

在个体发育成熟的过程中，胎儿及新生儿造血系统的发育在造血部位及血细胞种类方面经历了一个演变过程。对此过程的阐述有助于了解新生儿血液系统发育生理的特点并对理解临床出现的围生儿血液系统疾病起指导作用。

### 一、血细胞的发生、发育和造血部位的演变

#### （一）胚胎期造血

人类胚胎发育中出现的第 1 个血细胞于卵黄囊的胚外中胚层中形成，此后转移至肝、脾等髓外器官，最后转移至骨髓造血。由此形成三个不同的造血阶段，各阶段之间并非截然分开，而是互相交替、此消彼长，各类血细胞形成的顺序依次是红细胞、粒细胞、巨核细胞、淋巴细胞和单核细胞。

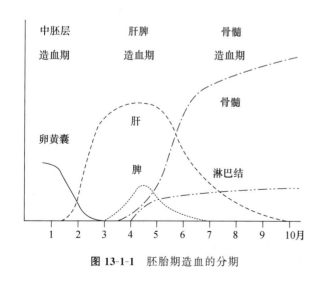

图 13-1-1 胚胎期造血的分期

1. 中胚层造血期 即卵黄囊造血期。自胚胎发育第 2 周末开始，卵黄囊上的胚外中胚层细胞分化聚集成团，称血岛。血岛细胞最初为实心，之后细胞向内、外两个方向分化，逐渐形成中空的小腔，外侧腔壁周边的细胞分化为原始内皮细胞，而内侧的细胞游离出来分化为原始血细胞，即最早的造血干细胞，从而开始卵黄囊造血。此期造血的主要特点是造血干细胞向红细胞系方向分化，形成初级原红细胞。胚胎第 6 周后初级原红细胞逐渐减少，至胚胎第 8~10 周，这种造血活动明显减弱，代之以肝造血，胚胎第 12~15 周中胚层造血消失。也有研究显示其他造血祖细胞亦可在卵黄囊中产生，但不在此处成熟，在此期形成的成熟细胞仅包括巨噬细胞和极少量的巨核细胞。

2. 肝脾造血期以肝造血为主。

（1）肝造血：在胚胎发育的第 4 周，卵黄囊内的造血干细胞集落随血流进入肝并定植。自胚胎第 6~8 周开始，卵黄囊逐渐减弱，在肝的窦状隙出现造血细胞，胚胎第 9~24 周，肝成为主要的造血器官。肝造血主要以红系为主，产生有核红细胞，在形态和成熟过程方面与骨髓的原红细胞近似，因此成为定向原红细胞或次级原红细胞，它可分化成无核红细胞，即成红细胞，经肝静脉窦状隙进入血流，此期还伴有少量粒细胞和巨核细胞的产生。在胎儿第 6 个月后肝造血逐渐减退，生后 4~5 天完全停止。脾和骨髓的造血活性逐渐升高并取代肝成为主要造血器官。

（2）脾造血：脾的造血活动晚于肝，且持续时间短。脾于胚胎第 8~10 周时开始造血，以红系占优势，稍后粒系造血也相当活跃，第 12 周有淋巴细胞和单核细胞形成。胎儿 5 个月后脾生成红系和粒系的活动减少并逐渐消失。脾产生淋巴细胞的功能持续终生。

（3）胸腺：胸腺从胎儿期直至终生是制造淋

巴细胞的重要器官。胚胎第6～7周胸腺开始发育，自第8周开始多能造血干细胞随血流迁入胸腺，在胸腺微环境诱导下增殖发育成T淋巴细胞系统。胸腺在胚胎时期的造血作用非常重要，除产生T淋巴细胞外，亦产生少量B淋巴细胞，此外还可分泌胸腺素，促进骨髓的干细胞分化。

（4）淋巴结：自胎儿第4个月起，来源于肝和骨髓的造血干细胞和胸腺的淋巴干细胞在淋巴结内分化为淋巴细胞，淋巴结成为终生制造淋巴细胞和浆细胞的器官。淋巴结胚胎期产成的淋巴细胞较少。

3. 骨髓造血期　自胚胎第3个月，长骨髓内有血细胞生成，至胎儿5个月后骨髓细胞成分和比例稳定。第5个月时肝造血逐渐减退，骨髓造血功能迅速增加，成为红细胞、粒细胞和巨核细胞的主要生成器官。出生2～5周后，生理情况下骨髓成为唯一的造血场所，只有在某些病理情况导致造血需求增加时，肝脾可恢复造血功能，重新生成血细胞。

骨髓中的造血微环境由成骨细胞、屏障细胞、内皮细胞、巨噬细胞、成纤维细胞、间充质干细胞和脂肪细胞构成。构成造血微环境的重要细胞是屏障细胞，呈类成纤维样，与发育过程中的造血干细胞相互作用。巨噬细胞可以吞噬红细胞成熟过程中排出的细胞核，对于红细胞的成熟尤为重要。此外，巨噬细胞还可以分泌生长因子，促进造血祖细胞的存活和成熟。脂肪细胞和内皮细胞在造血细胞的成熟中起支持作用，也可分泌细胞因子和生长因子，直接调节造血祖细胞的功能。

### （二）生后造血

出生后主要是骨髓造血，产生各种血细胞，淋巴组织产生淋巴细胞，特殊情况下可出现髓外造血。

1. 骨髓造血　出生后在正常情况下，骨髓是唯一产生红细胞、粒细胞和血小板的场所，也产生淋巴细胞和单核细胞。

骨髓分为红骨髓和黄骨髓。红骨髓是有活跃造血功能的骨髓。从出生至4岁，婴幼儿全身骨髓的髓腔内均为红骨髓，以满足快速生长发育的需要。5～7岁后随着年龄的增长，长骨干中红骨髓脂肪化由远心端向近心端发展。至18岁时，红骨髓仅存在于扁平骨、短骨及长管状骨的近心端，如颅骨、胸骨、脊椎骨、肋骨、髂骨以及肱骨和

股骨的近心端。黄骨髓是脂肪化的骨髓，主要由脂肪细胞组成。健康成人黄骨髓约占骨髓总量的50％。黄骨髓仍然保持有造血的潜能，当机体需要时，又可重新转变为红骨髓参与造血。

2. 淋巴器官造血　生后胸腺、脾、淋巴结继续产生淋巴细胞，其中胸腺产生T淋巴细胞，淋巴结产生B淋巴细胞。

3. 单核吞噬细胞系统　此系统几乎遍及全身各器官。骨髓生成的单核细胞经血液进入组织后成为组织细胞，在一定条件下转化为有强大吞噬能力的游离吞噬细胞。

4. 髓外造血　是小儿造血器官的一种特殊反应现象。在生理情况下，出生2个月后，婴儿的肝、脾、淋巴结等已不再制造红细胞、粒细胞和血小板。出生后，尤其是在婴幼儿期，全身骨髓布满了红骨髓，造血的代偿潜力很小，在某些病理情况下，如感染性贫血、溶血性贫血等造血需要增加时，肝、脾和淋巴结可呈现胎儿期的造血状态，临床表现为肝、脾和淋巴结肿大，外周血中出现有核红细胞和（或）较幼稚的中性粒细胞。当感染和贫血纠正后，髓外造血亦随之停止。

## 二、造血干细胞及血细胞的发育

造血系统由不同发育阶段的各级血细胞组成，最初的造血干细胞（HSC）经过分化、发育、成熟过程，生成各种血细胞，以建立胎儿造血系统和维持成人体内血细胞数量的恒定。正常情况下，血细胞以一个持续的节奏自我更新，保持各自的浓度稳定在一定范围，所有的血细胞均有一个有限的生命周期。例如，红细胞为120天，血小板接近10天，中性粒细胞只有6 h。

造血干细胞是最原始的造血前体细胞，存在于胎儿造血系统、脐带血、成人骨髓和外周血中。它们具有高度自我更新的能力和多向分化的潜能，可分化为各级血细胞。正常情况下，造血干细胞的分裂是不对称的，部分子代细胞仍基本保留亲代细胞的所有特性，自我更新后仍为造血干细胞，便于体内干细胞池的大小和数量始终保持恒定；另一部分子代细胞走上分化的道路，变为定向祖细胞，增殖能力更强，从而使造血细胞的数量逐步增大并趋于成熟。从一个单独的干细胞到生成一个成熟的血细胞至少需要17次细胞分裂，产生720 000个子代细胞。

大部分造血干细胞处于细胞周期的静止期（G0 期），只有少数进入细胞周期，进行集落性扩增。G0 期的存在使干细胞有足够的时间修复在细胞分裂过程中产生的 DNA 损伤，以减少细胞异常的机会。造血干细胞不是纯一的细胞群体，而是由不同发育等级的干细胞组成。这些细胞在生物学特性、表面抗原、黏附因子的表达等方面存在一定差异。

造血细胞的发育与成熟具有严格的环境依赖性，造血微环境对造血过程具有重要的调节作用。造血微环境是指造血器官实质细胞四周的基质细胞以及基质细胞分泌的细胞因子和细胞外基质。基质细胞与造血细胞密切接触，通过分泌因子，对造血干细胞的维持、分化、血细胞的发育和成熟进行调控；细胞外基质为造血细胞提供物理和营养支持。根据因子对造血细胞的作用可将其分为：维持造血干细胞处于 G0 期的因子〔白细胞介素-1（IL-1）、IL-2、IL-6、IL-11、IL-12、粒细胞-巨噬细胞集落刺激因子（GM-CSF）、白血病抑制因子（LIF）和集落刺激因子（CSF）〕；维持 G0 期以外的所有造血干细胞的生存和增生，但缺乏谱系特异性的因子（IL-23、GM-CSF、IL-24）；具有谱系特异性的因子〔促红细胞生成素（EPO）——调控红细胞、IL-5 和巨噬细胞集落刺激因子（M-CSF）——调控嗜酸性粒细胞和巨噬细胞或单核细胞、血小板生成素（TPO）——促进巨核细胞的定向分化和成熟〕；抑制造血细胞生成的因子〔干扰素（IFN）、巨噬细胞炎症蛋白-1（MIP-1）、α 肿瘤坏死因子（TNA-α）、转化生长因子-β（TGF-β）〕。

对红细胞生成起重要促进作用的造血生长因子包括 EPO、干细胞因子（SCF）、c-kit、IL-3 等。EPO 是红细胞生成过程中主要的生长因子，EPO 是一种糖蛋白，不能通过胎盘，故母体 EPO 浓度不影响胎儿 EPO 浓度。EPO 的作用是刺激红细胞生成，其机制是抑制红系祖细胞凋亡并促进其增殖与分化为幼红细胞。EPO 主要产生部位：在妊娠早期由胎儿肝产生，妊娠后期逐渐转移至对缺氧刺激更敏感的肾。红细胞生成与 EPO 水平呈负反馈调节。对 EPO 反应的不同是胎儿和成人红细胞生成的主要区别，胎儿 27～31 周时对 EPO 反应最低，并且整个新生儿期对 EPO 反应水平低下，故早产儿的红细胞生成能力低

下，血红蛋白水平较足月儿低。生后 4～6 周，EPO 水平从出生时的 15～40 mU/ml 降至最低点，此后又逐渐上升，10～12 周达到成人水平（大约 15 mU/ml）。EPO 水平的这种变化与生理性贫血时血红蛋白及血细胞比容的变化是一致的。

## 三、胎儿期-新生儿期造血系统的特点

### （一）红细胞、血红蛋白和血容量

1. 胎儿红细胞和血红蛋白　胎儿期红系细胞的主要来源依次是卵黄囊、肝和骨髓。足月时 90% 的红细胞由骨髓生成。

整个妊娠期直至婴儿出生后 1 年，红细胞指数均在变化。在胚胎早期，红细胞计数、血红蛋白浓度和血细胞比容（HCT）与足月儿和成人相比是很低的，但红细胞体积较大，大部分有核，且血红蛋白含量较高。随胎儿发育，红细胞数、血红蛋白浓度及 HCT 增加，而平均红细胞体积（MCV）、平均红细胞血红蛋白量和平均红细胞血红蛋白浓度及循环中未成熟红细胞的比例则下降。血循环中红细胞的数量孕 30 周时增至 $(3.82\pm0.64)\times10^{12}/L$，足月时达到 $(5.0\sim5.5)\times10^{12}/L$。HCT 亦从妊娠中期的 30%～40% 增至足月时的 50%～63%。胎儿血红蛋白浓度随孕周增加而升高，孕 10 周时为 9 g/dl，孕 18～25 周升至 12 g/dl，在妊娠的最后 6～8 周，血红蛋白浓度相对恒定，足月时为 16～17 g/dl。出生时，由于胎盘血的输入，血红蛋白可以升高 1～2 g/dl。胎儿红细胞的体积随胎儿发育逐渐减小，妊娠早期超过 180 fl，妊娠中期时降至 130 fl，胎儿出生前为 115 fl，出生后 1 年达成人水平，约为 82 fl。

2. 新生儿红细胞和血红蛋白　出生时脐血红细胞计数平均为 $5.5\times10^{12}/L$（$5.5\times10^6/mm^3$），HCT 平均为 55%，正常范围 43%～63%；平均红细胞血红蛋白浓度约为 170 g/L（17 g/dl），140～200 g/L（14～20 g/dl）者可认为是正常。生后数小时因代偿性胎盘输血和分娩时循环中红细胞容量的增加，血浆移出血管外，故血红蛋白、HCT 及红细胞数均上升，以后逐渐下降，生后 7 天时与脐血值相似，下降的主要原因是因为自主呼吸建立、子宫外环境的氧供增加、EPO 的产生和内源性红细胞生成作用减少。在随后的几周中，婴儿血红蛋白浓度持续下降，原因包括：EPO 水平下降，红细胞生成减少；胎儿红细胞寿命较短，

自行破坏溶解,即生理性溶血;婴儿生长迅速,血容量增加,血浆稀释。生后 8 周血红蛋白浓度降至最低点,为 11.2 g/dl。极低出生体重早产儿降低幅度大且迅速,最低可至 8 g/dl。此后血红蛋白浓度逐步回升,至 6 个月时达到 12 g/dl。海拔对此值有一定影响,生活在海拔 1600 m 以上的 6 月龄婴儿血红蛋白浓度可升高 0.4 g/dl。

新生儿红细胞体积相对较大,平均红细胞直径 8.0～8.3 μm(成人 7.5 μm);出生时平均红细胞体积(MCV)为 104～118 fl(104～118 μm³),成人为 82～92 fl,早产儿更高,平均为 115±5.0 fl;平均红细胞血红蛋白量(MCH)也高,平均为 33.5～44.4pg,成人为 27～31pg;新生儿平均红细胞血红蛋白浓度(MCHC)为 300～350 g/L(30%～35%),正常成人为 320～360 g/L。魏虹等报道了足月新生儿生后 1～10 天血红蛋白、红细胞计数、HCT 及 MCV、MCH、MCHC 平均值,见表 13-1-1 和 13-1-2。

表 13-1-1　新生儿出生 1～10 天血红蛋白浓度、红细胞计数及血细胞比容

| 日龄(天) | 血红蛋白(g/L) | | 红细胞计数(×10¹²/L) | | HCT(%) | |
|---|---|---|---|---|---|---|
| | 样本量 | 平均值±标准差 | 样本量 | 平均值±标准差 | 样本量 | 平均值±标准差 |
| 1 | 180 | 207.1±30.0 | 180 | 5.7±0.9 | 180 | 0.6±0.1 |
| 2 | 180 | 202.2±38.3 | 180 | 5.5±0.8 | 180 | 0.6±0.1 |
| 3 | 180 | 199.6±28.5 | 180 | 5.5±0.8 | 180 | 0.6±0.1 |
| 4 | 172 | 192.9±27.7 | 172 | 5.3±0.7 | 168 | 0.6±0.1 |
| 5 | 167 | 182.6±30.1 | 167 | 5.2±0.7 | 164 | 0.5±0.1 |
| 6 | 145 | 176.8±29.9 | 145 | 5.1±0.7 | 146 | 0.5±0.1 |
| 7 | 114 | 168.2±27.9 | 114 | 4.9±0.7 | 111 | 0.5±0.1 |
| 8 | 90 | 162.1±27.4 | 90 | 4.8±0.6 | 90 | 0.5±0.1 |
| 9 | 37 | 157.7±26.5 | 37 | 4.7±0.7 | 37 | 0.5±0.1 |
| 10 | 16 | 149.2±17.7 | 16 | 4.6±0.5 | 16 | 0.5±0.4 |

表 13-1-2　新生儿出生 1～10 天红细胞 MCV、MCH、MCHC 平均值

| 日龄(天) | MCV(fl) | | MCH(pg) | | MCHC(%) | |
|---|---|---|---|---|---|---|
| | 样本量 | 平均值±标准差 | 样本量 | 平均值±标准差 | 样本量 | 平均值±标准差 |
| 1 | 180 | 107.2±15.7 | 180 | 36.8±5.8 | 180 | 34±4 |
| 2 | 180 | 106.7±15.7 | 180 | 36.7±5.7 | 180 | 34±4 |
| 3 | 180 | 106.4±13.9 | 180 | 36.8±5.8 | 180 | 34±3 |
| 4 | 172 | 105.6±14.1 | 172 | 36.6±5.2 | 168 | 34±3 |
| 5 | 167 | 104.9±13.3 | 167 | 35.4±5.7 | 164 | 33±7 |
| 6 | 145 | 103.7±11.4 | 145 | 35.1±5.4 | 146 | 33±3 |
| 7 | 114 | 103.7±13.0 | 114 | 34.4±4.7 | 111 | 32±3 |
| 8 | 90 | 102.4±14.8 | 90 | 35.6±6.3 | 90 | 32±3 |
| 9 | 37 | 101.7±13.4 | 37 | 33.8±5.4 | 37 | 32±3 |
| 10 | 16 | 100.9±14.2 | 16 | 30.7±5.1 | 16 | 31±3 |

正常新生儿脐血网织红细胞（RET）计数平均为 0.04～0.05，早产儿计数更高，生后 2～3 天脐血 RET 稍增高，但接着下降极快，生后 7 天仅 0.01，以后随生理性贫血出现而短暂上升，随前者恢复而再次下降，婴儿期以后与成人相同。RET 可反映红细胞增生情况。高 RET 提示红细胞增生活跃，低 RET 提示红细胞增生减少。校正的 RET 对新生儿来说更有用，计算公式：校正的 RET＝RET×HCT/需要的或最佳的 HCT。

生后 1 天的血中几乎均可见到有核红细胞，足月儿出生时有核红细胞约 7.3 个/100 个白细胞，范围是 0～24 个/100 个白细胞；早产儿是 21 个/100 个白细胞。足月儿出生 12 h 后降低 50％，第 4 天从血液循环中消失。早产儿第 1 周下降明显，但极小的早产儿生后 7 天周围血中仍然可见到有核红细胞。

3. 血红蛋白的种类　血红蛋白在原红细胞、幼红细胞、网织红细胞内合成，由珠蛋白和血红素构成。每一个珠蛋白分子有两对肽链，1 对 α 链，含较多组氨酸，在运氧中具有重要作用，另一对是非 α 链，有 β、γ、δ、ε 和 ζ 五种。每一条肽链和一个血红素连接，构成一个红细胞单体。人类血红蛋白是由两对红细胞单体聚合而成的四聚体。根据珠蛋白肽链构成的不同，人血红细胞内血红蛋白的种类分为 6 种，即胚胎型血红蛋白 Gower 1（ζ2ε2）、Gower 2（α2ε2）、Portland（ζ2γ2），胎儿型血红蛋白 HbF（α2γ2），以及成人型血红蛋白 HbA（α2β2）和 HbA2（α2δ2）。从胎儿发育到成人的过程中，血红蛋白的种类不断演变，中胚层造血期主要合成三种胚胎型血红蛋白，至胚胎 17 周时这三种血红蛋白渐渐消失，代之以大量 HbF 和少量的两种成人型血红蛋白。胎儿 6 个月时 HbF 占血红蛋白总量的 90％～96％，其余血红蛋白为 HbA，6 个月后前者下降后者上升，出生时前者为 70％～90％，后者为 30％左右，另外还有不到 1％的 HbA2。出生后 HbF 迅速为 HbA 所取代，1 岁时 HbF<5％，2 岁时 HbF<2％；成人 HbA 约占 95％，HbA2 占 2％～3％，HbF<2％。各种血红蛋白的表达及组成依赖于孕龄，但也可因外部因素而发生转变。它们的功能是相似的，只是对氧的亲和力不同。血红蛋白随着从胚胎型到胎儿型再到成人型的转换，对氧的亲和力逐渐下降，这种转换是胎儿适应宫内向宫外环境过渡的主要机制。了解人类血红蛋白的演变过程对某些遗传性溶血性贫血的诊断具有一定意义。例如对于 β 型珠蛋白生成障碍性贫血，HbF 的升高是诊断的重要依据。利用珠蛋白在人体发育不同阶段种类不同的特点，例如妊娠早期合成的 ε2 珠蛋白在成人红细胞完全不表达，可将其作为区分母儿红细胞的标志。正常情况下，胎儿血液不能通过胎盘屏障进入母体血循环，胎儿红细胞在母体血循环中占 1％时，预计胎儿失血量约为 50 ml。当失血量≥30 ml 时，可造成胎儿损伤。因此通过检测母体血中胎儿红细胞对胎母输血进行早期诊断。红细胞酸洗脱染色试验（KB 试验）利用成体红细胞和胎儿红细胞耐酸性不同，可以从母血中检出胎儿红细胞，估算胎儿失血量。酸液中母血红细胞破坏而被洗脱掉，染色后变成空影；胎儿红细胞形态完整，显影呈红色，在显微镜下计数胎儿红细胞和母血红细胞个数并计算出比例，当 KB 值≥0.14％或呈进行性升高，应给予高度重视。

4. 骨髓象　胎儿骨髓象可见细胞多样，早幼、中幼、晚幼各阶段细胞均可见，不典型幼稚细胞多，随胚胎发育，细胞数目逐渐增多并趋于成熟。整个胚胎期骨髓造血以红系增生为主，红系细胞比例大于粒系，粒红之比始终倒置。出生时有核红细胞计数约 $1.3×10^{12}$/L（占 30％～65％），生后 9 天降至 $0.35×10^{12}$/L（12％～40％），3 个月后维持在 $0.2×10^{12}$/L（20％～40％）。早产儿骨髓细胞总数一般较足月儿高，但分类计数无明显差别。

5. 血容量　妊娠早期，胎盘的血容量超过胎儿，此后各自向相反方向发展，即胎盘的血容量下降，胎儿的血容量上升。胎儿血容量和胎儿体重密切相关。足月时，胎盘和脐带含有 75～125 ml 血液，占胎儿血容量的 1/4～1/2。新生儿血容量易受分娩处理方式的影响。胎儿出生断脐之前，脐动脉收缩，但脐静脉保持扩张，其中的血液随重力流动。当胎儿低于胎盘位置时，可在 1 min 内接受 30～50 ml 胎盘血液，相当于胎盘血容量的一半；当胎儿位于胎盘水平面之上时，胎儿的血液以 20～30 ml/min 的速度流向胎盘。

足月儿出生时血容量为 72～93 ml/kg，早产儿由于血浆容量高，其血容量高于足月儿，为

89～105 ml/kg。足月儿1个月时的血容量与成人相似，为73～77 ml/kg。

### （二）白细胞、血小板及其他成分

1. 白细胞　胚胎5～7周时血循环中出现粒细胞，肝造血期粒系所占比例较低，骨髓造血期粒系增多，一直低水平持续，仅在出生前才开始增加。孕18～30周，白细胞数为 $4×10^9/L$ 左右。出生时由于产程刺激及体内外环境的突然变化，新生儿白细胞总数高达 $(15～20)×10^9/L$，出生后由于血液浓缩及较成熟白细胞增加，白细胞总数于12～24 h达高峰，为 $(21～28)×10^9/L$，第3～4天迅速下降，可降至 $8×10^9/L$，甚至更低，以后逐渐回升，婴儿期白细胞总数维持在 $10×$ $10^9/L$。白细胞的分类主要体现在粒细胞和淋巴细胞在不同年龄段的比例变化。中性粒细胞的比例在孕18～30周由5％±2％缓慢增至8.5％±2.5％。出生时粒细胞占60％～65％，淋巴细胞占30％～35％，此后粒细胞数逐渐下降，淋巴细胞数逐渐上升，生后4～6天两者比例大致相等。生后中性粒细胞计数的变化与白细胞总数的变化相似。图13-1-2及图13-1-3分别是足月儿及极低出生体重儿的中性粒细胞计数变化参考范围（多位于两曲线之间）。生后12 h左右达高峰，此后下降，生后5天趋于稳定，极低出生体重儿的正常低线显著低于足月儿。早产儿出生后1天可能无嗜酸性粒细胞，此后出现并增加。

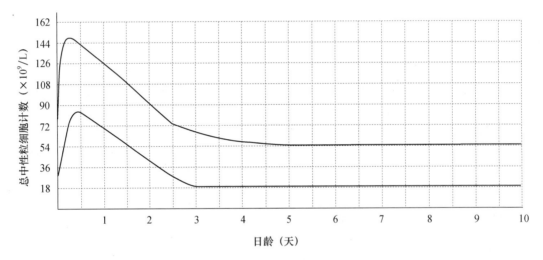

**图 13-1-2　足月儿的总中性粒细胞计数参考范围**

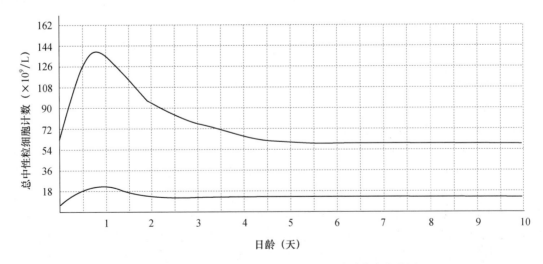

**图 13-1-3　极低出生体重儿的总中性粒细胞计数参考范围**

2. **血小板和凝血因子**　胎儿血小板功能比成人差，血小板胞质少，颗粒小而少，不能成堆聚集。早产儿、足月新生儿及成人血小板数较为相似，为（150～300）×10⁹/L，低于 150×10⁹/L 可认为血小板减少。新生儿无论是足月儿还是早产儿，都有一过性生理性血小板缺陷，表现为血小板聚集性较差，腺苷二磷酸（ADP）释放不足，生后 3～4 周才达到正常。

胎儿期血液均不凝固，更无血块收缩。因为胎儿期肝主要功能为造血，肝合成的各种凝血因子及纤维蛋白原水平低下，加之胎儿时期所必需的钙离子血清含量亦明显低于成人，因此胎儿血液不易凝固，但很少发现胎儿因止血功能差而导致出血的临床征象。新生儿肝功能仍未完善，部分凝血因子在生后最初几天尚未形成，因此易发生新生儿自然出血症。

3. **血清离子成分和铁**　胎儿时期血钾水平普遍偏高，足月新生儿刚出生时可高达 6.3～7.3 mmol/L，但是没有临床症状。胎儿的血钙、镁均通过胎盘主动运输，血钙总体偏低，为 7.3～9.2 mg/dl。

胎儿铁的唯一来源为母体，经胎盘运输，为单向，只能从母体进入胎儿。胎儿体内的铁的含量随胎龄、体重的增长而增加。妊娠 6 个月之前，进入胎儿的量很少，妊娠最后 3 个月，铁入量明显增加，每天约为 4 mg。胎儿体内贮存的铁包括生理性溶血释放的铁，可满足足月儿生后 2～3 个月对铁的需求。早产儿宫内储存的铁只能满足其出生后生长至第 2～6 周，对于体重低于 1500 g 者，预防性铁（铁剂、早产儿配方奶/强化母乳的形式）应该在出生后 2 周开始摄入，2～3 mg/（kg·d）；接受 EPO 治疗的早产儿在治疗期间的铁剂量应该提到 6 mg/（kg·d）。因此早产儿需要在生后 8 周时开始补充铁剂。

（常艳美）

# 第二节　失血性贫血

新生儿失血性贫血（blood loss anemia）可发生在出生前、出生时或生后三个不同时期。新生儿严重贫血中，失血性贫血占 5%～10%，在 NICU，有 25% 的新生儿红细胞容量＜25 ml/kg，大部分严重贫血是失血引起。

失血性贫血的临床表现因失血的急缓及失血量而异。妊娠期反复出血者，贫血发生慢，比较隐匿，胎儿有时间产生血流动力学代偿，出生时婴儿可无或仅出现轻度贫血的症状；如果分娩时急性失血，可导致休克，需及时诊断与抢救。若认识不足，二者死亡率均高。新生儿急、慢性失血鉴别见表 13-2-1。

内出血时，患儿因红细胞破坏后释放胆红素进入血液，可产生明显的黄疸，甚至发生脑红素脑病。因出血部位不同尚有其他不同症状，如颅内出血出现神经系统症状，肝破裂出血产生移动性浊音，腹膜后出血可触及腹部包块等。

## 一、出生前失血

主要经胎盘失血，包括胎儿-胎盘出血、胎儿-母体输血及双胎输血。这是一类出生前或出生时的隐性出血，由于出血隐匿、出血量多少不等及出血速度可缓可急，临床表现各不相同。

### （一）胎儿-胎盘出血

胎儿-胎盘出血（fetoplacental hemorrhage）是指胎儿出血至胎盘而引起新生儿贫血，可以是胎盘实质出血，也可以是胎盘后血肿。引起胎儿-胎盘出血的常见原因有两种：

1. 脐带绕颈　脐带绕颈时，因脐静脉比脐动脉壁薄，容易受挤压阻塞，故胎儿不能得到脐静脉来的胎盘血，而胎儿的血继续自脐动脉流回胎盘，造成胎儿失血。胎儿失血严重时可达到其血容量的 20%。

2. 剖宫产　剖宫产手术中结扎脐带前如婴儿位置高于胎盘，脐动脉血可以继续流回胎盘，而脐静脉血压力低，难以克服势能差流回胎儿体内，造成胎儿失血。文献报道，剖宫产婴儿血容量小于阴道分娩者。

### （二）胎儿-母体输血

大量胎儿-母体输血（fetomaternalhemorrhage/transfusion，FMH）是新生儿期贫血的常见原因。

表 13-2-1　新生儿急、慢性失血特征

|  | 急性失血 | 慢性失血 |
|---|---|---|
| 临床表现 | 呻吟，苍白，呼吸浅促、常不规则，心动过速，脉弱或消失，血压下降，肝脾无肿大 | 苍白，无呼吸窘迫，肝脾大，偶有充血性心力衰竭 |
| 静脉压 | 低 | 正常或增加 |
| 实验室检查 |  |  |
| 　血红蛋白浓度 | 出生时正常，24 h 迅速下降 | 出生时即低 |
| 　红细胞形态 | 正细胞正色素性 | 小细胞低色素性，红细胞大小不一，异形红细胞 |
| 　网织红细胞 | 出生时正常，2～3 天后上升 | 代偿性增高 |
| 　血清铁 | 出生时正常 | 出生时即低 |
| 治疗 | 先扩容，可能需输血，以后补铁 | 铁剂治疗，偶尔输血 |
| 转归 | 未及时治疗者死亡率高 | 严重者胎儿水肿、死胎、死产 |

## 【病因】

因母体及胎儿血液循环各为完整系统，在正常情况下胎儿血液不能通过胎盘屏障进入母体血循环，但当屏障被破坏时，可出现胎儿血液少量缓慢或大量急速流入母体血循环。FMH 大部分是原发性的，可发生于妊娠各个时期，较多发生于产前及产时，绝大多数病例病因不明。约 50% 的胎儿发生少量的 FMH（<0.5 ml），8% 的胎儿发生较大量的 FMH（0.5~40 ml），1% 的胎儿发生大量输血（>40 ml）。中重度 FMH 在活产婴儿中发生率为 1‰~3‰。大量 FMH 可致死产、缺氧缺血性脑病或严重贫血。

## 【发病机制及高危因素】

1. 脐动脉和绒毛间隙存在压力差，胎儿循环中的水分及代谢产物可到达母体，因此胎儿血亦可循此途径进入母体。绒毛有破损时，胎儿血可直接进入母体。有人检查妊娠各期胎盘发现，胎儿母亲交界面有不少小裂口及滋养层炎性损害，是继发于血管的阻塞和绒毛的梗塞所致。

2. 孕妇腹部外伤可造成子宫胎盘损伤，破坏胎盘屏障，导致 FMH。

3. 经腹羊膜穿刺时，穿刺针可损伤胎盘并引起出血，曾有报道 FMH 10.8% 发生在诊断性羊膜穿刺后。

4. 外倒转术、静脉注射催产素等操作同样可损伤胎盘。

5. 胎盘绒毛膜血管瘤、绒毛膜癌及母亲妊娠高血压综合征、胎盘早剥、前置胎盘等疾病亦可造成胎盘屏障的损害。

胎儿红细胞最早可在妊娠 4~8 周通过胎盘进入母血循环，也可在临产时。同剖宫产比，阴道分娩并不会增加 FMH 发生率。

## 【临床表现】

一般取决于出血量的大小及出血的速度，出血量小可无症状，出血量达到约 50 ml 才会有明显的失血性贫血性表现。此外尚有以下特点：

1. 胎动突然意外减少，可能是急性大量胎儿-母体输血的征兆，胎心律呈正弦曲线、胎心基线变异减少、晚期减速。胎动减少或消失、胎心律呈正弦曲线及胎儿水肿三联征常是 FMH 晚期征象，不过有时甚至大量 FMH 却无症状，病情隐匿，发展迅速，常表现为出生时严重贫血或突然

死产。因此，存在 FMH 高危因素的孕妇可及早行红细胞酸洗脱试验。

2. 如胎儿出生时及生后 24 h 血红蛋白（Hb）浓度正常，网织红细胞正常，表明出血发生在分娩前数周，代偿性红细胞增生已经完成。

3. 长期缓慢出血时婴儿会出现缺铁性贫血，呈小细胞低色素性。

4. 若胎儿出生时即有贫血，24 h 后更甚，网织红细胞增高，表示出血在生前几天发生。

5. 胎儿出生 Hb 正常，24 h 后下降，表示分娩时出血。因为出血急性期血容量尚未代偿性增加，红细胞未被稀释，所以出生时 Hb 浓度正常。出血量大时常表现为低血容量性休克。

6. 发生 FMH 后母亲可能出现寒战、发热等输血反应，严重者出现溶血反应，可导致急性肾衰竭，这是胎儿与母亲血型不合所致。

对母亲有羊膜穿刺史的婴儿应密切观察是否有贫血的表现。部分严重的慢性出血者（Hb 仅 40~60 g/L）可能仅有非常轻微的症状。

## 【诊断】

如 FMH 发生在宫内，出生后仅有贫血表现，诊断有一定困难，常依赖于各种实验室检查：

1. 母亲血液循环中找到胎儿红细胞 红细胞酸洗脱试验（acid elution test），或称 Kleihauer-Betke 试验（KBT），是基于胎儿 Hb（HbF）在酸性缓冲液中有抗酸作用而保留在红细胞内，母亲的 Hb 则被酸洗去成为空影细胞。此法不但可以发现胎儿红细胞，还可以大约估计新生儿失血量，是目前常用的检查方法。分析结果应注意：① 排除母亲患血红蛋白病，HbF 增加，如遗传性胎儿血红蛋白持续存在症（hereditary persistence of fetal hemoglobin，HPFH）；② 母子若有 ABO 等血型不合，胎儿红细胞进入母亲血液后极易被迅速清除，故酸洗脱试验应在分娩后数小时内尽早进行，否则易出现假阴性。

2. 母血胎儿 Hb 定量分析 母血中 HbF 较稳定，不受血液凝固的影响，因此通过计算母血 HbF 估计出血量相对比 KBT 准确，母血 HbF 含量上升 >3% 有诊断意义。

3. 甲胎蛋白定量 甲胎蛋白（AFP）检测较 KBT 稳定性更好，即使在母婴血型不合情况下，仍能保持稳定水平。母血 AFP 值与胎盘屏障完整性有关，AFP 升高，FMH 发生概率明显增加。有

报道 FMH 产妇术后 2 天 AFP 仍明显高于正常。但 AFP 在不同孕周有不同值，该方法需得到发生 FMH 之前的 AFP 值，并同时需排除 AFP 增高引起的其他疾病，因此在临床中的应用受到一定限制。

4. 流式细胞术 流式细胞术（flow cytometry, FCM）是近年来采用的一种先进的检查方法。用特异性抗 HbF 抗体标记，定量分析母血中胎儿红细胞，可对单个细胞逐渐地进行高速准确的定量分析和分类，且有高度的重复性。与 KBT 之间有良好的相关性，但更敏感和精确。因此该法可弥补 KBT 的不足，适用于母亲患 HPFH 及其他各种血红蛋白病的情况，并具有简便、客观、更精确定量等特点。

5. 免疫荧光技术 准确率比 KBT 明显提高。但荧光标记费用高，临床应用受限。

6. 多普勒超声检查 是一种无创性的检查方法。在胎儿发生急性失血时，彩色超声可探测到胎儿大脑中动脉峰值流速上升伴舒张期末血流折返，且可见胎儿冠状动脉血流。有报道通过检测胎儿大脑中动脉峰值流速和脐静脉最大血流速度研究表明，多普勒超声技术对 FMH 的预测有重要的临床价值。

【治疗及预防】

对出血量大但未成熟的胎儿可行宫内输血，已成熟者应终止妊娠。

1. 胎儿宫内输血 使用 Rh 阴性的 O 型压缩红细胞，并要求与母亲血清配型试验无凝集现象。有时需反复输血，当胎儿血细胞比容≥40% 或 Hb≥150 g/L，停止输血。输血时注意胎心监护，注意对胎儿进行生物物理评分。

2. Rh 阴性母亲处理 母亲与胎儿 Rh 血型不合时，可在 FMH 发生 72 h 内预防性给予 RhD 免疫球蛋白（RhDIgG），后者可特异性结合胎儿红细胞上的 D 抗原，从而阻断抗 D 的产生。

3. 新生儿处理

（1）出生早期的救治：大量 FMH 患儿因严重贫血，在出生时 Apgar 评分偏低，临床表现为皮肤苍白、反应低下、脐血 pH 值低、高乳酸血症、多器官受累等。根据新生儿失血的急缓和贫血程度进行相应输血、抗休克，以及纠酸、抗感染等治疗。急性失血者临床处于休克或休克的代偿期，应立即输注生理盐水或 5% 白蛋白 15~20 ml/kg，

以恢复血容量至正常。抢救重度贫血的新生儿时，早期输血治疗是抢救成功的关键。

（2）新生儿贫血可输入浓缩红细胞，根据 KBT 结果计算失血量：胎儿丢失血量＝母亲血容量×母亲血细胞比容×KBT（%）/正常新生儿血细胞比容。母体血容量按 70 ml/kg 计算，新生儿血细胞比容设为 50%。对慢性贫血有心力衰竭时可给予部分换血疗法。慢性失血仅表现为轻度贫血无窘迫者，不需特殊治疗。

（3）器官损害治疗：严重贫血、休克可导致多系统损害，如心、肝、肾损害以及坏死性小肠结肠炎等，严重者可导致死亡。需密切监测器官功能状态，及时发现异常，以得到及早的干预。

（三）双胎输血综合征

又称胎-胎输血（twin-to-twin transfusion, TTT），是单绒毛膜双胎妊娠的一个合并症，其围生期发病率及死亡率均高，1941 年 Herlitz 首先报道本病，后来对其临床表现虽然有较多的认识，但其发病机制仍不清楚。近年来在本病的病因及诊断研究方面取得了很大的进展，治疗上亦有所突破，提高了存活率。详见第二章。

# 二、出生时失血

出生时失血多为分娩时产科意外情况、胎盘及脐带畸形引起。严重出生时失血常发生于前置胎盘、胎盘早剥或剖宫产时误切伤及胎盘而失血。胎盘畸形、多叶胎盘较多见，后者每叶都有脆弱的静脉分支连接主胎盘，该血管易破裂出血。正常脐带可由于过度牵拉而使血管突然破裂出血，多发生在近胎儿的 1/3 处，可自限。脐带血管畸形，如脐带血管瘤、迷走血管等易破裂出血，后者是脐带到达其植入处前分出一条或多条血管，此血管壁薄，缺乏脐带胶样组织（Wharton's jelly）的保护，极易破裂。脐带帆状植入胎盘者，血管亦在无保护的情况下穿过羊膜和绒毛膜之间，其出血率为 1%~2%。

血管前置是指部分胎儿脐带血管穿行于胎膜，无胎盘组织保护，位于胎先露与宫颈内口之间，覆盖于宫颈内口区域，临床并不少见，其发生率为 0.03%~0.27%。常见病因有帆状胎盘、胎盘低置、分叶胎盘、副胎盘、双胎等。血管前置一旦发生压迫或破裂，围生儿死亡率极高。其临床表现为妊娠中晚期无痛性阴道出血、胎膜破裂或

胎儿经阴道分娩时前置的血管发生破裂导致大出血，伴胎心率异常或消失、胎儿死亡等不良后果发生。产前超声仍是目前诊断血管前置简单、方便又可靠的方法，尤其是妊娠中期超声，其诊断正确率极高。不管是妊娠中期或晚期，当腹部超声不能明确排除血管前置时，建议进一步行经会阴或阴道超声排除血管前置，保证胎儿分娩时的安全，降低围生儿的死亡率。

出生时失血为急性失血，且出血量大。患儿出生时即有苍白、心率快等症状，重者呼吸不规则、心音低钝、哭声细以及有毛细血管再充盈时间延长等末梢循环不良表现，甚至出现休克、中心静脉压明显下降或以死胎、死产娩出。应注意急性失血的婴儿早期 Hb 浓度正常，6～12 h 后由于体液重新调整，血容量代偿性增加，Hb 浓度才会降低，在此之前 Hb 浓度不是判断是否出血或出血严重程度的指标。当怀疑婴儿产时出血时，应在生后 6～12 h 再次检测 Hb 浓度。

皮肤黏膜苍白是最常见的症状，需与新生儿窒息的苍白相鉴别（表 13-2-2）。前者伴有心率快、气急、低血压和休克，一般无青紫，给氧及辅助通气后症状无改善；而后者心率及呼吸慢，常有三凹征，除苍白外有青紫，给氧及辅助通气后症状有明显改善。去氧 Hb 至少达到 50 g/L（5 mg/dl）时才会出现发绀，严重贫血时 Hb 很低，故不会出现发绀。

表 13-2-2　新生儿窒息与急性失血鉴别

| 体征 | 新生儿窒息 | 新生儿急性失血 |
|---|---|---|
| 心率 | 下降 | 上升 |
| 呼吸频率 | 下降 | 上升 |
| 肋间凹陷 | 有 | 无 |
| 皮肤颜色 | 苍白、青紫 | 苍白、无青紫 |
| 吸氧/辅助通气 | 显著改善 | 无显著改善 |

急性大量失血者出生时常表现为新生儿窒息，除积极进行新生儿复苏以外，结合病史及时正确判断出失血所导致的低血容量情况，及时给予充分的扩容是抢救成功的关键。及早输注悬浮红细胞纠正贫血，恢复期应及早补充铁剂。

## 三、出生后失血

新生儿期失血以脐带、胃肠道和内出血为常见。近年来医源性失血有所增加。

脐带失血的原因可能有：①断脐时脐带结扎不紧或脐带断端再度开放；②经脐静脉插管换血时，换入库存含过多保养液的低 Hb 的血液；③多次诊断性脐静脉取血。

胃肠道出血多为维生素 K 缺乏、坏死性小肠结肠炎（NEC）、应激性溃疡、弥散性血管内凝血（DIC）等造成。应注意询问生后是否用过维生素 K，若未使用，则可能是维生素 K 缺乏引起的新生儿出血症，出血与依赖维生素 K 的凝血因子Ⅱ、Ⅶ、Ⅸ、Ⅹ缺乏有关。凝血方面的检查，如凝血酶原时间（PT）、部分凝血活酶时间（PTT）、纤维蛋白原测定等有助于诊断。这些检查同样可用于 DIC 的诊断，应注意查找引起 DIC 的病因（严重缺氧、酸中毒、感染、NEC 及挤压性皮肤大片淤血等）。严重的产科疾病，包括胎盘早剥、绒毛膜血管瘤、惊厥与双胎妊娠相关的死胎等都可能增加发生 DIC 的危险。NEC 是早产儿消化道出血的常见原因。而应激性溃疡常发生于胃或十二指肠，而且常伴随全身严重疾病，可能继发于使用某种药物，长期应用类固醇也与其发病有关。

生后 1 天内呕吐新鲜血或鼻饲管内有鲜血或者便血，常继发于生产过程中咽下母血，呕吐物抗碱试验可证实为母亲的 Hb，而且患儿一般情况良好，无出血性贫血的临床表现，不难与以上胃肠道出血相鉴别。

胃肠道出血往往比较严重，失血量很大时应紧急处理，有低血压时应快速输血，补充血容量，并进行其他相应处理，如禁食、止血、补充凝血因子、抑制胃酸分泌等。

内出血多由产伤引起，贫血多在生后 24～72 h 出现，多伴黄疸。以下是几种常见的出血部位：①巨大头颅血肿或帽状腱膜下血肿；②颅内出血；③肝脾破裂；④肾上腺出血。有些足月儿可由脑血管发育畸形引起颅内出血，出血量较大时可伴有贫血。因此，对出生后不明原因的贫血，需要常规进行颅脑及腹部的超声检查，排查内出血。

各种出血可因凝血机制障碍引起，亦可因此而使其他原因的出血加重；或因出血量大，凝血因子消耗而导致继发性凝血机制障碍，严重者发生 DIC。

在 NICU 的危重新生儿，尤其是极低或超低出生体重的早产儿医源性失血所致的贫血较多见，失血量＞7.5 ml/kg 即可引起贫血。因此，需要有计划安排检验项目，尽可能减少不必要的取血。

## 四、失血性贫血的治疗

失血性贫血应根据失血的严重程度及急性或慢性贫血来决定治疗措施。轻度或慢性贫血，患儿无窘迫现象，无需立即处理，也不需要输血，仅需要补充铁剂。但急性大量失血者，出现软弱、苍白，甚至低血压或休克等表现时，应立即采取紧急治疗措施。

（1）输血指征：临床存在争议。大多数学者的意见如下：①婴儿出生 24 h 内，静脉 Hb＜130 g/L。②急性失血≥10％的血容量。③静脉采血≥5％～10％的血容量。④婴儿肺部疾病时，应维持 Hb≥130 g/L，以确保氧容量，减轻组织缺氧。⑤先天性心脏病，如室间隔缺损有大量左向右分流者，维持 Hb＞130 g/L 可增加肺血管阻力，使左向右分流及肺血流减少。肺血管阻力增加尚可促使开放的动脉导管关闭，但应注意输血可加重心力衰竭。⑥出现与贫血有关的症状，如气急、呼吸困难、呼吸暂停、心动过速或过缓、进食困难或淡漠等，输血后症状减轻。

由于严重贫血婴儿往往有早期心力衰竭，因此输血速度应很慢［2 ml/kg·h］。如已经出现充血性心力衰竭，开始输血前应使用速效利尿剂，如呋塞米 1 mg/kg 静脉注射。

输血不良反应包括溶血反应、血液传播性疾病［如乙型肝炎病毒（HBV）、丙型肝炎病毒（HCV）、丁型肝炎病毒（HDV）、梅毒、人类免疫缺陷病毒（HIV）及巨细胞病毒（CMV）感染］等。接近 40％～60％的成人 CMV 血清阳性，母亲 CMV 血清阴性的早产儿（出生体重＜1250 g）通过输血可获得严重的 CMV 感染。由于 CMV 主要存在于白细胞，故去除白细胞可减少其感染机会。此外尚有移植物抗宿主反应，可将血照射 500 拉德后再使用。此外，对血浆、人类白细胞抗原（HLA）过敏及输血引起的血容量超负荷等问题也应引起重视。

（2）铁剂治疗：大量失血患儿，无论急性还是慢性均要补充铁剂，以补充储存铁量。元素铁剂量为 2～3 mg/(kg·d)，补充时间至少 3 个月，为保证婴儿生长需要，甚至要持续用 1 年。

（3）合并症治疗：当贫血患儿有心力衰竭时，可在输血前静脉注射高效利尿药呋塞米 1 mg/kg。

（朴梅花）

## 参考文献

［1］邵肖梅，叶鸿瑁，邱小汕. 实用新生儿学. 4 版. 北京：人民卫生出版社，2011.

［2］Ahmed M，Abdullatif M. Fetomaternal transfusion as a cause of severe fetal anemia causing early neonatal death：a case report. Oman MedJ，2011，26（6）：444-446.

［3］Stefanovic V. Fetomaternal hemorrhage complicated pregnancy：risks，identification，and management. Curr Opin Obstet Gynecol，2016，28（2）：86-94.

［4］Kadooka M，Kato H，Kato A，et al. Effect of neonatal hemoglobin concentration on long-term outcome of infants affected by fetomaternal hemorrhage. Early Hum Dev，2014，90（9）：431-434.

［5］O'Leary BD，Walsh CA，Fitzgerald JM，et al. The contribution of massive fetomaternal hemorrhage to antepartum stillbirth：a 25-year cross-sectional study. Acta Obstet Gynecol Scand，2015，94（12）：1354-1358.

［6］Qureshi H，Massey E，Kirwan D，et al. BCSH guideline for the use of anti-D immunoglobulin for the prevention of haemolytic disease of the fetus and newborn. Transfus Med，2014，24（1）：8-20.

# 第三节　新生儿溶血病

新生儿溶血病（hemolytic disease of the newborn，HDN）是指母婴血型不合引起的胎儿或新生儿同族免疫性溶血。临床以胎儿水肿和（或）黄疸、贫血为主要表现，严重者可致死或遗留严重后遗症。至今人类已知的 33 个红细胞血型系统中，以 ABO 血型不合最常见，其次为 Rh 血型不合，MN（少见血型）血型不合较罕见。有报道新生儿溶血病中，ABO 溶血病占 85.3%，Rh 溶血病占 14.6%，MN 溶血病仅占 0.1%。

新生儿溶血病为母婴血型不合引起的抗原抗体反应，由于母亲体内不存在胎儿的某种父源性红细胞血型抗原，当胎儿红细胞通过胎盘进入母体循环后，母体被该抗原致敏，产生相应的抗体，当此抗体（IgG）经胎盘进入胎儿血液循环时，与胎儿红细胞膜表面的相应抗原结合（致敏红细胞），这些被免疫抗体覆盖的红细胞随后在单核-吞噬细胞系统内被破坏，引起溶血。溶血严重时出现贫血、水肿和黄疸等一系列表现。若胎儿红细胞在分娩时进入母血，则母亲产生的抗体不使这一胎发病，而可能使下一胎发病。

## 一、ABO 血型不合溶血病

### 【发病机制】

母胎间的胎盘屏障并不完善，妊娠早期即可发生母亲至胎儿及胎儿至母亲的输血，大多数孕妇血中的胎儿血量仅为 0.1~3.0 ml。但若反复多次小量胎儿血液进入母体，则可使母体致敏。早期流产或人工流产同样存在胎母输血。再次怀孕仍为同类 ABO 血型不合时即可致新生儿溶血病。除红细胞外，ABO 血型物质还广泛存在于自然界，如某些食物、细菌或疫苗等，如 O 型妇女曾经受到这些非特异性免疫刺激，也可产生抗 A 或抗 B 的 IgG 抗体。因此，40%~50% 的 ABO 溶血病可发生于第一胎。

在 ABO 血型不合溶血病中，O 型孕母所产生的抗 A 或抗 B 的 IgG 抗体可通过胎盘进入胎儿循环而引起胎儿红细胞凝集溶解，而 A 型或 B 型孕母产生的抗 B 或抗 A 的 IgG 抗体效价较低。因此

ABO 血型不合所致的新生儿溶血病多见于 O 型母亲所生的 A 或 B 型胎儿（新生儿）。A 型或 B 型母亲所生的 B 或 A 型新生儿发生的溶血病不到 ABO 溶血病的 5%。

在母子 ABO 血型不合中，仅 10% 的新生儿发生 ABO 溶血病。其原因为：①胎儿红细胞抗原性强弱不同，导致抗体产生量的多少各异；②血浆及组织中存在的 A 血型和 B 血型物质可与来自母体的抗体结合，使血中抗体减少。

### 【临床表现】

新生儿溶血病的病情轻重与溶血程度相一致，多数较轻。

1. 黄疸　为 ABO 溶血病的主要症状甚或是轻症者的唯一症状，为红细胞破坏产生大量未结合胆红素所致。因未结合胆红素能通过胎盘进入母体排泄，胎儿娩出时可呈贫血貌而无黄疸。因溶血程度多数较轻，新生儿黄疸大多数于生后 2~3 天出现，约 25% 黄疸在生后 24 h 内出现，迅速升高，达高胆红素血症。血清胆红素以未结合胆红素升高为主，可达 256 μmol/L 以上，少数发展为重症高胆红素血症，血清胆红素超过 342 μmol/L。如不及时处理，尤其存在其他高危因素时，可发生胆红素脑病。

2. 贫血　当溶血导致红细胞破坏的速度超过其生成的速度时，临床出现贫血的表现。程度轻重不一，多数程度较轻，重度贫血（血红蛋白 100 g/L）仅占少数。此外，有些病例在生后 2~6 周出现晚期贫血，甚至可持续数月。这是由于免疫抗体持续存在，引起持续溶血所致。

3. 髓外造血　是胎儿对红细胞破坏过多的代偿性反应，贫血使肾合成促红细胞生成素增加，刺激肝、脾、骨髓等部位红细胞产生和释放增多，从而出现肝脾大。

4. 胎儿水肿　在 ABO 溶血病较为少见。当胎儿血红蛋白下降至 40 g/L 以下时，由于严重缺氧、充血性心力衰竭、肾重吸收水盐增加、继发于肝功能损害的低蛋白血症等，可出现胎儿水肿。此外，门静脉和脐静脉梗阻导致胎盘灌注下降也是

胎儿水肿的原因。

**【辅助检查】**

**（一）产前检查**

1. 父母亲血型鉴定　凡既往有不明原因的流产、早产、死胎、死产史，或前一胎有重症黄疸史的产妇，应警惕有无母子血型不合。测定父母亲血型，若父母血型不合，应测定母亲血型抗体。

2. 母亲血型抗体测定　怀疑胎儿可能发生溶血病的孕妇应进行抗血型抗体测定。一般在妊娠第 4 个月首次测定，以后每月测一次；妊娠 7～8 个月隔周测定一次；第 8 个月后每周测定一次。当抗体效价达 1∶32 时，宜行羊水检查或其他检查。由于自然界中存在类似 A、B 抗原物质，母亲体内可存在天然的抗 A 或抗 B 抗体，通常将抗 A 或抗 B 抗体效价 1∶64 作为可疑病例。母亲的抗体效价维持不变提示病情稳定。

3. 羊水检查　胎儿溶血程度越重，羊水胆红素的含量就越高，故羊水胆红素含量可用来估计病情和决定是否终止妊娠。羊水在波长 450 nm 处的光密度与羊水中胆红素含量呈一定相关性，可用分光光度计测定羊水在波长 450 nm 处的光密度代表羊水胆红素水平的高低。由于羊水胆红素的含量随孕周增加而降低，故在不同孕周所测得的光密度的数值有不同意义。

4. 影像学检查　全身水肿胎儿的 X 线片可见软组织增宽的透明带，四肢弯曲度较差。B 超检查显示胎儿肝大、胸腔积液和腹水。但在 ABO 溶血的胎儿少见。

**（二）生后检查**

对于出生 24 h 内出现黄疸、黄疸迅速加深达到干预标准的新生儿，或出生时有水肿、贫血的新生儿，应考虑新生儿溶血病，需做血常规、母婴血型、血清胆红素检查和 Coombs 试验。

1. 血液学检查　红细胞和血红蛋白多数在正常范围，血红蛋白在 100 g/L 以下者仅占 5% 左右，贫血患儿网织红细胞增高，重症病例有核红细胞可达 10% 以上。红细胞形态特点是出现球形红细胞，而且红细胞盐水渗透脆性和自溶性都增加。

2. 胆红素测定　ABO 溶血病溶血程度差异较大，故血清胆红素增高的程度也不一致。血清胆红素以未结合胆红素升高为主。如果溶血严重，造成胆汁淤积，结合胆红素也可升高。如出生时即疑为溶血病，可进行脐血胆红素测定，明显增高者提示溶血病。

3. 溶血三项试验

（1）改良 Coombs 试验（直接抗人球蛋白试验）：充分洗涤后的受检红细胞盐水悬液与最适稀释度的抗人球蛋白血清混合，如有红细胞凝聚为阳性，表明红细胞已致敏，ABO 溶血病阳性率低。该项为该新生儿溶血病的确诊试验。

（2）抗体释放试验：通过加热使新生儿致敏红细胞膜上的母血型抗体释放，再将释放液与同型成人红细胞混合，发生凝结为阳性。该试验可检测新生儿红细胞是否已致敏，也是溶血病的确诊试验。

（3）血清游离抗体试验：在患儿血清中加入同型的成人红细胞，再加入抗人球蛋白血清，红细胞凝聚为阳性，检测新生儿血清中来母体的血型抗体。血清游离抗体试验阳性只表明患儿血清中存在游离的血型抗体，并不一定致敏，故不能作为确诊试验。该项实验有助于估计是否继续溶血或换血后的效果评价。

4. 呼气末一氧化碳（ETCOc）测定　是监测内源性一氧化碳（CO）产生的很好指标。从衰老的红细胞和血红蛋白产生的血红素经血红素氧化酶转化为胆绿素的过程中释放 CO，每代谢一个克分子的亚铁血红素就会产生等克分子数的 CO。CO 在血液中与血红蛋白结合形成 COHb，然后到达肺部，CO 由呼吸排出。ETCOc 水平与溶血病程度直接相关，可以用气相色谱法检测，其敏感度和特异度均较好，是一种无创的检测方法。在临床上对严重高胆红素血症的患儿，监测内源性 CO 的生成可以更直观地反映血清胆红素的生成。

**【诊断】**

依据母婴 ABO 血型不合（常为母 O 型、子 A 或 B 型），孕妇 A 或 B 抗体效价增高；生后新生儿出现黄疸早，进展快，伴或不伴贫血、网织红细胞增高，血清学检查改良 Coombs 试验和（或）抗体释放试验阳性可确诊。主要的鉴别诊断包括生理性黄疸、感染、非血型物质抗体所致新生儿溶血病。后者包括孕母患自身免疫性溶血性贫血、含 IgG 类药物性抗体、风疹病毒、水痘病毒、巨细胞病毒（CMV）、丙型肝炎病毒（HCV）等导致的新生儿溶血病。

## 【治疗】

包括产前治疗和生后治疗。产前治疗主要有宫内输血、静脉丙种球蛋白（IVIG）使用和孕母血浆置换疗法，但 ABO 溶血病多因程度不重而无需应用。生后治疗根据病情轻重选择光照疗法、换血疗法、输血疗法、IVIG 应用等治疗方法。

### （一）光照疗法

ABO 溶血病多数为轻到中度，仅光疗即能达到降低血清胆红素、防止胆红素脑病的目的。对血胆红素水平达光疗干预标准者（详见第十二章第二节）及时采用光疗；对达到换血标准者，在明确病因诊断以及准备换血的同时予以强光疗。

### （二）换血疗法

可置换出患儿血循环中的胆红素、致敏红细胞和免疫抗体，纠正贫血，并提供白蛋白，以结合患儿血中新产生的胆红素。

换血的指征参考 2014 年《中华儿科杂志》发表的《新生儿高胆红素血症诊断和治疗专家共识》：①出生胎龄≥35 周的早产儿和足月儿的可参照 2004 年美国儿科学会推荐的换血参考标准，出生体重＜2500 g 的早产儿换血标准可参照新生儿黄疸章节的标准（详见第十二章第二节）；②准备换血的同时给予强光疗 4～6 h，若血清胆红素水平未下降甚至持续升高，或光疗后 TSB 下降幅度未达 34～50 μmol/L（2～3 mg/dl），立即给予换血；③出生前已明确溶血病诊断，脐血胆红素＞76 μmol/L（4.5 mg/dl），血红蛋白＜110 g/L，伴有水肿、肝脾大和心力衰竭者；④已出现胆红素脑病症状者无论胆红素水平是否达换血标准，或胆红素在准备换血期间已明显下降，都应给予换血；⑤在上述指标基础上，还可以胆红素与白蛋白之比（B/A）作为换血决策的参考，溶血病新生儿胎龄≥38 周 B/A 值达 7.2，胎龄 35～38 周者 B/A 值达 6.8，可作为考虑换血的附加依据。

### （三）药物治疗

1. 静脉丙种球蛋白（IVIG）　IVIG 可抑制孕妇血型抗体的产生，并阻止其进入胎儿，封闭巨噬细胞膜上的 Fc 受体，从而减轻溶血，阻止贫血进一步加重。IVIG 可用于已被致敏的孕母，也可直接用于已发生严重溶血的胎儿和新生儿。用于重症 ABO 溶血病的早期，剂量为 1 g/kg，2～4 h 静脉持续输注。必要时可 12 h 后重复一剂。IVIG 仅减轻溶血，阻止贫血进一步加重，不能降低胆红素水平，故须联用光疗等措施。

2. 白蛋白　对于严重高胆红素血症，尤其存在高危因素的新生儿，可使用人血白蛋白，白蛋白剂量为 1.0 g/kg，加入 10% 葡萄糖溶液中静脉滴注；或输血浆，每次 10～20 ml/kg，每日 1 次。输注白蛋白或血浆可增加胆红素的蛋白结合位点，减少游离的未结合胆红素，防止胆红素脑病。同时还要避免使用与胆红素竞争蛋白结合位点的药物。

### （四）定期随访

ABO 溶血病的新生儿出院后需定期随访，复查血红蛋白及胆红素，了解有无胆红素的反跳和贫血。当出现贫血不耐受的临床表现，如心动过速、气促、喂养困难或体重不增等，应予以输血纠正。

## 二、Rh 血型不合溶血病

Rh 血型抗原来源于第 1 对染色体短臂上 3 对紧密连锁的等位基因，其中 D 抗原最早被发现，且抗原性最强，凡具有 D 抗原时称为 Rh 阳性，其中 45% 为纯合子，55% 为杂合子。Rh 阴性是由于两条 1 号染色体上均无 RhD 基因，使红细胞膜缺乏 RhD 蛋白。Rh 血型系统存在遗传多态性。Rh 阳性有两类变异：一类为弱 D，另一类为部分 D。Rh 阴性也有三类多态性：RhD 基因完整、RhD 基因部分缺失、RhD 基因缺失。

### 【发病机制】

Rh 血型系统具有高度的多态性和高度的免疫源性，是仅次于 ABO 血型系统的重要血型系统。Rh 抗原主要有 5 种，即 D、C、c、E、e 抗原。其中 D 抗原的免疫源性最强，是引起新生儿溶血病的主要原因之一，含有该抗原者称为 Rh 阳性血型，不含该抗原者称为 Rh 阴性血型。Rh 阴性血型发生率在不同种族中存在差异：美国白人约 15%，黑人约 5%，我国汉族为 0.34%，某些少数民族（如乌兹别克族、塔塔尔族等）在 5% 以上。因此我国新生儿 Rh 血型不合溶血病的发生率小于国外。

在正常妊娠期间，胎儿通过胎盘进入母体循环的血量很少。大多数孕妇血中的胎儿血量为 0.1～0.3 ml，进入母体的含 Rh 阳性红细胞的胎儿血量大于 0.3 ml 时才有可能引起 Rh 溶血。妊娠高血压病、剖宫产、胎盘早期剥离、异位妊娠、臀位产、前置胎盘等产科因素及羊膜腔穿刺、经腹部穿刺绒毛活检、流产等可增加胎儿血液进入母体的机会，故可增加发生 Rh 溶血的危险性。如果胎儿红细胞的 Rh 血型与母亲不合，因抗原性不同使母体致敏，当母体再次接受相同抗原的刺激时便产生相应的血型抗体 IgG，该抗体经胎盘进入胎儿循环，作用于胎儿红细胞并导致溶血。

虽然胎儿红细胞在妊娠 30 余天即具有 Rh 系统抗原。但 Rh 血型不合的胎儿红细胞经胎盘进入母体循环，被母体脾的巨噬细胞所吞噬后，需要经相当时间才能释放出足够量的 Rh 抗原，该抗原抵达脾淋巴细胞的相应抗原受体而产生 Rh 抗体。这种初发免疫反应发展缓慢，常历时 2 个月以上，甚至长达 6 个月，所产生的抗体常较弱，且为 IgM，不通过胎盘。故第 1 胎胎儿分娩时母体仅处于原发免疫反应的潜伏阶段，溶血病发病率很低。而当母体发生原发免疫反应后再次怀孕时，即使经胎盘输血的血量很少，也能很快地发生继发性免疫反应，IgG 抗体迅速上升，再通过胎盘进入胎儿循环，导致胎儿红细胞破坏而溶血。

当母婴同时存在 ABO 血型不合时，进入母体的 Rh 阳性红细胞在母体内很快被抗 A 或抗 B 抗体破坏，以至于致敏的 Rh 阳性红细胞抗原不足，使 Rh 溶血发生率下降。Rh 阴性经产妇与其 Rh 阳性胎儿的 ABO 血型相合者，Rh 溶血发生率为 16%；若 ABO 血型不相合，则 Rh 溶血发生率仅为 1%～2%。Rh 血型系统的抗原强弱顺序为 D>E>C>c>e。Rh 阳性母亲也可因缺乏 E、C、c、e 抗原而引起新生儿溶血病，其中以抗 E 溶血病（母为 ee）较多见。而在接受过 Rh 抗原免疫的人中，血清中可以出现不止一种抗体，多抗体所致病情比单一抗体所致者严重。

Rh 血型不合溶血病绝大多数发生在第二胎或以后。如孕母以往已被致敏（如曾接受过 Rh 血型不合的输血），也可发生在第一胎（约 1%）；或 Rh 阴性孕母在胎儿时，其 Rh 阳性的母亲的少量 Rh 阳性血经胎盘进入体内而发生了初发免疫反应，这就是 Tailor 提出的"外祖母学说"。

Rh 血型不合溶血病也可发生于 Rh 阳性母亲，可因缺乏 E、C、c 或 e 抗原而致敏产生抗体，导致胎儿及新生儿发生溶血。

**【临床表现】**

症状的轻重程度与溶血程度相关，其典型的临床表现有：

1. 贫血　贫血程度常较重。新生儿贫血：轻度溶血者脐带的血红蛋白 >140 g/L；中度 <140 g/L，重症则低于 80 g/L 且常伴有胎儿水肿。出生后溶血继续进行，贫血刺激患儿造血组织产生较多未成熟红细胞、网织红细胞和有核红细胞，并出现在外周血中。部分 Rh 溶血病患儿在 2～6 周发生明显贫血（血红蛋白 <80 g/L＝，成为晚期贫血或迟发性贫血。这是 Rh 血型抗体在体内持久存在（超过 1～2 个月，甚至达 6 个月）而继续溶血所致。有些患儿虽经过换血治疗使体内抗体含量减少，但不能完全消除，也可使溶血持续存在引起晚期贫血。部分换血的患儿，低氧血症得到改善，导致促红细胞生成素产生减少，而使贫血持续数月。也有人认为，早期使用大剂量 IVIG 使溶血暂缓，随着 IVIG 的逐渐消失，在疾病后期血型抗体再次发挥作用而导致晚期贫血。

2. 胎儿水肿　多见于溶血严重者。严重的贫血导致胎儿组织缺氧、心力衰竭，肾重吸收水、盐增加。因缺氧和髓外造血增加，出现肝脏大、门静脉压升高、门静脉阻塞，肝细胞受损使白蛋白合成减少而致低蛋白血症。心力衰竭致静脉压增高，胎儿缺氧导致血管内皮受损，使血管内蛋白漏出，以致体腔内液体潴留。患儿全身水肿、苍白、皮肤瘀斑、胸腔积液、腹水、心音低、心率快、呼吸困难。出现腹水时，血细胞比容一般 ≤0.15，血红蛋白 ≤50 g/L。严重贫血和胎儿水肿最终可致胎儿脏器功能衰竭，甚至胎死腹中。活产者多为早产，出生时多有窒息，最终出现呼吸窘迫综合征，如不及时治疗，常在生后不久死亡。

3. 黄疸　黄疸出现早、进展快是本病的特点。由于胎儿溶血产生的未结合胆红素经胎盘转运至孕母循环中，通过母体代谢为结合胆红素排泄，故胎儿及刚出生的新生儿黄疸一般不明显。但出生后新生儿肝对胆红素的代谢能力低下，难以将溶血所产生的大量胆红素进行代谢，因此在 24 h 内（常在 4～5 h）出现黄疸并迅速加深，于生后第 3、4 天黄疸达峰值，可超过 340 $\mu$mol/L（20 mg/dl）。当过多的游离未结合胆红素透过血脑屏障，可引起胆红素脑病。

4. 肝脾大　贫血使肾合成促红细胞生成素增加，刺激胎儿骨髓、肝、脾产生和释放更多的红细胞，故致肝脾大。轻症者不明显，重症者肿大明显。

## 【辅助检查】

### （一）产前检查

1. 孕母血抗体测定　Rh 阴性的孕妇若与其配偶的 Rh 血型不合，需要妊娠期监测血型抗体。在妊娠第 16 周左右行第 1 次测定，于 28～30 周再次测定，以后每隔 2～4 周重复一次。抗体效价持续上升者提示母儿 Rh 血型不合溶血病。当抗体效价达 1：16 时宜行超声检查评估胎儿贫血程度。

2. 分子生物学方法　用于血型基因型鉴定。常用聚合酶链反应（PCR）检查羊水或脐带血中胎儿红细胞血型的基因型。由于对羊水和绒毛膜取样会增加母体致敏风险，使胎儿更易产生溶血，且有流产和死胎的可能，故须慎重评价。近年来，国内外采用无创胎儿 Rh 基因型检测方法。

3. 产前 B 超检查　当母体血清抗体效价超过界值（多数定为 1：32～1：8），建议监测胎儿大脑中动脉收缩期峰值流速（MCA-PSV），评估胎儿贫血程度。采用 MCA-PSV 诊断胎儿重度贫血的敏感性为 75.5%，特异为 90.8%。如测得 MCA-PSV≥1.5 MoM，则建议行脐静脉穿刺明确胎儿贫血程度。目前国际上胎儿宫内输血的指征为血细胞比容＜0.30，首选血管内输血。

### （二）生后诊断

依据病史及典型临床体征考虑本病时，应进一步进行相关实验室检查。

1. 血液检查　脐血或新生儿血红细胞及血红蛋白减少，网织红细胞和有核红细胞增加，血清未结合胆红素进行性升高，均提示患儿可能存在溶血。需进一步检测血清特异性抗体。

2. 溶血三项试验　改良 Coombs 试验、抗体释放试验及血清游离抗体试验。前两项阳性可确诊。

3. 呼气末一氧化碳（ETCOc）测定　监测内源性 CO 的生成，可直观反映血清胆红素的生成。

## 【诊断】

根据母婴 Rh 血型不合、出生后黄疸出现早并迅速加深，伴或不伴贫血和网织红细胞升高，可考虑诊断。结合溶血三项试验，若改良 Coombs 试验和红细胞抗体释放试验阳性，即可确诊。

Rh 溶血病与 ABO 溶血病的比较参考表 11-3-1。

表 11-3-1　Rh 溶血病与 ABO 溶血病的比较

| | Rh 溶血病 | ABO 溶血病 |
|---|---|---|
| **临床特点** | | |
| 频率 | 不常见 | 常见 |
| 苍白 | 显著 | 轻 |
| 水肿 | 较常见 | 罕见 |
| 黄疸 | 重度 | 轻～中度 |
| 肝脾大 | 显著 | 较轻 |
| 第一胎受累 | 很少 | 约半数 |
| 下一胎更严重 | 大多数 | 不一定 |
| 晚期贫血 | 可发生 | 很少发生 |
| **实验室特点** | | |
| 母血型 | Rh d、e、c | O（多数） |
| 婴儿血型 | RhD、E、C | A 或 B |
| 贫血 | 显著 | 轻 |
| 抗人球蛋白试验（直接） | 阳性 | 改良法阳性 |
| 抗人球蛋白试验（间接） | 阳性 | 阳性 |
| 红细胞形态 | 有核红细胞增多 | 小球形红细胞增多 |

## 【治疗】

包括出生前和生后治疗。前者主要防治严重贫血和低氧血症，有宫内输血和孕母血浆置换疗法，极少数重症患者在宫内已开始接受治疗，以减轻病情、防止死胎，绝大多数治疗在生后进行。后者主要是高胆红素血症和贫血的治疗，包括光照疗法、换血疗法、输血疗法、静脉丙种球蛋白的应用以及药物治疗等。

### （一）出生前治疗

1. 宫内输血　宫内输血时机对胎儿预后非常重要。困难在于准确评估贫血程度，判断最佳输血时机。根据监测大脑中动脉收缩期峰值流速、脐血检测等手段，目前多认为，胎儿中/重度贫血但尚未出现水肿时是宫内输血的最佳时机。这时可一次输入较多血，从而减少输血次数，并避免过早干预导致的并发症。以往曾主张妊娠 32 周时考虑分娩，但由此带来了早产的并发症、高胆红素血症、需要换血等问题，近年主张宫内输血进行到妊娠 34～35 周，无其他终止妊娠指征时，可于妊娠 37～38 周后分娩，以增加胎儿肝和血脑屏障的成熟度，降低高胆红素血症及胆红素脑病的发生，减少换血机会。

血源选择 O 型（或与孕母、胎儿同型，如均为 A 或 B 型）、Rh 阴性且与母亲血清不凝集的浓缩红细胞。以新鲜洗涤红细胞（<7 天）为佳。血源应为巨细胞病毒阴性，与母血清进行交叉配血试验阴性；并于输注前先予 γ 射线照射，以杀灭淋巴细胞，预防移植物抗宿主病。

2. 静脉丙种球蛋白（IVIG）应用　可用于已被致敏的孕母，也可直接用于已发生严重溶血的胎儿。一般于妊娠 28 周前，给孕妇注射 IVIG 400 mg/(kg·d)×(4~5) 天，每间隔 2~3 周可重复应用，直至分娩。

3. 母亲血浆置换术　若孕母血型抗体效价高于 1:64，且有过 Rh 溶血病病史，应考虑行血浆置换术。若羊水测定 A450 值提示为溶血病，应及时行血浆置换术，可将母体血液中的抗体分离去除，但不能终止抗体的继续产生，也不能逆转胎儿的病情。术后检测孕母抗体水平，如再次升高，可再行血浆置换术。

4. 提前分娩　当羊水分光光度计测定胆红素表明胎儿受累程度重且孕周>32 周，可测定羊水卵磷脂/鞘磷脂（L/S），以判断胎肺成熟度，必要时考虑提前分娩。

（二）新生儿治疗

产前已确诊者，在胎儿娩出时立即钳扎脐带，以防胎盘血流入患儿体内加重溶血。再根据病情及症状，选用下列各种措施。

1. 光照疗法　有助于降低血清胆红素、防止胆红素脑病。但不能阻止溶血及纠正贫血，故不能代替换血疗法。强光疗优于普通光疗，光疗期间密切监测胆红素水平，如胆红素持续升高达到换血水平，及时进行换血。

2. 换血疗法　胎儿期重度受累，出生时有水肿、腹水、贫血、心肺功能不全者，如不及时处理常生后不久死亡。应保持有效的通气、抽腹水、尽快进行交换输血。换血疗法的目的为置换出患儿循环血中的未结合胆红素、致敏红细胞和免疫抗体，同时纠正贫血，并提供白蛋白以结合患儿血中新产生的胆红素。换血疗法适应证、血源选择、注意事项、换血量、常见并发症及具体方法可参考有关章节（详见新生儿黄疸章节）。

3. IVIG 的应用　确诊 Rh 溶血病后尽早应用

IVIG，以减轻溶血反应。早期应用 IVIG 联合强光疗可减少换血。应用剂量为 1 g/kg，必要时重复应用。

【预防】

以多克隆的抗 D 免疫球蛋白作为预防剂，这种多克隆抗体主要来自高度免疫化的 RhD 阴性母亲的血浆。预防对象是分娩过 RhD 阳性胎儿的 RhD 阴性母亲，或有其他原因导致 RhD 阴性孕妇接触 RhD 阳性胎儿血液的致敏事件，如流产、羊膜穿刺、绒毛活检、脐带穿刺和产前出血等，这些产妇也需进行预防。一般在分娩后或发生致敏事件后 72 h 内尽早使用。多克隆抗体的预防作用机制可能是注射的抗 D 抗体与输入的 RhD 阳性红细胞结合，这种复合物被脾的单核巨噬细胞清除，使 D 抗原在被免疫系统识别之前破坏。

产后广泛应用抗 D 免疫球蛋白减少了约 90% 的 RhD 同种免疫及随后发生的 Rh 相关的胎儿和新生儿溶血等问题。28~29 孕周预防性应用 Rh 免疫球蛋白可将孕晚期 RhD 同种免疫发生率从 2% 降至 0.1%，将随后发生的 Rh 相关胎儿和新生儿问题阻断率从 95% 升高至 99%。

Rh（D）同种免疫一旦发生，使用抗 D 免疫球蛋白无效。故 Rh 阴性孕妇一旦妊娠 Rh 阳性胎儿，如存在发生母胎输血的风险，即可应用抗 D 免疫球蛋白。

# 三、其他血型不合溶血病

红细胞抗原有 33 个系统，共 400 多种抗原，包括常见的 ABO 血型系统、Rh 血型系统，以及少见的 MN、Ss、P. Lutheran、Lewis、Diego、Kell、Duffy、Kidd、Xg、Ii 等血型系统。各血型系统的抗原强度不同，除了 ABO 血型系统和 Rh 血型系统抗原性较强外，其他血型系统抗原性较弱，血型不合溶血病发病率低，偶有报道。其临床表现和处理与前相似，较有特征性的有以下几种（表 11-3-2）。

1. MN 血型不合溶血病　在我国及全球有零星报道。MN 血型系统包含 40 个血型抗原，其中 M、N、S、s 和 U 是最常见的导致新生儿溶血病的血型抗原。抗 M 主要为 IgM，但并存 IgG 成分时可致新生儿溶血病，其发生率不高，但一旦发生，症状很重，甚至发生死胎。有报道 MN 溶血病可发生严重高胆红素血症和贫血，也有黄疸不重

**表 11-3-2　其他血型系统不合引起的新生儿溶血病**

| 血型系统 | 引起溶血的抗体 | 新生儿严重程度 |
|---|---|---|
| Kell | 抗 K、抗 $K_7$（Jsb） | 常为轻型，偶可为重型、甚至死亡 |
| Duffy | 抗 $Fy^a$、抗 $Fy^b$ | 轻重不等 |
| Kidd | 抗 $JK^a$、抗 $JK^b$ | 轻症 |
| Ss | 抗 S、抗 s | 可引起胆红素脑病 |
| MN | 抗 M、抗 N | 轻重不等，可出现死胎 |
| Lewis | 抗 $Le^a$ | 轻症 |
| Diego | 抗 Di（b） | 轻症至较重 |
| 高频率抗原组 | 抗 $Jr^a$ | 黄疸较深，需光疗 |

而贫血严重，严重贫血、胎儿水肿可致生后不久死亡。抗 S 导致的新生儿溶血病往往较轻，也偶有重症的报道。抗 U 导致的新生儿溶血病仅在黑人中有报道。

2. Kell 血型不合溶血病　Kell 血型系统有 24 个血型抗原，其中 $K_1$（Kell，K）和 $K_2$（cellano，k）是最常见的导致新生儿溶血病的血型抗原，其他抗原，如 $K_3$、$K_4$、$K_5$、$K_6$、$K_7$ 和 $K_{10}$ 等也可引起溶血。因 Kell 血型抗原表达于红系造血祖细胞，故其抗体不仅引起溶血，还有抑制红细胞生成的作用。因此本病贫血重而黄疸轻，两者不成比例。临床表现为溶血，但网织红细胞可不升高，同时伴造血抑制而非髓外造血亢进。超声检查发现胎儿水肿比羊水检查胆红素更有诊断价值。

3. Kidd 血型不合溶血病　与新生儿溶血病相比，Kidd 血型抗体在临床上以引起溶血性输血反应为多。文献报道 Kidd 血型抗体（包括抗 $Jk^a$ 和抗 $Jk^b$）常与其他血型抗体并存。其在体内和体外的凝集效价都易降低，且属补体依赖性抗体，并有明显的剂量效应，在测定时应注意。Kidd 血型不合所致溶血病往往较轻。

4. Duffy 血型不合溶血病　Duffy 血型系统有 2 个血型抗原，即 $Fy^a$ 和 $Fy^b$。仅前者的抗体可导致新生儿溶血病。抗 $Fy^a$ 阳性者有 18% 发生溶血，其中 1/3 需输血治疗。

临床上新生儿黄疸出现早、程度重，同时伴有贫血时，如果母子 ABO 和 Rh 血型相合，也仍需要完善抗人球蛋白试验，查找是否存在其他少见血型不合性溶血病。

（朴梅花）

## 参考文献

[1] 邵肖梅，叶鸿瑁，邱小汕. 实用新生儿学. 4 版. 北京：人民卫生出版社，2011：605-611.

[2] Qureshi H，Massey E，Kirwan D，et al. BCSH guideline for the use of anti-D immunoglobulin for the prevention of haemolytic disease of the fetus and newborn. Transfus Med，2014，24（1）：8-20.

[3] de Hass M，Finning K，Massey E，et al. Anti-D prophylaxis：past，present and future. Transfus Med，2014，24（1）：1-7.

[4] 孙笑，孙瑜，杨慧霞. 母胎 Rh 阴性血型不合的孕期监测与处理. 中华围产医学杂志，2016，19（6）：406-411.

[5] 顾松，王亚娟，林影，等. MN 与 Rh 系统新生儿溶血病的临床特点比较. 中华围产医学杂志，2016，19（4）：284-288.

# 第四节　胎儿水肿

胎儿水肿是指过多的液体积聚在胎儿血管外组织和体腔中。目前对胎儿水肿更加严格的定义是：胎儿至少有两个部位出现细胞外液体的积聚，包括皮肤广泛性水肿（≥5 cm）、胎盘增厚（≥6 cm）、羊水过多、心包积液、胸腔积液和腹水。胎儿水肿可分为免疫性和非免疫性两种类型。

## 一、免疫性水肿

胎儿细胞的染色体及其基因有一半来自父方，如胎儿从父方遗传而来的显性红细胞抗原恰为母体所缺少，则进入母体后刺激母体产生抗体，此抗体再通过胎盘进入胎儿血循环时就可使胎儿红细胞凝集、破坏，引起胎儿或新生儿免疫性溶血。严重时发生胎儿水肿综合征。临床上常见的有母儿 Rh 血型不合、ABO 血型不合引起的溶血病（详见本章第三节）。

## 二、非免疫性水肿

### （一）病因及临床特点

1. 胎儿心血管疾病　由于心力衰竭或静、动脉血流受阻，增加静脉压力，导致水肿。最常见的为先天性心脏或大血管畸形，如肺动脉瓣和三尖瓣畸形、主动脉瓣狭窄、左心发育不良、房室共同通道、单心室等，胎儿水肿发生率为 40%；严重心脏疾患，如宫内感染所致的心肌炎、严重心律紊乱、心内膜弹力纤维增生症及动脉钙化等导致心肌收缩力和功能失调也可发生水肿；或由于先天性肺囊腺瘤、膈疝或纵隔畸胎瘤压迫腔静脉，导致纵隔血流受阻，影响心脏功能易致胎儿水肿，围生儿病死率较高。

2. 染色体/遗传性疾病　染色体异常导致胎儿水肿的发病率为 8.1%～30%。对于妊娠 20 周之前出现的胎儿水肿，染色体异常的比重明显升高，达 44.8%～77.8%。常见染色体异常，如 Turner 综合征、唐氏综合征、黏多糖贮积症、丙酮酸缺乏症、结节性硬化等均可引起胎儿水肿。染色体异常引起胎儿水肿的机制尚不明，可能与心脏结构缺陷或淋巴管发育畸形有关。Turner 综合征常

伴颈部淋巴水囊瘤，提示颈部淋巴系统发育异常。溶酶体贮积症是能引起水肿的最大一类先天性代谢缺陷病，属常染色体隐性遗传病。溶酶体贮积症引起的胎儿水肿通常是全身性的，但多以腹水最明显。肝功能受损导致白蛋白合成减少、内脏器官肿大引起广泛静脉回流受阻、肝 Kupffer 细胞吞噬沉积物后造成肝窦梗阻均是这类疾病形成水肿的机制。黏脂贮积症 II 型、Gaucher 病、黏多糖增多症 IV 型和 VII 型、GM1 神经节苷脂贮积症、唾液酸贮积症、Salla 病、Wolman 病均已被证实是引起非免疫性胎儿水肿的原因。

3. 胸腔病变　先天性胸腔积液、先天性乳糜胸、纵隔畸胎瘤、膈疝、胸腔畸形、先天性囊性腺瘤样畸形、隔离肺等在非免疫性胎儿水肿中的总体发生率为 2.5%～13%。胸腔内占位病变导致水肿的机制在于压迫效应，影响静脉回流。有研究显示，先天性囊性腺瘤样畸形的发生率为 1/35 000～1/25 000，其中 12%～43% 的胎儿会出现腺瘤快速增大，压迫纵隔，引起胎儿水肿。

4. 胎儿严重贫血　在东南和西南各省（自治区），如广东、广西、四川可因 G-6-PD 缺陷、地中海贫血引起胎儿非免疫性水肿。胎母或胎胎输血严重者也可引起。

5. 感染　引起胎儿水肿的微生物有链球菌、螺旋体、巨细胞病毒、风疹病毒、柯萨奇病毒、鼠弓形虫等，尤其是人微小病毒 B19，其垂直传播率为 33%～50%。据报道，5%～9.1% 的非免疫性胎儿水肿由微小病毒 B19 引起。目前认为微小病毒 B19 宫内感染引起胎儿水肿的机制是病毒在胎儿红系祖细胞中复制，阻碍胎儿红细胞生成，造成红细胞再生障碍，胎儿严重贫血，为代偿贫血，胎儿肝造血活跃，减少蛋白质的合成，引起低白蛋白血症而出现腹水、胸腔积液，最终导致心功能衰竭，静脉回流受阻，胎儿全身水肿，此外病毒直接对肝和心肌的直接损害也可能对水肿的发生有一定影响。

6. 淋巴系统发育异常　胎儿淋巴回流比成人丰富且胎儿淋巴系统对中心静脉压的升高更为敏

感，当中心静脉压升高至 15 mmHg（成人 25～30 mmHg）时，胎儿淋巴回流就会终止。淋巴系统发育异常的机制不明，大部分继发于染色体异常，如 Turner 综合征、Noonan 综合征等。

7. 其他因素　较大的胎盘绒毛膜血管瘤使胎儿处于高循环动力状态，红细胞在血管瘤内还会发生微血管溶血，导致胎儿贫血。胎盘异常、脐静脉血栓、脐带真结、绒毛膜血栓等因素可造成胎儿循环障碍，导致水肿。先天性肾病胎儿尿蛋白排出过多、先天性肝炎或肝硬化蛋白质合成减少均可使血浆蛋白低下，引起胎儿水肿。

**（二）诊断**

对非免疫性胎儿水肿的诊断应以阐明病因为主。

1. 病史　应了解孕妇既往的健康及疾病的情况、既往孕产史、是否近亲婚配、本次妊娠情况、家族是否有类似病史等。两广地区须警惕 α 珠蛋白生成障碍性贫血引起的胎儿非免疫性胎儿水肿。

2. 母体实验室检查　血常规明确孕妇有无贫血、肝功能检测有无低白蛋白血症、夫妻双方血型检测有助于提示母子血型不合引起的免疫性胎儿水肿。常规 TORCH 筛查和微小病毒 B19 血清学抗体检查能协助判断母体是否存在新近感染。近年发展起来的 IgG 抗体亲和力指数检测方法能鉴别母体原发感染，已应用于妊娠期巨细胞病毒、弓形虫、单纯疱疹病毒感染的检测中。怀疑胎母输血时，须进行 Kleihauer-Betke 染色检查（红细胞酸洗脱法），可用于从母血中检出胎儿红细胞，还可估计新生儿失血量。流式细胞技术也可用于检测母血中的胎儿细胞。

既往多次妊娠水肿胎儿或家族中有类似病史时，建议夫妻双方进行染色体核型分析，必要时进行相关基因分析。

3. 影像学检查　宫内胎儿超声对胎儿水肿的诊断和鉴别诊断具有重要意义。超声检查不仅能发现胎儿水肿的征象（皮肤水肿、胸腔积液、腹水、心包积液、羊水增多、胎盘增厚），还能协助了解病因和随访评估病情的变化。多普勒超声下大脑中动脉血流峰值流速的增高和贫血程度成正比，胎儿大脑中动脉收缩期峰值流速测定是鉴别胎儿贫血引起胎儿水肿的敏感方法。

4. 胎儿样本的实验室检查　分娩时可留取脐血用于协助病因的诊断。检查包括血型、血常规、Coombs 试验、血红蛋白电泳等，脐血中检测出病毒特异性 IgM 抗体或病毒核酸支持宫内感染的诊断。对珠蛋白生成障碍性贫血、溶酶体贮积症等遗传/代谢性疾病的最终确诊依赖于 DNA 检测。

**（三）治疗和预后**

非免疫性胎儿水肿的总体预后不佳，70% 以上会发生胎死宫内或出生后死亡。其处理应根据病因、胎儿状况和医疗条件综合而定。当胎儿患致死性畸形、严重缺陷，出生后无法存活者，应及时终止妊娠；有产前治疗指征和条件者可考虑宫内治疗，例如对母儿血型不合的胎儿采取宫内输血或对双胎输血综合征胎儿采取穿刺放羊水或羊膜中隔造口术等宫内手术手段，以争取改善患儿的预后；对病情较轻并接近成熟的胎儿也可待分娩后处理。

新生儿出生后应立即穿刺除去胸腔积液、腹水，采用呼气末正压通气，重度贫血者应输注红细胞，有心力衰竭者应用西地兰等对症治疗。随后根据情况进行其他方面的处理，或选择适当时机进行手术治疗。

（常艳美）

# 第五节 新生儿红细胞增多症-高黏度综合征

## 【概述】

红细胞增多症（polycythemia）是以红细胞数目、血红蛋白（Hb）、血细胞比容（Hct）和血液总容量显著超过正常水平为特点的一类疾病。新生儿红细胞增多症是新生儿期常见疾病，足月新生儿静脉 Hct＞65％，或 Hb＞220 g/L，可确诊红细胞增多症，如同时血黏度＞18 cps（切变率为 11.5 s-1），可诊断为红细胞增多症-高黏度综合征。高黏度与红细胞增多症是不同概念，新生儿红细胞增多症患儿不一定存在高黏度，反之亦然，但二者常共同存在。足月新生儿红细胞增多症的发生率为 0.4％～5％，我国西藏地区为高原地带，该病发病率明显增高，可达入院新生儿的 12％左右。过期产儿、小于胎龄儿、糖尿病母亲的婴儿、胎-胎输血受血者或染色体病患儿，其红细胞增多症发病率高于普通新生儿，其中糖尿病母亲的婴儿本病发病率可达 22％～29％。虽然患有红细胞增多症的新生儿往往并无明显胎儿造血异常，但红细胞增多、Hct 增高常导致血液高黏度，使血流缓慢、微循环低灌注、组织缺氧和血栓形成，造成多器官功能障碍，甚至导致永久性中枢神经系统损伤。

## 【病因和发病机制】

全血黏度由 Hct、红细胞变形性和血浆黏度三个因素共同决定，其中 Hct 最为重要。另外，血液流速是影响血黏度的重要因素，当患儿存在缺氧、酸中毒等情况时，微血管中的红细胞流速减慢，血黏度可明显升高。

患儿 Hct 在 60％～65％以下时，Hct 与血黏度呈线性关系；若 Hct 继续增高，血黏度增高明显，各脏器血管阻力增加，则二者则呈指数关系，血流速及氧运输明显下降，见图 13-5-1。

红细胞增多症可分为原发性与继发性两大类。原发性即真性红细胞增多症，继发性则主要是由组织缺氧引起。新生儿红细胞增多症主要由于以下两种情况所致，即宫内红细胞生成增多（主动）或胎儿高灌注（或称胎儿输血）（被动）。正常足月新生儿脐带夹闭延迟导致脐带血向胎儿输送是导致红细胞增多的最常见原因。动物实验发现，当发生急性宫内缺氧时，胎盘供血增加会导致胎儿红细胞体积增加。胎盘功能不全和慢性宫内缺氧可刺激胎儿骨髓增生活跃，往往发生宫内红细胞生成增加，常见于小于胎龄儿。

### （一）宫内红细胞生成增多

1. 母亲疾病　常见于妊娠高血压综合征合并先兆子痫、孕母慢性高血压、慢性或复发性胎盘早剥、孕母青紫型先天性心脏病、过期妊娠、孕期毒血症、孕母吸烟以及过量酒精摄入所致的胎盘功能不足。此类病因所致造血异常与胎盘功能不全和胎儿宫内生长受限程度有关。妊娠高血压综合征母亲的血压与胎盘血容量成反比。母亲血压增高可使胎盘向胎儿输血增加，导致胎儿宫内红细胞增加，红细胞增多可增加氧的利用，使胎儿达到正常的发育生长，但当失代偿时，其可致

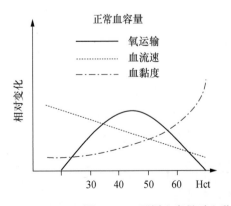
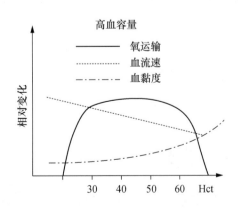

**图 13-5-1**　不同血容量时血黏度与血流速以及氧运输的相对变化

组织缺氧，胎儿出现宫内发育障碍。如果孕母存在轻度胎盘功能不全以及其所继发的组织缺氧，多会引起促红细胞生成素增多及红细胞增多症，而中重度胎盘血管病变则可能导致红细胞生长受限及贫血。

2. 母婴内分泌异常　如孕母糖尿病且血糖控制不佳、新生儿先天性甲状腺功能亢进或甲状腺功能减退症、先天性肾上腺皮质增生等。此类疾病常导致胎儿氧耗增加。患糖尿病且血糖控制不佳的孕母，胎儿长期处于高血糖环境中，其高血糖状态可引发胎儿高胰岛素血症、组织缺氧及促红细胞生成素水平增高，从而导致胎儿红细胞生成增多。虽然糖尿病母亲的婴儿血浆瘦素水平多升高，但其实际浓度与红细胞增多程度并无直接相关。甲状腺功能亢进可直接作用于骨髓干细胞，引起红细胞生成增多，同时引起宫内生长受限。

3. 遗传性疾病　如 13 三体综合征、18 三体综合征、21 三体综合征、Beckwith 综合征等。唐氏综合征患儿发生红细胞增多症的概率为 15%～33%，病因不明，可能与宫内缺氧所致脐血促红细胞生成素浓度增高有关。13 三体综合征及 18 三体综合征患儿患红细胞增多症的概率分别为 8% 及 17%。

### （二）红细胞输注

1. 分娩因素　脐带夹闭延迟、脐带夹闭前胎儿相对产妇位置较低所致胎盘-胎儿输血、围生期缺氧、使用催产素等。当新生儿出生后脐带夹闭延迟超过 3 min 时，其血容量可增加约 30%，因此脐带夹闭延迟的新生儿容易出现有明确临床表现的红细胞增多症，但多数预后良好。胎盘-胎儿输血多与重力作用有关。脐带夹闭前胎儿与产妇的相对位置决定着胎盘-胎儿输血方向。如在脐带夹闭前，将新生儿相对产妇位置抬高或放低 15～20 cm 以上，可明显影响胎盘灌注。另外，当存在围生期缺氧时，其胎盘灌注会有所增加，从而引起血液自胎盘向胎儿的主动转运，引发红细胞增多症。产妇使用催产素也会使胎盘灌注有所增加。

2. 胎-胎输血综合征　单卵双胎妊娠中，约 10% 会因存在双胎之间的血管交通而出现胎-胎输血综合征。其中受血者往往存在红细胞增多症。

### （三）假性红细胞增多

当患儿发生脱水、血容量减少时，血液相对浓缩或血流不畅，红细胞瘀滞可导致 Hct 假性增高。患儿可出现体重下降、尿量减少等表现，应考虑继发性红细胞浓缩可能，通常发生于生后 2～3 天。

### 【临床表现】

与红细胞增多症相关的症状常用"高黏度综合征"描述，红细胞增多症患儿中只有约 47% 存在高黏度，而有高黏度的患儿中仅有 27% 患有红细胞增多症。多数红细胞增多症患儿无明显症状。新生儿红细胞增多症的典型症状多在生后 1～2 h 即可出现。当患儿 Hct 处于正常高限时，其临床表现多在生后 2～3 天出现，这与细胞外液的过度消耗所致血液浓缩及高黏度相关。生后 48～72 h 仍无临床症状的患儿多数不再出现明显临床表现。

新生儿红细胞增多症患儿常见临床表现多为非特异性，例如面色红润、易激惹、震颤、喂养困难、嗜睡、呼吸暂停、发绀、呼吸窘迫及抽搐等。约有 60% 的患儿会出现异常神经系统表现，可能是由于高黏滞血症导致毛细血管灌注减少，组织缺氧、酸中毒，脑血流平均速度降低，脑缺氧、缺血、相关组织代谢异常可能起重要作用。患儿可出现淡漠、肌张力降低、震颤、惊厥等症状。其神经系统的异常也可能与代谢状态异常，如低血糖症及低钙血症等有关。低血糖症是导致代谢异常最常见的原因，红细胞增多症患儿中有 12%～40% 合并低血糖症，1%～11% 合并低钙血症，可能与红细胞增多症患儿血中降钙素基因相关肽（CGRP）浓度升高有关，而 CGRP 浓度升高的病理生理学意义尚不明确。心肌缺氧缺血可导致心脏扩大、心输出量下降及心电图缺血改变。患儿如肺血管阻力增加，可出现动脉导管及卵圆孔开放，右向左分流，肺动脉高压。

红细胞增多症及高黏度是坏死性小肠结肠炎（NEC）发生的相关病理因素之一，特别是足月儿及晚期早产儿。在所有发生 NEC 的患儿中，部分患儿合并红细胞增多症，由于内脏血流灌注的改变可导致胃肠道黏膜损伤；近年来有文献显示，利用部分换血疗法降低 Hct 也可能增加 NEC 发生的风险。临床可出现呕吐、腹泻、便血等表现。

红细胞增多症患儿的肾损害表现包括肾小球滤过率下降、少尿、血尿、蛋白尿和肾静脉血栓等。约有 1/3 的患儿合并血小板减少症，其发病原因可能与微循环中血液瘀滞，微血栓形成使血小板消耗增多有关。如由于红细胞生成增多引发红细胞增多症，其造血干细胞分化方向改变亦可能是导致血小板减少症发生的原因之一。此类患儿发生弥散性血管内凝血的可能性不大。

**【辅助检查】**

该病的实验室检查主要包括 Hb 及 Hct。新生儿出生后 2 h 静脉血 Hb≥220 g/L，Hct≥65% 即可诊断。其中 Hct 是主要检测指标，其次为 Hb，如两者均符合诊断标准，即可确诊；仅 Hct 符合诊断者，应密切监测 Hct 变化情况。由于新生儿出生后 2 hHct 达高峰，12 h 后下降至正常水平，故检测时间为生后 12 h 内较好。

在判断检测结果时，需要注意区分标本采集方式。外周血 Hct 常比静脉血 Hct 高 5%～15%，因此经外周血检测考虑存在红细胞增多症时，应进一步检测静脉血以确诊。同时也需注意标本的检查方式，使用小型高速离心机处理标本后，其 Hct 往往较血细胞分析仪（利用红细胞体积及红细胞计数综合分析）的结果高约 2%。如通过脐静脉或桡动脉采血，则 Hct 正常值高限为 63%。

由于该病常导致神经系统损伤，如有条件，可在生后 3～7 天左右行头颅 B 超等影像学筛查，争取早期发现问题，及早干预。

**【诊断和鉴别诊断】**

静脉血中 Hct>65% 是诊断新生儿红细胞增多症的必备条件。然而，临床研究发现，出现血液高黏度的实际表现与 Hct>65% 仅有中度一致性。虽然血黏度对决定患儿的适宜治疗策略有积极指导意义，但由于缺乏直接检测血液黏度的相关工具，Hct 成为高黏度的替代指标而被广泛使用。

脐血 Hct≤55% 有助于预测生后 2 h 内发生红细胞增多症的风险，但由于目前尚缺乏明确证据证实对存在明确临床表现且 Hct 增高的新生儿进行治疗可改变其预后，因此这一检测方法未被广泛接纳。所有存在高血黏度表现的新生儿都应考虑存在红细胞增多症的可能。在生后数小时内检测到 Hct 升高的患儿，应继续密切监测其变化。

患红细胞增多症的新生儿，应仔细采集病史，了解其是否存在宫内发育受限、孕母糖尿病或生后窒息等情况。由于高黏度的临床表现与其他疾病可能存在重叠，因此当患儿出现高黏度表现时应仔细鉴别病因。同时应注意监测患儿其他系统表现，例如是否存在血栓、NEC、低血糖症、低钙血症、高胆红素血症及血小板减少症、脑损伤、胃肠道症状和肾受累表现。

**【治疗与监护】**

一般情况下，对无临床症状者，无需特殊治疗，注意保暖、供氧、输液、监测血糖等即可。由于该病常有低血糖症，监测血糖尤为重要。①当患儿静脉血 Hct 为 60%～70%，无明确临床表现时，不推荐进行部分换血，仅需注意观察，增加液体量 20～40 mg/(kg·d)，在开始治疗后 12～24 h 内再次监测 Hct，同时监测患儿心肺功能状态。如果患儿 Hct 水平有所下降或维持稳定，且未出现临床表现，可在此后 24～48 h 继续监测。②对于 Hct 在 65%～70%，有明确临床表现的患儿，需权衡危险因素后，谨慎采取部分换血方式治疗。③如周围静脉 Hct>75%，目前多数学者认为即使无症状，也应进行部分换血。治疗目的为预防症状及神经系统并发症的发生。也有研究表明，给予患儿继续补液或进行部分换血，二者疗效并无明显差别，而部分换血既不能改善患儿长期神经系统预后，又会增加患 NEC 风险。因此，应根据患儿的具体情况，在仔细评估和平衡利弊风险后，采取个体化治疗方式。

对于须进行部分换血的患儿，目前常选用生理盐水、5% 白蛋白、人血浆蛋白片断或新鲜冰冻血浆，其目的是将 Hct 迅速降至 55%～60% 左右。相对于生理盐水，给予胶体液并无明显益处，且其会增加发生 NEC 的风险。由于生理盐水价格低廉、方便实用，且无输血相关感染的风险，目前已替代部分换血，成为红细胞增多症患儿的首选治疗用液体，被广泛用于临床。

如患儿须进行换血，换血量应为：血容量×体重（kg）×（患儿实际 Hct 值-预期 Hct 值）/患儿 Hct 值。足月儿血容量为 80～90 ml/kg，极低体重儿为 100 ml/kg，糖尿病母亲的婴儿为 80～85 ml/kg。换血可通过单一脐静脉插管或外周血管套管。抽血量与输入的稀释液量应相等，并应尽早同步进行。如个别患儿 Hct 在换血后仍明显增高，可重复换血 2～3 次，重症病例则应一次性足量换血，使患儿血液黏度迅速降至正常范围，从而改善临床症状。需注意一次换血量应≤28 ml/kg，否则易发生轻度贫血。换血前，应注意患儿的保暖、排空胃内容物，密切监测心率、呼吸、血压、血糖等指标，换血完成后应继续禁食 2～4 h，并继续监测上述指标，同时注意是否有腹胀、呕血、血便等情况，防止 NEC 的发生。

如患儿存在脱水所致的假性红细胞增多症，临床无红细胞增多的症状和体征，可在 6～8 h 内纠正脱水，一般需补液 130～150 ml/(kg·d)，每 6 h 监测一次 Hct。

**【预后与预防】**

多数无明显临床表现的患儿预后良好。远期不良预后包括语言功能缺陷、精细运动异常、智商降低、学习困难以及其他神经系统异常。由于该病患儿常存在的围生期高危因素，如小于胎龄儿或窒息等亦可导致上述不良预后，故目前尚不能确定不良预后是围生期高危因素所致还是红细胞增多症所致。

无相关围生期危险因素的患儿发生红细胞增多症的概率低于 0.5%，因此无需对所有新生儿进行常规筛查。对于存在明确围生期相关危险因素的患儿，应在生后尽早行 Hb 及 Hct 监测。由于新生儿生后 2～4 h Hct 达峰值，24 h 后逐渐下降，故有研究推荐将监测时间定为生后 6 h。

（张晓蕊　曾超美）

## 参考文献

[1] Gleason CA, Devaskar SU. Avery's Diseases of the Newborn. 9th ed. Philadelphia: Elsevier Saunders, 2012.

[2] Kliegman RM, Stanton BF, Schor NF, et al. Nelson Textbook of Pediatrics, 19th ed. Philadelphia: Elsevier Saunders, 2011: 3272-3275.

[3] 邵肖梅, 叶鸿瑁, 丘小汕. 实用新生儿学. 4 版. 北京: 人民卫生出版社, 2011: 646-649.

[4] Sarkar S, Roseenkrantz TS. Neonatal polycythemia and hyperviscosity. Semin Fetal Neonatal Med, 2008, 13 (4): 248-255.

[5] Morag I, Strauss T, Lubin D, et al. Restrictive management of neonatal polycythemia. Am J Perinatol, 2011, 28 (9): 677-682.

[6] Remon JI, Raghavan A, Maheshwari A. Polycythemia in the Newborn. Neoreviews, 2011, 12: e20.

# 第六节　新生儿维生素 K 缺乏性出血症

## 【概述】

新生儿出生后由于维生素 K 来源及合成缺乏，体内维生素 K 依赖性因子（因子Ⅱ、Ⅶ、Ⅸ、Ⅹ）凝血活性低下，从而发生各脏器不可预测的出血，称为维生素 K 缺乏性出血症（vitamin K-deficiency bleeding，VKDB），其曾被称为新生儿出血症（hemorrhagic disease of the newborn，HDN）、新生儿自然出血、新生儿低凝血酶原血症等。自 1894 年 Townsend 首次报道以来，该病发病率一度很高，至 20 世纪 60 年代，由于实施对新生儿出生后常规注射维生素 $K_1$ 的措施，其发病率有所下降。近年来随着母乳喂养率的增加，发病率又有所上升。由于 VKDB 发病隐匿，症状不典型，难以早期诊断，易被误诊，一旦发生重要脏器出血，如颅内出血，易导致严重并发症，甚至引起死亡或遗留严重后遗症，故应重视新生儿生后及时补充维生素 K，其为预防该病的根本措施。

## 【病因】

VKDB 的主要病因为新生儿维生素 K 缺乏，主要原因包括以下几类：

### （一）维生素 K 储存量低

维生素 K 是 2-甲基-1，4-萘醌及其衍生物的总称，包括维生素 $K_1$、维生素 $K_2$、维生素 $K_3$，为形成活性凝血因子Ⅱ、Ⅶ、Ⅸ、Ⅹ所必需的物质。维生素 K 难以通过胎盘，因此孕母体内的维生素 K 大约只有 10% 可通过胎盘进入胎儿体内，导致胎儿血浆维生素 K 水平和肝内储存量都较低。新生儿出生时血浆维生素水平普遍较低，早产儿、小于胎龄儿、低出生体重儿等血浆维生素 K 水平更低。

### （二）维生素 K 摄入不足

近年来，维生素 K 缺乏性出血症与母乳喂养的相关性已被国内外学术界公认。母乳中维生素 K 含量约为 $15\,\mu g/L$，牛奶中维生素 K 含量则可达到 $60\,Fg/L$，因此母乳中维生素 K 含量仅为牛乳的 1/4，为配方乳的 1/20 左右。同时母乳中含多种抗体，这些抗体对减少呼吸道和胃肠道感染十分有利，但可能抑制新生儿肠道内正常菌群产生维生素 K；另外，母乳喂养儿肠道中的细菌主要为双歧杆菌，该菌合成维生素 K 能力极差，故母乳喂养儿肠道菌群产生的维生素 K 较配方乳喂养儿明显减少。我国传统中，产妇分娩后 1～2 个月的饮食结构往往不甚合理，常以鸡汤、鸡蛋、谷类为主，缺乏绿色蔬菜、豆类、动物肝等，这种饮食结构可导致乳母的乳汁中维生素 K 缺乏，加之初生母乳量不足等，因此母乳喂养儿发生 VKDB 的概率较牛奶喂养者高 15～20 倍。

### （三）维生素 K 吸收率低且合成不足

由于胎儿肝功能不成熟，新生儿出生时肝内维生素 K 储存量亦低，早产儿则更明显；同时维生素 K 主要由正常肠道菌群合成，初生婴儿肠道菌群尚未建立，可能影响维生素 K 的合成；新生儿肠道对维生素 K 的吸收率亦明显低于成人（新生儿约为 26%，而成人可达 40%～60%），从而导致维生素 K 缺乏。另外，慢性腹泻、肠炎或由于存在其他疾病而需口服抗生素等均可使肠道正常菌群减少，致使维生素 K 合成不足。

### （四）母亲用药史

母亲产前应用过某些抗惊厥药（苯妥英钠、苯巴比妥、卡马西平）、抗凝药（双香豆素、华法林）或抗结核药（利福平、异烟肼）等，或在妊娠及分娩过程发生某些合并症，均可诱导肝线粒体酶增加，加速维生素 K 的降解氧化或阻断维生素循环，从而影响维生素 K 代谢，导致维生素 K 不足。

### （五）肝胆疾病

新生儿患有先天性胆道闭锁或囊性纤维化等疾病时，因胆汁分泌减少、肝细胞受损、肠道吸收脂肪不良，可影响维生素 K 的吸收，加重维生素 K 缺乏。

### （六）抗生素应用

近年来，广谱抗生素被广泛应用于临床。目前已发现，许多广谱抗生素可能影响凝血功能，使患儿存在出血倾向，其中以三代头孢类抗生素作用最为明显。三代头孢类抗生素对革兰氏阴性杆菌有强大的杀菌作用，很多三代头孢类抗生素在体内几乎不代谢，一半以上自胆道经肠道排出，对肠道菌群存在很大影响，可抑制维生素 K 的肠道合成。同时，维生素 $K_1$ 在近端小肠经肠道、淋巴系统吸收，维生素 $K_2$ 则在远端小肠和结肠被动扩散吸收，使用头孢类广谱抗生素后，常会由于肠道菌群紊乱引发腹泻，从而影响维生素 K 在肠道的吸收。另外，头孢菌素含有 N-甲硫四唑基团（NMTT）侧链，其可抑制维生素 K 环氧化物还原酶（VKORC），阻断维生素 K 的循环，对肝微粒体羧化酶产生影响，阻碍谷氨酸的 γ-羧化反应，使凝血瀑布无法形成，从而影响凝血机制，导致出血发生。

【发病机制】

维生素 $K_1$（叶绿醌）广泛存在于绿色植物中，是食物中维生素 K 的重要来源；维生素 $K_2$ 主要由肠道细菌合成。维生素 $K_1$ 和维生素 $K_2$ 均为脂溶性维生素，而维生素 $K_3$、维生素 $K_4$ 为人工合成的水溶性维生素。维生素 K 缺乏之所以导致出血是由于某些凝血因子的凝血生物活性直接依赖于维生素 K 的存在。维生素 K 不参与凝血因子 Ⅱ、Ⅶ、Ⅸ、Ⅹ 的合成，但凝血因子 Ⅱ、Ⅶ、Ⅸ、Ⅹ 的谷氨酸残基需要羧化为 γ-羧基谷氨酸才能具有更多的钙结合位点，增加钙结合位点后，在钙离子参与下，其与血小板膜磷脂结合，才能使这些因子转化成具有凝血功能的生物活性凝血因子。这一羧化过程需要一种依赖于维生素 K 的羧化酶参与，故这 4 种凝血因子又名维生素 K 依赖性因子。维生素 K 本质是充当维生素 K 依赖性羧化酶的辅酶，催化维生素 K 依赖性凝血因子的前体蛋白转变为维生素 K 依赖性凝血因子。此外，对血液凝固有重要调节作用的自然抗凝蛋白 C 和蛋白 S 的合成也必需有维生素 K 的参与。如发生维生素 K 缺乏，这些凝血因子或蛋白不能羧化，就没有凝血的生物活性，则仅为无功能的蛋白质，不能参与凝血过程，因此患儿会发生凝血功能障碍，导致出血。

【临床表现】

VKDB 的临床特点主要为其他各方面正常、无潜在疾病的新生儿在生后突发出血，监测血小板计数及纤维蛋白原均正常，予维生素 K 治疗后出血很快停止。目前临床多采用 Lane 分类法，将该病根据发病时间及临床表现不同，分为早发型、经典型和迟发型三型。

（一）早发型

出血常发生在出生后 24 h 内（包括分娩时），通常出血较重，可能危及生命，如大量胃肠道出血（表现为呕血、黑便或大便中有鲜血），或严重颅内出血、胸腔或腹腔出血等。轻者仅表现为皮肤少量出血点、脐带残端渗血或头颅血肿。早发型 VKDB 相对少见，多为宫内严重维生素 K 缺乏所致，其发生常与母亲分娩前使用影响维生素 K 代谢的药物有关，如抗惊厥药苯妥英钠、抗结核治疗或口服抗凝药等。

（二）经典型

出血常发生在生后 1～7 天，未接受过预防性维生素 K 补充的新生儿多数于第 2 天或第 3 天发病，早产儿可迟至 2 周。经典型 VKDB 多为特发性，但喂养不足是一项已知却常为人们所忽视的诱发因素，如新生儿生后为母乳喂养或经口喂养困难，则发生出血的风险会明显增加。在未接受过维生素 K 补充的婴儿中，经典型 VKDB 的发生率为 0.25%～1.7%。经典型 VKDB 较常见，多表现为脐带残端渗血、胃肠道出血等，其中胃肠道出血最常见，可表现为呕血或大便带血，也可有皮肤受压处、穿刺部位、阴道、鼻和肺等处出血表现。多数患儿出血量不多，可自行停止。少数患儿出血严重，可有皮肤大片瘀斑和血肿，胃肠道或脐部残端大量出血，甚至肾上腺皮质出血而引起休克。颅内出血多发生在早产儿，严重者可致死，存活者可遗留脑积水等后遗症。经典型多由于单纯母乳喂养、肠道菌群紊乱、肝发育不全、母亲孕期使用影响维生素 K 代谢的药物等因素导致维生素 K 合成不足。虽然很多研究显示，在出生时单次肌内注射维生素 $K_1$ 即可预防经典型新生儿出血症，但是否在生后常规给予维生素 K，目前世界范围内尚有争论。

（三）迟发型

或称晚发型，是指出生 1 周后发生的新生儿出血，多发生在生后 2 周～8 周，也有少数病例发生于出生 15 周～24 周，男婴发生率约为女婴的 2 倍。其特征性表现为突发颅内出血，常为晚发型 VKDB 的首发症状。颅内出血可为硬膜下出血、蛛网膜下腔出血、硬膜外出血等，发生率可高达 65% 以上。临床表现为惊厥，伴有呕吐、前囟隆起等颅内压增高症状，还可伴有其他部位出血，如皮肤、注射部位、胃肠道和黏膜下出血。该型颅内出血量往往较大，可压迫周围神经，导致脑细胞坏死或脑积水。出血严重者常致死，存活者常留下神经系统后遗症，如发育迟缓、运动功能障碍、脑瘫和癫痫等。晚发型VKDB往往起病隐匿，发生出血前无明显先兆症状，易被误诊，从而使其死亡率及致残率高，故应高度警惕。该型多发生于足月单纯母乳喂养的健康婴儿，少数可发生于存在肝疾病（如胆道闭锁）、慢性腹泻或长期使用抗生素的婴儿。对于足月母乳喂养的健康婴儿，在生后6周内，单次肌内注射或多次口服维生素K即可预防该病发生，而对于存在慢性肝疾病的婴儿，则需要延长补充维生素K的时间方可预防该病的发生。

## 【辅助检查】

VKDB无特征性临床表现，故实验室检查对确诊该病至关重要。常用的实验室检查为凝血功能检测。近年来随着检测技术的发展与提高，新的评价检测指标已逐步应用于临床，如凝血酶原前体蛋白（PIVKA-II）、血清维生素K水平、骨钙蛋白（osteocalcin）、尿γ-谷氨酸、活化II因子与II因子总量比值等。

### （一）凝血功能检测

为该病的主要实验室检查。包含凝血酶原时间（PT）、活化部分凝血活酶时间（APTT）、凝血酶时间（TT）等，同时可测定纤维蛋白原和血小板。如患儿存在维生素K缺乏，则维生素K依赖性因子活性下降，对各型VKDB，凝血功能检测均提示PT延长，而血小板计数、纤维蛋白原、出血时间等正常。如存在严重维生素K缺乏，则APTT亦可延长。特别需要注意的是，早期正常新生儿亦存在凝血因子的生理性低下，故在判断化验结果时，需注意结合日龄特点及相关临床表现，避免误诊。

### （二）凝血酶原前体蛋白（PIVKA-II）测定

PIVKA-II是目前国际上公认的生化水平反映机体维生素K营养状况的敏感指标，以PIVKA-II作为指标监测机体维生素K营养状况，可较PT敏感近千倍。PIVKA-II是无凝血活性的凝血酶原前体蛋白，由肝产生，在羧化酶功能正常且维生素K存在时，PIVKA-II可全部转变为凝血酶原，血液中不能检测到。当维生素K缺乏时，PIVKA-II因凝血因子II、VII、IX、X不能羧化而出现在血循环中，因此在常规凝血指标异常前，就可在循环血液中检测到PIVKA-II，其可反映机体是否存在亚临床维生素K缺乏。PIVKA-II的出现与维生素K缺乏状况同步，因此，PIVKA-II可准确、敏感地反映机体的维生素K营养状况。即使已经给予维生素K治疗，检测PIVKA-II仍可用于VKDB的诊断，同时由于PIVKA-II半衰期较长，在最初出现出血后的数天至数周后仍可通过检测PIVKA-II回顾性确诊VKDB。一般认为PIVKA-II$\geq 2\,\mu g/L$为阳性。

### （三）血清维生素K测定

血清维生素K水平可直接反映人体维生素K的营养状况，但由于血液循环中维生素K浓度极低，故检测血清维生素K水平较为困难。目前高效液相色谱（HPLC）检测技术是常用的血清维生素K检测手段，近年来亦有利用毛细管电泳等方式测定血清维生素K水平的报道。

### （四）骨钙蛋白

骨钙蛋白是成骨细胞合成、分泌的一种维生素K依赖性钙结合蛋白。成骨细胞合成骨钙蛋白后，大部分沉积于骨基质，小部分释放入血。所有种属骨钙蛋白的共同特点是在第17、21、24位上有3个维生素K依赖性γ-羧基谷氨酸残基。未发生羧化反应的谷氨酸残基不具有结合钙离子的化学特性。在维生素K充足、羧化酶功能正常的情况下，未羧化的骨钙蛋白可完全转化为羧化骨钙蛋白，故未羧化骨钙蛋白所占总骨钙蛋白的比例即称为骨钙蛋白未羧化率。骨钙蛋白的未羧化程度与维生素K对成骨细胞的供应量有关，因此其可用于反映机体成骨细胞是否缺乏维生素K。未羧化骨钙蛋白比率越高，表明维生素K缺乏越严重。

### （五）尿γ-谷氨酸测定

凝血酶原和羧化骨钙蛋白均含有γ-谷氨酸残基，二者代谢分解后，释放的γ-谷氨酸残基不再参加生物合成，由尿排出，因此尿γ-谷氨酸可反映凝血酶原和羧化骨钙蛋白的代谢状况，进而反映机体维生素K营养情况。其与血清维生素K水平均较难测定，故较少用于临床。

### （六）其他

对可疑颅内出血患儿，可行头部B超、CT或MRI检查，不仅可了解出血情况，确定出血部位和范围，还可作为随访依据，进行预后判断。

## 【诊断和鉴别诊断】

VKDB 的诊断主要依靠病史特点、临床表现、实验室检查及维生素 K 试验性治疗效果。对于所有 6 个月以下婴儿，出现自发皮肤瘀斑、出血或颅内出血，伴有 PT 延长（至少为对照值的 2 倍以上），血小板计数正常或轻度升高，除外先天性凝血异常或 DIC 后均应考虑存在 VKDB 可能。

确诊 VKDB 应具备下述三个条件：

1. 突发出血表现　如颅内出血、消化道出血、皮下出血或注射部位出血不止等。

2. 凝血分析异常　①PT 延长；②血小板计数正常或增高，纤维蛋白原及纤维蛋白原降解产物正常；③PIVKA-Ⅱ增高，此为诊断 VKDB 的金标准，直接测定血清维生素 K 水平也可作为可靠的诊断依据。

3. 补充维生素 K 后，出血停止，临床症状改善，PT 恢复正常。

如具备上述条件中的两项，同时患儿存在以下条件中的任意三项，也可确诊 VKDB：①3 个月以内小婴儿；②纯母乳喂养；③母亲孕期使用过抗惊厥药、抗结核药、抗凝药或化疗药物；④患儿有肝胆疾病；⑤患儿有长期服用抗生素病史；⑥患儿存在长期慢性腹泻病史。

在实际临床工作中，如患儿存在典型临床表现，通常仅需通过补充维生素 K 后 PT 延长得到纠正，即可确诊该病。另外，凝血功能检测提示 PT 及活化部分凝血活酶时间（APTT）延长（PT 为对照的 2 倍以上便有诊断意义），亦可诊断该病，如果仍无法确诊，则可测定维生素 K 依赖性因子活性协助诊断。但需注意的是，由于凝血相关指标变化较快，故在判别凝血指标是否异常时，须注意与同年龄正常健康婴儿相比较，以便除外生理性异常。

新生儿时期的 VKDB 应与下列疾病相鉴别：

1. 新生儿咽下综合征　对于存在消化道出血表现的早发型 VDKB 患儿，为鉴别新生儿呕吐物中的血是吞入母血还是胃肠道出血，可做 Apt 试验：取呕吐物 1 份，加水 5 份，搅匀后静置或离心（2000 转/分）10 min 取上清液，5 份加 1% 氢氧化钠 1 份混匀后静置 2 min，上清液仍为粉红色说明血中含较多胎儿型血红蛋白（HbF），则呕吐物中的血来自新生儿；如上清液转变为棕黄色，则表示呕吐物中所含血是吞入的母血。因为新生儿血红蛋白的 80%～90% 为胎儿型血红蛋白，具有抗碱作用，因此可行

Apt 试验协助诊断早发性新生儿出血症。

2. 新生儿应激性溃疡　多继发于新生儿窒息、感染、肠穿孔、坏死性小肠结肠炎等。患儿除有呕血或便血等表现外，同时可能出现腹胀，立位腹平片可能显示腹腔游离气体。

3. 其他出血性疾病　如先天性血小板减少性紫癜，患儿出血同时伴有血小板减少。弥散性血管内凝血患儿常伴有严重原发病，实验室检查除 PT 和 TT 延长外，纤维蛋白原及血小板也减少。

## 【治疗与监护】

新生儿 VKDB 的治疗方式主要取决于患儿出血的严重程度。

一旦怀疑新生儿存在本病或对于轻度出血患儿，静脉或皮下给予维生素 K 即可使出血停止。目前临床主要应用脂溶性维生素 $K_1$ 防治 VKDB，而人工合成的维生素 $K_3$（亚硫酸氢钠甲萘醌）及维生素 $K_4$（乙酰甲萘醌）应用较少，因其可导致溶血或黄疸的出现。一般情况下给予足月儿维生素 $K_1$ 1 mg（早产儿 0.5 mg）静脉滴注即可迅速止血，因其可使维生素 K 依赖性因子活性在数小时内升高，一般在注射后 4 h 内 PT 即可趋于正常，且其有效血浓度可维持 7～10 天。需注意避免肌内注射，因其可增加发生血肿的风险，同时需注意缓慢给药（每分钟不超过 1 mg），因快速大量静滴时有多汗、胸闷、呼吸困难、面色潮红、支气管痉挛、心动过速、血压下降及高胆红素血症、溶血性贫血、胆红素脑病等不良反应，甚至发生过敏性休克、心跳呼吸骤停等严重并发症。由于可能出现注射部位出血及感染等情况，注射后可采用压迫止血。

如果出血严重，患儿可能出现急性失血性贫血，甚至合并失血性休克。如患儿出现皮肤黏膜苍白、血红蛋白＜100 g/L、收缩压＜4 kPa、pH＜7.1，除给予维生素 K 外，应注意密切监测患儿生命体征，观察患儿心率、血压等变化情况，并立即输红细胞悬液或新鲜冰冻血浆 10～20 ml/kg，以提高血中的凝血因子水平，以加快止血。如患儿存在危及生命的严重出血，推荐给予凝血酶原复合物（prothrombin complex concentrates，PCC），因其中含有 4 种维生素 K 依赖性因子，可迅速逆转维生素 K 缺乏所致出血，而心脏负荷较低。但目前尚无数据明确儿童所需具体输注剂量，成人推荐输注量为 50U/Kg，可作参考。对于早产儿来说，由于其肝功能不成熟、肝不能合成凝血

因子，即便给予维生素 K 治疗，亦常不能迅速奏效，因此可同时输新鲜冰冻血浆治疗。

给予维生素 K 等治疗同时，需注意密切监测血红蛋白等变化情况，注意纠正低血压和贫血，必要时可给予血管活性药物或输血等治疗。

如果出血发生在消化道，则应立即禁食，同时静脉补充营养，直至出血停止为止。如为脐部出血，应做好包扎，如在穿刺部位出血，可压迫止血。

如患儿出现神经系统症状，需将患儿置于中性温度的暖箱中，保持安静，减少不必要的外界刺激，特别注意监测患儿反应情况、神志情况、生命体征，如呼吸、心率、血压、血氧饱和度等，并注意观察瞳孔变化情况，同时监测血糖、电解质等变化情况，及时给予镇静、脱水、降颅压等对症治疗手段，如患儿存在颅内出血且出血量大，可行硬膜下穿刺术或腰椎穿刺术，以降低致残率，减少后遗症的发生。

**【预后与预防】**

新生儿 VKDB 的预后与出血部位、程度及治疗是否及时等密切相关，多数预后良好，患儿多于生后 10 天内止血，且不再复发。但如出血过多，治疗延误，则可导致死亡。合并颅内出血的患儿预后一般较差，重者可死亡，存活者常留有神经系统后遗症。

对于 VKDBD 的预防，可从孕妇、新生儿及乳母等多方面入手。

1. 早发型 VKDB 的预防　到目前为止，对于孕妇在产前是否需要常规补充维生素 K 以预防新生儿早发型 VKDB，尚无一致意见。现有指南对早发型 VKDB（母亲多有孕期服用影响维生素 K 合成的药物史）的预防策略为孕母产前 4 周开始口服补充维生素 K，新生儿生后给予维生素 K 单次肌内注射。

2. 经典型及迟发型 VKDB 的预防　目前存在多种选择。尽管学术界对于补充维生素 K 可预防经典型及迟发型 VKDB 已达成共识，但对于给药途径却一直存在争议。有研究显示，生后肌内注射维生素 K 与儿童期恶性肿瘤的发生存在相关性。尽管该研究的方法学受到质疑，此后多项研究就这一相关性进行了再分析，其中绝大多数未能证实肌内注射维生素 K 与发生恶性肿瘤间的相关性，但有少部分研究得出了可疑结论，因此肌内注射维生素 K 与儿童期发生恶性肿瘤的相关性仍存在争议。目前欧美国家均推荐所有新生儿在生后接

受单次维生素 $K_1$（0.5～1 mg）肌内注射，以预防经典型 VKDB。口服维生素 K 与恶性肿瘤的发生无相关性，最佳的口服给药方案尚未确立。生后单次口服给药无法补足维生素 K。可在生后 3 个月内每周给药一次或每天给予小剂量维生素 K，例如生后给予 2 mg，此后 3 个月内每周给予 1 mg，或生后给予 1 mg，此后 3 个月内每天给予 25 μg，均可有效补充维生素 K，预防 VKDB。如为纯母乳喂养的婴儿，建议乳母口服维生素 K（5 mg/d），同时乳母可多进食含维生素 K 丰富的食物，以增加乳汁中维生素 K 含量。我国提出口服维生素 $K_1$ 预防 VKDB 的方案如下：①新生儿生后肌注 1 mg，或者口服维生素 $K_1$ 2 mg 一次，以后每隔 10 天以同样的剂量口服一次，直至生后 3 个月，共计 10 次；②新生儿生后肌注 1 mg，或者口服维生素 $K_1$ 2 mg 一次，然后分别于 1 周和 4 周时再口服 5 mg，共 3 次。对于慢性腹泻、肝胆疾病、脂肪吸收不良或长期使用抗生素的患儿，应每月肌注维生素 $K_1$ 1 mg。乳母补充方案同欧美国家推荐一致。

口服维生素 K 对于预防迟发型 VKDB 的效果目前尚未得以证实，可能与口服药物吸收的不确定性及多次重复给药的顺应性较差有关。

（张晓蕊　曾超美）

## 参考文献

[1] Gleason CA, Devaskar SU. Avery's Diseases of the Newborn. 9th ed. Philadelphia: Elsevier Saunders, 2012.

[2] Kliegman RM, Stanton BF, Schor NF, et al. Nelson Textbook of Pediatrics. 19th ed. Philadelphia: Elsevier Saunders, 2011: 3334-3335.

[3] 邵肖梅，叶鸿瑁，丘小汕. 实用新生儿学. 4 版. 北京：人民卫生出版社，2011：639-642.

[4] Shearer MJ. Vitamin K deficiency bleeding (VKDB) in early infancy. Blood Rev, 2009, 23 (2): 49-59.

[5] Kuperman AA, Brenner B, Kenet G. Intraventricular hemorrhage in preterm infants and coagulation-Ambivalent perspectives? Thromb Res, 2013 (131Suppl1): S35-S38.

[6] Greer FR. Vitamin K the basics-What's new? Early Hum Dev, 2010 (86Suppl1): S43-S47.

[7] McNinch A. Vitamin K deficiency bleeding: Early history and recent trends in the United Kingdom. Early Hum Dev, 2010 (86Suppl1): S63-S65.

# 第七节　新生儿血小板减少症

## 【概述】

新生儿血小板减少症（neonatal thrombocytopenia，NT）是新生儿时期常见疾病，一般认为，当患儿血小板计数高于 $150 \times 10^9/L$ 时为正常；$100 \times 10^9 \sim 150 \times 10^9/L$ 之间者为可疑异常，需动态观察；低于 $100 \times 10^9/L$ 为新生儿血小板减少症。虽然仅有约 1% 的足月新生儿存在血小板减少症，但有 25%～30% 的 NICU 患儿罹患该病。临床表现多为皮肤广泛性瘀斑、瘀点，可能存在消化道或颅内出血等程度不同的脏器出血表现。导致新生儿血小板减少症的病因多样，既往多以感染性疾病为主，但近年来发现免疫因素（包括同族免疫及自身免疫）逐步取代感染等因素，成为该病主要且高危的发病原因。严重血小板减少症常使患儿出现颅内出血等严重并发症，导致死亡或遗留严重后遗症。及时、正确评估及治疗新生儿血小板减少症是围产医学的重要任务。

## 【病因】

患儿生后 72 h 内发生的血小板减少症称为早发性血小板减少症，出生 72 h 后发生者称为晚发性血小板减少症。导致新生儿血小板减少症的相关疾病很多，总体可归纳为以下几种：

### （一）先天性因素所致血小板减少

1. 染色体病　如 13 三体综合征、18 三体综合征、21 三体综合征、Turner 综合征及 Jacobsen 综合征等。

2. 遗传性疾病　如遗传性血小板减少症、Wiskott-Aldrich 综合征、X 连锁血小板减少症、无巨核细胞性血小板减少症及范科尼贫血等。

3. 代谢性疾病　如甲基丙二酸血症等。

其中染色体病及遗传性疾病所致血小板减少症多为早发性，程度各异，代谢性疾病所致血小板减少症则多为轻-中度，发病时间各异。

### （二）后天/获得性因素所致血小板减少

1. 免疫相关疾病　包括同族免疫性疾病及自身免疫性疾病，如新生儿同族免疫性血小板减少症（neonatal alloimmune thrombocytopenia，NAIT）、母亲存在特发性血小板减少性紫癜（idiopathic thrombocytopenic purpura，ITP）、系统性红斑狼疮等，多数为早发性，血小板减少症程度中-重度。

2. 感染相关疾病　包括细菌、病毒、真菌及寄生虫等感染。例如 B 族链球菌（GBS）、革兰氏阴性杆菌、链球菌、巨细胞病毒、单纯疱疹病毒、人类免疫缺陷病毒（HIV）、肠道病毒、念珠菌、弓形虫等感染。其中真菌感染所致血小板减少症多数程度较重，而其他感染所致血小板减少症则程度各异，多数感染所致血小板减少症为早发性。

3. 孕母胎盘功能不全相关疾病　如孕母罹患先兆子痫、子痫、慢性高血压、宫内发育迟缓等，此类血小板减少症多数程度为轻-中度，且多为早发性。

4. 弥散性血管内凝血（DIC）　多由围生期缺氧、败血症或先天性血栓性血小板减少症所致，此类血小板减少程度较重，缺氧所致血小板减少多数为早发性。

5. 医源性血小板减少症　包括使用抗生素，如应用阿莫西林及其衍生物、万古霉素或甲硝唑等；使用肝素、抗惊厥药物，如苯妥英或苯巴比妥及 $H_2$ 受体拮抗剂等。药物所致血小板减少症多为晚发性，程度各异。

6. 其他　如血管性肿瘤、坏死性小肠结肠炎、血栓等，其发生时间及程度视相关疾病有所不同。

## 【发病机制】

血循环中血小板直径仅为红细胞直径的 1/5，体积为 7～9 fl。血小板在循环中寿命较短，仅有 7～10 天，每天约更新总量的 1/10。血小板的主要功能是凝血和止血，修补破损的血管。血小板的表面糖衣能吸附血浆蛋白和凝血因子Ⅲ，血小板颗粒内含有与凝血有关的物质。当血管受损害或破裂时，血小板受刺激，由静止相变为机能相，迅即发生变形，表面黏度增大，凝聚成团；同时在表面第Ⅲ因子的作用下，使血浆内的凝血酶原变为凝血酶，后者又催化纤维蛋白原变成丝状纤维蛋白，与血细胞共同形成凝血块止血。血小板颗粒物质的释放，则进一步促进止血和凝血。

血小板减少症可能由于血小板生成减少、破坏增多或消耗增多所致。免疫性血小板减少症发病机制为产妇血中存在抗血小板抗原的同族免疫性抗体（仅破坏胎儿血小板）或自身免疫性抗体（同时破坏母亲和胎儿血小板）IgG，其可通过胎盘进入胎儿体内，覆盖在胎儿血小板上，导致血小板被吞噬细胞破坏，引起血小板减少症。感染所致血小板减少症的发病机制较为复杂。可能与病原在巨核细胞内繁殖，骨髓生成血小板受抑有关，也可能与抗血小板抗体的产生、脾大致血小板破坏增多或因并发 DIC 使血小板消耗过多所致。

**【临床表现】**

血小板减少症的临床表现以皮肤及各脏器出血为主。患儿发生出血的风险取决于其循环中血小板计数的多少。正常新生儿及婴儿血小板计数为 $150 \times 10^9 \sim 350 \times 10^9/L$，且血小板下限随着胎龄升高亦有所升高。当血循环中血小板计数高于 $100 \times 10^9/L$，几乎无发生出血的风险；当血小板计数处于 $20 \times 10^9 \sim 100 \times 10^9/L$ 时，可能发生出血，但风险较小；当血小板计数低于 $20 \times 10^9/L$ 时，发生出血的风险明显增加；当血小板计数低于 $5 \times 10^9/L$ 时，患儿可能发生自发出血。因此当患儿存在与血小板减少相关的出血时，其血小板计数往往低于 $30 \times 10^9/L$。

如生后即发现患儿存在面部瘀斑或与出生时的创伤或应激过程相关的颅内出血、头颅血肿时即提示其可能存在血小板减少症。患儿身体其他部位也可能存在瘀点或瘀斑，甚至发生脏器出血，临床可发现与特定脏器出血的相关表现。颅内出血患儿前囟膨隆或存在神经系统表现，如惊厥、呼吸暂停或呼吸窘迫。NAIT 发生颅内出血的概率高达 25%，且多数在宫内即发生出血。其他内脏出血相对少见，可能有血便、腹部膨隆或肉眼血尿等。当临床医师怀疑患儿存在脏器出血，应积极进行相关检查协助诊断。部分患儿可无明显临床表现，而在检测其他疾病行血常规检查时发现血小板减少症，血小板计数多 $> 50 \times 10^9/L$，多继发于其他疾病，如感染、缺氧等，应积极寻找导致血小板减少症的原发病因，如明确原发病，只需积极对症治疗，原发疾病治愈后，血小板减少症即可痊愈。

**【辅助检查】**

该病实验室检查主要为动态监测外周血血小板计数，可协助评估疾病严重程度、病情变化及治疗效果等。同时应根据不同类型病因做相应检查，例如凝血分析、骨髓检查及抗原抗体检测。

1. 血小板代谢　相关检查目前常用的反映血小板代谢的指标包括血小板计数（platelet count，PC）、平均血小板容积（mean platelet wolume，MPV）、血小板分布宽度（platelet distribution width，PDW）及网织血小板数（reticulated platelet，RP）。PC 可直接反映血小板生成与破坏间的平衡状态。血小板减少症患儿外周血存在不同程度的 PC 降低，RP 明显增加和 MPV 增大，其中 RP 是反映骨髓巨核细胞形成血小板能力的重要指标，MPV 反映血小板的大小和血小板的体外功能。综合分析上述指标，有助于准确评估血小板代谢状态，协助明确血小板减少症的病因。正常新生儿的 MPV 在 $7 \sim 11$ fl，PDW 在 14% ~ 18%。RP 正常值则与新生儿的成熟度有关：胎龄 $< 30$ 周的早产儿为 $0.088 \pm 0.051$，$30 \sim 36$ 周早产儿为 $0.046 \pm 0.017$，$\geqslant 37$ 周的足月儿为 $0.040 \pm 0.024$。

2. 凝血分析　患儿出血时间延长，血块收缩时间延长且不完全，但凝血时间正常。

3. 血小板抗原或抗体　如新生儿出现不明原因血小板减少症、不明原因的颅内出血或其母曾生育过血小板减少症的婴儿，应检测父母及患儿的 HPA 抗原性及母婴体内 HPA-IgG。免疫性血小板减少症患儿母亲的 HPA-1a 多为阴性，父亲为阳性；如果父母双方 HPA-1a 均为阳性，则可检测 HPA-5b 或 HPA-15b 等血小板抗原。另外可检测患儿血清血小板抗体，如母婴血小板抗体阳性，则可确诊同族免疫性血小板减少症。检测血小板抗体时需注意以下问题：①部分孕妇 HPA-IgG 水平在到达预产期时可能已明显下降，故母儿血清 HPA-IgG 可呈阴性反应，但在分娩后 6 周重新测定可能呈阳性反应，因此母婴生后 HPA-IgG 阴性不能完全除外免疫性血小板减少症诊断。②患儿血清 HPA-IgG 滴度与疾病的严重程度不成正比。

4. 骨髓象　对于单纯血小板减少患儿一般不作为常规检查项目。骨髓巨核细胞数增加或正常，少数患儿的巨核细胞可能对同族免疫性抗体亦敏感，发生破坏而减少。出血严重的患儿红细胞系统增生活跃。粒细胞系统一般无明显改变。

5. 其他　如出血严重，往往合并高胆红素血症，应检测血胆红素水平。出血严重患儿多有贫血，网织红细胞增高。除非同时存在抗白细胞抗体，否则粒细胞及淋巴细胞计数正常。如怀疑患儿存在颅内出血等，可行相应影像学检查。如怀疑患儿存在先天性或遗传性血小板减少症，可行染色体核型分析或基因等检测。如患儿母亲血小板正常，怀疑宫内感染，可行 TORCH 检查。

### 【诊断和鉴别诊断】

在进行新生儿血小板减少症的相关检查前，应详细了解患儿围生期病史及其家族病史，特别是其母亲是否患 ITP 或自身免疫性疾病病史，母亲有无妊娠期高血压、慢性高血压、子痫或先兆子痫、HELLP 综合征等病史，同胞患血小板减少症的情况等。多数 NICU 的血小板减少症患儿为非免疫性，与一些常见新生儿疾病有关，如慢性宫内缺氧、败血症、坏死性小肠结肠炎以及病毒感染病史。进行详细的全身体格检查，除检查引发血小板减少症的原因外，尚需注意评估患儿发生出血相关并发症的风险，注意有无先天畸形相关表现，如血小板减少伴桡骨缺失综合征、范科尼贫血、13 三体综合征、18 三体综合征、21 三体综合征或 Turner 综合征等。

当新生儿一般情况有所改善后，血小板减少症也多在 5~7 天内相应会有所改善。如果血小板减少症持续无缓解，应注意积极寻找其他病因。

晚发性血小板减少症多数由细菌性或真菌性败血症或（和）坏死性小肠结肠炎所致。还需警惕单纯疱疹病毒、巨细胞病毒、DIC、导管相关血栓、药物所致血小板减少、肝素诱导血小板减少或其他遗传异常。

新生儿血小板减少症的诊断流程见图 13-7-1。

### 【治疗与监护】

对血小板减少症患儿的治疗主要分为治疗性（针对存在出血的患儿）及预防性（针对仅有血小板减少而无出血表现患儿）两种。目前尚无公认的预防性治疗阈值，因此临床医生应仔细权衡患儿发生出血的风险，决定具体治疗方案。目前具体的治疗措施主要包括严密监护、每日检测血小板计数、血小板输注、免疫球蛋白及肾上腺皮质激素。

轻到中度血小板减少症，生后 72 h 内血小板计数为 $50\times10^9\sim149\times10^9/L$，无其他异常的新生儿，多数与母亲妊娠期胎盘功能不足有关，多在生后 10 天内血小板计数恢复正常，临床上仅需密切检测即可。对于无明确胎盘功能不足证据的患病新生儿，则需要注意评估是否存在败血症可能，同时给予广谱抗感染治疗。

血小板计数 $<30\times10^9/L$ 时，患儿自发出血的风险增加，因此在临床诊疗过程中，血小板计数 $<30\times10^9/L$ 可作为 NICU 预防发生出血而采取措施的干预界点。对于早产儿而言，这一界点应有所提高，多数 NICU 将早产儿血小板计数 $<50\times10^9/L$ 作为进行血小板输注的干预界点，但其并不能减少颅内出血的风险。明确安全且经济的干预阈值尚需进一步研究。

不同类型血小板减少症应根据具体情况采取相应治疗措施，详细见不同类型血小板减少症。

### 【不同类型的血小板减少症】

#### （一）新生儿免疫性血小板减少症

1. 新生儿同族免疫性血小板减少症　NAIT 发病率约为所有新生儿血小板减少症的 1/4，其是足月健康新生儿发生中-重度血小板减少症的常见

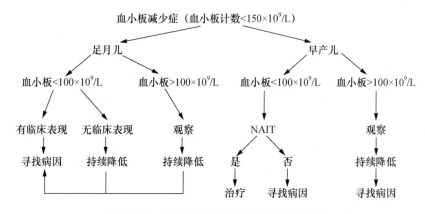

图 13-7-1　新生儿血小板减少症的诊断流程

原因。NAIT 的发病机制与 Rh 溶血病相似，即母儿存在血小板抗原性不合所致，只是 NAIT 常在初次妊娠即可发生。人类血小板具有多种抗原，胎儿血小板如果携带父源性血小板抗原，其母缺乏此血小板抗原（human platelet antigen, HPA），则当胎儿血小板通过胎盘进入母体血循环时，会导致母体产生针对外源性抗原的血小板抗体。这些抗体通过胎盘重新进入胎儿血循环，并破坏胎儿血小板，导致胎儿及新生儿血小板减少症。人类共有 16 种 HPA，其中三种，即 HPA-1a、HPA-5b 和 HPA-15b，可导致约 95% 的 NAIT。白种人血小板减少症患儿中约 75% 存在母婴 HPA-1a 不相合。HPA-1a 不相合在孕妇中发生比例约为 1∶350，其中仅 1∶1500～1∶1000 发生血小板减少症。

NAIT 患儿的母亲血小板正常且无出血倾向，患儿多为健康足月儿，无其他可导致血小板减少的疾病，如感染、低氧血症及 DIC 等表现，患儿生后数分钟至数小时内出现出血表现，以皮肤黏膜出血为主，多数无其他异常表现，Coombs 试验多为阴性。父母及患儿血 HPA 和（或）HPA IgG 测定结果可作为确诊依据。

轻症患儿可仅有血小板减少，无出血表现；重症患儿（10%～30%）可有各脏器出血表现，例如颅内出血、头颅血肿、呕血、便血、脐带残端出血、穿刺部位渗血。患儿血小板计数在生后数天内多低于 $50 \times 10^9 / L$，此后 1～4 周内，随着抗体滴度的降低，血小板计数即恢复正常。NAIT 最严重的并发症为颅内出血，其发生率在出生前约为 10%，颅内出血一旦发生则病情危重，预后不良，因此 NAIT 导致的严重血小板减少症患儿均应行头颅 B 超除外颅内出血可能。

本病为自限性疾病，如患儿血小板计数高于 $30 \times 10^9 / L$，且无严重出血，可不做特殊处理，仅需每日监测血小板，患儿血小板计数多于生后数日至 2 个月（平均 2 周）恢复正常。如血小板计数低于 $30 \times 10^9 / L$，因有自发出血可能，为避免出现严重并发症，应积极治疗。

此类患儿最佳的治疗方案为输注 HPA-1a 及 HPA-5a 阴性血小板，对 95% 的患儿有效。当血小板计数低于 $30 \times 10^9 / L$，或血小板计数在 $30 \times 10^9 \sim 50 \times 10^9 / L$ 且有明显出血时，应立即给予血小板输注，0.1～0.2 U/kg，30～60 min 内输入，

必要时 2～3 天后再次输注，直至血小板计数稳定于 $100 \times 10^9 / L$ 以上。如患儿有发热、严重感染、DIC 等存在时，应放宽血小板输注指征，且输注剂量加倍。对于严重血小板减少症的患儿，即便含有相关抗原的血小板也可用于治疗。最易获得 HPA-1a 阴性血小板的供体是患儿母亲，但其血浆中含有 HPA-IgG，故需进行洗涤，以减少其中抗 HPA-1a 抗体滴度。

肾上腺皮质激素可使血小板回升，降低血管通透性，减轻出血倾向。常用泼尼松 1～2 mg/(kg·d)，重症可加至 2～3 mg/(kg·d)，再逐步减量，疗程约 1 个月。

使用免疫球蛋白治疗此类患儿亦有效，但疗效弱于血小板输注，免疫球蛋白提高血小板速度快、止血作用快，但作用时间较短，一般用于激素治疗无效、用药后有明显副作用及预防危及生命的大出血时。常用剂量 1 g/(kg·d)，连用 1～3 天。

一旦患儿确诊 NAIT，应明确其父母基因型，以便提供基因相关治疗。当生育过 NAIT 患儿的母亲再次怀孕，如患儿父亲是相关抗原纯合子，则应在胎龄 13 周左右开始进行治疗，方法为孕妇每周注射免疫球蛋白，如第一胎新生儿存在严重血小板减少症或存在颅内出血，则可加用激素。如果患儿父亲为杂合子，则新生儿发生血小板减少症的风险应通过对孕母血液循环中的胎儿细胞进行分子水平分析进行评估，或通过行绒毛膜活检或羊水穿刺了解胎儿受累的程度，因以上方法均为有创操作，可能导致母婴并发症的发生，需谨慎选用。

可给予与患儿血小板同型的新鲜血输注，目的是中和患儿血清中的抗体并补充红细胞，对严重出血或有颅内出血风险的患儿，输注新鲜血是急救措施之一。换血疗法用于重症患儿。最理想的血源为血小板抗原匹配的血液，使用枸橼酸-磷酸-葡萄糖而非肝素抗凝的新鲜血。

2. 新生儿自身免疫性血小板减少症　新生儿自身免疫性血小板减少症（neonatal autoimmune thromobocytopenia）或称先天被动免疫性血小板减少症，多发生于产妇存在自身免疫性疾病的情况下，如合并 ITP 或系统性红斑狼疮等，产妇体内抗血小板抗体通过胎盘进入胎儿体内，对产妇及胎儿血小板均有破坏作用。发生率为所有妊娠

的 1/1000～2/1000。该病严重程度明显低于 NAIT。患儿发生此病的风险主要取决于其母血小板程度及其母自身免疫性疾病活动程度，孕妇 ITP 处于活动期时，其婴儿发生此病风险大大增加，反之则明显减少。孕妇脾切除后，虽然其自身血小板计数可正常，但由于抗体可通过胎盘进入胎儿体内，胎儿脾可发挥正常作用，故胎儿可发生血小板减少。该病临床表现与 NAIT 相似。值得注意的是，有时产妇并无明确相关阳性病史，部分血小板减少症的产妇无明显症状，故新生儿应在生后常规进行血小板计数的监测。轻症患儿无需治疗，如血小板计数低于 $30 \times 10^9$/L，或出血严重，可给予肾上腺皮质激素（尤其对母亲患 SLE 相关的血小板减少症患儿），如泼尼松 1～2 mg/（kg·d），口服；地塞米松每次 0.5～1 mg/kg，每日 1～2 次，静滴或静注。多数情况下，患儿在生后 7 天内血小板计数逐渐恢复正常，总病程 4～8 周。当患儿存在严重血小板减少症时，推荐应用免疫球蛋白进行治疗（用法同 NAIT）。如患儿血小板计数 $< 10 \times 10^9$/L 或出血严重，可能危及生命，可给予血小板、新鲜血输注或换血。

如果新生儿存在无法解释的血小板减少症，多提示其存在自身免疫性异常，对可明确除外 NAIT 的新生儿，应常规对其母进行自身免疫性疾病的筛查，因为新生儿血小板减少症有时可能为产妇自身免疫性疾病的首发表现。

### （二）先天性或遗传性血小板减少症

1. 非整倍体染色体病血小板减少症　常见于 13 三体综合征、18 三体综合征、21 三体综合征及 Turner 综合征患儿。此类患儿发生血小板减少症的发病机制尚不明确，可能与慢性胎儿缺氧相关发病机制相似，与血小板生成减少有关。

2. 巨大血小板综合征　巨大血小板综合征（Bernard-Soulier syndrome，BSS）患儿多存在中-重度血小板功能缺陷，临床上存在轻度血小板减少、巨型血小板、皮肤黏膜出血等表现，该病发病率极低，世界范围内发病率约为 1/1 000 000，可在新生儿期出现临床表现，但出血表现多不严重。该病为常染色体隐性遗传疾病，患者大多来自近亲婚配家庭，自发突变少见。定位于 17 号染色体的 *GPIbα* 基因、22 号染色体的 *GPIbβ* 以及 3 号染色体的 *GPIX* 基因缺陷是导致 BBS 患儿血小板缺陷的原因。其中 vW 因子受体 GP I b 异常是导致本病血小板功能缺陷的原因。22 号染色体缺陷及 *GPIbβ* 基因异常是导致 DiGeorge 综合征和心脏疾病的原因，其合并 BSS 可能致患儿严重出血。流式细胞分析如提示患儿存在 CD41a 或 GP I b-Ⅸ-Ⅴ 缺失，则可确诊 BSS。治疗以对症支持治疗为主，当患儿出现威及生命的出血时，应进行血小板输注。如果产妇存在 BSS，可能产生针对 GP I b-Ⅸ-Ⅴ 的自身免疫性抗体，该抗体可通过胎盘，其所产婴儿可能发生 NAIT。

3. Wiskott-Aldrich 综合征　Wiskott-Aldrich 综合征（Wiskott-Aldrich syndrome，WAS）是由于 X 染色体短臂（Xp11.23）上 WAS 蛋白相关基因的突变所致的一种伴性隐性遗传病。患儿多有家族史，女性为传递者，男性发病。典型表现为血小板减少及小血小板、湿疹、免疫缺陷（反复细菌或病毒感染）。除非存在明确家族史，大部分患儿在新生儿期无明显异常表现。患儿多在生后 1 年内出现出血症状。血小板减少是由于其血小板本身存在缺陷而被破坏所致。出血与血小板功能异常、寿命缩短及血小板减少症相关。80% 的患儿存在异位性湿疹，反复感染。该病预后较差，多因严重感染、出血或恶性淋巴瘤死亡。治疗以预防感染、提高免疫力及对症支持治疗为主。可局部应用激素治疗异位性湿疹，应用敏感抗生素治疗感染，同时应用免疫球蛋白预防感染。脾切除疗效不一，肾上腺皮质激素治疗无效。

4. 范科尼贫血　新生儿存在持续血小板减少症往往提示存在范科尼贫血。多数范科尼贫血（Fanconi anemia，FA）为常染色体隐性遗传病，患儿初期往往仅表现为血小板减少，随后出现全血细胞减少症表现。合并先天畸形表现包括皮肤色素沉着或片状棕色斑、小头畸形、尿道畸形、骨骼畸形，如拇指缺如或畸形、第一掌骨发育不全、尺骨畸形、脚趾畸形等。如患儿有上述畸形表现，应警惕其存在 FA 可能。该病在新生儿期往往无需治疗。

5. 血小板减少伴桡骨缺失综合征　血小板减少伴桡骨缺失综合征（thrombocytopenia absent Radii syndrome，TAR）综合征是一种罕见的遗传性疾病，临床特征为血小板减少伴双侧桡骨缺如。1929 年由 Greenwald 等首次描述 TAR 综合征，最初被认为是范科尼贫血的一种类型。大多数 TAR 病例为常染色体隐性遗传，少数为常染色体显性遗传；其发生率为 0.42/100 000～1/100 000，无性别差异；患儿常为小于胎龄儿。发病机制尚不明确，由于本病存在家族性，可能与遗传有关；也可能与孕妇感染或服药病史有关。该病症状往往在生后早期即出现，所有患儿均可出现血小板减少症，多数发生时间为生后 4 个月左右。与 FA 患儿不同，双侧桡骨缺如为 TAR 患儿最具特征的常见表现，常导致双手内翻。亦可有其他骨骼改变，患者大多身材矮小。其预后与出血严重程度相关，血小板输注可降低因严重出血致死的风险，是本病的主要治疗措施；脾切除有助于治疗成人血小板减少，对难以控制的出血可考虑行骨髓移植；骨骼畸形可通过手术纠正；血小板减少导致的出血常发生于 1 岁以内的婴幼儿，而 1 岁之后，随患儿年龄增长，血小板减少可逐渐改善，维持于正常底限，10 岁后接近正常成人水平。如患儿存活到 2 岁以上，预后较好。

6. 先天性无巨核细胞性血小板减少症 先天性无巨核细胞性血小板减少症（congenital amegakaryocytic thrombocytopenia，CAMT）是一种罕见的常染色体隐性遗传病，患儿多在新生儿期出现血小板减少症，出现瘀斑或其他出血表现，约 50% 的患儿会在婴幼儿期逐渐出现再生障碍性贫血。骨髓中巨核细胞减少或缺如，而红系及粒系增生正常。新生儿期有症状者可予血小板输注治疗，干细胞移植是根本的治疗手段。

7. May-Hegglin 异常（杜尔小体白细胞异常）综合征 该病为罕见的常染色体显性异常性疾病，常在外周血中发现畸形的巨大血小板，中性粒细胞、嗜酸粒细胞及嗜碱粒细胞中可见大而边界清楚的嗜碱性包涵体（Dohle 小体）。患儿可有血小板减少症，但多无明显出血倾向，脾切除可使血小板增加，但不改变出血倾向。该病预后良好，一般不需治疗。

8. MYH-9 相关血小板减少症 该病为常染色体显性遗传性疾病，是定位于 22q12～13 的 MYH-9 基因异常所致。该基因编码非肌性肌球蛋白重链ⅡA 蛋白，该蛋白是细胞骨架收缩蛋白。该病包含四种类型。其临床表现为轻-中度血小板减少、巨大血小板、中性粒细胞包涵体，伴或不伴感音神经性聋等。该病出血症状较轻，巨大血小板和中性粒细胞包涵体是主要的诊断线索，基因检测有助于确诊，输注血小板是主要的治疗措施。

## （三）血小板消耗过多所致新生儿血小板减少症

1. 卡梅现象 卡梅现象（Kasabach-Merritt Phenomenon，KMP）是新生儿期发生血小板减少症的重要病因之一。由 Kasabach 和 Merritt 于 1940 年首次提出，其典型表现为与血管畸形相关的严重血小板减少症、微血管病性贫血及 DIC。该病患儿的平均发病年龄为生后 5 周，病变起始部位多位于四肢、躯干体表部位，有巨大血管瘤，少数生长在内脏及腹膜后。当血管畸形发生于皮肤表面时，诊断不难，但当血管畸形累及脏器，则诊断较为困难。既往认为 KMP 是婴儿血管瘤引起，但近年来的研究表明，KMP 是由卡波西样血管内皮瘤（KHE）或丛状血管瘤（TA）引发，而非婴儿血管瘤，其发病无性别差异，多见于 1 岁以内的婴儿。该病发病原因为血液在血管瘤局部停留或并发 DIC，导致血小板消耗过多。治疗手段以输注血浆、血小板为主。如血管畸形具有侵袭性特征，则需用激素、干扰素、长春新碱或其他化疗。目前最新研究发现，血管生成抑制剂贝伐珠单抗及 mTOR 抑制剂西罗莫司（雷帕霉素）可能对该病有效，但尚未用于临床。

2. 血栓性疾病 近年来 NICU 住院患儿发生获得性血栓较前明显增加，主要与 NICU 中患儿往往需要留置导管及存在其他导致血栓的相关疾病有关。留置导管常需要肝素封管，是导致肝素相关血小板减少症的重要原因，且与动脉血栓生成有关。另外，vW 因子裂解酶 ADAMTS13 的遗传性缺陷是导致新生儿血栓性血小板减少症的因素之一。当患儿同时存在血小板减少及肾衰竭时，临床上亦须警惕肾静脉血栓可能。

## （四）药物性血小板减少症

1. 先天性 一般与母亲妊娠期用药有关（与剂量无关），新生儿多存在免疫性血小板减少。该病患儿的母亲多为过敏体质，服用某些药物后可能被致敏，产生特异性 IgG 抗体，抗体通过胎盘进入胎儿体内后，可附着于胎儿血小板表面。当孕妇再次服用同种药物时，发生抗原抗体反应，致使孕妇血小板减少，同时当该药可通过胎盘时，则药物作为抗原进入胎儿体内，与胎儿血小板表面的抗体产生抗原抗体反应，破坏胎儿血小板，导致新生儿血小板减少症。此类药物包括磺胺类、奎宁、奎尼丁、对氨基水杨酸及苯巴比妥等。

2. 后天性　某些半抗原药物，如青霉素、奎宁、苯妥英钠、苯巴比妥、磺胺类、解热镇痛药、抗结核药等，可吸附于血小板膜形成抗原复合物，使新生儿产生相应抗体，抗原抗体复合物在补体参与下附着于血小板表面或直接破坏血小板，导致血小板减少症。

孕妇或新生儿应用噻嗪类利尿药时，可能由于中毒产生新生儿血小板减少症。

在妊娠期或新生儿期用药应十分谨慎。一旦发现新生儿存在由于药物所致血小板减少症，应立即停药，并采取措施促进其排泄。一般停药后症状即可减轻，病程多在 2～3 周。

#### （五）感染性血小板减少症

细菌及病毒均可导致新生儿血小板减少症。宫内病毒感染，如孕母存在风疹病毒感染或巨细胞病毒感染，病原体可通过胎盘进入胎儿体内，引起宫内发育迟缓、先天畸形、血小板减少、肝脾大、溶血等表现。血小板减少的发病机制较复杂，可能与病毒导致的骨髓生长受抑或血小板抗体产生有关。患儿多为小于胎龄儿，生后不久即出现不明原因皮肤瘀点瘀斑及血小板减少，需尽早行 TORCH 及相关病毒检测协助明确病因。皮肤瘀斑瘀点多于 1 周左右消退，但血小板减少可能需数周方可恢复。

细菌感染以金黄色葡萄球菌及革兰氏阴性杆菌最常引发新生儿血小板减少症。重症感染在发病早期即可出现血小板减少，出血程度与血小板减少程度相关。如出现肺出血、大量消化道出血、颅内出血等，则预后不佳。治疗以积极抗感染治疗原发病为主，必要时可输注血小板或新鲜全血。静脉应用丙种球蛋白可协助控制感染，对该病有较好疗效。

#### （六）新生儿溶血病合并血小板减少症

严重新生儿溶血病，如 Rh 血型不合溶血病，常合并血小板减少症的发生，可能为患儿血中同时存在红细胞及血小板同族免疫性抗体，导致红细胞和血小板同时破坏。红细胞大量破坏时，可释放红细胞素，其具有与血小板第Ⅲ因子类似的作用，可加速凝血过程，使血小板消耗增加。故对于存在溶血病的新生儿，应常规监测血小板计数的变化情况。严重病例可行换血，在换出胆红素和抗体同时，血小板计数也可部分恢复，但血源不宜选择库存血，因可能导致数天后再次出血和血小板减少。

#### 【预后与预防】

如患儿未发生严重脏器出血，多数预后良好，血小板减少可完全恢复。一旦发生颅内出血等严重并发症，病死率及后遗症发生率明显增加，因此预防患儿出现重要脏器出血至关重要。对于继发性血小板减少症，其预后主要与原发病相关，一旦原发病治愈，则血小板减少症相应治愈。对于先天性血小板减少症患儿，不同疾病的预后有所不同。例如，CAMT 患儿在新生儿期往往难以发现，直到其发生出血或检查血常规时才被确诊，患儿多在成年后继发再生障碍性贫血或白血病，预后取决于患者对再生障碍性贫血或白血病的治疗效果。其他先天性血小板减少症预后相对较好，但与 CAMT 相似，部分先天性血小板减少症在新生儿期无法确诊。TAR 患儿因合并畸形表现，生后很快即可确诊，其与 MYH-9 相关血小板减少症的血液系统预后均良好，随时间进展，血小板计数均会恢复正常。部分患儿可能发生肾衰竭、耳聋或（和）白内障，但多于新生儿期后甚至中年后发病。在临床工作中应注意采集围生期病史，对已知存在先天遗传因素所致的血小板减少症，应于孕前或产前做好筛查工作，新生儿出生后积极寻找相关病因，并对症治疗。

（刘　捷）

## 参考文献

[1] Gleason CA, Devaskar SU. Avery's diseases of the newborn. 9th ed. Philadelphia：Elsevier Saunders，2012.

[2] 邵肖梅，叶鸿瑁，丘小汕. 实用新生儿学. 4 版. 北京：人民卫生出版社，2011：634-639.

[3] Fernandez KS, de Alarcon P. Neonatal thrombocytopenia. Neoreviews，2013，14：e74.

[4] Holzhauer S, Zieger B. Diagnosis and management of neonatal thrombocytopenia. Semin Fetal Neonatal Med，2011，16（6）：305-310.

[5] Chakravorty S, Roberts I. How I manage neonatal thrombocytopenia. Br J Haematol，2012，156（2）：155-162.

[6] Gupta AK, Kumari S, Singhal A, et al. Neonatal thrombocytopenia and platelet transfusion. Asian J Transfus Sci，2012，6（2）：161-164.

[7] Kliegman RM, Stanton BF, Schor NF, et al. Nelson textbook of pediatrics. 19th ed. Philadelphia：Elsevier Saunders，2011：3344-3360.

# 第八节　新生儿弥散性血管内凝血

## 【概述】

新生儿弥散性血管内凝血（disseminated intravascular coagulations，DIC）是一种不同病因导致的以全身性血管内凝血系统激活为特征的获得性出血综合征。患儿在毛细血管、小动脉、小静脉内出现广泛纤维蛋白原沉积和血小板聚集，形成广泛的微血栓，同时由于凝血过程消耗大量凝血因子和血小板，激活纤维蛋白溶解（纤溶）系统，引起继发性纤维蛋白溶解亢进，从而出现全身广泛出血、微循环障碍、休克、器官功能障碍和贫血等临床表现。

## 【病因】

所有可能导致缺氧、酸中毒、组织坏死、休克和（或）内皮损伤的威胁生命的严重全身性疾病均可引发 DIC。常见诱发 DIC 的途径主要包括全身炎症反应综合征引发细胞因子风暴和激活凝血因子级联反应，或是由于促凝物质释放入血。主要病因包括以下几类：

1. 感染　感染是导致新生儿 DIC 最常见的原因，严重宫内感染及生后感染均可导致 DIC。

2. 缺氧及酸中毒　窒息、胎粪吸入、新生儿呼吸窘迫综合征、青紫型先天性心脏病、颅内出血等均可导致缺氧及酸中毒，引发严重 DIC。

3. 新生儿硬肿病　由于寒冷及皮下脂肪变硬，可致微循环的血液灌注不良，导致组织缺氧、酸中毒，毛细血管内皮受损，血液黏稠，常合并严重感染。

4. 溶血　新生儿溶血病或其他严重溶血性疾病，由于红细胞大量破坏释放大量磷脂类凝血活酶性物质，血小板破坏释放血小板第Ⅲ因子，均可促发内源性凝血及血小板黏附。

5. 围产因素　患儿母亲存在羊水栓塞、重度妊娠期高血压疾病、胎盘早剥、前置胎盘等疾病时，由于胎盘组织损伤，胎盘滋养层所含组织凝血活酶（Ⅲ因子）进入胎儿循环，激活外源性凝血系统，导致 DIC。上述围生期疾病还可导致患儿发生缺氧、酸中毒及血管内皮损伤，加重 DIC。

6. 其他　早产儿及小于胎龄儿的凝血因子水平低于正常新生儿，且易发生低体温、硬肿病及感染等，易患 DIC；机械通气使用不当（高潮气量 30 ml/kg）也可导致新生儿凝血功能紊乱，发生 DIC。如患儿存在严重外伤或恶性疾病（如白血病等），亦可发生 DIC，但在新生儿期相对少见。

## 【发病机制】

正常机体存在凝血、抗凝血和纤维蛋白溶解系统，三者之间处于动态平衡状态。

### （一）DIC 发生机制

1. 凝血系统被激活　凡能使凝血作用增强或抑制纤维蛋白溶解系统活性的各种因素均可引起 DIC 的发生，但其发病起始于凝血系统的激活。①在各种致病因素，例如细菌内毒素、抗原抗体复合物、缺氧、酸中毒、产科因素等作用下，血管内皮细胞及血小板膜发生损伤，内皮下胶原暴露，引起血小板黏附，血小板释放腺苷二磷酸（ADP）、5-羟色胺（5-HT）等的同时产生血小板第Ⅲ因子（PF3），血液与暴露的血管壁胶原组织相接触，Ⅻ因子即被激活，接触激活生成的Ⅻa依次和其他有关凝血因子（Ⅺ、Ⅸ、Ⅹ、Ⅷ、Ⅴ）及相应激酶相互作用，发生瀑布式系列反应，经过生成Ⅹa这一重要环节，最终形成血液活性凝血酶原激活物，从而激活血液（内凝）系统；②各种致病因素同时导致血管壁损伤，释放出凝血活酶，激活组织外凝系统；③当红细胞大量破坏或与血小板同时大量破坏时，细胞膜内侧面的酸性磷脂暴露，可释放大量凝血或促凝物质；④单核巨噬细胞系统功能障碍不能清除血液中过多的促凝物质；⑤同时补体系统激活也有促凝作用，上述因素共同作用导致 DIC 发生。

2. 纤维蛋白溶解系统（纤溶系统）被激活　在凝血系统被激活的同时，各种致病因素通过下列 4 个途径激活纤溶系统：①血管内皮细胞释放的纤溶酶原激活物直接激活纤溶酶原形成纤溶酶，使纤维蛋白溶解。②Ⅻa使血液中的纤溶酶原前激活物转变为纤溶酶原激活物，使纤溶酶原转变为纤溶酶。③某些脏器，如肺、脾、肾、子宫等含有纤溶酶原激活物，发生 DIC 时，这些器官常受累,纤维酶原激活物释放入血循环,使纤溶酶原转变为纤溶酶。④缺氧、酸中毒、失血、创伤、手术等均可激活纤溶活动。纤溶酶形成后,作用于纤维蛋白及纤维蛋白原,使之分解为 FDP,主要为 X、Y、D、E 碎片。FDP 有很强的抗凝作用,可加重出血。

3. 蛋白 C 系统调节能力降低　蛋白 C 系统对凝血系统起重要调节作用,由一组蛋白质组成,包括蛋白 C、蛋白 S、血栓调节蛋白和激活的蛋白 C 抑制物,新生儿血浆蛋白 C 低于成人水平。蛋白 C 抗凝系统被血管内皮表面的血栓调节蛋白和凝血酶原复合物激活,一旦激活就可起到减少凝血酶生成和促纤溶作用,阻止 DIC 的进展。因此,蛋白 C 系统调节能力降低时可导致 DIC 发生。

### (二) 新生儿发生 DIC 的病理生理特点

1. 凝血和抗凝机制调节不完善　凝血因子无法通过胎盘,虽然人类胎儿可合成少量凝血因子,但至足月出生时,凝血系统仍未发育完善,各种凝血因子活性明显下降,血小板反应能力低下,至生后 6 个月左右才达成人水平。生后机体的抗凝和纤溶活性均处于被抑制或未被激活状态,凝血系统在极低水平上维持相对平衡,即有出血又有血栓形成的倾向。

2. 围产不良因素　当产妇存在胎盘早剥、前置胎盘、先兆子痫、HELLP 综合征等围生期并发症时,对母儿双方的循环均可产生影响,其中胎盘在激活双方凝血系统方面发挥重要作用。新生儿窒息、贫血、休克、脑损伤、先天性发绀型心脏病、肺疾病等均可引起低氧血症及灌注不足。

3. 新生儿免疫功能低下　易患重症感染,感染后由于其反应性和生理调节能力较差,易出现低体温、循环呼吸衰竭等情况,导致组织缺氧缺血性损害,发生酸中毒,使血管内皮细胞受到破坏,通透性增加,组织凝血活酶释放,单核细胞活化,各种细胞因子大量表达,发生全身炎症反应,激活全身凝血系统,凝血抑制物表达减少,纤溶系统活性降低,凝血因子聚集,产生大量微循环微血栓,消耗凝血因子及血小板。

4. 新生儿肝功能不完善　在疾病状态下肝无法产生足够的凝血因子以补充消耗,故临床易出现出血表现。同时新生儿纤维蛋白溶解能力相对较强,纤维蛋白降解产物较多,后者具有强大的抗凝作用,可加重出血表现。

### 【临床表现】

根据病程 DIC 进展速度可分为急性型和慢性型,两型之间分界不清,可互相转换。新生儿 DIC 绝大部分为急性、全身性、严重型 DIC,病情进展迅速,出血症状严重,常发生休克。重症 DIC 患儿可于 1～2 日内死亡。慢性型病程则可长达数月,临床表现相对较轻,高凝症状较为明显。可见于 Rh 血型不合溶血病、未经处理的红细胞增多症、小于胎龄儿、胎-胎输血综合征患儿及 21 三体综合征等)或局部 DIC (如卡梅综合征)。

DIC 的临床表现可分为高凝期、消耗性低凝期和继发性纤溶亢进期三期,各期之间难以区别且有交叉,一般 DIC 早期以凝血过程为主,晚期以纤溶亢进为主。在 DIC 早期,凝血系统激活过程中,由于在组织器官微循环中形成血栓,血液淤滞,不一定有出血表现,主要是相应组织器官缺氧缺血表现,可为发热、蛋白尿、低氧血症、酸中毒等非特性表现,患儿凝血时间缩短而无出血表现,易被误诊。DIC 晚期,患儿多出现凝血障碍,此时由于血小板和凝血因子大量消耗,并继发纤溶亢进,其产生的 FDP 具有强抗凝作用,同时患儿体内类肝素抗凝物质反应性增加,可出现自发、广泛或多部位的出血表现。出血是 DIC 最常见的症状,也是诊断 DIC 的主要依据。出血多首先出现在静脉穿刺部位或手术部位,最常见的出血为皮肤瘀点、瘀斑,也可有消化道出血、颅内出血等。随着病程进展,患儿可出现休克、多器官功能衰竭表现。肺栓塞可有呼吸困难、发绀、胸闷、咯血及呼吸衰竭等;消化道血管栓塞可出现消化道出血、穿孔等表现;脑栓塞可出现惊厥及昏迷。由于血液淤滞在微循环中,回心血量和心输出量不足,血压下降,可出现休克。休克与 DIC 互为因果,形成恶性循环。当临床上某些原发病合并无法解释的休克时,应警惕合并 DIC 的可能。当发生微血管病性溶血,可出现发热、黄疸、血红蛋白尿、贫血等表现,病情进展迅速。

### 【辅助检查】

DIC 的病生理过程涉及凝血系统、纤溶系统、血小板系统及血管内皮系统四个方面。由于 DIC 早期临床表现不特异,依靠临床表现诊断 DIC 较为困难。近年来,主要依靠分子标志物测定进行 DIC 的早期诊断。

**（一）常规实验室监测指标**

1. 血常规　多数 DIC 患儿血小板<100×10⁹/L，呈进行性下降过程；严重病例<50×10⁹/L，血涂片检查可见红细胞呈三角形、扭曲形等，并可见红细胞破坏形成的碎片，网织红细胞往往升高。

2. 凝血检查

（1）凝血时间延长：正常为 7～12 min，DIC 高凝期明显缩短<6 min，消耗性低凝期则明显延长。

（2）凝血酶原时间（PT）延长：日龄小于 4 天者≥20 s，日龄>5 天者≥15 s。

（3）白陶土部分凝血活酶时间（KPTT）延长：>45 s 可作为 DIC 诊断标准。

（4）纤维蛋白原降低：新生儿正常值 1.17～2.25 g/L。纤维蛋白原<160 mg 时有参考价值。

3. 纤溶检查

（1）血浆凝血酶原时间（TT）延长：新生儿正常值 19～44 s。检测指标比对照组延长超过 3 s 即有诊断意义。

（2）血浆鱼精蛋白副凝（3P）试验：新生儿生后 24 h 后 3P 试验仍为阳性有诊断意义。但 3P 试验阴性不能完全排除 DIC 诊断。

（3）FDP：可经不同方法检测。乳胶凝集试验的 FDP 正常值<10ìg/ml；醛化或鞣酸化红细胞血凝抑制试验的 FDP 正常值为 1～5 mg/L，≥10 mg/L 有诊断意义；葡萄球菌聚集试验的 FDP 正常值为 0～2 mg/L；ELISA 法检测，正常尿中 FDP 量为 28±17ìg/L。

4. 目前临床较常用的各项实验室检查可分为两类：

（1）DIC 筛选试验：包括①血小板减少；②PT 延长；③KPTT 延长；④血浆纤维蛋白原减少。

（2）DIC 确诊试验：包括①FDP 增多；②Ⅷ及Ⅴ因子减少；③凝血时间延长（不被鱼精蛋白纠正）；④AT-Ⅲ降低。

**（二）协助早期诊断 DIC 的监测指标**

1. 凝血酶原断片（F1+2）　F1+2 是活性 X 因子作用于凝血酶原而生成凝血酶的过程中裂解产生的活性多肽片段，它是凝血酶原活化的特异性分子标志物，对监测血栓疾病的高凝状态有重要作用。该物质在血中浓度增高，可反映体内凝血酶生成亢进，而 DIC 早期血管内血栓形成即继发于凝血系统的功能亢进，因此 F1+2 可预测早期 DIC 的出现。F1+2 在 DIC 早期阳性率极高，在 DIC 中晚期，患儿血中 F1+2 浓度亦保持高水平，提示凝血激活的持续存在。F1+2 是 DIC 早期诊断的重要指标之一，当发现其增高时，及早进行抗凝治疗，对预防 DIC 向多脏器功能障碍进展有着非常重要的意义。RIA 法和 ELISA 法测定，正常值分别为 1.97±0.99 nmol/L 和 0.67±0.19 nmol/L。

2. 凝血酶-抗凝血酶复合物（TAT）　TAT 是抗凝血酶Ⅲ（AT-Ⅲ）和凝血酶形成的复合物，可灭活凝血酶。它是凝血酶早期形成的分子标志物之一，在 DIC 早期 TAT 即可增高，故对预测 DIC 的发生较敏感，测定 TAT 可证实凝血酶的生成。测定血中凝血酶的浓度对估计凝血亢进状态和血栓倾向有着重要意义，但由于产生的凝血酶很快被体内的抗凝物质所中和，故直接测定凝血酶非常困难。因此可利用 F1+2 和 TAT 间接测定，TAT 增高，除提示 DIC 外，可早期预测血栓形成，对抗凝疗法的疗效判定亦有指导意义。正常对照值为 1.7±0.3ìg/L。

3. 纤维蛋白肽 A（FPA）　FPA 是凝血酶作用于纤维蛋白原，通过蛋白分解作用使纤维蛋白原转换成纤维蛋白的过程中释放出的一种肽。测定血中 FPA 浓度可反映凝血酶的生成。FPA 除作为 DIC 早期指标外，还可用于血栓患者使用肝素治疗时抗凝效果的动态监测指标。对急性心肌梗死溶栓疗法后的预后判断也非常有用。

上述三个指标比较，F1+2 反映的是凝血酶生成的量，TAT 反映的是 AT-Ⅲ 阻碍凝血酶的作用，FPA 反映的是凝血酶作用于纤维蛋白原的作用。

4. 抗凝血酶Ⅲ　AT-Ⅲ 是最重要的凝血酶抑制物。DIC 患儿存在持续凝血、中性粒细胞活化释放的弹性蛋白酶降解、AT-Ⅲ 生成减少等，AT-Ⅲ 大量消耗，可导致 AT-Ⅲ 严重不足。与 F1+2 不同，AT-Ⅲ 在 DIC 早期阳性率极高，而在 DIC 中晚期，因凝血酶生成障碍，AT-Ⅲ 阳性率会有所下降。AT-Ⅲ 除可抗凝血酶以外，还有失活 X 因子和Ⅸ因子的作用。AT-Ⅲ 还有与肝素结合的特性，当 AT-Ⅲ 与肝素结合后，其抗凝血酶作用可提高 1000 倍。因此在 DIC 患儿使用肝素治疗时，应当测定 AT-Ⅲ 活性。当 AT-Ⅲ 的活性<60% 时，肝素几乎不能发挥它的抗凝作用。AT-Ⅲ 活性正常

值：成人为 80%～100%，早产儿为 40%～70%；AT-Ⅲ抗原正常值：成人 8～11 IU/ml，早产儿 4～7 IU/ml。

5. D-二聚体（D-dimer，D-D）  D-D 为纤维蛋白多聚体或交联纤维蛋白降解产物（FDP）被纤溶酶水解的产物中的最小片段，其存在说明体内形成凝血酶和纤溶酶，是观察纤溶效果最有价值的指标，亦是诊断 DIC 前期（pre-DIC）最敏感而可靠的分子标志物。纤维蛋白原的分解过程为原发性纤溶，其降解产物为 FDP；纤维蛋白的分解过程为继发性纤溶，其降解产物为 FDP 和 D-D。因此 D-D 是区分原发性或继发性纤溶的重要指标，与 FDP 相比，D-D 升高，反映了体内血栓过多形成，排除了纤维蛋白降解产物的干扰，且随病情加重升高更加明显，故可作为早期诊断 DIC 的特异指标。血浆正常值 0～0.5 mg/L，DIC 时升高。目前 D-D、F1+2、AT-Ⅲ可作为早期反映体内抗凝及纤溶系统激活的敏感性指标，在 DIC 早期诊断中具有重要价值。

6. 纤维蛋白肽 B â15-42（FPB â15-42）  为纤溶酶裂解纤维蛋白所释放的片段，当凝血功能亢进时会增高，可作为 DIC 的早期诊断指标，并区别于原发纤溶亢进。该标志物可作为 DIC 早期诊断的定性检查。

7. 可溶性纤维蛋白单体复合物（SFMC）  失去 FPA 和 FPB 的纤维蛋白原形成纤维蛋白单体。SFMC 由纤维蛋白单体（FM）、纤维蛋白原（Fbg）和纤维蛋白降解产物（FDP）亲和结合后形成。SFMC 增高可反映凝血酶活性增高和纤维蛋白形成。在 DIC 等血栓性疾病早期，SFMC 明显高于非 DIC 期，且治疗后 SFMC 下降提示预后良好，故其作为血液凝固亢进的指标在临床上有着非常重要的价值。传统测定方法是 3P 试验，一般情况下，3P 试验的敏感度在纤维蛋白单体＞50ìg/ml 时才可阳性，而红细胞凝集法（FM 试验）的敏感度在纤维蛋白单体 2.5ìg/ml 时即可阳性。故现很多国家已用 FM 试验取代了敏感度较差的 3P 试验。

8. 纤溶酶-抗纤溶酶复合物（PAP）  为纤溶酶与抗纤溶酶形成的复合物，其既可反映纤溶系统的激活，也可反映纤溶抑制物被消耗。动态监测 PAP 有助于 DIC 的诊断和疗效评价。

9. 血栓调节蛋白（thrombomodulin，TM）  是血管内皮细胞表面的一种单链跨膜糖蛋白，99% 以上的血管内皮细胞表达 TM，其可与凝血酶 1:1 结合形成可逆性复合物，从而降低凝血酶的凝血活性，但同时使其激活蛋白 C 的能力增强 1000～20 000 倍，而活化蛋白 C 可抑制内、外源凝血反应，产生抗凝并促进纤溶，故 TM 在凝血调节过程中发挥重要作用。内皮细胞受损后 TM 脱落进入血液，可作为血管内皮受损的分子标志物，是 DIC 发生最早出现的异常标志物之一，也是 DIC 诊断的首选指标之一。对于可疑的 DIC 患儿进行血浆 TM 定量测定，有助于确诊和早期诊断。

【诊断和鉴别诊断】

（一）DIC 诊断标准

目前尚未发现对 DIC 具有特异性参考价值的实验室指标，任何一项单一的实验室检查均不能确诊或排除 DIC 诊断，临床应结合原发病、临床表现及各项检查指标等综合判断。

如患儿出现穿刺部位出血或止血困难，有皮肤出血点、瘀点、瘀斑、内脏出血、组织、器官栓塞表现，出现溶血性黄疸、血红蛋白尿、休克等表现时，同时在各项实验室检查指标中三项阳性，即可疑诊 DIC，四项指标阳性可确诊。

虽然在上述情况下可迅速作出 DIC 诊断，但此时 DIC 已发展至纤溶亢进阶段，病情往往难以逆转，近年来，国际上对 DIC 的诊断标准逐渐趋于简单、快速、实用。目前临床上较常用的 DIC 诊断评分系统为 ISTH（the International Society on Thrombosis and Haemostasis）于 2001 年制定的 DIC 分级诊断标准，具体如下：

1. 诱发因素  患儿是否存在与 DIC 相关的基础疾病。如果有，继续以下步骤，如果无，不再继续。

2. 做一般凝血试验（血小板计数、凝血酶原时间、纤维蛋白原、可溶性纤维蛋白单体或纤维蛋白降解产物）。

3. 对一般凝血试验结果进行积分

（1）血小板计数：＞100×10⁹/L 为 0 分，(50～100)×10⁹/L 为 1 分，＜50×10⁹/L 为 2 分；

（2）纤维蛋白相关标志物增高（如可溶性纤维蛋白单体或纤维蛋白降解产物）：不升高为 0 分，中度升高为 2 分，明显升高为 3 分；

（3）凝血酶原时间：延长＜3 s 为 0 分，＞3 s

但＜6 s 为 2 分，＞6 s 为 2 分；

（4）纤维蛋白原质量浓度：＞1 g/L 为 0 分，≤1 g/L 为 1 分。

4. 统计积分。

5. 如积分＞5，提示为失代偿显性 DIC（overt DIC），需每日重复检测；如积分≤5 提示代偿性非显性 DIC（non-overt DIC），可每 1～2 天重复检测。

### （二）DIC 前期（pre-DIC）诊断标准

pre-DIC 患儿具有 DIC 发病原因、某些临床表现和凝血-纤溶反应的异常指标，但尚未达到 DIC 诊断标准。

1. 存在易致 DIC 的基础疾病；

2. 出现下列临床表现 1 项以上：①皮肤、黏膜栓塞，灶性缺血性坏死、脱落及溃疡形成；②原发病不易解释的微循环障碍，如皮肤苍白、湿冷及发绀等；③不明原因的肺、肾、脑等轻度或可逆性脏器功能障碍；④抗凝治疗有效。

3. 同时有下列试验指标异常 3 项以上：①正常操作条件下，采集血标本易凝固，或 PT 缩短＞3 s，活化部分凝血活酶时间（APTT）缩短 5 s 以上；②血浆血小板活化分子标志物（a-TG、PF4、TXB2）含量增加；③凝血激活分子标志物（F1＋2、TAT、FPA、SFM）含量增高；④抗凝活性降低：AT-Ⅲ活性降低，PC 活性降低；⑤血管内皮细胞受损伤分子标志物（ET-1、TM）增高。

### （三）鉴别诊断

DIC 需注意与维生素 K 缺乏所致新生儿出血症、肝病、免疫性血小板减少症、血友病、先天性纤维蛋白缺乏症等相鉴别，临床应注意详细询问并追问相关疾病史，有助于鉴别诊断。维生素 K 缺乏所致新生儿出血症是新生儿期常见疾病，患儿一般情况良好，除存在 PT 延长外（严重病例 APTT 可延长），其他凝血相关指标及血小板计数等均正常，维生素 K 治疗显效快；严重肝病患儿由于肝功能异常，往往出现出、凝血功能障碍，此类患儿一般 FDP 无明显增加且肝素治疗无效，可作鉴别；免疫性血小板减少症患儿除血小板计数减少外，其他出凝血指标均正常；血友病患儿除 APTT 延长外，余出、凝血指标均正常。

### 【治疗与监护】

DIC 的治疗措施包括积极治疗原发病、消除病因、纠正低氧血症和酸中毒、防治休克、保护重要脏器功能、抗凝或抗纤溶等。其中治疗原发病和纠正休克、酸中毒和缺氧最为重要，如原发病得到控制，患儿病情趋于稳定，出血可迅速停止，实验室指标可恢复正常。成分输血可作为替代治疗手段，如同时存在血小板减少症，可输注血小板；存在低纤维蛋白原血症时，可输注冷凝集物；如存在其他凝血因子缺乏，可输注新鲜冰冻血浆。

### （一）原发病治疗

由于感染、缺氧缺血等因素是导致新生儿 DIC 的常见原因，故临床发现相关病史及临床表现，应考虑到对凝血功能的影响，及早进行相关干预，尽力使患儿 DIC 前期得以逆转。原发病治疗包括在有确切感染证据甚至可疑感染因素时及时应用抗生素、纠正酸中毒、改善氧合与稳定循环等措施。

### （二）抗凝治疗

1. 肝素治疗　是主要的抗凝治疗药物，可用于存在血栓的患儿或对发生静脉血栓高风险的患儿进行预防性应用。临床上多使用肝素和低分子肝素。使用原则为早期、低剂量、持续静脉滴注或皮下注射。

肝素应用指标：①处于高凝状态者；②有明显栓塞者；③消耗性凝血期，表现为凝血因子、血小板、纤维蛋白原进行性下降、出血加重等；④准备补充凝血因子（如输注血浆等）或应用纤溶抑制物而未能确定促凝物质是否仍发生作用时。

肝素应用禁忌证：①存在活动性出血，如颅内出血、消化道出血等；②血管损伤或有新鲜创面；③晚期以继发性纤溶为主的 DIC；④原有严重出血性疾病或严重肝病伴多种凝血因子和血小板减少；⑤因其经肾排泄，故肝肾功能异常者应慎用。

肝素剂量及疗程：一般遵循个体化原则，可采取间歇或持续静脉滴注给药。持续静脉滴注时，滴速为 15 U/(kg·h)；皮下注射使用 80～100 U/kg，4～6 h 给药一次，每次用药前应监测凝血时间，以不超过 20～25 min 为准。如超过 30 min 或出血严重，应立即停用。血液中肝素水平骤然升高可致大出血。

应用肝素后如出血症状减少或停止、休克纠正、血小板及各项出凝血纤溶等实验室指标逐步恢复正常，则提示治疗有效，可逐步停用肝素，因血小板回升需数天至数周，故不可作为停药指标。如应用肝素后疗效不佳，应积极治疗原发病及酸中毒等，同时合用 AT-Ⅲ 与肝素，既可减少肝素用量，增强肝素疗效，又可减少停用肝素后的反弹性血栓形成倾向，还可缩短感染性 DIC 的病程，降低病死率。首剂用量为 40～80 U/(kg·d)，以后逐日递减，维持抗凝血酶活性至 30% 以上。

2. 血小板、血浆及成分输注 当①患儿血小板计数<50×10⁹/L 且同时伴随出血或需行外科手术、有创操作时；②血小板<30×10⁹/L 有发生颅内出血风险时，可给予血小板输注，常用剂量为 10 ml/kg。无需预防性输注血小板。当患儿处于凝血因子大量消耗的纤溶亢进阶段，可给予新鲜冰冻血浆补充凝血因子，常用剂量为 10～20 ml/kg，可提高凝血因子 20%～40%。确诊低纤维蛋白（原）血症时，可给予冷沉淀或血浆，前者优于后者。患儿存在贫血或需要提高组织携氧能力时可给予压缩红细胞。避免应用凝血因子浓缩物，如人凝血因子Ⅸ制剂，因其可激活凝血途径，加重凝血功能紊乱。近年来高纯度重组血浆衍生蛋白替代治疗在欧洲已被批准应用于临床，其可在一定程度上减少新鲜冰冻血浆的使用。

3. 止血药 抗纤溶剂、重组活性Ⅶ因子、抗凝血酶、水蛭素、活化蛋白 C、细胞因子途径抑制物、血栓调节蛋白等都可用于 DIC 的治疗。临床医师可根据不同的临床表现，选择进行针对性治疗方法。

（1）抗凝血酶：抗凝血酶在重症感染时大量消耗，是疾病进入危重状态的重要标志。应用外源性抗凝血酶已成为近年来 DIC 治疗的热点。使用抗凝血酶替代物可使抗凝血酶水平增加 70%～80%，可有效纠正 DIC 的凝血失衡。但抗凝血酶与肝素同时应用有相互拮抗作用，可能增加出血风险。故对于新生儿应用抗凝血酶尚缺乏确实的临床证据。

（2）血浆蛋白 C：血浆蛋白 C 是生理抗凝物质，其可抑制炎症性反应及其引起的细胞凋亡。蛋白 C 浓缩剂可使脓毒症并发 DIC 患儿的血浆蛋白 C 水平在 24 h 内恢复正常水平，并可使 D-D 下降，血小板和纤维蛋白原上升。但目前尚缺乏随机临床试验资料，故血浆蛋白 C 的应用仅局限于有蛋白 C 缺乏临床表现的患儿，在新生儿应用应

慎重。

（3）重组水蛭素（hirudin）：基因重组水蛭素是目前发现的最强的凝血酶抑制剂，其可高效、特异地与凝血酶结合，使其失去裂解纤维蛋白原为纤维蛋白的能力，阻止纤维蛋白凝固，同时阻止凝血酶催化的止血反应及凝血酶诱导的血小板反应，最终达到抗凝目的。其作用不依赖 AT-Ⅲ，少有过敏表现，极少导致血小板减少，稳定性好，毒性低，且皮下注射生物利用度高。尤其适用于感染所致的 DIC 高凝期。来匹芦定先以 0.4 mg/kg 缓慢推注，然后再以 0.15 mg/(kg·h) 速度维持静脉滴注，连续用药 2～10 天，使用过程中需监测 APTT，并依据结果调整剂量。

（4）组织因子途径抑制物（TFPI）：TFPI 是组织因子Ⅶa 复合物的特异性抑制剂，早期使用可阻断 DIC 的病理凝血过程，目前尚在试验阶段。

（5）抗纤溶药物：在高凝期和消耗性低凝期均忌用，只有在继发纤溶亢进所致严重出血时、在使用肝素控制血管内凝血时方可使用，常用药物包括氨甲苯酸（对羧基苄胺）及 6-氨基己酸。

（6）加贝酯：是一种丝氨酸蛋白酶抑制剂，可抑制凝血酶和纤溶酶活性，阻断 DIC 的病理过程，用于 DIC 的治疗。

**【预后与预防】**

DIC 患儿的预后主要取决于其原发病，如能早期发现 DIC，积极治疗原发病，原发病治愈，则 DIC 患儿的预后良好，但仍需注意预防终末器官损伤。如患儿 DIC 进展迅速，发生重要脏器出血，则可能导致不可逆的器官功能损伤，预后不良，存活者可遗留长期后遗症。

积极预防引发 DIC 的原发病可有效减少 DIC 的发病概率。有研究表明，对于存在易导致 DIC 的原发病的危重病例，早期应用低分子量肝素 10 U/kg 皮下注射，2 次/天，连续 3 天，可起到一定预防作用。

（曾超美　张晓蕊）

# 参考文献

［1］许靖，潘新年. 新生儿弥漫性血管内凝血特征及诊断方法的进展. 中华儿科杂志，2013，51（3）：227-230.

［2］Hook KM，Abranms CS. The loss of homeostasis in

hemostasis: new approaches in treating and understanding acute disseminated intravascular coagulation in critically ill patients. ClinTransl Sci, 2012, 5: 85-92.

[3] Christensen RD. Platelet transfusion in the neonatal intensive care unit: benefits, risk, alternatives. Neonatology, 2011, 100: 311-318.

[4] Taylor FB Jr, Toh CH, Hoots WK, et al. T owards definition, clinical and laboratory criteria, and a scoring system for disseminated intravascular coagulation. ThrombHaemost, 2001, 86: 1327-1330.

[5] Veldman A, Fishcher D, Nold MF, et al. Disseminated Intravascular Coagulation in Term and Preterm Neonates. SeminThrombHemost, 2010, 36 (4): 419-428.

[6] 刘燕, 卢宪梅. 新生儿弥散性血管内凝血的诊断与治疗. 中华实用儿科临床杂志, 2013, 28 (2): 156-158.

[7] Gleason CA, Devaskar SU. Avery's diseases of the newborn. 9th ed. Philadelphia: Elsevier Saunders, 2012.

[8] 邵肖梅, 叶鸿瑁, 丘小汕. 实用新生儿学. 4 版. 北京: 人民卫生出版社, 2011: 642-646.

[9] Kliegman RM, Stanton BF, Schor NF, et al. Nelson textbookof pediatrics. 19th ed. Philadelphia: Elsevier Saunders, 2011, 3341-3343.

# 第九节 新生儿成分输血

输血是新生儿临床工作中常用的治疗措施，治疗基本目的主要是恢复血容量、补充血液成分、调节机体免疫功能，以维持机体血液循环的平衡和正常的生理功能。有流行病学资料表明，在NICU中，有20%～25%（共2651名）的新生儿接受1次或更多次的血小板输注，在952名极低出生体重儿中，532例（55.9%）接受过输血。新生儿期是一个特殊生长发育阶段，尤其是早产儿的神经、呼吸、循环、免疫系统发育尚不成熟，造血系统更是因胎龄、出生体重和日龄不同而变化，造成新生儿输血治疗中不确定因素增多。为最大限度保证新生儿输血的安全性和有效性，成分血应取代全血输注，且临床医生必须对新生儿输血和血液制品有全面的了解和正确的认识，严格掌握输血指征。

## 一、红细胞输注

### （一）新生儿贫血的特点

足月新生儿生后2～3天血红蛋白（Hb）即下降，2～3个月时降至最低点，多在100 g/L以上，90 g/L以下者少见。主要原因有红细胞生成素（EPO）水平较低，骨髓红系造血能力不足；生长发育较快，血容量迅速增加使血液稀释；红细胞寿命较短。早产儿生后Hb下降更早，幅度更大，出生体重1000～1500 g者可降至80 g/L，出生体重不足1000 g者可降至70 g/L。早产儿贫血的原因中最主要的是内源性EPO产生不足，胎儿和早产儿生后数周内EPO主要在肝产生，而肝对贫血和组织缺氧的敏感性远低于肾，有研究表明，早产儿贫血时EPO水平与Hb下降程度明显不成比例；其次，早产儿住院治疗过程中取血检验等医源性失血也应引起足够重视，例如，出生体重为1.0 kg的早产儿如每天取血2 ml，连续5天就可失血10%；另外，早产儿铁储备不足（尤其是胎龄不足30周的极低出生体重儿铁储备量极少）、感染、出血、溶血等均是导致贫血的常见原因。

### （二）新生儿红细胞输注

1. 输注指征 由于对围生期造血、新生儿贫血的代偿机制及对红细胞输注的生理反应等问题尚未完全阐明，因此新生儿红细胞输注适应证一直存在争议。新生儿红细胞输注的目的是根据病情维持最适宜的Hb或血细胞比容（Hct）水平。需强调的是，病情和适应证判断应结合实际医疗条件和经验灵活掌握。早产儿理想的Hb水平很难确定，因为早产儿红细胞以胎儿型Hb（HbF）为主，2,3-二磷酸甘油酸（2,3-DPG）含量低，氧解离曲线左移，氧气释放量减少，所以不能单以Hb水平来决定是否需要输血，还应考虑氧气需求量和氧气释放能力。有研究表明，Hb<100 g/L的早产儿经红细胞输注可纠正其呼吸节律改变（如呼吸急促、呼吸困难、呼吸暂停）、心律改变（如心动过速、心动过缓）以及体重不增、吸吮困难等。较为公认的新生儿红细胞输注适应证见表13-9-1。

表 13-9-1 新生儿红细胞输注指征

| 新生儿临床状况 | Hb（g/dl）/Hct |
|---|---|
| **急性失血伴血流动力学不稳定** | 首先0.9% NaCl扩容，同时配血 |
| **严重心肺疾病**<br>①需要辅助通气者〔机械通气平均气道压（MAP）>9 cmH₂O，鼻塞连续气道正压通气（NCPAP）时吸入氧浓度（FiO₂）>0.4〕<br>②先天性青紫型心脏病<br>③存在显著的右向左分流（动脉导管未闭、室间隔缺损） | Hb≤110 g/dl 或 Hct≤0.35 |
| **轻-中度肺部疾病**<br>①需要辅助通气者（机械通气 MAP≤9 cmH₂O，nCPAP时 FiO₂≤0.4）<br>②频繁呼吸暂停需要供氧者，或外科手术前 | Hb≤100 g/dl 或 Hct≤0.30 |
| **早产儿存在"症状性贫血"者**<br>①难以解释的心率增快（HR≥170次/分）<br>②呼吸增快（RR≥80次/分）<br>③难以解释的体重不增超过1周（<10 g/d）。 | Hb≤80 g/dl 或 Hct≤0.25 |
| **新生儿期后自主呼吸且临床生命体征稳定** | Hb≤70 g/dl 或 Hct≤0.20 |

2. 红细胞制品选择　纠正贫血、改善缺氧时直接输注悬浮红细胞。输注剂量大（25 ml/kg），尤其是快速输注或换血疗法时，最好选用新鲜红细胞（保存期<7 天）。而无论何种保存液保存的悬浮红细胞，在小剂量缓慢输注时，如按 15 ml/kg 输注，输入的 $K^+$ 只有 $0.3\sim0.4$ mEq/kg，远远小于其生理需要量 $2\sim3$ mEq/kg，在临床研究中也未发现由此造成的高钾血症。悬浮红细胞保存 21 天后 2,3-DPG 下降，$P_{50}$ 从 27 mmHg 降至 18 mmHg，即便如此也与正常新生儿 $P_{50}$ 相当。现在多数 NICU 的做法是，将 1 U 保存的悬浮红细胞分成数份，分离时采用无菌连接装置，专供同一新生儿输注，既避免血液浪费，又减少接受多供者血液。

### （三）红细胞制品的特殊处理

1. 去除白细胞　含白细胞的血液的输注可导致一些病毒感染传播。对新生儿而言，尤其是早产儿，因其免疫系统尚未发育成熟，尤应注意传播巨细胞病毒（CMV）的危险性。研究资料已证实，去除白细胞是预防输血传播 CMV 的有效手段，只要每单位血液白细胞降至 $5\times10^6$ 以下就足以预防 CMV 传播。非急诊输血的贫血新生儿，应首选输注滤除白细胞的悬浮红细胞。有条件的单位可将 1 U 悬浮红细胞保存前滤除白细胞，分袋保存，分次输注。

2. C 射线照射　新生儿，尤其是早产儿是输血相关性移植物抗宿主病（TA-GVHD）的高危人群，原因是其细胞免疫功能不成熟。早产儿 T 细胞绝对数较低，T4/T8 下降，T 细胞的细胞毒作用极弱，如输入的血液中含有活性 T 细胞，则可在其体内存活、增殖，进而攻击和破坏受血者组织器官，引起一系列病理综合征。C 射线照射可有效灭活淋巴细胞，防止 TA-GVHD 发生，但同时可使悬浮红细胞中的红细胞寿命缩短。有学者综合了 1990 年以来 Medline 收录的文献报道，发现生后 1 岁内发生 TA-GVHD 的早产儿只有 73 例，且绝大多数具有 TA-GVHD 高危因素，如原发性免疫缺陷病、宫内输血或生后换血、输用父母血液及重型再生障碍性贫血等，只有 7% 无明确高危因素。故并非所有早产儿输血前均需 C 射线照射，实际工作中还要灵活掌握。

3. 红细胞 T 活化　红细胞 T 活化是指红细胞表面隐藏的抗原因细菌酶等原因作用而暴露，输入的血液制品含有抗 T 则引发红细胞多凝集现象，甚至溶血。健康成人红细胞 T 活化发生率约为 0.5%，新生儿则达 6%，多见于产气荚膜杆菌引起的坏死性小肠结肠炎、败血症及肺炎球菌感染，发生率可达 11%～27%。由于抗 T 在成人血浆中广泛存在，难以寻找到低滴度抗 T 供者，为避免由此导致的溶血发生，需要输注洗涤红细胞。

4. EPO 与红细胞输注　已知 EPO 产生不足是新生儿，尤其是早产儿贫血的主要原因，且体外培养研究发现，早产儿红系祖细胞对 EPO 反应良好，因此有人以重组人红细胞生成素（rhEPO）联合铁剂治疗新生儿贫血，迄今已有 30 多篇报道，meta 分析的结论是 EPO 在一定程度上可减少新生儿红细胞输注需要，但对早产儿贫血尚未得出一致意见，尤其是极低出生体重儿对 EPO 治疗反应差，不宜常规使用。

因此，临床上新生儿急诊输血时一般建议输注少白细胞、O 型或同型悬浮红细胞；非急诊输血时建议输注少白细胞、同型悬浮红细胞或压缩红细胞。

5. 输注方法　一般采用小剂量（每次 10～20 ml/kg），早产儿，尤其是极低出生体重儿每次 5～15 ml/kg，采用输血泵控制输注时间一般 3～4 h，不短于 2 h。对于心功能差者，每次 10 ml/kg，间隔 12 h，输注 2 次。

## 二、血小板输注

### （一）血小板减少

新生儿，包括早产儿，出生时如血小板计数（Plt）$<150\times10^9$/L，则为 Plt 减少，常提示有病理因素存在，应做进一步检查。新生儿 Plt 减少的主要原因有 Plt 生成减少和 Plt 破坏增多。有报道 NICU 中 22% 的新生儿 Plt 减少，其中 Plt$<100\times10^9$/L 者占 70% 以上，足月新生儿 Plt$>50\times10^9$/L 者多无明显出血，$<50\times10^9$/L 者易发生颅内出血。早产儿 Plt 减少发生颅内出血的危险性更高，可能还与早产儿 Plt 功能异常有关，有研究发现，Plt 减少的早产儿出血时间延长程度明显高于 Plt 减少的程度。

### （二）血小板制品选择及新生儿血小板输注指征

选择 ABO 血型相同的机采浓缩血小板输注。可分为预防性输注和治疗性输注，新生儿 Plt$<50$

$\times 10^9/L$，病情不稳定时应做预防性输注，如 Plt $<20\times10^9/L$，即便病情稳定也应预防性输注。早产儿的预防性输注指征还可适当放宽，尤其是病情严重的高危儿，目的在于维持与病情相宜的 Plt 水平、预防发生颅内出血。治疗性输注主要用于 Plt 减少而发生出血或需侵入性检查者，伴有 Plt 功能异常者不能仅以 Plt 为指标，还应结合病情灵活掌握。Plt 输注剂量应根据降低程度和出血程度注意个体化原则，一般足月儿应将 Plt 提高至 $50\times10^9/L$ 以上，早产儿以提高至 $100\times10^9/L$ 以上为宜。输注指征见表 13-9-2。

### （三）新生儿 Plt 输注方法

可选用机采血小板或新鲜全血制备的浓缩血小板，每次 $15\sim20$ ml/kg，输注 $30\sim60$ min，一般不超过 2 h。从血库取回后应尽早尽快输注。若不能及时输注，送回血库震荡保存。由于异体血小板体内生存期极短，往往需要多次输注，间隔 $2\sim3$ 天。Plt 输注疗效应根据出血是否控制判断，Plt 升高只能作为辅助指标，因为 Plt 输入后参与了止血或填充了血管内皮细胞间隙。

表 13-9-2 新生儿血小板输注指征

| 日龄 | 临床状况 | 血小板计数 |
|---|---|---|
| 生后 1 周内 | 出生体重<1000 g | $<5\times10^9/L$ |
| 生后 1 周后 | 不伴出血征象 | $<3\times10^9/L$ |
| | ①生命体征不稳定 | $<5\times10^9/L$ |
| | ②伴出血征象（皮肤瘀斑、消化道出血、脑室内出血等） | |
| | ③合并凝血障碍 | |
| | ④手术或换血前 | |
| 任何时间 | 伴危及生命的出血（如颅内出血） | $<10\times10^9/L$ |

## 三、中性粒细胞输注

### （一）新生儿中性粒细胞减少

一般认为新生儿生后 1 周内外周血中性粒细胞计数（ANC）$<3\times10^9/L$、1 周后 $<1\times10^9/L$ 即为中性粒细胞减少。其中中性粒细胞数量不足和功能异常是新生儿易发生细菌感染、败血症的重要原因之一。按体重计算，胎龄 32 周的早产儿中性粒细胞仅为成人的 20%，新生儿，尤其是早产儿在感染等应激状态时不能迅速增加中性粒细胞以满足机体需要。此外，新生儿易发生感染更重要的原因是中性粒细胞功能异常，包括变形能

力弱、游走速度慢、趋化能力降低，黏附、聚集功能异常，因结合受体和膜电位变化功能缺陷及调理素不足而导致吞噬功能差等。

### （二）新生儿中性粒细胞输注

因存在各种并发症和潜在危险，新生儿中性粒细胞输注并不常用，关于新生儿、早产儿败血症粒细胞输注疗效的临床报道较多，也存在争议，比较一致的观点是新生儿败血症应以抗生素等支持治疗为主，重症感染 ANC 明显降低或骨髓贮存池降低时采用粒细胞输注，意见比较统一的适应证见表 13-9-3。粒细胞输注剂量必须足够，一般容量为 $10\sim15$ ml/kg，中性粒细胞数量为 $1\times10^9\sim2\times10^9/kg$，连续 3 天以上或直至感染控制。应采用单采粒细胞同型输注。疗效判断应以临床感染是否控制为主，不应以 ANC 是否升高为指标，因为输入的中性粒细胞游走至感染部位或吞噬细菌后坏死。

表 13-9-3 新生儿中性粒细胞输注指征

| 日龄 | 临床状况 |
|---|---|
| 生后 1 周内 | $ANC<3\times10^9/L$，伴有严重败血症 |
| 生后 1 周后 | $ANC<1\times10^9/L$，伴有严重败血症 |

### （三）中性粒细胞输注并发症

最常见并发症是非溶血性发热反应，肺部并发症在新生儿报道较少，应该引起重视的是 CMV 传播和 TA-GVHD。要避免 CMV 传播和 TA-GVHD，应尽量减少粒细胞输注，如患儿血清 CMV 抗体阴性，则应选择 CMV 抗体阴性供者；引起 TA-GVHD 的是淋巴细胞，单采粒细胞含淋巴细胞较低，有条件者可进行 C 射线照射，多数研究认为照射剂量为 25 Gy 时可完全灭活淋巴细胞，对中性粒细胞也无损害。

### （四）粒（单）细胞集落刺激因子

有研究表明，使用粒（单）细胞集落刺激因子可使外周血 ANC 明显提高，并能增加骨髓中性粒细胞贮备量，有效防止或纠正新生儿中性粒细胞减少。一般剂量为 $5\sim10$ Lg/kg，皮下注射，连用 $5\sim7$ 天。

## 四、冻干血浆输注

目前人们已经认识到血浆用以补充血容量、补充营养、治疗低蛋白血症、新生儿黄疸、增强

机体免疫力的盲目性和不合理性，血浆及其制品目前的主要适应证是补充凝血因子。

### （一）新生儿补充凝血因子的适应证

凝血因子不能通过胎盘，胎儿和新生儿凝血因子完全依赖自身产生。新生儿凝血因子缺乏所致出血的原因除上述发育不成熟因素外，病理因素常见于：①先天性凝血因子缺乏，此类新生儿常无自发出血，可表现为脐部渗血、侵入性检查部位出血等，颅内出血少见；②维生素 K 依赖性凝血因子缺乏，典型者 2～7 天内发病，迟发者 2 周后发病，表现为脐部、黏膜、消化道、静脉穿刺部位或手术部位出血，也可表现为轻微损伤部位大量出血，严重者发生颅内出血，尤其是迟发者；③其他原因所致凝血功能障碍，如弥散性血管内凝血、交换输血等。

### （二）血浆补充凝血因子

一般选择 ABO 血型相同的新鲜冰冻血浆，每次 10～20 ml/kg。也可根据病情需要选用凝血因子纯化制品，如纤维蛋白原、凝血酶原复合物等。

## 五、输血的不良反应

### （一）发热

发热是最常见的输血反应，常发生于输注开始后 15 min～1 h，体温可达 38～41℃，同时可伴寒战、头痛、呕吐、荨麻疹等。输血发热的原因除与输入的致热原和白细胞、血小板及血浆抗体等成分有关外，在新生儿更应注意的是输入血温过低也可导致上述反应。处理：①暂停输血或减慢滴速，保持静脉输液通畅；②肌注盐酸异丙嗪 0.5～1 mg/kg 或其他抗组胺药；③烦躁者给予苯巴比妥或地西泮；④寒战、高热者给予 10% 葡萄糖酸钙或地塞米松 0.5～1 mg/kg 静脉推注。

### （二）过敏反应

过敏反应多见于有过敏体质的新生儿、IgA 缺乏者，表现为荨麻疹、血管神经性水肿，重者出现支气管痉挛、喉头水肿、呼吸困难、发绀、过敏性休克等症状。处理：①单纯荨麻疹可减慢输血滴速，肌注抗组胺药，或皮下注射 0.1% 肾上腺素 0.01 ml/kg；②重症反应者立即停止输血，皮下注射 0.1% 肾上腺素 0.01 ml/kg，静脉输注地塞米松 0.3～0.5 mg/kg。喉头水肿者需行气管切开，休克者应进行休克治疗。预防：对有过敏体质者，输血前予地塞米松静脉滴注，IgA 缺乏者应输洗涤红细胞。

### （三）输血相关性移植物抗宿主病

TA-GVHD 按发生时间分为急性和慢性两种，绝大多输血为急性 TA-GVHD（Ata-GVHD），慢性者很少。输血后 2～30 天出现症状，表现为发热，多形性皮疹，并有消化道症状，如转氨酶升高，骨髓呈全血细胞减少。严重者可出现皮肤广泛大疱性表皮松解坏死、水和电解质紊乱、体重下降、全身衰竭，常直接威胁生命。慢性 TA-GVHD（Cta-GVHD）多发生于输注 100 天以后，但与 Ata-GVHD 无明显间隔。协助诊断：①皮肤活检有典型 GVHD 病理改变；②宿主体内淋巴细胞植活证据，可做淋巴细胞核型及人类白细胞抗原（HLA）特异性血清分析等。

预防措施：①输注经 60Co、137Cs 或紫外线照射的血细胞成分是预防 TA-GVHD 的唯一有效方法。凡有高度危险的患儿或一级亲属间输血，均主张输血前进行照射，美国血库协会推荐的剂量为 1500～3500cGy。②选择与受者 HLA 相合的输血供者。③输注去除白细胞的血液。④药物预防，输注后应用免疫抑制剂，常用药物包括糖皮质激素、甲氨蝶呤（MTX）、环孢素（CsA），根据药物不同的作用环节可采用联合用药。

### （四）输血传播疾病

输血可传播乙型及丙型肝炎、获得性免疫缺陷综合征（AIDS）、CMV 感染、单纯疱疹、EB 病毒感染和疟疾等感染性疾病。目前输血传播疾病很难避免，只能尽量减少。预防：①严格筛选供血者；②严格掌握输血指征，切勿滥输血。

（常艳美）

# 第 14 章　新生儿泌尿系统疾病

## 第一节　新生儿泌尿系统发育生理学

人体泌尿系统包括肾、输尿管、膀胱和尿道。新生儿泌尿系统功能虽基本与成人相似，但由于在组织学上发育不完善或本身的解剖特点，其功能受到一定限制。因此，熟悉新生儿泌尿系统发育和生理特点对认识新生儿泌尿系统疾病具有重要意义。

### 一、泌尿系统形态学发育

#### （一）肾和输尿管的发生

肾起源于生肾中胚层，先后经历了前肾、中肾、后肾三个阶段。最终只有后肾保留下来，形成永久性泌尿器官。前肾发生于胚胎第 4 周初，先后形成 7～10 对前肾小管，一端通向胚内体腔，另一端弯向尾侧，与邻近的前肾小管相连通，形成一条纵行的前肾管。前肾小管很快相继退化，前肾管的大部分则保留，并向尾侧延伸，成为中肾管。人的前肾无功能意义。

中肾于胚胎第 4 周末开始形成，先后形成约 80 对中肾小管。中肾小管呈 "S" 形弯曲，其外侧与前肾管相通后即为中肾管（或称吴夫管，Wolffian duct），内侧端膨大并凹陷形成肾小囊，囊内有从背主动脉分支而来的毛细血管球，即肾小球，两者共同构成肾小体，中肾有一定的排泄功能。至胚胎第 9 周时，大部分中肾小管退化消失，仅留中肾管及少数尾端中肾小管。

胚胎发育至第 5 周初，当中肾还在发育中时，后肾即开始形成。后肾起源于中胚层的输尿管芽及生后肾原基。输尿管芽是中肾管尾端向背侧突出的一个盲管，其经过反复分支，逐渐演变为输尿管、肾盂、肾盏及集合小管。输尿管芽伸入中肾嵴尾端，诱导周围的间充质细胞向其末端聚集、包绕，形成生后肾原基。生后肾原基的外周部分形成肾的被膜及肾内结缔组织，内部一些实体细胞团逐渐分化成后肾小管，后肾小管不断延长弯曲形成近端小管、髓袢和远端小管。近端小管末端凹陷形成肾小囊，包绕着肾动脉的细小分支，形成毛细血管球，共同构成肾小体；肾小管逐渐增长，与肾小体共同构成肾单位，胚胎 8 周时形成第一个肾单位。近髓肾单位发生较早，随着集合管末端不断向皮质浅表生长，继续诱导生后肾原基形成浅表肾单位。输尿管芽的反复分支需要来自生后肾原基的信号诱导，这一过程受到一些转录因子和信号分子的调控，如 WT1 蛋白（Wilms'tumor gene 1，WT1）、神经胶质细胞源性营养因子（glial cell line-derived neurotrophic factor，GDNF）Pax2、Lim1 和 Formin 蛋白等。

胚胎 35 周以后，集合管的壶腹停止生长并消失，新的肾单位不再形成。胚胎 9～12 周时后肾开始排尿，成为羊水的来源。出生时每个肾含有 60 万～120 万个肾单位。宫内发育迟缓儿和早产儿的肾单位数目少，出生体重和肾单位的最终数目存在正相关。胎儿时期暴露于一些药物（如庆大霉素、β-内酰胺类抗生素、环孢素和大量糖皮质激素），存在维生素 A 缺乏、血糖过高、尿路梗阻或者 GDNF 基因缺乏或突变等情况均可影响肾单位的形成，导致永久性肾单位缺失。

#### （二）膀胱和尿道的发生

膀胱和尿道起源于泄殖腔，胚胎第 4～7 周时，尿直肠隔将泄殖腔分隔为原始直肠和尿生殖窦。尿生殖窦分为三段：上段发育为膀胱；中段在男性形成尿道的前列腺部和膜部，在女性形成尿道；下段在男性形成尿道海绵体部，在女性扩大为阴道前庭。

最初输尿管开口于中肾管，后者开口于泄殖腔。随着膀胱的发育，输尿管开口以下的一段中肾管扩大，合并入膀胱。这样中肾管和输尿管便分别开口于膀胱。

任何控制肾胚胎发育的基因突变均可导致肾发育缺陷，例如，控制肾血流动力学的肾素-血管紧张素系统中的血管紧张素受体 2（angiotensin receptor 2，*Agtr2*）基因突变后，可引起膀胱输尿管反流、重复肾、异位肾、输尿管肾盂连接处狭窄、肾发育不全、多囊肾或肾缺如等。

## 二、泌尿系统解剖生理特点

### （一）解剖特点

1. **肾**　新生儿肾相对较大，出生时两个肾约重 25 g（约占体重的 1/120），逐渐增长至成人时达 300 g（占体重的 1/200）；肾表面凹凸不平，呈分叶状，位置相对较低，肾表面分叶至 2～4 岁才消失，随着躯体长高，肾位置逐渐升高，最后达到腰部。胚胎肾单位的形成开始于肾髓质与肾皮质交界处，后逐渐由皮质深处向外延伸，所以新生儿近髓肾单位发育较成熟，肾小球较大，平均直径为 0.129 mm，其近端肾小管弯曲多而长，平均为 2.46 mm，髓袢延伸到髓质深处；而皮质浅层肾单位形成较晚，其肾小球较小，平均直径为 0.106 mm，肾小管短，髓袢也较短，有 20% 在皮质内。至生后 12～14 个月，新生儿这种肾单位之间结构和功能上的差异逐渐消失。与成人相比，新生儿肾小球平均直径仅为成人的 1/3～1/2；肾小管也短，近端肾小管的平均长度相当于成人的 1/10，到 1～1.5 岁才达到成人水平。新生儿肾小球基底膜厚度约 100 nm，比成年人（300 nm）薄。动物实验显示新生动物的肾小球基底膜通透性强于成熟动物。

2. **输尿管**　新生儿输尿管相对较长而弯曲，其管壁肌肉和弹力纤维发育不良，易受压及扭曲而导致梗阻，引起尿潴留而诱发感染。

3. **膀胱**　新生儿膀胱位置高，尿充盈时易上升入腹腔，腹部触诊时可扪到，随年龄增长逐渐下降至盆腔内。胎龄 32 周时膀胱容量约为 10 ml，近足月时可增加至 40 ml。膀胱黏膜柔嫩，其肌肉层和弹力纤维发育不良，同时膀胱壁内走行的输尿管短且直，故防止尿液反流能力差，膀胱内压升高时易出现膀胱输尿管反流而出现感染。

4. **尿道**　新生女婴尿道较短，仅长 1 cm，且外口靠近肛门，易受粪便污染引起上行感染；男婴尿道虽较长，但常有包茎，尿垢积聚时也易引起感染。

### （二）生理特点

1. **胎儿期肾功能**　胚胎 9～12 周时肾开始排尿，其主要作用是保持羊水量，使胎儿在液体环境中不受挤压；胎儿内环境的稳定主要靠胎盘完成，肾尚未发挥作用。胎儿期少尿会导致羊水过少相关的一些并发症，包括面部受压的表现（如皮肤褶皱、扁平或鹰钩鼻、大耳朵）、一些畸形（如足部畸形、扁平手）和肺发育不全。

胎儿肾小球滤过率（glomerular filtration rate，GFR）随着肾单位数目的增加逐渐升高，当肾单位不再形成时，GFR 便随着肾质量的增加而提高，也随着体重和体表面积的增加而提高。从胎龄 28 周到 35 周，GFR 随着胎龄逐渐增加，然后保持平稳，直到出生（图 14-1-1）。

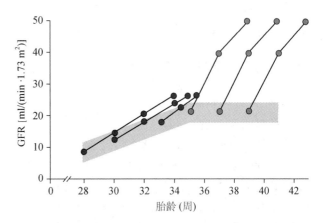

**图 14-1-1**　胚胎后 3 个月至生后 1 个月内不同胎龄的肾小球滤过率（GFR）。阴影区域代表正常的数值范围，随着胎龄增加，GFR 逐渐增加（引自：Guignard JP, John EG. Renal function in the tiny, premature infant. Clin Perinatol, 1986, 13（2）：377-401.）

肾素-血管紧张素系统、儿茶酚胺、前列腺素等物质可调节肾血流和 GFR，孕妇服用血管紧张素转化酶抑制剂或前列腺素合成酶抑制剂时可引起胎儿肾衰竭。

2. **生后肾小球滤过功能**　足月儿出生时肾已能有效发挥作用，一般情况下能够完成肾生理功能，但储备能力差、调节机制不够成熟，在喂养不当、疾病或应激状态下，易出现功能紊乱。出生后机体内环境的调节主要依靠肾维持，随着机体内外环境的变化，及其生理要求的提高，肾功能迅速增长，到 1 岁后各项肾功能按体重或体表面积计算已接近成人水平。

新生儿皮层肾小球发育不成熟、肾血流量低、肾小球滤过面积少、心输出量低等因素导致新生儿 GFR 低，但是随着年龄的增长、血流动力学的改变以及肾小球组织学上的发育，GFR 迅速增加，生后 1～2 周可增加 1 倍到数倍，3～6 个月达成人的一半，1～2 岁接近成人（图 14-1-2 和 14-1-3）。图 14-1-4 显示了小于 32 周胎龄早产儿生后早期的血清肌酐浓度。

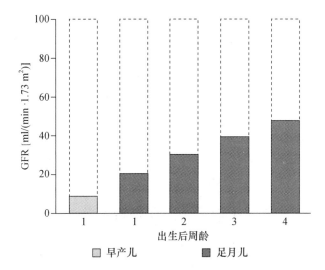

图 14-1-2　早产儿和新生儿生后 1 月内的肾小球滤过率（GFR）。图中虚线框为成人的 GFR，与成人相比，生后 1 月末的新生儿仍处于肾功能相对不全状态（引自：Guignard JP，Torrado A，Da Cunha O，et al. Glomerular filtration rate in the first three weeks of life. J Pediatr，1975，87（2）：268-272.）

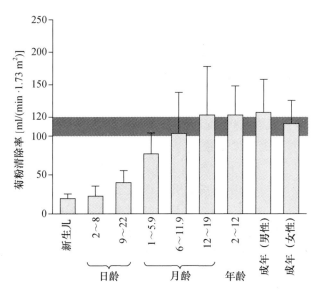

图 14-1-3　生后 1 年内的肾小球滤过率（GFR）变化情况。菊粉清除率即代表 GFR（引自：Gallini F，Maggio L，Romagnoli C，et al. Progression of renal function in preterm neonates with gestational age≤32 weeks. Pediatr Nephrol，2000，15（1-2）：119-124.）

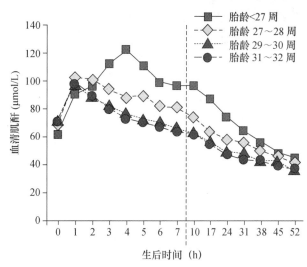

图 14-1-4　不同出生胎龄早产儿生后 52 h 内的血清肌酐浓度（$\mu$mol/L）（引自：Guignard JP，John EG. Renal function in the tiny，premature infant. Clin Perinatol，1986，13（2）：377-401.）

3. 肾小管的重吸收及排泄功能　正常情况下，肾小管的重吸收与肾小球滤过率保持着紧密联系，即随着肾小球滤过量的增减，肾小管重吸收亦相应增减，这种现象称为球-管平衡。形态学上，虽然肾小管发育落后于肾小球，但出生后肾小管在功能上已能保持基本的球-管平衡。

新生儿血循环中醛固酮及肾素浓度较高，其近端肾小管重吸收钠较少，远端肾小管重吸收钠相应较多，故足月儿可维持钠的正平衡。但新生儿肾小球滤过率较低，在钠负荷过量时可出现钠潴留和水肿。未成熟儿由于对钠的排泄率较高，若钠量摄入不足时易出现钠负平衡而致低钠血症。研究显示宫内发育迟缓（intrauterine growth retardation，IUGR）可导致肾钠转运蛋白（sodium transporters）表达上调，从而引起钠潴留、肾素-血管紧张素活性抑制和肾单位数目的减少，而这些变化与 IUGR 成年后的高血压发生相关。母亲孕期高钠饮食摄入亦可影响胎儿肾单位的数目，从而与其成年后疾病相关。

氯主要在近端肾小管重吸收，$Na^+-K^+-ATP$ 酶是氯重吸收的源动力，$Na^+-K^+-2Cl^-$ 共同转运蛋白和 $Cl^-$ 通道负责转运 $Cl^-$，编码这些通道蛋白的基因突变可引起一些先天性疾病，如 Bartter 综合征、Gitelman 综合征和 Dent 病等。

钾在近端小管完全重吸收，而在远端肾小管分泌。新生儿由于肾小管上皮细胞钠、钾、ATP

酶系统尚未完善，排钾能力较低（尤其生后 10 天），常保持正平衡，故新生儿有高钾血症倾向。与健康的早产儿相比，病情严重或应激状态的早产儿可能由于使用利尿剂或扩容处理等因素，容易出现钾丢失增加，出现钾的负平衡。

葡萄糖在近端肾小管回吸收，新生儿对葡萄糖肾阈低，当大量输注或口服葡萄糖，或浓度过高、输液过快时，极易出现高血糖和尿糖阳性，少数未成熟儿因肾单位不成熟，在血糖低于 5.5 mmol/L 时也可出现尿糖。氨基酸的排泄和回收率均较差，可有生理性高氨基酸尿出现。

4. 尿的浓缩和稀释功能　新生儿及幼婴由于髓袢短，转运氯、钠功能不足，尿素形成量少，滤液中尿素量不足以在髓质中形成较高的渗透压梯度；同时抗利尿激素分泌不足，前列腺素干扰浓缩机制，从而使浓缩尿液功能不足，在应激状态下保留水分的能力低于年长儿和成人，易出现脱水，甚至诱发急性肾衰竭。新生儿对尿的稀释功能较好，已能将尿稀释至 40 mmol/L，但因 GFR 较低，对水的负荷反应受到一定限制，利尿速度较慢，大量水负荷或输液较快时易出现水潴留及水肿。

5. 酸碱平衡能力　肾通过 $H^+$ 的排泌及 $HCO_3^-$ 的重吸收维持酸碱平衡。新生儿已具有酸碱平衡的调节能力。但新生儿及婴幼儿易发生酸中毒，其原因有：①肾保留 $HCO_3^-$ 的能力差，碳酸氢盐的肾阈低，仅为 19～22 mmol/L，超过肾阈时 $HCO_3^-$ 即由尿排出；②肾泌 $NH_3$ 和泌 $H^+$ 的能力低；③尿中排磷酸盐量少，故排出可滴定酸的能力受限。所以新生儿处理酸负荷的能力不足，较容易出现酸中毒。

6. 肾的内分泌功能　肾不仅是重要的排泄器官，也是维持机体内环境稳定的重要调节器官和内分泌器官。肾能通过自分泌、旁分泌等方式产生前列腺素、肾素、促红细胞生成素、$25(OH)_2D_3$ 等近 10 种激素和生物活性物质。新生儿血浆中肾素、血管紧张素、醛固酮的量均高于成人，生后数周渐降低；胚肾已能合成前列腺素，新生儿血循环中前列腺素高于成人，其可调节肾血流量及肾小管对水、盐的重吸收，在应激情况下可增加肾血流量。

7. 排尿及尿液特点　约 1/3 的新生儿在出生时或生后不久即排尿，92% 的新生儿生后 24 h 内排尿，99% 生后 48 h 内应排尿，如生后 48 h 不排尿，应检查原因。生后头几天，每日排尿 4～5 次，1 周后每日可增加至 20 次，出生后最初数月排尿纯属反射性，随着年龄的增长，小儿可逐渐养成主动控制排尿能力，排尿次数减少。每日排尿量个体差异较大，除肾本身外还与液体摄入量、食物种类、气温、活动量等有关。一般来说，生后最初 2 天内每日尿量为 15～30 ml/kg，其后 4 周内可增至每天 25～120 ml/kg；每日尿量少于 250 ml/m² 即为少尿，少于 30～50 ml 为无尿。

正常尿液颜色为黄色透明，生后头几天尿色深、稍混浊，冷却后可淡红色或红褐色尿酸盐结晶，加热后可溶解。出生数日因尿酸较多，而呈强酸性，后接近中性或弱酸性，PH 在 5～7 范围；新生儿尿浓缩功能差，生后尿比重为 1.006～1.008，随着进食及尿浓缩功能增加，尿比重渐增。3～5 天新生儿，尤其是未成熟儿尿中可有微量蛋白。

## 三、新生儿期肾和泌尿道疾病的评估

### （一）病史

1. 产前或围生期病史　孕期羊水少可能提示胎儿肾滤过功能差，如妊娠早期出现的肾发育不全可导致严重的后果，但事实上羊水少常常为特发性或与消化道或神经系统疾病相关，而与肾疾病关系不大。此外，胎盘大（大于出生体重的 25%）提示先天性肾病综合征的可能；宫内缺氧、窒息、休克及服用一些药物（如非甾体抗炎药、氨基糖苷类抗生素等）等可增加新生儿急性肾损伤的概率。

2. 家族史　父母或同胞中有严重的肾疾病时应引起重视，如多囊肾、膀胱输尿管反流、髓质囊性肾疾病、Alport 综合征等，母亲妊娠后应该进行相应疾病的产前筛查。

### （二）体格检查

1. 高血压　新生儿期出现高血压常因肾血管和（或）肾实质病变引起，应给予相应的检查。

2. 排尿异常　生后 24 h 内甚至 48 h 内不排尿者需考虑急性肾损伤或泌尿道结构异常，孕妇分娩时过度紧张可使抗利尿激素和醛固酮分泌增加，可能会引起新生儿娩出后排尿延迟。

3. 腹部肿块　新生儿期触及腹部肿块，尤其是侧腹部肿块多起源于泌尿系统，最常见的是肾盂积水，其次是多囊肾，也可见于一些源自肾的肿瘤，如先天性中胚层肾肿瘤等。一旦触及包块，需做超声或 MRI 来辅助诊断。

4. 水肿　新生儿水肿多为生理性，早产儿多见，生后几天可自行消退。持续性的病理性水肿多非肾原因引起，肾原因引起的水肿多为肾小球滤过率下降后导致的体液容量增加和从肾丢失蛋白后引起的胶体渗透压下降所致。

5. 腹水　新生儿腹水很少见，很大部分源自肾疾病，最常见为膀胱、输尿管、肾盂梗阻后穿孔所致，还可见于先天性肾病综合征和深静脉血栓。

### （三）辅助检查

1. 肾功能的生化检查

（1）肾小球滤过功能：新生儿收集 24 h 尿液困难，而且需要摄入外源性物质计算 GFR，虽然血清胱抑素 C（cystatin C）近年来被用来测定肾功能，但血肌酐水平仍是目前评价肾功能的主要指标。肌酐水平随生后日龄变化而变化（表 14-1-4），早产儿由于肾发育不成熟，肾小管可重吸收经肾小球滤过的肌酐，因此早产儿生后早期的血肌酐水平略高于足月儿。血尿素氮亦是评价肾功能的指标之一，但受到蛋白摄入和血液浓缩等因素的影响。

（2）其他血生化指标：血清碳酸氢盐含量、钾、钠、磷、钙等浓度可反映肾小管功能，新生儿的这些指标与成人有一定的差异。

（3）尿液异常：病理性蛋白尿可见于先天性肾病综合征、感染（如巨细胞病毒、梅毒、乙肝病毒等）、一些遗传性综合征（如 Denys-Drash、Frasier 综合征）、毒素/药物、溶血尿毒症综合征、系统性红斑狼疮、肾胚细胞瘤。血尿在新生儿很少见，可见于深静脉血栓、多囊肾、梗阻性肾病、先天畸形、泌尿系感染和急性肾损伤。血红蛋白尿可见于血型不合溶血病。肌红蛋白尿很少见，可见于严重窒息、休克后发生的横纹肌溶解。在健康新生儿的尿布上可见到粉红色或红色尿酸结晶，亦有人认为这可能提示新生儿尿酸水平高。

2. 影像学检查　包括肾和泌尿道超声、CT、MRI、排泄性膀胱尿道造影、核素检查等。新生儿行肾超声检查的适应证有腹部触及肿块、高血压、肾衰竭、肾和泌尿道畸形。由于 CT 检查的射线副作用，新生儿期很少使用，但是对于超声不能定性的复杂畸形、血管异常和腹部肿块而 MRI 检查又因镇静不佳无法实施时，仍需要进行 CT 检查。MRI 检查有很多优点，尤其对于异位肾、肾血管异常等情况，但是需要镇静，实施时会存在一定难度。考虑下尿路梗阻和膀胱输尿管反流时可行排泄性膀胱尿道造影。核素检查在新生儿很少使用。

## 四、泌尿系统发育异常相关疾病

胚肾发育过程中位置异常常表现为异位肾、马蹄肾和交叉融合异位肾等，这些异常通常没有明显的副作用，除非合并反流或梗阻等下尿道畸形。肾发育异常还包括多囊肾、肾发育不全、单侧肾缺如或合并多种其他畸形等。此外，泌尿生殖道畸形还可表现为膀胱输尿管连接处梗阻、后尿道瓣膜、输尿管疝、异位输尿管开口、膀胱外翻、隐睾、睾丸扭转、鞘膜积液、尿道下裂、外阴性别不明等，可在产前或生后进行诊断。

（邢　燕）

## 参考文献

[1] Gao X，Chen X，Taglienti M，et al. Angioblast-mesenchyme induction of early kidney development is mediated by Wt1 and Vegfa. Development，2005，132（24）：5437-5449.

[2] Gilbert T，Merlet-Bénichou C. Retinoids and nephron mass control. Pediatr Nephrol，2000，14（12）：1137-1144.

[3] Winyard P，Chitty LS. Dysplastic kidneys. Semin Fetal Neonatal Med，2008，13（3）：142-151.

[4] Guignard JP，John EG. Renal function in the tiny，premature infant. Clin Perinatol，1986，13（2）：377-401.

[5] Guignard JP，Torrado A，Da Cunha O，et al. Glomerular filtration rate in the first three weeks of life. J Pediatr，1975，87（2）：268-272.

[6] Gallini F，Maggio L，Romagnoli C，et al. Progression of renal function in preterm neonates with gestational age ＜ or ＝ 32 weeks. Pediatr Nephrol，2000，15（1-2）：119-124.

[7] Koleganova N，Piecha G，Ritz E. Prenatal causes of kidney disease. Blood Purif，2009，27（1）：48-52.

[8] 邵肖梅，叶鸿瑁，丘小汕. 实用新生儿学. 4 版. 北京：人民卫生出版社，2011：668-669.

[9] Gleason CA，Devaskar SU. Avery's diseases of the newborn. 9th ed. Philadelphia：Elsevier Saunders，2012.

[10] 杨霁云，白克敏. 小儿肾病基础与临床. 1 版. 北京：人民卫生出版社，2000：304-314.

# 第二节　原发性肾小管酸中毒

肾小管酸中毒（renal tubular acidosis，RTA）是一种肾小管分泌氢离子障碍或重吸收碳酸氢根障碍或二者同时存在所致的临床综合征，其临床特点为血浆阴离子间隙正常的高氯性代谢性酸中毒，且肾小球滤过率正常或接近正常。病因可以是遗传性或获得性。可单独存在，也可合并其他多种肾小管功能紊乱，如 Fanconi 综合征。目前尚无确切人群发病率的报道。其临床表现多种多样，无特异性。常见并发症包括电解质（钾、钠、钙、磷）紊乱、生长发育落后、骨病、肾结石、继发性甲状旁腺功能亢进、肾衰竭、肾性贫血、肾性尿崩症、营养不良、肌肉萎缩等。

和继发性。原发性多为肾小管先天功能缺陷，且与遗传因素有关，可呈常染色体显性遗传、常染色体隐性遗传或散发。继发性可见于多种疾病，如肝豆状核变性、系统性红斑狼疮、肝硬化、甲状腺功能亢进症、重金属中毒、以马兜铃酸为代表的药物性肾损害等，以远端小管病变多见，70%～80%的患者为女性。

根据肾小管功能障碍的部位不同，该病分为四型，即远端型（Ⅰ型，dRTA）、近端型（Ⅱ型，pRTA）、混合型（Ⅲ型）和高钾血症型（Ⅳ型）。其中以远端 RTA（包括Ⅰ型和Ⅳ型）最为常见，而 pRTA 约占 RTA 患者的 20%，Ⅲ型较为少见。

## 【流行病学】

首例儿童 RTA 病例报道见于 1935 年，成人 RTA 病例报道于 1945 年；国内关于 RTA 的病例报道最早见于 1958 年。该病根据病因分为原发性

## 【病因】

随着酸碱转运子的分子生物学研究的进展，现对原发性 RTA 的病因有了更深入认识。表 14-2-1 总结了导致儿童期发病的原发性 RTA 的病因。

表 14-2-1　儿童期发病的原发性肾小管酸中毒病因

| RTA 类型 | 亚型及遗传方式 | 发病年龄 | 基因定位 | 基因 | 基因产物 |
|---|---|---|---|---|---|
| 远端型（Ⅰ型） | 常染色体隐性遗传，伴早发耳聋 | 婴儿 | 2p13 | ATP6V1B1 | $H^+$-ATP 酶 B1 亚单位 |
|  | 常染色体隐性遗传，伴晚发耳聋 | 婴儿 |  | ATP6V0A4 | $H^+$-ATP 酶 A4 亚单位 |
|  | 常染色体隐性遗传 | 儿童 | 17q21～22 | SCL4A1 | $Cl^-/HCO_3^-$ 交换子（AE1） |
| 近端型（Ⅱ型） | 常染色体隐性遗传，伴眼部异常 | 婴儿 | 4q21 | SLC4A4 | $Na^+/HCO_3^-$ 共转运子（NBCe1） |
| 混合型（Ⅲ型） | 常染色体隐性遗传，伴石骨症 | 婴儿 | 8q22 | CA2 | 碳酸酐酶Ⅱ（CAⅡ） |
| 高钾血症型（Ⅳ型） | 常染色体显性遗传，肾型假性醛固酮减少症Ⅰ型 | 新生儿 | 4q31.1 | MLR | 盐皮质激素受体 |
|  | 常染色体隐性遗传，多脏器假性醛固酮减少症Ⅰ型 | 新生儿 | 12p13 16p12 | SNCC1A SNCC1B 及 SCNN1G | 上皮细胞钠通道（ENaC）α、β、γ 亚单位 |

引自：Fry AC，Karet FE. Inherited Renal Acidoses. Physiology，2007，22：202-211

## 【发病机制】

维持人体内酸碱平衡的稳态主要依靠体液的缓冲系统、肺及肾的调节，其中肾是最重要的器官，通过近端肾小管重吸收肾小球滤过的碳酸氢根以及远段肾单位（包括从连接管至集合管的一段）以铵离子和可滴定酸的形式泌氢，进而达到

调节体液酸碱平衡的效果。

1. 近端肾小管重吸收碳酸氢根　肾小球自由滤过的碳酸氢根 80%～90%在近端肾小管重吸收。肾小管管腔内的碳酸氢根与氢离子结合形成碳酸，后者在刷状缘膜上的碳酸酐酶Ⅳ（carbonic anhydrase Ⅳ，CAⅣ）的催化下迅速分解成二氧化碳和

水。其中二氧化碳自由弥散到近端肾小管细胞内，在胞质内碳酸酐酶Ⅱ（carbonic anhydrase Ⅱ，CAⅡ）的催化下与水结合成碳酸，进而解离成氢离子和碳酸氢根离子。其中碳酸氢根与钠离子由近端肾小管细胞基侧膜上的钠-碳酸氢根同向转运子（$Na^+/HCO_3^-$ cotransporter，NBCe1）转运入血，氢离子则由近端肾小管细胞管腔侧的刷状缘膜上的钠氢交换子（$Na^+-H^+$ exchanger，NHE-3）和氢泵（vacuolar $H^+$-ATP 酶）排泌到管腔。此外，近端肾小管细胞还能通过谷氨酰胺的代谢生成碳酸氢根和氨。

2. 远端肾小管和集合管泌氢的功能主要由 α 型闰细胞完成

（1）重吸收肾小球滤过的 10%～20% 的碳酸氢根。

（2）小管腔中的磷酸氢根（$HPO_4^{2-}$）与氢离子结合为磷酸二氢根（$H_2PO_4^-$）。

（3）小管腔中的 $NH_3$ 与氢离子结合形成 $NH4^+$。α 型闰细胞通过氢泵和 $H^+/K^+$-ATP 酶将氢离子泵入小管腔，同时通过 $Cl^-/HCO_3^-$ 交换子（$Cl^-/HCO_3^-$ exchanger，AE1）将碳酸氢根转运回血液。

dRTA 的主要缺陷是远段肾单位泌氢功能障碍或氢离子回漏增加，使得不能在血液和小管液间建立足够的氢离子梯度，尿液不能被酸化，氢离子在体内蓄积而导致酸中毒。长期酸中毒除可引起厌食、嗜睡、呼吸困难及生长缓慢外，尚可动用骨的缓冲系统而释放骨钙，引起佝偻病/骨软化以及高钙尿症。细胞内酸中毒及缺钾使得尿中枸橼酸排出减少。尿 pH 高以及低枸橼酸尿，造成尿钙易于沉积，进而引起肾钙化和肾结石，而肾钙化严重者可导致慢性肾衰竭。此外，dRTA 时尿中常常少量丢失碳酸氢根，细胞外液容量减少，引起继发性高肾素血症-醛固酮增多，钠离子-钾离子交换增多，从而使得氯潴留、尿排钾增多，出现高氯血症和低钾血症。长期低钾血症可造成肾小管浓缩功能障碍，引起多尿。

pRTA 的主要缺陷是碳酸氢根的肾阈值降低（正常成人为 25～26 mmol/L，儿童 23～24 mmol/L，婴儿及足月新生儿 20～22 mmol/L，早产儿 18～20 mmol/L），近端肾小管对碳酸氢根回吸收减少，导致大量碳酸氢根从尿中丢失，碳酸氢根排泄分数 >15%，造成高氯性代谢性酸中毒，临床出现疲劳、厌食、呕吐和生长缓慢。如前所述，近端肾小管重吸收碳酸氢根的同时伴随着钠氢交换，因此当碳酸氢根重吸收障碍时，钠氢交换相应减少，尿中丢失大量钠而引起低钠性脱水。pRTA 时远段肾单位泌氢功能正常，因而肾钙化和肾结石并不常见，且佝偻病或骨软化亦不常见。

【临床表现】

各型 RTA 的临床表现多数呈慢性，也有少数呈暂时性。轻者症状不明显，重者可出现全身多系统受累表现。代谢性酸中毒可以很明显（完全性 RTA），也可以不明显（不完全性 RTA）。

新生儿 dRTA 通常为遗传性疾病。主要临床表现为纳差、肌张力低下、生长迟缓、多尿、高钙尿症、肾钙化、肾结石以及低钾血症。可伴有感音神经性聋。病程较久和酸中毒未完全控制者常发生佝偻病。肾钙化进展将导致慢性肾衰竭。

孤立性 pRTA 并不常见，而 pRTA 伴 Fanconi 综合征则较为常见。生长障碍是原发性 pRTA 突出的临床表现，但很少发生肾钙化和肾结石。佝偻病和骨软化症见于合并 Fanconi 综合征时。常染色体隐性遗传型 pRTA 表现为严重的身材矮小、眼部病变（如青光眼、白内障和带状角膜病变）、智力低下、牙釉质缺损和基底节钙化。近端肾小管重吸收碳酸氢根的功能不成熟所导致的散发型孤立性 pRTA 于婴儿期起病，生长迟缓和反复呕吐是其首发表现，可随年龄增长而自愈。

混合型 RTA 一方面见于婴儿和年幼儿童起病的原发性 dRTA，属于一种暂时现象；另一方面则见于碳酸酐酶Ⅱ的缺陷。该酶缺陷所导致的疾病主要表现为石骨症、RTA、脑钙化和智力低下。

高钾血症型 RTA 常见于假性醛固酮减少症，呈孤立性或伴有慢性肾实质损害，无肾钙化和肾结石，骨病仅见于尿毒症患者。原发性假性醛固酮减少症Ⅰ型是儿童遗传性高钾血症型 RTA 的主要原因。该症主要表现为失盐、高钾血症、代谢性酸中毒、血浆肾素活性和醛固酮浓度显著增高。婴儿期出现的一过性高钾血症、代谢性酸中毒、血浆肾素活性和醛固酮浓度正常或增高但临床无盐丢失症状被认为是肾型假性醛固酮减少症Ⅰ型的一种变异型。

【辅助检查】

当血电解质测定和血气分析显示阴离子间隙正常的高氯性代谢性酸中毒时，应怀疑 RTA，进行以下实验室检查以明确诊断：

1. 尿 pH 值　酸中毒时尿 pH 值>5.5 应想到 dRTA。如果能够除外泌尿系感染、慢性代谢性酸毒或其他原因引起的钾丢失，则支持 dRTA 的诊断。

2. 尿阴离子间隙　由于定量检测 $NH_4^+$ 存在困难，尿阴离子间隙作为一种替代方法以评估 dRTA 疑似病例 $NH_4^+$ 的排泄情况。根据尿中 $Na^+$、$K^+$ 以及 $Cl^-$ 的浓度可以计算尿阴离子间隙，即尿阴离子间隙＝$Na^+$＋$K^+$-$Cl^-$。理论上认为尿中阴阳电荷的总和必须是 0，也就是说 $Na^+$＋$K^+$＋$NH_4^+$＝$Cl^-$＋80（80 表示其他阴阳电荷的总和），所以尿阴离子间隙＝80-$NH_4^+$。尿阴离子间隙阳性指的是 $NH_4^+$ 的排泄降低，见于 dRTA；尿阴离子间隙阴性指的是 $NH_4^+$ 的排泄增高，见于 pRTA。

3. 输注碳酸氢钠时尿二氧化碳分压（$PCO_2$）的变化（尿 $PCO_2$ - 血 $PCO_2$）　反映远端肾小管分泌 $H^+$ 的能力。正常人在大量负荷碳酸氢钠后尿呈高度碱性，导致远端肾小管分泌 $H^+$ 增加，大量碳酸形成，碳酸进一步脱水形成水和 $CO_2$，使尿 $CO_2$ 增高（能够上升至 70 mmHg 以上）。当尿 pH 值>7.6，且尿 $HCO_3^-$>80 mmol/L 时，正常儿童尿 $PCO_2$ - 血 $PCO_2$>20 mmHg。而 dRTA 时尿 $CO_2$ 不能升至 55 mmHg 以上。

4. 尿酸化试验（氯化铵负荷试验）　主要用于揭示不完全性 dRTA。如果已经存在酸中毒，则不需行氯化铵负荷试验。方法为顿服氯化铵 0.1 g/kg 后收集每小时尿液测定 pH 值和 $NH_4^+$ 的排泄率，共 6~8 h。尿 pH 值>5.5 提示 dRTA，尿 pH 值<5.5 提示 pRTA 或高钾血症型 RTA。

5. $HCO_3^-$ 排泄分数（$FeHCO_3^-$）　最可靠的诊断 pRTA 的方法。做法为口服 $NaHCO_3$ 1~10 mmol/(kg·d)，每 3 天增加一次剂量，直至酸中毒纠正时测定血和尿中的 $HCO_3^-$ 及肌酐含量，根据公式 $FeHCO_3^-$ ＝（尿 $HCO_3^-$ × 血肌酐）÷（血 $HCO_3^-$ × 尿肌酐）× 100% 进行计算。在血 $HCO_3^-$ 正常的情况下，pRTA 时 $FeHCO_3^-$>15%，而 dRTA 时 $FeHCO_3^-$ 为 3%~5%。

RTA 分型检查的简化流程见图 14-2-1。

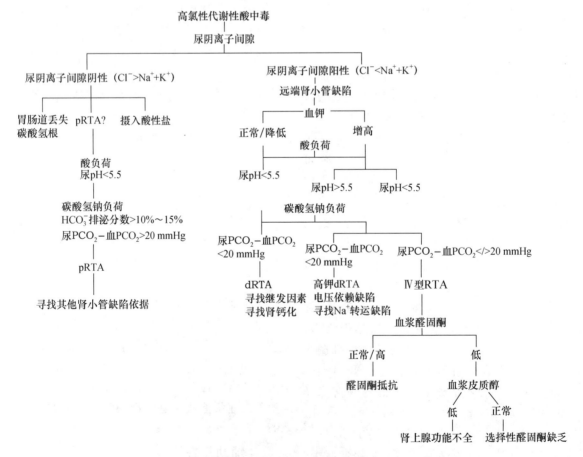

图 14-2-1　各型 RTA 实验室检查流程

## 【诊断和鉴别诊断】

对表现有原因不明的生长发育落后、烦渴多尿、呕吐、顽固性佝偻病、肾钙化或肾结石、低钾血症或周期性麻痹的患儿，应考虑 RTA 的可能，及早行进一步的检查以明确诊断。各型 RTA 的鉴别诊断见表 14-2-2。

表 14-2-2　各型 RTA 的鉴别诊断

| | 近端 RTA（Ⅱ型） | 远端 RTA（Ⅰ型） | | | 高钾血症型 RTA（Ⅳ型） |
| --- | --- | --- | --- | --- | --- |
| | | 经典远端 RTA | 合并碳酸氢盐重吸收障碍（Ⅲ型） | 高钾型 | |
| **代谢性酸中毒情况下（自发或酸负荷下）** | | | | | |
| 血钾 | 正常/减少 | 正常/减少 | 正常/减少 | 增加 | 增加 |
| 尿阴离子间隙* | 阴性 | 阳性 | 阳性 | 阳性 | 阳性 |
| 尿 pH | <5.5 | >5.5 | >5.5 | >5.5 | <5.5 |
| $NH_4^+$ 排泌 | 正常 | 减少 | 减少 | 减少 | 减少 |
| 钾排泌分数 | 正常/增加 | 增加 | 增加 | 减少 | 减少 |
| 钙排泌 | 正常 | 增加 | 增加 | 增加 | 正常/减少 |
| 枸橼酸排泌 | 正常 | 减少 | 减少 | 减少 | 正常 |
| **体内酸碱平衡情况下（碱负荷后）** | | | | | |
| $HCO_3^-$ 排泌分数 | >10%~15% | <5% | >5%~15% | <5% | >5%~10% |
| 尿 $PCO_2$－血 $PCO_2$ | >20 mmHg | <20 mmHg | <20 mmHg | >20 mmHg | >20 mmHg |
| 其他肾小管缺陷 | 常有 | 无 | 无 | 无 | 无 |
| 肾钙化/结石 | 无 | 常有 | 常有 | 常有 | 无 |
| 骨累及 | 常有 | 罕见 | 罕见 | 罕见 | 无 |

* 尿阴离子间隙阴性指 $Cl^- > Na^+ + K^+$，尿阴离子间隙阳性指 $Cl^- < Na^+ + K^+$。
引自：Rodriguez SJ. Renal tubular acidosis：the clinical entity. J Am Soc Nephrol，2002，13（8）：2160-2170

RTA 需与以下疾病相鉴别：

1. 腹泻病　腹泻时由于肠道丢失 $HCO_3^-$ 使得血 $HCO_3^-$ 水平下降，腹泻纠正后血 $HCO_3^-$ 水平很快恢复正常。

2. 中重度肾衰竭　RTA 时血阴离子间隙正常、肾小球滤过率正常或接近正常，而中重度肾衰竭时血阴离子间隙增高、肾小球滤过率<30 ml/（min·1.73 m²）。

3. Bartter 综合征　本病可有低钾血症、肾素和醛固酮水平增高，但不存在高氯性代谢性酸中毒，而是低氯性代谢性碱中毒。

4. 家族性低磷血症性佝偻病　本病表现有低磷血症、佝偻病，但无酸中毒、烦渴多尿、肾钙化或肾结石、低钾血症等，故可与 dRTA 相鉴别。

5. 中枢性尿崩症　本病对垂体后叶加压素敏感，且无酸中毒及佝偻病表现。

## 【治疗与监护】

RTA 的治疗不仅要注重纠正代谢性酸中毒及电解质紊乱，也要注重改善患儿的生长发育及预防肾钙化和慢性肾病的发生。

急性期明显的酸中毒时需静滴 $NaHCO_3$ 纠正。但值得注意的是，给予碳酸氢钠前首先纠正低钾血症和低钙血症（如果存在），以预防肌无力、呼吸衰竭、心律失常或痛性手足搐搦症的发生。

维持治疗阶段通常采用口服给药。①就 dRTA 而言，纠正酸中毒的同时要补充钾盐。常用的药物有枸橼酸钠钾和碳酸氢钠。每日碳酸氢钠的剂量为 1~3 mmol/kg，分次口服。碱性药物剂量应足以纠正高钙尿症和低枸橼酸尿，可根据血 pH 值、血二氧化碳结合力、尿钙与尿肌酐比值以及尿枸橼酸与尿肌酐比值加以调整。②就 pRTA 而言，由于补充的碳酸氢盐部分由尿中排泄，因此需要大剂量碱性药物才能纠正酸中毒（每日碳酸氢钠的剂量为 5～20 mmol/kg）。双枸橼酸或多枸橼酸钾可以替代碳酸氢钠，且耐受性更好。低钾血症的患者需要补充钾。对于极重症单纯碱性药物难以奏效时可合用利尿剂，以减少碱性药物的需要量。常用氢氯噻嗪 1.5～2 mg/(kg·d)，每日 1 次口服。合并 Fanconi 综合征的患者可能需要补充磷酸盐和维生素 D。③就高钾血症型 RTA 而言，由于血钾一旦正常，酸中毒常自行纠正，故通常不需要碱性药物治疗。应避免使用潴钾药物，如螺内酯、吲哚美辛等。肾型假性醛固酮减少症 I 型所致高钾血症型 RTA 者需补充氯化钠 10～15 mmol/(kg·d)，盐皮质激素无效；而多脏器假性醛固酮减少症 I 型所致高钾血症型 RTA 者对补充氯化钠无效，常需要降钾药物和低钾饮食。

### 【预后与预防】

原发性 dRTA 是永久性疾病，需终生治疗。补充碱性药物能够有效改善患儿的生长发育及阻止各年龄段患儿肾钙化的进展，因此如果能及早诊断并持续补充合适剂量的碱性药物，预后良好。如果初始治疗延误至儿童期，预后不佳，可致终末期肾衰竭。

pRTA 的预后取决于病因，尤其是伴 Fanconi 综合征时。常染色体隐性遗传型 pRTA 需终生服用碱性药物。然而，散发的孤立性 pRTA 是暂时性疾病，肾小管缺陷随年龄增长而自行改善，通常 3～5 岁时可终止补充碱性药物，且不再复发。

高钾血症型 RTA 的预后视潜在病因而不同。

（王 芳）

## 参考文献

[1] Golembiewska E，Ciechanowski K. Renal tubular acidosis-underrated problem? Acta Biochim Pol，2012，59 (2)：213-217.

[2] Rodriguez Soriano J. Renal tubular acidosis：the clinical entity. J Am Soc Nephrol，2002，13（8）：2160-2170.

[3] Batlle D，Ghanekar H，Jain S，et al. Hereditary distal renal tubular acidosis：new understandings. Annu Rev Med，2001，52：471-484.

[4] McSherry E，Sebastian A，Morris RC Jr. Renal tubular acidosis in infants：the several kinds，including bicarbonate-wasting，classic renal tubular acidosis. J Clin Invest，1972，51（3）：499-514.

[5] 林善琰. 肾小管酸中毒//王海燕. 肾病学. 2 版. 北京：人民卫生出版社，2009：1132-1143.

[6] 卢义侠. 肾小管酸中毒//杨霁云，白克敏. 小儿肾病基础与临床. 北京：人民卫生出版社，2000：304-314.

[7] Copelovitch L，Kaplan BS. Glomerulonephropathies and disorders of Tubular Function//Gleason CA，Devaskar SU. Avery's Diseases of the Newborn. 9th ed. Philadelphia：Elsevier Saunders，2012：1225-1226.

[8] Fry AC，Karet FE. Inherited Renal Acidoses. Physiology，2007，22：202-211.

[9] 王琼，陈楠. 遗传性肾小管酸中毒相关基因研究进展. 中华肾病杂志，2009，25（5）：404-407.

[10] 张家骧，薛辛东. 原发性肾小管酸中毒//金汉珍，黄德珉，官希吉. 实用新生儿学. 3 版. 北京：人民卫生出版社，2002：720-723.

[11] Haque SK，Ariceta G，Batlle D. Proximal renal tubular acidosis：a not so rare disorder of multiple etiologies. Nephrol Dial Transplant，2012，27（12）：4273-4287.

[12] Batlle D，Haque SK. Genetic causes and mechanisms of distal renal tubular acidosis. Nephrol Dial Transplant，2012，27（10）：3691-3704.

[13] Hui J. Renal tubular disordwes//Chiu MC，Yap HK. Practical paediatric nephrology. Hong Kong：Medcom Limited，2005：196-201.

# 第三节　肾血管疾病

新生儿面临许多促进血栓形成的高危因素，任何破坏机体血液流动和血栓形成之间稳态的因素均可导致肾血管相关疾病，受累肾的预后较差。本节将重点讨论肾静脉血栓形成和肾动脉血栓形成。

## 新生儿肾静脉血栓形成

肾静脉血栓形成（renal venous thrombosis, RVT）是指肾静脉主干和（或）分支血栓形成，导致肾静脉部分或全部阻塞引起的一系列病理生理改变和临床表现，可发生于单侧或双侧肾。其主要发病机制为肾血管灌注减少，发病前常存在各种危险因素。本病虽多见于新生儿出生后，也可在宫内即发生。临床主要表现为三大症状，即血尿、侧腹部可触及肿块和血小板减少，常伴随严重疾病。尽快诊断有赖于早期识别。目前对于新生儿 RVT 的治疗尚存争议。

### 【流行病学】

新生儿期血栓发生率高于较大儿童，而 RVT 是新生儿期最多见的非导管相关性血栓症，占新生儿期所有血栓症的 16%～20%。男婴发病较多，占 65%，造成这种差异的原因不明。超过 70% 的病例为单侧血栓，多发生于左侧肾，约占 67%。有时伴随其他部位的血栓形成，43.7% 同时累及下腔静脉，约 15% 与肾上腺出血有关。据德国统计，新生儿 RVT 的发生率为每 100 000 例活产新生儿中 2.2 例。国外报道，在 NICU 的每 1000 例住院新生儿中，RVT 病例约 0.5 例。

### 【病因】

新生儿期大部分 RVT 是非导管相关性，尽管有多种病理因素与新生儿 RVT 的发病有关，但确切病因尚不清楚。

1. 遗传因素　近年的研究显示，遗传因素在新生儿 RVT 的发生中起着非常重要的作用。各种血栓前因子的异常，如狼疮抗凝因子、蛋白 C、蛋白 S 和血浆抗凝血酶Ⅲ的缺乏、脂蛋白（a）水平增高、凝血因子 V Leiden 突变、凝血酶原基因突变以及亚甲基四氢叶酸还原酶（MTHFR）的热敏突变等，都与新生儿 RVT 发生密切相关。具有遗传性血栓形成倾向的新生儿发生严重 RVT 的危险性较大，易出现宫内发病和（或）双侧肾受累以及复发性血栓栓塞性疾病。

2. 后天因素　后天获得性危险因素包括母亲糖尿病、分娩创伤、早产、血液高黏度、低血容量、血液浓缩、败血症、出生窒息、青紫型先天性心脏病、先天性肾静脉发育异常以及留置脐静脉导管等。最近研究显示，大约 1/3 的 RVT 病例为早产儿，32% 的病例伴有围生期窒息史。

### 【病理生理】

血栓形成的确切机制不清，可能与以下因素有关。

1. 血液高凝　曾经认为，由于新生儿期先天的抗凝血物质缺乏，如蛋白 C、蛋白 S、抗凝血酶以及纤维蛋白溶解酶原水平低下，新生儿更容易发生血栓。另外，糖尿病母亲的婴儿以及红细胞增多症时，易出现高凝倾向。

2. 肾低灌注压　新生儿肾对血栓形成的敏感性还有可能与该时期的低肾灌注压有关。据推测，血栓很可能最早发生于弓状静脉或小叶间静脉，并逐渐延伸至较大的静脉和下腔静脉。既往的研究显示，在无中心静脉插管术前，近 80% 的新生儿 RVT 病例存在有危险因素，包括围生期窒息史、母亲糖尿病、早产、脱水和感染。在这些情况下，肾的低灌注导致血管收缩和静脉血流减少，使得更易发生血栓形成。

3. 血管损伤　高危儿的缺氧、感染、循环障碍、低体温、酸中毒等均可导致血管壁损伤，从而诱发新生儿 RVT 发生，尤其早产儿更易发生。

### 【临床表现】

1. 发病时间　综述资料显示，大约有 7%、67% 和 26% 的新生儿 RVT 病例分别发生于宫内、出生 3 天内和出生 3 天后。尽管大多数病例在出生后发现异常，但实际上早期发病的病例中部分可能为宫内发病，这或许可以解释部分病例在出生后即在肾静脉和下腔静脉发现钙化斑以及 RVT 症状出现较早的原因。另外，宫内发病的新生儿RVT病例由于产前超声显示肾肿大，有可能被误诊为先天性肾肿瘤。应注意早期识别宫内RVT病例，避免误诊及耽误治疗。

2. 主要症状　新生儿RVT主要有三大症状，即肉眼血尿、可触及的侧腹部肿块、血小板减少。这三种症状的发生率大约分别为56%、45%和47%，具有全部三种特征表现的病例仅占13%～22%。

(1) 血尿：多在发病24 h内出现肉眼血尿，常含有血块，此后可出现持续的镜下血尿或蛋白尿。

(2) 肾肿大：部分病例可触及突然肿大的侧腹部肿块，提示肾肿大，其张力和硬度远远高于生理状况。双侧肾肿大者，两侧肾肿大的程度和硬度可有差异，常以右侧为重。

(3) 血小板减少：常呈进行性消耗性血小板减少。

3. 其他症状　包括少尿或无尿、呕吐、休克、下肢水肿、腹胀。加拿大的一项多中心研究显示，56%的病例发病时伴有肾功能不全，其中41%的病例为双侧肾受累，51%的病例出现血小板减少或/和贫血。50%～74%的病例血栓可延伸超出肾血管系统，因此远处器官栓塞可能为新生儿RVT的一个非常少见的首发症状。尽管高血压在疾病进展后期更常见，但在个别情况下，其也可为新生儿RVT的主要症状。

4. 并发症　新生儿RVT可出现一系列的并发症，急性并发症包括肾上腺出血、动脉性缺血性卒中、血栓栓塞、中央窦静脉血栓和肺栓塞。

**【辅助检查】**

1. 实验室检查　以氮质血症多见，半数病例存在代谢性酸中毒，血钾可升高。90%的病例出现进行性消耗性血小板减少，部分伴有溶血性贫血。凝血酶原时间和部分凝血活酶时间延长。

2. 影像学检查　影像学检查对于RVT的诊断起重要作用。

(1) 腹部X线片：可估计肾大小以及有无钙化斑。

(2) 超声检查：超声所见无特异性，但因其非创伤性、价廉和方便等多种优点为其他影像学方法所不及，已成为新生儿RVT动态观察和跟踪检查的主要方法和诊断依据。

超声检查的结果受发病时间长短、疾病严重程度和血栓长度的影响。在发病第1周，可见肾增大，伴有肾实质弥漫性或局灶性回声增强，血管周围的回声条纹与小叶间静脉和叶间静脉内的血栓有关，正常的皮质、髓质界线消失。尽管血管周围的回声条纹高度提示新生儿RVT，但其在数天内即可消失，提示尽早进行影像学检查的必要性。1周后，受累肾继续增大，皮质、髓质的差异衰减或消失，此时可见到片状的高回声区和低回声区，提示出血和水肿。2～3周后，叶间静脉内的血栓钙化，在超声下更为明显，呈带状或点状。绝大部分的受累肾在发病后1周内达到最大长度，然后逐渐缩小萎缩。产前超声可以检测到宫内发病的RVT，其特点为肾增大，伴或不伴有肾静脉系统的钙化斑。

除肾的灰阶影像外，光谱或彩色多普勒超声也经常应用。彩色多普勒超声是非常有用的检查方法，可检测到肾静脉分支及侧支血管内的血流抵抗或消失。即使主肾静脉及其分支内的血流正常，肾内小静脉内的血栓也可导致肾动脉阻力增加。多普勒检查可以检测到较高的动脉阻力和反向的心脏舒张期血流。

超声检查还可作为判断预后的方法。有报告显示新生儿RVT发病时肾的长度与肾的预后呈负相关，肾长度每增加1 mm，肾小球滤过率平均下降3 ml/(min·1.73 m²)。同一研究显示，发病时肾长度超过6 cm者预后较差。最近研究显示，彩色多普勒超声的某些影像学发现可预示预后较差及肾萎缩可能，包括肾灌注显著减少、肾包膜下积液、显著的不均匀回声、极度低回声和不规则肾锥体，尤其是这些异常表现同时存在时。

3. 血管造影术　尽管肾超声是诊断RVT的最常应用的影像学方法，血管造影术却是诊断RVT的金标准。由于血管造影术为有创性检查，需要接触射线，只适用于病情平稳的新生儿。

**【诊断和鉴别诊断】**

1. 诊断　新生儿RVT的症状和实验室指标异常都缺乏诊断特异性，如果危重新生儿出现了典型症状、体征和实验室异常时，需及时行影像学检查以证实或排除RVT的诊断。强调对入院的每例新生儿进行肾触诊，以及早发现异常。若出现肾前性或原因不清的肾性急性肾功能不全时，需警惕新生儿RVT的可能，并及时行影像学检查。

在诊断明确前，应避免盲目限制入量以及过早透析治疗。

2. 鉴别诊断　新生儿 RVT 需要与新生儿肾动脉血栓形成（renal artery thrombosis，RAT）相鉴别。导致新生儿 RAT 最主要的病因是脐动脉插管，在脐动脉插管技术出现前，仅见很少的 RAT 病例报道。与新生儿 RVT 不同，RAT 的临床表现缺乏特异性，可表现为高血压、充血性心力衰竭、少尿、血尿、股动脉搏动减弱伴下肢缺血表现。其高血压常较新生儿 RVT 为重，而血尿较之为轻，虽然也可出现肾肿大，但是不易触及，且肾功能常正常。通过肾超声及其他影像学检查可以鉴别。

【治疗与监护】

1. 治疗　目前对于新生儿 RVT 的治疗尚缺乏统一的指南规范。现有的治疗包括支持疗法、抗凝治疗和纤维蛋白溶解治疗。无足够文献报道来比较单纯支持疗法与抗凝或纤维蛋白溶解治疗、或后二者同时应用的疗效。

（1）支持治疗：所有病例给予支持治疗，以纠正水、电解质紊乱和酸碱失衡。避免使用高渗溶液、肾毒性药物、高渗的影像学造影剂以及不必要的利尿剂。查找导致 RVT 的原发病因及采取相应治疗措施。

（2）抗凝治疗：是否开始抗凝治疗取决于 RVT 的程度、单侧或双侧病变、是否存在肾功能受损以及血栓性体质，目前治疗尚未达成共识。低分子量肝素（LMWH）比普通肝素更多地用于抗凝治疗。某些作者推荐给予预防性肝素治疗，以避免血栓扩展，也有作者认为支持治疗和肝素治疗两种方法的治疗结局相似，包括继发于 RVT 的肾萎缩的比例相似。

2008 年，美国胸科医生协会（ACCP）更新了对于新生儿和儿童抗血栓治疗的循证指南。根据这一指南，对于不伴肾功能损害的单侧 RVT，支持治疗或肝素治疗都是合理的治疗方法。普通肝素或 LMWH 治疗推荐用于单侧 RVT 并延伸进入下腔静脉的治疗。对于伴或不伴肾功能损害的双侧 RVT，初始应用组织型纤溶酶原激活物（tPA）进行溶栓治疗和普通肝素行抗凝治疗，随后应用普通肝素或 LMWH 继续抗凝治疗。但是，对于单侧 RVT 伴肾功能损害的病例或具有明确的血栓形成危险因素的病例如何开始抗凝治疗或溶栓治疗，该指南未给予明确的推荐方案。

肝素治疗的初始剂量为 50～100 IU/kg，继之以维持剂量 25～50 IU/kg 持续输注，以维持 PTT 为正常值的 1.5 倍。应每 8～12 h 检测血药浓度，使其维持在 0.3～0.5 IU/ml。肝素治疗前应重新测定抗凝血酶Ⅲ的活性，因为肝素的抗凝作用需要抗凝血酶Ⅲ的参与。最近，LMWH 已应用于血栓的初始治疗以及闭塞血管再开放后的预防治疗。

（3）纤维蛋白溶解治疗：多用于病情更严重的病例，如双侧肾静脉血栓形成和伴有严重的全身表现者。链激酶和尿激酶的溶栓治疗已应用于新生儿 RAT 和 RVT，效果不一。重组的 tPA 的使用经验有限，可以小剂量应用（0.02～0.03 mg/kg），维持 PTT 值为正常值的 1.5 倍。溶栓治疗时需同时应用新鲜血浆以补充凝血因子。需床旁预备硫酸鱼精蛋白和氨基己酸，以防严重出血。

2. 监护　在治疗过程中，需要密切监测凝血状态，包括血小板计数、凝血酶原时间（PT）、部分凝血活酶时间（PTT）、纤维蛋白原和纤维蛋白降解产物。由于超过 50% 的 RVT 病例至少存在一项凝血功能异常，所以对凝血状态的监测非常必要。同时，需要监护血压和肾功能。必须强调，无论采取哪种治疗方法，治疗后都需密切观察各种肾并发症，如高血压、慢性肾功能不全和肾萎缩的可能性。

【预后与随访】

1. 预后　在新生儿期所有的血栓性疾病中，RVT 的病死率最低，大约 3%，死因多为原发病或继发肾功能不全而非 RVT 本身。由于受累肾的严重程度与性质不同，长期的临床结局也不同，肾的长期预后不因治疗方法的不同而改变。从可维持正常肾功能或出现慢性肾损伤至终末期肾病。新生儿单侧和双侧 RVT 病例中，分别有 19% 和 22% 的病例后期出现高血压，还可出现肾小管功能障碍、部分至全部的肾纤维化或肾功能不全。曾有报道慢性肾功能不全的患病率可达 71%。尽管给予及时治疗，仍有 45% 的受累肾出现萎缩。但只有 3% 的病例由慢性肾损伤进展至终末期肾衰竭，需行肾替代或肾移植治疗，多见于双侧 RVT 病例。超过 80% 的新生儿 RVT 病例会出现持续的肾影像异常，对于这些病例尚缺乏长期预后的足够数据，需长期随访。

2. 随访　在对新生儿 RVT 病例的随访中，建议除了常规的生长发育指标测量以观察体格生长外，还应每次监测血压变化，对高血压应给予相应处理。肾功能恶化者应进行系列肾功能检查，存在微量白蛋白尿或蛋白尿者需监测尿浓缩能力。定期进行肾多普勒超声检查，监测受累肾的大小和血流情况，肾超声还可证实单侧肾受累者是否有对侧正常肾的代偿性增大。随访频度和监测项目随每个病例给予个体化方案，对于已显示肾功能不全或恶化者应密切随访。

具有遗传性血栓形成因素异常的新生儿较之无遗传性疾病者，发生 RVT 复发的危险性增大。研究显示，复发的最大危险期为青春期开始后。因此，应对所有患 RVT 的新生儿筛查血栓形成异常的危险因子，对于一些严重的遗传性抗凝因子缺乏的病例，如抗凝血酶、蛋白 C 和蛋白 S 等缺乏者，需要给予终身的抗凝治疗以避免复发性血栓形成；而促凝血因子水平增高者，可通过对血浆中这些因子的动态监测和持续抗血栓的治疗预防而获益。

# 新生儿肾动脉血栓形成

新生儿肾动脉血栓形成（renal artery thrombosis，RAT）发生率远低于新生儿 RVT，随着新生儿重症监护医学的迅速发展，病例逐渐增多。绝大多数由脐动脉插管引起，可表现为高血压、充血性心力衰竭、少尿、血尿、肾衰竭。血管造影术、多普勒超声和放射性核素扫描可辅助诊断。对此病的治疗尚存争议。

## 【流行病学】

1976 年国外学者首次报道此病，1 例新生儿表现为恶性高血压、充血性心力衰竭等，肾扫描显示右肾动脉下极分支显示不清，诊断为新生儿肾动脉栓塞综合征，肾切除术后临床治愈。至今仅见少数病例报道，尚未发现性别差异。曾有对 25 例新生儿血栓栓塞性疾病的分析研究显示，18 例发生于静脉（占 72%），7 例发生于动脉（占 28%），仅 1 例同时发生在双侧髂动脉和肾动脉、1 例发生在左肾动脉。

## 【病因】

导致新生儿 RAT 最主要的病因是脐动脉插管，其他重要的危险因素包括休克、凝血障碍和充血性心力衰竭。

1. 脐动脉插管　留置脐动脉插管可堵塞肾动脉或放出栓子进入肾动脉。脐动脉插管相关性 RAT 的发生率报道不一，在很大程度上反映出所选择诊断方法的差异。超声研究显示脐动脉插管相关性 RAT 的发生率为 14%～35%，但血管造影术却显示其发病率为 64%，尸检报告提示其发病率为 9%～28%。

如果脐动脉插管的位置较高，即将导管置于 $T_6$～$T_{10}$ 胸椎水平，可显著降低其并发症的发生率，且不会增加任何副作用。如果在输液时加入低浓度的肝素（0.25 IU/ml），也可降低脐动脉插管相关的血管并发症。

2. 其他危险因素　导致大动脉和肾动脉血栓形成的危险因素还包括：全身感染、出生体重＜1500 g、围生期窒息、红细胞增多症、先天性心脏病、高凝状态、脱水、输注钙剂、肠外营养；孕妇滥用可卡因、母亲患糖尿病或系统性红斑狼疮；活化蛋白 C 抵抗（其中超过 90% 的病例继发于凝血因子 V 基因突变）和纯合的先天性蛋白 C 缺乏症。

## 【病理生理】

血栓形成的确切机制不清，据推测，脐动脉插管对血管内皮的损伤是导致大动脉血栓形成的原因。

## 【临床表现】

1. 临床表现　足月儿 RAT 的症状出现在生后最初几天，而早产儿的症状出现稍晚，平均出现在生后 8 天。与新生儿 RVT 不同，RAT 的临床表现常缺乏特异性。临床症状依动脉血栓的长度和严重性而不同，可表现为以下几方面：高血压、充血性心力衰竭、少尿、血尿、肾衰竭、继发于肠系膜上动脉或下动脉的肠局部缺血或坏死性小肠结肠炎、股动脉搏动减弱伴下肢缺血表现。

2. 轻重分度　根据临床症状的轻重可分为：①微小血栓伴肢体血流灌注轻微减少，高血压和血尿；②中等血栓伴肢体血流灌注减少，高血压、少尿和充血性心力衰竭；③较大血栓伴高血压和多器官衰竭。

## 【辅助检查】

1. 实验室检查　实验室异常包括血小板减少、低纤维蛋白原血症、纤维蛋白降解产物增多、凝血酶原时间和凝血活酶时间变化、高直接胆红素血症、血尿素氮和肌酐增高、高肾素血症和血尿。

2. 影像学检查 多普勒超声是诊断新生儿 RAT 首选的影像学检查方法,可以显示血栓的大小、形态和所在位置,但它不能检测到较小动脉内的血栓和一些较大的无症状的静脉血栓;如超声检查无法确定诊断,可进行放射性核素显像检查。放射性核素检查可显示肾缺血的程度和范围,以此反映肾梗死的情况,同时还能反映主动脉及其各分支的血流状态;血管造影术是诊断的金标准,对于已有脐动脉插管者,可通过导管直接注射造影剂以显示动脉及其分支的阻塞部位、程度和范围等。

【诊断】

新生儿 RAT 的临床表现缺乏特异性,造成诊断困难。强调对新生儿及时测量并准确记录血压以提示本疾病可能。当有脐动脉插管或其他危险因素的新生儿出现高血压、充血性心力衰竭、少尿、血尿时,及时进行影像学检查以协助诊断。

【治疗和监护】

1. 治疗 目前对于新生儿 RAT 的治疗尚存争议,治疗措施包括支持治疗、抗凝治疗、纤维蛋白溶解治疗和外科手术治疗。

(1) 支持治疗和对症处理:对于临床无症状或症状极轻微的新生儿病例,只推荐支持治疗,并拔除脐动脉插管,大部分情况下这种血栓可自行溶解。对于具有轻度器官功能障碍且肾动脉血栓已经稳定的新生儿,需采取对症处理,包括对高血压、暂时性肾功能不全和充血性心力衰竭及时治疗。

(2) 抗凝治疗:通常予全身性肝素应用以抗凝治疗,需密切监测实验室指标,以避免过度肝素化,并通过多普勒超声监测临床反应。肝素的剂量包括负荷量以及维持量,负荷量为 75～100 IU/kg,输注时间需超过 10 min;维持量为 28 IU/(kg·h) 持续输注。根据 APTT 和血浆肝素水平两个指标共同确定肝素浓度。在应用肝素过程中可发生出血,应加以警惕,一旦出现,应立即停用肝素。如果出血危及生命或者需要马上止血,可给予硫酸鱼精蛋白,根据肝素治疗最后 2 h 内的肝素用量,按每 100 IU 肝素给予硫酸鱼精蛋白 1 mg。

低分子量肝素(LMWH)优于普通肝素,更安全有效,所致的肝素诱导性血小板减少症和骨质疏松症非常少见,并可皮下给药,适用于静脉通路较差的新生儿。LMWH 使用过程中也无需频繁的实验室指标监测和剂量调整。对于 LMWH 使用过程中发生严重出血的病例,应及时静脉给予硫酸鱼精蛋白,其剂量取决于之前 3～4 h 内所使用 LMWH 的剂量,每 1 mg 硫酸鱼精蛋白可灭活 100 IU 的 LMWH。

(3) 纤维蛋白溶解治疗:如果主动脉或肾动脉血栓症导致危及生命的并发症,在支持治疗的同时,应给予纤维蛋白溶解治疗,可选择全身性治疗或血栓内治疗。目前关于新生儿溶栓剂治疗的有效性、剂量和安全性尚缺乏足够证据,血栓内溶栓剂注射可减少其累积剂量和可能的全身副作用,相对较安全。溶栓过程中,必须密切超声或血管造影术监测以评价治疗反应。

最常用的溶栓剂是重组的组织型纤溶酶原激活物(tPA)。tPA 通常全身给药,持续输注,也可直接导管内注射。全身给药时,开始治疗时即可给予大剂量重组 tPA 0.1～0.6 mg/(kg·h),输注时间需超过 6 h;也可从小剂量开始,重组 tPA 0.01～0.06 mg/(kg·h),可降低大出血的发生率。也可经脐动脉导管内直接注射溶栓剂,尤其是当导管已接近血栓时,可给予小剂量重组 tPA,即 0.01～0.2 mg/(kg·h),按 24 h 持续输注,治疗效果较好,而大出血并发症的概率较低。如果用此剂量无效,应开始第二轮治疗。当溶栓治疗应用超过 24 h,由于内生的纤维蛋白溶解酶原消耗殆尽,治疗效果下降,称为"纤溶酶原窃取现象"。当发现纤溶酶原水平低下时,可外源性补充纤溶酶原,以避免此现象发生。如果同时存在血小板减少和维生素 K 缺乏时,应在溶栓治疗前给以纠正。

出血是 tPA 治疗的主要并发症。继发于溶栓治疗的轻微出血可通过局部加压缓解,如果出血量大,应立即停用 tPA,并静脉输注新鲜冰冻血浆或冷沉淀物,如果出血危及生命,可考虑应用抗纤维蛋白溶解剂氨基己酸。治疗过程中应密切监测脑室内出血或脑水肿的可能性。

(4) 外科手术:以往文献主张对于单侧肾动脉血栓形成者可行患侧肾切除,以期迅速降低血压和控制心力衰竭。也有报道行血栓切除术,但技术操作难度大,效果不佳。文献显示,外科治疗的疗效并不优于保守治疗，且死亡率高达33%。目前已摒弃外科治疗。

2. 监护 治疗过程中，密切监护血压、肾功能、心功能和出血倾向。密切监测凝血状态，包括血小板计数、凝血酶原时间（PT）、部分凝血活酶时间（PTT）、纤维蛋白原和纤维蛋白降解产物。

## 【预后】

新生儿主动脉和肾动脉血栓形成的总病死率介于9%～20%。RAT最常见的长期并发症是肾血管性高血压，但多数病例最终可脱离抗高血压药物，且血压正常。尤其是单侧RAT经保守治疗后，通常在2岁时血压正常，不再需要抗高血压治疗。尽管其中部分病例出现单侧肾萎缩伴对侧肾代偿性肥大，但肌酐清除率正常。新生儿RAT的另一个后果是不可逆的肾实质损伤导致的慢性肾功能不全，较少见，常常发生在严重的主动脉或双侧肾动脉血栓形成的病例。

（王云峰）

## 参考文献

［1］ Brandão LR，Simpson EA，Lau KK. Neonatal renal vein thrombosis. Semin FetalNeonatal Med，2011，16（6）：323-328.

［2］ Kuhle S，Massicotte P，Chan A，et al. A case series of 72 neonates with renal vein thrombosis. Data from the 1-800-NO-CLOTS Registry. Thromb Haemost，2004，92（4）：729-733.

［3］ Marks SD，Massicotte MP，Steele BT，et al. Neonatal renal venous thrombosis：clinical outcomes and prevalence of prothrombotic disorders. J Pediatr，2005，146（6）：811-816.

［4］ Lau KK，Stoffman JM，Williams S，et al；Canadian Pediatric Thrombosis and Hemostasis Network. Neonatal renal vein thrombosis：review of the English-language literature between 1992 and 2006. Pediatrics，2007，120（5）：e1278-1284.

［5］ Kraft JK，Brandão LR，Navarro OM. Sonography of renal venous thrombosis in neonates and infants：can we predict outcome? Pediatric Radiology，2011，41（3）：299-307.

［6］ Winyard PJ，Bharucha T，De Bruyn R，et al. Perinatal renal venous thrombosis：presenting renal length predicts outcome. Arch Dis Child Fetal Neonatal Ed，2006，91（4）：F273-278.

［7］ Demirel N，Aydin M，Zenciroglu A，et al. Neonatal thrombo-embolism：risk factors，clinical features and outcome. Ann Trop Paediatr，2009，29（4）：271-279.

［8］ Elsaify WM. Neonatal renal vein thrombosis：grey-scale and Doppler ultrasonic features. Abdom Imaging，2009，34（3）：413-418.

［9］ Durante D，Jones D，Spitzer R. Neonatal renal arterial embolism syndrome. J Pediatr，1976，89（6）：978-981.

［10］ Lam HS，Chu WC，Lee CH，et al. Renal artery thrombosis and ischaemia presenting as severe neonatal hypertension. Arch Dis Child Fetal Neonatal Ed，2007，92（4）：F264.

［11］ 邵肖梅，叶鸿瑁，丘小汕. 实用新生儿学. 4版. 北京：人民卫生出版社，2011：668-669.

［12］ Gleason CA，Devaskar SU. Avery's Diseases of the Newborn. 9th ed. Philadelphia：Elsevier Saunders，2012.

［13］ Cloherty JP，EichenwaldEC，HansenAR，et al. Manual of neonatal care. 7th ed. Philadelphia：Lippincott Williams & Wilkins，2012.

# 第四节　急性肾衰竭

新生儿急性肾衰竭（acute renal failure，ARF）是指新生儿期由于各种病因导致肾小球滤过率突然下降，出现少尿或无尿，水、电解质代谢紊乱，酸碱失衡及氮质血症。新生儿出生前、出生时及出生后的各种致病因素均可引起 ARF，按照病因可分为肾前性、肾性和肾后性三类。文献报道，8%～24% 的 NICU 患儿罹患 ARF，病死率为 14%～73%。

## 【流行病学】

近年来，一些重症医学和肾病学教科书用新生儿急性肾损伤（acute kidney injury）取代新生儿 ARF，其目的在于强调早期识别 ARF 初期出现的肾损伤。

新生儿肾损伤在 NICU 发生率较高，25% 的住院期间死亡的新生儿有肾损伤，47% 的肾损伤患儿表现为非少尿型肾衰竭。一项前瞻性研究发现，26% 的新生儿脓毒症患儿伴有 ARF（血尿素氮 $>7.2$ mmol/L），发生 ARF 者死亡率高于未发生者。由于新生儿疾病种类及治疗的差异较大，需进行大样本前瞻性研究才能对新生儿 ARF 流行病学有更加清楚的认识。

## 【病因】

引起新生儿 ARF 的危险因素包括：产前孕母出血，患儿母亲孕期使用非甾体抗炎药或抗生素，极低出生体重儿（出生体重 $<1500$ g），5 minApgar 评分低，窒息，出生时气管插管，脓毒症，呼吸窘迫综合征，动脉导管未闭，光疗，患儿使用非甾体抗炎药、利尿药或抗生素。

新生儿 ARF 的病因可分为肾前性、肾性和肾后性三类（表 14-4-1）。超过 75% 的新生儿 ARF 是肾前性引起，肾性引起者低于 10%。

### （一）肾前性

肾前性 ARF 在新生儿 ARF 中最常见，其特点是肾灌注不足，及时有效治疗能改善肾灌注，肾功能将会得以较快改善，尿量增加。引起肾前性 ARF 的常见原因是脱水、出血、脓毒性休克、坏死性小肠结肠炎、动脉导管未闭和充血性心力衰竭。宫内孕母使用非选择性非甾体抗炎药、环

表 14-4-1　新生儿急性肾衰竭病因

| 肾前性 | 肾性 | 肾后性 |
|---|---|---|
| • 低血容量或肾灌注不足 | • 急性肾小管坏死 | • 先天性畸形（尿道狭窄、后尿道瓣膜、巨输尿管） |
| • 脱水 | • 肾前性因素持续影响 | • 医源性损伤 |
| • 出血（母亲出血、双胎输血、溶血性疾病） | • 肾毒性物质（氨基糖苷类抗生素、造影剂、血管紧张素转化酶抑制剂、两性霉素、吲哚美辛等） | • 肾念珠菌感染 |
| • 脓毒症 | | • 结石 |
| • 窒息 | | • 神经源膀胱 |
| • 坏死性小肠结肠炎 | • 肌红蛋白尿、血红蛋白尿、高尿酸血症 | |
| • 呼吸窘迫综合征 | • 肾盂肾炎 | |
| • 心脏病（动脉导管未闭、主动脉缩窄） | • 肾血管病变（肾血管血栓、肾血管狭窄、弥散性血管内凝血） | |
| • 红细胞增多症 | • 先天性肾畸形 | |
| • 药物：大剂量血管扩张剂或收缩剂 | • 母亲使用庆大霉素、吲哚美辛、血管紧张素转化酶抑制剂等 | |

加氧酶 2 抑制剂、血管紧张素转化酶抑制剂、血管紧张素受体拮抗剂均可能引起新生儿 ARF，出生后使用减少肾血流的药物（如吲哚美辛、布洛芬、血管紧张素转化酶抑制剂、苯肾上腺素滴眼液）亦可能引起肾前性 ARF。

发生肾灌注不足时，机体为提高肾小球滤过率，通过激活肾交感神经系统、启动肾素-血管紧张素-醛固酮系统、释放抗利尿激素与内皮素而发挥自身调节功能。除了抗利尿激素能减少水钠丢失，机体还通过增加肾小管细胞间渗出来提高小管周围压力，从而增加近端小管对水钠的重吸收。部分新生儿因为分泌的抗利尿激素少、肾对抗利尿激素反应差、肾小管细胞功能差而不出现少尿或无尿。

### （二）肾性

引起新生儿肾性 ARF 最常见的原因是急性肾小管坏死，导致急性肾小管坏死的原因包括：围

生期窒息、脓毒症、心脏手术、肾前性因素持续影响和使用肾毒性药物。急性肾小管坏死的病理改变很复杂，包括肾小管细胞损伤、细胞黏附分子改变和肾血流动力学改变。引起新生儿肾性ARF的其他原因有肾发育畸形、肾血管病变等。

尽管肾是氧供较好的器官之一，但在病理状态下，血流在器官间重新分布，并且肾髓质由单独的血管滋养，所以肾对缺氧缺血性损伤非常敏感。肾实质损伤的程度依赖于损伤持续时间，可以出现轻微的小管功能异常，也可出现急性小管坏死，严重者出现肾梗死或肾皮质髓质坏死。肾性ARF常常发生在肾前性氮质血症之后，与肾前性ARF不同，肾性ARF因为损伤了肾实质细胞，如近端小管近髓质段和升支粗段髓质段的小管上皮细胞，功能恢复较慢。

### （三）肾后性

新生儿肾后性ARF由尿道梗阻而引起，常见于各种先天性尿道畸形，如尿道狭窄、后尿道瓣膜和巨输尿管；尿道医源性损伤、肾念珠菌感染、尿道结石、神经源膀胱和畸胎瘤压迫引起的新生儿肾后性ARF较少见。肾后性ARF常常随着梗阻的解除而治愈。

### 【发病机制】

ARF的发病机制十分复杂，目前认为主要有下列改变：肾小管损伤、肾血流动力学改变、缺血再灌注肾损伤。新生儿ARF发病机制有其特殊性，而早产、窒息、呼吸窘迫和脓毒症等引起的缺氧缺血是导致新生儿ARF的常见诱因。

### （一）肾小管损伤

肾小管损伤的组织学标志是小管上皮细胞出现特征性的空泡、刷状缘缺失、细胞骨架崩解和细胞间连结消失，如果损伤严重，小管上皮细胞将出现坏死和凋亡。肾缺血或毒物作用时引起肾小管上皮细胞坏死和脱落，脱落的肾小管上皮细胞引起肾小管堵塞，造成管内压失衡，导致肾小球滤过压降低和尿量减少，同时，肾小管上皮细胞受损导致肾小管液回漏，出现肾间质水肿。当肾小管细胞受损，将激活血管收缩功能，破坏血管舒张功能和白细胞黏附功能，引起肾局部缺血和血管炎。肾小管损伤还可导致免疫功能紊乱和全身炎症反应。

### （二）肾血流动力学改变

机体出现肾素-血管紧张素活化，儿茶酚胺、血管紧张素Ⅱ、内皮素、腺苷等活性增强或释放增多，可引起肾血管收缩和肾小球入球小动脉收缩，导致肾灌注不足、肾小球毛细血管内皮细胞肿胀伴毛细血管腔变窄，进而出现肾小球滤过率下降。

### （三）缺血再灌注肾损伤

肾缺血再灌注时，细胞膜损伤，导致钙离子内流造成细胞内钙超负荷，钾离子外流造成细胞内低钾；同时，由于缺氧，造成肾细胞内氧化磷酸化障碍，细胞产生大量氧自由基，导致肾细胞不可逆损伤。

### （四）缺氧缺血性损伤

新生儿缺氧缺血可引起各种肾血管源性物质，如儿茶酚胺、血管紧张素Ⅱ、内皮素、腺苷等活性增强或释放增多，导致肾灌注不足，肾小球滤过率下降。缺氧缺血引起细胞内ATP水解产生腺苷，腺苷发挥收缩肾小球入球小动脉和舒张肾小球出球小动脉的功能，导致肾小球滤过率明显降低，动物实验中，使用茶碱和腺苷拮抗剂预处理可预防新生儿ARF。严重的新生儿缺氧缺血患儿非常容易出现ARF，其发生率可高达66%。

### （五）脓毒症损伤

ARF是发生脓毒症时器官功能不全的表现之一。脓毒症时出现呼吸循环功能降低，刺激机体产生多种血管活性物质，如血管紧张素Ⅱ、儿茶酚胺、内皮素、腺苷和血栓素A2等可导致肾持续灌注不足和肾小球滤过率降低。同时，细菌脂多糖（LPS）、致炎因子、氧自由基和促凝物质等也可加剧ARF的发生与发展。由LPS刺激肾细胞及T淋巴细胞产生的血小板活化因子（PAF）在ARF发生中起着重要作用，动物实验提示，将PAF输入动物体内可引起肾血流减慢和肾小球滤过率降低。肿瘤坏死因子刺激肾产生的内皮素-1也可以引起肾血流严重减慢和肾小球滤过率降低，用内皮素-1单克隆抗体或其受体阻滞剂可以改善内皮素-1对肾功能的影响。

### 【临床表现】

胎儿ARF在出生前即有羊水少的表现，因为胎儿尿液是羊水的主要来源，羊水少提示胎儿少尿及反映肾损伤的严重程度。根据尿量多少，新生儿ARF可分为少尿型和非少尿型。非少尿型ARF指血尿素氮、血肌酐升高，肌酐清除率下降，不伴有少尿表现，临床表现较少尿型ARF症状轻、并发症少、病死率低。临床上少尿型 ARF 常见，临床过程分为三期：少尿或无尿期、多尿期和恢复期。

**（一）少尿或无尿期**

1. 少尿或无尿期　新生儿每日尿量＜25 ml 或每小时＜1 ml/kg 为少尿，每日尿量＜15 ml 或每小时＜0.5 ml/kg 为无尿。少尿或无尿持续 24～36 h 需考虑 ARF。少尿或无尿期持续时间越长，肾损害越重。

2. 水潴留　表现为全身水肿、胸腔积液、腹水、高血压，严重时可出现心力衰竭、肺水肿或脑水肿。

3. 电解质紊乱　高钾血症、低钠血症、低钙血症、高镁血症、高磷血症和低氯血症。

4. 代谢性酸中毒　疲乏、嗜睡、食欲不振、恶心、呕吐、呼吸深快或昏迷。

5. 氮质血症　表现为食欲不振、恶心、呕吐、出血、贫血、昏迷。

**（二）多尿期**

患儿尿量逐渐增多，全身水肿减轻，可出现脱水、低钠、低钾等。可从下列方面判断患儿是否存在低血容量，如体重、心率、皮肤黏膜干燥情况、前囟凹陷情况、血钠。

**（三）恢复期**

患儿肾功能逐渐恢复，尿量恢复正常，精神、食欲好转。

**【辅助检查】**

**（一）实验室检查**

1. 尿常规、尿比重、尿钠、尿渗透压测定，有助于鉴别肾前性新生儿 ARF 和肾性新生儿 ARF。

2. 血肌酐、血尿素氮增高，血肌酐≥88 $\mu$mol/L，血尿素氮≥7.5 mmol/L，或血肌酐每日增加≥44 $\mu$mol/L，血尿素氮增加≥3.75 mmol/L。血肌酐是临床评价肾小球滤过率最常用的指标。血尿素氮可能因为高蛋白饮食、消化道出血、使用激素和高代谢状态而升高，因而血肌酐的特异性比血尿素氮强。尽管血肌酐是临床中评价新生儿 ARF 最常用的指标，但它也有局限性：①直到 25％～50％的肾功能受损，血肌酐才升高，因而发现血肌酐升高时，肾损伤可能已有数天；②肾小球滤过率低时，血肌酐可因肾小管分泌肌酐而降低；③血肌酐可因患儿肌肉含量、性别、年龄不同而

不同；④使用 Jaffe 法检测血肌酐，药物和胆红素可影响检测结果；⑤由于血肌酐可因透析而轻易消除，血肌酐不再适合用于评估透析患儿的肾功能；⑥血肌酐随胎龄和出生日龄变化而变化（图14-4-1）；⑦初生几天胆红素的变化会影响血肌酐的结果。

3. 血电解质表现为高钾、高磷、高镁及低钠、低钙、低氯。

4. 血气分析提示代谢性酸中毒。

5. 中性粒细胞明胶酶脂质运载蛋白（neutrophil gelatinase-associated lipocalin）、尿白细胞介素-18、肾损伤标记物 1 等被认为是肾损伤的早期标志物。

**（二）影像学检查**

1. 肾超声检查了解肾大小、形态、积水、结石、肿块等，有利于病因诊断。

2. CT 及 MRI　辨别肾后性梗阻。

3. 心电图高血钾表现，心律紊乱、T 波高尖、QRS 增宽。

**【诊断和鉴别诊断】**

根据孕母病史、新生儿出生体重、体格检查、检验检查结果和治疗情况，可对 ARF 诊断提供重要线索。诊断新生儿 ARF 后，首先要判断是否存在肾血液灌注不足，然后对肾前性、肾性和肾后性 ARF 进行鉴别。血肌酐、血尿素氮等指标都滞后于 ARF 的出现。

1. 肾前性与肾性 ARF　两者的鉴别对于指导治疗和判断预后极其重要，其鉴别点见表 14-4-2。

表 14-4-2　新生儿肾前性及肾性 ARF 的鉴别

| 指标 | 肾前性 | 肾性 |
| --- | --- | --- |
| 尿比重 | ＞1.020 | ＜1.010 |
| 尿渗透压（mOsm/L） | ＞350 | ＜300 |
| 尿钠（mmol/L） | ＜20 | ＞25 |
| 尿/血尿素氮 | ＞20 | ＜10 |
| 尿/血肌酐 | ＞20 | ＜10 |
| 尿/血渗透压 | ≥1.2 | 1.0 左右 |
| 尿排钠分数（％）* | ＜2.5 | ＞3.0 |

* 尿排钠分数（％）＝尿钠（mmol/L）×血肌酐（$\mu$mol/L）/[血钠（mmol/L）×尿肌酐（$\mu$mol/L）]×100％

2. 肾后性 ARF　多数患儿系先天性尿道畸形所致，表现为出生后少尿或无尿，常有胎儿期羊

水少的病史。可以通过肾超声、CT、MRI等检查以鉴别。

## 【治疗与监护】

新生儿ARF治疗原则是去除病因，积极治疗原发病，保持水电解质平衡，供应充足热量，减少肾负担及防治感染等。

### （一）早期防治

早期防治要点是去除病因、积极对症治疗。肾前性ARF需要补足容量，积极改善肾灌注不足，如无充血性心力衰竭，可在2h内静脉输注等张氯化钠注射液20 ml/kg。肾后性ARF以解除梗阻为主。如不及时治疗，肾前性和肾后性ARF均可导致肾损伤，最终出现肾性ARF。

### （二）少尿或无尿期治疗

1. 控制液量　每天液量＝不显性失水＋前日尿量＋胃肠道失水量＋引流量－内生水量。足月儿不显性失水为每日30 ml/kg，早产儿或极低出生体重儿每日50～70 ml/kg。监测体重变化，体重最好每日减少0.51%。

2. 纠正电解质紊乱

（1）高钾血症：停用一切含钾物质。血钾6～7 mmol/L、无心电图改变时使用阳离子交换树脂1 g/kg口服或灌肠，每4～6 h一次。血钾＞7 mmol/L，可使用10%葡萄糖酸钙0.5～1 ml/kg加葡萄糖静脉缓滴，还可同时使用5%碳酸氢钠每次2 ml/kg、葡萄糖加胰岛素（每3～4 g葡萄糖加1 U胰岛素）促进钾离子进入细胞内。

（2）低钠血症：因血容量过多而出现的无症状低钠血症（120 mmol/L＜血钠＜130 mmol/L），需严格限制液体入量；如血钠＜120 mmol/L，有低钠症状时可输注3%氯化钠，12 ml/kg可提高血钠10 mmol/L，输注过程需超过2 h，并注意预防心力衰竭、肺水肿、脑室内出血。

（3）低钙、高磷血症：补充钙剂、减少磷的摄入。如血钙＜8 mmol/L，可给予10%葡萄糖酸钙0.5～1 ml/kg加葡萄糖静脉缓滴。

（4）代谢性酸中毒：当血$HCO_3^-$＜15 mmol/L时，予以5%碳酸氢钠2～3 ml/kg静脉滴注，5%碳酸氢钠1 ml/kg可提高血$HCO_3^-$ 1 mmol/L。

（5）饮食和营养：足够的能量供给有利于组织细胞再生，新生儿ARF每日应提供167 kJ（40 kcal/kg）以上能量，主要给予葡萄糖和脂肪，脂肪乳用量每日2 g/kg，氨基酸用量每日1～

1.5 g/kg，注意补充维生素。少尿期一般不补充钾、钠、氯离子。行持续性腹膜透析和血液滤过的患儿，因蛋白质异常丢失，蛋白质摄入量需每日增加1 g/kg。

（6）腹膜透析治疗：通过综合保守治疗无效，出现下列情况需透析治疗：①严重的水中毒，出现心力衰竭、肺水肿等；②严重代谢性酸中毒（pH＜7.15）；③严重高钾血症（血钾＞6.5 mmol/L）；④血肌酐＞530.4 $\mu mol/L$，血尿素氮＞35.7 mmol/L。禁忌证为腹膜炎、凝血功能不全或低灌注者。有学者认为及早开展透析治疗去除多余水分有利于代谢平衡的恢复，有利于ARF患儿恢复；在透析治疗保障下，有利于营养物质的供给，而无需担心补液过多。开始时推荐小剂量持续循环透析，每次透析剂量10 ml/kg，每个治疗周期大约1 h，根据脱水量决定透析液葡萄糖浓度。

（7）持续性血液滤过：不能行腹膜透析治疗者，可采用持续性血液滤过将体内多余液体、电解质和中小分子溶质滤出。持续性血液滤过具有持续性治疗、对患者血流动力学影响小、纠正水电解质紊乱能力强的优势。尽管使用最小容积的透析器和新生儿管路，多数新生儿需要用血液预充体外管路。

### （三）多尿期

多尿期治疗以不出现脱水为原则，每日补液量为前一天尿量的2/3，注意监测血生化变化，防止出现脱水、低钠、低钾。

### （四）恢复期

恢复期肾功能逐渐恢复，患儿可能存在营养不良、贫血和免疫功能低下，应注意休息、营养支持、纠正贫血和防治感染。

新生儿ARF仍无特效治疗，在治疗方面还需进行大量探索。对于缺氧、酸中毒或者吲哚美辛引起的早产儿和足月新生儿ARF，多巴胺能够增加肾灌注。危重新生儿常常使用利尿药治疗，然而，新生儿使用利尿药能否预防ARF或改善ARF预后仍不清楚。如果新生儿使用袢利尿药，小剂量持续使用优于大剂量间断使用，具体方法为首剂呋塞米以0.1 mg/kg（最小剂量1 mg），然后按0.1 mg/(kg·h)的剂量持续静脉注射，监测开始治疗后尿量，如尿量少于1 mL/(kg·h)，每2 h翻倍呋塞米剂量，直到最大剂量0.4 mg/(kg·h)。持续使用能够降低药物的肾毒性和耳毒性；呋塞米大剂量间断静脉注射是指每 4 h 静脉注射一次呋塞米，每次剂量为 1 mg/kg，监测尿量，如尿量少于 1 ml/(kg·h)，每次呋塞米注射剂量可增加 0.25 mg/kg，直到最大剂量 2 mg/kg，大剂量间断使用袢利尿药的副作用包括耳毒性、间质性肾炎、骨量减少、肾钙质沉积、低血压和持续性动脉导管未闭。非诺多泮是一种选择性多巴胺-1 型受体激动剂，能扩张肾血管、增加肾血流和增加肾小球滤过率。两项回顾性研究发现，非诺多泮能增加少尿型新生儿 ARF 患儿的尿量；然而，另一项前瞻性研究认为，行心肺分流术的的新生儿使用低剂量非诺多泮 [0.1 μg/(kg·min)] 并不能降低肾损伤的发生率、改善体液平衡、缩短关胸时间、提前拔管和缩短住院日期。新生儿 ARF 常伴有高血压，如果是容量过多引起的高血压，需考虑使用利尿药和透析去除多余水分；钙通道阻滞剂选择性舒张血管而发挥降压作用，短效钙通道阻滞剂（如伊拉地平）起效快、副作用少；β 受体阻滞剂也常用于治疗新生儿高血压。缺血引起的新生儿 ARF 需避免使用血管紧张素转化酶抑制剂，因为血管紧张素转化酶抑制剂会加重肾灌注不足和影响肾血流动力学。由于许多药物都经肾排泄，肾受损将引起药物蓄积和增加毒副作用，特别是接受透析治疗的新生儿药物疗效容易受到透析模式、透析间隔等影响，所以，新生儿科医生、药剂师和肾病专家共同制订药物治疗方案非常重要。

**【预后与预防】**

新生儿 ARF 因病因不同，预后差别较大，死亡率波动于 14%~73%。如果肾前性 ARF 的新生儿接受有效治疗改善肾灌注不足，通常预后较好。新生儿肾性 ARF 的死亡率较高，肾结构异常的新生儿 ARF 的死亡率为 17%，急性肾小管坏死的新生儿 ARF 死亡率为 55%。先天性尿道梗阻引起的肾后性 ARF 预后差别较大，取决于肾的发育情况。

（聂晓晶　余自华）

## 参考文献

[1] Gleason CA, Devaskar SU. Avery's Diseases of the Newborn. 9th ed. Philadelphia: Elsevier Saunders, 2012.

[2] Ahmad M, Arora M, Ullah E, et al. Neonatal sacrococcygeal teratoma with acute renal failure. BMJ Case Rep, 2013, Epub ahead of print.

[3] Andreoli SP. Acute renal failure in the newborn. Semin Perinatol, 2004, 28 (2): 112-123.

[4] 邵肖梅，叶鸿瑁，丘小汕. 实用新生儿学. 4 版. 北京：人民卫生出版社，2011：669-673.

[5] Agras PI, Tarcan A, Baskin E, et al. Acute renal failure in the neonatal period. Ren Fail, 2004, 26 (3): 305-309.

[6] Mathur NB, Agarwal HS, Maria A. Acute renal failure in neonatal sepsis. Indian J Pediatr, 2006, 73 (6): 499-502.

[7] Printza N, Ververi A, Bandouraki M, et al. Life-threatening hyponatremia and acute renal failure due to iatrogenic neonatal bladder rupture. Urol Int, 2012, 88 (2): 238-240.

[8] Andreoli SP. Renal failure in the neonate. // Oh W, Guignard JP, Baumgart SM. Nephrology and fluid/electrolyte physiology. Philadelphia: Elsevier Saunders, 2008: 208-224.

[9] Boubred F, Vendemmia M, Garcia-Meric P, et al. Effects of maternally administered drugs on the fetal and neonatal kidney. Drug Saf, 2006, 29 (5): 397-419.

[10] Krzemien G, Szmigielska A, Bieroza I, et al. Complex etiology of acute renal failure in a newborn. Pol Merkur Lekarski, 2008, 24 Suppl 4: 138-140.

[11] Russell TA. Acute renal failure related to rhabdomyolysis: pathophysiology, diagnosis, and collaborative management. Nephrol Nurs J, 2005, 32 (4): 409-417, 418-419.

[12] Karlowicz MG, Adelman RD. Nonoliguric and oliguric acute renal failure in asphyxiated term neonates. Pediatr Nephrol, 1995, 9 (6): 718-722.

[13] Basile DP. The endothelial cell in ischemic acute kidney injury: implications for acute and chronic function. Kidney Int, 2007, 72 (2): 151-156.

[14] Awad AS, Okusa MD. Distant organ injury following acute kidney injury. Am J Physiol Renal Physiol, 2007, 293 (1): F28-F29.

[15] Gouyon JB, Guignard JP. Theophylline prevents the hypoxemia-induced renal hemodynamic changes in rabbits. Kidney Int, 1988, 33 (6): 1078-1083.

[16] Hunley TE, Kon V. Update on endothelins-biology and clinical implications. Pediatr Nephrol, 2001, 16 (9): 752-762.

[17] Martin RJ, Michele AAF. Fanaroff and Martin's neonatal-perinatal medicine: diseases of the fetus and

infant. 9th ed. Philadelphia: Elsevier Inc, 2011.

[18] Askenazi DJ, Ambalavanan N, Goldstein SL. Acute kidney injury in critically ill newborns: what do we know? What do we need to learn? Pediatr Nephrol, 2009, 24 (2): 265-274.

[19] Tolwani AJ, Wille KM. Anticoagulation for continuous renal replacement therapy. Semin Dial, 2009, 22 (2): 141-145.

[20] Symons JM, Chua AN, Somers MJ, et al. Demographic characteristics of pediatric continuous renal replacement therapy: a report of the prospective pediatric continuous renal replacement therapy registry. Clin J Am Soc Nephrol, 2007, 2 (4): 732-738.

[21] Bellomo R, Chapman M, Finfer S, et al. Low-dose dopamine in patients with early renal dysfunction: a placebo-controlled randomised trial. Australian and New Zealand Intensive Care Society (ANZICS) Clinical Trials Group. Lancet, 2000, 356 (9248): 2139-2143.

[22] Luciani GB, Nichani S, Chang AC, et al. Continuous versus intermittent furosemide infusion in critically ill infants after open heart operations. Ann Thorac Surg, 1997, 64 (4): 1133-1139.

[23] Yoder SE, Yoder BA. An evaluation of off-label fenoldopam use in the neonatal intensive care unit. Am J Perinatol, 2009, 26 (10): 745-750.

[24] Churchwell MD, Mueller BA. Drug dosing during continuous renal replacement therapy. Semin Dial, 2009, 22 (2): 185-188.

# 第五节　新生儿血液净化

血液净化（blood purification）的目的在于替代衰竭肾的部分功能，如清除代谢废物、调节水电解质和酸碱平衡等。

## 【现状背景】

1854 年苏格兰化学家 Thomas Graham 首先提出了透析（dialysis）的概念，1912 年 John Abel 等第一次对活体动物进行弥散透析，次年用火棉胶制成管状透析器并首次命名为人工肾。

血液净化治疗是在血液透析的基础上发展而来，分为间断性及连续性血液净化两大类。间断性血液净化包括血液透析（HD）、血液滤过（HF）、血液透析滤过（HDF）、血浆置换（PE）、免疫吸附（IA）、血液灌流（HP）等；连续性血液净化技术（CBP）通常称为连续性肾替代治疗（CRRT），包括连续性动脉–静脉血液滤过（CAVH）、连续性静脉–静脉血液滤过（CVVH）、连续性动脉–静脉血液透析（CAVHD）、连续性静脉–静脉血液透析（CVVHD）、连续性动脉–静脉血液透析滤过（CAVHDF）、连续性静脉–静脉血液透析滤过（CVVHDF）、缓慢连续超滤（SCUF）、缓慢低流量延时透析（SLFDD）、连续性高流量透析（CHFD）、高容量血液滤过（HVHF）和连续性血浆滤过吸附（CPFA）。

20 世纪 80 年代以前，新生儿血液净化多为腹膜透析，随着 CRRT 在成人广泛应用，近十多年 CBP 在欧美开始应用于新生儿，我国近几年亦有个别报道。CRRT 是指任何一种旨在替代受损肾功能而进行的持续至少 24 h 的体外血液净化治疗技术，自 1977 年 Kramer 等首次将 CAVH 应用于临床，重症急性肾衰竭患者可不需透析，经过特殊的水处理系统设备在床边得到治疗。近十余年来，其方法得到不断完善和发展，并衍生出一系列技术，从而达到能连续、缓慢地清除溶质，快速清除过多液体，清除大量炎症介质的目的，可通过连续超滤调节，实行深静脉营养和静脉给药，血流动力学稳定。CRRT 改善了血液透析对新生儿血流动力学造成的不稳定影响，除用于急、慢性肾衰竭，其在新生儿遗传代谢缺陷病、先天性

心脏病术后、液体超负荷所致充血性心力衰竭或高血压、肺水肿、毒物、药物中毒、危重症新生儿脓毒症、感染性休克、全身炎症反应综合征（SIRS）、多器官功能衰竭（MODS）的抢救方面亦具有广泛的应用前景，目前已成为危重新生儿抢救的重要手段和方法。随着新生儿科医生对这门技术的了解及掌握，以及相应的符合新生儿特点的血液净化设备的日益改善，血液净化治疗必将在危重症新生儿的治疗中发挥越来越重要的作用。

## 【治疗机制】

血液净化的基本原理有弥散、对流和吸附等物理和化学作用机制。

### （一）血液透析原理

血液透析（hemodialysis，HD）主要通过弥散及对流的方式清除毒素及多余的水分，并向体内补充溶质。溶质通过半透膜从浓度高的一侧向浓度低的一侧运动的过程称为弥散。其与溶质的浓度梯度差及弥散面积有关，浓度越高，速度越快，弥散面积越大，清除毒素越快。水分子在静水压或渗透压的驱动下通过半透膜时发生超滤，溶质随水分子等通过膜孔得以清除，称为对流。对流过程对大于膜孔的分子无法清除。对流与膜的特性、消毒剂、血液成分和黏度、溶质的浓度梯度及温度有关。

### （二）血液滤过原理

血液滤过（hemofiltration，HF）是一种不同于血液透析的血液净化技术。血液透析主要是依靠弥散作用清除溶质及毒素，而血液滤过则模仿正常人肾小球滤过及肾小管重吸收原理，以对流方式滤过清除血液中的水分和尿毒症毒素。由于仅有相当于肾血流量的 $1/4 \sim 1/6$ 的血液流经滤器，因此需要在动脉端用血泵加压增加血流量，在滤器膜外用负压泵造成负压，以增大跨膜压。血液滤过较血液透析更似生理状态，因此有更稳定的血流动力学状态。HF 对尿素氮、肌酐等小分子物质的清除不如 HD，但对中分子物质的清除、心血管功能的纠正和稳定、血压的控制、过多液

627

体的清除要优于 HD。

### （三）血液透析滤过的原理

血液透析滤过（hemodiafiltration，HDF）是血液透析和血液滤过的结合，既有血液透析依靠弥散作用清除溶质及毒素，对尿素氮、肌酐等小分子物质有较好的清除率，同时有血液滤过以对流方式滤过清除血液中的中分子物质及毒素。血液透析滤过比单纯的血液透析更接近生理状态，有更稳定的血流动力学状态，因此具有这两种模式的优点，在单位时间内比单独的血液透析或血液滤过清除更多的中小分子物质。

### （四）血浆置换原理

血浆置换（plasma exchange，PE）的方法为将患者的血液由血泵引出，经过血浆分离器，分离血浆和细胞成分，弃去血浆，把细胞成分及所需补充的白蛋白、新鲜血浆等输回体内。基本原理为通过有效的分离置换方法迅速而且有选择性地从循环血液中去除病理血浆或血浆中的致病因子。

### （五）连续性肾替代治疗的原理

1. 连续性动脉-静脉血液滤过　最初的连续性动脉-静脉血液滤过（CAVH）不需要血泵驱动，仅利用人体动静脉之间的压力差，驱动血液直接通过一个小型高效能、低阻力的滤器，其原理与血液滤过相似，以对流的原理清除体内大中小分子物质、水分及电解质，同时根据原发病的需要补充一部分置换液，通过超滤降低血中溶质的浓度，调节机体容量平衡。由于它是连续滤过，故比血液滤过更接近肾小球的滤过功能。

2. 连续性静脉-静脉血液滤过　连续性静脉-静脉血液滤过（CVVH）清除溶质的原理与CAVH相同，不同之处是采用中心静脉留置单针双腔导管建立血管通路，应用血泵驱动进行体外血液循环，CVVH已逐渐取代CAVH，是目前临床上最常采用的治疗方法之一，部分CRRT机器仅有CVVH功能。

3. 连续性动（静）脉-静脉血液透析　连续性动脉-静脉血液透析（CAVHD）的溶质转运主要是依赖弥散及少量对流。应用低通量透析器，较CVVH、CAVH能更多地清除溶质，但血流动力学稳定性较CVVH、CVVHDF差。连续性静脉-静脉血液透析（CVVHD）原理与CAVHD相同。区别在于采用静脉-静脉（通常单针双腔导管）建立血管通路，借助血泵驱动循环。

4. 连续性（动）静脉-静脉血液透析滤过　连续性动脉-静脉血液透析滤过（CAVHDF）也是在CAVH的基础上发展起来的，CAVHDF其溶质清除的机制是对流加弥散，不仅增加了小分子物质的清除，还能有效清除中大分子物质，溶质清除率较CAVH增加40%。连续性静脉-静脉血液透析滤过（CVVHDF）是在CVVH的基础上发展起来的，溶质清除的机制同CAVHDF，不同点是采用静脉-静脉建立血管通路，应用血泵驱动血液循环。CVVHDF能较好地清除毒素、炎症介质及排除潴留的液体，是目前使用最多的治疗模式。

## 【操作方法概要】

### （一）血液净化装置

1. 血液透析装置

（1）血路控制系统：包括①透析器，血液透析器是由半通透性生物膜组成的中空纤维膜。②动脉血路，由血泵、肝素泵、动脉壶和动脉压力监测器组成。③静脉血路，由静脉壶、静脉压力监测器、空气探测器和静脉夹组成。

（2）超滤控制系统

（3）透析液控制系统

（4）患者监测系统

2. 血液滤过装置

（1）血液滤过机器：与血液透析机相比，其没有透析液装置，而增加了超滤和输入置换液的装置。

（2）血液滤过滤过器

（3）血液滤过置换液

3. 血液透析滤过装置

同血液滤过装置，增加了透析液装置，现在的血液滤过机多可同时具有血液滤过、血液透析或血液透析滤过功能，可根据需要选择血液净化模式。

4. 血浆置换装置

（1）血浆置换装置：与血液滤过机相似，用血浆分离器取代血液滤过器。其余与血液滤过机或CRRT机相同。

（2）置换液：新生儿多选用新鲜血浆或新鲜冰冻血浆作为置换液。

5. CRRT装置

（1）CRRT机：原始CAVH通常不需要血泵，但必须进行股动脉及股静脉插管。新生儿多用加用血泵驱动的 CRRT 机进行。CRRT 机基本同血液滤过机，新生儿用的 CRRT 机要求血泵能精确控制血流速度 3～5 ml/(kg·min)，超滤泵、透析液泵、置换液泵能精确控制超滤量、透析液流速及置换液流速，保证超滤液进出的精确，要有良好的温控装置以防低体温，以及肝素泵、患者监测系统等。

（2）根据治疗方式选择的血液滤过器或透析器。

（3）置换液：置换液种类见下述 CRRT 置换液，置换液补充途径同血液滤过。

### （二）透析器、血液滤过器及血浆分离器的选择

1. 透析器　适合新生儿血液透析使用的透析器面积为新生儿的体表面积。常用有：Grambro mini-minor，0.28 m²；Grambro 1l，0.28 m²；Hospal Ltd Cobe 100HG，0.22 m²；Nipro Sureflex 30 L，0.3 m²。

2. 血液滤过器　目前适合新生儿 CRRT 使用的血液滤过器有：Prisma M10，0.04 m²；Gambro miniflow 10，0.04 m²；Gambro FH 22，0.16 m²；Hospal miniflow 10，0.04 m²；Hospital APF-01 D，0.1 m²；Asahi APF-01 D，0.1 m²；Asahi AEF-03，0.2 m²；Diafilter 10，0.2 m²；Diafilter 20，0.25 m²。

特殊情况下，0.4 m² 的血液滤过器亦可使用。2008 年因国内市场一度没有小滤器，作者等曾用 0.4 m² 的血液滤过器为一例 2.5 kg 肾衰竭的早产儿行间歇 CRRT 治疗，在用全血预充整个管路及透析器后，顺利进行了 10 次间歇 CRRT 治疗。

3. 血浆分离器　适合新生儿血浆置换的血浆分离器生产厂家有：Curesis plasma filter，0.12 m²；PF-1000 plasma filter，0.40 m²；Asahi OP-02W，血容量 25 ml）。

### （三）血管通路的建立及双腔导管的置入

1. 血管通路　新生儿的血管通路多采用中心静脉置管的方法建立。多选用脐静脉、脐动脉、股静脉、颈静脉等。可采用 5 F、6.5 F、7 F 双腔管，或两条 5 F 单腔管。如 CAVH、CAVHDF、CAVHD 可用两条 5 F 单腔管分别进行股动脉及股静脉插管用于引血和回血，或脐动脉插管引血，股静脉插管回血。CVVH、CVVHD、CVVHDF 可采用脐静脉、股静脉或颈静脉单针双腔导管插管法建立血管通路。

2. 血管通路的建立

（1）脐静脉置管：见第 23 章第一节。

（2）脐动脉置管：如患儿日龄超过 5 天，脐静脉大多已闭合，可行脐动脉切开术。在脐窝下方 1 cm 处做弧形切口，切开皮下组织及腹直肌鞘，暴露脐动脉，将脐动脉分离后用两个结扎线圈结扎脐动脉，在两结扎线圈之间做一小切口，将充满肝素盐水的导管插入 7～8 cm，用注射器回抽导管端观察回血是否顺畅，再注入肝素生理盐水约 3 ml 冲净残血，肝素帽封管。立即行床旁 X 线摄片，并调整插管深度，将远心端的线圈扎牢，近心端的线圈用于固定导管，将皮肤切口缝合 1～2 针，并将线绕导管数圈后系牢固定，再以敷料覆盖伤口。

（3）股静脉置管：患儿仰卧位于辐射台，屈膝、大腿外旋外展 45°，穿刺点选择腹股沟韧带下 1～2 cm，股动脉内侧处，最好能在 B 超引导下血管定位。常规消毒，做穿刺点局部麻醉后，用含肝素生理盐水的注射器连接穿刺针，摸到股动脉处，示指不离开，穿刺针紧贴示指与皮肤冠状面呈 30°～45°斜刺进针，进针过程中边进边回抽。有突破感后如见暗红色回血，说明针尖已进入静脉内，保持穿刺针固定，沿丝口送入导丝，导丝进入 5～6 cm 后拔出穿刺针，将导丝留在血管内，再次超声确定导丝在静脉内，沿导丝将扩皮器送入皮下扩皮，如皮肤较紧，可以小尖刀侧切小口。拔出扩皮器，将已预冲肝素生理盐水的导管沿导丝插入股静脉，导管进入后即拔出导丝，关闭静脉夹。分别回抽导管动、静脉两端观察回血是否顺畅，再于两端分别注入肝素生理盐水 3～5 ml，冲净残血，肝素帽封管。用皮针与缝线将导管颈部的硅胶翼与皮肤缝合，固定导管，再以敷料覆盖包扎。置管后行腹部 X 线摄片，了解导管位置。

（4）颈内静脉置管：患儿仰卧位于辐射台，肩部处垫高取头低位，头转向左侧，保持右颈平坦。B 超引导下血管定位，可选择在胸锁乳突肌前缘中点处、胸锁乳突肌三角的顶端或胸锁乳突肌外侧缘中、下 1/3 交点作为穿刺点，穿刺针与皮肤呈 30°～45°，针尖略偏外。其余操作同股静脉置管。

3. 管路预充　由于新生儿绝对血容量少，管路系统及透析器/血液滤过器需用全血（含肝素 0.2 U/ml）预充，或用肝素化的浓缩红细胞＋5%

白蛋白/生理盐水预充，以防止低血压的发生。

**（四）透析液及置换液**

1. 透析液

（1）透析液成分　与人体内环境成分相似，主要有钠、钾、钙和镁四种阳离子，氯和碱基两种阴离子，部分透析液含有葡萄糖。透析液要求无菌、无致热源。

（2）透析液浓度

1）钠：常用透析液钠离子浓度为 $135\sim145$ mmol/L。

2）钾：透析液钾离子浓度为 $0\sim4$ mmol/L，常用钾浓度为 2 mmol/L，临床应依据患者血钾浓度适当调整。

3）钙：常用透析液钙离子浓度一般为 1.5 mmol/L；当患儿患高钙血症或低钙血症时，透析液钙离子浓度可分别调至 1.25 mmol/L 或 1.75 mmol/L。

4）镁：透析液镁浓度一般为 $0.5\sim0.75$ mmol/L。

5）氯：透析液浓度与细胞外液氯离子浓度相似，一般为 $100\sim115$ mmol/L。

6）葡萄糖：分含糖透析液（$5.5\sim11$ mmol/L）和无糖透析液两种。

7）透析液碱基：目前较少使用醋酸盐透析液，代之以碳酸氢盐透析液。透析液碳酸氢盐浓度为 $30\sim40$ mmol/L。碱性浓缩液以固体形式保存，使用时现配。

8）醋酸根：酸性浓缩液中常加入 $2\sim4$ mmol/L 醋酸，以防止钙、镁沉积。

2. 血液滤过置换液

（1）要求：无菌、无致热源，置换液成分应与细胞外液一致。尽量做到个体化治疗，做到可调钠、钾、钙。常用置换液配方（mmol/L）：钠 $135\sim145$、钾 $2.0\sim3.5$、钙 $1.25\sim1.75$、镁 $0.5\sim0.75$、氯 $103\sim110$、碳酸氢盐 $30\sim34$、葡萄糖 $5.5\sim11$。

（2）置换液的制备

1）联机法（on-line）为目前主要方式，反渗水与浓缩液按比例稀释制备成置换液，再经过滤后输入体内。

2）目前亦有袋装的置换液（含碳酸氢盐的 Hemosol BO、Normo Carb、Biosol 40 Hospal、BIChf40 fresenius 及含乳酸盐的 Ringer's Lactate、HemosolLo、HF-5baxter 及 HF11 Fresenius）。

3）用静脉输液制剂制作，按前述置换液成分配制，并根据患者具体情况进行调整。

（3）置换液补充途径

1）前置换法：在滤器前输入，优点是血流阻力小、滤过率稳定，残余血量少和不易形成蛋白膜覆盖层，缺点是清除率低、所需置换液量大。在新生儿由于血流速度慢，多采用低剂量或无肝素透析，采用前置换法可减少堵管的机会。

2）后置换法：在滤器后输入，优点是大大减少了置换液的用量，同时增加了血液滤过的清除率，但易致滤器及管路堵塞，新生儿较少使用。

（4）置换液补充量：补充置换液量应个体化。新生儿为血流速度的 $1/3\sim1/2$。

3. 血浆置换置换液

（1）晶体液：生理盐水、葡萄糖生理盐水、林格液，用于补充血浆中各种电解质的丢失。晶体液的补充应少于丢失血浆的 $1/3$。新生儿所需血浆量少，且新生儿凝血功能较差，较少使用晶体液。

（2）血浆制品：新鲜血浆、新鲜冰冻血浆、纯化的血浆蛋白，新生儿通常使用血浆作为置换液。新鲜冰冻血浆含枸橼酸盐，治疗过程中需补充钙剂。

（3）人白蛋白溶液：常用浓度为 $4\%\sim5\%$。白蛋白中钾、钙、镁浓度均较低，应注意调整，以免引起低钾和（或）低钙血症。

4. CRRT 置换液　成分及制备同血液滤过置换液，多器官功能衰竭及脓毒症伴乳酸性酸中毒、合并肝功能障碍者不宜用乳酸盐。无糖置换液可引起低血糖反应，高糖溶液可能引起高血糖症，不建议使用。

**（五）抗凝剂**

1. 全身肝素抗凝法

（1）普通肝素

1）血液透析：常规应用肝素化法。文献报道差别较大，建议首剂负荷 $10\sim20$ U/kg，维持量 $5\sim20$ U/(kg·h)；有中度出血倾向的新生儿可无首剂或低首剂肝素，之后 $5\sim25$ U/(kg·h) 持续给药，透析结束前 $0.5\sim1$ h 停用肝素。

2）血浆置换：因为循环血液中的肝素大部分随分离的血浆弃去，肝素剂量为血液透析剂量的 $1.5\sim2.0$ 倍，首剂负荷 $20\sim40$ U/kg，维持量 $10\sim20$ U/(kg·h)。

3）CRRT：文献报道各不相同，首剂负荷

0～30 U/kg，维持量 5～20 U/(kg·h)。根据 CRRT 前测定的活化凝血时间（ACT）而定，ACT＜150 s 时，首剂用 30 U/kg，维持量 5～10 U/kg；有中度出血倾向的新生儿，ACT 150～180 s 时，可不用首剂，以维持量 5～10 U/(kg·h) 持续给药。治疗期间监测活化部分凝血活酶时间（APTT）或 ACT，使其较基础值延长 1.5～2.0 倍，以达到满意的抗凝效果。不同个体差异大，应个体化调整。ACT＞200 s、有明显出血倾向的新生儿可不用抗凝剂。

（2）低分子量肝素：新生儿无太多经验。成人首剂 60～80 U/kg，非 CRRT 治疗不用维持量，CRRT 治疗，每 4～6 h 给予 30～40 U/kg 静脉注射。可根据监测抗凝血因子 Xa 活性，调整剂量。

（3）枸盐酸盐因新生儿肝代谢枸盐酸能力有限，多不选用。

2. 局部体外肝素化法

透析开始前不给首剂肝素，在动脉端用肝素泵持续注入肝素，使透析器/血液滤过器及动静脉管路中血液肝素化，在静脉端，血液回入患者体内前，用注射泵持续注入硫酸鱼精蛋白中和体外肝素。急性肾衰竭时，肝素和鱼精蛋白用量为 1：1，以减少出血危险。＜35 周的早产儿，推荐用鱼精蛋白中和体外肝素法。

3. 无肝素透析

用全血预充前先用 5000 U/L 肝素生理盐水冲洗管路及血液滤过器，透析过程不加肝素。必要时每 30 min 用生理盐水 10～20 ml 冲洗管路，用于冲洗而进入体内的生理盐水总量要计算到超滤量中加以清除。

**（六）血液净化处方**

1. 血液透析处方

（1）血流量：新生儿通常为 3～5 ml/(kg·min)。最大血流量为 5～8 ml/(kg·min)，开始时血流量为 10～12.5 ml/min，并渐增加。

（2）透析液流速：3～8 ml/(kg·min)，大致等于血流速度。如有些机器透析液流速不能调到该数值，亦应尽可能低些。

（3）超滤量：1～2 ml/(kg·h) 开始，根据患儿临床情况调整，不大于 0.2 ml/(kg·min)，单次超滤总量不大于体重的 5%。

（4）抗凝剂：首剂：10～20 U/kg，维持量：0～25 U/(kg·h)。根据透析前的 ACT 值调整。

2. 血液滤过处方

（1）血流量：新生儿为 3～5 ml/(kg·min)，最少血流量 2～3 ml/(kg·min)，最大血流量为 5～8 ml(kg·min)，血流量从 10～12.5 ml/min 开始，视管路的情况渐增加至目标值。

（2）置换量：为血流速度的 1/3～1/2。

（3）超滤量：1～2 ml/(kg·h) 开始，根据患儿临床情况调整。单次超滤总量不大于体重的 5%。

（4）抗凝剂：首剂：10～20 U/kg，维持量：0～25 U/(kg·h)。根据透析前的 ACT 值调整。

3. 血浆置换

（1）血流量：血流量为 3～8 ml/(kg·min)。置换液流速为血流速度的 1/3。

（2）置换液：新鲜冰冻血浆，或部分用 5% 白蛋白代替血浆。血浆滤出速度与置换量输入速度相同。每置换 100 ml 血浆需补充 10% 葡萄糖酸钙 1 ml。

（3）每次血浆置换量：1～1.5 倍血浆容量。通常每天或隔天交换一次，连续 3～5 次。危及生命的毒物中毒可连续置换 2～3 个血浆容量。

（4）抗凝剂：肝素首剂负荷 20～50 U/kg，维持量 10～25 U/(kg·h)。

4. CRRT

（1）血流量：最少血流量 2～3 ml/(kg·min)，起始血流量通常为 3～5 ml/(kg·min)。最大血流量为 5～8 ml/(kg·min)，开始时血流量为 10～12.5 ml/min，并渐增加。

（2）置换液流速、透析液流速：可相同，或各不相同。透析液流速可与血流速度相同。或置换液流速、透析液流速均为血流速度的 1/3～1/2。

（3）超滤率：开始为 1～2 ml/(kg·h)，以后根据患儿临床情况调整。

（4）抗凝剂：参照前面 CRRT 抗凝。

**（七）血液透析操作步骤**

1. 血液透析前评估患儿

（1）一般状况评估：生命体征、意识、干体重及脱水量的计算，出入量的评估、出血情况、降压药和抗凝剂的用药情况及血肌酐、尿素氮、血清钾、血糖、二氧化碳结合力、血常规、出凝血时间等。

（2）血管通路评估：中心静脉导管位置、有无感染、导管的通畅情况，导管口有无渗血、渗液。

（3）透析用物评估：透析器种类、型号，血路管道。是否使用个性化透析液（低钙、高钾透析液），透析液、置换液是否处于正常状态，普通肝素或无肝素透析等。

2. 按二级反渗机开机流程开反渗机。

3. 启动血液透析机

（1）各管路连接正常，A、B 液管正确放置于 A、B 液桶中，机器自检。

（2）机器自检通过。

（3）按透析器和管路预冲流程准备透析器和管路。

（4）准备抗凝剂。

4. 准备血管通路 按深静脉置管护理流程打开双腔管，静脉注射首剂肝素。

5. 透析治疗

（1）将机器调到血液透析状态，检查机器温度、电导率是否正常，选择 0.1～0.3 m² 的透析器及与之相匹配的小儿血路管，预充血路管及透析器，用新鲜全血或用浓缩红细胞＋5% 白蛋白或等量生理盐水混合后预充满整个血路管及透析器。建立好体外循环后打开连接管夹，设置透析治疗参数、追加肝素量和超滤量，调节泵速，血泵流速 5 ml/(kg•min)，透析液流速同血流速度，开始治疗。

（2）按预设时间结束透析治疗，不回血。提前 1 h 关肝素泵。将体外循环的血弃去。分离血路管动静脉，动静脉端分别推注 5 ml 生理盐水。用 1：2 肝素盐水正压封管。用安尔碘棉签由内向外消毒管端，盖上肝素帽，用纱布包好留置管，固定在患儿身上。

（3）进行导管穿刺部位消毒后可用 3 M 敷贴粘贴。

（4）填写透析记录单并对透析后患儿进行评估。

### （八）血浆置换操作

1. 开机，机器自检，按照要求进行管路连接，用浓缩红细胞＋5% 白蛋白或等量生理盐水混合后预充管路及血浆分离器，建立好体外循环后打开连接管夹。

2. 设置血浆置换参数，追加肝素量。设置各种报警参数，将置换液加温。

3. 血浆置换治疗开始时，血流速度宜慢，观察 2～5 min，无反应后再以正常速度运行。通常血浆分离器的血流速度为 3～8 ml/min。用泵控制置换液流速与分离丢弃血浆速度要相同。密切观察患者生命体征。

4. 置换达到目标量后结束血浆置换，不回血，将体外循环的血弃去。余下操作同血液透析。

### （九）新生儿 CRRT 操作

1. 评估患儿，观察并记录生命体征。

2. 机器接好电源后开机并调到持续血液滤过状态。

3. 选择 0.1～0.2 m² 的血液滤过器及与之相匹配的小儿血路管。

4. 打开平衡泵开关，上好双泵管，用肝素生理盐水 500 ml 冲洗管路及滤器。用新鲜全血或用浓缩红细胞＋5% 白蛋白或等量生理盐水混合后预充满整个血路管及血液滤过器。配好置换液，并经恒温器加热，与双泵管入液管端连接，泵后接动脉壶采用前置换法进入血路，出水管一端与旁路三通头连接，另一端接废液袋，出水前，泵管置于平衡阀处平衡重量，再过双泵。准备好血管通路，在静脉端注入首剂抗凝剂。建立好体外循环，打开各个连接管夹，调节泵速，按平衡泵开关，使之转至运行状态，血泵流速 3～5 ml/(kg•min)，置换液流速为血流速度的 30%，开始治疗。提前 1 h 关肝素泵。按预设时间后结束血液滤过，先关平衡泵，不回血，将体外循环的血弃去。余下操作同血液透析。见图 14-5-1。

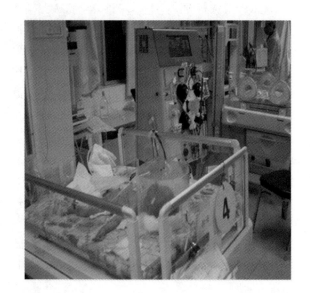

图 14-5-1 2006 年作者用血液净化技术成功救治 1 例生后 3 天早产儿。患儿出生体重 1.6 kg，患早产儿肺透明膜病，同时因胎-胎输血失血性休克致急性肾衰竭及多器官功能衰竭，经间歇性 CRRT 治疗 13.5 h 后，水肿消退，尿量增多，撤除呼吸机，1 个月后痊愈出院

## 【适应证及时机】

### （一）血液透析适应证

包括以下 7 项：①急、慢性肾衰竭。②急性药物中毒。③急性肺水肿伴呼吸困难。④严重顽固性心源性或肾源性水肿。⑤严重代谢性酸中毒，pH$<$7.1。⑥血钾$>$6.5 mmol/L。⑦新生儿遗传代谢性疾病致高氨血症。

### （二）血液滤过或 CRRT 适应证及时机

1. 具有血液透析适应证，不能耐受血液透析者，可行血液滤过或 CRRT 治疗。

2. 目前主张对于急性肾损伤的新生儿，不必等到衰竭期才行透析治疗。血清肌酐增至基线水平 2 倍以上，或尿量$<$0.5 ml/(kg·h) 时间达 16 h，即可行肾替代治疗。

3. 甚至有主张在急性肾损伤的 I 期，即血清肌酐增至基线水平 1.5 倍以上，或尿量$<$0.5 ml/(kg·h) 时间达 8 h，如果引起肾损伤的因素仍持续存在，即可肾替代治疗，为其他的药物治疗、液体复苏及营养支持创造条件。

4. 对容量负荷过多，液体超载$>$10% 者，如经保守治疗无效，主张尽早行肾替代治疗。

5. 新生儿脓毒症导致多器官功能衰竭者。

6. 新生儿先天性代谢性疾病致高氨血症、肝性脑病亦主张尽早行血液滤过或 CRRT 治疗，以减轻神经系统的损害，改善远期预后及降低病死率。

### （三）血浆置换适应证

包括：①新生儿免疫性溶血。②新生儿脓毒症导致多器官功能衰竭者。③急性毒物或药物中毒，不能通过血液透析、血液滤过清除者。

## 【禁忌证】

### （一）血液透析禁忌证

包括：①休克。②大手术后 3 天内或有严重出血或出血倾向。③严重贫血。④严重心律失常、心肌功能不全。⑤严重高血压。⑥严重感染、极度衰竭，如脓毒症休克等血流动力学不稳定者。

### （二）血浆置换禁忌证

1. 同血液透析禁忌证。

2. 对血浆、蛋白过敏者。

### （三）血液滤过、CRRT 禁忌证

选择合适的血管通路、滤器，适当的抗凝方式，注意管路的预充，基本无禁忌证。

## 【不良反应监测与处理】

### （一）血液透析治疗过程中的监测

1. 生命体征及病情观察　心电监护，血流动力学不稳定者，应每 30 min 或 15 min 监测并记录一次生命体征。观察患儿有无抽搐、恶心、呕吐、面色苍白、发绀、冒冷汗、寒战等。一旦发现这些症状，应立即做出相应处理。

2. 血流量、透析液评估　观察设置的血流量与实际血流量是否相符，必要时进行动脉压监测，以确保透析充分和保护血管；每小时观察、记录电导度一次，确保透析液处于正常状态。

3. 机器参数　观察治疗时间。肝素时间和量、超滤量、机温、电导是否正常，发现异常，及时处理。

4. 凝血状况评估　记录静脉压、动脉压、跨膜压。异常时观察管路有无折曲，必要时回生理盐水观察静脉壶或透析器有无堵塞、血路管及透析器有无发黑或血栓等。

5. 血管通路的观察　观察置管部位有无渗血，双腔静脉导管有无脱出移位。

6. 透析器、管路及机器运作的观察　透析器或管路有否破裂，机器有无故障。

### （二）不良反应监测与处理

1. 静脉压高报警　为双腔管位置不当或贴壁，透析静脉管路堵塞、打折或受压，血流量设置过高而管腔过细所致。注意有无双腔管位置不当、静脉管路存在扭结情况导致血液回流受阻；静脉管路堵塞时用手挤压静脉管路可有硬胀感，用生理盐水冲洗血路管可见静脉管路存在黑色血凝块；血流量设置过高可见血泵流速设置过大。

针对原因做出相应处理。如调整双腔管位置；疏通打折的静脉管路；用生理盐水冲洗血路管以判断血路管的堵塞情况，如静脉管路堵塞应及时更换。

2. 静脉压低报警　双腔管静脉端的连接脱落、动脉管路扭结、双腔管动脉端贴壁或堵塞、血流量设置过低等原因造成血流量不足，临床表现为血压降低，严重者出现低血压症状。血管路连接脱落可出现大量血液流出血管路；血流量不足时可出现动脉管路的小瘪塌，血液引出不顺或静脉可见跳管；血流量设置过低可见血泵流速值设置过小；静脉压力传感器异常可见静脉压力传感器沾湿、阻塞或未保持开放状态等。

针对原因做出相应处理，增加患儿有效循环，解除管路异常情况，检修压力传感器。解除动脉管路扭结，移动双腔管位置解除贴壁；出现血路管连接脱落者，按管路脱落处理；病情允许时适当调大血流量，更换静脉压力传感器、开放监测静脉压力传感器的夹子，出现低血压症状者予以相应处理。

3. 跨膜压（TMP）高报警　为管路及透析器堵塞，管路出现扭结情况，选择透析器不正确，设置的血流量、超滤量、置换液流量等治疗参数不合理，透析液压力传感器异常等原因造成。用生理盐水冲洗血管路，可见透析器发生堵塞或静脉管路存在黑色血凝块；静脉血路存在扭结情况导致血液回流受阻；透析器发黑；检查可见透析液压力传感器沾湿、阻塞或未保持开放状态。

处理方法包括暂停超滤，立即用生理盐水冲洗管路以判断堵塞情况，如透析器、静脉管路堵塞，应及时更换；解除管路扭结情况，恢复管路通畅；根据需要使用合适的透析器/血液滤过器；重新设置各项治疗参数，如提高血流量、降低置换液量等，检测透析液压力传感器。

4. 滤器及管道堵塞　用生理盐水冲洗血管路，可见滤器发生堵塞或静脉管路存在黑色血凝块；透析器发黑。

处理方法包括暂停超滤，立即用生理盐水冲洗管路以判断堵塞情况，如透析器、静脉管路堵塞，应及时更换；根据需要使用合适的透析器/血液滤过器；重新设置各项治疗参数，如提高血流量、降低置换液量等。

5. 失衡综合征　透析时血中尿素迅速下降，而脑实质及脑脊液中尿素因血脑屏障下降较慢，导致脑水肿；透析时酸中毒迅速纠正，导致脑组织缺氧。临床表现可分为：①脑型。表现为恶心、呕吐、血压升高，严重者表现为抽搐、昏迷，甚至死亡。多发生在首次透析后 2～3 h。②肺型。表现为呼吸困难、低氧血症、肺部阴影，多发生在第一次透析结束后 4～6 h。

治疗方法包括：吸氧、50％葡萄糖或 3％盐水静注，严重者立即停止透析，快速滴注 20％甘露醇。预防：初次透析治疗需要限制血流量及时间，使尿素氮的下降小于 30％～40％，可使用高钠或可调钠透析，必要时可预防性使用甘露醇。

6. 低血压　为超滤率过大、透析液钠或钙浓度过低、透析液温度过高、严重贫血、心脏病变、透析前服用降压药等导致。临床表现为面色苍白、出冷汗、血压下降、一过性意识丧失。

治疗包括平卧头低位、吸氧，减慢血流量、降低超滤率，必要时补充生理盐水或血浆、白蛋白制剂，对于经过上述处理后血压仍不能恢复正常的患者，应停止超滤或透析，必要时用升压药。

7. 心律失常　为水电解质紊乱（如高钾血症或低钾血症、低钙血症等）、酸碱失衡（如酸中毒等）导致。临床可出现面色苍白、出冷汗、血压下降等症状和体征，心电监护显示心律失常。治疗包括及时纠正电解质紊乱、酸中毒，必要时应用抗心律失常药物。

8. 电解质紊乱　监测心率、心律的变化，及时监测电解质、酸碱平衡情况，及时调整透析液或置换液中的钾、钠、钙等。

9. 低血糖　出现面色苍白、出冷汗等低血糖表现时，及时监测血糖，从外周注入 50％葡萄糖，及时调整置换液的糖浓度。

10. 低体温　在温度较低的环境中补充大量未经加温的置换液可导致低体温。应及时监测患儿体温，注意患儿的保暖、置换液的加温及循环管路的保温。

11. 出血　置管处出血或皮下血肿等。应局部压迫止血，停用肝素、给等量的鱼精蛋白拮抗。

12. 双腔静脉导管内血栓　为血管引流不畅或回血受阻导致。治疗用尿激酶 10 000～30 000/ml 按管腔容量缓慢注入导管腔内，保留 20～30 min 后回抽，通畅后启用导管，仍不通畅可重复 2～3 次。溶栓效果不好须拔管，重新置管。

13. 双腔静脉导管感染　导管口周围皮肤呈红、肿、热并有脓性分泌物，或患儿有发热、寒战等。治疗需静脉滴注抗生素，及时行分泌物及血培养，先经验性选用抗生素，培养结果出来后根据药敏结果选用抗生素，如治疗 72 h 效果差，尽可能更换导管。

（杨　方）

## 参考文献

[1] Barratt TM, Avner ED, Harmon WE. Paediatric Nephrology. 4th ed. Philadelphia: Lippincott Wil-

liams & Wilkins，1999.

[2] Kramer P，Wigger W，Rieger J，et al. Arteriovenous hemofiltration：Anew simple method for the treatment of overhydrated patients resistant to diuretics. Klin Wochenschr，1977，55（22）：1121-1122.

[3] Schaefer F，Straube E，Otto J，et al. Dialysis in neonates with inborn errors of metabolism. Nephrol Dial Transplant，1999（14）：910-918.

[4] Ponikvar R，Kandus A，Urbancic A，et al. Continuous renal replacement therapy and plasma exchange in newborns and infants. Artif Organs，2002，26（2）：163-168.

[5] Ronco C，Brendolan A，Bragantini L，et al. Treatment of acute renal failure in rewborns by continuous arteriovenous hemofiltration. Kidney Int，1986，29：908-915.

[6] Westrope C，Morris K，Burford D，et al. continuous hemofiltration in the control of neonatal hyperammonemia：a 10-year experience. Pediate Nephrol，2010，25：1725-1730.

[7] Arbeiter AK，Kranz B，Wingen AM，et al. Continuous venovenous haemodialysis（CVVHD）and continuous peritoneal dialysis（CPD）in the acute management of 21 children with inborn errors of metabolism. Nephrol Dial Transplant，2010，（25）：1257-1265.

[8] Mcbryde KD，Kershaw DB，Bunchman TE，et al. Renal replacement therapy in the treatment of confirmed or suspected inborn errors of metabolism. J Pediatr，2006，6：770-778.

[9] Picca S，Dionisi-Vici C，Abeni D，et al. Extracorporeal dialysis in neonatal hyperammonemia：modalities and prognostic indicators. Pediatr Nephrol，2001，16（11）：862-867.

[10] Sadowski RH，Harmon WE，Jabs K. Acute hemodialysis of infants weighing less than five kilograms. Kidney Int，1994，45（3）：903-906.

[11] Fernandez C，Lopez-Herece J，Flores JC，et al. Prognosis in critically ill children requiring continous renal replacement therapy. Pediate Nephrol，2005，20（10）：1473-1477.

[12] 李佛兰，陈湛华，杨方，等. 1例急性肾功能衰竭早产儿行连续性静脉-静脉血液滤过的护理. 中华护理杂志，2008，5（5）：438-442.

[13] Chiu MC，Yap HK. Practical paediatric nephrology. Hong Kong：Medcom Limited. 2005.

[14] Chand DH，Valentini RP. Clinicians's manual of paediatric nephrology. Sigapore：World scientific Publishing Co. Pte. Ltd. 2011.

[15] Shroff R，Wright E，Ledermann S，et al. chronic hemodialysis in infants and children under 2 years of age. Pediate Nephrol，2003，18：378-383.

[16] Rajpoot DK，Gargus JJ. Acute hemodialysis for hyperammonemia in small neanates. Pediate Nephrol，2004，19：390-395.

[17] Bar-Joseph G，TArabia M，Halberthal M，et al. Mysterious hyperkalemia and cardiac arrest in a newborn infant undergoing continuous veno-venous hemofiltration dialysis：question. Pediate Nephrol，2008，23：1053-1054.

[18] 陆国平，陆铸今，陈超，等. 持续血液净化技术在新生儿脓毒症中应用. 临床儿科杂志，2005，23（6）：356-358.

[19] 梅长林，叶朝阳，戎役. 实用透析手册. 2版. 北京：人民卫生出版社，2009：270-275.

# 第六节　新生儿腹膜透析

腹膜透析（peritoneal dialysis）是新生儿终末期肾病的主要肾替代治疗方法之一。

## 【现状背景】

1923 年德国医生 Ganter 首次将腹膜透析（腹透）用于人体治疗，20 世纪 40 年代，腹膜透析首次应用于治疗儿童肾衰竭。随着腹膜透析设备的不断改进与完善，其并发症——腹膜炎的发生率明显降低，腹膜透析得到更广泛的应用。儿童腹膜表面积与单位体重之比约为成人的 2 倍，单位有效滤过面积大，水超滤效果好，故儿童腹膜透析较成人效果好，对慢性肾衰竭的患儿残存肾功能的保护亦好于血液透析。2008 年，北美儿童肾协作组研究报道了不同年龄儿童的透析模式，在 825 例 0～1 岁的婴儿中 765 例采用腹膜透析模式，仅 60 例行血液透析。随着年龄增大，到 13 岁时，两种模式的使用比例接近。文献报道，20 世纪 80 年代以前新生儿的血液净化基本上为腹膜透析，90 年代末期欧美开始尝试将 HD、CVVHD、CVVHDF 等血液净化技术应用于新生儿，这些方法需建立良好的血管通路，而新生儿血管通路建立困难，对设备及技术条件要求较高。对一些血流动力学不稳定、出血明显、难以建立血管通路以及需要长期透析的新生儿，或不具备新生儿 CRRT 设备及技术条件的医院，腹膜透析仍然具有不可替代的重要作用，尤其是近年来对先天性心脏病手术后出现肾衰竭和心力衰竭等并发症、对遗传代谢病出现器官衰竭等并发症应用新生儿腹膜透析治疗的报道逐渐增多。图 14-6-1 显示了作者单位为一例发生急性肾衰竭的溶血尿毒症综合征新生儿进行腹膜透析治疗。

## 【治疗机制】

腹膜透析是指利用腹膜的半透膜性能，将灌入腹腔的透析液和腹膜毛细血管内的血液之间进行水和溶质转运与交换的过程。儿童腹膜面积按体表面积计算大约为成人的 2 倍，大于肾小球滤过总面积，因此新生儿及儿童腹膜透析治疗效果较好。腹膜透析的原理有弥散、对流、超滤及液体吸收等。①弥散：根据膜两侧溶质渗透浓度的

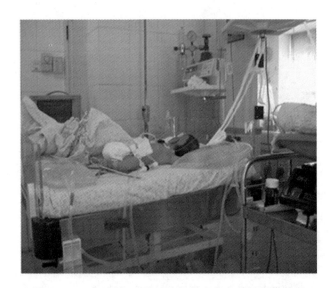

图 14-6-1　为一例 14 天日龄的新生儿患儿行腹膜透析

不同，溶质将从浓度高的一侧向浓度低的一侧移动，这样尿毒症患儿体内的毒素可顺着浓度梯度从腹膜毛细血管弥散到腹腔的腹透液中，而葡萄糖、乳酸盐、钙等则从腹透液弥散到腹膜的毛细血管内。②对流及超滤：由于渗透作用，水分可从浓度低的一侧向浓度高的一侧移动，腹透液具有相对的高渗透性，腹膜毛细血管内血液中的水可在渗透压的作用下转移到腹腔，继而被排出体外，称为超滤。而液体移动过程中通过对流作用带动溶质的清除，因而液体超滤对中分子溶质的清除具有重要意义。③吸收：在弥散和超滤的同时，淋巴系统可直接和间接地从腹腔中吸收水和溶质。

## 【操作方法概要】

### （一）腹膜透析装置

1. 腹膜透析导　管包括急性腹膜透析导管和慢性腹膜透析导管。

（1）急性腹膜透析导管：Tenckhoff 急性腹膜透析导管，可床旁盲穿直接置管，但因易致脏器损伤、易感染及脱管等并发症较多，超过 3 天须换管，不能用于长期透析，目前渐被慢性腹膜透析导管取代。

（2）慢性腹膜透析导管：Tenckhoff 腹膜透

导管为最常用的新生儿腹透管，有直型及末端卷曲型、单涤纶套、双涤纶套两型。新生儿因皮下隧道较短，第二套易外露，新生儿多采用单涤纶套型。末端卷曲型 Tenckhoff 管具有可减少导管移位和大网膜包裹、减轻腹透液灌入时引起的不适、提供更多的液体进出小孔等优点。其他可用于新生儿的腹膜透析导管有鹅颈（swan neck）管，带有两个涤纶套，具有较长的皮下部分，导管出口位于前胸壁，避免带尿布的新生儿导致的操作不便及降低出口感染，减少腹膜炎的发生率。

2. 腹膜透析连接装置　腹膜透析导管腹外段通过钛接头与可更换的外接短管相连，外接短管通过其螺旋式的接头与双袋连接系统或透析液输送管道连接，见图 14-6-2。

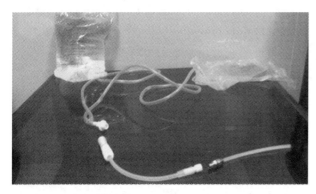

图 14-6-2　腹膜透析连接装置。包括双袋腹膜透析液、Y型连接系统、腹膜透析导管的外接短管、钛接头、腹透管

3. 双袋连接系统　Y 型管的主干以接头形式与延伸的外接短管的接头相连，Y 型管的两个分支分别与新腹透液袋和引流袋相连。

4. 自动腹膜透析机　腹透液通过透析液输送管道与腹膜透析导管的外接短管相连，用腹透液计量系统和透析液顺序流动系统，能自动控制腹透液进出腹腔进行液体交换。

（二）腹透导管置入

1. 长期腹膜透析导管置入　临时腹透导管的保留时间通常不超过 3 天，预计使用时间较长者，为减少感染及渗漏，减少应用自动腹膜透析机时临时腹透导管的不便，目前多采用置入长期腹透管。术前应排空膀胱，术前 1 h 抗生素预防感染。

取腹旁切口：腹直肌侧缘，脐水平，或选在脐下 1～2 cm，腹正中切口，消毒皮肤后，逐层切开皮肤、皮下脂肪、腹直肌鞘，提起腹膜，切开1 cm 左右的小口，在导管中插入导丝，紧贴腹壁将导管放在脏层和壁层腹膜间并指向膀胱直肠窝（在插入腹腔前，将腹透管用生理盐水浸泡数分钟，继而用生理盐水冲洗腹透管以除去管中的微小颗粒，并用手挤去涤纶套的气泡）。采用腹膜荷包缝合使涤纶套固定腹膜外、腹直肌内，切勿过分牵拉腹膜造成腹膜撕裂。在缝合腹膜及腹直肌后鞘时采用双荷包缝合，荷包缝合后应仔细检查管周是否有漏液，如有渗漏立即在荷包外再加以缝合，只有确保管周没有漏液才可缝合腹直肌后鞘，同时荷包缝合时应注意用细针粗线，以防止较大的针口导致渗漏；顺着腹透管的方向用隧道器（一弧形的钢针）在皮下建立一个角度较大的弯曲，以使出口方向向下，出口处应避免缝合，可减少出口感染，从而降低腹膜炎的发生率。新生儿腹膜透析导管出口在尿布区以上，鹅颈管的出口在胸前。小儿的大网膜相对长，较容易发生大网膜包裹腹透管，目前多主张置管时行部分大网膜切除。

2. 临时腹膜透析导管置入　由于易损伤腹腔脏器，容易发生导管渗漏，连接自动腹膜透析机时易发生导管脱出，目前已较少使用。插入通常在一个尖锐的套管针引导下进行。选择脐与耻骨联合连线上 1/3 处置入，最好能在超声引导下进行置管。术前应排空膀胱，常规消毒预定插入位点皮肤，局部麻醉后，用套管针直接插入腹腔，取出针芯后，注入少许腹透液，腹透管顺着针套插入。或切开预定插入位点皮肤约 1 cm，用止血钳钝性分离筋膜层，将塑料管插入腹腔，在重力作用下灌入腹透液 50～100 ml，移走用于腹腔充液的塑料管，将套管针-导管穿过腹壁，与患儿尾骨垂线呈 20°角进入，当导管插入后拔出套管针，可见腹腔液体从导管流出，重新部分插入套管针，比全长短约 1 cm，将套管针-导管对准左侧腹股沟韧带，套管针不动，将导管沿着套管针方向向前推进，直到导管遇到阻力。拔出套管针，固定导管。

（三）腹膜透析液的种类

1. 葡萄糖腹膜透析液　为最常用的腹膜透析液，根据葡萄糖浓度分为 1.5%、2.5%、4.25% 葡萄糖腹透液。依钙浓度不同分为高钙腹透液（钙浓度分别为 1.75 mmol/L、1.5 mmol/L）及生理钙腹透液（钙浓度为 1.25 mmol/L）。对需长期透析治疗者，主张用生理钙腹透液以避免高钙血症，为磷结合剂的应用留下空间。

2. 其他腹膜透析液

（1）多聚葡萄糖腹膜透析液：适用于腹膜为高转运且须长时间留腹的长期透析患儿以及血糖高的患儿。目前在欧美已应用于临床。

（2）碳酸氢盐腹膜透析液：可用于乳酸性酸中毒患儿的透析，普通的葡萄糖腹膜透析液因含乳酸盐不适合用。双腔袋腹透液的问世解决了消毒及储存的问题，使碳酸氢盐腹透液的应用成为可能。其一腔装含钙的电解质溶液，另一腔则装碳酸盐溶液，透析前将两种溶液混合后再灌入腹腔。可避免碳酸盐与钙结合生成不容性碳酸钙的弊端，对腹膜结构的毒性较目前常用的乳酸盐少。

（3）氨基酸腹膜透析液：适用于欲通过腹腔补充氨基酸以纠正蛋白质营养不良者。

（4）低葡萄糖降解产物（GDPs）腹膜透析液：刚进入临床使用，期待其能降低葡萄糖代谢产物对腹膜的毒性，仍需要进一步的临床研究。

**（四）腹膜透析方案**

新生儿通常选用 1.5% 葡萄糖浓度生理钙腹透液，如需脱水、患儿有明显高血压、血容量过大、腹腔引流液超滤量不理想时才选用 2.5% 浓度的腹透液。一般不选用 4.25% 高渗腹透液。浓度太高易发生高血糖，甚至高渗性昏迷、电解质紊乱、脱水、低血压、腹膜功能受损，须密切监测。在置管后的头 2 周，为防止透析管被纤维蛋白堵塞，常常在透析液中加入肝素 500 U/L。注意监测血钾，当血钾降至 5.0 mmol/L 时，应在不含钾的透析液中按病情临时加入钾 2～4 mmol/L，以防止低血钾的发生。

1. 间歇性腹膜透析（intermittent peritoneal dialysis，IPD） 用于急性肾损伤或慢性肾衰竭行持续性非卧床腹膜透析（CAPD）前的最初 3～10 天，可用双袋连接系统人工操作，或用腹透机通过机器进行透析。每日透析 8～10 次，新生儿多为急性肾损伤等，常需置管术后即开始透析，应从 5～10 ml/kg 开始，透析液量 5 天后逐渐加量，最大可加至每次 40～45 ml/kg，透析液在腹腔内保留 15～60 min。留腹时间根据患儿胎龄、体重、透析的目的而不同。如欲透出体内过多液体，停留时间 15～30 min；如以透出尿素氮、肌酐、电解质为目的，留腹 30～60 min。

2. 持续循环式腹膜透析（continuous circulat-ing peritoneal dialysis，CCPD） 通过机器进行透析，通常将全天透析量的 3/4 利用自动透析机于夜间进行交换，白天腹腔仅保留 1/4 液体。夜间腹透进行 4～6 次交换，日间 2 次交换。改良的 CCPD 适用于 NICU 的危重患儿，置管当日初始透析液量 5～10 ml/kg，留腹 30 min～1 h 不等，逐渐加至留腹 2 h，根据患儿情况，必要时可持续 24 h 进行。透析液量可渐加至每次 30～40 ml/kg。

3. 夜间间歇性腹膜透析（nocturnal intermit-tent peritoneal dialysis，NIPD） 晚上腹透机进行交换，白天腹腔不留腹透液。患者要有足够的残余肾功能，每日 5～10 循环，置管当日初始透析液量 5～10 ml/kg，留腹 30 min～1 h 不等，5 天后透析液量渐加至每次 30～45 ml/kg。

4. 持续性非卧床腹膜透析（continuous ambu-latory peritoneal dialysis，CAPD） 适用于慢性肾衰竭的患儿，可用双袋连接系统人工操作，每次透析液量为 30～50 ml/kg，每日透析 4～5 次，白天透析液在腹腔内保留 3～4 h 放出，晚上 10 点输入最后一次透析液，可至次日早晨放出，每周 6～7 天。

5. 持续性流动性腹膜透析（continuous flow peritoneal dialysis，CFPD） 普通的腹膜透析单位时间内的透析效果仍达不到血液透析的效果，CAPD 作为高清除率的透析技术，近年来引起大家的关注，2013 年上海国际儿科肾脏病大会上，南非的学者对其在新生儿的应用进行了报道。方法类似 CRRT，置入两根特殊的腹膜透析管或一根特殊的双腔管，一条用于腹透液的灌入，一条用于腹透液的引出，其中一种是与血液透析相似的系统，与动、静脉滤器相连，透析液在体外净化，腹透液以 10～50 ml/min 速度灌入及流出，通过腹透的循环，通过血液滤过器，透析液在体外净化，保持腹腔内的溶质最低，根据需要，每天 4～8 h 不等。

**（五）人工腹膜透析操作步骤**

包括准备、连接、引流、冲洗、灌注、分离 6 个步骤。

1. 准备 清洁工作台及所需的物品，包括双联双袋系统、口罩、碘液微型帽及蓝夹子，戴口罩并清洁双手，打开外袋，取出双联双袋系统，检查拉口环、管路、出口塞和透析液袋是否完好无损；取出身上的短管确保短管处于关闭状态；

称量新鲜腹透液并做好记录。

2. 连接 拉开接口拉环；取下短管上的碘液微型帽；迅速将双联双袋系统与短管相连，连接时应将短管朝下，旋拧双联双袋系统至短管完全密合。

3. 引流 用蓝夹子夹住入液管路；将腹透液袋的绿色出口塞折断；悬挂透析液袋；将引流袋放低位；将短管白色开关旋开一半，当感到阻力时停止，开始引流。同时观察引流液是否浑浊；引流完毕后关闭短管。

4. 冲洗 移开入液管路的蓝夹子，观察透析液流入引流袋，5 s后再用蓝夹子夹住。

5. 灌注 打开短管旋钮开关开始灌注，灌注完毕后关闭短管，再用一个蓝夹子夹住入液管路。

6. 分离 撕开碘液微型帽的外包装，检查帽盖内海绵是否浸润碘液，将短管与双联双袋系统分离，将短管朝下、旋拧碘液微型盖至完全密合，称量透出液并做好记录，丢弃使用过的物品。

### (六) 自动腹膜透析机操作步骤

具体按机器说明书进行操作。包括准备、连接腹透液、排气操作、连接腹透管的外接短管至管组上，开始治疗，结束治疗后分离管组与患者自身的短管。

### 【适应证及时机】

包括以下 6 项：①急、慢性肾衰竭。②急性药物中毒。③严重顽固性心源性或肾源性水肿。④严重代谢性酸中毒 pH < 7.1。⑤血钾 > 6.5 mmol/L。⑥遗传代谢性疾病致高氨血症，肝昏迷等。

目前主张对于急性肾损伤的新生儿，不必等到衰竭期才行透析治疗，血清肌酐增至基线水平 2 倍以上，或尿量 < 0.5 ml/(kg·h) 时间达 16 h，即可行肾替代治疗。甚至有主张在急性肾损伤的 I 期，即血清肌酐增至基线水平 1.5 倍以上，或尿量 < 0.5 ml/(kg·h) 时间达 8 h，如果引起肾损伤的因素仍持续存在，即可行肾替代治疗，为其他的药物治疗、液体复苏及营养支持创造条件。对容量负荷过多，液体超载 > 10% 者，如经保守治疗无效，主张尽早行肾替代治疗。新生儿先天性代谢性疾病致高氨血症，亦主张尽早行肾替代治疗，以减轻神经系统的损害，改善远期预后及降低病死率。

### 【禁忌证】

包括以下 4 项：①广泛腹膜粘连或肠麻痹。②腹壁有广泛感染或蜂窝织炎。③腹部手术者 3 日以内 (可术后 3~4 天开始)。④心肺疾病不能增加腹压者。

### 【不良反应与监测】

(一) 临床监测工作

1. 监测新生儿的生命体征、体重、出入液量、尿量的变化。

2. 观察患者体温变化，注意有无发热、体温不升，有无呕奶、腹泻。

3. 平时应仔细观察透析管出口处有无渗血、漏液、红肿等，若有上述情况应做相应处理。

4. 密切观察透出液的颜色和澄清度，注意有无絮状物。记录透出液每次的超滤量及总超滤量。

5. 透析初期每天监测血糖、电解质、尿素氮、肌酐等变化，结合患儿临床情况的改善程度、体重、血压、尿量的变化等，判断透析处方是否合适，除临床指标外，必要时计算尿素清除指数 (Kt/V) 值，对透析充分性进行评估，适时调整透析方案。

6. 特别注意有无引流不畅、管周及腹壁渗漏、导管感染、腹膜炎等并发症。

7. 急性肾损伤、急性中毒、急性高氨血症等透析患儿在临床情况改善，达到预定的目标后，应及时拔去透析管。

(二) 透析充分性的监测

1. 临床评价尿量、尿毒症症状改善情况，体重、水肿、血压控制是否良好，营养状态、贫血控制是否良好。

2. 实验室指标

(1) 血浆白蛋白、血色素、酸碱平衡、电解质情况。

(2) 溶质清除率：血肌酐、尿素氮是否明显降低，Kt/V 和肌酐清除指数 (CrCL)，包括腹膜透析及残余肾单位两部分。充分透析的目标指数：NIPD、CCPD、CAPD 患儿每周 Kt/V 值 (= 腹膜透析 Kt/V + 残余肾单位 Kt/V) 分别达 2.2、2.1、2.0，NIPD、CCPD、CAPD 患儿每周肌酐清除指数 (CrCL) (= 腹膜透析 CrCL + 残余肾单位 CrCL) 分别达 66 L/1.73 $m^2$、63/1.73 $m^2$、60/1.73 $m^2$。

(3) 透析开始 2~4 周后进行腹膜平衡试验，

根据腹膜转运功能调整透析处方。

腹膜平衡试验（PET）是了解患儿腹膜转运功能特点的标准方法。将夜间腹透液引流后，取平卧位，将 2.5% 葡萄糖腹透液按 50 ml/kg 透析量在 10 min 内均匀缓慢地灌入腹腔，每 1～2 min 帮患儿侧翻身一次，10 min 时透析液全部注入腹腔记为 0 时，留腹 4 h，分别于 0、1、2、3、4 h 留取腹透液标本，留取腹透液标本方法：引流出约 20% 的注入腹腔的腹透液，混匀后取 5 ml 化验，余下的腹透液重新注入腹腔。2 h 抽血查尿素氮、肌酐及葡萄糖，同时检测 0、1、2、3、4 h 留取腹透液标本的尿素氮、肌酐及葡萄糖。以腹透液标本的尿素氮、肌酐及葡萄糖与 2 h 血标本的尿素氮、肌酐及葡萄糖计算腹膜对尿素氮、肌酐的清除率及对葡萄糖的吸收率，并与小儿标准曲线比较，将腹膜功能分为高转运、高平均、低平均、低转运四种。高转运适合短留腹时间，以利超滤及溶质清除，低转运则适合较长留腹时间。

**（三）腹透注意事项**

1. 做好消毒工作，严格执行无菌操作技术。

2. 透析管的护理中应仔细观察透析管出口处有无渗血、漏液、红肿等。

3. 换药时，皮肤消毒范围 5～10 cm，距出口处 1 cm 范围内及腹膜透析管用灭菌注射用水或生理盐水清洗。

4. 患儿透析后期如需淋浴，淋浴前可将透析管用塑料布包裹，浴后将其周围皮肤轻轻拭干，再用聚维酮碘（碘伏）消毒，重新包扎，腹透患儿不宜盆浴，以免引起腹膜炎。

**（四）腹膜透析常见并发症及其处理**

1. 腹膜炎　腹膜炎是腹膜透析最常见的并发症，包括细菌性、真菌性及化学性腹膜炎。

（1）感染途径

1）管腔内感染：是腹膜炎最常见的感染途径。常由于更换透析液或装卸中间连接管时操作不当，细菌经腹膜透析管进入腹腔所致。

2）管周感染：皮肤表面的细菌可经腹膜透析管的隧道进入腹腔，当临时导管使用时间过长，或长期导管伴有皮下隧道感染或导管出口感染时，可致腹腔感染。

3）跨肠壁感染：肠道内细菌穿透肠壁进入腹腔引起感染所致。

4）血行感染：远处感染灶的细菌经血液转运到腹膜而导致感染。

（2）临床表现　患儿可出现发热、寒战、体温不升、呕吐、腹泻等症状，可有腹肌紧张，腹膜透析液浑浊，可见絮状物。血常规白细胞升高。

（3）诊断标准　以下 3 个条件符合 2 项即可诊断为腹膜炎：①出现腹膜炎的症状体征；②腹膜透析液浑浊，白细胞数大于 100/μl，中性粒细胞大于 50%；③革兰氏染色或培养查出腹膜透析液中存在细菌。

（4）治疗

1）立即留取透出液做常规和细菌学检查后，更换外接短管。

2）经验性选用抗生素，如一代头孢加广谱抗革兰氏阴性菌抗生素加入腹透液中留腹，分间断给药及持续给药两种方式腹腔给药。

3）根据药敏结果选用抗生素。抗生素总疗程 14 天。金黄色葡萄球菌、革兰氏阴性菌和肠球菌引起的腹膜炎，疗程 3 周以上。

4）治疗 5 天以上症状不改善者，予以拔管，同时静脉用抗生素。拔管可减少合并症，降低死亡率。

5）真菌及结核感染，一经确诊立即拔管，并予以相应的抗真菌或抗结核治疗。

（5）预防

1）加强医护人员的培训，尤其是换液前洗手，正确的操作能明显降低出口感染及腹膜炎。

2）导管置入时出口向下，出口处应避免缝合，可减少出口感染，从而降低腹膜炎的发生率。

3）出口处的护理，导管置入至伤口完全愈合前要由医护人员用无菌技术进行敷料更换，更换敷料时要始终保持导管固定不动，避免损伤及牵拉出口处，必要时可用庆大霉素或莫匹罗星软膏涂在出口处，以减少出口感染。

4）应用自动腹膜透析机以减少操作次数，CAPD 时使用双联系统腹透液，透析灌液前冲洗管路等能有效降低腹膜炎的风险。

5）进行侵入性操作前预防性使用抗生素可降低腹膜炎的风险。

6）避免便秘及腹泻，二者均可能导致微生物通过肠壁的移生产生腹膜炎的风险。

7）腹膜透析的患儿在其他脏器感染需使用抗生素时，应常规应用抗真菌药物口服以预防真菌性腹膜炎。

2.腹透管并发症

（1）管周渗漏：除出口部位可见渗液，也可表现为不对称的皮下隆起和水肿，透出液引流减少，体重增加。超声检查可协助诊断。延迟腹膜透析可促使管周渗漏自发停止，一旦出现渗漏，应立即停止腹膜透析，至少停止透析 24～48 h。如病情需要必须透析，可暂时改为血液透析 1～2 周，腹膜愈合后再继续腹膜透析。预防：采用双涤纶套导管和置管时，在缝合腹膜及腹直肌后鞘时采用双荷包缝合，荷包缝合后应仔细检查管周是否有漏液，如有渗漏，立即在荷包外再加以缝合，只有确保管周没有漏液才可缝合腹直肌后鞘，同时荷包缝合时应注意用细针粗线，以防止较大的针口导致渗漏；最好在置管 2 周后再开始透析，如需置管后马上透析，应采用 IPD 方案，让腹腔有休息的时间，以利于伤口的愈合。此外，进液量应从 10 ml/kg 开始，逐渐加至目标量。

（2）引流不畅：当引流液明显少于灌入液体且没有管周渗漏证据时应考虑引流不畅。可能的原因为皮下隧道的腹透管扭曲，腹腔内腹透管出现漂移或被大网膜包裹、牵拉，便秘，腹膜炎发作或发作后纤维蛋白栓、纤维蛋白条堵塞腹透管小孔等。相应的处理包括纠正皮下扭曲的导管，治疗便秘，导管漂移所致者进行导管末端重新定位，大网膜包裹所致者外科手术剥离包裹的网膜，如是腹膜炎所致的引流不畅，按腹膜炎处理，除腹腔注入抗生素外，将肝素加入腹透液中透析，必要时用尿激酶 3000 IU 加入生理盐水 30 ml 注入腹透管，夹住导管 1～2 h 以治疗纤维蛋白阻塞所致的引流不畅，若上述处理仍无法恢复腹透管引流，拔出阻塞的导管，重新置入新的腹透管。

（3）透析管移位：导管带有不透 X 线的条纹，腹平片可确诊透析导管是否出现漂移。如出现导管移位，可尝试使用腹腔镜重新定位，若重新定位失败，拔出旧导管，置入新导管。

（4）导管感染：出口感染和隧道感染统称为导管感染。以金黄色葡萄球菌及铜绿假单胞菌为最严重和常见的病原菌。出口排出脓性分泌物即可诊断出口感染，可伴有或不伴导管和表皮接触面的皮肤红肿。隧道感染可出现沿腹透管皮下移行段的皮肤红肿、触痛，有时症状隐匿，需行超声检查才能发现。一旦出现出口感染，立即开始经验性抗生素治疗，经验性治疗抗生素的抗菌谱要覆盖金黄色葡萄球菌。除行分泌物培养外，可及时行分泌物涂片革兰氏染色指导初始治疗。抗生素治疗至少 2 周。合适的抗生素、疗程足够仍不能控制感染者要在抗生素治疗下更换腹膜透析管。

（5）腹壁及管周疝：可通过 B 超确诊，发现疝应尽快手术修补，术后应尽可能降低腹腔内压，使用低剂量透析，或改用血液透析至伤口愈合。置管后需立即开始透析者，入液量从 10 ml/kg 开始，避免过大入液量对预防切口疝及管周疝非常重要。

（杨　方）

## 参考文献

[1] Bloxsum A，Powell N．The treatmeat of acute temporary dysfunction of the kidneys by peritoneal irrigation. Pediatrics，1948，1（1）：52-57.

[2] Schaefer F，Straube E，Oh J，et al．Dialysis in neonates with inborn errors of metabolism．Nephrol Dial Transplant，1999 14（4）：910-918.

[3] Bojan M，Gioanni S，Vouhé PR，et al．Early initiation of peritoneal dialysis in neonates and infants with acute kidney injury following cardiac surgery is associated with a significant decrease in mortality．Kidney Int，2012，82（4）：474-481.

[4] Pedersen KR，Hjortdail VE，Christensen S，et al. Clinical outcome in children withacute renal failure treated with peritoneal dialysis after surgery forcongenital heart disease．Kidney Int Suppl，2008，73（108）：S81-86.

[5] Arbeiter AK，Kranz B，Wingen AM，et al．Continuous venovenous haemodialysis（CVVHD）and continuous peritoneal dialysis（CPD）in the acute management of 21 children with inboren errors of metabolism. Nephrol Dial Transplant，2010，25（4）：1257-1265.

[6] Fanaroff AA，Fanaroff JM．Klaus and Fanaroff's Care of the High-risk neonate．6th ed．Philadelphia：Elsevier Saunders，2013.

[7] Rainey KE，Digeronimo RJ，Pascual-Baralt J，et al. Successful long-term peritoneal dialysis in a very low birth weight infant with renal failure esecondary of feto-fetal transfusion syndrome．Pediatrics，2000，106（4）：849-851.

[8] 宁岩松，乔彬，王同建，等．新生儿重症先天性心脏

病术后腹膜透析. 中华小儿外科杂志，2006，27：272-273.

［9］翁景文，刘靖媛，齐宇洁，等. 腹膜透析治疗新生儿急性肾功能衰竭 8 例临床分析. 中国新生儿杂志，2012，27（4）：259-261.

［10］Chand DH，Valentini RP. Clinicians's Manual of Paediatric Nephrology. Sigapore：World scientific Publishing Co. Pte. Ltd，2011.

［11］易著文. 小儿临床肾病学. 北京：人民卫生出版社，1998：223-231.

［12］Chiu MC，Yap HK. Practical paediatric nephrology. Hong Kong：Medcom Limited. 2005.

［13］梅长林，叶朝阳，戎役. 实用透析手册. 2 版. 北京：人民卫生出版社，2009：191-270.

［14］Hanna JD，Foreman JW，Gehr TWB，et al. THE peritoneal equilibration test in children. Pediatr Nephrol，1993，7：731-734.

［15］Amerling R，Desimone L，Inciong-Reyes R，et al. Clinical experience with continuous flow and flowthrougt peritoneal dialysis. Semin Dial，2001，14：388-390.

# 第15章 新生儿营养代谢与内分泌疾病

## 第一节 新生儿糖代谢异常

### 新生儿低血糖症

新生儿低血糖症（hypoglycemia）是指血糖水平低于同胎龄新生儿平均数的 2 个标准差以下。许多疾病都会导致新生儿低血糖的发生，低血糖可使脑细胞失去基本能量来源，脑代谢和生理活动无法进行，如不及时纠正会造成永久性脑损伤。新生儿低血糖的界限值尚存争议，过去定为低血糖症的标准是：足月儿最初 3 天内的血糖低于 1.7 mmol/L（30 mg/dl），3 天后低于 2.2 mmol/L（40 mg/dl）；小于胎龄（small for gestational age，SGA）儿和早产儿生后 3 天内血糖低于 1.1 mmol/L（20 mg/dl），3 天后低于 2.2 mmol/L（40 mg/dl）。但目前认为上述低血糖症的诊断界限值偏低，多主张采用不论胎龄和日龄，低于 2.2 mmol/L（40 mg/dl）诊断低血糖症。而低于 2.6 mmol/L（47 mg/dl）为临床需要处理的界限值。

低血糖的发生率取决于患儿的胎龄、筛查时间、喂养方案和低血糖的定义等，如定义为不论胎龄和日龄血糖<2.2 mmol/L 时发生率为 21%。Lucas 的多中心大样本研究提示，出生体重<1850 g 的早产儿中 10% 至少有 1 次血糖水平<0.6 mmol/L，28%<1.7 mmol/L，66%<2.5 mmol/L，血糖低于 0.6 mmol/L、1.7 mmol/L 和 2.5 mmol/L 持续超过 3 天的婴儿比例分别为 1%、4% 和 16%。

【病因和发病机制】

1. 糖原和脂肪储存不足　主要见于①早产儿：胎儿肝糖原的储备主要发生在胎龄最后 4~8 周，

因此，胎龄越小，糖原储存越少，易发生低血糖症。②SGA 儿：除糖原储存少外，已证实 SGA 儿糖原合成酶系统的活性较低，糖原形成障碍，而一些重要器官组织的代谢需糖量却相对较大。研究发现，SGA 儿脑葡萄糖的需要量和利用率明显增高，Leew 曾报道生后发生低血糖的 SGA 儿中，血清游离脂肪酸及甘油含量均低于正常儿。孕母发生过妊娠高血压疾病或胎盘功能不全者，其婴儿低血糖症的发生率更高。

2. 耗糖过多　新生儿患严重疾病，如窒息、呼吸窘迫综合征（RDS）、新生儿硬肿病和败血症等易发生低血糖。这些应激状态常伴有：①代谢率增加；②缺氧；③低体温；④摄入减少。Lubcho 和 Bard 提出缺氧可促使低血糖症发生。Guther 等发现 Apgar 评分 1~3 分的新生儿中发生低血糖症的均是足月儿，因在应激状态下足月儿可迅速利用释放的葡萄糖，而早产儿利用葡萄糖的能力差，说明缺氧对足月儿和早产儿糖代谢的影响是不同的。国内学者证实，处于寒冷或低体温状态下的新生儿低血糖发生率高，这与低体温时产热能力不能满足体温调节需要有关。Leake 提出新生儿感染时糖代谢率增加，平均葡萄糖消耗率比正常儿增加 3 倍左右。新生儿糖原异生酶活性低，而感染时可加重糖原异生功能障碍，氨基酸不易转化成葡萄糖。新生儿糖原异生主要靠棕色脂肪释出更多的甘油，感染严重时，棕色脂肪耗竭，血糖来源中断，从而促使血糖水平降低。此外，感染时患儿摄入、消化吸收功能均减弱，均易导致低血糖症。

3. 高胰岛素血症　①暂时性高胰岛素血症：常见于母亲患糖尿病的婴儿，这些婴儿有丰富的糖原和脂肪储备，孕母血糖高，胎儿血糖随之增高，胎儿胰岛细胞代偿性增生，胰岛素增加，胰岛素-血糖激素分泌失衡及生后来自母亲的糖原中断，可致低血糖。严重溶血病的胎儿由于红细胞破坏致谷胱甘肽释放入血，对抗胰岛素作用，也可使胎儿胰岛细胞代偿性增生，发生高胰岛素血症。高胰岛素血症还可见于胎儿宫内生长迟缓（IUGR）、围生期窒息及红细胞增多症。②持续高胰岛素血症：最常见的是先天性高胰岛素血症，迄今已发现9种导致胰岛素异常分泌的突变基因。另外，诸如Beckwith-Weidemarm等综合征可有胰腺过度增生和胰岛素分泌增加。罕见的高胰岛素血症也可由其他方面都正常的局灶性胰岛细胞腺瘤所致。

4. 内分泌疾病　如先天性垂体功能减退、肾上腺皮质功能减退、甲状腺功能减退、胰高糖素缺乏、生长激素缺乏等影响血糖含量。

5. 遗传代谢性疾病　主要见于①半乳糖血症：新生儿半乳糖血症时因血中半乳糖增加，葡萄糖相应减少。②糖原贮积症：患儿糖原分解减少，血中葡萄糖量低。③亮氨酸代谢缺陷：母亲乳汁中的亮氨酸可使新生儿胰岛素产生增加。

【临床表现】

1. 无症状性低血糖　新生儿低血糖常缺乏症状，无症状低血糖症较症状性低血糖多10～20倍，一般预后较好；如低血糖持续时间较长，有潜在神经系统损伤倾向。

2. 症状性低血糖　症状性低血糖见于严重、反复发作的低血糖或低血糖同时伴有其他病因而应激的新生儿，症状和体征常为非特异性，多出现在生后数小时至1周内，或由于伴发其他疾病过程而被掩盖，包括异常的呼吸类型（呼吸暂停、呼吸不规则、呼吸困难）、心血管体征（末梢循环差，血压不稳定、心动过速或心动过缓）、神经系统症状（激惹、震颤、眼球不正常转动、哭声尖、嗜睡、吸吮无力或拒乳、惊厥、昏迷）及低体温或体温不稳定、反应差、苍白、反应低下等全身症状。

【类型】

1. 早期过渡型低血糖症　通常发生在母亲来源的底物突然中断后的6～12 h，系因患儿对宫内过渡到宫外生活的代谢变化不能做出适当的适应。主要见于母亲临产时接受过大量葡萄糖输注的婴儿、糖尿病或非糖尿病母亲的大于胎龄儿、低体温或窒息的新生儿及延迟开奶者；低血糖出现早，持续时间短，程度较轻，对葡萄糖供给反应迅速，只需补充少量葡萄糖（<6 mg/min）即可纠正，血糖常于12 h内达正常水平。80%的患儿仅血糖低而无症状。极少出现低血糖相关的临床症状，预后取决于伴随疾病。

2. 继发性低血糖症　是NICU中新生儿常见的临床情况，主要见于各种患病的新生儿，如窒息、新生儿硬肿病、败血症、低钙血症、低镁血症、颅内出血、先天性畸形、败血症和先天性心脏病等。低血糖开始于生后第1天（略迟于早期过渡型），持续时间相对短暂，程度相对较轻，对葡萄糖治疗反应迅速。50%以上的患儿可出现症状，但与低血糖的相关性很难界定，预后取决于伴随疾病。

3. 经典型或暂时性低血糖症　是宫内营养不良的延续，主要见于SGA儿，发病系因糖原和脂肪储存减少致使葡萄糖和能量产生不足，以及患儿相对较大的脑肝比例而致过多的葡萄糖利用。还可伴发于红细胞增多症、低钙血症、中枢神经系统病变或先天性心脏病。80%的患儿为症状性低血糖，开始于生后第1天末，低血糖程度为中到重度，持续时间较长，需要相对较大剂量的葡萄糖治疗。预后取决于低血糖持续时间、严重程度以及开始治疗的早晚。

4. 严重反复发作性低血糖症　多继发于葡萄糖体内平衡涉及酶的原发缺陷或代谢内分泌异常。主要见于先天性高胰岛素血症、Beckwith综合征和胰岛细胞腺瘤。低血糖开始时间随原发病而异，但程度严重，持续时间长，症状重，预后取决于诊断的时间和低血糖处理的及时恰当。

【辅助检查】

1. 血糖测定　高危儿应在生后2 h内监测血糖，根据血糖稳定的程度，以后每隔30 min～4 h复查，直至血糖浓度稳定。由于床旁微量血糖检测仪（纸片法）检测简便、快速、可作为高危儿的筛查，但确诊需依据实验室静脉血糖检测（化学法）测定的血清葡萄糖值。须注意：①取标本后应及时测定，因室温下红细胞糖酵解增加，血糖值以每小时下降0.83～1.1 mmol/L（15～20 mg/dl）；②由于新生儿红细胞多，且其中还原型谷胱甘肽含量高，红细胞糖酵解增加，故全血糖值较血清糖低10%～15%，当血糖值<

1.7 mmol/L（30 mg/dl）时，这种差异更大。目前有研究表明，动态血糖监测仪（continuous glucose monitoring system，CGMS）可提供大量更加详细的连续监测数据，在早产儿应用中耐受性好，其血糖测量值与床旁血糖监测仪的测量结果偏差很小，但在临床常规应用前还需要进行临床实践验证。

2. 持续性或反复低血糖者应酌情检测血胰岛素、胰高血糖素、$T_4$、TSH、生长激素、皮质醇、血、尿氨基酸及有机酸等。

3. 高胰岛素血症时可行胰腺 B 超或 CT 检查，疑有糖原贮积症时可行肝活体组织检查测定肝糖原和酶活力。

【诊断】

主要根据低血糖发生的高危病史、临床表现和血糖值检测确诊。

1. 病史　母亲糖尿病史，妊娠高血压疾病史，婴儿患红细胞增多症、ABO 或 Rh 血型不合溶血病、围生期窒息、感染、新生儿硬肿病、RDS 等病史，特别是早产儿、SGA 儿以及开奶晚、摄入不足等情况。

2. 临床表现　有上述临床表现，特别是经滴注葡萄糖液症状好转者或具有无原因解释的神经系统症状和体征的患儿均应考虑此病。

3. 血糖测定及其他检查　血糖测定是确诊和早期发现本症的主要手段。

【治疗与监护】

低血糖治疗的开始时机和规范的治疗方案对预防脑损伤的发生至关重要。目前的观点认为新生儿低血糖的干预阈值为 2.6 mmol/L，近年来国内外对新生儿低血糖的治疗进行了广泛的研究和报道，现将常用的诊疗方案介绍如下：

1. 能量摄入（包括口服及静脉途径）　对可能发生低血糖能喂养者应从生后 30～60 min 即开始喂奶（或鼻饲），可喂母乳或婴幼儿配方奶，24 h 内每 2 h 喂一次，并密切监测血糖。对不能喂养者或建立有效喂养（奶量每次 10 ml/kg）后：①如血糖低于需要处理的界限值 2.6 mmol/L，患儿无症状，应静脉滴注葡萄糖液 6～8 mg/（kg·min），每 30～60 min 检测一次微量血糖，直至血糖正常后逐渐减少至停止输注葡萄糖，并逐渐延长血糖监测时间。②如血糖低于界限值，患儿有症状，应立即静脉注入 10% 葡萄糖液 2 ml/kg，速度为 1 ml/min，随后

继续滴入 10% 葡萄糖液 6～8 mg/（kg·min）。如经上述处理，低血糖不缓解，则逐渐增加输注葡萄糖量至 10～12 mg/（kg·min）。外周静脉输注葡萄糖最大浓度为 12.5%，如超过此浓度，应放置中心静脉导管，通过中心静脉输液，治疗期间每 30～60 min 一次监测微量血糖，每 4～6 h 检测静脉血糖，根据血糖值调节输糖速度，如症状消失，血糖正常 12～24 h，逐渐减少至停止输注葡萄糖，并及时喂奶。出生 24～48 h 后溶液中应给与生理需要量的氯化钠和氯化钾。

2. 激素应用　如用上述方法补充葡萄糖仍不能维持血糖水平，可加用氢化可的松 5～10 mg/（kg·d）静脉滴注，或泼尼松 1～2 mg/（kg·d）口服，至症状消失、血糖恢复后 24～48 h 停止，激素疗法可持续数日至数周。

3. 其他治疗　当出现顽固、持续性低血糖时，或葡萄糖输注速度提高至 20～30 mg/（kg·min）以上才能维持血糖浓度在正常范围，可给予：①静脉注射胰高血糖素 0.02 mg/kg，间断给药；或 1～20 μg/（kg·h）静脉维持输注，并进一步检查除外高胰岛素血症。②高胰岛素血症可用二氮嗪，每日 5～20 mg/kg，分 3 次口服，常见副作用有体液潴留和多毛症；或用奥曲肽（生长抑素），5～25 μg/（kg·d），持续静滴 6～8 h 或皮下注射，常见副作用包括呕吐、腹泻、腹胀及胆石症。

4. 积极治疗各种原发病　先天性高胰岛素血症如内科治疗失败，则需请小儿外科会诊，讨论拟行胰腺次全切除手术；先天性代谢病患儿应积极稳定生命体征、纠正代谢紊乱，给予特殊饮食疗法。

【预防】

1. 避免可预防的各种高危因素（如窒息、寒冷损伤、感染等）。

2. 血糖筛查　对所有高危新生儿在出生早期常规进行血糖筛查。高危新生儿包括：①胰岛素依赖型糖尿病或妊娠糖尿病母亲的新生儿；②出生体质量 ＞4 kg 或 ＜2 kg 的新生儿；③大于胎龄（LGA）儿、SGA 儿或 IUGR 新生儿；④胎龄 ＜37 周的早产儿；⑤可疑败血症新生儿，或疑有绒毛膜羊膜炎母亲的新生儿；⑥具有低血糖症状的新生儿（激惹、呼吸急促、肌张力降低、喂养困难、呼吸暂停、体温不稳定、惊厥或嗜睡）；⑦有明显宫内窘迫史或 5 min Apgar 评分 ＜5 分的新生

儿；⑧应用平喘药特布他林或β受体阻滞剂母亲的新生儿；⑨具有肝大、小头畸形、面部及中枢神经系统前中线畸形、巨体、巨舌或偏侧肢体肥大等体征的新生儿；⑩疑患先天性代谢性疾病的新生儿。

血糖筛查方法：对所有高危新生儿出生 2 h 内进行血糖筛查（列为新生儿入院常规医嘱），随后每 3 h 复查一次，至少筛查 2 次。糖尿病母亲的新生儿或出生体质量＜2 kg 的新生儿则每小时筛查一次，共 3 次，最好在每次喂奶前进行血糖筛查。对于糖尿病母亲的新生儿及大于胎龄儿，如果血糖持续稳定在 2.6 mmol/L 以上，生后 12 h 后可停止监测。对于 SGA 儿及早产儿，血糖持续稳定 2.6 mmol/L 以上超过 36 h，亦可停止监测，但前提是能正常喂养。

3. 所有被列入筛查范围的新生儿均需尽早开始母乳或配方奶喂养。不能经口喂养者可鼻胃管喂养。

4. 不能经胃肠道喂养者可给 10% 葡萄糖静脉滴注，足月适于胎龄儿按 3～5 mg/(kg·min)、早产适于胎龄儿以 4～6 mg/(kg·min)、SGA 儿以 6～8 mg/(kg·min) 的速度输注，可达到近似内源性肝糖原的产生速度。

## 【预后】

新生儿脑细胞对葡萄糖利用率大，低血糖易导致脑损伤。近年来低血糖引起的脑损伤已引起人们关注，一致认为新生儿低血糖性脑损伤是新生儿危重症之一。与低血糖脑损伤的危险因素包括新生儿期低血糖的严重程度、持续时间以及伴随的临床情况。持续反复的低血糖可造成新生儿中枢神经系统不可逆损伤并导致不同程度的神经系统后遗症。常见的神经学后遗症包括脑瘫、智力低下、视觉障碍、惊厥（特别是枕叶癫痫）和小头。Lucas 报道，即使是轻度低血糖（至少每天一次血浆葡萄糖＜2.6 mmol/L），持续≥3 天，可有 30% 的患儿出现神经发育结局异常；若持续≥5 天，则异常百分比增加至 40%。早产儿血浆糖＜3 mmol/L 时，葡萄糖的转运即受到抑制，从而限制脑葡萄糖的利用。即使是单独不足以引起脑损伤的轻度低血糖，当同时存在缺氧和惊厥时，也有引起脑损伤的可能性。还有资料报道足月儿血糖低于 2.6 mmol/L 时，尽管无临床症状，仍可引起中枢神经系统损伤。因此，对新生儿低血糖应早期预防和治疗。

# 新生儿高血糖症

新生儿高血糖症（hyperglycemia）是早产儿及危重新生儿常见的一种代谢异常，目前诊断标准尚未统一，但国内外学者多以全血葡萄糖水平＞7.0 mmol/L（125 mg/dl）或血浆葡萄糖水平＞8.3 mmol/L（150 mg/dl）作为诊断指标。利用皮下针电极连续监测葡萄糖显示，高血糖多发生于生后第 3～5 天，但亦可发生于生后第 10 天或更长时间。新生儿高血糖的发生率与出生体重呈负相关，即体重越低，发生率越高，据统计，出生体重 1000 g 以下的早产儿高血糖的危险性是出生体重大于 2000 g 婴儿的 18 倍。有数据表明，在出生体重小于 1000 g 的新生儿中，86% 有高血糖。急性严重高血糖可导致脱水、高渗昏迷、抽搐及颅内出血。

## 【病因和发病机制】

1. 血糖调节功能不成熟导致对糖耐受力低
早产儿和宫内生长迟缓（IUGR）的婴儿胰岛 β 细胞功能不完善，胰岛素分泌不足，对输入葡萄糖反应不灵敏且胰岛素活性较差，因而葡萄糖清除率低。SGA 儿还有肝胰岛素抵抗，导致肝葡萄糖生成增加。另外，早产儿出生后肠内营养建立不及时，胃液分泌肠促胰岛素量减少，而肠促胰岛素有促进胰腺分泌胰岛素的作用。胎龄、体重、生后日龄越小，上述特点越明显，生后第 1 天葡萄糖清除率最低。体重＜1000 g 者甚至不能耐受葡萄糖 5～6 mg/(kg·min) 的输注速度。

2. 疾病影响　在应激状态下，如处于窒息、感染或寒冷损伤的新生儿易发生高血糖，这与应激状态下，胰岛反应差、分泌减少或受体器官对胰岛素敏感性下降，儿茶酚胺分泌增加，血中胰高血糖素、皮质醇类物质水平增高，糖原异生作用增强等有关。中枢神经系统损害影响血糖的调节机制尚不十分清楚，可能系下丘脑-垂体功能受损，使糖的神经-内分泌调节功能紊乱所致。罕见胰腺发育不良或胰岛 β 细胞发育不良患儿，常为 SGA 儿伴有其他先天畸形，在生后不久出现严重高血糖，难以存活。

3. 医源性高血糖　常见于早产儿，由于补液时输入葡萄糖量过多，速度过快，母亲分娩前短时间内应用糖和糖皮质激素，以及婴儿在产房复苏时应用高渗葡萄糖、肾上腺素及长期应用糖皮质激素等药物所致。

4. 药物影响　氨茶碱能引起细胞水平 cAMP 浓度升高，激活肝细胞的葡萄糖输出，引起高血糖；静脉注射脂肪乳增加糖异生率，增加高血糖的发生率；其他的药物有皮质类固醇、咖啡因、苯妥英钠、二氮嗪等。

5. 新生儿暂时性糖尿病　又称新生儿假性糖尿病，其病因和发病机制尚不十分清楚，认为与胰岛 β 细胞暂时性功能低下有关。有人报道此时血中胰岛素水平低下，胰岛素水平恢复后血糖即上升。约 1/3 患儿有糖尿病家族。多见于 SGA 儿，常在出生 6 周内发病，病程呈暂时性，血糖常高于 14 mmol/L，出现消瘦、脱水和尿糖阳性，尿酮体常为阴性或弱阳性，治愈后不复发，不同于真性糖尿病。

6. 新生儿糖尿病　极罕见，也多见于足月 SGA 儿，发病无性别差异，可有糖尿病家族史。患儿在生后头几个月内出现显著血糖值升高，常出现糖尿、高血糖（240～2300 mg/dl）、多尿、严重脱水、酸中毒、伴或不伴有酮尿、皮下脂肪明显减少和生长迟缓。在血糖升高同时测胰岛素水平轻度或明显降低。约一半患儿需要用胰岛素治疗，并可能在生后 2～3 年内病情复发。多数持久性糖尿病患儿有胰岛 β 细胞涉及 ATP 敏感性钾通道调节蛋白的基因突变，编码 Kir6.2 亚单位的 *KCNJ11* 基因或编码 SUR1 的 *ABCC8* 基因活性突变与新生儿糖尿病存在相关性。反复行胰岛素值测定对于鉴别暂时性还是永久性糖尿病至关重要，而分子遗传学检查有确定诊断价值，也对患儿是否需要应用磺酰脲类药物口服治疗糖尿病提供参考依据。

7. 其他　长期高渗奶摄入，可出现类似暂时性糖尿病的临床表现，如高血糖、糖尿和脱水表现，不适当摄入高渗配方奶的病史为诊断关键。其他还有葡萄糖转运蛋白（如 GLUT-4）发育不成熟、肝葡萄糖持续生成等罕见病因。

【临床表现】

1. 高血糖不严重者无临床症状。

2. 高渗血症　血糖增高显著或持续时间长的患儿可发生高渗血症、高渗性利尿，出现脱水、烦渴、多尿，体重下降，血浆渗透压增高，电解质紊乱（如低钠血症、低钾血症）和酸中毒等。患儿呈特有面貌，眼闭合不严，伴惊恐状。

3. 颅内出血　新生儿因脑血管壁发育较差，当血糖迅速升高（一般认为 >27.8 mmol/L 时），可致脑细胞脱水，颅内血管扩张，发生颅内出血，这种情况会引起急性和永久性脑损伤。有人报道早产儿血糖 >33.6 mmol/L 时易发生脑室内出血。但目前尚不清楚高血糖值与导致脑损伤的关系以及是否为与严重基础疾病相互关联作用的结果。

4. 尿糖　血糖增高时，常出现尿糖。医源性高血糖时糖尿多为暂时性和轻度，暂时性糖尿病的尿糖可持续数周或数月。除真性糖尿病外，医源性高血糖或暂时性糖尿病尿酮体常为阴性或弱阳性。伴发酮症酸中毒者较少见。

【诊断】

由于新生儿高血糖症常无特异临床表现，诊断主要依据血糖和尿糖检测，但应及时查清血糖增高的原因，注意除外各种不同病因导致的高血糖症，以利于对因治疗。

【治疗】

1. 限制葡萄糖入量　医源性高血糖症应根据病情，暂时停用或减少葡萄糖入量，严格控制输液速度，并监测血糖、尿糖。肠外营养应从葡萄糖的基础量开始，逐步增加。32～34 周胎龄的早产儿应每天增加基础量 1%，较大早产儿和足月儿每天增加基础量的 2.5%。

2. 补充电解质溶液　重症高血糖症伴有明显脱水表现者应及时补充电解质溶液，以迅速纠正血浆电解质紊乱状况，并降低血糖浓度和减少糖尿。

3. 胰岛素应用　当葡萄糖浓度已降低至 5%，葡萄糖输注速度低至 4 mg/(kg·min) 时，空腹血糖浓度仍 >14 mmol/L、尿糖阳性或高血糖持续不见好转时可试用胰岛素，具体剂量及用法如下：①间歇胰岛素输注：0.05～0.1 U/kg，每 4～6 h 一次，必要时通过输液泵输注（15 min 一次）。②持续胰岛素输注：滴注速度 0.01～0.2 U/(kg·h)，通常开始剂量 0.01 U/(kg·h)，新生儿对胰岛素输注极为敏感，应每 30 min 监测一次血糖，以调节胰岛素滴注速度，直至稳定；如发生低血糖，停止胰岛素滴注，并静脉供给 10% 葡萄糖 2 ml/kg 一次。③皮下注射胰岛素：现已少用。④胰岛素滴注期间，每 6 h 监测血钾水平。但目前有研究发现胰岛素除可增加低血糖的发生率外，还可能引起生长发育落后，且无足够证据证明其能改善新生儿高血糖的预后，故主张胰岛素治疗只适用于严重高血糖（>27.8 mmol/L）时。

4. 纠正酮症酸中毒　持续高血糖、尿酮体阳性，应监测血气分析，及时纠正酮症酸中毒。

5. 去除病因　积极治疗原发病、减轻应激状态，如停用激素、纠正缺氧、恢复体温、控制感染、抗休克等。

【预防】

预防措施主要是防止引起高血糖的病因及控制葡萄糖的输注速度，临床应注意以下几点：

1. 对母亲分娩前短时间内或新生儿在产房复苏时使用过葡萄糖者，入病房后先查血糖（试纸法或微量血糖法），然后决定所输注葡萄糖速度。

2. 在新生儿重症感染、窒息及低体温等应激状态下，应慎用25%的高渗葡萄糖静脉推注，稀释药物用5%葡萄糖为宜。应考虑应激状态下血糖往往不低，且易有高血糖可能。

3. 对早产儿、SGA儿，尤其有中枢神经系统损害时，输注葡萄糖速度勿大于5~6 mg/(kg·min)，应监测血糖、尿糖，并用以调节葡萄糖输注速度及浓度。

4. 早期开始肠内营养，对进行肠外营养的新生儿，补充热量不能单纯依靠葡萄糖浓度，应增加氨基酸营养。高浓度的肠外氨基酸输注会增加早产儿胰岛素浓度，此外，较高的血浆氨基酸浓度可中和新生儿高血糖，这可能是预防新生儿高血糖症的一个更好的办法。高血糖期间还应限制脂肪乳的输注。

（李　利）

## 参考文献

［1］邵肖梅，叶鸿瑁，丘小汕. 实用新生儿学. 4版. 北京：人民卫生出版社，2011：755-762.

［2］邵肖梅. 新生儿低血糖及低血糖脑损伤. 实用医院临床杂志，2009，6（6）：5-7.

［3］刘志伟，陈惠金. 美国新生儿低血糖管理指南. 实用儿科临床杂志，2010，25（8）：618-620.

［4］Cloherty JP, Eichenwald EC, Hansen AR, et al. Manual of neonatal care. 7thed. Philadelphia：Lippincott Williams & Wilkins，2012：284-296.

［5］Rozance PJ, Hay WW Jr. Neonatal hyperglycemia. Neoreviews，2010，11：e632-e638.

［6］Mohamed Z, Hussain K. The genetics of hyperinsulinemic hypoglycemia. Neoreviews，2013，14：e179-e189.

# 第二节 新生儿钙、磷、镁代谢紊乱

## 【新生儿钙、磷、镁代谢特点】

胎盘能主动地向胎儿运输钙、磷、镁，在妊娠最后 3 个月，胎儿每天从母亲得到钙 100～150 mg/kg，足月儿脐血的总钙和离子钙均比母亲高 0.25 mmol/L（1 mmol/L＝4 mg/dl）左右，平均达 2.6～2.8 mmol/L；脐血磷水平为母血的 4 倍；脐血镁亦高于母亲。出生后，因母亲的营养供应中止，新生儿的血钙、磷、镁水平均呈下降趋势，持续 24～48 h，血总钙和离子钙大约各为 2.3 mmol/L 和 1.1 mmol/L，最低可降至 1.4 mmol/L，然后逐渐上升，足月儿至生后 5～10 天血钙恢复正常，血磷仍保持比母亲高的水平，生后 1 周母乳喂养儿血磷平均为 2.1±0.3 mmol/L（6.5±1.0 mg/dl），生后 1 周内血清钙、镁浓度的变化成正比，而与血磷成反比。钙、磷、镁在体内的代谢呈互相竞争关系，共同在肠道吸收、从肾排泄。钙摄入增加时，镁吸收减少；过多的磷又可减少钙、镁的吸收。三者都受甲状旁腺激素（parathyroid hormone，PTH）、降钙素（calcitonin，CT）和维生素 D [1,25-$(OH)_2D_3$] 的调节。PTH 能促进肾对钙的吸收和增加磷的排出，促进骨质溶解，加速 1,25-$(OH)_2D_3$ 的合成，使血钙升高。胎儿的高血钙状态抑制了 PTH 的释放，脐血及出生几天的新生儿 PTH 水平低，靶器官对 PTH 的反应也低，容易导致低血钙。PTH 对镁的作用与钙相似，但程度要小。CT 有利于钙和镁向骨转移，促使尿钙、镁排泄，使血钙、镁下降。新生儿期 CT 较高，窒息和高血糖素刺激时更高，易导致低钙血症。1,25-$(OH)_2D_3$ 增加钙、磷、镁在肠道的吸收及在骨中沉着，并促使肾对磷的吸收以维持正常的血钙、磷、镁水平。PTH 增强或血磷低时，1,25-$(OH)_2D_3$ 生成增加；PTH、CT 和 1,25-$(OH)_2D_3$ 对血清钙、磷、镁的调节相互配合，以保证动态平衡。血钙、镁降低时，PTH 分泌增加，促使肾对钙、镁的吸收和磷排出，促进骨质溶解，同时加速 25-$(OH)_2D_3$ 转变成 1,25-$(OH)_2D_3$，使肠中钙吸收增加，促使血钙、镁上升；血磷升高时，PTH 分泌增加，1,25-$(OH)_2D_3$ 生成减少，使血磷下降；血磷降低时，1,25-$(OH)_2D_3$ 的生成增加，使血磷上升。

# 新生儿低钙血症

新生儿血钙低于 1.75 mmol/L（7.0 mg/dl）或游离钙低于 0.63 mmol/L（2.5 mg/dl）时称低钙血症（hypocalcemia）。维生素 D、PTH、及钙敏感受体中任何一方面发生异常均会导致低钙血症，多发生在出生 3 天后或晚冬或初春季节出生、母亲日晒不足或维生素 D 摄入不足者。

## 【病因和发病机制】

1. **早发性低钙血症** 生后前 3 天，尤其 24～48 h 内出现者为早发性低钙血症，主要见于早产儿、重度窒息、糖尿病母亲的婴儿、严重宫内生长迟缓者。胎儿的轻度高血钙状态抑制 PTH 及肾对 PTH 的反应成熟延迟可能是此时低血钙的主要原因。早产儿肾对 PTH 的反应低下，尿磷排出减少，更易发生早发性低血钙，早产儿血钙下降程度与胎龄成反比，如不经处理，多数低出生体重儿血钙在生后第 2 天会降到 7.0 mg/dl 以下；然而，离子钙浓度的下降与总钙下降不成比例，这些婴儿离子钙与总钙的比值高于足月儿，因此通常无低钙血症的症状，可能与早产儿的血浆蛋白和 pH 较低有关。早产儿肾钠排出增多也可能导致排钙增多，另外早产儿的降钙素高也与早期低血钙有关。严重窒息常导致低钙血症合并高磷血症，原因可能包括：肾功能不全、组织分解使磷释放增加、酸中毒等；糖尿病母亲婴儿从母体获得的钙增加，其 PTH 更低，生后更易发生低血钙。

2. **晚发性低钙血症** 生后 3～5 天后发生的低血钙为晚发性低钙血症，常同时伴有高磷血症，主要是因为食物中磷负荷高、肾小管排磷不成熟、暂时性甲状旁腺功能减退、低镁血症、母亲妊娠时维生素 D 摄入不足等因素综合造成。高磷负荷多见于足月的人工喂养儿，因乳中含磷高（人乳 150 mg/L，牛乳 1000 mg/L，配方乳 500 mg/L），且牛乳中钙/磷比例低（人乳 2.25/1，牛乳 1.35/

1），不利于钙的吸收，相对高磷摄入和新生儿肾排磷较差而致高磷血症，使血钙降低。血钙降低的生理反应是PTH分泌增多，以增加磷排泄和钙的重吸收，如换用低磷和强化钙的配方奶则血钙可升高。应用碳酸氢钠、枸橼酸钠均可使游离钙降低。正常钙平衡的修复发生在生后1～2周，但是低钙血症可能会持续至4周。如果低钙血症和高磷血症持续超过4周以上，应考虑其他原因，如先天性甲状旁腺功能减退症等。

3. 新生儿甲状旁腺功能减退　其生化标志为肾功能正常情况下的低钙和高磷血症，血PTH浓度减低或测不出，见于以下情况：甲状旁腺发育不全，DiGeorge综合征（持久的甲状旁腺功能减退和低钙、高磷血症，甲状旁腺缺失，常合并胸腺发育不良、T细胞免疫缺损、主动脉弓异常、黏膜下腭裂和低耳位、眼距宽、短人中、小口、小颌等特殊面容，神经行为和精神异常。较少见，多数呈散发性，X连锁隐性遗传）；PTH基因突变导致的家族性孤立性甲状旁腺功能减退；母亲甲状旁腺功能亢进引起胎儿高血钙和甲状旁腺抑制，此时甲状旁腺较大，症状顽固而持久，血磷≥2.6 mmol/L（8.0 mg/dl），可伴低镁血症，母亲往往无临床症状，仅因婴儿顽固低钙抽搐而检查发现甲状旁腺肿瘤；暂时性先天性特发性甲状旁腺功能不全为良性自限性疾病，母甲状旁腺功能正常；PTH抵抗（暂时性新生儿假性甲状旁腺功能亢进）。

4. 低镁血症　原发性低镁血症继发低钙血症，表现为顽固的低钙、抽搐不能被止痉药和钙剂所控制，为常染色体隐性遗传，小肠镁吸收障碍和肾镁排出过多），远端肾小管酸中毒。

5. 维生素D代谢异常　主要分为以下三种情况：①维生素D缺乏（继发于母体的维生素D缺乏）；②获得性或遗传性维生素D代谢异常；③维生素D抵抗。

6. 其他　还包括高磷血症（饮食中磷过多，高磷性肾功能不全，横纹肌溶解症导致的急性肾衰竭）、代谢性或呼吸性碱中毒、光疗（通过减少褪黑素的分泌，进而影响糖皮质激素的骨代谢作用）、败血症、快速输血和血浆置换以及药物（如碳酸氢钠、脂肪乳、呋塞米等）的应用。

【临床表现】

主要是神经肌肉兴奋性增高，但低钙的表现与血钙降低的程度并不完全相关，相同血钙水平的新生儿有的表现很明显，有的可无症状，主要是因为有其他因素影响离子钙的水平，如血浆蛋白水平、血pH值、血磷等，而离子钙水平的高低才与症状程度相关。

低钙血症的神经症状主要有易激惹、惊跳、震颤、手足搐搦、局部或全身性惊厥，惊厥发作时可伴呼吸改变、心率增快和发绀；有时呼吸或胃肠道表现比神经系统表现更明显，如喉痉挛伴吸气性喘鸣、或因支气管痉挛导致喘息、呼吸增快、呼吸暂停；可因胃肠痉挛而出现呕吐、呕血、黑便，甚至出现类似肠梗阻的表现。其他表现包括伸肌张力增高、心动过速、水肿、腱反射增强，踝阵挛可阳性。Chvostek征和腕痉挛表现不像年长儿或成人那样容易引出。

【诊断】

首先询问病史，包括母亲疾病史、孕期、围生期新生儿情况及家族史、生活习惯、特殊药物摄入史。体检应注意是否有特殊面容、指/趾、牙齿、骨骼异常及先天性心脏病等，结合实验室检查血钙低于1.75 mmol/L（7.0 mg/dl）或离子钙低于0.63 mmol/L（2.5 mg/dl）可诊断低钙血症。通过监测血磷、血镁、碱性磷酸酶、PTH、血尿素氮（BUN）、肌酐、25-（OH）D水平、血尿pH值、肾B超等进一步分析低钙血症的原因。心电图可出现QT间期延长（足月儿>0.19 s，早产儿>0.20 s）。

【治疗与监护】

1. 补充钙剂　是否需要治疗取决于其低钙的严重程度及是否有症状，对无症状及无明确致病原因的早产儿可能不需要特殊治疗，早发性新生儿低钙血症应在第3天恢复，当血钙低于1.5 mmol/l（6.0 mg/dl或离子钙低于2.5 mg/dl时开始治疗。也有人推荐对所有超低出生体重儿在生后24 h内开始预防性输入钙（或含钙的静脉营养液）。对有心肺功能异常的患儿（如严重呼吸窘迫、肺动脉高压、败血症）或需要心血管药物或血压支持的新生儿，监测血钙水平非常重要，可防止严重低钙血症的发生。新生儿低钙血症一般用10%葡萄糖酸钙每次1～2 ml/kg，以5%葡萄糖液稀释1倍后于5～10 min内静注（1 ml/min），快速输入可使血钙突然上升，导致缓慢性心律失常，甚至心跳骤停，输注时要密切监测心率和血管情况，心率如<80 次/分时暂停输注，药液渗出血管外可引起组织坏死和皮下钙化。控制惊厥所需的10%葡萄糖酸钙的静脉用量通常为 1～3 ml/kg，必要时间隔 6～8 h 再给药一次。惊厥难控制者可同时用镇静剂，待症状控制、惊厥停止后改为口服钙维持，可用乳酸钙（含钙 13%）或葡萄糖酸钙（含钙 9%），每天口服 1 g，维持血钙在 7.0 mg/dl 以上。对于早产儿和因病限制口服入量的足月儿，通常需要 10%葡萄糖酸钙 5～8 ml/kg（含钙 45～75 mg/kg）于 24 h 内分次静脉注入，有高磷血症时剂量范围可略低，持续应用至血钙达稳定水平。

新生儿早期低血钙者治疗至少 3 天，病程较长或晚期低钙者可口服钙剂 2～4 周，维持血钙在 2～2.3 mmol/L（8.0～9.0 mg/dl），应每周监测血钙和磷 1～2 次，并在几周内逐步递减至停用，不能突然停用。新生儿需要元素钙 75 mg/(kg·d)［婴儿为 50 mg/(kg·d)］。应强调母乳喂养或用钙磷比例适当（2:1）的配方奶。

2. 维生素 D　肠道吸收功能正常的维生素 D 缺乏性佝偻病所致的晚发性低钙血症婴儿通常需维生素 D 每天 1000～2000 IU，共 4 周，同时给元素钙 40 mg/(kg·d) 以预防低钙血症。有甲状旁腺功能不全时，在长期口服钙剂的同时，应用维生素 D（10 000～25 000 IU/d）。治疗过程中应监测血钙，维持血钙在 8.5～9 mmol/L，避免发生高血钙、高尿钙、肾钙沉积及肾功能不全。

3. 镁剂　低钙血症伴有低镁血症时，单纯补钙不易控制惊厥，应用镁盐治疗可使血镁上升同时使血钙恢复正常，推荐剂量为 25%硫酸镁 0.2～0.4 ml/kg 肌内注射或 2.5%硫酸镁 2～4 ml/kg 缓慢静脉注射，并监测心电图以发现心律紊乱，可每 12～24 h 重复一次，惊厥控制后可用 10%硫酸镁每次 1～2 ml/kg 口服，每日 2～3 次。

【预后】

一般低血钙较少引起中枢神经系统损伤，但严重低血钙可导致呼吸暂停或喉痉挛而危及生命，必须及时抢救。

# 新生儿高钙血症

血清钙高于 2.75 mmol/L（11.0 mg/dl）或游离钙高于 1.4 mmol/L（5.6 mg/dl）时称高钙血症（hypercalcemia）。新生儿高钙血症较少见，在病理状态下，血清游离钙升高常与血钙升高同时出现。血中蛋白结合钙增加，可升高血钙水平，可不伴有游离钙的升高。

【病因和发病机制】

1. 低磷血症　常见病因是磷摄入不足，易见于早产儿及不适当的肠外营养。患儿血中 1,25-$(OH)_2D_3$ 升高，促使肠道内钙吸收增加，磷缺乏时骨的再吸收增强，钙不易向骨沉着，使血钙水平增高。

2. 甲状旁腺功能亢进　原发性甲状旁腺功能亢进（hyperparathyroidism，HPT）罕见，由于甲状旁腺细胞增生，大量 PTH 分泌释放入血，促进肠道和肾对钙的再吸收，导致严重高钙血症（可达 15～30 mg/dl），血磷常低于 3.5 mg/dl，PTH 水平很高，普遍骨矿化不全，多发病理性骨折，肾钙质沉着，可为散发性或家族遗传性；新生儿暂时性 HPT 为孕母甲状旁腺功能减退导致胎儿 HPT，多为低出生体重儿。

3. 其他　维生素 D 过量会促进肠道、肾对钙的再吸收，如克汀病、婴儿特发性高钙血症、结节病等。长期过量应用维生素 A、母亲低钙血症以及应用甲状腺素治疗先天性甲状腺功能减退时均可发生高钙血症。其他还有 Williams 综合征、家族性低尿钙性高钙血症、新生儿皮下脂肪坏死、蓝色尿布综合征（色氨酸吸收障碍）。

【临床表现】

起病可在早期或延至生后数周或数月，临床表现依血钙增高程度、病程缓急及伴随疾病而异。轻者（11～13 mg/dl，或 2.75～3.25 mmol/l）多无症状，仅在化验检查时被发现；重者（>15 mg/dl）可发生高血钙危象而致死，可累及各系统，出现食欲不振、吃奶少或拒乳、恶心、呕吐、便秘（少数情况腹泻）、腹痛，神经系统由嗜睡、烦躁到意识模糊、甚至木僵或昏迷，肾对抗利尿激素抵抗而导致多尿（肾性尿崩症，可致脱水、体重不增），呼吸急促，呼吸困难，发热等；有时出现高血压、胰腺炎；可有肾小管功能损害，严重者肾实质钙化、血尿，甚至出现不可逆性肾衰竭。也出现其他部位软组织钙化，如皮肤、肌肉、角膜及血管等。血清总钙、游离钙、镁、磷、碱性磷酸酶及血清蛋白、PTH、25-(OH)D 水平异常、尿钙、磷异常改变。PTH 介导性高钙血症时 X 线呈特征性骨病变：普遍脱钙，骨膜下骨质吸收，囊性变，颅骨板溶骨呈点状阴影。维生素 D 中毒或过量时长骨干骺端临时钙化带致密、增宽，骨干皮质及骨膜增厚，扁平骨及圆形骨周缘增厚呈致密环状影。超声、CT 或核素扫描可能发现甲状旁腺瘤或腹部肾钙化等；心电图示 QT 间期改变；血、尿肌酐、BUN、肾小球滤过率等可异常。高血钙危象是指血钙大于 3.75 mmol/L（15 mg/dl），患者呈木僵或昏睡，昏迷，重度脱水貌，心律紊乱，高血压，甚至惊厥、心力衰竭，若不及时抢救，病死率高，可遗留神经系统后遗症。

### 【诊断】

对于家族或母亲有与钙磷代谢有关的疾病史、难产史，母亲或新生儿长期摄入过量钙、磷、维生素 A 和 D，母亲长期应用噻嗪类利尿剂的新生儿，应尽早检测血钙，当血清钙高于 2.75 mmol/L（11.0 mg/dl）或游离钙高于 1.4 mmol/L（5.6 mg/dl）时可诊断高钙血症。

### 【治疗与监护】

急性高钙血症或危重病例可用生理盐水 10～20 ml/kg 静脉注射，再用呋塞米 1～2 mg/kg，每天 3～4 次。应对患儿血清钙、镁、钠、钾、肌酐、渗透压及出入水量进行监测，每 6～8 h 检测一次，以防止体液和电解质紊乱。低血磷者每日口服补充元素磷 0.5～1.0 mmol/kg，应防止给予磷酸盐过量，以避免腹泻或低钙血症。对维生素 D 中毒、肉芽肿病、白血病、淋巴瘤等引起的高钙血症，可给予强的松 1～2 mg/(kg·d)，或静脉滴注氢化可的松每次 1 mg/kg，每日 4 次，有一定疗效，疗程至少 2～3 周。依地酸二钠 15～50 mg/kg，静脉滴注祛除钙，注意可致肾衰竭。少数病例采用甲状旁腺切除术治疗。

轻症无症状者主要是病因治疗，限制维生素 D 和钙的摄入量，采用低钙、低维生素 D（钙含量低于 10 mg/100 kcal 或不含维生素 D），防止日晒以减少内源性维生素 D 的生成。镁是钙的拮抗剂和竞争剂，可加速钙从肾排出、阻滞钙通过血管平滑肌细胞的受体通道内流、减少骨骼肌内钙从肌质网中释放，可用 25% 硫酸镁 0.2～0.4 ml/kg 加入 5% 葡萄糖氯化钠中稀释成 2.5%，以 0.5～1 ml/min 的速度静滴，每日 1～2 次，直至症状明显好转，血钙恢复正常。

# 新生儿低磷血症

磷是机体重要组成成分之一，骨骼的构成、细胞能量转换、细胞膜功能完整以及其他细胞的构成都需要磷的参与。磷作为腺苷三磷酸（ATP）和其他三核苷酸的组成成分，对细胞的能量代谢非常重要。磷主要在细胞内和骨骼中，血浆中只占 1%。低血磷可引起多系统损害，如发生红细胞溶解；影响红细胞释放氧，损害白细胞骨架，影响机体抵抗力；使血小板寿命缩短；使平滑肌收缩无力而发生肠麻痹；可发生代谢性碱中毒；还可引起中枢神经缺氧和肌无力。重度低磷血症能引起呼吸衰竭、机械通气脱机困难、横纹肌溶解、心肌收缩能力下降。当血磷低于 0.48 mmol/l 时，临床上出现低磷血症的症状。

### 【病因和发病机制】

血清磷的浓度取决于以下几种因素：食物中磷的摄入，生长发育阶段和血磷节律。影响磷代谢的主要因素包括 $1,25-(OH)_2D_3$（促进肠道和肾吸收磷）、甲状旁腺素（抑制肾重吸收磷）、胰岛素、生长激素、甲状腺素、降钙素和糖皮质激素。血清中磷主要以有机磷或磷脂（70%）及无机磷形式（30%）存在，通常测定的血磷指无机磷。由于生长发育的需要，儿童血磷水平高于成人（正常值为 0.96～1.45 mmol/L），新生儿高于儿童。婴儿正常血清磷浓度为 1.45～3 mmol/L。低磷血症与磷酸盐摄入减少、磷从细胞外至细胞内的重新分布、肾磷的丢失增加或同时存在以上几种情况有关。

1. 磷摄入减少　进食量少和低磷配方奶可使磷摄入减少，口服抗酸药和磷吸附剂均能导致肠道磷吸收减少。单纯磷摄入减少很少引起低磷血症，机体可通过增加肾重吸收磷来补偿磷摄入的减少。

2. 磷在体内重新分布　呼吸性碱中毒时，细胞内 $CO_2$ 减少导致细胞内 pH 值升高，刺激糖酵解途径，尤其是糖酵解关键限速酶-磷酸果糖激酶活化，糖磷酸化产物增加促使血清磷进入细胞内，从而导致血清磷浓度下降。急性呼吸性碱中毒时，过度呼吸 10 min，血磷可很快降至 0.32 mmol/L，说明磷自细胞外转移到细胞内的速度非常快。低磷血症也与其他疾病引起的过度通气有关，如败血症、心肌梗死和肝昏迷。葡萄糖和胰岛素输注可促使葡萄糖与磷进入细胞内，参与葡萄糖的代谢，如在葡萄糖酵解的过程中，产生葡糖-6-磷酸、磷酸果糖，造成低磷血症。

3. 磷排泄增加　原发性甲状旁腺功能亢进、低钙血症继发性甲状旁腺亢进（肾功能正常）患者均可出现尿磷排泄增加，范科尼综合征出现低磷血症与近曲小管磷重吸收受损有关。应用糖皮质激素及利尿剂皆可因排尿增多导致排磷也增多，肾小管重吸收磷减少，而发生低磷血症。

维生素 D 缺乏及维生素 D 依赖性佝偻病、X 连锁低磷性佝偻病时，磷的吸收减少，排出增加，发生低磷血症。

4. 早产儿低磷血症　早产儿因生活能力低下，经胃肠道摄入磷较少，可发生低磷血症；早产儿长期胃肠外营养（无磷），输注脂肪乳和氨基酸等 5～14 天即可发生低磷血症。故胃肠道补充营养时应补磷。早产儿普遍缺乏维生素 D，由于肠道吸收磷功能障碍，伴尿磷排出多而出现低磷血症，糖皮质激素及利尿剂的应用促进磷的排出。早产儿快速骨骼生长使磷的需要量大大增加，易发生低磷血症。

5. 危重新生儿发生低磷血症的原因　①应激状态下儿茶酚胺增加，导致磷在体内重新分布（跨细胞移动）；②磷丢失增多，代谢性碱中毒、维生素 D 缺乏、糖皮质激素和利尿剂的应用导致尿磷排出增多；③肠道磷吸收减少，如禁食、腹泻、呕吐、服用氢氧化铝及胃肠减压；④与葡萄糖代谢有关，长期输入葡萄糖导致胰岛素释放，促使葡萄糖与磷进入细胞内，并进入骨骼肌和肝，如未及时补充磷，会使血磷下降，导致严重甚至致命的低磷血症。

低磷血症可改变红细胞糖酵解的中间产物和氧运输，使红细胞 ATP 和 2,3-二磷酸甘油酸（2,3-DPG）显著减少，ATP 是维持红细胞凹形结构和变形能力所必需的能量产物，其缺乏将减弱红细胞膜的可变性，缩短其生存期，从而导致溶血；低磷血症也可使白细胞内 ATP 减少，中性粒细胞吞噬能力、细胞内杀伤能力下降，从而影响白细胞功能；低磷血症可导致膈肌收缩功能减弱，重度低磷血症是导致呼吸衰竭和机械通气脱机困难的原因之一。

【临床表现】

轻、中度低磷血症多无明显临床症状，易被其他基础疾病的临床表现所掩盖。严重低磷血症可出现肌无力、反射低下、惊厥或昏迷；可出现呼吸衰竭及呼吸机撤机困难，纠正低磷血症后可顺利撤机，建议对机械通气患儿评估血磷水平。

低磷血症可导致横纹肌溶解现象，通常表现有近端肌无力，碱性磷酸酶升高，肌酸激酶（CK）浓度正常，血钙浓度正常或下降；低磷血症和中枢神经系统功能异常相关，可导致包括脑神经受累在内的多发性神经元病、癫痫和中枢脑桥脱髓鞘病。

慢性低磷血症，当血磷降低到一定程度才出现临床表现，如食欲不振、恶心、呕吐、腹胀、精神弱、反应差、易激惹、抽搐、阵发性青紫和意识障碍等。长期低磷血症可发生佝偻病。

【诊断】

血清磷浓度在 0.8～1.45 mmol/L 为轻度低磷血症，0.32～0.8 mmol/L 为中度低磷血症，低于 0.32 mmol/L 为重度低磷血症。根据营养史、疾病及用药史、家族史、PTH 和 25-(OH)D 水平、血钙、尿磷、尿糖、血气等可帮助判断低磷血症的病因。有明显低血磷，但尿磷在 1.29 mmol/L 以下，可除外尿磷排出增多的疾病；若低血磷伴有尿磷排出增加，则为肾疾病对磷的回吸收不良引起，应注意检查是否为肾小球病变或甲状旁腺功能亢进所致；低血磷同时伴有高血钙，常见于甲状旁腺功能亢进；范科尼综合征则同时有代谢性酸中毒、糖尿和氨基酸尿。

【治疗与监护】

无症状的低磷血症，主要治疗其原发疾病。长期胃肠道外营养时应注意补磷，以防止发生低磷血症。机械通气患者须监测血磷，并应补充至正常范围。低磷血症时不能应用与磷结合的口服药物。轻度低磷血症一般不需要治疗，除非有证据表明存在慢性摄磷不足和磷继续丢失过多，可口服磷酸盐，注意口服磷可引起腹泻，应分次服用。严重低磷血症，当血磷低于 0.32 mmol/L 时，应立即治疗。静脉滴注磷制剂如磷酸钾或磷酸钠，根据血钾水平选择不同制剂，早产儿以静滴途径为主，急性且病因较单一者初始剂量为 2.5 mg/kg，慢性且病因较复杂者 5 mg/kg，但输注时间须超过 6 h。在应用磷制剂时，一定要监测血磷、血钙变化，以判断用药是否适当。对维生素 D 缺乏性佝偻病要用维生素 D 治疗，对 X 连锁的低磷佝偻病要用

25-(OH)D 和磷制剂联合治疗。

# 新生儿高磷血症

## 【病因和发病机制】

高磷血症最常见的原因是肾功能不全，其严重程度与肾损害的程度成正比，胃肠道大量吸收饮食中的磷，通过肾排泄，当肾功能受损超过 1/3 时，可发生高磷血症。磷酸钠作为泻药过量使用或同时合并肾功能不全、低磷血症治疗时使用过量的磷均可导致高磷血症。维生素 D 中毒可使肠道钙、磷吸收增多，高钙抑制 PTH 分泌，从而减少肾排磷，也可导致高磷血症。甲状旁腺功能减退或假性甲状旁腺功能减退症时，PTH 缺乏使近端肾小管重吸收磷增加，导致高磷血症。甲状腺功能亢进和生长激素过多对磷也有同样影响。

## 【临床表现】

高磷血症的主要临床表现是低钙血症和全身组织钙化的症状。低钙血症可能是组织钙、磷沉积，抑制 $1,25-(OH)_2D_3$ 产生和骨质吸收减少所致。症状性低钙血症往往出现在血磷急剧升高或同时存在容易引起低钙的疾病，如慢性肾衰竭、横纹肌溶解时。当血钙×血磷＞70（mg/dl）时可发生全身组织钙化，通常在结膜部位较明显，严重者可因肺钙化导致缺氧，肾钙化导致肾衰竭。

## 【诊断】

血磷＞3.0 mmol/l 为高磷血症。高磷血症的患儿应同时监测血肌酐和尿素氮，病史应注意磷摄入史和可能引起高磷的慢性疾病史。如怀疑横纹肌溶解和溶血时检测血钾、尿酸、钙、胆红素、乳酸脱氢酶（LDH）、CK。轻度高磷血症合并显著低钙血症者，测血 PTH 水平可以鉴别甲状旁腺功能减退和假性甲状旁腺功能减退症。

## 【治疗与监护】

急性高磷血症的治疗取决于其严重程度和病因，轻者如肾功能正常，可自行恢复，限制饮食中磷的含量可促进其恢复；甲状旁腺功能减退或轻度肾功能不全时，限制饮食磷摄入；如果肾功能正常，静脉补液可增加肾排磷。重度高磷血症或持续有内源性磷产生时（如横纹肌溶解），口服抑制磷吸收的制剂可减少肠道吸收食物中的磷，并同时通过肠道排出磷，此类制剂有氢氧化铝、碳酸钙、醋酸钙等，与食物同服更有效，如同时有低钙则首选碳酸钙；伴随慢性病者不用氢氧化铝，以防铝中毒。横纹肌溶解时保护肾功能、碱化尿液，可促进磷排泄。如上述保守治疗无效，同时伴肾功能不全时，通过透析治疗可清除过多的磷。

# 新生儿低镁血症

正常人血清镁浓度为 0.62～0.94 mmol/L（1.6～2.3 mg/dl），新生儿血清镁低于 0.65 mmol/L（1.6 mg/dl）为低镁血症（hypomagnesemia）。低血镁时神经肌肉的兴奋性、传导增强，当血镁降至 0.5 mmol/L（1.2 mg/dl）以下时，可出现惊厥。

## 【病因和发病机制】

人体内只有 1％的镁在细胞外（60％为离子镁，15％为复合物，25％与蛋白结合）。镁是几百种酶的辅因子，对维持细胞膜的稳定性和神经传导非常重要。母乳含镁为 35 mg/L，配方乳为 40～70 mg/L。维生素 D 和 PTH 可增加小肠对镁的吸收，而游离脂肪酸类、纤维、植酸盐、磷酸盐、草酸盐、钙可减少镁的吸收。

新生儿低镁血症主要有以下病因：

1. 先天贮备不足 宫内生长迟缓、多胎、母患低镁血症均可引起胎儿骨镁的贮备不足，多为暂时性低镁血症，血镁在 0.3～0.6 mmol/L（0.8～1.4 mg/dl），常伴低血钙，部分患儿给钙后血镁恢复，也有患儿需要补镁，血镁钙水平才恢复正常。

2. 镁摄入减少 肝或肠道疾病、各种肠切除术后可致镁吸收不良。先天性低镁血症较少见，因小肠对镁的吸收缺陷所致，为常染色体隐性遗传，多见于男性，在生后 2～8 周时由于严重低血镁（0.2～0.8 mg/dL）合并低钙而出现惊厥、手足抽搐、震颤。

3. 镁丢失增加 慢性腹泻（丢失镁 200 mg/L）、肠瘘、呕吐、胃管引流（丢失镁 15 mg/L）、应用枸橼酸换血后以及尿毒症时体内镁排出增多。应用呋塞米等可增加镁的排泄而致低镁。Gilelman 综合征为常染色体显性遗传病，由于肾小管对镁的重吸收减少导致尿丢失镁过多，血镁常＜0.3 mmol/L（0.8 mg/dl）。

4. 代谢、内分泌紊乱 进食磷过多（人乳磷镁比例为 1.9：1，牛乳 7.5：1），人工喂养儿的血钙、镁均较母乳喂养儿低；甲状旁腺功能减退时血磷高，影响血镁浓度，须长期给镁治疗，补镁后血中 PTH、钙、镁水平及肾磷酸盐的排出均增加，停止补镁后复发。大剂量注射葡萄糖和胰岛素后，糖原合成时镁随钾转入细胞内也可引起低镁血症。

### 【临床表现】

低镁血症无特异临床表现，主要为神经肌肉兴奋性增高，表现为烦躁、惊跳、抽搐，惊厥每日可达 1～10 次，每次持续数秒或数分钟可自行缓解，新生儿可仅表现为眼角、面肌小抽动，四肢强直及两眼凝视，有的可表现为阵发性屏气或呼吸停止，严重者可出现心律失常。低镁与低钙在临床表现上难以区分，且 60％ 的低镁血症伴发低钙血症，低镁也可引起低血钾。心电图表现为 T 波平坦、倒置及 ST 段下降，QT 间期正常（与低钙血症鉴别）。

### 【诊断】

有相应病史（胃肠道疾病、肾疾病、摄入不足、用利尿药等）及临床表现的患儿检测血清镁低于 0.65 mmol/L（1.6 mg/dl）可诊断为低镁血症，低钙血症患儿经钙剂治疗无效时应考虑低镁血症的可能。同时检测血和尿的钙、镁、钾、钠及 pH 值，如发现低钾性碱中毒，可帮助诊断 Gitelman 和 Bartter 综合征。必要时可做基因诊断。

### 【治疗与监护】

应强调对伴有低钙的低镁血症患儿应先单用镁剂治疗，因为此时用钙剂及维生素 D 无效，甚至可使血镁更低。严重低镁血症致抽搐时，立即肌注 25％ 硫酸镁 0.2～0.4 ml/kg（早产儿及低出生体重儿不宜肌注镁盐，以免发生肌肉坏死），或用 2.5％ 硫酸镁 2～4 ml/kg 缓慢静注（每分钟不超过 1 ml），8～12 h 后可重复。治疗过程中应监测肌张力和腱反射，如出现肌张力低下、腱反射消失或呼吸抑制等，提示血镁过高，立即静注 10％ 葡萄糖酸钙 2 ml/kg，一般注射 1～4 次惊厥即止，惊厥控制后可将上述剂量加入 10％ 葡萄糖液中静滴或口服 10％ 硫酸镁（浓度过高易致腹泻）每次 1～2 ml/kg，每日 2～3 次。

长期口服镁剂量为 24～28 mg/(kg·d)，分 4 次口服，总量可达每天 1 g，总疗程多为 7～10 天，肠吸收不良时口服 10％ 硫酸镁 5 ml/(kg·d)。疗程取决于临床表现和血镁水平，多数暂时性低镁血症的婴儿用药 1～2 次即可，原发性低镁血症需要终身补镁治疗。

# 新生儿高镁血症

血清镁大于 4 mmol/L（10 mg/dl）称为高镁血症（hypermagnesemia），血清镁大于 2.5 mmol/L 时临床上即可出现症状，多为医源性。

### 【病因和发病机制】

1. 镁盐摄入过多 新生儿用硫酸镁灌肠时，镁盐经肠吸收增加；静脉输注硫酸镁速度过快或剂量过大时，可引起血镁浓度过高；母亲患妊娠高血压综合征子痫时连续用硫酸镁可致胎儿和新生儿早期的高镁血症。

2. 镁排泄减少 围生期窒息或早产儿以及生后早期新生儿的肾廓清能力低下，如此时摄入镁负荷过多，可发生高镁血症。

### 【临床表现】

血镁超过 2.5 mmol/L 时可出现症状，高血镁可抑制神经肌肉接头处的乙酰胆碱释放而导致肌张力降低、反射减弱，甚至瘫痪；中枢神经系统表现为倦怠、嗜睡、吸吮无力、呼吸抑制、昏迷；血管扩张导致低血压、面红，严重高血镁（>6 mmol/L）可导致完全性心脏传导阻滞和心跳骤停，其他表现包括恶心、呕吐、胃肠蠕动缓慢、胎粪延迟排出、尿潴留、呼吸肌麻痹和低钙血症。临床表现与血镁升高程度相关。症状可持续数日，且较难与围生儿窒息引起的抑制相区别。心电图改变包括心率变化（早期心率增快，晚期缓慢）、房室传导阻滞和心室内传导阻滞、QT 间期延长、T 波高耸及室性期前收缩。

### 【诊断】

对于有相应病史和临床表现者要高度警惕高镁血症，血清镁大于 4 mmol/L（10 mg/dl）可诊断为高镁血症。

### 【治疗与监护】

对肾功能正常者，充分的水分供给及适当使用利尿剂可加速镁的排泄，应监测心肺功能及血压、血电解质。血压降低时用升压药。严重病例，特别是肾功能不全时用透析或用枸橼酸化的血制品进行换血治疗。有心脏表现者用10％葡萄糖酸钙2 ml/kg加5％葡萄糖液等量稀释后缓慢静脉注射，同时给予心电监护。呼吸抑制、换气功能不足者予以机械通气。

（王雪梅）

## 参考文献

［1］邵肖梅，叶鸿瑁，丘小汕. 实用新生儿学. 4 版，北京：人民卫生出版社，2011：762-766.

［2］Gleason CA，Devaskar SU. Avery's diseases of the newborn. 9th ed. Philadelphia：Elsevier Saunders，2012：1259-1269.

［3］陈晓波. 儿科内分泌学——诊治与实践. 1 版. 北京：人民军医出版社，2012：206-237.

［4］Kliegman RM，Stanton BF，Schor NF，et al. Nelson Textbook of Pediatrics，19th ed. Philadelphia：Elsevier Saunders，2011：208-219.

［5］Cloherty JP，Eichenwald EC，Hansen AR，et al. Manual of neonatal care. 7th ed. Philadelphia：Lippincott Williams & Wilkins，2012：24-38.

［6］陆璐，刘巍巍，王萍，等. 新生儿低钙血症的临床特点分析. 现代中西医结合杂志，2013，22（26）：2881-2883.

［7］颜纯，王慕逖. 小儿内分泌学. 2 版. 北京：人民卫生出版社，2006：402-409.

［8］樊慧苏，高志伟. 早产儿低磷血症21临床分析. 临床医学，2005，25（11）：64-65.

［9］李世军，章海涛. 低磷血症. 肾病与透析肾移植杂志，2006，8（8）：457-462.

# 第三节　新生儿钠代谢紊乱

钠是细胞外液中电解质的主要成分，体液中钠含量的变化，直接影响体液渗透压的改变。正常血清钠的维持除与每日摄入水及钠量有关外，主要与肾功能及体液中抗利尿激素（ADH）、醛固酮、利尿激素（心钠素）水平和交感神经系统功能调节有关。血清钠（SNa）应保持在 135～145 mmol/L，低于 130 mmol/L 则为低钠血症（hyponatremia），高于 150 mmol/L 为高钠血症（hypernatremia），钠的平衡障碍是危重新生儿和早产儿中最常见的电解质紊乱。低钠血症的发生率约为 34%，高钠血症约为 14.8%。血钠失衡中 80% 发生在生后 2～7 天，仅 5.3% 发生在生后 1 个月。无论是低钠还是高钠，处理不当均可引起中枢神经系统永久性损害，甚至死亡。

## 【胎儿与新生儿钠代谢的特点】

胎儿在宫内处于体液和电解质过多状态，出生后需要经历排出过多体液和电解质的过程，因此初生的新生儿可出现利尿、利钠、体重下降（约为体重的 5%），而无脱水和低钠血症的表现，此为生理性体重下降。在宫内由于肾血管阻力高和体循环压力低，肾血流量和肾小球滤过率（glomerular filtration rate，GFR）很低，出生后随着肾血管阻力下降和体循环压力增高，GFR 也迅速增高，但仍低于成人，足月儿在 1～2 岁时达成人水平（按单位体表面积计），早产儿 GFR 更低（肾发育约在孕 34 周时完成）。足月儿和早产儿的肾浓缩功能也很低，因为肾小管上皮细胞对抗利尿激素反应低下，髓襻短和肾髓质高渗区的浓度梯度较低，即使在失水情况下，只能使尿浓缩到 600～700 mOsm/L（成人为 1400 mOsm/L），因此排泄同量溶质所需水量较成人多；早产儿肾保留钠的能力要到矫正胎龄达 34 周才趋正常，这是由于 34 周以下的早产儿肾小管发育落后于肾小球，近曲小管重吸收钠能力低下和远曲小管对醛固酮反应迟钝，肾浓缩功能差，排泄同量溶质所需水分较成人和新生儿更多。足月儿为正钠平衡，以供生长所需，因为血浆醛固酮较高，远端肾小管再吸收钠较多，但当钠负荷增加时，肾排钠能力

低，易于潴钠。早产儿肾上腺皮质对血浆肾素及远端肾小管对醛固酮的反应均低，其 Na$^+$-K$^+$-ATP 酶（钠泵）主动转运钠的能力亦低，保钠能力差，基础排钠量较多，易于失钠。因此，34 周以下的早产儿每天需钠量较高［足月儿 1～2 mmol/kg，早产儿 4（30～35 周）～5（<30 周）mmol/kg］，甚至达 6～8 mEq/(kg·d)，若每日钠摄入量少于 2 mmol/kg，可发生低钠血症。早产儿将血流从保钠的近髓肾单位转向失钠的皮质肾单位的能力很低，亦易于潴钠，发生高钠血症或细胞外液扩张。此外，新生儿不显性失水量相对较大，在摄入水量不足或失水增加时，易于超过肾浓缩功能的限度，发生代谢产物潴留和高渗性脱水。新生儿胎龄、日龄越小，其肾对水钠调节功能越不成熟。

# 新生儿低钠血症

低钠血症代表相对于体内水量而言钠量不足，可以是总钠不足（钠摄入不足或丢失过多引起的失钠性低钠血症），也可以是水过多（水摄入过多或排泄障碍引起的稀释性低钠血症）。体内总水量可减少（如低血容量时）、正常或增多（如高血容量时），而体内总钠含量可降低，也可正常或增高。重症新生儿低钠血症最常见的原因是水入量过多或排泄不足，此时体内总钠量甚或正常。

## 【病因和发病机制】

### （一）钠缺乏

钠摄入不足和（或）丢失增多，只补充水或低盐溶液，引起失钠性低钠血症。出生时存在的低钠血症往往是母亲血钠水平的反映，孕妇因妊娠高血压应用低盐饮食或在产前 24 h 或更长时间内连续应用利尿剂，通过胎盘引起胎儿利尿，体内钠总量减少；分娩时母亲应用大量低盐溶液均可引起新生儿低钠血症。

1. **钠摄入不足**　患儿进食不足又补充较多低钠液体而出现低钠血症。

2. **钠丢失过多**　呕吐、腹泻、胃管引流、肠

梗阻、肠瘘、坏死性小肠结肠炎早期等使胃肠道失钠过多，利尿剂的使用、急性肾衰竭（多尿期）、肾髓质囊性病等使尿钠丢失过多，烧伤等使皮肤失钠过多。肾上腺盐皮质激素缺乏，如先天性肾上腺皮质增生症患儿可出现肾的钠丢失；其他继发性因素有肾上腺急性感染、出血、皮质激素使用或撤离不当等。这些因素导致的是伴有细胞外液减少的低钠血症。

### （二）水潴留

水摄入过多和（或）排泄障碍，引起稀释性低钠血症，即伴有细胞外液过多的低钠血症。

1. 水摄入过多　产妇在分娩期间接受催产素，由于其抗利尿作用，产妇及胎儿细胞外液扩张，若再给产妇静脉滴注无盐或少盐溶液，将使之更为扩张，新生儿生后可出现稀释性低钠血症；口服或静脉滴注无盐或少盐溶液过多。

2. 肾排水障碍　急性肾衰竭、先天性肾病时尿少。窒息缺氧、感染、脑膜炎、颅内出血、心肺功能障碍、外科手术后、人工呼吸机应用等所致的抗利尿激素分泌失调综合征（syndrome of inappropriate antidiuretic hormone secretion, SIADH）等。

### （三）体内钠重新分布

低钾血症时细胞外液缺钾，钠由细胞外进入细胞内，使血钠降低。

### （四）早产儿低钠血症

早产儿稀释性低钠血症多发生在出生后第1~2天，又称早发性低钠血症，可能原因包括：早产儿生后第1天肾血流量低，尿量少，使体内液体潴留过多，血液稀释所致。不适当过度补充低张液体时，早产儿排出多余水分的速度慢，可出现稀释性低钠血症。早产儿由于疼痛、发生感染、颅内出血、窒息等疾病或使用正压机械通气或吗啡类药物时，均可刺激下丘脑抗利尿激素分泌增加，肾小管重吸收水分增加，导致稀释性低钠血症。早产儿失钠性低钠血症多发生在生后20天~2个月，称为晚发性低钠血症。由于早产儿肾小管钠排泄分数高，尿钠排泄过多所致；纯母乳喂养的早产儿如未及时补充额外的钠盐或出现腹泻都会造成失钠性低钠血症。

### （五）假性低钠血症

高血糖、高脂血症、高蛋白血症时可出现假性低钠血症。

### 【临床表现】

血清钠是决定细胞外液渗透压的主要因素，低钠血症时，水由细胞外向细胞内移动，引起细胞内肿胀，特别是脑神经细胞肿胀，临床表现为精神反应差、软弱、少哭或哭声低，吃奶差或拒乳、呼吸不整及暂停，意识朦胧或嗜睡，重者（血钠＜120 mmol/L）可因脑水肿而惊厥、昏迷，甚至发生脑病死亡。

新生儿低钠血症常缺乏特异症状及体征，易被原发病症状及体征所掩盖，常被忽视、漏诊。失钠性低钠血症主要是低渗性脱水表现，体重减轻、前囟及眼窝凹陷、皮肤弹性差、心率加快、四肢凉、血压下降，甚至休克，严重者发生脑水肿，出现呼吸暂停、嗜睡、昏迷或惊厥等，还可出现血尿素氮升高，代谢性酸中毒，如肾功能正常，可出现尿少、尿比重增加。稀释性低钠血症表现为体重迅速增加，可伴或不伴明显水肿，严重者出现脑水肿引起神经系统症状。输液过多而无SIADH者可出现尿量增加，尿比重下降；而SIADH患者则出现尿少和尿渗透压增加，极低出生体重儿往往缺乏明显症状，甚至无特异性临床表现，需要配合血清钠检测才能确定诊断。

慢性低钠血症可伴骨骼和组织生长发育迟缓，同时由于中枢神经系统通过细胞内电解质（主要是钾）和新生的有机渗透溶质（主要是氨基酸）缓慢移动的渗透调节机制，使脑组织水含量恢复正常，即使SNa＜110 mmol/L也不引起神经功能障碍。

### 【诊断与鉴别诊断】

血清钠低于130 mmol/L则可诊断为低钠血症，然后根据病史及临床表现进一步区分是失钠性低钠血症还是稀释性低钠血症，分析是低血容量性、正常血容量性还是高血容量性低钠血症。

### 【治疗与监护】

低钠血症的处理需要分清病因，治疗主要针对原发病，积极去除病因，注意减少钠的继续丢失，纠正低钠血症的速度决定于临床表现，治疗的目的首先是解除严重低钠血症的危害，使血清钠恢复到120 mmol/L以上，而不是在短时间内使之完全恢复正常。对于细胞外液减少的低钠血症，应尽可能防止钠的进一步丢失，补充钠和水分缺失，使钠的入量等于生理需要量加继续丢失量。

对于细胞外液正常的低钠血症,应限制液体入量。如考虑稀释性低钠血症,当血钠>120 mmol/L,无神经系统症状时,仅需限制液体入量;当血钠<120 mmol/L 或出现神经系统症状时,在限制入量同时,应用呋塞米 1 mg/kg 静脉输入,每 6 h 一次,同时用 3%氯化钠(3%NaCl 1 ml=0.5 mmol,每升含 513 mEq 钠),起始量为 1～3 ml/kg,该方法使水排出,并补充钠的丢失,不影响体内总钠含量。如考虑感染、心力衰竭、神经肌肉麻痹因素所致者,还需以治疗原发病、改善心功能和限制液体和钠盐摄入为宜。中度脱水伴循环障碍和重度脱水者需首先扩容,最初 8～12 h 滴速稍快[8～10 ml/(kg·h)],使脱水基本纠正,血清钠恢复到>125 mmol/L,同时纠正酸中毒和补充钾剂(肾上腺皮质功能低下除外)。对失钠性低钠血症应按以下公式计算所需钠量:3%NaCl 的量(ml)=[(130－实际测得 $Na^+$ (mmol/L)]×体重(kg)×1.2 或补钠的量(mmol/L)=[(130－实际测得 $Na^+$ (mmol/L)]×体重(kg)×0.7。应将需要量的 2/3 在第一个 24 h 内补入,其余液体在下一个 24 h 补入。对血钠>120 mEq/L 的无症状性低钠血症,不主张用高张盐水。病情稳定的慢性失钠者可用口服氯化钠补入,慢性低钠血症应缓慢纠正,需 48～72 h,如纠正太快(每日>12 mmol/L),超过了脑细胞渗透性溶质恢复的速度,可引起细胞脱水和脑损伤,发生渗透性脱髓鞘综合征。

在治疗过程中要密切进行临床观察,记录出入水量,监测体重变化、血清电解质、血气值、血细胞比容、血浆及尿渗透压、尿钠含量等,随时调整治疗。

# 新生儿高钠血症

高钠血症代表相对于体内的钠量而言水量不足[水缺乏和(或)钠过多],可为钠的积聚过多或水排出量大于钠排出量所致,均伴有高渗综合征,常常是因为水代谢紊乱而不是钠本身,不代表体内总钠量变化,随病因不同而异,可以是高血容量、正常血容量或低血容量。如果高钠血症是原发于钠的变化,其可以是源于钠的净增加或更常是钠增加同时伴水摄入不足或水丢失,后者较少见。高渗状态导致水由细胞内向细胞外转移,使细胞内脱水,以保持相对正常的细胞外容量,因此慢性高钠性脱水者通常没有脱水和血容量不足的表现,直到晚期才表现出来。

## 【病因和发病机制】

1. 低血容量性高钠血症  母乳量不足导致母乳中钠浓度增高(正常情况下母乳中的含钠量由初乳中的 65±4 mmol/L 降至成熟乳中的 7±2 mmol/L,若有疾病因素导致母乳减少,可引起婴儿高钠血症和脱水),腹泻(通常引起等张或低张失水,但若补液不足或同时存在呕吐,也可发生高钠脱水),辐射暖箱致大量不显性失水而未补充足够的水,大量出汗,肾性尿崩症,渗透性利尿(甘露醇、高血糖等)。

2. 正常血容量性高钠血症  抗利尿激素分泌减少或转运和储存异常(中枢性尿崩症,中枢神经系统损伤、出血、感染和肿瘤),肾对抗利尿激素反应降低或无反应(肾性尿崩症、超未成熟儿、肾损伤、氨基糖苷类药物)。单纯水分摄入不足所致的高钠血症在新生儿较常见,尤其是胎龄<28 周的超未成熟儿有大量的经皮肤和呼吸道的不显性失水,当水摄入不足时可引起高钠、高钾、高糖和高渗综合征。

3. 高血容量性高钠血症  可见于喂以稀释不当的口服补液盐或配方乳,输入过多碳酸氢钠或盐水,原发性高醛固酮血症;极低出生体重儿的高钠血症多由于环境湿度不足、大量不显性失水未及时补低张液而发生。随着皮肤成熟度增加,高钠血症的发生逐渐减少。疾病状态下[如患支气管肺发育不良(BPD)]的早产儿,或为预防动脉导管未闭(PDA)和坏死性小肠结肠炎(NEC)而限制液量的早产儿,也可出现高钠血症。皮肤破损、蜕皮可增加经皮肤的体液丢失。

## 【临床表现】

高钠血症时细胞外液和血容量可维持正常,不易发生休克,直至脱水程度严重时才引起皮肤弹性降低。患儿可表现为黏膜和皮肤干燥、发热、烦渴、嗜睡、激惹、烦躁尖叫、呕吐、震颤、呼吸增快、肌张力增高、腱反射亢进、心率加快,甚至出现心力衰竭等,SNa>160 mmol/L 时可引起脑细胞脱水,继而发生颅内出血或脑血栓而有神经定位损害症状和体征,严重者可发生惊厥及昏迷。伴细胞外液正常或减少的高钠血症患儿可出现体重减轻、心动过速、低血压和代谢性酸中毒、尿量减少和尿比重增加；如出现中枢性或肾性尿崩症，尿比重降低。伴细胞外液增加的高钠血症患儿可出现体重增加和水肿（皮肤水肿和肺水肿），而血压、心率、尿量和尿比重可正常。当高钠血症持续时，脑的渗透调节机制引起脑细胞内新生的有机渗透溶质堆积，从而恢复脑细胞内水分，进而预防脑细胞的收缩和脑出血的发生。

**【诊断与鉴别诊断】**

血清钠高于 150 mmol/L 可诊断为高钠血症，再根据病史和临床表现和实验室检查区分低血容量性、正常血容量性抑或高血容量性高钠血症。

**【治疗与监护】**

对于单纯失水性高钠血症应增加入量使血清钠及体液渗透压恢复正常。所需水量（L）=［（患者血清钠－140）mmol/L×0.7×体重（kg）］÷140 mmol/L。先给计算量的 1/2，根据治疗后反应决定是否继续补充和所需剂量。纠正高钠血症不能过快，速度应小于每小时降低 1 mEq/kg，以免引起脑水肿和惊厥。对于细胞外液增加的高钠血症，通过减少液体中钠含量来减少钠摄入，或（和）限制液体进入速度。严重脱水和休克时，不论 SNa 高低都应先扩容，一旦循环灌流恢复，给予 0.45%氯化钠、5%葡萄糖的溶液，直至有尿，然后给予 0.2%氯化钠、5%葡萄糖的低张含钠液，使血钠和脱水在至少 48 h 内缓慢恢复正常。纠正 SNa 的速度比溶液张力的选择更为重要，过快水化和降低

SNa 浓度可引起脑细胞肿胀和永久性神经系统后遗症，因此 SNa 降低的速度应以每天下降 10～15 mmol/L 或每小时下降 0.5～1.0 mmol/L 为宜。严重钠盐中毒和 SNa＞200 mmol/L 时需用 7.5%葡萄糖低钠透析液行腹膜透析进行急救。

在治疗过程中要密切进行临床观察，记录出入水量，监测体重变化、血清电解质、血气、血细胞比容、血浆及尿渗透压、尿钠含量等，随时调整治疗。

（王雪梅）

## 参考文献

[1] 邵肖梅，叶鸿瑁，丘小汕. 实用新生儿学. 4 版. 北京：人民卫生出版社，2011：766-770.

[2] Gleason CA，Devaskar SU. Avery's diseases of the newborn. 9th ed. Philadelphia：Elsevier Saunders，2012：387-389.

[3] 陈晓波. 儿科内分泌学——诊治与实践. 1 版. 北京：人民军医出版社，2012：90-102.

[4] Cloherty JP，Eichenwald EC，Hansen AR，et al. Manual of neonatal care. 7th ed. Philadelphia：Lippincott Williams & Wilkins，2012，24-38.

[5] Kliegman RM，Stanton BF，Schor NF，et al. Nelson Textbook of Pediatrics，19th ed. Philadelphia：Elsevier Saunders，2011：196-202.

[6] 宋少俊. 新生儿重症疾病并发低钠血症临床诊治分析. 中国基层医药，2013，20（22）：3402-3403.

# 第四节　新生儿钾代谢紊乱

人体内钾元素主要存在于细胞内，是细胞内的主要阳离子，血清钾占全身钾含量的 1%，故血清钾浓度并不反映机体钾总量。细胞内、外钾的分布取决于机体 pH 值，通常血液 pH 值提高 0.1，因钾向细胞内转移而使血钾降低 0.6 mmol/L。肾是调节钾的主要器官，摄入钾的 90% 通过肾远端小管和集合管排出，尿钾主要来自远端肾单位；而肾小球滤出的钾几乎全部在近曲小管和髓袢处被重吸收。凡影响钾的摄入、细胞内、外钾分布以及肾和消化道排钾的因素，均可导致钾代谢紊乱。

## 【新生儿钾代谢特点】

正常新生儿血清钾维持在 3.5～5.5 mmol/L。新生儿生后 10 天内血清钾较高，5～7.7 mmol/L，与生后早期红细胞破坏较多和肾排泄钾负荷的能力较低有关。消化液含钾量较高（9～18.9 mmol/L），日龄越小，消化道内液体交换量越大，如疾病造成消化液大量丢失，可造成失钾。人乳含钾约 13 mmol/L（初乳为 74 mmol），牛乳含钾约 35 mmol/L。新生儿补钾应该在能正常排尿后进行，通常是生后 3 天，从 1～2 mmol/(kg·d) 开始，在 1～2 天内增加到 2～3 mmol/(kg·d)。

当机体发生酸碱平衡紊乱时，细胞内外钾的流动变化对远端肾小管钾的分泌产生影响。酸中毒时，$K^+$ 由细胞内向细胞外液转移，血钾浓度升高；碱中毒时，$K^+$ 向细胞内转移，且远端肾小管对钾的分泌增加，尿钾排出增多，造成低血钾。

钾对于维持机体细胞内液的渗透压和容量、酸碱平衡、细胞代谢（包括蛋白质、核酸及糖原合成）、神经肌肉兴奋性以及心脏的自律性、兴奋性和传导性都有重要作用。除了钾的绝对含量外，细胞内、外钾的比例对维持神经和肌细胞的静息电位至关重要。

## 新生儿低钾血症

当血清钾 < 3.5 mmol/L 时，称为低钾血症（hypokalemia）。新生儿由于生后早期常有一过性血钾升高，早期一般不会出现血钾降低。低钾可引起心律失常、肠麻痹、肾浓缩功能障碍和新生儿反应低下。

## 【病因和发病机制】

1. 钾摄入不足　长期不能进食或进食甚少又未及时静脉补钾可导致低血钾。

2. 钾丢失过多　呕吐、腹泻、胃肠道引流使钾由消化道丢失；利尿剂的应用、盐皮质激素过多（醛固酮增多症）、先天性肾上腺皮质增生症（11β-羟化酶或 17α-羟化酶缺乏）、Bartter 综合征、Liddle 综合征、肾小管性酸中毒、低镁血症、高钙血症、碱中毒、阴离子代谢增加（如酮症酸中毒及应用青霉素、氨苄西林、庆大霉素、克林霉素等）可导致钾由肾排出过多。

3. 钾分布异常　碱中毒或酸中毒纠正后、胰岛素增多时细胞摄取钾增加（钾过多移入细胞内）可使血钾降低。

血钾过低可增加细胞的静息电位幅度，使细胞膜超极化，影响去极化，从而使神经、肌肉兴奋性及心脏自律性、兴奋性和传导性均降低。

## 【临床表现】

一般低血钾无症状，当血钾低于 2.5 mmol/L 时才出现症状。主要是神经肌肉、心脏、肾和消化道表现。神经肌肉兴奋性降低可表现为反应低下、精神萎靡、躯干和四肢肌肉无力，常从下肢开始，呈上升型；腱反射减弱或消失，严重者出现弛缓性瘫痪；呼吸肌受累则呼吸变浅；平滑肌受累出现腹胀、便秘、肠鸣音减弱，重症可致肠麻痹；心脏收缩无力致心率增快，心音低钝，重症者血压可降低。心电图表现 T 波增宽、低平或倒置，出现 U 波，在同一导联中 U 波＞T 波，两波相连呈驼峰样，可融合成为一个宽大的假性 T 波。Q-T（实为 Q-U）间期延长，S-T 段下降，可出现心律失常，包括房性或室性期前收缩、室上性或室性心动过速、心室扑动或心室颤动，患儿可因严重心律失常而致阿-斯综合征，甚至猝死；亦可引起心动过缓和房室传导阻滞。

慢性低钾（大多超过 1 个月）可使肾小管上

皮细胞空泡变性，对抗利尿激素反应低下，浓缩功能降低，尿量增多、尿比重降低、肾性尿崩症；低钾时肾小管泌 $H^+$ 和再吸收 $HCO_3^-$ 增加，氯的再吸收降低，可发生低钾低氯性碱中毒伴有反常性酸性尿；低钾时胰岛素分泌受抑制，糖原合成障碍，对糖的耐受降低，易发生高血糖症；由于蛋白合成障碍，可出现负氮平衡。脱水伴酸中毒患儿因血液浓缩和尿少，血清钾可正常，低钾症状也不明显，一旦脱水纠正，由于血液稀释和肾功能恢复，尿排出大量钾，加上酸中毒纠正后钾向细胞内转移以及糖原合成消耗钾等原因，血钾浓度可迅速降低而出现低钾症状。

### 【诊断】

根据血清钾低于 3.5 mmol/L 即可诊断。还需测定尿钾含量、血气分析和心电图，以帮助明确病因和除外心律失常等合并症。

### 【治疗与监护】

首先是治疗原发病，尽可能去除病因，防止血钾的进一步降低。单纯碱中毒所致钾分布异常，主要通过纠正碱中毒，即可缓解低钾血症。正常新生儿钾生理需要量为 1～2 mmol/(kg·d)，低钾时一般每天可给钾 3～4 mmol/kg［10% 氯化钾 2～3 ml/(kg·d)］，另加生理所需钾量，一般为 4～5 mmol/kg；严重低钾者每天可给 5～6 mmol/kg。静脉滴注氯化钾溶液量按其所需的补钾量和补液量而定，每日补液量较多者（腹泻脱水）浓度宜稍低（0.2%），滴速可达 8～10 ml/(kg·h)；补液量少者浓度可稍高，但一般不超过 0.3%，滴速 <5 ml/(kg·h)。应尽早恢复喂奶，因为奶液含有较丰富的钾。

严重脱水时，肾功能障碍影响钾的排出，须先扩容以改善血循环和肾功能，有尿后再补钾。所补充的钾须经过细胞外液进入细胞内，细胞内外钾平衡需 15 h 以上，给钾量过大过快有发生高钾血症的危险；即使存在严重低钾，快速补钾也有潜在危险，如致死性心律失常。补钾时应多次监测血清钾水平，并给予心电监护，根据血钾和心电图变化随时调整补钾量和速度。由于细胞内钾的恢复较慢，须持续补充 4～6 天，严重缺钾或有经肾或肾外大量失钾者治疗需更长时间。

# 新生儿高钾血症

新生儿血清钾 >5.5 mmol/L 时称高钾血症（hyperkalemia），血清钾 >6.0 mmol/L 时常出现临床症状。血清钾增高常反映体内钾总量过多，但当存在细胞内钾向细胞外液转移，如酸中毒、溶血等情况时，体钾总量亦可正常或降低。新生儿高钾血症的发生率不同报道相差很大，与胎龄和出生体重有关，胎龄越小，出生体重越低，高钾血症的发生率越高。早产儿生后头几天血清钾浓度较高，可达 5～7.7 mmol/L，属于一过性生理现象，但需密切监测血钾变化。由于早产儿心肌对钾的易感性低，低于 6.7 mmol/L 不会产生高血钾引起的心电图变化和心排出量降低。

### 【病因和发病机制】

1. 钾从细胞内释放入血　见于大量溶血、缺氧和组织损伤、头颅血肿、颅内出血、酸中毒、休克、低体温、洋地黄中毒、胰岛素缺乏等，由于机体细胞破坏导致血钾升高。假性高钾血症在 NICU 很常见，与采血时血样标本中红细胞破坏使钾释放入血有关。

2. 肾排钾障碍　见于肾衰竭、血容量减少、低钠血症、严重脱水及休克、肾上腺出血、缺氧、分娩损伤、早产、败血症、出血病等导致肾上腺皮质功能不全，先天性肾上腺皮质增生症、保钾类利尿剂（螺内酯及氨苯蝶啶）的长期应用，导致肾小球滤过率降低和肾小管功能障碍。

3. 钾摄入过多　由于机体存在对摄入钾的适应机制，摄入钾稍多不致发生高钾血症。若肾功能障碍或钾从细胞外液移入细胞内障碍，或短时间给予大量钾或静注大量青霉素钾盐、输血，则易发生高钾血症。在 NICU 中突然出现高钾血症需注意用药错误。

4. 早产儿非少尿性高钾血症　Gruskay 于 1988 年首次报道 8 例超低出生体重儿在无肾衰竭的情况下发生高钾血症，血清钾均值为 8.0± 0.3 mmol/L。早产儿在生后头几天内由于肾小球滤过率低、 $Na^+$-$K^+$-ATP 酶活力低而使细胞内钾向细胞外液转移，即使无外源性钾摄入、无肾衰竭，也有 25%～50% 的超低出生体重儿或胎龄 <28 周的早产儿在生后 48 h 内出现非少尿性高钾血症。血钾以生后第 1 天为高峰，可超过 6.0 mmol/L，生后 3～4 天恢复到正常水平。这种钾转移的程度与早产儿的不成熟度相关，胎龄大于 32 周的早产儿几乎不出现这种现象。产前使用激素可降低这种情况的发生率，可能与促进肾功

能的成熟度有关。

血清钾过高可降低细胞膜电位幅度，使细胞兴奋性增加，不易复极。

**【临床表现】**

症状性高钾血症出现在血钾＞6 mmol/L 时，主要是心脏和神经、肌肉表现。当血钾＞6.5～7 mmol/L 时，不论体内总钾是否正常都可能致命，主要在于其致心律失常效应，既可出现心动过缓，也可出现心动过速，心脏收缩无力，心音低钝，血压不稳定，甚至降低；心电图早期改变为 T 波高尖，底部较窄，呈帐篷样，振幅亦可正常。正常婴儿 $V_{1\sim3}$ 导联和左室肥厚的 T 波常倒置，高钾时可变为 T 波直立；重度高钾（7.5～10 mmol/L）时除 T 波改变外，P 波低平增宽，P-R 延长，S-T 下降（偶可抬高），之后 P 波消失，R 波变低，S 波增深；血钾＞10 mmol/L 时 QRS 明显增宽，S 波与 T 波直接相连呈正弦样波形。由于室内传导缓慢、单向阻滞和有效不应期缩短，可发生室上性心动过速、室性心动过速、心室扑动或心室颤动，最后心室静止。在心室静止前常有缓慢的心室逸搏心律。心室静止或心室颤动可反复发作，出现阿-斯综合征而猝死。心电图改变甚至可成为高钾血症的首发表现。

血钾增高时神经肌肉兴奋性增高，可致乙酰胆碱释放，引起恶心、呕吐、腹痛等症状，早产儿临床表现并不明显，部分症状与低钾血症相似。

**【诊断】**

新生儿血清钾＞5.5 mmol/L 时可诊断为高钾血症，首先要除外标本溶血等所致的假性高钾血症，并注意新生儿生后 10 天内血清钾较高的生理特点。注意检测血清钠、钾、氯、钙和血气分析，结合病史，密切观察临床症状和体征，及时做心电图检查，除外心律失常。

**【治疗与监护】**

一旦诊断为高血钾，立即终止所有含钾补液及口服补钾，注意其他隐性的钾来源如抗生素、肠外营养液等含钾情况，禁用库存血，暂停授乳和其他含钾丰富的食物。治疗主要是纠正高血钾和治疗原发病。

监测血清钾和心电图。轻症高血钾，如血清钾为 6～6.5 mmol/L，心电图正常，停用含钾药物，减少或暂停喂养；当血清钾＞7 mmol/L，需

迅速采取以下三个步骤：

1. 稳定心脏传导系统　①经静脉给予 10％葡萄糖酸钙 1～2 ml/kg 缓慢静脉输入（0.5～1 h 以上）；②如高血钾伴发低钠血症，可静脉输入高张氯化钠；③同时应用抗心律失常药物（如利多卡因）治疗顽固性室性心动过速。

2. 促进钾向细胞内转移　①血液碱化能促进细胞的 $K^+$-$H^+$ 交换，血液 pH 增加 0.1，可使血钾降低 0.6 mmol/L。碳酸氢钠 1 mmol/kg 可降低血清钾 1 mmol/L，5％碳酸氢钠 3～5 ml/kg（2～3 mmol/kg），10～20 min 缓慢静脉滴注，在30～60 min 内生效，维持 2～6 h，必要时可重复使用。早产儿为降低发生脑室内出血的风险，可用碳酸氢钠 1～2 mmol/(kg·h)，头 3 天内需避免快速输入。②葡萄糖-胰岛素疗法为给予葡萄糖-胰岛素溶液（10％ 葡萄糖 2 ml/kg ＋ 胰岛素 0.05 IU/kg）维持输液，速度为 1 ml/(kg·h)，将两者独立分装用输液泵控制滴速，根据血糖情况分别调整葡萄糖或胰岛素输入速度，保持胰岛素和葡萄糖比例为 1 IU：4 g，以促进糖原合成，将钾转移入细胞内，1 g 葡萄糖需钾 0.36 mmol。③由于早产儿 β 受体反应不成熟，可应用 β 受体激动剂雾化吸入（沙丁胺醇每次 0.4 mg/kg 用生理盐水稀释至 0.1 mg/ml，超声雾化每 2 h 一次）来刺激细胞膜的 $Na^+$-$K^+$-ATP 酶活性。④当心功能不全或低血压时，可联合应用多巴胺或其他肾上腺素能制剂来降低血钾。⑤为避免脑血流减少，应尽量不采用过度通气疗法（升高血 pH 值）。

3. 增加钾排泄　①静脉注射呋塞米 1 mg/kg，可通过增加尿量和远端肾小管的钠-钾置换来促进钾排泄。②当少尿合并可逆性肾损害（如吲哚美辛诱发），可给予腹膜透析和双倍容量（新鲜全血＋冻干血浆）换血治疗。③阳离子交换树脂-聚苯乙烯磺酸钠保留灌肠常用于成年人，由于新生儿存在胃肠动力差和坏死性小肠结肠炎风险，并不推荐应用。

针对危重新生儿，待其血清钾降至 4 mmol/L 时，再予常规补钾治疗。

（童笑梅）

## 参考文献

[1] 邵肖梅, 叶鸿瑁, 丘小汕. 实用新生儿学. 4 版. 北京：人民卫生出版社, 2011：771-773.

[2] Gleason CA，Devaskar SU. Avery's diseases of the newborn. 9th ed. Philadelphia：Elsevier Saunders，2012：389-390.

[3] Kliegman RM，Stanton BF，Schor NF，et al. Nelson Textbook of Pediatrics. 19th ed. Philadelphia：Elsevier Saunders，2011：202-208.

[4] Cloherty JP，Eichenwald EC，Hansen AR，et al. Manual of neonatal care. 7th ed. Philadelphia：Lippincott Williams & Wilkins，2012：279-283.

[5] Gruskay J，Costarino AT，Polin RA，et al. Nonoliguric hyperkalemia in the premature infant weighing less than 1000 grams. J Pediatr，1988，113：381.

# 第五节　先天性甲状腺功能减退症

先天性甲状腺功能减退（甲减）症（congenital hypothyroidism，CH）又称克汀病（cretinism），是新生儿甲状腺激素合成及分泌不足而引起的一种综合征。CH 总发病率为 1/3000 ～ 1/2500，随种族不同而有差异，男：女发病大约为 1：2，如果生后未及时治疗，将导致患儿生长迟缓和智力低下。CH 通过新生儿筛查可获得早期诊断和治疗，预后良好。

## 【新生儿甲状腺功能特点】

胚胎甲状腺起源于内胚层，第 4 周原始咽壁底部第 1 对咽囊间的内胚层下陷，形成囊状甲状腺原基，向尾侧呈管状增长，形成甲状腺舌管，第 6 周达颈部正常位置；第 12 周合成甲状腺素（$T_4$）、三碘甲腺原氨酸（$T_3$）及促甲状腺素（TSH），与此同时下丘脑合成促甲状腺素释放激素（TRH）。第 20 周前，血清中上述物质的水平均较低。TSH 和 $T_4$ 均不能通过胎盘。第 24 周时，TSH 高达 15 $\mu U/ml$。$T_4$ 从妊娠中期起持续增多，足月时达 11.5 $\mu g/dl$（儿童及成人为 5～13 $\mu g/dl$）。$T_4$ 在甲状腺外组织转化为 $T_3$，正常情况下 $T_4$ 分泌量比 $T_3$ 高 8～10 倍。血循环中的 90% 的 $T_3$ 为周围组织中的 $T_4$ 转化而来。胎龄 36～40 周前甲状腺尚不存在自身调节机制。甲状腺结合球蛋白（TBG）可在第 12 周于胎儿血清中检出，逐渐增加，至妊娠中期接近足月儿水平 1～9 mg/dl。

甲状腺功能的调节主要通过下丘脑-垂体-甲状腺轴（HPT 轴）完成。下丘脑分泌的 TRH 促进垂体前叶合成与释放 TSH。下丘脑通过 TRH 调整垂体对 $T_3$、$T_4$ 负反馈作用的反应水平，即调定点，使血中甲状腺激素维持在一定水平，以适应生理和病理反应需要。此外，甲状腺还具有不依赖 TSH 的自身调节功能，当摄入碘增加或减少时，甲状腺降低或提高其吸碘率，更有效地利用碘；当摄入碘减少时，甲状腺合成较多的 $T_3$（$T_3/T_4$ 增大），$T_3$ 比 $T_4$ 的生物活性大，可在有限的碘供应下保持代谢功能。

新生儿出生应激可刺激 TSH 分泌，生后 1 h 内可达 70～100 $\mu U/ml$，2 天时降至 40 $\mu U/ml$，3～4 天降至 20 $\mu U/ml$ 以下，故新生儿 CH 筛查应在生后 3～5 天进行。出生时脐血 $T_4$ 略低于母血，约 12 $\mu g/dl$，生后 TSH 升高促使 $T_4$ 释放，1 h 左右达正常的 3～6 倍，1～2 天达高峰，之后逐渐降低，约 4 周后降至成人水平。出生时 $T_3$ 由于棕色脂肪内 $T_4$ 转换增加，升高 4 倍，在第一年内均高于成人，之后渐降。随着血清 $T_3$ 和游离 $T_3$（$FT_3$）增加，TSH 在生后 2～3 天逐渐下降，TSH/游离 $T_4$（$FT_4$）降低，显示 HPT 轴负反馈系统进一步发育成熟。$T_3$、$T_4$ 与胎龄和出生体重呈正相关，胎龄越小或出生体重越低，$T_3$、$T_4$ 越低，TSH 基本正常。早产儿生后 TSH、$T_4$ 和 $T_3$ 变化与足月儿趋势相同，但 $T_4$、$T_3$ 水平更低，主要是由于 HPT 轴发育不成熟，TSH 升高延迟，4～8 周内渐升至正常。因此出生体重<1500 g 者，应在生后 2、6、10 周各筛一次。

**表 15-5-1　足月和早产儿血清甲状腺激素和 TSH 浓度**

| | | T4（µg/dl） | T3（ng/dl） | TSH（mIU/L） |
|---|---|---|---|---|
| 脐血 | 足月儿 | 10.9*（7～13）** | 48（1.2～9.6） | 9.5（2.4～20） |
| | 35 周早产儿 | 9.5 | 29 | 12.7 |
| | 32 周早产儿 | 7.6 | 15 | |
| 生后 24～72 h | | 17.2（12.4～21.9） | 125（89～256） | 7.3（2.5～16.3） |
| 2 周 | | 12.9（8.2～16.6） | 250 | |
| 6 周 | | 10.3（7.9～14.4） | 163（114～189） | 2.5 |

\* 均值，\*\* 范围。

摘自：Gleason CA，Devaskar SU．Avery's diseases of the newborn．9th ed．Philadelphia：Elsevier Saunders，2012：1309-1318

## 【病因与分类】

先天性甲减按病变部位可分为原发性、继发性和外周性。原发性甲减由甲状腺本身疾病所致。其特点为血 TSH 升高和 $FT_4$ 降低。甲状腺先天性发育异常是最常见的病因；继发性甲减病变部位在下丘脑或垂体，又称中枢性甲减，特点为 $FT_4$ 降低，TSH 正常或者下降，较少见。外周性甲减是甲状腺激素受体功能缺陷所致，较罕见。

CH 按疾病转归又分为持续性甲减和暂时性甲减，持续性甲减由于甲状腺激素持续缺乏，患儿需终生替代治疗；暂时性甲减是指由于母亲或新生儿等各种原因，致使出生时甲状腺激素分泌暂时性缺乏，随后甲状腺功能可恢复正常。

### （一）原发性甲状腺功能减退症

1. 甲状腺发育缺陷　如甲状腺缺如、甲状腺异位（最常见）、甲状腺发育不全、单叶甲状腺。绝大部分为散发，部分与基因突变有关，如 *TTF-1*、*TTF-2* 和 *PAX8* 等基因异常。发病率为 $1/4000 \sim 1/2500$。

2. 甲状腺激素（$T_4$）合成障碍　由于碘钠泵、甲状腺过氧化物酶、甲状腺球蛋白、碘化酪氨酸脱碘酶、过氧化氢合成酶等相关基因突变所致，发病率约为 $1/30\,000$。

3. 暂时性甲减　以早产儿多见，新生儿筛查时 TSH 轻度增高，$T_4$ 降低；小于胎龄儿 TSH 偏高，$T_3$、$T_4$ 偏低，恢复正常可能需要数月时间。母亲在妊娠时接触放射碘、抗甲状腺制剂（丙硫氧嘧啶、甲巯咪唑）、母源性 TSH 受体阻断抗体（TR-Ab）、母亲或新生儿缺碘或碘过量等均可引起暂时性甲减。由于 TR-Ab 在妊娠 16 周后才能通过胎盘，所以不影响甲状腺的胚胎发育，不会造成永久性甲减。由 TR-Ab 所致甲减的程度和持续时间与抗体滴度和影响胎儿的时间长短有关。

4. 碘缺乏（地方性克汀病）　严重缺碘可致克汀病，推广食盐加碘后，孕妇正常饮食，发病率大大降低。

### （二）继发性甲状腺功能减退症

继发性甲状腺功能减退症（中枢性甲减）的发病率为 $1/100\,000 \sim 1/21\,000$，多为垂体前叶发育相关的转录因子基因（如 *PROP-1*、*PIT-1*、*LHX4*、*HESX1* 等）突变所致，可合并其他垂体激素缺乏。出现面中线发育异常，如唇裂、腭裂、视神经发育不良可提示垂体功能低下。TRH 分泌缺陷（垂体柄阻断综合征、下丘脑病变）、TRH抵抗（TRH 受体突变）等均可引起中枢性甲减。

### （三）外周性甲减

该病罕见，由于甲状腺 β 受体基因突变或信号传递通路缺陷，甲状腺激素转运缺陷（*MCT8* 突变）引起甲状腺激素抵抗所致。

## 【发病机制】

现已确定，CH 患儿中存在甲状腺过氧化物酶、甲状腺球蛋白、钠/碘同向转运体（NIS）和 pendrin 基因突变的常染色体隐性遗传，这些突变均编码 NIS；而在甲状腺未发育的患儿中存在 *PAX-8* 基因和一些编码其他转录因子基因的常染色体显性遗传。

1. 甲状腺发育异常　占全部克汀病患者的 $70\% \sim 85\%$，其中无甲状腺占 $35\%$，异位甲状腺 $65\%$，甲状腺发育不全 $< 5\%$。异位甲状腺常合并发育不全，多见于女性，为胚胎时甲状腺原基未下降或在下降中途停止所致，舌甲状腺较多见，约占 $1/2$，偶见于咽后壁、软腭、气管黏膜或胸腔等处。由于甲状腺激素分泌不足，代偿性 TSH 分泌增多，使残留甲状腺组织增大，生化改变情况取决于残留甲状腺组织的数量。

2. 甲状腺激素合成或代谢障碍（家族性甲状腺肿克汀病）　占克汀病的 $10\% \sim 15\%$。为常染色体隐性遗传。甲状腺素合成时需多种酶参与（过氧化酶、偶联酶、脱碘酶和甲状腺球蛋白合成酶），如上述酶缺陷，可致甲状腺素合成障碍，甲状腺激素水平降低。因甲状腺激素合成及分泌不足，TSH 代偿性分泌增多，甲状腺常肿大，可在出生时即肿大，但多为生后逐渐增大。TBG 常增高。

3. 激素靶器官不反应　①甲状腺对 TSH 不反应，TSH 反应性分泌增多，甲状腺激素分泌减少，甲状腺不增大。②周围组织对甲状腺激素不反应，甲状腺激素分泌增多，TSH 分泌正常或增加，可有甲状腺肿。

4. 暂时性甲状腺功能障碍　①药物抑制：孕妇长期摄入致甲状腺肿的药物，如抗甲状腺制剂（丙硫氧嘧啶、甲巯咪唑）、碘化物、钴盐、磺胺、对氨水杨酸钠、保泰松等，经胎盘传递抑制胎儿甲状腺激素的合成，可伴甲状腺肿。②自身免疫性甲状腺病：孕妇患慢性淋巴细胞性甲状腺炎等自身免疫疾病，经胎盘传递甲状腺抑制抗体，抑制 TSH 与甲状腺相应受体结合而阻断其刺激甲状腺作用。抗体抑制作用可持续 3～9 个月左右，但无甲状腺肿。③碘缺乏：见于缺碘地区，除可引起地方性甲减外，亦常引起暂时性甲减，早产儿更易发生，可有甲状腺肿，一般持续数周。④早产儿甲状腺功能发育不成熟：胎龄越小，发生率越高。为下丘脑功能不成熟，甲状腺对 TSH 暂时性反应低下或甲状腺激素合成障碍所致。可持续数周或数月以上。血清 $T_4$ 及 $FT_4$ 降低，TSH 正常，一般在 1～5 个月恢复正常。⑤疾病影响：患各种严重急、慢性疾病，如呼吸窘迫综合征、肺炎、败血症或营养不良等，可使周围组织脱碘酶受抑制，使 $T_4$ 向 $T_3$ 转变受阻，甲状腺激素与血清蛋白的结合亦受抑制。血清 $T_3$ 降低，$T_4$ 正常或降低，$FT_4$ 正常或增加，TSH 正常，见于早产儿。当原发病好转时，甲状腺功能即恢复正常。

5. 地方性甲状腺功能减退症　多见于地方性甲状腺肿流行区，由于水土和食物中含碘不足，母亲孕期饮食缺碘所致。碘摄入不足使甲状腺激素的合成与分泌减少，导致胎儿各器官系统尤其是脑发育障碍。TSH 代偿性增多，甲状腺常肿大，亦可发生萎缩，女孩多于男孩。

### 【临床表现】

先天性甲减的主要临床特点为智力和生长发育落后，症状出现时间与轻重程度与病变受累程度相关。甲状腺缺如者于新生儿期即出现症状，有部分腺体的小儿在出生后半年始发病。多数 CH 患儿在出生时无特异性临床症状或症状轻微，仔细询问病史及体格检查常可发现可疑线索，如常为过期产儿、大于胎龄儿，出生体重偏大但身长偏低，60%～70% 的患儿存在骨成熟障碍的早期体征，如前、后囟大（前囟超过 3 cm，后囟超过 0.5 cm）、颅缝宽；生后数周逐渐出现黏液水肿并加重，声带黏液水肿导致哭声嘶哑，由于舌体黏液水肿致舌宽大且厚，伸出口外引起喂养困难、不吸吮或咽下困难、呛奶、流涎，呼吸道黏膜黏液性水肿可致鼻塞、呼吸困难、口周发绀或呼吸暂停，个别患儿可出现严重呼吸窘迫综合征表现；四肢肌张力低；腹围大，常有脐疝，肠蠕动慢可表现首次排胎粪时间延迟，以后经常便秘；可有少哭、嗜睡、呆滞；体温不升，常在 35℃ 以下；由于周围组织灌注不良使皮肤呈花斑状、心率缓慢、心音低钝；由于肝葡萄糖醛酸转移酶成熟延迟使生理性黄疸延长。发病时间长者可见面容臃肿，鼻根低平、眼距宽，发际低，高血脂者可见面部白色皮脂腺疹。由于母乳含有一定量甲状腺激素，母乳喂养儿的症状出现较晚。

如果中枢性甲减合并其他垂体激素缺乏，可表现为低血糖、小阴茎、隐睾以及面中线发育异常，如唇裂、腭裂、视神经发育不良等。

### 【诊断和鉴别诊断】

由于先天性甲减患儿在出生时有症状者仅占 2%～3%，典型症状和体征多在生后数周才表现出来，待出现症状再诊断和治疗已为时过晚，因此，开展强制性先天性甲减的筛查非常必要，发现异常者，进一步询问病史，应注意甲减家族史、居住地甲状腺肿流行情况、母孕期服用碘制剂及甲状腺功能亢进治疗药物、母孕期胎动少等情况。

#### （一）新生儿筛查

足月新生儿出生 72 h～7 天内（包括 NICU 的患儿或在家分娩的新生儿），采足跟血滴于专用滤纸片上测定血 TSH 值。注意事项包括以下几方面：①由于技术原因及个体 TSH 升高延迟，5%～8% 的 CH 患儿无法通过新生儿筛查检出；②此法无法检出中枢性甲减；③出生 24～48 h 过早检查可能出现假阴性；④危重新生儿、早产或极低出生体重儿或接受过输血治疗的新生儿可能出现假阴性。因此，为防止新生儿筛查假阴性，可在生后 2～4 周或体重超过 2500 g 时重新采血测定 TSH、$FT_4$；筛查结果如 TSH＞40 mU/L，则立即进行血清确诊试验，并开始治疗，无需等待确诊试验结果。如 TSH 轻度升高未超过 40 mU/L，取滤纸标本进行第 2 次筛查，约 10% 的 CH 患儿 TSH 水平在 20～40 mU/L。如临床表现提示 CH，无论筛查结果如何，都应抽血查 $FT_4$ 和 TSH。

#### （二）诊断试验

1. 甲状腺功能测定　测定血清 $T_4$、$FT_4$ 和 TSH，$FT_4$ 浓度不受 TBG 水平影响，血 TSH 升高是诊断原发性甲减最敏感和最特异的指标。检测结果有以下异常可能：①若血 TSH 增高、$FT_4$ 降低，可诊断为 CH。②若 TSH 增高、$FT_4$ 正常，可诊断为高 TSH 血症。③若 $FT_4$ 降低，TSH 正常或降低，可诊断为继发性或者中枢性甲减。④$T_4$ 降低和 TSH 正常者，可见于 3%～5% 的新生儿（$T_4$＜10 μg/L，TSH 正常）；早产儿、危重疾病（如心脏病）患儿；中枢性甲减；TSH 升高延迟的 CH；长期输入多巴胺或大剂量糖皮质激素可抑制 TSH，导致 $T_4$ 水平降低。应对上述患儿定期随访，直至 $T_4$ 正常。⑤TBG 缺乏症者 $T_4$ 低，$FT_4$ 正常，反式 $T_3$（$RT_3$）增高，TBG 降低。⑥周围组织对甲状腺不反应所致的甲减可表现为 $T_4$ 及 $T_3$ 增高，TSH 正常。

2. 甲状腺 B 超　可显示甲状腺形态、大小、血液供应情况，评估甲状腺发育情况，怀疑甲状腺缺如或异位时需做此项检查，但对异位甲状腺判断不如放射性核素显像敏感，甲状腺肿大常提示甲状腺激素合成障碍或缺碘。

3. 甲状腺放射性核素摄取和显像　甲状腺放射性核素显像可判断甲状腺的位置、大小、发育情况及摄取功能。碘$^{123}$ 或锝$^{99m}$ 由于放射性低，常用于新生儿甲状腺核素显像，需注意不要因为做检查而推迟开始治疗时间。甲状腺核素摄取结合 B 超检查可明确甲状腺是否缺如；甲状腺核素摄取缺乏也可见于 TSHβ 基因缺陷或受体缺陷、碘转运障碍或存在母源性 TR-Ab。结合甲状腺 B 超和血清甲状腺球蛋白、TR-Ab 检测，可对先天性甲减的病因进行分析判断。若核素扫描提示甲状腺增大，需除外甲状腺激素合成障碍，进一步结合过氯酸盐排泄试验明确甲状腺碘的氧化和有机化缺陷。

4. X 线摄片　摄新生儿膝关节正位片，显示股骨远端及腓骨近端骨化中心出现延迟（胎龄 38 周应出现这两个骨化中心，克汀病及早产儿可不出现），提示可能存在宫内甲减。

5. 甲状腺球蛋白（TRG）测定　可反映甲状腺组织及其活性，甲状腺发育不良患儿 TRG 水平明显降低。甲状腺摄碘缺乏而 TRG 升高者提示甲状腺存在，需考虑 TSH 受体突变、碘转运障碍或存在母源性抗体，而非甲状腺发育不良。

6. 抗甲状腺抗体测定　自身免疫性甲状腺疾病的母亲产生的 TSH 受体阻滞抗体可通过胎盘影响胎儿的甲状腺发育和功能，引起暂时性甲减。约 5% 的孕龄女性患有自身免疫性甲状腺疾病，可伴有甲状腺球蛋白抗体或过氧化物酶抗体，但 TR-Ab 阳性者少见。

7. 其他　延迟 CH 诊断和治疗的患儿需检查血常规、血生化，可发现贫血、血胆固醇、三酰甘油增高、心肌酶增高。心电图可有低电压、T 波平坦、QRS 波时间延长。继发性甲减应做下丘脑-垂体部位磁共振及其他垂体激素检查。

（三）鉴别诊断

CH 的早期症状不典型，呼吸困难、苍白及发绀应与引起呼吸困难的疾病及心脏病鉴别，嗜睡、活动少、肌张力低下及喂养困难应与败血症及脑损伤鉴别，生理性黄疸延长应与溶血性黄疸、败血症及肝病鉴别，面容异常、大舌及皮肤干燥应与黏多糖病 I 型、软骨发育不全及唐氏综合征鉴别。

在大规模开展新生儿甲减筛查以来，部分婴儿 TSH 略升高，但 $T_4$ 正常，临床上无甲减表现，被称为暂时性高 TSH 血症，原因不明，可持续 1～2 年。

【治疗与监护】

主要为甲状腺激素替代疗法。原则是早期诊断，早期治疗（最好在生后 2 周内开始），无论是原发性或者继发性先天性甲减，一经诊断，立即给予足量药物替代治疗，终身服药。首选药物为 L-左旋甲状腺素钠（L-$T_4$，优甲乐），生物活性稳定，口服吸收率约 65%，半衰期为 7 天。

对于新生儿筛查结果显示血 TSH 值超过 40 mIU/L，同时 B 超显示甲状腺缺如或发育不良者，或伴有先天性甲减临床症状与体征者，可不必等静脉血检查结果立即开始 L-$T_4$ 治疗。不满足上述条件的筛查阳性新生儿可等待静脉血检查结果后再决定是否给予治疗。大于 2 周龄者如 TSH 仍高于 10 mIU/L 应予治疗，未治疗者应在第 2 周和第 4 周复查 $FT_4$ 和 TSH，如果仍异常应开始治疗。新生儿用量 10～15 $\mu g/(kg \cdot d)$，每天 1 次口服，将片剂压碎后在勺内加入少许水或奶服用，不宜置于奶瓶内喂药，避免与豆奶、铁剂、钙剂、考来烯胺、纤维素和硫糖铝等可能减少甲状腺素吸收的食物或药物同时服用。用药后 1 周至数周临床症状可改善，治疗后 2 周抽血复查，根据临床症状及甲状腺功能检查结果调整剂量，第 1 年通常需要 25～50 $\mu g/d$。最好 $FT_4$ 在治疗 2 周内，TSH 在治疗后 4 周内达到正常。

对于 TSH＞10 mIU/L，而 $FT_4$ 正常的高 TSH 血症，复查后如 TSH 仍增高者应予治疗，L-$T_4$ 起始治疗剂量可酌情减量，4 周后根据 TSH 水平调整。对于 TSH 始终维持在 6～10 mIU/L 的婴儿的处理方案目前仍存在争议，需密切随访甲状腺功能。对于 $FT_4$ 和 TSH 结果正常、$T_4$ 降低者，一般不需治疗，多见于 TBG 缺乏、早产儿或者新生儿感染时。对于下丘脑-垂体性甲减者，L-T$_4$ 治疗需从小剂量开始。如伴有肾上腺皮质功能不全，需同时给予生理需要量的皮质激素治疗。如发现有其他内分泌激素缺乏，应给予相应替代治疗。

暂时性甲减，如母亲使用抗甲状腺药物、母子碘缺乏、碘过量、母患甲状腺免疫性疾病等虽为自限性疾病，但甲减的持续时间难以预测，而且在新生儿期即使甲减持续时间短，也可造成脑损害，故仍需治疗。一般在 T$_4$ 降低和 TSH 升高持续超过 2 周时给予治疗，正规治疗 1～2 年后，暂时停药 1.5 个月，再复查甲状腺功能，如正常可停药。

由于甲减的不同病情程度和个体差异较大，且随年龄增长，药量需不断调整，以维持正常生长发育，所以在治疗期间应定期复查监测，年龄越小，复查间期越短，监测内容包括患儿饮食、代谢、生长发育情况（身长、体重、头围）、有无甲减或药物过量表现和甲状腺功能。药物过量者短期可有烦躁、睡眠障碍、心率增快、多汗等甲状腺功能亢进症状，长期（3～6 个月）药物过量可致骨质疏松、颅缝早闭、骨龄超前，需及时减量，4 周后再次复查。一般首剂治疗后 2 周首次复查，如有异常，调整 L-T$_4$ 剂量后 1 个月复查。前 6 个月内每 1～2 个月监测一次，6 个月～3 岁每 3～4 个月监测一次，3 岁以后每 6～12 个月复查一次，剂量改变后应在 1 个月后复查。保持 TSH 正常（0.5～4 mIU/L），T$_4$ 在正常上限（10～16 ug/dl）。在 1 岁、3 岁、6 岁时进行智力发育评估。部分高 TSH 血症患儿在随访过程中可发现血 FT$_4$ 增高，需逐步减少 L-T$_4$ 剂量，直至停药观察。

甲状腺腺叶缺失或异位者持续终生治疗。其他患儿可在正规治疗 2～3 年后尝试停药 1 个月，复查甲状腺功能、甲状腺 B 超或者甲状腺放射性核素显像。治疗剂量较大的患儿如要停药检查，可先减半量，1 个月后复查，如 TSH 增高或伴有 FT$_4$ 降低者，应给予甲状腺素终生治疗，如甲状腺功能正常则为暂时性甲减，继续停药并定期随访 1 年以上，注意部分患儿 TSH 会重新升高。TR-Ab 导致的甲减患儿可能需要治疗 6 个月。注意补碘，正常小儿碘需要量为 40～100 μg/d。

## 【预后】

CH 患儿的生长发育和神经系统预后取决于甲减的严重程度、持续时间以及开始治疗的早晚。经新生儿筛查发现 CH，生后 1 个月内尽早开始治疗者多数预后良好，生长发育正常，骨龄在 1～2 岁时正常，智商可达到正常水平。临床症状明显后才开始治疗者预后不良，体格发育有可能逐步赶上同龄儿童，但神经、精神发育迟缓不可逆；部分治疗延迟者，即使智力发育落后不明显，也有可能存在程度不同的听、说、认知及运动反应方面的缺陷。智能发育差的原因包括替代治疗时间晚，L-T$_4$ 剂量不足，维持治疗依从性差等。严重 CH 者由于在宫内脑发育已严重受损，即使早期治疗，仍有发生神经系统后遗症的风险。

（王雪梅）

## 参考文献

[1] 黄鸿眉，余加林. 美国儿科学会最新先天性甲减新生儿筛查和治疗标准. 实用儿科临床杂志，2010，25（2）：155-156.

[2] 中华医学会儿科学分会内分泌遗传代谢学组，中华预防医学会儿童保健分会新生儿疾病筛查学组. 先天性甲状腺功能减低症诊疗共识. 中华儿科杂志，2011，49（6）：421-424.

[3] 陈晓波. 儿科内分泌学——诊治与实践. 1 版. 北京：人民军医出版社，2012：111-113.

[4] Gleason CA，Devaskar SU. Avery's diseases of the newborn. 9th ed. Philadelphia：Elsevier Saunders，2012：1309-1318.

[5] 邵肖梅，叶鸿瑁，丘小汕. 实用新生儿学. 4 版. 北京：人民卫生出版社，2011：776-779.

[6] Kliegman RM，Stanton BF，Schor NF，et al. Nelson Textbook of Pediatrics. 19th ed. Philadelphia：Elsevier Saunders，2011：1872-1879.

# 第六节　先天性肾上腺皮质增生症

先天性肾上腺皮质增生症（congenital adrenal hyperplasia，CAH）是一组先天性常染色体隐性遗传病，由于基因突变导致肾上腺皮质类固醇激素合成过程中某种酶的缺陷，致肾上腺皮质合成的皮质醇部分或完全缺乏，负反馈使促肾上腺皮质激素（adrenocorticotropic hormone，ACTH）增加，肾上腺皮质增生，前体物质堆积，也可同时伴有盐皮质激素和性激素合成障碍。临床表现因缺陷酶的阻断部位及严重程度差异而不同，多为肾上腺皮质功能不全、失盐或非失盐、女性男性化或性幼稚、男性假性性早熟或女性化。发生率种族差异大，为 1/20 000～1/10 000，男：女约为 1：2，其中 21-羟化酶缺乏（21-hydroxylase deficiency，21-OHD）占 90％以上，非典型 21-OHD 的基因携带率高达 1/60。

## 【病因学和发病机制】

肾上腺皮质激素共有 5 种，即糖皮质激素、盐皮质激素、孕激素、雄激素和雌激素，其合成过程见图 15-6-1。它们在合成过程中需各种类固醇酶的催化，除 3β-羟类固醇脱氢酶外，其余各类固醇酶都属于细胞色素 P450，它是许多单胺氧化酶的总称。CAH 常见的酶缺陷包括 21-羟化酶、11β-羟化酶、3β-类固醇脱氢酶、17α-羟化酶缺陷等。上述酶缺陷均使其阻断部位之前的前体物质增加，阻断后的皮质醇合成减少，对垂体前叶的负反馈作用减少，ACTH 分泌增加，刺激肾上腺皮质增生，引起不同的生化改变和临床表现。

## 【临床表现】

各种酶缺陷引起的临床表现可有轻重程度的不同。主要表现为肾上腺皮质功能不全、失盐或非失盐、女性男性化或性幼稚、男性假性性早熟或女性化、高血压等。

### （一）21-羟化酶缺乏（21-OHD）

为最常见类型，占 CAH 的 90％～95％。发

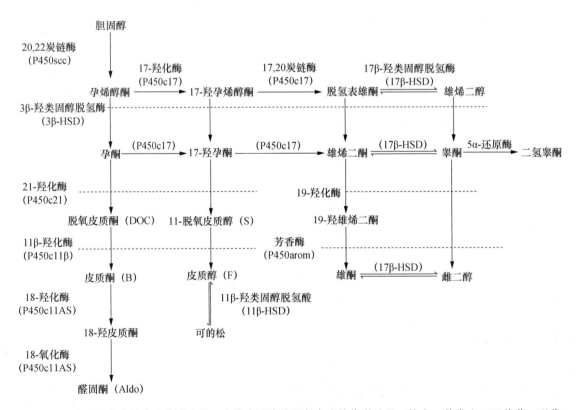

**图 15-6-1** 类固醇激素的合成代谢途径。虚线表示该酶阻断合成的代谢过程（摘自：曾畿生，王德芬. 现代儿科内分泌学-基础与临床. 1 版. 上海：上海科学技术文献出版社，2001.）

病率为 1/5000～1/4000。P450 c21 的基因异常可为基因缺失、基因转换及点突变，由于孕酮不能转成 11 脱氧皮质酮（DOC），醛固酮合成受阻；ACTH 增加使肾上腺皮质增生，17-羟孕酮（17-OHP）积聚，转为雄激素。该病是女性外生殖器两性难辨最常见的原因之一。分为典型和非典型两类，前者又分为单纯男性化型和失盐型。

1. 单纯男性化型（simple virilizing，SV 型）占典型 21-OHD 的 25%，P450 c21 大部分缺乏，酶活性为正常的 10% 以下，ACTH 和血管紧张素代偿性增加，使醛固醇和皮质醇接近正常，故无肾上腺皮质功能减退和失盐症状。肾上腺雄激素水平增高，引起女婴外生殖器不同程度男性化，从轻度阴蒂肥大到阴唇融合似阴囊，阴蒂肥大似阴茎，内生殖器仍为女性型，导致性别难辨。男性胎儿在出生时外生殖器正常或阴茎较大。由于垂体前叶分泌促黑色素细胞激素（MSH）亦受皮质醇的负反馈调节，当皮质醇分泌减少时，ACTH 和 MSH 分泌均增多，患儿皮肤及黏膜色素增加，以皮肤皱褶处如关节伸面、腋窝、腹股沟明显，乳晕及外生殖器皮肤发黑。

2. 失盐型（salt wasting，SW 型）21-羟化酶活性完全缺乏，占典型 21-OHD 的 75%。雄激素水平增高，男性化更为严重。皮质醇和醛固酮合成严重障碍，不能被增加的 ACTH 及血管紧张素所代偿，肾远曲小管再吸收钠减少，失钠增加，排钾及氢离子减少。生后很快出现失盐及肾上腺皮质功能不足的表现，多在生后 1～4 周（平均 2 周）开始出现精神萎靡、嗜睡、纳差、呕吐、腹泻、体重不增或下降、脱水、严重酸中毒、难以纠正的低钠血症、高钾血症、低血糖，如不及时诊治可致低血容量性休克；高钾血症可致心律紊乱，甚至心搏骤停。

3. 不典型型（nonclassic，NC 型）酶活性为正常的 20%～50%。生后无明显症状，儿童期或青春期才发病，出现男性化症状。

### （二）其他类型

1. 11β-羟化酶缺乏　占 CAH 的 3%～5%，是 CAH 的第二常见的病因，可引起女婴男性化和高血压，高血压是盐皮质激素去氧皮质酮（DOC）分泌增加的结果，高浓度 DOC 产生的盐皮质激素作用抑制肾素-血管紧张素，导致醛固酮水平降低，因此该病为低肾素性高血压。

2. 3β-羟脱氢酶（3β-HSD）缺乏　占所有 CAH 的比例 <1%。在严重 3β-HSD 缺乏中，皮质醇、醛固酮及性激素几乎完全缺乏，在酶活性被阻断前堆积的前体物质是孕烯醇酮和脱氢表雄酮及其代谢产物。常在 1 周至 3 个月时出现严重肾上腺皮质功能减退和失盐症状。3β-HSD 时睾酮合成受阻，使男婴外生殖器男性化不完全，可有尿道下裂，分叉阴囊和隐睾（男性假两性畸形）；女婴外生殖器可正常或轻度男性化，阴蒂增大，不同程度的阴唇融合。

3. 先天性类脂质性肾上腺皮质增生症（LCAH）　由于 20、22-碳链裂解酶缺乏，不能将胆固醇转化为孕烯醇酮，所有类固醇激素的合成均受阻，为 CAH 最严重类型。由于宫内不能合成雄激素，遗传学男性胎儿的外生殖器完全呈女性型，内生殖器仍为男性型。女性胎儿内外生殖器正常。由于不能合成糖皮质激素和盐皮质激素，在生后数日或数周出现严重失盐和低血糖等肾上腺皮质功能低下症状和体征，肾上腺呈显著增生。

4. 17α-羟化酶缺乏　17CYP 和 17、20-裂解酶的反应受阻，皮质醇及性激素合成障碍。孕酮、皮质酮及 11-脱氧皮质酮大量增加，引起低钾血症、代谢性碱中毒、高钠血症、醛固酮水平下降和低肾素性高血压。男性胎儿外生殖器发育不全，甚至呈完全女性型；女性外生殖器正常。孕酮水平增高，高血压时肾素和醛固酮低于正常。

### 【诊断】

如遇新生儿肤色黑、外生殖器改变，应想到本病，同时伴呕吐、腹泻、脱水不易纠正，实验室检查有低钠、高钾、酸中毒应高度怀疑本病，检测血 17-OHP 和睾酮升高可诊断 21-OHD。

#### （一）21-OHD 主要诊断依据

1. 临床表现　①外生殖器改变如男性阴茎大或尿道下裂或隐睾，女性阴蒂增大，阴唇融合；②色素沉着；③家族史中有过本病患者。

2. 辅助检查　①血电解质及血气分析：低血钠，高血钾，代谢性酸中毒。②血皮质醇降低，血 ACTH 不同程度增高。③血浆肾素不同程度增高，血浆醛固酮正常或轻度增高。④血雄烯二酮（Δ4-A）、睾酮（T）水平均增高。⑤血 17-OHP 是可靠的诊断指标及疗效判断指标，>303 nmol/L 诊断为典型，60.6～303 nmol/L 为非典型。⑥B

超或 CT 检查可发现肾上腺体积增加，表面密度不均匀。对于性别难辨的婴儿，盆腔 B 超检查寻找子宫可确定女性男性化。⑦染色体核型分析以明确生物性别。⑧基因诊断可发现相关基因突变或缺失。

### （二）实验室检查（表 15-6-1）

1. 地塞米松抑制试验　用于鉴别 CAH 和产生雄激素的肿瘤。

2. ACTH 刺激试验　用于鉴别原发性和继发性肾上腺皮质功能减退。单纯男性化型 21-羟化酶缺乏时血浆皮质醇正常，给予 ACTH 后虽可增高，但低于正常儿。对于不完全酶缺陷的 CAH，给予 ACTH 后可提高尿中异常的类固醇代谢产物。

表 15-6-1　不同类型 CAH 的临床表现和生化检查

| 酶缺陷（典型） | 性表现型 | | 临床表现 | 主要激素变化 |
|---|---|---|---|---|
| | 46XX | 46XY | | |
| 先天性类脂增生 | 女性 | 女性 | 失盐危象 | 所有激素水平低，对 ACTH 无反应 |
| 3β-羟脱氢酶缺陷 | 男性化 | 尿道下裂 | 失盐危象 | 脱氢表雄酮、17-羟孕烯醇酮增高 |
| 21-羟化酶缺陷 | 男性化 | 男性 | 男性假性性早熟，失盐危象 | 17-羟孕酮、雄烯二酮、睾酮增高 |
| 11β-羟化酶缺陷 | 男性化 | 男性 | 男性假性性早熟，高血压 | 11-脱氧皮质醇、11-脱氧皮质酮、雄烯二酮高，肾素低 |
| 17β-羟化酶缺陷 | 女性 | 女性 | 性征幼稚，高血压 | 皮质酮、11-脱氧皮质酮、肾素降低 |

摘自：曾畿生，王德芬．现代儿科内分泌学-基础与临床．1 版．上海：上海科学技术文献出版社，2001

表 15-6-2　不同类型 CAH 实验室检查指标变化

| 酶缺陷 | | 血液指标 | | | | | | |
|---|---|---|---|---|---|---|---|---|
| | | Na⁺ | K⁺ | 肾素 | 醛固酮 | 17-羟孕酮 | 脱氢表雄酮 | 睾酮 |
| 21-OHD | SW 型 | ↓ | ↑ | ↑↑ | ↓↓ | ↑↑ | N，↑ | ↑↑ |
| | SV 型 | N | N | N，↑ | N，↓ | ↑↑ | N，↑ | ↑↑ |
| 11β-羟化酶 | | ↑ | ↓ | ↓ | ↓ | ↑ | | N，↑ |
| 17-羟化酶 | | ↑ | ↓ | ↓ | N，↓ | ↓ | ↓↓ | ↓↓ |
| 3β-羟化酶 | | ↓ | ↑ | ↑ | ↓ | N，↑ | ↑ | ↓ |
| 类脂质性肾上腺皮质增生 | | ↓ | ↑ | ↑ | ↓ | ↓ | ↓ | ↓ |
| 18-羟化酶 | | ↓ | ↑ | ↑ | ↓ | N | N | N |

N，正常。

摘自：曾畿生，王德芬．现代儿科内分泌学-基础与临床．1 版．上海：上海科学技术文献出版社，2001

### （三）新生儿筛查

新生儿 CAH 筛查可使 70％的 21-OHD 在临床症状出现前早期诊断。生后 2～5 天取足跟血，滤纸片免疫荧光法测 17-OHP 浓度，可疑者取静脉血查 17-OHP、T、雌二醇（$E_2$）、ACTH、血生化等。不同国家或地区 17-OHP 的正常界定值不同，通常 <30 nmol/L 为正常，如>303 nmol/L 为典型病例；150～200 nmol/L 可见于各类 CAH 或假阳性，早产低体重儿或危重患儿可出现假阳性。

表 15-6-3　不同出生体重新生儿 17-OHP 浓度异常的判断标准

| 出生体重（g） | 可能异常的 17-OHP 浓度（nmol/L） | 肯定异常的 17-OHP 浓度（nmol/L） |
|---|---|---|
| <1299 | | ≥408.51 |
| 1300～1699 | 347.99～405.48 | ≥408.51 |
| 1700～2199 | 196.69～296.32 | ≥272.34 |
| ≥2200 | 121.04～269.31 | ≥272.34 |

摘自：曾畿生，王德芬．现代儿科内分泌学-基础与临床．1 版．上海：上海科学技术文献出版社，2001

## 【鉴别诊断】

1. 女性假两性畸形　应与下列疾病鉴别，如真两性畸形、获得性女性假两性畸形、女性婴儿患分泌雄激素的肾上腺肿瘤或卵巢瘤等。

2. 男性假两性畸形　应与下列疾病鉴别如真两性畸形、睾丸女性化综合征、XY 性腺不发育综合征、5α-还原酶缺乏、17，20-碳链裂解酶或 17-酮还原酶缺乏，上述疾病均无肾上腺皮质功能异常及水、电解质紊乱，血浆皮质醇及 17-OHP 和尿孕三醇均正常。

3. 急性失盐（急性肾上腺皮质功能不全）　应与引起婴儿期失盐的疾病鉴别，如先天性肥厚性幽门狭窄、暂时性肾上腺皮质功能不全、获得性肾上腺皮质功能不全、由窒息、难产、早产、凝血障碍或败血症等所致肾上腺皮质出血、假性醛固酮减少症。无性征异常。原发疾病控制后肾上腺皮质功能恢复。

4. 高血压　应与以下疾病鉴别如肾动脉栓塞（多因脐动脉插管引起）、先天性肾动脉狭窄、肾静脉血栓形成、多囊肾、主动脉缩窄、交感神经母细胞瘤（分泌儿茶酚胺或部分阻塞肾动脉）、原发性醛固酮增多症，均无性征异常。非内分泌病所致的高血压，均无低钠、高钾等表现，皮质醇及雄激素合成正常。

## 【治疗与监护】

各类型 CAH 均需应用皮质醇治疗。目的是替代生理需要的糖、盐皮质激素，抑制雄激素过度分泌，阻止骨成熟加速，提高生活质量。

首选氢化可的松（HC），新生儿期 HC 用量 $25\ mg/(m^2 \cdot d)$，第 1 年 $13 \sim 18\ mg/(m^2 \cdot d)$，以后 $10 \sim 15\ mg/(m^2 \cdot d)$，分 3 次口服。应激状态（感染、缺氧、创伤、严重呕吐、腹泻或手术）时增加 $2 \sim 3$ 倍量，急性失盐和皮质功能不全时 HC $100\ mg/(m^2 \cdot d)$，可持续静脉滴注或均分 4 次，静脉注射，同时用等张盐水扩容，用半张盐水维持补充累积损失量。扩容同时开始给予醋酸脱氧皮质酮（DOCA）$1 \sim 2\ mg$ 肌注，每日 1 次（首日给予 2 次），密切监测血清电解质、脱水征、体重及血压等，根据其恢复情况调整药物用量。高钾血症通常在静脉滴注生理盐水和 HC 后恢复正常，但严重高钾血症可发生心律失常而威胁生命，可应用葡萄糖酸钙和碳酸氢钠等治疗。禁用含钾的抗生素及库存血。待原发病控制、应激情况解除后 HC 恢复至维持量。不宜应用合成制剂，如泼尼松、泼尼松龙和地塞米松等，因其作用时间较长，不易调整用量，易过量而抑制生长。治疗中应每 3 个月监测一次血 17-OHP、雄烯二酮、睾酮、身高增长速率，皮质激素用量根据以上监测情况进行精密调整，使 17-OHP 维持在 $3 \sim 30\ nmol/L$，以保持正常生长速度。如治疗不足则雄激素过多，骨骺早闭，导致成年矮小。

在应用糖皮质激素同时用盐皮质激素（9a 氟氢可的松，9aFH-C）可明显改变失盐状态，减少糖皮质激素用量，避免库欣综合征和生长障碍。新生儿起始剂量为 $0.1\ mg/d$，并根据失盐情况应用和调整氯化钠口服剂量。

## 【预后】

肾上腺危象是对生命的唯一威胁，仅发生于未经治疗的失盐型 21-OHD 婴儿，一旦确诊并及时适当治疗，在应激状态下得到及时正确的诊断和处理，则不会影响生命。经严格随访和激素替代治疗后，绝大多数患儿预后良好，最终可达正常人身高。

（王雪梅）

## 参考文献

[1] Gleason CA, Devaskar SU. Avery's diseases of the newborn. 9th ed. Philadelphia：Elsevier Saunders，2012：1369-1370.

[2] 邵肖梅，叶鸿瑁，丘小汕. 实用新生儿学. 4 版，北京：人民卫生出版社，2011：784-788.

[3] 罗小平，祝婕. 先天性肾上腺皮质增生症的诊断及治疗. J Appl Clin Pediatr，2006，21（8）：510-512.

[4] Trapp CM, Speiser PW, Oberfield SE. Congenital adrenal hyperplasia：an update in children. Curr Opin Endocrinol Diabetes Obes，2011，18（3）：166-170.

[5] Mnif MF, Kamoun M, Mnif F, et al. Long-term outcome of patients with congenital adrenal hyperplasia due to 21-hydroxylase deficiency. Am J Med Sci，2012，344（5）：363-373.

[6] Kim MS, Ryabets-Lienhard A, Geffner ME. Management of congenital adrenal hyperplasia in childhood. Curr Opin Endocrinol Diabetes Obes，2012，19（6）：483-488.

[7] 陈晓波. 儿科内分泌学——诊治与实践. 1 版. 北京：人民军医出版社，2012：150-163.

[8] Kliegman RM, Stanton BF, Schor NF, et al. Nelson Textbook of Pediatrics，19th ed. Philadelphia：Elsevier Saunders，2011：1909-1915.

[9] 曾畿生，王德芬. 现代儿科内分泌学-基础与临床. 1 版. 上海：上海科学技术文献出版社，2001：231-241.

# 第七节　性发育异常

性发育异常（disorders of sex development，DSD）准确而言并不是一种病，而是一类病。是性别决定和性分化异常的一组异质性先天性疾病，表现为遗传性别、性腺性别和表型性别的异常及不均一性。在新生儿中的发生率为 1/4000。

## 【性发育异常的命名及分类】

DSD 虽不危及生命，但本应在孩子出生时就能分辨的性别在出生后不能肯定，这对于新生儿的父母及家庭来说不仅十分苦恼，而且很难接受。曾经使用"雌雄间体""两性畸形"和"性反转"等术语来描述这类疾病，因带有歧视的意味，不能被患儿的家庭接受。2006 年欧洲儿科内分泌协会（European Society for Pardiatric Endocrinology，ESPE）和 Lawson Wilkins 儿科内分泌协会（Lawson WilkinsPardiatric Endocrine Society，LWPES）联合召开会议提出要以保护性术语，即性发育疾病（disorders of sex development，DSD）

替代上述术语。新的替代术语见表 15-7-1。并提出按照染色体核型分析结果将 DSD 分为 3 大类。即性染色体异常的 DSD；46，XY DSD 和 46，XX DSD。详细的分类见表 15-7-2。

表 15-7-1　DSD 的相关术语

| 先前使用的术语 | 现提出的术语 |
| --- | --- |
| 雌雄间体 | 性发育疾病 |
| 男性假两性畸形 | 46，XY DSD |
| 　46，XY 男性性征发育不良 | |
| 　46，XY 男性性发育不良 | |
| 女性假两性畸形 | 46，XX DSD |
| 　XX 女性呈现男性性征 | |
| 　XX 女性男性化 | |
| 真两性畸形 | 卵睾型 DSD |
| 　XX 男性或 XX 性反转 | 46，XX 睾丸型 DSD |
| 　XY 性反转 | 46，XY 完全性性腺发育不全 |

表 15-7-2　DSD 新的分类

| 性染色体异常的 DSD | 46，XY DSD | 46，XX DSD |
| --- | --- | --- |
| 1. 47，XXY（Klinefelter 综合征及其变体）<br>2. 45，X（Turner 综合征及其变体）<br>3. 45，X/46，XY（混合性性腺发育不良）<br>4. 46，XX/46，XY（异源嵌合体） | 1. 性腺（睾丸）发育异常<br>　（1）完全或部分性腺发育不全（SRY、SOX9、SF1、WT1、DHH 等）<br>　（2）卵睾型 DSD<br>　（3）睾丸退化<br><br>2. 雄激素合成或功能障碍<br>　（1）雄激素合成障碍<br>　　● 黄体生成素（LH）受体突变<br>　　● Smith-Lemli-Opitz 综合征<br>　　● 类固醇合成急性调节蛋白突变<br>　　● 胆固醇侧链裂解酶（CYP11A1）缺陷<br>　　● 3β-羟类固醇脱氢酶 2（HSD3β2）缺陷<br>　　● 17α-羟化酶/17，20 碳链裂解酶（CYP17）缺陷<br>　　● P450 氧化还原酶（POR）缺陷<br>　　● 17β-羟类固醇脱氢酶（HSD17β3）缺陷<br>　　● 5α-还原酶 2（SRD5A2）缺陷<br>　（2）雄激素功能障碍<br>　　● 雄激素不敏感综合征<br>　　● 药物与环境调节 | 1. 性腺（卵巢）发育异常<br>　（1）性腺发育不全<br>　（2）卵睾型 DSD<br>　（3）睾丸型 DSD（SRY 阳性，SOX9 和 RSP01 重复）<br><br>2. 雄激素过剩<br>　（1）胎儿<br>　　● 3β-羟类固醇脱氢酶 2（HSD3β2）缺陷<br>　　● 21-羟化酶（CYP21A2）缺陷<br>　　● P450 氧化还原酶（POR）缺陷<br>　　● 11β-羟化酶（CYP11B1）缺陷<br>　　● 糖皮质激素受体突变<br>　（2）胎儿胎盘<br>　　● 芳香酶（CYP19）缺陷<br>　　● 氧化还原酶（POR）缺陷<br>　（3）母体<br>　　● 母男性化肿瘤（如黄体瘤）<br>　　● 服用雄激素类药物 |

| 性染色体异常的 DSD | 46，XY DSD | 46，XX DSD |
|---|---|---|
| | 3. 其他<br>（1）男性生殖发育异常综合征（泄殖腔异常、Robinow 综合征、Aarskog 综合征、手-足-生殖器综合征、胭窝翼状赘蹼）<br>（2）苗勒管永存综合征<br>（3）双侧无性腺综合征<br>（4）尿道下裂（CXorf6）<br>（5）先天性促性腺激素低下性性腺功能减退<br>（6）隐睾症（INSL3、GREAT）<br>（7）环境影响 | 3. 其他<br>（1）综合征（泄殖腔异常）<br>（2）苗勒管退化/发育不全（如 MURCS）<br>（3）子宫畸形（如 MODY5）<br>（4）阴道闭锁（如 McKusick-Kaufman 综合征）<br>（5）阴唇愈合 |

## （一）性染色体异常的 DSD

性染色体异常的 DSD 是性染色体数目或结构异常引起的疾病，主要包括 Klinefelter 综合征（47，XXY 及其变体）、Turner 综合征（45，X 及其变体）、混合性性腺发育不良（45，X/46，XY）和异源嵌合体（46，XX/46，XY）。Klinefelter 综合征（47，XXY 及其变体）和 Turner 综合征详见第十七章第四节。

1. 混合性性腺发育不良（45，X/46，XY）混合性性腺发育不良常见染色体核型为 45，X/46，XY 嵌合体，也有报道 45，X/47，XYY 或 45，X/46，XY/47，XYY。与核型 45，X/46，XY 嵌合体相关的临床表型具有高度异质性，生殖器表型从正常女性外阴或轻度阴蒂肥大到模糊不清的外生殖器，也可是正常大小的阴茎。性腺表型从条索状到睾丸发育不全，也可是组织结构完全正常的睾丸。性腺可出现在睾丸下降路径中的任何一个位置。患者的表型取决于 46，XY 细胞比例。如果患儿的阴茎发育不良，有子宫，身高增长的潜力不大，多数（60%）选择作为女性抚养，但需切除性腺，以防止青春期雄激素分泌和发生性腺母细胞瘤。对于有尿道下裂、阴茎发育尚可的婴儿，应按男孩抚养，为促进阴茎发育，婴儿期可给予睾酮治疗，尿道下裂修补术应放在睾丸固定术之后进行，切除不能放入阴囊的性腺。对于阴囊内的睾丸需定期检查，青春期应该做睾丸活检，除外睾丸原位癌。青春期还应检测患儿体内是否有足够的内源性睾酮，必要时需补充治疗。

2. 卵睾型 DSD（46，XX/46，XY 异源嵌合体及其变体）　卵睾型 DSD 又称真两性畸形，是指同一个体既有含卵泡的卵巢组织又有生精小管的睾丸组织，可能是由于双次受精或卵子融合所致，

其外生殖器可以呈间性，也可以是结构完全正常的男性或女性。性腺的具体表现可以一侧是睾丸，另一侧是卵巢，或双侧均为卵睾（同一性腺中含双重性别性腺结构），最常见是一侧是卵睾另一侧是睾丸或卵巢。睾丸可在腹腔内或在其下降路线中的任一处，半数下降不完全患者有腹股沟疝。生殖管道在有睾丸组织的一侧苗勒管退化，有华氏管分化结构；有卵巢的一侧有输卵管和子宫而无华氏管结构。卵睾常被退化不完全的苗勒管缠绕而停留在腹股沟内。患者可分别具有男性或女性的生育能力。

卵睾型 DSD 患者核型也可以是 46，XX、46，XY 或 45，X/46XY。核型是 46，XX 的卵睾型 DSD 患者已有报道存在 RSPO1 基因突变，以及罕见的 SPY 基因易位；核型是 46，XY 的卵睾型 DSD 患者可能存在 Y 染色体的缺失，或存在早期性别决定基因突变。

## （二）46，XY DSD

主要病因包括睾丸发育异常、雄激素合成或功能障碍，以及发育异常引起的其他男性外生殖器模糊。

1. 睾丸发育异常　睾丸发育异常根据其表型可分为完全或部分性腺发育不全、卵睾型 DSD 和睾丸退化。

（1）完全性腺发育不全也称为 Swyer 综合征，其在胚胎早期睾丸未发育，因此不能分泌睾酮和抗苗勒管激素（anti-müllerian hormone，AMH），华氏管缺乏睾酮刺激，不能向男性发育，苗勒管未被 AMH 抑制而发育为输卵管、子宫与阴道上段，外生殖器不受雄激素影响而发育为女性外阴。其临床特点为正常的女性内外生殖器官，双侧条索状性腺。

（2）部分性睾丸发育不全可可以表现为阴蒂肥大或外生殖器模糊，可以有子宫、阴道也可无子宫、阴道。

在睾丸发育异常患者中已经发现了数个单基因突变或缺失，由于这些基因同时表达于多个组织，因此这些基因的突变不仅导致患者性发育异常，还可有其他系统的表现，这些表现为明确诊断提供有意义的线索。目前仅有 20%～30% 的睾丸发育异常的患者能做到基因诊断。

**SF1 基因突变**：SF1 基因位于 9q33，作为孤核激素受体家族的成员，除参于类固醇生成外，在生殖及男性性别分化过程中还参于多种基因的转录调节。基因敲除 SF1 的小鼠出现肾上腺和性腺的发育停滞，XY 雌性反转，永存苗勒管及下丘脑-垂体分泌促性腺激素异常。SF1 以一种剂量依赖的方式对性别决定和肾上腺发育进行调节。1999 年第一例报道的 SF1 基因突变患者表现为46，XY 完全性性发育不良、永存苗勒管和原发性肾上腺皮质功能缺陷。

**WT1 基因突变**：WT1 基因含有 10 个外显子，定位于 llpl3，与参与脑发育的基因 PAX6 紧邻，WT1 是四锌指转录因子，在发育中的尿生殖嵴、肾、性腺及间皮中均有表达，在人类的肾和性腺发育中起重要作用。该基因突变涉及多种与肾和性腺发育有关的人类疾病，如 WAGR 综合征、Denys-Drash 综合征及 Frasier 综合征。WT1 完全缺失时产生 WT 相邻基因同时缺陷的 WAGR 综合征，即 Wilm 肿瘤、虹膜畸形或缺如、泌尿生殖道异常（常见隐睾和尿道下裂）以及智能障碍。WT1 在外显子 5 和 9 上有两个可选择性剪接位点，从而导致包含或不包含赖氨酸、苏氨酸和丝氨酸（KTS）的两种蛋白，产生两种临床表型不同的疾病。包含 KTS 的 WT1 基因突变导致 Denys-Drash 综合征，包括 Wilm 瘤（多在 2 岁左右出现）、弥散性或局灶性肾小球基底膜硬化，并因之发生早发性肾衰竭，同时有尿生殖道发育异常。其性发育异常表现多样，可从 46，XY 性逆转（条索性腺和女性外生殖器）至轻微尿生殖道异常。患者体内是否存在子宫和输卵管，取决于睾丸支持细胞功能障碍的程度。不含 KTS 的 WT1 基因突变则导致 Frasier 综合征，则表现为双侧完全性腺发育不良（条索状性腺）、46，XY 女性表型、苗勒管永存和局灶性节段性肾小球硬化和儿童晚期的终

末期肾病，由于 WT1 蛋白正常，因此患者不会发生 Wilm 肿瘤。

**SRY 基因突变**：SRY 基因位于 Y 染色体的短臂（Yp11.3），含单个外显子，编码产物含有 223 个氨基酸的蛋白（SRY），是 HMG box 转录因子，SRY 仅在胚胎早期未分化的生殖嵴组织细胞中表达，启动支持细胞分化，是决定性腺原基向睾丸分化的关键基因，SRY 基因突变导致 46，XY 完全性性发育不良和条索状性腺，大约 15% 的 XY 完全性性腺发育不良患者存在 SRY 失活突变。

**SOX9 基因突变**：SOX9 基因位于 17q24～25，不仅与 SRY 共表达于男性尿生殖嵴，促进男性性腺的分化，亦可在骨骼组织表达直接调控 II 型胶原基因。SOX9 的缺失可导致 46，XY 完全性性发育不良、条索状性腺和骨骼畸形（肢弯曲发育异常）。

**沙漠豪猪（desert hedgehog，DHH）基因**：最初是在研究果蝇的基因突变时发现的，该基因突变的果蝇胚胎酷似受惊刺猬，因此而得名，Hh（Hedgehog）信号通路在神经、骨骼及内分泌系统发育过程中起非常重要作用，DHH 突变可引起完全或部分性性发育不良，伴有或不伴小束状神经病变。

**DAX1 基因突变**：DAX1 基因位于 Xp21，含有两个外显子，DAX1 主要表达于垂体-下丘脑、性腺和肾上腺。在性腺分化过程中 DAX1 抑制睾丸的分化，DAX1 基因突变可造成 X 连锁隐性先天性肾上腺发育不良、睾丸未降、青春期发育受阻和促性腺激素不足性性腺功能减退。

**Aristaless 相关同源盒，X 连锁基因 ARX**：ARX 是一个转录因子，其在胚胎期神经元迁移过程中起核心作用。敲除 ARX 的小鼠会出现广泛神经髓鞘缺失。已有报道 X 连锁无脑回生殖器模糊综合征（XLAG）患者中存在 ARX 基因突变，这种罕见疾病常常有严重的癫痫和热不稳定，生殖器异常与睾丸间质细胞功能受损有关。当然，在有些神经系统异常（如婴儿痉挛症）的患者中有 ARX 突变，但并无 DSD。

**睾丸特异蛋白，Y 连锁样 1 基因（Testis-Specific Protein，Y-Linked-Like 1 Gene，TSPYL1）**：TSPYL1 基因编码一个可能参与 DNA 重塑的未知功能蛋白，2004 年首次报道在 Amish 族群中出现的婴儿猝死，46，XY 性腺发育不全与 TSPYL1

基因突变有关，并将其命名为婴儿猝死睾丸发育不全综合征（SIDDT），该综合征呈常染色体隐性遗传。近年来有文献报道 TSPYI 基因的突变与 46，XY DSD 及男性不育相关。

与性腺发育不全相关的染色体结构异常：生殖器发育异常与许多染色体的缺失、重复和重排相关，最常见的结构异常有 9p24-qter、10q25-qter 和 Xq13 的缺失以及 Xp21 重复。

2. 雄激素合成异常　雄激素的合成由 4 种基因编码的 5 种酶调控，雄激素通过雄激素受体发挥作用，其中任何环节的异常均可导致 46，XY 性发育不良。由于酶缺陷的程度不同，患者的临床表型多样，重者表现为典型的完全性性发育不良，轻者表现为小阴茎尿道下裂和隐睾。患者除有性腺异常外，多伴有醛固酮和皮质醇的合成异常。例如，急性调节蛋白（StAR）缺陷、P450 侧链裂解酶缺陷、17a-羟化酶/17，20 碳链裂解酶及 3β-羟类固醇脱氢酶缺陷在引起雄激素生成障碍导致的 46，XY 完全或不完全性性发育不良同时均伴有肾上腺皮质功能异常（相关内容见本章第六节）。

（1）Simith-Lemli-Opitz 综合征：本综合征是由 3β-羟类固醇-Δ7 还原酶缺陷所致，此酶的作用是催化 7-脱氢胆固醇为胆固醇，后者是肾上腺皮质和性腺甾体合成的底物，酶缺陷将引起 7-脱氢胆固醇及其异构体 8-脱氢胆固醇在体液和组织堆积。临床表现涉及多个器官，因致命的多器官畸形可致宫内和新生儿早期死亡。存活者有宫内和生后生长迟缓、小头、精神发育迟缓、先天性心脏病、上睑下垂、白内障、鼻孔向前、低耳位、腭裂、手和足有并指（趾）或多指（趾）畸形（特别是第 2～3 趾），有严重的尿道下裂、小阴茎，甚至是完全女性外生殖器。

3β-羟类固醇-Δ7 还原酶基因位于 11q12～13，目前已发现了 70 多种突变。本病确诊是测定血清 7-脱氢胆固醇升高，胆固醇降低。

（2）黄体生成素受体基因突变：LH/人绒毛膜促性腺激素（hCG）受体是激活睾丸间质细胞分化和生长的重要因子，46，XY 患者 LH 受体失活突变导致间质细胞发育不良，临床表型从完全女性表型到小阴茎、隐睾，高促性腺激素性性腺发育不良和尿道下裂、雄激素水平低下等。由于胚胎 8～10 周时胎儿睾丸间质细胞产生睾酮不依赖于 LH，并以旁分泌形式分泌，使华氏管周围有一定浓度的睾酮，因此在严重雄激素缺乏的患者中，仍有发育不全的华氏管结构。睾丸支持细胞发育正常，AMH 分泌正常，苗勒管按正常程序退化。实验室检查示 LH 增高、睾酮降低。hCG 刺激后血睾酮不增高。

（3）17β-羟类固醇脱氢酶 3（17βHSD3）缺陷：HSD17β3 基因位于 9q22，该酶是产生雄激素的一种微粒体酶，仅在睾丸组织中表达，突变导致 46，XY 男性外生殖器模糊，患者出生时常被认为是女性，并当成女孩抚养，但到达青春期时，由于外周组织在其他 6 种 17βHSD 同工酶的作用下将雄烯二酮转化为睾酮，因而出现男性第二性征的发育。

（4）5a-还原酶 2 缺陷：双氢睾酮由睾酮在 5a-还原酶作用下生成，是男性外生殖器形成的关键因子，若 5a-还原酶活性降低将导致男性性别模糊，完全缺乏导致男性婴儿出生时外阴类似女性，多被当成女性抚养。研究表明，60% 的 5a-还原酶缺陷患者出生时表型为女性。但由于青春期第二性征的发育主要受睾酮的作用，因而会存在正常男性青春期发育，从而出现男性性发育。由于患者雄激素转换成双氢睾酮障碍，因而在 hCG 刺激试验中表现为睾酮/双氢睾酮比值明显增高，约半数患者还存在 LH 和卵泡刺激素（FSH）轻度升高。

3. 雄激素功能障碍　雄激素不敏感综合征本病为 X 连锁隐性遗传。雄激素受体基因位于 Xq11～12，由 8 个外显子组成。编码含 919 个氨基酸的蛋白。雄激素受体高表达于外生殖器，目前已经了解到其基因突变将导致雄激素不敏感综合征。但是同一基因突变可导致患者出现程度不同的表型。例如，携带同一雄激素受体突变体在不同患者可出现完全型和不完全型雄激素不敏感综合征的两种表型，提示患者体内可能存在某种“修饰因子”，影响突变携带者的临床表型。

（1）完全性雄激素不敏感综合征（CAIS）：又称睾丸女性化综合征，患者核型为 46，XY，其睾丸具正常分泌 AMH 能力致苗勒管正常退化。出生时完全女性表型，具有女性青春发育，乳房发育良好，阴蒂不大，阴毛呈女性分布但稀少，腋毛稀或无。盲端阴道，无子宫及附件。睾丸部位不定，少数在大阴唇内。青春期前睾丸似正常，但到青春期生精小管萎缩，间质细胞增生，无生精能力，睾丸恶变概率随年龄增加而升高。生后前3个月有似正常男婴的血清LH和睾酮升高，其范围可近似正常或更高，3个月后至青春期前下降，但也有仍高者。青春期LH和睾酮显著升高，$E_2$较正常男性为高，FSH正常或略感。由于出生时表型完全为女性，多数为原发性闭经就诊，虽无生育能力，但多数不做外科矫形手术也能适应女性性生活。

（2）部分性雄激素不敏感综合征（PAIS）：临床表现多样，外生殖器多为男性或呈男性倾向的两性畸形，最常见的是新生儿时呈男性表型，但有尿道下裂，会阴处可见小的阴道样小囊陷入，阴囊呈分叉状，大多为隐睾，少数睾丸下降，睾丸无生育能力，青春期男性第二性征发育不良，阴毛稀少，睾丸小生殖细胞停止发育。可有男性乳腺发育，但女性化程度远低于CAIS。血LH和T升高，给予外援雄激素不能使LH抑制，$E_2/T$升高。

4.影响46，XY性发育的其他疾病

（1）永存苗勒管综合征：AMH由睾丸支持细胞分泌，在胚胎期（8～12周）引起苗勒管退化，如基因突变，则46，XY男性患者苗勒管不能正常退化而分化为子宫和输卵管，患者具有男性生殖管道和男性表型。多于疝切开术中发现苗勒管结构而被诊断。

（2）无睾症：又称睾丸消失综合征，本征缘于男性性分化中期（胚胎8～4周）睾丸发育中断，如睾丸在8周前退化，出生时仅有条索状性腺，外生殖器呈女性；如睾丸在8～10周退化，则外生殖器性别模糊，华氏管、苗勒管不同程度的发育不良；如睾丸在12～48周退化，患者出生时表现为无睾丸和小阴茎，有正常男性分化的内、外生殖器，无苗勒管。小阴茎和外生殖器发育不良程度与睾丸退化早、迟有关。青春期促性腺激素水平升高、性腺水平低下、hCG刺激试验睾酮无增加，提示无睾，婴儿期和儿童期AMH测定也有助诊断无睾。

（3）尿道下裂：尿道下裂是指患者的尿道口在阴茎的腹侧，正常尿道口的近端至会阴部的中途，部分患者伴有阴茎腹侧包皮缺损，故常常伴有阴茎下弯。尿道下裂发生率在男性新生儿中为3/1000～4/1000。尽管在大多数病例中病因尚不清楚，但目前认为该类先天异常是基因与环境共

同作用的结果。家族中有尿道下裂的先证者，再生的男婴中本病的风险上升10%，有报道位于Xq28上的MAMLD1基因突变可引起尿道下裂，NR5A1突变在引起尿道下裂同时有轻度睾丸发育不全和类固醇合成缺陷，患者有小阴茎和隐睾。尿道下裂的环境危险因素有母亲高龄、多胞胎、母亲妊娠期接触己烯雌酚或吸烟、母亲为纯素食者、辅助生育以及父亲接触杀虫剂等，此外宫内生长受限者中尿道下裂发生率也明显增加。尿道下裂诊断并不困难，但因注意睾丸的大小、位置、有无阴道是否伴其他畸形，尤其是合并双侧隐睾者需注意与其他畸形相鉴别。本病必须进行手术矫正。

### （三）46，XX DSD

46，XX DSD主要病因包括卵巢发育异常、雄激素过剩，最常见的是21-羟化酶缺陷引起的先天性肾上腺皮质增生症，以及其他由于发育异常导致的女性外生殖器模糊。

1.卵巢发育异常　卵巢发育异常在青春期前通常并无临床表现，青春期由于无雌激素方显其临床症状。相比之下，对于46，XX卵睾型DSD和46，XX睾丸型DSD虽然其机制尚不十分清楚，但已有明确定义。

（1）卵巢发育不全：卵巢发育不全最常见于性染色体非整倍体改变（Turner综合征）导致卵巢进行性凋亡。卵巢抵抗则是由于FSH受体突变，多在青春期呈现临床症状。卵巢功能紊乱很可能出现在涉及到DNA修复机制的多系统综合征中（如Cockayne、共济失调毛细血管扩张症、Werner综合征等），也有非代谢原因由于X染色体基因突变或者线粒体病变引起卵巢功能早衰，而且这些紊乱常常影响早期卵巢发育。

（2）46，XX卵睾型DSD和46，XX睾丸型DSD：46，XX卵睾型DSD和46，XX睾丸型DSD非常罕见，46，XX卵睾型DSD是指发育中的卵巢含有睾丸组织成分，大部分患者出生时外生殖器模糊，青春期明显男性化，该类患者许多临床特征与46，XX/46，XY异源嵌合体相似（见前），事实上卵睾型DSD患者更多见的染色体核型是46，XX，尤其是在非洲撒哈拉地区。部分患者呈家族性，有些病例存在一定遗传背景，具体机制不明，已证实部分患者存在SRY和SOX9基因表达和易位，也有报道存在卵巢-睾丸限制基

*RSPO1* 部分功能紊乱。

46，XX 睾丸型 DSD 表现为正常男性表型，无苗勒管结构，由于 Y 染色体上的关键基因缺失，睾丸无生精能力，因此患者多因为无生育能力而首次就诊。部分患者有家族史，但不同的家庭成员可以有不同表型，46，XX 睾丸型 DSD 可能是卵巢反分化的极端表型，已证实高达 80% 的 46，XX 男性含有 SRY 睾丸决定因子的 Y 染色体物质，在某些情况下由于残存的卵巢组织发育便出现了卵睾表型。目前 *SRY* 易位可用标有 *SRY* 基因探针的 FISH 分析来确诊。近年来已经报道了许多 *SRY* 基因阴性的 46，XX 睾丸 DSD 病例存在 *RSPO1* 基因失活突变，这部分患者同时存在掌跖过度角化和鳞状细胞癌。该基因编码的响应子 1（Respondin 1）介导 WNT4 信号通路，其为第一个卵巢特异性睾丸发育的阻抑子。在 46，XX 性腺发育过程中，响应子 1 功能缺失导致睾丸发育伴男性不育表型。也有报道 *WNT4* 突变导致 46，XX 睾丸型 DSD，同时伴有肾、肾上腺、肺发育不全。

2. 雄激素过剩　女性患儿胎龄 12 周以前受高浓度雄激素影响可引起外生殖器男性化，胎龄 12 周以后，即使有高浓度雄激素刺激，也仅有阴蒂肥大，因此患者男性化程度取决于接触雄激素的时期。雄激素过量最常见的病因为类固醇生物合成障碍导致雄激素过多，其次为母妊娠期接触雄激素过多。类固醇生物合成障碍导中 21-羟化酶缺陷最常见，其次还有 11-羟化酶缺陷、3β-羟类固醇脱氢酶 2 型缺陷和细胞色素 P450 氧化还原酶缺陷（详见本章第六节）。

3. 家族性糖皮质激素抵抗　糖皮质激素抵抗通常是由于糖皮质激素受体 α-亚型（GRα）散发杂合突变造成的一种罕见的疾病，靶器官对糖皮质激素不敏感加上反馈机制受损，导致促肾上腺皮质激素分泌过多和血循环中皮质醇水平升高，但患者没有糖皮质激素引起的库欣综合征的临床特点。然而，由于盐皮质激素水平升高，患者会出现高血压、低血钾和肾上腺雄激素水平升高引起的多毛和痤疮。

大多数 GRα 基因突变是杂合突变，该突变由于改变了配体结合、核定位、共激活因子的相互作用以及靶基因的转录而引起糖皮质激素受体功能部分丧失。在小鼠，GRα 基因（*NR3C1*）完全丧失是致命的，有文献报道 1 例完全糖皮质激素抵抗的男婴表现为顽固的低血糖和高血压。1 例 *NR3C1*（Val571Ala）纯合子突变的巴西女婴出生时表现为阴蒂肥大、阴唇融合，有尿生殖窦，该突变导致 GRα 功能下降，受体活性部分丧失，该患者同时还存在 CYP21 的杂合突变，虽然 CYP21 的杂合突变对患者的表型有一定影响，但严重的 GRα 基因突变可以引起轻度 46，XX DSD。

4. 芳香酶缺陷　芳香酶缺陷是极少见的常染色体隐性遗传病，正常情况下，芳香酶使睾酮转化为雌二醇，雄烯二酮转化为雌酮。该酶在胎盘、卵巢、骨骼、脑、血管内皮细胞、乳腺和脂肪组织中高表达，其受组织特异性启动子调节。芳香酶在局部雌激素产生以及青春期血循环中来自卵巢的雌激素的产生中均起到至关重要的作用。妊娠期芳香酶可保护胎儿在宫内免受高水平雄激素的暴露，如缺少该酶，胎盘不能将睾酮和雄烯二酮转化为雌激素，大量来自胎盘的雄激素进入胎儿和母亲血循环，导致女性胎儿雄性化，孕母自妊娠中后期开始男性化（如痤疮、毛发增多和声音改变），婴儿出生后症状消失。女性（46，XX）出生时阴蒂肥大，大阴唇有不同程度的融合，甚至融合形成阴囊，部分患者有尿生殖窦，尿道阴道同一开口，患儿有正常的苗勒管结构。婴儿期卵巢组织学正常，随后在高 FSH 刺激性，同时卵巢缺少芳香酶，2 岁时既可发生多囊卵巢（给予雌激素囊肿能消退），青春期出现高促性腺激素性性功能低下，女性第二性征不发育，严重的多囊卵巢、胰岛素抵抗和血脂异常，骨质疏松，骨骺不能闭合。雌激素治疗可改善上述症状。

5. 影响 46，XX 性发育的其他因素　有些综合征也能引起 46，XX 女性生殖器官发育异常，子宫发育异常可导致双角子宫（如 Fryns 综合征）、半侧或全部子宫发育不全，这些情况作为 Mayer-Rokitansky-Küster-Hauser（MRKH）综合征或 MURCS（苗勒管、肾、颈椎综合征）的一部分同时可能伴随有肾、心脏和颈椎异常。虽然部分患者有家族史，并且有报道 *WNT4* 突变可引起缺少苗勒管结构（子宫和阴道上段）、单侧肾发育不全和轻度高雄激素，但上述情况在大多数患者中病因并不清楚。有报道在青年期发病的成人型糖尿病 5 型（maturity-onset diabetes of the young type 5，MODY5，HNF1B）可出现子宫发育异常，

*HOXA13* 突变引起的手-足-生殖器综合征中以及 McKusick-Kaufman 综合征也存在子宫阴道发育异常。阴蒂肥大可能是一些综合征（如 Fraser 综合征和神经纤维瘤病）的表型之一，因此在作出雄激素过多诊断之前需要仔细评估。

女性新生儿出现阴唇粘连也较为常见，虽然雌激素软膏有助于粘连的阴唇分离，但这种情况绝大多数可自然分离。

### 【性发育异常的诊断】

新生儿的外生殖器模糊均可能诊断为 DSD，但性别确认则需要一定的时间。DSD 的诊断过程是性别鉴定和病因诊断的过程，需要明确的内容有遗传性别、性腺性别、内外生殖器解剖结构、性激素合成酶有无缺陷、睾丸间质细胞和促性腺激素的分泌功能，以及靶组织对性腺的敏感度。

#### （一）病史

需要了解患者的家族史和母孕史，尤其是母亲怀孕早期所患疾病和应用药物史，有无外源性雄激素、孕激素摄入史。

#### （二）外生殖器检查

首先应触诊性腺，沿睾丸下降途径从腹股沟外环口开始向下触诊，仔细检查有无性腺；第二步观察阴唇阴囊是否对称，阴囊有无分叉，似大阴唇结构的应观察两侧有无融合（阴唇阴囊化或阴囊阴唇化）。第三步观察阴茎、阴蒂大小，龟头发育状况，尿道口部位，尿道下裂的形式。阴蒂肥大者注意尿道-阴道是否同一开口。临床上根据外阴男性化的程度以及阴道与尿道汇合点的高度分为五级（又称 Prader 分级，如图 15-7-5 所示）。早产儿的阴唇脂肪组织很少且阴蒂明显，有可能被误认为存在严重的潜在疾病，因此对早产儿 DSD 的诊断更要慎重。

#### （三）实验室检查

实验室检查是诊断的基础。生殖器模糊的新生儿均应行染色体核型检查，检测基因组中是否存在 SRY（性别决定基因）。激素检测包括 17-羟孕酮、睾酮、双氢睾酮、促性腺激素、AMH 和电解质分析，以及必要的激素兴奋试验。如 hCG 兴奋试验，以确定是否存在睾丸及与年龄相对应的雄激素水平。促肾上腺皮质激素兴奋试验分别用来评估睾丸和肾上腺双腺体的合成缺陷。何时进行上述试验、剂量和频率尚没有一致的意见，但 ESPE/LWPES 的意见认为对 XY 的 DSD 和 X/XY 的 DSD 患者可以考虑 1500 单位的 hCG 连续 3 天注射，在第 4 天收集血样检测，也可采用每周 2 次注射、连续 3 周的方法。但试验的时间最好在出生后 4 周进行。由于受胎盘和胎儿肾上腺对类固醇的廓清的影响，没有早期可靠的试验标准，因此不提倡过早进行上述兴奋试验。

#### （四）影像学检查

影像学检查用于评估内生殖器的解剖情况和苗勒管衍生结构，以及腹腔内/腹股沟内性腺。超声检查在新生儿期很敏感，因为此时子宫和卵巢在母亲激素的作用下相对较大。CT、MRI 检查同样可识别苗勒管衍生结构，内镜检查则可评估尿生殖窦的情况。当性腺性别不能确定时，可利用腹腔镜检查及组织活检，以确定是否为卵睾、条索状性腺，或发育不良的睾丸，以明确诊断。需要强调的是，二者均以诊断为目的，尽量避免同期切除性腺，性腺切除术应该在诊断完全明确以及全面的讨论后进行。

#### （五）缺陷基因的检测

尽管人类性别发育的遗传学基础有了显著的进步，但基因分子水平能够明确诊断的最多占 1/5，由于对基因分析的技术、费用、安全性和质控的原因，基因检测还没有常规用于临床 DSD 的诊断。

### 【性发育异常的处理】

ESPE/LWPES 提出以下处理原则：①DSD 的个体都应该接受性别确认，应在专家评估后确定

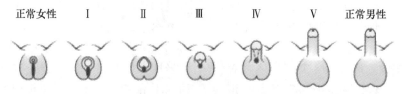

正常女性　　Ⅰ　　　Ⅱ　　　Ⅲ　　　Ⅳ　　　Ⅴ　　　正常男性

图 15-7-5　Prader 分级。Ⅰ. 轻度阴蒂肥大；Ⅱ. 阴蒂明显肥大，尿道阴道分别开口；Ⅲ. 阴蒂明显肥大，尿道阴道同一开口；Ⅳ. 小阴茎，尿道下裂；Ⅴ. 小阴茎

新生儿的性别。②长期的治疗和随访应在有经验多学科的中心进行，在治疗小组中应有儿科内分泌专家、外科医生、泌尿外科和妇产科专家、遗传学家、社会工作者和医学伦理学工作者。③与患者和家属进行开放式的交流，并且鼓励参加性别决定的讨论。④患者的隐私及家属关注的问题应该受到尊重。

### （一）新生儿性别确定

医生应该与家长共同讨论 DSD 的新生儿性别。决定性别的因素应包括诊断、外生殖器表型、潜在的生育能力、手术的选择、长期激素替代治疗、家庭的文化背景。医生要根据检查结果做出准确诊断并建议性别分配。90%的 46，XX 先天性肾上腺皮质增生症患者和 100%的 46，XY CAIS 患者选择女性性别，因此对这些患者建议分配女性。5a-还原酶 2 缺陷和 17β-羟类固醇脱氢酶 3 缺陷建议分配男性，因为有 60%的 5a-还原酶 2 缺陷的患者和 50%的 17β-羟类固醇脱氢酶 3 缺陷的患者在婴儿期当女性抚养，但到青春期作为男性生活。PAIS 患者、雄激素生物合成缺陷和部分性腺发育不全患者，无论其作为男性或女性抚养时均有约 25%的个体产生性别不满。由于可获得的性别结果的资料并不支持某一种性别分配，故对 PAIS 患儿的性别分配仍然充满挑战。小阴茎的婴儿建议分配男性，有报告认为其存有潜在的生育力。46，XY 泄殖腔外翻患者尽管有正常的睾丸功能和雄激素在靶器官的作用，但因为缺少有功能的男性生殖器，有 65%作为女性生活，因此通常建议分配女性。但此类患者中未来有 35%～55%存在性别矛盾问题，有研究认为这大多与产前大脑在雄激素的作用下所形成的原始印象即为男性有关。对卵睾型 DSD 患者作性别分配要考虑由性腺分化和生殖器发育决定的生育潜能，或者与已选择的性别一致。混合性性腺发育不全的患者要考虑产前雄激素暴露、青春期睾丸功能、阴茎发育和性腺位置分配性别。至于生育问题，DSD 患者的生育资料有限，但如女性患者有发育较好的卵巢和子宫，男性患者存在有功能的生精小管，在辅助生育技术的帮助下都存在生育的潜能。

### （二）外科治疗

外科治疗包括两部分，即生殖器的矫形和性腺切除术。

关于如何进行以及何时对进行生殖外科整形

有争论，但多数儿科泌尿医生和内分泌学家认为应早期（即 1 岁左右）行生殖器成形术以减轻家庭的压力。卵睾型 DSD 若存在有功能的卵巢组织，建议生命早期分离并切除睾丸成分，以保存潜在的生育能力。

性腺切除术：DSD 患者中部分需要切除性腺，主要原因为：①性腺恶变的风险；②持续的雄激素作用使男性化更加明显，尤其是已行女性性别认定者。性腺恶变的风险并不取决于性腺发育不良的本质，而是取决于性腺所处的位置和年龄。含有 Y 染色体的 DSD 患者性腺恶变的风险随年龄增大而增加。DSD 患者更易患精原细胞瘤、无性细胞瘤。恶性风险最高的是位于腹腔内的性腺，发生恶性肿瘤的概率为 15%～50%；而完全性雄激素不敏感综合征患者和卵睾型 DSD 患者的性腺发生恶性肿瘤的概率仅为 2%～3%；介于低风险与高风险之间的是发育不良的性腺和部分性雄激素不敏感综合征患者位于阴囊内的性腺。

### （三）激素替代治疗

1. 糖皮质激素治疗　详见本章第六节。

2. 性激素替代治疗　选择性的内分泌治疗可以等到接近青春期，当患者能够参与知情同意时，性激素替代治疗可能引起与患者自我特征发展不一致的生理和行为改变，因此，最好有精神卫生专家参与对患者的评价并提出意见，让患者自己决定选择治疗。

### （四）心理精神治疗

心理精神治疗应作为 DSD 儿童及成人整体治疗的一部分。

（刘　慧　童笑梅）

## 参考文献

[1] Achermann JC，Hughes IA. Disorders of sex differentiation//Kronenberg HM，Melmed S，Polonsky KS，et al. Williams textbook of endocrinology. 11th ed. Philadelphia：WB Saunders，2008：783-848.

[2] Hughes IA，Houk C，Ahmed SF，et al. Consensus statement on management of intersex disorders. Arch Dis Child，2006，91：554-563.

[3] Pasterski V，Prentice P，Hughes IA. Consequences of the Chicago consensus on disorders of sex development（DSD）：current practices in Europe. Arch Dis Child，2010，95：618-623.

［4］ Hughes JF，Skaletsky H，Pyntikova T，et al. Chimpanzee and human Y chromosomes are remarkably divergent in structure and gene content. Nature，2010，463：536-539.

［5］ Hiramatsu R，Matoa S，Kanai-Azuma M，et al. A critical time window of SRY action in gonadal sex determination in mice. Development，2009，136：129-138.

［6］ Hughes IA，Acerini CL. Factors controlling testis descent. Eur J Endocrinol，2008，159（suppl 1）：S75-S82.

［7］ Wiersma R，Ramdial PK. The gonads of 111 South African patients with ovotesticular disorder of sex differentiation. J Pediatr Surg，2009，44：556-560.

［8］ Canto P，Soderlund D，Reyes E，et al. Mutations in the desert hedgehog（DHH）gene in patients with 46，XY complete pure gonadal dysgenesis. J Clin Endocrinol Metab，2004，89：4480-4483.

［9］ Puffenberger EG，Hu-Lince D，Parod JM，et al. Mapping of sudden infant death with dysgenesis of the testes syndrome（SIDDT）by a SNP genome scan and identification of TSPYL loss of function. Proc Natl Acad Sci U S A，2004，101：11689-11694.

［10］ Ogata T，Wada Y，Fukami M. MAMLD1（CXorf6）：a new gene for hypospadias. Sex Dev，2008，2：244-250.

［11］ Vinci G，Brauner R，Tar A，et al. Mutations in the TSPYL1 gene associated with 46，XY disorder of sex development and male infertility. Fertil Steril，2009，92：1347-1350.

［12］ Porter FD. Smith-Lemli-Opitz syndrome：pathogenesis，diagnosis and management. Eur J Hum Genet，2008，16：535-541.

［13］ Mandel H，Shemer R，Borochowitz ZU，et al. SERKAL syndrome：an autosomal-recessive disorder caused by a loss-of-function mutation in WNT4. Am J Hum Genet，2008，82：39-47.

［14］ Belgorosky A，Guercio G，Pepe C，et al. Genetic and clinical spectrum of aromatase deficiency in infancy，childhood and adolescence. Horm Res，2009，72：321-330.

［15］ Ahmed SF，Keir L，McNeilly J，et al. The concordance between serum anti-müllerian hormone and testosterone concentrations depends on duration of hCG stimulation in boys undergoing investigation of gonadal function. Clin Endocrinol，2010，72：814-819.

［16］ Charmandari E，Kino T，Ichijo T，et al. Generalized glucocorticoid resistance：clinical aspects，molecular mechanisms，and implications of a rare genetic disorder. J Clin Endocrinol Metab，2008，93：1563-1572.

# 第16章 新生儿重症感染

## 第一节 新生儿免疫系统发育特点

人类免疫系统的产生和发育始于胚胎早期，出生时仍未发育成熟。新生儿的免疫防御机制由非特异性免疫（天然免疫）和特异性免疫（获得性免疫）两部分组成，非特异性免疫是在生物进化中逐渐形成，具有遗传特性，主要由物理屏障（皮肤黏膜、血脑屏障和单核-巨噬细胞系统等）、吞噬细胞（粒细胞和单核细胞等）以及一些体液因子（补体、备解素和溶菌酶等）组成；特异性免疫是在机体与抗原反复接触后逐渐形成，无遗传特性，包括T淋巴细胞介导的细胞免疫和B淋巴细胞介导的体液免疫。特异性与非特异性免疫是相互独立、相互促进又相互结合的两个系统，特异性免疫是在非特异性免疫的基础上发挥作用，而同时又能加强非特异性免疫功能。

新生儿免疫系统发育不成熟，功能欠完善；未接触过外界环境中种类繁多的抗原物质，因而缺乏"免疫记忆"；由于受到通过胎盘的母亲抗体的影响，新生儿对病原体的易感性、病程经过与预后等方面都具有独特表现，与儿童或成人有很大差异；甚或发生与母亲抗体有关的免疫性疾病。因此，了解免疫系统的宫内外发育和成熟过程、掌握新生儿时期的免疫特点至关重要。

### 一、胎儿免疫系统发育

胚胎2~5周时在卵黄囊出现多分化潜能的造血干细胞，5周左右迁徙至胎儿肝，再迁移并驻留在骨髓，直至整个生命期。淋巴样干细胞从这些前体细胞分化而来，并进一步在免疫器官和组织中分化为T细胞、B细胞或自然杀伤（NK）细胞。初级（中枢）免疫器官（胸腺和骨髓）的发育始于胎龄6~8周，并迅速发育，随后次级（周围）免疫器官（脾、淋巴结、扁桃体等）也开始发育，这些免疫器

官成为干细胞进一步分化为T细胞、B细胞和NK细胞的生产基地，持续存在至整个生命期。

#### （一）T细胞系统发育

胎龄4周时，从第3腮裂的外胚层和第3腮囊的内胚层演化形成胸腺初体。胎龄8周时，造血干细胞进入胸腺，并在胸腺上皮细胞和体液因子作用下发育成T细胞。胎龄12周时，T细胞从胸腺迁移至脾和淋巴结，能够应对植物血凝素和异体细胞产生增殖反应。T细胞离开胸腺后经血流至全身，以淋巴结的副皮质区、脾动脉周围和胸导管区域淋巴细胞最密集。

新生儿期心脏手术或放射线照射破坏胸腺时，并未出现细胞免疫功能低下，这是由于在胎儿期T细胞已广泛分布于全身淋巴组织，出生后细胞免疫已由全身广泛分布的T细胞及其新生细胞来完成。

#### （二）B细胞系统发育

与T细胞的发育相平行，B细胞从胎龄7周时开始在胎儿肝发育。胚胎8周时胎儿肝的CD34＋干细胞移植至锁骨骨髓，10周时到达长骨。胎龄11~13周，脾开始合成和分泌抗原特异性免疫球蛋白。尽管胎儿B淋巴细胞已具备合成和分泌免疫球蛋白的能力，但由于宫内处于无菌环境，胎儿淋巴样组织中几乎看不到浆细胞，直到胎龄20周后才有少量出现，胎儿肠道可出现Peyer小结，胎龄25周肠黏膜固有层可看到浆细胞。胎儿出生前，淋巴结可有初级滤泡，尚无次级滤泡。

#### （三）自然杀伤细胞（NK）的发育

胎龄6~8周时可在胎儿肝发现NK细胞，NK细胞也可来源于胸腺和骨髓前体细胞。从骨髓迁出后NK细胞进入血循环或脾，但淋巴结中NK细胞很少。NK细胞能特异性地识别正常的异基因细胞，正常个体NK细胞约占淋巴细胞的10%，

但在脐血中百分比略低。NK 细胞活性降低是发生家族性遗传性组织细胞增生性嗜血综合征的病因。

## 二、胎儿与母体的免疫学关系

### （一）胎儿、胎盘和母亲的相互作用

一般而言，同种异体移植物于受者体内 2 周后即被排斥。胎儿具有来自父亲的遗传物质及其抗原物质，对母亲来说属于同种异体的移植物，但胎儿却可安然无恙地存在 40 周而不受母体排斥，妊娠 40 周后由非免疫机制所终止。母亲对胎儿免疫耐受的机制尚不清楚，目前有下述几种不同解释：①胎儿组织抗原虽然属于半抗原成分，但这种抗原性比成人弱得多的胎儿组织对母体不具有免疫原性，使母体对胎儿组织产生耐受性，不将胎儿排斥；②妊娠妇女的肾上腺皮质激素分泌增加，抑制其同种异体排斥能力，形成免疫惰性；③动物实验显示蜕膜细胞可分泌纤维素样物质使子宫具有一定程度的"免疫豁免"；④许多实验证明胎盘滋养层细胞本身无抗原性，孕妇淋巴细胞不能将滋养层细胞识别为异物而排斥，胎盘滋养层成为阻止具有免疫活性的母体细胞进入胎盘和胎儿的屏障。目前多数学者认为，母亲针对胎儿抗原的 T 淋巴细胞属于 Th2 型细胞，可抑制 Th1 型细胞，从而抑制免疫排斥反应。

### （二）母体抗体的转运

各类免疫球蛋白中只有 IgG 能通过胎盘，胎龄 38 天时即可测到来自母体的 IgG，并随胎龄增长而增加，尤其到胎儿最后 3 个月，经胎盘转运迅速增加，至出生时脐血 IgG 浓度等于甚至超过母体。IgG 经胎盘转运是一种主动过程，即 IgG 的 Fc 端与胎盘组织细胞上的 Fc 受体结合而黏附于胎盘。母体 IgG 的转运承担了被动免疫的作用，是新生儿抗感染免疫的重要组成部分，可抵御多种病原感染，如麻疹病毒、风疹病毒、水痘带状疱疹病毒、B 组链球菌和大肠埃希菌感染。不同抗原特异性 IgG 的胎盘转移量与母体血中相应 IgG 的浓度和分子量有关；正常新生儿脐血中可检测到少量（约为成人水平的 10%）IgM 及纳克水平的 IgA、IgD 和 IgE，由于这些蛋白质都不能透过胎盘，其可能为一些抗原透过胎盘诱导胎儿的免疫应答所产生。一些特应性体质的婴儿体内含有对一些尚未接触过的抗原（如蛋清）发生反应的抗体，推测这些抗体可能是在胎儿期由母体摄取的抗原诱导产生。

尽管母乳中存在所有类型的免疫球蛋白，但主要由分泌型 IgA（SIgA）组成，能抵制消化酶和胃酸的水解消化作用，对新生儿胃肠道有局部保护作用，能降低肠道感染性疾病的发病风险，并通过结合肠道内过敏物质，阻止特应性疾病的发生。母乳中的抗体主要针对肠道的各种病原（如各种肠道病毒等），可弥补经胎盘转运的母体血清抗体的不足。

### （三）母体抗体的不良影响

妊娠期间，胎儿红细胞和血小板等血液成分可进入母体循环，致使母体发生同种免疫反应，产生抗胎儿红细胞或血小板抗原的 IgG 类抗体，再经胎盘回输至胎儿血循环，破坏胎儿红细胞或血小板而发生新生儿溶血病或同种免疫性血小板减少症；某些自身免疫性疾病的母亲体内的一些自身抗体（IgG 类）对胎儿及新生儿有明显不良影响，如患血小板减少症、重症肌无力和甲状腺功能亢进的母亲，其所生婴儿在生后 3～4 个月内可有相似临床症状；患系统性红斑狼疮的母亲的可溶性组织核糖体蛋白抗原 Ro（SSA）和 La（SSB）抗体可引起新生儿狼疮综合征（皮肤狼疮和先天性心脏传导阻滞），某些自身免疫性疾病可产生抗心磷脂抗体，与胎儿早期流产有关。

## 三、新生儿的免疫水平及特点

### （一）固有抗感染免疫力

新生儿抵抗病原微生物入侵的第一道防线——固有免疫系统由细胞、体液因子和表面屏障所构成。由感染病原和非己抗原启动的固有免疫涉及中性粒细胞、单核-巨噬细胞、树突状细胞、NK 细胞和补体的非特异性活化反应。

1. 中性粒细胞（PMN） 新生儿外周血 PMN 数量与年长儿和成人相似，但其对于细菌感染的应答反应与成人有显著差异，在应对感染时生成 PMN 的能力不足，败血症患儿往往表现为 PMN 减少。体外研究显示，新生儿出生时 PMN 趋化迁移能力显著低下，尤其是早产儿；PMN 细胞膜变形能力差，不易穿过血管内皮，使其到达感染局部的数量和速度都不如成人。当新生儿患败血症、呼吸窘迫综合征、高胆红素血症等严重疾病时，其 PMN 的吞噬功能和杀菌活性都会明显降低。

2. 单核-巨噬细胞 单核-巨噬细胞对病原体

的识别是启动固有免疫防御系统的关键环节，这一过程主要是由 Toll 样受体（TLRs）来完成。TLRs 是一个能感受各种病原分子的免疫受体家族，可识别病原相关分子模式，在抗感染免疫中发挥重要的调节作用，也是诱导适应性免疫的重要步骤。目前已知人类表达 10 种 TLRs，其中 TLR2 和 TLR4 表达于细胞表面，分别识别革兰氏阳性和阴性细菌。研究结果显示，新生儿单核-巨噬细胞 TLR4 介导的 NF-κB 依赖的转录活性降低，可导致对革兰氏阴性杆菌败血症的易感性增加。体外培养的脐血单核细胞给予脂多糖（LPS）刺激后，α肿瘤坏死因子（TNF-α）分泌量较成人显著降低。新生儿单核-巨噬细胞功能不全可能是新生儿固有细胞免疫低下的主要原因。

除抗菌作用外，新生儿的单核-巨噬细胞系统在机体微环境中具有组织特异性调节作用，近年来热点研究正关注于这些细胞的抗氧化和蛋白水解-抗水解的平衡特性，利用其组织损伤与修复的平衡特性，通过特异性单核-巨噬细胞的靶向性清理治疗可为多种疾病，如高氧肺损伤和颅内出血提供治疗措施。

3. 补体系统　补体是固有免疫的重要组成部分，由肝细胞和巨噬细胞产生，包含 40 余种血浆蛋白质。在生理状态下，大部分补体成分以无活性的酶前体形式存在，可通过两条途径-经典或旁路途径被活化。胎龄 6～14 周胎儿已能自身合成补体成分，并随胎龄增长而增加，于生后 3～6 个月达成人水平。母体的补体不能输送给胎儿。新生儿经典途径的补体（CH5O）和 C3、C4、C5 活性是其母亲的 50%～60%，旁路活化途径（AP5O）及其各种成分的活性发育更为落后，B 因子和备解素仅分为成人量的 1/3～2/3。早产儿经典和旁路途径的补体浓度均低于足月儿，而足月小样儿的浓度与正常新生儿相似。

**（二）适应性免疫**

1. T 细胞及其亚群　新生儿期 CD3＋T 细胞百分比略低于儿童和成人，脐血 CD4＋T 细胞与 CD8＋T 细胞的比值（3.5∶1～4∶1）比儿童和成人（1.5∶1～2∶1）略高。脐血 T 细胞能对一些丝裂原，如植物血凝素（PHA）和刀豆素 A（ConA）产生正常应答。如果脐血淋巴细胞不能产生这些反应，则提示原发性免疫缺陷。生后 2～12 周内输血可影响 T 亚群分布。

新生儿 T 淋巴细胞表型与成人有一定差异。体外细胞培养的研究结果显示，当有内源性抗原递呈细胞存在时，脐血 T 细胞对于抗 CD3 或抗 CD2 刺激的增殖反应很弱，所产生的细胞因子，包括白介素（IL）-2、γ 干扰素（IFN-γ）、IL-4、IL-5 和粒细胞-巨噬细胞集落刺激因子（CM-CSF）等水平都很低；当有成人抗原递呈细胞存在时，脐血 T 细胞增殖可达到成人水平，说明新生儿 T 细胞对于依赖抗原递呈细胞的、经细胞表面分子途径活化的生理性刺激反应微弱，对于共刺激信号具有更高需求，如果能获得足够刺激信号，新生儿 T 细胞功能就能达到成人水平。

在感染或体外诱导刺激下，新生儿 T 细胞已能发育为细胞毒性 T 细胞（CTL），在人类免疫缺陷病毒（HIV）或 EB 病毒感染的婴儿体内可检测到病毒特异性 CTL，但 6 月龄以下婴儿 CTL 的数量和功能活性都显著低于成人。脐血细胞很少能在移植物受者引起移植物抗宿主病（GVHD），说明新生儿 CTL 的应答反应不足。

T 辅助细胞按其产生的细胞因子可分为 Th1 和 Th2 两种类型。Th1 细胞分泌 IFN-γ 和 IL-2 等细胞因子，介导细胞免疫，抵御细胞内病原体包括病毒和细菌，还介导迟发性超敏反应，参与炎症反应；Th2 细胞分泌 IL-4 和 IL-5 等细胞因子，介导体液免疫，抵御细胞外病原体（如寄生虫），还可介导速发型超敏反应。两者处于动态平衡中。在妊娠期为维持胎儿的正常存活，避免受到 Th1 诱导的免疫损伤，胎儿以 Th2 细胞因子的产生占显著优势，并在一些调节分子包括 IL-10、前列腺素 E2 和孕酮作用下，使 Th1 免疫功能进一步受抑制，Th1 应答能力低下、细胞因子产生不足可能是导致新生儿固有细胞免疫力降低以及向 Th2 免疫应答偏移的主要原因。

2. B 细胞和免疫球蛋白　脐血中 B 细胞绝对数和百分比均高于儿童和成人，但经刺激后合成免疫球蛋白的种类和量却显著低于儿童和成人。阴道分娩者脐血 IgG 等于或稍高于母体水平（可超过母体水平 5%～10%），剖宫产者母子 IgG 水平无显著差别。早产儿、小于胎龄儿和过期产儿 IgG 水平低于母体，小于胎龄儿和过期产儿 IgG 水平低往往与胎盘功能不全有关。

新生儿应对新环境中遇到的免疫刺激时合成 IgM 类免疫球蛋白的速度快速提高。早产儿与足月儿相似，约 1 岁时达到成人水平。脐血中 IgA 含量极低，约生后 13 天能在血清中检测到，而后逐渐升高，在 6～7 岁时达到成人水平。

经特异性免疫后，新生儿能产生 IgM，但不能有效地转换产生其他类型的免疫球蛋白，可能是体内的 T 辅助细胞功能不足的缘故。

3. NK 细胞　脐血 NK 细胞的百分比一般较儿童和成人低，但由于淋巴细胞数量多，NK 细胞绝对数与儿童和成人大致相等，脐血 NK 细胞介导靶细胞溶解的能力大约只有成人的 2/3。NK 细胞活性降低是新生儿罹患严重单纯疱疹病毒感染的发病机制。

## 四、影响新生儿免疫状态的因素

### （一）先天性感染

如果妊娠期间母亲患有感染性疾病，可导致胎儿先天性感染，常累及网状内皮系统和免疫系统。各种条件致病原，如真菌、风疹病毒、巨细胞病毒和疱疹病毒感染都能不同程度地阻碍体液和细胞免疫的发育进程。不同胎龄由于细胞免疫发育状态的差别，感染的表现差异较大，如妊娠早期风疹病毒感染，由于细胞免疫不成熟，病毒不能局限，常造成广泛组织损害并出现畸形。

### （二）分娩方式

有文献报道，阴道分娩新生儿的白细胞总数、中性粒细胞、单核细胞和 NK 细胞显著高于选择性剖宫产的新生儿，阴道分娩的新生儿脐血免疫球蛋白 IgG、IgM 及补体 C3 和 C4 水平也明显高于剖宫产儿，究其原因可能是胎儿-胎盘循环系统压力变化而产生的一种超滤机制。分娩时子宫剧烈收缩，使 IgG 通过主动转运的方式由胎盘进入胎儿体内，而剖宫产手术刺激的应激反应导致母体免疫功能下降或胎盘功能改变，致使 IgG 转运障碍。

通过对正常阴道产和选择性剖宫产孕妇、胎儿（脐血）、生后 1 天和 4 天的新生儿外周血进行细胞因子和可溶性细胞因子受体的检测分析发现，阴道产产妇和新生儿脐血、生后 1 天和 4 天的新生儿血清可溶性 IL-2 受体（sIL-2R）浓度，sIL-4R 和 IFN-γ、IL-6、IL-1β 以及 TNF-α 都显著高于选择性剖宫产者，可能是新生儿在经过产道时接触和吸收了细菌 LPS 所致，阴道产引起一系列细胞因子及其受体的血清水平升高，将有助于促进新

生儿免疫系统的活化和发育。

### （三）母乳喂养

母乳是多种生物活性物质的混合物，对于婴儿的免疫状态具有显著影响。其不仅含有大量抗菌成分可提供免疫保护，还含有丰富的免疫细胞和免疫调节因子，促进婴儿免疫系统的发育，调节免疫耐受和炎症反应。乳汁可看作母亲与婴儿的免疫系统之间相互交流的媒介。

在哺乳期的不同阶段，母乳中白细胞数量变化较大，初乳中白细胞约为 $4 \times 10^9 / L$，成熟乳为 $0.1 \times 10^9 \sim 1 \times 10^9 / L$，其中巨噬细胞占 $55\% \sim 60\%$，PMN 占 $30\% \sim 40\%$，淋巴细胞占 $5\% \sim 10\%$，且多数淋巴细胞（>80%）为 T 细胞，这些活化 T 细胞既可补充新生儿不成熟的 T 细胞功能，还有助于弥补巨噬细胞抗原递呈能力的不足。一些研究显示，经过母乳喂养后，新生儿淋巴细胞亚群分布出现变化，表现为 CD4＋/CD8＋降低，NK 细胞数增加。还有研究报道母乳喂养的婴儿胸腺大小是非母乳喂养婴儿的 2 倍，提示母乳在 T 细胞发育中具有一定作用。

母乳中的 T 淋巴细胞经刺激后可产生 IL-6、IL-8、INF-γ、TNF-α、转化生长因子 β（TGF-β）等细胞因子，初乳中单个核细胞分泌 TNF-α、IL-6 及 IL-8 的水平明显高于成熟乳。由于母乳中含有丰富的抗蛋白酶，新生儿肠道近端也缺乏内源性蛋白水解酶，使细胞因子不易水解，从而更有效地发挥免疫效应，为处于易感时期的新生儿提供了重要的免疫保护作用。

IL-10 是在母乳中发现的一个强有力的免疫抑制细胞因子，可抑制 Th1 反应，从而抑制促炎症细胞因子的释放。与 TGF-β 协同发挥下调炎症反应机制，促进细胞因子或感染造成的肠黏膜细胞损伤的修复。母乳中含有各种促炎症细胞因子（IL-1β、IL-6、IL-8 及 TNF-α），母乳中抗炎细胞因子和促炎细胞因子处于动态平衡中，在婴儿免疫发育的不同时期提供不同的支持。

母乳中还有一些体液免疫因子，如免疫球蛋白、补体、溶菌酶和乳铁蛋白，其中免疫球蛋白主要是 SIgA，以初乳中含量最高，溶菌酶含量为奶粉的 3000 倍。一些营养成分也具有免疫调节作用，例如长链不饱和脂肪酸能改变淋巴细胞产生细胞因子的能力，影响细胞表面分子的表达，参与对婴儿免疫发育的调节作用。母乳中的核苷通

过促进淋巴细胞增殖、NK 细胞活性、巨噬细胞活化和产生多种其他免疫调节因子对全身免疫系统起到促进作用，在早产儿喂养中添加核苷，仅可改善免疫反应，还能促进 T 细胞成熟，减少腹泻病风险。

应避免将母乳加热、冷冻或储存在玻璃器皿中，以免耗损细胞成分；煮沸、高压或巴氏消毒法可杀死细胞，使免疫球蛋白变性；过滤程序在除去多量脂肪的同时，也滤去了白细胞。

新生儿生后免疫球蛋白的主要来源是母乳，早产儿常因吸吮力差而错过了母乳来源的免疫物质，因此，应尽早给早产儿用滴管或鼻饲喂初乳，以传递更多的免疫活性细胞和细胞因子而发挥抗感染等各种免疫调节作用。

#### （四）肠道菌丛

抗原刺激是促使免疫活性细胞增殖分化、获得免疫记忆细胞和促进特异性免疫功能的重要因素。胎儿娩出后即进入正常的有菌环境，一般在 24 h 后呼吸道有细菌定植，48 h 后消化道形成正常菌丛。菌丛具有抗原刺激作用，对效应 T 细胞的产生、免疫球蛋白的形成和 SIgA 的分泌均有积极而重要的作用；肠内菌丛还具有抑制外来细菌的作用，新生儿长期禁食或应用广谱抗生素均不利于免疫系统的完善。

#### （五）胎龄、体重和营养状态

有研究结果显示，在新生儿早期（＜7 天），早产儿外周血 CD3＋、CD4＋、CD8＋T 细胞百分比和 CD4＋/CD8＋都显著低于足月儿。胎儿在孕期的最后 3 个月可能是细胞免疫功能成熟的关键时期，而早产儿，尤其是胎龄较小的早产儿胸腺发育不成熟，胸腺内分泌功能不完善，导致 T 细胞总数和各亚群数量减少及功能低下，引起细胞免疫功能低下。在生后 3 个月随访时，早产儿和足月儿 CD3＋、CD4＋和 CD8＋细胞的百分比无显著性差异，可能是因为早产儿生后数周内胸腺继续快速增长，来自骨髓的前淋巴细胞在胸腺内分化发育为成熟 T 淋巴细胞的速度相对较足月儿快所致，文献报道早产儿在 1 月龄时 T 细胞数量可达到正常新生儿水平。

妊娠最后 3 个月大量免疫球蛋白由母体胎盘进入胎儿体内，早产儿由于过早娩出，未能从母体摄入足够的 IgG，故 IgG 水平低下。生后由于进食母乳量较少，早产儿的 IgA、IgM 水平亦低于足月儿。3 个月后早产儿 IgG 水平比早期进一步降低，这是因为生后母体输入的 IgG 逐步消耗，而自身合成能力尚不足所致。由于早产儿 T、B 淋巴细胞功能不成熟，其比足月儿更易受病原体侵袭，且感染更严重，病程更长。

低出生体重儿的 IgG 低于母体水平，补体活性与 C3 水平都明显低下。足月新生儿接种卡介苗后的反应能力大致正常，而低出生体重儿反应不佳，需待体重增加到 2500 g 以上才能接种。

新生儿营养不良时，淋巴组织萎缩，T 淋巴细胞减少，细胞免疫功能下降，抗体产生减少，补体水平降低。铁缺乏则白细胞杀菌力减弱，维生素 B$_6$ 缺乏可致胸腺萎缩，维生素 A、B$_2$、C 缺乏则黏膜屏障作用降低，动物实验示缺乏维生素 E 致免疫功能低下。

#### （六）其他

与女婴相比，男婴对感染疾病的易感性更高。男婴罹患细菌性脑膜炎的频度为女婴的 1.8 倍，败血症中男女比为 2.02：1。故有人推测这一区别与伴性因子和人 X 染色体有关，后者涉及免疫球蛋白的合成。合并高胆红素血症、窒息、呼吸窘迫综合征的新生儿细胞及体液免疫功能均受损。高胆红素血症可抑制抗体产生，细胞吞噬力降低，淋巴细胞识别抗原的能力降低。

## 五、免疫治疗

由于新生儿免疫功能不完善，对感染的易感性增加，临床研究试图采用免疫治疗的方法辅助新生儿抵御感染。很多学者对静脉注射免疫球蛋白（IVIG）的预防效果进行了研究，尤其在极低出生体重伴中性粒细胞减少和脓毒症休克的病例中取得了良好结果，但双盲对照病例的 meta 分析并未取得肯定结论，提示血清免疫球蛋白的浓度与其功能和实际免疫反应并不相关。2004 年涉及 2095 例高危新生儿口服免疫球蛋白预防坏死性小肠结肠炎的多中心 meta 分析已证实无效。虽然近期对涉及 710 例新生儿脓毒症休克患儿的 12 项临床研究的 meta 分析显示，应用多价（polyvalent）免疫球蛋白治疗可使病死率降低，但由于设计方案不同，仍不足以推荐常规应用该方案。除预防和治疗急性细菌感染外，自 2009 年以来，在高危婴儿中应用呼吸道合胞病毒单克隆抗体预防和控制呼吸道合胞病毒院内感染已成为常规。另外，应用 IVIG 治疗新生儿溶血病可减少换血概率，IVIG 还可用于免疫性血小板减少症的治疗。近年来国外学者开始研究在玻璃体内注射血管内皮生长因子抗体（单克隆抗体）进行治疗，初步取得良好效果，可降低早产儿视网膜病需要激光治疗的概率。应用 IVIG 治疗新生儿疾病的研究还需要进一步验证其近期和远期对免疫系统功能的潜在影响。

其他干预措施，包括应用中性粒细胞集落刺激因子、抗金黄色葡萄球菌抗体、益生菌、人类重组蛋白 C 和乳铁蛋白也备受关注，由于多数研究受试验设计、样本大小及结果评估的影响，尚不能肯定其结论的可靠性。因此，建议在新生儿病房应用这些治疗方法前，应设计大样本的专门针对新生儿治疗的临床药物试验研究，从而找出这些治疗的适用范围和禁忌证。

（童笑梅）

## 参考文献

[1] 邵肖梅，叶鸿瑁，丘小汕. 实用新生儿学. 4 版. 北京：人民卫生出版社，2011.

[2] Gleason CA，Devaskar SU. Avery's diseases of the newborn. 9th ed. Philadelphia：Elsevier Saunders，2012.

[3] Cloherty JP，Eichenwald EC，Hansen AR，et al. Manual of neonatal care. 7th ed. Philadelphia：Lippincott Williams & Wilkins，2012.

# 第二节　新生儿败血症

新生儿败血症（neonatal sepsis）是指病原体侵入新生儿血液循环，并在其中生长、繁殖、产生毒素而造成的全身性炎症反应。新生儿败血症常见病原体为细菌，也可为病毒、霉菌或原虫等。新生儿败血症起病隐匿，常缺乏典型临床表现，但进展迅速，是新生儿时期一种最严重、最易引起死亡的感染性疾病。尽管现代医学和抗生素迅速发展，新生儿败血症的发病率和死亡率仍居高不下。其发生率占活产婴的 $1‰\sim8‰$，出生体重越低，发病率越高，极低出生体重儿可高达 $164‰$，长期住院者可高达 $300‰$。病死率为 $13\%\sim50\%$。及时诊断、早期合理有效地应用抗生素和对症支持治疗非常重要，也是减少并发症、降低病死率的关键。

## 【病因】

新生儿易患败血症与其解剖生理特点和围生期的环境密切相关。

### （一）新生儿防御功能不足

1. 免疫功能缺陷　新生儿免疫功能低下，血清免疫球蛋白 IgA、IgM 不能通过胎盘，只有 IgG 为通过胎盘获得的主要抗体。胎儿期自身合成抗体能力有限，IgM 很少，而 IgA 在生后才开始合成。新生儿缺乏 IgM，容易发生革兰氏阴性杆菌感染。又因新生儿出生时分泌型 IgA 缺乏，新生儿呼吸道、消化道局部黏膜免疫力低下，故易发生呼吸道、消化道感染，并进而发展为败血症。新生儿细胞免疫功能尚未发育完善，对细菌和病毒均易感染。补体不能通过胎盘，胎儿虽能合成少量补体，但新生儿血清中补体浓度低，C3、C4、C5 及备解素均低于成人。新生儿多核白细胞的吞噬能力较差，对细菌的杀菌作用亦低于成人。

2. 新生儿屏障功能差　新生儿皮肤黏膜薄嫩，易受损伤，生后初期脐部尚未愈合，都是细菌入侵的门户，新生儿淋巴系统及网状内皮系统的吞噬清除能力低下，血脑屏障发育不成熟，导致细菌容易进入血液并向全身扩散。

### （二）病原菌

病原菌因不同日龄、不同地区和年代而异。

新生儿败血症按照发病时间分为早发型败血症（early-onset sepsis，EOS）和晚发型败血症（late-onset sepsis，LOS）。目前区分早发型败血症和晚发型败血症的时间界值尚不统一，如在澳大利亚界值定在 48 h，美国等定在 72 h，国外多数国家定在 7 天。本文以 7 天为界值进行叙述。

近几十年，世界各地 EOS 的病原菌有了很大改变。20 世纪 30、40 年代，美国的主要致病菌为金黄色葡萄球菌和 A 组 β 溶血性链球菌；50、60 年代，随着磺胺和青霉素等抗菌药的应用，革兰氏阴性菌，尤其是大肠埃希菌更加常见；20 世纪 70 年代后期，无论是足月儿还是早产儿，B 组链球菌（无乳链球菌；Group B Streptococci，GBS）一直是新生儿 EOS 最常见的病原。伴随着胎龄降低和极低出生体重儿的增加，细菌病原在不同胎龄的群体出现了变化，如 GBS 是足月新生儿 EOS 的最常见病原，而大肠埃希菌是极低出生体重儿 EOS 的最常见病原，分别占到 $46\%$ 和 $49\%$。EOS 在美国以外的发展中国家，其病原菌不同于美国。拉丁美洲、加勒比海地区、亚洲和非洲的 EOS 回顾研究显示，EOS 最常见的病原为肺炎克雷伯菌，在出生后的第 1 周占到 1/4。最常见的革兰氏阳性病原菌是金黄色葡萄球菌。

LOS 病原体多数是革兰氏阳性菌，最常见病原是凝固酶阴性葡萄球菌（coagulase negative staphylococci，CoNS）。过去 10 年，在英国、以色列和美国的报道中，CoNS 感染的 LOS 的发生率相似（$47\%\sim54\%$）。考虑到 CoNS 的低毒性，在环境中无处不在，常常很难区分是标本污染还是真正感染。CoNS 败血症的诊断依赖于不同部位留取 2 份培养，在 24 h 内生长同一微生物并具有相同的敏感性，尽管这种情况很少在实践中实现。真菌占 LOS 感染的 $7\%\sim20\%$，虽然较细菌感染少见，但深部真菌感染死亡风险显著，念珠菌属种类，如白念珠菌和近平滑念珠菌是最常见的早产儿 LOS 真菌感染类型。

国内致病菌与国外并不一致，多年来以葡萄球菌最多，其次为大肠埃希菌等肠道细菌，机会菌感染有所增加，GBS 也有增加趋势，应高度警惕。CoNS 等条件致病菌仍是主要致病菌，主要见于早产儿，尤其是长期应用动、静脉置管者。金黄色葡萄球菌主要见于皮肤化脓性感染。新生儿革兰氏阴性菌败血症为 15.1%～26.2%，其中大肠埃希菌仍占重要地位；克雷伯菌属败血症在发达城市呈上升趋势；其次为铜绿假单胞菌和阴沟肠杆菌；其他假单胞菌、不动杆菌属、沙雷菌等也占一定比例，这些细菌败血症多与接受气管插管机械通气有关。L 型细菌以金黄色葡萄球菌为主。我国有研究报道，血细菌培养阳性占前 3 位的病原依次为大肠埃希菌、肺炎克雷伯菌和李斯特菌。

## 【发病机制和流行病学】

### （一）EOS 的发病机制和流行病学

EOS 常由母婴垂直传播感染引起，感染多发生于出生前或出生时，产前病原体经母亲血液或胎盘传染给胎儿，产时胎儿吸入产道中污染的分泌物或血液中的病原体、胎膜早破、产程延长、分娩时消毒不严或经阴道采胎儿头皮血、产钳助产损伤等均可使胎儿感染。病原菌谱比较集中，以大肠埃希菌等革兰氏阴性菌为主，多系统受累、病情凶险、病死率高。

出生前，胎儿处于无菌环境中。当胎膜早破、分娩前或分娩期间胎膜破水，微生物通过产道逆行导致羊膜腔内感染，造成 EOS。绒毛膜羊膜炎是新生儿败血症的主要危险因素。通常所说的"绒毛膜羊膜炎"，指羊膜腔感染，即羊水、羊膜、胎盘和/或蜕膜组织感染。绒毛膜羊膜炎临床诊断的必备条件是产妇发热。临床研究的羊膜腔感染（绒毛膜羊膜炎）诊断标准包括：产妇发热，体温大于 38℃（100.4°F），以及至少两个下列条件存在：①产妇白细胞增多（大于 15000/mm³）；②产妇心动过速（大于 100 次/分钟）；③胎儿心动过速（大于 160 次/分钟）；④子宫压痛和/或羊水恶臭。

据美国国家儿童健康研究所和人类发展机构（NICHD）的新生儿研究网络统计，胎龄 22～28 周的早产儿中 14%～28% 与孕妇存在绒毛膜羊膜炎有关。绒毛膜羊膜炎的主要危险因素包括产程过长和胎膜早破，多次阴道检查（特别是伴有胎膜早破），胎粪污染羊水，胎儿监测或子宫监测操作导致生殖道微生物定植。

据 Gibbs 等报道，足月产孕妇胎膜完整的羊水培养阳性率小于 1%。早产孕妇胎膜完整的羊水培养阳性率是 32%。如果早产伴有胎膜早破，其羊水培养阳性率可高达 75%。当羊水中存在病原体（如 GBS），新生儿败血症的发病率高达 20%。若孕妇有 GBS 定植并发生早产、胎膜早破，产时未预防给药，新生儿败血症发病率为 33%～50%。

EOS 的主要危险因素包括早产，产妇生殖道的 GBS 定植，胎膜早破＞18 h，产妇有羊膜腔感染的症状和体征。其他因素包括种族（即黑人孕妇定植 GBS 的风险较高），低社会经济地位，男孩，低 Apgar 评分。早产或低出生体重与 EOS 相关。婴儿出生体重与 EOS 呈负相关。早产儿 EOS 的风险增加也与分娩时出现并发症和先天免疫和获得性免疫不成熟有关。

### （二）LOS 的发病机制和流行病学

LOS 多为出生时或生后感染，由水平传播感染引起，常见病原菌以葡萄球菌、肺炎克雷伯菌、机会致病菌为主，常有脐炎、肺炎或脑膜炎等局灶性感染，病死率较早发型低，多见于 NICU 的中心静脉插管的新生儿，特别是出生体重＜1000 g 的超低出生体重早产儿、应用全肠外营养和机械通气的患儿。

许多研究证实，新生儿的感染率与胎龄和出生体重成反比。在过去的 10 年，极低出生体重儿发生 LOS 的风险增加。2007 年美国报道，LOS 在极低出生体重儿的发生率接近 20%。胎龄 24～25 周早产儿的发生率为 56%，而胎龄＞34 周的早产儿为 9%，53% 的出生体重＜750 g 的早产儿至少发生 1 次 LOS。

## 【易感因素】

1. 母亲病史　母亲妊娠及产时感染史（如泌尿系统感染、绒毛膜羊膜炎等），母亲产道特殊细菌定植如 GBS 等。

2. 产科因素　胎膜早破、产程延长、羊水混浊或发臭，分娩环境不清洁或接生时消毒不严，产前、产时侵入性检查等。

3. 胎儿或新生儿因素　多胎、宫内窘迫、早产儿、小于胎龄儿，长期动静脉置管、气管插管、外科手术，对新生儿的不良操作如挑"马牙"、挤乳房等，新生儿皮肤感染如脓疱疮、尿布皮炎及脐部、肺部感染等也是常见病因。

## 【临床表现】

新生儿败血症的早期临床表现常不典型，早产儿尤其如此。表现为进奶量减少或拒乳、溢乳、嗜睡或烦躁不安、哭声低、发热或体温不升，也可表现为体温正常、反应低下、面色苍白或灰暗、神萎、体重不增等非特异性症状。

由于细菌毒素作用表现为精神食欲欠佳，哭声减弱、体温不稳定、体重不增等常出现较早，且进展较快、较重，很快即进入不吃、不哭、不动、面色不好、精神萎靡、嗜睡等状态。

### （一）全身表现

1. 体温改变　可有发热或低体温。体壮儿可有发热，体弱儿、早产儿常体温不升。

2. 少吃、少哭、少动、面色欠佳、四肢凉、体重不增或增长缓慢。

3. 黄疸　有时是败血症的唯一表现，常为生理性黄疸消退延迟、或 1 周后开始出现黄疸，黄疸迅速加重或退而复现，不能用其他原因解释的黄疸，均应怀疑本症，严重时可发展为胆红素脑病。

4. 肝脾大　一般为轻至中度肿大。

5. 出血倾向　皮肤黏膜瘀点、瘀斑、紫癜、针刺处流血不止、呕血、便血、肺出血、严重时发生弥散性血管内凝血（disseminated intravascular coagulation，DIC）。

6. 休克表现　休克常常是败血症病程发展到全身炎症反应综合征（systemic inflammatory response syndrome，SIRS）和（或）多系统器官功能衰竭（multiple systemic organ failure，MSOF）的表现。患儿面色苍白，四肢冰凉，皮肤出现大理石样花斑，脉细速，股动脉搏动减弱，毛细血管充盈时间延长，肌张力低下、尿少、无尿，血压降低，严重时可有 DIC。体重<2000 g 者血压<30 mmHg，体重>2000 g 者血压<45 mmHg。

### （二）各系统表现

1. 皮肤、黏膜　出现硬肿症、皮下坏疽、脓疱疮，脐周或其他部位蜂窝织炎、甲床感染、皮肤烧灼伤、瘀斑、瘀点。

2. 消化系统　厌食、腹胀、呕吐、腹泻，严重时可出现中毒性肠麻痹或坏死性小肠炎，后期可出现肝脾大，一般为轻至中度肿大。

3. 呼吸系统　气促、发绀、呼吸不规则或呼吸暂停。

4. 中枢神经系统　易合并化脓性脑膜炎，表现为嗜睡、激惹、惊厥、前囟张力及四肢肌张力增高等。

5. 心血管系统　感染性心内膜炎、感染性休克。

6. 血液系统　可合并贫血、粒细胞减少、血小板减少、出血倾向。

7. 泌尿系统　出现尿少、无尿，血尿或脓尿等。

8. 其他　包括骨关节化脓性炎症、骨髓炎及深部脓肿等

## 【实验室检查】

### （一）细菌学检查

1. 血培养　血培养仍是诊断新生儿败血症的"金标准"。血培养阳性可确诊新生儿败血症，但培养阴性不能除外败血症诊断。留取血培养要求，尽量在应用抗生素前严格消毒下采血，最好从两个不同静脉部位取两份血培养以除外标本污染之可能。疑为肠源性感染者应同时作厌氧菌培养，有较长时间用青霉素类和头孢类抗生素者应做 L 型细菌培养。所有疑似败血症的新生儿单份血培养血量要充足。数据表明，使用单个血培养瓶最少应取 1.0 ml 血送检。若把血分装于需氧瓶和厌氧瓶进行培养可能会降低诊断的灵敏度。有学者通过体外试验数据表明，0.5 ml 血无法可靠检测出低载量的菌血症。足量血进行培养，其阳性率可提高到 2 倍。因此，做血培养要求至少取血 1 ml 立即注入特殊培养瓶中送检。

采血操作时间越长，污染机会越多。有条件单位可采用全自动封闭式微生物检测系统，该系统能自动培养、震荡、连续检测来自需氧及厌氧血标本。文献报道，56.5% 的阳性结果在 12 h 内报告，60%～70% 在 24 h 内，85%～90% 在 48 h 出结果，其检测敏感性远远高于传统方法。

数据表明，分娩时使用双重钳夹脐带，脐带留取长度足够长，由脐静脉血样代替外周静脉取血培养是一个可靠的选择。如需脐动脉置管，置管后立即经脐动脉导管取血培养也可替代外周静脉血培养，但污染风险高于脐静脉血作血培养。

2. 尿培养　对于一个怀疑 EOS 的新生儿，同时留取尿培养并非败血症的常规检查。因新生儿不同于年长儿的尿路感染（通常是上行性感染），

新生儿尿路感染往往是由于菌血症播散至肾所致。尿培养最好从耻骨上穿刺膀胱取尿液，以免污染，尿培养阳性有助于诊断。

3. 脑脊液检查　对怀疑 EOS 的新生儿是否行腰椎穿刺检查仍有争议。国外研究报道，对于高危因素而临床表现健康的婴儿，其发生脑膜炎的可能性极低。新生儿临床表现若为非感染性疾病所致，如呼吸窘迫综合征，其发生脑膜炎的可能性也很低。然而败血症的新生儿，其脑膜炎的发生率可高达 23%；反之，高达 38% 的化脓性脑膜炎患儿的血培养可为阴性。

血培养阳性者、患儿临床过程或实验室数据证实是细菌性败血症、初始的抗生素治疗无效等情况，均提示需要行腰椎穿刺。对于任何危重、可能存在循环或呼吸系统抑制的新生儿，腰椎穿刺可推迟到患儿生命体征稳定后进行。

4. 病原菌抗原及 DNA 检测　应用抗原抗体反应原理，用已知抗体检测体液中未知的抗原。对 GBS 和大肠埃希菌 K1 抗原可采用对流免疫电泳、乳胶凝集试验及酶链免疫吸附试验等方法，对已使用抗生素者更有诊断价值；采用细菌相同引物-16SrRNA 基因的聚合酶链反应（PCR）分型、DNA 探针等分子生物学技术，可协助早期诊断。

### （二）非特异性检查

1. 白细胞计数与分类　白细胞（WBC）计数的检查时间至关重要。新生儿白细胞总数在生后早期正常范围波动很大，生后 6~12 h 的计数比出生时计数变化更明显，故在诊断 EOS 中价值不大，阳性预测值较低，出生 12 h 后采血结果较为可靠。若 WBC 减少（$<5 \times 10^9$/L），或 WBC 增多（≤3天者 WBC $>25 \times 10^9$/L；>3 天者 WBC $>20 \times 10^9$/L），应注意除外新生儿败血症。

许多研究者分析了白细胞计数中的绝对中性粒细胞计数、绝对杆状核细胞计数和杆状核细胞/中性粒细胞（immature/total neutrophils，I/T），以确定是否感染。

中性粒细胞减少是新生儿败血症一个较好的参考值，比中性粒细胞升高更有特异性。中性粒细胞减少症的定义因胎龄而变化。分娩方式（剖腹产出生婴儿的白细胞计数低于阴道分娩婴儿），采取标本部位（动脉血标本的中性粒细胞计数较低）和海拔高度（婴儿出生地海拔高有较高的中

性粒细胞计数）等因素都可影响中性粒细胞计数。在晚期早产儿和足月儿，Manroe 等推荐的中性粒细胞减少的定义最常用（出生时 $<1800$/mm³ 和生后 12~14 h 内 $<7800$/mm³）。对于 EOS 的诊断，不成熟中性粒细胞的绝对计数敏感性和阳性预测值较差。如骨髓储备耗尽时，不成熟的粒细胞数也会降低。

I/T 的诊断敏感性最好，96% 的胎龄 <32 周的健康早产儿的 I/T<0.22。正常出生时 I/T 最大（0.16），随着日龄增长降到最小值为 0.12。健康足月儿在第 90 百分位的 I/T 为 0.27。单次测定的 I/T 的阳性预测值较低（约 25%），但阴性预测值高达 99%。如 I/T≥0.16 应注意除外新生儿败血症；如高度怀疑新生儿败血症而 I/T 比值未升高，可 6~8 h 后复查。25%~50% 无感染的新生儿 I/T 也可升高。

有报道，白细胞中毒颗粒的阳性率为 63%，而正常者仅 11%。

2. 血小板计数　25% 的新生儿败血症病例可出现血小板减少（≤$150 \times 10^9$/L），随着病情进展，阳性率会增加；随着感染控制，血小板会逐渐上升。血小板计数降低为非特异性指标，出现较晚，敏感性差。

使用多个实验室检测值（如白细胞计数、白细胞分类和血小板计数）作为血液评分系统已被推荐为有用的辅助诊断工具。Rodwell 等对 7 条指标进行评分，包括白细胞计数、中性粒细胞总数、未成熟的中性白细胞计数、未成熟白细胞与中性粒细胞总数比值、未成熟与成熟的中性白细胞比值≥0.3、血小板计数以及中性粒细胞退行性变（如有中毒颗粒），每一条为 1 分，评分≥3 分的新生儿，发生败血症的可能性为 31%，不同胎龄与生后日龄有差异（24 h 以内，早产儿和足月儿分别为 34% 和 8%，24 h 后为 65%）。分值越高，败血症的可能性越大。分值≤2 时，不发生败血症的可能性为 99%。小规模的临床研究显示，新生儿败血症筛选试验的阳性预测值低（<30%），但阴性预测值高（>99%）。败血症筛查试验的价值在于决定"高风险"的健康新生儿是否需要抗菌药物或是否可以安全停药。

3. C 反应蛋白　在组织损伤急性期，肝合成的一些血浆蛋白显著增加，这些蛋白质通称为急性时相蛋白，其中 C 反应蛋白（C-reactive pro-

tein，CRP）是急性时相蛋白中变化最显著的一种。CRP 在正常人血清含量极微；在组织损伤、炎症、感染或肿瘤破坏时，CRP 可在 6～8 h 后即升高，高峰在 24 h，可增高数倍或数百倍。白细胞介素（IL）-1b、IL-6 以及肿瘤坏死因子是其合成的最重要的调节因子。CRP 半衰期为 19 h。一旦炎症控制，其血中水平迅速下降，故可作为早期感染诊断的指标，亦可提示治疗有效。但其在非感染性疾病（如窒息、手术等）中以及约 8% 的正常新生儿早期也可升高，故建议在生后 12 h 采血。推荐行 CRP 系列测定，如 CRP 测定持续正常，说明细菌性败血症的可能性不大，抗生素可安全停用。

4. 降钙素原　降钙素原（procalcitonin，PCT）主要由甲状腺外组织，如神经内分泌细胞、肺和肝组织产生。正常人血清含量极微，当机体发生微生物感染和各种炎性反应时，降钙素原在血循环中的水平可升高几千倍，但降钙素不升高。细菌感染时，PCT 由细菌内毒素诱导产生，2 h 内升高，峰值在 12 h 内。PCT 升高与感染的严重性和死亡率相关。新生儿生后 24 h 内，由于出生应激，PCT 一过性增加，某些非感染性疾病（如呼吸窘迫综合征、湿肺等）血清 PCT 浓度也会增加。PCT 早于 CRP 出现，较 CRP 和白细胞计数等临床常用指标有更高的特异性和敏感性。有效的抗生素治疗可快速降低血 PCT 水平。因此，PCT 也可作为评估预后和指导抗菌素的疗程指标。

5. 其他检查　感染发生后，IL-6 先于 CRP 迅速升高，但半衰期短，可于 24 h 内恢复正常。诊断敏感性 90%，阴性预测值＞95%，但需数小时才能完成检查。

微量红细胞沉降率（ESR）≥15 mm/h 提示新生儿败血症，但不如 CRP 敏感。

怀疑产前感染者，生后 1 h 内取胃液及外耳道分泌物培养，或涂片革兰氏染色找多核细胞和胞内细菌。行暴露感染灶采样或脐部、深部脓液、穿刺液涂片和培养。浆膜腔液以及所有拔除的导管头均应送培养。可酌情行咽拭子、皮肤拭子、肺泡灌洗液（气管插管患儿）等细菌培养。但临床意义难以确定，往往提示局部细菌定植，而非真正感染。

【诊断】

因为新生儿败血症的临床表现无特异性，导致其诊断比较困难。常需结合临床病史、体检和辅助检查进行综合评估。美国儿科学会 2012 年推荐不同胎龄新生儿 EOS 的诊治流程，见图 16-2-1 和 16-2-2。

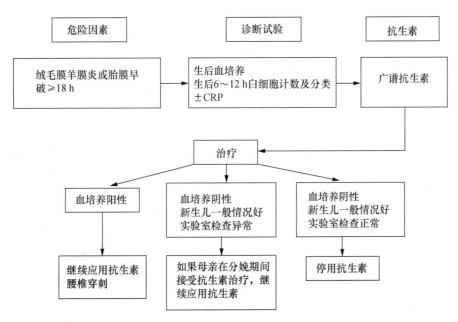

**图 16-2-1**　＜37 周的存在败血症危险因素但无症状的新生儿评估

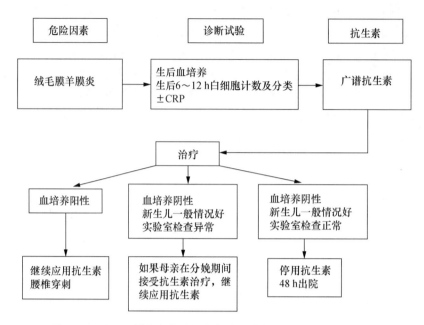

图 16-2-2    ≥37 周的存在败血症危险因素但无症状的新生儿评估

诊断标准：

1. 确定诊断    具有临床表现并符合下列任一条：

（1）血培养或无菌体腔内培养出致病菌。

（2）如果血培养标本培养出条件致病菌，则必须与另次（份）血或无菌体腔内或导管头培养出同种细菌。

2. 临床诊断    具有临床表现且具备以下任一条：

（1）非特异性检查≥2条。

（2）血标本病原菌抗原或 DNA 检测阳性。

## 【治疗与监护】

### （一）抗生素治疗

抗菌药物治疗原则包括早用药、合理用药、联合用药，采用静脉途径给药，疗程足够，注意药物的不良反应。对临床拟诊为败血症的新生儿，不必等血培养结果即应开始使用抗生素。病原菌未明确前可选择既针对革兰氏阳性（G⁺）菌又针对革兰氏阴性（G⁻）菌的抗生素，见表 16-2-1。

表 16-2-1    新生儿常用抗生素的剂量和用法

| 抗生素 | 给药途径 | 每天剂量及给药次数 | 主要病原菌 |
|---|---|---|---|
| 青霉素 G | 静滴 | 0～7 天：50 000 U/kg, q12 h<br>＞7 天：75 000 U/kg, q8 h<br>严重感染：0～7 天：100 000～150 000 U/kg, q6 h<br>　　　　＞7 天：150 000～250 000 U/kg, q6 h | 肺炎链球菌，链球菌，对青霉素敏感的葡萄球菌，G⁻球菌 |
| 苯唑西林 | 静滴 | 0～14 天：75 mg/kg, q8 h<br>15～30 天：100 mg/kg, q6 h | 葡萄球菌，具有耐金黄色葡萄球菌 β-内酰胺酶的能力 |
| 氨苄西林 | 静滴 | ≤7 天：50 mg/kg, q12 h<br>＞7 天：75 mgkg, q8 h<br>脑膜炎：≤7 天：100 mg/kg, q6 h<br>　　　　＞7 天：200 mg/kg, q6 h | 流感嗜血杆菌，G⁻杆菌，G⁺球菌 |
| 羧苄西林 | 静滴 | ≤7 天：200 mg/kg, q12 h<br>＞7 天：400 mg/kg, q6 h | 铜绿假单胞菌，变形杆菌，多数大肠埃希菌，沙门菌 |

| 抗生素 | 给药途径 | 每天剂量及给药次数 | 主要病原菌 |
|---|---|---|---|
| 哌拉西林 | 静滴 | ≤7 天：50 mg/kg，q12 h<br>＞7 天：50 mg/kg，q8 h | 铜绿假单胞菌，变形杆菌，大肠埃希菌，肺炎球菌 |
| 头孢呋辛<br>（西力欣） | 静滴 | ≤7 天：50 mg/kg，q12 h<br>＞7 天：50 mg/kg，q8 h | $G^-$ 菌，$G^+$ 球菌 |
| 头孢噻肟<br>（凯福隆） | 静滴 | ≤7 天：50 mg/kg，q12 h<br>＞7 天：50 mg/kg，q8 h | $G^-$ 菌，$G^+$ 菌，需氧菌，厌氧菌 |
| 头孢曲松 | 静滴 | 早产儿　20～50 mg/kg q12～24 h<br>足月儿　20～80 mg q12～24 h | $G^-$ 菌，耐青霉素葡萄球菌 |
| 头孢他啶<br>（复达欣） | 静滴 | ≤7 天：50 mg/kg，q12 h<br>＞7 天：50 mg/kg，q8 h | 铜绿假单胞菌，脑膜炎双球菌，$G^-$ 杆菌，$G^+$ 厌氧球菌 |
| 红霉素 | 静滴 | ≤7 天：10～50 mg/kg，q12 h<br>＞7 天：10～50 mg/kg，q8 h | $G^+$ 菌，衣原体，支原体，螺旋体，立克次体 |
| 万古霉素<br>（稳可信） | 静滴 | ≤7 天：10～15 mg/kg，q12 h<br>＞7 天：10～15 mg/kg，q8 h | 金黄色葡萄球菌，链球菌 |
| 美罗培南 | 静滴 | | $G^+$ 及 $G^-$ 需氧和厌氧菌 |
| 甲硝唑（灭滴灵） | 静滴 | 7.5 mg/kg，q12 h | 厌氧菌 |

1. **主要针对 $G^+$ 菌的抗生素**　包括：①青霉素与青霉素类：如为链球菌属（包括 GBS、肺炎链球菌等）感染，首选青霉素 G。对于葡萄球菌属，包括金黄色葡萄球菌和凝固酶阴性葡萄球菌，青霉素普遍耐药，宜用耐酶青霉素，如苯唑西林、氯唑西林（邻氯青霉素）等。②第一、二代头孢菌素：头孢唑林主要针对 $G^+$ 菌，对 $G^-$ 菌有部分作用，但不易进入脑脊液。头孢拉定对 $G^+$ 和 $G^-$ 球菌作用好，对 $G^-$ 杆菌作用较弱。第二代中常用头孢呋辛，对 $G^+$ 菌比第一代稍弱，但对 $G^-$ 及 β 内酰胺酶稳定性强，故对 $G^-$ 菌更有效。③万古霉素：作为二线抗 $G^+$ 菌抗生素，主要针对耐甲氧西林葡萄球菌（MRS）。

2. **主要针对 $G^-$ 菌的抗生素**　包括①第三代头孢菌素：优点是对肠道杆菌最低抑菌浓度低，极易进入脑脊液，常用于 $G^-$ 菌引起的败血症和化脓性脑膜炎，但不宜经验性地单用该类抗生素，因为对葡萄球菌、李斯特杆菌作用较弱，对肠球菌完全耐药。常用的第三代头孢菌素有头孢噻肟、头孢哌酮（不易进入脑脊液）、头孢他啶（常用于铜绿假单胞菌败血症并发的化脓性脑膜炎）、头孢曲松（可作为化脓性脑膜炎的首选抗生素，但新生儿黄疸时慎用）。②哌拉西林：对 $G^-$ 菌及 GBS

均敏感，易进入脑脊液。③氨苄西林：虽为广谱青霉素，但因对大肠埃希菌耐药率较高，建议对该菌选用其他抗生素。④氨基糖苷类：主要针对 $G^-$ 菌，对葡萄球菌灭菌作用亦较好，但进入脑脊液较差。因其易造成耳毒性、肾毒性，有药敏试验的依据且有条件监测其血药浓度的单位可慎用，并注意临床监护，目前在我国基本不用。⑤氨曲南：为单环 β 内酰胺类抗生素，对 $G^-$ 菌的作用强，β 内酰胺酶稳定，不良反应少。⑥甲硝唑：主要针对厌氧菌应用。

3. **其他广谱抗生素**　包括：①碳青霉烯类：包括美罗培南和亚胺培南，为新型的针对青霉素结合蛋白（PBPs）的抗生素，不被产头孢菌素酶或超广谱 β 内酰胺酶（ESBLs 灭）活，对绝大多数 $G^+$ 及 $G^-$ 需氧和厌氧菌有强大杀菌作用，对产超广谱 β 内酰胺酶的细菌有较强的抗菌活性，常作为第二、三线抗生素。碳青霉烯类抗生素是治疗头孢菌素酶与 ESBL 介导耐药菌的理想选择。亚胺培南不易通过血脑屏障，且有引起惊厥的副作用，故不推荐用于化脓性脑膜炎。②头孢吡肟：为第四代头孢菌素，抗菌谱广，对 $G^+$ 菌及 $G^-$ 菌均敏感，对 β 内酰胺酶稳定，且不易发生耐药基因突变，但对 MRS 不敏感。

4. 抗真菌治疗　最常用的药物是两性霉素 B，其能结合细菌的麦角甾醇，导致细胞通透性改变，诱导细胞变形和死亡；氟康唑，其能结合并抑制麦角甾醇的产生。较新的抗菌药物如棘白菌素类的安全性和有效性正在进行新生儿的临床研究。卡泊芬净是棘白菌素类，其主要作用机制是非竞争性抑制 β-(1,3)-D-葡聚糖合成酶，是真菌细胞壁合成所必需的酶。

5. 病原菌尚未明确的治疗　可选择既针对 $G^+$ 菌又针对 $G^-$ 菌的抗生素，可联合青霉素族及第三代头孢菌素，但应掌握不同地区、不同时期有不同优势致病菌及耐药谱，经验性地选用抗生素；若疗效不满意而培养阳性，可根据药敏结果选用敏感抗生素；如临床治疗有效、虽然药敏结果不敏感，亦可暂不换药。美国 EOS 最常见的病原体是 GBS 和大肠埃希菌。通常是氨苄青霉素和氨基糖苷类（通常庆大霉素）联合作初始治疗，这种组合对 GBS 和李斯特菌也有协同作用。革兰氏阴性脑膜炎治疗应包括头孢噻肟和氨基糖苷类，直到得到药敏试验结果。血培养阴性的新生儿抗生素治疗的疗程有争议，应考虑临床病程以及较长时间应用抗菌药物的风险。一般血培养阴性者经抗生素治疗病情好转后应继续治疗 5～7 天。Cordero 等的一项回顾性研究显示，血培养阴性的 695 名新生儿（<1000 g）平均治疗时间为 5±3 天。疑似 EOS 而血培养阴性的新生儿，较长时间应用抗生素（>5 天）与新生儿死亡和发生坏死性小肠结肠炎有相关性。

6. 病原菌明确的治疗　对于病原菌明确的新生儿败血症，根据药敏结果选取合适的抗生素。血培养阳性者至少治疗 10～14 天；没有明确感染灶的败血症一般治疗疗程 10 天；若形成迁徙病灶，疗程应适当延长；有并发症者应治疗 3 周以上。对于 GBS 感染，不伴有合并症的 GBS 脑膜炎的治疗疗程至少 14 天；其他继发于 GBS 的局灶感染（如脑炎、骨髓炎、心内膜炎）治疗时间要长。革兰氏阴性菌脑膜炎培养阴性后至少治疗 14～21 天或可更长时间。

7. 注意药物不良反应　第三代头孢菌素类抗生素常见的不良反应包括静脉注射部位疼痛、静脉炎、发热、呕吐、腹泻、肝酶增高和胆石症等。严重不良反应包括癫痫、溶血性贫血、血小板减少和白细胞减少。头孢曲松钠蛋白结合率高，可置换胆红素，有导致核黄疸的危险，在伴有黄疸的新生儿应慎用。此外，有新生儿用药出现肺和肾头孢曲松钙沉淀的报道。长时间滥用第三代头孢菌素是发生侵袭性念珠菌感染的高危因素。头孢菌素的耐药率正在增加，头孢菌素类易于被头孢菌素酶和超广谱 β-内酰胺酶降解。碳青霉烯类不良反应包括血栓性静脉炎和癫痫发作。碳青霉烯类抗生素是头孢菌素酶的强效诱导剂，将会导致后续的头孢菌素类治疗无效。碳青霉烯类还会破坏定植菌群，导致真菌血症的危险性增加。

8. 新生儿应用抗生素的注意事项

（1）新生儿体内许多酶系统不足或缺乏，以致抗生素的体内代谢过程与其他年龄组有很大不同。如氯霉素需通过肝葡萄糖醛酰转移酶的作用与葡萄糖醛酸结合而灭活。新生儿期由于该酶活性不足，加上肾排泄差，使血中结合的和游离的氯霉素浓度明显升高，从而发生循环衰竭（灰婴综合征）。

（2）小儿年龄越小，细胞外液所占比例越大，如新生儿细胞外液占体重的 40%～50%，11 岁时占 30%，14 岁以上才接近成人 20%～25% 的水平。由于细胞外液所占比例大，药物的分布容积大和体表面积大，故新生儿药物用量按体重计算的剂量略高。同时由于肝肾功能不成熟，排泄相对缓慢，致药物生物半衰期延长。故生后 1 周内的新生儿，尤其是早产儿，可每 12～24 h 给药一次，1 周后每 8～12 h 给药一次。

（3）有些抗菌药物（如头孢曲松、磺胺类）与血浆蛋白的结合率较高，可夺去胆红素的结合位点，使血清游离胆红素升高，易进入并沉积在脑组织，产生胆红素脑病。

（4）新生儿肾功能不良是影响药代动力学的重要因素，许多抗生素如青霉素类、氨基糖苷类抗生素主要由肾排出，由于新生儿肾小球滤过率低，药物排出少，血浓度高和半衰期延长，易致中毒。

（5）新生儿对化学刺激耐受性差，肌内注射给药易引起局部硬结而影响吸收，故新生儿不宜肌内注射给药。

**（二）清除感染灶**

脐炎局部可用 3% 过氧化氢、聚维酮碘（碘伏）及 75% 乙醇消毒，每日 2～3 次；皮肤感染灶可涂抗菌软膏；口腔黏膜亦可用 3% 过氧化氢或

0.1％～0.3％雷佛尔液洗口腔，每日 2 次。

### （三）保持机体内、外环境的稳定及对症治疗

如注意保暖、供氧、纠正酸碱平衡失调，维持营养、血糖、电解质平衡及血循环稳定等，病情较重者可给多巴胺 $[5～7\ \mu g/(kg \cdot min)]$ 和（或）多巴酚丁胺 $[5～15\ \mu g/(kg \cdot min)]$，以增强心肌收缩力和改善循环。提供足够能量和液体，如抗利尿激素分泌过多导致稀释性低钠血症，应限制液量。生后头几天新生儿常有低血钙，应注意补钙。黄疸较重者应及时光疗，必要时换血，以预防胆红素脑病。肾上腺皮质激素只用于有感染性休克者。

### （四）辅助免疫治疗

①早产儿及严重感染者可用静脉注射免疫球蛋白（IVIG）提高免疫球蛋白水平，每日 300～500 mg/kg，连用 3～5 日。②重症患儿可行换血疗法，用新鲜肝素化血，换血量 100～150 ml/kg。③中性粒细胞明显减少者可输中性粒细胞集落刺激因子（neutrophilic granulocyte colony stimulating factor，G-CSF），10 $\mu g/(kg \cdot d)$，皮下注射。④大肠埃希菌、铜绿假单胞菌、金黄色葡萄球菌三种联合免疫核糖核酸正试用于临床，期待其疗效验证。

### （五）监测目标

1. 生命体征　呼吸、心率、血压、毛细血管再充盈时间、经皮氧饱和度。

2. 一般情况　面色、反应、吸吮能力、呕吐、腹胀、排便等情况。

3. 神经系统　前囟张力、吸吮、拥抱反射等，四肢肌张力、惊厥发作情况。

4. 监测出入量、血糖、电解质和血气分析等指标。

### 【预防】

杜绝细菌入侵机体至血液，如防治呼吸道、胃肠道和皮肤感染，及时治疗鼻窦炎、中耳炎和新生儿脐部感染等。

### （一）做好产前保健

每个孕妇均应做好产前保健，避免呼吸道感染等发热性疾病。

### （二）防止围生期感染

1. 生产过程中严格消毒　实行新法接生，严格消毒接生人员的双手及接生用具等。

2. 注意皮肤、黏膜护理　产后应注意加强新生儿皮肤护理，防止脐部感染。脐部被水或尿液浸湿后要及时消毒清理，防止皮肤黏膜损伤和感染。注意勿使泪水流入外耳道。

3. 母乳喂养　所有新生儿均鼓励母乳喂养，以增强新生儿抵抗力。

4. 减少感染机会　注意感染病例的隔离，护理人员注意手卫生与清洁，减少感染机会。

（王亚娟）

## 参考文献

[1] 邵肖梅，叶鸿瑁，丘小汕. 实用新生儿学. 4 版. 北京：人民卫生出版社，2011.

[2] Gustave F，Joseph RH，Michael S，et al. Antibiotic therapy and early onset sepsis. Neoreviews，2012，13：e86-e93.

[3] Nizet V，Klein J. Bacterial sepsis and meningitis// Remington JS，Klein J，Wilson CB，et al. Infectious diseases of the fetus and newborn Infant. 7th ed. Philadelphia：WB Saunders，2010：222-275.

[4] Puopolo KM. Epidemiology of neonatal early-onset sepsis. Neoreviews，2008，9（12）：e571-e579.

[5] Stoll BJ，Hansen NI，Higgins RD，et al；National Institute of Child Health and Human Development. Very low birth weight preterm infants with early onset neonatal sepsis：the predominance of gram-negative infections continues in the National Institute of Child Health and Human Development Neonatal Research Network，2002-2003. Pediatr Infect Dis J，2005，24（7）：635-639.

[6] Zaidi AK，Thaver D，Ali SA，et al. Pathogens associated with sepsis in newborns and young infants in developing countries. Pediatr Infect Dis J，2009，28（suppl 1）：S10-S18.

[7] Alison C，Joseph RH，Michael S，et al. Antimicrobial therapy and late onset sepsis. Neoreviews，2012，13：e94-e102.

[8] Polin RA，Committee on Fetus and Newborn. Management of neonates with suspected or proven early-onset bacterial sepsis. Pediatrics，2012，129（5）：1006-1015.

[9] Stoll BJ，Hansen NI，Bell EF，et al；Eunice Kennedy Shriver National Institute of Child Health and Human Development Neonatal Research Network. Neonatal outcomes of extremely preterm infants from the NICHD Neonatal Research Network. Pediatrics，2010，126

(3)：443-456.

[10] Connell TG，Rele M，Cowley D，et al. How reliable is a negative blood culture result? Volume of blood submitted for culture in routine practice in a children's hospital. Pediatrics，2007，119（5）：891-896.

[11] Shah SS，Ebberson J，Kestenbaum LA，et al. Age-specific reference values for cerebrospinal fluid protein concentration in neonates and young infants. J Hosp Med，2011，6（1）：22-27.

[12] Byington CL，Kendrick J，Sheng X. Normative cerebrospinal fluid profiles in febrile infants. J Pediatr，2011，158（1）：130-134.

[13] Kestenbaum LA，Ebberson J，Zorc JJ，et al. Defining cerebrospinal fluid white blood cell count reference values in neonates and young infants. Pediatrics，2010，125（2）：257-264.

[14] Newman TB，Puopolo KM，Wi S，et al. Interpreting complete blood counts soon after birth in newborns at risk for sepsis. Pediatrics，2010，126（5）：903-909.

[15] Pickering LK，Baker CJ，Kimberlin DW，et al. Red Book：2009 Report of the Committee on Infectious Diseases. 28th ed. Elk Grove Village，IL：American Academy of Pediatrics，2009.

[16] Cotten CM，Taylor S，Stoll B，et al；NICHD Neonatal Research Network. Prolonged duration of initial empirical antibiotic treatment is associated with increased rates of necrotizing enterocolitis and death for extremely low birth weight infants. Pediatrics，2009，123（1）：58-66.

[17] Kuppala VS，Meinzen-Derr J，Morrow AL，et al. Prolonged initial empirical antibiotic treatment is associated with adverse outcomes in premature infants. J Pediatr，2011，159（5）：720-725.

[18] Alexander VN，Northrup V，Bizzarro MJ. Antibiotic exposure in the newborn intensive care unit and the risk of necrotizing enterocolitis. J Pediatr，2011，159（3）：392-397.

# 第三节　新生儿化脓性脑膜炎

新生儿化脓性脑膜炎 (neonatal purulent meningitis) 简称化脑，是指新生儿生后 4 周内由化脓菌感染引起的脑膜炎症。化脑是常见的危及新生儿生命的疾病，其发生率占活产儿的 0.2‰～1‰，早产儿可高达 3‰。病原菌在新生儿不同于其他年龄，以大肠埃希菌 $K_1$ 菌株、B 组链球菌 (GBS)、金黄色葡萄球菌、李斯特菌及铜绿假单胞菌为主。临床表现常不典型，主要表现为烦躁不安、哭闹、尖叫、易激惹，有时表现为反应低下、嗜睡、拒奶，严重者昏迷、惊厥等，颅内压增高的表现出现较晚，常缺乏脑膜刺激征，故早期诊断困难。化脑常为败血症的一部分或继发于败血症，一般新生儿败血症中 25% 会并发化脑，新生儿化脑的病死率近年来无明显下降，为 12%～30%，低体重儿和早产儿可达 50%～60%。幸存者多有中枢神经系统后遗症，如失听、失明、癫痫、脑积水、智力和 (或) 运动障碍等后遗症。因此，对诊断为败血症的新生儿应常规做脑脊液检查。以期早期诊断，及时彻底治疗，减少病死率和后遗症发生率。

## 【病因和发病机制】

### (一) 病原菌

一般认为化脑病原菌与败血症一致，但并非完全如此，某些脑膜炎可无败血症，病原菌可直接侵入脑膜或只有短暂的菌血症后即引起脑膜炎。生后 1 周内的感染以革兰氏阴性菌为主，尤以大肠埃希菌最多，其他如变形杆菌、铜绿假单胞菌、克雷伯杆菌、不动杆菌、沙门菌等也均可为化脑病原菌；1 周后感染者则以革兰氏阳性球菌为主，尤以葡萄球菌多见，其次为肺炎链球菌、其他链球菌等。李斯特菌及大肠埃希菌性脑膜炎也均易见到，脑膜炎双球菌、流感嗜血杆菌脑膜炎则少见。在美国等发达国家的文献报道中，新生儿生后 1 周以 GBS 和大肠埃希菌最为多见，约 70% 为 GBS 和大肠埃希菌所致，李斯特菌占 5%；日龄超过 1 周的新生儿，在 NICU 中，凝固酶阴性葡萄球菌和革兰氏阴性菌最为常见，这与 NICU 的建立、静脉留置和气管插管等有创支持技术的开展以及广谱抗生素的普遍应用导致条件致病菌感染有直接关系。

### (二) 发病机制

1. 免疫功能不成熟　新生儿，尤其是早产儿，无论是体液还是细胞免疫功能均不成熟，对病原侵袭不能识别、吞噬与清除，抗原抗体反应低下，易发生感染并播散到全身；严重感染时又会抑制机体免疫功能，从而造成继发免疫缺陷，加重感染。

2. 血脑屏障功能差　新生儿血脑屏障通透性大，补体浓度低，多形核嗜中性粒细胞吞噬及趋化功能差，血液循环相对旺盛，病原菌极易通过血脑屏障形成颅内感染。研究表明，细菌侵入脑脊液增殖、扩散和降解，释放毒素 (革兰氏阴性杆菌) 或磷壁酸质 (革兰氏阳性杆菌)，这些物质刺激炎性反应，激活星形胶质细胞、毛细血管内皮细胞和室管膜细胞，释放细胞因子，如肿瘤坏死因子 (TNF)-α、白细胞介素 (IL)-1β、血小板活化因子 (PAF) 等，引起多形核粒细胞黏附至毛细血管内皮细胞，释放氧化物质损伤内皮细胞，使毛细血管通透性增加，血脑屏障通透性增大，最终发生脑水肿、颅内压增高、脑血流减慢等。

3. 发病高危因素　大多数新生儿脑膜炎由血行播散引起，少数是由病原菌直接侵入脑膜引起，如肺炎链球菌脑膜炎。感染高危因素包括以下几方面：

(1) 感染病灶：如脐炎、肺炎、肠炎、皮肤脓疱、中耳炎等。

(2) 围产因素：如早产、新生儿窒息、胎膜早破或羊水污染、母亲产时感染或发热等。

(3) 其他：可有脑脊膜膨出、神经管缺损、先天性窦道或因宫内心电监测致定植菌播散所引起。

4. 感染途径　分为产前感染、产时感染及生后感染。

(1) 产前感染：如母亲患李斯特菌菌血症时，该菌可通过胎盘感染胎儿，导致流产、死胎、早产。

（2）产时感染：患儿常有胎膜早破、产程延长、难产等病史。大肠埃希菌、GBS 可由母亲直肠或阴道上行污染羊水，或胎儿通过产道时吞入或吸入污染分泌物，多在生后 3 天内以暴发型败血症或肺炎发病，约 30% 发生 GBS 脑膜炎。GBS 的 Ⅰa、Ⅰb、Ⅰc、Ⅱ、Ⅲ型 5 种血清型均可见。病死率高达 15%～50%。新生儿支原体脑膜炎近年来也有报道，一般是产时感染，垂直传播率为 40%～60%。

（3）生后感染：为国内新生儿化脑最常见的感染途径。病原菌以金葡菌最多，大肠埃希菌次之，多由脐部、受损皮肤与黏膜、呼吸道、消化道、泌尿道等侵入血循环再到达脑膜。国外则以 GBS 败血症多见（90% 为 GBSⅢ型所致），病死率为 10%～20%。新生儿有中耳炎、头颅血肿继发感染、脊柱裂、脑脊膜膨出及先天性皮毛窦等疾病时，病原菌可由相应部位侵入脑膜而引起脑膜炎。

临床研究证实，新生儿化脑实质上是宫内、外感染的炎症反应及细胞因子作用于新生儿神经系统所产生的一系列神经病理改变，病变并非局限于脑膜，还包括脑实质及脑室系统受累，尤其是脑白质损伤，从而导致神经系统发育落后，严重者会发展为脑瘫。

## 【临床表现】

### （一）一般表现

新生儿化脑临床表现常不典型，尤其是早产儿，一般表现包括面色苍白、反应欠佳、少哭、少动、拒乳或吮乳减少、呕吐、发热或体温不升。

### （二）特殊表现

可出现以下典型症状。

1. 神志改变　烦躁、精神萎靡、嗜睡、易激惹、惊跳、突然尖叫等。

2. 眼部异常　双眼凝视、斜视、眼球上翻或向下呈落日状、眼球震颤、眼睑抽动、瞳孔不等大、对光反应迟钝等。

3. 颅内压增高表现　前囟紧张、饱满或隆起，骨缝分离，由于新生儿颈肌发育很差，颈项强直较少见，常缺乏脑膜刺激征。

4. 惊厥　30%～50% 可出现惊厥，可仅表现为眼睑或面肌抽动，如吸吮动作，一侧或局部肢体抽动可出现划船、踏车样动作，亦可出现阵发性青紫、呼吸暂停等。

### （三）其他表现

如黄疸、肝脾大、腹胀、瘀点、休克等。

由于新生儿抵抗力差，脑膜炎表现不典型，早期确诊和及时治疗存在一定困难，并发症及后遗症相对比年长儿多。并发症中以硬脑膜下积液、脑脓肿较多见，后遗症以脑积水、发育异常、智力低下较常见。

## 【实验室检查】

### （一）血常规

白细胞计数和中性粒细胞比例升高，但严重病例白细胞可降至 $5 \times 10^9$/L 以下，甚至出现血小板计数减少。

### （二）细菌培养

血培养阳性率可达 45%～85%，尤其是早发型败血症和疾病早期未用过抗生素治疗者血培养阳性率较高，尿培养和病灶分泌物培养也可阳性。

### （三）脑脊液检查

诊断新生儿化脑的金标准是脑脊液（cerebrospinal fluid，CSF）检查，包括白细胞计数、糖和蛋白质水平、革兰氏染色和培养。对任何怀疑新生儿化脑、患有急性感染性疾病有中毒症状、血培养阳性、临床或实验室检查提示败血症、初始抗生素治疗效果不佳等情况，均需行腰椎穿刺检查。对危重病例、可能有循环或呼吸系统抑制的新生儿，腰椎穿刺可推迟到生命体征稳定后进行。

1. 常规　外观混浊或毛玻璃样，也可为血性，少数可清晰；正常新生儿 CSF 的细胞含量高于其他年龄组，白细胞可达 $32 \times 10^6$/L，可含少数红细胞。当 CSF 白细胞数 $>20 \times 10^6$/L，压力 $>2.94～7.84$ kPa（$30～80$ mmH$_2$O），潘氏试验常阳性，可视为异常。如脑脊液外观微混或稍黄，可能为高胆红素血症引起，需加鉴别。新生儿腰椎穿刺较易损伤，血性脑脊液应进行细胞计数加以鉴别，如白细胞与红细胞之比明显高于当日患儿血常规的白、红细胞比，则表明脑脊液中白细胞增高。革兰氏阴性菌化脑的 CSF 白细胞计数通常高于革兰氏阳性菌化脑。

2. 生化　正常新生儿 CSF 的蛋白质含量高于其他年龄组，为 $0.1～1.7$ g/L，足月儿比早产儿高，早产儿 CSF 蛋白含量的变化与胎龄成反比。生后随着日龄增加，蛋白含量渐降低至婴儿水平。蛋白 $>1.5$ g/L 视为异常。若蛋白 $>6$ g/L，则脑积水的发生率高。葡萄糖 $<1.1～2.2$ mmol/L，或

低于当时血糖值的 50%；氯化物<100 mmol/L；乳酸脱氢酶（LDH）>1000 U/L，其中 LDH4、LDH5 升高，LDH1、LDH2 降低，均视为异常。若 CSF 留取后延迟分析>2 h，白细胞计数和糖浓度会显著降低，可能影响临床诊断。其中葡萄糖浓度降低是诊断脑膜炎最为特异的指标。

诊断脑膜炎的新生儿的 CSF 值也可正常，个别患儿因病程短，第 1 次 CSF 常规正常，需再次复查才发现异常。

3. 涂片及培养 脑脊液涂片可发现细菌，尤其是发病初期脑脊液外观正常，但可涂片找到细菌。大肠埃希菌和 GBS 涂片易找到细菌，阳性率分别可达 70% 和 85%，培养阳性有助于确诊。

4. 病原菌抗原检测 对 GBS 和大肠埃希菌 K1 抗原可采用对流免疫电泳、乳胶凝集试验及酶联免疫吸附试验（ELISA）等方法，对已使用抗生素者更有诊断价值。

5. 病原菌 DNA 检测 最近研究表明，聚合酶链反应（PCR）可为新生儿化脑提供精确的病原菌诊断依据。可采用 16SrRNA 基因的 PCR 分型、DNA 探针等分子生物学技术，以协助早期诊断。

6. 鲎溶解物试验：鲎溶解物系从鲎血中变形细胞溶解后提取，它与极微量的内毒素相遇即可凝固，呈阳性反应，但只对革兰氏阴性细菌脑膜炎有诊断价值，革兰氏阳性菌（包括结核分枝杆菌）、病毒、真菌性脑膜炎均为阴性。

### （四）头颅 B 超和 CT 检查

可帮助诊断脑室膜炎、硬脑膜下积液、脑脓肿、脑积水等，还可随访疗效。因 CT 放射线暴露问题，仅当头颅 B 超不能肯定时再作头颅 CT 检查。

### （五）颅骨透照检查

在暗室用手电筒作光源，罩上中央有圆孔的海绵，紧贴头皮上，有硬脑膜下积液时手电外侧光晕较正常扩大，积脓时较对侧缩小。

### （六）磁共振成像（MRI）

MRI 及特殊序列〔如弥散加权成像（DWI）、磁共振波谱（MRS）、弥散张量成像（DTI）等〕越来越广泛地应用在新生儿化脑的诊断，其并发症，如脑室膜炎、硬膜下积液、脑梗死、脑脓肿等均可通过 MRI 检查显现，在一定程度上对化脑的诊断、治疗及预后判定提供了客观依据。其中，DWI 在化脑感染早期即可表现出异常高信号，这是感染诱发的炎症反应导致颅内急性期出现广泛的脑细胞毒性水肿所致，其对组织损伤后细胞内水的移动变化很敏感，早期即可表现异常，而在常规 MRI 序列中，这些改变需 5~6 天才能被分辨出来，同时其对脑脓肿、硬膜下积液或积脓均有鉴别诊断意义。另外，由于神经系统感染与脑白质损伤有密切关系，DTI 序列也可用于新生儿化脑的脑白质损伤程度及预后的评价。

### （七）放射性核素脑扫描

放射性核素脑扫描对多发性脑脓肿有诊断价值，但由于放射线暴露问题，很少用于新生儿病例。

## 【诊断】

新生儿化脑临床表现缺乏特异性，应结合病史、症状和体征进行综合判断，对早产儿、胎膜早破、产程延长、脑脊膜膨出、腰骶中部皮肤窦道的新生儿，要特别警惕脑膜炎的发生。

化脑早期表现与败血症相似，主要为体温不稳，足月儿多表现为发热，早产儿则表现为体温不升，其他症状有精神萎靡、不哭、拒乳、面色苍灰、黄疸加深。此时必须仔细观察病情发展，注意有无烦躁不安、易激惹、易惊、尖叫、嗜睡、凝视或前囟紧张、饱满、骨缝增宽等，提示有化脑发生可能。当患儿有两眼凝视、面部肌肉抽动、口角吸吮和咀嚼动作、呼吸暂停、肢体强直时均可视为惊厥表现。新生儿囟门及骨缝未闭，颈肌发育不成熟，脑膜刺激征常不明显，因此凡新生儿有全身感染征象，一般状况差，不论是否有神经系统症状与体征，或当无法用已知感染灶来解释其临床表现时，均应警惕化脑可能，立即行腰椎穿刺做脑脊液检查，以早诊断、早治疗。

## 【并发症】

由于新生儿对全身感染的局限能力差，脑膜炎表现不典型，早期确诊和及时治疗困难，化脑并发症相对较多，以硬脑膜下积液、积脓较多见。

1. 硬脑膜下积液 在化脑治疗过程中 CSF 检查好转而体温持续不退，或病情好转后又出现发热、频繁惊厥、前囟饱满、颅缝增宽、头围增大、意识障碍等，颅骨透照试验阳性及影像学检查有助诊断。确诊后可经前囟侧角做硬膜下穿刺放液，积液应做常规检查及涂片找菌。正常情况下，硬膜下积液<2 ml，蛋白质定量<0.4 g/L。并发硬膜下积液时，液体量增多，蛋白量增加，少数可

呈脓性。硬膜下积液可反复穿刺放液，若2周后液体仍多，应行手术引流。

2. 脑室管膜炎　多见于革兰氏阴性菌感染且诊断、治疗不及时的脑膜炎患儿，是造成严重后遗症的原因之一，其发生率可达65%～90%。患儿往往在治疗期间CSF结果好转而体温持续不退，临床症状不消失或病情好转后又出现高热、抽搐、呕吐、前囟饱满或隆起、颅缝增宽、头围增大、意识障碍等；影像学检查可见脑室稍扩大；脑室穿刺检查如白细胞数$>50 \times 10^6$/L、糖减少、蛋白增加，即可诊断。

3. 脑积水　炎症渗出物阻塞脑脊液循环，可导致交通性与非交通性脑积水。

4. 脑性低钠血症　由于炎症累及下丘脑和垂体后叶，可发生抗利尿激素不适当分泌，临床出现低钠血症及血浆渗透压降低，可使脑水肿加重和产生低钠血症。

5. 其他　脑神经受累可致耳聋、失明等。脑实质病变可产生继发性癫痫及智力、运动发育障碍。脑白质损伤可导致痉挛性脑瘫或偏瘫。

## 【治疗与监护】

### （一）抗生素治疗

当病原菌尚未明确前，可根据本地区的常见病原菌选用抗生素，应选用易透过血脑屏障、毒性小的杀菌药物，静脉给药。应用抗生素48～72 h后应复查脑脊液，如病程无好转，则需更换抗生素；血培养阳性者则按药敏选药。抗生素疗程因病原菌不同而异，一般14～21天；如疗效出现较晚或为革兰氏阴性菌或铜绿假单胞菌脑膜炎，治疗时间需延长至4周以上。停药指征为临床症状、体征消失，体温恢复正常1周，脑脊液无细菌、脑脊液细胞数及生化均正常。

1. 病原菌不明确的化脑　多采用氨苄西林加第三代头孢菌素。新生儿化脑时氨苄西林剂量为每天200～300 mg/kg，分3次，每8 h一次。对李斯特菌、肠球菌、奇异变形杆菌、大肠埃希菌、敏感葡萄球菌、GBS、肺炎链球菌等均有效，但对克雷伯菌、铜绿假单胞菌、产青霉素酶的葡萄球菌等耐药。第三代头孢菌素可选用头孢噻肟每次50 mg/kg，根据胎龄及生后日龄调整剂量与用药间隔时间。头孢曲松剂量每天100 mg/kg，每日1次用药，具有广谱、高效、半衰期长、对革兰氏阴性菌作用效果好、使用方便等优点，已成为治

疗婴幼儿化脑的首选抗生素。由于头孢曲松的半衰期在出生头几天的极低出生体重儿可长达60 h，并与胆红素竞争白蛋白，有增加核黄疸的危险，故对伴有新生儿黄疸的患儿应慎重应用。如病原菌可能为铜绿假单胞菌，则用头孢他啶，每日100 mg/kg，分2～3次。

2. 病原明确的化脑　可参照培养和药敏试验选用敏感抗生素。GBS和肺炎链球菌可首选青霉素（剂量加大至每日400 000～800 000 U/Kg），亦可用氨苄西林；葡萄球菌由于多数对青霉素耐药，可选用耐酶青霉素，如苯唑西林（新青霉素Ⅱ）或头孢噻吩、万古霉素等；大肠埃希菌等革兰氏阴性菌可选用头孢噻肟或头孢曲松；铜绿假单胞菌可首选头孢他啶，次选头孢哌酮；肠球菌、李斯特菌、流感嗜血杆菌可选用氨苄西林；克雷伯杆菌可选用头孢噻肟或头孢曲松；脆弱类杆菌和厌氧菌可选甲硝唑；支原体脑膜炎首选红霉素。

### （二）对症及支持治疗

1. 注意保证液体及能量的供给，保证水电解质平衡，液体输入量应控制在每日60～80 ml/kg。

2. 及时处理高热、惊厥及休克。惊厥时可应用苯巴比妥钠，先给负荷量20 mg/kg缓慢静推，若患儿仍惊厥，可追加5 mg/kg。负荷量12 h后给予维持量3～5 mgkg，分每天1～2次，可逐渐改为口服维持。

3. 因脑膜炎常伴脑积水和颅内压增高，故应及时用脱水剂降低颅内压，预防脑疝发生，可用20%甘露醇每次2.5～5.0 ml/kg，每日2～4次，快速静脉滴注。但不主张多用，多次使用易使脑脊液黏稠，增加炎症后粘连风险。

4. 肾上腺皮质激素的应用　当应用抗生素治疗化脑时，细菌大量溶解产生的内毒素刺激机体产生更多的炎性介质。应用地塞米松可抑制上述炎性介质的产生，从而减轻炎症，减少细菌性脑膜炎的后遗症和病死率，有利于退热，亦有利于减轻脑水肿，推荐早期使用，地塞米松首剂可在开始抗生素治疗前15～20 min应用，每日0.5～1 mg/kg，每6～8 h一次，连用3～5天。

5. 病情重者可用静注丙种球蛋白（IVIG），每剂400 mg/kg，每日1次，共用5天。有资料表明静脉输注人血丙种球蛋白治疗新生儿化脑有一定疗效。可能的作用机制如下：①提高血清和呼吸道免疫球蛋白水平；②激活补体系统；③加强

白细胞的吞噬和黏附功能；④对细菌感染引起的免疫缺陷状态有调节作用；⑤通过调理及促进抗原-抗体反应，增强患儿对细菌的免疫反应。也可多次输注新鲜血浆，每次 10～15 ml/kg。

### （三）合并症治疗

1. 脑室膜炎　实验研究表明病原菌由脉络丛进入侧脑室，再扩散至蛛网膜下隙，由于脑脊液循环由上至下单向流动，鞘内注射药物不易到达脑室，可留置导管于侧脑室，每天或隔天注入有效抗生素，可用庆大霉素或阿米卡星（丁胺卡那霉素）1～5 mg，氨苄西林 10～50 mg，至脑脊液培养阴转和常规接近正常。较多的国内外报道显示，脑室内给药可提高治愈率，减少后遗症。

2. 硬脑膜下积液　明确诊断后，少量液体不必穿刺，大量积液应行硬脑膜下穿刺放液，每次不超过 15～20 ml；若穿刺无效、2 周后量仍多，应考虑手术引流治疗。

### （四）监护内容

1. 生命体征　呼吸、心率、血压、毛细血管再充盈时间、经皮氧饱和度。应用止惊药后，严密观察有无呼吸抑制、尿潴留等情况。

2. 一般情况　出入量、面色、反应、呕吐、吸吮能力、腹胀与排便情况。置患儿于平卧位，保持呼吸道畅通，必要时给氧。

3. 脑水肿观察　前囟大小、吸吮、觅食与拥抱反射、四肢肌张力、惊厥发作情况。观察双侧瞳孔大小、对称性和对光反射，以警惕脑疝或局部神经受累的征象。

4. 监测血常规、血糖、电解质和血气分析等指标，注意复查脑脊液检查。

### 【预后与预防】

新生儿化脑预后不佳，病死率在近年来无明显下降，而幸存者可留有失听、失明、癫痫、脑积水、智力和（或）运动障碍等后遗症。早期诊断，及时正确治疗是成功的关键。

预防新生儿化脑的发生，重在杜绝细菌入侵机体并向脑部蔓延，如防治呼吸道、胃肠道和皮肤感染，及时治疗鼻窦炎、中耳炎和新生儿脐部感染等。

一旦发现有感染灶应迅速治疗，合理使用抗生素并处理局部感染部位，积极防治新生儿败血症，防止细菌侵入脑膜引起化脓性脑膜炎。

（王亚娟）

## 参考文献

[1] 邵肖梅，叶鸿瑁，丘小汕. 实用新生儿学. 4 版. 北京：人民卫生出版社，2011.

[2] Shah DK，Daley AJ，Hunt RW，et al. Cerebral white matter injury in the new born following Escherichia coli meningitis. Eur J Paediatr Neurol，2005，9（1）：13-17.

[3] Malik GK，Trivedi R，Gupta A，et al. Quantitative DTI assessment of periventricular white matter change sinneonatal meningitis. Brain Dev，2008，30（5）：334-341.

[4] Gleason CA，Devaskar SU. Avery's diseases of the newborn. 9th ed. Philadelphia：Elsevier Saunders，2012：549.

[5] Furyk JS，Swann O，Molyneux E. Systematic review：neonatal meningitis in the developing world. Trop Med Int Health，2011，16（6）：672-679.

[6] 张静，毛健，李娟，等. 新生儿不同病原菌化脓性脑膜炎在磁共振影像学上的特点. 中国当代儿科杂志，2012，14（7）：489-495.

[7] Zaidi AK，Thaver D，Ali SA，et al. Pathogens associated with sepsis in newborns and young infants in developping countries. Pediatr Infect Dis J，2009，28（1 Suppl）：S10-S18.

[8] Shah SS，Ebberson J，Kestenbaum LA，et al. Age-specific reference values for cerebrospinal fluid protein concentration in neonates and young infants. J Hosp Med，2011，6（1）：22-27.

[9] Byington CL，Kendrick J，Sheng X. Normative cerebrospinal fluid profiles in febrile infants. J Pediatr，2011，158（1）：130-134.

[10] Kestenbaum LA，Ebberson J，Zorc JJ，et al. Defining cerebrospinal fluid white blood cell count reference values in neonates and young infants. Pediatrics，2010，125（2）：257-264.

[11] Smith PB，Cotten CM，Garges HP，et al. A comparison of neonatal Gram-negative rod and Gram-positive cocci meningitis. J Perinatol，2006，26（2）：111-114.

[12] Greenberg RG，Smith PB，Cotten CM，et al. Traumatic lumbar punctures in neonates：test performance of the cerebrospinal fluid white blood cell count. Pediatr Infect Dis J，2008，27（12）：1047-1051.

[13] Rajesh NT，Dutta S，Prasad R，et al. Effect of delay in analysis on neonatal cerebrospinal fluid parameters. Arch Dis Child Fetal Neonatal Ed，2010，95（1）：

F25-F29.

[14] Garges HP, Moody MA, Cotten CM, et al. Neonatal meningitis: what is the correlation among cerebrospinal fluid cultures, blood cultures, and cerebrospinal fluid parameters? Pediatrics, 2006, 117 (4):

1094-1100.

[15] Jaremko JL, MoonAS, Kumbla S. Patterns of complications of neonatal and infant meningitis on MRI by organism: a 10 year review. Eur J Radiol, 2011, 80 (3): 821-827.

# 第四节　新生儿破伤风

新生儿破伤风是破伤风杆菌侵入脐部所引起的急性感染性疾病，多由于不洁分娩，病原菌由脐部侵入，产生嗜神经外毒素，常在生后 4～6 天左右发病，临床表现以全身骨骼肌强直性痉挛、牙关紧闭为特征。

【流行病学】

早在 1988 年，WHO 统计在全世界约 787 000 例新生儿死于破伤风，病死率约占活产儿的 6.7‰，成为世界范围的公共卫生问题。1989 年 WHO 通过了在 1995 年消除新生儿破伤风的目标，即通过免疫接种规划，使所有国家与地区的新生儿破伤风发病率低于 1‰活产儿。据 2010 年最新统计数据，全球约 58 000 例新生儿死于破伤风，比 20 世纪 80 年代数据降低了 93%，但至今仍未实现预定目标。

【病因】

破伤风杆菌为革兰氏阳性厌氧菌，在自然界中广泛存在，如土壤、尘埃、人畜粪便中。其芽孢抵抗力极强，耐热耐酸，在无阳光照射的土壤中可生存数十年，需高压消毒或用含碘消毒剂和环氧乙烷消毒剂方能杀灭。人类普遍对该菌缺乏自然免疫力，病后产生的免疫力亦极为微弱，故可两次患破伤风。该菌无组织侵袭性，仅通过破伤风毒素作用致病。

【发病机制】

新生儿出生时，如用未经严格消毒的被破伤风杆菌污染的剪刀或其他用具断脐，或断脐后用未经消毒的敷料（如旧棉花、旧布等）包裹脐部残端，破伤风杆菌可侵入脐部，在缺氧环境下繁殖，产生两种毒素。主要是痉挛毒素，毒力超强，仅次于肉毒毒素，其致死量为 6～10 mg/kg。痉挛毒素通过组织淋巴液入血循环，与脊髓前角灰质细胞内神经节苷脂结合后，不能再被抗毒素中和，是引起肌肉痉挛和致死的直接原因，使神经突触小体不能释放抑制性神经介质（甘氨酸、氨基丁酸），以致运动神经元系统对传入刺激的反射反复强化，导致屈肌与伸肌同时强烈持续收缩。活动越频繁的肌群越易受累，故咀嚼肌痉挛致牙关紧闭，面肌痉挛致苦笑面容，躯干肌肉痉挛致角弓反张。毒素亦可兴奋交感神经，导致心动过速、高血压、多汗等。另一种是溶血毒素，可引起局部组织坏死和心肌损害。

【临床表现】

患儿常在生后 4～6 天发病，少数早至 2 天或迟至 14 天以上发病。潜伏期越短、出现症状到首次抽搐的间隔时间越短，预后越差，病死率越高。患儿早期张口困难，吮乳费力，继之面肌痉挛致牙关紧闭、眉举额皱、口角上牵呈苦笑面容。早期无典型表现时，可用压舌板检查患儿咽部，下压越用力，压舌板咬得越紧，可帮助早期诊断。极期四肢肌肉阵发性强直性痉挛，双拳紧握，上肢过度屈曲，下肢伸直伴颈项强直，呈角弓反张状；腹直肌痉挛强直呈板状腹，痉挛反复发作，轻微刺激即可诱发痉挛发作。咽部肌肉痉挛使唾液充满口腔，括约肌痉挛导致尿潴留和排便障碍，喉肌、横纹肌痉挛可致窒息、呼吸衰竭和心力衰竭。患儿早期可无发热，之后因持续痉挛或继发感染而体温升高。

病程中患儿神志始终清楚，如能及时正确处理使患儿度过痉挛期，则发作逐渐减少，可于 25～40 天后痊愈。

【辅助检查】

1. 一般检查　血常规、脑脊液及脑电图检查均正常。X 线胸片明确有无继发肺部感染。头颅影像学检查除外颅内出血、结构异常等惊厥性疾病。

2. 病原学检查　取脐部或伤口分泌物做厌氧菌培养，部分病例（30%左右）破伤风杆菌培养阳性，有助于诊断。具体方法是于脐部未进行消毒处理和注射破伤风抗毒素之前，用无菌棉棒于脐部化脓部位深处取脓汁及坏死组织直接镜检或分离培养。

【诊断】

患儿有分娩时脐部处理消毒不严史，或生后

有外伤局部未经消毒处理史，具有破伤风的临床表现，包括早期的牙关紧闭，继之出现的苦笑面容，四肢肌肉阵发性强直性痉挛，颈项强直呈角弓反张。按病情分轻症和重症：

1. 轻症 ①潜伏期＞7天；②发病期＞24 h；③牙关紧闭，全身痉挛发作不频繁。

2. 重症 ①潜伏期≤7天；②发病期≤24 h；③入院时体温≥39℃或体温不升；④频繁自发性痉挛发作、青紫、角弓反张和（或）呼吸异常（不规则、暂停）；⑤合并败血症、肺炎、硬肿症等。具备其中3条为重症（第4条为必要条件）。

**【鉴别诊断】**

新生儿破伤风具有典型症状者易于确诊，但需与下列疾病鉴别：①咽旁或咽后脓肿，可有开口困难，但新生儿罕见。通过了解病史、体格检查及颈椎正侧位拍片予以鉴别。②化脓性脑膜炎，临床可表现为意识不清、发热、反复抽搐，发作间期无肌紧张，无牙关紧闭及苦笑面容，脑脊液异常改变。③其他惊厥性疾病，如缺氧缺血性脑病、低钙血症、先天代谢性疾病等所致的抽搐，一般无苦笑面容及牙关紧闭的特征，抽搐间期无肌紧张或角弓反张等。

**【治疗与监护】**

1. 一般治疗及护理 将患儿置隔离病房，室内应保持安静、保温、避免声、光及一切不必要的刺激。给予心电、血氧饱和度监测，注意关闭报警器，床旁特别护理，严密观察病情变化，做好口腔、皮肤清洁护理。一切操作和治疗集中进行。

2. 应用破伤风抗毒素 破伤风抗毒素（titanus antitoxin，TAT）用以中和血液中游离毒素，对已与神经结合的破伤风杆菌毒素不起作用，故提倡早用。剂量为 10 000～20 000 IU，加入生理盐水溶液 50 ml，缓慢静脉滴注，次日再给半量。同时用 3000～5000 IU 脐周皮下注射，以阻断毒素从脐部继续进入血循环。破伤风抗毒素使用前需做皮试，皮试阳性者需用脱敏疗法。最好用人破伤风免疫球蛋白（immune globulin，TIG）500 IU 肌内注射，TIG 比 TAT 半衰期长，且不会产生过敏反应，无须做过敏试验，但价格不菲。

3. 止痉治疗 有效地控制痉挛发作是治疗的关键。用药目标以患儿不受刺激时无痉挛发作，受刺激时仅有肌张力增加为宜。地西泮为首选止痉药，每次 0.3～0.5 mg/kg，每 4～6 h 一次，稀释后静脉缓注。止痉后，可经鼻饲给药。轻症者每日 2.5～5 mg/kg，重症者每日 7.5～10 mg/kg，每日药物总量分为 6 次鼻饲，使患儿处于深睡状态为妥。痉挛控制后逐渐减少用药次数，直至张口吃奶，痉挛解除后再停药。疗程一般需 2～3 周。苯巴比妥每日 10～15 mg/kg，每 8～12 h 一次，静脉滴注，重者可加量至每次 15～20 mg/kg，维持量为每日 5 mg/kg。

在治疗过程中再出现痉挛者，可临时辅用苯巴比妥、水合氯醛或氯丙嗪。临床上可选用地西泮与苯巴比妥交替使用，用药间隔 4～6 h。用药期间注意观察药物副作用，如四肢松弛、呼吸表浅、反复呼吸暂停，及时调整剂量。可使用维生素 B$_6$ 100 mg 静脉滴注，促进 γ 氨基丁酸合成，抑制神经兴奋性。

4. 控制感染 首选青霉素每次 200 000～400 000 U，加入 10% 葡萄糖溶液中静脉滴注，每日 2 次，疗程 7～10 天，以防止伤口污染的嗜氧杂菌及破伤风杆菌繁殖后继发感染。可联合应用甲硝唑每次 15～30 mg/kg 加入葡萄糖溶液滴注，每日 2 次。根据病情需要，可选用其他广谱抗生素。

5. 脐部护理 局部用 3% 过氧化氢溶液（双氧水）或 1：5000 高锰酸钾溶液清洗脐部，再涂以聚维酮碘（碘伏），每日 1～2 次，预防硬肿及皮肤感染。

6. 营养支持 如患儿频繁痉挛发作，为防止误吸可暂时禁食，静脉输液以保证营养及入量，必要时给予肠外营养支持，供给能量每日 60～80 kcal/kg；痉挛减轻后即可鼻饲，注意维持水电解质平衡。

7. 对症治疗 保持呼吸道通畅，必要时吸痰；频繁痉挛发作、青紫者给予吸氧；呼吸衰竭者需机械通气。如合并脑水肿，用脱水剂或利尿剂。

**【预后】**

在很多发展中国家，新生儿破伤风是造成婴儿死亡的重要原因之一。如能度过危险期（发病 10 天左右），多数病例可治愈。由于本病为自限性过程，破伤风毒素与神经细胞的结合为暂时性，痊愈者无后遗症。少数患儿由于频繁痉挛致缺氧、窒息或继发感染死亡，严重缺氧也可导致中枢神经系统不可逆改变。

**【预防】**

1. 推广新法接生 新法接生的基础是推广"三消毒",即手消毒,接生器械和敷料消毒,产妇外阴、新生儿脐带断端消毒。患儿脐部伤口敷料应焚烧,所用器械单独消毒灭菌。

2. 免疫预防 对高危地区育龄妇女(18～35岁)或孕妇施行破伤风类毒素(TT)免疫接种,推广育龄妇女常规免疫,患严重疾病、发热或有过敏史者禁用。

3. 加强对新生儿破伤风的监测 1995年,我国政府将新生儿破伤风列为乙类传染病,纳入常规报告系统。强调儿科医师及时填写传染病报告卡片,并认真记录患儿母亲的户口及分娩所在地,有无接受新法接生、职业、胎次等各项内容。如遇有不洁断脐者,应在婴儿生后24 h内送往医院重新处理残留脐带,断脐后用3%双氧水或1:5000高锰酸钾溶液清洗后碘伏消毒,重新结扎;肌内注射 TAT 3000 IU 或 TIG250 IU,密切观察病情变化。

4. 提高住院分娩率 2000年我国政府大力推行"降消项目","降"就是降低孕产妇死亡率,"消"就是消除新生儿破伤风,先后支付专项资金总数至4.4亿元,成为新中国成立以来国家用于妇幼保健方面单项投入最大的项目。该项目通过健康教育,普及妇幼保健知识,加强住院分娩救助,提高住院分娩率,以达到降低孕产妇死亡率和消除新生儿破伤风的目标,已取得卓越成就。2012年世界卫生组织(WHO)证实中国已消除孕产妇及新生儿破伤风。

(童笑梅)

## 参考文献

[1] 樊朝阳, 关宏岩, 罗树生, 等. 中国消除新生儿破伤风现场认证调查. 中华流行病学杂志, 2014, 35 (2): 163-166.

[2] 张萍, 梁晓峰, 李黎, 等. 中国1996—2007年新生儿破伤风流行病学特征分析. 中国疫苗和免疫, 2008, 14 (3): 261-262.

# 第五节 先天性结核病

结核病（tuberculosis，TB）是一种严重危害人民生命健康的慢性传染病，据 WHO 统计，目前全球已有约 20 亿人被感染，每年新出现结核病患者 800 万～1000 万，每年因结核病死亡人数达 200 万。我国结核病患者数量居世界第二位，每年新增结核病患者 150 万，其中 75％ 为中青年，死亡人数高达 13 万/年，为各种其他传染病和寄生虫病死亡总和的 2 倍。

先天性结核（congenital tuberculosis，CTB）亦称宫内感染性结核，指母亲在妊娠期患有结核病，结核分枝杆菌经胎盘垂直传播；亦可由胎儿在分娩过程中吸入或吞入被结核分枝杆菌污染的羊水或产道分泌物引起感染，在生后数天或数周内出现临床症状和体征。CTB 的发病率尚无完整统计。5 岁以下儿童 TB 病死率较高，未经治疗的 CTB 有 40％～50％ 可致命。

## 【流行病学】

孕妇结核病发病率与一般人群该病的发病率近乎相等，但 CTB 较罕见。1952 年英国先后报道了 24 例 CTB；1955 年国内易涵碧首次报道 CTB 病例；1989—2005 年，美国可查的文献报道累计有 348 例 CTB。1969 年 Blackall 统计，患活动性结核病的母亲生育的 100 名婴儿中，有 3 例患有 CTB；而另一研究报道 206 例感染结核杆菌感染的孕妇所生育的婴儿均未发病。

## 【传播途径与病理生理】

人与人之间呼吸道传播是结核病的主要传播方式，传染源是接触排菌的结核病患者。人类是结核分枝杆菌的天然宿主。母亲患有结核分枝杆菌菌血症，可通过胎盘感染胎儿，结核分枝杆菌通过胎盘损伤部位由脐静脉进入胎儿肝，是发生 CTB 最常见的病因。因缺乏保护性抗体作用，妊娠期母亲原发感染比原有感染的激活更有可能引起先天性感染。

### （一）传播途径

1. 血行性感染 结核分枝杆菌通过胎盘经脐静脉到达胎儿肝，先由肝内原发灶及肿大的肝门淋巴结形成原发综合征，再血行播散至全身；也可由脐静脉经静脉导管直接进入胎儿下腔静脉引起全身播散。

2. 非血行性感染 胎儿在宫内或通过产道时，吸入或吞入被结核分枝杆菌污染的羊水或分泌物，可在肺部、肠道形成原发性结核，再由此播散至全身。

### （二）病理生理

结核分枝杆菌进入机体后是否发病，主要与机体免疫力、细菌毒力和数量有关，尤其与细胞免疫反应的强弱直接相关。细胞免疫反应的另一表现形式为迟发型变态反应，在多数情况下，这种反应的直接和间接作用可引起细胞坏死及干酪样改变。胎儿或新生儿感染结核分枝杆菌后，大多为机体抵抗力低下、病灶周围无细胞反应的严重结核病（其病理特点为变性、坏死灶，病灶周围缺少上皮样细胞、朗汉斯巨细胞、淋巴细胞等结核所具有的细胞反应），容易播散至全身，形成多发粟粒性结核病灶，胎儿感染的重要标志就是肝干酪样坏死灶及肝门淋巴结结核构成的肝原发结核综合征。

## 【临床表现】

CTB 可突然起病，病情迅速恶化，也可为隐匿、迁延病程，缺乏特异性。血行性感染可在出生时即有症状，其病情凶险，发展迅速；常见者为生后 2～3 周出现症状，有报道起病晚者在生后 84 天才出现临床症状。主要表现为呼吸困难、发热、肝脾大、厌食、嗜睡或烦躁、淋巴结病和生长迟缓。Cantwell 等对 29 例 CTB 的回顾性研究显示，肝脾大发生率为 76％，呼吸窘迫为 72％，发热为 48％，淋巴结病为 38％，腹胀为 24％，嗜睡或者烦躁为 21％，听力障碍为 17％，皮疹为 14％。少数患者表现为呕吐、呼吸暂停、发绀、黄疸、癫痫发作和瘀斑。该组患儿的年龄中位数为 24 天（范围是 1～84 天）。其中 23 例患儿有胸部 X 线异常，病死率达 38％，接受治疗者病死率为 22％，结核性脑膜炎较少见。CTB 也可表现为进行性肝功能损害，不伴有呼吸道症状。NICU 有传播结核病的可能性，应予以高度关注。可伴发免疫缺陷病毒（HIV）、梅毒螺旋体和巨细胞病毒感染及软组织脓肿等。

【辅助检查】

1. 结核菌素试验和结核抗体测定　CTB 患儿结核菌素（PPD）试验通常为阴性，需在生后 3～5 周或更长时间才有阳性反应，故阴性反应不能排除先天性结核的诊断。检测患儿血、气道分泌物、脑脊液等体液中的结核抗体，多为阴性结果，无诊断价值。结核菌培养阳性有确诊价值，但检出率低于 75%。

2. 分子生物学检测　可采用 DNA 探针测定体液或组织中结核分枝杆菌特异性核糖体 RNA 序列，或用 DNA 限制片段分析法测定结核分枝杆菌基因片段，或用 PCR 鉴定分枝杆菌的不同菌株，在临床中应用较少。

3. 超声检查　肝原发结核综合征患儿的腹部超声检查可发现肝内干酪样坏死灶或肝内肉芽肿。若能在超声引导下行肝穿刺活检，抗酸杆菌染色阳性，则可确诊为 CTB。

4. X 线检查　多数肺部感染患儿胸片检查有异常，约 50% 为粟粒性病变。有些患儿早期 X 线胸片检查正常，当疾病进展时可出现弥漫性病变，最常见的早期病变为肺门淋巴结肿大及肺实质浸润。有学者认为，弥漫性粟粒性病变和广泛分布的斑片-结节病变在本病具有一定的特征性。

【诊断】

CTB 的早期诊断非常困难，关键是提高对本病的认识，综合判断是确定诊断的基本保证：①详细询问并仔细检查母亲有无结核病。②若母亲围生期有结核病史，患儿出现不明原因的长期发热、肝脾大，抗生素治疗无效，或出现疗效不佳的肺炎，或中耳流脓、脓液培养无细菌生长，脑脊液淋巴细胞计数明显增高，但脑脊液病原菌培养为阴性，通过检测排除 TORCH 等先天性感染，应高度怀疑本病。③一旦考虑为 CTB，若以肝大为主要体征，影像学检查显示肝多发性脓肿，可早期进行脓肿穿刺或剖腹探查，如发现结核结节或者体液（包括胃液、气管分泌液、血液、尿液等）及组织抗酸染色或结核分枝杆菌培养阳性，即可明确诊断；若以呼吸道表现为主，则应行 X 线胸片检查，显示弥漫性粟粒性病变和广泛分布的斑片-结节病变为特征。④若患儿的临床表现不能定位于某一器官或系统病变所致，又不能排除先天性结核的可能性，则应详细检查患儿母亲有无结核感染的证据，包括 PPD 试验、X 线胸片、体液或组织抗酸染色或结核分枝杆菌培养，并检查患儿母亲的生殖道有无潜在结核感染。

1994 年，Cantwell 提出 CTB 修订诊断标准，即婴儿首先被诊断为结核病，并至少具备下列条件之一：①在生后第 1 周内发病；②肝原发结核综合征或干酪样肝肉芽肿；③胎盘或母亲生殖道结核感染；④通过详细接触史调查，排除生后感染的可能性。

以往本病预后差，患儿生前常被误诊，多为尸体解剖明确诊断。CTB 易被误诊的主要原因包括：①约 50% 的 CTB 患儿的母亲是在分娩时或分娩后才被诊断结核病。②患儿细胞免疫功能低下，PPD 试验在早期常为阴性，导致漏诊。③不易获得诊断肝原发综合征的直接证据。

【治疗】

在实验室检查确诊前，疑似 CTB 患儿就应接受抗结核治疗。

1. CTB　新生儿治疗首选异烟肼（INH）、利福平（RIF）、吡嗪酰胺（PZA）。由于新生儿容易发展为肺外结核（如结核性脑膜炎、粟粒性结核、骨及关节结核），故首选抗菌谱广的药物。如果证实有结核性脑膜炎，应加用皮质激素。疗程为 12～18 个月。母乳喂养接受 INH 治疗的婴儿应当补充维生素 $B_6$。

2. 母亲有活动性感染，新生儿无症状　应接受持续 2～3 个月的 INH 预防治疗，在此期间进行 PPD 试验，用于判定感染进程以及是否需要继续评估和治疗。

一旦母亲诊断为活动性 TB，应报送传染病卡，通知当地卫生部门，隔离母婴，避免进一步传播感染。如婴儿接受治疗，除非母亲病情严重、不愿意或 TB 多重耐药，否则不需要再隔离。

3. 母亲 PPD 阳性及胸片异常，新生儿无症状　在除外母亲 TB 前，需隔离母婴，避免交叉感染；如果母亲系活动性 TB，按照上述原则处理；如果母亲处于肺结核静止期，婴儿感染的风险低，不需要治疗。如母亲以往未进行治疗，此时需要治疗，防止病情复发。注意家庭成员是否患有 TB。通过 PPD 试验（1 年内每 3 个月一次，以后每年 1 次）密切监测婴儿情况。

4. 母亲 PPD 阳性，痰液检查及胸片正常，新

生儿无症状 虽然母亲产后需接受 IHN 治疗，但婴儿不需要治疗，也无需母婴隔离；注意家庭成员有无 TB。如果家庭成员不能除外或发现 TB 患者，新生儿需进行 PPD 试验的检查与复查。

5. 新生儿在婴儿室中接触 TB 如果有明确接触史，婴儿应接受 PPD 试验。①如试验阴性，在接受 INH 治疗 3 个月后重复试验。如果还是阴性，可停止治疗。②如果 PPD 试验阳性，需接受 INH 治疗 9 个月，临床密切监护。为预防婴儿室中 TB 传播，工作人员每年应进行 PPD 试验。

**【预防】**

针对具有高危因素的妊娠期产妇进行筛查是 CTB 唯一有效的防治策略。有专家认为，所有孕妇均需进行 PPD 试验，而目前只建议高危孕产妇应用。当 PPD 试验结果是阳性时，胸片检查可作为有效的筛查手段，注意除外包括子宫结核在内的肺外结核病。所有接受 INH 治疗的孕妇及哺乳期妇女都应当补充维生素 $B_6$。

若发现孕母有活动性肺结核，应进行母婴隔离，直到母亲痊愈为止。

1995 年 Giditz 通过 meta 分析发现，婴儿期接种卡介苗后，预防结核感染的保护作用可达 10 年，使 TB 发病率降低了 50％。

（张雪峰）

## 参考文献

[1] Cantwell MF, Shehab ZM, Costello AM, et al. Brief report: congenital tu-berculosis. N Engl J Med, 1994, 330: 1051-1054.

[2] Satti KF, Ali SA, Weitkamp JH. Congenital Infections, Part 2: Parvovirus, Listeria, Tuberculosis, Syphilis, and Varicella. Neoreviews, 2010, 11: 686-688.

[3] 陈克正. 先天性结核病. 小儿急救医学, 2003, 10 (1): 50-51.

[4] 邵肖梅, 叶鸿瑁, 丘小汕. 实用新生儿学. 4 版. 北京: 人民卫生出版社, 2011: 353-354.

# 第六节　新生儿常见病毒感染

## 【概述】

新生儿病毒感染可来自母婴垂直传播和生后从环境中获得感染，母婴垂直传播的病毒感染主要分为两大类：①先天性感染为胎儿在宫内获得感染；②围生期感染为新生儿在出生时或生后不久发生的病毒感染，包括经母乳喂养获得的感染。由于新生儿免疫功能不完善，感染不易被局限，从而引发全身感染，临床表现常缺乏特异性，可出现多器官功能障碍表现，甚至致命。一旦疑诊先天性或围生期病毒感染，应进行临床与实验室鉴别诊断，并分别针对单一病原进行检查（表 16-6-1），以便迅速作出明确诊断，及时治疗。

**表 16-6-1　新生儿病毒感染实验室诊断推荐方法**

| 病原 | 首选方法 | 敏感性 | 费用 | 出结果时限 |
|---|---|---|---|---|
| HSV | 皮损 DFA | 高 | 中等 | 数小时 |
| 微小病毒 | 血 PCR | 高 | 中等 | 数小时 |
| | 血 IgM | 中等 | 低 | 数日 |
| CMV | 尿/唾液 PCR | 高 | 中等 | 数小时 |
| | 尿载玻片培养 | 高 | 中等 | 数日 |
| HIV | DNA-PCR | 高 | 高 | 数小时 |
| | RNA-PCR | 高 | 中等 | 数小时 |
| HBV | HBVSAg | 高 | 低 | 数小时 |
| | DNA-PCR | 高 | 中等 | 数小时 |
| HCV | RNA-PCR | 高 | 中等 | 数小时 |
| | HCV-IgM | 高 | 低 | 数小时 |
| VZV | 皮损 DFA | 中等 | 中等 | 数小时 |
| EV | 血 RNA-PCR | 高 | 中等 | 数小时 |
| 风疹 | 尿培养 | 中 | 高 | 多日 |
| RSV | DFA | 中 | 中 | 数小时 |

DFA，直接荧光抗体；PCR，聚合酶链反应；EV，肠道病毒；RSV，呼吸道合胞病毒。表中标注结果时限受实验室标本规模和是否外送影响

新生儿常见的特异性病毒感染包括风疹病毒、巨细胞病毒（CMV）、单纯疱疹病毒（HSV）、水痘-带状疱疹病毒（VZV）、各种肝炎病毒［乙型肝炎病毒（HBV）、丙型肝炎病毒（HCV）等］、流感病毒、肠道病毒、EB 病毒、人类免疫缺陷病毒（HIV）、微小病毒 $B_{19}$ 等，过去曾应用"TORCH 感染"［（T-toxoplasmosis（弓形体）、O-other（其他）、R-rubella（风疹）、C-cytomegalovirus（巨细胞病毒）、H-herpes simplex virus（单纯疱疹病毒）］统称宫内感染，随着诊治技术的不断提高，发现各种感染的临床表现和诊治方案并不相同，目前不再沿用此名称。

# 先天性风疹综合征

## 【病因】

风疹病毒（rubella virus，RV）是一个含有单股正链 RNA 基因组的球形病毒。孕妇在妊娠早、中期感染风疹病毒，通过胎盘引起胎儿全身持续性、进行性感染，新生儿可伴有畸形和（或）多器官功能损害，称先天性风疹综合征（congenital rubella syndrome，CRS）。孕期感染发生垂直传播感染的风险与畸形发生率见表 16-6-2。

**表 16-6-2　孕期 RV 感染后胎儿发病情况**

| 妊娠时段 | 胎儿感染率与畸形比率 |
|---|---|
| 前 12 周 | 81%，100%发生心脏畸形和耳聋 |
| 13～16 周 | 54%，1/3 发生耳聋 |
| 17～22 周 | 36% |
| 23～30 周 | 30% |
| 31～36 周 | 60% |
| 36～40 周 | 100% |

## 【诊断】

### （一）病史

感染好发于冬末和春季，母孕期有风疹感染史或有流产、死胎或畸形儿史。

### （二）临床表现

常为早产儿或足月小样儿，其致畸率高于其他病原体，临床表现和畸形出现的频率依次为心血管畸形（以动脉导管未闭或肺动脉狭窄多见）、眼疾、耳聋、脑损害（小头畸形、脑膜脑炎等）、

间质性肺炎、肝炎、长骨干骺端骨化缺损、贫血、血小板减少性紫癜、肝脾大、黄疸、甲状腺疾病、隐睾、多囊肾等。一般认为孕早期感染的胎儿易发生心脏畸形及眼、耳畸形三联征，后期感染的胎儿易发生中枢神经系统感染。

## 三、辅助检查

1. 实验室检查 ①取鼻咽分泌物、尿、脑脊液或组织活检做病毒分离，阳性率较高。②脐血或新生儿血风疹病毒特异性 IgM 抗体阳性，可诊断为先天性风疹。

2. X 线检查 可见股骨远端及胫骨近端骨骺密度降低。

3. 眼科检查 可有小眼球、白内障、脉络膜视网膜炎、青光眼、视网膜黑色素斑。

4. 听力测试 可发现感觉神经性耳聋。

【治疗与监护】

主要为对症及支持治疗。感染新生儿在生后 6～12 个月内仍排病毒，需注意隔离。如母体孕期头 5 个月发生风疹感染，建议中止妊娠；孕 20 周后感染，需密切随访，尤其是在新生儿出生后反复进行视、听检测和随访。

# 巨细胞病毒感染

【病因】

巨细胞病毒（cytomegalovirus，CMV）属于疱疹病毒科，含衣壳和双股 DNA 基因组，通过上呼吸道或生殖道侵入人体，并储存于血循环的白细胞中；在感染后 4～6 周，可从尿液、唾液、泪液、生殖道分泌物和乳汁中分离到病毒，持续排毒达数月至数年。新生儿 CMV 感染源于母亲原发或复发感染，经孕期胎盘、产时产道或生后母乳喂养等途径感染，导致全身多器官功能损害。受累细胞的细胞浆及细胞核体积巨大，并能找到核内包涵体，电镜检查包涵体为许多病毒颗粒组成，感染主要累及中枢神经系统、眼、耳和肝，是最常见的先天感染，是世界范围智力低下和感觉神经性耳聋最常见的病因，巨细胞病毒感染还常与 HIV 感染伴随，使获得性免疫缺陷综合征（AIDS）病程进展加速。

【诊断】

（一）病史 母孕期有病毒感染史或既往有流产、死胎、死产史，住院早产儿有输血液制品史。

（二）临床表现 根据感染途径和发病时间分以下四种情况：

1. 先天性感染 90% 为隐性感染，10% 病情较严重，临床特点为全身多器官功能损害。典型特征为伴小头畸形的黄疸小样儿，可为早产儿，一般反应差、出血、瘀斑、呼吸困难、黄疸、肝脾大、皮肤蓝莓松饼样结节（髓外造血现象），肝功能异常，结合胆红素升高，血小板减少；CMV 感染是新生儿和小婴儿肝炎的主要病因之一；还可出现中枢神经系统损害表现，如瘫痪、抽搐、肌张力异常、脑室周围钙化、脑室扩大、皮质萎缩、视神经萎缩、无脑回、巨脑回、脱髓鞘病变等，严重感染病死率高达 30%，主要死因是肝衰竭和弥散性血管内凝血（DIC）。即便是隐性感染病例也可能出现智力低下、学习困难、脑积水和感觉神经性耳聋等后遗症，还可出现腹股沟疝、牙釉质缺损等表现。

2. 围生期感染 可经以下 4 个途径感染：①产时经产道接触感染；②生后接受感染的母乳喂养；③接受感染的血液制品；④经医院内接触污染分泌物。从感染到发病 4～12 周，足月儿常无症状，尤其是来自母体的病毒激活感染者，早产儿可出现贫血、白细胞减少、肝脾和淋巴结肿大、听力损害。

3. 肺炎 CMV 感染可致早产儿生后 4 个月内迁延性肺炎，症状类似于沙眼衣原体、解脲脲原体和呼吸道合胞病毒肺炎，少数患儿需要机械通气。可遗留反复呼吸道感染、喘息等疾病，需要反复住院治疗。

4. 输血获得性感染 CMV 血清学阴性妇女所生的早产儿由于缺乏保护性抗体，接受 CMV 感染者血液制品后可发生严重感染，常在输血后 3～6 周出现典型症状，如呼吸困难、黄疸、贫血、肝脾大、溶血、血小板减少和异型淋巴细胞增多，持续 2～3 周逐渐缓解。极低出生体重婴儿病死率可达 20%。

（三）辅助检查

1. 病原学检查 一旦发生感染，血标本病毒检测首先阳性，由于尿液病毒滴度高，对诊断敏感性更好，还可经唾液查找病毒；血样病毒检测阴性不能除外感染，但未经治疗者连续 4 周尿液病毒检测阴性，可除外感染。主要有以下几种检测技术：①CMV-PCR，实时定量聚合酶链反应（PCR）法可检测病毒载量；②尿载玻片培养，24~72 h 出结果，比普通病毒培养技术时限明显缩短；③免疫荧光法测血清 CMV 早期抗原 PP65，阳性结果可确诊病毒血症，阴性结果不能除外感染，该方法可帮助判断药物治疗效果，因需血液样本量大，在新生儿的应用受到限制；④血清抗体检测，母婴血清特异性 IgG 均阴性，可除外先天性感染；新生儿 IgG 阳性可能来自母体，未感染的婴儿一般在 1 个月内 IgG 滴度下降，4~12 个月消失；感染者抗体滴度持续升高；特异性 IgM 抗体敏感性差，但可帮助确诊。

当孕妇存在原发感染时，可采用 PCR 方法检测羊水 CMV-DNA 的滴度，以明确胎儿是否感染。

2. 影像学检查　胸部 X 线片可有间质性肺炎改变，头颅 MRI 或 CT 扫描示脑室管膜区域有散在钙化影，见图 16-6-1。

3. 眼科检查　可发现白内障、脉络膜视网膜炎或视神经萎缩。

4. 耳声发射技术和脑干听觉诱发电位　可早期发现渐进性感觉神经性耳聋，3 岁以内需反复随访。

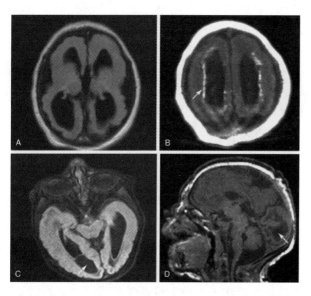

图 16-6-1　先天性 CMV 感染不同病例的颅脑 MRI 影像异常表现。**A.** T1flair 成像示严重脑积水和皮质萎缩，多小脑回；**B.** T$_1$ 加权成像示脑室扩大（箭头所示脑室扩大和点状钙化灶）；**C**（闪烁成像）和 **D**（矢状位）显示脑室扩大、多小脑回和孔洞脑畸形（箭头所示）

**（四）诊断标准**

1. 先天性 CMV 感染　生后 2 周内从体液中分离到 CMV。

2. 围生期 CMV 感染　生后 2 周内未分离到 CMV，4 周后 CMV 阳性者。

**【治疗与监护】**

更昔洛韦可抑制 CMV 播散，改善听力损害的疗效达 70%~80%。新生儿应用更昔洛韦治疗的主要指征包括：①严重 CMV 感染，如间质性肺炎、胆汁淤积性肝炎或脑炎；②脉络膜视网膜炎；③伴有神经系统损伤者。剂量为每日 6 mg/kg，分 2 次静脉滴注，疗程 4~6 周。为提高用药依从性，恢复期可用口服制剂缬更昔洛韦，16 mg/kg，每日 2 次，与更昔洛韦静脉应用等效。注意监测血常规和肝肾功能，如黄疸加重和肝功能恶化，血小板≤25×10$^9$/L，粒细胞≤0.5×10$^9$/L 应停药。动物实验发现治疗剂量可能对生殖系统有潜在毒性，如睾丸萎缩和性腺肿瘤等。

孕期妇女出现单核细胞增多症表现需进行 CMV 感染检测，抗体检测可确定以往有无 CMV 感染。临产前尿液或宫颈分泌物 CMV 阳性并非剖宫产指征。需评估母乳喂养和获得 CMV 感染风险的利弊，易感早产儿接受母乳喂养的潜在益处远远超出症状性感染的潜在危险。将母乳在 -20℃ 冻存 3~7 天可显著降低 CMV 滴度，但不能完全消除其感染性。

据美国单中心报道，在 15 年内对收入 NICU 的极低出生体重儿 4594 例的调查中，0.39% 发生先天性 CMV 感染，0.35% 为出生后获得性感染。先天性感染与死亡无关，但与耳聋、神经影像异常和运动发育预后不良有关；获得性感染与不良预后无相关性。

# 单纯疱疹病毒感染

**【病因】**

单纯疱疹病毒（herpes simplex virus，HSV）属于疱疹病毒科，含有双股 DNA 基因组，HSV 分两型：HSV-1 型引起皮肤黏膜疱疹，如唇疱疹，病毒潜伏于三叉神经节；HSV-2 型引起生殖器疱疹，病毒潜伏于骶尾神经节，孕母感染后经胎盘或产道感染胎儿或新生儿，占 80%。如孕母临产前发生 HSV 原发感染，新生儿感染率为 30%~50%；如孕母为复发（激活）感染，仅 1% 的新生儿发生感染。约 1/3 原有 HSV-1 感染者可再发生

HSV-2 感染。感染途径包括：①宫内感染，相对少见；②产时感染是最主要的感染途径，胎膜早破＞4 h 可增加感染风险，孕母保护性 HSV 抗体（复发感染）与降低母婴传播有关；③生后感染源于患者接触。

### 【诊断】

#### （一）病史

母可有疱疹病毒感染史，但绝大多数患儿的母亲无 HSV 感染病史。

#### （二）临床表现

可有以下 4 种不同临床类型。

1. 宫内感染　孕 20 周前发生感染可导致流产；孕母原发感染危害明显，常有先天畸形，如小头畸形、脑积水、小眼球、脑内钙化、脉络膜视网膜炎等。出生时可为早产儿或低出生体重儿。

2. 局部感染（皮肤、眼、口腔感染，skin-eye-mouth infection，SEM）约 50％患儿有皮肤、黏膜损害，常在生后 6～9 天出现，暴露的皮肤表面出现簇状水泡样皮疹或紫癜、出血点；眼部损害有角膜结膜炎、脉络膜视网膜炎等；口腔、舌、咽部黏膜出现反复的疱疹样病变。10％的患儿遗留神经损害。

3. 脑膜炎或脑膜脑炎　30％患儿以中枢神经系统症状为主要表现，其中 60％无皮肤黏膜损害表现，常在生后 10～14 天出现症状，嗜睡、惊厥、体温不稳定、肌张力降低。经治者病死率约为 15％，存活者遗留不同程度的神经系统后遗症，如小头畸形、脑积水、孔洞脑畸形、肢体痉挛、目盲、耳聋、学习困难等。

4. 播散性感染　20％患儿病情凶险，首发症状多在生后 2 周内出现，可无皮损表现，病变累及中枢神经系统、肝、肾上腺和其他脏器，可有发热、反应差、肝脾大、黄疸、呼吸衰竭、惊厥、DIC 等，临床疑似脓毒症休克。预后最差，病死率超过 50％，致死病因为肺炎和急性重型肝炎（暴发性肝炎）；存活者后遗症发生率为 40％。

#### （三）辅助检查

1. 实验室检查　①PCR 法检测脑脊液中病毒 DNA，阳性率达 100％，并可用于快速诊断；②取咽、眼分泌物、疱疹液、脑脊液等标本做病毒分离；③血清抗体检测临床意义不大。④其他，如肝功能、血常规、凝血功能等。

2. 影像学检查　胸片示肺炎，头颅 MRI 或 CT 检查可见局灶钙化影，脑电图检查对诊断脑炎有重要意义。

### 【治疗与监护】

所有类型的 HSV 感染均需应用抗病毒治疗。阿昔洛韦可抑制 HSV 复制，剂量每日 20 mg/kg，分 3 次静脉滴注，疗程 14 天，对脑炎或播散性感染患儿可延长到 21 天；如病毒滴度仍较高，再延长疗程，可明显降低病死率（50％→15％）；注意骨髓抑制的副作用。眼部病灶可用碘苷滴眼。不推荐口服伐昔洛韦作为起始治疗。

对皮损患者应行接触隔离，如有乳房皮损者，需避免母乳喂养；患唇疱疹的医务人员一般不会感染新生儿，但需戴口罩，强调洗手或戴手套；当护理人员有疱疹性甲沟炎时，传播风险增加，建议调离新生儿病房。

# 肠道病毒感染

### 【病因】

人肠道病毒（enterovirus）属于小 RNA 病毒科，包括脊髓灰质炎病毒（poliovirus，几近灭绝）、柯萨奇病毒 A 和 B 组（coxsackievirus）、埃可病毒（echovirus）以及其他多种肠道病毒，是种类最多的病毒。新生儿主要通过胎盘、羊水和产道感染，也可因母亲、医护人员或新生儿间水平交叉感染在婴儿室引起暴发流行，常见病原为柯萨奇病毒 B 组和埃可病毒。

### 【诊断】

#### （一）病史

多发病于夏秋季节，孕妇有不明原因低热、胃肠道症状史，婴儿室有肠道病毒感染暴发流行史。

#### （二）临床表现

肠道病毒可通过胎盘传染胎儿，宫内感染可致畸形，依次为泌尿生殖系统畸形、消化道畸形、心血管畸形（以法洛四联症为多见）。多数感染发生于围生期，潜伏期为 2～7 天。患儿多于生后 1 周内出现症状，症状轻或无特异性，少数出现危重症状造成猝死。主要有发热、精神差、拒奶等败血症样表现，可伴有消化道症状，如呕吐、腹泻、肝功能损害，呼吸道症状，如咳嗽、鼻塞、流涕、呼吸困难，心血管系统症状，如心律不齐、心音低钝、奔马律、心脏杂音、心脏扩大、心电图异常危重表现，中枢神经系统损害，如脑膜脑炎或脑膜炎的临床表现。致死病因为休克、急性重型肝炎、肝细胞坏死和DIC。

临床主要有三种类型：①脑膜脑炎占50%，病死率10%；②心肌炎占25%，病死率约为50%；③败血症综合征占25%，病死率近100%。其中柯萨奇B组病毒感染以心血管系统和神经系统症状为多见；埃可病毒感染以神经系统、消化道和呼吸道症状多见，70%的严重病例由埃可病毒11型导致。

**（三）辅助检查**

1. 病原学检查　PCR法检测血、便、尿和脑脊液中病毒RNA为最敏感和快速的诊断方法，分离病毒的方法至少需要1周时间，ELISA法检测血清特异性IgM抗体阳性或双份血清IgG抗体滴度4倍以上增加有助诊断。

2. 其他　合并心肌炎、脑膜炎、肺炎者，心肌酶谱升高，心电图有ST段和T波异常改变，脑脊液白细胞数增高，细胞分类早期以中性为主，蛋白增高。X线胸片可见片状阴影。

**【治疗】**

主要为对症和支持疗法。严重病例应用静脉注射免疫球蛋白（IVIG）、干扰素可增强免疫功能，减轻症状。中枢神经系统感染出现惊厥时可给苯巴比妥、地西泮止惊，甘露醇降颅内压。并发心肌炎时给予维生素C、ATP、辅酶A等静脉滴注；普来可那立为近年来研制的抗RNA病毒制剂，有防止病毒脱壳和RNA复制作用，早期应用效果好，但不能逆转已形成的器官损害，口服生物利用度为70%，剂量为5mg/kg，疗程7天。在新生儿应用尚缺乏多中心双盲对照试验依据。

# 微小病毒感染

**【病因】**

微小病毒是一种单股小DNA病毒，病毒通过接触呼吸道分泌物、输血或血制品以及垂直传播感染。母婴垂直传播约占1/3，从母亲感染到胎儿发生非免疫性水肿的时间为2～17周。微小病毒B19的细胞受体是P血型抗原，分布于红细胞、有核红细胞、巨核细胞、内皮细胞、胎盘组织细胞和胎儿肝和心肌细胞上，其组织靶向性决定其临床表现，胎儿感染后常出现贫血、肝炎和心肌炎，造成胎儿水肿和死胎。发病机制如图16-6-2所示。

**【诊断】**

（一）病史　好发于晚冬或早春季节，50%以上孕妇为原发感染，潜伏期4～21天，传染性最强为出现症状或皮疹前，可无任何症状，也可出现发热、流感样症状、皮疹和关节痛，传染性红斑是其典型表现。

（二）临床表现　胎儿感染后常出现严重贫血，可有血小板减少、肝炎和心肌炎，10%的胎儿水肿为该病毒感染所致，罕见致畸报道。

（三）辅助检查

1. 血清学检查　血清特异性IgM抗体或IgG抗体检测是最常用的方法。急性感染后3天即出现IgM抗体，恢复期3～6个月抗体滴度逐渐降低。易感者缺乏IgG抗体，在感染后数天IgM抗体升高后出现IgG抗体，并持续数年之久。

2. 病原学检查　应用放射免疫试验、酶联免疫吸附试验、免疫荧光等方法测定鼻咽分泌物、血液中病毒抗原，也可用PCR方法测定病毒DNA。

3. 胎儿贫血的检查　超声多普勒测定胎儿大脑中动脉收缩期血流峰速是诊断胎儿贫血的敏感指标，且早于水肿的发生。在妊娠32周左右可疑胎儿贫血或水肿，可考虑脐带穿刺以确定胎儿血红蛋白水平。

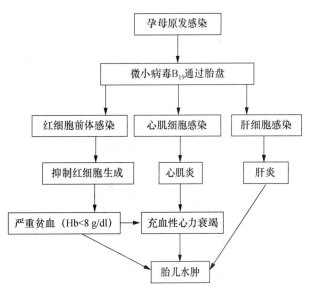

**图16-6-2　微小病毒 B$_{19}$母婴感染发病机制**

## 【鉴别诊断】

需与其他引起胎儿水肿的疾病，如 RH 血型不合、遗传性溶血性贫血等疾病鉴别。

## 【治疗与监测】

主要是支持、对症治疗，当发现胎儿水肿，需密切监测，胎儿血红蛋白<8 g/dl 可考虑宫内输血，并行胎儿心功能监测。不推荐孕期应用 IVIG。

# 人类免疫缺陷病毒感染

## 【病因】

人类免疫缺陷病毒（human immunodeficiency virus，HIV）属于 RNA 逆转录病毒，分 2 型，HIV-1 在全世界流行，占 95%，主要通过性接触、静脉吸毒和母婴传播感染。以人体 CD4 细胞为受体，黏附 CD4＋细胞（如胸腺细胞、外周血 T 细胞和巨噬细胞），在 CD4＋淋巴细胞中复制、整合 DNA 基因组至宿主细胞基因组中，合成病毒蛋白并装配成病毒颗粒从宿主细胞中释放，造成宿主细胞死亡，释放出病毒再感染另一细胞，开始新一轮的复制。在初始感染后，病毒可通过淋巴组织迅速扩散。HIV 感染最严重的影响是损伤细胞免疫反应，同时由于失去了 T 细胞的辅助作用而不能介导抗体产生。HIV 在吞噬细胞和单核细胞内表现为持续、慢性感染，并成为病毒的长期潜伏地。当机体 CD4＋细胞计数<200/mm³，易发生机会感染和恶性肿瘤。

儿童感染 HIV 的主要途径（>90%）为母婴垂直传播，HIV 感染的孕妇垂直传播感染胎儿有三种途径：①宫内通过胎盘感染，占 20%；②分娩过程接触污染母血或体液，占 50%；③出生后通过污染的母乳传播，占 14%。母婴传播主要发生在妊娠后期和分娩时（胎盘屏障破损）。母血中病毒载量（HIV-RNA 水平）高、NK 细胞和 CD4＋细胞计数降低、HIV 中和抗体少、羊膜早破、阴道产使婴儿接触母血、母乳喂养等可能增加母婴传播的机会。

## 【诊断】

### （一）病史

孕母有性乱史或性伴侣有感染病史，或有接受污染血液制品史或静脉吸毒史。需注意 HIV 血清学假阴性结果可源于早期感染和产生病毒抗体期间的抗体阳转窗口期。

### （二）临床表现

可有以下不同表现：

1. 先天性 HIV 感染综合征　常见颌面畸形，包括小头畸形、前额明显突出、鼻梁扁平而短、三角形人中、朱砂色边缘的厚嘴唇。

2. 产时感染　在新生儿期可无临床表现，也可出现生长迟缓、肝脾和淋巴结肿大或脑炎表现。

3. HIV 感染　一般为慢性多系统感染，临床分潜伏期、前驱期和发作期三个阶段。平均发病年龄为 9 个月，未经诊治者，有 50% 在 1 岁内发病，80% 在 3 岁内发病，20% 患儿死于 1 岁前。临床表现多样，取决于病毒载量，生后前 5 年由于免疫系统逐渐完善，病毒载量可呈下降趋势。一旦发病，病情进展迅速。

早期症状往往无特异性（如生长发育落后），逐渐出现全身淋巴结肿大、肝脾大、持续口腔念珠菌感染、再发或慢性腹泻、腮腺炎。①肺孢子菌肺炎最常见，多在生后第 1 年内急性或亚急性起病，常表现为低热、咳嗽、呼吸急促及呼吸困难，肺部呼吸音减弱或可听到啰音，X 线表现为弥漫性网状结节浸润，以双侧肺门周围最明显，确诊靠气管内吸引、支气管灌洗液或肺活检查到病原。②念珠菌食管炎可表现为进食减少、吞咽困难、呕吐和发热，食管吞钡可提示诊断。③HIV 感染儿童中 50%～90% 有中枢神经系统异常，表现为发育落后、肌张力低下，可有惊厥、共济失调、假性球麻痹、肌阵挛和锥体外系症状。脑脊液可正常或细胞数和蛋白轻度增高，可分离出病毒，头颅影像学示皮层萎缩或（和）基底节钙化。④其他：HIV 感染儿童可反复发生细菌感染，可表现为菌血症、脑膜炎、化脓性关节炎、骨髓炎、肺炎、尿道感染、中耳炎、深部或表皮脓肿等。机会感染还包括播散性巨细胞病毒感染、分枝杆菌感染、隐孢子虫感染、反复单纯疱疹感染等。HIV 感染者可有肾病综合征、肾衰竭、心肌病、全血减少、恶性肿瘤等。

### （三）辅助检查

1. 病原学检查　生后 3 天内 PCR 检测到外周血 HIV-DNA 或 RNA 载量每毫升>10 000 拷贝数，诊断为宫内感染；3 天后 HIV-DNA 阳性为围生期感染。2 个月内反复 PCR 检测阴性可排除

HIV 感染。

2. 血清学检查　由于母体 IgG 抗体可通过胎盘,并持续 1 年以上,血清学检查对 15 个月以下婴儿的诊断帮助不大。

### 【治疗与监护】

儿童 HIV 感染的治疗包括正规随防和监测并发症、预防感染和抗病毒治疗。目前 WHO 指南推荐对诊断 HIV 感染的所有婴儿,无论有无临床症状,在生后 1 年内均给予抗病毒治疗,以抑制病毒复制,并确保其免疫系统发育正常。1 岁后的治疗方案根据 CD4＋淋巴细胞计数和病毒载量而定。抗病毒药物主要是核苷类逆转录酶抑制剂（NRTIs）和蛋白酶抑制剂（PIs）,一般联合应用不同作用机制和毒性的三种抗病毒药物,以防产生耐药性。儿科主要应用的是 NRTIs,如齐多夫定（AZT）、双脱氧腺苷、去羟肌苷、司他夫定和拉米夫定。多数药物有严重毒性作用（包括贫血和中性粒细胞减少等）,且作用有限。每 3 个月监测一次 CD4＋淋巴细胞计数,以指导抗病毒治疗和预防肺孢子菌肺炎等的用药。

其他治疗包括加强营养支持、常规免疫接种、预防机会感染,早诊断、早治疗 HIV 相关并发症,如各种慢性持续感染和心功能障碍等。

降低 HIV 围生期母婴传播的措施包括在母孕前诊断感染、感染妇女避孕、妊娠后中止妊娠及在孕期和分娩前应用抗病毒药物,使之成为可防疾病。临产前给予产妇 AZT 2 mg/kg 静脉输入,继之 1 mg/(kg·h) 输入至分娩,新生儿出生后口服 AZT 2 mg/kg,每 6 h 一次,连用 6 周可大大降低母婴传播概率;还可通过选择性剖腹产、避免母婴接触、人工喂养等措施预防发病。

# 新生儿病毒性肝炎

急性肝炎诊断需符合以下指标:①出现病毒性肝炎的相应症状;②血清转氨酶升高,超过正常上线 2.5 倍;③除外其他病因的肝病。

### 【病因】

目前已发现至少 5 种肝炎病毒:①A 型肝炎病毒,不存在母婴垂直传播感染;②B 型肝炎病毒,为世界范围内最常见的急性和慢性感染;③C 型肝炎病毒,为输血后感染,也称为 NANB 肝炎病毒;④D 型肝炎病毒,携带 HBsAg 抗原,常与 B 型肝炎病毒伴随感染;⑤E 型肝炎病毒（肠源性或流行性 NANB 肝炎病毒）。

### 【诊断与治疗】

#### （一）B 型肝炎

为 DNA 病毒,可经性交、静脉应用毒品、输血制品和家庭密切接触等途径传播,母婴垂直传播一般发生于分娩时接触污染产道血液或分泌物。孕早、中期感染,新生儿感染概率不大,因抗原血症刺激产生抗体,出生时已清除病毒;孕妇妊娠晚期或分娩时急性感染,新生儿感染高达 50％～75％。

25％感染者呈慢性携带者状态,症状包括纳差、恶心、乏力、呕吐、腹痛和黄疸;慢性活动性肝炎演变成肝硬化和肝癌的风险较高。

诊断包括以下 6 种特异性血清学检测方法:①HBV 表面抗原（HBsAg）,感染后 1～2 个月出现,持续时间不定,与传染性相关;②HBV 表面抗体（HBsAb）,感染恢复期出现或经免疫接种产生,提供长期免疫力;③HBV 核心抗体（HBcAb）,感染后出现,持续时间不定;④HBV 核心 IgM 抗体,感染早期出现,持续 4～6 个月,可作为急性或近期感染的指标;⑤HBV 早期抗原（HBeAg）,急、慢性感染均可出现,与病毒复制和传染性强相关;⑥HBV 早期抗体（HBeAb）,感染恢复期出现,与传染性降低有关。

HBV 急性感染以出现临床表现和 HBsAg 或 HBc-IgM 阳性作为诊断依据,慢性携带者为间隔 6 个月两次检查 HBsAg 阳性或 HBsAg 阳性不伴有 HBc-IgM 阳性。

孕妇有 HBV 高载量者可应用拉米夫定、替诺福韦或依那西普治疗,以降低感染传播概率。新生儿于出生后 12 h 内、1～2 个月、6 个月分别接种乙肝疫苗 3 次,同时在出生 12 h 内给予 HBV 免疫球蛋白（HBIG）1 次;早产儿需根据胎龄和体重调整接种时间和剂量。选择性剖宫产可降低垂直传播概率。由于母乳喂养传播概率小,是否母乳喂养取决于个体化情况。

#### （二）C 型肝炎

属于黄病毒属,为单股 RNA 病毒,根据病毒基因型分 5 个亚型,亚型 1 最常见且预后不佳。HCV 的母婴传播率为 5％,可经宫内或围生期感染。虽母乳中可分离到该病毒,但 HCV 感染并非母乳喂养禁忌证。感染后潜伏期为 40～90 天,症状隐匿，转氨酶水平常波动并持续升高达1年。确定母亲感染的婴儿应行PCR法检测HCV-RNA和ELISA法检测HCV抗体，并随访至1岁。治疗包括应用干扰素和利巴韦林治疗1年，注意不良反应，如发热、肌痛等，需评估疗效与风险，上述药物不得用于妊娠期，不推荐应用IVIG。

### （三）E型肝炎

常由粪便污染水源造成感染流行，潜伏期15~60天，症状包括发热、乏力、黄疸、腹痛、关节痛。孕妇感染病死率高，治疗主要为支持治疗。IVIG疗效不确定。

# 水痘-带状疱疹病毒感染

## 【病因】

水痘-带状疱疹病毒（varicella-zostervirus，VZV）是一种A型疱疹病毒，通过呼吸道或患者皮损直接接触传播而感染。首次感染造成的皮肤损害称为水痘，在皮疹出现前24~48 h可经飞沫传播，这一点是其区别于其他疱疹病毒的特征。病毒潜伏于脊髓神经卫星细胞中，当机体免疫力下降时，病毒被激活再感染，表现为带状疱疹，无飞沫传播作用。

## 【诊断】

### （一）病史

好发于晚冬和春天，患带状疱疹的成年人造成接触传播感染。原发感染潜伏期10~21天，孕妇感染水痘经胎盘传播可导致母儿均出现严重并发症，感染带状疱疹则很少引起胎儿感染。

### （二）临床表现

孕早期感染可造成流产、死胎，孕7~20周期间感染可致先天性水痘综合征、低出生体重和早产。见表16-6-3。

表16-6-3　先天性水痘综合征的临床表现

| 皮肤 | 皮肤缺陷、瘢痕、色素脱失、大疱性皮损 |
|---|---|
| 肢体 | 肢体发育不良、肌肉萎缩和去神经、关节畸形、指趾缺如或畸形 |
| 眼睛 | 脉络膜视网膜炎、小眼畸形、瞳孔不等大 |
| 中枢神经系统 | 脑炎伴皮质萎缩、癫痫、智力低下 |
| 泌尿道 | 肾盂、输尿管积水 |
| 胃肠道 | 食管扩张或反流 |

孕妇产时感染水痘，25%的新生儿发病，一般在母体皮疹后13~15天出现症状，如皮疹在生后10天内出现，考虑为宫内晚期感染。孕妇水痘5天后出生的新生儿水痘一般较轻，因有母体保护性抗体作用；母体水痘出现前2天和水痘后4天之间出生的新生儿水痘常较重，病死率为30%。与母亲以外的水痘患者接触很少会使婴儿感染水痘，因为多数婴儿的母亲有保护性血清抗体，可发生亚临床感染，以后发病表现为带状疱疹。

### （三）辅助检查

1. 血清学检查　取疱疹基底部组织细胞，应用免疫荧光抗体法检测抗原，敏感性和特异性好，是目前快速诊断的推荐方法；VZV抗体呈4倍以上升高可作为诊断依据。

2. 病原学检查　疱疹液病毒分离敏感性不高。

## 【治疗】

VZV宫内感染不推荐应用抗病毒治疗；产时感染危害严重，推荐应用阿昔洛韦治疗，剂量为30 mg/(kg·d)，每8 h一次，疗程14~21天。

美国FDA推荐在水痘接触后96 h内应用VZV高价免疫球蛋白（VariZIG），剂量为125 U，肌内注射，也可应用IVIG 400 mg/(kg·d)作为预防用药。乳母患水痘需暂停母乳喂养。

# 呼吸道合胞病毒感染

## 【病因】

呼吸道合胞病毒（respiratory syncytial virus，RSV）属于副黏病毒属，含有单股RNA基因组，人类是唯一宿主，经呼吸道分泌物的飞沫或污染物传播，是儿科最重要的呼吸道感染病原体，对早产儿、复杂先天性心脏病、肺动脉高压、慢性肺疾病和免疫低下者危害较大。

## 【诊断】

### （一）病史

好发于冬季和早春，常有呼吸道感染流行病史，潜伏期2~8天。

### （二）临床表现

可出现非特异性上呼吸道感染、毛细支气管炎、肺炎表现，病情从轻微表现到危及生命的征象，小婴儿可表现为败血症，如嗜睡、易激惹、拒食，呼吸道症状不明显。

**（三）辅助检查**

1. 血清学检查 取呼吸道分泌物应用免疫荧光抗体法检测抗原是目前快速诊断的推荐方法。

2. 病原学检查 病毒分离需要 3～5 天。

**【鉴别诊断】**

需与其他呼吸道感染病原相鉴别。

**【治疗】**

主要是支持、对症治疗，包括维持水和电解质平衡、氧疗，必要时给予机械通气治疗。支气管扩张剂雾化吸入治疗还有争议，利巴韦林雾化吸入因潜在环境污染作用需考虑应用利弊。美国儿科学会（AAP）推荐高危婴儿应用帕利珠单抗的指征包括：①慢性肺疾病在 RSV 流行季节需要治疗者；②胎龄＜32 周无慢性肺疾病的早产儿生后 6～12 个月内；③2 岁前的无明显血流动力学异常的先天性心脏病患儿；④32～35 周出生的早产儿，生后 6 个月前参加日间护理机构或者家中有儿童、存在气道畸形或神经肌肉病者。药物剂量为 15 mg/kg，肌内注射，每月 1 次（本年 11 月至次年 4 月），该药不影响常规免疫接种计划。

（童笑梅）

## 参考文献

［1］Cloherty JP，Eichenwald EC，Hansen AR，et al. Manual of neonatal care. 7th ed. Philadelphia：Lippincott Williams & Wilkins，2012.

［2］Gleason CA，Devaskar SU. Avery's Diseases of the Newborn. 9th ed. Philadelphia：Elsevier Saunders，2012.

［3］童笑梅，汤亚南. 儿科疾病临床概览. 北京：北京大学医学出版社，2012.

［4］中华医学会儿科学分会感染学组. 对乙型肝炎病毒母婴传播阻断的建议. 中华儿科杂志，2008，46（4）：263.

［5］方峰. 新生儿巨细胞病毒感染及疾病诊治. 中国实用儿科杂志，2011，26（1）：6-8.

［6］Committee on Pediatric AIDS. HIV testing and prophylaxis to prevent mother-to-child transmission in the United States. Pediatrics，2008，122：1127-1134.

［7］Turner KM，Lee HC，Boppana SB，et al. Incidence and impact of CMV infection in very low birth weight infants. Pediatrics，2014，133（3）：e 609-615.

# 第七节　新生儿侵袭性真菌感染

NICU 中的危重新生儿由于早产、免疫功能发育不成熟、严重原发病及经历各种创伤性操作，可出现侵袭性真菌感染（invasive fungal infection），出现全身感染中毒症状，正常无菌体腔液（血液、脑脊液、胸腔积液、腹水等）真菌培养阳性。真菌感染是住院早产儿生后 6 周内的重要致病原。

## 【流行病学】

NICU 的真菌血症患病率正不断攀升，据美国报道，已达 25/10 000～123/10 000 住院日，新生儿发生侵袭性真菌感染者占 1%～2%，念珠菌属是 NICU 晚发性败血症的第三大病原，病死率比最常见的病原菌表皮葡萄球菌高 7 倍以上，高达 25%。其他真菌类型，包括烟曲霉菌（Aspergillus fumigatus）、黄曲霉菌（A. flavus）、糠秕马拉色菌（Malassezia furfur）、厚皮马拉色菌（M. pachydermatis）、新型隐球菌（Cryptococcus neoformans）、荚膜组织胞浆菌（Histoplasma capsulatum）、皮炎芽生菌（Blastomyces dermatitidis）和粗球霉菌（Coccidioides immitis）均少见。

真菌定植、污染器具、静脉输入液体或药物是发生院内感染的主要途径，甚或导致感染的暴发流行。

## 【病因和发病机制】

真菌类为人类共生性微生物，可定植于人体皮肤、胃肠道和女性泌尿生殖道。NICU 中 75% 的婴儿在生后 1 个月左右有真菌定植在皮肤和胃肠道。多中心临床研究显示，43% 的真菌血症发病前有胃肠道定植，25% 的极低出生体重儿（VLBWI）可有念珠菌的广泛定植，一般定植于胃肠道和气管插管，与发生侵袭性真菌感染有关。定植率与胎龄呈反比。定植于婴儿的真菌可来源于自然分娩时经产道的垂直传播或生后与母亲或护理人员皮肤密切接触时的水平传播。胃肠道定植可通过共生菌移位，穿透胃肠道黏膜上皮到达肠系膜淋巴结，进入血循环，引发全身感染。分子流行病学研究通过真菌 DNA 指纹图谱技术已证实真菌定植与感染的相关性。

新生儿侵袭性真菌感染多数由念珠菌属感染所致，占新生儿侵袭性真菌感染的 90%～95%，念珠菌属包括白念珠菌和非白念珠菌，后者包括近平滑念珠菌（C. parapsilosis）、光滑念珠菌（C. glabrata）、吉利蒙念珠菌（C. guilliermondii）、热带念珠菌（C. tropicalis）、克柔念珠菌（C. krusei）等，并逐渐成为除白念珠菌外的常见真菌感染类型。其次为曲霉菌属，以烟曲霉菌最常见，主要引起严重皮肤感染；其他少见真菌，如隐球菌、马拉色菌、接合菌等罕见报道，但后者感染病死率高达 85%。

是否发生真菌感染依赖于真菌的毒力活性和宿主的危险因素。真菌的毒力活性包括真菌种类、菌丝形成（造成组织侵袭和坏死）、黏附素和生物膜形成。生物膜（由细胞外基质蛋白、酵母细胞和菌丝形成）为真菌提供了一个隔离保护区域，以防止宿主免疫防御机制和抗生素的攻击，继而真菌黏附于导管、组织上皮和血管内皮，造成真菌血症、栓塞并伴发细菌感染。动物实验发现，真菌的 INT1 基因可促进真菌细胞的黏附和播散特性。白念珠菌由于富含 INT1 基因，毒力活性最强。

真菌感染最主要的危险因素是小胎龄。一项对 6 家单位共 2847 名新生儿的调查显示，体重 < 800 g 的超低出生体重儿（ELBWI）真菌血症患病率（7.55%）是体重 > 1500 g 者的 25 倍，而体重大者一般伴随先天性畸形，尤其是消化道畸形。早产儿、VLBWI 的 T 淋巴细胞功能不健全，黏附和抵御真菌感染的活性远远低于正常体重的足月新生儿。宿主发生真菌感染的高危因素包括长期应用广谱抗生素（尤其是第 3 代头孢菌素或联合用药）、肠外营养、应用 $H_2$ 受体拮抗剂和体内埋置导管（静脉导管、尿管、气管插管、腹腔引流管、脑室腹腔引流管、胸导管）等，这些因素可为真菌感染提供侵入门户，同时成为真菌黏附、繁殖和生物膜形成的理想宿主场所。其他高危因素包括住院时间 > 1 周、生后早期激素治疗、高血糖、中性粒细胞减少、低氧血症、心外科手术、腹外科手术、坏死性小肠结肠炎和自发性肠穿孔、皮肤涂抹凡士林乳剂等。

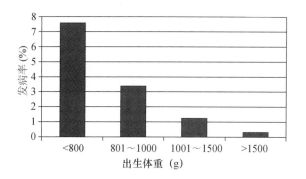

图 16-7-1 真菌血症患病率与出生体重的关系（摘自：Saiman L，Ludington E，Pfaller M，et al. Risk factors for candidemia in Neonatal Intensive Care Unit patients. The National Epidemiology of Mycosis Survey study group，Pediatr Infect Dis J，2000，19（4）：319-324.）

**【临床表现】**

院内感染造成的侵袭性真菌感染发病较晚，一般在生后 2 周左右；VLBWI 则更晚，平均发病时间为生后 30 天。一般无特异性表现，可出现发热、嗜睡、喂养不耐受、黄疸、青紫、呼吸暂停、呼吸困难或原发病加重表现。皮肤黏膜真菌感染（浅部真菌病）是新生儿真菌病的常见类型，如鹅口疮、臀部、肛周及皮肤皱褶处皮炎等；10%～40% 的患儿可出现皮肤冷脓肿，与细菌性脓肿不同。侵袭性或内脏真菌感染（深部真菌病）相对少见，一旦发生，临床病情严重，患儿症状急剧恶化，需予以呼吸、循环支持。由于常伴随于其他严重疾病，症状易混淆，早期诊断甚为困难。国内几家医院报道的新生儿深部真菌病绝大多数为死后病理解剖诊断。需警惕新出现输糖不耐受和血小板减少是最常见的真菌感染症状，较细菌感染发生率高，如持续存在，说明抗真菌治疗不适当。中性粒细胞减少常伴重症感染。光滑念珠菌感染常发生于较大胎龄和体重的新生儿，症状相对轻，常有胃肠道手术史。多数病例有 C 反应蛋白升高现象，系列随访检查有助于提高其诊断敏感性。

感染原发灶可累及血液、脑膜、胃肠道或泌尿道。虽然新生儿真菌血症或单纯导管相关性感染可单独存在，但常常扩散至其他器官，并导致持续真菌血症。真菌与某些器官有亲和力（如肾、眼、肝、脾、心脏、中枢神经系统），最常受累者

为置管区域的血管树（15.2%）、肾（7.7%）和眼部（6%）。血管床内的血栓形成使真菌病灶难以清除，右心房血栓常继发于心房切开术。其他受累器官包括肝、脾和骨骼。在早产儿骨关节感染中，念珠菌为第二常见病原，仅次于金黄色葡萄球菌。

**【辅助检查】**

1. 真菌培养 血液、无菌体腔液真菌培养阳性有诊断意义，可进一步明确真菌类型并进行药敏试验，念珠菌生长一般需要 3～5 天。念珠菌感染血培养阳性率为 40%～60%。目前国内对念珠菌体外药敏试验的研究结果显示，对氟康唑敏感度为 97.1%，而深部器官真菌感染和曲霉菌感染血培养常为阴性。非无菌部位标本（如痰液、粪便和尿）培养阳性不能作为真菌感染的证据。而血培养分离出念珠菌不应考虑为污染。

2. 血清学检查 1，3-β-D-葡聚糖检测（G 试验）和半乳甘露聚糖检测（GM 试验）是目前常用的血清学检查方法。1，3-β-D-葡聚糖为真菌细胞壁成分，可出现于念珠菌属、曲霉菌属、毛孢子菌属和酵母菌属导致的侵袭性真菌感染患者血清中，用于深部真菌感染和真菌血症的诊断。除接合菌和隐球菌外，多种侵袭性真菌感染 G 试验都可呈阳性，可用于血液和脑脊液检测，敏感度为 67%～100%，特异度为 90%，阴性预测值为 100%；但多种干扰因素可致假阴性，如蛋白酶作用或输注白蛋白或丙种球蛋白可出现假阴性。半乳甘露聚糖是曲霉菌细胞壁的特异性脂多糖成分，一般在感染后 5～7 天开始升高，可自血液或脑脊液中检出，敏感度为 80.7%，特异度为 89.2%，连续 2 次阳性可提高特异度，但使用抗真菌药物或半合成青霉素类抗生素等可出现假阴性。G 试验和 GM 试验联合用于诊断侵袭性曲霉菌病的特异度和阳性预测值均为 100%，G 试验一般比 GM 试验阳性结果出现早。

3. 分子生物学检测 利用 PCR 方法扩增真菌的特异性 rRNA-18S 高度保守序列可用于真菌血症的诊断。目前如何提高其敏感性和自动 PCR 方法的研究仍在探讨中。需要解决的关键问题是如何确定宿主是定植或污染还是感染。

4. 器官系统评估 侵袭性真菌感染易播散至多器官，应进行超声心动图、腹部 B 超、颅脑超声和眼部检查，必要时予以 X 线和 MRI 检查，除

外器官脓肿形成。腰椎穿刺发现 10％～50％ 的真菌血症病例伴有脑膜炎，而 50％ 的 ELBWI 念珠菌脑膜炎血培养可阴性。

## 【诊断、分型和鉴别诊断】

新生儿真菌败血症的诊断标准包括感染后临床表现、炎症介质阳性变化（如 C 反应蛋白＞1 mg/dl）、血常规异常［白细胞＜$5 \times 10^9$/L 或＞$15 \times 10^9$/L，未成熟中性粒细胞/中性粒细胞（I/T）＞0.16，血小板＜$50 \times 10^9$/L］和真菌血培养阳性。一份血标本培养出真菌（伴或不伴其他无菌体液发现真菌）即可进行抗真菌治疗。

鉴别诊断需注意与其他病原所致的全身感染相区别，如细菌性败血症、严重病毒感染等。

下面介绍几种少见的真菌感染类型：

1. 先天性真菌病 足月儿和早产儿可在生后 24 h 内发病，临床表现为皮肤广泛红斑、皮疹，中性粒细胞严重缺乏或白细胞计数＞$50 \times 10^9$/L，有时伴有脐带炎，与宫内节育器和环扎术有关。足月儿病变常局限，2～3 天出现脱皮；早产儿常致命，出现皮肤脓疱和呼吸窘迫，肺部出现渗出病变，血培养阳性，常为吸入感染的羊水所致。诊断需要在病变部位行革兰氏染色发现病原，胎盘病理可帮助诊断。

2. 泌尿系统真菌感染 NICU 中的婴儿出现真菌尿常伴有肾真菌病，出现肾皮质脓肿或集合管系统真菌菌丝（真菌球），造成尿路梗阻，应做血培养和肾影像学检查。如血培养阳性，需进行播散性真菌病的评估。持续真菌尿者，单一的阴性超声常漏诊。

3. 腹膜炎 念珠菌腹膜炎常为肠穿孔继发感染，可培养出多种病原，如革兰氏阴性杆菌、肠球菌，常并发败血症；罕见继发于腹膜透析。自发性肠穿孔常伴发念珠菌腹膜炎，ELBWI 在 7～10 天左右发病，无坏死性小肠结肠炎表现。典型临床表现为腹壁皮肤青紫，腹平片不含气体。部分患儿有全身真菌或表皮葡萄球菌感染。33％ 的患儿有血性腹腔液体，诊断需要行腹水革兰氏染色找到病原菌或培养阳性。组织病理学检查有肠穿孔部位真菌感染的依据。腹水念珠菌培养阳性常提示肠穿孔。

4. 侵袭性真菌皮炎 典型表现为 ELBWI 皮肤出现浸渍或青紫损害，多数病例有生后应用激素和持续高血糖症病史。69％ 发生播散性感染，主要为念珠菌属。皮肤活检为必需检查。

5. 导管相关性亲脂性真菌感染 糠秕马拉色菌和皮屑芽胞菌是皮肤常驻亲脂性病原。皮肤定植可污染高渗液体或肠外营养液（如脂肪乳），患儿一般症状轻，无特异性，也可出现呼吸窘迫、葡萄糖不耐受和血小板减少。诊断需血培养阳性。

6. 曲霉菌感染 虽罕见，但全身曲霉菌感染提示严重免疫缺陷，如 DiGeorge 综合征或髓过氧化物酶缺陷。诊断需要在无菌体腔液中分离到该菌或通过组织活检 Gomori 六胺银染色（Gomori-methenamine silver stain）找到病原。

7. 接合菌感染 常发生于生后第 2 周、应用糖皮质激素和高血糖症期间，表现为局部皮肤外伤后或静脉置管处出现糜烂、坏死、流液、表面形成硬痂，需进行外科清创。

## 【治疗与监护】

Benjamin 等根据发生真菌血症的危险因素的多因素分析，提出了指导经验治疗的评分系统。其中包括新出现血小板＜$150 \times 10^9$/L（2 分）、胎龄＜25 周（2 分）、胎龄 25～27 周（1 分）、发病前 7 天应用第 3 代头孢菌素（1 分）。评分≥2 分开始应用抗真菌治疗的敏感性为 85％，特异性为 47％；评分≥4 分开始应用抗真菌治疗的敏感性为 85％，特异性为 96％。侵袭性真菌感染发病率和病死率的统计以及抗真菌药物安全性的前瞻性研究有助于进一步规范其经验治疗。

### （一）抗真菌治疗

目前抗真菌药物分为 4 大类：多烯类（如两性霉素 B 等）、三唑类（如氟康唑等）、棘白菌素类和氟胞嘧啶。NICU 中抗真菌药物的剂量推荐尚未经过验证。

1. 多烯类 包括两性霉素 B 去氧胆酸盐（AmB-D）及 3 种含脂复合制剂，即两性霉素 B 脂质体（L-AmB）、两性霉素 B 脂质复合体（ABLC）和两性霉素 B 胶质分散体（ABCD）。两性霉素 B 是治疗新生儿全身真菌感染的经典药物。药物与真菌细胞膜的麦角固醇成分结合，使细胞膜渗漏破坏。两性霉素 B 去氧胆酸盐剂量 1.0～1.5 mg/(kg·d)，静脉持续滴注 2～6 h，当肾功能损害至血清肌酐升高 2 倍时，需调整剂量或替换为两性霉素 B 脂质体（患儿对两性霉素 B 脂质体的耐受性较好）。两性霉素 B 的脑脊液穿透能力差，当伴随脑膜炎时，需加用氟胞嘧啶或氟康唑治疗。两性霉素 B

脂质体和两性霉素 B 胶质分散体的剂量分别为 3～5 mg/(kg·d) 和 3 mg/(kg·d)，静脉输入。不同制剂比较，疗效和安全性相似。两性霉素 B 脂质体的肾穿透力差，不适于治疗泌尿道感染。由于药物在新生儿体内的半寿期较长，需延长至每 24～48 h 给药一次。

当拔除静脉置管，无播散感染证据，导管相关性真菌血症的疗程一般为血培养阴性后 10～14 天；播散性念珠菌病，包括念珠菌脑膜炎，疗程至少需要 3 周；多数感染科专家推荐应用两性霉素 B 去氧胆酸盐或两性霉素 B 脂质体完成整个疗程。

两性霉素 B 在新生儿应用的不良反应远比较大儿童或成人少，不良反应常发生于用药 7 天后，应注意观察其肝毒性、肾毒性、骨髓抑制、电解质失衡等不良反应，输液时可能会出现发热、心动过速、低血压、寒战和皮疹等。

2. 三唑类　包括氟康唑（Fluconazole）、伊曲康唑（Itraconazole）、伏立康唑（Voriconazole）等。氟康唑防治新生儿真菌感染的报道最多见，其脑脊液中浓度高，可用于治疗中枢感染。该药主要经肾排泄，尿液浓度高，对于泌尿道感染可作为首选药物。其在新生儿体内分布容积较大，清除缓慢，因此新生儿用药剂量大，使用频率低，生后 2 周内使用间隔时间为 72 h，2 周后为 48 h。剂量为 12 mg/kg，口服或静滴 30 min，疗程 3 周。密切观察肾功能、转氨酶和血象变化。由于 50% 的光滑念珠菌对其吡咯环结构可产生内源性抗药性，不能用于经验性治疗。其他三唑类药物在新生儿的研究较少。

3. 棘白菌素类　包括卡泊芬净（Caspofungin）和米卡芬净（Micafungin）等，可有效治疗侵袭性念珠菌病，本类药物不宜用于中枢神经系统和泌尿系感染。卡泊芬净可干扰真菌细胞膜 β-(1,3)-D-葡聚糖的生物合成，剂量为 1～2 mg/(kg·d)，尤其是针对光滑念珠菌（Candida glabrata）、克柔念珠菌（Candida krusei）、葡萄牙假丝酵母菌（Candida lusitaniae）效果较好，因这些真菌往往对两性霉素 B 不敏感或耐药。美国感染疾病学会推荐卡泊芬净可作为新生儿真菌血症治疗的替代药物，但尚缺乏药代动力学资料。副作用包括血栓性静脉炎、低钾血症和肝酶异常。此类药物可作为多烯类和三唑类药物的替代选择。

4. 氟胞嘧啶　对白念珠菌和非白念珠菌均有良好的抗菌作用，口服制剂吸收率为 80%，脑脊液中浓度高，但易出现耐药性，每次 12.5～37.5 mg/kg，6 h 口服一次（肾功能正常），血药浓度需保持在 40～60 μg/ml，以避免骨髓抑制或肝毒性。一般不推荐用于新生儿念珠菌病治疗。

### （二）其他治疗

1. 拔除中心静脉置管　多项研究结果证实，侵袭性真菌感染诊断明确后，立即拔除静脉置管与病死率降低、感染病程缩短和器官受累减少相关。多数专家推荐在拔管前常规做超声心动图除外血栓形成。需要注意的是感染后即刻拔管，并非重新更换导管，否则，真菌很快在导管内形成生物菌膜，使抗真菌药物不能穿透发挥抗菌作用。推荐感染后拔除导管直至血流中真菌被清除后再置管，是否需要在不同部位重新置管尚有待研究，有文献显示，下肢静脉置管比上肢更易于发生感染，可能与置管位置易污染有关。

2. 辅助支持治疗　严重感染伴中性粒细胞减少时，可应用中性粒细胞集落刺激因子辅助治疗。

### 【预后与预防】

新生儿发生侵袭性真菌感染的病死率为 25%～60%，病死率与胎龄和出生体重成反比。调查显示，VLBWI 念珠菌败血症病死率为 10%～30%，而 ELBWI 念珠菌败血症病死率高达 50%，存活者神经系统损害患病率达 57%。

鉴于 NICU 中侵袭性真菌感染的危害性，国际上一些专家推荐在高危人群（VLBWI、长期应用经外周中心静脉置管、气管插管、肠外营养、广谱抗生素、外科手术后等）或在严格采用预防院内感染的标准措施后真菌感染发病率仍然较高的 NICU 单位试用氟康唑预防。氟康唑剂量为每次 3 mg/kg，每周静脉用药 2 次，疗程 6 周。已有 5 项多中心随机对照试验的针对 VLBWI 或 ELBWI 预防性应用氟康唑的研究结果被纳入 Cochrane 回顾研究，其中 2 项研究报道可显著降低侵袭性真菌感染的患病率，3 项研究没有得出肯定结论。1 项研究显示在 16 个月的神经预后方面没有差异。因此，氟康唑预防并未获得降低新生儿病死率的显著成果，也未发现明显副作用或氟康唑耐药的现象。而另一项 2002—2006 年对氟康唑预防的单中心回顾性队列研究显示，侵袭性念珠菌病患病率从 0.6% 降至 0.3%，而非白念珠菌类比例从

26%升至41%。甚至有研究显示 ELBWI 应用氟康唑与发生胆汁淤积相关；使用较大剂量及在 NICU 中进行广泛预防，可能会增加产生耐药菌的危险。因此，在解读应用氟康唑预防侵袭性真菌感染的研究结果时需慎重，氟康唑对 ELBWI 的预防效果及对神经系统预后和出院病死率的影响还需进一步验证，且6年的研究期限尚不足以检测氟康唑的耐药问题。

综上所述，在 NICU 中常规应用氟康唑预防早产儿真菌感染并未达成共识，主要原因在于目前的研究结果还不能表明在早产儿应用中的安全性。

应用制霉菌素口服进行胃肠道净化，预防消化道真菌定植和感染也有良好效果，但国内学者通过比较研究发现，其预防侵袭性真菌感染的效果不如氟康唑明显，且仅能在开始肠道喂养后才能使用。

其他预防措施包括尽早拔除各种插管、防止高血糖症和避免激素治疗。严格遵循中国疾病预防控制中心推荐的医院感染预防原则，采取中心静脉置管相关感染的综合防治措施是预防侵袭性真菌感染的关键。

（童笑梅）

## 参考文献

[1] Gleason CA, Devaskar SU. Avery's diseases of the newborn. 9th ed. Philadelphia: Elsevier Saunders, 2012.

[2] Cloherty JP, Eichenwald EC, Hansen AR, et al. Manual of neonatal care. 7th ed. Philadelphia: Lippincott Williams & Wilkins, 2012.

# 第八节　先天性梅毒

梅毒是由梅毒螺旋体（又称苍白螺旋体；treponema pallidum，TP）引起的慢性性传染病。先天性梅毒（congenital syphilis，CS）是由于孕妇体内的梅毒螺旋体由胎盘垂直传播或分娩时经产道传染给胎儿。发病可出现于新生儿期及婴儿期，甚至儿童期，可侵害多个系统，诊断治疗不及时可遗留中枢神经系统等的后遗症。

【流行病学】

据 WHO 统计，在世界范围内约有 100 万孕妇感染过梅毒。其中 40% 会导致胎儿感染，引起围生儿死亡；存活新生儿中 50% 出现严重的体格发育和感觉神经系统损害。与梅毒相关的流行病学危险因素有青少年母亲、产前保健不完善、违禁药物应用、性乱交、与性传播感染者或有性传播感染史者接触等。CS 的发病率在欧美发达国家为 0.8%～1.5%。近 10 余年我国梅毒发病率不断上升，CS 的发病率也随之上升，由 1991 年的 0.01/100 000 活产数，升高到 2008 年的 56.76/100 000 活产数。未经治疗的原发性梅毒孕妇的胎传率高达 70%～100%。

【传播途径及病理改变】

CS 主要由梅毒螺旋体通过血行垂直传播：①经过胎盘脐静脉进入胎儿体内，引起胎儿感染，累及胎儿各器官；②感染胎盘发生动脉内膜炎，形成多发梗死灶，导致胎盘功能严重障碍，造成流产、死胎、死产，一般发生在妊娠 16～18 周，亦可导致新生儿死亡及 CS。胎儿感染与母亲梅毒的病程及妊娠期是否治疗有关。人类对梅毒螺旋体无先天性或自然免疫力，只有机体感染梅毒螺旋体后才逐渐产生免疫力。CS 的主要病理改变部位是胎盘、肝、脾、胰等脏器。胎盘增大、变硬和苍白，镜检可见纤维结缔组织增生，小动脉壁变硬，出现局灶性绒毛膜炎、绒毛血管内膜炎或周围血管炎；胎儿肝体积变大，出现明显纤维化及髓外造血。相似病变也可出现在胰、脾和心脏，病变脏器的镀银染色切片可找到梅毒螺旋体。其他还有骨软骨炎、骨组织树胶样肿、肾炎、间质型角膜炎、脉络膜视网膜炎及慢性脑膜炎等。妊娠后 4 个月被感染的婴儿在出生时出现症状者约占 40%。

【临床表现】

接近 30%～40% 的 CS 胎儿为死胎，75% 的活产婴儿出生时无症状。多数患儿在生后 3～4 周出现临床症状，严重 CS 患儿可在出生后即有临床症状。根据发病年龄分为早期 CS 和晚期 CS 两种类型。

（一）早期先天性梅毒

是指 2 岁以内发病者，有 60% 的患儿症状轻微或无症状，累及皮肤者占 30%～70%。早期 CS 的临床特征依次为皮肤损害、肝脾大、低体重、呼吸困难、鼻腔分泌物增多、黄疸、腹胀、贫血、血小板减少、梅毒性假性肢体麻痹、骨骼损害等。最常见的皮损开始是粉红色、椭圆形丘疹，随后变成铜棕色，伴有脱屑（图 16-8-1）。梅毒性天疱疮的特点是严重波及手掌和足底的疱疹。肝大是 CS 最常见的体征，可发生 Coombs 阴性的溶血性贫血。其他发现包括白细胞增多、血小板减少或白血病。曾有学者报道 121 例早期 CS 的临床表现，其中白细胞升高占 89.3%，皮肤损害占 59.5%，肝大 56.2%，骨骼系统异常 54.3%，脾大 41.3%，贫血 38.8%，发热 28.9%，病理性黄疸 24.0%，生后发育迟缓 12.4%。长骨骨干的骨膜炎是 CS 特征性病变（图 16-8-2），患儿常表现为受累关节肿胀、患肢疼痛、肢体不能自主活动（即 Parrot 假性瘫痪）、对触摸等反应亢奋激惹、哭闹拒抱等。中枢神经系统临床表现包括脑膜炎、脉络膜炎、脑积水以及惊厥。神经梅毒患儿症状一般在 3～6 个月后出现，其中 8% 为无症状神经梅毒，需引起高度警惕。肾病综合征可发生在 2～3 个月的婴儿，出现胫前、阴囊或眶周水肿以及腹水。

（二）晚期先天性梅毒

是指出生时正常，在 2 岁后发病者。发病率约占未治疗儿童的 40%，症状与多系统脏器病变有关。牙齿发育异常由梅毒性血管炎所致，可出现 Hutchinson 牙（明显变细的楔形和锯齿状门牙）。

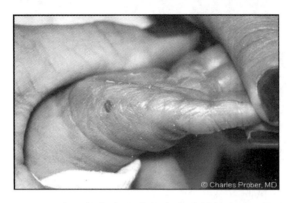

图 16-8-1　先天性梅毒患儿的皮肤脱屑样病变（摘自：Satti KF，Ali SA，Weitkamp JH. Congenital Infections，Part 2：Parvovirus，Listeria，Tuberculosis，Syphilis，and Varicella. Neoreviews，2010，11：686-688.）（见彩图）

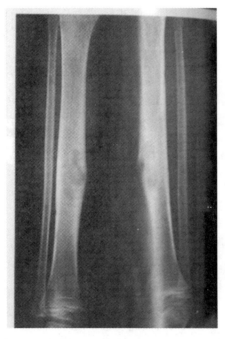

图 16-8-2　先天性梅毒患儿的胫骨 X 线显示骨质呈不规则破坏和增生性骨膜改变

角膜炎是典型的眼部特征，通常在 5～20 岁时出现，可引起继发性青光眼和角膜混浊。骨损害发病率低于早期 CS，3% 的患儿因颞骨损害可导致第 8 脑神经（听神经）耳聋，且多在 10 岁前发病；梅毒性鼻炎损害上颌骨，致面部比例失调，损害鼻软骨引起鼻中隔穿孔和鞍状鼻；另有骨膜炎所致额部隆起、"军刀腿"、胸锁骨畸形（Higomnrnakis 征，胸锁关节不对称增大）、双侧膝关节积液（Clutton 关节，关节局部触痛和活动受限为特征）。神经梅毒患儿临床表现为精神发育迟缓、脑水肿、惊厥、失明、耳聋和青少年麻痹性痴呆。

## 【辅助检查】

### （一）梅毒螺旋体实验室检查

1. 非梅毒螺旋体抗原血清学试验　快速血浆反应素环状卡片试验（RPR）/性病研究试验（VDRL）/甲苯胺红不加热血清试验（简称 TRUST），任何一项非梅毒螺旋体抗原血清学试验阳性结果都需要行梅毒螺旋体抗原血清学试验进一步确诊。

2. 梅毒螺旋体抗原血清学试验　包括梅毒螺旋体颗粒凝集试验（TPPA）、梅毒螺旋体血凝试验（TPHA）和梅毒螺旋体 IgM 抗体检测（FTA-ABSIgM）。母体抗体可通过胎盘被动传递给胎儿，因而很难区分抗体是来自母亲还是婴儿。如果新生儿抗体滴度超过母亲抗体滴度的 4 倍，被动传递的可能性不大；母亲妊娠晚期获得的感染导致其在抗体产生前传播给胎儿，可能使新生儿体内抗体滴度处于低水平。其他方法还包括梅毒螺旋体免疫印迹试验、梅毒螺旋体酶联免疫吸附试验（TP-ELISA）、梅毒螺旋体基因重组抗原（TmpA）的快速检测及 PCR 技术检测梅毒螺旋体 DNA 等。

3. 暗视野显微镜检查　可在早期 CS 患儿的皮肤黏膜损害或胎盘中查到梅毒螺旋体。

目前临床上最常选用 RPR、TPPA 及 FTA-ABSIgM。

### （二）其他辅助检查

出现以下任一情况的婴儿：①有典型 CS 临床表现，②母亲患梅毒未治疗或无治疗证据，③母亲分娩前治疗疗程不足 4 周，④母亲未用青霉素治疗，⑤母亲有再感染或复发证据（母亲抗体滴度增高 4 倍或超过 4 倍），⑥患儿非梅毒螺旋体抗原血清学试验抗体滴度是母体的 4 倍或超过 4 倍，都应进行血常规检查、脑脊液检查、定量的性病研究实验室试验和长骨 X 线检查，还应进行肝功能检查、眼科检查、神经影像学检查和听性脑干反应除外器官受累，应考虑进行人类免疫缺陷病毒（HIV）筛查。

## 【诊断】

根据母亲感染梅毒的病史、婴儿的临床症状、体检及实验室检查等进行综合分析，作出诊断。

1. 确诊　具有以下诊断依据：①母亲有梅毒病史；②具有 CS 典型症状和体征，如皮肤损害、肝脾大、黄疸、贫血等；③实验室检测出梅毒螺旋体；④梅毒血清学检查，RPR 和 TPHA 均阳性。

先天性隐性梅毒可无症状，具备以下一条可诊断：①胎盘梅毒螺旋体暗视野显微镜检查阳性；

②血清筛查试验 RPR/TRUST 阳性，抗体滴度≥生母 4 倍（2 个稀释度）和血清确诊试验 TPPA/TPHA 阳性。

2. 疑似诊断　以下情况不诊断为 CS，也不作为 CS 病例报告：①生母曾有梅毒螺旋体感染，经过规范的长效青霉素治疗，RPR/TRUST 阳性，但滴度＜1∶4；②婴儿无任何症状与体征，生母 RPR/TRUST 阳性，但滴度＜1∶4，TPPA/TPHA 阳性。梅毒螺旋体抗体可被动传输给婴儿，且维持到 15 月龄。如婴儿在 18 月龄时梅毒螺旋体血清学试验仍呈阳性，则可诊断为 CS。

## 【治疗】

### (一) 早期先天性梅毒

1. 诊断或高度怀疑早期 CS 的患儿按如下治疗方案进行治疗：①青霉素，出生 7 天内的婴儿，每次 50 000 U/kg，静脉滴注，12 h 一次，连用 10 天；出生 7 天后的婴儿，每次 50 000 U/kg，静脉滴注，每 8 h 一次，连用 10 天；或②普鲁卡因西林，每次 50 000 U/kg，肌内注射，每天 1 次，连用 10 天。

2. 如婴儿体检正常，非梅毒螺旋体血清学抗体滴度与母亲的滴度相同或升高未达 4 倍，但①母亲未接受治疗，或治疗不充分，或母亲分娩前接受治疗不足 4 周或没有治疗的证据；②母亲用红霉素或其他非青霉素药物治疗，若仅给予患儿苄星青霉素单剂治疗，则须对婴儿行全面检查（血常规、脑脊液检查、长骨 X 线片），并保证随访依从性可靠。如果检查中有任何一项不正常或未做，或脑脊液检查结果由于血液污染难以解释，婴儿则需要接受 10 天疗程的青霉素治疗。

3. 婴儿体检正常，非梅毒螺旋体血清学抗体滴度与母亲的滴度相同或升高未达 4 倍，同时母亲在妊娠期间接受了规范、足疗程的治疗，母亲无再感染或复发的证据者，推荐治疗方案为苄星青霉素每次 50 000 U/kg，单剂肌内注射。无需做任何实验室检查评价。

4. 婴儿体检正常，非梅毒螺旋体血清学抗体滴度与母亲的滴度相同或升高未达 4 倍，同时母亲在妊娠前经过充分治疗，母亲非梅毒螺旋体血清学抗体滴度在妊娠前、妊娠期间及分娩时均维持较低水平（VDRL＜1∶2；RPR＜1∶4）者，无需做任何实验室检查评价，无需治疗。但也有专家建议在不能保证随访时可应用苄星青霉素每次 50 000 U/kg，单剂肌内注射。

### (二) 晚期先天性梅毒

1. 青霉素 G，200 000～300 000 U/(kg·d)，每 4～6 h 一次，静脉注射或肌内注射，连续 10～14 日。

2. 普鲁卡因青霉素 G，50 000 U/(kg·d)，肌内注射，连续 10～14 天为一疗程。可考虑给第二个疗程。儿童青霉素用量不应超过成人同期患者的治疗用量。

3. 对青霉素过敏者，可用红霉素治疗，7.5～12.5 mg/(kg·d)，分 4 次口服，连服 30 天。

### (三) 特殊注意事项

对于需要治疗，但有青霉素过敏史或发生过可疑青霉素过敏反应的患儿，必要时应首先进行脱敏而后用青霉素治疗。其他抗生素治疗的资料不够充分时，如果应用非青霉素方案，则应行血清学和脑脊液随访。

梅毒的存在可使获得性免疫缺陷综合征（AIDS）传播的危险性增加 3～5 倍。HIV 与梅毒螺旋体感染之间的关系、梅毒与 AIDS 防治的关系是目前中国性病和 AIDS 防治研究的重点，目前正在开展这方面的流行病学研究，期待不久的将来会有这方面的研究结果。对于梅毒螺旋体和 HIV 同时感染的母亲的婴儿，是否需要采取与一般推荐方案不同的检查、治疗或随访，尚无统一方案。

## 【随访】

### (一) 梅毒感染孕产妇所生儿童的随访

1. 婴儿出生时梅毒血清学检测结果阴性，应于生后每 3 个月进行一次复查，至 6 个月时仍为阴性，且无临床症状，可除外梅毒感染，停止观察。

2. 婴儿出生时梅毒血清学检测结果阳性，但未超过母亲的血清滴度 4 倍，应每 2 个月复查一次，6 个月时如呈阴性，且无 CS 的临床表现，可除外梅毒感染，停止观察。任何一次血清学检测（RPR）滴度不下降或反而上升者，结合临床症状可诊断，并给予规范治疗。治疗后随访参照 CS 婴儿治疗后随访。

3. 6 个月后若 RPR 未转阴，始终维持在低滴度 1∶1 水平，应每 3 个月检测一次 TPPA 至产后 18 个月，若 TPPA 转阴，可排除感染，否则可诊断 CS，给予规范治疗。治疗后随访参照 CS 婴儿治疗后随访。

4. 婴儿出生时 RPR 阳性，滴度≥母亲的 4 倍，有或无临床症状均可诊断为 CS，并给予规范治疗。治疗后随访参照 CS 婴儿治疗后随访。

### （二）CS 婴儿治疗后随访

1. CS 婴儿应随访 2～3 年。第 1 次治疗后隔 3 个月复查，以后每 3 个月复查一次，1 年后每半年复查一次。如 RPR 由阴性转为阳性或滴度升高 4 倍以上，或出现临床症状，考虑为复发，应延长疗程（增加 2 个疗程，疗程间隔 2 周）。并做腰椎穿刺进行脑脊液检查，以确定有无中枢神经系统梅毒感染。

2. 少数患儿治疗后，RPR 滴度下降至一定程度（一般≤1∶8）即不再下降，而长期维持在低滴度（甚至终生），即为血清固定现象。对于这类患儿，如因药物剂量不足或治疗不规则者应补治 1 个疗程，并进行全面体检，包括神经系统和脑脊液检查，以早期发现无症状神经梅毒、心血管梅毒，必要时行 HIV 检测。严格进行定期观察，包括全身体检及血清随访。如滴度有上升趋势，应予复治。

3. 在随访中发现未经充分治疗或未用青霉素治疗的梅毒孕产妇所生婴儿，或无条件对婴儿进行随访者，可对婴儿进行预防性梅毒治疗，对产妇进行补充治疗。

### 【CS 预防】

可通过有效的产前筛查并对孕妇感染者加以治疗而消除 CS。规范的产前保健，合理的梅毒筛查，对妊娠梅毒进行规范的治疗及随访管理，健全的传染源追踪随访，可使 CS 发病率降低 90％以上。

（张雪峰）

## 参考文献

［1］苗岩，欧春怡，王学斌. 先天性梅毒实验室检测方法学评价. 中华全科医学，2012，10（7）：C1137-1138.

［2］王来栓，倪锦文，周文浩. 先天性梅毒的流行病学和诊断治疗现状. 中国循证儿科杂志，2010，15（1）：64-69.

［3］Satti KF，Ali SA，Weitkamp JH. Congenital Infections，Part 2：Parvovirus，Listeria，Tuberculosis，Syphilis，and Varicella. Neoreviews，2010，11：686-695.

［4］Workowski KA，Berman S；Centers for Disease Control and Prevention（CDC）. Sexually transmitted diseases treatment guidelines，2010. MMWR Recomm Rep，2010，59（RR-12）：1-110.

［5］王临虹，王玲，王爱玲，等. 先天梅毒防治指南（二）. 中国妇幼卫生杂志 2010；1（5）：238-244.

［6］Centers for Disease Control and Prevention，workowski-KA，Berman SM. Sexually transmitted diseases treatment guidelines. MMWR Recomm Rep，2006，55：1-94.

［7］庞琳. 先天梅毒的诊断与治疗. 中国新生儿科杂志，2009，24（2）：75-77.

［8］欧春怡，苗岩，祖虹. 新生儿先天性梅毒的实验室诊断与临床应用. 中华儿科杂志，2011，49（11）：869-871.

# 第九节　先天性弓形体病

弓形体（toxoplasma，TOX）是专门在细胞内寄生的原虫寄生虫，是一种重要的人类致病菌。1903 年，Niclle 等首次在动物身上发现弓形体；1937 年，Wolf 等确认弓形体是人类先天性疾病的传染源；1975 年，Desmonts 等报道 382 例弓形体病母亲中 40 例新生儿体内检查出弓形体。孕期母体感染弓形体后，可经胎盘传播感染胎儿，引起自然流产、死产以及先天性弓形体病。母婴垂直传播弓形体病还是引起出生缺陷的重要原因。先天性弓形体病（congenital toxoplasmosis）感染较为隐蔽，往往导致其流行病学环节被忽视和临床误诊。因此，重视和阻断母婴间的垂直传播对弓形体病的防治具有重要意义。

## 【流行病学】

弓形体病是由刚地弓形体引起的人兽共患传染病，尤其在宿主免疫功能低下时可致严重后果。不同人群及地区弓形体感染差异较大，世界范围感染率为 4%～80%，美国有 15%～33% 的成人血清抗体反应阳性，其中育龄妇女弓形体抗体阳性率平均为 15%，孕妇初次感染易出现急性弓形体病。据估计，我国弓形体感染率在 8% 以下，孕妇弓形体感染率为 2%～10%。母体在孕期急性感染后，30%～46% 的虫体可通过胎盘传播给胎儿。孕期前 3 个月内胎儿受染率较低，但感染后可导致严重的先天性弓形体病，严重后遗症发生率接近 50%；孕期后 3 个月的胎儿受染率高，可达 65%，但临床症状相对轻，后遗症发生率小于 3%。

## 【传染途径及发病机制】

家养猫是刚地弓形体的最终宿主。孕期可通过摄入受感染宿主排泄物污染的土壤、猫屑、菜园蔬菜或水中的虫卵获得感染，或者通过摄入未煮熟肉食的假包囊获得感染。大部分被感染的女性无症状，有报道 15% 的患者有流感样症状和淋巴结病变。小猫比成年猫排泄虫卵多。虫卵通过粪便排出 2 周，甚至更长时间。在某些气候下，虫卵在土壤中能保持 1 年以上活性。体液免疫及细胞免疫对于控制感染都很重要。

病原体在宿主细胞内增殖后，使细胞变性肿胀，以致破裂，散发出弓形体再侵入其他细胞，如此反复，引起组织器官的损害，主要表现是血管栓塞而引起坏死灶和周围组织的炎性细胞浸润。病变由滋养体引起，而包囊一般不引起炎症。病变好发部位有脑、眼、淋巴结、心、肺、肝、脾和肌肉等。

淋巴结是弓形体病最常侵犯的部位，其炎症反应具有特征性的滤泡明显增生，生发中心的边缘细胞胞质呈嗜酸性变，受累组织有巨噬细胞不规则聚集。淋巴结中无典型肉芽肿形成。眼可产生单一或多发性坏死灶，单核细胞、淋巴细胞和浆细胞浸润。病灶中可查见滋养体或包囊。坏死性视网膜炎为最先发生的病变，随后可发生肉芽肿性脉络膜炎、虹膜睫状体炎、白内障和青光眼。脑可表现为局灶性或弥漫性脑膜脑炎，伴有坏死和小神经胶质细胞结节。在坏死灶及坏死灶附近血管周围有单核细胞、淋巴细胞和浆细胞浸润，其周边可查到弓形体。先天性弓形体病的胎盘病理学检查可找到自母体循环的寄生虫侵犯证据，脑病尚可见脑室周围钙化灶、大脑导水管周围血管炎症、坏死和脑积水等。

## 【临床表现】

70%～90% 的先天性弓形体病患儿在出生时无症状，但在将来可出现学习或视觉功能障碍。典型患儿表现为多系统受累症状，如以斑丘疹、淋巴结病、肝脾大、血小板减少和黄疸为特点的全身性病变；也有患儿以脑膜脑炎、颅内钙化灶、脑积水、小头畸形、脉络膜视网膜炎、癫痫发作或耳聋等中枢神经系统表现为主。更严重的先天性弓形体病可能导致死胎或生后不久死亡。经典三联征为脑积水、脉络膜视网膜炎和颅内钙化。足月儿临床症状轻，可出现肝脾大和淋巴结病；早产儿在生后前 3 个月常发展为中枢神经系统和视觉病变。

1. 神经系统　小头或前囟膨隆、头围增大、惊厥、角弓反张、瘫痪、吞咽困难、呼吸窘迫和耳聋。合并脑炎者可出现中枢神经系统异常或钙化影像学改变。

2. 眼部疾病 弓形体病是脉络膜视网膜炎的常见原因，并导致视觉损伤。有些患儿在新生儿期无症状，随后几年内逐渐出现眼部损害，包括斜视、眼球震颤、小瞳孔、白内障、虹膜炎、葡萄膜炎、玻璃体炎、局灶坏死性视网膜炎，视网膜黄-白棉絮样斑状损伤常见。未经治疗的患儿100%有视网膜瘢痕，而治疗者74%有视网膜瘢痕。患儿可同时存在早产儿视网膜病变和弓形体病的脉络膜视网膜炎。

3. 其他常见症状 包括肝脾大、持续性结合高胆红素血症（来自肝损伤和溶血）和血小板减少症。一些患儿有淋巴结病、贫血、低蛋白血症或肾病综合征。

4. 罕见症状 包括红细胞增多症、非免疫性胎儿水肿、心肌炎和呼吸窘迫等。偶有人类免疫缺陷病毒（HIV）感染母亲的新生儿出生时无症状，生后数周到数月内发展成严重播散性感染。

【辅助检查】

（一）病原学检查

1. 直接涂片或组织切片检查 取患儿血液、骨髓、淋巴穿刺液或脑脊液沉淀等涂片，用吉姆萨或瑞特染色可能找到原虫，但阳性率不高。尚可做活体组织病理切片或动物接种试验。

2. 弓形体分离 将上述标本接种小鼠或组织培养法分离弓形体，阳性率也不高。

3. 血清循环抗原检查 循环抗原比特异性抗体出现早，可用于诊断弓形体急性感染。Hassan等用双抗体夹心法检测弓形体循环抗原，认为其有助于诊断，特别是对于免疫受损患者。弓形体病的虫血症短暂，所以检测抗原血症的实用性还有待研究。

4. 弓形体DNA检测 弓形体特异性DNA探针技术及PCR技术已用于感染的诊断，PCR可检测出1pg水平的弓形体DNA，用于急性感染虫血症期，具有高度敏感性和特异性。

（二）抗体检测

1. IgG 常用的检测方法有 Sabin-Feldman 染色试验（DT）、酶联免疫吸附试验（ELISA）、间接免疫荧光试验（IFA）等。感染后1～2周出现抗体，1～2个月达高峰，终生持续存在；经胎盘传输的IgG在6～12月龄时消失。若患儿出现血清转化或IgG 4倍升高时，需检测特异性IgM。

2. IgM 常用试验包括免疫捕获法、IFA、免疫吸附凝集试验及免疫印迹试验。感染后2周内出现IgM，1个月达高峰，6～9个月逐渐降低，一般不超过1年。IgM不能通过胎盘，可用来检测先天性感染。

3. IgA 可通过 ELISA 法检测，在一些患有先天性弓形体病的新生儿中，IgM 抗体阴性，通过 IgA 及 IgG 可确诊；诊断先天性弓形体病时，IgA 抗体比 IgM 抗体检测更灵敏。

4. IgE 抗体血清学阳性时间短，与 IgG 抗体同时出现，峰值出现在感染后2～3个月，随后迅速下降，其出现有助于确定近期感染。

（三）其他相关实验室检查

1. 血常规 白细胞增多或减少，早期表现包括淋巴细胞减少或单核细胞增多。30%的患儿可出现嗜酸性粒细胞增多以及血小板减少症。

2. 其他 肝功能检验除外肝受累；血清葡糖-6-磷酸脱氢酶筛查除外红细胞酶缺陷；脑脊液检查可出现单核细胞增多，蛋白含量增高。

3. 常规进行听觉脑干诱发电位检查和头颅的影像学检查。

【诊断和鉴别诊断】

先天性弓形体病的诊断首先要了解孕母的感染史、临床表现及实验室结果，以确定孕母的感染情况，确诊需依赖新生儿血清学试验特异性抗体阳性。弓形体特异性IgM抗体检测常出现假阳性或假阴性结果，而弓形体特异性IgA和IgE抗体的检测优于IgM。血清学试验在10天后应重复进行，因为胎盘破损可导致假阳性结果，弓形体DNA检测阳性也可明确诊断。

先天性弓形体病需与以下疾病鉴别：

1. 先天性风疹、梅毒、巨细胞病毒和单纯疱疹病毒感染 均具有类似的临床及实验室发现。

2. 乙型肝炎、水痘、脓毒症、溶血病、代谢病、免疫性血小板减少症、组织细胞增多症、先天性白血病和先天性淋巴细胞性脉络丛脑膜炎病毒综合征。

【治疗】

目前尚无先天性弓形体病治疗的随机临床试验。很多专家推荐妊娠前10周超声检查，如发现明确的小头畸形，应终止妊娠。

1. 病因治疗 国内推荐应用磺胺嘧啶100 mg/（kg·d），分4次口服，疗程4～6周；乙胺嘧啶

1 mg/(kg·d)，每 12 h 一次口服，2～4 日后减半，疗程 4～6 周。反复用 3～4 个疗程，每疗程间隔 1 个月。美国对于患有先天性弓形体病的婴儿，推荐乙胺嘧啶-磺胺嘧啶和甲酰四氢叶酸联合治疗，疗程大约 1 年。由于在治疗过程中可能出现骨髓抑制和肝毒性，建议每 2 周进行一次血液检查。对有严重不良反应的患者，循环交替应用 4 个 21 天的乙胺嘧啶-磺胺嘧啶和亚叶酸，中间应用 30 天的螺旋霉素，可以减少毒性。脑脊液蛋白＞1 g/dl 或有威胁视力的脉络膜视网膜炎时，可考虑用 1 mg/kg 的泼尼松治疗。对于母体合并感染 HIV 和弓形体的新生儿，需要同时加用抗逆转录病毒药，如齐多夫定。

2. 药物副作用 磺胺嘧啶副作用包括结晶尿症、血尿、过敏和骨髓抑制。对于磺胺嘧啶不耐受者，替代药物包括克林霉素和阿奇霉素。乙胺嘧啶也可出现骨髓抑制，用药时应每周 2 次监测血常规，中性粒细胞减少、巨幼细胞性贫血和血小板减少症多见。其他不常见的副作用包括胃肠道反应、惊厥和肿瘤。用药期间每天加用甲酰四氢叶酸 10 mg，每周 3 次，直到停药后 1 周，可缓解骨髓抑制作用。

【预防】

猫是重要的传染源，孕妇尤应避免和猫接触，勿食生的或未煮熟的肉类食品。提倡实行妊娠早期血清弓形体特异性抗体检测，由于孕妇弓形体感染发生越早，胎儿受累程度越严重，故早期诊断十分重要。对于感染弓形体的孕妇，尚无理想的治疗方法。妊娠早期可考虑终止妊娠，妊娠 5 个月以上者用阿奇霉素、乙酰螺旋霉素等治疗有一定疗效，可降低胎儿感染率，但并不能阻断垂直传播。疫苗免疫预防弓形体垂直传播的研究虽取得一些进展，但应用于临床还需要一段时间。

（张雪峰）

## 参考文献

[1] 邵肖梅，叶鸿瑁，丘小汕. 实用新生儿学. 4 版. 北京：人民卫生出版社，2011：361-363.

[2] Tian C，Ali SA，Hendrik R. Congenital Infections，Part Ⅰ：Cytomegalovirus，Toxoplasma，Rubella，and Herpes Simplex. Neoreviews，2010，11：436.

[3] 唐旭，殷国荣. 母婴垂直传播寄生虫病及其控制对策. 国际医学寄生虫病杂志，2006，33（5）：260-261.

[4] 肖征，周光，胡琳琳. TORCH 抗体检测及对优生优育的指导作用. 中国优生与遗传杂志，2009，17（12）：28-30.

[5] 许慧，倪安平. 弓形体的检测. 国外医学寄生虫病分册，2004，31（5）：204-206.

[6] Mcleod R，Boyer K，Karrison T，etal. Outcome of treatment for congenital toxoplasmosis，1981-2004：The National Collaborative Chicago-BasedCongenital Toxoplasmosis Study. Clin Infect Dis，2006，42（10）：1383-1394.

# 第十节　新生儿衣原体感染

衣原体是一类能通过细菌滤器、有特异性发育周期的细胞内寄生的原核细胞型微生物。新生儿衣原体感染一般由沙眼衣原体（chlamydia trachomatis，CT）和肺炎衣原体（chlamydia pneumonia，CP）所致，可引起包涵体结膜炎及感染性肺炎。国外文献报道，6个月以下肺炎患儿有1/4为沙眼衣原体感染所致，3/4的婴儿无热肺炎与沙眼衣原体感染有关。国内有研究发现，沙眼衣原体肺炎占婴儿肺炎的10%～20%。

## 【流行病学】

20世纪90年代以来，沙眼衣原体已超过淋球菌成为欧美国家泌尿生殖道感染性疾病最常见的致病菌，在我国发生率也呈逐年上升趋势，在女性，引起宫颈炎、附件炎和子宫内膜炎等，孕妇感染后对胎儿的影响还不十分清楚，但可导致流产、早产和小于胎龄儿的出生。美国统计，每年10 000～15000新生儿和小婴儿患沙眼衣原体肺炎。国内研究显示，孕妇宫颈沙眼衣原体培养阳性率10.8%，其所分娩的婴儿55%被感染，27.3%发生沙眼衣原体结膜炎，18.2%发生沙眼衣原体肺炎。

## 【病因】

衣原体虽含DNA和RNA，但不能产生ATP，只能在细胞内寄生，具有细菌与病毒的中间性质，但更接近细菌。依其DNA同源性、免疫学反应和生物学性质，分为沙眼衣原体、鹦鹉热衣原体、肺炎衣原体和家畜衣原体。感染人类的衣原体主要是沙眼衣原体和肺炎衣原体。沙眼衣原体是1957年由我国学者发现的一种病原体，根据外膜蛋白抗原性的不同，沙眼衣原体分为18个血清型，D～K型可引起泌尿生殖系统感染，妊娠期间沙眼衣原体感染后可垂直传播，引起新生儿和小婴儿感染。

## 【发病机制】

沙眼衣原体是发达国家最常见的性传播疾病病原体，也是妇女非淋球菌性尿道炎、宫颈炎和盆腔炎的主要病原体。新生儿主要是在分娩时通过产道感染，也可由于胎膜早破后病原菌上行或母体患慢性子宫内膜炎时通过胎盘传染。沙眼衣原体主要在婴儿的结膜内定植，其次为鼻咽部或喉部，6个月以后可在阴道、直肠内定植。有沙眼衣原体定植的婴儿50%～75%发展为结膜炎，11%～29%发展为肺炎。

肺炎衣原体感染一般以年长儿发病为多，起病缓慢，全身感染中毒症状较少见。新生儿接触感染患儿后，病原经飞沫或呼吸道分泌物传播，亦可导致肺炎衣原体肺炎。

## 【临床表现】

### （一）新生儿沙眼衣原体结膜炎

衣原体是新生儿眼病的最主要病原。国内文献报道，新生儿结膜炎中有51.2%为沙眼衣原体引起。当母亲患沙眼衣原体感染，其新生儿通过产道时，沙眼衣原体可附着于其结膜和（或）鼻咽部，一般在生后5～14天发病，有胎膜早破者可在生后2天发病。2/3的病例为单侧发病，表现轻重不等，轻者仅在内眦处有少量黏液样分泌物，重者双侧有脓性分泌物伴眼睑水肿、结膜明显充血水肿，以下睑结膜尤甚。沙眼衣原体感染一般很少侵袭角膜，病程多为自限性，一般无并发症和后遗症，但少数有慢性持续性发病病程。新生儿缺乏淋巴样组织，故无滤泡增生，但反复发作可有瘢痕形成，甚至可造成失明。

### （二）新生儿衣原体肺炎

沙眼衣原体感染肺炎，可先患沙眼衣原体结膜炎，也可由产时定植于鼻咽部的沙眼衣原体下行感染引起。约50%的患儿曾经患过或同时伴有沙眼衣原体结膜炎。肺炎衣原体感染肺炎一般多为社区内或院内感染引起，潜伏期2～12周。通常先有上呼吸道感染表现，如鼻充血、咽炎等。无发热或低热，无明显感染中毒征象。明显阵发性咳嗽，剧烈而持久，常影响吃奶和睡眠，有时可出现百日咳样咳嗽。主要体征为呼吸增快，每分钟50～60次，部分患儿可出现呼吸暂停，双肺有时可听到细湿啰音，部分患儿也可闻及哮鸣音，肝脾下移，易扪及。多数病情不重，但迁延不愈。

仅少数患儿需要用氧，重症早产儿可发生慢性呼吸功能不全。

### 【辅助检查】

#### （一）实验室检查

1. 血常规　周围血白细胞计数多正常，可见嗜酸性粒细胞增加。

2. 血清学检测　特异性 IgM 抗体滴度≥1∶16，特异性 IgG 抗体可在婴儿体内持续数周，双份抗体滴度增高 4 倍才有意义。

3. 病原检测　对鼻咽拭子、鼻咽抽吸液或支气管灌洗液行直接免疫荧光法、酶联免疫试验、细胞培养等方法检测病原。

4. 分子生物学检查　可采用聚合酶链反应（PCR）、套式聚合酶链反应等检测沙眼衣原体 DNA，PCR 的敏感性和特异性分别可达 98% 和 100%，且仅数小时就可出报告，为目前常用的检测方法；病原体培养由于受标本中沙眼衣原体是否有感染性、标本运送、储存及存在抑制因子等因素影响，敏感性下降，但其特异性为 100%，仍为诊断的"金标准"。

#### （二）影像学检查（图 16-10-1）

1. 胸部 X 线平片　病变往往同时累及双肺，肺内表现为网状影及颗粒影的间质改变，以中内带分布为主；两肺有不同程度的过度充气，两肺透亮度增高，可见肋间肺膨出，此外还可有肺内实变，一般无胸膜渗出和大叶实变表现。

2. 胸部 CT　表现为大小不等的广泛结节影，分布不均匀，呈粟粒肺样弥漫分布，也可呈多发或散在分布。无胸膜渗出及纵隔淋巴结肿大。

### 【诊断】

如新生儿或小婴儿先后或同时合并结膜炎和肺炎，且病程＞1 周，用 β 内酰胺类抗生素无效，体温＜38℃，中毒症状不明显，应考虑沙眼衣原体感染可能。

1. 新生儿沙眼衣原体结膜炎　结膜炎是新生儿常见的眼部疾病，病原可以是细菌、病毒、衣原体等，单从临床表现很难与其他病菌引起的结膜炎鉴别，病原学检测是主要的确诊方法。下穹窿与下眼睑刮片直接进行涂片镜检，吉姆萨染色后行显微镜检查，有 23%～90% 可见胞质内包涵

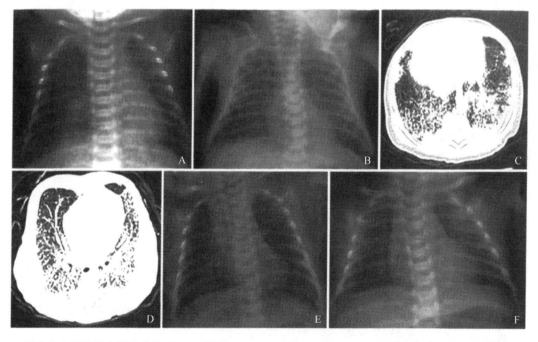

图 16-10-1　新生儿衣原体肺炎影像学表现。**A.** 男婴，15 天。咳嗽、吐沫 3 天，无发热。X 线片示两肺弥漫分布网织粟粒结节影，类粟粒肺样改变，中内带为主，右下肺合并斑片影，两肺过度充气。**B.** 女婴，13 天。咳嗽、吐沫 4 天，无发热。X 线片示两肺弥漫分布网织结节影，中内带重于外带，两肺过度充气。图 **C** 为图 **A** 患儿的胸部 CT，两肺广泛分布网格影及结节影，背侧明显重于前侧，胸膜下可见融合结节及斑片影。图 **D** 为图 **B** 患儿胸部 CT，两肺广泛分布网织颗粒影，左侧略重于右侧，背侧重于前侧，胸膜下斑片影，支气管血管束增粗。图 **E** 为图 **A** 患儿应用红霉素治疗 8 天 X 线片。图 **F** 为图 **B** 患儿治疗 14 天后 X 线片表现。肺内病变明显吸收好转（摘自：曹永丽，彭芸，孙国强. 新生儿衣原体肺炎的临床及影像表现特点分析. 中华放射学杂志，2012，46（6）：512-515）

体和大量多核白细胞。也可采用直接免疫荧光法、酶联免疫试验、细胞培养等方法检测病原。重症沙眼衣原体结膜炎应注意与淋病性眼炎相鉴别，后者发病早，常于生后第1~4天发病，以脓性分泌物为著，角膜可发生溃疡，甚至在24 h内坏死、穿孔。

2. 新生儿衣原体肺炎　新生儿衣原体肺炎的发生率有逐渐升高趋势，其临床表现缺乏特异性，且容易产生慢性肺部病变等远期效应，早期诊断、及时治疗极为重要。临床上遇到出生2周后发病的新生儿肺炎，尤其病程1周以上者，应考虑到沙眼衣原体感染的可能，需拍摄胸部X线片，必要时行胸部CT检查，鼻咽试子或抽吸物做衣原体培养或PCR检测衣原体阳性可确诊。

### 【鉴别诊断】

1. 病毒感染性肺炎　肺内可表现为网状颗粒及结节影，尤其是巨细胞包涵体肺炎的病变分布和影像特征与衣原体肺炎相似，有时单纯依靠影像表现鉴别较难。巨细胞病毒（CMV）感染常合并肝等其他器官受累的临床表现，血、尿的巨细胞病毒DNA及血清CMV-IgM等检测阳性可明确诊断。

2. 支原体肺炎　二者胸部影像学检查均可表现为肺间质改变，衣原体肺炎以支气管扩张、网状影及肺气肿更多见。血清支原体抗体检测可进一步明确诊断。

### 【治疗与预后】

沙眼衣原体结膜炎可用0.1％利福平滴眼，每日4次，或0.5％的红霉素软膏涂眼2周。沙眼衣原体结膜炎和肺炎均首选红霉素口服，20~50 mg/(kg·d)，每日3次，疗程14天，口服困难或重症者可予静脉用药。阿奇霉素比红霉素吸收好，半衰期长，停药后组织药物浓度高，仍可维持数日，且胃肠道副反应少，剂量为10 mg/(kg·d)，每日1次，疗程3天；也可静脉给药，剂量为5~7 mg/(kg·d)，每日1次，疗程5天；也可采用序贯治疗，先静脉滴注阿奇霉素3天后再口服3天。

未经治疗者可在病程5~7周后渐好转。早产儿沙眼衣原体肺炎常较重，甚至需要机械通气治疗，可逐渐演变为慢性肺疾病。婴儿早期因沙眼衣原体肺炎住院者发生哮喘、慢性咳嗽及肺功能异常的危险性增高。

### 【预防】

妊娠期沙眼衣原体感染者应尽早治疗，治疗后复查，确认痊愈后，阴道分娩相对安全。为预防新生儿结膜炎，可在出生时用0.5％红霉素眼膏涂眼1次或1‰硝酸银溶液滴眼1次，对防止来自母亲产道的沙眼衣原体的感染有一定效果。抵御沙眼衣原体感染的沙眼衣原体疫苗有待研制成功。

（张雪峰）

## 参考文献

[1] 李玉梅，杜宏伟，李春艳. 新生儿沙眼衣原体肺炎的临床及实验研究. 临床儿科杂志，2007，25（3）：188-190.

[2] 韦红，吴仕孝，刘官信，等. 两种方法检测新生儿肺炎沙原体感染. 中国新生儿科杂志，2003，18（5）：213-215.

[3] 邵肖梅，叶鸿瑁，丘小汕. 实用新生儿学. 4版. 北京：人民卫生出版社，2011.

[4] 邵芳，王亚娟，林影. 新生儿肺炎衣原体肺炎的临床表现及影像学特征. 中华实用儿科临床杂志，2010，25：1411-1412.

[5] Darville T. Chlamydia trachomatis in neonates and young children. Semin Pediatr Infect Dis，2005，16：235-244.

[6] 曹永丽，彭芸，孙国强. 新生儿衣原体肺炎的临床及影像表现特点分析. 中华放射学杂志，2012，46（6）：512-515.

[7] 李铁耕，徐放生. 新生儿衣原体感染的诊治. 中国实用乡村医生杂志，2005，12（1）：11-12.

# 第十一节  新生儿解脲脲原体感染

支原体（mycoplasma）是一类能通过细菌滤器的无细胞壁的原核微生物，归属于独立的微生物群。共分为 6 个属（genera）150 种（species）。其中有 14 种对人有感染性。早在 20 世纪 60 年代末，人们便发现解脲脲原体（ureaplasma urealyticum，UU）是寄居在人类泌尿生殖系统的支原体，在孕妇下生殖道中寄居率较高。研究表明，UU 是引起围生期母婴感染的重要病原体之一。新生儿支原体感染以 UU 感染最为常见，多数学者认为宫内感染是新生儿 UU 感染的主要途径，但由于 UU 在孕妇下生殖道中定植，新生儿经阴道分娩时也有机会获得 UU 感染。现已证明 UU 是新生儿肺炎、败血症、脑膜炎的病原微生物，也是早产儿脑白质损伤和支气管肺发育不良（BPD）的致病因素之一。

## 【流行病学】

UU 属于性传播疾病病原体之一，在成年女性生殖道中的定植率为 40%～80%，妊娠期定植率较高。新生儿 UU 分离率与出生体重和胎龄有关，出生体重越低、胎龄越小，定植与感染率越高，女婴高于男婴。出生后随月龄增长而下降，3 个月明显下降，学龄儿童<10%。

新生儿主要通过以下途径获得感染：①宫内感染。UU 经阴道、宫颈上行感染羊膜、羊水，使胎儿受感染；也可经母体血液由胎盘传给胎儿。可从胎盘、产妇和新生儿血中同时培养到 UU。②产时感染。经阴道分娩时感染。③水平或医源性感染。研究报道较少，有存在可能。

## 【病因和发病机制】

UU 属人支原体科，脲原体属。根据其型特异性基因结构，可将脲原体分为 14 个基因型和亚型。人感染脲原体后，脲原体黏附在泌尿生殖道上皮细胞表面受体上，一般不进入组织和血液。黏附于宿主细胞表面的脲原体从机体细胞吸收营养，从细胞膜获得脂质和胆固醇，进而引起细胞损伤；脲原体代谢产生的有毒物质，如溶神经支原体，能产生神经毒素。脲原体感染宿主后，与其免疫系统相互作用，产生广泛的异常免疫反应，

包括多克隆激活 T 细胞和 B 细胞增殖，激活巨噬细胞、自然杀伤（NK）细胞和细胞毒性 T 细胞的溶细胞活力，并能产生多种器官的自身抗体。对于肺部损伤的作用可能不是病原体的直接损害，而是由于对炎症细胞因子白细胞介素（IL)-l、IL-6、IL-8 和肿瘤坏死因子（TNF)-α 的刺激作用以及对于下调因子（IL-10）的阻碍作用。研究发现，UU 可通过增加支气管分泌物中炎症细胞因子水平及肺部成纤维细胞因子，最终导致早产儿肺部持续纤维化，引起 BPD。

## 【临床表现】

UU 宫内感染可导致死胎、死产、流产、早产、低出生体重儿，存活者主要有以下表现：

1. 新生儿肺炎  国内有研究报道，682 例新生儿感染性肺炎中 167 例为非典型病原微生物感染，其中主要为沙眼衣原体和解脲脲原体。可表现为急性、迁延性或慢性过程，多数为亚临床型或轻型，可表现为呼吸困难，肺内可闻及少量小水泡音。X 线胸片可表现为肺纹理增粗或小斑块影，多数临床治愈及好转的患儿胸片仍有斑片影以及间质性肺炎的表现，说明胸片改变与临床症状和体征的转归有一定差距。重型肺炎可发生呼吸衰竭，需长时间机械通气，甚至导致呼吸衰竭而死亡。

早产儿，尤其极低出生体重儿 UU 感染后，常致肺损伤，病程可迁延，易发生慢性肺部疾病（CLD）。有报道<1250 g 的早产儿，CLD 发生率约为 51%。临床表现为需氧时间延长（超过 4 周），慢性肺功能不全，X 线所见与 BPD 相似。

2. 新生儿脑膜炎  临床表现轻重不一，轻者无症状或仅有轻、中度发热，吃奶反应稍差、易激惹等。脑脊液培养阳性，脑脊液常规正常或轻度异常。病程可呈自限性，完全恢复，无任何后遗症。重症者可有惊厥或严重抑制，脑脊液培养持续阳性，常规细胞数增多，中性粒细胞或淋巴细胞比例升高。严重者可合并脑室内出血、脑积水、脑室扩大。多见于早产儿或极低出生体重儿。

3. 早产儿支气管肺发育不良  早产儿，特别

是极低出生体重儿,下呼吸道存在 UU 时可发生 BPD,国外有研究发现,下呼吸道定植的早产儿约 30% 有肺炎的 X 线表现,早期的肺发育异常常在生后 2 周内即发生。

4. 败血症 发生率不高,症状不典型,确诊需靠血培养。

**【辅助检查】**

1. UU 培养 在无菌条件下采集标本接种于特殊培养基,37℃ 孵育,观察 2~7 天,培养基由红到黄为阳性,再传代接种于固体培养基中,孵育后用低倍镜观察,可见特征性的黑褐色细小菌落,做生化反应只分解尿素不分解葡萄糖和精氨酸为阳性。

2. 血清免疫学试验 ELISA 和间接血凝试验可测定 UU-IgG 和 IgM,新生儿后者意义更大。国外有研究发现,52.4% 的呼吸道疾病患儿 UU-IgM 抗体滴度较其母亲有 4 倍以上增长,而在正常对照中,这一比例仅为 2.6%,抗体滴度升高的呼吸道疾病患儿的病死率也明显升高。

3. 分子生物学试验 采用 PCR 或 DNA 探针的诊断敏感性高。

**【诊断】**

新生儿 UU 感染缺乏典型临床表现,确诊依靠实验室检查。新生儿出生后较早有呼吸系统、中枢神经系统及败血症样症状,X 线有肺炎改变,脑脊液异常,实验室检查未发现其他病原体,对 β 内酰胺类抗生素治疗效果不理想者,特别是早产儿和极低出生体重儿,应考虑 UU 感染可能,进一步做有关检查以确诊。

诊断要点包括:①孕妇有生殖道 UU 寄居,有绒毛膜羊膜炎、胎膜早破,或有死胎、死产、流产史或不易受孕史等;②胎盘、羊水、新生儿各种黏膜表面,如咽、眼结膜、外耳道、阴道、脐部、胃黏膜(胃液)等培养 UU 阳性;③气道分泌物、脑脊液、血培养 UU 阳性;④血清特异性抗体(IgM)升高;⑤有条件者可对样本进行 PCR 检测,以达到快速诊断。

结合临床表现,①、②提示可疑 UU 感染,③、④、⑤中具备任何一项提示有 UU 感染。死亡病例肺组织、血液、脑脊液、胸水培养 UU 阳性也可确定诊断。

**【治疗与预防】**

新生儿 UU 感染多为亚临床型或轻型,且有一定自限性,或仅为寄居状态,因此应根据具体情况制订治疗方案。

1. 治疗原则 新生儿 UU 感染治疗可遵循以下原则:①仅在各黏膜部位检出 UU,无临床症状者,不需要药物治疗,但需密切观察。②如气道内分泌物 UU 阳性,尤其是早产儿或极低出生体重儿,应给予药物治疗,以预防和减少肺炎和 CLD 发生的可能。③凡有临床症状者,无论轻重,均应用药。

2. 治疗药物 首选红霉素治疗,多数 UU 对红霉素敏感,耐药菌株极少。剂量为每日 25~40 mg/kg,分 3~4 次静脉滴注或口服,呼吸道感染疗程 7~14 天。红霉素不易透过血脑屏障,对中枢神经系统感染效果较差,但多数报道认为有效,必须静脉用药,疗程至少 10~14 天,需根据临床和脑脊液检查调整用药时间。副作用有血栓性静脉炎、可能的心脏毒性和肝毒性等,但发生概率很小;应注意与氨茶碱或咖啡因同时用药时,可能增加后者的副作用。对红霉素耐药者可改为罗红霉素、阿奇霉素治疗。林可霉素也有耐药情况,需大剂量才有效。作用于细胞壁的抗生素均无效。国内有研究对 90 例住院新生儿的咽拭子行分离培养和 PCR 检测,结果显示 UU 阳性率为 26.7%。药敏试验结果表明,UU 对红霉素的耐药率达 81.3%,提示 UU 在住院新生儿中对红霉素等传统抗生素呈现较高的耐药率,建议可用阿奇霉素治疗。

生殖道有 UU 寄居的孕妇,用红霉素治疗可能减少不良妊娠结局和新生儿感染的发生率,每次 0.25 g,每日 4 次口服,疗程 4~6 周。

(张雪峰)

# 参考文献

[1] Polin RA, Bancalari E. The newborn lung: neonatology questions and controversies. 2nd ed. Philadelphia: Elsevier Saunders, 2012.

[2] Gleason CA, Devaskar SU. Avery's diseases of the newborn. 9th ed. Philadelphia: Elsevier Saunders, 2012.

[3] 李笑综, 贺湘英. 解脲支原体与新生儿疾病的研究进展. 昆明医学院学报, 2012, (1B): 66-68.

[4] 唐春林, 凡凯文, 李香普. 新生儿解脲脲原体和人型支原体感染药敏分析. 临床儿科杂志, 2003, 21 (5):

286.

[5] 丁爱军，叶鸿瑁，罗凤珍. 住院新生儿解脲脲原体感染临床相关因素的初步探讨. 中华儿科杂志，2001，39（4）：219-222.

[6] 邵肖梅，叶鸿瑁，丘小汕. 实用新生儿学. 4 版. 北京：人民卫生出版社，2011：365-369.

[7] 史同新，刘立倩，管淑梅，等. 解脲脲原体在孕妇与新生儿泌尿生殖道间的传播. 中华皮肤科杂志，2007，40（5）：299.

[8] 李卫东，王玉晶. 新生儿非典型微生物感染性肺炎病原及疗效分析. 中华全科医师杂志，2012，11（9）：692-693.

# 第十二节　新生儿抗生素合理应用策略

感染在住院新生儿疾病谱中占有重要地位，抗生素的应用对控制细菌感染和流行起到积极有效的作用。但人们在肯定抗生素治疗效果的同时，也意识到滥用抗生素所带来的负面作用，如细菌耐药性、抗生素不良反应以及住院时间延长、医疗费用增加等，因此合理使用抗生素十分重要。

新生儿细菌感染由于临床表现无特异性，病情进展迅速，新生儿科医生往往在完成病原学检查后，立即开始经验性应用抗生素；在病原不明时，根据流行病学和临床特点，常常经验性联合用药。据统计，NICU 中 50% 以上的新生儿有抗生素用药史。

## 一、新生儿感染的菌群变迁、耐药现状及临床对策

### （一）新生儿感染的菌群变迁及耐药现状

病原菌的致病性及耐药性随着年代不同发生变迁，随时掌握感染的流行病学及耐药性的变化规律，对临床合理应用抗生素和有效控制新生儿感染具有重要意义。

国内学者研究发现，新生儿社区感染以革兰氏阳性球菌为主，前 3 位是表皮葡萄球菌、金黄色葡萄球菌及大肠埃希菌；院内感染以革兰氏阴性杆菌为主，前 3 位为大肠埃希菌、肺炎克雷伯菌及铜绿假单胞菌。近年来，由于抗生素的滥用，院内感染菌株较社区感染菌株的耐药率明显增加，例如氨苄西林的耐药率在院外感染为 82.7%，院内感染高达 96%。凝固酶阴性葡萄球菌检出构成比由原来的 28.9% 上升到 64%，肠球菌属和链球菌属的感染率也在攀升，而金黄色葡萄球菌及大肠埃希菌的感染率有所下降。葡萄球菌对青霉素、红霉素、苯唑西林的耐药率均在 80% 以上，对头孢曲松敏感率只有 35%～60%；革兰氏阴性杆菌对氨苄西林的总耐药率超过 80%。新生儿气管插管分泌物培养和药敏结果显示，革兰氏阴性杆菌占 88.8%，其中以肺炎克雷伯菌、铜绿假单胞菌、鲍曼不动杆菌为主要病原菌，对氨苄西林、第一代和第二代头孢菌素耐药率高，而对亚胺培南、环丙沙星、阿米卡星和哌拉西林敏感。产超广谱β-内酰胺酶（ESBLs）细菌占所有革兰氏阴性杆菌的 42%，药敏结果显示除对亚胺培南、阿米卡星、环丙沙星、阿莫西林－克拉维酸钾不同程度敏感外，对其他抗生素耐药率均在 62% 以上。这些事实证明合理应用抗生素迫在眉睫。

### （二）革兰氏阴性杆菌的耐药机制及用药对策

革兰氏阴性杆菌产生耐药的机制主要包括 3 个方面：①细菌外膜对抗生素的通透性下降，使进入细菌体内的抗生素浓度降低；②细菌青霉素结合蛋白（penicillin binding proteins，PBPs）结构发生改变，使抗生素不能与之结合；③细菌产生β-内酰胺酶，使β-内酰胺类抗生素的活性基团β-内酰胺环断裂而失去抗菌活性。迄今为止，β-内酰胺酶已超过 300 种。其中最重要者为染色体介导的 AmpC β-内酰胺酶与质粒介导的 AmpC β-内酰胺酶和（ESBLs。由染色体介导的 AmpC 酶主要作用于头孢菌素类，由质粒介导的 AmpC 酶和 ESBLs 主要作用于大多数青霉素、第一至三代头孢菌素和单环类抗生素。碳青霉烯类抗生素不受这些酶的作用；β-内酰胺酶抑制剂可有效地抑制 ESBLs，但对 AmpC 酶无作用；而第四代头孢菌素对 AmpC 酶有效，对 ESBLs 的疗效不确定。产 ESBLs 菌还可将耐药质粒以转化、传导、结合、易位等方式传播给其他种细菌，从而导致多种细菌产生耐药性，细菌对 3 种以上不同类抗生素耐药即称多重耐药。目前认为滥用第三代头孢菌素是引起 ESBLs 耐药菌株出现的主要因素。

当发现产 ESBLs 和（或）AmpC 酶的菌株时，应注意严格消毒隔离，切断传播途径。对产 AmpC 酶/ESBLs 的耐药菌株，碳青霉烯类抗生素杀菌效果均最佳，前者也可选用第四代头孢菌素，后者可选择加酶抑制剂复合抗生素、头霉素类，或根据药敏及临床具体情况选择喹诺酮类或联合氨基糖苷类；对于同时携带 ESBLs 和 AmpC 酶的革兰氏阴性杆菌，只有碳青霉烯类敏感。

### （三）葡萄球菌的耐药机制及其临床对策

葡萄球菌的耐药机制主要是葡萄球菌表面 PB-

Ps 发生变化。PBPs 是位于细菌细胞膜上的糖苷肽合成酶，β-内酰胺类抗生素与 PBPs 结合可抑制细菌细胞壁的形成。敏感的金黄色葡萄球菌细胞表面存在 4 种 PBPs，而耐甲氧西林的金黄色葡萄球菌（MRSA）增加了一种分子量为 78 000 的 PBP（PBP2a），与 β-内酰胺类抗生素亲和力低，在 β-内酰胺类抗生素的作用下，其他 PBPs 被抑制，而 PBP2a 仍可发挥作用，继续完成细菌细胞壁合成，使细菌得以生存，临床上表现为耐药。近年来，随着医学技术的发展，医疗仪器和侵袭性导管的广泛应用，耐甲氧西林的表皮葡萄球菌（MRSE）正成为目前 NICU 中最常见的病原菌，而表皮葡萄球菌具有附着于导管表面、产生细胞外黏液的特性。

MRSA、MRSE 的特点为多重耐药，对现有的 β-内酰胺类抗生素，如青霉素类、头孢菌素类、林可霉素、氨基糖苷类、大环内酯类及喹诺酮类药物均不敏感，使得 MRSA 感染的抗生素选择范围仅限于唯一敏感的万古霉素。鉴于万古霉素有严重不良反应，且广泛应用也会产生耐药菌株，故应慎用，仅在确认是 MRSA/MRSE 引起的严重感染及对 β-内酰胺类抗生素高度耐药的情况下才应用该药。目前临床常联合用药，已有报道利福平联合其他抗生素治疗 MRSA 取得较满意疗效。MRSA 可通过接触途径进行播散，导致传播流行，亦可通过耐药基因转移进行播散。因此，在医院内正确隔离患者及携带者，避免交叉感染，严格无菌操作是预防和控制 MRSA 传播的重要措施。

## 二、抗生素的不良反应及临床对策

### （一）氨基糖苷类抗生素的耳毒性及临床对策

国内不同单位分别通过动物实验和临床研究证实，采用治疗剂量的阿米卡星对早产儿和新生儿耳蜗可产生不同程度的损害，并随用药时间延长而加重，即使停药，毛细胞损伤现象仍继续发展。需应用脑干听觉诱发电位监测足月新生儿的听力变化，其与血药浓度相关，如峰、谷浓度均在安全范围，临床耳毒性作用不明显或为可逆性改变。

阿米卡星对革兰氏阴性杆菌和革兰氏阳性球菌（包括葡萄球菌）均有良好的抗菌活性，且对其他氨基糖苷类耐药的菌株仍然敏感有效，曾一度普遍应用于临床。但由于其潜在的耳毒性，临床上应当慎用，仅适用于对其他抗生素高度耐药而对阿米卡星敏感的院内感染或危重感染。剂量为 10 mg/(kg·d)，滴注时间不得少于 30 min，为减少其对耳、肾的毒性，用药时应监测血药浓度，避免峰浓度＞35 mg/L，并将谷浓度控制在 5 mg/L 以下。

### （二）喹诺酮类药物的关节毒性及其对策

喹诺酮类抗生素具有抗菌谱广、抗菌作用强和脑脊液浓度高等优点，对各种肠杆菌科细菌，包括铜绿假单胞菌、不动杆菌均有较好的抗菌作用，对革兰氏阳性菌亦有一定作用。1972 年，Bailey 首先报道 1 例由萘啶酸引起的关节肿痛、行走困难的 22 岁女性患者，从此人们开始了喹诺酮类药物关节毒性的动物实验与临床研究，发现其关节毒性有以下几个特点：①关节损伤主要发生在负重关节，尤其是膝关节；②年龄越小，关节毒性反应表现越快、越重；③一般关节损伤为可逆性；④不同的喹诺酮类药物毒性强度不同，且毒性强度与剂量呈正相关。在临床研究方面，仅有少数报道在用药期间出现症状，停药后症状消失。目前认为，关节毒性不是喹诺酮类药物的主要副反应，发生率低且可逆。儿童并非喹诺酮类所致关节毒性的唯一受害者，故目前倾向本类药物并不绝对禁用于新生儿，但不应作为首选药物，仅用于对本类药物敏感的多重耐药菌株所致的危重感染。

## 三、菌群失调及双重感染的发生及对策

长期应用广谱抗生素可致医源性菌群失调，敏感细菌被抑制，而未被抑制的细菌、真菌、厌氧菌得以大量繁殖，发生双重感染，导致治疗更加困难。新生儿免疫功能低下，易发生双重感染，感染部位可在口腔、消化道、肺部、泌尿道，甚至发生败血症。

艰难梭菌（clostridium difficile）是一种主要的医院内病原菌，可引起与抗生素相关的腹泻、结肠炎和伪膜性结肠炎。1977 年，国外首先报道克林霉素相关性结肠炎，事实上几乎所有抗生素均可诱发艰难梭菌相关性腹泻。艰难梭菌可产生两种大分子的蛋白质外毒素（肠毒素和细胞毒素），引起黏膜损伤，导致腹泻和伪膜性结肠炎。治疗包括停用原有抗生素、口服甲硝唑和万古霉素。微生态制剂亦有助于拮抗肠道中的艰难梭菌，

纠正肠道菌群失调。

## 四、新生儿抗生素的合理应用

### （一）致病菌未明时初始经验性治疗

致病菌尚未明确或病情危重时，可根据感染部位、患儿个体特征等进行初始经验性治疗。经验性治疗并非个人经验，不同地区、不同时间、不同医院，乃至同一医院的不同病区都可有不同的优势菌种，因此临床医生必须熟悉并了解当地、当前有关细菌感染的流行病学和药敏资料，各医疗机构应根据具体情况，建立本单位的抗生素应用指南。国内多数地区的药敏结果显示，革兰氏阴性杆菌对氨苄西林、庆大霉素、第一和第二代头孢菌素的耐药率很高，以上药物已不适合作为基础药物，而第三代头孢菌素由于广泛使用可导致耐药菌株的迅速出现，也不适用于可疑新生儿败血症的初期治疗。因此，对病原菌不明的新生儿社区感染，国外因 B 族链球菌（GBS）与革兰氏阴性杆菌为最常见致病菌，常用青霉素加氨基糖苷类；国内则 GBS 少见，以葡萄球菌或革兰氏阴性杆菌为主，可选用哌拉西林或耐酶青霉素。哌拉西林是广谱青霉素中抗菌活性最强的品种，对多种革兰氏阴性菌，包括铜绿假单胞菌、沙雷菌均具有良好抗菌活性，脑脊液浓度较高，可作为临床首选药物。医院内感染以革兰氏阴性杆菌为多见，且耐药菌株可能性大，国内外均倾向于应用第三代头孢菌素。危重病例可选用碳青霉烯类或加酶抑制剂复合抗生素，如氨苄西林-舒巴坦、阿莫西林-克拉维酸钾、替卡西林-克拉维酸及哌拉西林-他唑巴坦等。

### （二）病原菌明确时的抗生素选择

在应用抗生素前，正确收集合适的临床标本送培养，鉴定致病菌，测定其药敏是合理用药最重要的先决条件。致病菌明确后，应根据细菌对药物的敏感性及药物达到感染部位的有效浓度来选择合适的抗生素。有时药敏试验与临床应用并不完全一致，因此在选择和更换抗生素时，要根据临床和药敏结果综合分析，而不仅局限于药敏结果。多种药物敏感时宜选用价廉物美而副作用少的药物，并尽量使用窄谱和低代抗生素。各种抗生素均具有一定的抗菌谱和药动学特点，医生在选择用药时应发挥其最突出的优势，以取得最佳疗效。①万古霉素对革兰氏阳性球菌，特别是

MRSA、MRSE 和肠球菌有独特抗菌活性，临床上主要用于此类细菌所致的严重感染。②碳青霉烯类的独特之处在于对各种 β-内酰胺酶（包括 ESBLs）极其稳定，主要用于革兰氏阴性产酶菌、多重耐药菌等严重感染、院内感染、混合感染，虽然抗菌谱极广，但如病原菌不明的细菌感染都选用之，易造成滥用和继发耐药问题。③第三代头孢菌素、氨基糖苷类、喹诺酮类抗菌谱广，但对革兰氏阳性菌不如第一代头孢菌素和青霉素类，因此不应将其单独用于革兰氏阳性球菌感染。④第四代头孢菌素主要用于多重耐药革兰氏阴性杆菌感染，对革兰氏阳性菌抗菌活性优于第三代头孢菌素。⑤单环类抗生素氨曲南抗菌谱窄，但对需氧革兰氏阴性杆菌（包括铜绿假单胞菌）有很强的抗菌作用，对多种质粒介导和染色体介导的 β-内酰胺酶稳定，能较好地通过血脑屏障，疗效与氨基糖苷类相似，且无耳、肾毒性。

在合理选择抗生素时还应选择在感染部位药物浓度高的品种，如脑膜炎可选第二至四代头孢菌素、广谱青霉素类和喹诺酮类。亚胺培南虽能通过血脑屏障，但由于其有引起抽搐的副作用，不推荐用于脑膜炎，美罗培南罕见引起抽搐，可治疗细菌性脑膜炎。

### （三）结合新生儿药动学特点进行个体化给药

新生儿，尤其是早产儿，机体发育不成熟，对药物代谢有其特殊性，抗生素在新生儿体内的吸收、分布、代谢和排泄均不同于成人，也不同于年长儿，且受胎龄和日龄及疾病因素的影响，因此不能将成人和年长儿的药动学资料用于新生儿。①新生儿细胞外液容积大，水溶性抗生素按每千克体重给予成人同样剂量时，其血药浓度较低；②新生儿血浆蛋白结合药物的能力较弱，可致游离血药浓度和组织中药物浓度增高；③新生儿肝酶系统发育尚未完全，影响抗生素的体内代谢过程；④新生儿肾排泄能力差，一些主要由肾小球滤过排出的抗生素，如万古霉素、氨基糖苷类等在新生儿半衰期延长，用量宜适当减少；⑤β-内酰胺类抗生素在体内的半衰期较短，为延长血药浓度超过最小抑菌浓度的时间，需要每日 2~3 次给药，并持续静脉输入 2~3 h 为佳；⑥出生后随着日龄增长，肝肾功能亦逐渐改善，给药剂量及给药间期也应随之调整。因此，在有条件的单位应当进行血药浓度监测，根据血药浓度来制订

个体化的给药方案，尤其是毒性较大的药物和极低出生体重儿用药。

综上所述，提出新生儿抗生素合理应用的十项原则：①在用抗生素前送检微生物学检查；②充分信赖病原学检查及联合辅助检查结果，及时停用抗生素；③切勿把第三代头孢菌素或碳青霉烯类药物作为一线抗生素；④制订病房抗生素分级使用规范，并严格落实执行；⑤依据药动学，规范用药方法；⑥关注院内感染目标监测内容，及时通报所有病房工作人员，做好消毒隔离措施；⑦治疗感染，隔离耐药菌定植人员，切断感染传播途径；⑧规范抗生素预防和治疗标准以及用药

疗程；⑨每周进行院感病例和抗生素应用巡查，及时调整治疗方案；⑩树立预防院感理念，强化感染控制措施，切记洗手是最重要的感染防控措施（表 16-12-1）。

合理应用抗生素的目标为在适当时间（right time）选用适宜抗生素（right antibiotic）治疗感染患者（right patient）；应用适宜的剂量（dose）和间隔时间与疗程（duration），以达到最佳抗菌疗效（maximal clinicaloutcome）和最低不良反应（minimal collateral damage）。合计为 3R-2D-3M。新生儿抗生素建议剂量与间隔时间见表 16-2-2。

表 16-12-1 美国疾病控制与预防中心（CDC）推荐的 NICU 经验性应用抗生素的原则

| 防治原则 | NICU 例证 |
|---|---|
| **及时应用抗生素** | |
| 准确识别需要应用抗生素的患者 | 应用生物标志（如 C 反应蛋白）指导抗生素起始治疗 |
| 应用抗生素前获得培养标本 | 可疑感染时，立即采取经中心静脉导管和末梢血培养或 2 份末梢 |
| 立即应用抗生素 | 血培养，血标本血量充足（>0.5 ml） |
| **适宜种类、剂量和降级策略** | |
| 首选经验用药（实验室确诊，敏感抗生素） | 疑诊化脓性脑膜炎时，提高万古霉素血药浓度（15～20 mcg/ml） |
| 忌过度治疗 | 当 MSSA 时，将万古霉素更换为氯唑西林 |
| 剂量、用药间隔适宜 | 术后 48 h 停用预防性抗生素 |
| 培养阴性停用抗生素 | 避免厌氧菌过度增殖 [应用甲硝唑和特治星（注射用哌拉西林钠/ |
| 转运护理时回顾和调整抗生素 | 他唑巴坦钠）] |
| 监测毒性，调整治疗 | 协同用药以促进疗效，降低耐药性 |
| **关键节点进行专业咨询** | |
| 发挥临床药师作用 | 联合新生儿科医师、临床药师、院感流行病学人员和护理人员组 |
| 确保联系畅通 | 成抗生素策略团队 |
| | 获得感染疾病专家的支持 |
| **监测数据改进和公开** | |
| 监测抗生素应用和副作用情况，为治疗团队反馈信息 | 提供 NICU 常见细菌的特异性抗菌谱 |
| | 为新生儿科医师、护理人员和住院医师提供监测与反馈信息 |

表 16-12-2 新生儿抗生素建议剂量与间隔时间[a]

| 抗生素 | 给药方式 | 剂量（mg/kg）和给药间隔 | | | | |
|---|---|---|---|---|---|---|
| | | 体重<1200 g[f] | 体重 1200～2000 g | | 体重>2000 g | |
| | | 日龄 | 日龄 | | 日龄 | |
| | | 0～4 周 | 0～7 天 | >7 天 | 0～7 天 | >7 天 |
| 阿米卡星[b]（SDD）Amikacin | i.v.，i.m. | 7.5，q12 h[g] | 7.5，q12 h | 7.5，q8 h | 10，q12 h | 10，q8 h |
| 氨苄西林（脑膜炎）Ampicillin | i.v.，i.m. | 50，q12 h | 50，q12 h | 50，q8 h | 50，q8 h | 50，q6 h |

| 抗生素 | 给药方式 | 剂量（mg/kg）和给药间隔 | | | | |
| | | 体重<1200 g[f] | 体重 1200~2000 g | | 体重>2000 g | |
| | | 日龄 | 日龄 | | 日龄 | |
| | | 0~4 周 | 0~7 天 | >7 天 | 0~7 天 | >7 天 |
| 氨苄西林（其他感染）<br>Ampicillin | i. v.，i. m. | 25，q12 h | 25，q12 h | 25，q8 h | 25，q8 h | 25，q6 h |
| 氨曲南<br>Aztreonam | i. v.，i. m. | 30，q12 h | 30，q12 h | 30，q8 h | 30，q8 h | 30，q6 h |
| 头孢唑林<br>Cefazolin | i. v.，i. m. | 20，q12 h | 20，q12 h | 20，q12 h | 20，q12 h | 20，q8 h |
| 头孢吡肟<br>Cefepime | i. v.，i. m. | 50，q12 h | 50，q12 h | 50，q8 h | 50，q12 h | 50，q8 h |
| 头孢噻肟<br>Cefotaxime | i. v.，i. m. | 50，q12 h | 50，q12 h | 50，q8 h | 50，q12 h | 50，q8 h |
| 头孢他啶<br>Ceftazidime | i. v.，i. m. | 50，q12 h | 50，q12 h | 50，q8 h | 50，q8 h | 50，q8 h |
| 头孢曲松<br>Ceftriaxone | i. v.，i. m. | 50，q24 h | 50，q24 h | 50，q24 h | 50，q24 h | 75，q24 h |
| 头孢噻吩<br>Cephalothin | i. v. | 20，q12 h | 20，q12 h | 20，q8 h | 20，q8 h | 20，q6 h |
| 氯霉素[b]<br>Chloramphenicol | i. v.，p. o. | 25，q24 h | 25，q24 h | 25，q24 h | 25，q24 h | 25，q12 h |
| 环丙沙星[c]<br>Ciprofloxacin | i. v. | — | — | 10~20，q24 h | — | 20~30，q12 h |
| 克林霉素<br>Clindamycin | i. v.，i. m.，p. o. | 5，q12 h | 5，q12 h | 5，q8 h | 5，q8 h | 5，q6 h |
| 红霉素<br>Erythromycin | p. o. | 10，q12 h | 10，q12 h | 10，q8 h | 10，q12 h | 10，q8 h |
| 庆大霉素[b]（SDD）<br>Gentamicin | i. v.，i. m. | 2.5，q18 h | 2.5，q12 h | 2.5，q8 h | 2.5，q12 h | 2.5，q8 h |
| 亚胺培南<br>Imipenem | i. v.，i. m. | — | 20，q12 h | 20，q12 h | 20，q12 h | 20，q8 h |
| 利奈唑胺<br>linezolid | i. v. | — | 10，q12 h | 10，q8 h | 10，q12 h | 10，q8 h |
| 甲氧西林（脑膜炎）<br>methicillin | i. v.，i. m. | 50，q12 h | 50，q12 h | 50，q8 h | 50，q8 h | 50，q6 h |
| 甲氧西林（其他感染）<br>methicillin | i. v.，i. m. | 25，q12 h | 25，q12 h | 25，q8 h | 25，q8 h | 25，q6 h |
| 甲硝唑[d]<br>Metronidazole | i. v.，p. o. | 7.5，q48 h | 7.5，q24 h | 7.5，q12 h | 7.5，q12 h | 7.5，q12 h |
| 美洛西林<br>Mezlocillin | i. v.，i. m. | 75，q12 h | 75，q12 h | 75，q8 h | 75，q12 h | 75，q8 h |
| 美罗培南[e]<br>Meropenem | i. v.，i. m. | 20，q12 h | — | 20，q12 h | 20，q12 h | 20，q8 h |

续表

| 抗生素 | 给药方式 | 剂量（mg/kg）和给药间隔 | | | | |
|---|---|---|---|---|---|---|
| | | 体重＜1200 g[f] | 体重 1200～2000 g | | 体重＞2000 g | |
| | | 日龄 | 日龄 | | 日龄 | |
| | | 0～4 周 | 0～7 天 | ＞7 天 | 0～7 天 | ＞7 天 |
| 萘夫西林（新青Ⅲ）<br>Nafcillin | i.v. | 25，q12 h | 25，q12 h | 25，q8 h | 25，q8 h | 37.5，q6 h |
| 奈替米星（SDD）[b]<br>Netilmicin | i.v.，i.m. | 2.5，q18 h | 2.5，q12 h | 2.5，q8 h | 2.5，q12 h | 2.5，q8 h |
| 奈替米星（ODD）[b]<br>Netilmicin | i.v.，i.m. | 5，q48 h | 4，q36 h | 4，q24 h | 4，q24 h | 4，q24 h |
| 苯唑西林（新青Ⅱ）<br>Oxacillin | i.v.，i.m. | 25，q12 h | 25，q12 h | 25，q8 h | 25，q8 h | 37.5，q6 h |
| 青霉素（万单位）<br>Penicillin G | | | | | | |
| 脑膜炎 | i.v. | 5，q12 h | 5，q12 h | 5，q8 h | 5，q8 h | 5，q6 h |
| 其他感染 | i.v. | 2.5，q12 h | 2.5，q12 h | 2.5，q8 h | 2.5，q8 h | 2.5，q6 h |
| 苄星青霉素（万单位）<br>Penicillinbenzathine | i.m. | — | 5，1 剂 | 5，1 剂 | 5，1 剂 | 5，1 剂 |
| 普鲁卡因青霉素（万单位）<br>Penicillinprocaine | i.m. | — | 5，q24 h | 5，q24 h | 5，q24 h | 5，q24 h |
| 哌拉西林<br>Piperacillin | i.v.，i.m. | — | 50～75，q12 h | 50～75，q8 h | 50～75，q8 h | 50～75，q6 h |
| 哌拉西林/他唑巴坦<br>Piperacillin/Tazobactam | i.v.，i.m. | — | 50～75，q12 h | 50～75，q8 h | 50～75，q8 h | 50～75，q6 h |
| 利福平<br>Rifampin | p.o.，i.v. | — | 10，q24 h | 10，q24 h | 10，q24 h | 10，q24 h |
| 替卡西林<br>Ticarcillin | i.v.，i.m. | 75，q12 h | 75，q12 h | 75，q8 h | 75，q8 h | 75，q6 h |
| 替卡西林-克拉维酸钾<br>Ticarcillin-Clavulanate Potassium | i.v.，i.m. | 75，q12 h | 75，q12 h | 75，q8 h | 75，q8 h | 75，q6 h |
| 妥布霉素[b]（SDD）<br>Tobramicin | i.v.，i.m. | 2.5，q18 h | 2，q12 h | 2，q8 h | 2，q12 h | 2，q8 h |
| 万古霉素[b]<br>Vancomycin | i.v. | 15，q24 h | 10，q12 h | 10，q12 h | 10，q8 h | 10，q8 h |

[a] 本表引自：Sáez-Llorens X，McCracken GH Jr. Clinical pharmacology of antibacterial agents//RemingtonJS，Klein JO，Wilson CB，et al. Infectious diseases of the fetus and newborn infant. 6th ed. Philadelphia：Elsevier Saunders，2006，1223-1267.

[b] 氨基糖苷类用药应检测血药峰值及谷值浓度后，计算半衰期，再对剂量及用药间隔做进一步调整。

[c] 剂量建议基于非循证的临床经验。

[d] 有些研究者提出先以负荷量 15 mg/kg 静脉注射，足月儿 24 h 后和早产儿 48 h 后，每 12 h 予 7.5 mg/kg 剂量注射。

[e] 美罗培南的建议用量同亚胺培南。

[f] 数据来自 Prober CG，Stevenson DK，Benitz WE. The use of antibiotics in neonates weighing less than 1200 grams. Pediatr Infect Dis J，1990，9（2）：111-121.

[g] q12 h，每 12 h 一次。其他用药间隔以此类推。

i.m. 肌内注射；i.v. 静脉注射；p.o. 口服；SDD，每日标准剂量；DDD，限定日剂量

（童笑梅）

## 参考文献

［1］邵肖梅. 抗生素治疗新生儿感染的问题及对策. 中华儿科杂志，2003，41（12）：900-902.

［2］Johnson PJ. Antibiotic resistance in the NICU. Neonatal Netw，2012，31（2）：109-113.

［3］Buonocore G，Bracci R，Weingling M. Neonatology：a practical approach to neonatal diseases. Milan：Springer-Verlag，2012.

［4］Gleason CA，Devaskar SU. Avery's diseases of the newborn. 9th ed. Philadelphia：Elsevier Saunders，2012.

［5］［2］Cloherty JP，Eichenwald EC，Hansen AR，et al. Manual of neonatal care. 7th ed. Philadelphia：Lippincott Williams & Wilkins，2012.

# 第 17 章　遗传与先天性代谢性疾病

## 第一节　概述

遗传病是人类基因组中的一个或多个异常引起的疾病，异常的发生可以小到基因内的单个碱基突变，大到染色体的异常。大多数遗传病是罕见病，其发生率在人群中为数千分之一到百万分之一。遗传病可能是遗传自父母，也可能是随机的或环境所致的新突变。

遗传病常为先天性，可于胎儿期至老年期发病，以婴幼儿时期多见。一些疾病出生时即被发现，如唇腭裂、多指畸形、白化病等。一些疾病在出生后数日、数月、数年才出现明显症状。如假性肥大型肌营养不良症（Duchenne muscular dystrophy，DMD），也称 Duchene 型肌营养不良症，是最常见的 X 连锁隐性遗传性进行性肌营养不良症，常在学龄前发病。有些遗传病是遗传因素与环境共同作用致病，如苯丙酮尿症（phenyl-ketonuria，PKU）是一种常见的氨基酸代谢病，是由于苯丙氨酸代谢途径中的酶缺陷，使得苯丙氨酸不能转变成为酪氨酸，由于后天食用含有苯丙氨酸的食物不能代谢而发病；而线粒体脂肪酸代谢病患者常于发热、饥饿、疲劳、饮酒、预防接种后出现急性代谢危象，甚至导致猝死。

根据所涉及遗传物质的不同将遗传病分为：

### 一、染色体病

染色体是人类遗传物质（基因）的载体，分为常染色体和性染色体两大类。人类共有 22 对常染色体（1～22 号）和 1 对性染色体（XY）。任何染色体的数目或结构异常引起的疾病均称为染色体病。大部分常染色体数目异常导致胚胎死亡，

唐氏综合征（21 三体综合征）、13 三体综合征和 18 三体综合征患儿可以活产出生。95％的染色体病为新突变，只有少数遗传自父母。

### 二、单基因遗传病

单基因遗传病是指一对等位基因突变导致的遗传病。目前已经发现 20000 余种人类单基因遗传病。根据其遗传方式及基因所在的染色体位置可以分为以下 5 种，但是遗传印记（genomic imprinting）或单亲二倍体（uniparentaldisomy UPD）可能遗传方式不同。

#### （一）常染色体显性遗传病

致病基因位于常染色体上，显性遗传的特征是一对等位基因中的一个基因突变足以引起这种疾病。通常父母之一也有相同的疾病或者是表型正常的携带者，但也有父母基因正常而发生的基因新突变。

1. 遗传特征

（1）患者的子女中 50％的概率发病。

（2）疾病与性别无关，男女发病的机会均等。

（3）患者的家系中，可以连续几代出现此病患者。

（4）其子女与正常人结婚，其后代一般不再有此病。

2. 疾病举例

（1）亨廷顿病：又称大舞蹈病或亨廷顿舞蹈症，是一种神经退行性疾病。亨廷顿病致病基因为 Huntington 基因，位于 4 号染色体（4p16.3）。多于中年发病，表现为舞蹈样动作，随着病情进

展逐渐丧失说话、吞咽的能力，出现痴呆和精神障碍等，平均生存期10～20年。

（2）软骨发育不全：又称胎儿型软骨营养障碍、软骨营养障碍性侏儒，是侏儒中最常见的一型。其特征是四肢短小，躯干和头发育正常，智力正常。致病基因为成纤维细胞生长因子受体3，位于4号染色体上（4p16.3）。

（3）马方综合征：又称蜘蛛指症。致病基因是原纤维蛋白（Fibrillin-1，*FBN*1）基因，位于15号染色体上（15q21.1）。*FBN*1基因突变导致结缔组织异常，累及骨骼、心血管系统和眼等器官组织。患者身材较高，四肢细长，脊柱后凸侧弯，眼晶体上颞部半脱位，主动脉瘤、肺动脉中层变性伴发破裂，房室间隔缺损等。

**（二）常染色体隐性遗传病**

致病基因位于常染色体上，隐性遗传的特征是一对等位单基因均发生突变才能引起这种疾病。其父母没有相同的疾病，但是均为突变基因的携带者。

1. 遗传特点

（1）患者父母均为致病基因的携带者（杂合体）。

（2）患者的兄弟姐妹中，约有25%的人患病，50%的同胞与父母一样为致病基因的携带者。

（3）疾病与性别无关，男女发病的机会均等。

（4）患者的家系中不会出现连续几代遗传。

（5）近亲婚配者子代的发病率明显升高。

2. 疾病举例

（1）脊髓性肌萎缩：致病基因是运动神经元生存（survival motor neuron，*SMN*1）基因，位于5号染色体上（5q13）。该疾病是脊髓前角细胞运动神经元变性，导致患者近端肌肉对称性、进行性萎缩和无力，最终导致呼吸衰竭死亡，是最常见的致死性常染色体遗传病。

（2）苯丙酮尿症：是遗传代谢病中最经典的疾病，致病基因为苯丙氨酸羟化酶（phenylalanine hydroxylase，*PAH*）基因，位于12号染色体上（12q22～24.1）的。*PAH*基因突变导致苯丙氨酸羟化酶活性缺陷，使得肝不能有效降解苯丙氨酸，脑内苯丙氨酸及其代谢物蓄积，造成脑组织损害，导致智力发育障碍、癫痫。过量的苯丙氨酸及其代谢产物抑制酪氨酸向黑色素的转化，故患者往往伴有黑色素缺乏，肤色白和毛发黄。

（3）眼皮肤白化病（Oculocutaneousal-binism，OCA）：是先天性酪氨酸酶缺乏或功能减退引起的一组遗传性白斑病。患者皮肤、毛发及眼睛部分或完全性黑色素缺乏，导致先天性视网膜无色素，虹膜和瞳孔呈现淡粉色，怕光。患者皮肤、眉毛、头发及其他体毛都呈白色或黄白色，长期日晒将增加皮肤损伤和皮肤癌的风险。依据其致病基因不同临床分为Ⅰ～Ⅳ型，Ⅰ型和Ⅱ型最为常见。

酪氨酸酶（tyrosinase，*TYR*）基因突变导致酪氨酸血症Ⅰ型，*TYR*基因位于11q14.3。OCA2基因又称P基因（P Protein gene），位于5q11～12，突变导致酪氨酸血症Ⅱ型。酪氨酸酶相关蛋白酶1（TYRP1）位于9p23，突变导酪氨酸血症Ⅲ型。SLC45A2基因又称MATP基因，位于5p13.3，突变导致酪氨酸血症Ⅳ型。

**（三）X染色体隐性遗传病**

致病基因位于X染色体上，如同常染色体遗传病一样，有隐性和显性遗传两种类型。

X连锁隐性遗传病女性罕见，通常只影响男性。因为男性只有一条来自母亲的X染色体，任何来自X染色体上的致病基因在男性均表现出来。因此男性不可能是隐性基因的携带者。女性有两条X染色体，理论上讲只有一对等位单基因均发生突变才能引起疾病。但是，由于X染色体的莱恩化现象，女性携带者也可能发病，如鸟氨酸氨甲酰转移酶缺乏症、黏多糖病2型，临床发现了很多女性杂合子患者。

1. 遗传特点

（1）男性患者多于女性患者。

（2）如果父亲正常，母亲为携带者时，儿子有1/2的机会患病；女儿1/2为携带者。

（3）如果父亲是患者，母亲为携带者时，女儿有1/2为携带者，1/2的机会患病；儿子有1/2的机会患病。

（4）为交叉遗传，患者兄弟、姨表兄弟、舅父、外甥有患病风险。

（5）近亲婚配者子代的发病率明显升高。

2. X连锁隐性遗传病举例

（1）血友病：是由于血液中某些凝血因子的缺乏而导致的凝血功能异常，为一组遗传性出血性疾病，包括甲（A）型血友病（hemophilia A）、乙（B）型血友病（hemophilia B）及丙（C）型血友病（hemophilia C）。其中甲、乙两型为 X 连锁遗传病。男性发病为主，女性为致病基因的携带者。患者自幼年发病，出现自发性或轻度外伤后出血，常出血不止。出血部位广泛，关节的反复出血，形成血肿。常死于颅内出血。甲型血友病是由于凝血因子 Ⅷ（coagulation factor Ⅷ，F Ⅷ）缺乏，编码 F Ⅷ 的基因位于 Xq28。乙型血友病是由于凝血因子 Ⅸ（coagulation factor Ⅸ，F Ⅸ）缺乏，编码 FIX 的基因位于 Xq27.1。

（2）假肥大性肌营养不良：是最常见的一类进行性肌营养不良症。致病基因为抗肌萎缩蛋白基因位于 Xp21.2。临床上有两种类型，即 Duchenne 型肌营养不良症（DMD）和 Becker 型肌营养不良症（BMD）。主要是男性发病，女性为致病基因的携带者。在男性新生儿中发病率为 1/3500。DMD 发病早，通常于 5 岁左右出现进行性肌肉无力和萎缩，于青少年时期因肌无力、呼吸衰竭死亡。BMD 发病较 DMD 晚，常常 18 岁左右发病，疾病进展相对慢，多可存活至成年 40～50 岁，甚至更长寿命。

#### （四）X 连锁显性遗传病

X 连锁显性遗传病的致病基因位于 X 染色体上，为显性遗传特征。因此，不论男女，只要有一个拷贝的致病基因就会发病。与常染色体显性遗传不同的是，由于男性只有一条 X 染色体，男性患者只能将致病基因传给女儿，不传给儿子。女性患者将致病基因传给儿子和女儿，机会均等。因此女性患者多于男性。女性有两条 X 染色体，其病情一般较男性轻。

1. 遗传特点

女性有两条 X 染色体，男性只有一条 X 染色体（另一条性染色体是 Y），因此遗传模式取决于父母哪一方患病（携带有突变基因）。

（1）女性患病者（杂合突变携带者）：①子女均可患病。②女儿或儿子有 50% 概率患病，50% 概率为正常。儿子或女儿均有 50% 的机会遗传母亲的一条携带有正常或突变基因的 X 染色体。

（2）男性患病者：女儿有 100% 的概率患病，女儿 100% 遗传来自父亲的携带有突变基因的 X 染色体；儿子正常，只遗传来自父亲的 Y 染色体。

（3）男女均患病：①女儿有 100% 的概率患病。②儿子有 50% 的概率患病，50% 的概率正常。

2. X 连锁显性遗传病举例

（1）脆性 X 综合征：又称 Martin-Bell 综合征，是最常见的导致男性智力低下的遗传病。其发病率仅次于唐氏综合征，女性可以在另一个正常 X 染色体保护下变成隐性携带者。因此男性发病率高于女性，男性发病率为 1/4000，女性为 1/8000。主要临床表现为中度以上的智力低下，体征包括大耳朵、长脸及大睾丸。常常伴有行为发育异常或自闭症。致病基因为脆性 X 智力低下 1 号（Fragile X mental retardation 1，FMR1）基因，位于 Xq27.3。

（2）X 连锁低磷血症：也被称为 X 连锁低磷性佝偻病、抗维生素 D 佝偻病。由于肠道钙吸收功能障碍，对维生素 D 无反应导致以骨骼畸形包括身材矮小、膝内翻等佝偻病表现。其致病基因是 PHEX 基因，位于 Xp22。

#### （五）Y 染色体遗传病

致病基因位于 Y 染色体上，X 染色体上没有与之相对应的基因，因为 Y 染色体很小，承载的基因不多，这些基因只能随 Y 染色体传递，由父传子，子传孙，如此世代相传。表现为限雄遗传、连续遗传的特点，如外耳道多毛症。

#### （六）线粒体遗传病

线粒体是除细胞核以外唯一含有遗传物质 DNA（mitochondrial DNA，mtDNA）的细胞器。经典的线粒体遗传病是由于 mtDNA 突变所致，属于母系遗传。线粒体是能量的加工厂，将人摄入的食物转化为能量分子 ATP，提供给细胞以维持正常生理功能。mtDNA 的突变导致线粒体内酶的功能障碍，ATP 合成缺陷而致病。但是，线粒体氧化磷酸化通路复杂，由线粒体基因、核基因共同编码，遗传方式复杂，除线粒体基因突变为母系遗传形式外，可以常染色体隐性遗传或显性遗传、X 连锁遗传方式。已知 1300 种基因缺陷可导致线粒体病，引起多系统疾病，最常见的是脑、骨骼肌、心肌及肝损害，因为这些器官的细胞需要更多的能量维持功能。

1. 线粒体基因缺陷的遗传特点

（1）男女均可发病。

（2）母系传递，母亲将突变的 mtDNA 传递给儿子和女儿，只有女儿将这一突变 mtDNA 传递给下一代。

（3）突变率高，比细胞核 DNA 高 20 倍。

（4）阈值效应，突变的 mtDNA 达到一定量才能引起组织器官功能异常，与组织代谢所需要的能量有关。

（6）异质性，同一个组织或细胞，存在着不同类型的 mtDNA（正常型或突变型）。

2. 线粒体遗传病举例

（1）Leber 遗传性视神经病：是一种视神经退行性改变的线粒体遗传病，由于 mtDNA 突变所致，为母系遗传。目前已经发现有 20 多种 mtDNA 突变类型。临床主要表现为双眼先后发生急性或亚急性视力减退，随后的几个星期到几个月之内出现无痛性、完全或接近完全的失明。发病年龄在 30 岁左右。男性发病率高于女性。

（2）mtDNA 突变导致的氨基酸糖苷类药耳聋：是由于 mtDNA 12S rRNA 基因突变作用于RNA 二级结构，导致了对氨基酸糖苷类抗生素的敏感性增加。当携带有 mtDNA 12S rRNA 基因突变的人群应用氨基酸糖苷类抗生素后，导致药物性耳聋。因此，对于这类突变携带者应禁止使用氨基酸糖苷类抗生素。

（3）MELAS 型线粒体脑病：是一种因 mtDNA 突变引起的线粒体遗传病。MELAS 型线粒体脑病常常影响多个系统，特别是脑和肌肉系统。在婴幼儿期可无明显异常，学龄期至成年发病，早期表现为肌肉无力和疼痛、头痛、食欲差、呕吐和癫痫发作等，进行性或间歇性加重。头颅 CT 和 MRI 主要异常为枕叶脑软化，病灶范围与主要脑血管分布不一致。也常见脑萎缩、脑室扩大和基底节钙化。血和脑脊液乳酸增高。

## 三、多基因遗传病

受两个以上基因影响，在生活方式和环境因素共同作用下导致的遗传病。与单基因病不同，每个基因只有微效累加的作用。其遗传方式也较单基因病复杂，这些基因也没有显性和隐性遗传的特征。疾病的严重程度及发病年龄等临床表现存在显著的个体差异，可能与涉及的致病基因数目有关。常见的多基因遗传病包括唇裂、高血压、糖尿病、精神分裂症、先天性神经管畸形、先天性心血管疾病、癫痫、哮喘等。

多基因遗传病的发病与环境因素密切相关，因此养成良好的生活方式、控制环境因素可以有效减少发病风险。

遗传特点：

1. 有家族聚集现象。

2. 发病风险与患者亲属级别有关，一级亲属的发病率为 1%～10%。

3. 发病与环境有关。

（杨艳玲）

# 第二节　遗传病的诊断

迄今已经命名的人类遗传病达 20 000 余种，其中 18 000 余种疾病为常染色体遗传病，绝大多数为隐性遗传。按照孟德尔遗传学规律，每个表型健康的正常人都会携带数十至数百个致病基因突变。每一个家庭都有可能孕育生命，而在生命传承过程中，面临相同的基因缺陷的风险。两个携带相同基因突变的男女结合，则可能生出遗传病患者，与阶层、文化、经济状况、环境因素无关。以其中的遗传代谢病为例，已知病种多达 900 种以上，虽然单种疾病多为罕见病，但是累积起来是一组庞大的疾病群体。

## 一、遗传病的临床表现

遗传病与生俱来，很多疾病发生在受精卵的阶段，由于疾病类型、缺陷程度、生活环境的差异，患者临床表现复杂，由于受累器官及轻重不同，个体差异显著。

遗传病发病年龄早至胎儿，晚至成年，涉及人体各个脏器，损害患者及其家庭生活质量。严重患儿可能在胚胎时期流产、死产、畸形，新生儿时期一些患者的表现类似败血症、缺血缺氧性脑病，导致脑、肝、肾、心、骨骼等严重多脏器损伤，已经成为我国新生儿死亡的主要原因之一。儿童时期主要表现为智力运动障碍、癫痫、孤独症、精神病、肝损害、骨骼破坏、畸形等多脏器损害，严重时致死。轻型患者晚至成人发病，智力运动倒退，导致痴呆、癫痫、瘫痪、抑郁症、精神病、多脏器损害，丧失劳动能力及生活自理能力，甚至死亡。一些遗传病临床表现轻微，或者在某些环境因素刺激下发病。

## 二、遗传病的诊断方法

遗传病诊断是对某人或某人群进行遗传学分析，从肉眼直接观察到精密仪器分析，根据疾病及个体的不同，选择不同的方法进行诊断与干预（表 17-2-1），一般诊断遗传病分以下几个层次：

表 17-2-1　不同类型的遗传病需要依赖的诊断与治疗技术

| 诊断技术 | 方法 | 疾病举例 | 产前诊断 | 干预 |
|---|---|---|---|---|
| 细胞遗传学 | 染色体 | 唐氏综合征 | 能 | 早期训练 |
| | | Turner 综合征 | 能 | 生长激素，性激素 |
| | 荧光原位杂交 | Prader-Willi 综合征 | 能 | 饮食与生活管理生长激素 |
| 分子生物学 | 基因 | Alport 综合征 | 能 | 血管紧张素转换酶抑制剂 |
| | | 脊髓性肌萎缩 | 能 | 生活管理 |
| | | 结节性硬化 | 能 | 西罗莫司 |
| | | 糖原贮积症 | 能 | 饮食与药物，肝移植 |
| | | 先天性骨病 | 能 | 药物与生活管理，手术 |
| 生化分析 | 氨基酸 | 苯丙酮尿症 | 能 | 饮食与药物 |
| | | 尿素循环障碍 | 能 | 饮食与药物，肝移植 |
| | 酯酰肉碱谱 | 原发性肉碱缺乏症 | 能 | 左卡尼汀 |
| | 尿液有机酸 | 甲基丙二酸尿症 | 能 | 药物与饮食 |
| | 酶活性 | 戈谢病 | 能 | 酶替代治疗 |
| | | 溶酶体病 | 能 | 酶替代，造血干细胞移植 |
| | | 线粒体病 | 部分可能 | 药物与饮食 |

**（一）以临床特征作为诊断依据**

1. 症状、体征分析　症状和（或）体征的出现是患儿就诊的主要原因，也是诊断遗传病的重要线索。例如，智力运动障碍常提示神经系统遗传病，白内障和肝损害提示半乳糖血症的可能性，伸舌、高颧、眼距宽、鼻梁塌陷等特殊的痴呆面容常提示唐氏综合征。许多症状和体征为多种遗传病所共有，因此，单以症状与体征为线索诊断遗传病很困难，必须借助其他技术手段。

2. 系谱（或称家系图谱）分析　临床上判断单基因病的遗传方式常用系谱分析法，是指对某遗传病患者家族各成员的发病情况进行调查，绘制出该种遗传病的家系图谱，然后再根据绘制的系谱图进行分析，以确定该家系是否患有遗传病及其可能的遗传方式。

各种单基因遗传病常表现出特定的孟德尔遗传规律。通常调查其亲属患病情况，将调查材料绘制成系谱进行系谱分析，有助于单基因病的诊断。要进行正确的系谱分析，首先必须有一个准确可靠的系谱。

**（二）细胞学检查**

细胞水平的遗传病诊断方法主要有组织、细胞学检查和染色体分析。

如遗传性球形红细胞增多症，是一种显性遗传病。通过对患者的血液细胞学检查，可以发现红细胞变小，中心色度变深，红细胞自溶可高达 $15\% \sim 45\%$。染色体异常的遗传病一般都可以通过对细胞中的染色体分析，作出明确的诊断。

染色体检查也称核型分析是确诊染色体病的主要方法。由于显带技术的广泛开展及分辨率的提高，使染色体病的诊断更加准确。随着技术改进和新的染色体病的发现，需要进行染色体检查的适应证将日益增多。性染色体（包括 X 染色体和 Y 染色体）的检查对性染色体数量畸变所致疾病的诊断有一定意义。

对于高危胎儿，通过胎盘绒毛（妊娠 8～12 周）或羊水细胞（妊娠 16～22 周）染色体分析，可对患者的下一个同胞进行染色体病的产前诊断。

**（三）蛋白质功能分析**

对于因蛋白质分子的结构和功能缺陷所导致的疾病，可以对蛋白质分子本身和酶促反应过程中的底物或产物进行定量或定性分析，主要通过两个方面来进行生化诊断：

1. 检测基因产物（即蛋白质和酶）的量和活性　对于溶酶体病，需通过相应酶的活性测定判断是否存在酶缺陷；对于疑似生物素酶缺乏症的患者，可进行血液或皮肤成纤维细胞生物素酶活性测定。

2. 检测酶促反应底物或产物的变化　通过血液氨基酸分析检测氨基酸代谢病，采用血液游离肉碱及酯酰肉碱谱分析发现肉碱缺乏症和线粒体脂肪酸代谢障碍，通过分析尿液有机酸谱发现有机酸尿症（表 17-2-1）。例如，对于苯丙氨酸羟化酶缺乏症患者，可通过血液苯丙氨酸测定进行判断；对于甲基丙二酰辅酶 A 变位酶缺陷患者，可通过尿有机酸分析、血液酯酰肉碱谱分析，检测甲基丙二酸及其代谢产物。

单基因病种类繁多，并且蛋白质分子或酶促反应的底物或产物的性质各不相同，所以检测方法也不一致，在某个医疗部门或研究机构建立一套完整的单基因病生化检测系统几乎是不可能的。为此，一些国家建立了协作网络，不同的部门分别从事不同的单基因病生化测定与研究，相互协作，降低成本，提高效率。用于生化检测的材料主要有血液、尿、脑脊液、活检组织、粪、阴道分泌物、脱落细胞和培养细胞等。不同遗传病的生化检测可用不同的检测材料。

**（四）基因诊断**

基因诊断也就是基因水平的遗传病诊断，又称为 DNA 诊断，是 20 世纪 70 年代在重组 DNA 技术基础上迅速发展起来的一项应用技术，旨在对患者或受试者的某一特定基因或其转录产物进行分析和检测，从而对相应的遗传病进行诊断。越来越多的证据表明，遗传病的发生不仅与 DNA 的结构有关，还与转录水平或翻译水平上的变化有关。

人体基因组的类型早在受精卵开始时就已形成，因此在人体发育的任何时期，只要获得受检者的基因组 DNA，应用恰当的 DNA 分析技术，便能鉴定出缺陷的基因，而不论该基因产物是否已经表达。而且，应用这一方法不仅能够检测单个碱基置换、缺失和插入等，还能发现 DNA 的多态现象以及遗传病的异质性。

在先证者及其家系疾病相关基因突变明确的前提下，通过胎盘绒毛（妊娠 8～12 周）或羊水细胞（妊娠 16～22 周）基因分析，可对患者的下一个同胞进行产前诊断。

（杨艳玲）

# 第三节　遗传病的治疗

随着医学遗传学的进步，各类遗传病的病因、发病机制、遗传方式逐步明确，筛查、诊断与治疗技术迅速发展，很多疾病从不治之症成为可治可防的疾病，患者的生存质量显著提高。例如，通过饮食或药物治疗，很多苯丙酮尿症患儿健康成长。新生儿筛查、基因分析、产前诊断成为现代预防医学的成功样板。

遗传病总的治疗原则为针对疾病已经造成或可能造成的伤害进行干预，对症治疗，针对原发病，如代谢异常，补其所缺、排其所余、禁其所忌，根据不同的病种选择相应的方法，通过饮食、药物、酶替代、移植、基因治疗进行干预。

## 一、饮食治疗

1953 年，德国 Bickel 医生通过低苯丙氨酸饮食治疗有效地降低了一位苯丙酮尿症（phenylketonuria，PKU）女婴血液苯丙氨酸浓度，患儿临床症状随之改善，创立了遗传代谢病的饮食疗法。此后，PKU 的饮食治疗原理逐步应用于其他疾病，成为氨基酸、有机酸、脂肪酸、碳水化合物等多种代谢性疾病治疗方法的核心（表 17-3-1）。

饮食治疗的目的为限制相关前驱物质的摄入，减少毒性代谢物蓄积。通过特殊饮食治疗，不仅要防止体内异常代谢物的蓄积，同时要保证患儿热量、蛋白质、脂肪、维生素、矿物质等各种营养素的供给。即使是相同疾病的患者，由于酶缺陷程度的不同，患者临床表现不一，对各种食物的耐受能力及营养素的需求不同，因此，个体化饮食指导至关重要。以 PKU 为例，治疗中既要限制天然蛋白质，使苯丙氨酸控制在生理需要量，同时，尚需添加低或无苯丙氨酸奶粉，保证患儿生长发育。随着新生儿筛查的普及、多种遗传代谢病治疗用特殊食品的开发和治疗经验的积累，患者生活质量明显提高。目前，国内外已经有很多患者健康成长，和普通人一样就学就业。

表 17-3-1　遗传代谢病的饮食治疗方法

| 疾病名称 | 方法 |
| --- | --- |
| 苯丙酮尿症 | 低苯丙氨酸饮食 |
| 枫糖尿症 | 低亮氨酸饮食 |
| 半乳糖血症 | 免乳糖、免半乳糖饮食 |
| 遗传性果糖不耐受 | 免果糖饮食 |
| 家族性高胆固醇血症 | 限制动物固醇饮食 |
| 谷固醇血症 | 限制植物固醇饮食 |
| 肝豆状核变性 | 低铜饮食 |
| 尿素循环障碍 | 低蛋白、高热量饮食 |
| 有机酸血症 | 低蛋白、高热量饮食 |
| 脂肪酸代谢病 | 低脂肪、高碳水化合物饮食，避免长时间空腹 |
| 糖原贮积症 | 生玉米淀粉 |

## 二、药物治疗

部分遗传病可通过维生素、辅酶、激素等药物进行治疗，促进有害蓄积物的排泄，补充或患者缺乏的生理活性物质（表 17-3-2）。

对于 Turner 综合征、Prader-Willi 综合征患儿，自婴儿期给予生长激素支持治疗，特纳综合征患儿青春前期开始雌、孕激素替代治疗，绝大多数患者可以获得良好的体格及智能发育。

近 10 余年来，气相色谱质谱尿液有机酸分析、液相串联质谱血液氨基酸及酯酰肉碱谱分析已经成为我国遗传代谢病筛查与诊断的主要技术，并积累了关于氨基酸、有机酸、脂肪酸代谢病的治疗经验。随着高危筛查的普及，临床医师对于酪氨酸血症、枫糖尿症、同型半胱氨酸血症、尿素循环障碍等氨基酸代谢病的认识逐步提高，越来越多的患者被发现，一些患者获得了正确诊断与治疗。

甲基丙二酸尿症、丙酸尿症、生物素酶缺乏症、戊二酸尿症等有机酸尿症受到了儿科、围产医学领域的高度重视，通过临床高危筛查，很多新生儿至成人的患者获得了正确诊断与治疗。并且，甲基丙二酸尿症等少数疾病的产前诊断技术成熟，通过羊水有机酸分析帮助相关家庭生育了健康后代。

液相串联质谱的应用发展促进了线粒体脂肪酸代谢病的筛查、诊断与治疗学研究，一些原发性肉碱缺乏症、中链脂肪酸、多种脂肪酸代谢病患者在正确诊断的基础上得以正确治疗，通过药物与饮食治疗，很多患者疗效良好。

受益于新一代基因分析技术及线粒体功能研究的进步，线粒体的治疗也取得了大步发展。如对于线粒体基因缺陷所导致的经典线粒体病，以维生素 $B_1$、辅酶 Q10、左卡尼汀、中链脂肪酸等能量支持为主，国外同行采用精氨酸、丙酮酸钠、肌酸，在线粒体基因 3243 突变患者获得了良好的疗效。对于核基因缺陷导致的线粒体病，一些疾病可以进行针对性干预，如丙酮酸脱氢酶复合物 E1α 亚单位缺陷，大剂量维生素 $B_1$ 对部分患者疗效良好，生物素及维生素 $B_1$ 反应性脑病患者经生物素及维生素 $B_1$ 治疗后显著好转。

溶酶体存在于人体各种细胞的胞浆内，是细胞的消化器官，含有 50 多种酸性水解酶，特异性分解糖蛋白、脂蛋白、多糖、黏多糖、黏脂、核酸等基质。根据细胞内所贮积的基质不同，溶酶体病可分为神经鞘脂病、黏多糖病、黏脂病及糖蛋白病等。对于其中一些疾病，如黏多糖病 1 型、糖原贮积症 Ⅱ 型、Fabry 病，国内外已经具备成熟的酶替代治疗药物，一些疾病可以通过小分子伴侣药物改善患者病情。对于神经节苷脂病、尼曼-皮克病，一些国家也在进行酶替代治疗方法研究，在神经系统受损之前，可以争取造血干细胞移植。

在其他疾病的药物治疗研究方面，国内外同行亦获得了可喜的发现。如西罗莫司在结节性硬化的治疗中疗效显著。对于蛋白糖基化异常综合征 2b 型，甘露糖疗效良好。

表 17-3-2　遗传病的药物治疗

| 疾病 | 药物 |
| --- | --- |
| 酪氨酸血症 Ⅰ 型 | 2-(2-硝基-4-三氟苯甲酰)-1，3 环己二醇（NTBC） |
| 异型苯丙酮尿症 | 四氢生物蝶呤、5 羟色氨酸、左旋多巴、卡比多巴 |
| 同型半胱氨酸血症 | 甜菜碱、叶酸、维生素 $B_6$ |
| 高乳酸血症 | 维生素 $B_1$、辅酶 Q10 |
| 甲基丙二酸血症（维生素 $B_{12}$ 反应型） | 维生素 $B_{12}$、左卡尼汀 |
| 同型半胱氨酸尿症（维生素 $B_6$ 反应型） | 维生素 $B_6$ |
| 吡哆醇依赖性癫痫 | 维生素 $B_6$ |
| 脑叶酸缺乏症 | 亚叶酸钙 |
| 多巴反应性肌张力不全 | 左旋多巴 |
| 戊二酸尿症 2 型 | 维生素 $B_2$、苯扎贝特 |
| 黑酸尿症 | 维生素 C |
| 生物素酶缺乏症 | 生物素、左卡尼汀 |
| 多种羧化酶缺乏症 | 生物素、左卡尼汀 |
| 氧合脯氨酸血症 | 维生素 E |
| 异戊酸血症 | 甘氨酸、左卡尼汀 |
| 肉碱缺乏症 | 左卡尼汀 |
| 甘油尿症 | 氢化可的松、氟氢可的松 |
| 鸟氨酸氨甲酰基转移酶缺乏症缺乏症 | 瓜氨酸、精氨酸、苯甲酸、苯丁酸 |
| 瓜氨酸血症 | 精氨酸 |
| 肝豆状核变性 | D-青霉胺、锌剂 |
| Hartnup 病 | 烟酸 |
| 蛋白糖基化异常综合征 2b 型 | 甘露糖 |
| 线粒体病 | 维生素 $B_1$、辅酶 Q10、左卡尼汀、肌酸、生物素 |
| Menkes 病 | 组氨酸铜、硫酸铜 |
| Fabry 病 | 酶替代治疗、分子伴侣 |
| 结节性硬化 | 西罗莫司 |

### （一）祛除有害物质

针对高氨血症，苯甲酸钠可与内源性甘氨酸结合成马尿酸，苯乙酸钠可与谷氨酰胺结合成苯乙酰谷氨酰胺，苯丁酸钠可在肝中氧化成为苯乙酸，促进氨的排泄，降低血氨浓度。针对酪氨酸血症，近年应用 2-(2-硝基-4-三氟苯甲酰)-1,3 环己二醇取得了良好的治疗效果。

左卡尼汀是脂肪酸 β 氧化循环的关键物质，可与线粒体内异常蓄积的各种酯酰辅酶 A 衍生物结合，以使之转化为水溶性的酯酰肉碱从尿中排出，是有机酸、脂肪酸代谢性疾病治疗的重要药物，不仅有助于急性酸中毒发作的控制，也可有效地改善远期预后。

D-青霉胺可与铜结合，促进脏器内铜的排泄，对多数肝豆状核变性患者有效。硫酸锌、醋酸锌等锌剂可阻止肠道铜的吸收，减少铜的蓄积，可减少 D-青霉胺剂量，提高肝豆状核变性治疗效果。

### （二）维生素疗法

很多维生素作为辅酶参与物质代谢，除了先天性酶缺陷以外，一些疾病为辅酶代谢障碍所致。某些维生素对于遗传代谢病患者有戏剧性治疗效果，例如，生物素对于生物素酶缺乏症和多种羧化酶缺乏症、维生素 $B_{12}$ 对维生素 $B_{12}$ 反应型甲基丙二酸尿症、维生素 $B_6$ 对维生素 $B_6$ 依赖型同型胱氨酸尿症有显著疗效、维生素 $B_2$ 对于戊二酸血症 2 型（表 17-3-2）有良好疗效。

### （三）补充缺乏的生理活性物质

由于吸收障碍、生成不足、消耗增多，某些代谢病患者体内常缺乏一些生理活性物质。例如，四氢生物蝶呤缺乏症患者血液苯丙氨酸浓度不同程度增高，脑内左旋多巴、血清素缺乏，低苯丙氨酸饮食无效，需要长期补充四氢生物蝶呤、5 羟色氨酸、左旋多巴等神经递质。Menkes 病患者经肠道铜吸收障碍，体内铜缺乏，需要注射组氨酸铜或硫酸铜。

在尿素循环障碍的治疗中，鸟氨酸氨甲酰基转移酶缺乏症和氨甲酰磷酸合成酶缺乏症患者体内瓜氨酸缺乏，需要长期补充瓜氨酸，而瓜氨酸血症患者则需要精氨酸补充治疗。

### （四）酶替代治疗

1. 血浆、血球　细胞生物化学研究证实，溶酶体酶可从淋巴细胞转移到成纤维细胞中，黏多糖病、神经鞘脂病、糖原贮积症 II 型可通过输注正常人血浆暂时改善患者病情。静脉滴注红细胞悬液可改善重症精氨酸酶缺乏症患者生化代谢，缓解症状。

2. 纯化酶补充治疗　近年来，分子生物学技术的提高，酶补充治疗在遗传代谢病治疗方面取得了巨大成功。例如，戈谢病 I 型、Fabry 病、黏多糖病 I 型、黏多糖病 II 型，通过定期静脉注射补充相应的酶，患者得到了有效控制。

## 三、细胞或器官移植

同种器官移植不仅可以提高患者体内酶的活性，并且可以导入正常的遗传信息，有时可以修正患者器官功能。骨髓移植在遗传病的治疗中应用最用广泛，例如，黏多糖病、过氧化物酶体病、腺苷脱氨酶缺乏症等疾病，早期输注正常人骨髓可显著提高患者淋巴细胞等血液细胞的酶活性，预后良好。对于珠蛋白生成障碍性贫血、噬血细胞增生症，早期骨髓移植是挽救生命的关键方法。全部肝移植或活体部分肝移植是糖原贮积症 I 型、尿素循环障碍、家族性高胆固醇血症、肝豆状核变性、酪氨酸血症治疗的重要手段，国内外已经有很多成功的经验。几年来，干细胞培养技术也开始应用于一些遗传病的治疗，可望使更多的患者受益。

## 四、基因治疗

从理论上讲，基因治疗是各种遗传代谢病最理想、最根本的治疗方法，在实验室和临床研究水平，腺苷脱氨酶缺乏症、镰状红细胞病等疾病取得了成功。但是，基因治疗需要病毒作为载体，受多种物理、化学、伦理因素的影响，面临很多困难，与骨髓移植相比难度更大（表 17-3-3）。

**表 17-3-3　骨髓移植与基因治疗比较**

|  | 骨髓移植 | 基因治疗 |
|---|---|---|
| 适应症 | 骨髓细胞酶缺乏相关的疾病 | 所有单基因遗传病 |
| 细胞来源 | 同种，组织相容性配型合适 | 自身 |
| 缺陷基因 | 无需克隆 | 需克隆 |
| 技术要求 | 相对容易 | 高 |
| 尚未解决的问题 | 少 | 多 |

## 五、急性期治疗

部分有机酸、脂肪酸、尿素循环障碍患者以急性形式起病，合并酮症、代谢性酸中毒、低血糖、高氨血症等严重代谢紊乱及多脏器损害，严重时猝死。根据不同的病种应给予静脉补液、药物与饮食治疗，必要时可进行腹膜透析或血液透析。一些患者可因"发热、腹泻、呕吐、饥饿、疲劳、暴饮暴食"诱发急性发作，既往无异常病史，容易引发医疗纠纷。如果患儿在病因不明的情况下死亡，无法对家族进行正确的遗传咨询，可能再次出现类似灾难。如能留取尿液、血液或细胞样本，则有助于进一步病因分析。

## 六、发病前的治疗

### （一）出生前治疗

如母性 PKU，随着新生儿筛查的普及和治疗方法的成熟，各国已经有很多 PKU 患儿长大成人并结婚生育。经过治疗智力发育正常并同正常男性结婚的女 PKU 患者，如果妊娠期间不合理地控制饮食，流产、死产、宫内发育不全等发生率很高，生后多有智力低下、小头畸形、先天性心脏病等合并症。因此，对生育期女性 PKU 患者应有计划地进行饮食指导，最好在妊娠前半年开始治疗直至分娩，使血苯丙氨酸浓度控制在 $2\sim6$ mg/dl，保护胎儿。

### （二）症前治疗

很多疾患一旦造成异常代谢物蓄积，将造成难以逆转的脑损害等脏器功能损害，治疗越早，疗效越好。因此，对于少数治疗方法简单、筛查技术成熟的疾病，应进行新生儿筛查，争取在症状出现前确诊并治疗，以保证患儿健康成长。例如，苯丙酮尿症通过新生儿筛查，在患者发病前开始治疗，则可预防神经精神损害的发生。

## 七、其他辅助治疗

很多遗传病患者出生时或获诊时已经存在不同程度的脏器功能损害或肢体残障，需要进行对症治疗、康复训练或矫形手术，综合干预，例如，对于肝功能损害的患儿进行保肝治疗；心功能不全的患儿需要抗心力衰竭治疗；智力障碍或运动障碍的患儿需要进行语言、运动及认知训练；先天性骨病、肌营养不良患者容易出现骨折、肢体畸形、脊柱畸形，需要给予支具防护，延缓功能性损害。

（杨艳玲）

# 第四节 常见染色体异常

染色体是细胞核的基本组成物质，是基因的载体。染色体异常也称染色体发育不全。1956 年美籍华人蒋有兴证明人类染色体为 46 条，1970 年 Caspersson 等首次发表了人类染色体显带照片。

**【流行病学】**

染色体病是最常见的一组遗传病，自 1971 年巴黎国际染色体命名会议以来，已发现人类染色体数目异常和结构畸变 3000 余种，目前已确认染色体病综合征 100 余种，智力低下和生长发育迟滞是染色体病的共同特征。

其中唐氏综合征是人类最常见的染色体病，新生儿发病率为 1/700～1/600，是导致精神发育迟缓最常见的原因，占严重智力发育障碍病例的 10%。

染色体病类型复杂，均为散发疾病，各国及地区发病情况不一，临床较常见的类型为 Patau 综合征、18 三体综合征、猫叫综合征、脆性 X 染色体综合征、环状染色体综合征、Klinefelter 综合征、Turner 综合征、Colpocephaly 综合征、Williams 综合征、Prader-Willi 综合征、Angelman 综合征。

**【病因和发病机制】**

染色体畸变的发病机制不明，可能由于细胞分裂后期染色体发生不分离，或染色体在体内外多种因素影响下发生断裂和重新连接所致。

染色体病通常可分为：

1. 数量畸变包括整倍体和非整倍体畸变，染色体数目增多、减少和出现三倍体等。

2. 结构畸变染色体缺失、易位、倒位、插入、重复和环状染色体等。

按照染色体的特点，又可分为常染色体畸变，如唐氏综合征（21 三体综合征）、Patau 综合征（13 三体综合征）和 Edward 综合征（18 三体综合征）等，以及性染色体畸变，如 Turner 综合征（45，XO）和先天性睾丸发育不全等。

**【临床表现】**

染色体病常导致智力、体格发育落后及不同程度的表观畸形，一些患者合并脏器畸形或功能损害，如先天性心脏病、骨骼畸形、血液病等。

**（一）唐氏综合征**

又称 21 三体综合征和先天愚型。1846 年 Seguin 首先报告了本病，1866 年 Langdone Down 做了全面的描述，1959 年 Lejeune 等证明为 21 号染色体三倍体所致。

唐氏综合征最常见的染色体核型是 47，XY（XX），+21，其余为易位型和嵌合型。临床特征为不同程度的智力低下，患儿具有特殊面容，如眼距宽、鼻根低平、眼裂小、内眦赘皮、小耳、吐舌、通贯掌纹、草鞋足等。婴幼儿期唐氏综合征患儿常喂养困难。一些患者合并白内障、先天性心脏病、胃肠道异常、脊柱畸形等，白血病的发生率高于普通人。

患儿出生时较正常新生儿的平均身长略短，随年龄增长体格落后逐渐明显，成年患者矮小。患儿肌张力减低，智力运动落后，精神发育明显异常，智商为 20～70，平均 40～50，大多数沉静、温顺。唐氏综合征患者脑重约较正常轻 10%，仅有简单的脑回结构，额叶小，颞上回皮质薄，脑白质髓鞘形成晚，皮质神经元发育不全。40 岁以上唐氏综合征患者可见阿尔茨海默病样神经原纤维缠结及老年斑，因此，普遍发生阿尔茨海默病，注意力不集中，寡言少语，空间定向力差，记忆力及判断力下降，一些患者癫痫发作，自然寿命可达 40 岁以上。

**（二）13 三体综合征**

又称 Patau 综合征，是由于 13 号染色体多了一条，最常见的染色体突变类型为 47，XX（XY），+13，其余为易位型和嵌合型。主要临床特征为生长发育明显迟缓和智力发育落后，多发畸形，包括小头畸形、前额凸出、虹膜缺损、角膜浑浊、无嗅脑、耳位低、唇裂或（和）腭裂、颌小、多指等。活婴 Patau 综合征发病率为 1/2000，99% 以上的胎儿流产，出生后多于婴幼儿期死亡。

**（三）18 三体综合征**

又名 Edward 综合征，是由于 18 号染色体多了一条，80%的患者核型为47，XX（XY），+18；10%的患者为嵌合体，即为46，XY（或XX）/47，XY（或XX），+18；其余为各种易位。

活产新生儿Edward综合征的发病率约为1/6000，在妊娠早期发生率会更高，导致自然流产。主要临床特征是多发性畸形、骨关节异常、手指尺向弯曲、胸骨短、先天性心脏病、短而弯曲的大趾、摇椅底样足底、马蹄肾、隐睾、阴蒂发育不良、肛门闭锁。突出的面部特征包括枕骨突出、外耳畸形、眼裂短、嘴巴小、低位耳、小颌、颈短等。患儿生长发育障碍，肌张力亢进，呈特殊的握拳式。患儿经常有呼吸暂停发作，平均寿命只有70天，仅有少数患儿可活至数年。

### （四）猫叫综合征

又称5号染色体短臂缺失综合征，为最典型的染色体缺失综合征之一。临床主要表现为出生后猫叫样哭声，头面部典型的畸形特征包括小头圆脸、宽眼距、小下颌、斜视、宽平鼻梁及低位小耳等，生长落后，严重智力低下。

### （五）脆性X综合征

患者X染色体有异常易断裂的脆性部位，1943年Martin和Bell最先报道一个X连锁遗传的精神发育迟缓大家系。1969年Lubs发现这一家系患者X染色体长臂末端有脆弱位点，证实此位点有不稳定遗传的CGG重复序列。正常人重复序列为43～200个，患者超过200个，多余的序列可灭活编码RNA结合蛋白的基因（FMR1），影响蛋白表达而出现症状。需要通过DNA检查确诊。

脆性X综合征是导致遗传性精神发育迟缓最常见的原因，活产男婴中发生率约为1/1500。女性具有两条X染色体，受累率为50%，程度较轻。重复三联密码子CGG的长度与精神发育迟缓的程度有关，因此脆性X变异型偶见于智力正常的男性，患者外孙可患病。

典型患儿表现为三联征：精神发育迟缓、特殊容貌（如长脸、大耳、宽额头、鼻大而宽和高腭弓）和大睾丸。患儿身高正常，一般于8～9岁出现大睾丸，85%的患儿智力低下，多为中等程度，常伴随行为异常，多于青春期前出现自伤性行为、暴躁及冲动性行为，以及刻板和怪异动作、

多动症、多言癖，孤独症患者可有特有的拍手动作。9%～45%的患儿合并癫痫发作。

### （六）Prader-Willi综合征

又称肌张力低下-智力低下-性腺功能低下-肥胖综合征，新生儿发病率为1/20 000，两性患病率均等，为15号染色体q11～q13缺失所致，可采用染色体荧光原位杂交或DNA分析进行诊断。70%的患者为父系X染色体非遗传性缺失所致。

患儿表现为严重的喂养困难、肌张力降低、腱反射减弱、身材矮小、面容异常、肤色白、毛发黄、生殖器发育落后、精神发育迟缓。幼儿期后由于过度进食进行性肥胖。

### （七）Angelman综合征

又称"快乐木偶综合征"，为15号染色体q11～q13缺失所致，与Prader-Willi综合征不同的是本病由母系单基因遗传缺陷所致。患儿表现为严重精神发育迟缓、小头畸形、共济失调、早期出现癫痫发作等，抗癫痫药治疗不敏感，出现少见的牵线木偶样姿态和运动障碍，常想大笑或微笑样。

### （八）Klinefelter综合征

是由于男性的X染色体多了一条以上。最常见的染色体突变类型是47，XXY。发病率在男婴中为1/1000～1/500。临床表现为先天性睾丸及前列腺发育不良、睾丸激素减少、性功能较差、无精子等。由于女性激素的影响，临床可见男性乳房发育、皮肤细嫩、声音尖细、无胡须、体毛呈女性分布等。Klinefelter综合征是导致男性不育的主要原因之一，患者多因不育就诊。

### （九）Turner综合征

是由于缺少一条性染色体所致，最常见染色体突变类型为45，XO，是人类唯一能生存的单体综合征。由于先天性卵巢发育不全，女性激素缺乏，导致青春期女性第二性征不发育和原发性闭经。临床表现为身材矮小、颈蹼、盾形胸、乳头间距增宽、肘外翻和多痣等。Turner综合征是导致女性原发性闭经的主要原因之一，患者多因原发性闭经就诊。

### 【辅助检查和诊断】

染色体分析是诊断染色体病的关键技术，染色体数目异常比较容易诊断，结构异常则需依赖G显带分析技术，对于染色体部分缺失或微缺失，

需采用高分辨染色体分析、荧光原位杂交技术进行检测。

## 【治疗】

染色体异常的治疗困难，疗效及远期预后不良，需针对患儿的个体情况进行营养干预、功能训练、对症治疗，对于合并唇腭裂、先天性心脏病的患儿，需要手术治疗。

## 【预防】

对于染色体病患者家系成员，需进行遗传咨询，母亲下一次妊娠时通过胎盘绒毛或羊水细胞染色体检测进行胎儿产前诊断，对染色体异常的胎儿选择性人工流产等，防止患儿出生。

（杨艳玲）

# 第五节　糖代谢病

新生儿低血糖的诊断标准为血糖<2.2 mmol/L（<40 mg/dl），新生儿期低血糖的症状为非特异性，如震颤、不安、低体温、青紫、呼吸暂停、心跳加快、苍白，甚至惊厥、昏迷、猝死等，低血糖可致永久性脑损伤，应紧急处理。

## 糖原贮积症

糖原贮积症（glycogen storage disease，GSD）是一类由于先天性酶缺陷导致的糖原代谢障碍，发病率大约为 1/20000。在糖原的合成、分解和调节过程中有许多酶蛋白参与，其中任何一种酶蛋白功能异常都会引起某种类型的糖原贮积症，分类为 0 型、Ⅰ型、Ⅱ型、Ⅲ型、Ⅳ型、Ⅴ型、Ⅵ型、Ⅶ型、Ⅸ型和 Fanconi-Bickel 综合征。除糖原贮积症Ⅸ型为 X 连锁遗传外，其余都是常染色体隐性遗传疾病。不同类型患儿在临床上表现不同，但是缺乏特异性，临床诊断困难，需要依赖酶学和基因诊断进行鉴别。

糖原贮积症患儿肝和肌肉中糖原累积，严重影响这些组织器官的功能。根据累及脏器和临床表现的不同，糖原贮积症可分为肝糖原贮积症和肌糖原贮积症。肝糖原贮积症患儿常表现为肝大和低血糖，包括Ⅰ型、Ⅲ型、Ⅳ型、Ⅵ型、Ⅸ型、0 型和 Fanconi-Bickel 综合征。肌糖原贮积症包括Ⅱ型、Ⅴ型和Ⅶ型。肌肉中糖原是生成三磷酸腺苷（adenosine triphosphate，ATP）的底物，而 ATP 是肌肉运动的能源物质，故肌糖原贮积症患者会出现痉挛性肌肉疼痛，运动不耐受，易疲劳，肌无力。

以下以糖原贮积症Ⅰ型和Ⅱ型为例，简述糖原贮积症的病因、临床表现、诊断与治疗方法。

表 17-5-1　常见的各型糖原贮积症

| 病型 | 病名 | 酶缺陷 | 主要临床表现 |
| --- | --- | --- | --- |
| 0 型 | | 糖原合成酶 | 类似酮症性低血糖表现，智力运动落后 |
| Ⅰ型 | Von Gierke 病 | 葡糖-6-磷酸酶 | 矮小，肝大，低血糖 |
| Ⅱ型 | Pompe 病 | α-1，4-葡萄糖苷酶 | 肌张力低下，心脏扩大 |
| Ⅲ型 | Cori 病 | 脱支酶 | 低血糖，惊厥，肝大 |
| Ⅳ型 | Andersen 病 | 分支酶 | 肝大，进行性肝硬化 |
| Ⅴ型 | McArdle 病 | 肌磷酸化酶 | 疼痛性肌痉挛，血红蛋白尿，继发性肾衰竭 |
| Ⅵ型 | Hers 病 | 肝磷酸化酶 | 轻度低血糖，生长迟缓，肝大 |
| Ⅶ型 | Tarui 病 | 肌磷酸果糖激酶 | 肌痉挛，肌红蛋白尿 |
| Ⅸ型 | | 肝磷酸化酶激酶 | 肝大 |

## 一、糖原贮积症Ⅰ型

1929 年，Von Gierke 首先描述了糖原贮积症Ⅰ型（Von Gierke 病）的临床表现和病理改变，1952 年 Cori 证实病因为葡糖-6-磷酸酶（Glucose-6-phosphatase catalytic，G6PC）缺乏。糖原贮积症Ⅰ型发病率为 1/100 000～1/400 000，是糖原贮积症最常见的类型，约占 25%。

### 【病因】

糖原贮积症Ⅰ型是由于肝、肾和肠道黏膜等组织中葡糖-6-磷酸酶缺乏所致，目前被分为 4 个亚型，即Ⅰa 型、Ⅰb 型、Ⅰc 型和Ⅰd 型。

### 【发病机制】

正常状态下糖原经分解和糖异生产生葡糖-6-磷酸，葡糖-6-磷酸必须通过葡糖-6-磷酸酶进一步分解为葡萄糖，葡糖-6-磷酸酶缺乏时，患者仅能获得由糖原脱支酶分解糖链分支处所产生的少量葡萄糖，因此常导致严重的空腹低血糖。异常的糖异生和糖酵解代谢使丙酮酸和乳酸堆积，造成乳酸酸中毒。低血糖使胰岛素降低，促进外周脂肪分解，同时乙酰 CoA 堆积，导致高血脂和脂肪肝。

**【临床表现】**

糖原贮积症 I 型导致以肝损害为主的多系统损害，特征性表现是低血糖、酮症、乳酸酸中毒、高尿酸血症和高脂血症 I 型可。新生儿期易出现低血糖和乳酸酸中毒；3~4 个月时出现进行性肝大和（或）低血糖抽搐；患者特殊面容是"娃娃脸"，四肢细小，身材矮小，腹部明显膨隆，无力，运动不耐受，肾对称性肿大，常伴腹泻。虽然大脑可以通过乳酸代谢获得能量，大部分患儿智力正常，如果频繁发生低血糖和酸中毒，可导致脑损伤和智力障碍。

**【辅助检查】**

1. 血生化检查　可见低血糖、酮症、乳酸血症、低磷血症、高脂血症和高尿酸血症等。肝功能可正常或轻度异常。

2. 尿检查　随着疾病进展，可检出蛋白尿、糖尿、血尿。

3. X 线检查　可见骨质疏松。

4. 腹部 B 超检查　可肝和肾肿大，一些患儿肝有单个或多个腺瘤。

5. 糖耐量试验　呈典型糖尿病特征，空腹和餐后给予胰高血糖素或肾上腺素血糖无变化，乳酸水平明显升高。

6. 肝酶学及病理分析　葡糖-6-磷酸酶活性降低，肝细胞肿胀，细胞内充满糖原和脂肪，出现大而明显的脂肪空泡，但一般无肝纤维化。

7. 基因诊断　葡糖-6-磷酸酶基因定位于17q21，目前已发现约 80 余种基因突变。

**【诊断和鉴别诊断】**

对于肝功能异常、肝大、低血糖的患儿，应注意糖原贮积症的可能，通过上述检查逐步明确病因。鉴别诊断需注意希特林蛋白缺乏症、酪氨酸血症、线粒体肝病及其他代谢性肝病。

**【治疗】**

1. 饮食治疗　口服生玉米淀粉混悬液，每4~6 h 一次，每次 2 g/kg，以维持血糖水平在 65~

85 mg/dl，可有效改善患者的临床症状。对于喂养困难、严重低血糖的患儿，应给予全静脉营养疗法，日间多次少量进食，夜间持续鼻胃管内滴入高碳水化合物。

2. 对于 Ib 型患者，在以上治疗的基础上，还需要应用粒细胞集落刺激因子，防治细菌感染。

3. 脏器移植　通过早期诊断和早期治疗能改善 I 型患者预后，但不能完全避免长期并发症的发生。一些患者虽然得到了早期治疗，成年后仍然会患肝腺瘤和肾病，需要进行肝移植、肾移植或肝肾联合移植。

4. 对症治疗　对于严重高尿酸血症患者，应给予别嘌醇和枸橼酸钾，降低血清尿酸水平，减轻肾损伤。对于矮小患者，可给予生长激素补充治疗。

**【预后与预防】**

如能早期诊断，早期进行饮食或药物干预，多数患儿预后良好。但是，10 岁以后患儿肝硬变、肝腺瘤、肾功能不全、骨折等发生率很高，应注意监测肝肾功能、骨质及肝影像。

产前诊断：对于基因诊断明确的家系，可在母亲下一次妊娠 10 周左右留取胎盘绒毛，或在妊娠 16~20 周抽取羊水，通过羊水细胞基因突变分析，进行胎儿产前诊断。

## 二、糖原贮积症 II 型

**【病因】**

糖原贮积症 II 型又称 Pompe 病，为常染色体隐性遗传病，为酸性麦芽糖酶（acid maltase）缺陷导致的代谢病，属于溶酶体贮积症中的一种，1963 年由 Hers 首先描述。

**【发病机制】**

患者体内缺乏溶酶体水解酶即 $\alpha$-1, 4-葡萄糖苷酶（酸性麦芽糖酶，acid alpha-glucosidase，GAA），使糖原和麦芽糖不能转化为葡萄糖，导致全身各组织中的溶酶体内有大量的具有正常结构的糖原累积沉着。

**【临床表现】**

婴儿型糖原贮积症 II 型患者可早在新生儿时期发病，多在 3~6 个月发病，表现为心脏明显扩大、高血压、肝大、舌体增大和骨骼肌张力减低，患儿的容貌类似"克汀病"婴儿，常出现呛咳、肺炎和呼吸困难，大多数婴儿型患儿在 2 岁以内死于循环呼吸衰竭。一些患儿合并耳蜗病变，导致的听力丧失。晚发型患者可于学龄～成年发病，骨骼肌受累明显，表现为慢性进行性远端肌无力，伴呼吸肌受累，常死于呼吸衰竭，但一般无心脏受累。

### 【辅助检查】

1. 血生化检查　血清谷丙转氨酶、谷草转氨酶、肌酸肌酶增高，一些患儿合并低血糖、酮症、乳酸血症等。

2. 超声心动图　一些患儿心肌肥厚，心肌无力。

3. 腹部 B 超检查　可见肝大。

4. 血液白细胞或肌肉组织酸性麦芽糖酶活性测定　患儿酸性麦芽糖酶缺乏的程度与疾病严重程度相关。

5. 基因分析　酸性麦芽糖酶基因 GAA 定位于 17q25.2～q25.3，包括 20 个外显子。1991 年 Zhong 和 Hermans 首先报道了 GAA 的基因突变，迄今已发现百余种基因突变。

### 【诊断和鉴别诊断】

对于肌肉无力、肝功能异常、心肌肥厚、低血糖、血清心肌酶谱增高的患儿，应注意糖原贮积症Ⅱ型的可能，通过血液白细胞或肌肉组织酸性麦芽糖酶活性测定或 GAA 基因突变分析明确病因。鉴别诊断需注意先天性肌病、肌营养不良、线粒体肌病等肌肉病。

### 【治疗】

1. 综合疗法　高蛋白饮食，必要时鼻饲，通过气管造口进行机械辅助通气和理疗，改善肌力、营养和呼吸肌功能。

2. 酶替代治疗　是本病的有效治疗方法，需长期静脉补充基因重组人类酸性 α-葡萄糖苷酶（20～40 mg/kg/w），可催化溶酶体内 α-1,4 糖苷键和 α-1,6 糖苷键的水解而使糖原降解，防止婴儿型的病情进展，改善晚发型的临床症状，防治肺动脉瓣关闭不全，促进骨骼肌功能恢复，早期治疗疗效好。

### 【预后与预防】

如能早期诊断，早期进行酶替代治疗，一些患儿预后良好。但是，新生儿期发病的患儿预后不良，多因呼吸衰竭、心力衰竭于婴幼儿期夭折。

产前诊断：对于基因诊断明确的家系，可在母亲下一次妊娠 10 周左右留取胎盘绒毛，或在妊娠 16～20 周抽取羊水，培养羊水细胞，进行酸性麦芽糖酶活性测定或 GAA 基因突变分析，进行胎儿产前诊断。

# 半乳糖血症

### 【病因】

半乳糖血症（Galactosemia）是由于先天性酶缺陷而引起的半乳糖代谢异常，为常染色体隐性遗传性疾患，其发病率各国报导不一致，为 1/15 000～1/100 000。现已知三种酶缺乏类型：

Ⅰ型：半乳糖-1-磷酸尿苷转移酶（galactose-1-phosphate uridyl transferase，GPUT）缺乏，又称经典性半乳糖血症；

Ⅱ型：半乳糖激酶（galactokinase）缺乏；

Ⅲ型：尿苷二磷酸半乳糖-4-异构酶（uridine diphosphate galactose-4-epimerase）缺乏。

其中Ⅰ型最多，占 90% 以上，后两种少见。

### 【发病机制】

半乳糖主要来自饮食中的乳糖，正常情况下，乳糖在肠内经乳糖酶的作用被分解成葡萄糖和半乳糖，半乳糖在肝进一步转化为葡萄糖而被机体利用。上述三种酶的缺陷均可造成机体对半乳糖的转化与利用障碍，半乳糖及其代谢产物如半乳糖醇异常蓄积，引起一系列损害。

### 【临床表现】

多数患儿出生时正常，少数为低出生体重儿。由于蓄积物的不同，临床表现差异很大。其中半乳糖-1-磷酸尿苷转移酶缺乏导致半乳糖-1-磷酸异常蓄积，经旁路代谢进一步为半乳糖醇，两者均可损害脑、肝、肾及晶状体，导致肝大、肝硬变、肾功能损害，死亡率极高，存活者多遗留严重智力损害。半乳糖激酶缺乏只有半乳糖蓄积，患儿往往只表现为白内障。尿苷二磷酸半乳糖-4-异构酶缺乏大部分患者只有红细胞酶缺陷，常常无特殊表现，只有在其他细胞同时存在酶缺陷时才出现临床表现。

1. 半乳糖-1-磷酸尿苷转移酶缺乏

（1）初期症状：患儿常于开始哺乳后数日出现食欲不振、呕吐、腹泻、精神萎靡、体重增加不良。

（2）肝损害：常在起病 1 周左右出现黄疸和

肝大，肝呈进行性增大变硬，进而出现腹水和脾大。肝的基本病理改变为肝细胞脂肪变性和肝硬化。若不及时治疗，则患儿多因肝衰竭而死亡。

（3）代谢紊乱：进食半乳糖或乳糖后常见有低血糖和高半乳糖血症，严重时导致酸中毒、氨基酸尿。

（4）中枢神经系统症状：除肌张力低下外，严重患儿可出现低血糖性惊厥。由于半乳糖醇在脑内蓄积引起的脑水肿，部分患儿显示颅内压增高。智力运动损害常于生后数月后逐渐出现。

（5）白内障：发生较早，常于出生数日至数月出现。

（6）免疫力降低：易合并败血症、脑膜炎等感染。

2. 半乳糖激酶缺乏　患儿新生儿期多无明显异常，常于婴幼儿期逐渐出现白内障。除少数患儿合并黄疸、肝大、肝损害、惊厥、智力低下外，白内障多为本型患儿唯一的临床表现，容易漏诊。

3. UDP 半乳糖-4-差向异构酶缺乏　除曾有类似全身性酶缺乏所致急性发作的个例报告外，本型患者酶缺乏多仅限于红细胞，临床无症状，常需通过新生儿筛查发现。

### 【辅助检查】

1. 血液半乳糖、半乳糖-1-磷酸浓度测定。

2. 半乳糖-1-磷酸尿苷转移酶活性测定：采用免疫荧光分析原理测定干燥滤纸血片中红细胞酶活性。

3. 基因诊断。

### 【诊断和鉴别诊断】

对于喂奶后腹泻、低血糖、黄疸、肝功能异常、白内障的婴儿，应注意半乳糖血症的可能，及早通过血液半乳糖、半乳糖-1-磷酸尿苷转移酶分析或基因突变分析明确病因。鉴别诊断需注意乳糖不耐受、酪氨酸血症、希特林蛋白缺乏症、线粒体肝病及病毒性肝炎。

### 【治疗】

1. 饮食治疗　限制乳类食品，限制乳糖、半乳糖摄入，保证其他营养供给，尤其应注意补充钙质和鱼肝油。

（1）新生儿至婴儿早期：停止母乳及所有天然乳类、普通配方奶，给予免乳糖奶粉或豆奶粉。

（2）离乳期：继续免乳糖奶粉喂养的同时，逐渐增加辅食，选择未加工的原材料，如大米、小麦粉、土豆、芋头、鱼、肉、蛋等天然食品。

2. 白内障等合并症的治疗与随访。

### 【预后与预防】

如能早期诊断，给予严格的免乳糖饮食及营养干预，多数患儿预后良好。但是，频繁低血糖可能引起脑损害，导致智力运动障碍，严重患儿因肝衰竭、代谢紊乱于婴儿期夭折。一些国家将半乳糖血症列入新生儿筛查项目，有效地减少了脑损害、白内障等合并症的发生。

产前诊断：对于基因诊断明确的家系，可在母亲下一次妊娠 10 周左右留取胎盘绒毛，或在妊娠 16～20 周抽取羊水，进行基因突变分析，进行胎儿产前诊断。

（杨艳玲）

# 第六节　氨基酸代谢病

氨基酸代谢过程中酶缺陷常可造成相关氨基酸及其代谢物质的异常堆积和脏器损伤，以脑、肝、肾最常受累。典型的氨基酸血症可通过血浆或尿液氨基酸分析进行诊断，而有机酸尿症需依靠尿有机酸分析及血液酯酰肉碱谱分析，二者不能从根本上区分。一种酶缺陷的临床表现取决于蓄积物的特殊毒性、同时存在的物质缺乏或酶缺乏的程度、蛋白质摄入量、蛋白分解过程中内源性氨基酸的产生。一些氨基酸和有机酸代谢病表现为慢性神经系统损害，无急性失代偿发作。

## 遗传性高苯丙氨酸血症

血液苯丙氨酸浓度高于 2 mg/dl（120 $\mu$mol/L）称为高苯丙氨酸血症。低出生体重儿、慢性肝损害患儿可有一过性高苯丙氨酸血症，酪氨酸血症患儿血苯丙氨酸浓度可轻度增高。遗传性高苯丙氨酸血症则为血液苯丙氨酸持续性高浓度，包括两类遗传缺陷。一类为苯丙氨酸羟化酶（phenylalanine hydroxylase，PAH）缺陷所致经典型苯丙酮尿症（phenylketonuria，PKU）和高苯丙氨酸血症，占95%以上；另一类为 PAH 的辅酶四氢生物蝶呤（tetrahydrobiopterin，BH4）的代谢缺陷所致四氢生物蝶呤缺乏症。两类缺陷均导致苯丙氨酸代谢障碍，体内苯丙氨酸异常蓄积，引起一系列神经系统损害。但两类疾病诊断与治疗方法不同，应及早鉴别（表 17-6-1）。

## 一、经典型苯丙酮尿症

### 【病因】

PKU 是遗传代谢病和新生儿筛查领域最成功、最经典的病种，是因 *PAH* 基因突变导致的一种常染色体隐性遗传病，可造成轻度至极重度智力损害。不同地区和民族 PKU 的发病率有差异。根据我国各地 1796 万新生儿疾病筛查数据，PKU 发病率为 1/11 760。

### 【发病机制】

天然蛋白质中含有 4%～6% 的苯丙氨酸，经食物摄取后，部分为机体蛋白合成所利用，其余部分经肝 PAH 的作用转变为酪氨酸（表 17-6-1），进一步转化为多巴、肾上腺素、黑色素等重要的生理活性物质。PKU 患者肝 PAH 的水平仅有正常人的 1% 或更低，因此，苯丙氨酸不能转化为酪氨酸，而在体内异常蓄积，并且，酪氨酸、多巴、多巴胺、去甲肾上腺素、肾上腺素、黑色素等重要生理活性物质生成障碍，引起神经系统损害。

表 17-6-1　遗传性高苯丙氨酸血症的分类、鉴别与治疗

| 病名 | 酶缺陷 | 尿蝶呤谱 | | | 临床表现 | 治疗 |
| --- | --- | --- | --- | --- | --- | --- |
| | | 生物蝶呤 | 新蝶呤 | 生物蝶呤/新蝶呤 | | |
| 苯丙酮尿症 | PAH | ↑ | ↑ | → | 智力损害 | 低苯丙氨酸饮食 |
| 高苯丙氨酸血症 | | ↑ | ↑ | → | 惊厥 | 低苯丙氨酸饮食 |
| | | | | | 黑色素缺乏 | |
| BH4 缺乏 | PTPS 等 | ↓↓ | ↑↑ | ↓↓ | 肌张力异常 | BH4 1～5 mg/(kg·d) |
| | | | | | 智力损害 | 5-羟色氨酸 2～10 mg/(kg·d) |
| | | | | | 惊厥 | L-多巴 5～15 mg/(kg·d) |

### 【临床表现】

PKU 的主要危害为神经系统损害。患儿在新生儿期多无明显症状，生后数月出现不同程度的智力发育落后，近半数患儿合并癫痫，其中婴儿

痉挛症占 1/3。大多数患儿有烦躁、易激惹、抑郁、多动、孤独症倾向等精神行为异常，最终将造成中度至极重度智力低下。由于黑色素缺乏，患儿生后毛发逐渐变黄，皮肤较白，虹膜颜色浅。血中蓄积的苯丙氨酸经旁路代谢后转化为苯丙酮酸、苯乙酸，自尿液、汗液中大量排出，因此，患儿常有鼠尿样体臭。此外，患儿易合并湿疹、呕吐、腹泻等。

值得重视的是，PKU 患儿在新生儿期和婴儿早期多无明显异常，部分患儿可有呕吐、喂养困难、烦躁等非特异性症状，并且，临床表现个体差异较大，很易漏诊或误诊，只有通过新生儿筛查才能早期发现。

【辅助检查】

1. 血苯丙氨酸测定，必要时需进行氨基酸分析。患儿血苯丙氨酸浓度多在 20 mg/dl（1200 $\mu$mol/L）以上，经低苯丙氨酸饮食控制后下降。

2. 尿蝶呤谱分析　鉴别四氢生物蝶呤缺乏症。

3. 红细胞二氢蝶啶还原酶活性测定　鉴别二氢蝶啶还原酶缺乏症。

4. 基因诊断　编码苯丙氨酸羟化酶的基因 PAH 位于第 12 号染色体长臂，由 13 个外显子组成，全长约 90kb。1986 年以来，世界范围已报告了近千种基因突变，并发现突变类型与人种、民族、临床特点均有一定的关系。

5. 四氢生物蝶呤负荷试验　国内外经验证明，约 30% 的 PKU 患者对四氢生物蝶呤有不同程度的反应。

【诊断和鉴别诊断】

早产儿、低出生体重儿由于肝发育不成熟，新生儿期血液苯丙氨酸可轻度增高，肝病患儿亦可出现轻度高苯丙氨酸血症，需注意进行鉴别诊断。另外，尚需注意鉴别四氢生物蝶呤缺乏症所导致的高苯丙氨酸血症。

【治疗】

1. 疾病一旦确诊，应立即治疗。开始治疗的年龄越小，预后越好。

2. 低苯丙氨酸饮食　是治疗 PKU 的主要方法，限制天然蛋白质摄入，以防止苯丙氨酸及其代谢产物的异常蓄积，补充特殊奶粉或氨基酸粉，满足机体蛋白质、热量等营养需要，保证患儿的正常发育。血中苯丙氨酸浓度应控制在理想范围

（2～6 mg/dl，120～360 $\mu$mol/L），苯丙氨酸浓度过高或者过低都将影响生长发育。

PKU 饮食治疗主要采用无或低苯丙氨酸配方奶粉，待血浓度降至理想浓度时，可逐渐少量添加天然饮食，其中首选母乳，因母乳中血苯丙氨酸含量仅为牛奶的 1/3。较大婴儿及儿童可加入牛奶、粥、面、蛋等，添加食品应以低蛋白，低苯丙氨酸食物为原则，其量和次数随血苯丙氨酸浓度而定。

3. 四氢生物蝶呤　近 30% 的 PKU 患者为四氢生物蝶呤反应型，经四氢生物蝶呤［10～20 mg/（kg·d）］补充治疗后血液苯丙氨酸浓度显著降低。部分患者只需四氢生物蝶呤即可获得良好的控制，部分患者在补充四氢生物蝶呤的基础上，可以减少低苯丙氨酸配方奶粉的需求。

【预后与预防】

如能在症状前开始治疗，绝大多数 PKU 患儿可以获得正常发育，与同龄人一样就学就业、结婚生育。新生儿筛查是早期发现 PKU 的重要措施，2014 年我国新生儿 PKU 筛查覆盖率已经达到了 90%。如果在发病后开始治疗，多数患儿将遗留不可逆性脑损害。

产前诊断：对于基因诊断明确的家系，可在母亲下一次妊娠 10 周左右留取胎盘绒毛，或在妊娠 16～20 周抽取羊水，分取羊水细胞，通过 PAH 基因突变分析进行胎儿产前诊断。

## 二、四氢生物蝶呤缺乏症

【病因】

四氢生物蝶呤缺乏症又称异型 PKU，占遗传性高苯丙氨酸血症的 5%～10%，南方多于北方。目前已发现六种酶的缺陷与四氢生物蝶呤生成障碍有关，其中以 6-丙酮酰四氢蝶呤合成酶（6-pyruvoyl tetrohydropterin synthase，PTPS）最为常见，二氢蝶啶还原酶（dihydropteridine reductase，DHPR）缺陷次之，其余较为少见。

【发病机制】

四氢生物蝶呤是 PAH、酪氨酸羟化酶和色氨酸羟化酶的辅酶，不仅参与苯丙氨酸的代谢，也参与多巴、肾上腺素、5-羟色氨酸的合成，具有多种生物作用。四氢生物蝶呤缺乏不仅导致苯丙氨

酸蓄积，同时引起多巴、肾上腺素、5-羟色氨酸等生理活性物质缺乏，神经细胞髓鞘蛋白合成下降，机体免疫机能下降。

## 【临床表现】

四氢生物蝶呤缺乏症患儿早期无特异性症状与体征，临床诊断困难。与 PAH 缺乏症导致的高苯丙氨酸血症患儿相比，患儿多自婴儿期出现惊厥、发育落后、吞咽困难、肌张力低下或亢进，即使早期进行低苯丙氨酸饮食治疗，血苯丙氨酸浓度降至正常，神经系统损害仍进行性加重。四氢生物蝶呤参与免疫机制，因此，患儿抵抗力较差，易感染。

## 【辅助检查】

1. 血苯丙氨酸测定，必要时需进行氨基酸分析。患儿血苯丙氨酸浓度可波动在 $2\sim20$ mg/dl（$120\sim1200$ $\mu$mol/L）以上，经治疗后下降。

2. 尿蝶呤谱分析　各型酶缺乏患儿尿蝶呤谱有所不同，例如，PTPS 缺乏症患儿尿新蝶呤浓度明显增高，生物蝶呤浓度降低，新蝶呤/生物蝶呤显著增高；DHPR 患儿尿新蝶呤、生物蝶呤均增高，新蝶呤/生物蝶呤正常；而 GTPchⅠ缺乏症患儿尿新蝶呤、生物蝶呤浓度均低，二者比例正常，有助于鉴别。

3. 四氢生物蝶呤负荷试验　对于血液苯丙氨酸基础浓度低于 6 mg/dL 的患者，需给予适当的苯丙氨酸负荷（100 mg/kg），使患儿血苯丙氨酸浓度上升至 6 mg/dL 以上。四氢生物蝶呤负荷剂量为 20 mg/kg，负荷前、负荷后 1 h、2 h、4 h、8 h 取血测定血苯丙氨酸浓度，负荷前、负荷后 $4\sim8$ h 留尿进行蝶呤谱分析。四氢生物蝶呤缺乏症患儿常于负荷后 $4\sim8$ h 血苯丙氨酸浓度降至正常（<2 mg/dl），而 PAH 缺陷所致经典型 PKU 和高苯丙氨酸血症患儿血苯丙氨酸浓度无明显下降。

4. 基因诊断　根据患者的疾病种类进行相应的基因诊断，如 PTPS 基因、DHPR 基因分析。

## 【诊断和鉴别诊断】

对于高苯丙氨酸血症患儿，应注意鉴别四氢生物蝶呤缺乏症。通过血液苯丙氨酸测定、尿蝶呤谱分析、基因分析进行鉴别诊断。

## 【治疗】

1. 四氢生物蝶呤　各型四氢生物蝶呤缺乏症方法不同，PTPS 缺乏症患儿四氢生物蝶呤剂量为 $1\sim5$ mg/(kg·d)，根据体重、血苯丙氨酸浓度及尿蝶呤谱分析等调节剂量。

2. 神经递质前质补充治疗　如左旋多巴、5-羟色氨酸。

3. 低苯丙氨酸饮食治疗　对于 DHPR 缺乏症患者，需要限制天然蛋白质，补充特殊奶粉，并补充亚叶酸，以防治脑叶酸缺乏症。

## 【预后与预防】

如能在症状前开始治疗，绝大多数四氢生物蝶呤缺乏症患儿可以获得正常发育，与同龄人一样就学就业、结婚生育。新生儿筛查是早期发现四氢生物蝶呤缺乏症的重要措施，如果在发病后开始治疗，患儿可能遗留不可逆性脑损害。

产前诊断：对于基因诊断明确的家系，可在母亲下一次妊娠 10 周左右留取胎盘绒毛，或在妊娠 $16\sim20$ 周抽取羊水，分取羊水细胞，通过基因突变分析进行胎儿产前诊断。

# 酪氨酸血症

酪氨酸部分经饮食摄入，部分经苯丙氨酸代谢产生，除供蛋白质合成外，还是多巴胺、去甲肾上腺素、肾上腺素、甲状腺素和黑色素等物质的前身物质；多余的酪氨酸降解为二氧化碳和水。酪氨酸代谢途径中各步骤酶的缺陷可导致不同表型的疾病（表 17-6-2），临床表现轻重不同，重症患儿自新生儿期出现严重肝、肾、神经损害，轻症表现为晚发型肝病或不发病。

一些早产儿和足月新生儿由于肝 4-羟基苯丙酮酸双加氧酶发育不成熟，可发生暂时性高酪氨酸血症，通常在限制饮食中蛋白质含量至每日 1.5 g/kg，添加维生素 C 后数周即可消失。重症肝病导致酪氨酸转氨酶、4-羟基苯丙酮酸双加氧酶、尿黑酸氧化酶等活性下降，常合并酪氨酸代谢障碍。

表 17-6-2 各型酪氨酸血症的病因与主要临床表现

| 疾病 | 酶缺陷 | 临床表现 |
| --- | --- | --- |
| 1. 新生儿暂时性酪氨酸血症 | 4-羟基苯丙酮酸二氧化酶 | 无症状 |
| 2. 酪氨酸病（Medes 病） | 4-羟基苯丙酮酸二氧化酶 | 无症状 |
| 3. 酪氨酸血症 I 型（肝肾型酪氨酸血症） | 延胡索酰乙酰乙酸水解酶 | 肝硬化、肝肿瘤、肾小管功能障碍 |
| 4. 酪氨酸血症 II 型（Richner-Hanhart 综合征） | 酪氨酸转氨酶 | 智能低下、眼和皮肤损害 |
| 5. 其他严重肝病 | 希特林蛋白<br>酪氨酸氨基转移酶<br>4-羟基苯丙酮酸二氧化酶<br>尿黑酸氧化酶等 | 胆汁淤积症 |

# 一、酪氨酸血症 I 型

## 【病因】

又名肝肾型酪氨酸血症，属常染色体隐性遗传病。肝、肾组织延胡索酰乙酰乙酸水解酶（fumarylacetoacetate hydrolase，FAH）缺乏导致马来酰乙酰乙酸、延胡索酰乙酰乙酸以及其旁路代谢产物琥珀酰乙酰和琥珀酰丙酮蓄积，造成肝、肾功能损伤。延胡索酰乙酰乙酸水解酶缺陷时 4-羟基苯丙酮酸双加氧酶（4-hydroxyphenylpyruvate dioxygenese，HPPD）活性降低，造成血中酪氨酸增高，尿中排出大量对-羟基苯丙酮酸及其衍生物。

## 【发病机制】

患儿体内异常累积的琥珀酰丙酮对 δ-氨基-γ 酮戊酸（δ-ALA）脱水酶活性具有强力抑制作用，影响卟啉的合成代谢，患儿尿中大量排出 δ-ALA，并出现间隙性卟啉病的临床症状。这类患儿的肝细胞和红细胞中 δ-氨基-γ 酮戊酸脱水酶的活性明显降低；累积的琥珀酰丙酮对细胞生长、免疫功能和肾小管转运功能有一定影响。

## 【临床表现】

患者自出生后数周至成人发病，病情急缓、轻重不同。急性患儿病情发展迅速，发病愈早者病情愈重。新生儿期发病者多病情急骤，早期症状类似新生儿肝炎，如呕吐、腹泻、腹胀、嗜睡、生长迟缓、肝脾大、水肿、黄疸、贫血、血小板减少和出血症状等，常在 3～9 个月内死于肝衰竭。慢性型患儿通常在 1 岁以后发病，以生长发育迟缓、进行性肝硬化和肾小管功能损害为主，

常合并低磷血症性佝偻病、糖尿、蛋白尿以及氨基酸尿（范科尼综合征）等，一些患儿并发肝肿瘤。一般在 10 岁以内死亡。

## 【辅助检查】

1. 一般化验 常见贫血、血小板减少、白细胞减少、肝功能损害，血清转氨酶正常或轻度异常，血清胆红素升高，血浆白蛋白水平降低，凝血因子 II、VII、IX、XI 和 XII 水平降低。有些患儿血清 α-甲胎蛋白增高。

2. 特殊生化分析 血液氨基酸分析可见酪氨酸、琥珀酰丙酮浓度增高，常伴有高蛋氨酸血症。部分患儿血液苯丙氨酸、脯氨酸、苏氨酸、鸟氨酸、精氨酸、赖氨酸和丙氨酸等亦增高。

尿液氨基酸排出量增高，以酪氨酸、苯丙氨酸、甘氨酸和组氨酸等为主，系因肾小管再吸收能力降低所致。

尿液有机酸分析显示琥珀酰丙酮、4-羟基苯丙酮酸、4-羟基苯乳酸和4-羟基苯乙酸的排出量增加。少数患儿 δ-ALA 排出量明显增高并伴有腹痛发作和神经系统症状，酷似急性间隙性卟啉病。

3. 肝活检组织 患者肝、肾明显肿大，肝细胞呈现脂肪变性，肝门脉区有淋巴细胞和浆细胞浸润，并见广泛纤维化。多数患儿有胰岛增生。

4. 酶学分析 患者肝组织、红细胞或淋巴细胞中延胡索酰乙酰乙酸水解酶活性降低。

5. 基因诊断 编码延胡索酰乙酰乙酸水解酶的基因 FAH 位于 15q23～25，含有 14 个外显子，长 30～50 kb，国内外已报道多种基因突变。

**【诊断和鉴别诊断】**

对于婴幼儿肝病的患儿，应进行血液氨基酸及琥珀酰丙酮测定，及早发现酪氨酸血症，并应注意鉴别希特林蛋白缺乏症、线粒体肝病等代谢性肝病。

**【治疗】**

1. 低酪氨酸、低苯丙氨酸饮食 两种氨基酸的每日摄入量均应控制在 25 mg/kg 以下，以降低血液酪氨酸及其代谢产物的浓度，改善肾小管功能，纠正低磷血症、糖尿、氨基酸尿和蛋白尿，但对肝功能的改善无明显效果。

2. 药物治疗 2-(2-硝基-4-三氟苯甲酰)-1,3-环己二醇 [2-(2-nitro-4-trifluoromethylbenzoyl)-1,3-cyclohaxanedione，NTBC]，为 HPPD 的抑制剂，每日口服 0.6 mg/kg 可使症状明显改善，无明显副作用，目前被认为是最有效的药物。

3. 肝移植 对于慢性患儿并发肝肿瘤者，可考虑进行同种肝移植术。

**【预后与预防】**

如能在症状前开始饮食治疗，绝大多数酪氨酸血症患儿可以获得正常发育，与同龄人一样就学就业、结婚生育。新生儿筛查是早期发现酪氨酸血症的重要措施，如果在发病后开始治疗，患儿可能遗留不可逆性脑损害、肝损害及肾损害。

产前诊断：对于基因诊断明确的家系，可在母亲下一次妊娠 10 周左右留取胎盘绒毛，或在妊娠 16～20 周抽取羊水，分取羊水细胞，通过 FAH 基因突变分析进行胎儿产前诊断。

## 二、酪氨酸血症 II 型

本症由 Richner 及 Hanhart 在 1938 年和 1947 年分别报道，故又称 Richner-Hanhart 综合征。

**【病因和发病机制】**

酪氨酸血症 II 型是酪氨酸氨基转移酶（tyrosine amino-transferase，TAT）缺乏所致的罕见类型，为常染色体隐性遗传病，主要表现为眼、皮肤和神经系统症状，故又称为眼、皮肤型酪氨酸血症（oculocutaneous tyrosinemia）。

**【临床表现】**

患儿常在 1 岁内出现眼症状，双眼充血疼痛、畏光流泪、视力下降，症状时轻时重；检查可见结合膜炎症改变，角膜中央有树突状糜烂，病程久者可见角膜混浊、屈光异常、斜视、青光眼，甚至发生白内障、眼球震颤等。皮肤症状常在 1 岁以后出现，亦有在新生儿期即出现者，以疼痛性皮肤角化斑为主，多见于掌跖部位，亦可发生在肘、膝、踝和足跟等处，可伴有多汗但无色素沉着。偶见疼痛，可影响日常活动。半数患儿伴有智力运动落后，少数伴有行为问题、癫痫和小头畸形等异常。

**【辅助检查】**

1. 血液氨基酸分析 患者血液酪氨酸水平显著增高，可达 370～3300 μmol/L（正常儿童参考值为 20～120 μmol/L）。

2. 尿液氨基酸、有机酸分析 酪氨酸增高，其代谢产物 4-羟基苯丙酮酸、4-羟基苯乳酸、4-羟基苯乙酸等显著增加。

3. 酶学分析 酪氨酸氨基转移酶仅在肝细胞质中表达，患者肝细胞中酪氨酸氨基转移酶的活性降低。

4. 基因诊断 编码酪氨酸氨基转移酶的基因 TAT 位于 16q22.1～22.3，迄今已发现多种突变。

**【诊断和鉴别诊断】**

对于婴幼儿肝病患儿，应进行血液氨基酸测定，及早发现酪氨酸血症，并应注意鉴别感染性结膜炎、希特林蛋白缺乏症、线粒体肝病等代谢性肝病。

**【治疗】**

1. 低苯丙氨酸、低酪氨酸饮食疗法，限制天然蛋白质，补充特殊配方奶粉，使血浆酪氨酸浓度维持在 600 μmol/L 以下。

2. 阿维 A 脂 可改善皮肤病变。

3. 大剂量维生素 B_6（50～500 mg/d） 一些患者早期应用有效。

**【预后与预防】**

如能在症状前开始饮食治疗，绝大多数患儿可以获得正常发育，与同龄人一样就学就业、结婚生育。新生儿筛查是期发现酪氨酸血症的重要措施，如果在发病后开始治疗，患儿可能遗留不可逆性脑损害、视力、肝损害及肾损害。

产前诊断：对于基因诊断明确的家系，可在母亲下一次妊娠 10 周左右留取胎盘绒毛，或在妊娠 16～20 周抽取羊水，分取羊水细胞，通过基因突变分析进行胎儿产前诊断。

# 枫糖尿症

枫糖尿症（maple syrup urine disease，MSUD）是一种常染色体隐性遗传病，是支链氨基酸（亮氨酸、异亮氨酸和缬氨酸）代谢障碍中的主要疾病，重症患儿尿液中排出大量 α-支链酮酸，带有枫糖浆的香甜气味。国外资料报告，枫糖尿症发病率约为 1/185 000，在东南亚和某些近亲通婚率较高的地区发病率较高。

## 【病因和发病机制】

亮氨酸、异亮氨酸和缬氨酸在氨基转移后形成 α-支链酮酸——α-酮异己酸（KIC）、α-酮-β-甲基戊酸（KMV）和 α-酮异戊酸，α-支链酮酸由线粒体中的支链 α 酮酸脱氢酶进一步催化脱羧，支链 α 酮酸脱氢酶是一个复合酶系统，由脱羧酶（E1，包括 E1α 和 E1β 两个亚单位）、二氢硫辛酰胺酰基转移酶（E2）和二氢硫辛酰胺酰基脱氢酶（E3）等 4 部分组成，编码基因分别位于 19q13.1～13.2、6p21～22、1p21～31 和 7q31；其中 E3 是人体内丙酮酸脱氢酶和 α-酮戊二酸脱氢酶的组成部分。支链 α 酮酸脱氢酶系统还需焦磷酸硫胺作为辅酶参与作用，有关酶蛋白基因突变均会导致支链 α 酮酸脱氢酶复合体的缺陷，造成各种不同类型的枫糖尿症。

支链 α 酮酸脱氢酶复合物缺陷造成支链氨基酸代谢障碍，使患儿脑内支链氨基酸增高，谷氨酸、谷氨酰胺和 γ-氨基丁酸等下降，鞘脂类如脑苷脂、蛋白脂质和硫酸脑苷脂等不足。患儿脑白质发生海绵状变性和髓鞘形成障碍，以大脑半球、胼胝体、齿状核周围和锥体束等处最为显著；由于急性代谢紊乱死亡的患儿大都伴有严重代谢性脑病及脑水肿。

## 【临床表现】

患者轻重不同，可表现为以下类型。

1. 经典型枫糖尿症　是枫糖尿症中最常见、最严重的一型。患儿出生时多正常，于生后第 4～7 天逐渐呈现嗜睡、烦躁、哺乳困难、体重下降等症状；随即交替出现肌张力降低和增高、角弓反张、痉挛性瘫痪、惊厥和昏迷等异常，病情进展迅速。患儿常有枫糖浆样体味或尿味，部分患儿伴低血糖、酮症、酸中毒、高血氨等。经典型枫

糖尿症预后很差，多数患儿于生后数月内死于反复发作的代谢紊乱或脑损害，少数存活者亦都遗留智力落后、痉挛性瘫痪、皮质盲等神经系统残疾。

2. 轻（或中间）型　患儿血中支链氨基酸和支链酮酸仅轻度增高；尿液有大量支链酮酸排出。多数患儿新生儿时期正常，婴儿期起智力运动落后、惊厥，少数患儿发生酮症酸中毒等急性代谢紊乱。

3. 间歇型　多数患儿出生时无异常表现，常于 0.5～2 岁时发病，轻症患者迟至成人期发病，多因感染、手术、疲劳、摄入高蛋白饮食等因素诱发急性发作，出现嗜睡、共济失调、行为改变、步态不稳，重症可有惊厥、昏迷、甚至死亡，体味及尿液呈现枫糖浆味。患儿在发作间隙期血、尿生化检查常为正常。

4. 硫胺有效型　临床表现与间歇型类似。硫胺素（维生素 B₁ 10～200 mg/d）补充治疗效果显著。

5. 二氢硫辛酰胺酰基脱氢酶（E3）缺乏型　极为罕见，患儿除支链 α-酮酸脱氢酶活力低下外，丙酮酸脱氢酶和 α-酮戊二酸脱氢酶功能亦降低，故伴有严重乳酸酸中毒。患儿在生后数月内常无症状，随着病程进展，逐渐出现进行性神经系统异常，如肌张力降低、运动障碍、发育迟滞等。尿液中排出大量乳酸、丙酮酸、α-酮戊二酸、α-羟基异戊酸和 α-羟基酮戊二酸等有机酸。由于丙酮酸的大量累积，血中丙氨酸浓度增高。低蛋白饮食、大剂量硫胺素等治疗对本型患儿无效。

## 【辅助检查】

1. 一般检测　对于临床可疑的患儿应进行血糖、氨、电解质测定和血气分析，立即检测血液氨基酸和尿液有机酸。

2. 特殊生化分析　血液氨基酸和尿液有机酸分析结果可作为作确诊依据。

（1）血中 L-亮氨酸、异亮氨酸、缬氨酸和支链有机酸水平增高。

（2）在急性期，血中 α-酮异戊酸、α-酮异戊酸、α-羟异戊酸浓度增高。

（3）血中 L-别异亮氨酸（L-alloisoleucine）增高。

（4）酶学检测：成纤维细胞、淋巴细胞支链酮酸脱氢酶复合物活性降低。

（5）基因分析：可采用一代或高通量测序技术对患儿枫糖尿症相关基因进行突变分析，对已知突变类型的家庭成员，可用 PCR 扩增 DNA 后用标记的寡核苷酸探针进行检测。

## 【治疗】

1. 饮食治疗　是枫糖尿症的主要治疗方法，限制食物中 L-亮氨酸、异亮氨酸、缬氨酸的摄入，将血中支链氨基酸浓度控制在合理范围内。为保证疗效，应监测血氨基酸浓度，进行个体化饮食指导。为保证蛋白质、脂肪、碳水化合物、维生素及矿物质的支持，可选用枫糖尿症治疗专用配方奶粉或氨基酸配方。

2. 急性代谢危象时的治疗　急性期严重代谢紊乱严重损害神经系统功能，危及生命，应积极治疗，促进体内毒性代谢产物的排泄，提供足够的营养物质，促进机体的合成代谢，抑制分解代谢。

（1）腹膜透析或血液透析法。

（2）全静脉营养，可用去除支链氨基酸的标准全静脉营养液。

（3）静脉滴注胰岛素 $0.3 \sim 0.4$ U/kg·d 和含 $10 \sim 15\%$ 葡萄糖的电解质溶液，使血支链氨基酸及其酮酸保持在低水平。

（4）鼻饲：高热量的无支链氨基酸流质饮食，以保证营养。亮氨酸、缬氨酸均为必需氨基酸，无蛋白饮食状态不宜超过 24 h，24 h 后应从 0.3 g/kg·d 始给予少量天然蛋白质。

（5）药物：对硫胺素有效型患者，应给予维生素 $B_1$ $10 \sim 1000$ mg/d。急性代谢危象期可使用基因重组生长激素［recombinant human growth hormone，rhGH；$0.1 \sim 0.15$ U/（kg·d）］皮下注射，以减少组织蛋白分解，促进蛋白质合成。

（6）肝移植：对于经典型枫糖尿症患儿，可考虑肝移植。

## 【预后与预防】

如能在症状前开始饮食治疗，绝大多数患儿可以获得正常发育，与同龄人一样就学就业、结婚生育。新生儿筛查是期发现枫糖尿症的重要措施，如果在发病后开始治疗，患儿可能遗留不可逆性脑损害。

产前诊断：对于基因诊断明确的家系，可在母亲下一次妊娠 $8 \sim 11$ 周留取胎盘绒毛，或在妊娠 $16 \sim 20$ 周抽取羊水，分取羊水细胞，通过基因突变分析进行胎儿产前诊断。

# 同型半胱氨酸血症

同型半胱氨酸血症（homocystinemia）又称同型胱氨酸尿症（homocystinuria）是相对常见的可治疗的氨基酸代谢病，为常染色体隐性遗传。

## 【病因和发病机制】

甲硫氨酸（蛋氨酸）是人体必需的氨基酸之一，通过转硫基作用转变成半胱氨酸，然后再进一步分解。蛋氨酸的中间代谢产物腺苷甲硫氨酸可以提供甲基，供体内许多物质进行甲基化之用。同型半胱氨酸则大部分通过两条途径进行再甲基化、恢复成甲硫氨酸。其中一条途径是由甜菜碱提供甲基，由甜菜碱-同型胱氨酸甲基转移酶催化。另一条途径是由甲基四氢叶酸提供甲基、经 5-甲基四氢叶酸同型半胱氨酸甲基转移酶催化进行，这一过程尚需维生素 $B_{12}$ 的衍生物甲钴铵作为辅助因子的参与。因此，维生素 $B_{12}$ 代谢异常也可导致这一途径发生障碍。

已知的甲硫氨酸代谢途径中的酶缺陷有 9 种，经典型同型半胱氨酸血症共 3 型（表 17-6-3），有些则涉及钴氨素（维生素 $B_{12}$）的遗传性代谢缺陷，胱硫醚合酶（cystathionine synthase，CBS）缺乏症导致的同型胱氨酸尿症 Ⅰ 型是最严重的类型。以下简述同型胱氨酸尿症 Ⅰ 型的诊断与治疗。

## 【临床表现】

患儿出生时正常，在婴儿期以非特异性症状为主，如体重不增、发育迟滞等，多数在 3 岁以后因发现眼症状而获得诊断。

1. 眼　晶体脱位常在生后数年出现，导致重度近视，在眼球或头部活动时可见到特殊的虹膜颤动。随着病程发展，逐渐出现散光、青光眼、白内障、视网膜脱离、视神经萎缩等表现。

2. 骨骼　患儿身材细长，酷似马方综合征，接近青春期时可见骨骺和干骺端增大，尤以膝关节最显著。因全身骨质疏松，常见脊柱侧凸、椎体压缩、病理性骨折等骨骼损害；其他骨骼畸形尚有膝外翻、鸡胸或漏斗胸等。

表 17-6-3　经典型同型胱氨酸尿症三型的病因、临床及生化特点

| | Ⅰ型 | Ⅱ型 | Ⅲ型 |
|---|---|---|---|
| 病因 | 胱硫醚合酶缺陷 | 亚甲基四氢叶酸还原酶缺陷 | 蛋氨酸合成酶 |
| 临床表现 | | | |
| 　智力发育迟缓 | 常见 | 常见 | 常见 |
| 　生长迟缓 | 无 | 常见 | 无 |
| 　骨骼畸变 | 常见 | 偶有 | 无 |
| 　晶状体异位 | 常见 | 无 | 无 |
| 　血栓栓塞 | 常见 | 偶有 | 无 |
| 　巨红细胞性贫血 | 无 | 偶有 | 无 |
| 　甲基丙二酸尿症 | 无 | 无 | 有 |
| 生化特征 | | | |
| 　血浆和尿总同型胱氨酸 | ↑ | 正常～↑ | ↑ |
| 　血浆甲硫氨酸 | ↑ | ↓～正常 | ↓～正常 |
| 　血浆和尿中的胱硫醚 | 测不出 | 可能 | 可能 |
| 　血清叶酸 | ↓～正常 | ↓～正常 | ↓～正常 |
| 治疗 | | | |
| 　维生素 | $B_6$ 对部分患者有效 | $B_{12}$，叶酸 | 叶酸 |
| 　严格限制甲硫氨酸 | 有益 | 有害 | 有害 |
| 　甜菜碱 | 2～9 g/d | 2～9 g/d | 2～9 g/d |

3. 中枢神经系统：约 50% 的患儿智力运动发育迟滞，如不进行治疗，最终智商为 10～135 不等，智力较好的患者大多为维生素 $B_6$ 敏感型（维生素 $B_6$ 治疗有效）。患者心理、行为异常亦较多见，约 20% 的患儿伴有癫痫发作和脑电图异常。

4. 心、血管系统　血液同型胱氨酸水平增高会增强血小板的粘连，造成动、静脉血管壁损伤，因此患儿极易发生血栓栓塞，导致肾血管梗塞、脑梗死、肺源性心脏病、肢体静脉血栓等。应用超声检查可早期发现血管病变。

【辅助检查】

1. 尿硝普盐试验　可作为初筛方法对疑诊患儿的简易方法，尿液中含有同型（半）胱氨酸、胱氨酸时亦呈阳性结果。

2. 血、尿液氨基酸检测　血浆中总同型半胱氨酸和甲硫氨酸浓度增高，胱硫醚和胱氨酸水平下降；尿液中排出大量同型（半）胱氨酸。

3. 酶学检测　淋巴细胞、皮肤成纤维细胞、肝、脑、胰等组织胱硫醚合成酶活性降低。

4. 基因诊断　编码胱硫醚合成酶的基因 CBS 位于 21q23.3，已知有多种突变类型，其中以外显子 8 的 G919 和 T833C 最多见。

【诊断和鉴别诊断】

同型半胱氨酸血症病因复杂，需通过尿有机酸分析鉴别甲基丙二酸尿症合并同型半胱氨酸血症，通过血液维生素 $B_{12}$、叶酸测定鉴别维生素 $B_{12}$、叶酸缺乏导致的继发性同型半胱氨酸血症，通过基因分析鉴别同型半胱氨酸血症 2、3 型。

【治疗】

1. 维生素 $B_6$　对半数以上同型半胱氨酸血症 1 型患儿有效，剂量因人而异，100～1000 mg/d，同时应加用叶酸或亚叶酸 5～10 mg/d；当每日口服 500～1000 mg 数周而血生化指标无好转时，则可视为非维生素 $B_6$ 无反应型。

2. 低甲硫氨酸-高胱氨酸饮食　患儿应多进食含甲硫氨酸少的蛋白质，如扁豆、黄豆等豆类食物；为保证营养，可补充无甲硫氨酸的特殊治疗用配方奶粉。

3. 甜菜碱　用于非维生素 $B_6$ 敏感型患儿的治疗，每日 6～9 g，分次服用。

治疗过程中应定期监测生长速率、神经精神及骨骼情况，血和尿的氨基酸测定，维持血浆甲硫氨酸浓度 <40 μmol/L；血和尿中的总同型半胱氨酸应维持在正常范围。

【预后与预防】

如能在症状前开始饮食治疗，绝大多数患儿可以获得正常发育，与同龄人一样就学就业、结

婚生育。新生儿筛查是期发现同型半胱氨酸血症的重要措施，如果在发病后开始治疗，患儿可能遗留不可逆性脑损害。

产前诊断：对于基因诊断明确的家系，可在母亲下一次妊娠 8～11 周留取胎盘绒毛，或在妊娠 16～20 周抽取羊水，分取羊水细胞，通过基因突变分析进行胎儿产前诊断。通过测定羊水中总同型胱氨酸也可进行产前诊断，如胎儿患有同型半胱氨酸血症，羊水中总同型胱氨酸多显著增高。

# 非酮症性高甘氨酸血症

## 【病因】

非酮症性高甘氨酸血症（nonketotic hyperglycemia，NKH）为罕见的常染色体隐性遗传病，主要是由于甘氨酸脱羧酶缺陷导致血中甘氨酸大量积聚，引起脑损害。患者常在新生儿期发病，发病率不明，芬兰筛查资料为 1/12 000，我国发病情况不详。

## 【发病机制】

甘氨酸是分子结构最简单的生糖氨基酸，在人体合成代谢过程中具有重要作用，参与嘌呤类、谷胱甘肽、肌酸和 δ-氨基-γ-酮戊酸等物质合成，也是人体内含量极多的胶原、弹性蛋白和胶蛋白等结构蛋白的主要组成氨基酸。甘氨酸具有对各种物质的解毒功能。在人体内，甘氨酸与丝氨酸在丝氨酸羟甲基酶的作用下可以相互转换，在饥饿状态下，甘氨酸是生成丙酮酸的重要来源。甘氨酸的分解主要通过甘氨酸裂解系统（glycine cleavage system，GCS）进行，这一系统是由 4 个多肽（P、H、T、L 蛋白）组成的复合物，首先在 P 和 H 蛋白作用下进行脱羧生成 $CO_2$，然后由 T 蛋白分解其氨基成 $NH_3$、并将其 α 碳原子转移至四氢叶酸生成 5，10-甲叉四氢叶酸，最后由 L 蛋白将 H 蛋白还原成二硫化物状态。

甘氨酸裂解系统遗传缺陷造成非酮症性甘氨酸血症，其中以 P 蛋白缺陷最为多见。甘氨酸在脑干和脊髓中是抑制性的，而在大脑皮质和前脑等部位则是兴奋性神经递质。甘氨酸在脑干和脊髓中的抑制作用与正常肌张力的维持有关，当患有非酮症性高甘氨血症时，增强的这种抑制作用即导致临床上出现肌张力降低、呼吸受抑制、眼肌麻痹和呃逆异常反射。当血中甘氨酸发生累积时可造成神经系统发育障碍、脑功能受损。

## 【临床表现】

根据非酮症性高甘氨酸血症患者发病早晚及轻重，可分为 3 种类型。

1. 新生儿型　也称为甘氨酸脑病，为最多见的类型，出生后的几天内出现严重的症状，约 2/3 的患儿在生后 48 h 内发病，嗜睡，肌张力降低，拒食，呃逆、肌阵挛、癫痫，痉挛，角弓反张或去大脑强直，脑电图有发作性抑制波形，常见眼球不自主游动和间隙性眼肌麻痹，逐渐出现昏迷、呼吸暂停等症状。绝大多数患儿需用呼吸机维持。约 30% 的患儿在新生儿期死亡，幸存者多数遗留脑发育障碍。

2. 非典型性　患者于婴儿期至成年发病，重者酷似新生儿型，但临床症状较轻；后者以进行性痉挛性瘫痪和视神经萎缩为主，部分患者伴随轻度智能低下、癫痫、舞蹈、手足徐动症等。

3. 暂时型　临床表现与新生儿型无差异，但症状在发病 2～8 周后消失，血浆甘氨酸水平恢复正常，可能是由于少数新生儿肝与脑组织甘氨酸裂解酶的不成熟有关。

## 【辅助检查】

1. 同时检测脑脊液和血浆中的甘氨酸含量，计算脑脊液和血浆中的甘氨酸比值。患儿血中甘氨酸升高，可达正常高值的 4 倍以上，在脑脊液中甘氨酸浓度常高出正常水平的 15～30 倍，远超过血浆中浓度的增高幅度，脑脊液和血浆中甘氨酸比值＞0.08 时，即可诊断。

2. 其他常规生化检查　包括血气分析、电解质测定、尿液有机酸检测等均正常。

3. 基因诊断　甘氨酸裂解酶 P 蛋白的编码基因位于 9p13，迄今已发现多种基因突变。

## 【诊断和鉴别诊断】

对于发生难治性癫痫的新生儿，尤其是顽固性呃逆的患儿，应怀疑非酮性高甘氨酸血症，如果血、尿和脑脊液中甘氨酸明显升高，可以确定诊断。应注意与酮性高甘氨酸血症、有机酸尿症相鉴别，需通过血液氨基酸及酯酰肉碱谱分析、尿有机酸分析进行甄别。

## 【治疗】

目前尚无有效的治疗方法，可尝试以下方法：

1. 低（或无）甘氨酸饮食　虽然可降低血和

尿液中的甘氨酸含量,但不能改善神经系统发育状况和减少癫痫发作。

2. 地西泮、苯甲酸盐和亚叶酸 地西泮可增强 γ-氨基丁酸抑制过程,苯甲酸则可与甘氨酸结合成马尿酸排出体外,亚叶酸可能使血清甘氨浓度降低。

## 【预后与预防】

本病后果严重,预后不良,新生儿及婴幼儿期死亡率很高。产前诊断是减少出生的重要方法。对于基因诊断明确的家系,可在母亲下一次妊娠 8～11 周留取胎盘绒毛,或在妊娠 16～20 周抽取羊水,分取羊水细胞,通过基因突变分析进行胎儿产前诊断。

# 尿素循环障碍

## 【病因】

与碳水化合物和脂肪的不同,蛋白质含有氨基酸氮。在儿童时期,为了满足生长发育的需要,氮元素以蛋白质的形式储备于体内。在饥饿、发热等应激状态下,部分蛋白质将分解以供给机体能量需要。随着机体蛋白质的合成与分解,各种氨基酸在转氨基、脱氨基、再氨基化等反应中,分解产生氨。此外,肠道微生物的脱氨基酶和尿素酶将部分氨基酸和尿素分解为氨,并经肠道吸收。正常情况下,大部分的氨经过尿素循环在肝形成尿素,自尿中排出,部分为机体再利用,不

会产生蓄积。而在尿素循环障碍、严重肝功能异常、部分氨基酸代谢异常、有机酸血症、脂肪酸代谢异常、线粒体病时则将出现血氨蓄积,导致高氨血症(表 17-6-4 和图 17-6-1)。

尿素循环又称鸟氨酸循环,由氨、二氧化碳、鸟氨酸、瓜氨酸、精氨酸组成。尿素循环是一个耗能过程,每循环一周,则由 2 分子的氨和 1 分子二氧化碳转变为 1 分子尿素,消耗 4 分子 ATP,并重新生成鸟氨酸。

先天性尿素循环障碍是引起高氨血症的一组主要疾病,包括 6 种酶的缺陷:氨甲酰磷酸合成酶、鸟氨酸氨甲酰转移酶、精氨酸琥珀酸合成酶、精氨酸琥珀酸裂解酶、精氨酸酶及鸟氨酸-δ-转氨酶(表 17-6-5)。不同的疾病临床表现有所不同,急性期死亡率、致残率很高,应积极治疗,尽快控制血氨。

## 【发病机制】

氨对机体尤其是神经系统有很强的毒性。患者的临床表现与血氨浓度密切相关,血氨低于 $100 \mu mol/L$ 时,患者表现多正常,血氨在 $100～200 \mu mol/L$ 之间时,可能表现为兴奋、行为异常、呕吐、喂养困难、厌食蛋白倾向,血氨在 $200 \mu mol/L$ 前后则将出现意识障碍、惊厥,$400 \mu mol/L$ 以上将出现昏迷、呼吸困难。高氨血症昏迷时可导致脑水肿,病理可见脑内广泛星形细胞肿胀,肝线粒体呈多形性。慢性期可见脑皮质萎缩、髓鞘生成不良、海绵样变性。

表 17-6-4 高氨血症的病因与治疗

| 疾病 | 治疗 |
| --- | --- |
| **先天性疾病** | |
| 1. 尿素循环障碍 | |
| (1) N-乙酰谷氨酰胺合成酶缺乏症 | 苯甲酸钠或苯丁酸钠,限制天然蛋白质 |
| (2) 氨甲酰磷酸合成酶 I 缺乏症 | 瓜氨酸,苯甲酸钠或苯丁酸钠,限制天然蛋白质 |
| (3) 鸟氨酸氨甲酰基转移酶缺乏症 | 瓜氨酸,苯甲酸钠或苯丁酸钠,限制天然蛋白质 |
| (4) 瓜氨酸血症 | 精氨酸,限制天然蛋白质 |
| (5) 精氨酰琥珀酸尿症 | 苯甲酸钠或苯丁酸钠,限制天然蛋白质 |
| (6) 精氨酸血症 | 瓜氨酸,限制天然蛋白质 |
| 2. 其他先天代谢性疾病继发高氨血症 | |
| (1) 鸟氨酸-δ-转氨酶缺乏症 | 瓜氨酸,苯甲酸钠或苯丁酸钠,限制天然蛋白质 |
| (2) 高鸟氨酸高氨高同型瓜氨酸血症 | 精氨酸、维生素 $B_6$,限制天然蛋白质 |
| (3) 赖氨酸尿性蛋白不耐症 | 限制天然蛋白质 |

续表

| 疾病 | 治疗 |
|---|---|
| （4）有机酸血症 | 补充左卡尼汀 |
| （5）脂肪酸代谢异常 | 低脂肪、高碳水化合物饮食，预防饥饿 |
| （6）酮症性甘氨酸血症 | 限制天然蛋白质 |
| （7）家族性蛋白不耐症 | 限制天然蛋白质 |
| （8）线粒体病 | 维生素 B、C、E 及辅酶 $Q_{10}$ 治疗 |
| 3. 先天代谢性疾病继发性肝硬化（如肝豆状核变性、半乳糖血症、果糖不耐症、酪氨酸血症） | 根据病因治疗 |
| **后天性疾病** | |
| 1. 肝疾病 | 保肝治疗，补充左卡尼汀、精氨酸或瓜氨酸 |
| 2. 新生儿一过性高氨血症 | 根据病因治疗 |
| 3. 药物 | |
| 　如丙戊酸治疗 | 调整药物，补充左卡尼汀 |
| 4. 营养障碍 | |
| 　（1）精氨酸缺乏症 | 营养支持，补充精氨酸 |
| 　（2）肉碱缺乏症 | 营养支持，补充左卡尼汀 |

表 17-6-5　尿素循环障碍的分类及其特点

| 酶缺陷及病名 | 遗传形式 | 生化改变 | 临床表现 |
|---|---|---|---|
| 氨甲酰磷酸合成酶（高氨血症Ⅰ型） | 常染色体隐性 | 血甘氨酸、谷氨酸增高 | 多于新生儿期起病，呕吐、惊厥、呼吸困难，死亡率高，智力损害严重 |
| 鸟氨酸氨甲酰转移酶（高氨血症Ⅱ型） | X 连锁 | 血瓜氨酸下降尿乳清酸增高 | 新生儿型起病急骤、惊厥、呕吐、呼吸困难，死亡率高迟发型个体差异较大，预后不良。 |
| 精氨酰琥珀酸合成酶（瓜氨酸血症） | 常染色体隐性 | 血、尿瓜氨酸增高 | 可于新生儿至成人起病，个体差异明显 |
| 精氨酰琥珀酸裂解酶（精氨酰琥珀酸尿症） | 常染色体隐性 | 血、尿精氨酸琥珀酸增高 | 可于新生儿或婴幼儿起病，头发呈结节状、脆且易断 |
| 精氨酸酶（精氨酸血症） | 常染色体隐性 | 血、尿精氨酸增高 | 呕吐、惊厥、智力低下等，步态异常、痉挛性瘫痪、小脑性共济失调 |
| 鸟氨酸-δ-转氨酶 | 常染色体隐性 | 血、尿鸟氨酸增高 | 呕吐、惊厥、智力低下等，进行性视力下降、夜盲、失明 |

## 【临床表现】

患者临床症状的严重程度取决于酶活性缺陷的程度。酶完全缺陷者病情最重，常于新生儿早期发病，哺乳后随之出现爆发性高氨血症，死亡率极高。部分酶缺乏时则因程度的不同有较大的差异，各个年龄阶段均可发病，其中以婴幼儿期为多见。病程可为渐进性，如慢性进行性智力损害、癫痫、行为异常，也可为间歇性发病，常因感染、高蛋白饮食、饥饿、疲劳等诱发急性发作。

## 【诊断和鉴别诊断】

六种尿素循环障碍患者临床表现类似，尤其是重症患者常急性起病，临床表现缺乏特异性，常被误诊为感染性脑病、缺氧缺血性脑病、中毒性脑病、肝性脑病。因此，对于任何年龄的急慢性脑病、肝病患者，均应注意尿素循环障碍，采用血液氨基酸分析及尿液有机酸分析进行鉴别诊断，基因诊断有助于确诊。

**【治疗】**

根据病种的不同，可对患者进行饮食及药物

干预（表 17-6-6）。肝移植是治疗尿素循环障碍的有效方法，国内外已获得了成功的经验。

表 17-6-6 尿素循环障碍的治疗

| 治疗原理 | 方法 |
| --- | --- |
| 促进氨的排泄 | 腹膜透析、交换输血、血浆置换、血液透析 |
| 高热量输液 | 10%～12.5%葡萄糖静脉滴注（含电解质）<br>中心静脉营养（24 h 后给予必须氨基酸）<br>苯甲酸钠　0.25～0.5 g/(kg·d)<br>苯丁酸钠　0.25～0.5 g/(kg·d)<br>苯乙酸钠　0.25～0.5 g/(kg·d)<br>精氨酸　100～200 mg/(kg·d)（精氨酸血症除外）<br>精氨酸谷氨酸　100～200 mg/(kg·d)（精氨酸血症除外）<br>瓜氨酸　100～200 mg/(kg·d)（瓜氨酸血症除外） |
| 饮食控制 | 天然蛋白质　0.5～1.5 g/(kg·d)<br>特殊氨基酸粉　0.5～1.5 g/(kg·d)<br>热量　70～110 kcal/(kg·d) |
| 其他 | 抑制肠内细菌（抗生素）<br>左卡尼汀　30～200 mg/(kg·d) |

**【预后与预防】**

多数尿素循环障碍后果严重，预后不良，新生儿及婴幼儿期死亡率很高。产前诊断是减少出生的重要方法。对于先证者基因诊断明确的家系，可在母亲下一次妊娠 8～11 周留取胎盘绒毛，或在妊娠 16～20 周抽取羊水，分取羊水细胞，通过基因突变分析进行胎儿产前诊断。

## 一、高氨血症 I 型

**【病因】**

又称氨甲酰磷酸合成酶（carbamyl phosphate synthase，CPS）缺乏症，为常染色体隐性遗传。CPS 只存在于肝线粒体内。

**【临床表现】**

可分为两类形式：

1. 新生儿型　常于生后数日出现反应差、喂养困难、呕吐惊厥、意识障碍、脱水、代谢性酸中毒、呼吸性碱中毒、酮症等异常，死亡率高。

2. 迟发型　常于婴儿早期起病，临床表现轻重不等，发作可为间歇性，常因高蛋白饮食、饥饿、发热等诱发急性发作，神经系统损害可为进行性。

**【辅助检查】**

1. 血氨增高，甘氨酸、谷氨酸增高，严重时

合并肝损害。

2. 基因诊断　CPS I 基因位于 2q35，国外已报道多种基因突变。

**【治疗】**

1. 饮食治疗　限制天然蛋白质，保证热量。

2. 精氨酸、瓜氨酸、苯甲酸钠等支持治疗。

3. 肝移植。

## 二、高氨血症 II 型

**【病因】**

又称鸟氨酸氨甲酰转移酶（ornithine transcarbamylase，OTC）缺乏症，是先天性尿素循环障碍中最常见的类型，约占半数。其遗传方式为 X 连锁显性遗传，男女发病率大致相同。

**【临床表现】**

新生儿期起病的患者约占 OTC 缺损症的 1/3，由于起病急骤，诊断困难，死亡率极高。

迟发型患者个体差异较大，多于婴幼儿期起病，氨在体内异常蓄积，引起惊厥、智力损害、呕吐、意识障碍等一系列神经系统症状。大多迟发型患者初次发病之前无特异性症状，智力发育正常，也有少数患者成年后发病，甚至有的 OTC 变异基因携带者终身不发病。发热、饥饿、感染、手术等应激状态时，由于肌肉蛋白分解增加，可

能导致高氨血症的急性发作。

**【辅助检查】**

1. 血氨增高、低瓜氨酸血症、高谷氨酸血症、尿乳清酸及尿嘧啶排泄增加，常伴有程度不同的肝损害。

2. 酶学分析　患者肝 OTC 活性降低。新生儿期发病的患儿肝 OTC 活性极低，多在测定灵敏度以下。

3. 基因诊断　OTC 基因位于 Xp21.1，迄今已发现 80 种以上 OTC 基因突变，并发现其类型与临床表现有一定关系。

**【治疗】**

1. 饮食治疗　限制天然蛋白质，保证热量。

2. 瓜氨酸、精氨酸、苯甲酸钠、苯丁酸等支持治疗。

3. 肝移植。

## 三、瓜氨酸血症

**【病因】**

为精氨酰琥珀酸合成酶（arginosuccinate synthetase，ASS）缺乏症，为常染色体隐性遗传病。

**【临床表现】**

根据病因可分为两类：

1. 经典型　全身性 ASS 缺乏，多于新生儿期起病，成人偶见，血、尿瓜氨酸浓度常显著增高，精氨酸水平低下，临床表现哺乳困难、呕吐、惊厥、四肢强直、意识障碍、智力低下，急性期死亡率高，存活者多见脑萎缩、智力损害。

2. 成人型　肝 ASS 缺乏，可于青春期至成年发病，血、尿瓜氨基酸浓度常为中等度增高，精氨酸水平增高，临床症状可见精神行为异常，半数患者有嗜豆倾向，急性发作时可出现意识障碍、昏迷、猝死。

**【诊断】**

1. 血液瓜氨酸显著增高，尿液乳清酸、尿嘧啶增高。

2. 酶学分析　经典型患者全身各组织精氨酰琥珀酸合成酶活性降低，成人型患者肝精氨酰琥珀酸合成酶缺乏。

3. 基因诊断　编码精氨酰琥珀酸合成酶的基因 ASS 位于 9q34-qter，包括 16 个外显子，国内

外已发现多种突变。

**【治疗】**

1. 饮食治疗　限制天然蛋白质，保证热量。

2. 精氨酸、苯甲酸钠、苯丁酸等支持治疗。

3. 肝移植。

## 四、精氨酰琥珀酸尿症

**【病因】**

为精氨酰琥珀酸裂解酶（argininosuccinate lysase，AL）缺乏症，为常染色体隐性遗传病。

**【临床表现】**

根据发病时期可分为新生儿型和迟发型。与高氨血症 I 型类似，新生儿型死亡率高，预后差，迟发型患者的预后取决于诊断与治疗的早晚。

约半数患儿有结节性脆发症，发干上有小结节，脆且易断，毛发较短。

**【辅助检查】**

1. 实验室检查　血液及尿液精氨酰琥珀酸显著增高。

2. 酶学分析　精氨酰琥珀酸裂解酶存在于全身组织，以肝最多，患者肝组织精氨酰琥珀酸裂解酶活性降低。

3. 基因诊断　精氨酰琥珀酸裂解酶基因 AL 位于 7cen→q11.2，国外已报道多种突变。

**【治疗】**

1. 饮食治疗　限制天然蛋白质，保证热量。

2. 苯甲酸钠、苯丁酸、精氨酸、瓜氨酸等支持治疗。

3. 肝移植。

## 五、精氨酸血症

**【病因】**

为精氨酸酶缺乏症，常染色体隐性遗传病。

**【临床表现】**

患者新生儿时期多无明显症状，或表现为非特异性症状，如易激惹、喂养困难、呕吐，严重时抽搐，随着年龄增长及病情加重，可有步态异常、痉挛性瘫痪、小脑性共济失调，常被误诊为脑性瘫痪。

**【辅助检查】**

1. 血、尿液精氨酸浓度异常增高。

2. 酶学分析　精氨酸酶主要存在于肝与红细胞，肝约占 80%，患者精氨酸酶活性常显著下降。

3. 基因诊断　精氨酸酶基因位于 6q23，国内外已报道多种突变。

## 【治疗】

1. 饮食治疗　限制天然蛋白质，低精氨酸饮食，保证热量。

2. 苯甲酸钠、苯丁酸、瓜氨酸。

3. 肝移植。

## 六、高鸟氨酸血症

### 【病因】

为鸟氨酸-δ-转氨酶 (ornitine-δ-aminotransferase，OAT) 缺乏症，常染色体隐性遗传病。

### 【临床表现】

除一般高氨血症症状外，进行性视力损害为高鸟氨酸血症的特点。初期可为视力下降，随病情发展可出现夜盲、视野障碍、白内障、失明。眼底检查可见小圆形萎缩，逐渐进行，最终导致黄斑萎缩。少数患者可伴随近端肌无力。

### 【辅助检查】

1. 血、尿液鸟氨酸浓度异常增高。

2. 基因诊断　编码鸟氨酸-δ-转氨酶的基因 OAT 位于 10q26，国外已报道多种突变。

### 【治疗】

1. 饮食治疗　限制天然蛋白质，低精氨酸饮食，保证热量。

2. 苯甲酸钠、苯丁酸、瓜氨酸等支持治疗。

3. 大剂量维生素 B₆ 对部分病例有效，适当补充脯氨酸、肌酸也有一定的疗效。

4. 肝移植。

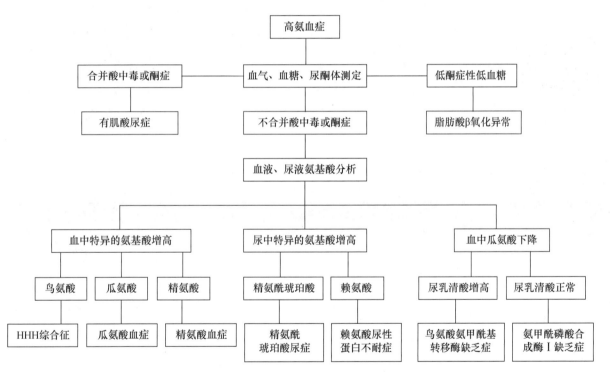

图 17-6-1　高氨血症的病因检查流程。HHH 综合征，高鸟氨酸血症-高氨血症-高同型瓜氨酸血症综合征

（王　峤　丁　圆　杨艳玲）

# 第七节 有机酸代谢障碍

有机酸是氨基酸、脂肪、糖中间代谢过程中所产生的羧基酸，有机酸代谢障碍是由于某种酶的缺乏，导致相关羧基酸及其代谢产物蓄积，又称有机酸血症或有机酸尿症。1966 年，Tanaka 运用气相色谱-质谱联用（GC-MS）技术诊断了首例异戊酸血症，迄今已陆续发现了 60 多种有机酸代谢障碍所导致的疾病。虽然每种疾病发病率较低，但因病种较多，整体发病率较高，据报道，总体发病率至少在活产婴儿 1/2000 以上，严重患儿于胎儿时期发病，导致胎儿发育异常、死胎，中国尚无统计学资料。

有机酸血症在新生儿、婴幼儿期发病率很高，常以呕吐、惊厥、代谢性酸中毒、低血糖、昏迷等形式急性起病，临床表现类似缺氧缺血性脑病、败血症、感染中毒性休克等普通疾病，部分患者则表现为进行性神经系统损害或多脏器损害，如不能及时诊断、正确治疗，死亡率很高，存活者多遗留严重智力残疾。因此，本组疾病受到了围产医学和神经内科领域的广泛重视，被称为脑性有机酸血症。

## 【分类】

根据有机酸代谢阻断的途径，有机酸血症可分为以下几类（表 17-7-1）：

1. 氨基酸代谢过程的障碍 氨基酸代谢障碍所致有机酸血症约占半数以上，多为氨基酸代谢第 2、3 步之后的中间代谢障碍。其中以支链氨基酸中间代谢障碍最多，也可见于芳香族氨基酸、赖氨酸、色氨酸的代谢障碍。生化特点以有机酸蓄积为主，一般不伴有氨基酸蓄积。

2. 氨基酸以外的代谢障碍 即糖、脂肪的中间代谢障碍，例如，乳酸、丙酮酸、三羧酸循环、酮体、谷胱甘肽循环、甘油酸等代谢障碍。

3. 多部位的代谢障碍 某种因子的缺乏可导致一组酶的功能障碍，例如，生物素代谢障碍所致多种羧化酶缺乏症、电子传导黄素蛋白缺乏导致戊二酸尿症 Ⅱ 型（多种酯酰辅酶 A 脱氢酶缺乏症）。

表 17-7-1 有机酸血症的分类

| 物质代谢障碍类型 | 疾病 |
|---|---|
| 支链氨基酸 | 甲基丙二酸血症、丙酸血症、β-酮硫解酶缺乏症、异戊酸血症、甲基巴豆酰辅酶 A 羧化酶缺乏症、羟甲基戊二酸尿症 |
| 芳香族氨基酸 | 黑酸尿症 |
| 赖氨酸-色氨酸 | 戊二酸血症 Ⅰ 型、2-酮脂酸尿症、黄尿酸尿症 |
| 丙酮酸 | 丙酮酸脱氢酶缺乏、丙酮酸激酶缺乏、丙酮酸羧化酶缺乏、磷酸烯醇丙酮酸羧化激酶缺乏症 |
| 三羧酸循环 | 延胡索酸酶缺乏症 |
| 酮体 | β-酮硫解酶缺乏症、细胞质型乙酰酰基辅酶 A 硫解酶缺乏症 |
| 多部分缺陷 | 戊二酸尿症 Ⅱ 型、多种羧化酶缺乏症、E3-硫辛酰胺脱氢酶缺乏症 |
| 谷胱甘肽循环 | 氧合脯氨酸酶缺乏症、谷胱甘肽合成酶缺乏症、γ-谷氨酰半胱氨酸合成酶缺乏症、γ-谷氨酰转肽酶缺乏症 |
| 甘油酸 | 复合型甘油尿症、散发性甘油尿症、甘油不耐症 |
| 线粒体脂肪酸 β 氧化 | 肉碱转运蛋白缺乏症、极长链脂肪酸缺乏、肉碱棕榈酰基转移酶 1 缺乏症、肉碱棕榈酰转移酶 2 缺乏症、肉碱移位酶缺乏症、极长链脂肪酸酯酰辅酶 A 脱氢酶缺乏症、三头酶缺乏症、中链酯酰辅酶 A 脱氢酶缺乏症、短链酯酰辅酶 A 脱氢酶缺乏症、短链 3-羟基酯酰辅酶 A 硫解酶缺乏症、中链 3-羟基酯酰辅酶 A 硫解酶缺乏症、电子传导黄素蛋白缺乏症、电子传导黄素蛋白脱氢酶缺乏症 |
| 其他中间代谢障碍 | Canavan 病、D-2-羟基戊二酸尿症、L-2-羟基戊二酸尿症、4-羟丁酸尿症、高草酸尿症 Ⅱ 型（L-甘油酸尿症） |

4. 线粒体脂肪酸 β 氧化障碍（β 氧化异常）　导致脂肪酸及其相关有机酸类代谢产物的异常增加，一些患者以急性脑病、Reye 综合征、婴幼儿猝死的形式起病，一些患者表现为进行性加重或间歇性发病。

## 【临床表现】

有机酸代谢障碍临床表现甚为复杂，均为非特异性表现，因此临床诊断困难，需及早进行尿液有机酸分析及血液氨基酸和酯酰肉碱谱分析，筛查病因。

有机酸类物质的异常蓄积引起代谢性酸中毒以及脑、肝、肾、心脏、骨髓等脏器功能损害。同时，旁路代谢增加，其他相关有机酸的产生亦随之增多，体液分析伴随多种有机酸异常。以甲基丙二酸血症、丙酸血症为例，体内除甲基丙二酸、丙酸的蓄积外，可合并甘氨酸、丙酮酸、谷氨酸的蓄积，线粒体能量合成功能下降。并且，体内蓄积的有机酸需转化为乙酰肉碱向尿中排泄时，肉碱消耗异常增加，因此，有机酸血症常伴有严重的继发性肉碱缺乏症。

除某阶段酶的代谢障碍外，辅酶的代谢缺陷也可导致相关有机酸代谢异常。例如，维生素 $B_{12}$ 代谢障碍所致维生素 $B_{12}$ 依赖型甲基丙二酸尿症及甲基丙二酸尿症合并同型半胱氨酸血症、生物素代谢障碍所致多种羧化酶缺乏症。

1. 发病形式（表 17-7-2）

（1）新生儿、婴儿早期急性起病：约占有机酸代谢异常的半数以上。常于生后 2、3 日起出现哺乳困难、反应差、呼吸急促，并随呕吐、意识障碍的出现急速进展，新生儿期死亡率极高，临床表现类似"缺氧缺血性脑病、败血症"。

（2）间歇性发作：稳定期正常，常因感染、饮食不当、腹泻、饥饿、预防接种等诱发急性发作，临床表现为呕吐、无力、嗜睡、意识障碍，常有一些患儿被误诊为再发性呕吐，一些疾病发作时可能出现肝大、心肌损害、低血糖、高血氨、代谢性酸中毒等生化异常。

（3）猝死：如脂肪酸 β 氧化异常，稳定期可无明显异常，但在感染、腹泻、饥饿、疲劳、饮食不当等状态下，脂肪酸代谢亢进，诱发急性发作，严重时猝死。骨骼肌、心肌、肝等器官对于脂肪酸 β 氧化能源依赖性较高，因此，肌张力低下、心脏扩大、心肌损害、肝大、肝功能损害、高乳酸血症、高氨血症较为常见，部分患者的表现类似 Reye 综合征。

（4）进行性神经系统损害：新生儿期可无明显异常，常于婴幼儿期起病，部分患者可于学龄期或成年后起病，表现为智力、运动发育障碍、惊厥、肌张力低下、震颤、共济失调、喂养困难等异常，并逐渐加重。部分患者脑 CT、MRI 等影像学检查可能表现为脑萎缩或神经变性样表现。

（5）其他：生物素酶缺乏症、多种羧化酶缺乏症患儿婴幼儿期常表现为顽固性湿疹，有时被误诊为过敏性皮炎。高草酸尿症、甘油酸尿症早期表现为尿路结石，而黑酸尿症早期仅为尿色异常，学龄期前后逐渐出现关节畸形、软骨损害等。

表 17-7-2　有机酸代谢异常的发病形式

| 发病形式 | 疾病 |
| --- | --- |
| 新生儿、婴儿早期急性起病 | 丙酸血症、甲基丙二酸血症、异戊酸血症、羟甲基戊二酸尿症、2-羟基戊二酸尿症、戊二酸尿症、D-甘油酸尿症、甘油尿症、多种羧化酶缺乏症 |
| 间歇性发作 | β-酮硫解酶缺乏症、异戊酸血症、多种羧化酶缺乏症、甘油尿症、戊二酸尿症Ⅱ型（迟发型）、脂肪酸 β 氧化异常症 |
| 猝死 | 脂肪酸 β 氧化异常症、羟甲基戊二酸尿症、甲基巴豆酰甘氨酸尿症 |
| 进行性神经系统损害 | 戊二酸尿症Ⅰ型、α-酮脂酸尿症、甲羟戊酸尿症、延胡索酸酶缺乏症、4-羟基戊二酰丁酸尿症、生物素酶缺乏症 |
| 其他（如湿疹、结石等） | 多种羧化酶缺乏症、生物素酶缺乏症、高草酸尿症Ⅰ型、高草酸尿症Ⅱ型 |

2. 不同时期有机酸血症患者的临床表现　各类有机酸血症患者因病种和轻重不同有显著个体差异。据日本山口清次的调查，107 例有机酸血症患者中新生儿期发病者占 53%，1 个月至 1 岁婴儿期起病者占 32%，合计 85% 为 1 岁内发病。如脂肪酸 β 氧化异常和 β-酮硫解酶缺乏症，新生儿期常无异常，而于婴幼儿期出现间歇发作，其初次发作多为 2 岁以内。因此，从早期发现的角度，新生儿期、婴幼儿期是最需要关注有机酸血症的重要时期。

因病种与年龄有所不同，新生儿期以哺乳困难、呕吐、肌张力低下最多，其次为呼吸急促、意识障碍、惊厥。婴幼儿期临床表现则以发育落后、肌张力低下、惊厥、哺乳困难、体重增加不良、顽固性呕吐为多见。生化异常以贫血、代谢性酸中毒、酮症、低血糖、高氨血症、高乳酸血症、肝肾功能异常、心肌酶谱异常等较常见。

相同病种亦因时期有不同的表现。急性期临床表现常为呕吐、呼吸急促、意识障碍、肌张力低下、肝大，常伴随酮症、代谢性酸中毒、高氨血症、低血糖、肝功能损害、心肌酶谱增高等生化异常。如不能及时治疗，急性期死亡率极高，存活者多遗留严重神经系统残疾。重度有机酸蓄积可造成骨髓抑制，引起贫血、粒细胞减少症、血小板减少。甲基丙二酸尿症、氧合脯氨酸血症患儿急性发作时可伴随溶血性贫血。部分疾病缓解期常有喂养困难、呕吐、体格发育落后、智力损害、癫痫等异常，病情进行性加重。但亦有部分患儿平素无症状，只在发热、腹泻、外伤、手术、饥饿等应激状态下诱发发作。

【诊断】

基于临床诊断→生化诊断→酶学诊断的原则，对于临床可疑的患儿，应及早进行有关检查。

有机酸尿症的诊断需依赖生化分析及基因诊断。有机酸血症死亡率很高，部分患儿可能在确诊前猝死。对高度可疑的患儿，应争取及早采取并保存必要的标本或组织，如尿、血清或血浆、干燥血液滤纸、抗凝血、冷冻组织（肝、肾、脑、皮肤），用于死亡后确诊和遗传咨询与优生优育指导。

1. 常规检查　尿酮体检测、血糖、血气、血氨、电解质、肝肾功能、心肌酶谱、乳酸、丙酮酸、尿氨基酸过筛试验可作为一般临床筛查方法。

2. 尿有机酸分析　是有机酸血症确诊的关键，目前多采用 GC-MS 分析技术，急性期的尿液更有助于发现异常，必要时应反复检测。对于重症患儿可进行膀胱穿刺，一般留取 5～10ml 尿液即可进行有关分析。

3. 血液氨基酸及酯酰肉碱谱分析　采用液相色谱–串联质谱法（liquid chromatography-tandem mass spectrometry，LC-MSMS）可进行多种有机酸血症的筛查、诊断与监测，如甲基丙二酸血症、丙酸血症、多种羧化酶缺乏症患者血液丙酰肉碱增高，异戊酸血症患者血液异戊酰肉碱增高，中链酯酰辅酶 A 脱氢酶缺乏症患者血液中链酯酰肉碱增高。原发性肉碱缺乏症患者血液游离肉碱及酯酰肉碱降低（表 17-7-3）。

表 17-7-3　采用 LC-MSMS 可筛查的病种、检测指标及必要的鉴别诊断方法

| 疾病 | 检测指标 | 鉴别诊断方法及其他 |
| --- | --- | --- |
| 高苯丙氨酸血症 | 苯丙氨酸，苯丙氨酸/酪氨酸 | 尿蝶呤谱分析 |
| 枫糖尿病 | 亮氨酸，缬氨酸，亮氨酸/苯丙氨酸 | 血清支链氨基酸测定 |
| 酪氨酸血症 | 酪氨酸，酪氨酸/苯丙氨酸 | 血液或尿液琥珀酰丙酮测定 |
| 高甲硫氨酸血症 | 甲硫氨酸，甲硫氨酸/苯丙氨酸 | 血浆总同型半胱氨酸浓度测定 |
| 同型半胱氨酸血症 I 型 | 甲硫氨酸，甲硫氨酸/苯丙氨酸 | 血浆总同型半胱氨酸浓度测定 |
| 瓜氨酸血症 I 型 | 瓜氨酸，瓜氨酸/精氨酸 | |
| 瓜氨酸血症 II 型（希特林蛋白缺乏症） | 瓜氨酸，甲硫氨酸，酪氨酸 | 仅能筛查出部分患者 |
| 精氨酰琥珀酸尿症 | 瓜氨酸，精氨酸，瓜氨酸/精氨酸 | 血或尿氨基酸测定 |
| 高鸟氨酸血症 | 鸟氨酸 | |
| 精氨酸血症 | 精氨酸，精氨酸/苯丙氨酸 | |

续表

| 疾病 | 检测指标 | 鉴别诊断方法及其他 |
| --- | --- | --- |
| 甲基丙二酸血症 | 丙酰肉碱，丙酰肉碱/乙酰肉碱 | 尿有机酸分析，血浆总同型半胱氨酸浓度测定 |
| 丙酸血症 | 丙酰肉碱，丙酰肉碱/乙酰肉碱 | 尿有机酸分析 |
| 异戊酸血症 | 异戊酰肉碱，异戊酰肉碱/乙酰肉碱 | 尿有机酸分析 |
| 戊二酸血症 I 型 | 戊二酰肉碱，戊二酰肉碱/游离肉碱 | 尿有机酸分析 |
| 生物素酶缺乏症 | 羟异戊酰肉碱，丙酰肉碱，羟异戊酰肉碱/丙酰肉碱 | 生物素酶活性测定 |
| 全羧化酶合成酶缺乏症 | 羟异戊酰肉碱，丙酰肉碱，羟异戊酰肉碱/丙酰肉碱 | 尿有机酸分析 |
| 3-甲基巴豆酰辅酶 A 羧化酶缺乏症 | 羟异戊酰肉碱，丙酰肉碱羟异戊酰肉碱/丙酰肉碱 | 尿有机酸分析 |
| 3-甲基戊烯二酰辅酶 A 水解酶缺乏症 | 羟异戊酰肉碱，羟异戊酰肉碱/丙酰肉碱 | 尿有机酸分析 |
| 3-羟-3-甲基戊二酰辅酶 A 裂解酶缺乏症 | 羟异戊酰肉碱，己二酰肉碱，羟异戊酰肉碱/丙酰肉碱 | 尿有机酸分析 |
| β-酮硫解酶缺乏症 | 异戊烯酰肉碱，羟异戊酰肉碱，羟戊酰肉碱/丙酰肉碱 | 尿有机酸分析 |
| 原发性肉碱缺乏症 | 游离肉碱，游离肉碱/(棕榈酰肉碱＋十八碳酰肉碱) | |
| 短链酰基辅酶 A 脱氢酶缺乏症 | 丁酰肉碱，丁酰肉碱/丙酰肉碱 | 尿有机酸分析 |
| 乙基丙二酸脑病 | 丁酰肉碱，丁酰肉碱/丙酰肉碱 | 尿有机酸分析 |
| 异丁酰辅酶 A 脱氢酶缺乏症 | 丁酰肉碱，丁酰肉碱/丙酰肉碱 | 尿有机酸分析 |
| 中链酰基辅酶 A 脱氢酶缺乏症 | 辛酰肉碱，辛酰肉碱/丙酰肉碱，辛酰肉碱/葵酰肉碱 | 尿有机酸分析 |
| 极长链酰基辅酶 A 脱氢酶缺乏症 | 肉豆蔻烯酰肉碱，肉豆蔻二烯酰肉碱，肉豆蔻酰肉碱，肉豆蔻烯酰肉碱/棕榈酰肉碱 | |
| 中链/短链-3-羟酰基辅酶 A 脱氢酶缺乏症 | 3-羟基丁酰肉碱，丁酰肉碱/丙酰肉碱 | |
| 长链-3-羟酰基辅酶 A 脱氢酶缺乏症 | 3-羟基棕榈酰肉碱，3-羟基十八碳酰肉碱，3-羟基棕榈烯酰肉碱，3-羟基十八碳烯酰肉碱 | |
| 多种酰基辅酶 A 脱氢酶缺乏症 | 丁酰肉碱～十八碳酰肉碱（辛酰肉碱，葵酰肉碱） | 尿有机酸分析 |
| 三功能蛋白缺乏症 | 3-羟基棕榈烯酰肉碱，3-羟基棕榈酰肉碱，3-羟基十八碳酰肉碱，3-羟基十八碳烯酰肉碱 | |
| 肉碱棕榈酰转移酶-I 缺乏症 | 游离肉碱，棕榈酰肉碱，十八碳酰肉碱游离肉碱/(棕榈酰肉碱＋十八碳酰肉碱) | |
| 肉碱棕榈酰转移酶-II 缺乏症 | 棕榈酰肉碱，十八碳二烯酰肉碱，十八碳烯酰肉碱，十八碳酰肉碱，游离肉碱/(棕榈酰肉碱＋十八碳酰肉碱) | |
| 肉碱/酰基肉碱移位酶缺乏症 | 棕榈酰肉碱，十八碳二烯酰肉碱，十八碳烯酰肉碱，十八碳酰肉碱，游离肉碱/(棕榈酰肉碱＋十八碳酰肉碱) | |

4. 酶学诊断　采用培养的皮肤成纤维细胞或淋巴细胞进行相应酶活性分析。

5. 基因诊断　目前国内外已建立多种有机酸代谢病的基因诊断方法，可用于确诊、杂合子筛查与产前诊断。

【治疗】

1. 急性期　有机酸血症患者急性发作时病情危重，死亡率极高，存活者易遗留严重神经系统损害，早期治疗是挽救患儿的关键。因此，对于高度怀疑有机酸血症的患儿,可在确诊前开始治疗。

急性期应静脉滴注含10%左右的葡萄糖电解质溶液,纠正酸中毒,必要时进行血液透析或腹腔透析。对于合并高氨血症的患儿,应适当禁食或限制蛋白质摄入,同时,应静脉滴注左卡尼汀 [100～500 mg/(kg·d)]、精氨酸 [100～500 mg/(kg·d)]、精氨酸谷氨酸 [100～500 mg/(kg·d)]、小剂量胰岛素(每4 g葡萄糖1单位胰岛素),并保证充足的热量供给,防止机体蛋白分解。

2. 维持治疗  病情稳定后根据病种进行相应的饮食控制。对于与氨基酸代谢有关的病种适当限制天然蛋白质,补充特殊氨基酸粉或奶粉。例如,维生素$B_{12}$无反应型甲基丙二酸血症、丙酸血症,天然蛋白质应控制在0.8～1.5 g/(kg·d),为保证蛋白质入量,则需以特殊氨基酸粉或奶粉的形式补充蛋白质1～2 g/(kg·d),使蛋白质总摄入量达到2～4 g/(kg·d)。而对于脂肪酸代谢异常则应适当增加碳水化合物,限制脂肪,预防饥饿。各类疾病的饮食治疗中,热量供给均为关键因素。除特殊治疗用奶粉、氨基酸粉外,可添加碳水化合物、藕粉、淀粉、土豆、水果等低蛋白高热量食品,使热量保证在80～100 kcal/(kg·d)。同时,为保证患儿营养发育需要,尚需注意各种矿物质、微量元素和维生素的补充。对于喂养困难的患儿,必要时应采用鼻饲,经胃管喂养。

根据不同的病种可给予适当的药物治疗,例如,维生素$B_{12}$对于维生素$B_{12}$反应型甲基丙二酸血症、生物素对于全羧化酶合成酶缺乏症或生物素酶缺乏症、维生素C对于黑酸尿症常有戏剧性疗效,维生素$B_1$、维生素$B_6$、辅酶$Q_{10}$、二氯乙酸钠对于各类疾病所致高乳酸血症的控制均有一定疗效,γ-氨基丁酸、激素等药物对部分疾病有显著疗效。左卡尼汀有益于多数有机酸血症的控制,一般剂量为30～100 mg/(kg·d),急性期可达到100～500 mg/(kg·d)(表17-7-4)。

为保证疗效,治疗中应定期复查,监测患儿体格、智力、营养和各种生化指标,及时调整治疗。

表 17-7-4  有机酸血症的治疗

**急性期治疗**

| (1) 限制蛋白质入量 | | |
|---|---|---|
| (2) 葡萄糖静脉滴注 | 保证充足的水分、葡萄糖和电解质供给,小剂量胰岛素(约每4 g葡萄糖1个单位胰岛素) | |
| (3) 碱性药物 | 纠正酸中毒 | |
| (4) 降氨 | 精氨酸或精氨酸谷氨酸 [100～500 mg/(kg·d)] | |
| (5) 透析、换血 | 去除体内毒性有机酸 | |

**长期维持治疗**

| (1) 饮食治疗 | 限制前驱物质,保证热量供给,保证维生素、矿物质和微量元素供给 | |
|---|---|---|
| (2) 药物治疗 | 左卡尼汀 | 多数疾病有效 |
| | 辅酶$Q_{10}$ | 各种疾病所致高乳酸血症 |
| | 维生素$B_{12}$ | $B_{12}$有效型甲基丙二酸血症 |
| | 甜菜碱 | 甲基丙二酸血症合并同型半胱氨酸血症 |
| | 生物素 | 全羧化酶合成酶缺乏症,生物素酶缺乏症 |
| | 维生素$B_1$ | 各种疾病所致高乳酸血症 |
| | 维生素$B_2$ | 戊二酸血症Ⅱ型 |
| | 维生素$B_6$ | 各种疾病所致高乳酸血症 |
| | 维生素E | 氧合脯氨酸血症 |
| | 维生素C | 黑酸尿症 |
| | 巴氯芬 | 戊二酸尿症Ⅰ型 |
| | 二氯乙酸钠 | 各种疾病所致高乳酸血症 |
| | 甘氨酸 | 异戊酸血症 |
| | 激素、电解质 | 甘油尿症 |

## 【预后与预防】

有机酸血症急性期病情危重、死亡率极高，早期诊断、合理治疗是决定预后的关键。如能在症状前获得诊断，很多患者可以获得良好的预后。

近年来，随着 GC-MS、LC-MSMS 等化学诊断技术的普及，有机酸血症的早期确诊率大幅度提高，国内外一些地区开始了新生儿筛查研究。近年来，随着有机酸血症诊断技术的提高和治疗经验的不断积累，许多疾病的预后明显改善，国内外均有不少患儿健康成长。而高乳酸血症、4-羟基丁酸尿症等治疗困难的病种则预后较差，治疗方法尚待探讨。

对于疾病诊断明确、基因突变明确的家系，可在母亲下一次妊娠 10 周左右留取胎盘绒毛，或在妊娠 16～20 周抽取羊水，进行羊水生化分析，同时分取羊水细胞，通过基因突变分析进行胎儿产前诊断。

# 甲基丙二酸血症

甲基丙二酸血症又称甲基丙二酸尿症，是先天性有机酸代谢异常中最常见的疾病，为常染色体隐性遗传病。其发病率据调查报告美国为 1/29 000，加拿大为 1/61000；我国发病情况不详，在临床诊断、治疗、分子生物学研究、筛查方面逐步积累了经验。

## 【病因和发病机制】

根据酶缺陷的类型，甲基丙二酸血症分为甲基丙二酰辅酶 A 变位酶缺陷及其辅酶维生素 $B_{12}$（钴胺素）代谢障碍两大类，迄今共发现 8 个亚型（表 17-7-5）。其中，仅 CblX 型为 X 连锁遗传，其余 7 种亚型均为常染色体隐性遗传病。甲基丙二酰辅酶 A 变位酶完全缺陷（complete mutase deficiency，$mut^0$）最重，多于新生儿期死亡，变位酶部分缺陷（partial mutase deficiency，$mut^-$）患者病情轻重不一；两种腺苷钴胺素（AdoCbl）合成缺陷，即线粒体钴胺素还原酶（mitochondrial Cbl reductase，cblA）缺乏和线粒体钴胺素腺苷转移酶（mitochodrial cobalamin adenosyltransferase，cblB）缺乏；以及 4 种由胞质和溶酶体钴胺素代谢异常引起的腺苷钴胺素和甲基钴胺素（MeCbl）合成缺陷（cblC、cblD、cblF、CblX）。患者为遗传缺陷 $mut^0$、$mut^-$、cblA 和 cblB 时仅有甲基丙二酸血症，临床表现相似。缺陷为 cblC、cblD、cblF 时临床表现为甲基丙二酸血症合并同型胱氨酸血症。CblX 型患者生化表型可为单独甲基丙二酸尿症或甲基丙二酸尿症合并同型半胱氨酸血症。

由于甲基丙二酰辅酶 A、甲基丙二酸、3-羟基丙酸、同型半胱氨酸等有机酸蓄积，造成一系列神经系统损害，严重时引起酮症酸中毒、低血糖、高血氨、高甘氨酸血症等生化异常。

表 17-7-5　甲基丙二酸血症的病因、基因缺陷与生化表型

| 蛋白缺陷类型 | 基因 | 遗传方式 | 生化表型 |
| --- | --- | --- | --- |
| **甲基丙二酰辅酶 A** | | | |
| **变位酶缺陷** | | | |
| 完全缺陷 | MUT | 常染色体隐性 | 单独甲基丙二酸尿症 |
| 部分缺陷 | MUT | 常染色体隐性 | 单独甲基丙二酸尿症 |
| **钴胺素代谢障碍** | | | |
| 腺苷钴胺素合成缺陷 | | | |
| cblA | MMAA | 常染色体隐性 | 单独甲基丙二酸尿症 |
| cblB | MMAB | 常染色体隐性 | 单独甲基丙二酸尿症 |
| cblD-变异型 2 | MMADHC | 常染色体隐性 | 单独甲基丙二酸尿症 |
| 胞质和溶酶体钴胺素代谢异常 | | | |
| cblC | MMACHC | 常染色体隐性 | 甲基丙二酸尿症合并同型半胱氨酸血症 |
| cblD | MMADHC | 常染色体隐性 | 甲基丙二酸尿症合并同型半胱氨酸血症 |
| cblF | LMBRD1 | 常染色体隐性 | 甲基丙二酸尿症合并同型半胱氨酸血症 |
| cblX | HCFC1 | X 连锁 | 单独甲基丙二酸尿症或甲基丙二酸尿症合并同型半胱氨酸血症 |

## 【临床表现】

甲基丙二酸尿症患者轻重不同，个体差异较大，发病年龄越早病情越重。重症患儿可于新生儿期发病，$mut^0$型半数于生后1周内发病，起病急骤，死亡率极高。婴幼儿期起病的患儿初发症状多为喂养困难、发育落后、惊厥、肌张力低下，常因发热、饥饿、高蛋白饮食、感染等诱发代谢性酸中毒急性发作，出现呕吐、呼吸困难、意识障碍，若不能及时诊断、合理治疗，猝死率很高。存活者常遗留癫痫、智力低下等严重神经系统损害。但是，近年来，随着本症筛查的普及，尚发现了一些发育良好、无症状的"良性"甲基丙二酸血症。

## 【辅助检查】

对于临床可疑的患儿应进行血糖、氨、电解质测定和血气分析，立即进行血液氨基酸及酯酰肉碱谱分析和尿液有机酸分析。

1. 尿有机酸分析　尿中有大量的甲基丙二酸、3-羟基丙酸、甲基枸橼酸等有机酸排出，即可诊断。

2. 血液氨基酸、酯酰肉碱谱分析　正常人血液丙酰肉碱水平低于 $5\ \mu mol/L$，患者多显著增高，游离肉碱降低，丙酰肉碱/游离肉碱及丙酰肉碱/乙酰肉碱比值增高。甲基丙二酸尿症合并同型半胱氨酸血症患者血液甲硫氨酸水平常明显下降。

3. 血清及尿液总同型半胱氨酸测定　正常人血清总同型半胱氨酸浓度低于 $15\ \mu mol/L$，甲基丙二酸尿症合并同型半胱氨酸血症患者血液及尿液总同型半胱氨酸浓度常显著增高。

4. 维生素 $B_{12}$ 负荷试验　根据维生素 $B_{12}$ 治疗是否有效，临床分类为维生素 $B_{12}$ 有效型和 $B_{12}$ 无效型，为鉴别病型、指导治疗的重要手段。方法为每天肌内注射维生素 $B_{12}$ 1 mg，连续3天，如果临床症状好转、生化指标改善则为维生素 $B_{12}$ 有效型。

5. 酶学分析　采用培养的外周血白细胞、皮肤成纤维细胞可进行酶学分析。

6. 基因诊断　针对不同的亚型，选择对编码甲基丙二酰辅酶 A 变位酶、cblA、cblB、cblC、cblD、cblF、cblX 等蛋白的基因进行分析。近年来，新一代测序技术显著提高了甲基丙二酸尿症的基因诊断效率。

## 【治疗】

1. 急性期的治疗　应以补液、纠酸为主，必要时进行腹腔透析或血液透析。同时，应限制蛋白质摄入，保证高热量供给以减少机体蛋白分解。

2. 长期治疗　应根据病型给予饮食和药物治疗。对于维生素 $B_{12}$ 无效型单独甲基丙二酸尿症，需以饮食治疗为主，限制天然蛋白质，补充去除异亮氨酸、缬氨酸、甲硫氨酸、苏氨酸的特殊配方奶粉。天然蛋白质摄入量应控制在 $0.8 \sim 1.2\ g/(kg \cdot d)$，蛋白质总摄入量婴幼儿期应保证在 $2 \sim 4\ g/(kg \cdot d)$，年长儿保证在 $2 \sim 3\ g/(kg \cdot d)$。维生素 $B_{12}$ 有效型患者维生素 $B_{12}$ 长期维持剂量为每周一次或数次肌内注射1 mg，使血、尿甲基丙二酸浓度维持在理想范围。鉴于重症患儿或代谢性酸中毒急性发作期死亡率极高，临床高度怀疑时，可在确诊前进行治疗，如限制蛋白质摄入、静脉补液保证高热量供给、肌内注射大剂量维生素 $B_{12}$。对于甲基丙二酸尿症合并同型半胱氨酸血症的患者，则无需限制蛋白质，正常饮食，保证甲硫氨酸等营养支持。限制蛋白质摄入可能造成甲硫氨酸等多种氨基酸缺乏，引起皮肤损害、营养不良、免疫力下降等一系列合并症。

3. 药物　左卡尼汀常用剂量为 $30 \sim 60$ mg/$(kg \cdot d)$，急性期可增至 $100 \sim 500$ mg/$(kg \cdot d)$，不仅有助于急性酸中毒发作的控制，也可有效地改善远期预后。对于高氨血症（血氨 $>100\ \mu mol/L$）患者，需静脉滴注或口服精氨酸或精氨酸谷氨酸 $[100 \sim 500\ mg/(kg \cdot d)]$。合并同型半胱氨酸血症的患者需口服甜菜碱（$2 \sim 9$ g/d）补充治疗。

## 【预后与预防】

甲基丙二酸血症患儿的预后取决于病型、发现早晚和长期治疗三方面。维生素 $B_{12}$ 有效型预后较好，其中 cblA、cblD 型预后最好。据日本1985年报道，维生素 $B_{12}$ 无效型患儿半数于生后1周内发病，mut0 型预后最差，死亡率60%，存活者均遗留重度神经系统损害。GC-MC、LC-MSMS 筛查技术的应用显著提高了本症的早期诊断率，患儿预后明显改善，目前，国内外均有许多患者健康成长。

运用羊水有机酸测定、同型半胱氨酸测定、胎盘绒毛或羊水细胞的基因诊断技术，国内外在甲基丙二酸血症的产前诊断方面也取得了成功的经验。

# 丙酸血症

　　丙酸血症为常染色体隐性遗传病，亦为有机酸血症的常见病种，其发病率略低于甲基丙二酸血症。

## 【病因和发病机制】

　　丙酸系由缬氨酸、异亮氨酸、苏氨酸、甲硫氨酸、脂肪酸和胆固醇的中间代谢产物丙酰辅酶A分解产生。正常情况下，丙酰辅酶A在丙酰辅酶A羧化酶的作用下转化为甲基丙二酰辅酶A。丙酰辅酶A羧化酶缺陷则导致此阶段代谢阻断，体内大量的丙酰辅酶A蓄积，丙酸及其旁路代谢物质甲基枸橼酸、3-羟基丙酸、丙酰甘氨酸、长链酮体等增多，造成一系列神经系统损害、代谢性酸中毒、低血糖等。线粒体内丙酰辅酶A等辅酶A衍生物的蓄积亦可导致氨甲酰磷酸转移酶、甘氨酸裂解酶、ATP合成的障碍，引起高血氨、高甘氨酸血症等生化异常。

## 【临床表现】

　　丙酸血症与甲基丙二酸血症患者类似，临床表现缺乏特异性，个体差异较大。

　　重症患儿于新生儿期发病，初发症状多为喂养困难、呕吐、脱水、低体温、嗜睡、肌张力低下、惊厥和呼吸困难，如治疗不当，则进行性加重，出现酮症、代谢性酸中毒、高氨血症，死亡率极高。丙酸等有机酸蓄积常可造成骨髓抑制，引起贫血、粒细胞减少、血小板减少，有易感染和出血倾向。

　　婴幼儿期起病的患儿多表现为喂养困难、发育落后、惊厥、肌张力低下，常因发热、饥饿、高蛋白饮食、感染等诱发代谢性酸中毒急性发作。

## 【辅助检查】

　　对于临床可疑的患儿应进行一般检查，立即进行血液氨基酸及酯酰肉碱谱分析和尿液有机酸分析。

　　1. 一般化验　尿酮体测定、血气分析、血氨、血糖、心肌酶谱、乳酸、丙酮酸测定等生化检查。

　　2. 尿有机酸分析　患者尿中甲基枸橼酸、3-羟基丙酸、丙酰甘氨酸显著增高。

　　3. 血液氨基酸、酯酰肉碱谱分析　正常人血液丙酰肉碱水平低于 5 $\mu$mol/L，丙酸尿症患者血液丙酰肉碱常呈显著增高，游离肉碱降低，丙酰肉碱/游离肉碱及丙酰肉碱/乙酰肉碱比值增高。严重患者伴甘氨酸增高。

　　4. 酶学分析　患者外周血白细胞、皮肤成纤维细胞丙酰辅酶A羧化酶活性下降。

　　5. 基因诊断　丙酰辅酶A羧化酶是由α、β两个不同的链组成的α6β6 十二量体立体结构，编码α、β链的 PCCA 和 PCCB 基因分别位于 13q32 和 3q13.3～22，迄今国内外已发现多种类型的基因突变。

## 【治疗】

　　1. 急性期治疗　应以中止蛋白摄入、补充含10％左右葡萄糖的电解质溶液、纠正酸中毒为主，静脉滴注左卡尼汀 100～500 mg/(kg·d)。对于合并严重高氨血症或酸中毒的患者，应进行腹腔透析或血液透析。为防止蛋白异化分解，应保证高热量供给。

　　2. 长期治疗　应以限制天然蛋白、高热量饮食为主，限制天然蛋白质可有效地减少前驱物氨基酸的摄入。病情稳定后，可自 0.5 g/(kg·d) 起给予天然蛋白质饮食治疗，参考生化指标逐渐调整剂量，婴幼儿期天然蛋白质摄入量应控制在 0.5～1.2 g/(kg·d)。为保证患儿营养发育需要，应补充去除异亮氨酸、缬氨酸、甲硫氨酸、苏氨酸的特殊奶粉或氨基酸粉，使蛋白质总摄入量达到 2～4 g/(kg·d)，并保证足够的热量供给。适量补充左卡尼汀可有效地促进丙酸及其衍生物的排泄，提高疗效，一般剂量为 30～100 mg/(kg·d)，急性期可增至 100～500 mg/(kg·d)。同时，应保证维生素、微量元素和矿物质的摄入。

## 【预后与预防】

　　丙酸血症患儿的预后取决于病型、发现早晚和长期治疗三方面。GC-MC、LC-MSMS 筛查技术的应用大大地提高了本症的早期诊断率，患儿预后明显改善，目前，国内外均有许多患者健康成长。

　　运用羊水有机酸测定、胎盘绒毛或羊水细胞的基因突变分析技术，国内外在丙酸血症的产前诊断方面也取得了成功的经验。

# 异戊酸血症

## 【病因和发病机制】

异戊酸血症又称异戊酸尿症，为异戊酰辅酶A脱氢酶缺乏导致的有机酸尿症，为常染色体隐性遗传病。1966年Tanaka等首次应用GC-MS技术诊断了异戊酸血症，因患者体内异戊酸浓度显著升高而得名。由于异戊酸及其代谢产物蓄积，导致自身中毒，引起一系列损害。

## 【临床表现】

已报道有两种不同的临床类型，约半数患者为新生儿期发病，病情严重，早期死亡率很高。另一半病例表现为慢性间歇性发作。

患儿在出生时正常，出生数天后出现拒奶、呕吐，继而出现脱水、倦怠和嗜睡，伴有低体温、震颤、惊厥。因体内异戊酸增高，患儿尿液、汗液常有难闻的"汗脚"气味。一般化验可见代谢性酸中毒、酮症、阴离子间隙增高、高乳酸血症、高氨血症、低血糖、低钙血症均较常见。严重患者疾病进展迅速，很快出现青紫、循环障碍，继而昏迷、死亡。一些患者伴随腹泻、血小板减少、中性白细胞减少和全血细胞减少，部分病例伴有脱发、高血糖等。

慢性间歇型患者通常在1岁以内出现第一次临床发作，上呼吸道感染、高蛋白饮食、预防接种为常见诱因。患者反复呕吐、嗜睡、昏迷，发作时伴有酮症、酸中毒，以及特殊的"汗脚"样体臭。限制蛋白质摄入和输注葡萄糖可缓解急性期症状。本型在婴儿期发作最为频繁，随年龄增长感染机会减低、蛋白质摄入减少而降低。多数慢性间歇型病例精神运动发育正常，但部分病例可有轻度甚或重度智能落后。许多患者对高蛋白食物产生自然厌恶。

## 【辅助检查】

1. 一般化验 血液及尿液常规、血气分析、血糖、氨、肝肾功能等检查对病情评估很有帮助，患者常合并代谢性酸中毒、酮症、高氨血症、低钙血症、血小板减少、中性白细胞较少和全血细胞减少。

2. 尿液有机酸分析 异戊酸、异戊酰甘氨酸及其代谢产物显著增高。

3. 血液酯酰肉碱谱分析 异戊酰肉碱浓度显著增高，游离肉碱降低。

4. 酶学分析 患者皮肤成纤维细胞及外周血白细胞异戊酰辅酶A脱氢酶活性下降。

5. 基因诊断 编码异戊酰辅酶A脱氢酶的基因IVD位于染色体15q14～15，迄今已发现多种基因突变。

## 【治疗】

急性期异戊酸血症的治疗类似其他类型的有机酸尿症，如：静脉输注含葡萄糖10～15%的电解质溶液，小剂量胰岛素，以提供热量并减少内源性蛋白质分解代谢，必要时应用碳酸氢钠控制酸中毒。静脉滴注左卡尼汀［100～500 mg/(kg·d)］，可帮助清除异戊酰辅酶A，使其转变成易排泄的无毒性产物即异戊酰甘氨酸和异戊酰肉碱。

缓解期治疗主要包括限制天然蛋白质饮食，根据年龄调整亮氨酸需要量，选用不含亮氨酸的专用配方奶粉，并注意补充其他氨基酸。虽然发作频度在个体间差异很大，且随年龄增长发作次数减少，但一般认为饮食控制可有效减少急性发作次数。

药物治疗方法主要为补充甘氨酸［100～600 mg/(kg·d)］和左卡尼汀［30～200 mg/(kg·d)］。

## 【预后与预防】

异戊酸血症患儿的预后取决于病型、发现早晚和长期治疗三方面。近年来，GC-MC、LC-MSMS筛查技术的应用，大大地提高了本症的早期诊断率，患儿预后明显改善，目前，国内外均有许多患者健康成长。

运用羊水有机酸测定、胎盘绒毛或羊水细胞的基因突变分析技术，国内外在异戊酸血症的产前诊断方面也取得了成功的经验。

# 生物素缺乏症

生物素又称为维生素$B_8$、维生素H，是一种水溶性的含硫维生素，和其他B族维生素一样，大部分从食物中摄取，少数在机体肠道中的细菌体内合成。生物素广泛存在于天然食物中，以动物肝、大豆、蛋黄、鲜奶和酵母中含量较高，粮食、蔬菜、水果、肉类中含量很少。但是，食物中的生物素为蛋白结合状态，需在肠道中经过生物素酶的作用生成游离的生物素才能发挥作用。

生物素是线粒体丙酰辅酶 A 羧化酶、丙酮酰羧化酶、乙酰辅酶 A 羧化酶和甲基巴豆酰辅酶 A 羧化酶的辅酶，作为羧化、脱羧和脱氢反应酶系的辅助因子参与碳水化合物、蛋白质和脂肪三大营养物质的代谢。生物素缺乏导致四种相关羧化酶活性下降，线粒体能量合成障碍，引起代谢性酸中毒、有机酸尿症及一系列神经与皮肤系统损害，严重时致死。生物素在 DNA 合成中也是一个重要的活性物质，参与细胞的修复和再生。

## 【病因和发病机制】

在先天的原因中，生物素酶缺乏症引起生物素吸收与利用障碍，患者体内生物素水平显著下降；全羧化酶合成酶缺乏症患者体内生物素水平正常，但是对生物素需求显著提高，导致相对缺乏。某些依赖特殊饮食治疗的遗传代谢病，如苯丙酮尿症、丙酸血症患者，如果配方中没有添加生物素，可能出现生物素缺乏。

在后天原因中，一些慢性胃肠疾病（如短肠综合征、肠道外营养）导致生物素吸收障碍。一些不当的饮食与生活习惯也是引起生物素缺乏的原因，例如，生蛋清中的抗生物素蛋白可与生物素结合而妨碍生物素吸收，长期食用生蛋清可使生物素利用率降低；雌激素、酒精抑制生物素的吸收；过量使用抗生素、防腐剂导致肠道细菌合成生物素能力下降；长时间服用抗癫痫药物，如丙戊酸、苯妥英、扑米酮、镇静剂亦会降低血液中生物素的含量。生物素对热稳定，但易被酸、碱、氧化剂和紫外线破坏，不当的食品加工过程会造成生物素流失。此外，母亲有慢性胃肠疾病或长期营养障碍可能导致胎儿生物素储备不足。

## 【临床表现】

生物素缺乏症以皮肤、黏膜和神经系统损害为主。在普通人群中，长期的生物素缺乏可能导致毛发、指甲、皮肤的损害，例如湿疹、脱发、皮肤干燥、脱皮、口角炎、口腔溃疡、舌炎、结膜炎、角膜炎、会阴炎、银屑病，严重时引起食欲减退、四肢无力、瘫痪、共济失调、抽搐、抑郁、脱髓鞘病变、视神经萎缩、视力听力下降等神经精神损害。生物素缺乏亦可引起细胞免疫和体液免疫功能下降，患者常合并念珠菌、细菌感染。

## 【辅助检查】

1. 一般检测　对于临床可疑的患儿应进行血糖、氨、电解质测定和血气分析，应立即进行血液氨基酸及酯酰肉碱谱分析和尿液有机酸分析。

2. 血清、尿液生物素检测　多数患者血清、尿液生物素水平降低。

3. 生物素酶活性测定　生物素酶缺乏症患者血清、白细胞或皮肤成纤维细胞生物素酶活性降低。

4. 血液酯酰肉碱谱分析　患者血液丙酰肉碱、羟基异戊酰肉碱浓度轻至中度增高。

5. 尿液有机酸分析　严重患者尿液乳酸、丙酮酸、3-羟基丙酸、丙酰甘氨酸、甲基枸橼酸、3-羟基异戊酸、甲基巴豆酰甘氨酸、巴豆酰甘氨酸排泄增加。但是，一些患者可无明显有机酸尿症。

6. 基因分析　针对生物素酶及全羧化酶合成酶基因进行突变分析，有助于确诊及下一胎同胞的产前诊断。

## 【治疗】

1. 生物素　5～40 mg/d，根据病因及病情选择剂量。

2. 控制原发病，对症治疗。

3. 对于合并继发性肉碱缺乏症的患者，应给予左卡尼汀支持治疗。

## 【预后与预防】

生物素缺乏症患者生物素补充治疗疗效良好，如能在症状前开始饮食治疗，绝大多数患儿可以获得正常发育，与同龄人一样就学就业、结婚生育。如果在发病后开始治疗，患儿可能遗留不可逆性脑损害。

# 生物素酶缺乏症

生物素酶缺乏症是导致遗传性生物素代谢异常的主要疾病，可于各个年龄阶段发病，临床表现复杂，死亡率、致残率极高。自 1983 年 Wolf 报道了首例生物素酶缺乏症以来，本症的病因、筛查、诊断与治疗受到了世界各国的重视。

## 【病因和发病机制】

生物素酶缺乏导致肠道摄取生物素的能力下降，体内与蛋白质结合的生物素裂解减少，机体生物素缺乏，四种相关羧化酶活性下降，乳酸、丙酮酸、3-羟基丙酸、丙酰甘氨酸、甲基枸橼酸、3-羟基异戊酸、甲基巴豆酰甘氨酸、巴豆酰甘氨酸等异常蓄积，能量合成障碍，肉碱消耗增加，引起一系列代谢紊乱与神经、皮肤损害。

### 【临床表现】

与营养型生物素缺乏症临床表现相似，生物素酶缺乏症患儿以皮肤、毛发与神经系统损害为主，患者个体差异性很大。早发型患者多为新生儿至婴儿早期发病，临床表现为喂养困难、呕吐、肌张力低下、惊厥、意识障碍、发育落后、皮疹、脱发，急性发作期可合并酮症、代谢性酸中毒、高氨血症、低血糖等代谢紊乱，死亡率很高。迟发型患者可在幼儿至成年各个年龄段发病，常因发热、疲劳、饮食不当等诱发急性发作，神经系统损害表现为惊厥、肌张力低下、痉挛性瘫痪、共济失调、发育迟缓、神经性耳聋和视神经萎缩，如不能及时治疗，常导致不可逆性损害。部分性生物素酶缺乏症可于成年后起病，甚至终身不发病。

### 【辅助检查】

1. 血清、尿液生物素检测　患者血清、尿液生物素水平降低。

2. 生物素酶活性测定　患者血清、白细胞或皮肤成纤维细胞生物素酶活性降低。

3. 血液酯酰肉碱谱分析　患者血液丙酰肉碱、羟基异戊酰肉碱浓度轻至中度增高，游离肉碱降低。

4. 尿液有机酸分析　严重患者尿液乳酸、丙酮酸、3-羟基丙酸、丙酰甘氨酸、甲基枸橼酸、3-羟基异戊酸、甲基巴豆酰甘氨酸、巴豆酰甘氨酸排泄增加。但是，一些患者可无明显有机酸尿症。

5. 基因诊断　生物素酶基因 BD 位于 3p25，已发现了多种基因突变。

6. 鉴别诊断　全羧化酶合成酶缺乏症患者临床表现及尿液有机酸谱、血液酯酰肉碱谱与生物素酶缺乏症患者类似，需要通过生物素酶、全羧化酶合成酶活性测定或者基因分析进行鉴别诊断。全羧化酶合成酶基因位于 21q22.1，已报道了多种基因突变。

### 【治疗】

1. 生物素　5～40 mg/d，预后良好，数日后尿异常代谢产物消失，全身状况明显改善。

2. 支持及对症治疗　对于重症生物素酶缺乏症患儿，如合并代谢性酸中毒或高氨血症，尚需限制蛋白质，补充葡萄糖，纠正酸中毒。对于合并癫痫的患者，需要抗癫痫治疗。

3. 对于合并继发性肉碱缺乏症的患者，应给予左卡尼汀支持治疗。

### 【预后与预防】

生物素酶缺乏症及全羧化酶合成酶缺乏症患者绝大多数预后良好，生物素补充治疗后可获得康复。治疗前合并癫痫、耳聋的患儿预后不良。GC-MC、LC-MSMS 筛查技术的应用大大地提高了本症的症状前诊断率，患儿预后明显改善，目前，国内外均有许多患者健康成长。

运用胎盘绒毛或羊水细胞的基因突变分析技术，国内外在生物素酶缺乏症及全羧化酶合成酶缺乏症的产前诊断方面也取得了成功的经验。

# 赖氨酸氧化缺陷所致的<br>有机酸尿症

赖氨酸氧化缺陷所致的有机酸尿症包括两类——α-酮己二酸血症和戊二酸血症Ⅰ型。α-酮己二酸为羟基-L-赖氨酸和L-色氨酸氧化的中间产物，在两次酶促反应作用下转化成脂肪酸氧化的中间产物巴豆酰辅酶 A。α-酮己二酸脱氢酶和戊二酰辅酶 A 脱氢酶的遗传性缺陷分别引起 α-酮己二酸血症和戊二酸血症Ⅰ型。

## 一、α-酮己二酸血症

### 【病因和发病机制】

α-酮己二酸血症是由于 α-酮己二酸脱氢酶缺乏所导致的疾病，为常染色体隐性遗传病。由于 α-酮己二酸脱氢酶的 E1 或 E2 部分缺乏，导致 α-氨基己二酸、α-酮己二酸和 α-羟基己二酸蓄积，引起有机酸尿症。

### 【临床表现】

患者可于新生儿至成年发病，主要表现为肌张力低下、间歇性代谢性酸中毒、精神运动和智能发育落后等。

### 【辅助检查】

1. 尿液有机酸分析　患者尿液 α-氨基己二酸、α-氨基己二酸、α-酮己二酸和 α-羟基己二酸排泄增高。部分病例尿中可检出 α-羟戊二酸和小量戊二酸。

2. 基因诊断　编码 α-酮己二酸脱氢酶 E1 和 E2 基因分别定位于 7p13～11.2 和 14q24.3，已报道多种基因突变。

## 【治疗】

1. 限制天然蛋白摄入 [1.5 g/(kg·d)] 可能改善症状。

2. 对于合并继发性肉碱缺乏症的患者，应给予左卡尼汀支持治疗。

## 【预后与预防】

经治疗后多数患者预后良好。但是，在治疗前合并严重脑损害的患儿预后不良。GC-MC、LC-MSMS 筛查技术的应用大大地提高了本症的症状前诊断率，患儿预后明显改善，目前，国内外均有许多患者健康成长。

运用胎盘绒毛或羊水细胞的基因突变分析技术，国内外在本症的产前诊断方面也取得了成功的经验。

# 二、戊二酸血症 I 型

## 【病因和发病机制】

为常染色体隐性遗传病，由于组织中戊二酰辅酶 A 脱氢酶缺乏，导致戊二酸降解障碍，尿中出现大量戊二酸和 3-羟基戊二酸。患者所有组织中戊二酸浓度均增高。

## 【临床表现】

患儿出生时常有大头畸形，生后婴儿早期发育多为正常，临床表现为突发的肌张力低下、头部运动失控、惊厥、角弓反张、表情怪异、伸舌、肌肉强直等，慢性进展，常在感染、高蛋白饮食、疲劳或预防接种等应激刺激后加重，出现酮症、呕吐、肝大和脑病表现（昏迷、惊厥），或可停留在静止状态，表现为锥体外系脑性瘫痪。部分病例在生后数年逐渐出现运动延缓、肌张力异常和随意运动障碍。智能发育基本正常。患者常在 10 岁内死于伴发疾病或 Reye 样发作，随年龄增长发作减少。少数患者可无神经系统表现。

## 【辅助检查】

1. 一般化验　患者急性发作期可有代谢性酸中毒、低血糖、酮血和酮尿、高氨血症等。

2. 有机酸分析　患者尿液、血清、脑脊液中戊二酸及其代谢产物 3-羟基戊二酸等有机酸显著增高。

3. 血液肉碱、酯酰肉碱谱分析　游离肉碱不同程度降低，戊二酰肉碱增高。但游离肉碱显著降低的患者戊二酰肉碱可能在正常范围，导致筛查漏诊，需注意戊二酰肉碱与丙酰肉碱的比值。

4. 影像学检查　脑 CT 扫描结果多为异常，在神经系统症状出现数天内可见侧脑室扩大和皮质沟增宽，额、顶叶脑白质密度降低，亦见于尾核和豆状核。MRI 可见皮质萎缩、侧脑室扩大、尾核和豆状核缩小、密度增高，提示纤维化。

5. 酶学分析　患者皮肤成纤维细胞细胞及外周血白细胞中戊二酰辅酶 A 脱氢酶活性下降。

6. 基因诊断　戊二酰辅酶 A 脱氢酶基因 GC-DH 定位于 19 号染色体（19p13.2），已发现多种基因突变。

## 【治疗】

1. 饮食治疗　限制天然蛋白质，减少赖氨酸、色氨酸的摄入，为保证营养，须补充祛除赖氨酸、色氨酸的特殊配方奶粉。

2. 左卡尼汀　50～200 mg/(kg·d)，急性期静脉滴注或肌内注射，稳定后口服维持。

3. 对症治疗　对于肌张力不全患者，可给予巴氯芬。对于急性期伴发感染的患者，应补充液体、左卡尼汀、葡萄糖、碳酸氢盐和精氨酸，纠正酸中毒，保证热量，以防止或减轻脑纹状体损伤。

## 【预后与预防】

如能在症状前开始治疗，绝大多数患者预后良好，国内外均有许多患者健康成长。但是，在治疗前合并严重脑损害的患儿预后不良。GC-MC、LC-MSMS 筛查技术的应用，大大地提高了戊二酸尿症 I 型的症状前诊断率，患儿预后明显改善。

运用羊水有机酸分析、胎盘绒毛或羊水细胞的基因突变分析技术，国内外在戊二酸尿症 I 型的产前诊断方面也取得了成功的经验。

（刘玉鹏　李溪远　李东晓　杨艳玲）

# 第八节　肉碱与线粒体脂肪酸代谢障碍

自然界中的肉碱（又名肉毒碱、卡尼汀、维生素 $B_T$）有左旋、右旋两种形式，只有左旋肉碱（以下简称肉碱）具有生理活性，其化学结构为 L-3-羟基-4-三甲基氨基丁酸，是一种水溶性四胺化合物。自 1908 年肉碱被发现以来，其代谢途径、生理作用逐步明确，作为特殊的维生素，在与疾病的相关关系方面越来越受重视。

## 肉碱的合成与代谢

机体所需的肉碱 75% 来自食物，25% 为体内合成。天然食品中以羊肉、牛肉等红肉中肉碱含量较高，人乳、牛乳中含有少量，蔬菜、水果中极低。外源性肉碱经肠道吸收后通过门静脉进入肝，被肝细胞摄取并转化为酯酰肉碱。内源性肉碱的合成机制复杂，需要赖氨酸、蛋氨酸、烟酸、维生素 $B_6$、维生素 C、铁 6 种营养素参与。婴幼儿合成能力为成人的 10%～30%，依赖母体储备及饮食供给，较成年人更容易出现肉碱缺乏症。

### 【肉碱的分布】

人体内肉碱以游离肉碱和酯酰肉碱两种形式存在，约 98% 存在于心肌、骨骼肌等肌肉组织中，2% 存在于肝、大脑、肾及细胞外液（如血浆、尿液）。由于细胞膜的能动转运作用，细胞内约为细胞外浓度的 50 倍。肉碱的合成主要在肝及肾中进行，通过血液运到肌肉，主要经肾排泄，仅有小部分经胆汁排出体外。

### 【肉碱的生理作用】

迄今研究发现肉碱具有多种重要生理作用：①作为长链脂肪酸的唯一载体将胞质中的长链脂肪酸转运至线粒体内进 β 氧化，提供能量。②调节线粒体内辅酶 A 和酯酰辅酶 A 的比例，由脂肪酸 β 氧化和其他线粒体代谢过程产生的酯酰辅酶 A 通过肉碱酯酰转移酶进行酯酰交换，调节脂肪酸代谢，消除酯酰辅酶 A 蓄积引起的不良反应。③协助肌细胞对葡萄糖的吸收、利用。在体内糖类过多、胰高血糖素与胰岛素比值降低时使线粒体内过剩的乙酰基团转移至胞质中，降低线粒体

内乙酰辅酶 A 与游离辅酶 A 的比例，增加丙酮酸的氧化，强化葡萄糖氧化途径；④抗氧化作用，避免自由基的损害，促进细胞膜磷脂的更新和修复，起到稳定线粒体膜和保护细胞的作用。⑤增加尿素合成，协助排氮、排氨。

### 【肉碱的代谢（肉碱循环）】

由肉碱参与的长链脂肪酸转运系统称为肉碱循环。肉碱在细胞膜肉碱转运蛋白的作用下进入细胞内。长链脂肪酸在长链脂肪酸转运蛋白的作用下进入细胞质，在线粒体外膜酯酰辅酶 A 合成酶作用下生成长链酯酰辅酶 A，经肉碱棕榈酰转移酶 I 催化下与肉碱结合，生成酯酰肉碱。酯酰肉碱在线粒体内膜的肉碱酯酰肉碱转位酶的作用下进入线粒体基质，在位于线粒体内膜内侧面的肉碱棕榈酰转移酶 II 的催化作用下，转变为酯酰 CoA，进行 β 氧化，而释出的肉碱则在肉碱酯酰肉碱转位酶作用下转运出线粒体内膜外，重新被利用。过剩的酯酰辅酶 A 也在肉碱棕榈酰转移酶 II 的作用下再转化为酯酰肉碱，经肉碱酯酰肉碱转位酶的帮助排出到细胞外。通过这些可逆反应，完成肉碱循环。

### 【肉碱缺乏症的病因】

导致肉碱缺乏症的原因包括原发性与继发性两大类（表 17-8-1）。

#### （一）原发性肉碱缺乏症

肉碱转运蛋白、肉碱棕榈酰转移酶 I、肉碱棕榈酰转移酶 II、肉碱酯酰肉碱转位酶缺乏等均可导致肉碱合成或转运障碍，各类酶缺乏均为常染色体隐性遗传，由于病因和受累器官的不同，临床表现不同，引起脂肪累积性肌肉病、肝性脑病或心肌病。

1. 肌肉型肉碱缺乏症　由于骨骼肌肉碱转运缺陷，导致长链脂肪酸代谢障碍。患者常于青少年时期发病，临床表现以疲劳、近端肌肉进行性无力为主，部分患者血清肌酸激酶（CK）增高，少数患者合并肌红蛋白尿症、低酮性低血糖，肌肉病理分析可见脂肪沉积、横纹肌溶解症，患者血清肉碱正常，肉碱补充治疗后虽然肌肉组织肉

碱浓度无明显增高，但临床疗效显著。

2. 全身性肉碱缺乏症　患儿多自婴幼儿期发病，临床表现常见肌无力、肌张力低下、喂养困难、智力运动落后，血清 CK 增高，部分患儿合并肝功能损害、代谢性酸中毒、二羧基酸尿症、高氨血症，甚至以 Reye 综合征或猝死样形式发病。极少数患儿早期仅表现为非酮症性低血糖，无肌病或脑病表现。患者血清、组织肉碱浓度下降，肝、心肌、骨骼肌常有明显脂肪沉积。迄今所发现的病例多为脂肪酸 β 氧化障碍所致。

3. 家族性心肌病　患者常表现为扩张型心肌病、心内膜弹力纤维增生症，血清、肌肉、肝肉碱浓度下降，左卡尼汀补充治疗有显著疗效。

### （二）继发性肉碱缺乏症

继发性肉碱缺乏症（表 17-8-1）较原发性肉碱

**表 17-8-1　继发性肉碱缺乏症的原因**

| | |
|---|---|
| 1. | 脂肪酸 β 氧化障碍 |
| | 极长链酯酰辅酶 A 脱氢酶缺乏症 |
| | 长链酯酰辅酶 A 脱氢酶缺乏症 |
| | 中链酯酰辅酶 A 脱氢酶缺乏症 |
| | 短链酯酰辅酶 A 脱氢酶缺乏症 |
| | 戊二酸尿症 Ⅱ 型 |
| 2. | 有机酸代谢异常 |
| | 甲基丙二酸血症 |
| | 丙酸血症 |
| | 戊二酸血症 Ⅰ 型 |
| | 3-羟基-3-甲基戊二酸尿症 |
| | 多种羧化酶缺乏症 |
| | β-酮硫酶缺乏症 |
| 3. | 高氨血症 |
| | 尿素循环障碍 |
| 4. | 线粒体病 |
| 5. | 其他 |
| | （1）摄取不足、合成低下 |
| | a. 低肉碱饮食（长期素食、低蛋白饮食） |
| | b. 完全静脉营养 |
| | c. 胃肠疾病 |
| | d. 慢性肝病 |
| | e. 慢性肾病 |
| | f. 甲状腺功能减退 |
| | g. 肌肉病 |
| | （2）酯酰肉碱生成过剩，消耗增加 |
| | a. 丙戊酸 |
| | b. β-内酰胺类抗生素 |
| | c. 四环素、氯霉素 |
| | d. 安息香酸钠 |
| | e. Reye 综合征 |
| | （3）丢失增加 |
| | a. 透析 |
| | b. 黏液性水肿 |
| | c. Lowe 综合征 |
| | d. Fanconi 综合征 |
| | （4）剧烈运动、肥胖、酒精中毒 |
| | （5）慢性消耗性疾病，如肿瘤、获得性免疫缺陷综合征（AIDS）、甲状腺功能减退症 |

缺乏症远为多见。由于病因和合并症的不同，个体差异很大。长链、中链、短链脂肪酸脱氢酶缺乏及多种酯酰辅酶 A 脱氢酶缺乏导致脂肪酸 β 氧化障碍，肉碱消耗增加。甲基丙二酸血症、丙酸血症、异戊酸血症、戊二酸血症等有机酸代谢病患者体内蓄积的大量有机酸需转化为酰基肉碱从尿液排泄，多合并严重肉碱缺乏。肝在氨的代谢过程中需消耗大量肉碱，鸟氨酸氨甲酰转移酶缺乏症、瓜氨酸血症等尿素循环障碍患者常见肉碱缺乏。

成纤维细胞代谢分析发现线粒体病患者肉碱转运能力仅为正常人的一半，可能是由于线粒体能量代谢功能下降所致。并且，线粒体呼吸链酶缺陷导致酯酰辅酶 A 蓄积，长期肉碱消耗导致细胞内肉碱含量下降，ATP 合成障碍又可导致消化道及肾小管上皮细胞肉碱回吸收障碍，因此，线粒体病患者血浆游离肉碱常明显下降。

慢性肝病的患者肉碱合成能力下降，慢性肾病、肾小管疾病时由于肾小管回吸收功能下降，易合并肉碱缺乏。透析导致血液和组织肉碱丢失增加，进一步加重肾病患者的肉碱缺乏。

医源性因素也是造成继发性肉碱缺乏的常见原因，例如，丙戊酸为一种支链脂肪酸，需与肉碱结合生成丙戊酰肉碱才能排出体外，并间接抑制肉碱合成和转运，长期服用导致肉碱消耗，严重时诱发 Reye 综合征，应注意监测血液肉碱浓度。β-内酰胺类抗生素、苯甲酸钠亦需与肉碱结合从尿中排泄，长期大量服用亦可导致肉碱缺乏。

早产儿、严重感染、脑性瘫痪、顽固性癫痫、长期静脉营养或鼻饲喂养的患者肉碱摄取不足，苯丙酮尿症等氨基酸代谢病、尿素循环障碍、有机酸尿症等患者需限制肉类食品，控制天然低蛋白摄入，应额外补充左卡尼汀等维生素。

## 【临床表现】

1. 骨骼肌损害　患者常表现为进行性疲劳、肌无力、肌张力低下，严重时瘫痪，病理分析可见明显脂肪沉积。

2. 心肌损害　可导致扩张型心肌病、心肌收缩无力、心律失常、心功能衰竭等进行性心肌损害，建议各种类型的心肌病患者均应检测血液肉碱水平。

3. 肝大　由于脂肪沉积，患者常有轻重不同的脂肪肝和肝功能异常，空腹、低血糖时尤为显著。

4. 急性脑病（Reye 综合征样脑病）　表现为意识障碍、惊厥、低血糖、高血氨、肝功能异常等，类似 Reye 综合征。

5. 猝死　长时间饥饿、疲劳、发热等可导致原发性肉碱缺乏症、脂肪酸 β 氧化障碍患儿猝死，部分患儿发病前无特殊病史，临床诊断困难，对于可疑患儿应留取血样、尿样及组织，进行肉碱及酯酰肉碱谱分析。

6. 营养发育障碍、精神行为异常　肉碱缺乏导致食欲不振、便秘、呕吐，患儿常合并营养不良、矮小、学习困难、烦躁、惊厥等精神神经行为异常，部分患儿免疫力下降，反复感染。

7. 低酮症性低血糖　在发热、疲劳、饥饿等应激状态下，肉碱缺乏症患者可出现低酮症性低血糖，常常因此引起患者注意。

## 【诊断】

### （一）肉碱谱测定

采用液相串联质谱法、同位素标记或酶学反应法，可测定血清或血浆、尿、组织游离肉碱和酯酰肉碱谱。

继发性肉碱缺乏症常首先出现游离肉碱降低，酯酰肉碱浓度增高，酯酰肉碱/游离肉碱增高，随着游离肉碱消耗增加，游离肉碱及总肉碱浓度下降。原发性肉碱缺乏症患者血液及尿游离肉碱浓度下降，但有机酸尿症、脂肪酸代谢病等患者血液及尿液酯酰肉碱浓度增高。血液、尿液肉碱浓度通常与组织中肉碱浓度呈正相关。但少数情况下，如 β-内酰胺类抗生素导致血液游离肉碱浓度明显降低时，其组织内游离肉碱浓度下降不明显。

采用高效液相、气相色谱-质谱联用和串联质谱分析技术可进一步分析血液酯酰肉碱谱，有助于有机酸尿症、脂肪酸 β 氧化障碍的病因诊断与鉴别诊断。一些国家和地区运用串联质谱分析进行干燥滤纸血片酯酰肉碱谱和氨基酸测定，提高了新生儿筛查和临床高危筛查效率。

### （二）尿有机酸分析

脂肪酸 β 氧化障碍患者常可见非酮症性二羧酸尿症，而肉碱转运障碍所致原发性肉碱缺乏症少见二羧酸尿症，有机酸尿症、药物、营养等原因所致继发性肉碱缺乏症患者可见酮症性二羧酸尿症。

## （三）辅助检查

一般化验可见低血糖、肝功能损害、高血氨、心肌酶增高等异常。原发性肉碱缺乏症和脂肪酸β氧化障碍患者以低酮症性低血糖为主要特点，但是，部分患者急性发作时血液酮体无明显下降。

## 【治疗】

1. 控制原发病 根据病因进行相应治疗，如脂肪酸β氧化障碍应补充葡萄糖，限制脂肪摄入，预防饥饿，保证热量，有机酸尿症、尿素循环障碍患者应限制天然蛋白质摄入，给予低蛋白食物及适当药物。

2. 补充左卡尼汀 对于游离肉碱低于 $20\ \mu mol/L$ 的患者均应给予左卡尼汀补充治疗，根据病因选择不同的剂量，多数患者疗效显著。急性期左卡尼汀剂量为 $100\sim200\ mg/(kg \cdot d)$，静脉、肌内注射或口服给药，同时应补充足量的葡萄糖，必要时给予小量胰岛素，预防高血糖症，保证液体及热量供给，纠正酸中毒。缓解期维持剂量为 $30\sim50\ mg/(kg \cdot d)$。原发性肉碱缺乏症患者即使血液游离肉碱浓度无明显提高，临床症状也可迅速改善。线粒体病、有机酸尿症、慢性肾病、严重营养不良、长期低蛋白饮食患者多需长期补充，应将血液游离肉碱维持在 $20\sim60\ \mu mol/L$。对于长链、中链酯酰辅酶 A 脱氢酶缺乏症是否需要长期补充左卡尼汀的问题，目前尚有争议。长期治疗中尚应注意患者的生活管理，预防饥饿、避免疲劳、合理饮食可有效地提高疗效，预防急性发作。

# 线粒体脂肪酸氧化缺陷

线粒体脂肪酸β氧化在能量产生过程中起重要作用，尤其在空腹时。β氧化途径十分复杂，经过细胞摄取脂肪酸、活化、转酯化作用、通过线粒体膜、再酯化、线粒体内β氧化、电子产生和转运以及乙酰辅酶 A 在肝内形成酮体等约 20 个步骤。

在人类已知有 9 种蛋白与遗传性线粒体脂肪酸氧化缺陷直接相关，包括细胞膜肉碱转运蛋白、肉碱棕榈酰转移酶 Ⅰ、Ⅱ（CPT Ⅰ、Ⅱ）；长链、中链和短链酰基辅酶 A 脱氢酶，2，4-二烯酰-辅酶 A 还原酶（2，4-dienoyl-CoA reductase）和长链 3-羟酰基辅酶 A 脱氢酶。

# 一、肉碱转运障碍

## 【发病机制】

为原发性肉碱缺乏症，并非继发于线粒体有机酸氧化缺陷，血浆和组织游离肉碱水平极低，对左卡尼汀治疗反应非常明显。肉碱转运缺陷导致多个组织包括肌肉、心脏和肾肉碱摄取障碍，但肝不受影响。心脏和骨骼肌内肉碱浓度不足以支持脂肪酸氧化，正常情况下肾肉碱储备可在停止供应左卡尼汀相当长时间后仍维持其正常血浆水平，而肾肉碱转运障碍时在停止左卡尼汀供应后数天内血浆游离肉碱水平可几乎降至零，但此时尿中肉碱排出仍高。肉碱在肾回吸收障碍导致血浆游离肉碱水平极低，使肝停止以被动扩散方式摄取肉碱，从而引起肝生酮作用障碍，这些异常在补充左卡尼汀后均可纠正。酰基辅酶 A 的积聚成为其他代谢通路，包括过氧化酶体β氧化和三酰甘油（甘油三酯）合成等的底物，过氧化酶体β氧化产生中链脂肪酸和二羧酸等中间代谢产物，这些产物无需肉碱辅助可直接进入线粒体并在线粒体内完全氧化，故原发性肉碱缺乏症患者并无二羧酸尿症。肉碱转运的机制尚不明了，转运缺陷的分子机制亦不清楚。

## 【临床表现】

半数患者为婴幼儿期发病，以发作性低酮性低血糖、高氨血症、转氨酶增高为特征，部分病例有心肌病和（或）骨骼肌软弱。半数病例表现为单纯心肌病，发病较晚，呈进行性，伴骨骼肌软弱，但无低血糖。一些患者伴贫血，对铁剂治疗反应差。出现上述症状，血浆游离肉碱水平极低而无二羧酸尿症，是肉碱转运障碍的显著特征。

## 【诊断】

胞膜肉碱转运缺陷见于肌肉、肾、心脏、白细胞和成纤维细胞。患者成纤维细胞和白细胞肉碱摄取率低于正常的 10%，患者父母成纤维细胞肉碱摄取率介于正常和异常之间，为杂合子表现。患者血清游离肉碱水平显著降低（$<5\ \mu mol/L$），细胞内游离肉碱及酯酰肉碱水平亦显著降低，尿液游离肉碱及总肉碱排泄增加。

## 【治疗】

补充左卡尼汀可使血浆肉碱水平恢复至基本正常，但肌肉游离肉碱水平仅能轻微升高，心肌及骨骼肌功能多显著改善。

## 二、肉碱棕榈酰转移酶Ⅰ缺陷

### 【发病机制】

CPTⅠ的功能是将长链酰基辅酶A底物转变成相应的酰基肉碱以转运至线粒体内。肝CPTⅠ缺陷后不能形成酰基肉碱，因此其长链底物不能进入线粒体进行氧化代谢。积聚的长链酰基辅酶A经其他代谢通路形成中链脂肪酸，再进入线粒体完全氧化。

### 【临床表现】

国内外已报道不同种族不同表型的患者。患者通常在空腹后（继发于感染、腹泻后）出现症状，以昏迷、惊厥、肝大和低酮性低血糖为主要特征。一些患者血清CK肌型同功酶增高，严重时出现肌红蛋白尿，甚至猝死。

### 【诊断】

1. 血液游离肉碱及酯酰肉碱谱分析 患者血浆总肉碱和游离肉碱显著增高，血浆和尿酰基肉碱正常。

2. 尿液有机酸分析 多不伴有二羧酸尿症。

3. 酶学分析 患者皮肤成纤维细胞、白细胞和实体组织中CPTⅠ活性显著降低，患儿父母CPTⅠ活性介于异常和正常之间。

### 【治疗】

急性期对症治疗，输注葡萄糖，避免长时间空腹，可防止低血糖反复发作，增加喂养次数、补充中链甘油三酯有一定作用。

## 三、肉碱棕榈酰转移酶Ⅱ缺陷

### 【发病机制】

本症患者长链酰基肉碱虽可转运通过线粒体膜，但不能有效地转变成相应酰基辅酶A，线粒体内长链酰基肉碱积聚。长链酰基肉碱可被转运至线粒体外，故患者血浆酰基肉碱显著增高，表现与肉碱转运障碍类似。血浆长链酰基肉碱增高可能加重心律失常。由于部分长链脂肪酸可经过氧化物酶体β氧化，其中链中间产物可不经肉碱循环完成线粒体β氧化，因此，患者无二羧酸尿症。人类CPTⅡ基因定位于1号染色体，属常染色体隐性遗传。

### 【临床表现】

CPTⅡ缺陷有两种临床类型，常见而预后较好者为经典的肌肉型，1973年首次报道。该型患者多在成年期（15～30岁）出现发作性肌红蛋白尿和持久运动后肌肉衰弱，症状有时出现在空腹、轻微感染、情感压力或寒冷后。患者多为男性，血清CK水平一般正常，空腹时生酮作用降低。血浆和组织中游离肉碱水平正常。心功能异常和永久性肌肉衰弱少见，约1/4的患者出现肌红蛋白尿后肾衰竭。20%的病例肌肉中有脂质沉积。

另一类CPTⅡ缺陷为严重婴儿型，患者在新生儿或婴儿期出现症状，表现为昏迷、惊厥、低酮性低血糖症、肝大、心脏扩大伴心律失常。患者无二羧酸尿症，血浆和组织肉碱水平降低，长链酰基肉碱比例增高。3例患者有肾发育不全。患者通常在婴儿期或数年内死亡。

### 【诊断】

骨骼肌线粒体中可检测到CPTⅡ缺陷，成年发病者成纤维细胞中酶活性为正常的25%，长链脂肪酸氧化基本正常，而严重早发型患者酶活性通常低于正常的10%，长链脂肪酸氧化率低于正常的15%。

### 【治疗】

一般无需特殊治疗，应避免饥饿，规律进食，保证营养。对于血液游离肉碱低于20 $\mu$mol/L的患者，应补充左卡尼汀30～50 mg/(kg·d)。

## 四、长链酰基辅酶A脱氢酶缺陷

### 【发病机制】

长链酰基辅酶A脱氢酶（LCAD）缺陷引起线粒体长链脂肪酸氧化障碍，同时影响其他代谢通路，导致空腹时能量产生障碍、线粒体内长链酰基辅酶A中间产物积聚产生毒性作用等。长链酰基辅酶A酯对氧化磷酸化作用的重要调节酶——腺苷酸易位酶有显著抑制作用。过氧化物酶体β氧化和微粒体ω-氧化在清除积聚的酰基辅酶A中间产物时起一定作用，患者有显著中链二羧酸尿症。

### 【临床表现】

自1985年以来，国内外已报道多例LCAD缺陷患者，多在1岁内出现首次症状，通常表现为空腹后出现昏迷，常伴发于发热性疾病，一些患者伴肝大、肝性脑病，甚至表现为Reye综合征。

多数病例有数次发作。肌张力低下、心脏扩大（ECG 正常）多见。在空腹和发病期间，患者有低血糖、低酮性酸中毒、肝功能异常和高尿酸血症。部分病例血清 CK 水平在空腹时增高。

**【诊断】**

尿有机酸分析可见酮体水平低下或无酮体，以及二羧酸尿症。除有一般见于脂肪酸氧化缺陷时的 C6～C10 等二羧酸外，部分患者可有 C12 和 C14 等二羧酸排出。通常无酰基甘氨酸尿。患者有继发性肉碱缺乏，肌肉、肝和血浆游离肉碱水平低下，为正常的 10%～25%。血浆 C14：1-酰基肉碱水平增高，其来源为油酸（C18：1）的部分氧化。大于 10 碳（C10）的酰基肉碱不易从肾排出，患者发病期间尿游离肉碱排泄量较低，尿酰基肉碱分析为正常，故必需测定血浆 C14：1 酰基肉碱水平。培养成纤维细胞和白细胞中可检测到酶缺陷，患者酶活性为正常的 5%～10%，父母为正常的 50%，提示本症为常染色体隐性遗传。

**【治疗】**

应注意避免空腹，维持高碳水化合物饮食并增加喂养次数，活动期静脉输注葡萄糖。补充左卡尼汀疗效不清，对于血液游离肉碱低于 20 μmol/L 的患者，应补充左卡尼汀 30～50 mg/(kg·d)，将血液游离肉碱维持在 20～60 μmol/L。应用中链甘油三酯替代食物中长链脂肪酸可提供热量产生途径，但必须除外中链脂肪酸代谢障碍或戊二酸血症 Ⅱ 型。

## 五、长链 L-3-羟酰基辅酶 A 脱氢酶缺陷

为 LCHAD 缺陷引起，常染色体隐性遗传。发病年龄为生后第 1 天至 39 个月。多数患者表现为空腹诱导的低酮性低血糖症，少数病例有心脏扩大、肌肉软弱等。酸中毒较为严重。发作期间血清 CK 水平增高，偶有肌红蛋白尿。部分病例有显著肝损害，外周神经病和色素沉着性视网膜病。半数病例已死亡。

患者尿中排出大量 C6～C14 3-羟基二羧酸和 C6～C10 二羧酸，血浆中与 3-羟基 C16：0、C18：1 和 C18：2 二羧酸相应的酰基肉碱。

本症治疗包括减少饮食中长链脂肪酸，多次给予碳水化合物类食物等。中链甘油三酯有一定疗效。肉碱和维生素 B₂（核黄素）治疗作用不肯定，对于

血液游离肉碱低于 20 μmol/L 的患者，应补充左卡尼汀 30～50 mg/(kg·d)，将血液游离肉碱维持在 20～60 μmol/L。

## 六、中链酰基辅酶 A 脱氢酶缺陷

**【发病机制】**

中链酰基辅酶 A 脱氢酶（MCAD）缺陷时机体在空腹情况下不能产生足够的酮体，不能满足组织的能量需要，血浆脂肪酸随空腹时间延长而增高，出现低血糖。线粒体内中链（C8～C12）酯酰辅酶 A 中间产物积聚，酰基辅酶 A 与游离辅酶 A 比值增高，抑制丙酮酸脱氢酶和 α-酮戊二酸脱氢酶活性，丙酮酸转变成乙酰辅酶 A 进入三羧酸循环减少，枸橼酸合成和糖原生成均受影响。线粒体 β 氧化受抑制后，脂肪酸降解障碍，急性期患者肝中有大量脂肪沉积。临床表现和常规实验室检查很难鉴别 MCAD 缺陷和 Reye 综合征，其表型相似可能与二者均有辛酸积聚有关。

患者成纤维细胞中 MCAD 活性低于正常的 10%，酶活性缺乏亦可在外周血单个核白细胞、肝、心、骨骼肌和羊水细胞中检出。残余酶活性与临床严重程度无明显关系。患者父母 MCAD 活性为正常的 35%～67%，提示本症属常染色体隐性遗传。

**【临床表现】**

1982 年首次报道了本病，患儿多在空腹后出现呕吐、嗜睡，可继发于胃肠道或呼吸道病毒感染。患者可有昏迷、低血糖，尿酮阴性或较低。血氨显著增高，肝功能异常，静脉输注 10% 葡萄糖可迅速改善症状。患儿在发作间期无任何症状。MCAD 缺陷临床表现型多样，患者常被诊断为肉碱缺乏、婴儿猝死综合征（SIDS）、Reye 综合征、低血糖昏迷等。患者首次发作可十分严重，约 20% 的患者在首次发作时死亡。病理改变主要有肝脂肪变性和脑水肿。患者死亡均在诊断前发生，无一例在确定诊断后死亡，表明早期诊断或症状出现前进行新生儿筛查诊断是降低死亡率的关键。存活患者可有发育落后、语言障碍、注意力障碍、脑性瘫痪等。

**【诊断】**

1. 一般化验　通常仅有轻度代谢性酸中毒，但阴离子间隙明显增大。常见低血糖，血氨仅有

轻度增高，血清转氨酶可有 2～4 倍增高。尿酮体阴性或低，偶有高尿酸血症。

2. 血液肉碱谱分析　患者血液游离肉碱多显著降低，为正常人的 10%～50%，中链酰基肉碱（C6～C12）增高，己酰（C5：0）、辛酰（C8：0）、辛烯二酰（C8：1）、癸酰（C10：0）4-cis-葵烯二酰（C10：1）、和十二烷酰（C12：0）增高。

3. 尿游离肉碱水平低，酰基肉碱比例增高。母乳喂养婴儿血浆游离肉碱可为正常，因母乳中游离肉碱浓度约为 50 μmol/L，酰基肉碱含量极低。

4. 尿液有机酸分析　MCAD 缺陷患者尿中可检测到多种中链异常代谢产物，尿中产生多种中链二羧酸，如己二酸（C6：0）、辛二酸（C8：0）、去氢辛二酸（C8：1）、癸二酸（C10：0）、去氢癸二酸（C10：1）、3-羟基癸二酸和十二碳双酸（C12：0），但这些二羧酸的出现并不能诊断 MCAD 缺陷，因为其他脂肪酸氧化缺陷、糖尿病酮症酸中毒和摄入中链甘油三酯后亦可有这些产物，但摄入中链甘油三酯后仅有饱和二羧酸排出。MCAD 缺陷时较为特异的有机酸异常为甘氨酸轭合物，如己酰甘氨酸和环庚酰甘氨酸，苯丙酰甘氨酸通常在疾病发作期和静止期均增高。己酰甘氨酸和环庚酰甘氨酸尿中排出增高亦见于多种酰基辅酶 A 脱氢酶缺陷（戊二酸血症 II 型），但后者还伴有丁酰甘氨酸增高。应用稳定同位素稀释气相色谱-质谱联用（GC-MS）方法测定血和尿中酰基甘氨酸对 MCAD 缺陷很有帮助。

### 【治疗】

治疗原则包括提供足够热量供应、避免空腹和在伴发感染时积极支持治疗。推荐补充左卡尼汀 30～50 mg/(kg·d)，将血液游离肉碱维持在 20～60 μmol/L 可帮助清除积聚的毒性中间代谢产物，在急性期可予静脉输注。

### 七、短链酰基辅酶 A 脱氢酶缺陷

国内外关于短链酰基辅酶 A 脱氢酶（SCAD）缺陷的报道较少，患者临床表现各异。一例女婴在生后第 3 天出现呕吐、嗜睡、低血糖、高氨血症等。尿有机酸分析为乳酸酸中毒、酮症，丁酸、乙基丙二酸、己二酸排出增高。患儿在第 6 天死亡，尸检见脑水肿，肝脾大及脂肪变性、胆汁淤积、局灶性肝细胞坏死。另一例女婴在生后早期

出现喂养困难、呕吐，体重不增，发育落后，骨骼肌软弱，并有小头畸形。肌肉活检见肌纤维轻度脂肪沉积。患儿无低血糖或有机酸尿症，血肉碱水平基本正常或稍低，但肌肉肉碱水平仅为正常的 50%。一例 46 岁女性表现为肢体肌病，血清 CK 正常，肌肉肉碱水平为正常的 25%，血浆肉碱正常或稍低。主要异常尿有机酸为乙基丙二酸。

SCAD 缺陷的诊断需测定组织中酰基辅酶 A 脱氢酶活性，患者成纤维细胞中酶活性约为正常的 50%，肌病表现者肌肉中酶活性降低，但不同病例变异较大。人类 SCAD 基因已被克隆并已发现数种变异。

## 八、戊二酸血症 II 型

线粒体内膜呼吸链由数个多蛋白复合体组成并完成电子转运过程，呼吸链中多数蛋白由细胞核基因编码，复合体 I、III 和 IV 的少数蛋白由线粒体基因编码。主要呼吸链酶蛋白包括黄素、铁-硫簇、血红素、NADH-辅酶 Q 氧化还原酶、琥珀酸-辅酶 Q 氧化还原酶、二氢泛醌-细胞色素 c 氧化还原酶和细胞色素 c 氧化酶。由核编码的呼吸链亚单位缺陷见于致死性婴儿肌病、部分婴儿乳酸酸中毒和 Leigh 综合征。具体缺陷机制不明。

电子转运黄素蛋白（electron transfer flavo-protein，ETF）和 ETF-辅酶 Q 氧化还原酶（ETF-ubiquinone oxidoreductase，ETF-QO）亦为核编码蛋白，来自黄素蛋白酰基辅酶 A 脱氢酶、二甲基甘氨酸脱氢酶和肌氨酸脱氢酶　的电子经 ETF 和 ETF-QO 转运进入呼吸链。遗传性 ETF 和 ETF-QO 缺陷引起戊二酸血症 II 型。

戊二酸血症 II 型或多种酰基辅酶 A 脱氢缺陷是一种以低酮或非酮性低血糖症和代谢性酸中毒为临床特征的遗传性代谢缺陷病，其主要病理改变为肝实质细胞、肾小管上皮细胞和心肌细胞脂肪变性。生化异常为转运电子至 ETF 的酶类所氧化的代谢产物积聚。大多数病例由 ETF 或 ETF-QO 缺陷引起，少数为原因不明的黄素代谢或电子转运异常。

### 【发病机制】

遗传性 ETF-QO 或 ETF 缺陷导致戊二酸血症 II 型，在伴有先天性畸形的患者中以 ETF-QO 缺陷多见。轻型或迟发型患者酶缺乏程度较轻。ETF 缺乏最先在两例新生儿患者中发现，患儿无

先天畸形。一例患儿 ETFa 和 b 两个亚单位均缺乏，另一例仅有 a 亚单位缺陷。部分迟发型病例有不同程度 ETF 缺乏。少数戊二酸血症 Ⅱ 型患者 ETF 和 ETF-QO 活性正常，可能与黄素腺嘌呤二核苷酸（FAD）生物合成或转运障碍有关。编码 ETF-QO 的基因初步定位于 4 号染色体，编码 ETFa 和 b 亚单位的基因分别定位于染色体 15q23～25 和 19 号染色体。

## 【临床表现】

戊二酸血症 Ⅱ 型临床上分为 3 型，即新生儿期发病伴先天畸形、新生儿期发病不伴先天畸形，以及轻症和（或）迟发型。前两型常有严重多种酰基辅酶 A 脱氢缺陷，后者有轻度多种酰基辅酶 A 脱氢缺陷或乙基丙二酸-己二酸尿症。

新生儿期发病伴先天畸形者多为早产儿，在生后 24～48 h 出现肌张力低下、肝大、严重低血糖症和代谢性酸中毒。患儿常有类似于异戊酸血症患者的特殊"汗脚"气味。部分患儿可触及肿大的肾，或有面部异常（高前额、低耳位、眼距过宽、下面部发育不良等）。患者可有弓型足、前腹部肌肉发育缺陷、外生殖器异常（尿道下裂和痛性阴茎勃起）。这些患者多在生后 1 周内死亡，部分病例体检时未见畸形，仅在尸检时发现肾囊肿。

新生儿期发病而无先天畸形者常在生后 24 h 或数天出现肌张力低下、呼吸增快、代谢性酸中毒、肝大、低血糖症和"汗脚"气味。部分患者因及时诊断和处理可存活较长时间，但伴有严重心肌病者常在数月内死亡。少数病例在新生儿期表现为低血糖症，其后出现 Reye 样症状，患者可存活较长时间。

迟发性戊二酸血症 Ⅱ 型或乙基丙二酸-己二酸尿症患者临床表现多变。患者可在生后数周出现间歇发作性呕吐、低血糖症和酸中毒，或在儿童期无任何症状，成人期出现发作性呕吐、低血糖、肝大和近端肌病。其他表现可有进行性脂质沉积性肌病、肉碱缺乏或进行性锥体外系运动障碍等。

常规实验室检查可有严重代谢性酸中毒，伴阴离子间歇增大。轻至中度高氨血症（一般低于 300 $\mu g$/dl），严重低血糖症而无酮症。血清转氨酶可增高，凝血酶原和部分凝血活酶时间可延长。血清乳酸通常增高。胸部 X 线可见心脏扩大，心电图可能提示肥厚型心肌病。腹部超声或 CT 扫描可见肾囊肿。

尿有机酸分析可有多种谱型，包括挥发性短链有机酸（如异戊酸、异丁酸、2-甲基丁酸）、戊二酸、乙基丙二酸、3-羟基异戊酸、2-羟基戊二酸、5-羟基己酸、己二酸、辛二酸、癸二酸、十二烷酸、异戊酰甘氨酸和 2-甲基丁酰甘氨酸。3-羟基丁酸和乙酰乙酸仅有小量或检测不到。血和脑脊液中有机酸亦增高。部分病例，尤其是仅有间歇发作者，尿有机酸分析仅在急性期可见异常。

氨基酸分析可见全氨基酸血症和全氨基酸尿症，新生儿期发病者脯氨酸和羟脯氨酸显著增高，而迟发型患者常有血清和尿肌氨酸增高。

血液游离肉碱水平可为正常或偏低，但尿酯酰化肉碱显著增高。患者口服左卡尼汀后尿中排出大量酰基肉碱，包括乙酰肉碱、异丁酰肉碱、异戊酰肉碱、己酰肉碱、丁酰肉碱和丙酰肉碱。

## 【诊断】

新生儿期出现非酮症性低血糖和代谢性酸中毒，有特征性尿有机酸谱即可诊断戊二酸血症 Ⅱ 型。迟发型诊断较为困难，因患者常无代谢性酸中毒而未能及时进行尿有机酸分析，且此类患者有机酸尿症不甚显著，仅在急性发作期出现。尿中发现 2-羟基戊二酸可与戊二酸血症（酰基辅酶 A 脱氢酶缺乏）进行鉴别诊断，后者尿中排出 3-羟基戊二酸。部分轻症戊二酸血症 Ⅱ 型患者临床表现与 von Gierke 病十分相似，后者常伴有酮血症和酮尿症，肝活检可资鉴别。

应用 Western 转印或放射标记免疫沉淀法可检测出组织中 ETF 或 ETF-QO 抗原缺乏，必要时可直接测定 ETF 或 ETF-QO 活性。

羊水中测出大量戊二酸或培养羊水细胞氧化特定底物障碍可进行产前诊断。ETF-QO 缺陷胎儿可发现增大的囊性肾。

## 【治疗】

新生儿期发病者的患多在生后数月内死亡。低脂、低蛋白饮食及补充左卡尼汀和维生素 $B_2$ 无显著疗效。

轻型或迟发型患者应用维生素 $B_2$、左卡尼汀、低蛋白低脂饮食治疗有一定效果。口服维生素 $B_2$（100～300 mg/d）对部分病例特别有效。苯扎贝特对于维生素 $B_2$ 无反应型患者有效。

（张 尧 杨艳玲）

## 参考文献

［1］ 钱宁，侯新琳. 肉碱缺乏症与儿童疾病. 中国当代儿科杂志. 2004，6（4）：349-352.

［2］ Rezvani I，Rosenblatt DS. Metabolic diseases. // Behrman RE，Kliegman RM，Jenson HB. Nelson textbook of pediatrics，16th ed. New York：Harcourt Publishers Limited，2000：413-414.

［3］ Roe CR，Ding JH. Mitochondrial fatty acid oxidation disorders//Scriver CR，Beaudet AL，Sly WS，et al. The Metabolic and molecular bases of inherited disease. 8th ed. New York：Mc Graw-Hill Inc，2003：2297-2326.

［4］ Eskandari GH，Kandemir O，Polat G，et al. Serum L-carnitine levels and lipoprotein compositions in chronic viral hepatitis patients. Clin Biochem，2001，34（5）：431-433.

［5］ 杨艳玲，山口清次，田上泰子，等. 有机酸尿症 71 例临床分析. 北京大学学报（医学版），2002，34：214-218.

［6］ Raskind JY，El-Chaar GM. The role of carnitine supplementation during valproic acid therapy. Ann Pharmacother，2000，34（5）：630-638.

［7］ 赵亚明，王得新，吴丽娟，等. 脂肪累积性肌肉病与左旋肉碱测定的意义. 神经生化学通讯，2001，14（2）：9-12.

［8］ Wang Y，Korman SH，Ye J，et al. Phenotype and genotype variation in primary carnitine deficiency. Genet Med，2001，3：387-392.

［9］ Helton E，Darragh R. Metabolic aspects of myocardial disease and a role for L-carnitine in the treatment of childhood cardiomyopathy. Pediatrics，2000，105：1260-1270.

［10］ 马艳艳，杨艳玲. 原发性肉碱缺乏症与心肌病. 中国实用儿科杂志，2014，29（10）：738-741.

# 第 18 章　产伤性疾病

## 第一节　概述

产伤（birth trauma）是指在分娩过程中，由于各种物理机械不良因素和缺氧缺血造成的胎儿或新生儿形态和功能损伤，本章节重点讨论机械损伤情况。产伤可发生于身体任何部位，发病率不同与产伤类型相关，临床常见的是皮肤软组织损伤、头颅血肿、颅内出血、骨折和神经损伤等。产伤可发生于产前、产时或复苏期间，有时难以避免。据美国国立卫生研究院（National Institutes of Health，NIH）的生命统计报告显示，新生儿产伤发生率约为 2.8/1000 活产儿，病死率约 0.5/100 000 活产儿。

胎儿娩出时其体型、成熟度、先露异常、身体扭曲程度以及宫缩力和外力等综合作用可造成新生儿产伤。臀先露发生产伤的风险很大，但剖宫产并不能预防产伤发生。产伤的高危因素包括：①初产妇；②孕母体格矮小；③孕母骨盆异常；④产程延长或急产；⑤羊水过少；⑥极低出生体重儿或超未成熟儿；⑦使用中位产钳或负压吸引器；⑧倒转或牵引术；⑨胎儿过大或胎头大；⑩胎儿畸形。

具有产伤高危因素的新生儿出生后，应进行全面、细致的体格检查，包括神经系统检查评估。新生儿经窒息复苏后，需要细致体检除外隐性损伤。需特别注意身体结构的对称性和功能、脑神经、肢体关节活动度以及头皮与皮肤的连续性。

（童笑梅）

# 第二节　头颈部损伤

## 一、与产程胎儿监测相关的损伤

在胎儿头皮或其他部位安置监测电极有时会造成皮肤接触面磨损或溃疡。面部或眼损伤往往由电极位置不当造成，一般不会形成脓肿。采集胎儿血样罕见引起大出血。一般不需要特殊治疗。

## 二、头颅外出血

### （一）产瘤

产瘤（caput succedaneum）亦称头皮水肿或先锋头，是产伤中最常见的病变。头位分娩时，顶枕部皮肤受压导致皮肤组织水肿及渗出，渗液中可含血清，表现为顶枕部弥漫性头皮与皮下组织肿胀，边缘不清，其范围可超越中线与骨缝，无囊样感，为可凹性水肿，常可受压塑形，局部可有瘀点与瘀斑。临床需注意有无同时存在头颅血肿和颅骨帽状腱膜下血肿。

单纯产瘤一般无需特殊处理，水肿于数日后即自行消退。

### （二）头颅血肿

头颅血肿（cephalohematoma）为产伤导致的骨膜下血管破裂，血液积聚在骨膜下所致，发病率约占所有活产儿的 2.5%，产钳助产者约 4%，负压吸引者为 6%～10%。临床表现多可在一侧顶骨或枕骨部位出现局限性边缘清晰的软性肿块，不跨越颅骨缝，有囊样感，局部头皮颜色正常。头颅血肿应与产瘤鉴别（表 18-1-1）。5% 的患儿可伴颅骨骨折。

**表 18-1-1　头颅血肿与头皮水肿的鉴别**

|  | 头颅血肿 | 头皮水肿（产瘤） |
|---|---|---|
| 病因 | 骨膜下血管破裂 | 头皮血循环及淋巴回流受阻，血管渗透性改变，形成皮下水肿 |
| 出现时间 | 生后几小时至数天 | 出生时即发现 |
| 部位 | 位于骨上，顶骨或枕骨骨膜下 | 头先露部皮下组织 |
| 形状 | 稍隆起，圆形，边界清 | 略平坦，梭状或椭圆形，边界不清 |
| 范围 | 不超过骨缝界限 | 不受骨缝限制，可蔓延至全头 |
| 局部情况 | 肤色正常，稍硬有弹性，压之无凹陷，固定，不易移动，有波动感 | 头皮红肿，柔软，无弹性，压之可凹，可移性，无波动感 |
| 消失时间 | 需 2～4 个月 | 生后 2～4 天 |

大多数头颅血肿在 8 周左右缓慢吸收，血肿逐步钙化，在数月内呈骨性肿块，无须治疗，预后好。巨大头颅血肿可造成失血性贫血、黄疸加重及持续不退，但一般不需要输血治疗。如头颅血肿迅速增大、紧张感明显，提示可能发生继续出血或继发感染，注意有无合并败血症或化脓性脑膜炎。怀疑感染时，应穿刺以确定诊断。禁忌按摩或颅血肿切开引流，易引发感染。

### （三）帽状腱膜下血肿

帽状腱膜下血肿（subgaleal hematoma，SGH）是分娩时由于机械因素所致骨膜与头皮腱膜之间的血管破裂出血。据统计发病率为 0.8%，经胎头吸引术者发病率为 6.4%；其他高危因素有第二产程延长、胎儿窘迫及巨大儿等。帽状腱膜下出血的病死率高达 20%。

#### 【病因和发病机制】

帽状腱膜与骨膜之间有一个潜在间隙，前缘为眼（脊）眶，后缘为枕骨，两侧为外耳，一旦出血，可弥漫至整个颅盖骨区域。帽状腱膜下血肿常见于胎头吸引术或产钳助产分娩时，因其牵引力将帽状腱膜与颅骨分离从而发生多层次结构破坏，包括颅骨骨折、骨间软骨联合破裂，联结硬膜下及帽状腱膜下的桥静脉破裂。

**【临床表现】**

帽状腱膜下血肿表现为跨越骨缝的质硬或波动感肿块。典型病例为生后 4 h 内出现头部肿块，12～72 h 迅速增大，使头围较正常增大，头皮瘀斑、头颅肿胀、有波动感，界限不清，耳位前移。因颅骨腱膜下结缔组织松软，出血时常难以止血，造成潜在大出血，临床出现肤色苍白、肌张力降低、心动过速及低血压，重者可致失血性休克，甚至死亡。实验室检查需监测血常规，并除外凝血功能障碍。

轻症以对症治疗为主，胆红素明显升高者需要光疗。如有明显失血，则应积极补充血容量，纠正低血容量性休克；如出血不止，病情进行性恶化，需急诊外科干预止血。伴皮肤挫伤时易致感染，需要应用抗生素和外科引流。

## 三、颅内出血

新生儿颅内出血（intracranial hemorrhage，ICH）是新生儿期常见的严重疾病，症状性颅内出血发病率为 5.1/10 000～5.9/10 000 活产儿，病死率高，存活者常有神经系统后遗症。临床上可分为缺氧缺血性及产伤性颅内出血两类，后者可引起颅内脑膜撕裂和出血，本节重点为产伤致颅内出血。

**【病因和发病机制】**

一般产伤性颅内出血多见于足月儿，高危因素为难产、第二产程延长、巨大儿、应用产钳、胎头吸引术者。分娩过程中，新生儿颅骨直接受压或受不适当牵引可引起脑膜撕裂、脑血管破裂导致颅内出血。颅内出血部位与破裂的血管部位有关，主要有硬脑膜下出血、蛛网膜下出血、脑室周围-脑室出血、脑实质出血、小脑出血及混合性出血。脑幕撕裂与颅内出血时常因局部组织缺氧缺血导致脑水肿。

**【临床表现】**

87％的颅内出血病例在生后 48 h 内出现症状，常见症状为呼吸暂停与惊厥发作，难以治疗。蛛网膜下隙出血时，腰椎穿刺脑脊液可有红细胞。确诊依靠头颅影像学检查，可对颅内出血部位、出血量及有无合并脑水肿作出明确诊断。

表 18-1-2　各类型颅内出血鉴别诊断

| 出血类型 | 年龄 | 原因 | 临床特征 | 影像学特点 |
|---|---|---|---|---|
| 硬膜下出血 | 多见足月儿 | 产伤 | 轻者无症状，重者兴奋不安、惊厥 | CT 常见大脑镰、小脑幕高密度影像 |
| 蛛网膜下隙出血 | 多见未成熟儿 | 缺氧 | 轻者无症状，重者抑制状态、惊厥 | CT 蛛网膜下隙、脑沟、脑裂、脑池高密度影像 |
| 脑室周围-脑室内出血* | 多见早产儿极低体重儿 | 缺氧 | 轻者无症状，重者病情急剧恶化、抑制、呼吸不规则、暂停 | B 超脑室内强回声，CT 根据出血严重程度分四级*，呈高密度影像 |
| 小脑出血 | 多见早产儿极低体重儿 | 缺氧产伤 | 病情严重，呼吸困难病情急剧恶化 | B 超不规则回声增强，CT 小脑实质高密度影像 |

* 脑室周围-脑室内出血分四级：Ⅰ级，室管膜下出血；Ⅱ级，Ⅰ＋脑室内出血；Ⅲ级，Ⅱ＋脑室扩大；Ⅳ级，Ⅲ＋脑实质出血

**【治疗】**

治疗措施包括保持安静，避免搬动头部，保持呼吸道通畅，吸氧；对症治疗包括应用维生素 $K_1$ 等止血药物，如贫血明显或有其他出血倾向，可予成分输血，如烦躁不安或惊厥发作可给镇静止惊处理；脑水肿严重者可用小剂量 20％甘露醇 30 min 内静脉滴入，每日 2～3 次，或用速尿静脉滴入。硬膜下血肿可做硬膜下穿刺，反复穿刺无好转者可手术摘除。蛛网膜下隙出血出血量大者常发生出血后脑积水，需密切监测头围和超声脑室扩张情况，早期行脑脊液引流手术。

## 四、颅骨骨折

新生儿颅骨弹性良好，颅缝未闭，蛛网膜下隙较宽，在产道中均匀受压可出现颅缝重叠，颅骨骨折并不常见。当孕母骨盆狭窄、使用产钳、

胎头吸引器或牵引用力不当可导致颅骨不均匀受压，造成颅骨骨折。胎头吸引易并发顶骨骨折，产钳术易致凹陷性骨折，臀位助产易致枕骨骨折。引发颅骨骨折的机械力可同时引起脑组织挫伤与颅内血管破裂。

**【临床表现】**

临床常有难产史，伴头部软组织损伤表现，可为线性或凹陷性骨折，以顶骨线性骨折最为常见，方向多与矢状缝垂直。除非伴有头颅血肿或颅内出血，线性骨折多无症状。严重线性骨折可伴硬脑膜撕裂引发脑和脑膜疝，形成软脑膜囊肿。凹陷性骨折如较浅，也不出现症状。如额部或顶部有深陷骨折，可出现骨摩擦感、前囟饱满、病侧瞳孔扩大或局部受压的神经症状。如前颅骨窝底骨折，可见眼眶周围青紫、肿胀、瘀斑、球结膜下淤血，口、鼻腔流出血性脑脊液，并造成额叶底部脑损伤；中颅窝底骨折时，可有颞肌下出血及压痛，且常合并面神经及听神经损伤；后颅窝底骨折时，可有枕部或乳头部及胸锁乳突肌部位瘀斑，颈肌强直、压痛，偶有第9～12对脑神经损伤，脑脊液外漏至胸锁乳突肌及乳突后皮下间隙，引起该部位肿胀、淤血及压痛。由于枕骨基底与鳞状骨部分的枕骨分离常导致小脑挫伤和大出血，此为臀助产的致命并发症。

**【诊断】**

有难产出生史，伴有头颅软组织损伤时应注意排除颅骨骨折。如出现神经症状或怀疑颅骨骨折，需拍摄头颅平片及CT以排除颅内病变。

**【治疗】**

一般处理包括：①平卧头高位15～30°；②按颅内出血处理；③有脑脊液外流者勿堵塞耳道或鼻孔，一般不宜做腰椎穿刺；④选用适当抗生素治疗；⑤脑神经麻痹者，可用 $B_1$、$B_6$、$B_{12}$ 等药物。

颅骨骨折凹陷深度<0.5 cm，宽度<2 cm者，可自行复位，不需特殊处理。有下列情况之一者，则需考虑手术治疗：①X线证实有碎骨在脑内者；②出现颅内高压症状者；③出现神经系统症状者；④帽状腱膜下、鼻腔、口腔或中耳有脑脊液流出或胸锁乳突肌及乳突下有脑脊液漏出者；⑤凹陷性骨折面积大而深或损伤血管致颅内血肿者；⑥不能自行复位者。术后注意预防感染，8～12周后复查头颅平片，观察骨折恢复情况及有无发生软脑膜囊肿。注意防治继发性癫痫。

## 五、面颌骨骨折

面部骨折常因多种综合外力所致，如通过产道、应用产钳或臀助产头部娩出时。下颌骨、上颌骨和泪骨骨折需要特别重视，可造成面部不对称、瘀斑、水肿和骨擦音，进食时呼吸困难。未经治疗可导致面部畸形、咬合不正和咀嚼困难，应及早治疗。上颌骨和泪骨愈合在生后 7～10 天开始，下颌骨在 10～14 天开始愈合，一般无后遗症发生。需严密监测气道连续性，必要时请整形外科和口咽、耳鼻喉科医生介入诊治过程，头颅CT 或 MRI 对于评估眶后或筛板分离骨折非常必要。累及鼻窦骨或中耳的骨折需应用抗生素。

## 六、鼻骨骨折

鼻骨骨折与移位可发生于分娩时，最常见的鼻部损伤为鼻软骨移位，常由于重力作用于产妇耻骨联合或骶骨岬所致，移位发病率约1%。严重者可致呼吸困难。鼻骨骨折所致畸形需与鼻畸形相鉴别。可通过按压鼻尖观察，鼻骨损伤常有鼻孔塌陷和鼻中隔偏离，鼻畸形一般无鼻中隔偏离。由于反复经鼻负压吸引导致鼻黏膜水肿可致鼻塞，在鼻孔部位置一棉絮测试其通畅性。

治疗包括维持气道通畅，请口腔和耳鼻喉科会诊。鼻骨骨折在 7～10 天内开始愈合，需尽快修复，如治疗延缓，则常致畸形；鼻移位未经治疗，鼻中隔畸形的风险也增加。

## 七、眼部损伤

自然分娩者常发生结膜下和视网膜出血，为眼部静脉受压和充血所致。产钳位置失误可造成眼部和眼眶周围损伤，包括眼前房出血、玻璃体出血、裂伤、眼眶骨折、泪管和泪腺损伤和角膜后弹力层撕裂（导致散光和弱视）。严重眼损伤的发病率为所有活产儿的 0.19%。

视网膜出血一般在 1～5 天逐渐恢复，结膜下出血在 1～2 周内吸收，一般无后遗症发生。其他损伤应尽快请眼科会诊。

## 八、耳损伤

应用产钳者易发生外耳损伤，常见于胎儿面

先露异常时，出现挫伤、血肿和撕裂伤。耳郭血肿可导致菜花耳畸形；耳郭撕裂伤可致耳软骨膜炎；颞骨骨折可致中耳和内耳并发症，如鼓室积血和听骨关节离断。

耳郭血肿应予以引流以防止血肿机化形成畸形。如损伤累及软骨和颞骨，应请耳鼻喉科医师会诊，需要应用抗生素。

## 九、胸锁乳突肌损伤

胸锁乳突肌损伤常致先天性或肌性斜颈。病因不明，常见由于宫内位置异常所致的肌肉间隔综合征，也可见于分娩时肩位难产，头颈部肌肉被过度牵拉或撕裂，造成胸锁乳突肌挫伤和血管破裂，血液在局部贮积，继之纤维增生、挛缩变短。

患儿可在出生时，更常见于生后1~4周查体发现斜颈，在胸锁乳突肌区域可触及1~2cm的硬性包块，头部歪向患侧，面部不对称，即刻治疗可缓解或纠正斜颈。需与颈部脊椎畸形、血管瘤、淋巴管瘤和畸胎瘤相鉴别。10%的先天性斜颈患儿伴随先天性髋脱位，应认真进行臀部检查，以便确诊。

开始可采取保守治疗，每天数次进行受累肌肉延伸运动，80%的病例于3~4个月愈合，经功能训练后6个月仍有斜颈者需行外科手术治疗。

## 十、咽部损伤

鼻胃管或气管插管置管时，应用负压吸引器可造成咽部损伤，严重者同时造成纵隔或胸腔撕裂。患儿口咽分泌物增多，吞咽困难，胃管置入困难。轻度黏膜损伤愈合良好，重症损伤需要尽快诊断和处理。咽后壁撕裂伤的诊断需要采用水溶性对比试剂做放射造影检查。

治疗需应用抗生素，禁食2周，复查造影检查以确定愈合后开始进食。胸膜渗出者予以胸导管引流，如胸膜漏出持续或破损较大时请外科会诊干预治疗。

（童笑梅）

# 第三节 神经损伤

## 脑神经损伤

### 一、面神经损伤

新生儿面神经（第Ⅶ对脑神经）损伤是最常见的周围神经损伤，占活产儿的1%。

**【病因和发病机制】**

产钳，尤其是中位产钳助产及第二产程延长为其高危因素。外伤性面神经损伤为从乳突至茎突孔出来的外周面神经受压，或面神经经下颌支受压；面神经也可因滞产时被骶骨峡压迫所致，尤其当无产钳因素时，是否存在骶骨峡压迫可由胎位与面神经瘫位置的相关性来说明。左枕横位出现左侧面瘫，右枕横位出现右侧面瘫。通常神经受压是由于神经周围组织肿胀所致而非神经纤维破裂。

**【临床表现】**

典型面神经下运动神经元损伤，可出现上部与下部面肌无力。安静时患侧眼持续张开，患侧鼻唇沟变浅；哭闹时同侧额纹消失，眼不能闭合，口角歪向对侧。多数患儿头面部同时伴有皮肤挫伤表现。偶尔仅一支面神经受损，表现局限于前额，眼睑或口角。中枢性面神经损伤比周围面神经损伤少见，麻痹局限于对侧面部下半部到2/3部分，鼻唇沟消失，口角下垂，前额和眼睑运动不受累。

**【鉴别诊断】**

外伤性面神经损伤要与发育障碍所致面神经麻痹鉴别。后者常伴综合征，如Möbius综合征、Goldenhar综合征、Poland综合征、DiGeorge综合征、13三体综合征和18三体综合征，常伴随其他畸形或为双侧面瘫；罕见先天性面神经麻痹，可为单侧性，病因不明，预后不佳。

另需与面神经麻痹鉴别的疾病为口角提肌先天性发育不良，也称为歪嘴哭综合征，其特征为哭闹时口角不对称，患侧口角不能向下与向外侧运动，但无面神经麻痹的其他表现，如两侧鼻唇沟不对称，前额不起皱及眼不能闭合等，可随时间逐渐减轻，也可持续存在。

新生儿继发性面神经麻痹也常由水痘-带状疱疹病毒感染所致。

**【治疗】**

产伤致面神经麻痹预后良好，90%以上可在2周内逐步恢复。治疗包括应用人工泪液及眼罩保护眼睛，防止角膜损伤。肌电图对判断预后和潜在后遗症有帮助。如患儿在5周时仍无恢复，呈现完全性临床和电麻痹时，需进行神经外科修复术。

### 二、喉返神经损伤

当臀位产或应用产钳过度牵引胎头时，可发生喉返神经损伤，出现声带麻痹，左侧喉返神经由于径路长受累常见，双侧喉返神经损伤常继发于缺氧或脑干出血。5%～26%的先天性声带麻痹是由于产伤所致。

单侧喉返神经麻痹常无症状，或在哭闹时声音嘶哑和吸气喘鸣，有时伴有舌下神经损伤，出现进食困难，口涎增多；双侧麻痹常导致喘息、呼吸窘迫和青紫。

诊断依靠直接或间接纤维喉镜检查，吞钡检查和语音病理学咨询有助于诊断。鉴别诊断包括先天性咽部畸形，双侧麻痹时需要除外中枢神经系统畸形，包括Chiari畸形和脑积水。如无产伤病史，需进一步除外脑干损伤或畸形、心血管畸形和纵隔肿物。

治疗方法的选择取决于症状的轻重，单侧损伤一般不需要干预治疗，在6周内自愈。双侧损伤预后不佳，有时需要气管插管或气管切开。

## 颈部神经根损伤

### 一、膈神经损伤（$C_{3\sim5}$）

产伤可导致膈神经损伤，使同侧膈肌运动瘫

痪，称为膈神经麻痹（diaphragmatic paralysis）。

**【病因和发病机制】**

常为分娩时颈与上臂受到过度牵拉所致，高危因素包括臀助产和困难产钳。膈神经损伤常为单侧，由于膈神经起源于 $C_{3\sim5}$ 神经根，75% 的膈神经损伤同时伴有臂丛神经损伤；有时胸导管置入或胸外科手术也可损伤该神经。

**【临床表现】**

常在生后 1 天内出现症状，表现为青紫和呼吸窘迫，患侧呼吸运动和呼吸音降低，易发生肺不张。胸片显示患侧膈肌抬高至第 3 肋间水平，纵隔向对侧移动。使用连续气道正压通气（CPAP）时胸片可不出现此征象。超声检查或荧光透视可发现吸气时出现膈肌矛盾运动（膈肌上抬）。

需与心、肺疾患和其他神经源性呼吸困难鉴别。先天性膈神经缺如罕见。

**【治疗】**

膈神经麻痹一般选用保守和支持治疗。低氧血症时给氧；呼吸衰竭时用 CPAP 或机械通气，避免发生肺不张和肺炎。由于进食会增加呼吸运功，必要时用鼻饲胃管喂养。多数患儿在 1～3 个月痊愈，无后遗症。如呼吸窘迫持续存在，可考虑手术治疗，双侧膈神经麻痹可应用膈神经起搏器。

## 二、臂丛神经麻痹

产伤致臂丛神经麻痹（brachial plexus paralysis）的发病率为活产儿的 0.1%～0.2%。

**【病因和发病机制】**

肩难产和臀位分娩是臂丛神经损伤的主要原因。高危因素为糖尿病母亲及其他原因所致的巨大儿、第二产程延长、使用产钳、肩难产、初产、高龄产妇及多胎。损伤机制为肩难产需要头部极度向一侧侧屈及牵拉造成牵拉性损伤。在过度牵拉上肢时，导致 $C_5\sim T_1$ 神经根挫伤及破裂。部分病例无牵拉头部及侧屈的病史。经阴道分娩的头位产中 50% 的臂丛产伤存在肩难产。

**【临床表现】**

常在出生后不久发现患儿一侧上肢运动障碍。根据神经损伤部位及临床表现，臂丛神经损伤共分三型：①Ⅰ型，上臂型，即 Erb 麻痹，发生率占全部病例 90%，损伤 $C_{5\sim7}$ 神经节。患侧三角肌、冈下肌、二头肌、旋后肌、肱桡肌和腕指伸展肌力减弱或麻痹。受累肢体呈现为"服务生指尖"（waiter tip）位，肩外展及屈肘不能，肩关节内收及内旋，肘关节伸展，前臂旋前，腕指屈曲。肱二头肌反射和桡骨反射消失，拥抱反射不对称，握持发射存在。可存在部分感觉缺失。5% 病例发生膈麻痹。②Ⅱ型，下臂型，即 Klumpke 麻痹，该型仅占臂丛神经损伤中 1%。损伤累及 $C_8$ 及 $T_1$ 神经节，致使手内肌及腕指屈肌无力。握持反射消失，肱二头肌和桡骨反射存在，前臂和手掌尺侧感觉缺失。此型损伤导致 $T_1$ 交感神经纤维损伤时可伴发同侧 Horner 综合征，除Ⅱ型表现外还有眼睑下垂，瞳孔缩小及半侧面部无汗。③Ⅲ型，全臂型，即全上肢麻痹，约占 10%，临床表现为全上肢松弛，所有反射包括握持反射和感觉缺失。可同时合并胸锁乳突肌血肿，锁骨或肱骨骨折。如 $T_1$ 自主神经纤维受损，也可出现 Horner 综合征表现。

**【诊断】**

依据病史有肩难产与上肢被牵拉，出生后即出现一侧上肢部分或完全软瘫的特殊体位，结合神经-肌电图检查结果，一般不难诊断。应对肩胛及上肢拍片以排除骨折。若无其他相应的神经症状可除外脑损伤。存有呼吸窘迫提示伴有膈神经损伤。损害波及臂丛下部时注意同侧 Horner 综合征。

臂丛神经损伤根据神经纤维损伤的程度可分为四种类型：①神经性麻痹（neuropraxia）伴暂时性传导阻滞；②轴突断伤（axonotmesis）伴重度轴突损伤，但周围神经元成分完整；③神经断裂（neurotmesis）伴完全性节后神经破坏；④撕脱（avulsion）并累及与脊髓节前的连接。神经性麻痹与轴突断伤预后较好。

**【鉴别诊断】**

需与以下疾病鉴别：①脑损伤，常伴随其他神经系统症状；②锁骨骨折、肱骨上部骨折和颈髓下部损伤，症状类似臂丛麻痹，可行肩部和上臂 X 线检查除外骨折，胸部查体除外膈麻痹。

**【治疗及预后】**

起始治疗为保守治疗。第 1 周将前臂固定在上腹部，避免上举肩部，应用手腕和手指夹板，以减少不适。出生 1 周后为了避免肌肉挛缩，可指导父母对患儿肩、肘及手腕关节进行活动

(range-of-motion) 训练。如 2～3 个月不恢复，应转至专科中心进一步检查。如 3～6 个月不恢复，考虑手术探查，修补损伤神经。对手术效果的评价并不明确。考虑手术时，行肌电图及影像检查（如脊髓造影术或 MRI）有一定帮助。

预后与损伤程度有关，如果神经根完整、未撕脱，90% 的臂丛神经损伤完全恢复。生后 2 周临床明显改善提示可基本恢复正常功能，绝大多数患儿在 3 个月时完全恢复。局限于 $C_5$、$C_6$ 神经根损伤者预后最好，完全性臂丛损伤及下部臂丛损伤的预后差。

恢复缓慢者需进行肌电图和神经传导测试以鉴别撕脱和伸展损伤。当 3 个月时肱二头肌功能缺失，建议外科手术。近年来采用神经显微修补技术使臂丛神经麻痹的预后明显改善。

## 三、桡神经麻痹

分娩时如肱骨中段骨折，可致桡神经损伤而出现麻痹症状，如患侧手腕呈垂腕畸形，局部肿胀，患肢活动受限。需行 X 线检查了解有无肱骨骨折。治疗可采用小夹板固定，使手指和腕关节维持背伸位，同时予针灸和按摩，服用维生素 $B_1$、$B_6$、$B_{12}$ 等。

# 脊髓损伤

脊髓损伤发病率约为 0.14/10 000 活产儿，但病死率高，幸存者往往遗留程度不等的神经系统缺陷。损伤类型包括脊髓硬膜下血肿、椎动脉损伤、颈髓出血、脊髓动脉栓塞和脊髓横断损伤。

## 【病因和发病机制】

分娩时由于暴力牵拉或压迫胎儿头颈部，扭曲胎儿的脊柱轴而引起脊柱、脊髓及脑干组织的延伸性损伤。病因包括：①胎儿在子宫内位置异常，如额位、颜面位，或臀先露、难产、早产、急产等；②胎儿的脊柱内血管闭塞；③胎儿脊柱与枕大孔畸形等。颈段脊髓损伤常发生于头先露时使用产钳过度旋转胎头所致；颈胸段脊髓损伤常发生于臀位牵引，胎头过伸或因头盆不称胎头嵌入骨盆内，牵引或过度旋转下肢所致。

上颈段脊髓损伤较下段脊髓损伤多见。轻者仅有脊柱后突角改变，受伤脊突向外突出，局部肿胀及触痛，脊旁肌紧张。脊柱损伤常累及脊髓

管内脊髓，如出血较多、水肿较重，可出现相应神经体征，如 $C_4$ 以上脊髓损伤常伴呼吸暂停，$C_4$～$T_4$ 损伤时由于不同程度累及膈神经及肋间肌常伴呼吸窘迫，腹肌麻痹导致腹部松软及隆起，肛门括约肌松弛、膀胱膨隆，不能自行排尿。脑神经根和脑干损伤除相应神经支配的肌肉麻痹外，由于伤及生命中枢，可伴发脊髓休克征，表现肌肉软弱、面色苍白，呼吸抑制、节律异常或呼吸暂停，导致死亡。部分脊髓损伤或椎动脉栓塞可造成轻微神经症状和痉挛。

## 【临床表现】

脊髓损伤包括以下四种类型：①严重高位颈髓或脑干损伤，受累胎儿为死胎或生后即出现呼吸窘迫、休克和低体温，生后数小时内死亡。②高位或中位颈髓损伤，表现为中枢性呼吸困难，下肢瘫痪、腱反射消失、躯干下段感觉丧失、尿潴留和便秘，可同时伴随双侧臂丛神经损伤。③第 7 颈髓或以下脊髓损伤，损伤处远端神经所支配的随意肌出现暂时性或永久性麻痹、截瘫、大小便失禁，主动运动减弱或消失，深腱反射消失，损伤段面以下疼痛刺激无反应。一般可恢复，也可发生永久性神经后遗症，包括肌肉萎缩、挛缩和持续排尿。

## 【诊断】

根据患儿有产伤史，体检发现受伤局部有脊柱变形、椎间隙变窄及 X 线摄片检查，尤其要注意详尽的神经系统检查，必要时可行腰椎穿刺，检查脑脊液，以明确诊断。应与先天性神经肌肉疾病（如脊髓性肌萎缩、中枢性肌张力低下）及先天性脊髓疾病（如脊髓发育不良、隐性脊柱裂和脊髓肿瘤）相鉴别。脊柱 X 线、CT 扫描和 MRI 检查有助于诊断及判断预后。

## 【治疗】

怀疑脊髓损伤时，应积极复苏，并对头、颈及脊柱进行固定，以防进一步损伤，请神经外科会诊。单纯性脊柱骨折可采用保守治疗。如脊柱骨折伴发脊髓损伤者，血肿较大、骨折片压迫、腰椎穿刺有部分或完全梗阻者，宜早期行椎板减压术。预后取决于损伤的部位与程度。脊柱及脊髓损伤预后不佳。

（童笑梅）

# 第四节 软组织损伤

## 一、皮肤挫伤

分娩时产生的皮肤挫伤与先露部位有关，是先露部位的皮肤在产道内受到子宫收缩与产道阻力的双重作用，局部组织长时间受压，导致皮肤静脉淤血，组织水肿，组织挤压错位，进而造成局部皮肤挫伤。因此，头先露者软组织损伤在头部，臀先露者软组织损伤在臀部。

挫伤皮肤出现红肿、瘀点或瘀斑，严重者甚至产生局部皮肤软组织坏死。

出现软组织挫伤后，应注意局部软组织保护。一般无需要特殊处理，2～7 天症状可自行消退。若出现皮肤组织坏死，应注意保护创面，促进创面愈合与坏死组织脱落。

脐带绕颈时，由于静脉回流受阻，静脉淤血，可出现头颈部皮肤淤血、青紫及瘀点，数日后可自行消失。子宫内游离羊膜带，有时也可造成软组织缢痕，是一种特殊类型的软组织损伤。先天性卵巢发育不全时出现的手背、足背淋巴水肿则与产伤无关。

## 二、皮肤裂伤

胎儿在子宫内被羊水长时间浸泡，皮肤含水量大，致密度低，略显松脆、韧性差。出生过程中，新生儿皮肤受锐性物体（如剖宫产手术刀、剪等）触碰，极易出现裂口，甚至裂伤（图 18-4-1）。

如皮肤裂伤仅伤及表皮，可不予处理，或仅行清洁、消毒伤口，外用抗菌、促愈敷料包扎即可；裂伤较深大，甚至出现皮肤全层裂开者，应积极清创、缝合、创面敷料包扎，以防止因皮肤裂开错位产生的不易愈合或愈后宽大瘢痕。静脉应用抗生素，预防伤口感染。

## 三、皮下脂肪坏死

病因尚不明确，常见于足月分娩的健康婴儿，

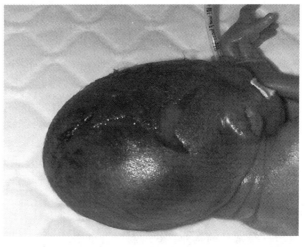

**图 18-4-1** 25 周早产儿出生后发现右侧头皮呈 Y 形裂伤，伤口总长度约 8 cm（见彩图）

部分患儿有难产或产伤、窒息史，也可与缺氧及寒冷有关。

病变一般在出生时常难以发现，多见于生后 2 周内，在臀部、大腿部及面颊、躯干等处出现皮下斑块或结节，有时上肢、外阴亦可累及。结节为单发或多发，大小不等，圆形、椭圆形或形状不规则，有明显界限，质硬，压之无凹陷，病变部位无色泽改变或有深红色或紫红色颜色改变，逐渐融合成斑块，界限清楚，可发生钙化。多无自觉症状，一般状况好。在 1 个月左右结节及斑块开始逐渐吸收变小，数月后完全消退，一般不破溃。

实施病变部位的组织病理学检查可以确诊。鉴别诊断需除外尿布疹和硬皮病。尿布疹的皮肤红而不肿，硬皮病的皮肤肿而不红，两者都无感染的全身症状。

无需特殊治疗，一般在数周至数月自愈。个别病例因皮肤和皮下的血管内血栓形成，皮肤出现坏死。

（童笑梅）

# 第五节 骨折

产伤性骨折多由于分娩时助产技术不熟练、用力不当、用力过猛或动作粗暴等因素所致，最常见为长管状骨，如锁骨、肱骨或股骨的密质骨部位呈完全性骨折，而骨骺部损伤少见。国内报告产伤骨折发生率在 0.1%～1.1%，自然分娩时产伤性骨折发生率为 0.096%，难产时为 1.7%。产程延长、难产、巨大儿或胎儿窘迫需要快速娩出时，容易发生产伤。

## 一、锁骨骨折

锁骨骨折（fracture of collar bone）是产伤性骨折中最常见的一种，约占新生儿的 3%，巨大儿是高危因素。40% 的锁骨骨折在出院前被漏诊。

### 【病因和发病机制】

锁骨细长而弯曲，呈横 "S" 形，其内侧 2/3 向前凹出而外侧 1/3 向后上方凸出，这两个不同弯曲的交界点较脆弱，受挤压时易发生骨折。助产人员牵拉胎儿肩部用力过猛，强拉胎儿娩出至骨盆口时，两肩剧烈向内牵拉引起骨折多发生于中央或中外 1/3 处，并有移位，多为单侧性，左、右两侧骨折发生概率相近，也有不完全性骨折（青枝骨折）者。病因包括难产、娩肩困难、臀助产上臂伸展等，锁骨骨折中有 5% 合并臂丛神经损伤。

### 【临床表现】

首发症状在生后 7～10 天出现骨痂。患侧上臂由于疼痛，运动受限而出现假性麻痹。将新生儿置于检查床上。检查者站在患儿足端和其面部相对，将新生儿头部置于中线位，检查者从外向内沿锁骨进行扪诊，仔细体会双侧锁骨是否轮廓清楚，两侧是否对称。正常时锁骨呈 "S" 形，轮廓清楚、光滑、对称，局部软组织无肿胀及压痛。锁骨骨折时有：①触摸双侧锁骨不对称，患侧锁骨局部肿胀、压痛，锁骨上凹消失，胸锁乳突肌呈痉挛状态，使骨折向上向后移位，造成重叠或成角畸形；②两上肢活动度不一致，患侧上肢因活动疼痛而呈 "假性麻痹"，患肢紧贴胸部，被动

移动患侧上臂时，新生儿哭叫，患侧拥抱反射减弱或消失；③完全骨折时可触及骨骼不连续、骨擦音，晚期有骨痂形成。

### 【诊断】

根据难产病史及临床表现，可考虑新生儿锁骨骨折，确诊依靠 X 线检查，X 线摄片可证实骨折部位及移位情况。鉴别诊断须与下列疾病相鉴别：①新生儿肱骨骨髓炎，骨髓炎患儿一般均有发热、厌食或不吃、体重不增。患部红、肿、热、痛、假性麻痹等症状，但无骨摩擦感，2 周后摄片可证实有骨质破坏；②肱骨骨折或臂丛神经麻痹，有产伤史，患侧肢体完全麻痹、软弱无力，上肢伸直下垂于身旁，活动能力完全消失，偶有合并锁骨骨折者，如肩部运动受限，需进行肱骨和颈髓臂丛检查评估；③肩关节脱位，可通过胸部 X 线确诊。

### 【治疗】

青枝骨折，一般不需处理，或固定同侧肢体，可采用 "8" 字绷带固定 2 周，限制患侧上肢运动直至骨痂形成，随着患儿生长发育，肩部增宽，锁骨错位及畸形均自行消失。应用止痛药缓解疼痛。

## 二、肱骨骨折

肱骨骨折（Fracture of humerus）占 0.05/1000 活产儿，多发生于难产、臀位分娩、剖腹产、低出生体重儿或行内倒转术操作时，助产者强力牵拉上肢；或当头位分娩时，肩部降入产道后，助产者用力牵拉腋部发生，骨折多发生在中段和中上 1/3 处，以横行或斜行骨折多见。

### 【临床表现】

新生儿出生后患臂不能自主移动，局部肿胀，骨折部缩短弯曲变形，被动运动出现疼痛及骨摩擦感，完全骨折半错位可出现明显畸形，X 线检查可见骨折严重移位或成角畸形。骨折时，骨膜大片剥离，周围形成大血肿，且很快发生钙化。可并发桡神经受损，出现腕下垂及伸指障碍。

## 【诊断】

根据难产史，临床表现及 X 线检查可明确诊断，青枝骨折在骨痂形成前易被忽略，也需经 X 线确诊。

鉴别诊断包括锁骨骨折和臂丛麻痹。愈后良好可完全恢复，应用止疼药。肱骨骨折需要使用夹板固定 2 周，骨折错位需要复位和固定。可出现桡神经损伤。

## 【治疗】

1. 小夹板固定法　患儿仰卧，患肢上臂外展，前臂旋前位，掌心向上，助手拉住患儿的腋窝行相对牵引，术者一手拉住患肢肘部渐渐向远心牵拉，使骨折端重叠处拉开，并进行骨折按捺整复，矫正移位，然后在上臂用 4 块小夹板前后左右固定；内侧置一软垫，外侧板置 2 软垫，固定及矫正移位，用布条绷紧，并屈肘 90° 悬挂，固定 2～3 周。

2. 绷带固定法　用上法整复后，患侧腋下置一棉垫，使患肢保持轻度外展位，用绷带固定在胸内侧，2 周后，骨折愈合良好。遗留骨折重叠和成角畸形，短期内可自行矫正。

3. 骨移位时可行闭合复位及上筒形石膏。

## 三、股骨骨折

股骨骨折（Fracture of femur）占 0.13/1000 活产儿，一般发生于臀助产，病变部位包括股骨干骨折和股骨近端、远端骨骺损伤。

## 【病因】

在臀位、横位产时，牵拉下肢、握住双下肢左右旋转或以器械夹拉胎儿骨盆端而造成骨折，是产伤中最常见且较重的下肢骨折之一。偶尔也可发生在剖宫产者。

## 【临床表现】

据测量，新生儿股骨中段仅 0.6 cm 厚度，骨质薄脆，骨折多见于股骨上中段，呈斜形骨折。体检发现臀部畸形，某些病例在肿胀出现前易被漏诊。病变局部剧烈疼痛及肿胀，出现假性瘫痪，两断端间出现骨摩擦感，患肢短缩，因新生儿习惯于屈膝屈髋姿势，使骨折近端极度屈曲外展，远端严重向上内移位，向前成角畸形。长骨骨折时骨折线常横经骨干与骨骺端导致骨骺与干骺端分离。骨折后虽有明显移位和成角畸形，但由于

畸形症状不明显，骨痂出现较早，愈合较快，临床往往在骨痂隆起时才被发现，故应细致检查，以免漏诊。

## 【诊断】

根据新生儿难产病史、临床表现及 X 线检查，可明确诊断。

## 【治疗】

1. 小夹板固定法　患儿仰卧，助手按住患儿骨盆，术者一手拉住膝关节进行拔伸牵引，将骨折重叠移位拉开，另一手按紧骨折处使之平位，然后小夹板固定，限制患肢活动 3～4 周。

2. 悬垂牵引法　将两下肢贴上胶布，外面用纱布包扎后向上牵引于架上，使臀部离床 2.5 cm 距离，固定 3～4 周。

3. 绷带固定法　将患肢伸直紧贴于胸腹壁，中间放置软垫或纱布，以防局部刺激，用绷带将下肢固定于躯干 3～4 周。采用此法固定，有时影响病儿呼吸，绷带固定不宜太紧。

股骨骨折可完全愈合而不出现肢体缩短。患儿发生先天性髋脱位的风险可能增加。

## 四、骨骺分离

产伤可引起股骨上端、股骨下端或肱骨下端的骨骺分离（epiphyseal separation），多发生于臀位产时由于粗暴牵引或旋转肢体所致。

## 【临床表现】

常见以下三种情况：

1. 股骨下端骨骺分离　较多见，股骨下端骨骺中心在出生时已出现，股骨如骨骺分离，诊断较易。常为向后方移位，在股骨干的后方有骨膜下血肿。患肢不能活动、膝部肿胀、触痛，X 线检查可见股骨下端骨骺分离并有多量新生骨痂。

2. 股骨上端骨骺分离　较少见，出生后髋关节出现肿胀、触痛明显，患肢活动受限，处于屈曲、外展和外旋位。由于股骨上端向上外方移位使患肢缩短，甚至有髋内翻，有骨摩擦感和骨膜下血肿。因股骨头、颈和大粗隆均为软骨，故在出生后 2～3 天行 X 线检查不易诊断。但 1 周后则可见显著骨膜和骨骺反应，在骨骺周围有稠密的钙化阴影。临床上往往在骨痂形成、局部肿胀明显时才被发现，易被误诊为髋部发育

不良。

3. 肱骨下端骨骺分离 肱骨下端骨骺中心多在出生后 6 个月才出现，在出生时很难作出骨骺分离的诊断，患儿生后患肢不能活动，触动、移位时啼哭，肘部肿胀、瘀斑、触痛、关节活动受限。诊断依靠超声检查，可用肱骨中心轴线与前臂骨变化的关系进行诊断。在正常时肱骨中心轴线沿着尺骨通过，骨骺分离时则沿桡骨通过，生后 2 周才有骨骺分离的 X 线表现，在肱骨下端有骨膜下骨化及尺桡骨的距离较健侧变短，侧位片尺桡骨向肘后方移位。骨骺分离发生于肱骨骨骺软骨生长层，严重者可导致生长受限。

## 【治疗】

限制患肢运动 10～14 天，应用止痛药。股骨下端骨骺分离治疗应先牵引使膝伸直，将骨骺推向前方予以整复，然后夹板固定 2～3 周，可自行愈合；股骨上端骨骺分离治疗宜行髋外展位牵引 2～3 周，或用髋人字石膏将髋取外展、半屈曲和内旋位固定，固定时间不应少于 5 周；肱骨下端骨骺分离治疗则应轻柔地向下牵引前臂，逐渐曲屈肘关节至 60°，用腕颈吊带维持该姿势 2～3 周，一般预后良好，可于 1 年内自行塑形恢复至正常状态。

（童笑梅）

# 第六节 内脏损伤

内脏损伤是由于分娩时不当因素所致新生儿内脏或其附件受损,较常见者为腹腔内脏器破裂及脏器包膜下出血,如肝破裂(rupture of liver)、脾破裂(rupture of spleen)和肾上腺出血(adrenal hemorrhage)等。内脏损伤虽少见,但死亡率较高。

**【病因和发病机制】**

常有产科并发症,早产、肝脾大、凝血障碍及窒息时腹腔内损伤发病率增高,以肝破裂多见。

腹腔内损伤有三个可能发病机制:①直接损伤;②胸廓直接压迫肝或脾表面;③胸部受压导致附着在肝脾的韧带撕裂。

**【临床表现】**

临床症状与出血量及出血速度相关,早期诊断往往不容易。肝、脾破裂时多表现为突然出现苍白、失血性休克、腹胀及腹壁呈青紫色。有报道在肝、脾、肾上腺出血时伴发阴囊肿胀及变色。包膜下血肿发病较缓,贫血进行性加重,出现喂养差、呼吸增快及心动过速。包膜下血肿逐渐增大至包膜破裂时病情急剧恶化。肾上腺出血可表现为腰部肿物。

1. 肝损伤 肝是产伤最常见的实体器官。巨大儿、肝大或臀助产是肝血肿和撕裂的危险因素。病因是重力作用于肝。肝包膜下血肿常无症状,出现失血的非特异症状。包括喂养困难、苍白、心动过速、呼吸增快,在生后 1~3 天内出现黄疸。血常规提示失血。血肿撕裂造成腹壁皮肤青紫和休克。

2. 脾损伤 高危因素包括巨大儿、臀助产、脾大(如先天性梅毒)胎儿红细胞增多症。症状类似于肝破裂,有时可在左上腹触及包块。腹部 X 线检查发现胃泡偏向腹中部。

3. 肾上腺出血 肾上腺体积相对大,易发生产伤。危险因素包括臀助产和巨大儿。90% 的肾上腺出血为单侧。75% 发生于右侧。体检发现与出血程度相关。症状包括发热、侧腹部包块、紫癜和苍白。肾上腺皮质功能不全,可出现喂养困难,呕吐、易激惹、烦躁和休克。诊断依靠腹部超声检查。鉴别诊断包括其他内脏损伤。如触及侧腹部包块,需注意除外 Wilms 瘤和神经纤维瘤。

**【诊断】**

诊断采用腹腔超声检查。腹部 X 线平片可显示非特异性腹腔积液与受累脏器肿大。如有腹腔积血,腹腔穿刺具诊断价值。鉴别诊断需除外其他内脏损伤。

**【治疗】**

诊断一经确立,应积极扩容,补充循环血量,纠正凝血障碍,外科会诊。肝脾包膜下血肿如血流动力学稳定,可采用保守疗法。如发生内脏实质器官破裂及血流动力学不稳定,则需剖腹行缝合-修补-止血术或部分脏器切除术,以控制出血。肾上腺出血则需要激素替代治疗,在积极抗休克治疗的同时,给予氢化可的松静脉滴注 5 mg/(kg·d),及时补充血浆及含钠电解质。病情稳定后逐渐调整剂量,部分患儿须用醋酸去氧皮质酮或(和)氟氢可的松口服激素替代治疗。密切观察出血是否停止和患儿状况。必要时剖腹探查。

(童笑梅)

## 参考文献

[1] Gleason CA, Devaskar SU. Avery's diseases of the newborn. 9th ed. Philadelphia: Elsevier Saunders, 2012.

[2] Cloherty JP, Eichenwald EC, Hansen AR, et al. Manual of neonatal care. 7th ed. Philadelphia: Lippincott Williams & Wilkins, 2012.

[3] Uhing MR. Management of birth injuries. Pediatr Clin N Am, 2004, 51: 1169-1186.

# 第 19 章　新生儿常见外科疾病

## 第一节　先天性食管闭锁与气管食管瘘

先天性食管闭锁（congenital esophageal atresia，EA）及气管食管瘘（tracheoesophageal fistula，TEF）是胚胎期前原肠发育异常所致的一种严重上消化道及呼吸道畸形。发病率占活产儿的1/4000～1/3000，男性略多于女性。约1/3为早产儿和低体重儿。食管闭锁的畸形伴发率高达50%～70%，发生部位依次为心血管、消化道、神经、泌尿系及骨骼，还可合并染色体病。有无严重伴发畸形和是否低体重直接影响预后。近年来，食管闭锁的诊疗时间提前，治疗效果也有明显提高。先天性食管闭锁的治愈率被认为是代表新生儿外科诊疗水平的标志之一。

### 【胚胎发育和病因】

食管分化和形成在胚胎第4～8周，此期间受到遗传和环境因素影响可导致畸形的发生。炎症、血管发育不良、遗传等因素为可能的致病原因。食管经过实心期后的空化过程受阻可导致食管闭锁，而前肠纵脊汇合障碍则形成气管食管瘘。约7%的患儿有遗传性疾病，如13、18、21三体畸形等，可同时合并 Pierre-Robin 综合征、DiGeorge综合征、Fanconi 综合征和多脾综合征等。EA、TEF 和其他畸形的相关性被称为 VACTERL 综合征，包括脊柱（vertebral）、直肠和肛门（anorectal）、心脏（cardiac）、气管（tracheal）、食管（esophageal）、肾、生殖泌尿系统（renal/genitourinary）和肢体（limb）畸形等。

### 【分型】

一般将食管闭锁分为五种病理类型，各型的发病率明显不同，其临床表现、诊断、治疗及预后也存在差异，Gross 五型分类法如图19-1-1。

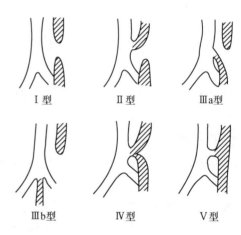

**图 19-1-1**　食管闭锁与食管气管瘘 Gross 五型分类法

Ⅰ型：食管近远端均为盲端（无瘘），两端距离远，占4%～8%。

Ⅱ型：食管近端有瘘与气管相通，远端为盲端，两端距离远，占0.5%～1%。

Ⅲ型：食管近端为盲端，远端有瘘与气管相通；近远端距离>2 cm 为Ⅲa型，近远端距离<2 cm 为Ⅲb型。本型最为多见，占85%～90%。

Ⅳ型：食管近远端均有瘘与气管相通，约占1%。

Ⅴ型：食管无闭锁，但有瘘与气管相通，占2%～5%。

### 【病理生理】

由于食管闭锁，患儿口腔分泌液或乳液集聚在食管上段盲端内，均可回流至咽部，被吸入呼吸道；当伴有食管气管瘘时可直接流入气管。食管下段与气管相通，胃液可反流入气管，最终引起吸入性肺炎。病情之所以严重，除部分因盲端距离过远造成手术困难和总体畸形伴发率较高外，还与其普遍存在的呼吸系统并发症密切相关。如Ⅲ型食管闭锁，由于存在食管气管瘘，出生后空气经此瘘入胃，并引起胃内压增高，促使较高酸度的胃液反流进入气管、支气管及肺实质，发生严重的化学刺激性肺炎。此外，由于近端食管盲端容量极小，咽部分泌物、唾液及误食的奶或水可随时误吸入气管，继发细菌感染性肺炎。以上双重原因导致食管闭锁多发"严重而难以控制"的肺炎。胃内气体还可大量进入肠腔，引起腹胀，膈肌升高，影响患儿的腹式呼吸，进一步加重呼吸困难。因此，除手术以外，呼吸道管理和肺炎治疗成为食管闭锁患儿围术期医疗、护理工作的重点和难点。

**【临床表现】**

先天性食管闭锁患儿生后不久即出现阵发性呼吸困难、发绀、口腔分泌物增多及口吐泡沫样唾液。第一次经口喂养即发生呛咳、喂养物自口鼻溢出。初期，经口鼻腔吸引后症状消失，再次喂养将重复出现上述情况；如此反复发作，很快导致严重而难以控制的肺部感染。多数患儿正常排出胎粪。如得不到及时诊断与治疗，2～3天后患儿可出现脱水、电解质紊乱及营养不良。

大多数患儿存在气管与远端消化道之间瘘管，出生后空气经气管食管瘘到达消化道，腹部因胃、肠充气而胀满，少数无气管食管瘘患儿呈舟状腹。

**【辅助检查】**

1. 胸腹联合立位 X 线平片应作为食管闭锁常规检查项目。除了解继发肺部感染的情况外，还可显示扩张的近端食管盲端，并根据腹部肠管是否充气初步判断分型。阅片时还应注意心影大小、形态，有无胸椎结构异常等，以诊断或排除VACTERL综合征等相关疾病。

2. 食管闭锁患儿可通过以下两种辅助检查确诊：①经鼻插入不透 X 线导管 8～10 cm 时受阻，继续插入 2～3 cm，摄胸腹正、斜位 X 线片，可显示导管于食管盲端高度返折；②经插至食管盲端的导管注入 1～2 ml 碘海醇等水溶性造影剂，直接显示盲端。摄片后应立即吸出造影剂，防止误吸。常以相应胸椎（thoracic vertebra，T）表示近端食管盲端高度，Ⅰ 型食管闭锁盲端常位于 $T_2$ 水平，胃肠道无气；Ⅲa 型盲端常位于 $T_3$ 上缘，Ⅲb 型盲端常位于 $T_3$ 下缘或 $T_4$ 上缘，胃肠

道均充气。

Ⅱ、Ⅳ、Ⅴ 型发病率低，诊断也较为困难，有时需借助支气管镜等辅助检查。近年来 MRI 用于本症诊断，可获得更为清晰的解剖图像，但对于新生儿来说，检查时间过长，超声、CT 检查常用于诊断或除外其他伴发畸形。

**【诊断】**

**（一）产前诊断**

1. 超声检查 为食管闭锁产前诊断的主要手段。随着围产医学的进步，超声检查仪器性能的提高和经验积累，食管闭锁的产前诊断率近年明显提高。超声检查征象：①胃泡影消失或极小；②个别可探及扩张的近端食管盲端；③常伴有羊水过多；④应力争对有无伴发畸形作出诊断。

2. MRI 检查 大多数学者认为 MRI 检查可提高食管闭锁的产前诊断率，因其可直接显示近端食管扩张、远端食管细小或消失的图像。有作者评价 MRI 对食管闭锁诊断的敏感性和特异性分别为 100% 和 80%，明显高于超声检查。对于胎儿来说 MRI 基本为无创和安全的检查。虽 MRI 检查开展还不够普遍、费用较高，仍有越来越多的作者认为应该在食管闭锁诊断不清或高危胎儿中采用 MRI 检查，以提高诊断率。

产前诊断食管闭锁，可在患儿出生前即向咨询家长客观介绍疾病及相关情况，作为决定妊娠结局与治疗态度的重要参考。产前诊断，生后尽快转诊，尽早手术治疗，可最大限度地避免或减轻肺部感染等合并症，改善预后。

**（二）出生后诊断**

食管闭锁患儿常有典型临床表现，即出生不久出现阵发性呼吸困难、青紫、口腔分泌物增多、泡沫样唾液，经口喂养时立即呛咳、自口鼻溢出喂养物及随即发生严重而难以控制的肺部感染。多数可追问到羊水过多史。拟诊本症患儿常规摄胸腹联合 X 线平片后，通过经鼻插管或经导管造影的方法大多可确定诊断。

**【鉴别诊断】**

产前及出生早期未能得到诊断的患儿，很快继发严重呼吸道感染而引起一系列症状，因此经常需要与重症新生儿肺炎、胸腹裂孔疝、先天性心脏病鉴别，还需要与少见的其他先天性食管畸形，如先天性食管狭窄、食管蹼等鉴别。

## 【治疗与监护】

### （一）手术前管理

1. 产前拟诊本症患儿，出生后即禁食，头高体位并定期变换体位、拍背，每间隔 15～30 min 吸引消化道及呼吸道分泌物，吸氧，建立静脉通路、维持水电解质平衡并输注广谱抗生素。

2. 尽快将患儿转诊至小儿外科，转诊过程中维持以上综合诊疗措施，并注意保温。

3. 转诊后及时进行放射、超声等影像学检查确定诊断、分型、有无严重伴发畸形及产时并发症。

4. 在情况允许时尽早手术治疗为基本原则。如患儿就诊时已经发生严重肺部合并症和（或）存在严重伴发畸形，则应首先控制感染、改善患儿全身状况，延期手术。

### （二）手术治疗原则

1. 传统开放手术　可采用经胸或胸膜外路径实施。

（1）Ⅲ型食管闭锁：应争取行一期气管食管瘘结扎、食管端端吻合术。盲端距离较远的Ⅲa型食管闭锁，可先行近端食管肌层半环形或螺旋形切开，使食管延长，再行吻合手术，以减少因张力过高发生吻合口瘘的概率。

（2）Ⅰ、Ⅱ型食管闭锁：因两盲端距离过远，通常先行食管造瘘和胃造瘘术，日后行结肠、胃或小肠代食管手术。近年有多种食管延长、替代及分期手术被尝试，仍面临着诸多困难和问题，尚没有哪种方法在长段食管缺失病例的治疗方面具有公认的优势。

（3）Ⅴ型食管闭锁：因临床表现不典型，诊断较晚。根据瘘口位置经颈部或经胸行气管食管瘘修补手术。

2. 胸腔镜手术　近年，通过胸腔镜手术治疗食管闭锁开始在临床应用。胸腔镜手术视野较为清楚、损伤小、外观满意为其优点，但对于手术器械、手术技术及麻醉管理要求较高，风险也比较大。多数作者报道胸腔镜手术的近期效果等同于传统手术，远期效果还需要更多的随机对照研究去证实。

### （三）手术后管理

1. 呼吸管理　食管闭锁虽被纳入消化道疾病，但多数患儿继发不同严重程度的呼吸道感染，且手术经胸部实施，因此呼吸管理和肺炎治疗应作为手术后医疗、护理工作的首要关注点。有条件的医疗单位手术后应将患儿送 NICU 加强监护。应用呼吸机辅助呼吸 1～3 天有利于患儿术后的麻醉和呼吸功能恢复。间歇强制呼吸（IMV）为常用的机械辅助呼吸模式，根据患儿全身及肺部情况设定机械通气条件，并根据血气分析结果随时调整。应适当控制通气峰压＜25 cmH₂O（2.45 kPa），以免过高气道压力导致气管食管瘘复发。患儿术前即合并严重肺部感染或出现肺不张、吻合口瘘等合并症时，呼吸机应用时间将延长，直至肺部感染得以控制，血气分析结果满意，自主呼吸恢复时再拔除气管插管，经 CPAP 过渡到普通吸氧方式。未拔除气管插管前气管内吸痰深度不宜超过气管插管长度，拔除气管插管后吸痰深度不应超过 7～8 cm，以避免因吸痰管端刺激导致气管食管瘘复发。留置胸腔闭式引流管的患儿应注意调整长度不宜过长、管头位于水封瓶液面下 2～3 cm 即可，以保持适当负压，应时刻注意保持引流管通畅。

2. 营养支持及相关处置　食管闭锁常发生于早产儿和低体重儿，营养储备差，多数患儿术后早期不能经口进食，因此营养支持成为保证患儿术后康复的重要手段。营养支持的原则与方法可参照《中国新生儿营养支持临床应用指南》。原则上，营养支持应尽早开始，在消化道功能恢复前采用肠外营养，预先配置个体化的全合一营养液，经外周、中心静脉或通过经外周静脉置入中心静脉导管（peripherally inserted central catheter, PICC）持续输注。预计静脉输液时间＞2 周患儿优先考虑 PICC 方式。由少量、低浓度营养制剂开始，逐渐增加液体量和浓度，3～5 天后稳定在维持量。当患儿病情垂危、内环境严重失衡的情况下，输注营养液可加重代谢负担和内环境紊乱，则需要延缓营养支持开始的时间。常规手术后 5～7 天行上消化道造影，确认食管通畅、无吻合口瘘，即开始试经口进食。进食量由少到多、逐渐增加，根据经口进食情况逐渐减少肠外营养液输注量。有人试将食管吻合手术时留置、前端入胃的支架管作为肠外营养管，于术后 2～3 天注入奶或营养液，可减轻静脉输液负担，但此方案显然不适于严重胃食管反流患儿，而 EA 患儿易发生胃食管反流。有报道预见性地将支架管送入近端空肠，术后早期进行肠内营养支持，能避免胃食管反流的不利影响。因远、近端食管距离过远，分别行食管和胃造瘘的患儿可在术后 1～2 天即开始经胃造瘘进行肠内营养。

3. 其他常规护理及抗生素应用原则参考术前管理。

## 【术后并发症】

### （一）吻合口瘘及气管食管瘘复发

食管端端吻合术后常见并发症，据报道其发生率为 11%～21%。吻合口瘘常发生在手术后 2～4 天，如上述时段患儿突然出现明显呼吸困难、肺不张、气胸等应首先考虑到吻合口漏的可能性。应用水溶性造影剂行食管造影可证实。发生吻合口瘘应首先采取禁食、保持通畅的胸腔闭式引流、加强抗感染和积极的营养支持等措施，多数瘘口可望在术后 1～3 周自然愈合。仅少数严重吻合口瘘患儿需要再次手术治疗。气管食管瘘复发较为少见。

### （二）吻合口狭窄

食管闭锁最常见的术后并发症，发生率高达 20%～50%。临床表现为患儿正常进食一段时间后，出现逐渐加重的吞咽困难、误吸、喂奶时呛咳及反复发作的肺部感染。因吻合口狭窄发生率较高，不管患儿是否出现症状，常规在手术后 3～4 周进行第二次造影检查以了解吻合口情况。大多数吻合口狭窄可通过 1～数次的食管扩张使症状缓解或治愈。目前在纤维胃镜监视下使用专用气囊扩张成为首选措施。极少需要再次手术治疗。

### （三）胃食管反流

据报道食管闭锁术后胃食管反流的发生率高达 20%～60%。如患儿术后反复出现肺炎、溢奶、吞咽困难且体重不增，应考虑到胃食管反流的可能性。食管造影、食管测压及 24 hpH 监测为有效的诊断与监测手段。胃食管反流应首先考虑非手术治疗，包括喂奶后上半身抬高或直立体位、拍背、稠厚奶喂养等，药物治疗包括 $H_2$ 受体拮抗剂、质子泵抑制剂、促胃肠动力药物等，多数患儿随生长发育，症状逐渐减轻；经非手术治疗无效，并明显影响体重增长的患儿应考虑手术治疗。

### （四）气管软化

食管闭锁患儿合并气管软化将明显增加呼吸管理难度，临床上并非少见。典型表现为吸气性喉鸣、咳嗽甚至猝死。气管软化可以通过纤维支气管镜检查证实。除常规呼吸管理外，CPAP 为主要而有针对性的治疗措施。多数患儿随着生长发育症状可以逐渐缓解，有报道对于严重者采用主动脉弓悬吊手术治疗。近年，对于年龄稍大患儿开始尝试放置支气管支架治疗。

## 【预后】

长期以来一直认为影响食管闭锁手术成功率的因素为：病变类型、出生体重、是否合并肺炎及伴发畸形的严重程度。Waterston 在 1962 年按上述指标分为三组，作为术式选择及预后评定标准，曾被国内外广泛应用。随着医学发展，食管闭锁手术成功率进一步提高，1994 年 Spitz 等在随访 384 名食管闭锁患儿预后的基础上，总结出新的预后评定分组方法（表 19-1-1），在临床上逐渐广泛应用。根据新的分组法，Ⅰ组存活率为 97%，Ⅱ组为 59%，Ⅲ组为 22%。

表 19-1-1　Spitz 分组法

| 组别 | 体重 | 严重先天性心脏病 |
|---|---|---|
| Ⅰ | ≥1500 g | 不伴严重先天性心脏病 |
| Ⅱ | <1500 g | 或有严重先天性心脏病 |
| Ⅲ | <1500 g | 伴严重先天性心脏病 |

随着我国围产医学的发展，新生儿内、外科和麻醉管理技术的不断进步，特别是 NICU 的建立与普及，国内食管闭锁的治疗效果近年也有较大幅度提高，部分儿童医疗中心食管闭锁的治愈率逐渐接近国外水平，无严重伴发畸形患儿的治愈率保持在 90% 以上。远期随访有部分患儿在婴幼儿期易发生呼吸道感染，但随年龄增长发生率逐渐减少；另有部分患儿出现吞咽困难及胃食管反流等。总体上食管闭锁术后患儿的生活质量并未受到严重影响。

（马继东）

# 第二节　先天性胃壁肌层缺损

先天性胃壁肌层缺损（congenital defects of gastric musculature）是新生儿胃穿孔的最常见原因。本症多见于早产儿，在出生数日内发病。虽其发病率不高，却因进展快，病情危笃，病死率相当高。随着新生儿内、外科综合诊疗水平的提高，本症预后近年有所改善。

## 【病因】

本症病因尚无定论，有以下一些代表性学说。

1. 胚胎发育异常在胚胎发育过程中，胃壁的环肌发育最早，始于食管下端，逐渐向胃底和胃大弯部位延伸。在胚胎第9周出现斜肌，最后形成纵肌。如某一阶段发育障碍就可能导致胃壁肌层缺损。

2. 胃壁局部缺血在胚胎期或出生时如发生缺氧、窒息，为保证大脑、心脏等重要器官供氧，机体内出现血液重新分布，使胃肠道供血明显减少，严重者可导致胃壁组织缺血、结构改变及坏死。

3. 胃内压增高存在胃壁肌层发育缺陷的患儿，易发生胃排空延迟，如患儿因吸吮、哭闹吞咽大量气体，可使胃内压进一步上升，加重胃壁缺血、坏死，进而发生穿孔。

4. 消化道远端梗阻国内外均有散在报道新生儿胃穿孔存在远端消化道梗阻，虽因果关系尚未得到证实，至少提示手术医生予以更多关注，必要时做进一步探查。

## 【病理】

胃壁肌层缺损几乎都发生在胃底及胃前壁靠近大弯侧，胃后壁较为少见。病变部位缺乏肌肉组织，黏膜及黏膜下组织也发育不良，使得该部胃壁变得菲薄、无张力，范围常较为广泛。穿孔范围大小不等，小者不足1 cm×1 cm，大的可自胃底至胃窦部。穿孔边缘不规则，呈暗红或紫黑色。

## 【临床表现】

患儿常在生后2～5天发病，早产儿相对多见。部分患儿在穿孔前出现腹胀、哭闹、拒奶、呕吐和精神萎靡，也可无明显前驱症状。一旦发生穿孔，大量气体及胃内容物进入腹腔，使腹胀突然加重，膈肌抬高，并影响呼吸。患儿很快出现气急、呼吸困难，随病情进展出现青紫、皮肤发花等休克表现，全身情况迅速恶化。临床体检表现为全腹胀明显，腹壁皮肤发红、发亮，浅表静脉怒张，触诊全腹压痛伴肌紧张，扣诊肝浊音界消失，有时出现移动性浊音。肠鸣音明显减弱或消失。腹腔穿刺抽出大量气体后可能抽到浑浊液体。

## 【辅助检查】

### （一）腹部X线平片

1. 腹立位X线平片　为首选的影像学检查项目，常具有诊断意义。典型表现为：①全腹胀明显，膈肌抬高；②膈下或全腹可见大量游离气体，可伴横贯全腹的气液面；③胃泡影明显减小或消失；④肝及肠管向中腹部集中，肝圆韧带可显影，形成"钟摆征"。

2. 腹卧位X线平片　由于腹胀及肠管向中腹部聚集，而显示"足球征"。

3. 当患儿病情危重，不能承受立位检查时，采用左侧卧位、水平投照腹部X线片可发现气腹。

### （二）消化道造影

应作为禁忌，即使水溶性造影剂也极少应用。消化道穿孔即为急诊手术指征，除特殊情况外，应避免过多复杂的影像学检查。

## 【诊断】

先天性胃壁肌层缺损导致胃穿孔的诊断一般不太困难，根据以上症状、体征及X线检查征象，诊断可基本成立。上腹部胀满、哭闹、拒奶及呕吐为可能出现的前驱症状。穿孔前期腹部X线平片常显示难以解释原因的胃泡胀气、无张力及内容物滞留。近年有报道超声检查探及病变的胃壁菲薄而缺乏正常肌肉层次，在穿孔前可提示诊断。如能识别以上早期征象，使本症诊断与治疗提前，有利于改善预后，但绝大多数病例仍是在穿孔后作出诊断。

## 【鉴别诊断】

主要与其他原因导致的消化道穿孔鉴别。

1. 坏死性小肠结肠炎继发肠穿孔　以早产儿和低体重儿多见，常有缺氧、感染、不当喂养史，出生 2～10 天为发病高峰期。典型表现为腹胀、呕吐、腹泻、腥臭味大便和（或）血便。腹部 X 线平片以肠管僵直、肠间隙增宽、肠壁积气、门静脉积气为特征，发生肠坏死、肠穿孔后出现气腹。

2. 胎粪性腹膜炎（游离气腹型）　胎儿期发生肠穿孔，胎粪溢出、引起无菌性腹腔炎症、肠管粘连及钙化。如出生时穿孔未愈合，可迅速发展成细菌性腹膜炎。腹立位 X 线平片常显示大量气腹或液气腹，部分可见钙化。超声检查可能在产前提示诊断。

3. 先天性肠闭锁、巨结肠等继发肠穿孔　因肠管极度扩张、肠炎等导致肠穿孔，除气腹外还有其各自的临床表现过程及 X 线检查征象。

4. 新生儿自发性气腹偶发生于呼吸窘迫或呼吸机治疗患儿，可合并纵隔气肿或气胸，也有些找不到明显相关致病因素。一般为少量或中等量气腹，偶有大量气腹，除气腹外无任何腹膜炎体征。保守治疗观察 2～3 天后，大多气腹量逐渐减少并消失。

## 【治疗与监护】

### （一）手术指征和手术时机

消化道穿孔即为手术指征，且应争取时间尽早实施。如就诊时病情已发展到休克阶段，虽在理论上不利于麻醉管理、增加手术风险，但危重患儿的病灶不去除，休克难以根本逆转，且可能失去抢救机会。故常常是在治疗休克同时进行手术准备，一旦病情得以控制、即时手术。

### （二）术前管理

本症均为危重患儿，有条件应在 NICU 加强监护。对消化道穿孔应争分夺秒进行术前准备，术前准备的重点为改善呼吸功能、抗感染及纠正中毒性休克。

1. 腹腔穿刺对于大多数胃穿孔者是首要、紧急的治疗操作，因导致患儿严重呼吸困难的主要原因是腹压增高，通过腹腔穿刺减轻腹压，可使呼吸困难症状迅速缓解。对于气腹，应选择在剑突与脐之间的最高点进行腹腔穿刺。妥善固定穿刺针头，特别是抽出部分气体、腹压开始降低时，切勿损伤已经发生移位的肝及肠管。也有人认为腹穿应该延时、限量，以防止腹压突然降低时患儿不耐受。

2. 保持头高体位、吸氧、保温、鼻胃管引流并间断人工抽吸胃液（视情况决定是否给予持续负压吸引）为重要的常规处置。

3. 静脉输液维持有效循环血量、纠正酸中毒、改善微循环、控制脓毒症休克。血生化及血气结果为确定输液性质、液体量及输注速率的重要参考指标。

4. 尽早、足量静脉输注强有力的广谱抗生素（美罗培南或三代头孢菌素加甲硝唑等）。

5. 对于出现严重呼吸困难、青紫的病情垂危患儿应尽早行气管插管、机械辅助呼吸，并事先或同时通过穿刺缓解腹腔高压状态，避免盲行气管插管和高气道压力的机械通气。

### （三）手术治疗原则

1. 上腹部横切口暴露好、易于愈合，但诊断必须正确，因其难以处置下腹和盆腔病变。也可选择上腹正中或左腹直肌切口。

2. 应尽可能采用缝合修补术治疗。要彻底切除穿孔边缘坏死及发育不全的胃壁组织，直至厚度正常、切缘有活动出血处，双层缝合修补穿孔。广泛的胃壁肌层缺损有时不得已行胃次全切除，甚至全胃切除，此时病变多累及胃底甚至贲门，应注意避免缝闭或紧缩下段食管。

3. 缝合后应用大量加入抗生素的温生理盐水冲洗腹腔。常规留置腹腔引流管。因患儿病情危重，手术操作应简捷、迅速，用最短时间达到治疗目的。

### （四）术后管理

1. 手术后患儿仍采取适度的头高体位，吸氧、保温、保持鼻胃管及腹腔引流管通畅。

2. 静脉输注广谱抗生素，并注意根据腹腔液及血培养结果及时调整用药。继续抗休克治疗，直至内环境趋于稳定。

3. 严重腹腔感染、胃肠道麻痹常导致术后腹胀，并直接影响患儿腹式呼吸，术后常需要保留气管插管、辅助机械通气，根据患儿呼吸功能恢复情况、全身状态及血气检查结果决定撤离呼吸机时间。

4. 为防止手术后胃内压增高，保证胃缝合修补处愈合，留置鼻胃管是必要的措施。为避免负压吸引导致胃缝合修补处再次破损，术后经常采取导管末端开放，间隔 1～2 h 定期人工抽吸的方法保持引流管通畅和有效减压，且较为安全。

5. 营养支持为本症治疗的重要手段，参照"中国新生儿营养支持临床应用指南"规范实施。在高度应激状态下，静脉输注营养液可加重代谢负担，弊大于利。因此，本症患儿营养支持应在休克得以控制、内环境趋于稳定状态下开始。早期应用全肠道外营养（TPN），优先考虑 PICC 方式输注。在手术后 4～7 天行消化道造影检查，了解修补术后胃的形态及功能。根据修补处愈合及胃肠道功能恢复情况，决定经口进食时间。母乳人工喂养为首选，母乳缺乏时从少量、低浓度配方奶开始，根据患儿残留胃容积和排空功能决定每次喂养量和间隔时间。随患儿每日进食总量增加，逐渐减少并最终停止肠外营养。残留胃较小时采取少量多餐方式经口喂养，极端情况下可通过鼻胃管、鼻肠管间歇或持续输注肠内营养液，使患儿在较长时间内逐渐适应肠内营养，并最终经口进食。

【预后】

一般认为本症病死率高达 35%～72%，患儿常死于脓毒症及感染性休克。诊断及治疗时间与预后密切相关，早年有报道发病 12 h 内存活率为 42%，而超过 12 h 者手术存活率仅为 25%。近年来国内新生儿内、外科专业水平取得明显进步，越来越多的患儿获得早期诊断与及时手术治疗，NICU 可在围术期为患儿实施更加细致、周密而强有力的综合管理措施，使本症的预后有所改善。国内有报道一组 25 例患儿的存活率为 72%。由于新生儿代偿能力强，大部分胃切除病例仍可望正常生长发育。有报道远期并发症可能出现生长发育迟缓、缺铁性贫血、脂肪泻等，常见于残留胃过小的患儿。

（马继东）

# 第三节　肠旋转不良

肠旋转不良（intestinal malrotation）系在胚胎发育过程中以肠系膜上动脉为轴心的肠管还纳腹腔及旋转运动发生障碍，致使肠管在腹腔内位置异常及肠系膜附着不全，并因一系列病理变化导致十二指肠梗阻。本症常在生后早期发病，约5000 个活产新生儿中发生 1 例，男性略多于女性。肠系膜附着不全可导致中肠扭转，发病急、进展快，诊治稍有延误即可能发生大段肠坏死，直接危及患儿生命或遗留难以治愈的短肠综合征。对于新生儿肠旋转不良、特别是伴发中肠扭转的及时诊断与治疗，不仅是小儿外科医生经常面对的临床问题，也是新生儿内科医生需要保持高度警惕的重要疾病。

## 【病理生理】

典型病理表现包括：①肠旋转不良，回盲部常常位于右上腹、中上腹或左上腹，而非正常的右下腹；②肠系膜附着不全和中肠扭转，严重者可导致肠管血运障碍和肠坏死；③盲肠及升结肠与右侧腹壁之间形成的膜状索带跨越并压迫十二指肠；④十二指肠及近端空肠自身屈曲、粘连。此外，还有比较少见的病变类型，如肠不旋转及肠反向旋转等。

胚胎早期体腔及腹壁发育与肠管发育关系密切，两系统发育不良经常同时存在。因此，脐膨出、腹裂，先天性膈疝等疾病常伴发肠旋转不良。此外，其他原因导致的十二指肠梗阻，如十二指肠狭窄、闭锁，环状胰腺等伴发肠旋转不良者也不少见，有时需要在术中识别。

## 【临床表现】

肠旋转不良可在任何年龄首次出现症状，约75％在新生儿期发病。患儿常在生后 3～5 天出现胆汁性呕吐，呕吐可间歇性、反复发作。多数患儿生后 24 h 内自行排出胎粪，量与色泽均正常。新生儿期有 50％以上患儿在肠扭转状态下就诊。出现频繁呕吐，6～8 h 后即可出现便血及呕血，如不能及时救治，将导致肠坏死。有作者报道出生后即伴发肠扭转的患儿呕吐发生早、为非典型的胆汁性呕吐，应引起警惕。另外需要注意的是

肠梗阻缓解期患儿可无任何腹部阳性体征，不要轻易否定本症诊断。发病时的典型体征为上腹部胀满，有时可见胃型及蠕动波，下腹部平坦。剧烈呕吐有时可导致全腹平坦或凹陷。肠扭转初期可能出现上腹部（肠系膜根部）压痛，持续肠扭转将导致肠管血运障碍，逐渐表现出全腹胀满、压痛与肌紧张，肠鸣音明显减弱或消失，患儿全身情况迅速恶化，提示肠坏死发生。

## 【辅助检查】

### （一）X 线检查

1. 腹立位 X 线平片发病时可显示十二指肠梗阻的典型征象，即"双泡征"。受梗阻严重程度及是否发生呕吐的影响，也可表现为"单泡征"或"三泡征"，余腹部生理积气减少或消失。肠旋转不良导致梗阻近端肠管的扩张较轻，位于右侧腹的十二指肠泡较小，可与十二指肠闭锁、狭窄及环状胰腺鉴别。出现过"双泡征"的患儿，如复查时表现全腹胀满、密度增高，肠管充气明显减少或消失，则应意识到中肠扭转、肠坏死的可能性。需要强调的是肠旋转不良患儿梗阻缓解期完全可为正常新生儿腹部 X 线表现，需要结合临床，不要轻易排除本症。腹立位 X 线平片应作为筛查手段，发现异常或未发现异常、而临床上高度怀疑本症，应选择以下检查进一步确诊。

2. 下消化道造影为肠旋转不良传统的影像学诊断方法，如显示回盲部位置异常（右上腹、中上腹、左上腹等）和结肠大部分聚集于左侧腹具有诊断意义。偶因患儿体型小、盲肠游动以致回盲部位置判断困难。下消化道造影的优点是检查操作简便，不会造成误吸，造影剂排空时间短，相对安全。

3. 上消化道造影高位肠梗阻易发生呕吐、误吸，应选用水溶性造影剂。异常主要表现为肠管走行异常及因中肠扭转、钡剂通过障碍所致的"鼠尾征"、"螺旋征"。还需要注意以下问题：①"螺旋征"为肠旋转不良合并肠扭转的直接征象（造影剂少量通过梗阻肠段），"鼠尾征"也具有重要意义（造影剂不能通过梗阻肠段），并应作为急

诊手术指征；②缓解期不发生肠梗阻，唯一表现为肠管走行异常，仍提示诊断；③可疑因肠扭转导致肠坏死阶段的患儿，应禁忌本项检查。

### （二）超声检查

正常情况下肠系膜上静脉（SMV）位于肠系膜上动脉（SMA）右侧，而本症大多数患儿不论是否为发病状态都可通过彩色多普勒发现肠系膜上动、静脉关系异常。当 SMV 位于 SMA 左侧可诊断为肠旋转不良，SMV 位于 SMA 前方也要考虑本症的可能性，应隔期复查或加做其他影像学检查进一步确诊。发生肠扭转时超声检查可发现因 SMV 围绕 SMA 旋转而表现出的"漩涡征"。有经验的超声科医生甚至可准确测定肠扭转的度数。"漩涡征"应作为急诊手术指征，特别是对于高发肠扭转的新生儿期患儿诊断具有重要价值。随着超声检查在小儿外科的广泛应用和经验积累，对肠旋转不良的诊断价值已经得到认可，且因其简便迅速，免于放射线照射，应作为诊断肠旋转不良常规和首选的影像学检查方法。

### （三）CT 检查

有作者报道 54 例肠旋转不良伴发中肠扭转患儿行 CT 检查，49 例见到肠系膜根部漩涡征，诊断率达 91%。其中 7 例发生肠坏死患儿，除漩涡征、肠系膜水肿、肠管扩张积液外，还显示肠壁增厚、积气，增厚肠壁不强化或部分充盈缺损，提示扭转的肠壁血流灌注中断或下降，肠坏死可能性大；经手术证实为大面积肠管坏死，肠系膜血栓形成。而未发生肠坏死患儿的 CT 表现以漩涡征为主。因而提出 CT 检查在肠旋转不良、伴发中肠扭转诊断中具有重要意义，并可能对判断肠绞窄坏死程度提供帮助。

## 【诊断】

一般情况下肠旋转不良的诊断并不太困难。根据患儿生后间断出现胆汁性呕吐的病史，适时进行超声及放射科检查，多数患儿可确诊。对于肠旋转不良合并肠扭转的诊断至关重要，临床表现与病程密切相关，肠扭转初期可能仅表现上腹部（肠系膜根部）轻微压痛，病情进展可出现呕血、便血，而全腹胀伴压痛与肌紧张则提示发生了肠坏死。上述病情变化可在数小时内迅速进展，应准确识别，尽早进行手术治疗，一旦延误将造成大段甚至全小肠坏死、难以挽回的严重后果。腹腔穿刺对肠扭转诊断具有提示作用，早、中期

可能抽出少量粉红色渗液，晚期可抽出大量不凝血性腹水。

## 【鉴别诊断】

### （一）其他原因导致的十二指肠梗阻

肠旋转不良经常需要与十二指肠闭锁、狭窄，环状胰腺等其他原因导致的十二指肠梗阻鉴别。因肠旋转不良常伴发中肠扭转，诊治延误可能导致肠坏死，故手术治疗的时限性更强。超声检查应作为首选的鉴别手段。偶有肠旋转不良伴发上述疾病，需手术中进一步识别。

### （二）新生儿出血症

生后早期出现便血及呕血的病例还需要与出血量较大的新生儿出血症鉴别。除询问维生素 $K_1$ 注射史及实验室检查外，后者一般情况较好，腹部阳性体征不明显。患儿便血及呕血前如出现胆汁性呕吐则应首先考虑肠旋转不良伴发中肠扭转的可能性。

## 【治疗与监护】

### （一）手术指征

1. 一般来说确定十二指肠梗阻诊断，即具备手术探查指征。

2. 如进一步确诊为肠旋转不良、即使不伴发中肠扭转也应在 1、2 天内限期手术治疗。

3. 诊断肠旋转不良伴发中肠扭转则应该作为急诊手术指征。

4. 呕血、便血患儿伴腹胀、压痛等体征，不能除外本症者均应考虑急诊手术探查。

### （二）手术治疗原则

1. Lass手术 为治疗本症的标准术式，包括以下步骤：①肠扭转复位；②松解十二指肠前腹膜索带；③松解十二指肠及空肠起始部粘连；④常规切除阑尾；⑤按 Lass 手术方式还纳肠管，即十二指肠及近端空肠还纳于右侧腹大部分小肠还纳于中腹部，回盲部还纳于左上腹，大部分结肠还纳于左侧腹。不要试图将肠管按正常解剖位置还纳。

2. 肠管血运障碍、肠坏死的处理原则 ①因肠扭转导致肠管血运障碍，经肠扭转复位、局部热敷及肠系膜血管封闭仍不能满意恢复者，按肠坏死处理；②肠扭转发生的时间和程度不同，坏死肠段的部位和范围也有差异，常首先发生于空肠近端，重者中肠全部坏死；③肠扭转复位后，

如坏死肠段界限明确，患儿全身状况较好，应争取行一期肠切除-吻合术；④如坏死肠段界限不明确或患儿病情垂危，可行暂时性肠外置术，术后积极抗休克治疗，12～48 h 后再次手术，根据病变情况行肠切除吻合或肠造瘘术；⑤应尽量避免性空肠造瘘术，因高位肠瘘者水、电解质以及营养维持非常困难。

3. 腹腔镜手术　近年来腹腔镜手术成功用于肠旋转不良治疗的报道逐渐增多。新生儿腹腔镜手术操作较年长儿困难，对术者的操作技术和经验要求较高。有作者提出对于肠旋转不良伴发肠扭转、肠坏死患儿实施腹腔镜手术难度较大，易造成肠管损伤，应列为禁忌证。还有报道腹腔镜治疗组复发率较高。

（三）术后管理

1. 未发生肠坏死、行 Lass 手术治疗患儿的术后处置同一般消化道梗阻，多数患儿的消化道功能在术后 2～4 天恢复，即可进食。

2. 合并肠扭转、肠坏死者为绞窄性肠梗阻的病理生理改变，电解质紊乱、脓毒症及休克多见，

围术期应在 NICU 加强监护、进行生命支持治疗。肠外置、一期肠切除吻合患儿按外科诊疗规范处置。

3. 因肠坏死不得已切除大段肠管，可能导致短肠综合征，应在术后早期即开始进行系统、规范的营养支持治疗。

【预后】

肠旋转不良的预后与治疗是否及时、是否发生肠坏死及有无大段肠管切除密切相关。随着新生儿内、外科专业的发展与密切合作，对本症的认识和警惕性也有所提高。超声等适宜诊断技术的普及与提高，为本症早期诊断创造了必要条件。早期诊断、及时手术治疗可从根本上避免因肠扭转导致肠坏死的发生。除个别因就诊过晚等原因发生大段肠坏死并导致脓毒症及休克的病例外，病死率大大降低。多数患儿通过经典的 Lass 手术治疗效果满意，极少复发。患儿远期生长发育同正常同龄儿。切除大段肠管可能导致短肠综合征的发生。

（马继东）

# 第四节　新生儿阑尾炎

新生儿阑尾炎（appendicitis）仅占小儿阑尾炎的0.04%，由于新生儿阑尾炎罕见且临床表现不典型，诊断难度相当大，穿孔率极高，常需手术才能确诊，甚至经尸检证实诊断，病死率曾经很高。随着新生儿内、外科专业的发展和现代诊疗仪器设备的广泛应用，新生儿阑尾炎的总体诊治水平及疗效有所提高。

## 【解剖和病理生理】

1. 新生儿阑尾基底部较宽，阑尾与结肠腔交通顺畅，消化道内液体成份多、易于引流等特点为新生儿阑尾炎发病率低的重要解剖因素。

2. 新生儿阑尾壁薄，阑尾腔细，阑尾血供为细小的终末动脉。因此，一旦发生血运障碍，将迅速进展为阑尾壁全层坏死、穿孔，甚至阑尾断裂。

3. 新生儿免疫系统不健全，大网膜发育不完善，消化道常处于积气状态是新生儿阑尾穿孔后炎症不易局限、发生弥漫性腹膜炎的原因。

4. 新生儿腹部体腔小，盲肠较游动，哭闹、消化不良、腹泻等原因常导致腹压增高，可促使盲肠及阑尾进入未闭的鞘状突，并形成一些特殊类型阑尾炎。①腹股沟斜疝内阑尾炎：由于阑尾受压和血运障碍所致，有报道占新生儿阑尾炎的28.7%；②腹股沟斜疝嵌顿伴发阑尾炎：新生儿疝并不少见，当盲肠和阑尾疝入并嵌顿，可同时发生血运障碍和感染。

5. 由于新生儿神经系统发育不健全，应激反应不敏感，压痛、肌紧张等腹膜炎体征常不典型，易被忽略。反之，新生儿腹壁薄、肌肉发育差，受到腹腔炎症刺激易出现发红、水肿。新生儿肠管经常为充气状态，阑尾穿孔后可能有较多气体进入腹腔，而出现可识别的气腹体征。

## 【病因】

1. 细菌侵入可能是部分新生儿阑尾炎的发病原因。原发与继发的肠道感染为最可能的侵入途径，病原菌也可经血循环到达阑尾。

2. 各种原因导致的阑尾扭曲、阑尾壁受压、阑尾血运障碍及阑尾腔梗阻也

是引起阑尾炎的常见因素，阑尾粪石则少见。

3. 有作者报道20年来22例新生儿阑尾炎均为早产儿，且都出现过缺氧、

血循环障碍或器官功能不全等，提示新生儿阑尾炎与全身状况不佳有关。

## 【伴发疾病】

常伴发或继发于某些疾病为新生儿阑尾炎的重要特征，伴发疾病又可能掩盖阑尾炎症状，进一步增加诊断与治疗难度。

1. 先天性巨结肠

新生儿阑尾炎继于发先天性巨结肠的报道并不少见。新生儿阑尾壁薄，巨结肠患儿肠腔压力明显增高，大便排泄不畅等因素易引起肠道菌群紊乱和肠炎，从而导致阑尾炎症并易发生穿孔。

2. 坏死性小肠结肠炎

有人认为新生儿阑尾炎是坏死性小肠结肠炎的一种局部表现，因阑尾壁缺血坏死造成的穿孔与坏死性小肠结肠炎的病变相似。

3. 胃肠炎

胃肠炎可导致患儿肠功能不良、肠道感染及肠道菌群紊乱，阑尾黏膜也可因此受损，使肠道细菌易于侵入而发生炎症。

4. 胎粪性便秘

有学者认为胎粪稠厚造成的一过性肠梗阻可导致新生儿阑尾炎。

## 【临床表现】

1. 新生儿阑尾炎常无典型或特征性临床表现。发病初期可出现哭闹不安、拒乳、发热或体温不稳定，部分患儿发生呕吐。病情进展，发生阑尾穿孔、腹膜炎后常表现精神弱、嗜睡、发热或体温不稳定及腹泻等。有报道新生儿便血最终确诊为阑尾炎。以上情况并非特异性，很多新生儿内、外科疾病可有类似表现。

2. 腹胀为最常见体征。早期为轻度腹胀，随病情进展腹胀加重，并出现由下腹扩散到全腹的腹壁水肿、发红及腹壁静脉怒张，提示发生了阑尾穿孔、腹膜炎。腹部压痛、肌紧张的范围和程度与腹膜炎的严重程度相关。初期仅表现右下腹

压痛，逐渐扩散到全下腹及全腹，但始终以右下腹压痛最为严重。弥漫性腹膜炎常导致肠鸣音减弱或消失。由于新生儿解剖生理学特点，病程进展快，但体征远不如年长儿明显，常常需要经验丰富的专科医生认真细致的系统观察。

**【辅助检查】**

1. 腹部 X 线检查　腹立位 X 线平片易于发现膈下游离气体，对于常导致气腹的新生儿阑尾炎穿孔诊断具有帮助。还可能显示腹腔渗液，右侧腹壁脂肪线、腰大肌缘模糊及腰椎侧弯等征象。以上均为非特异性征象，需密切结合临床分析。

2. 超声检查　随着仪器性能的完善和临床经验积累，超声检查对小儿阑尾炎的诊断价值明显提高，并逐渐成为首选的影像学检查项目。据报道一组 16 例新生儿阑尾炎超声检查，均可见阑尾炎的直接或间接征象。发病初期超声检查可仅发现右下腹部分肠管及肠系膜增厚或伴局限性肠间隙及腹腔渗液。当明确探及阑尾增粗，阑尾壁增厚，伴有阑尾腔内积脓或浑浊积液时，阑尾炎诊断成立。阑尾穿孔者有时可见到阑尾萎瘪、穿孔、周围积脓，还可显示右下腹肠管明显增厚，肠管间粘连呈团块状，有时可观察到肠蠕动减弱，腹腔渗液明显增多等。弥漫性腹膜炎者腹腔渗液进一步增多且分布广泛。

3. 实验室检查　血白细胞计数大多增高，中性粒细胞比例增高，C 反应蛋白、降钙素原（PCT）常明显增高。有时发热和白细胞增高不成比例。

**【诊断】**

新生儿阑尾炎很难早期确诊，穿孔前诊断已属不易，以致大多数病例是在阑尾穿孔、腹膜炎行开腹探查手术时获得诊断。当临床上怀疑新生儿腹腔炎症时，经常将超声检查作为首选的影像学检查项目。肠壁增厚、腹腔渗液等为常见的间接征象，而发现阑尾增粗、阑尾壁增厚、阑尾腔内积脓等征象，阑尾炎诊断基本成立。腹立位 X 线平片显示右下腹壁增厚、腹脂线消失、腹腔渗液，特别是以上征象伴膈下游离气体时，要考虑到阑尾炎、穿孔的可能性。必要时行麦氏点腹腔穿刺，抽出脓性液体是阑尾炎及阑尾穿孔、腹膜炎的重要诊断依据；腹穿液体量少时应送实验室通过镜检定性。

腹股沟斜疝内阑尾炎可表现患侧外环至阴囊部肿块，较早出现局部软组织发红、伴压痛；而单纯腹股沟斜疝不伴有局部发红及压痛。嵌顿疝伴发阑尾炎通常肿块较大、固定，并可能出现肠梗阻症状。除术前根据有无发热、腹胀、呕吐、局部肿块的性状及既往病史综合判断外，诊断与鉴别诊断应首先借助超声检查。通过腹立位 X 线平片确定有无肠梗阻及腹股沟区气体影像，可能对单纯腹股沟斜疝内阑尾炎抑或嵌顿疝伴发阑尾炎提供鉴别诊断依据。

**【鉴别诊断】**

1. 新生儿阑尾炎及阑尾穿孔、腹膜炎需要与败血症、坏死性小肠结肠炎、胎粪性腹膜炎、胃肠炎及先天性巨结肠继发肠炎等鉴别。

2. 腹股沟斜疝内阑尾炎需与腹股沟嵌顿疝、鞘膜积液继发感染、隐睾症继发睾丸炎及睾丸扭转等鉴别。还需与腹股沟部软组织感染鉴别，如将疝内阑尾炎误诊为单纯软组织感染切开引流，将可能伤及肠管、导致肠-阴囊瘘或更严重后果。

**【治疗与监护】**

**（一）手术指征**

1. 确诊为新生儿阑尾炎。

2. 多数情况下术前确诊较为困难，而延误诊断和治疗将明显影响预后。因此，拟诊为腹腔脏器感染、腹膜炎、消化道穿孔等均应考虑尽早手术探查，尤其是新生儿病例。

3. 腹股沟斜疝内阑尾炎及腹股沟斜疝嵌顿伴发阑尾炎体征相对明显，利于早期发现病变，即使不能确定阑尾炎诊断也应尽早手术探查。

**（二）手术治疗原则**

1. 拟诊新生儿阑尾炎常采用右下腹横切口，便于做进一步腹腔探查。按常规方法行阑尾切除为基本术式。病程早、手术处理满意的患儿常规缝合切口，阑尾穿孔、弥漫性腹膜炎患儿常需留置腹腔引流管。

2. 近年来腹腔镜阑尾切除术越来越多地应用于小儿阑尾炎治疗。理论上讲新生儿阑尾炎的治疗原则与大龄儿相同，但因新生儿病例往往基础情况差、术前诊断不明确、对麻醉管理和腹腔镜器械有更高要求等原因，在新生儿开展腹腔镜手术应持慎重态度，仅限于具备新生儿诊疗条件和有经验的专科医师尝试。

3. 应争取通过腹股沟部切口完成疝内阑尾炎的阑尾切除术，尽量避免将发炎的阑尾还纳腹腔。

对于嵌顿疝导致回盲部肠管和阑尾炎症、坏死，需行肠切除吻合术的病例也是如此处置。

4. 新生儿阑尾炎可能继发或伴发于先天性巨结肠、坏死性小肠结肠炎等疾病，术中一定要注意对原发疾病的诊断和相应处置。①继发于先天性巨结肠者，在行阑尾切除术的同时，应取肠壁浆肌层组织送病理检查。病情不允许等待术中冰冻切片结果时，根据术者经验处置。长段型及全结肠型巨结肠应首选双孔造瘘术，待日后患儿病情稳定，病理明确诊断后，再行巨结肠根治术。②新生儿坏死性小肠结肠炎首先考虑保守治疗，如伴发阑尾炎，则应积极手术。但以上情况在术前鉴别确有困难，应根据患儿病情、特别需要结合超声等影像学检查综合分析、判断。

### （三）术后管理

阑尾穿孔患儿术后按腹膜炎管理措施。术后早期常需胃肠减压。头高体位有利于腹腔引流，避免发生膈下脓肿。应保持腹腔引流管通畅，并每日更换引流袋、计量。术后继续静脉应用强有力的广谱抗生素控制感染，足够疗程，直至临床状况恢复，实验室指标正常，超声等影像学检查未发现腹腔脓肿等局限性病灶。本症常引起高应激反应、消耗大，腹腔炎症影响肠功能恢复，而新生儿能量储备差，预计2～3天不能正常进食的患儿即应考虑肠外及肠内营养支持。

### 【预后】

早年的新生儿阑尾炎预后很差，病死率高达70％。近年来随着新生儿外科专业的拓展，超声等影像学检查的普及和经验积累，新生儿阑尾炎的诊疗水平也明显提高，预后大大改善。近年来报道一组收治在 NICU 的新生儿阑尾炎共20例，7例手术切除阑尾，2例行腹腔引流，余因脓肿形成保守治疗，18例痊愈，1例放弃，1例死亡。因此，对于新生儿阑尾炎的诊治，应尽可能做到早期诊断、及时通过手术去除病灶，强有力的抗感染药物和综合管理措施是提高治愈率的重要手段，任何延误都可能影响其预后。腹股沟斜疝内阑尾炎如早期发现病变，因感染较局限，预后较好。

（马继东）

# 第五节 胎粪性腹膜炎

胎粪性腹膜炎（meconium peritonitis）是指在胎儿期发生肠穿孔导致胎粪流入腹腔而引起的无菌性、化学性炎症。本症以早产儿多见，性别发病率无明显差异。患儿常在生后早期出现腹膜炎或肠梗阻症状，是新生儿急腹症较为常见的原因之一。本症因病变复杂，病情大多危重。随着围产医学的进步，胎粪性腹膜炎产前检出率明显提高，产前诊断使患儿尽早得到包括小儿外科在内的多学科的共同关注，生后尽快转运，在小儿外科密切观察病情并接受进一步检查，在未发生严重感染、电解质紊乱和营养不良的状态下及时手术治疗，有利于改善预后。

## 【病因和病理】

肠扭转、宫内肠套叠、血管畸形等引起胎儿肠管血运障碍的疾病可导致肠穿孔。肠穿孔初期，进入腹腔的胎粪刺激腹膜产生炎性腹水。腹水周围逐渐出现纤维素粘连，形成假性囊肿。纤维素性粘连和钙盐沉积可能封闭肠穿孔，使腹水消失，而显现逐渐扩张的肠管、粘连团块及钙化灶。胎粪性腹膜炎患儿可于肠梗阻、腹水或假性囊肿状态形成后出生，因而其病理状态和临床表现复杂多样。

## 【临床表现】

根据患儿出生后不同表现分为 4 种临床类型：

1. 肠梗阻型　出生时穿孔已闭合，仅存在肠管粘连与完全或不全性梗阻。完全性肠梗阻多见，其中大部分合并肠闭锁。

2. 局限性腹膜炎（包裹气腹）型　外溢的肠内容物被周围粘连组织所局限，形成假性囊肿，囊肿大小、部位及是否继发感染决定其临床表现。其中以腹腔占位、炎性肿块、粘连或压迫导致肠梗阻症状最为多见。

3. 弥漫性腹膜炎（游离气腹）型　穿孔大，出生后持续开放，迅速形成液气腹和细菌性腹膜炎。

4. 无症状型　少数患儿出生时穿孔已闭合，腹腔虽有粘连，但无明显临床症状。

## 【辅助检查】

### （一）X 线检查

1. 腹立位 X 线平片为常规检查项目，本症患儿常见的消化道梗阻、穿孔、钙化、腹水、腹部占位病变等病理状态均可能在 X 线平片有所显示。钙化是胎粪性腹膜炎的特征性表现，但未发现钙化灶并不能排除本症。腹腔或假性囊肿中有无游离气体提示胚胎期发生的肠穿孔是否依然存在。

2. 下消化道造影胎粪性腹膜炎可能在胚胎稍晚期合并肠闭锁，造影有时显示略宽的胎儿型结肠影像。对于肠梗阻型患儿，可通过造影观察结肠有无气体判断梗阻是否为完全性。

3. 上消化道造影应作为相对禁忌，不得已时应用水溶性造影剂。

### （二）超声检查

超声检查为胎粪性腹膜炎重要的常规检查项目。依据不同的病理状态，可能显示与晚孕期相关联的多种超声征象。结合产前超声、生后临床表现和 X 线检查综合分析，可能在疾病诊断及手术方案制定方面为临床医生提供更多有价值的资料。还需要通过多系统超声检查诊断或除外伴发畸形和产时并发症。

## 【诊断】

### （一）产前诊断

超声检查为产前诊断的主要手段。随着围产医学的进步，本症产前检出率明显提高。超声检查征象：①胎粪性假性囊肿，表现为或大或小的囊性包块，囊壁较厚，囊内为中、低回声，伴有粗细不等的强回声光点、团块状或线样钙化影；②肠闭锁，表现为程度不等的扩张肠袢或囊泡，盲端粗大，蠕动差；③胎儿腹水，腹水量常与发病时间相关，发病初期最多见；④合并肠闭锁时可伴羊水过多。多样性和动态改变是胎粪性腹膜炎产前超声诊断的两大特点，当以上征象组合或序贯出现时高度提示本症。

产前诊断水平的提高为产前咨询提供了更可靠的依据。小儿外科医生基于专业背景对胎粪性腹膜炎病理状态的更深入了解和直接诊疗经验，可在患儿出生前即向家长客观介绍疾病及相关情况，并对其多样和动态变化的超声征象进行更客观的分析，供咨询家长在决定妊娠结局和治疗态度等重大问题上做出更理性的选择。产前诊断，生后尽快转诊，必要时尽早手术治疗，有利于改善预后。

### （二）生后诊断

1. 肠梗阻型出生后多数表现为完全性梗阻，少数为不全性肠梗阻。腹立位 X 线平片对诊断具有重要意义，应作为常规检查项目。肠梗阻及钙化同时存在高度提示本症诊断。有时需要通过下消化道造影确定梗阻是否为完全性，或根据结肠形态判断是否合并肠闭锁。

2. 局限性腹膜炎（包裹气腹）型多形成假性囊肿，但囊肿的大小、部位及是否继发感染各有不同。超声、CT 等影像学检查对假性囊肿的诊断及鉴别具有重要意义。腹部 X 线平片也很重要，可能发现腹腔占位病变导致的肠管移位，肠梗阻及腹腔钙化等。

3. 弥漫性腹膜炎（游离气腹）型出生后很快出现腹膜炎表现。如腹立位 X 线平片诊断气腹或液气腹，即应考虑急诊手术，避免繁琐检查。

4. 无症状型部分患儿因生后腹部 X 线平片检查偶然发现钙化提示诊断，但通过产前超声检查获得诊断的病例逐年增多。如患儿生后无明显临床症状，暂缓手术，但仍需随访腹部超声及 X 线平片检查，以了解患儿腹部的基本病理状态，做出治疗计划。

### 【鉴别诊断】

根据临床分型及具体表现与相关疾病鉴别，包括肠梗阻、腹膜炎、各种原因导致的消化道穿孔及坏死性小肠结肠炎等肠道炎症性疾病。腹腔钙化有其特点：高密度影多位于右下腹，常表现为或大或小的斑块及点状高密度影，特征性表现为沿假性囊肿壁走行的弧形或不完整环状钙化影。

### 【治疗与监护】

#### （一）手术指征

除个别无症状型，多数患儿需在生后早期手术治疗。手术指征：①完全性肠梗阻，大量腹水，腹部假性囊肿等；②气腹或液气腹，合并细菌感染、腹膜炎应视为急诊手术指征。

#### （二）术前管理

（1）产前拟诊本症患儿，生后即禁食，建立静脉通路，必要时放置胃肠减压管。

（2）尽快将患儿转诊至小儿外科，在转诊过程中持续胃肠减压以防止呕吐、误吸，并注意保温。

（3）在小儿外科密切观察病情，尽早安排放射、超声等影像学检查，以明确诊断及其病理状态，确定是否需要手术治疗。

#### （三）手术治疗原则

针对不同病理类型，有多种手术方式供选择或组合应用：①单纯腹腔/囊肿引流术；②肠粘连松解术；③病灶清除术；④肠穿孔修补术；⑤肠造瘘术；⑥一期肠吻合术；⑦倒"丁"字肠吻合肠造瘘术等。术式选择原则：①患儿全身及肠管条件较好，病变位置高，首选一期肠吻合术；②病变位置低（末段回肠或结肠），肠管及全身情况差，为降低手术风险可选择双孔肠造瘘术；③病变位置高，肠管严重粘连、水肿、感染，远近端肠管口径相差甚远，远端肠管存有大量干硬粪便（特别是不能除外胎粪性肠梗阻），可行倒"丁"字肠吻合肠造瘘术，以尽早利用有限肠管，并降低吻合口漏的风险；④病情垂危者，为挽救生命应首选肠造瘘、肠外置或单纯腹腔引流等简单手术。

因本症病变复杂且患儿往往全身状态欠佳，既往在术式选择上趋于保守，强调单纯引流、有限的粘连松解及短路等姑息性手术。目前，越来越多的胎粪性腹膜炎病例在产前获得诊断，生后尽快转入小儿外科，在不发生严重感染、电解质紊乱及营养不良的情况下及时手术治疗。围术期综合管理的进步也使患儿可在更充分麻醉下接受较长时间和相对复杂的手术。基于以上情况，争取在一期手术时更充分探查病变、进行更彻底的病灶清除和消化道重建手术成为首选措施。

#### （四）术后管理

根据病变类型、手术方式、特别是患儿的全身状态确定其手术后处置方案。①对于合并细菌性腹膜炎、手术打击大、特别是因就诊过晚等原因出现严重电解质紊乱、脓毒症及休克的病例应在 NICU 加强监护、进行生命支持治疗；②手术后胃肠减压、腹腔引流、对于肠造瘘的管理等，同一般腹部手术后常规处置；③营养支持对于大部分本症患儿术后康复具有重要意义，应根据患儿的肠管状态和病情参照"中国新生儿营养支持临床应用指南"综合考虑营养支持方案。多数患儿需要由肠外向肠内营养的转换过程，较高位肠造瘘及短肠患儿应在术后尽早开始实施规范、且个体化的营养支持治疗。

## 【预后】

近年来文献报道本症的预后已有明显改善，存活率可达 80%～84%。另有文献报道产前诊断胎粪性腹膜炎的病死率为 11%～14%，明显低于新生儿期诊断的 40%～50%，因此，产前诊断病例的预后优于新生儿期诊断者。首都儿科研究所报道一组产前诊断的患儿共 30 例，手术治疗 27 例，存活 24 例。有作者对本症患儿进行平均 11 年的长期随访，认为新生儿期治愈者均能远期存活，且生长发育正常。虽腹腔存在粘连，但一般无症状，钙化也可在 3 年内完全消失。

（马继东）

# 第六节　先天性胸腹裂孔疝

由于膈肌先天性发育缺陷可导致膈疝（congenital diaphragmatic hernia），腹腔脏器经膈肌缺损疝入胸腔，引起一系列复杂的病理生理变化。根据病变部位不同，膈疝分为胸腹裂孔疝、食管裂孔疝和胸骨后疝。先天性胸腹裂孔疝（以下简称膈疝）最常见，占 $85\% \sim 90\%$，且病情严重，多在生后即刻或数小时内出现明显的呼吸、循环及消化系统症状，是新生儿较为常见的外科危重症之一。国外报道每 $2000 \sim 5000$ 活产新生儿中发生 1 例，我国发病率略低。通常为散发，男女发病比例约为 1：2。因左侧膈肌发育较晚，故左侧膈疝明显多于右侧，双侧少见。膈疝的畸形伴发率为 $30\% \sim 70\%$，发生频度依次为心血管、泌尿和中枢神经系统。复杂型膈疝染色体病患病率明显增高。

**【病因和病理】**

先天性膈疝的病因尚在探讨中。一般认为是由于胚胎期膈肌发育缺陷，腹腔脏器通过膈肌缺损疝入到胸腔，并对胸腔内正在发育的肺产生压迫。除患侧肺直接受压，纵隔和心脏也受压移向对侧，并挤压对侧肺，最终导致双侧继发性肺发育不良。发育不良的肺除体积减小外，还可出现肺泡数目减少，肺泡壁增厚，间质组织增加，肺泡容量及气体交换的表面积减少等；并同时伴有肺血管数目减少、血管间质增生、肺小动脉中层肌层肥厚等肺血管结构异常，从而导致持续性肺动脉高压。纵隔和心脏移位可影响胎儿静脉回流及羊水吞咽，严重者可导致胎儿水肿，并出现胸腔积液、腹水和羊水过多等。近年来不断有学者对膈疝的病因和病理机制提出新的观点，有人认为其肺发育不良可能是原发性，而膈肌缺损可能是并发甚至继发于肺发育不良。还有人提出了"双重打击"的假说，认为在膈疝动物模型中，肺发育不良是原发性的，腹腔脏器通过膈肌缺损疝入胸腔压迫肺脏，进一步影响肺的发育。

**【临床表现】**

新生儿期主要临床表现为呼吸、循环、消化三个系统的急性症状，以呼吸系统症状尤为突出。

1. 呼吸系统症状　呼吸困难、气促、青紫等症状可在生后即刻或数小时内出现。其严重程度取决于膈肌缺损的大小，腹腔脏器疝入胸腔的数量、体积及肺发育不良程度。呼吸困难和发绀常常阵发性加重，即在哭闹、喂奶或体位变动时加重。因哭闹时胸腔负压增加，导致更多的腹腔脏器进入胸腔，加重压迫症状；喂奶后疝入胸腔的胃肠道内气体与液体量增多，同样会加重压迫症状。上述症状也可呈进行性加重并恶化，处理不当患儿可能会突然死亡。

2. 循环系统症状　腹腔脏器疝入胸腔不但对肺脏造成压迫，还可使肺动脉扭曲、肺动脉壁增厚、血管床横断面积减少等，导致持续性肺动脉高压。除青紫外还可出现呼吸急促、低氧血症、高碳酸血症和代谢性酸中毒等一系列症状。

3. 消化系统症状　虽膈疝多伴发肠旋转不良，但一般不引起相应的临床症状。只有当疝入胸腔的腹腔脏器发生嵌顿，造成消化道肠梗阻时才出现呕吐。

4. 体格检查　患侧胸部呼吸运动减弱，胸廓饱满，肋间隙增宽，心脏向健侧移位。胸部叩诊可呈浊音或鼓音，与疝入胸腔脏器的性质及肠管充气程度有关。听诊患侧呼吸音减弱或消失，但常可听到肠鸣音。大量腹腔脏器进入胸腔时腹部平坦或凹陷呈舟状。

**【辅助检查】**

1. X 线片　对膈疝诊断具有重要意义，应作为常规影像学检查项目。X 线片应同时包括胸腹部、分别摄正位和患侧位，首选立位，以利于观察膈肌情况及胸腹腔脏器的位置和形态。X 线平片表现：①呈弧形的膈肌影中断、失去连续性或观察不清；②位于胸腔的空腔脏器内有含气液平面（立位时），或充气肠管影像，并可能通过膈肌到达腹部；③患侧肺萎缩，心脏、纵隔向健侧移位；④根据腹腔脏器通过疝环位置判断膈疝类型；⑤右侧膈疝只有肝疝入时可见右下肺野与上腹部间连续的软组织影，肺脏受压缩小。

2. 上消化道造影　通过 X 线平片难以确诊者，

可进一步行上消化道造影检查。新生儿常选用碘海醇等水溶性造影剂，以防发生呕吐、误吸造成严重后果。在胸腔内见到充盈造影剂的胃、肠等腹部器官可确诊为膈疝。根据脏器疝入位置进一步确定是否为后外侧膈疝。通过造影还可了解是否由于胃及肠管嵌顿等原因发生了消化道梗阻。

**【诊断】**

由于膈肌缺损大小及肺发育程度不同，患儿临床症状出现的早晚和病情轻重程度有很大差异。后外侧膈疝大多数在新生儿期发病，严重者生后即刻或数小时内出现症状，往往病情凶险，病死率高。产前未获得诊断患儿如在新生儿期出现阵发性加重的呼吸困难、气促、发绀等症状应考虑到本症的可能性。临床体检的典型表现为呼吸困难、青紫；患侧胸廓饱满，肋间隙增宽，叩诊呈浊音或鼓音；患侧呼吸音减弱或消失，但有时可闻肠鸣音；心脏向健侧移位，腹部平坦或凹陷。应结合胸腹联合正、侧位 X 线平片，必要时行上消化道造影确诊。

超声、CT 及 MRI 检查对本症诊断均有意义，根据医疗单位条件和经验选用。还需要通过超声等影像学检查诊断或除外伴发畸形。

**【鉴别诊断】**

1. 食管裂孔疝　相对多见，呕吐为最常见症状，有时因肺部感染及疝内容物压迫出现呼吸困难。巨大的食管裂孔疝需与后外侧膈疝相鉴别。常规摄正、侧位 X 线平片，消化道造影常具有诊断意义。除根据疝的发生位置诊断，还可发现前者贲门移至膈上或上下移动（滑疝）。

2. 膈膨升　由于膈神经麻痹或膈肌发育不良所致。因膈肌无张力、升高，腹部器官整体上移、但不超越膈肌。前者常有难产史，后者一般找不到相关原因，但可在产前超声检查时发现腹部脏器上移征象，而拟诊为膈疝。出生后临床表现相对轻。

3. 肺部囊性病变　包括肺囊腺瘤、隔离肺和肺大泡等。前两种疾病可在产前通过超声检查发现，后者多在生后由于肺大泡充气、压迫肺组织出现呼吸困难症状。

**【治疗与监护】**

**（一）非手术治疗**

先天性膈疝出生后非手术治疗目的实为术前准备。一般治疗包括保温、适度的头高体位、胃肠减压、吸氧、血气分析、多功能生命体征监测等。应尽快建立静脉通路，以维持水、电解质平衡，纠正酸中毒及抗感染治疗等。

对于重症膈疝最重要而有针对性的治疗手段为呼吸及循环管理，包括常规的呼吸管理、过度通气、高频震荡通气（HFOV）、体外膜肺（EC-MO）、一氧化氮吸入、激素和肺表面活性物质的应用等各种综合治疗（见相关章节），但均不能直接或立即改变已经存在的肺发育不良状态。

**（二）手术治疗**

1. 手术时机　对于手术时机的掌握尚未统一。目前"延期手术"的观点成为主流。即认为适当延长术前准备时间，在患儿内环境得到改善、血流动力学稳定的情况下手术，更为安全。有作者进一步提出患儿血气结果接近正常，经超声心动图测量肺动脉压明显降低或接近正常，是最适宜的手术时机。虽很多资料证实上述观点的合理性，但其可行性仍受到多方面因素的影响和质疑。

2. 经腹入路手术　适用于大部分左侧膈疝及肝疝入较少的右侧膈疝。优点为损伤较小，脏器还纳方便；可同时处置肠旋转不良等伴发畸形；对于腹腔发育过小、还纳困难的患儿，可做成暂时性腹壁疝，日后二期手术关腹。手术要点：①左上腹横切口或肋缘下斜切口；②首先将疝入胸腔的脏器还纳，本着先易后难，先空腔后实质的原则，左侧还纳顺序依次为胃、小肠、脾和肾，右侧为小肠、结肠和肝；③疝入胸腔的脏器退回后，由麻醉医师加压膨肺、通过膈肌缺损观察肺的膨胀及发育情况；④约 20% 膈疝存在疝囊、应切除，再用不可吸收线间断或褥式缝合修补膈肌缺损（封闭膈肌缺损前再次由麻醉医师膨肺）；⑤有时膈肌缺损较大、后缘缺如，可将膈肌前缘缝合在后侧肋骨骨膜或肋间肌上；⑥膈肌缺损过大，直接缝合困难时可选用涤纶片、硅胶膜或采用带蒂保留血运的腹横肌转移瓣修补膈肌缺损；⑦一般不需要放置胸腔闭式引流。

3. 经胸入路手术　适用于大多数右侧膈疝及年龄较大的患儿。如肝疝入较多、肝嵌顿及发生疝入物与胸腔脏器粘连等情况，经腹手术困难、应考虑经胸手术。

4. 胸腔镜或腹腔镜膈疝修补手术　随着腔镜医疗设备的开发、技术进步和经验积累，国内外应用腹腔镜或胸腔镜技术治疗先天性膈疝的报道逐渐增多。胸腔镜手术暴露清楚，在很大程度上避免了因手术创伤、脏器粘连而引起的一系列并发症，似乎具有一定优势。最大不足在于难以有效处置肠旋转不良等腹腔脏器的伴发畸形。腔镜手术的远期疗效有待于观察和进一步评定。

## 【预后】

目前膈疝患儿的总病死率在 50% 左右。另有资料显示产前诊断的患儿如果无严重伴发畸形、其生存率与生后诊断患儿差异不大，原因可能是产前诊断病例病情偏重，早期诊治给患儿带来的益处与生后诊断病例病情较轻相抵消。远期预后包括以下情况：

1. 肺功能不良　取决于出生时肺发育不良程度及在治疗过程中的肺损伤程度。围术期需要强大呼吸支持及需要补片修复膈肌缺损的严重病例度过急性期后更易出现以上问题。随年龄增长，大多数患儿临床症状逐渐减轻，与肺组织进一步发育有关。

2. 胃食管反流　在膈疝术后患儿中常见，可能伴发的解剖结构异常及神经功能障碍为其原因。大多数病例经常规保守治疗缓解，少数症状严重者需要手术。

3. 膈疝复发　常发生在膈肌缺损较大，经补片修复的患儿。需要再次手术治疗。

4. 生长发育落后　部分患儿早期生长发育落后，可能与先天不足及术后并发症有关，多数在两岁后达到正常小儿标准。

5. 神经精神症状及运动功能障碍　据报道，使用过 ECMO 的患儿术后出现运动、语言和认知障碍的比例较其他患儿明显增高，是否与病情程度重及治疗过程中脑缺氧相关需要进一步研究。

## 【附】产前诊断

### （一）超声检查

超声检查是产前诊断的主要手段。随着围产医学的进步，先天性膈疝的产前诊断率也明显提高。

1. 超声检查征象

（1）左侧膈疝超声检查征象：①左胸腔不能清楚显示左肺结构，但可见到较大的胃及较小不均回声的肠管，孕中晚期可出现胃肠蠕动；②左胸腔可能见到脾和部分肝；③纵隔和心脏向右侧移位；④腹围减小，腹腔内不能见到相应的脏器影像。

（2）右侧膈疝超声检查征象：①右胸腔不能清楚显示右肺结构，但可见到肝影像（根据血管走行判断）；②由于肝阻挡，肠管较少疝入胸腔；③纵隔和心脏向左侧移位；④腹围减小。

（3）其他征象：孕中晚期胎儿出现呼吸样运动时可能见到脏器的矛盾运动，即健侧的腹腔脏器向下移动时，患侧脏器向胸腔方向移动或由腹腔进入胸腔。右侧膈疝诊断时间通常比左侧膈疝稍晚。双侧膈疝非常少见，并常伴发多种畸形。

2. 肺发育程度的评估　在影响先天性膈疝预后的诸多因素中，肺发育不良程度可视为核心因素。通过二维超声测定肺/头（Lung/head ratio, LHR）是目前产前评估先天性膈疝肺发育程度的最常用指标。一组统计数据显示胎龄 24～26 周时 LHR>1.4 预后较好，LHR<1.0 属于高危患儿，LHR1.0～1.4 的患儿如果没有肝疝入或其他畸形预后与 LHR>1.4 相似。目前，国内对于肺发育程度的评估开展尚不广泛。

3. 病情及预后评估　对拟诊膈疝的患儿，还应力争通过系统超声检查更全面评估疾病的严重程度及预后，从而为其家庭的妊娠结局、治疗态度以及医生在宫内和生后采取何种治疗措施提供客观依据。与病情及预后相关的超声检查征象包括：膈疝发现的胎龄、膈肌缺损的部位和大小、疝入胸腔的腹腔脏器个数及程度、有无肝疝入、肺发育不良的程度、有无明显心脏结构和功能异常、有无其他严重伴发畸形、是否出现胎儿水肿及羊水量等。膈疝确诊时间<25 周应作为高危因素，孕中、晚期发现的膈疝预后较好。如在孕早期发现膈疝伴颈部透明层增厚，说明胸腔压力升高，肺发育受损，预后不良。据报道肝膈疝组预后不良、生存率仅为 43%；膈疝伴发严重畸形及染色体病者预后不良。胎儿超声心动图可观察肺动脉高压情况。如超声探测到胎儿水肿、胸腔积液、腹水及羊水过多时，提示胎儿心功能不全，预后不佳。

### （二）MRI 检查

近年来 MRI 检查已逐步用于胎儿结构异常的产前诊断。MRI 检查视野大，能在同一平面显示胎儿胸腹部情况；软组织分辨率高，能显示膈肌是否完整；三维空间测定的可操作性强，在测量胎儿肺容积、评估肺发育不良程度方面与超声检查相比也具有优势。有学者通过 MRI 测量了 36 例产前诊断膈疝胎儿的肺容积，证明与生存率有明显相关性。检测部位的肺容积和同部位正常胎儿的预期肺容积比值，称为实测肺容积与预期肺容积比值（observed total fetal lung volume/expected total fetal lung volume，o/e TFLV）。Corincour 等预测了 77 例胎龄 24~37 周的膈疝胎儿的围产结局，当 o/e TFLV＜25％时存活率为 19％；若不考虑胎龄因素，预测敏感度为 79％，特异度为 64％。MRI 与超声检查联合应用将能进一步提高先天性膈疝产前诊断的检出率与影像学检查的临床价值。

## 【宫内及产时治疗】

影响先天性膈疝预后的最重要因素是肺发育不良和肺动脉高压，目前各种生后治疗手段均不能直接、立即改变已经存在的肺发育不良状态，故无法从根本上改善严重膈疝的预后。因此有学者提出只有宫内干预才是重症膈疝最有效的治疗手段。一些动物实验研究及临床实践也表明宫内干预可促进部分严重膈疝胎儿的肺部发育，改善肺功能，从而改善预后、降低病死率。膈疝的宫内干预治疗在不同时期逐渐演化发展如下所述。

### （一）剖宫膈肌修补术

即剖宫、在直视下一期手术修补膈肌缺损。理论上在胎儿期手术还纳腹腔脏器、修补膈肌，可使胎肺获得生长发育空间。本手术使母婴均承受较大风险，可能出现胎儿术中死亡、术后早产及孕妇羊膜腔阴道漏、胎盘早剥、感染、肺水肿等并发症，目前已很少实施。

### （二）剖宫气管结扎和气管夹闭术

研究表明肺内液体动力学改变可影响胎肺发育，肺内液体流出过多将导致肺发育不良。20 世纪 90 年代有学者在动物实验基础上，开始在临床上尝试剖宫、在直视下行胎儿气管结扎或夹闭术，通过增加肺实体重量、DNA 及蛋白含量，促进异常的肺泡支气管和血管发育，从而改善胎儿出生后肺功能障碍程度。此治疗方案虽然使手术范围较以往缩小，但母、胎并发症并无明显减少。

### （三）胎儿镜气管夹闭和气管球囊封堵术

1996 年胎儿镜开始应用于临床。通过胎儿镜实施气管夹闭或球囊封堵术是在直视手术基础上发展起来的治疗方法。2004 年首次报道成功实施在胎儿镜下应用球囊进行胎儿气管封堵术（fetoscopicendoluminal trachealocclusion，FETO）。由于 FETO 不必切开子宫即能完成胎儿气管球囊封堵操作，较直视手术缩短时间、降低喉神经和气管损伤的风险，且不易发生出血、肺水肿、胎盘早剥、感染等孕期并发症，结合子宫外产时处理（ex-uterointrapartumtreatment，EXIT），能够改善部分严重膈疝患儿的预后，使存活率提高。然而也有体内、体外试验证明气管夹闭或封堵术并不能改善肺 II 型细胞功能及表面活性物质缺乏，肺的顺应性改善有限。迄今的随机临床试验结果表明，宫内干预和未进行宫内干预，生后经规范治疗者膈疝的预后并无明显差异。

### （四）子宫外产时处理

EXIT 是指在分娩过程中，在保持胎儿-胎盘循环的同时进行胎儿手术或实施干预措施。EXIT 使存在气道梗阻或通气障碍的胎儿在完全脱离母体前接受解除气道阻塞或建立有效通气的处置，有望改善预后。EXIT 技术是由治疗膈疝发展而来。对膈疝实施 EXIT 的步骤：在剖宫产时切开子宫，暴露胎儿上半身，取出气道夹或封堵球囊、解除气道阻塞，待患儿能够充分氧合后再结扎脐带，使胎儿与母体完全分离。EXIT 的成功和安全实施有赖于一支通力协作的专业团队，包括新生儿外科、产科、超声科、放射科、新生儿内科、麻醉科及护理人员。因客观条件、伦理、法规方面所限，我国仅在极少数妇儿医疗中心进行过例数有限的 EXIT 医疗实践。

（马继东）

# 第七节 先天性腹壁缺损

胚胎期腹壁通过头襞、尾襞和两个侧襞由外周向中央生长，并汇合形成脐环，继而关闭体腔。如以上过程受到某种因素影响，使胚胎期体腔关闭受到抑制或延缓，出生后则形成包括脐膨出、腹裂在内的一系列"脏器突出畸形"。

## 脐膨出

脐膨出（omphalocele）是一种比较常见的先天性腹壁发育畸形，腹腔脏器通过脐带基底部的腹壁缺损膨出到腹腔外，表面覆盖由壁层腹膜和羊膜构成的囊膜。发生率占活产儿的 $1/10\ 000 \sim 1/5000$，男性多于女性。其中 $30\% \sim 50\%$ 伴发畸形及染色体病。随着围产医学的进步，脐膨出的产前检出率近年明显提高，早期诊断、早期治疗，取得满意的治疗效果。

### 【病因和病理】

脐膨出是一种胚胎期腹壁发育缺陷。如胚胎期腹壁发育过程中头襞、尾襞和两个侧襞由外周向中央生长、汇合过程中受到抑制，导致体腔关闭延缓，形成以脐为中心的腹壁缺损，某些腹腔脏器通过脐带基底部的腹壁缺损膨出到腹腔外。根据膨出脏器及膨出物大小分为两型：①巨型脐膨出，也称胚胎型脐膨出，在胚胎 10 周前体层发育停顿所致。腹壁缺损直径 $>5\ cm$，腹腔容积小，中肠大部或全部膨出于腹腔外，常伴有肝、脾等实质脏器膨出；②小型脐膨出，也称胎儿型脐膨出或脐带疝，在胚胎 10 周后体层发育停顿所致。腹壁缺损直径 $<5\ cm$，腹腔发育已达一定容积，膨出物主要为肠管。脐膨出通常伴发肠旋转不良，其他还包括 Meckel 憩室、肠重复畸形、结肠缺如、膀胱外翻、先天性心脏病、唇裂、多指等。如脐膨出伴有巨舌，身长、体重超过正常水平，称为脐膨出-巨舌-巨体综合征（Beckwith-Wiedemann syndrome）。

### 【临床表现和诊断】

#### （一）产前诊断

超声检查为产前诊断的主要手段，脐膨出产前诊断率近年来明显提高。超声检查征象：①腹壁正中缺损伴腹腔脏器脱出，有囊膜覆盖；②诊断应包括缺损大小和对膨出脏器的识别；③注意对伴发畸形的诊断。产前诊断具有积极的临床意义：①有利于客观评估并向咨询家长介绍病情，作为家长决定妊娠结局及治疗态度的重要参考；②有助于决定分娩方式，小型脐膨出可自然产，巨型脐膨出应考虑手术分娩，以免脏器损伤；③产前诊断后可得到多学科医生的共同关注，按计划分娩，小儿外科医生接诊，患儿生后立即予以相应处置，暖箱转运，尽早检查并手术治疗，有利于改善预后。

#### （二）诊断

出生后通过临床体检不难作出诊断。

1. 以脐部为中心腹壁缺损，腹腔脏器膨出到腹腔外。膨出物有囊膜覆盖，在囊膜侧缘或下部可见脐带残株。刚出生时囊膜稍呈乳白色，湿润透明，透过囊膜可清晰识别膨出脏器，数小时后逐渐混浊，日久囊膜表面结痂。

2. 巨型脐膨出腹壁缺损直径 $>5\ cm$，甚至达 $10\ cm$，腹腔容积小。透过囊膜可见到除肠管外，肝、脾等实质脏器膨出到腹腔外。呈球形的肝膨出为巨型脐膨出的标志。小型脐膨出腹壁缺损直径 $<5\ cm$，腹腔发育已达一定容积。膨出物主要为小肠，有时包括部分结肠，易还纳入腹腔。

3. 偶见脐膨出在产前或产程中发生囊膜破裂，需要与腹裂鉴别。后者脐带位置和形态均正常，腹壁纵行裂隙大多位于脐右侧，脱出的肠管短缩、肠壁肥厚及纤维素粘连等较为严重。

4. 常规进行超声及放射学检查，诊断或除外伴发畸形和产时并发症。大多数合并的消化道畸形需术中识别并进行相应处置。

### 【治疗与监护】

#### （一）术前管理

包括生后产房处置、转运和术前准备。脐膨出患儿娩出后应争取时间尽快完成各种产房处置，迅速将患儿转诊至小儿外科，尽早手术治疗为基本原则。

1. 产房处置　①经产前超声诊断为巨型脐膨出者分娩时，应有小儿外科医生到达分娩现场；②脐膨出患儿体温丧失的机会增加，生后应在开放暖箱内完成各种处置；③始终注意保护囊膜，切勿破损，否则明显增加感染机会；④在无菌状态下用凡士林油纱覆盖膨出物表面，外敷多层大块纱布或棉垫；⑤建立静脉通路，维持水、电解质平衡，必要时输注广谱抗生素，放置胃肠减压管。

2. 转运　①应将患儿置于暖箱完成转运；②禁食；③转运过程中应保持静脉通路开放，以便发生意外及时处置；④行持续胃肠减压，以延缓消化道充气，利于手术；⑤根据患儿情况决定是否需要吸氧、吸痰等处置。

3. 术前准备　①转诊后应争取在最短时间内完成必要的超声、放射科及实验室检查，对患儿全身状态、有无伴发畸形和手术耐受程度进行评估；③争取在出生 2～3 h 内，胃肠道还未完全充气时进行手术，可增加一期缝合修补术的成功率。

### （二）非手术治疗

虽大部分脐膨出需要手术治疗，但仍有少数患儿在特殊情况下可通过保守治疗方式获得生存。

1. 适应证　适用于囊膜未破、暂无手术治疗条件或就诊较晚、已出现局部感染及肉芽组织生长者。

2. 方法　①将患儿置于开放暖箱，保护囊膜避免破损；②每天用 75% 乙醇或 0.5% 聚维酮碘（碘伏）溶液等涂覆囊膜数次，保持囊膜清洁与干燥；③数天后囊膜表面结痂，痂下逐渐生长肉芽，与此同时周围皮肤的上皮细胞也缓慢向中央生长；④随着结痂皱缩，腹壁扩展，腹腔容积不断增大，膨出物逐渐向腹腔内还纳，2～3 个月后表皮可完全覆盖、封闭创面；⑤1～2 年后手术，切除脐周缺乏正常层次的腹壁瘢痕组织，分层缝合发育正常的腹壁。

保守治疗虽简便易行，疗效较为可靠，但不能发现腹腔内伴发畸形，且疗程较长。

### （三）手术治疗

1. 一期缝合术

（1）适应证：适用于小型脐膨出和部分膨出物较少的巨型脐膨出。

（2）手术步骤：①气管插管、全身麻醉（以下手术相同）。②距腹壁缺损缘 2～3 mm 环周切开皮肤及各层腹壁组织。③分别游离并结扎一根脐静脉、两根脐动脉和脐尿管。④如囊膜与脏器之间存在粘连，应轻柔分离，切勿损伤脏器，去除囊膜及周围皮肤缘。⑤探查有无肠管等腹腔脏器畸形，并进行必要处置。⑥手法扩张腹壁，增加腹腔容积，轻柔还纳腹腔脏器。⑦如腹壁层次清楚，缝合张力不高，用可吸收线分层缝合关闭腹腔；预计缝合张力较高者，应用粗线全层缝合腹壁，术后 2 周延期拆线。

2. 二期缝合术

（1）适应证：适用于部分一期缝合困难，无延期手术治疗条件的巨型脐膨出。

（2）手术步骤：①距腹壁缺损缘 2～3 mm 环周切开皮肤及各层腹壁组织；②分别处理脐静脉、脐动脉及脐尿管；③分离可能存在的囊膜与肝等实质脏器之间的粘连，为避免损伤脏器可保留部分紧密粘连的囊膜，去除大部分囊膜及周围皮肤缘；④探查腹腔脏器，并进行必要处置；⑤手法扩张腹壁，增加腹腔容积，轻柔还纳腹腔脏器；⑥游离两侧腹壁皮肤，必要时做两侧腋中线纵向减张皮肤切口，将皮肤向中线拉拢、缝合；⑦1～2 年后行二期全层腹壁修补缝合术。

因腹膜覆盖不全，肠管与腹壁皮肤间不可避免要发生粘连，将增加二期手术时分离难度，且疗程较长。

3. 延期缝合术

（1）适应证：适用于一期缝合困难，有延期手术治疗条件的巨型脐膨出（大多数巨型脐膨出可通过本术式治疗）。

（2）手术步骤及术间处理：①尽可能保持囊膜完整，防止破裂；②应用涤纶织物或硅胶膜缝合成适度大小的囊袋状，将囊袋的一侧边缘与腹壁缺损边缘皮肤周圈紧密缝合，或将囊袋边缘与切开游离出来的腹壁筋膜缘缝合，囊袋顶端缩紧；③术后将患儿置于开放暖箱，悬吊囊袋并定期消毒；④通常经过 5～7 天大部分脏器还纳腹腔时，行延期腹腔关闭缝合术，操作步骤同一期缝合术；⑤有人认为人工材料囊袋刺激易发生感染或压迫肠管导致肠坏死，而将保留完整的囊膜及脐带悬吊，日后延期缝合关腹。

因囊袋缝合并未使患儿脏器受到直接创伤，术后腹腔压力也不致过高，麻醉清醒后大多可拔除气管插管、自主呼吸。延期缝合手术期间对于悬吊囊袋的管理为至关重要的治疗中间环节，应予以足够重视。术后将患儿置于开放暖箱，包裹膨出脏器的囊袋悬吊于暖箱顶部，每日适时调整悬吊张力，脏器因重力作用可逐渐向腹腔内还纳。也有人在调整悬吊张力的同时结扎囊袋，使其容积不断缩小，腹腔容积逐渐增大，利于脏器尽快还纳。每日 2～3 次用 0.5% 碘伏溶液消毒悬吊囊袋，尤其注意对囊袋基底与腹壁皮肤连接处的消毒。为加速脏器还纳，尽早缝合关闭腹腔，悬吊期间大多予以禁食、肠外营养支持。

### （四）术后管理

1. 呼吸循环管理　脐膨出术后的呼吸循环管理对维持患儿内环境稳定，使其顺利度过围术期、保证手术治疗效果至关重要。不论采用哪种手术方式治疗，腹壁缝合术后均可能出现不同程度的腹压增高。轻度腹压增高，仅需吸氧及常规呼吸道护理，多数患儿可望在 24～48 h 逐渐适应。严重腹压增高使患儿膈肌上升、呼吸系统的顺应性下降及下腔静脉回流受阻，甚者导致呼吸衰竭。对于以腹式呼吸为主的新生儿，上述影响尤为显著。因此，术后出现严重腹压增高而影响呼吸时，应考虑机械通气辅助呼吸。间歇强制通气（IMV）为常用的机械辅助呼吸模式，应用肌肉松弛剂及镇静剂来缓解腹压增高趋势。根据血气分析结果调整呼吸机参数和机械通气时间。拔除气管插管后经 CPAP 过渡到普通吸氧方式。

2. 预防感染　患儿生后即应静脉输注广谱抗生素预防感染，对于生后囊膜破裂或延期缝合手术患儿抗感染治疗尤其重要。

3. 营养支持　脐膨出患儿术后均可能出现不同程度的腹压增高，腹压增高影响胃肠道功能恢复和伤口愈合时间。营养支持也是保证脐膨出手术治疗效果的重要手段。预计术后 3 天达不到正常奶量的患儿应考虑首先予以肠外营养支持，根据病程和消化道功能恢复情况决定经口进食时间。小型脐膨出术后 2～3 天即可经口进食。二期缝合术患儿因腹压增高常需 1 周才能逐渐缓解，经口进食。延期缝合术患儿手术期间及腹壁缝合后的一段时间均不能经口进食，肠外营养时间长达 2～3 周，PICC 为首选的营养输入途径。

4. 外科情况的观察与处理　①保持胃肠减压管通畅，必要时经胃管注入石蜡油或食用油，利于消化道排空，适时洗肠或开塞露通便；②对于

延期缝合术期间，在悬吊、紧缩囊袋的同时，应密切观察有无肠管受压、肠坏死及肠梗阻迹象；③注意因腹压增高导致伤口裂开的可能性，一旦发现伤口渗液、腹壁深层组织空虚等伤口裂开的早期迹象，应及时在麻醉下重新缝合伤口，以避免肠管脱出的严重并发症。

### 【预后】

据近年文献报道，脐膨出的存活率为 70%～95%。脐膨出患儿的预后与诊断时间、出生体重、病变类型、有无严重伴发畸形等因素关系密切。小型脐膨出生后尽早行一期腹壁修补术，治愈率很高。巨型脐膨出如过于勉强还纳脏器、行一期腹壁修补术，可因术后腹压过高导致静脉回流受阻，呼吸困难，甚至死亡。采用延期手术治疗管理相对复杂、疗程较长。在特定条件下保守治疗也不失为保证患儿存活的有效方法。根据病情和具体诊疗条件，选择适当治疗方式有利于提高总体治疗效果。严重伴发畸形明显影响预后，有报道脐膨出致死性畸形发生率可达 18%，应尽可能早期识别。近年来随着手术方法改进、医用材料更新，麻醉、监护、营养等新生儿综合管理水平的提高，治疗效果也明显改善。脐膨出一旦治愈，远期效果满意。

## 腹裂

腹裂（gastroschisis）是一种比脐膨出少见的先天性腹壁发育畸形，近年来发病率似有增高趋势。偏向一侧的腹壁缺损伴肠管脱出至腹腔外、且无囊膜覆盖为其特征，继发的肠管变性、功能障碍及感染可危及患儿生命。腹裂多见于早产及低体重儿，男女比例相当；伴发畸形少于脐膨出。腹裂同样需要在出生后尽早手术治疗，且比脐膨出更为迫切。随着围产医学的进步，腹裂的产前检出率明显提高，早期诊断、早期治疗有利于提高疗效。

### 【病因和病理】

腹裂是在胚胎早期由于两个侧方皱襞之一发育不全，导致的腹壁畸形。如胚胎期头、尾两襞和一侧襞已在脐环处汇合，脐部发育完成，而另一侧襞发育不全，则形成偏向一侧的腹壁缺损及肠管脱出于腹腔外。绝大多数腹裂发生在右侧。脱出肠管由于长时间在羊水中浸泡、受到化学性

刺激，可发生肠管短缩，肠壁水肿、增厚、粘连、纤维素伪膜附着及肠功能不良。

**【临床表现和诊断】**

**（一）产前诊断**

1. 超声检查征象肠管从脐带一侧腹壁裂隙脱出，脐带正常。脱出肠管浸泡在羊水中，导致肠壁肥厚、肠管短缩等。部分胎儿生长发育停滞。

2. 羊水甲胎蛋白及乙酰胆碱酯酶测定因脱出肠管直接浸泡在羊水中，常导致羊水中甲胎蛋白、乙酰胆碱酯酶值明显增高。

产前诊断的临床意义：①有利于客观评估并向咨询家长介绍病情，作为家长决定妊娠结局及治疗态度的重要参考；②腹裂多选择剖宫产，以免脏器损伤；③产前诊断患儿按计划分娩，小儿外科医生到产房接诊，并立即予以相应处置，暖箱转运，尽早手术治疗，有利于改善预后。

**（二）临床表现及生后诊断**

出生后通过临床体检不难作出诊断。

1. 腹裂多发生在右侧，肠管从一侧腹壁的纵向裂隙脱出，一般无其他脏器脱出，裂隙长度2～4 cm。无囊膜覆盖，脐带正常。

2. 脱出肠管明显短缩，肠壁肥厚、水肿，呈暗红或紫黑色。可有胶冻样物或纤维素伪膜附着，肠粘连，肠蠕动弱或消失。

3. 需与囊膜破裂的脐膨出相鉴别，后者腹壁缺损以脐部为中心，肠管状况较好。

4. 常规进行超声及放射学检查，诊断或除外伴发畸形和产时并发症。多数伴发的消化道畸形需术中识别并进行相应处置。

**【治疗与监护】**

**（一）手术前处置**

包括生后产房处置、转运和术前准备。腹裂患儿娩出后同样应争取时间尽快完成各种产房处置，迅速将患儿转诊至小儿外科，尽早手术治疗为基本原则。

1. 产房处置 ①最好有小儿外科医生到达分娩现场；②应在开放暖箱内完成各种处置，因腹裂患儿肠管直接暴露于体腔外，在分娩及各项操作时更强调轻柔，避免损伤肠管；③应用凡士林油纱覆盖脱出脏器表面，外敷足够层数的多层大块纱布或厚棉垫。因腹裂患儿腹腔内、外开放，常伴有体液流失，足够厚度的干燥无菌敷料可减

少腹腔污染机会。有人认为将患儿和（或）肠管置于透明塑料袋内有利于观察肠管血运及保湿、保温；④尽快建立静脉通路，维持水、电解质平衡，输注广谱抗生素，胃肠减压以延缓消化道充气、防止呕吐。

2. 转运 参照脐膨出转运。

3. 术前准备 ①因腹裂患儿肠管直接暴露于体腔外，脏器损伤机会增加，体液、体温丧失和感染机会也明显增加，在转运和术前准备过程中必须始终注意应对措施；②其余参照脐膨出术前准备。

**（二）手术治疗**

1. 一期缝合术 一次手术完成脏器还纳与腹壁修补，为治疗腹裂的传统术式。但有时因肠管过于肥厚水肿，脏器还纳及腹壁缝合困难，难以实施。手术步骤：①气管插管、全身麻醉；②手法扩张腹壁，增加腹腔容积；③排挤胎粪，将肠管轻柔还纳腹腔；④有时需要切开延长原有的腹壁裂隙，以利于肥厚水肿的肠管还纳；⑤全层或分层缝合腹壁。

2. 二期缝合术 适用于一期缝合困难，或缝合后可能导致腹压过高，无延期手术条件者。操作要点同脐膨出二期缝合术。

3. 延期缝合术 适用于一期缝合困难，或缝合后可能导致腹压过高，有延期手术条件者。操作要点同脐膨出延期缝合术。

近年有以下两种创新的理念和治疗方法应用于临床，收到满意效果，甚或可能成为腹裂的主要治疗方法。

4. 应用改良 Silo 袋治疗腹裂 1995 年 Fisher 首次报道，我国经过一段时间的经验积累和器材开发，已开始将国产 Silo 袋用于腹裂治疗。根据裂隙大小及肠管情况选用合适规格，将囊袋远端弹簧圈挤压置入腹腔，弹簧圈自然回复、卡紧，无需缝合。术后悬吊、紧缩囊袋的原理及操作步骤同脐膨出延期缝合术。因无囊膜包裹，囊袋基底与腹壁结合部可能出现渗出，注意消毒及更换敷料。通常经过5～7天大部分脏器还纳腹腔时，行腹腔关闭缝合术。应用改良 Silo 袋治疗腹裂明显简化了手术操作程序，一期手术甚至可在产房完成。

5. 非麻醉下一期免缝合法治疗腹裂 1998 年国外首先报道，我国于 2006 年开始应用。此方法

尤适用于产前获得诊断、肠管继发性病变较轻的患儿。可适当应用镇静剂，而无需全身麻醉。患儿生后，在无菌状态下尽早在产房或 NICU 完成手法排除胎粪及肠管还纳腹腔的操作，腹壁裂隙应用医用胶带拉拢粘合，以免除缝合。本治疗方式的优点为：①治疗早，避免了大量体液流失和严重腹腔污染；②胃肠道充气少，更易完成肠管还纳等操作；③无特殊医疗条件和技术要求，治疗费用低；④伤口隐蔽。通过临床实践和经验积累，本治疗方法的安全性、有效性已被证实，有望成为腹裂的首选治疗方式。

### （三）术后管理

1. 呼吸循环管理　参照脐膨出呼吸、循环管理措施。

2. 预防感染　腹裂患儿脱出脏器无囊膜覆盖，分娩及出生后护理过程中均可能导致不同程度的腹腔污染，生后未能及时得到规范处置的病程迁延者，则应视为腹膜炎，接诊后即应静脉给予强有力的广谱抗生素治疗。

3. 营养支持　营养支持是保证腹裂患儿手术治疗效果的重要手段。腹裂患儿常存在生长发育停滞及早产、营养储备差，因肠管长期浸泡在羊水中导致水肿、粘连及肠功能不良，无论采用哪种手术方式，术后均可能出现不同程度的腹压增高。腹裂患儿术后肠功能恢复到经口进食可能需要 1 周或更长时间。多数患儿需要规范的营养支持，从肠外营养开始，逐渐向肠内营养过渡，直至完全经口进食。也有作者认为术后早期喂养，可缩短住院时间。

4. 外科情况的观察与处理　参照脐膨出。

### 【预后】

随着围产医学的进步和新生儿综合管理水平的提高，腹裂的治疗效果明显改善，病死率从早年的 50％以上降到 10％以下。产前诊断、多学科医生的共同关注，按计划分娩，生后转运，尽早手术治疗和 NICU 的规范管理可改善预后。手术治疗方式的改进和医用材料的更新，也对改善预后起到了积极作用。本症远期疗效满意。

（马继东）

# 第 20 章　其他疾病

## 第一节　新生儿重症皮肤疾病

新生儿期发生的重症皮肤疾病常表现为大面积的水疱及表皮剥脱，大面积皮肤损害导致皮肤屏障被破坏，可引起发热、水和电解质紊乱、继发败血症等，重者可导致死亡；也可为感染性疾病、遗传性疾病或全身疾病的局部表现，早期明确诊断对挽救生命至关重要。仔细采集病史，进行完善的体格检查，仔细评估疹型和皮疹的分布，可能发现诊断线索，皮肤活检有助于确诊，部分疾病可通过基因检测确诊。下面将分别介绍 4 种较常见的新生儿期重症皮肤疾病。

### 葡萄球菌烫伤样皮肤综合征

葡萄球菌烫伤样皮肤综合征（staphylococcal scalded skin syndrome，SSSS）又名新生儿剥脱性皮炎（dermatitis exfoliativa neonatorum）、葡萄球菌性中毒性表皮坏死松解症（staphylococcal toxic epidermal necrolysis）或 Ritter 病，是由金黄色葡萄球菌产生的循环外毒素引起的全身表现，主要特征为全身泛发性暗红色红斑，其上表皮起皱，表现为松弛性大疱及大片表皮剥脱。黏膜常不受累，伴有发热等全身症状，为急性的严重皮肤病，婴幼儿以接触感染为主，病死率高，在新生儿病房可引起医院内感染爆发流行，应引起重视。早产儿，尤其是极低和超低出生体重儿因暂时性免疫功能低下，极易发生感染；也可为宫内感染，于生后 24 h 内起病，病情危重，如未及时诊治，病死率高，早期诊断和治疗可挽救生命。

#### 【病因和发病机制】
主要由凝固酶阳性噬菌体Ⅱ组 71 型和 55 型

（主要为 71 型）金黄色葡萄球菌感染所致。该细菌可产生表皮剥脱毒素（又称 δ 毒素或剥脱毒素），使表皮颗粒细胞间桥粒溶解而出现 Nikolsky 征阳性。该毒素为蛋白酶，有 2 种亚型，毒素 A 由染色体基因编码，毒素 B 由质粒基因控制，感染的严重程度与细菌毒素及机体的免疫功能相关。

#### 【病理】
病变部位的表皮颗粒层细胞解离，其中可见水疱形成。真皮炎症反应轻微，仅在血管周围有少量细胞浸润，主要为淋巴细胞。

#### 【临床表现】
该病多发生在生后 1～5 周，突然起病，发热，易激惹，全身皮肤疼痛、发红，最先见于面部，尤其是口周和颈部，后迅速蔓延到腋、腹股沟、躯干和四肢近端，皮肤皱褶处发红更明显，2～3 日内迅速蔓延，可全身广泛分布，在弥漫性红斑上出现松弛大疱，其上表皮起皱，对完整皮肤轻微碰触可引起水疱发生，为特征性诊断体征 Nikolsky 征。在随后数小时至数天内全身皮肤出现广泛的表皮剥脱，露出鲜红色水肿糜烂面，呈烫伤样，1～2 日后可见痂皮脱屑，口周呈特征性的放射状皲裂，手足皮肤可呈手套或袜套样脱皮，以后不再剥脱，而出现糠秕状脱屑。有时在暗红色斑上出现松弛大疱、瘀点、瘀斑。皮肤触痛明显，黏膜通常不受累。并伴有厌食、呕吐和腹泻，皮肤广泛受累可出现水、电解质紊乱。合并症包括蜂窝织炎、肺炎和败血症等。一般经过 7～14 天痊愈（图 20-1-1）。

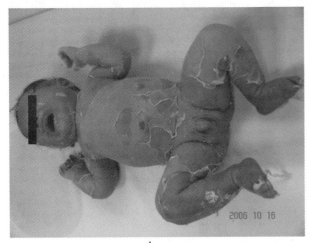

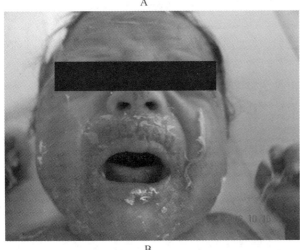

**图 20-1-1** 葡萄球菌烫伤样皮肤综合征。男，25 天，出皮疹 3 天。全身可见弥漫潮红，大面积表皮剥脱，露出鲜红水肿糜烂面，状似烫伤，Nikolsky 征阳性。口周有典型的放射性皲裂和结痂（照片由北京市儿童医院皮肤科提供）（见彩图）

## 【诊断】

根据新生儿病史，在生后 1～5 周发病，皮损表现为暗色红斑，其上表皮起皱，并伴大片表皮剥脱等，典型者 Nikolsky 征阳性，伴有明显的感染中毒症状，即可确诊。如果诊断可疑，需进行皮肤活检；还可采集病变周围的皮肤拭子样本进行涂片及培养，以确定原发感染灶。大疱病灶本身并不含有病原菌，应从原发感染皮损处取材进行培养。常见的原发感染位于鼻咽部、脐部及结膜；尿液也可能培养出病原菌。尽管败血症不常见，应行血培养检查除外。

## 【鉴别诊断】

1. 新生儿脓疱疮　在头面、躯干和四肢皮肤出现脓疱，由豌豆大到核桃大，为大小不等、薄壁的水脓疱，四周红晕不显著。疱液涂片及培养可发现金黄色葡萄球菌，而 SSSS 皮肤病灶不含有细菌，疱液培养阴性，病原菌位于原发的远处部位，如鼻、口或结膜等处。

2. 脱屑性红皮病　多见于生后 1～3 个月的小婴儿，全身弥漫性潮红，伴有细小灰白色糠状鳞屑。头皮、眉部和鼻翼凹等处有油腻性灰黄色鳞屑。

3. 中毒性表皮坏死松解症　中毒性表皮坏死松解症（toxic epidermal necrolysis，TEN）是一种致命的皮肤疾病，皮肤散在出现整个表皮层坏死，常为药物反应导致。SSSS 一般黏膜不受累，TEN 则可出现黏膜水疱。

## 【治疗与监护】

1. 注意预防金黄色葡萄球菌传播和接触感染，隔离传染源。

2. 对患儿应加强护理和支持疗法，注意维持水、电解质平衡和维持正常体温。

3. 及时应用抗生素。此类葡萄球菌往往为敏感菌，宜用头孢菌素或耐青霉素酶的药物，如氯唑西林等，必要时应用万古霉素静脉输入，注意根据药物敏感试验调整抗生素。

4. 局部用药可外敷 2％莫匹罗星软膏或夫西地酸乳膏，每日 2 次。局部用碱性成纤维细胞生长因子促进皮肤生长。在开始治疗 2～3 天后，裸露部位的皮损开始干燥，随后发生薄片状脱皮。坚硬的外皮和裸露的部位可应用醋酸铝或生理盐水湿敷。在片状脱皮期可应用使皮肤柔软的药膏加快皮肤恢复正常。一般在 1 周内恢复。

5. 糖皮质激素使用有争议，部分重症患儿在早期（一般病程 3 天以内）可使用。

6. 严重感染患儿可给予静脉丙种球蛋白。

# 大疱性表皮松解症

大疱性表皮松解症（epidermolysis bullosa，EB）是以皮肤水疱为特点的一组少见的多基因遗传性疾病，发生率为 2/100 000 活产儿，根据临床特征、遗传方式和组织学特点分为单纯型、交界型、营养不良型和 Kindler 综合征四个临床类型，各型又包括不同的亚型。Kindler 综合征的皮肤分离可发生在表皮、交界部位或致密板下层。其主要特征为皮肤受压或摩擦后即可引起大疱，被归于机械性大疱病，皮损易发生在受外力影响的部位，如四肢关节等处。临床表现变异性大，内脏器官可受累。伤口修复后可遗留皮肤损害和结痂。

## 【病因和发病机制】

病变部位的真皮-表皮交界区内编码蛋白的不同基因发生突变是发病的遗传学基础，单纯型主要为常染色体显性遗传，营养不良型可表现为常染色体显性或隐性遗传，交界型为常染色体隐性遗传。单纯型的分子缺陷已被定位于编码特异角蛋白的基因 $K14$（定位于 17 号染色体）和 $K5$（定位于 12 号染色体），具有肌肉萎缩者是由于网蛋白缺陷造成。交界型的分子缺陷为定位于基底膜带的几种蛋白，包括层黏连蛋白 5、XVII 型胶原和 $\alpha_6\beta_4$ 整合蛋白复合物。营养不良型的分子缺陷为编码 VII 型胶原的基因突变。Kindler 综合征由 $kindlin$-1 基因突变导致。

## 【病理】

1. 单纯型　可见基底细胞空泡变性形成的水疱，过碘酸希夫（periodic acid-Schiff，PAS）染色阳性，基底膜完整，弹力纤维正常。电镜检查示核周有水肿，线粒体变性，张力原纤维溶解，细胞器破坏，胞质分解。

2. 营养不良型　水疱位于表皮下，其上表皮正常，PAS 阳性，基底膜分解不清。电镜检查示水疱位于致密板下带，锚状纤维数量减少，乃至缺如。

3. 交界型　表皮下水疱，偶见基底层坏死的胶原细胞，真皮内炎症细胞很少或缺如。电镜检查示水疱位于表皮基底膜透明板，同时伴桥粒的数目明显减少。

4. Kindler 综合征　皮肤分离可以发生在表皮、交界部位或致密板下层。

## 【临床表现】

### （一）单纯型

其特征是水疱出现在上皮基底层内，因此单纯型不形成瘢痕（图 20-1-2）。根据临床疾病严重程度至少可进一步分 11 种不同的亚型，严重者在出生时即有明显表现。以下介绍 4 种常见亚型：

1. Koebner 亚型　也称为泛发性大疱性表皮松解症，为常染色体显性遗传，起病于新生儿期和婴儿早期，大疱最常出现于受压部位，如肘、膝，也可见于四肢和手足。广泛的皮肤糜烂常由产伤所致，可能被误诊为皮肤发育不全。也可见掌跖过度角化和脱屑，指甲可能脱落，但常常再生。黏膜受累仅发生于婴儿期。预后相对较好，随年龄增长易出水疱的情况逐渐好转。

2. Dowling-Meara 亚型（EBS-DM）　也称为疱疹样大疱性表皮松解症，为常染色体显性遗传，分子遗传学研究显示 $K5$ 和 $K14$ 基因突变是本亚型的分子基础。出生时即可起病，在新生儿期和婴儿期出现全身广泛的水疱，疱疹样水疱是其特征，可累及口腔黏膜，躯干和四肢近端可出现疱疹样水疱。因水疱裂隙位于表皮内，愈后不留瘢痕。其他表现包括甲萎缩，掌跖皮肤角化是后期特点，并随年龄增长改善。指（趾）甲可脱落，但常可再生。少数患儿水疱严重，易于继发感染，但很少危及生命，一般至青春期症状可减轻。

3. Weber-Cockayne 亚型　也称为局限性大疱性表皮松解症，为常染色体显性遗传，与 $K5$ 和 $K10$ 基因缺陷相关。通常在新生儿期无症状。水疱常仅局限于手、足，偶尔出现于身体其他部位。

4. 伴肌肉萎缩亚型（EBS-MD）　为常染色体隐性遗传，较罕见，近期研究发现患儿具有网单白（plectin）基因缺陷。患儿出生时或出生不久皮肤和黏膜出现水疱。患儿伴有牙釉质发育不全和甲萎缩。在生后晚期常发生进行性肌肉萎缩。

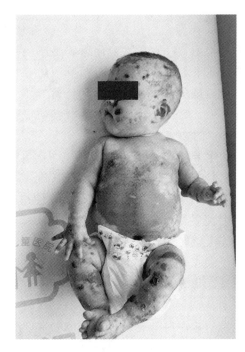

**图 20-1-2**　单纯型大疱性表皮松解症（照片由北京市儿童医院皮肤科提供）（见彩图）

## （二）交界型

交界型大疱性表皮松解症（图 20-1-3）的特点是病变裂隙位于表皮基底膜透明板。有 3 种常见亚型：Herlitz 亚型、非 Herlitz 亚型和伴有幽门闭锁亚型。

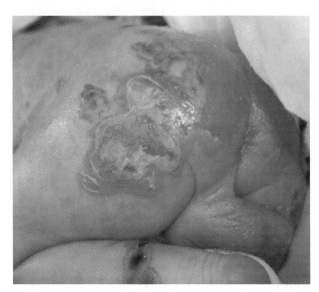

图 20-1-4　一例新生男婴患大疱性表皮松解症 Herlitz 亚型（引自：Gonzalez ME. Evaluation and treatment of the newborn with epidermolysis bullosa. Semin Perinatol，2013，37：32-39.）（见彩图）

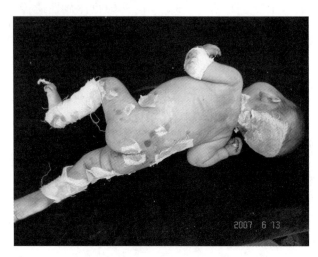

图 20-1-3　交界型大疱性表皮松解症（照片由北京市儿童医院皮肤科提供）（见彩图）

1. Herlitz 亚型　也称为重型或致死型，是最严重的大疱性表皮松解症，40% 的患儿在生后第 1 年内死亡。出生时发现全身泛发性水疱，头皮、口周和身体受压的其他部位出现大疱和湿性糜烂。一些糜烂处出现增殖性肉芽肿，为诊断特征；伴严重的口腔肉芽组织形成，可累及多器官系统，包括上皮水疱，呼吸道、消化道和泌尿生殖道损害，常合并气道水疱、狭窄引起呼吸道梗阻。甲缺失，牙齿缺失。患儿生长落后，营养不良，可伴慢性贫血，常死于败血症、多器官功能衰竭和营养不良（图 20-1-4）。

层黏连蛋白 332 基因的 α、β 或 γ 亚单位之一发生基因突变是 Herlitz 亚型的遗传基础。

2. 非 Herlitz 亚型　为常染色体隐性遗传，是交界型中预后最好的类型。新生儿期发病，全身性水疱，出生时表现为中等程度的皮肤损害，甲萎缩或甲缺失较常见，部分可表现严重皮损，但可存活过婴儿期，并随年龄增长而缓解。

3. 伴幽门闭锁亚型　此型罕见，为常染色体隐性遗传。妊娠期 B 超可发现羊水过多，提示可能伴胃幽门闭锁。出生时可见全身水疱和皮肤黏膜糜烂，可在新生儿期死亡。泌尿道常受累，存活者常出现泌尿道狭窄的并发症。

## （三）营养不良型

临床特点是出生时发现全身水疱，在水疱愈合后伴有粟粒疹和瘢痕（图 20-1-5）。临床表现因遗传方式不同而有差异。分以下几种常见亚型：

1. 显性营养不良型　为常染色体显性遗传，此型较病变轻，出生时发现全身松弛大疱，Nikolsky 征阳性。在某些病例，水疱可能仅出现于手、足、肘或膝部。常由于机械创伤引起，愈后留有萎缩性瘢痕，瘢痕很少引起手、足活动受限或畸形。瘢痕处可见小囊肿或粟粒疹，某些患者躯干和肢端出现白斑和棕色斑。少数患者黏膜受累。患儿生长和智力发育正常，通常不累及毛发、牙齿。有时伴有鱼鳞病、毛囊周围角化症、多汗和厚甲。

2. 新生儿暂时性大疱性表皮松解症　为常染色体显性或隐性遗传，此型少见，新生儿出生时或摩擦后出现严重的肢端或全身水疱，表皮下水疱起于真皮乳头层，在生后第 1 年可自行恢复，无瘢痕形成。

3. 隐性营养不良型（Hallopeau-Siemens 亚型）　病情较重，出生时或新生儿期出现广泛分布的松弛大疱，可有血疱，Nikolsky 征阳性。大疱出现于所有皮肤表面，包括手和足，常见甲脱落，随后指（趾）的活动性严重受损，出现指（趾）融合，骨再吸收，发生手足连指手套样畸形。黏膜严重受累，导致食管狭窄和经口喂养受限，引起严重营养不良。大疱愈后留有萎缩性瘢痕、白斑和棕色斑。存活者发生皮肤癌的风险显著增加，30 岁前发生鳞状细胞癌的风险为 39.6%，30 岁前发生恶性黑色素瘤的风险为 2.5%。

4. 隐性营养不良型（非 Hallopeau-Siemens 亚型） 为隐性营养不良型中较轻的亚型。其特点是出生时起病，全身水疱，包括皮肤及黏膜，在骨性突起部位形成萎缩性瘢痕，可见皮肤粟粒疹、白斑和棕色斑，甲脱落或甲萎缩，牙齿及外耳可受累。具有较高的 30 岁前发生皮肤鳞状细胞癌的风险。

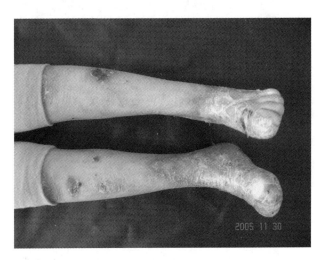

图 20-1-5 营养不良型大疱性表皮松解症（照片由北京市儿童医院皮肤科提供）（见彩图）

【诊断】

诊断较困难，特别是在新生儿期。水疱分布的部位可作为一条线索，最初皮损出现于易摩擦的部位，如足跟、手腕、膝和骶部。大疱内的液体可为清亮的或血性非脓性疱液。应仔细询问是否有水疱性疾病的家族史。明确诊断的方法是进行皮肤活检。在明确诊断单纯型、交界型和营养不良型大疱性表皮松解症后，在婴儿期进行进一步亚型分类困难。在基因型尚未明确的情况下，对于无家族史的患儿，通过临床特点鉴别亚型要经历几个月或几年时间。

【鉴别诊断】

需和新生儿脓疱疮鉴别，后者为周围红晕不显著的薄壁脓疱，水疱易破裂，脓液培养可发现葡萄球菌或链球菌，可伴有感染症状，易传染，预后好。

【治疗与监护】

迄今为止，对大疱性表皮松解症的主要治疗为对症和支持治疗，专业护理和避免皮肤机械损伤是临床上的主要治疗措施。单纯型和营养不良型用大剂量维生素 E 可减轻症状，交界型可短期应用肾上腺皮质激素以缓解症状。给予营养支持，适当应用镇痛药，将患儿裸体置入消毒暖箱内，根据体重、日龄调节箱温至 28～30℃，保持相对湿度 55%～65%。密切监测环境温度，温度过高可导致广泛水疱形成。

护理的关键在于要精心护理皮肤创面，保护患儿避免外伤、摩擦、受热，保护创面，防治继发感染；局部用碱性成纤维细胞生长因子促进表皮生长。使创面暴露，衬垫为软棉布，勤换衬垫，保持床铺及皮肤干燥；双足悬空，用纱布衬垫于两小腿之间可避免摩擦导致痂脱落，使皮损较快愈合；根据皮损程度及面积大小、肢体循环情况采用灵活翻身法。避免拖、拉、推等动作，防止损坏皮肤，防止褥疮发生。当患儿皮肤出现水疱时，应避免挤压和摩擦完整的水疱使其进一步扩大。指导家长掌握如何在无菌状态下使用注射器吸出疱液。水疱、大疱破溃后糜烂面的护理：可用浸有雷伏诺尔溶液的小块纱布覆盖于缺损皮肤表面，用以保护皮肤，避免继发感染。具体方法是将无菌纱布剪成普通邮票大小的方块，用上述雷伏诺尔溶液浸透纱布，以溶液不会滴落的湿度为宜。局部也可用浸泡了生理盐水或中成药康复新液的无菌纱布温水湿敷每日 4～5 次，不可热敷，因为热敷会加重水疱。应用无黏着力的纱布比普通纱布更简便有效。不要应用胶布，因为撕去胶布时会引起大面积的表皮脱落。完整的水疱应切开引流疱液。局部应用抗生素（莫匹罗星软膏）可促进伤口愈合。伴有黏膜受累的患儿，使用柔软的奶嘴。出院后，婴儿床、婴儿椅应该垫衬垫，给婴儿玩柔软的玩具。

# 先天性鱼鳞病

先天性鱼鳞病（congenital ichthyosis）是一组遗传性皮肤脱屑性疾病，新生儿期起病的先天性鱼鳞病包括火棉胶样婴儿、小丑鱼鳞病、先天性大疱性鱼鳞病样红皮病、片层状鱼鳞病、性联寻常性鱼鳞病等。

## 一、火棉胶样婴儿

火棉胶样婴儿（collodion baby）在新生儿期具有特征性外观。随着年龄增长，患儿通常会表现出一种类型鱼鳞病的特异表现。

### 【病因】

已报道了多种火棉胶样婴儿的特殊基因型，55%的患儿具有谷氨酰胺转移酶-1 基因突变。50%的患儿无鱼鳞病家族史。

### 【临床表现】

火棉胶样婴儿通常为早产儿或小于胎龄儿。出生时全身被覆一层羊皮纸样或胶样薄膜，皮肤增厚发亮，使体位固定、活动受限，导致特殊面容，如睑外翻、唇外翻、耳扁平，指（趾）呈假性挛缩。生后 24 h 内包被的薄膜开始出现裂隙或脱落，膜下为表皮深层，潮湿、高低不平，呈红斑样。脱屑从皲裂部位开始，于 15～30 天内累及全身，头颅和肢端最晚脱屑。以后羊皮纸样皮肤出现硬化、断裂和脱落，露出浅红色嫩皮。大部分病例数天后嫩皮又角化变成火棉胶样，如此反复硬化和脱屑，迁延不愈，少数病例在出现嫩皮数次后不再角化。重症者耳鼻被拉紧而变得平坦，口唇和眼睑毛向外翻出。患儿由于失去有效的皮肤屏障，水分经皮肤丢失，甚至造成脱水，致病微生物经嫩皮侵入可继发感染，并伴有体温波动。鳞屑为糠秕状，也可增厚如甲片。轻者脱屑后可好转或恢复正常皮肤，严重者生后不久即死亡（图 20-1-6）。

### 【诊断】

诊断依据为皮肤表现、相关疾病和家族史。有时需要长期观察以明确诊断。皮肤活检有助于诊断，但需要在火棉胶样外观好转后进行。在新生儿期，皮肤活检可能为非特异性，显示出显著增厚、紧密的角质层。组织学评估可推迟至生后 3～6 个月。一旦明确诊断，应给予患者遗传咨询。

### 【治疗与监护】

需将婴儿放置于高湿度的暖箱内，需要密切监测水和电解质平衡。需持续监测感染的可疑指标，避免过度使用抗生素导致革兰氏阴性杆菌感染和继发性败血症。口服异维 A 酸有一定效果。

局部皮肤护理包括每 6～8 h 外用温和的药膏，如含水软膏，直至过度角化恢复。避免应用有潜

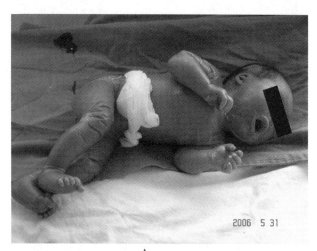

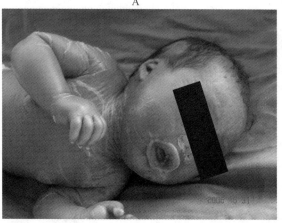

图 20-1-6　火棉胶样婴儿。生后 12 h 患儿，全身皮肤覆盖羊皮纸样膜，紧张、光亮，局部有裂隙、脱屑。口唇、眼睑外翻（照片由北京市儿童医院皮肤科提供）（见彩图）

在毒性的局部抗生素，因可能经嫩皮吸收。不建议进行清创术。眼部需保护性应用温和的润滑油，不必对睑外翻进行外科治疗。通过良好的支持护理，增厚的角质层通常在 2～4 周恢复，但也可持续，特别是伴有片层状鱼鳞病的婴儿。

治疗并发症，包括体温不稳定、皮肤屏障作用缺陷、不显性失水增加导致高钠性脱水以及革兰氏阳性球菌及白念珠菌导致的皮肤感染。

### 【预后】

已报道该病有多种预后可能，包括完全治愈无任何后遗症。

## 二、小丑鱼鳞病

小丑鱼鳞病（clown ichthyosis）是一种少见的先天性疾病，外观表现更明显，比火棉胶样婴儿预后更差，很多为死胎或在婴儿期死亡。仅在

近年来可能存活至婴儿期后。此病为常染色体隐性遗传，可能存在多种生化缺陷。

【病因】

小丑鱼鳞病的病因不明，有报道与皮肤角化异常和表皮脂代谢异常相关，近期研究发现患儿存在 ABCA12 基因突变。

【临床表现】

患儿出生时即可见全身覆盖角质性盔甲状斑块，皮肤鳞片坚硬，呈板层状，使鼻子和耳朵变形、变平，双耳郭缺如或发育不全，有显著的睑外翻、唇外翻，"O"型嘴，球结膜水肿，面容丑陋，假性关节挛缩显著，指甲和头发发育不全或缺如。多数为死胎，或生后因呼吸、吸吮困难于数天或数周内死亡。

【诊断】

通过特征性外观可诊断。皮损的光镜检查常显示密集的过度角化。光镜和电镜检查的角质层异常并不完全一致，提示小丑鱼鳞病是多种角化异常遗传疾病的表型。可通过胎儿皮肤活检进行产前诊断。

【治疗与监护】

加强支持治疗，将患儿置于高湿度暖箱内，频繁对皮肤黏膜表面应用柔软剂。即使及时接受治疗，患儿仍常发生败血症、喂养困难和通气不良。未应用口服异维 A 酸治疗此病时，很少有患儿存活超过 6 周。近年来的研究报道应用口服异维 A 酸有效治疗了多例患儿，生活质量得到提高，可存活至儿童期。注意监测异维 A 酸治疗的不良反应，如骨质生长障碍和血脂异常等。

【预后】

本病多为死胎或在婴儿期死亡。存活者常发生严重鱼鳞病，某些患儿出现智力落后。须对这些患儿的家庭进行遗传咨询。

## 三、先天性大疱性鱼鳞病样红皮病

又称表皮松解性角化过度型鱼鳞病。此病罕见，发病率为 1/250 000 新生儿。新生儿出生时出现红皮病和水疱，外观与其他婴儿期大疱性皮肤疾病具有共同的特征，特别是大疱性表皮松解症。

【病因】

该病为常染色体显性遗传，具有较高概率的自发突变。组织学检查发现皮肤基底上层细胞角蛋白纤维异常。在患者家族中可发现主要在表皮表达的编码合成角蛋白纤维的基因 K1（定位于 17q，位于 I 型角蛋白基因簇）和 K10（定位于 12q，位于 II 型角蛋白基因簇）突变。近期的研究显示，这些基因突变是角蛋白 1 和角蛋白 10 的点突变和缺失突变导致。该病也可以镶嵌方式表达，表现为沿着 Blaschko 线（体表的一种特殊的线条排列，与神经、血管及淋巴管的排列无关）分布的皮肤痣。父母具有广泛表皮痣者，应建议对其胎儿进行先天性大疱性鱼鳞病样红皮病产前诊断。

【临床表现】

新生儿出生时皮肤发红，角质样增厚，鳞屑如盔甲状分布于全身，呈灰棕色，脱屑后留下湿润面，可伴有松弛性大疱，以四肢屈侧和皱褶部位，如腹股沟、腋窝、腘窝、肘窝等处受累较重。随年龄增长症状可减轻。与其他严重新生儿鱼鳞病相似，新生儿期可能出现体温不稳定，易出现高钠血症和败血症（图 20-1-7）。

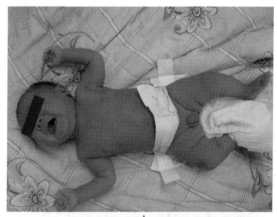

A

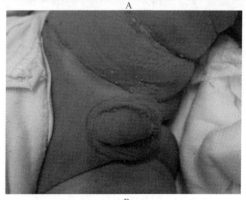

B

图 20-1-7 先天性大疱性鱼鳞病样红皮病。3 个月男婴。全身皮肤泛发红斑，颈、腋、腹股沟部位可见灰褐色疣状鳞屑，伴有臭味（照片由北京市儿童医院皮肤科提供）（见彩图）

## 【诊断】

临床表现与其他婴儿期大疱性疾病非常相似，包括大疱性表皮松解症、中毒性表皮坏死松解症和SSSS。明确诊断可挽救生命，需要紧急进行皮肤活检，进行冰冻切片检查。先天性大疱性鱼鳞病样红皮病的组织学表现特异，显示细胞间质水肿和粗糙、成块的物质出现于表皮上颗粒层。可通过胎儿皮肤活检进行产前诊断。

## 【治疗与监护】

具有广泛分布性水疱皮损的婴儿应按照火棉胶样婴儿的治疗方法处理。注意操作轻柔，以减少继发性创伤。应用非黏附性生物遮盖敷料（如水凝胶、泡沫）将促进剥落部位的愈合。婴儿需要密切监测感染征象，预防继发感染。

## 四、先天性非大疱性鱼鳞病样红皮病

先天性非大疱性鱼鳞病样红皮病（nonbullous congenital ichthyosiform erythroderma，NCIE）亦称为片层状鱼鳞病，与先天性大疱性鱼鳞病样红皮病不同之处在于疾病严重程度不同，NCIE为较轻的临床类型。

## 【病因】

多数患儿为常染色体隐性遗传，也有报道为常染色体显性遗传。Russell等在多个片层状鱼鳞病家系中发现了共同的基因突变位点，相关缺陷定位于14号染色体，导致产生异常的谷氨酰胺转移酶-1。此酶正常情况下可促使终末分化期角质层细胞间蛋白交叉连接。新近研究又发现了两种其他基因异质性，定位于2号和19号染色体。此外，3号染色体的1处位点与NCIE相关，其基因突变位于编码脂肪氧合酶的ALOX12B基因。皮肤活检可发现超微结构改变。

## 【临床表现】

此病特征是先天性红皮和不同程度的全身鳞屑。出生时或生后不久即可发病，皮损特点为粗大、灰棕色板样鳞屑，中央黏着，边缘呈游离高起，伴弥漫性红斑，掌跖常见中度角化过度，约1/3的患者有睑外翻。面部、皱褶部位、手掌和足底均受累。头发稀疏，甲发育不良。皮肤继发细菌及真菌感染是常见并发症（图20-1-8）。

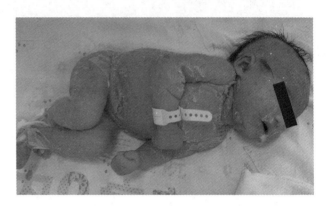

图20-1-8　先天性非大疱性鱼鳞病样红皮病。生后2天，全身皮肤弥漫红斑，大片鳞屑、皲裂（照片由北京市儿童医院皮肤科提供）（见彩图）

## 【诊断】

在基因诊断技术开展前，此种鱼鳞病的诊断主要依赖于临床特征。皮肤活检表现为非特异性，颗粒层显示正常。鉴别诊断包括导致红皮病和火棉胶样婴儿的其他病因。对患病家族可进行产前诊断。对于无家族史的患儿，应通过国际鱼鳞病及相关疾病注册组织进行适当的实验室评估。

## 【治疗与监护】

具有红皮病的新生儿可应用治疗火棉胶样婴儿的方法进行治疗，并发症较少。片层状鱼鳞病的主要治疗为局部应用柔软剂和促使脱皮的药物。局部应用卡泊三醇软膏已证实有效。任何局部用药经皮肤的吸收要大大超过经正常皮肤的吸收，应仔细监测用药剂量。全身应用异维A酸治疗有效。

## 五、性联寻常性鱼鳞病

患者几乎全部为男性。

## 【病因】

为X连锁隐性遗传，与类固醇硫酸酯酶异常有关。男性患儿组织中类固醇硫酸酯酶活性降低或缺乏，女性患儿类固醇硫酸酯酶水平介于正常和男性水平之间。男性性联寻常性鱼鳞病发病率为1/6000～1/2000。

## 【临床表现】

出生时或生后不久发病，皮损表现为四肢、面部、颈、躯干、臀部大片显著的鳞屑，以面部、颈、躯干最严重。极少数可累及肘部、腋下及腘窝，掌跖外观正常或轻度增厚，鳞屑呈褐色、有黏性。女性携带者在臂及胫前可见轻度鳞屑，男性患儿可伴隐睾。皮损不随年龄而减轻。

【诊断】

根据临床表现可诊断，必要时行皮肤组织病理检查。

【治疗与监护】

局部用药以水化角质层。使用温水清洗，然后应用温和的油膏或柔软霜剂，如凡士林或优塞林等。应用促脱皮的柔软剂，如尿素（10%～25%）、水杨酸、丙二醇和 α-羟基酸也有效，但仅在婴儿期后推荐应用，由于药物经皮肤大量吸收，药物中毒的风险增加，需注意加强监护。应避免应用刺激性的肥皂和洗涤剂。应给予异维 A 酸口服。

# 色素失调症

色素失调症（incontinentia pigmenti）又称 Bloch-Sulzberger（Siemens）综合征、真皮变性黑皮病，是一种神经外胚层发育异常的疾病，其特点为 3 种特异性、暂时性皮肤病灶和持续存在的中枢神经系统、眼、骨骼异常，新生儿发病率为 1/50 000。

【病因】

本病为少见的 X 连锁显性遗传病。与染色体 Xq28 上核因子 $k$B 关键调控基因（NEMO）突变有关。男性病情严重，多为死胎。存活的女性为嵌合型。

【病理】

红斑期可见角质层下水疱，疱内有大量嗜酸性粒细胞。疣状增生期可见不规则的乳头瘤样增生，棘层细胞呈漩涡状排列。色素沉着期表现为表真皮内嗜黑素细胞积聚。

【临床表现】

本病主要为女性发病，男女之比为 1∶20，出生时即有皮肤改变，少数在生后 1 周左右起病。大多数患儿具有 3 期皮肤病灶，持续时间各不相同（图 20-1-9）。

1. Ⅰ期或红斑水疱期　出生时出现红斑、丘疹和水疱，广泛的炎症性水疱分布于头皮、躯干和肢端，呈漩涡状和线状分布，成批出现，持续 2～6 周，随后演变为疣状皮疹。外周血白细胞计

数显著增高，嗜酸性粒细胞增高。

2. Ⅱ期或疣状增生期　水疱期发展进入疣状增生期，在与水疱大致相同的部位出现疣状病灶，可见疣状皮疹，呈线性排列于手和足背，持续约 2 个月，随后出现色素沉着。

3. Ⅲ期或色素沉着期　可见蓝灰色或大理石

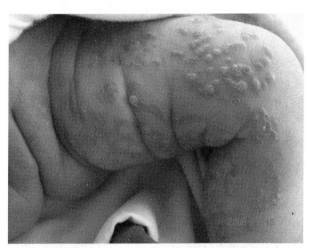

A

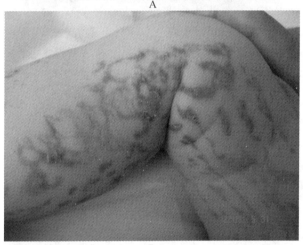

B

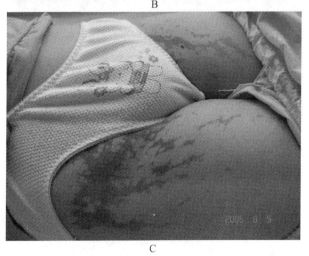

C

**图 20-1-9** 色素失调症。A. 红斑水疱期；B. 疣状增生期；C. 色素沉着期（照片由北京市儿童医院皮肤科提供）（见彩图）

色色素沉着，呈线条状或漩涡状分布，不沿皮纹或神经分布，消退后不留瘢痕，或仅有淡脱色斑。多在16周龄后逐渐消退，但持续时间不定，少数可持续到成年期。

3期皮损表现依次出现。少数患儿出生时即发现Ⅲ期色素斑改变，而Ⅰ、Ⅱ期病变不发生。80%的患儿具有皮肤外表现，包括中枢神经系统疾病（癫痫、脑瘫、智力低下、小头畸形、脑梗死、脑脊膜膨出）、片状脱发、牙齿发育不良、白内障、小眼畸形、斜视、唇腭裂、高腭弓、脊柱裂等骨骼畸形。

### 【诊断】

根据病史、皮疹的特征性表现及演变可诊断。水疱的线状分布是本病的特异性表现，但需要鉴别其他导致水疱的病因。应推荐患儿进行基因检测诊断。

### 【鉴别诊断】

本病在红斑水疱期应与大疱性表皮松解症鉴别，有疣状皮损，水疱消退后有色素沉着。红斑水疱期皮肤活检可见表皮内水疱充满嗜酸性粒细胞，可帮助排除其他引起水疱的疾病。此外需要与单纯疱疹病毒感染鉴别，后者起病稍晚，可有发热、中枢神经系统感染表现，母亲有生殖器疱疹。

### 【治疗】

皮肤损害可自愈，不需特殊治疗，水疱继发感染时局部使用抗生素。伴有神经系统、眼、骨骼异常者应进行相关专科治疗。

（崔蕴璞　邢　嬡）

## 参考文献

[1] Ahmad RCS, O'Regan GM, Bruckner AL. Blisters and erosions in the neonate. Neoreviews, 2011, 12: e453-461.

[2] Gleason CA, Devaskar SU. Avery's diseases of the newborn. 9th ed. Philadelphia: Elsevier Saunders, 2012: 1373-1392.

[3] Siañez-González C, Pezoa-Jares R, Salas-Alanis JC. Congenital epidermolysis bullosa: a review. Actas Dermosifiliogr, 2009, 100: 842-856.

[4] Petek LM, Fleckman P, Miller DG. Efficient KRT14 targeting and functional characterization of transplanted human keratinocytes for the treatment of epidermolysis bullosa simplex. Mol Ther, 2010, 18 (9): 1624-1632.

[5] Chiaverini C, Charlesworth AV, Youssef M, et al. Inversa dystrophic epidermolysis bullosa is caused by missense mutations at specific positions of the collagenic domain of collagen type Ⅶ. J Invest Dermatol, 2010, 130 (10): 2508-2511.

[6] Gonzalez ME. Evaluation and treatment of the newborn with epidermolysis bullosa. Semin Perinatol, 2013, 37: 32-39.

[7] Hernández-Martin A, Aranegui B, Martin-Santiago A, et al. A systematic review of clinical trials of treatments for the congenital ichthyoses, excluding ichthyosis vulgaris. J Am Acad Dermatol, 2013, 69: 544-549.

[8] Rodríguez-Pazos L, Ginarte M, Vega A, et al. Autosomal recessive congenital ichthyosis. Actas Dermosifiliogr, 2013, 104 (4): 270-284.

[9] Covaciu C, Castori M, De Luca N, et al. Lethal autosomal recessive epidermolytic ichthyosis due to a novel donor splice-site mutation in KRT10. Br J Dermatol, 2010, 162 (6): 1384-1387.

[10] Cheng S, Moss C, Upton CJ, et al. Bullous congenital ichthyosiform erythroderma clinically resembling neonatal staphylococcal scalded skin syndrome. Clin Exp Dermatol, 2009, 36 (6): 747-748.

[11] Akiyama M, Sakai K, Yanagi T, et al. Partially disturbed lamellar granule secretion in mild congenital ichthyosiform erythroderma with ALOX12B mutations. Br J dermatol, 2010, 163 (1): 201-204.

[12] 邵肖梅，叶鸿瑁，丘小汕. 实用新生儿学. 4版. 北京：人民卫生出版社，2011：871.

[13] Gautheron J, Pescatore A, Fusco F, et al. Identification of a new NEMO/TRAF6 interface affected in incontinentia pigmenti pathology. Hum Mol Genet, 2010, 19 (16): 3138-3149.

[14] Meuwissen ME, Mancini GM. Neurological findings in incontinentia pigmenti: a review. Eur J Med Genet, 2012, 55 (5): 323-331.

[15] Poziomczyk CS, Recuero JK, Bringhenti L, et al. Incontinentia pigmenti. An Bras Dermatol, 2014, 89 (1): 26-36.

# 第二节　新生儿硬肿病

新生儿硬肿病（sclerema neonatorum，SN）属于少见的新生儿危重病，通常发生于生后第 1 周。此病现在被划分为脂膜炎的范畴，为涉及皮下脂肪组织的炎症性疾病。SN 临床表现为皮肤和皮下脂肪组织硬化，影响新生儿吸吮和呼吸，严重者可致死亡。SN 在 19 世纪被首次描述，在既往病例报道中，学者们曾一度将 SN 与新生儿硬性水肿（scleredema）及新生儿皮下脂肪坏死（subcutaneous fat necrosis of the newborn，SCFN）相混淆。随着对上述疾病的不断认识，发现它们在临床表现、组织学特点和预后等方面均有不同，是不同的疾病。后两种疾病具有自限性，通过支持治疗可自愈；而 SN 具有较高的病死率，需要早期识别、及时诊治。

## 【病因和发病机制】

SN 与早产、低出生体重、围生期缺氧、低体温及败血症相关，其发病机制尚未明确。Zeb 和 Darmstadt 总结了如下 4 种发病机制假说：

1. 新生儿脂肪组成的特殊性　新生儿皮下脂肪组成与成人不同，饱和脂肪酸（如硬脂酸和软脂酸）含量较高，不饱和脂肪酸（如油酸）含量稍低，使新生儿脂肪熔点相对高，凝固点较低；当体温下降时，皮下脂肪易发生硬化。当严重疾病出现休克时，因循环障碍可出现机体低体温，从而导致 SN。

2. 新生儿脂肪代谢缺陷　SN 患儿可能存在脂肪分解酶或脂肪转运机制缺陷，从皮下脂肪组织动员脂肪酸的能力下降，导致其皮下脂肪增厚。正常情况下，出生时血清中游离脂肪酸水平较低，在生后数小时内上升，这是来自于脂肪组织中动员的脂肪酸。这些脂肪酸在肝合成三酰甘油，并提供代谢能量，帮助新生儿维持体温。脂肪组织中的脂肪酸代谢缺陷可导致脂肪增厚，这也可解释多数 SN 患儿不能维持正常体温。

3. 严重基础疾病的毒性作用　一些学者认为 SN 是严重基础疾病的毒性作用表现。通过积极治疗原发病，SN 随着这些疾病改善而缓解；也有专家反对这种假说，因为很多新生儿经历了严重全身疾病，如早产、休克、寒冷、手术、严重感染等而未发生 SN。

4. 影响结缔组织分隔的特殊类型的水肿　此假说认为 SN 是水肿的一种特殊类型，影响了结缔组织分隔，导致结缔组织分隔增厚。

## 【病理】

SN 病灶的组织学检查显示表皮和真皮正常。皮下组织的构架由小梁形成并变宽，脂肪空间缩小，炎症浸润较少，无脂肪坏死。针形晶体在脂肪细胞中呈放射状排列，这些晶体为硬脂酸和软脂酸来源的三酰甘油，形成新生儿的皮下脂肪。Proks 称之为 A 晶体，认为新生儿皮下脂肪过多形成 A 晶体可导致 SN，当其进一步结晶形成较大的 B 晶体，可在 SCFN 患儿中发现。Horsfield 和 Yardley 通过皮肤活检发现，患 SN 和 SCFN 的新生儿皮肤组织可发生 X 线衍射，提示其脂肪晶体比正常皮下脂肪晶体大；也有人认为这些晶体并无诊断价值，因为患其他疾病死亡的新生儿皮下脂肪组织中也可见晶体形成。

## 【临床表现】

SN 主要见于早产儿，男婴多于女婴，常发生于生后 1 周内，但也可在分娩后很快发生，或迟至几周后。SN 的发生无季节差异，与母亲生育史无关。主要临床表现为广泛、坚硬、非凹陷性皮肤硬化，外表光滑、发凉、张力增高、青紫，皮肤紧紧包裹皮下组织，包括肌肉和骨骼，导致皮肤不能被捏起，不能形成皮褶。通常由臀部、大腿或躯干开始，可播散至身体任何部位，除了足底、手掌和外生殖器。受累组织局部无肿胀。皮脂硬化可影响新生儿活动、吸吮和呼吸，导致体温、脉搏和呼吸频率降低，直至死亡。可伴随代谢性酸中毒、低血糖、高钾血症、低钠血症和氮质血症等。常伴随多种严重基础疾病，包括呼吸系统疾病、消化系统疾病、败血症和先天性疾病。

## 【诊断】

依据危重新生儿的发病日龄和典型临床表现，必要时行皮肤病理检查可明确诊断。

1. 病史　多见于寒冷季节，也可见于有环境温度过低或保温不当史、围产缺氧史、严重感染史、早产儿或足月小样儿、摄入不足史等高危因素的患儿。

2. 临床表现　不吃、不哭、反应低下，体温不升（<35℃）。体温<33℃出现器官功能损害，器官功能的损害与低体温持续时间及严重程度有关。腋温-肛温差由正值变为负值，感染或缺氧所致者可不出现低体温。硬肿为对称性，好发部位为两颊，两肩及大腿外侧，以后发展至臀、两上肢、背、腹、胸部等处。患处皮肤发硬，不能提起，并有凹陷性水肿，严重时肢体僵硬，不能屈曲。多器官功能损害包括心率减慢，呼吸浅表，微循环障碍，严重时出现休克、心力衰竭、弥散性血管内凝血（DIC）、肺出血、肾衰竭等。

3. 实验室检查　半数以上血小板减少，严重者血液黏度增加，凝血酶原时间延长，血气分析可表现为低氧血症及代谢性酸中毒；血糖可降低，尿素氮、肌酐增高，并有高血钾、低血钠等。心电图为 P-R、Q-T 间期延长，低电压，T 波低平，ST 段下降。胸部 X 线片可有肺淤血、肺水肿、肺出血等改变。

4. 病情分度及评分标准　分为轻度、中度、重度三度，根据体温、硬肿范围和器官功能改变评分，见表20-2-1。

表 20-2-1　新生儿硬肿病评分标准

| 程度 | 硬肿范围* | 全身一般情况 | 体温 | 休克、肺出血、DIC |
|---|---|---|---|---|
| 轻度 | <30% | 稍差 | >34℃ | 无 |
| 中度 | 30%～50% | 较差 | 34～30℃ | 无或轻 |
| 重度 | >50% | 极差 | <30℃ | 有 |

* 硬肿范围的计算：头颈部 20%，双上肢 18%，前胸及腹部 14%，背部及腰骶部 14%，臀部 8%，双下肢 26%

### 【鉴别诊断】

1. 新生儿皮下脂肪坏死（SCFN）　可发生于健康新生儿，多为过期产儿，在生后数天至数周发病。其特征是边界清楚的皮肤发硬，依附于表皮，与肌肉骨骼游离。好发部位在骨性突起处，如背部、臀部、大腿、肩部、手臂、颈部和面颊。病灶为非可凹性，质地硬如木质或石样，表面皮肤发红或发紫。病灶局限，不播散，经过数月可自行消失，或转变为囊性变或钙化。窒息、机械损伤和温度损伤被推测为 SCFN 的发病机制。组织病理学显示皮下脂肪细胞坏死，广泛的炎症细胞浸润，包括淋巴细胞、组织细胞、嗜脂肪细胞、多核巨细胞和嗜酸性粒细胞在脂肪小叶中散布于脂肪细胞周围，针形晶体可出现在多核巨细胞和脂肪细胞中。这些晶体比 SN 患儿的晶体大，按玫瑰花结排列，但不作为 SCFN 的诊断指标，因为在死后尸解和卡介苗接种部位也可见此现象。

2. 新生儿硬性水肿　通常发生于早产儿，较少发生于足月儿，出现于生后第 1 周。其临床特征是全身发硬、可凹性水肿，常见于肢端，受累部位局部肿胀。发病前常有寒冷损伤、呕吐、腹泻或其他急性感染。通常体温降低。组织病理学显示为小叶脂膜炎，不伴有血管炎，脂肪小叶中淋巴细胞和组织细胞炎症浸润。皮肤和皮下组织显著水肿。

国内学者常把硬性水肿和硬肿病合并为一种疾病，仅在程度上有差别。

### 【治疗与监护】

SN 的治疗措施主要包括复温、支持治疗和治疗原发基础疾病（如败血症）。

#### （一）复温

1. 复温方法　①轻、中度（体温>30℃）产热良好（腋温-肛温差为正值），用暖箱复温，患儿置入预热至30℃的暖箱内，调节箱温于30℃～34℃，使患儿在 6～12 h 恢复正常体温。②重度（体温<30℃）或产热衰退者（腋温-肛温差为负值），首选红外线辐射式保温台（开放暖箱）快速复温，床面温度从 30℃开始，每 15～30 min 升高体温 1℃，随体温升高，逐渐提高箱温（最高33℃），辐射式保温台环境温度易受对流影响，可用塑料薄膜覆盖患儿上方；使用时不显性失水增加 1 倍，需及时补充液体。

表 20-2-2 新生儿硬肿病的鉴别诊断

| 疾病 | 时间 | 易患人群 | 前驱/相关疾病 | 临床表现 | 病理 | 治疗 | 预后 |
|------|------|----------|---------------|----------|------|------|------|
| 新生儿硬肿病 | 生后第 1 周 | 多为早产儿 | 先天性疾病、呼吸系统疾病、消化系统疾病及败血症 | 皮肤和皮下组织变硬,束缚肌肉和骨骼,累及全身,足底、手掌和外阴部除外 | 结缔组织增厚,伴少量淋巴细胞、组织细胞和多核巨细胞浸润 | 纠正水和电解质紊乱,抗感染,换血 | 死亡 |
| 新生儿硬性水肿 | 生后第 1 周 | 多为早产儿 | 寒冷损伤、呕吐、腹泻或感染 | 全身发硬、可凹性水肿,局部肿胀 | 炎症浸润伴皮肤和皮下组织水肿 | 支持治疗 | 自愈 |
| 新生儿皮下脂肪坏死 | 生后 4 周内 | 多为过期产儿 | 窒息、机械损伤和温度损伤 | 局限的皮肤发硬,与肌肉骨骼游离,不扩散 | 脂肪细胞坏死和广泛炎症浸润 | 支持治疗 | 数月后自愈,病灶转变为囊性变或钙化 |

2. 复温时的监护 ①生命体征,包括呼吸、心率、血压等。②体温调节状态综合判定指标,检测肛温、腋温、腹壁皮肤温度及环境温度(室温或暖箱温度),以肛温为体温平衡指标,腋温－肛温差为产热指标,皮肤温－环境温差为散热指标。③记出入量。

### (二) 热量和液体供给

热量开始按每天 50 kcal/kg,迅速增至 100～120 kcal/kg。早期消化功能尚未恢复,可静脉滴注葡萄糖 6～10 mg/(kg·min)。液量按 1 ml/kcal 给予,重症伴有尿少,无尿或明显心肾功能损害者,应严格限制输液速度和液量。

### (三) 控制感染

选择适当抗生素,参见第十六章第二节。

### (四) 纠正器官功能紊乱

1. 循环障碍 有微循环障碍或休克体征时及时扩容、纠正酸中毒。扩容先用 2∶1 液 15～20 ml/kg(明显酸中毒者用 1.4%碳酸氢钠等量代替)在 1 h 内静脉滴入,继用 1/3 或 1/4 张液,低于生理需要量,70～90 ml/(kg·d)。纠正酸中毒用 5%碳酸氢钠的毫升数＝阴离子间隙(BE)×体重(kg)×0.3÷2,先给半量,稀释成等渗液快速滴注,余量 4～6 h 内给予。早期伴心率慢者,首选多巴胺 5～10 μg/(kg·min)静脉滴入;酚妥拉明每次 0.3～0.5 mg/kg,每 4 h 一次。

2. DIC 诊断 DIC 时用肝素,首剂 0.5～1 mg 静注;6 h 后按 0.25～0.5 mg/kg 给予。病情好转,改为每 8 h 一次,逐渐停用。第 2 次用肝素后应给予红细胞悬液或新鲜冻干血浆 1～2 次,每次 20～25 ml。每次用肝素前测试管法凝血时间,控制凝血时间在 20～30 min,超过时停用肝素。继发纤维蛋白溶解亢进时,加用 6-氨基乙酸,每次 0.1/kg。

3. 肺出血 一经确诊,早期给予气管插管正压通气,采用高压策略,平均气道压(MAP)10～13 cmH$_2$O,病情好转后逐渐降低参数或撤机。

4. 急性肾衰竭 肾前性急性肾衰竭应补足血容量及改善肾灌流,少尿和无尿期控制液量;纠正电解质紊乱、高钾血症和代谢性酸中毒。

严重硬肿病伴败血症患儿的预后不佳,病死率极高,积极抗感染和支持治疗也常无效。在过去 30 年中应用换血疗法作为辅助治疗,已证实可改善 SN 伴败血症患儿的预后,特别是反复换血或用于疾病早期者,新生儿存活率显著提高。

(崔蕴璞)

## 参考文献

[1] Zeb A, Darmstadt GL. Sclerema neonatorum: a review of nomenclature, clinical presentation, histological features, differential diagnoses and management. J Perinatol, 2008, 28: 453-460.

［2］Requena L，Sánchez Yus E. Panniculitis. Part Ⅱ. Mostly lobular panniculitis. J Am Acad Dermatol，2001，45（3）：325-361.

［3］Gleason CA，Devaskar SU. Avery's diseases of the newborn. 9th ed. Philadelphia：Elsevier Saunders，2012：1404-1405.

［4］邵肖梅，叶鸿瑁，丘小汕. 实用新生儿学. 4 版. 北京：人民卫生出版社，2011：901-904.

［5］童笑梅，汤亚南. 儿科疾病临床概览. 北京：北京大学医学出版社，2013.

# 第三节　新生儿肿瘤

新生儿由于组织和器官发育不成熟，肿瘤疾病较为罕见，其临床表现不典型，其中不到一半的肿瘤为恶性肿瘤，但是与年长儿的肿瘤表现尚有区别。一些组织学上定性为恶性的肿瘤，其发展过程则显示为良性特征，而一些良性肿瘤由于其位置的特殊性，则可能引起危及生命的损害（例如颈部、纵隔或脑部肿瘤），很难评估其预后。

## 【发病率和病因】

新生儿肿瘤的发病率难以统计。很少有基于人口的统计评估，多数报告仅代表单一机构的统计数据，且统计标准差异较大，一些疾病很难区分是肿瘤还是先天发育异常。还有一些统计会排除淋巴管瘤、皮肤血管瘤和单纯黑色素细胞痣等。有调查显示，新生儿期恶性肿瘤的患病率为 36.5/1 000 000 活产儿，或是 1/27 000。英国儿科病理学协会的报告显示，先天性肿瘤的发病率（良性和恶性总计）为总出生人口的 1/27 500～1/12 500。美国洛杉矶儿童医院的 25 年统计报告显示，围生期肿瘤仅占所有肿瘤的 2%～6%，其中 40% 是恶性肿瘤。澳大利亚多伦多儿童医院的 60 年统计分析报告显示，新生儿肿瘤占所有癌症患者的 1%～9%。

新生儿肿瘤占所有婴儿、儿童及青春期肿瘤发病的 2%。其中 50% 生后即发现，生后 1 周内发现者占 20%～30%。据国外统计报道，囊性神经母细胞瘤和畸胎瘤为新生儿最常见的肿瘤，占 22～23%，其次为软组织肿瘤（8%）、肾肿瘤（7%）、急性白血病（6%）、中枢神经系统肿瘤（6%）、肝肿瘤（6%）、视网膜母细胞瘤（5%）。多数肿瘤的发病率在性别上没有差异，而视网膜母细胞瘤常见于男婴，畸胎瘤则女婴多见。

先天性肿瘤的病因学尚不清楚，但已证实与其他先天发育异常相关，宫内环境也是重要的影响因素，也有经胎盘的母婴垂直传播肿瘤的相关报道。成人肿瘤发生、发展的环境及年龄因素的影响与儿童期肿瘤并不完全相同。目前基因研究正在逐步开展，基因突变、杂合缺失和基因组序列改变是新生儿肿瘤发生的主要原因，部分疾病及肿瘤均与相关易感基因有关。对于新生儿肿瘤，在整个胚胎发育过程中接触的任何理化因素、毒物及感染均可引起受精卵、胚胎及胎儿发育异常或突变，从而形成肿瘤。

我们需要一个详细的、基于人口统计的进一步研究，以探索新生儿肿瘤的形成机制和相关发育异常之间的关系以及治疗前景。

## 【临床表现及诊断】

大多数肿瘤的临床表现是位于身体不同部位的局部包块。如腹部、颈部及头部等。部分在产前通过超声或 MRI 检查可发现。目前产前可以诊断的肿瘤包括畸胎瘤、腹部及胸腔内肿物，以决定进一步治疗方案及分娩方式（引导自然分娩或剖宫产）。

MRI 检查可明确肿瘤的部位和范围，从而进一步决定围生期治疗方案（是否进行胎儿手术及产时是否进行复苏）。CT 作为检查手段，通常在生后进行。MRI 在中枢神经系统肿瘤及脊髓病变的检查方面优于 CT。正电子发射断层成像（PET）可应用于儿童期肿瘤的诊断。临床表现结合影像学资料为后期活检组织的病理学诊断提供参考基础，还要进一步行免疫组化及基因诊断的相关检查，以判断肿瘤的预后及治疗。

### （一）畸胎瘤

这是围生期最常见的肿瘤，占新生儿肿瘤病例的 1/4～1/3。最常见的发生部位在骶尾部（占所有畸胎瘤的 35%～60%）及纵隔区。2/3 的骶尾部畸胎瘤是在新生儿期发现的，其恶变风险很小，骶尾部畸胎瘤以女婴多见，女：男＝4：1。临床表现为尾骨部位的囊性且包膜完整的包块，部分肿瘤在骶骨前。由于瘤体包含很多分化不良的组织成分，因此易疑诊发生恶变。

颈部畸胎瘤由于在宫内造成吞咽困难，会伴有产前羊水过多。前纵隔和颈部畸胎瘤可导致气道压迫，需要进行产前干预或提前分娩。巨大颅内畸胎瘤会导致脑组织受压影响脑部发育，易造成围生儿死亡。

多数畸胎瘤在产前检查时即可发现。超声检查即可明确，MRI 显示结构及部位更清晰。治疗

表 20-3-1　新生儿期不同部位的肿瘤

| 部位 | 肿瘤 |
| --- | --- |
| 脑 | 畸胎瘤、神经管母细胞瘤、松果体母细胞瘤、脑神经母细胞瘤、脉络丛乳头状癌、室管膜细胞瘤、星形细胞瘤、肉瘤、黑色素瘤、非典型性畸形杆状瘤、脑膜瘤、错构瘤、颅咽鼓管瘤 |
| 头颈部 | 横纹肌肉瘤（眶周、鼻咽部、中耳）、神经母细胞瘤（颈部）、视网膜母细胞瘤、畸胎瘤、黑色素突变瘤、组织细胞增生症、纤维肉瘤、错构瘤、鳃囊肿、淋巴管瘤 |
| 胸部 | 神经母细胞瘤、生殖细胞肿瘤、软组织肉瘤、组织细胞增生症、淋巴管瘤、畸胎瘤、错构瘤、心脏横纹肌瘤 |
| 腹部及盆腔 | 神经母细胞瘤、肾肿瘤、肝母细胞瘤、软组织肉瘤、急性白血病、畸胎瘤、肝错构瘤、血管瘤、血管内皮瘤、先天性中胚叶肾瘤 |
| 皮肤及软组织 | 软组织肉瘤、神经母细胞瘤、急性白血病、组织细胞增生症、黑色素瘤、血管瘤、纤维瘤、巨大色素痣 |

方面，即使组织学检查为良性，也需要行全切手术，以防止肿瘤残余组织进一步发展为恶性肿瘤。

### （二）软组织肿瘤

良性和恶性软组织肿瘤均较常见，其数量超过最常见的恶性肿瘤——神经母细胞瘤和白血病。

纤维组织肿瘤约占新生儿期软组织肿瘤的2/3，主要为婴儿纤维瘤病（肌纤维瘤病及血管外皮细胞瘤）和恶性纤维肉瘤，易发生在头部、颈部和四肢，梭形成纤维细胞增殖可引起局部不同程度的浸润。虽然先天性纤维肉瘤组织学外观与年长儿或成年人无差异，局部复发概率较高，但很少发生转移且预后良好。

多发肌纤维瘤病可侵犯皮肤、软组织及骨骼，但呈进行性退化趋势，预后较好。由于病理性骨折和脊髓受压，会导致脊柱损伤。

当诊断明确，肿瘤进行性增大、伴功能受损时，可考虑手术治疗，约有超过60%的患者可复发，需要实施根治手术。

新生儿期软组织恶性肿瘤可见纤维肉瘤和横纹肌肉瘤，可影响邻近器官的纤维组织、脂肪组织及肌肉组织。纤维肉瘤多发生在四肢。已证实与先天性中胚叶肾瘤有相同的染色体异位位点。虽然肿瘤转移病例少见，仍需要行全身CT检查以除外转移病灶。治疗以手术切除和化疗为主。

横纹肌肉瘤在新生儿期诊断仅占2%。其临床表现主要根据肿瘤对周围组织的影响而定。主要发生于骶尾部、直肠周围、膀胱、阴道，胸腹腔、盆腔、四肢等部位也可见。治疗以广泛切除结合术前和术后化疗为主，单一治疗的复发率高，发生在泌尿生殖器官及头颈部的横纹肌肉瘤预后相对较好。

另外，血管外皮细胞瘤、未分化肉瘤和平滑肌肉瘤在新生儿期也有相关病例报道。

### （三）神经母细胞瘤

神经母细胞瘤是新生儿期最常见的恶性肿瘤。最常见的发生部位为肾上腺髓质及沿交感神经分布的地方，以颈胸部多见。

肿瘤的形成病因尚不清楚，有研究考虑为间变性淋巴瘤激酶基因突变所致。新生儿期临床表现不典型，肝大及蓝色皮肤结节是肿瘤转移的主要标志。后纵隔部位的肿瘤压迫时可有呼吸窘迫；颈胸部肿瘤压迫颈部及脑干部交感神经，可出现病侧眼球轻微下陷、瞳孔缩小但对光反应正常、上睑下垂、同侧面部少汗等 Horner 综合征表现和虹膜异色；脊椎旁肿瘤浸润及压迫脊髓后可出现截瘫症状。腹部可触及包块，多为肝大及转移病灶。

产前常规超声检查提高了本病的诊断，囊性神经母细胞瘤需要与肾上腺出血相鉴别。新生儿出生后应进一步行超声、CT、MRI检查以明确诊断。尿儿茶酚胺代谢异常，90%的神经母细胞瘤病例的香草扁桃酸（VMA）和高香草酸（HVA）水平升高。

多数患有神经母细胞瘤的新生儿的转移性病灶在肝、皮肤和骨髓，预后良好，许多证据显示肿瘤有自行退化趋势。目前治疗方式仍存在争议。应根据病理分期、年龄及生物学特性进行综合分析。部分病例有自行退化趋势，因此可密切行临床观察，以不发生危及生命的并发症为前提。预后良好的低龄组神经母细胞瘤保守治疗有利。如合并有压迫及梗阻症状，应考虑手术治疗解除压迫。如不能全部切除，可联合化疗措施。放疗仅在年长儿应用。1岁内诊断的患儿经过治疗，5年存活率达到80%。

### （四）白血病

新生儿白血病的发生率低于神经母细胞瘤，但明显超过其他恶性实体肿瘤。与年长儿不同，急性非淋巴细胞白血病占优势。诊断需除外其他血液病、先天感染或弥漫性神经母细胞瘤的可能性。唐氏综合征患儿可合并暂时性先天性白血病，尤其是表型正常的新生儿。在白血病广泛转移的病例中皮肤结节较多见，常为单核细胞的亚型，经治疗后预后有所改善。总体而言，白血病的预后较差，比其他任何类型的新生儿恶性肿瘤的死亡率都要高。

### （五）脑肿瘤

约有 1% 的儿童脑肿瘤发生在新生儿期，发病率远低于儿童生长发育期。最常见的临床表现为脑积水，严重者可导致分娩过程中头盆不称、呕吐。与年长儿表现形式不同，新生儿以畸胎瘤和小脑幕上肿瘤多见。许多新生儿脑肿瘤在诊断时已体积很大，易出现肿瘤包块的自发出血，预后不良。

### （六）肾肿瘤

新生儿期肾包块较常见，一般为发育异常，例如肾盂积水和多囊肾都是非肿瘤性质的包块。新生儿期最多见的肾肿瘤为先天性中胚层肾瘤，多发生于单侧，组织学显示为成纤维细胞占优势。由于肿瘤被肾被膜包裹，可实施手术根治，但也有发生局部复发和转移的报道。

肾母细胞瘤罕见，仅占新生儿肿瘤的 0.2%。约 25% 的肾母细胞瘤可同时合并无虹膜、泌尿生殖系统发育异常、智力落后等一系列临床表现。产前检查会发现羊水过多，超声检查为首要检查手段，MRI 可作为诊断的金标准。肾母细胞瘤过去常与中胚层肾瘤（胎儿肾错构瘤）相混淆，目前 MRI 可明确区分中胚层肾瘤及肾母细胞瘤。如果考虑肾母细胞瘤转移，需行胸部 CT 检查明确。新生儿期肾母细胞瘤可考虑切除。化疗有助于减小肿瘤体积，便于进一步手术操作。

新生儿期其他肾肿瘤还包括肾杆状肿瘤（RTK）和肾透明细胞肉瘤。肾杆状肿瘤易于转移，可出现肾外转移病灶，特别是在脑部，需行脑部 MRI 检查除外转移病灶。本病恶性度高，死亡率超过 90%。基因组学检查发现本病的肿瘤抑制基因 INI1 缺失。肾透明细胞肉瘤在新生儿期极罕见，预后较年长儿好。

### （七）肝肿瘤

新生儿期的肝肿瘤恶性度低，以血管瘤和间质错构瘤最常见，其发病率未知，有时仅是尸检时偶然发现。肝的转移性神经母细胞瘤或白血病的发病率超过原发性恶性肝肿瘤。通常巨大的肝肿瘤可出现腹部包块，并引起呼吸窘迫。肝血管瘤可引起贫血、进行性心力衰竭和消耗性凝血障碍，发现皮肤血管瘤时应注意有无肝受累表现。

肝母细胞瘤只有近 10% 在新生儿期诊断，临床上多伴有遗传相关综合征的表现，如 Beckwith-Wiedemann 综合征、Li-Fraumeni 综合征（抑癌基因 $p53$ 的缺失引起各种不同的家族性癌症的发生，包括乳腺癌、脑瘤、恶性肉瘤、恶性骨肿瘤等，多在年轻时发生，是一种罕见的常染色体显性遗传病，以首先发现此疾病的两位医师命名）、家族性腺瘤性息肉病、18 三体综合征等。超声检查在胎龄 16 周时即可发现肿瘤，以肝右叶多见，可见肺部转移病灶。可行胸、腹部 CT 及 MRI 检查以明确病情程度。治疗以手术切除为主。根据病情可在术前或术后进行化疗。新生儿期与年长儿肝母细胞瘤预后没有差异。

### （八）视网膜母细胞瘤

约有 1% 的儿童视网膜母细胞瘤发生在新生儿期，多数为双侧肿瘤，部分患者可有类似家族病史。

## 九、组织细胞增生综合征

组织细胞增多症 X 不再被认为是肿瘤的发展过程，在新生儿期无明显临床表现。嗜血细胞综合征和淋巴组织细胞增生症虽然非常罕见，但常为遗传性疾病，可在婴儿早期发病。

## 【治疗】

新生儿肿瘤的治疗原则尽管与年长儿恶性肿瘤基本一致，但治疗存在特殊困难。应根据病情进行个体化治疗。新生儿神经母细胞瘤的特殊表现和纤维肉瘤相对良性的特点使人们更趋向于保守治疗。手术是治疗良性及许多恶性肿瘤的主要方法。化疗以及放疗须基于个体情况仔细考虑，药物剂量应根据体重而不是体表面积计算，且开始低水平治疗，逐渐增加耐受剂量。

放射治疗对不成熟的正常组织副作用很大，并将在影响生长发育的同时，有继发恶性肿瘤的风险。目前在治疗婴儿脑部肿瘤时逐渐增加化疗的使用，仍不推荐放射治疗。

新生儿肿瘤相对少见。随着围生期检查措施的不断完善，越来越多的肿瘤被早期诊断。随着临床治疗水平的提高，新生儿肿瘤的治愈率及存活率将不断提高。

（齐宇洁）

## 参考文献

[1] Albanese CT. The EXIT strategy. Neoreviews, 2005, 6: e431-e435.

[2] Büyükpamukçu M, Varan A, Tanyel C, et al. Solid tumors in the neonatal period. Clin Pediatr (Phila), 2003, 42 (1): 29-34.

[3] Bouchard S, Johnson MP, Flake AW, et al. The EXIT procedure: experience and outcome in 31 cases. J Pediatr Surg, 2002, 37 (3): 418-426.

[4] Cozzi DA, Mele E, Ceccanti S, et al. Long-term follow-up of the "wait and see" approach to localized perinatal adrenal neuroblastoma. World J Surg, 2013, 37 (2): 459-465.

[5] Isaacs H Jr. Fetal and neonatal hepatic tumors. J Pediatr Surg, 2007, 42 (11): 1797-803.

[6] Garzon MC, Huang JT, Enjolras O, et al. Vascular malformations. Part Ⅱ: associated syndromes. J Am Acad Dermatol, 2007, 56 (4): 541-564.

[7] Gracia Bouthelier R, Lapunzina P. Follow-up and risk of tumors in overgrowth syndromes. J Pediatr Endocrinol Metab, 2005, 18 (suppl 1): 1227-1235.

[8] Gopal M, Chahal G, Al-Rifai Z, et al. Infantile myofibromatosis. Pediatr Surg Int, 2008, 24 (3): 287-291.

[9] Badrul HY, Zakaria Z. Neonatal tumours in Malaysia: a call for heightened awareness. Pediatr Surg Int, 2009, 26 (2): 207-212.

[10] Halperin EC. Neonatal neoplasms. Int J Radiat Oncol Biol Phys, 2000, 47 (1): 171-178.

[11] Lakhoo K, Sowerbutts H. Neonatal tumours. Pediatr Surg Int, 2010, 26 (12): 1159-1168.

[12] Lapunzina P. Risk of tumorigenesis in overgrowth syndromes: a comprehensive review. Am J Med Genet C Semin Med Genet, 2005, 137C (1): 53-71.

[13] Moore SW, Satgé D, Sasco AJ, et al. The epidemiology of neonatal tumours. Report of an international working group. Pediatr Surg Int, 2003, 19 (7): 509-519.

[14] Nuchtern JG. Perinatal neuroblastoma. Semin Pediatr Surg, 2006, 15 (1): 10-16.

[15] Russell H, Hicks MJ, Bertuch AA, et al. Infantile fibrosarcoma: clinical and histologic responses to cytotoxic chemotherapy. Pediatr Blood Cancer, 2009, 53 (1): 23-27.

[16] Trobaugh-Lotrario AD, Chaiyachati BH, Meyers RL, et al. Outcomes for patients with congenital hepatoblastoma. Pediatr Blood Cancer, 2013, 60 (11): 1817-1825.

# 第四节　新生儿猝死

新生儿猝死（sudden death in newborn，SDN）是指健康或病情稳定或轻微的新生儿突然发生苍白、意识丧失、呼吸停止、肌张力低下、发绀等明显威胁生命事件（apparent life threatening events，ALTE），经复苏抢救无效、短期内死亡。发生于生后 1 周内的新生儿猝死约占生后第 1 年婴儿猝死发生率的 5%。英国最近出版的《新生儿猝死预防指南》中，把围生期新生儿猝死的调查标准定义为产后 1 周的婴儿猝死。

## 【流行病学】

目前国外不同文献关于新生儿猝死的定义、纳入和排除标准之间均存在显著差别，故在统计上也存在差异。据估计，健康婴儿的猝死发生率为 2.6/100 000～133/100 000。猝死可发生于产科婴儿室、新生儿病房或家中。发生明显威胁生命事件后，约有半数婴儿死亡，幸存者中一半遗留有神经系统后遗症。大约 1/3 的报道统计的新生儿猝死分别发生在生后 2 h 内、2～24 h 和生后 1～7 天，其中发生在生后 1 天以上者占一半左右。新生儿猝死是指意外发生死亡，某些众所周知的风险因素，如早产（＜胎龄 35 周）、围生期窒息或先天畸形并不包含在内，因为这些疾病被归类为"预期"新生儿死亡或明显威胁生命事件。回顾性病例报告和调查发现，意外多发生在俯卧位的肌肤接触中。

## 【病因】

在过去几十年里，众多研究者对新生儿猝死进行了深入研究，但其病因仍然不明确。多数专家认为潜在疾病可导致新生儿猝死。目前调查显示，可以早期发现有些潜在的、可能诱发新生儿猝死的因素，如心脏卵圆孔未闭、动脉导管未闭、新生儿暂时性呼吸困难和心肺调节功能不成熟等。早期给予密切监测、及时干预治疗和护理指导能达到较好的预防效果。

在 Polberger 和 Svenningsen 的研究中，出生时被认为健康的婴儿中在生后 6～100 h 内可突发心血管意外，早期新生儿猝死和早期明显威胁生命事件在每 100 000 名活产婴儿中分别为 12 例和 35 例。

Weber 等在回顾 10 年的新生儿猝死解剖结果时发现，胎龄大于 35 周、生后 1 周内死亡的 55 例新生儿猝死中有 58% 存在异常情况，其中先天性心脏畸形和感染为主要原因。潜在病因还包括持续性肺动脉高压、呼吸异常、代谢异常和贫血。代谢异常包括脂肪有机酸（FAO）代谢障碍，糖代谢异常会在生后 72 h 内出现低血糖表现。大多数已知疾病可以解释新生儿猝死病例的早期表现和警告信号。如果给予足够的监测和治疗，可防止进一步发展为新生儿猝死。

## 【病理生理】

虽然有些新生儿猝死病例在尸检中可以找到明显可见的病因，但更多病例未发现可以解释的病因。Obonai 等发现脑干部位轻度神经胶质细胞增生会影响心肺调节功能。缺氧缺血性损害导致心肺调节功能异常，可造成新生儿猝死。在生后 8～28 天意外猝死的病例中也有发现脑白质神经胶质细胞增生者。通过这些损伤研究推测，婴儿可能经历过产前或生后早期的中枢神经系统损伤，使其对猝死风险因素的耐受性差。宫缩启动前的计划性剖宫产由于缺乏引起儿茶酚胺增加的正常分娩生理过程，从而增加了发生呼吸系统异常的概率。约一半的早期明显威胁生命事件的病例中发生窒息＞15 s 和心动过缓加重（心率＜80 次/分持续＞5 s）均提示心肺调节功能不成熟。因此推测不正常或不成熟的脑干心肺调节系统是一些不明原因新生儿猝死的潜在因素。

新生儿从宫内环境过渡到宫外环境，在生后第 1 个小时会更加脆弱。在出生前，胎儿大脑微环境中含有较高水平的神经调节介质，包括腺苷和前列腺素，起到抑制胎儿运动、降低代谢率及能量转换的作用，从而在出生时当氧和能量缺乏时起到保护大脑的作用。

健康新生儿在生后第 1 小时开始连续呼吸运动，产道挤压、触觉和寒冷刺激对呼吸的产生非常重要。产时至生后可检测到大脑中去甲肾上腺素水平激增，血浆儿茶酚胺水平明显升高。此外抑制性神经调节介质腺苷快速减少，动脉血氧分压迅速增加，均有助于增加新生婴儿的活动。

足月新生儿出生时前列腺素 $E_2$（$PGE_2$）水平较高，尤其是产程第三阶段。动物实验发现，缺氧可诱导小鼠大脑皮层的前列腺素 H 合成酶-2 信使 RNA 表达，使 $PGE_2$ 生成增多。目前研究证实 $PGE_2$ 是急性缺氧的反应产物。新生儿血浆 PGE 含量比生后 5～8 周的婴儿高出 20 倍，在生后 1 周后迅速降低；而生后窒息的病例在第一个 24 h 内，脑脊液中前列腺素水平浓度很高。因此推测这些高浓度的前列腺素可能会导致新生儿生后数小时反应低下，进而导致猝死的发生。

## 【危险因素】

当前新生儿猝死的概念是基于"三合一危险"的假说，即在一个脆弱的发育时期，潜在的遗传或发育异常与外在原因相结合，互相协同作用，导致新生儿猝死。尽管可通过发病机制和流行病学危险因素进行识别，但是死亡的确切机制尚不清楚。

大多数明显威胁生命事件发生在生后 2 h 内，多为尝试第一次母乳喂养时。还有很多病例报告显示发生在与母亲肌肤接触的俯卧位时。事实上，74％的猝死病例报告均显示与俯卧位/肌肤接触/同床睡眠相关。此外，在第 1 个月发生猝死的风险也与新生儿和父母同床睡眠相关。

与母亲有关的猝死高危因素包括低龄孕妇、受教育程度低、孕期吸烟、胎盘异常、产前检查过迟或缺乏围生期保健等。与婴儿有关的高危因素包括俯卧位或侧卧位睡眠、与他人同床睡眠、床上用品过于柔软、早产或低出生体重、小于胎龄、被动吸烟、包被过多或捂热等。多胎也是新生儿猝死的高危因素，双胎发生新生儿猝死的相对危险度是单胎的 2 倍。随着出生体重的下降，单胎和双胎儿发生新生儿猝死的危险性均增加。

## 【保健预防措施】

针对新生儿猝死，目前很多专家都推荐采取各种不同的保健预防措施。

无论新生儿猝死的病因为何，严密监测新生儿生后第 1 个小时和生后 7 天的生命体征非常有必要，特别是在一些工作繁忙的医院，夜班、周末、节假日或加班时更不容忽视。围生期医护团队的三个工作目标可重点保护健康新生儿：①产房内生命早期的母婴肌肤接触的护理安全；②第 1 天母乳喂养的安全建立；③睡眠中婴儿的安全定位——仰卧睡觉。建议将所有新生儿在出生后放置于仰卧位，且在生后第 1 天内强调明显威胁生命事件的可能，对父母进行护理指导，以减少猝死的风险。如果父母对婴儿的睡眠姿势有疑问，应随时请教医护人员。

加强对婴儿陪护人员的宣教，保证婴儿正确的睡姿；在任何情况下均保持无烟环境；床上用品稳固平坦；避免包被过多；做好防护，尤其是医务人员的防护，避免接触传染源及患者。

医务人员的细致观察同样重要，某些早期变化，如反应弱、进食少、腹胀等需要有经验的医护人员进行观察。加强对所有高危儿的观察与监护，必要时应进行心电、呼吸、脉率、氧饱和度、血气、血糖与电解质的监测，常能发现已经出现的病理现象。早期发现并采取相应的治疗措施，可使引发猝死的疾病得到及时控制。

## 【降低新生儿猝死风险的策略与评估】

通过对上述降低新生儿猝死风险的措施的效果进行评估，有助于进一步降低健康婴儿猝死的发生率。通过对潜在疾病的早期识别，可尽早采取治疗干预，从而改进患儿的长期预后。

即使新生儿猝死是一种少见疾病，但在生后第一时间（天）给予适当的密切监护，可使我们每年挽救数以百计新生儿的生命。

（齐宇洁）

## 参考文献

[1] 邵肖梅，叶鸿瑁，邱小汕. 实用新生儿学. 4 版. 北京：人民卫生出版社，2011：910-912.

[2] Weber MA, Ashworth MT, Risdon RA, et al. Sudden unexpected neonatal death in the first week of life: autopsy findings from a specialist centre. J Matern Fetal Neonatal Med, 2009, 22: 398-404.

[3] Andres V, Garcia P, Rimet Y, et al. Apparent life-threatening events in presumably healthy newborns during early skin-to-skin contact. Pediatrics, 2011, 127: e1073-1076.

[4] Poets A, Steinfeldt R, Poets CF. Sudden deaths and severe apparent life-threatening events in term infants within 24 h of birth. Pediatrics, 2011, 127: e869-873.

[5] Peters C, Becher JC, Lyon AJ, et al. Who is blaming

the baby? Arch Dis Child Fetal Neonatal Ed，2009，94：F377-378.

[6] Polberger S，Svenningsen NW. Early neonatal sudden infant death and near death of fullterm infants in maternity wards. Acta Paediatr Scand，1985，74：861-866.

[7] Wellchild. Guidelines for the investigation of newborn infants who suffer a sudden and unexpected postnatal collapse in the first week of life：recommendations from a Professional Group on Sudden Unexpected Postnatal Collapse. London，2011.

[8] Chiu M，Elder D，Zuccollo J. Gliosis in neonatal SUDI cases. Acta Paediatr，2012，101：30-33.

[9] Ramachandrappa A，Jain L. Elective cesarean section：its impact on neonatal respiratory outcome. Clin Perinatol，2008，35：373-393.

[10] Grylack LJ，Williams AD. Apparent life-threatening events in presumed healthy neonates during the first three days of life. Pediatrics，1996，97：349-351.

[11] Herlenius E，Lagercrantz H. Neurotransmitters and neuromodulators during early human development. Early Hum Dev，2001，65：21-37.

[12] Herlenius E. An inflammatory pathway to apnea and autonomic dysregulation. Respir Physiol Neurobiol，2011，178：449-457.

[13] Mitchell MD，Lucas A，Etches PC，et al. Plasma prostaglandin levels during early neonatal life following term and pre-term delivery. Prostaglandins，1978，16：319-326.

[14] Sellers SM，Hodgson HT，Mitchell MD，et al. Raised prostaglandin levels in the third stage of labor. Am J Obstet Gynecol，1982，144：209-212.

[15] Degi R，Bari F，Thrikawala N，et al. Effects of anoxic stress on prostaglandin H synthase isoforms in piglet brain. Brain Res Dev Brain Res，1998，107：265-276.

[16] Hofstetter AO，Saha S，Siljehav V，et al. The induced prostaglandin E2 pathway is a key regulator of the respiratory response to infection and hypoxia in neonates. Proc Natl Acad Sci U S A，2007，104：9894-9899.

[17] Siljehav V，Olsson Hofstetter A，Jakobsson PJ，et al. mPGES-1 and prostaglandin E（2）：vital role in inflammation，hypoxic response，and survival. Pediatr Res，2012，72：460-467.

[18] Kuhn P，Donato L，Laugel V，et al. Malaise grave précoce du nouveau-né：A propos de deux cas survenus en salle de naissance. J Gynecol Obstet Biol Reprod，2001，30：92-93.

[19] Poets A，Urschitz MS，Steinfeldt R，et al. Risk factors for early sudden deaths and severe apparent life-threatening events. Arch Dis Child Fetal Neonatal Ed，2012，97：F395-397.

[20] Chiu M，Elder D，Zuccollo J. Gliosis in neonatal SUDI cases. Acta Paediatr，2012，101：30-33.

[21] Dageville C，Pignol J，De Smet S. Very early neonatal apparent life-threatening events and sudden unexpected deaths：incidence and risk factors. Acta Paediatr，2008，97：866-869.

[22] Hays S，Feit P，Barré P，et al. Respiratory arrest in the delivery room while lying in the prone position on the mothers' chest in 11 full term healthy neonates. Arch Pediatr，2006，13：1067-1068.

[23] Becher JC，Bhushan SS，Lyon AJ. Unexpected collapse in apparently healthy newborns—a prospective national study of a missing cohort of neonatal deaths and near-death events. Arch Dis Child Fetal Neonatal Ed，2012，97：F30-F34.

[24] Fleming PJ. Unexpected collapse of apparently healthy newborn infants：the benefits and potential risks of skin-to-skin contact. Arch Dis Child Fetal Neonatal Ed，2012，97：F2-3.

[25] Mitchell EA. SIDS：past，present and future. Acta Paediatr，2009，98：1712-1719.

[26] Sebire NJ，Talbert D. Alveolar septal collapse in the transitional infant lung：a possible common mechanism in sudden unexpected death in infancy. Med Hypotheses，2004，63：485-493.

# 第21章 危重新生儿转运

## 第一节 概述

新生儿转运（neonatal transport）是 NICU 的重要工作内容之一，目的是充分发挥区域性优质卫生资源的作用，安全地将高危新生儿转运到NICU 进行救治。1950 年美国成立新生儿转运系统（neonatal transport system，NTS），1976 年国际优生优育基金会（March of Dimes）在题为"改善妊娠结局"的报告中首次提出围产保健区域化的概念，基于各级医疗服务人员和技术都应满足患者合理有效地利用医疗资源，获得最佳结局的要求，促进了高危新生儿转运工作的全面发展。此后新生儿急救转运系统（neonatal emergency transport system，NETS）在发达国家得到不断完善与普及。20 世纪 90 年代，我国新生儿转运工作在广州等城市开始启动，随着各地新生儿病房的陆续建立，以区域性 NICU 为中心的主动式转运系统逐渐运行。

NETS 是接收单位主动"把流动的 NICU 送到危重儿身边"的双程转运系统。通过有计划、有组织、有领导地将基层医院与 NICU 联系起来，在 NICU 指导下及时对基层医院中的高危儿就地抢救、稳定病情及转至 NICU，让高危儿获得急需的医疗救助和保健服务，得到最好的诊疗和护理，提高危重新生儿的抢救成功率，降低新生儿病死率。

### 一、转运方式

新生儿转运有以下几种分类方法：

1. 按转运时机分为宫内转运和新生儿转运。宫内转运是将将具有高危妊娠因素的孕妇（即高危产妇）转送到有 NICU 或靠近 NICU 的围产中心等待分娩，是一种安全、节约、便利的转运方法。高危妊娠因素主要包括：①孕妇年龄小于16岁或大于 35 岁；②孕龄＜34 周可能发生早产者；③既往有异常妊娠史者；④各种妊娠合并症和并发症；⑤产前诊断胎儿先天畸形生后需外科手术者；⑥可能发生分娩异常者；⑦胎盘功能不全；⑧妊娠期接触过大量放射线、化学毒物或服用过对胎儿有影响的药物者；⑨盆腔肿瘤或曾有过手术史者。

新生儿转运即新生儿出生后转运，如高危产妇、产时并发症、严重围生期不良情况等为本章重点介绍内容。

2. 按承载交通工具分陆地、空中及水上转运。陆地转运是目前最常用的转运方式，以救护车为主要运输工具。水上转运时转运途中噪声大，听诊困难，且速度较慢，较少选择。空中转运用于路途远且病情严重者，可省时但费用高。国外常用急救直升机转运新生儿，我国目前很少应用，多借用民航班机和包租军用机，空中转运需要专用的飞机起降场地，故非一般医疗单位能开展。随着中国经济的发展，空中转运将成为危重新生儿的一种重要转运方式。空中转运要比陆地转运难度大，需要更多的组织工作以及具备空中转运技能的专业人员，还须考虑到飞行所致缺氧、气压下降、温度变化、重力、噪声、震动等对患儿的影响，须进行相关专业培训。

3. 按出行范围分院内转运和医院间转运，通常所指的新生儿转运为医院间转运，即院前转运。医院内患儿的转运也非常重要，如产房或手术室与 NICU 之间转运，应按院前转运的标准执行。

### 二、转运指征

#### （一）宫内转运

预计新生儿出生后可能需要重症监护时，将

高危孕妇转运到具备丰富新生儿疾病救治经验的区域性医疗中心，较新生儿出生后转运更安全、便捷，可降低围生儿病死率，大大改善新生儿的预后。随着各地围产医学事业的发展和医疗技术水平的不断提高，产儿科医务人员对高危妊娠的认识不断深入，医疗转运救治网络不断完善，我国的宫内转运率逐年提高。

1. 适应证　早产儿是宫内转运最常见的指征，可引起医源性早产的妊娠期疾病都是宫内转运的适应证。根据各医疗单位救治早产儿的能力水平，一般将早产儿转运胎龄定于≤32 周。近年来，随着产前诊断技术的提高和新生儿复杂手术的逐渐开展和普及，各种出生后需要立即手术救治的出生缺陷儿也成为宫内转运的适应对象。其他适应证还包括先兆早产、早产胎膜早破、重度子痫前期及其他高血压并发症、产前出血、妊娠期并发症

和合并症（如糖尿病、肾病、绒毛膜炎）。

2. 禁忌证　不是所有孕妇都适合宫内转运，当综合评估转运风险和益处，估计弊大于利时，就不适合采取宫内转运，如估计转运途中可能分娩、胎儿急性宫内窘迫、孕妇生命体征不稳定、转运过程中无有经验的医护人员陪护以及恶劣天气等。

### （二）出生后转运

正确掌握转运指征与时机是新生儿成功转运及抢救的关键。各接收或转出医疗单位应根据本单位的医疗资料与技术水平，制订相关的转运指征。新生儿转运指征可参考表 21-1-1。

新生儿生后转运存在许多问题和风险，转运前病情不稳定，转运期间保温不好，或因循环不良、缺氧、酸中毒、颠簸等，易致血流动力学恶化，致使出现体温不升、硬肿病、颅内出血和肺出血，导致新生儿死亡。

**表 21-1-1　危重新生儿转运指征**

| 类别 | 表现 |
| --- | --- |
| 早产儿 | 出生体重≤1500 g 和（或）胎龄≤32 周者 |
| 窒息 | 需经气管插管的新生儿，窒息后有神经系统异常（肌张力低、抽搐、抑制状态） |
| 呼吸系统 | 吸入氧浓度＞0.4、需机械通气、呼吸道有梗阻症状、反复呼吸暂停、二氧化碳分压升高、气胸等 |
| 循环系统 | 血压低、少尿、皮肤末梢充盈不佳、休克或严重贫血、先天性心脏病 |
| 外科疾病 | 气管-食管瘘、胃肠道闭锁、膈疝、脑脊膜膨出、脐膨出等 |
| 产伤 | 产伤性颅内出血、骨折及其他 |
| 严重感染 | 败血症、脑膜炎等 |
| 其他 | 严重酸中毒、血糖异常、低钙血症、母亲糖尿病控制不佳、宫内发育迟缓、新生儿溶血病、出血性疾病等 |

（高喜容）

# 第二节　转运设备及用品

## 一、转运车

基本要求同一般救护车，但应配备可升降、固定转运暖箱的装置。

## 二、转运暖箱

应配备专用于新生儿的转运暖箱，在转运期间维持新生儿体温恒定，要求重量轻、体积小，便于移动和升降，箱内有安全带以固定患儿，箱体可开启，便于转运期间观察和处理患儿。

## 三、常用转运设备和药品

见表21-1-2。

## 四、其他药品及设备

如肺表面活性物质、便携式血气和电解质分析仪，发达国家的NICU转运车上还配置了NO吸入装置、亚低温治疗设备和体外膜肺等。

## 五、通讯设备

接收单位的转运中心应设两条转运专线电话和一部移动电话，24小时值班，接收转运信息；出车值班人员分别配备一部移动电话及对讲机，以保持联络信息通畅。有条件者可使用互联网远程会诊系统，保持转运途中的实时监控与联系。

表 21-1-2　危重新生儿转运推荐的转运设备和药物配置

| 基本设备 | 便携设备 | 药物配置 |
| --- | --- | --- |
| 转运暖箱 | 喉镜及各型号镜片 | 5%、10%及50%葡萄糖注射液 |
| 转运呼吸机 | 气管导管 | 生理盐水注射液 |
| 心电监护仪 | 吸痰管和胃管 | 肾上腺素 |
| 脉搏氧监护仪 | 吸氧管 | 5%碳酸氢钠 |
| 微量血糖仪 | 复苏囊及各型号面罩 | 阿托品 |
| 氧气筒（大） | 输液器 | 多巴胺 |
| 负压吸引器 | 静脉注射针 | 利多卡因 |
| 便携氧气瓶 | 胸腔闭式引流材料 | 速尿（呋塞米） |
| 输液泵 | 备用电池 | 甘露醇 |
| T组合复苏器 | 听诊器 | 苯巴比妥钠注射液 |
| 急救箱 | 固定胶带 | 葡萄糖酸钙注射液 |
| | 体温计 | 前列腺素E |
| | 无菌手套 | 氨茶碱 |
| | | 肝素钠 |
| | | 无菌注射用水 |
| | | 皮肤消毒制剂 |

（高喜容）

# 第三节　转运措施与方法

## 一、转运前准备工作

### （一）转出医院的准备工作

对符合转运指征者，由转出医院的主管医生向区域性 NICU 提出转运请求，报告患儿初步诊断、处理及目前生命体征状况，并负责完成以下工作：①保持与上级新生儿转运中心电话联系；②填写新生儿转运单，主要内容应包括转出医院名称、详细地址、联系人姓名和电话、患儿病情介绍及转运路程等；③告知家长转运的必要性，在转运途中患儿可能发生的危险，征得患儿家长知情同意，签署转运同意书；④请家属做经济准备；⑤再次通知转运中心，正式启动转运程序；⑥在转运队伍到达之前，对患儿进行初步复苏急救，稳定病情，以提高患儿的转运成功率和抢救成功率，降低死亡和伤残风险。

### （二）接收医院准备工作

接收医院接到转运电话后，应充分了解待转诊患儿病情，指导转诊医院进行救治，立即启动转运程序，转诊小组医护人员立即到位，迅速检查所有转运设备、用品及药物是否齐全，特别是医用气体是否充足，调试各种医疗设备设施至正常工作状态；根据情况设计最佳的转运方案和路线，估计转运时间。并根据患儿情况做某些特殊准备，在规定时间内出发。

### （三）转运前患儿的处理

转运队伍到达后，参与转运的医务人员应尽快熟悉患儿的产前、产时情况及诊治过程，对患儿做详细检查，评估目前的生命体征状况，进行病情危重度评分，填写评分表格，与当地医院的医务人员一起施救，使患儿病情初步稳定，再次取得家属充分知情同意后才能转运。高危新生儿在转运前应尽可能达到基本生命体征稳定状态，避免在转运途中死亡。

目前国际上采用 STABLE 程序在转运前对患儿进行稳定处理，主要包括以下内容：①S（sugar，血糖）：维持患儿血糖稳定，可采足跟血样，应用快速血糖仪检测，开放静脉通路，静脉输注 10% 的葡萄糖液，并根据血糖水平调节输糖速度，确保患儿血糖维持在 $2.5 \sim 7.0$ mmoL/L。②T（temperature，体温）：保持体温稳定，确保患儿体温维持在 $36.5 \sim 37.2$℃，在做各项操作及抢救时都应注意保暖，必要时放入暖箱中。③A（airway，气道）：评估口咽部和鼻腔是否通畅，明确是否存在小颌畸形、腭裂和鼻孔闭锁；清理患儿呼吸道分泌物，确保呼吸道通畅，视病情需要给氧，必要时进行气管插管维持有效的通气，转运前应适当放宽气管插管的指征，以防止因路途颠簸造成气道阻塞。④B（blood pressure，血压）：监测患儿的血压、心率及血氧饱和度，注意观察皮肤末梢，如苍白提示酸中毒和灌注不足或血容量不足，即使无出血病史，也应高度警惕有无内出血，应仔细检查头皮有无帽状腱膜下出血，腹部是否饱满或皮肤颜色变化，评估股动脉搏动、毛细血管再充盈时间、心脏杂音和肝大小；静脉输液维持血压稳定，血压偏低时可使用生理盐水扩容，必要时应用多巴胺和多巴酚丁胺维持输液。⑤L（lab work，实验室检查）：确保患儿各项实验室指标在相对正常范围，应用便携式血气和电解质分析仪监测患儿的各项生化指标，根据结果纠正酸中毒和补液，确保水、电解质及酸碱平衡。⑥E（emotional support，情感支持）：待患儿病情稳定后，由转诊双方医师共同向患儿的法定监护人（父亲）说明目前患儿的病情及转运途中可能会发生的各种意外情况，稳定患儿家属的情绪，使其主动配合，争取抢救时间。

对未能实行宫内转运的高危孕妇，在其分娩前，转运人员要提前到达转出医院，进入产房或手术室待产，待患儿出生后，指导和配合转出医院的产科、儿科医师实施抢救措施，视病情决定是否需要转运。

### （四）特殊情况的稳定措施

1. 胎粪吸入　生后羊水胎粪污染黏稠而且新生儿无活力（呼吸抑制、肌张力低下和心率 <100 次/分），立即气管插管，行气道胎粪吸引；需要重复气管插管时应更换气管导管；初步稳定后，

插入胃管进行胃内吸引。

2. 气胸 患儿听诊时一侧呼吸音减弱，可行X线胸部摄片或透光试验明确诊断；如果出现呼吸困难，需要胸腔穿刺抽出空气或接胸腔引流瓶及给予氧疗。

3. 膈疝 转运前怀疑或已确诊膈疝的患儿，因复苏囊面罩通气使大量空气进入胃肠道，扩张的肠内容物迅速进入胸腔内，应插入大口径胃管（10号或12号）抽出气体，以防止胃肠扩张导致的呼吸障碍；需辅助通气时，应立即气管插管，使用较小的气道峰压和潮气量，以避免呼吸机相关性肺损伤；适当镇静，避免过度的自主呼吸；适当的液体疗法和正性肌力药物维持血压。

4. 食管闭锁和（或）气管食管瘘 应抬高新生儿头部，以防吸入胃内容物；插入鼻胃管遇到阻力后连接吸引器进行低压间断吸引；需禁食及建立静脉通道；伴有呼吸窘迫症状者，必要时需气管插管呼吸支持。合并远端气管食管瘘（C型）者，其特点是正压通气时气体通过瘘口使胃和肠道充气。如腹部X线片显示胃肠胀气，应避免经面罩通气和持续气道正压给氧。如果需要气管插管，导管远端应尽可能超过瘘口远端，尽量减少加压气体进入食管远端。

5. 腹裂或脐膨出 腹裂是造成患儿低体温和低血糖的高危因素。暴露肠管的表面积大，热量散失多，可造成液体损失显著增多。需按无菌技术处理膨出的脏器，减少热量和液体丢失，包括封闭式包裹（即肠袋或雷希袋），预热转运暖箱，积极补液，液体量可达120~150 ml/(kg·d)。先天性腹裂婴儿常有肠管血运障碍，转运人员必须密切观察肠道血运情况。推荐转运患儿时取侧卧位，适当支撑外露的肠管，以避免腹壁紧张或肠扭转。所有腹裂或脐膨出患儿需插入胃管，因可能存在功能性肠梗阻和合并肠道狭窄或闭锁。一般不建议脐静脉置管。

6. 后鼻孔闭锁 如出现呼吸窘迫，可用人工口咽气道或经口气管插管。

7. Pierre-Robin综合征 注意患儿可能合并腭裂，调整患儿体位以保持气道开放或用人工口咽气道及气管插管。

8. 坏死性小肠结肠炎 疑似坏死性小肠结肠炎（necrotizing enterocolitis，NEC）的患儿应转运至具有小儿外科救治能力的医院治疗。转运过程中，主要是支持治疗，包括静脉输液、应用广谱抗生素、纠正水和电解质代谢异常以及胃肠减压。呼吸衰竭是腹胀患儿难以避免的常见并发症，必要时需气管插管。

9. 新生儿撤药综合征 转运前每2 h评估一次症状的严重程度，暂禁食，减少刺激，必要时药物干预；建立静脉通道，输注10%葡萄糖液，如果患儿出生时出现呼吸抑制且已明确或怀疑产妇曾使用过成瘾药物，应禁用纳洛酮，以避免诱发惊厥。

## 二、转运途中处理

### （一）途中病情的观察和护理

转运过程中的监护治疗水平应确保患儿的生命安全。转运过程中应注意预防各种"过低症"，如低体温、低血糖症、低氧血症和低血压等，重点应注意以下问题：①将患儿置于转运暖箱中保暖，转运暖箱应与救护车的纵轴方向相同，锁定暖箱的箱轮，以减少途中颠簸对患儿脑部血流的影响。在车厢空调有效的环境里，也可以由转运护士将患儿抱在怀中，这种方法也可以减少震动的影响，并起到保暖作用。②注意体位，防止颈部过伸或过曲，保持呼吸道的通畅，要防止呕吐和误吸。③连接监护仪，加强对体温、呼吸、脉搏、经皮血氧饱和度、血压、肤色、输液情况的观察。④如需气管插管，推荐使用T组合复苏器或转运呼吸机进行辅助通气，注意防止脱管和气胸等并发症。⑤控制惊厥、纠正酸中毒、低血糖等，维持途中患儿内环境的稳定。⑥途中如出现病情变化，应积极组织抢救，必要时按照交通规则妥善停驶车辆，立即紧急处置。

### （二）填写转运途中记录单

转运人员必须填写完整的转运记录单，内容包括转运途中患儿的一般情况、生命体征、监测指标、接受的治疗、突发事件及处理措施。并通过移动电话与NICU中心取得联络，通知值班人员做好各方面的抢救与会诊准备。

### （三）途中安全保障

在转运途中，必须避免救护车发生交通事故，一般需要做到以下几点：①注意救护车的定期维护和保修。②挑选经验丰富的司机，合理安排工作时间，避免疲劳驾驶，严禁违章开车。③强化医护人员的安全意识，每次转运都应系好安全带。④保证车内急救设备（如暖箱、监护仪、氧气管等）的固定和安全保护。

#### （四）家庭成员参与转运过程

通过研究调查，多数家庭都希望有机会参与照看患儿的过程。在进行新生儿转运时，可能母子在不同医院均需要照顾，刚行剖宫产或者刚生下一个危重儿的产妇也需要照顾。这时父亲可能会纠结于留在待转运的患儿身边还是陪伴产妇。转运人员须对患儿家庭可能面临的问题及在转运过程中出现的情况给予高度关注。虽然患儿家庭成员不具备医疗技能，但他们参加或陪同重症患儿转运，可对他们的孩子提供心理支持。这也是转运团队向患儿家属展示专业技能和责任心的机会。

## 三、转运后工作

1. 患儿到达接收医院后，应由绿色通道直接入住 NICU，NICU 值班人员需按照先稳定患儿病情，再办理住院手续的程序进行处置。转运人员需与 NICU 值班人员进行交接班，将当地医院的所有病历资料交给 NICU 值班人员，详细介绍患儿转运全过程的情况。

2. NICU 值班人员对患儿进行必要的处置，包括病情危重度评分，待患儿病情基本稳定后，协助家长办理入院手续。再进一步详细询问病史，完成各种知情同意书的告知并签字。

3. 详细检查已使用过的转运设备，补充必要的急救用品，完毕后将转运设备放回待转运处，以备下一次使用。

（高喜容）

# 第四节　转运工作质量控制

## 一、质量控制评估方法

1. 转运时间　即转运全过程所用时间，是影响患儿病情、预后的重要指标之一，主要包括：①动员时间，即转运队员接到转运通知到出发的时间，推荐 30 min 以内出发。②稳定时间，即从抵达转出医院到离开的时间，其受患儿病情严重程度和必须采取的医疗措施的影响。尽量避免稳定时间过长，目前尚无证据表明稳定时间与患儿预后的相关性。③运送时间，即医院间转运的持续时间，取决于交通状况、不同时间段和转运工具等。

2. 转运规范程度　转运各环节执行医疗管理规范的情况和资料的完整准确性。

3. 转运有效性　通过转运前后的危重度评分及转运途中的病死率做出评估。

4. 转运满意度　可通过对患儿家属的满意度调查及转出医院的反馈信息做出评估。

## 二、质量监督

1. 区域性新生儿转运网络（regional neonatal transport network，RNTN）应收集新生儿转运的资料，建立数据库，实施连续的专业转运培训和健全的风险报告评估机制，对转运质量定期进行评估并持续改进，以保证转运的质量和安全。尤其需制定转运的质量控制标准和质量控制计划，质量控制计划应包括转运督导和不良事件报告制度。

2. 每月进行转运督导一次，主要审查：①转运时间（特别是动员时间）、转运前的处理、转运日志记录是否完整准确（包括新生儿转运单、转运途中记录单、新生儿危重评分表、转运患儿信息反馈单）及家属满意度等，并将督导结果通报双方医疗机构和医政部门。②对转运设备进行核查，对转运队员进行必要的评估和考核，重点考察转运队员独立实施重症患儿转运的能力和意识。

3. 建立转运患儿资料数据库，定期对转运资料进行总结分析，特别是对转运至 NICU 的新生儿的数量、病死率、对患儿预后有严重影响的主要合并症，包括Ⅲ级以上的脑室内出血（intraventricular hemorrhage，IVH）、中至重度支气管肺发育不良（bronchopulmonary dysplasia，BPD）、NEC 和Ⅲ期以上早产儿视网膜病变（retinopathy of prematurity，ROP）等进行重点分析，找出存在的问题和解决办法，不断优化 RNTN 的运行，以达到提高危重新生儿救治水平的目的。

## 三、转运人员及培训

区域性 NICU 应设立专门的新生儿转运队伍，由新生儿科医师、注册护士和司机至少各 1 名组成转运小组。根据区域内转运工作量的大小，有时需设立多个转运小组以保证转运工作的及时和顺利完成。

在考虑转运人员组成时，要重点考虑转运者的专业技能、经验和在转运环境下的工作能力。在美国等发达国家有许多专业的转运团队，团队成员包括医师、护士、实习护士、呼吸治疗师、医疗技师和其他卫生保健者。经过培训的医务人员（儿科医生或其他专业人员）常常是首选的转运成员。有效的转运人员须符合如下标准：必须经过资格认证，能够为患儿提供最好的治疗，或者在转运途中提供可能需要的治疗，例如，无论在转运任何环节，新生儿气管插管技术均十分重要。转运时间相对而言是有限的，因此工作人员可能并不需要全面的新生儿专业或鉴别诊断知识，但必须具备紧急评估病情的能力和丰富的急救技能。

医生应在转运小组中起主导作用，不仅是转运的执行者，而且是组织者和决策者。负责转运的医生和护士应接受专业化培训，不但要有丰富的专业知识和操作技能，还应具备良好的团队组织、协调和沟通能力。

转运医生和护士必须掌握以下技术：①能识别潜在的呼吸衰竭，掌握气管插管、气囊加压给氧和 T 组合复苏器的使用技术；②熟练掌握转运呼吸机的使用与管理；③能熟练建立周围静脉通道；④能识别早期休克征象，掌握纠正酸中毒、扩容等技术；⑤能正确处理气胸、窒息、惊厥、低血糖、发热、呕吐等常见问题；⑥能熟练掌握新生儿急救用药的剂量和方法；⑦掌握转运所需监护、治疗仪器的应用和数据评估。

转运系统的工作模式和转运团队的救治能力决定了转运的效果。一般情况下，影响转运决策的因素包括：护理、医疗急救水平和转运设备、目前能提供的治疗、病情稳定程度、转运的效率和质量。理想状况下，这些都是转运能否顺利的决定因素。而实际情况有所不同，转运人员常因患者病情紧急和家属的强烈意愿而尽快转运。此时，转运人员常常根据转运速度，而非转运质量来决定转运方式。接收医疗单位和三级医疗中心需培训转运人员，使所有人员能够意识到患者病情稳定、最初的治疗措施和转运启动、转运模式、转运中适宜的医疗救治等均可影响患者的病情转归。在检查转运患儿时，转运医务人员需要自问："我们是否能够为患儿提供三级医疗措施？还是我们尽可能在转运过程中为患儿提供三级医疗？"转运医务人员应确定在接到转运电话时就能提供三级医疗护理建议，并在整个转运过程中持续提供三级医疗服务。转运途中无论遭遇何种情况，患儿的医疗救治水平不能降低。如果患儿处在较复杂环境并且转运者不能胜任患儿复杂的病情需要，那么转运者有义务安排或提供最适宜的治疗。

相关医疗负责人有责任确定转运的模式、转运方案以及参与转运的人员，所有转运人员需提前接受过专业培训。

除了现场转运人员的培训外，转运团队负责人必须了解转运时机、转运设施及环境的局限性，了解转运存在的风险和挑战，转运人员可能会遇到超出其技能及设施能力之外的患者。医生必须非常熟悉转运的环境，了解干预措施可能的局限性。转诊团队不仅需要较好的医疗水平及团队合作精神，也迫切需要指挥者具有与患儿家庭以及不同学科的专业人员进行有效沟通的技巧。

发达国家和地区的新生儿转运技术与设备先进，人才培养也达到专业化程度。英国北部地区已设立了新生儿转运的大学相关课程，其核心培训课程主要包括：①转运模式与区域性组织；②组织转运、交流和记录工作培训；③新生儿学和转运操作的特殊技能培训；④转运稳定培训；

⑤救护车内相关工作培训；⑥与转运相关的其他内容培训（如病例讨论等），此外空中转运还有其独立的课程。新生儿转运是一门操作性极强的学科，单凭理论知识远远不够，需要实际演练及经验积累，学生可利用高仿真的婴儿模拟器进行模拟训练，与教员指导的模拟演练和课程式学习方法进行比较，发现前两种高仿真模拟学习方法效果优于课程式学习方法，可作为教育培训和评估学生的有效方法。

## 四、法律问题

在新生儿转运过程中有许多医疗法律问题。相关的法律要求是转运计划的一部分，并应在转运过程中实施：①不应在公共场所讨论病情。②获得家属充分的知情同意。转运医生须根据病例实际情况选择合适的转运模式，确保转运程序和接收医院最适宜。如果患者病情不稳定，而转出医院有稳定患儿情况的救治能力，此种情况不适合转运；如果患儿病情不稳定，而转出医院不能为患者提供所需的治疗，需让家属了解转运可能存在的风险和转运的益处，征求家属同意。在临床实践中，因基层医院的医疗水平不能为患儿提供需要的治疗，经常有病情不稳定的患儿需要从下级医院转运至上级医院。

在电话要求转运前，医疗责任由转出医院承担；一旦接收医院同意接收患者并给予了医疗建议，医疗责任就应该由双方承担。如果给患者实施了不适宜的治疗或者意见不同，可能导致患儿的不良预后，也使转运团队和转出医院都承担风险。任何一个病例的最佳治疗方案都可能存在分歧，例如，一名患有先天性左心发育不良和动脉导管未闭的患儿可能需要低剂量的前列腺素稳定病情，转运团队在长时间转运过程中可能需要气管插管，而转出医院可能认为气管插管不必要。这些问题均须妥善处理。在患儿家属面前对治疗措施进行争议是不合适的。

转运人员必须填写完整的转运记录单，内容包括转运途中患儿的一般情况、生命体征、监测指标、所接受的治疗、突发事件及处理措施。这些资料是转运过程中的真实记录，也可为潜在的医患纠纷处理提供有效的法律依据。

（高喜容）

## 参考文献

［1］ Fenton AC，Leslie A，Skeoch CH. Optimising neo-natal transfer. Arch Dis child Fetal Neonatal Ed，2004，89（3）：215-219.

［2］ 封志纯. 高危新生儿的转运. 中国儿童保健杂志，2008，16（1）：5-8.

［3］ 孔祥永，高昕，尹晓娟，等. 区域性综合主动型新生儿转运网络组织的应用研究，中华儿科杂志，2010，48（1）：4-8.

［4］ Fenton AC，Leslie A. The state of neonatal transport services in the UK. Alch Dis Child Fetal Neonatal Ed，2012，97（6）：477-481.

［5］ 封志纯，王斌，黄为民，等. 区域性新生儿转运网络几种模式比较. 中华围产医学杂志，2000，3（2）：127-128.

［6］ 张雪峰，李瑛，肖桂华，等. 区域内危重新生儿转运体系的应用研究. 中国当代儿科杂志，2012，14（2）：101-104.

［7］ 陈运彬，张小庄，帅春杨，等. 区域性危重新生儿转运系统运作 10 年的远期效果随访. 中国妇幼保健，2005，20（8）：908-910.

［8］ Gleason CA，Devaskar SU. Avery's diseases of the newborn. 9th ed. Philadelphia：Elsevier Saunders，2012.

［9］ 邵肖梅，叶鸿瑁，丘小汕. 实用新生儿学. 4 版. 北京：人民卫生出版社，2011.

［10］ Retnavel N. Safety and governance issues for neonatal transport services. Early Hum Dev，2009，85（8）：483-486.

［11］ Buchanan K. Failed neonatal transport：a heartache for all concerned. Adv Neonatal Care，2009，9（2）：82-84.

［12］ 中国医师协会新生儿专业委员会. 中国新生儿转运指南（2013）. 中国实用儿科临床杂志，2013，28（2）：153-155.

［13］ Jackson L，Skeoch CH. Setting up a neonatal trans-port service：air transport. Early Hum Dev，2009，85（8）：477-481.

［14］ Orr RA，Felmet KA，Han Y，et al. Pediatric spe-cialized transport teams are associated with improved outcomes. Pediatrics，2009，124：40-48.

# 第22章 高危新生儿随访

## 第一节 概述

高危儿（high risk infant）是指已经存在危急症状，或有各种潜在高危因素而需要监护的新生儿。高危因素包括以下几种情况：母体因素（母亲存在疾病史、异常生育史或不良生活方式）和母亲孕期合并症（如患妊娠高血压综合征、先兆子痫、子痫、羊膜早破、羊水胎粪污染、胎盘早剥、前置胎盘等）、产时因素（分娩过程存在异常情况，如各种难产、手术产、高位产钳、胎头吸引、臀位产、分娩过程中使用镇静或止痛药物史等）、出生异常（如新生儿窒息、多胎儿、早产儿、小于胎龄儿、巨大儿、宫内感染、先天畸形等）和生后异常情况（各种生命体征的不稳定、喂养困难、感染、高胆红素血症、代谢紊乱等）。

表22-1-1列出了高危儿可能发生的高风险疾病。

**表22-1-1 高危儿的高风险疾病**

| 近期 | 婴幼儿-儿童期 | 成年期 |
| --- | --- | --- |
| 新生儿呼吸窘迫综合征 | 婴儿猝死综合征 | 精神分裂症 |
| 新生儿湿肺、气胸、肺炎 | 再住院 | 代谢综合征 |
| 肺动脉压力增高 | 1岁内肺炎 | 肥胖症 |
| Apgar<7分、呼吸暂停 | 2岁时生长发育迟滞 | 糖尿病 |
| 败血症、坏死性小肠结肠炎 | 哮喘 | |
| 脑室内出血 | 精神发育障碍 | |
| 黄疸需光疗 | 脑瘫 | |
| 低血糖、低血钙 | 学习困难 | |
| 低体温 | 多动症 | |
| 喂养困难、患病率增高 | 1型糖尿病 | |
| NICU住院、住院时间延长 | 肥胖症 | |

对于有高危因素、出现临床症状和体征的高危儿，在住院期间即收入医院的新生儿病房或NICU，之后再进入高危儿的医院随访系统进行监测随访。

据了解，社区医院对新生儿随访的计划安排是新生儿出院回家后，家长到所在社区医院登记，社区医院在高危新生儿出生后3～7天，有专职妇儿保健医生进行访视，之后和普通新生儿一样，生后28天进行家庭访视，此后在婴儿期第3个月、第6个月、第9个月和第12个月访视，共四次。

高危儿出院后，进入社区进行出院后管理有如下问题：

1. 社区医院环境相对简陋，儿童保健的业务用房面积偏小，儿童保健门诊开展的服务项目少，门诊业务仍处在基础水平。

2. 从业人员专科知识水平需更新。儿童保健专业人员学历几乎都是专科和本科，缺乏高学历、高职称的专业技术人员，单独或主要从事某个特定儿童保健亚专业的专业型人才极度匮乏。针对高危儿这一特殊群体，既需要儿童保健知识，又需要新生儿学、早产儿医学等知识储备，否则会出现在早产儿生长发育监测中不能发现问题、有问题不知如何处理、对早产儿特殊的问题处理不正确等现象。

3. 环节管理方面的问题是，如果高危儿出院后，家长没有及时去社区医院登记，社区医生不知道新生儿的出生，则不会进行3～7天访视，而大多数家长在此时忙于新生儿出生、回家后的饮食起居照顾等，因此，第一次访视多数是至28天进行。此期间，各种临床问题，如黄疸、喂养问题、肺炎、脐部护理问题等出现的概率增高，可能因各种原因而急诊就诊。此外，根据美国儿科学会和我国儿童保健专业委员会推荐意见，早产儿维生素D应在生后14天开始添加，家长在42天到医院复查时被问及是否添加，大多数家长表示不知道需要添加。

4. 在日后的随访中，高危儿虽然可能会与足月儿发育水平相当，但是也有高危儿在辅食添加、运动发育、语言发育方面需要按校正胎龄衡量、评估后对家长进行指导。

基于上述原因，需制定高危儿出院后管理建议，以改善高危儿出院后的管理现状，改善高危儿的远期预后。

（韩彤妍）

## 参考文献

[1] Gleason CA, Devaskar SU. Avery's diseases of the newborn. 9th ed. Philadelphia：Elsevier Saunders，2012.

[2] Cloherty JP, Eichenwald EC, Hansen AR, et al. Manual of neonatal care. 7thed. Philadelphia：Lippincott Williams & Wilkins，2012.

[3] 邵肖梅，叶鸿瑁，丘小汕. 实用新生儿学. 4版. 北京：人民卫生出版社，2011.

[4] Phillips RM, Goldstein M, Hougland K, et al; National Perinatal Association. Multidisciplinary guidelines for the care of late preterm infants. J Perinatol，2013，33Suppl 2：S5-22.

# 第二节　高危儿出院前准备和父母教育

随着围产医学及新生儿重症监护诊疗技术的发展，越来越多的高危儿由于及时得到正确的监护与治疗得以存活，以早产儿为例，近 20 年来，无论发达国家还是发展中国家，极低出生体重儿和超低出生体重儿的救治存活率都显著提高。随之而来的是对其远期生存质量的关注。高危儿发育落后、神经系统严重并发症、视力和听力障碍及心理疾病的发生率均明显高于正常新生儿。如何最大限度地保证这些高危儿在出院后仍然能够得到密切监护、得到充分的营养及训练指导，从而有效改善远期生存质量、减少残疾儿童发生、减轻社会和家庭负担，不仅与生后早期的监护和治疗有关，出院指征的掌握、出院计划的指定以及对其父母进行教育使之做好充分的准备同样非常重要。因此对于高危儿，出院不是监护和治疗的结束，而是一个新的开始。

## 一、出院指征及出院前评估

### （一）出院指征

能够自行吸吮获得体重稳定增长所需能量，在室温环境下体温稳定，无病理情况。

1. 持续稳定的体重增长，而不是简单要求达到某一体重值。

2. 生理功能完善成熟，吸吮母乳或奶瓶时不会发生心肺功能不全表现，在开放的室温环境中能够维持体温稳定。

3. 生命体征平稳至少 1 周。

4. 完成需要的免疫和代谢性疾病筛查。

5. 造血系统功能趋于完善，无严重贫血。

6. 能够耐受除母乳或配方奶之外的营养物质供给。

7. 完成新生儿神经行为测查及听力和视力筛查。

8. 回顾住院诊疗经过，未发现存在不当或疏漏。

9. 完成对高危儿父母及看护人的健康教育。

10. 完成出院后随访及医疗方案的制订。

### （二）出院前评估方法

1. 即刻评估

（1）年龄：校正胎龄 36 周。

（2）体重：稳定增加 15～30 g/d，达 1800～2000 g 以上。

（3）体温：暖箱外稳定。

（4）喂养：120 kcal/(kg·d)，每次吃奶时间不超过 30～40 min。

2. 生命体征平稳至少 1 周，早产儿呼吸暂停消失至少 1 周。

3. 出院后是否需要药物治疗。

4. 视力及听力筛查是否存在异常。

5. 疫苗接种是否完成。

6. 回顾诊疗过程并完善最终诊断。

7. 父母及看护人的监护和喂养能力。

8. 出院后居住环境是否可满足需要。

9. 是否完成出院计划的制订。

10. 父母及看护人对出院计划的依从性。

## 二、出院计划的制订

### （一）出院计划制订的必要性

由于受到现有医疗资源和医疗体制的限制，与一些发达国家和地区相比，我国高危儿出院时间相对较早，很多新生儿出院时生活能力还没有完全满足其正常的生长发育需要，甚至有些还存在着不同程度的病理问题，相当一部分新生儿没有完成视力、听力筛查和干预，没有完成必要的免疫接种程序，例如，许多早产儿在出院时还处于早产儿视网膜病变的监测期内，一些支气管肺发育不良患儿还未能完全脱离氧疗，一些长时间胃肠外营养者还存在着不同程度的胆汁淤积等。这些都造成了高危儿出院后出现生长发育落后、严重贫血、感染，甚至再住院的可能，严重时可危及生命，并遗留远期并发症，影响其生存质量。因此，除了出院指征的掌握，出院前应进行详细评估，以确定其出院后的生活能力及适应能力（包括维持正常体温的能力，稳定的心肺功能，呼吸、吸吮和吞咽协调的能力等）。对于出院后相当长的一段时间内需要继续监护和治疗的新生儿，必须制订完善、详细、具有可操作性的出院计划，并确保其落实，以达到出院后高危儿的安全过渡。

### （二）出院计划的内容

出院计划是根据新生儿出院前评估情况制订的，应由医疗专业护理人员与新生儿父母及看护人共同合作完成，并在出院后依据生长发育和疾病情况随时进行个体化的修订，在许多发达国家，出院计划已被纳入常规护理程序。出院计划的内容应包括：

1. 住院期间诊疗情况的简单介绍、最终诊断及出院医嘱。

2. 根据不同的喂养方式指导喂养，包括选择乳品、喂养量及如何增加奶量。

3. 根据新生儿的体重及校正日龄控制环境温度，同时考虑生理情况及疾病的特殊需要。

4. 生活护理（如洗澡、大小便、脐部护理等）中需要特殊注意的问题。

5. 出院后首次随访时间及出院后随访计划。

6. 出院后继续服用药物的方法和剂量。

7. 视力和听力筛查结果及出院后需继续完成的检查。

8. 神经行为测查结果及出院后干预。

9. 疫苗接种情况及出院后接种程序。

10. 存在的出生缺陷及出院后干预。

11. 判断和识别新生儿的正常和异常情况的方法和发现异常情况的紧急处理方法。

12. 选择最近的医疗机构，告知紧急联系方式。

### （三）出院后随访计划

由于受到家长及看护人对出院计划内容理解和依从性的限制，即使在出院时制订了比较完善的出院计划，在实际操作中还会存在很多问题，因此建议在出院计划中，应将出院后随访计划单独列出，并作为父母健康教育的重要内容。出院后随访计划应包括：

1. 首次随访时间　出院后1周。

2. 随访频率　按照校正月龄，在出生6个月内每个月随访一次，6个月后每2个月随访一次，1岁后可根据情况每2～3个月随访一次。建议根据具体情况制订个体化的随访频率。

3. 随访内容　应充分了解高危儿住院期间救治情况及在出院时尚未解决的问题，有针对性地

给予指导，并鼓励家长建立充分的信心。随访内容包括体格发育评估、营养和喂养指导以及血常规和血生化监测、神经系统和运动发育评估、早期正确识别脑损伤及其早期干预、早期发现视力和听力障碍及其早期干预、存在出生缺陷的干预，以及根据情况指导出院后继续服药。

4. 随访人员的要求　负责随访的人员应充分了解高危儿住院期间的诊疗经过，因此国际上大多是以NICU高年资的医生为随访的主要人员，同时包括有经验的眼科医生、儿童营养专家、神经科医生、康复训练师以及儿童心理学家等。进行随访和指导的人员不仅要具备较完善的专业知识，而且要充分了解新生儿期及婴幼儿期的特殊生理特点和生长发育规律，充分了解早产儿与足月儿的区别，根据具体情况进行个体化的指导和干预，避免出现评估标准不统一造成的过度治疗或延误诊治，同时减轻家长的焦虑情绪，增加治疗与康复的信心。

## 三、出院前的父母教育

### （一）父母教育的必要性

完善的出院计划是保证高危儿从医院到家庭顺利过渡的关键，其中，对父母进行必要的健康教育又是确保患儿回归家庭后仍可得到最恰当的持续照顾和护理、确保出院计划能够良好实施的首要任务。受到国情限制，在现有条件下，我国的高危儿病房还基本延续着无陪伴制度，无法满足父母的无障碍探视。许多新生儿的父母只有到出院时才能近距离地接触自己的孩子，甚至完全不具备新生儿护理知识和技能，无法正确判断和处理新生儿的一些异常情况，导致再住院的发生，甚至延误治疗而危及生命，或遗留无法逆转的严重并发症。因此，结合出院计划的制订和实施，对新生儿的父母和看护人进行必要的健康教育是确保出院后良好过渡、最大限度地减少不良结局发生的必要工作。

### （二）父母教育的形式和内容

应对高危儿的父母和看护人进行相关知识和技能的培训。可结合每个新生儿病房的实际条件，采取灵活多样的形式进行培训，主要包括：

1. 父母参与制订新生儿个体化的出院计划。

2. 选择性地参加与新生儿疾病相关的医疗护理查房。

3. 由主管医生和责任护士向其介绍住院期间存在的主要疾病和并发症的相关医疗知识和护理常识。

4. 由专人示范新生儿生活护理（喂奶、洗澡、大小便、脐部护理等），并在条件允许的情况下，亲自参与新生儿相关生活护理。

5. 定期召开出院前新生儿家长会，讲授如何识别新生儿常见生理情况及病理情况，以及发生紧急情况时的处理方法；对条件允许的父母进行婴幼儿心肺复苏的培训。

6. 培训喂养相关知识和常用的生长发育监测指标及评估标准。

7. 培训促进运动、语言、视力、听力和心理发育常用的方法和简单的评估标准。

8. 制订出院后随访时间表，注明具体随访时间、地点、负责随访的人员和联系电话。

9. 出院后常用药物的相关知识及服用剂量和方法。

10. 对需要特殊医疗支持的新生儿，训练其父母掌握使用方法（如支气管肺发育不良的氧气支持、经胃管喂养的操作、雾化吸入药物的技术等）。

11. 对存在视力和听力障碍高危因素的新生儿，告知父母必需的筛查和诊断程序以及干预手段。

12. 对存在出生缺陷的新生儿，向其父母告知干预方法和对预后的评估。

13. 对父母进行预防接种相关知识的培训。

14. 告知高危儿出院后再入院治疗的常见疾病及风险。

15. 为家长提供客观专业的新生儿预后评估，并帮助其树立信心。

16. 为家长提供最近医疗机构的联系方式。

（李　瑛）

## 参考文献

[1] Gleason CA, Devaskar SU. Avery's diseases of the newborn. 9th ed. Philadelphia: Elsevier Saunders, 2012.

[2] 林倩清，吴子谕，何东梅，等. 早产儿出院计划在新生儿病房的实施效果. 国际护理学杂志，2012，31（6）：57-58.

[3] 陈莲丽，杨江兰. 高危新生儿出院支持及随访意义的探讨. 中国实用护理杂志，2007，24（4）：29-31.

[4] 丁国芳. 极低和超低出生体重儿出院——生命历程新起点. 中华围产医学杂志，2013，16（1）：2-4.

# 第三节　出院后随访计划与安排

家长和家庭教育与帮助需要反复和持续性。即使出院前给予了充分的教育和说明，在缺乏具体和实践体会时也很难形成充分的理解和记忆，回家后很难回忆起全部内容。在家长接受高危儿出院教育同时制订好具有可操作性的出院计划是保证高危儿顺利从医院回归家庭的重要保障。出院计划的制订和实施不仅是新生儿医生的责任，而且需要家长以及家庭其他护理的人员共同参与完成。每名危重新生儿都有其特殊性，每名家长及参与护理和监护的人员的受教育程度、生活经历以及心理素质不同，认识问题的思维也会出现偏差，并且新生儿的家庭环境不同和家庭经济状况不同，诸多不确定因素均会影响出院计划的制订和实施。为了最大程度地保证高危儿顺利出院，保证出院后继续治疗的延续性，应该制订出个体化的、具有可操作性的、家长可接受的、安全的、具有可持续性的出院计划。

## 一、出院计划的个体化

1. 每名危重新生儿的病种不同，病情的危重程度不同。个体化的出院计划应该从住院时开始。出院计划应有新生儿病情的详细介绍，包括重要的生命体征，如呼吸、心率、血压、尿量等；重要的喂养情况，如经口喂养量、吸吮和吞咽能力、呼吸与吸吮和吞咽的协调性等；大小便的情况，详细到次数、性质和量。最好能够让家长亲眼目睹患儿在医院的各种临床表现，认识病情变化时的表现以及应对方法。

2. 要帮助家长依据家庭具体情况和家庭所具有的各种资源制订出院后的护理计划。例如维持患儿的环境温度，冬天可以采用暖气和空调，也可以用暖水袋或其他因地制宜的采暖设施，夏天可以用空调、电扇，也可以是洗澡。

3. 家长和家庭其他护理人员教育和培训的个体化　不同新生儿病情不同，家长心理承受能力不同。家长的生活经历不同、受教育程度不同，理解问题和解决问题的能力也不同。在出院培训和教育过程中也特别需要有针对性地进行个体化

教育和培训。目的是达到良好的培训效果，能够有效地解决出院后护理和完成出院后的其他治疗计划。对受教育程度不高、理解能力有限的家长，一定要用最通俗的语言和手势告诉家长应该怎么做和不能怎么做，直至家长理解为止。

4. 个体化的随访计划　因为每名家长的理解能力不同，出院前培训内容能够理解和记住的内容基本在 50% 左右，有些家长会更少。在患儿出院后回到家中，经历过护理过程后会产生更多的问题。所以，对理解能力强的家长可以延长随访的时间，而理解能力有限或存在问题较多的家长可能 1 周内就应该返院。

## 二、出院计划的可操作性

患儿出现病情变化时，在医院可以有很多监测手段来保证治疗的目的性和有效性，如病房有氧饱和度监测仪、血气分析等监测血氧水平，而在家中应该教会家长通过观察口唇颜色、口周颜色、四肢末端颜色以及呼吸节律的改变来了解患儿是否存在低氧血症。在医院，喂奶前护士通过胃管了解胃内残余奶量，决定是否增加奶量，而在家中可以教会家长通过患儿吃奶的速度和吃奶量来判断是否需要增加奶量。尽管这种方法不够精确，但在家中具有可操作性。

对于居住较远、交通不便的家庭，频繁随访可能会增加家庭负担，减少随访的依从性。不同时段可以采取不同的随访频率。如出院早期，可以 1~2 周首次随访，以后可以依据随访结果和发现的问题逐渐延长随访的时间。随访方式可以采取部分回医院随访、部分电话随访。与家长保持密切的联系，当然，这样会增加医院的人力成本。

## 三、家长可接受的出院计划

出院计划制订是应该有家长参与、共同商讨，最终可以达成一致的，家长可以理解并有效地实施出院计划，不会因为出院计划操作困难而按照自己的理解擅自修改操作计划中的内容。家长不会因为制订的出院计划增加过多的经济负担和精

神负担，也不会因为出院计划影响整个家庭的生活。并保证出院计划的可持续性。

## 四、出院计划中的基本内容

出院计划的内容应该与住院时的治疗保持良好的延续性。

### （一）早产儿视网膜病变监测

早产儿视网膜病变（ROP）随着早产儿出生时的胎龄减少而增加，出生胎龄 24～28 周的早产儿 ROP 的发生率大约为 7%。这一人群中需要激光治疗者占 7.7%。需要手术治疗者只有 0.25%。尽管激光和手术治疗的发生率不是很高，但延误治疗将会终生致盲。

ROP 发病的高峰期是在 34～37 周，个别发病最长可延迟到 40 周，所以 ROP 的眼科检查应持续到视网膜血管完全成熟、不存在发生 ROP 的风险为止。如果出现斜视、眼球震颤或视觉追物较差，应由眼科医生随访至 1 岁。

大多数早产儿出院时胎龄在 34～36 周左右，此时正是 ROP 发生发展的关键时期，因此，早产儿出院后需要具有相关经验的眼科医生进行定期随访。一般眼科随访应至胎龄 40 周，随访频率由眼科医生依据眼底检查的结果决定。儿科医生的责任是充分告知家长早产儿眼科检查的必要性和时间性。ROP 的 I 期和 II 期可以继续观察随诊，III 期者需要尽快接受激光治疗，一旦错过需要激光治疗的时间，可能导致永久性失明。儿科医生或儿童保健医生在危重新生儿随诊时也应督促家长按照眼科医生约定的随诊时间及时到眼科就诊。

2004 年，我国卫生部（现国家卫生和计划生育委员会）颁发了《早产儿治疗用氧和视网膜病变防治指南》，其中特别指出，筛查标准：①对胎龄＜34 周、出生体重＜2000 g 的早产儿和低体重儿，开始进行眼底病变筛查，直至周边视网膜血管化；②对于患有严重疾病的早产儿，筛查范围可适当扩大；③首次检查应在生后 4～6 周。检查时应散瞳并由具备足够经验和相关知识的眼科医生进行。

早产儿即使没有发生 ROP，也仍然存在影响视觉发育的其他眼科疾病，如屈光不正、斜视等。在校正月龄 12 个月后，每名出生胎龄＜32 周的早产儿均应进行再次眼科检查，以确定是否需要及时治疗。对于那些有复杂的视觉障碍的儿童（包括部分失明、严重近视、眼球震颤等），应该进行视觉评估和视觉治疗，两者都有助于早产儿视觉发育和康复。

### （二）出院后营养和喂养

高危儿和早产儿由于各种危重症和合并症，出生早期摄取营养的能力有限，很多危重新生儿，尤其是极低或超低出生体重早产儿出院时尚未恢复出生体重或未达到理想的体重增长。如极低或超低出生体重儿出院时体重低于同胎龄儿童的第 3 百分位，则成为宫外生长发育迟缓（EUGR）。出院后的营养和喂养是追赶生长和改善远期精神神经发育的基本保障，因此极低和超低出生体重儿出院后仍然需要继续强化营养。但是过度营养也同样会使远期代谢性疾病的风险增加。所以适度营养是保证危重新生儿健康成长的必要条件。

足月儿的母乳和配方乳只能满足足月儿的生长发育需要，不能满足极低和超低出生体重儿出院后追赶生长的需要。尽管国际上目前尚未统一极低和超低出生体重儿强化营养的标准及其所需要的时间，但从极低和超出生体重儿营养缺乏对早期神经系统发育的需要，以及过度营养可能增加成年后代谢性疾病风险考虑，建议在校正胎龄 40 周之前，完全强化营养建议持续到体重增长同胎龄第 50 百分位，校正胎龄 40 周之后部分强化营养建议持续到体重增长追上同月龄儿童体重的第 25 百分位。

完全强化营养是指摄入营养食品的能量密度达到 80～85 kcal/100 ml，部分强化营养是指摄入营养食品的能量密度达到 70～75 kcal/100 ml。出院后需要继续强化营养的新生儿包括：①极低/超低出生体重儿（出生体重＜1500 g/＜1000 g）；②出生后病情危重、合并症较多的危重新生儿；③宫外生长发育迟缓的新生儿（出院时体重低于同胎龄第 3 百分位）。

住院期间纯母乳喂养的新生儿一般出院时母乳已经进入成熟乳阶段，母乳中的各种营养素含量与初乳相比均已明显减少，尤其是蛋白质的含量。因此，要完成出院后追赶生长仅靠纯母乳喂养是不够的。建议纯母乳喂养的新生儿在胎龄 40 周之前，体重增长达到同胎龄第 50 百分位前添加全量母乳强化剂（完全强化营养，能量密度为 80～85 kcal/100 ml），达到同胎龄第 50 百分位后建议添加半量母乳强化剂（能量密度为 70～75 kcal/

100 ml），直到体重达到同月龄儿童体重的第 25 百分位。如果未能及时得到母乳强化剂，可选用一半母乳，一半早产儿配方乳（能量密度为 70～75 kcal/100 ml），直到体重达到同月龄体重的第 25 百分位，改为纯母乳喂养。

住院期间人工喂养的新生儿出院时应该首选母乳喂养，不能母乳喂养、需要人工喂养的极低和超低出生体重儿如果在胎龄 40 周之前出院，体重低于同胎龄的第 50 百分位者需要完全强化营养，应首选早产儿配方乳（能量密度为 80～85 kcal/100 ml），达到同胎龄第 50 百分位后可以半量强化营养，选用早产儿出院后配方乳（能量密度为 70～75 kcal/100 ml），直至追赶上同月龄的第 25 百分位。此后可逐渐用足月儿配方乳替换早产儿出院后配方乳。在半量强化期间，如果不能得到早产儿出院后配方乳，可以采用一半早产儿配方乳（能量密度为 82～85 kcal/100 ml），另一半用足月儿配方乳，能量密度为 70～73 kcal/100 ml。

混合喂养者母乳喂养部分参照母乳喂养的方法强化，人工喂养的部分参照人工喂养的方法强化。在不能得到母乳强化剂的地区，如果母乳能够满足 50％ 的奶量，可采用一半母乳，一半早产儿配方乳。如果母乳不足 50％，可采用一半早产儿配方乳，另一半用母乳或足月儿配方乳喂养，完成部分强化营养，达到追赶生长的目的。

除了强化母乳和配方乳，还应该特别关注维生素（维生素 D、A、C、B）、微量元素和各种矿物质（铁、钙等）的补充和积累，特别是存在慢性疾病，如慢性肺部疾病、短肠综合征、胆汁淤积性黄疸或骨矿化减少的婴儿，需要特殊的营养补充。

出院后的营养和喂养还应该关注贫血问题。大多数重度贫血患儿应该在 NICU 出院前得到纠正，但一些高危儿，特别是出生胎龄 34 周以下的早产儿、同族免疫溶血的新生儿以及巨大头颅血肿和帽状腱膜下出血的新生儿，出院后仍然会出现持续性贫血，需要特别关注。如果出院时即存在贫血，出院后 2 周应监测血红蛋白，只要血红蛋白在上升，贫血的监测可延长到 1～2 个月。无症状的贫血可口服铁剂 2～6 mg/(kg·d)，几乎所有出院时体重＜3.5 kg 的早产儿均应补充铁剂。补充时应选择口味能够被婴儿接受的多维铁，每毫升含 10 mg 的元素铁，每天 1 ml，以保证口服

铁剂的依从性。纯母乳喂养的新生儿应该接受额外的铁剂补充。

出生 3 个月内的小婴儿，每天至少有 1 次胃食管反流。从 NICU 出院的早产儿、支气管肺发育不良（BPD）患儿以及有神经系统损伤的和先天性食管闭锁术后高危儿胃食管反流的风险更高。出院后家庭护理建议侧卧位，但须强调是在护理人员监护下。频繁发作的胃食管反流影响生长发育者建议请胃肠道专科医生治疗。

吞咽困难的新生儿可能存在比较复杂的情况。除了尽可能少量多次的喂养外，摄入营养不足的部分还需要经鼻胃管或胃造口补充。出院后需要经专家评估口咽部运动试验，证实已经能够全部经口摄入食物才能拔管。这个过程需要得到家长的理解，在拔管之前做好防止胃造口管泄漏和胃造口管意外脱落的护理。

长期肠外营养可导致肠外营养相关性胆汁淤积，目前其定义为直接胆红素水平升高至＞2 mg/dl。多发生于极低/超低出生体重儿、坏死性小肠结肠炎（NEC）患儿以及需要腹部手术治疗的新生儿。肠外营养停止后可以逐渐恢复正常，从 NICU 出院时可以继续口服熊去氧胆酸，通常在 2～3 个月可恢复正常。

**（三）骨质疏松**

早产儿是高危儿中发生骨质疏松的高危人群。早产儿发生骨质疏松的高危因素包括：①胎龄＜28 周，出生体重＜1500 g；②肠外营养时间＞4 周；③曾使用利尿药或激素。早产儿发生骨质疏松的人群中有 30％ 可能发生病理性骨折。出院后该人群仍然需要监测血钙、磷及碱性磷酸酶。如果血磷浓度＜1.8 mmol/L，并且碱性磷酸酶浓度＞500 U/L，检测肾小管磷重吸收率，如果重吸收率＞95％，开始补充磷的供给。如果磷浓度没有升高而碱性磷酸酶浓度持续升高，考虑使用阿法骨化醇。鼓励每日的被动锻炼，重新审视用药，如果允许，停用利尿剂及激素。

美国儿科学会建议所有母乳喂养、混合喂养和配方乳喂养的婴儿，如果每天摄入奶量少于1000 ml 维生素 D 强化乳，每天应补充 400 IU 的维生素 D。早产儿配方乳应比足月儿配方乳提供更多的钙和磷。碱性磷酸酶超过 650 IU/L 时需要上述补充加口服钙和磷的补充。理论上补充钙的量为 60～90 mg/(kg·d)，但大多数婴儿需要 100～

160 mg/kg 才能达到足够的生物利用度。磷酸盐补充的目标为 60～90 mg/(kg·d)。长时间服用抗惊厥药物的人群可能会持续出现骨质疏松，建议内分泌科专家和神经科专家共同讨论以预防病理性骨折。

#### (四) 生长发育监测

高危儿和婴儿出生早期生长发育落后的影响将会持续到成年。出生体重<1500 g 的极低出生体重儿在 20 岁时体重低于第 3 百分位的人群是正常出生体重新生儿的 2～3 倍。在 NICU 中出院时生长落后的早产儿出院后必须密切监测（包括监测生长发育和管理生长迟缓），及时给予有效的干预，才能促进其正常生长。出院后的生长发育不仅与营养有关，而且与医疗、社会、经济状况相关。

危重新生儿出院后生长发育检测是出院后随访的重要内容。新生儿时期是一生中生长发育最快的一段时间。尤其是早产儿出生于宫内生长发育速度最快的时期，提前出生使其失去了宫内生长发育的关键时期，加上出生早期各种危重合并症的发病率较高，这段时期营养需求和能量消耗均较高。然而，未成熟的消化系统获得营养的能力有限，导致其出院时的体格发育远低于同龄者。

影响生长的因素主要有：①遗传，是重要的潜在影响因素。②宫内生长发育迟缓（IUGR），也是重要的影响因素，其不仅影响儿童期的生长发育，而且影响可能要持续至成人期。③出生早期的并发症，如 BPD、严重的 NEC、严重的脑白质软化、脑室周围-脑室内出血等。这些因素均会增加 1 岁以内儿童的患病率，并使营养摄入减少。④出院后的营养支持，尤其是出院后第 1 年的强化营养对追赶生长非常重要，此时可称之为"机不可失，时不再来"。

生长发育监测的另一个作用是要避免营养过剩、生长速度过快，出现体重过重，甚至肥胖，因为婴儿期的肥胖会增加青春期和成年后肥胖、糖尿病和心血管疾病的风险。

#### (五) 神经系统发育监测

高危儿出院后神经发育评估是出院后随访的重要内容。从 NICU 出院的新生儿是发生神经系统疾病的高危人群，多胎、极低和超低出生体重儿、重度窒息、颅内出血、中枢神经系统感染是发生不良神经学预后的高危因素。脑室内出血（IVH）和脑室周围白质软化（PVL）有较高的脑瘫发生率，如果双侧脑白质软化囊性变，脑性瘫痪（脑瘫）的发生率可高达 75%。由于出生早期脑发育不成熟和宫内、宫外诸多因素的干扰，高危儿脑瘫的发生率明显高于其他人群。即使颅脑超声正常，胎龄<32 周者也有 4% 的脑瘫发生率。近 16% 的严重的 IVH（Ⅲ～Ⅳ度 IVH）需要做脑室分流，其中 1/3 需要带着脑室分流管从 NICU 出院。随诊的医生团队应该包括神经科医生。应该教会带着脑室分流管从 NICU 出院的新生儿家长如何观察脑室分流管的分流发生阻塞、如何观察颅内压力增高以及发生感染的体征，应增加随访频率，并需要相关专业医师的评估。

新生儿和早产儿的神经系统又有很好的修复和再生能力，使其在正确的良性刺激和训练下，可以最大程度地减少损伤的程度和改善预后。因此，出院后的神经发育评估和早期干预尤为重要。高危儿出院后随诊中早期发现、早期干预可以改善神经行为预后。

#### (六) 听力筛查

新生儿出生时严重听力丧失的发生率为 1‰～2‰，危重新生儿听力损害的发生率更高。从 NICU 出院的危重新生儿有 0.7%～1.5% 出现听力损害。听力损害与 NICU 中长时间机械通气、氨基糖苷类抗生素使用、体外膜肺（ECMO）、高胆红素血症、中枢神经系统感染、利尿剂使用、颅颌面部畸形有关。从 NICU 出院前均应进行耳声发射（otoacoustic emissions，OAE）和脑干听力诱发电位（auditory brainstem responses，ABR）的筛查。上述两项中任何一项未通过的高危新生儿都应该接受耳鼻喉科专业性的检查和治疗。

对于高危儿，即使是从 NICU 出院时 OAE 和 ABR 筛查正常者，有听力损伤高风险的人群仍然应每 6 个月进行一次检查，直到 3 岁。听力损伤高风险因素包括极低/超低出生体重、长时间在 NICU 住院、接受过 ECMO 治疗、长时间机械通气、接受过耳毒性药物治疗、高胆红素血症需要换血治疗、TORCH 感染、颅面部畸形、与听力损伤有关的先天性综合征（如 Usher、Alport、Pendred、Hunter、Stickler 综合征）和培养阳性的脑膜炎。

听力损失可导致语言发育迟缓、行为和社会

心理的相互作用问题，以及学业成绩差。早期干预与借助设备（例如助听器）进行言语训练可以明显改善语音和语言的发育。高危儿听力普遍筛查（UNHS）尤为重要。

### （七）生化指标监测

由于在住院期间长期进行肠外营养，超低出生体重儿出院时大多患有不同程度的胆汁淤积、钙磷代谢异常、贫血等。为了解这些高危儿的疾病恢复情况和营养状态，出院后仍需要做血常规和血生化监测，包括血常规，肝、肾功能检测，总胆红素、直接胆红素测定，钙、磷、碱性磷酸酶、前白蛋白检测等。鉴于采血量较多和反复操作对新生儿的负面影响，建议依据复查的必要性决定复查的时间。

（丁国芳）

# 第四节 随访计划实施与评估

高危儿出院后的随访计划的实施需要建立一个完善的高危儿保健监控机制和监控系统，监测并评估高危儿首次从 NICU 出院后的一般健康状况、生长发育情况和神经精神发育情况。从 NICU 出院后随访和评估的必要性包括：①评估 NICU 中救治的措施。从 NICU 出院时对出院后的健康结局往往很难有准确的评估，出院后的定期随访可以依据随访结果的评估，讨论 NICU 救治措施对远期预后的影响。②个体化评估在 NICU 中重要的生命体征、生长发育情况及生化指标出院后的改变，并给予正确的监督和指导。③对特殊人群需要评估一些特殊的信息，例如，对于慢性肺疾病患儿，需要特别关注肺部情况和血气结果，对于新生儿坏死性小肠结肠炎患儿，除了要关注消化系统的情况外，还要特别关注胆汁淤积的情况。必要时给予特殊的干预，并提供出院后需要的特殊技术支持，如家庭氧疗、家庭机械通气支持、气管切开的护理或胃肠造瘘术后的护理。④记录并评估生长发育和神经发育的基本情况并给予个体化的训练指导。记录的基本数据包括生长发育迟缓和神经发育迟缓的时间和程度，以及脑瘫、听觉障碍、视觉障碍和孤独症发生情况，并提供特殊教育资源，对有特殊护理需求者提供专业性的护理支持、咨询和辅导的服务。

生后早期的监护和治疗与高危儿存活率和生存质量密切相关，而出院后的监护、营养及训练指导同样是保证存活率及促进体格和精神神经发育的重要组成部分。应保证出院后治疗与住院期间治疗的延续性，出院后的随访和评估是实施出院计划的重要环节。

## 一、高危儿出院后重点随访评估的人群

无论是早产儿还是足月新生儿，出生时存在严重围生期问题的新生儿出院后均应进行可能与不良神经发育结局有关的风险因素评估。在出院后随访中不断评估这些风险因素的严重程度，及时给予正确的指导，将神经系统损伤的程度降到最低。重点随访对象应该包括极低出生体重（VL-BW）儿、出生体重<1000 g 和（或）胎龄<28 周的早产儿。脑室周围-脑室内出血是早产儿在出生早期最常见的中枢神经系统病变，严重的颅内出血还可能影响到相邻的脑室系统和（或）白质。长期的神经发育障碍与这些严重的颅内病变密切相关。出生体重为 501～750 g 的早产儿大约有 26%、751～1000 g 的早产儿大约有 12% 可能发展为颅内出血相关性神经系统发育障碍。极低和超低出生体重儿是神经系统极易受到伤害的人群。远期不良结局包括脑瘫及认知和行为异常。随着胎龄降低，神经发育障碍、听觉和视觉障碍的风险将增加，脑瘫的风险相对较高。一些脑瘫和发育异常的风险也可以通过新生儿颅脑超声或 MRI 预测。然而，不存在新生儿神经影像学异常的情况下也可能发生认知行为问题。

其他可能影响预后的因素包括出生时重度窒息和有缺氧缺血性脑病的足月新生儿、需要换血治疗的重度高胆红素血症。NICU 中的宫外生长发育迟缓（EUGR）、NEC、严重感染、出生后反复窒息和心动过缓的患儿均是需要重点随访的人群。另外，NICU 中采用过特殊治疗措施的人群，如出生早期长时间机械通气、出生后应用类固醇激素、长期全肠外营养、长期氧疗等人群也需要重点随访。

社会经济状况较差的人群，如低收入家庭、父母受教育程度较低的家庭、单亲家庭和环境条件较差的家庭也是重点评估的人群。建议对所有从 NICU 出院的新生儿，特别是长时间住院的危重新生儿的家庭医疗背景和直接参与护理的家庭成员进行预测性的评估，以期在早期营养、喂养和神经系统训练中确定相应指导方案。确定重点随访人群可以有效地利用有限的医疗资源，保证大多数高危儿健康生长发育。

## 二、实施出院随访计划的人员

出院后随访可以分为出院早期的随访和远期随访。高危儿出院早期多指出院后的 6～12 个月之前。国际上从 NICU 出院的高危儿在出院早期

大多是由 NICU 高年资的医生作为主要随访医生，全部随访团队还应该包括有经验的眼科医生、儿童营养专家、神经科医生以及儿童心理学家等。由 NICU 高年资医生进行危重新生儿的随访是因为这些医生能够详细了解患儿出生早期救治经过、出院时尚未解决的问题，并熟悉他们的生长发育过程，充分了解极低/超低出生体重儿成长的特殊性，以及在成长过程中与足月儿或晚期早产儿的区别。

对于存在远期生长发育延迟、精神和神经发育落后风险的危重新生儿，应该由 NICU 医生、小儿神经科医生及康复医生共同完成随访。NICU 医生应该在日常的随访中发现神经发育异常患儿，小儿神经科医生作出专业的诊断并制订治疗方案，儿童康复医生进行康复治疗。

对于体格发育落后的危重新生儿，应该由 NICU 医生在随访中发现，首先给予营养和喂养的调整，小儿营养师给出更专业的饮食方案和饮食行为的指导。

对于早产儿视网膜病变（ROP），应该由对 ROP 有经验的眼科医生进行随访。NICU 医生的职责应该是充分告诉家长 ROP 检查的时间性，一旦错过了激光治疗的最佳时机，ROP 的进展可能会导致不可逆的失明，并安排第一次眼科随诊的时间。眼科医生在出院首次检查后依据检查结果制订检查计划和下次眼科随诊的时间，直至眼科随诊结束。

首次听力筛查应在 NICU 出院前完成，出院后的听力检查应由耳鼻喉科专业医生完成。NICU 医生的责任是告知家长首次去耳鼻喉科检查的时间，之后的随访时间由耳鼻喉科医生依据检查结果安排。

当 NICU 医生完成 6～12 个月的随访后可转至儿童保健医生随访。

## 三、出院后随访的频率和随访时间

高危儿出院后随访的时间安排和随访频率主要是依据患儿出院后的医疗需求和家长对医生帮助的需求。

患儿出院后的医疗需求是由医生进行评估和判断。评估和判断应该个体化。主要依据是患儿出院时的生命体征、住院过程中的诊疗过程中出现的问题以及出院前的生化指标。

家长对医生帮助的需求与新生儿在出院前家长教育的程度、家长的理解能力以及回家后护理新生儿的经历和经验有关。在新生儿出院之前，大多数家长尚未直接接触过新生儿，有些问题或注意事项缺乏亲自体验，回家实践后依然会有很多问题发生。

对于医疗需求较多的危重新生儿，如极低或超低出生体重儿，出院后有可能很快发生呼吸、喂养、体温等问题，尤其是支气管肺发育不良（BPD）患儿的问题会比较突出，家长很难分辨生理现象和病理表现，也会产生更多的焦虑。在出院时可能还存在着许多尚未完成的监护和治疗，虽然在制订了比较详细的出院计划，但家长或护理人员对出院计划内容的理解能力有限，或有可能在实际操作中还会遇到出院计划中未涉及的问题。对于这些患儿，建议首次出院后随诊在出院后 1～2 周进行。严重高胆红素血症需要换血治疗或者需要强光疗的新生儿，出院后可能会出现血清胆红素的反弹，或严重贫血，首次随访时间建议安排在出院后 1 周内。对于重度窒息或有缺氧缺血性脑病的新生儿，建议更多在家休息，减少外出的颠簸，随访时间可以安排在出院后的 1 个月以后。一般情况下，在出生 6 个月内建议每个月随访一次，6 个月后可依据其生长发育情况制订 2 个月的随访计划。或根据具体情况制订个体化的随访时间和频率。

一般极低出生体重儿建议随访至 2 岁，超低出生体重儿建议随访至 3～5 岁。有不良预后风险或已经发现神经系统发育落后的危重新生儿建议随访时间应该延长至学龄期，甚至青春期。

## 四、出院后随访评估的主要内容及方法

### （一）生长发育评估

极低和超低出生体重儿追赶并回归到生理的生长曲线上的时间需要 1～3 年。其中，第 1 年追赶生长的期望值为 Z 评分 $\geq 0.67$。Z 评分计算公式为：Z 评分＝（实测值－平均值）/标准差。

目前大多数生长发育监测更适用于足月新生儿，早产儿，尤其是极低/超低出生体重儿的生长监测数据有限。一般而言，体重生长速度为：3 个月以内，每天增长 30 g，每周增长 208 g；3～12 个月每天增长 20 g。

胎龄 28～40 周，身长每周增长 1.1 cm，生后

最初 3 个月，每周增长 0.75 cm，之后每周增长 0.5 cm。胎龄 40 周之内，头围每周增长 0.75 cm，40 周至生后 3 个月内每周增长 0.5 cm，之后约每周增长 0.25 cm。出生后 8 个月的头围与远期神经系统发育有明显的相关性。

以往早产儿的生长曲线不够理想。出生早期依据宫内生长曲线，极低出生体重儿在 NICU 期间大多采用 20 世纪 90 年代美国儿童健康和人类发展研究所（NICHHD）新生儿研究网络报告的早产儿生长曲线。然而，这些曲线不一定描述最佳生长标准。早产儿的生长速度与出生胎龄相关，出生胎龄越小，生长速度越快。根据以往针对早产儿生长的队列研究，估计胎儿宫内发育目标如下：体重增长 24 g/(kg·d)，身长每周增长 1 cm，头围每周增加 0.7 cm。但是按照这个标准，大多数极低出生体重儿出院时体重低于同胎龄体重的第 10 百分位。住院期间如果遭遇严重的感染、组织缺氧、喂养不耐受以及营养供给不足，均会影响早产儿出生早期的生长发育，此时需要更多的能量和蛋白质才能满足追赶生长的需要，弥补出生早期的营养欠债。15g/(kg·d) 是每日最低的体重增长标准，不同出生胎龄的早产儿出生后的生长标准还需要进一步研究。

在过去的 10 年，出现了一些高质量的新生儿生长曲线图，包括 Olsen、Bertino 和 Fenton 生长曲线，这些曲线采用了先进的数学建模方法，使精确的 Z 评分方法与百分位法结合。Olsen 和 Bertino 基于新生儿大样本的队列研究，但并未涉及宫内可能影响胎儿生长的因素。其优势为可观察到大于胎龄儿（LGA）、适于胎龄儿（AGA）和小于胎龄儿（SGA）的生长曲线，缺点是这两个生长曲线图仅包括校正胎龄 36 周之前的早产儿生长曲线。相反，Fenton 生长曲线图能够更好地评估较低胎龄（胎龄 22～50 周）新生儿生长发育的监测，包括 AGA、SGA 或 LGA 的生长状态。Fenton 生长曲线图还可以顺利地和 WHO 儿童生长曲线图接轨。

体格发育评估通过体重、身高、头围的测定来完成。建议早产儿在胎龄 40 周之前采用 2003 年发表的 Fenton 生长曲线，该曲线于 2013 年再次进行了修订和更新。Fenton 生长曲线数据来自 Kramer（2001）（加拿大除安大略湖以外的所有地区）、Niklasson（1991）（瑞典）和 Beeby（1996）

（澳大利亚）的数据。体重的样本来自 675 000 名婴儿，身长和头围样本来自 400 000 名婴儿。胎龄 40 周以后的数据来自 2000 年美国疾病控制与预防中心，样本量达到 38 000 名婴儿。使用范围是胎龄 22～50 周。胎龄 40 周以后可采用 2006 年 WHO 儿童生长曲线进行评估。这一标准选择了 6 个不同国家、不同种族和不同文化背景（巴西、加纳、印度、挪威、阿曼和美国）的 8440 名儿童。所有儿童全部是母乳喂养的健康儿童。也可以使用我国卫生部（现国家卫生和计划生育委员会）2009 年颁布的 7 岁以下儿童生长发育参照标准。身体质量指数（BMI）应该从生后第 2 年开始评估。

无论是足月新生儿还是早产儿，生长发育评估均包括两方面内容，即既要满足其生长发育的需要，尤其要保证神经系统发育的营养需求，又要预防营养过剩，造成青春期和成年后的肥胖，导致成年期代谢性疾病的风险增加。生长发育评估的目的就是要保证生长发育在适度范围内，避免生长落后和过度生长。早产儿在胎龄 40 周之前，因考虑到出生早期神经系统发育的重要性，其生长最好能追赶至同胎龄第 50 百分位，需要完全强化营养。胎龄 40 周之后，追赶至同胎龄的第 25 百分位即可，需要部分强化营养。当然，生长发育的影响因素较多，除了营养因素外，最常见的是遗传因素，疾病的影响对于危重新生儿也占有重要的地位。做好婴儿健康保健也是保证生长发育的重要方面。

### （二）神经发育评估

1. 危重新生儿神经发育评估的重要性和必要性　高危儿出院后的神经发育是医生和家长共同关注的重要问题。首先，做好神经发育评估可以早期发现高危儿神经系统损伤早期临床表现，并进行重点随访，充分利用有限的医疗资源进行特殊干预。辅助检查，包括神经生理学检查（视觉、听觉诱发电位和脑电图）、神经影像学检查（头颅 B 超、CT 与 MRI）等也是评估脑损伤程度的重要依据。其次，对高危儿神经系统的发育进行监测能尽早对神经发育疾病做出诊断或预测，包括精神发育延迟、运动发育落后或脑性瘫痪、语言发育迟缓、发育性构音障碍、社会性障碍、视觉和听觉障碍等，进行必要的病因学检查并及时转入相关干预与康复机构进行专业性的康复治疗，可最大程度地减少神经系统损伤的不良结局。第三，可对干预效果和远期预后进行评估。对于干预和康复效果不理想的患儿，应除外遗传代谢性疾病后及时调整和修改干预方案，包括运动训练、视觉和知觉训练、语言交流能力训练等，调整训练后进行再评估。对于远期预后的评估，需要到学龄期前后才能做出最终可靠的结论，在2~3岁时，患儿仍存在通过有效的专业康复改善预后的机会，过早预测精神发育（如智力和语言）的预后可能影响干预康复的实施。在最终评估结果出来前仍需要进行不懈的努力，以减少脑损伤的程度。第四，可对危重新生儿出生早期的救治措施进行检验。出院后的神经发育随访是对住院期间监护和治疗措施结局的检验和评估。危重新生儿出生早期在住院期间的监护和治疗往往很难确切地评估其远期神经发育结果。出院后的定期随访则能够监测出院后神经发育评估结果，回顾检讨早期监护和治疗过程中存在的问题和值得改进的治疗措施，并为相关的临床研究积累资料。

2. 危重新生儿早期神经发育评估方法　新生儿和婴儿早期（6个月之前）是神经系统快速发育的时期，其神经发育过程具有易损伤性和可修复性双重特点。目前公认的新生儿和婴儿早期神经发育的评估大多为神经系统的检查和神经行为测定结合的方式。但在婴儿早期很难准确预测神经发育的最终结局。尤其是对存在问题的患儿的远期预测，需要长期随访，并给予积极的训练和干预，以改善预后。

评估方法包括：

（1）新生儿时期常用发育量表评估：目前国际上比较公认的新生儿和婴儿早期常用的发育评估量表包括Gesell发育量表、Bayley发育量表等，但单纯使用这些发育量表评估也很难得出准确的结论。尤其是1个月以内的新生儿。因此，需要新生儿专业医生结合临床神经检查和相关辅助检查，动态观察和随访才能做出比较客观的新生儿和婴儿早期神经发育评估。

（2）神经系统检查：头围测量是监测神经系统发育的重要指标，头围增长过快或过慢都提示可能存在神经发育的问题。新生儿和婴儿早期神经系统检查以运动检查为主。意识状态、姿势、肌张力和原始反射是新生儿期神经系统检查的主要内容。神经成熟度的评估更适合作为早产儿在胎龄40周前的神经系统检查项目。早产儿在胎龄40周前受到生理因素（如韧带、关节比较松弛）的影响，主动肌张力和被动肌张力的评估可能会被干扰。需要充分考虑胎龄因素并结合临床综合评估其临床意义。新生儿原始反射中Moro反射和踏步反射对双侧肢体运动的对称性异常较为敏感，而固定不变的非对称性颈紧张反射（ATNR）是能够早期提示脑性瘫痪的原始反射。

（3）新生儿神经行为评估：鲍秀兰教授通过简化Brazeton新生儿行为评估中的行为评定项目，并增加神经评估项目，建立了一套简易的20项新生儿神经行为评估方法（NBNA），适合足月新生儿的评估。但评估的阳性预测值远不如阴性预测值，并且缺少阳性临界值的范围，使得阳性预测价值有限。

（4）自发性全身运动评估：自发性全身运动（GMs）是脑功能未成熟时期独特的运动形式，从胎儿期至足月后4个月均存在。GMs的数量与运动发育无直接关联，GMs质量才是脑损伤的重要指标。该方法预测严重神经系统损伤的敏感度较高，达90%以上，但在早产儿和足月儿（胎龄48周前）的特异度不高（46%~93%），在胎龄49~60周时GMs检查的特异度可提高到82%~100%。此期间出现正常的不安宁运动（fedgety movements）可以准确预测正常的神经系统预后，具有理想的阴性预测值；不安宁运动缺乏可以预测脑性瘫痪和严重发育迟缓，具有理想的阳性预测值。其预测价值不逊色于颅脑超声检查中发现的有很高阳性预测价值的脑白质软化灶。但不安宁运动缺乏的判定要求间隔3~4周至少两次评估，并仍有个别的例外，需要谨慎做出结论。由于GMs评估是主观评估，且需要专门培训、大量的练习和不断的经验积累，不易广泛推广。优点是通过录像评价的方法，对患儿无干扰，可以重复进行，特别适合于脆弱的早产儿。

（5）Barley发育量表：Bayley发育量表（BSID）是国际上公认的高危儿随访中精神神经发育全面评估的量表。适用于1~42个月的婴幼儿，主要有两个分量表，即心理量表和精神运动分量表，结果以指数表示（均数100，标准差15），分别为精神发育指数（mental developmental index，MDI）和运动发育指数（psychomotor developmental index，PDI）。第3个量表为行为评定量表

(behavior rating scale, BRS)，仅为测验提供辅助信息。该量表的制订采用了先进的统计学方法，信度和效度资料较为完备。1993年和2006年又分别做了修订。BSID中国城市修订版在1990年完成标化。Bayley发育量表仍有一些缺陷，对早产儿如何进行胎龄校正以及是否需要采用早产儿人群模型常模尚有很大的争议。

（6）Gesell发育量表：目前我国使用的北京Gesell发育量表在20世纪80年代开始引进并标准化，包括适应性行为、运动行为（分为粗大运动和精细运动）、语言行为、个人-社会行为等发育评估。我国已由北京市儿童保健所等单位在20世纪80年代完成了城市标准化工作。该量表适用于4周至6岁的儿童。5个行为领域的发育水平用发育商（DQ）表示，低于75诊断为发育落后，76～85为边缘状态，85以上为正常。2个以上领域存在发育落后可诊断为全面发育落后。适应性行为是最重要的领域，涉及感觉运动系统对客体与环境的精细调节，如够取物体时的手眼协调能力、恰当地应用运动解决实际问题的能力、对新问题重新调整和适应的能力等。适应性行为被认为是未来"智力"的雏形，即应用已获得的经验解决新问题的能力。在排除运动障碍后，婴儿适应性行为发育商低于75应怀疑有智能发育落后。幼儿的语言理解能力和个人-社会能力也可在一定程度上作为预测智力水平的指标。

从新生儿到婴幼儿的发育是一个连续的过程。出院后的发育评估也同样需要遵循发育基本规律动态观察。即使在同一发育阶段，每个个体发育的速度也有所不同。危重新生儿在发育正常与异常之间并无绝对的界限，在评估婴幼儿精神神经发育时，我们只能说离均值越远者异常的可能性更大。多数发育评估为边缘状态的婴儿发育结局是正常的，但存在较大的不确定性。发育评估为轻度落后，甚至个别中度落后的婴儿，以后的发育也有可能达到正常水平。一些在早期发育评估正常的婴儿，其发育结局也可能是异常的，比如下肢的轻瘫、仅影响站立平衡的小脑发育不全等，可能要等到学习站立的时候才能被发现。因此，婴儿发育量表的预测效度不可能很准确，即使结合系统的神经系统检查，也不可能达到对发育结局完全准确的预测。

3. 听力评估 所有从NICU出院的危重新生儿均应采用脑干听觉反应测定进行听力筛查。由于从NICU出院的新生儿存在迟发性听力损伤的风险，在生后6～9个月应该再次进行听力评估。有听力损伤高危风险者（如婴儿巨细胞病毒、脑膜炎或重度高胆红素血症），应在生后3个月时进行再次脑干听觉反应测定和评估。

对于<3个月的婴儿，美国儿科学会曾推荐采用脑干听觉诱发电位（ABR）和耳声发射（OAE）对≥35dB的听力损害进行筛查。ABR和OAE设备是便携的、可重复的和自动化的，且花费少，可以评估外周听觉系统和耳蜗，但无法评估最高级中枢听觉系统的水平，而且这些测试不足以诊断听力损失。因此，任何筛查阳性者均需到耳鼻喉科做进一步的听力学评估。

4. 语言发育评估 对于≥1岁的人群，可以采用McArthur交际发育量表。2岁以上可以采取Peabody图片词汇测试Ⅲ进行检查。可以采用"表达单个词汇图片的测试"和"感受单个词汇图片的测试"检查感受与表达语言的结合能力。语言组织能力可以采用Mullen早期学习量表进行检查。可以利用Rice/Wexler语法障碍检测和评估。这些方法对于4～6岁的儿童具有较强的预测性。

5. 家庭环境的评估 家庭环境以及父母的关注程度对高危儿生长发育及神经精神发育是一个不可忽视的重要影响因素。随着孩子的逐渐成长，家庭环境和社会经济因素的影响显得越来越重要。家庭社会经济状况（SES）的评估是对家庭社会环境的间接评估，而不是对家庭经济状况的直接评估。母亲与孩子之间的接触和互动是一个更直接的因素，尤其对≤2岁的儿童发育结果的预测性更强。而SES则是一种家庭现实的状态，对预测远期结局更有用。2000年，针对37项社会阶层与发育结局相关因素进行研究的综述提出，社会经济状况相对较差的家庭（采用多种不同的方法进行测定）均与生长较差、学习困难（包括阅读和拼写困难）较多、智商较低、语言技巧较差、精细运动功能较差、行为更具有攻击性和外化性（破坏性）、抑郁症和其他精神疾病较多、与兄弟姐妹的关系较差、社交能力发育较差有关。然而，在婴儿用象征性的游戏或Bayley精神发育指数预测神经发育结局，各社会阶层缺乏一致性。虽然社会经济状况可以有效预测神经精神发展的结局，但必须承认，神经精神发育还受到儿童个性、家庭的特殊性和环境等因素的影响。通常用于评估的指标比较单一，如家庭收入、父母教育程度、职业等，而其可能只与家庭的现状呈弱相关。尽管家庭收入对整个家庭状况有着重要影响，但父母和孩子接触的时间和接触的方式也同样重要。家长和家庭环境的评估是一项复杂的项目，需要综合多项指标和分析不同指标的权重来综合判断。

（丁国芳）

## 参考文献

[1] Merritt TA, Pillers D, Prows SL. Early NICU discharge of very low birth weight infants: a critical review and analysis. Semin Neonatol, 2003, 8 (2): 95-115.

[2] American Academy of Pediatrics Committee on Fetus and Newborn. Hospital discharge of the high-risk neonate. Pediatrics, 2008, 122 (5): 1119-1126.

[3] Darnall RA, Kattwinkel J, Nattie C. Margin of safety for discharge after apnea in preterm infants. Pediatrics, 1997, 100 (5): 795-801.

[4] Eichenwald EC. Apnea of prematurity//Brodsky D, Ouellette MA. Primary care of the premature infant. Philadelphia: Elsevier Saunders, 2008: 19.

[5] Task Force on Sudden Infant Death Syndrome, Moon RY. SIDS and other sleep-related infant deaths: expansion of recommendations for a safe infant sleeping environment. Pediatrics, 2011, 128 (5): 1030-1039.

[6] Committee on Infectious Disease American Academy of Pediatrics. Immunization in special clinical circumstances//Pickering LK. Red Book: 2012: Report of the Committee on Infectious Diseases, 29th ed. American Academy of Pediatrics. Elk Grove Village, 2012: 69.

[7] Furck AK, Richter JW, Kattner E. Very low birth weight infants have only few adverse events after timely immunization. J Perinatol, 2010, 30 (2): 118-121.

[8] Choi CW, Kim BI, Kim EK, et al. Incidence of bronchopulmonary dysplasia in Korea. J Korean Med Sci, 2012, 27: 914-921.

[9] Lai NM, Rajadurai SV, Tan KH. Increased energy intake for preterm infants with (or developing) bronchopulmonary dysplasia/chronic lung disease. Cochrane Database Syst Rev, 2006, 19 (3): CD005093.

[10] Biniwale MA, Ehrenkranz RA. The role of nutrition in the prevention and management of bronchopulmonary dysplasia. Semin Perinatol, 2006, 30 (4): 200-208.

[11] Lee SM, Namgung R, Park MS, et al. High incidence of rickets in extremely low birth weight infants with severe parenteral nutrition-associated cholestasis and bronchopulmonary dysplasia. J Korean Med Sci, 2012, 27 (12): 1552-1555.

[12] Lad EM, Nguyen TC, Morton JM, et al. Retinopathy of prematurity in the United States. Br J Ophthalmol, 2008, 92 (3): 320-325.

[13] Andrews B, Pellerite M, Myers P, et al. NICU follow-up: medical and developmental management age 0 to 3 years. Neoreviews, 2014, 15: e123-e132.

[14] Lightdale JR, Gremse DA, Heitlinger LA, et al. Gastroesophageal reflux: management guidance for the pediatrician. Pediatrics, 2013, 131 (5): e1684-e1695.

[15] Viswanathan S, Khasawneh W, McNelis K, et al. Metabolic bone disease: a continued challenge in extremely low birth weight infants. JPEN J Parenter Enteral Nutr, 2014, 38 (8): 982-990.

[16] American Academy of Pediatrics, Joint Committee on Infant Hearing. Year 2007 position statement: principles and guidelines for early hearing detection and intervention programs. Pediatrics, 2007, 120 (4): 898-921.

[17] Rugolo LM. Growth and developmental outcomes of the extremely preterm infant. J Pediatr (Rio J), 2005, 81 (S1): 101-110.

[18] Erenberg A, Lemons J, Sia C, et al. Newborn and infant hearing loss: detection and intervention. American Academy of Pediatrics. Task Force on Newborn and Infant Hearing, 1998—1999. Pediatrics, 1999, 103 (2): 527-530.

[19] Bertino E, Spada E, Occhi L, et al. Neonatal anthropometric charts: the Italian neonatal study compared with other European studies. J Pediatr Gastroenterol Nutr, 2010, 51 (3): 353-361.

[20] Olsen IE, Groveman SA, Lawson ML, et al. New intrauterine growth curves based on United States data. Pediatrics, 2010, 125 (2): e214-e224.

[21] Fenton TR, Kim JH. A systematic review and meta-analysis to revise the Fenton growth chart for preterm infants. BMC Pediatr, 2013, 13: 59.

[22] WHO Multicentre Growth Reference Study Group. WHO Child Growth Standards based on length/height, weight and age. Acta Paediatr Suppl, 2006,

450：76-85.

［23］Casey PH. Growth of low birth weight preterm children. Semin Perinatol，2008，32（1）：20-27.

［24］Ancel PY，Livinec F，Larroque B，et al；EPIPAGE Study Group. Cerebral palsy among very preterm children in relation to gestational age and neonatal ultrasound abnormalities：the EPIPAGE cohort study. Pediatrics，2006，117（3）：828-835.

［25］李明. 高危新生儿随访中的神经发育评估及其意义. 中国新生儿杂志，2009，24（6）：324-327.

# 第23章　新生儿常用诊疗技术操作

## 第一节　脐静脉置管

**【现状背景】**

脐静脉是胎儿的一条通往人体重要血循环——门静脉系统的静脉途径。脐静脉通道已获得广泛应用，脐静脉置管已成为目前实现 NICU 治疗的重要手段之一，是新生儿医学的重要液体通路。

**【机制】**

脐静脉通过静脉导管与下腔静脉相通（图 23-1-1），出生后 3～5 天内静脉导管尚未闭合，因此，经置管位置正确的脐静脉导管输入液体可进入下腔静脉，从而建立了通向中心静脉的通路。静脉导管于生后 1～2 周闭合，形成静脉韧带，因此，生后 1 周后一般不能再进行脐静脉置管操作。为了减少感染机会，一般常规使用 7～10 天后需要拔除导管，最长可置管 2～3 周。

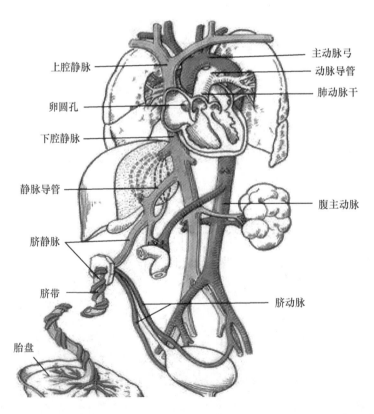

图 23-1-1　胎儿脐血管血液循环模式图

## 【操作方法概要】

### (一) 置管前准备

1. 签署知情同意书 向患儿家属交代脐静脉置管的目的和风险,征得家长同意后,签署脐静脉置管知情同意书。在产房新生儿出生后,急救需要紧急建立脐静脉通路时,可暂不予通知家属。可能的风险包括如下几点:①因脐静脉不充盈,甚至塌陷、脐带扭曲旋转、脐带细或脐带水肿等原因导致穿刺困难或失败;②出血、血肿、心律失常、导管阻塞、空气栓塞等置管并发症,甚至危及生命;③血栓、感染、空气栓塞以及导管感染、折断、闭塞或移位等置管后并发症;④置管失败,重新进行。

2. 准备手术器具 按照使用的大致顺序依次为:外科手术衣、无菌手套、消毒用品、手术刀、无菌洞巾、无菌巾、10 ml 注射器、生理盐水、脐血管导管(体重<1500 g 者用 3.5 Fr 管,体重≥1500 g 者用 5 Fr 管)、有齿钳、眼科镊、手术缝线、手术缝针、持针钳、剪刀、无菌纱布、胶布等。

3. 确定导管插入深度 有三种方法帮助确定脐静脉导管插入的深度,分别是肩-脐距离与插管深度关系图、公式法、体重法,临床中多用公式法,有两个公式:置管长度(cm)=1.5×体重+5.6 或 (3×体重+9)/2+1,前者使用更多。亦可根据体重估算插管深度,具体见表 23-1-1。

表 23-1-1 新生儿体重与脐静脉置管深度的关系

| 体重 (g) | 插入深度 (cm) |
| --- | --- |
| <1000 | 6 |
| ~1500 | 7 |
| ~2000 | 8 |
| ~2500 | 9 |
| >2500 | 10~12 |

4. 妥善安置患儿 置管前半小时应用紫外线照射进行环境消毒;准备清洁舒适、温度适中(26~28℃)、照明良好的辐射保暖抢救台,为患儿连接心电监护,以便术中观察,患儿取仰卧位,手足固定妥当。

### (二) 置管

从此步开始,术者严格无菌操作,戴口罩及帽子,洗手,穿外科手术衣。

1. 脐带处理 新生儿出生时须请产科保留脐带 2 cm,用无菌纱布包裹,入新生儿病房后换用盐水纱布包裹,生后 24 h 内完成置管,尽量早置。严格消毒脐部及周围皮肤,铺无菌洞巾,必要时脐带四周可再用无菌巾覆盖。用手术刀在距脐跟部约 1 cm 处将脐带切断,脐静脉位于切面的 11~1 点处,呈蓝色,腔大壁薄,管腔通常塌陷,两条脐动脉分别位于切面的 4 点和 7 点处,呈白色,孔小壁厚。

2. 准备导管 按照患儿体重选择直径合适的导管,将导管内充满生理盐水,然后连接肝素帽,肝素帽与头皮针连接,头皮针尾接 10 ml 注射器,将盐水充满肝素帽及脐静脉导管。在无肝素帽情况下,亦可用导管和 10 ml 注射器直接相连。

3. 插入导管 术者一手持止血钳提起脐带,使其约与下腹部呈 30°~45°角,助手一手持镊子帮助牵引脐带断端,另一手推注射器,保证导管尖有 1 滴液体水珠。术者以朝向患儿左肩方向将导管插入脐静脉至预定深度,如在插入 5~7 cm 处遇到阻力,可将插管退出 1~2 cm 后再旋转推进,直到预定深度,回抽注射器有回血,表示通路通畅。

4. 确定导管位置 立即做床旁 X 线摄片定位,并调整导管深度,注意摄片时体外管不要干扰体内管。脐静脉置管最佳位置是导管通过静脉导管到达下腔静脉,位于下腔静脉中,导管尖端位于膈上 0.5 cm~1 cm 或达胸椎 $T_9 \sim T_{11}$ 均可。

5. 固定导管 在脐带切面行荷包缝合,并将线绕插管数圈后系牢,固定过程中边打结边绕管方可固定妥当;然后用胶布粘成桥状,以固定插管,见图 23-1-2。

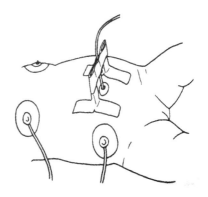

图 23-1-2 胶布桥状固定插管示意图

### (三) 置管后处理

1. 脐部处理 置管成功固定后,再次将脐带及周围区域皮肤消毒，然后将导管压向头侧用无菌敷料覆盖。

2. 连接静脉通路及护理　导管连接输液通路，维持 24 h 液体输入，输液泵速度最低为 2 ml/h，注意观察静脉通路是否畅通，每日需观察敷料有无渗液及污染。

3. 导管拔出　导管常规可保留 7～10 天，最长可到 2～3 周。拔管时局部消毒，轻柔揭起固定胶布以免皮肤破损，戴无菌手套，用剪子剪开缠绕导管的缝线，然后缓慢拔出导管，当拔至导管只剩下 2～3 cm 时，等待 2～3 min 以使脐静脉痉挛收缩，再拔出导管。如拔管后少量渗血，可用镊子夹住脐带残端，数分钟后不出血取下。拔出的导管头端送检，进行常规细菌培养。

【适应证】

1. 极低出生体重儿中心静脉通路，预计至少需要 1 周以上的静脉用药。

2. 换血或部分换血（导管有侧孔），主要指分娩前预计换血者；脐带结扎后需要换血，且在生后 1 周以内者，可采用脐静脉切开法进行置管。

3. 紧急情况下静脉输液的快速通路　新生儿分娩时需要急救建立静脉通路者。

4. 中心静脉压监测　通过静脉导管测定。

【禁忌证】

1. 有脐炎、坏死性小肠结肠炎、腹膜炎等。

2. 有出血倾向或血液系统疾病者。

3. 有先天畸形、脐疝、肝脾大者。

4. 存在下肢或臀部血流异常。

【不良反应与监测】

1. 感染　注意观察置管局部有无渗液及污染。一般常规使用 7～10 天后需要拔除导管，并做细菌培养。

2. 血栓或栓塞　更换静脉通路时避免空气进入导管，注意观察肢体的血运情况。

3. 肝坏死、门静脉血栓和高血压　在首次置管保证导管位置正常后，还要每天观察导管刻度，以免导管位置发生移动。

4. 心律失常　导管插入太深至右心房可引起心律失常，因此需要保持正确的置管位置，注意观察心电监测波形。

5. 坏死性小肠结肠炎　住院观察腹部体征。

（邢　燕）

# 第二节　经外周中心静脉置管

## 【现状背景】

静脉用药是 NICU 的主要医疗手段之一，其中经外周中心静脉置管（PICC）尤为重要。它具有能长久保留、保证高渗透压液体的输入、操作固定和护理简便以及合并症少等优点，已成为 NICU 必备的一项侵入性操作。随着早产儿、极低/超低出生体重儿出生率的逐年提高，PICC 的应用更加广泛，已成为提高早产儿及低出生体重儿成活率的重要手段之一。

## 【机制】

PICC 是从新生儿的上肢、下肢或头部的外周静脉进行穿刺，将导管送达靠近心脏的大静脉，避免刺激性药物与外周静脉的直接接触，加上大静脉的血流速度很快，可以迅速冲稀药物，防止药物对血管的刺激，因此能够有效保护外周静脉，减少静脉炎的发生，能较长期建立静脉通路，便于输注对于新生儿，尤其是早产儿维持生命和治疗疾病必不可少的药物。

## 【适应证】

1. 需要长时间（至少 1 周以上）维持静脉通路。

2. 长期输入高渗性或黏稠度较高的药物，如肠外营养液等。

## 【禁忌证】

1. 患儿病情危重，不能承受置管操作。

2. 凝血机制障碍。

3. 预定插管部位有静脉炎和静脉血栓形成史者。

## 【操作方法概要】

1. 用无菌技术准备导管和所需器械　无菌帽子和口罩、无菌手套、隔离衣、治疗中空巾、无菌镊、无菌剪或剪割器、新生儿经皮插管装置（有两种：硅胶导管通常无引导丝，聚氨酯导管有引导丝，一般用前者。多种型号可供使用，直径为 1.9～2.0 Fr）、透明贴膜（固定导管用）、无菌盘、安尔碘液，10 ml 注射器 2 个、无菌止血带、生理盐水、肝素生理盐水冲洗液、T 型管和无菌胶布。术前操作室内进行紫外线消毒半小时。

2. 选择穿刺部位　选择上臂的贵要静脉或正中静脉或下肢大隐静脉，或头部颞浅静脉。妥当固定其他肢体以免污染。

3. 测量导管插入的深度　上肢导管测量到上腔静脉或右心房的长度；下肢导管从穿刺点测量到左侧胸锁关节，再量至第 3 肋间。通常导管上每 5 cm 有一刻度，以便测量。

4. 保证无菌操作　戴帽子和口罩，洗手，穿无菌隔离衣，戴无菌手套。

5. 局部消毒　首先用 75％乙醇消毒穿刺部位 3 次，再用安尔碘在插管部位消毒 3 次，待消毒液干燥。

6. 置管

（1）由助手系好止血带后铺无菌巾，并检查确认导管在套管针内。

（2）将套管针刺入静脉，一旦见到套管针内有回血即停止进针。松开止血带，握住套管针，保持其在静脉内的位置，用镊子将导管通过套管针缓慢送入静脉（图 23-2-1）。

（3）当导管达到预定位置时，用手稳住已进入的导管，小心撤出引导针，并用纱布压迫局部止血（图 23-2-2）。

（4）去掉套管针针尖部的卡子后掰开引导针，小心撕开，直到引导针完全裂开（图 23-2-3）。在撤出引导针时如果有部分导管被拉出，需要再送入到预定部位。

（5）将引导丝从导管中缓慢撤出（图 23-2-4）。在撤出导管丝时可见到导管内有回血，此时可将 T 型管连接到导管并固定，随后可用肝素生理盐水冲洗导管。注意冲洗时力量不要太大，以免引起导管破裂、断裂和形成栓塞。

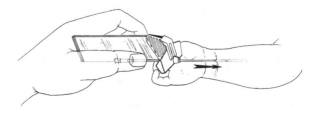

**图 23-2-1**　将套管针刺入静脉

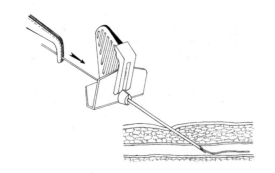

图 23-2-2 撤出引导针

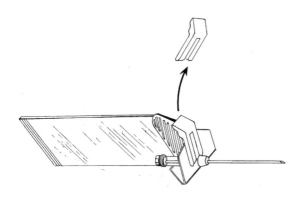

图 23-2-3 去掉套管针针尖部的卡子

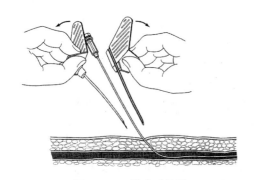

图 23-2-4 撤出引导针

7. 固定 用无菌胶带在插入部位将导管固定于肢体，并将留在外面的导管卷起呈圆形，并用无菌透明贴膜固定在皮肤上，连接静脉液体。

8. 定位 用 X 线证实导管尖端位置。理想的导管尖端位置应位于上腔静脉入口（穿刺部位为上臂或头部）或入下腔静脉（穿刺点为下肢）。如果导管有回血并且通畅，即使不能进入到中心位置，仍可以作为周围静脉通路使用。在这种情况下要慎重输注高渗溶液。

9. 置管后护理 置管后第 1 个 24 h 后按无菌方法更换贴膜，以后每周更换一次贴膜和肝素帽。观察穿刺点及周围皮肤有无红肿、分泌物和硬结。每 6 h 冲管一次。避免置管侧肢体的剧烈活动。

10. 置管注意事项和导管的维护 放置导管前不要修剪导管，以免增加血栓形成的危险；不要使用止血钳或有齿镊子送导管，以免损伤导管；当用引导针插入导管时，不要向后拉导管，以免导管与导管针脱离；不要缝合导管或用导管输血或黏稠的液体，以免造成导管阻塞；冲洗导管时应避免压力过大造成导管破裂。

**【不良反应与监测】**

1. 渗液 可引起局部水肿，定期观察穿刺静脉所在肢体有无肿胀、液体渗出等。

2. 机械性静脉炎 注意观察穿刺血管是否沿血管走行凸起，如发生，可用温水纱布或消肿药物外敷。

3. 导管阻塞 避免新生儿肢体弯曲和扭曲导管，以免引起导管阻塞。如果在冲洗导管时遇到阻力，不要继续用力冲洗，否则导管破裂可引起栓塞。

4. 感染或败血症 严格执行无菌操作，注意监测患儿感染相关症状及实验室指标，尤其在置管 2 周左右患儿可疑感染时，要考虑 PICC 置管所致导管源性败血症的可能。

5. 空气栓塞 避免空气进入导管，严格执行操作程序、置管后护理及每日换液接管时的标准操作程序。

6. 导管栓子 不要通过套管针向回拉导管。

（邢 燕）

# 第三节　气管插管

**【现状背景】**

随着围产医学救治技术的提高，新生儿窒息的发生率逐年降低，但仍是导致全世界新生儿死亡、脑瘫和智力障碍的主要原因之一。改善通气功能是新生儿窒息复苏的最重要抢救环节，气管插管作为建立通气的有效方法之一，在新生儿窒息复苏中发挥着起死回生的作用。对于参与新生儿复苏的医生来说，气管插管是必须掌握的一项技能，也是抢救急危重症新生儿所必备的一项技术。

**【作用机制】**

气管插管是将一种特制的气管导管通过口腔或鼻腔，经声门置入气管的技术，为解除新生儿呼吸道梗阻、保证呼吸道通畅、清除呼吸道分泌物、防止误吸、进行辅助或控制呼吸等提供最佳条件。气管插管分为经口腔气管插管和经鼻腔气管插管两种方法，以前者多用。

**【适应证】**

1. 新生儿窒息复苏。
2. 胎粪性羊水吸入需气管内吸引。
3. 呼吸心跳骤停。
4. 使用人工呼吸机机械通气。
5. 获取气管内分泌物做培养或进行气管内冲洗。

**【禁忌证】**

新生儿气管插管多为抢救时应用，无绝对禁忌证。

**【操作方法概要】**

**（一）插管前准备**

1. 提前告知患儿家属，签署气管插管知情同意书，以便发生紧急情况能及时处理，紧急情况下可以暂不签署知情同意书。

2. 准备器械　无菌手套、吸痰管、新生儿喉镜、气管插管（规格按体重而异，表 23-3-1）、鼻型气管插管、气管插管钳（经鼻插管用）、有储氧袋的面罩复苏囊、可弯曲的钝头金属管芯、剪刀、胶布、听诊器。

表 23-3-1　不同体重的新生儿气管插管导管的插入深度和内径

| 体重（g） | 插管深度（cm） | 气管插管内径（mm） |
| --- | --- | --- |
| ＜1000 | 5~6 | 2.5 |
| 1000~2500 | 6~7 | 3.0 |
| 2500~4000 | 7~9 | 3.5 |
| ≥4000 | 10 | 4.0 |

3. 患儿准备　患儿放置在辐射保温台或保温箱中，呈仰卧位，抽空胃液，吸尽咽部黏液。将患儿头部置于正中位，头后仰，在颈后垫以肩垫，让颈部轻微伸展，监测心率和呼吸，必要时用复苏囊面罩加压给氧 1 min。

**（二）插管操作**

1. 经口气管插管

（1）术者立于患儿头侧，以左手拇指、示指、中指持喉镜，余两指固定于患儿下颌部，喉镜从口腔右边插入并将舌推向左侧，进到会厌谷处时整体上抬喉镜，使镜片尖略向上翘，以暴露声门。如声门暴露不清，可用左手小指从颈外按压喉部，或请助手辅助按压喉部，有助于暴露声门。如有黏液，可予以吸引（图 23-3-1）。

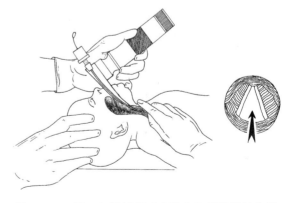

图 22-3-1　经口气管插管时喉镜和气管插管的位置（箭头指示声门）

（2）右手持气管插管从喉镜右侧经声门插入气管，插入深度可按下述方法判断：①在气管插管的前端 2 cm 处有一圈黑色指示线，可在喉镜直视下将插管插入声门至黑线处。②插管本身有刻度标记，根据患儿体重调整插管深度，参见表 23-3-1。

**2. 经鼻气管插管**

（1）将气管插管从鼻腔轻轻插入，如遇阻力，可轻轻转动插管，将插管送至咽喉部（图 23-3-2）。

（2）将喉镜插入口腔，暴露声门，用插管钳夹住气管插管送入声门，插入深度为插管插入声门至气管插管下端的黑线处，或者在经口气管插管时根据体重确定的深度基础上加 1 cm。

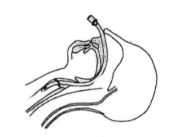

**图 23-3-2 从鼻腔插入气管导管**

**（三）抽出喉镜、确定插管位置**

1. 抽出喉镜 抽出喉镜后用手固定插管，接上复苏囊，进行正压通气 1~2 min，助手用听诊器听诊双侧胸部（腋下较为清楚），如左右两侧呼吸音对称、胸廓起伏一致、心率回升、面色转红，则提示插管位置正确。如果在插管后复苏囊通气时，心率不回升，面色无转红，双肺呼吸音微弱，提示插入过浅或误插入食管，需重新插管或调整深度。如两侧呼吸不对称，右侧强于左侧，提示

插管插入过深，进入了右侧主支气管，此时应将插管缓慢退出，直至两侧呼吸音对称为止。

2. 确定插管位置 插管完成后行胸部 X 线检查，正确位置是气管插管前端应位于第二胸椎下缘水平。

**（四）固定气管插管**

可用"工"型（或称蝶形）胶布固定插管，"工"型胶布的一端包绕管壁固定，经口气管插管者另一端贴于上唇，经鼻气管插管时另一端贴在患儿的鼻翼上固定。上唇须事先用安息香酊涂抹或贴人工膜，以防皮肤损伤。

**（五）操作时间**

不包括插管的固定时间，经口气管插管的整个插管过程要求在 20 s 内完成，经鼻气管插管从插入喉镜至插管完毕要求在 25 s 内完成。如超过了 20~25 s，或者在操作过程中患儿出现发绀、心率减慢，应立即停止操作，用复苏囊面罩加压给氧，直至面色转红、心率回升后再重新插管。

**【不良反应与监测】**

1. 感染 严格执行无菌操作，插管后可考虑预防性应用抗生素 3 天。

2. 喉头水肿 避免反复插管；导管内径合适，避免导管过粗压迫声门引起水肿。

3. 出血 插管时动作要轻柔，避免损伤声门或气管。

（邢 燕）

# 第四节　腰椎穿刺

## 【现状背景】

约 25％ 的新生儿败血症病例可发生化脓性脑膜炎，存活患儿中有 40％～50％ 会遗留后遗症，因此积极诊治非常重要。虽然足月儿脑膜炎的发病率近年来有所下降，但随着早产儿出生率的不断攀升，早产儿败血症发病率仍很高，发生脑膜炎的风险亦很高。当怀疑败血症或已出现脑膜炎的相关症状时（如意识障碍、惊厥发作、颅内高压表现等），都要进行腰椎穿刺，留取脑脊液进行化验。腰椎穿刺依旧是新生儿科医生必须掌握的一项技术。

## 【操作机制】

脑脊液是无色透明的液体，充满脑室和蛛网膜下隙，且在其中循环流动。留取脑脊液，需要从腰椎间隙进针到蛛网膜下隙。要依次经过皮肤、皮下组织、棘上韧带、棘间韧带、黄韧带、硬脑膜、软脑膜，最后到达蛛网膜下隙。成人及儿童从第 3、4 腰椎间隙进针，而新生儿及小婴儿因脊髓末端位置较低，常下移一个椎间隙，即选择第 4、5 腰椎间隙为穿刺点。

## 【适应证】

1. 怀疑中枢神经系统疾病，如脑膜炎、脑炎或颅内出血的诊断性检查。

2. 检查脑脊液，以监测中枢神经系统感染的治疗效果。

3. 脑脊液引流　在颅内出血等颅内压持续增高的情况下，可间断引流脑脊液。

4. 鞘内注射药物治疗。

## 【禁忌证】

1. 全身状态差。

2. 心肺功能差。

3. 有出血倾向，如弥散性血管内凝血（DIC）时。

4. 穿刺部位皮肤感染。

5. 有发生脑疝的风险。

## 【操作方法概要】

1. 知情同意与准备器械　告知患儿家属，签署知情同意书。准备新生儿腰椎穿刺包（无菌孔巾、4 个无菌标本管、无菌纱布、5 ml 注射器、新生儿腰椎穿刺针或 5 号头皮针）、2％ 利多卡因、测压管、无菌手套、安尔碘液、胶布等。

2. 摆正体位　患儿侧卧，助手固定住患儿肩部和臀部，使腰椎段尽量弯曲，颈部不必过度弯曲，以保持呼吸道通畅。必要时患儿需要镇静。

3. 选择穿刺部位　两侧髂后上棘连线与后正中线交点相当于第 3、4 腰椎间隙，在此基础上再下移一个椎间隙，即第 4、5 椎间隙作为穿刺点，可进行标记。

4. 常规戴手套、消毒、铺巾　打开一次性穿刺包，常规戴无菌手套，助手帮助准备安尔碘，随后开始消毒皮肤，以穿刺点为中心，由内向外进行，直径 20 cm，一般连续消毒 3 次，后面消毒范围直径略小于前面消毒范围直径。铺无菌洞巾并固定，底部可加一块治疗巾。

5. 穿刺和收集脑脊液送检　再次确认穿刺点，行局部浸润麻醉后，用腰椎穿刺针或头皮针缓慢进针并向脐部缓慢推进（图 23-4-1）。新生儿通常无进针突破感，早产儿一般进针 0.5 cm～0.7 cm、足月儿进针 1 cm 可达到蛛网膜下隙，如用腰椎穿刺针，应反复撤出针芯，查看有无脑脊液流出，如用头皮针穿刺，可见到针管中有脑脊液流出。先连接测压管进行压力测定。测量脑脊液压力后用无菌管收集脑脊液标本，每管分别留取脑脊液 0.5～1 ml 左右（一般第一管送细菌培养和药敏，第二管送糖和蛋白质等生化检查，第三管送常规检查，第四管备用其他检查）。

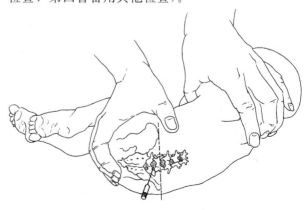

**图 23-4-1　腰椎穿刺位置**

6. 拔针、消毒、固定 插回针芯，拔出穿刺针，重新消毒穿刺点皮肤，并用无菌纱布覆盖，用胶布固定。

7. 术后观察 术后患儿去枕平卧 6 h，观察患儿生命体征。

**【不良反应与监测】**

1. 感染 严格执行无菌操作，可减少细菌进入脑脊液的机会；穿刺针接触污染的脑脊液后，再刺破血管可导致菌血症。

2. 出血 穿刺时易误穿入周围血管，可从穿刺针内引流出新鲜血液，需要重新定位穿刺。

3. 脊髓和神经损伤 在第 4 腰椎以下穿刺可避免。

4. 呼吸暂停和心动过缓 为患儿被过紧束缚所致，操作过程中需密切观察心电监护仪指标和患儿的面色、呼吸等生命体征。

5. 椎管内表皮样瘤 使用没有针芯的穿刺针可导致上皮组织成为针管的填充物，从而使上皮组织移植到硬脑膜，导致椎管内表皮样瘤，应尽量使用有针芯的腰椎穿刺针。

（邢　燕）

# 第五节　骨髓穿刺

**【现状背景】**

新生儿时期的血液系统疾病以贫血较为多见，需要骨髓穿刺进行骨髓细胞学检查的疾病或情况（如先天性白血病、溶血性疾病、血小板持续减少等）较少见，但仍时有发生，骨髓穿刺仍是新生儿科医师需要掌握的技术之一。

**【操作机制】**

骨髓是人体的造血组织，充填在骨髓腔和骨松质的间隙内。成年人的骨髓分两种：红骨髓和黄骨髓，红骨髓能制造红细胞、血小板和各种白细胞。新生儿出生时，全身骨髓腔内充满红骨髓，随着年龄增长，骨髓中脂肪细胞增多，相当部分的红骨髓被黄骨髓取代，最后几乎只有扁平骨的骨松质中有红骨髓。新生儿一般选择胫骨或胸骨内的红骨髓进行检查。

**【适应证】**

1. 各种血液病的诊断、鉴别诊断及治疗随访。

2. 不明原因的红细胞、白细胞、血小板数量增多或减少及形态学异常。

3. 不明原因发热的诊断与鉴别诊断，可做骨髓培养、骨髓涂片找菌等。

**【禁忌证】**

1. 凝血机制异常者，如血友病患儿，禁行骨髓穿刺。

2. 穿刺部位皮肤感染。

**【操作方法概要】**

1. 家属知情同意和准备器械　告知患儿家属骨髓穿刺的必要性和风险，签署知情同意书。准备器械，主要包括骨髓穿刺包（其内主要有骨髓穿刺针，一般有大、小两种型号的骨髓穿刺针），安尔碘液，2%利多卡因，5 ml、10 ml、20 ml 注射器，无菌孔巾，无菌纱布、无菌手套和胶布。

2. 穿刺

（1）胫骨穿刺法：患儿仰卧于床上，取胫骨粗隆下 1 cm 之前内侧为穿刺部位，常规消毒皮肤，戴无菌手套，铺无菌孔巾后，行利多卡因局部麻醉。骨髓穿刺针进入皮肤时与骨干长径成 60°角，垂直骨面刺入，达骨膜后可轻轻旋转几次，待阻力消失、穿刺针固定（表示已达到骨髓腔），取出针芯，用 5 ml 注射器轻轻抽取约 0.2 ml 骨髓。

（2）胸骨穿刺法：患儿仰卧位，两臂置于身体两侧并固定，暴露胸骨。常规消毒皮肤，术者戴无菌手套，铺无菌孔巾。取胸骨中线、胸骨角上下各 1.5 cm 范围内较平坦处作为进针部位，行利多卡因局部麻醉。左手固定皮肤，右手持 5 ml 注射器沿中线进针，针头朝向头部，与胸骨呈 45°角，进针约 0.5 cm 处可有落空感，即到达骨髓腔（新生儿落空感可不明显），抽取 0.2 ml 骨髓液。

3. 涂片送检　骨髓液抽取后应立即涂片，将骨髓液推于玻片上，由助手迅速制作涂片 5～6 张，同时取外周血涂片 2 张，送至细胞形态学及细胞化学染色检查。

4. 拔针、胶布固定　操作完毕后将注射器拔出，再次消毒皮肤后用无菌纱布加压，胶布固定。

**【不良反应与监测】**

1. 出血　术后应加压包扎穿刺点，可防止出血发生。

2. 感染　严格执行无菌操作，术后 3 日内，穿刺部位勿用水洗。

3. 胸骨穿刺有损伤纵隔和心脏的危险，因此胸骨穿刺时且勿操之过急，不可用力过猛，不可垂直进针。

（邢　燕）

# 第六节 腹腔穿刺

## 【操作机制】

腹胀是新生儿（尤其是早产儿）消化系统的常见症状之一。当通过常规处理办法腹胀不能缓解或认为腹胀为非常规因素所致时，如物理诊断或B超确定存在腹腔积液，需要进行腹腔穿刺，有助于疾病诊断，同时当腹胀明显影响呼吸时，可紧急穿刺，以缓解症状。

腹腔穿刺是将穿刺针直接从腹前壁刺入腹膜腔的一项技术，确切名称应该是腹膜腔穿刺术。

## 【适应证】

1. 腹水原因不明，或疑有内出血者，为查明腹水性质，做诊断性穿刺。

3. 大量腹水引起呼吸困难及腹胀者，抽出腹水或腹腔积气，解除症状。

3. 需腹腔内注药或腹水浓缩再输入者。

## 【禁忌证】

大量腹水伴有严重电解质紊乱者，禁忌大量放腹水。

## 【操作方法概要】

1. 知情同意和准备器械　告知患儿家属操作的必要性和风险，签署知情同意书；准备安尔碘、无菌孔巾和纱布、无菌手套、弯盘、22～24 G套管针、20 ml注射器、装腹水标本的无菌管。

2. 确定穿刺部位　患儿取仰卧位，有两个穿刺部位可供选择。

（1）下腹部正中旁穿刺点：前正中线脐与耻骨联合上缘连线的中上1/3交界处，向左或向右旁开1 cm。

（2）左下腹部穿刺点：脐与髂前上嵴连线中外1/3交界处为穿刺点，通常选择左侧，见图23-6-1。

（3）B超定位：B超可清楚测量液深处，可选择最大液深处为穿刺部位。

3. 常规消毒和铺巾　戴无菌手套，用安尔碘从内向外做环行消毒，铺无菌孔巾，并固定孔巾。

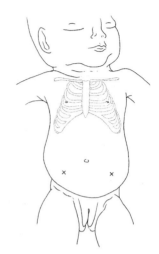

图 23-6-1　下腹部腹腔穿刺点

4. 穿刺　用套管针在穿刺点以"Z"形轨迹进针，即首先与皮肤垂直进针到皮下，再平移0.5 cm后穿过腹壁，进入腹腔后与注射器连接。"Z"形轨迹可防止穿刺后腹水漏出。边进针边抽取，直到注射器中出现腹水或气体，抽出足够的腹水或气体后即可撤出套管针。

5. 术后处理　拔出套管针后用无菌纱布覆盖穿刺点，直至无液体漏出，然后再次消毒穿刺点皮肤，并用无菌纱布覆盖，胶布粘贴。

## 【不良反应与监测】

1. 感染　严格执行无菌操作，尤其是在反复进行操作时。

2. 低血压　为抽出腹水或气体过多过快所致，操作时动作要缓慢并注意抽取腹水量，放腹水速度不宜过快，量不宜过大，术中应密切监测生命体征。

3. 肠穿孔　用尽可能短的针，进针速度不宜过快，动作要缓慢轻柔，以免刺破漂浮在腹水中的乙状结肠、空肠和回肠。

4. 持续漏液　多因未按"Z"形轨迹进针所致。持续渗漏时，可用蝶形胶布或火棉胶粘贴。

5. 膀胱穿孔　通常是自限性的，不需特别处理。

（邢　燕）

# 第七节　胸膜腔穿刺及引流

**【现状背景】**

新生儿肺泡扩张不均衡，存在发生自发性气胸的病理基础；新生儿窒息复苏操作以及应用气管插管机械通气均可导致新生儿气胸的发生风险增加。新生儿气胸导致呼吸困难症状严重者，往往需要紧急胸腔穿刺抽气，以缓减呼吸困难症状。此外，新生儿乳糜胸以及新生儿脓胸均需要胸腔穿刺，以协助诊断。胸腔穿刺后往往需要持续闭式引流，促进胸腔内气体和液体的排出。因此，胸腔穿刺和胸腔闭式引流在诊治新生儿呼吸困难中发挥重要作用，是新生儿科医生必须熟练掌握的技术之一。

**【操作机制】**

正常情况下，胸膜腔内没有气体，仅有少量浆液，可减少呼吸时的摩擦，胸腔内为负压，有利于肺的扩张以及静脉血与淋巴液回流。当胸膜腔内进入一定量的气体和（或）液体，即可导致胸腔内形成正压，影响肺膨胀，甚至造成循环障碍。胸膜腔穿刺，简称胸穿，是指对有胸腔积液（或气胸）的新生儿，通过胸膜腔穿刺抽取积液或气体的一种技术。胸腔闭式引流是将引流管一端放入胸腔内，而另一端接入比其位置更低的水封瓶，以便排出气体或收集胸腔内的液体，使肺组织重新张开而恢复通气功能。

**【适应证】**

1. 气胸的诊断和穿刺抽气。

2. 胸腔积液的诊断，明确积液性质，如脓胸、脓气胸、乳糜胸等。

3. 胸腔积液的引流治疗。

**【禁忌证】**

尚无绝对禁忌证，存在如下一些相对禁忌证：

1. 穿刺部位或附近有感染。

2. 凝血功能障碍，严重出血倾向在未纠正前不宜穿刺。

3. 体质衰弱、病情危重难以耐受穿刺术者。

**【操作方法概要】**

1. 知情同意和准备器械　告知患儿家属操作的必要性和风险，签署知情同意书。准备器械，包括胸穿用弹簧套针导管（可用连有透明塑料管的 8 号或 9 号针头代替，或可使用一次性静脉留置针），蚊式钳、三通开关、20 ml 注射器。如需持续引流，需备切开缝合包，带有针芯的透明导管或 8 Fr、10 Fr 导管（顶端侧面加开几个小孔）或直接使用一次性静脉留置针，气胸引流装置，吸引器。常规消毒用品，无菌巾、纱布、胶布等。

2. 选择穿刺点　患儿取仰卧位，如为排出气体，穿刺点应选择在胸前第 2 肋间锁骨中线上或腋前线第 4 肋间下一肋骨的上缘；如需持续引流，应以腋前线第 4、5、6 肋间为穿刺点。乳头是第 4 肋间的标记。

3. 消毒　术者戴无菌口罩、手套，常规消毒皮肤，铺无菌孔巾。

4. 穿刺　穿刺针以一次性静脉留置针为例。术者一手示指与中指固定穿刺部位皮肤，另一手持穿刺针在穿刺点沿着肋骨上缘进针（用夹子卡紧连接针头的塑料管），有落空感时即提示进入胸膜腔，进针时防止刺入过深，以免损伤肺组织；然后拔出留置针针芯，用注射器连接穿刺针一端，松开夹子，进行抽吸，可抽出气体和（或）液体。

5. 穿刺后处理

（1）无需持续引流者，直接拔针后，重新消毒皮肤并覆盖以纱布，贴上胶布固定。

（2）需要持续引流者：①将静脉留置针一端通过接头连接到引流装置，用透明贴膜或胶布将静脉留置针固定于胸壁上。②将导管与引流装置连接，再与吸引器连接，吸引负压一般调到 $-0.196 \sim -0.098\,kPa$（$-20 \sim -10\,cmH_2O$）。严重张力性气胸，尤其在应用连续气道正压通气（CPAP）或人工呼吸机的情况下，有时需要在多个穿刺点插入导管引流，此时可将吸引负压调节到 $-0.294\,kPa$（$-25\,cmH_2O$）。③当患儿呼吸困难消失，引流装置内未见气泡或液体排出，X 线胸片示气胸消失 $24 \sim 48\,h$，可停止负压吸引并夹闭导管，如 $6 \sim 12\,h$ 后仍无呼吸困难，可拔出留置针。④拔出留置针，局部重新消毒，用纱布块覆盖，贴上胶布条。

### 【不良反应与监测】

1. 感染　严格无菌操作，有助于减少感染。常见感染为蜂窝织炎，推荐在放置胸腔引流管时预防性使用抗生素。

2. 出血　如在操作过程中遇到大血管被刺破或发生肺损伤，可发生大出血。要求术前确认各标志，以免损伤。

3. 肺损伤　避免过度用力强行进针能减少肺损伤的发生，胸穿术后加强监护。

4. 神经损伤　肋间神经和动、静脉走行于肋骨下缘，因此切记穿刺针应沿肋骨上缘刺入，避免肋间神经损伤。

5. 膈肌损伤和皮下气肿　较少见，无特殊处理，自行恢复。

（邢　燕）

# 第八节　经鼻幽门/十二指肠置管

## 【现状背景】

目前早产儿的营养和喂养问题已引起新生儿科医生的高度关注，早产儿由于吸吮能力差，吞咽-呼吸功能协调不良，常需要管饲喂养，管饲喂养包括鼻胃管喂养和鼻肠管喂养，前者是首选的管饲喂养法。当鼻胃管喂养时出现频繁的胃潴留，甚至胃食管反流影响营养摄入时，可选择经鼻幽门/十二指肠置管喂养。

## 【操作机制】

经鼻幽门/十二指肠置管是指放置一条合适的喂养管至患儿的十二指肠或空肠内施行管饲营养的方法。该方法相对简单易行，其缺点是难以保证管端准确达到预定位置。

## 【适应证】

不能耐受胃管喂养，存在明显胃潴留或严重胃食管反流者。

## 【禁忌证】

1. 食管狭窄。

2. 远端肠道梗阻。

3. 严重的心肺功能不全。

## 【操作方法概要】

1. 知情同意和准备器械　告知患儿家属操作的必要性和风险，签署知情同意书；准备 5 Fr 鼻空肠管、5～10 ml 注射器、无菌石蜡油和石蕊试纸。

2. 确定置管深度　呈仰卧位，下肢伸展，测量鼻尖至踝部距离来估计进管长度并做好标记。

3. 置管

（1）将患儿置右侧卧位，用无菌石蜡油湿润插管前端，经鼻进管，当管端可能插至胃内时，可用石蕊试纸测试抽吸物的酸度。

（2）向胃内注入 10～15 ml 空气，使胃腔扩张，以利于十二指肠管插入。

（3）进一步推进插管至有阻力感，说明管前端已进入幽门内，此时可每隔 10～15 min 将管向前推进 1～2 cm，或让插管随胃蠕动推进，直到标记处到达鼻孔处（表 23-8-1）。用胶布将导管固定

在面颊部。此过程可能要花数小时。

表 23-8-1　经鼻幽门/十二指肠置管的深度

| 体重（g） | 进管深度（cm） |
| --- | --- |
| <1000 | 13～21 |
| 1000～1500 | 21～26 |
| 1500～3500 | 26～34 |

4. 确定置管位置　估计进入十二指肠后，可抽出十二指肠液，测定酸碱度初步证实插入位置（pH 值≥6）。摄 X 线片，证明插管已到十二指肠内。

5. 置管后护理　插管成功后，可用持续输注法经幽门进行饲喂。置管后每日监测导管内抽取液的 pH 值，以确保管端位置正确。每次喂养前，应确认导管是否有移位、脱出等，避免渗漏。

## 【不良反应与监测】

1. 乳汁反流至胃内　可能由于肠梗阻、奶量过多或管子移位引起。应减少奶量或停止喂养，并检查插管的位置。

2. 坏死性小肠结肠炎　应注意腹胀情况，并定时检查大便隐血。

3. 遵守无菌操作原则，每 24 h 更换输注液体管道一次，使用一次性营养液容器和一次性输注管道，尽可能减少输注管道的连接点。

4. 配制好的奶液输注时间不应超过 3 h，若超过规定时间未能完成，应当丢弃。

5. 连续输注期间，每 3 h 冲洗喂养管一次。无论何种输注方式，每次输注结束时，均应采用温开水或生理盐水冲洗管道，并用手指轻揉管壁，以彻底清洗，保持管道通畅。

6. 喂养管较细，禁止输注颗粒状、粉末状药物，以避免导管阻塞。一旦发生阻塞，应首先考虑排除阻塞，而非拔管，可采用多种方法，如热水冲管与抽吸相交替的方法，排除阻塞。

（邢　燕）

# 第九节　支气管镜术

## 【现状背景】

新生儿呼吸系统疾病较为多见，其中呼吸道发育异常亦是新生儿呼吸困难的原因之一，由于其临床表现及影像学检查缺乏特异性，常易导致误诊，可借助支气管镜检查来确诊。此外，对于气管插管困难、撤机拔管困难、胎粪吸入性肺炎、肺不张、肺部阴影难以吸收的肺炎、机械通气后低氧血症及高碳酸血症经调整呼吸机参数和加强呼吸道护理后仍无改善的新生儿，都有必要进行支气管镜检查和治疗，对于明确诊断和指导治疗可发挥积极的作用。国内于2010年开展了首例新生儿支气管镜检查技术，目前在很多医疗机构都已常规开展此项技术。

## 【操作机制】

支气管镜包括纤维支气管镜、电子支气管镜和结合型支气管镜三种。结合型支气管镜的图像清晰度介于纤维支气管镜和电子支气管镜之间，由于支气管镜插入部分不再受数码摄像头尺寸的限制，其插入部分更细，目前有4.0 mm和2.8 mm两种，分别有2.0 mm和1.2 mm活检孔道，外径2.8 mm和内径1.2 mm的支气管镜更适合新生儿应用，通过1.2 mm的的活检孔，可进行吸引、给氧、灌洗、活检和刷检。

## 【适应证】

1. 气管、支气管、肺发育不良和畸形　气管、支气管软化症，气管环状软骨，气管-食管瘘，气管、支气管、肺的先天畸形。

2. 肺不张　X线发现肺叶或段持续不张及肺炎，应行支气管镜检查和治疗，甚至需多次灌洗治疗。

3. 局限性喘鸣　提示大气管局部狭窄。

4. 肺部团块状病变　包括肿物、脓肿、结核和寄生虫等。

5. 肺部感染性疾病　通过支气管镜做病原学检查，并可进行灌洗治疗。

6. 去除气道异物　对深部支气管异物的取出效果确切。

7. 其他　用于气管插管困难者，经呼吸机治疗后不能脱机或拔管失败，怀疑存在气道畸形或阻塞者。

## 【禁忌证】

1. 肺功能严重减退或呼吸衰竭。

2. 心脏功能严重减退，有心力衰竭。

3. 严重出血性疾病，如凝血功能严重障碍、严重肺动脉高压。

4. 全身状况差。

## 【操作方法概要】

1. 术前准备

（1）支气管镜术前检查常规：血常规、肝功能、肾功能、凝血功能、X线胸片或胸部CT、血气分析、心电图、乙型肝炎和丙型肝炎血清学指标、人类免疫缺陷病毒（HIV）、梅毒等特殊病原检查。

（2）签署知情同意书。

（3）急救准备：术前常规准备急救药品，如肾上腺素、支气管舒张剂、止血药物、地塞米松等；急救及监护设备，如氧气、吸引器、复苏气囊、气管插管、脉搏血氧监护仪等。

（4）患儿术前6 h禁食奶液，术前3 h禁水。

2. 麻醉　包括局部麻醉和全身麻醉两种方法。

（1）利多卡因气管内局部表面麻醉：术前30 min应用阿托品0.01～0.02 mg/kg，以尽可能减少检查时迷走神经刺激引起的心率减慢和气道分泌物增多。术前30min用1%利多卡因雾化或术前用1%利多卡因喷鼻。静脉注射咪达唑仑0.1～0.3 mg/kg。可用被单约束患儿。患儿出现局部刺激症状时可重复给利多卡因，用药总量应控制在5～7 ml/kg以内。

（2）静脉复合全身麻醉：多以静脉应用丙泊酚为主。

3. 操作和术中监护

（1）操作：患儿多采取仰卧位，肩部略垫高，头部摆正。将支气管镜经鼻孔轻柔送入，注意观察鼻腔、咽部有无异常；探及会厌及声门后，观察会厌有无塌陷、声带运动是否良好及对称；进入气管后，观察气管位置、形态，黏膜色泽，软骨环的清晰度，隆嵴位置等。然后观察两侧主支气管并自上而下依次检查各肺叶、段支气管。一般先检查健侧，再查患侧，发现病变可留取分泌物、细胞涂片或组织活检。病灶不明确时先查右侧后查左侧。检查过程中注意观察各叶、段支气管黏膜外观，有无充血、水肿、坏死及溃疡，有无出血及分泌物；管腔及开口是否通畅、有无变形，是否有狭窄及异物、新生物。

（2）术中监护：术中全程监护和鼻导管吸氧。

4. 术后监护　支气管镜操作完成后应继续监测血氧饱和度及心电图，并观察有无呼吸困难、咯血、气胸、发热等。术后 2 h 方可进食、进水。术后监护期间根据患儿情况可继续吸氧、吸痰，保持呼吸道通畅。

【不良反应与监测】

1. 麻醉药物过敏　新生儿一般用 1% 利多卡因麻醉。过敏者往往初次喷雾后即有脉速而弱，面色苍白，血压降低，甚至呼吸困难。

2. 出血　为最常见并发症，可表现为鼻出血或痰中带血，一般量少，都能自动止血。出血量大者须高度重视，要积极采取措施。

3. 发热　感染性肺炎及支气管肺泡灌洗术后的患儿发生率高。治疗应酌情应用抗生素。

4. 喉头水肿　经过声门强行进入、支气管镜过粗或技术不熟练、反复粗暴抽插支气管镜均可造成喉头水肿和喉痉挛。应立即吸氧，给予抗组胺药，或静脉给予糖皮质激素。严重者出现喉痉挛，应立即用复苏器经口鼻加压给氧，进行急救。

5. 支气管痉挛　可由麻醉药物、支气管肺泡灌洗、操作不当和患儿过敏体质等多种因素引发。术前应用阿托品可有效预防。

（邢　燕）

# 第十节　侧脑室穿刺及引流术

## 【现状背景】

脑室内出血是新生儿脑损伤的常见类型，以早产儿最多见，Ⅲ～Ⅳ度脑室内出血易并发脑积水和脑白质损伤。对于严重脑室内出血的病例，恢复期可采取侧脑室穿刺，甚至持续引流。此外，新生儿化脓性脑膜炎并发脑室管膜炎和脑积水时亦需要进行侧脑室穿刺，以协助诊断和治疗。因此，侧脑室穿刺及引流术是 NICU 医生需要掌握的技术之一，但此项检查相对危险，需具备一定操作技能的医务人员完成。

## 【作用机制】

脑室系统位于脑组织内的腔隙，包括侧脑室、第三脑室、第四脑室及连结它们的孔道。脑室壁由室管膜覆盖，脑室内有分泌脑脊液的脉络丛。侧脑室左右各一，是脑室系统中最大者，位于大脑半球内，借室间孔与狭窄的第三脑室相连通。新生儿侧脑室穿刺时，穿刺针经过皮肤、浅筋膜、帽状腱膜、腱膜下疏松结缔组织、硬脑膜和蛛网膜，进入侧脑室。侧脑室穿刺可辅助诊断侧脑室内是否出血、是否伴发脑室管膜炎，同时通过侧脑室持续引流，可进行脑室内出血和脑积水的治疗。

## 【适应证】

1. 证实脑室内出血，脑室内出血后的持续引流。

2. 脑室内注射药物。

3. 脑积水时放液以减轻颅内高压。

## 【禁忌证】

1. 硬脑膜下积脓或脑脓肿患儿。

2. 脑血管畸形，特别是位于侧脑室附近的血管畸形。

3. 弥散性脑肿胀或脑水肿，脑室受压缩小者。

4. 严重颅内高压。

## 【操作方法概要】

1. 知情同意和准备器械　告知患儿家属操作的必要性和风险，签署知情同意书；准备腰椎穿刺针，安尔碘液，无菌孔巾，无菌纱布、手套和胶布。行侧脑室持续引流时用专门的引流管。

2. 患儿置仰卧位，必须稳妥固定患儿头部，以前囟侧角为穿刺点，将前囟及其附近的毛发剃去，在头皮上标记出穿刺点，常规消毒并铺无菌孔巾。

3. 术者戴好无菌手套，立于患儿头侧，左手固定患儿头部，右手持腰椎穿刺针在穿刺点进针，针头进入皮下后稍微向前内侧，指向对侧眼内眦方向进针。进针时用手指抵住头部，以防骤然进入过深。

4. 进针时每前进 1 cm，应取出针芯，观察有无液体流出。针头或引流管穿过脑室壁时可感到阻力减小。一般足月儿进针 4～5 cm 即达到侧脑室。进针深度依体重而异（表 23-10-1）。如需持续引流，需保留引流导管，用镊子固定引流管，以中号丝线将引流管结扎固定于头皮上。引流管连接消毒过的脑室引流瓶。切口及引流管的各连接处以消毒纱布妥善包扎，防止污染。

表 23-10-1　侧脑室穿刺深度

| 体重（g） | 进针深度（cm） |
| --- | --- |
| <1000 | 2～3 |
| 1000～1500 | 3～4 |
| 1500～2500 | 4～5 |

5. 操作完成后插上针芯，缓慢沿原路退出穿刺针，局部消毒后用无菌纱布加压包扎。监护患儿生命体征。

6. 在穿刺过程中，穿刺针不要随意摆动或改变方向，以免损伤脑组织。若穿刺未成功，应将针沿进针轨迹拔至头盖骨下后，再重新进针。

## 【不良反应与监测】

1. 穿刺失败　穿刺失败最主要的原因是穿刺点和穿刺方向不对，应严格确定穿刺点，掌握穿刺方向。需改变穿刺方向时，应将脑室穿刺针或引流导管拔出后重新穿刺，不可在脑内转换方向，以免损伤脑组织。

2. 局部或颅内感染　严格执行无菌操作，可减少细菌进入脑室的机会。

3.脑脊液外渗　严重脑积水时，穿刺后脑脊液可从穿刺点外渗。穿刺后可加压包扎。

4.脑组织损伤　为进针时摇摆或随意改变方向所致。穿刺时要保持进针方向，不要摇摆或改变方向。

5.穿刺不应过急过深，以防损伤脑干或脉络丛而引起出血。进入脑室后，抽取脑脊液要慢，以防减压太快引起硬脑膜下、硬脑膜外或脑室内出血。

（邢　燕）

# 第十一节　硬脑膜下穿刺

## 【现状背景】

新生儿由于机体免疫力低下，发生败血症时往往容易合并化脓性脑膜炎。化脓性脑膜炎如疑有合并硬脑膜下积液，需通过硬脑膜下穿刺留取标本进行化验，以明确诊断或施行减压治疗。此外，硬脑膜下积血时，亦需硬脑膜下穿刺进行诊断或治疗。

## 【操作机制】

硬脑膜下腔是位于硬脑膜与蛛网膜之间的一个潜在腔隙，其内有极少量浆液，硬脑膜下腔和蛛网膜下隙之间没有任何联络。当发生硬膜下积液或积血时，需进行硬膜下穿刺来协助诊断，如积液或积血过多，可通过引流进行减压治疗。

## 【适应证】

1. 细菌性脑膜炎后期疑有硬脑膜下积液，进行诊断或者减压及注药治疗。

2. 怀疑有硬脑膜下积血时。

## 【禁忌证】

无绝对禁忌证，穿刺部位无感染、病情相对稳定即可实行穿刺。

## 【操作方法概要】

1. 知情同意和准备器械　告知患儿家属操作的必要性和风险，签署知情同意书；准备短斜面针头（一般为 7 号针头，也可使用静脉留置针）、10 ml 无菌注射器、常规消毒用品、胶布、无菌纱布。

2. 固定患儿　患儿置仰卧位，不垫枕头，可将患儿用被单包裹固定。助手固定患儿头部。

3. 选择穿刺部位　以前囟侧角最外侧点为穿刺点，在头皮上标记出穿刺点，常规消毒并铺无菌孔巾。穿刺前可用颅透光试验定位，亦可用 B 超协助定位。

4. 穿刺　左手固定患儿头部，右手持针头在穿刺点进针，与头皮垂直缓慢进针，垂直刺入 0.25～0.5 cm，有穿过坚硬膜感时即进入硬脑膜下腔。进入硬脑膜后，使液体自行流出，切勿抽吸，正常仅有澄清液体数滴。若获得较大量的含血性液体或黄色液体，证明硬脑膜下有血肿或渗液。如有指征，可行双侧穿刺，但每次每侧抽液不超过 15 ml，两侧引流液总量勿超过 20 ml。送检液分盛无菌试管 3 支，按临床需要分送细菌培养、生化及常规检验。

5. 穿刺结束后，拔出穿刺针，以无菌棉球压迫数分钟，敷盖无菌纱布，以宽条胶布压迫后包扎。

## 【不良反应与监测】

1. 感染　局部或颅内感染，需严格无菌操作。

2. 穿刺损伤　操作过程中穿刺针须稳固于头皮上，不能摇动，助手可用无菌止血钳紧贴头皮固定针头。穿刺针达到一定深度，无液体流出或流出量很少时即拔针，千万不可过深，尤其不能用力吸引，以免吸出脑组织。

（邢　燕）

## 参考文献

[1] Rajani AK，Chitkara R，Oehlert J，et al. Comparison of umbilical venous and intraosseous access during simulated neonatal resuscitation. Pediatrics，2011，128 (4)：e954-e958.

[2] Tomek S，Asch S. Umbilical vein catheterization in the critical newborn：a review of anatomy and technique. EMS World，2013，42 (2)：50-52.

[3] Sun L，Yue H，Sun B，et al；Huai'an Perinatal-Neonatal Study Group. Estimation of birth population-based perinatal-neonatal mortality and preterm rate in China from a regional survey in 2010. J Matern Fetal Neonatal Med，2013，26 (16)：1641-1648.

[4] 中华医学会儿科学分会呼吸学组儿科支气管镜协作组. 儿科支气管镜术指南（2009 年版）. 中华儿科杂志，2009，47 (10)：740-744.

# 附 录

## 附录一　新生儿生长发育曲线

### 一、2013 年 Fenton 修订不同胎龄新生儿的体格指标

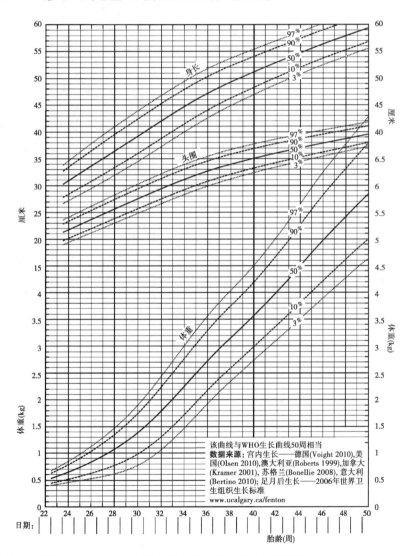

**图 1-1**　不同胎龄新生男婴的体重、身长与头围生长曲线。从下到上分别为第 3、10、50、90 和 97 百分位曲线（引自：Fenton TR，Kim JH. A systematic review and meta-analysis to revise the Fenton growth chart for preterm infants. BMC Pediatr，2013，13：59.）

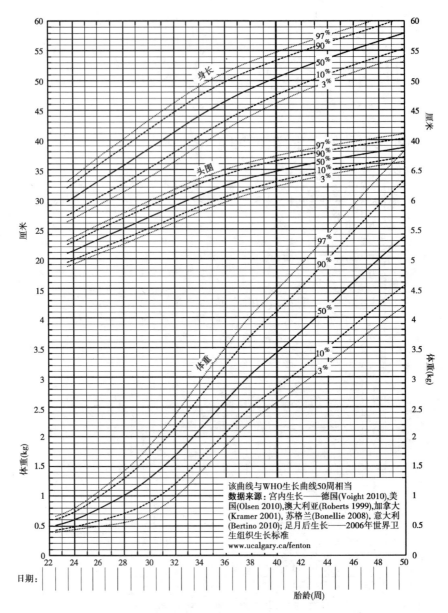

**图 1-2** 不同胎龄新生女婴的体重、身长与头围生长曲线。从下到上分别为第 3、10、50、90 和 97 百分位曲线（引自：Fenton TR，Kim JH. A systematic review and meta-analysis to revise the Fenton growth chart for preterm infants. BMC Pediatr，2013，13：59.）

## 二、中国新生儿不同胎龄出生体重参考值

**表 1-1　中国不同胎龄男性新生儿出生体重（g）百分位数参考值**

| 出生胎龄（周） | 例数 | P3 | P10 | P25 | P50 | P75 | P90 | P97 |
|---|---|---|---|---|---|---|---|---|
| 24 | 9 | 356 | 434 | 520 | 624 | 737 | 846 | 962 |
| 25 | 19 | 444 | 538 | 642 | 766 | 901 | 1031 | 1166 |
| 26 | 43 | 534 | 645 | 765 | 909 | 1064 | 1212 | 1366 |
| 27 | 92 | 628 | 753 | 890 | 1053 | 1226 | 1390 | 1561 |
| 28 | 320 | 724 | 865 | 1017 | 1196 | 1387 | 1566 | 1752 |
| 29 | 395 | 825 | 980 | 1147 | 1343 | 1549 | 1742 | 1941 |
| 30 | 488 | 935 | 1105 | 1286 | 1497 | 1718 | 1925 | 2136 |
| 31 | 578 | 1059 | 1244 | 1440 | 1666 | 1902 | 2122 | 2346 |
| 32 | 802 | 1205 | 1404 | 1614 | 1857 | 2108 | 2341 | 2578 |
| 33 | 689 | 1376 | 1590 | 1814 | 2071 | 2337 | 2584 | 2830 |
| 34 | 1010 | 1576 | 1801 | 2036 | 2306 | 2585 | 2843 | 3104 |
| 35 | 1559 | 1803 | 2035 | 2279 | 2558 | 2847 | 3114 | 3384 |
| 36 | 2594 | 2053 | 2289 | 2536 | 2820 | 3114 | 3386 | 3662 |
| 37 | 6560 | 2308 | 2543 | 2790 | 3073 | 3366 | 3637 | 3912 |
| 38 | 16 423 | 2515 | 2749 | 2993 | 3273 | 3562 | 3828 | 4098 |
| 39 | 25 405 | 2643 | 2877 | 3121 | 3399 | 3685 | 3949 | 4215 |
| 40 | 20 359 | 2723 | 2959 | 3203 | 3482 | 3767 | 4030 | 4294 |
| 41 | 6093 | 2784 | 3021 | 3266 | 3545 | 3830 | 4092 | 4355 |
| 42 | 989 | 2839 | 3077 | 3323 | 3602 | 3887 | 4148 | 4410 |

P 代表百分位数。

引自：朱丽，张蓉，张淑莲，等. 中国新生儿协作网. 中国不同胎龄新生儿出生体重曲线研制. 中华儿科杂志，2015，53（2）：97-103

**表 1-2　中国不同胎龄女性新生儿出生体重（g）百分位数参考值**

| 出生胎龄（周） | 例数 | P3 | P10 | P25 | P50 | P75 | P90 | P97 |
|---|---|---|---|---|---|---|---|---|
| 24 | 3 | 304 | 359 | 425 | 513 | 622 | 740 | 880 |
| 25 | 7 | 395 | 466 | 550 | 662 | 796 | 939 | 1105 |
| 26 | 33 | 487 | 575 | 677 | 811 | 968 | 1132 | 1319 |
| 27 | 54 | 582 | 686 | 806 | 960 | 1138 | 1321 | 1525 |
| 28 | 182 | 680 | 799 | 936 | 1109 | 1306 | 1504 | 1723 |
| 29 | 212 | 781 | 917 | 1070 | 1261 | 1474 | 1686 | 1916 |
| 30 | 334 | 890 | 1042 | 1212 | 1419 | 1648 | 1872 | 2112 |
| 31 | 375 | 1012 | 1181 | 1367 | 1591 | 1835 | 2071 | 2319 |
| 32 | 540 | 1152 | 1338 | 1541 | 1782 | 2039 | 2285 | 2541 |
| 33 | 471 | 1314 | 1518 | 1737 | 1993 | 2264 | 2519 | 2781 |
| 34 | 708 | 1503 | 1722 | 1955 | 2225 | 2506 | 2768 | 3036 |
| 35 | 1144 | 1719 | 1951 | 2193 | 2472 | 2760 | 3028 | 3298 |
| 36 | 1951 | 1960 | 2197 | 2445 | 2727 | 3018 | 3286 | 3556 |
| 37 | 5081 | 2204 | 2439 | 2685 | 2964 | 3251 | 3515 | 3782 |
| 38 | 13 181 | 2409 | 2640 | 2879 | 3153 | 3433 | 3691 | 3950 |
| 39 | 22 919 | 2543 | 2770 | 3006 | 3275 | 3550 | 3803 | 4058 |
| 40 | 20 195 | 2623 | 2849 | 3083 | 3349 | 3621 | 3872 | 4124 |
| 41 | 6559 | 2681 | 2905 | 3138 | 3402 | 3673 | 3921 | 4171 |
| 42 | 958 | 2731 | 2954 | 3185 | 3448 | 3717 | 3963 | 4212 |

P 代表百分位数。

引自：朱丽，张蓉，张淑莲，等. 中国新生儿协作网. 中国不同胎龄新生儿出生体重曲线研制. 中华儿科杂志，2015，53（2）：97-103

（童笑梅）

# 附录二 新生儿常用检验参考值

## 一、血液正常参考值

### 表 2-1 早产儿及足月儿生后早期血常规正常参考值

| 测定项目 | 早产儿 | | 足月儿（脐血） | 第 1 天 | 第 3 天 | 第 7 天 | 第 14 天 |
| --- | --- | --- | --- | --- | --- | --- | --- |
| | 28 周 | 34 周 | | | | | |
| 血红蛋白（g/L） | 145 | 150 | 168 | 184 | 178 | 170 | 168 |
| 血细胞比容 | 45% | 47% | 53% | 58% | 55% | 54% | 52% |
| 红细胞（$\times 10^{12}/L$） | 4.0 | 4.4 | 5.3 | 5.8 | 5.6 | 5.2 | 5.1 |
| MCV（fl）（$\mu m^3$） | 120 | 118 | 107 | 108 | 99 | 98 | 96 |
| MCH（pg） | 40 | 38 | 34 | 35 | 33 | 32.5 | 31.5 |
| MCHC | 31% | 32% | 32% | 33% | 33% | 33% | 33% |
| 网织红细胞 | 0.05～0.1 | 0.03～0.10 | 0.03～0.07 | 0.03～0.07 | 0.01～0.03 | 0～0.01 | 0～0.01 |
| 血小板（$\times 10^9/L$）（范围） | — | — | 290（150～400） | 192 | 213 | 248 | 252 |

MCV，平均红细胞体积；MCH，平均红细胞血红蛋白量；MCHC，平均红细胞血红蛋白浓度。
"—"表示数据不全

### 表 2-2 早产儿及足月儿生后 10 周内血红蛋白参考值（平均值±标准差）（g/L）

| 体重（胎龄） | 3 天 | 1 周 | 2 周 | 3 周 | 4 周 | 6 周 | 8 周 | 10 周 |
| --- | --- | --- | --- | --- | --- | --- | --- | --- |
| <1500 g（28～32 周） | 175±15 | 155±15 | 135±11 | 115±10 | 100±9 | 85±5 | 85±5 | 90±5 |
| 1500～2000 g（32～34 周） | 190±20 | 165±15 | 145±11 | 130±11 | 120±20 | 95±8 | 95±5 | 95±5 |
| 2000～2500 g（34～36 周） | 190±20 | 165±15 | 150±15 | 140±11 | 125±10 | 105±9 | 105±9 | 110±10 |
| >2500 g（足月儿） | 190±20 | 170±15 | 155±15 | 140±11 | 125±10 | 110±10 | 115±10 | 120±10 |

### 表 2-3 生后不同时期胎儿血红蛋白（HbF）含量

| 日龄 | 1 天 | 5 天 | 3 周 | 6～9 周 | 3～4 个月 | 6 个月 | 成人 |
| --- | --- | --- | --- | --- | --- | --- | --- |
| HbF（%） | 63～92 | 65～88 | 55～85 | 31～75 | <2～59 | <2～9 | <2 |

引自：Behrman RE，Kliegman RM，Jenson HB. Nelson textbook of Pediartrics. 17th ed. Philadelphia；Elsevier Sciences，2004：2407

### 表 2-4 早产儿及足月儿生后早期血细胞比容参考值（平均值±标准差）

| 体重（胎龄） | 3 天 | 1 周 | 2 周 | 3 周 | 4 周 | 6 周 | 8 周 | 10 周 |
| --- | --- | --- | --- | --- | --- | --- | --- | --- |
| <1500 g（28～32 周） | 0.54±0.05 | 0.48±0.05 | 0.42±0.04 | 0.35±0.04 | 0.30±0.03 | 0.25±0.02 | 0.25±0.02 | 0.28±0.03 |
| 1500～2000 g（32～34 周） | 0.59±0.06 | 0.51±0.05 | 0.44±0.05 | 0.39±0.04 | 0.36±0.04 | 0.28±0.03 | 0.28±0.03 | 0.29±0.03 |
| 2000～2500 g（34～36 周） | 0.59±0.06 | 0.51±0.05 | 0.45±0.05 | 0.43±0.04 | 0.37±0.04 | 0.31±0.03 | 0.31±0.03 | 0.33±0.03 |
| >2500 g（足月儿） | 0.59±0.06 | 0.51±0.05 | 0.46±0.05 | 0.43±0.04 | 0.37±0.04 | 0.33±0.03 | 0.34±0.03 | 0.36±0.03 |

表 2-5　低出生体重儿出生 6 周内血红蛋白、血细胞比容、红细胞及网织红细胞值

| | 日龄（天） | 样本量 | 百分位 | | | | | | | | |
|---|---|---|---|---|---|---|---|---|---|---|---|
| | | | 3 | 5 | 10 | 25 | 中位数 | 75 | 90 | 95 | 97 |
| 血红蛋白（g/dl） | 3 | 559 | 11.0 | 11.6 | 12.5 | 14.0 | 15.6 | 17.1 | 18.5 | 19.3 | 19.8 |
| | 12～14 | 203 | 10.1 | 10.8 | 11.1 | 12.5 | 14.5 | 15.7 | 17.4 | 18.4 | 18.9 |
| | 24～26 | 192 | 8.5 | 8.9 | 9.7 | 10.9 | 12.4 | 14.2 | 15.6 | 16.5 | 16.8 |
| | 40～42 | 150 | 7.8 | 7.9 | 8.4 | 9.3 | 10.6 | 12.4 | 13.8 | 14.9 | 15.4 |
| 血细胞比容（%） | 3 | 561 | 35 | 36 | 39 | 43 | 47 | 52 | 56 | 59 | 60 |
| | 12～14 | 205 | 30 | 32 | 34 | 39 | 44 | 48 | 53 | 55 | 56 |
| | 24～26 | 196 | 25 | 27 | 29 | 32 | 39 | 44 | 48 | 50 | 52 |
| | 40～42 | 152 | 24 | 24 | 26 | 28 | 33 | 38 | 44 | 47 | 48 |
| 红细胞（×10$^{12}$/L） | 3 | 364 | 3.2 | 3.3 | 3.5 | 3.8 | 4.2 | 4.6 | 4.9 | 5.1 | 5.3 |
| | 12～14 | 196 | 2.9 | 3.0 | 3.2 | 3.5 | 4.1 | 4.6 | 5.2 | 5.5 | 5.6 |
| | 24～26 | 188 | 2.6 | 2.6 | 2.8 | 3.2 | 3.8 | 4.4 | 4.8 | 5.2 | 5.3 |
| | 40～42 | 148 | 2.5 | 2.5 | 2.6 | 3.0 | 3.4 | 4.1 | 4.6 | 4.8 | 4.9 |
| 网织红细胞校正值（%） | 3 | 283 | 0.6 | 0.7 | 1.9 | 4.2 | 7.1 | 12.0 | 20.0 | 24.1 | 27.8 |
| | 12～14 | 139 | 0.3 | 0.3 | 0.5 | 0.8 | 1.7 | 2.7 | 5.7 | 7.3 | 9.6 |
| | 24～26 | 140 | 0.2 | 0.3 | 0.5 | 0.8 | 1.5 | 2.6 | 4.7 | 6.4 | 8.6 |
| | 40～42 | 114 | 0.3 | 0.4 | 0.6 | 1.0 | 1.8 | 3.4 | 5.6 | 8.3 | 9.5 |

引自：Obladen M，Diepold K，Maier RF. Venous and arterial hematologic profiles of very low birth weight infants. European Multicenter rhEPO Study Group. Pediatrics，2000，106（4）：707-711

表 2-6　足月儿生后头几天白细胞值及分类计数（×10$^9$/L）

| 日龄（小时） | 白细胞总数 | 中性粒细胞 | 杆状核细胞 | 淋巴细胞 | 单核细胞 | 嗜酸性粒细胞 |
|---|---|---|---|---|---|---|
| 0 | 10.0～26.0 | 5.0～13.0 | 0.4～1.8 | 3.5～8.5 | 0.7～1.5 | 0.2～2.0 |
| 12 | 13.5～31.0 | 9.0～18.0 | 0.4～2.0 | 3.0～7.0 | 1.0～2.0 | 0.2～2.0 |
| 72 | 5.0～14.5 | 2.0～7.0 | 0.2～0.4 | 2.0～5.0 | 0.5～1.0 | 0.2～1.0 |
| 144 | 6.0～14.5 | 2.0～6.0 | 0.2～0.5 | 3.0～6.0 | 0.7～1.2 | 0.2～0.8 |

表 2-7　新生儿出生 2 周内白细胞值及分类计数（×10$^9$/L）

| 日龄（天） | | 白细胞 | 中性粒细胞 | | | 嗜酸性粒细胞 | 嗜碱性粒细胞 | 淋巴细胞 | 单核细胞 |
|---|---|---|---|---|---|---|---|---|---|
| | | | 总数 | 分叶 | 杆状 | | | | |
| 出生 | 平均值 | 18.1 | 11.0 | 9.4 | 1.6 | 0.4 | 0.1 | 5.5 | 1.05 |
| | 范围 | 9.0～30.0 | 6.0～26.0 | — | — | 0.02～0.85 | 0～0.64 | 2.0～11.0 | 0.4～3.1 |
| | 比例 | — | 61% | 52% | 9% | 2.2% | 0.6% | 31% | 5.8% |
| 7 | 平均值 | 12.2 | 5.5 | 4.7 | 0.83 | 0.5 | 0.05 | 5.0 | 1.1 |
| | 范围 | 5.0～21.0 | 1.5～10.0 | — | — | 0.07～1.1 | 0～0.25 | 2.0～17.0 | 0.3～2.7 |
| | 比例 | — | 45% | 39% | 6% | 4.1% | 0.4% | 41% | 9.1% |
| 14 | 平均值 | 11.4 | 4.5 | 3.9 | 0.63 | 0.35 | 0.05 | 5.5 | 1.0 |
| | 范围 | 5.0～20.0 | 1.0～9.5 | — | — | 0.07～1.0 | 0～0.23 | 2.0～17.0 | 0.2～2.4 |
| | 比例 | — | 40% | 34% | 5.5% | 3.1% | 0.4% | 48% | 8.8% |

"—"表示该数据不明

**表 2-8　正常足月儿血小板计数（×10⁹/L）**

| 日龄（天） | 平均值 | 范围 |
|---|---|---|
| 脐血 | 200 | 100～280 |
| 1 | 192 | 100～260 |
| 3 | 213 | 80～320 |
| 7 | 248 | 100～300 |
| 14 | 250 | — |

"—"表示数据不明

**表 2-9　正常低出生体重儿血小板计数（×10⁹/L）**

| 日龄（天） | 平均值 | 范围 |
|---|---|---|
| 0 | 203 | 80～356 |
| 3 | 207 | 61～335 |
| 5 | 233 | 100～502 |
| 7 | 319 | 124～678 |
| 10 | 399 | 172～680 |
| 14 | 386 | 147～670 |
| 21 | 388 | 201～720 |
| 28 | 384 | 212～625 |

**表 2-10　新生儿凝血因子测定**

| 测定项目 | 正常成人值 | 胎龄 28～31 周 | 胎龄 32～36 周 | 足月儿 | 达成人时间 |
|---|---|---|---|---|---|
| Ⅰ（mg/dl） | 150～400 | 215±28 | 226±23 | 246±18 | — |
| Ⅱ（%） | 100 | 30±10 | 35±12 | 45±15 | 2～12 个月 |
| Ⅴ（%） | 100 | 76±7 | 84±9 | 100±5 | — |
| Ⅶ和Ⅹ（%） | 100 | 38±14 | 40±15 | 56±16 | 2～12 个月 |
| Ⅷ（%） | 100 | 90±15 | 140±10 | 168±12 | — |
| Ⅸ（%） | 100 | 27±10 | — | 28±8 | 3～9 个月 |
| Ⅺ（%） | 100 | 5～18 | — | 29～70 | 1～2 个月 |
| Ⅻ（%） | 100 | — | 30± | 51（25～70） | 9～14 天 |
| ⅩⅢ（%） | 100 | 100 | 100 | 100 | — |
| 生物测定（%） | 21±5.6 | 5±3.5 | — | 11±3.4 | 3 周 |
| 凝血酶原时间（s） | 12～14 | — | 17（12～21） | 16（13～20） | 1 周 |
| 部分凝血活酶时间（s） | 44 | — | 70 | 55±10 | 2～9 个月 |
| 凝血酶时间（s） | 10 | 16～28 | 14（11～17） | 12（10～16） | 数日 |
| 舒血管素原 | 100 | 27 | — | 33±6 | — |
| 激肽原 | 100 | 28 | — | 56±12 | — |
| 抗凝血酶Ⅲ（%） | 70～140 | — | — | — | — |
| 蛋白 C（%） | 63.5～149 | — | — | — | — |
| 蛋白 S（%） | 80－120 | — | — | — | — |

"—"表示数据不明

## 二、血液生化检测正常值

**表 2-11　新生儿血气分析参考值**

| 测定项目 | 样本来源 | 出生 | 1 h | 3 h | 24 h | 2 天 | 3 天 |
|---|---|---|---|---|---|---|---|
| **阴道分娩足月儿** | | | | | | | |
| pH | 动脉 | 7.26（脐血） | 7.30 | 7.30 | 7.30 | 7.39 | 7.39 |
| | 静脉 | 7.29（脐血） | — | — | — | — | — |
| PO₂（mmHg） | 动脉 | 8～24 | 55～80 | — | 54～95 | — | 83～108 |
| PCO₂（mmHg） | 动脉 | 54.5 | 38.8 | 38.3 | 33.6 | 34 | 35 |
| | 静脉 | 42.8 | — | — | — | — | — |

| 测定项目 | 样本来源 | 出生 | 1 h | 3 h | 24 h | 2 天 | 3 天 |
|---|---|---|---|---|---|---|---|
| $SO_2$（%） | 动脉 | 19.8 | 93.8 | 94.7 | 93.2 | 94 | 96 |
| | 静脉 | 47.6 | — | — | — | — | — |
| pH | 左心房 | — | 7.30 | 7.34 | 7.41 | 7.39（颞动脉） | 7.38（颞动脉） |
| $HCO_3^-$（mmol/L） | 动脉 | 18.8 | 18.8 | 18.8 | 19.5 | 20.0 | 21.4 |
| $CO_2$ 容量（mmol/L） | | — | 20.6 | 21.9 | 21.4 | | |
| **早产儿** | | | | | | | |
| pH（<1250 g） | 毛细血管 | — | — | — | 7.36 | 7.35 | 7.35 |
| $PCO_2$（mmHg）（<1250 g） | 毛细血管 | — | — | — | 38 | 44 | 37 |
| pH（>1250 g） | 毛细血管 | — | — | — | 7.39 | 7.39 | 7.38 |
| $PCO_2$（mmHg）（>1250 g） | 毛细血管 | — | — | — | 38 | 39 | 38 |

"—" 表示数据不明

### 表 2-12　健康足月新生儿脐动脉血气参考值

| | 范围 | 百分位 | | |
|---|---|---|---|---|
| | | 10 | 50 | 90 |
| pH | 7.04～7.49 | 7.21 | 7.29 | 7.37 |
| $P_aCO_2$（mmHg） | 27.2～75.4 | 38.9 | 49.5 | 62.0 |
| $P_aO_2$（mmHg） | 4.6～48.4 | 10.1 | 18.0 | 32.0 |
| $HCO_3^-$（mmol/L） | 13.9～29.4 | 20.3 | 23.4 | 25.9 |

引自：Dudenhausen JW，Luhr C，Dimer JS. Umbilical artery blood gases in healthy term newborn infants. Int J Gynaecol Obstet，1997，57（3）：251-258

### 表 2-13　早产儿脐血血气参考值

| | 平均值±标准差 | |
|---|---|---|
| | 动脉 | 静脉 |
| pH | 7.26±0.08 | 7.33±0.07 |
| $PCO_2$（mmHg） | 53.0±10.0 | 43.4±8.3 |
| $PO_2$（mmHg） | 19.0±7.9 | 29.2±9.7 |
| $HCO_3^-$（mmol/L） | 24.0±2.3 | 22.8±2.1 |
| BE（mmol/L） | −3.2±2.9 | −2.6±2.5 |

引自：Dickinson JE，Eriksen NL，Meyer BA，et al. The effect of preterm birth on umbilical cord blood gases. Obstet Gynecol，1992，79（4）：575-578

### 表 2-14　新生儿及小婴儿正常血气分析值（末梢动脉化）

| 测定项目 | | 脐静脉 | 出生至 11 h | 12 h 至 4 天 | 5～28 天 | 2 个月至 3 岁 |
|---|---|---|---|---|---|---|
| pH | 均值 | 7.33 | 7.32 | 7.40 | 7.39 | 7.40 |
| | 范围 | 7.30～7.35 | 7.22～7.41 | 7.33～7.47 | — | 7.35～7.46 |
| $PCO_2$（mmHg） | 均值 | 42.2 | 40.6 | 36.2 | 37.4 | 34.5 |
| | 范围 | 38.7～47.0 | 32.9～48.3 | 29.8～42.5 | — | 28.9～40.0 |
| $PO_2$（mmHg） | 均值 | 29.2 | 58.0 | 60.8 | 62.8 | 81.9 |
| | 范围 | 18.2～39.4 | 45.8～70.2 | 49.0～72.5 | — | 59.3～105 |
| BE（mmol/L） | 均值 | −3.0 | −4.8 | −2.2 | −2.4 | −2.9 |
| | 范围 | −4～−1.2 | −9.8～0.3 | −6.6～2.4 | — | −5.8～0.1 |
| $HCO_3^-$（mmol/L） | 均值 | 21.6 | 20.4 | 21.9 | | 21.2 |
| | 范围 | 20.3～23.4 | 15.6～25.2 | 17.8～26.1 | — | 18.2～24.3 |

"—" 表示数据不明

表 2-15　足月儿生后数日正常血液生化检测参考值

| 测定项目 | 脐带血 | 1~12 h | ~24 h | ~48 h | ~72 h |
|---|---|---|---|---|---|
| 钠（mmol/L） | 147（126~166） | 143（124~156） | 145（132~159） | 148（134~160） | 149（139~162） |
| 钾（mmol/L） | 7.8（5.6~12） | 6.4（5.3~7.3） | 6.3（5.3~8.9） | 6.0（5.2~7.3） | 5.9（5.0~7.0） |
| 氯（mmol/L） | 103（98~110） | 100.7（90~111） | 103（87~114） | 102（92~114） | 103（93~112） |
| 钙（mmol/L） | 2.32（2.05~2.78） | 2.1（1.82~2.3） | 1.95（1.73~2.35） | 2（1.53~2.48） | 1.98（1.48~2.43） |
| 磷（mmol/L） | 1.81（1.2~2.62） | 1.97（1.13~2.78） | 1.84（0.94~2.62） | 1.91（0.97~2.81） | 1.87（0.90~2.45） |
| 血尿素（mmol/L） | 4.84（3.51~6.68） | 4.51（1.34~4.01） | 5.51（1.50~10.52） | 5.34（2.17~12.86） | 5.18（2.17~11.36） |
| 总蛋白质 g/L | 61（48~73） | 66（56~85） | 66（58~82） | 69（59~82） | 72（60~85） |
| 血糖（mmol/L） | 4.09（2.52~5.38） | 3.53（2.24~5.43） | 3.53（2.35~5.82） | 3.14（1.68~5.10） | 3.30（2.24~5.04） |
| 乳酸（mmol/L） | 2.16（1.22~3.33） | 1.62（1.22~2.66） | 1.55（1.11~2.55） | 1.59（1.0~2.44） | 1.5（0.78~2.33） |
| 乳酸盐（mmol/L） | 2.0~3.0 | 2.0 | — | — | — |

注：括号内数据为范围。"—"表示数据不明

表 2-16　低出生体重儿生后 7 周内血液生化检测参考值

| 测定项目 | ~1 周 平均值±标准差 | ~1 周 范围 | ~3 周 平均值±标准差 | ~3 周 范围 | ~5 周 平均值±标准差 | ~5 周 范围 | ~7 周 平均值±标准差 | ~7 周 范围 |
|---|---|---|---|---|---|---|---|---|
| 钠（mmol/L） | 136.9±3.2 | 133~146 | 136.3±2.9 | 129~142 | 136.8±2.5 | 133~148 | 137.2±1.8 | 133~142 |
| 钾（mmol/L） | 5.6±0.5 | 4.6~6.7 | 5.8±0.6 | 4.5~7.1 | 5.5±0.6 | 4.5~6.6 | 5.7±0.5 | 4.6~7.1 |
| 氯（mmol/L） | 108.2±3.7 | 100~117 | 108.3±3.9 | 102~116 | 107.0±3.5 | 100~115 | 107.0±3.3 | 101~115 |
| $CO_2$（mmol/L） | 20.3±2.8 | 13.8~27.1 | 18.4±3.5 | 12.4~26.2 | 20.4±3.4 | 12.5~26.1 | 20.6±3.1 | 13.7~26.9 |
| 钙（mmol/L） | 2.3±0.28 | 1.53~2.9 | 2.4±0.16 | 2.03~2.75 | 2.35±0.16 | 2.15~2.63 | 2.38±0.18 | 2.15~2.7 |
| 　（mg/dl） | 9.2±1.1 | 6.1~11.6 | 9.6±0.5 | 8.1~11.0 | 9.4±0.5 | 8.6~10.5 | 9.5±0.7 | 8.6~10.8 |
| 磷（mmol/L） | 2.5±2.4 | 1.8~3.5 | 2.5±0.2 | 2.0~2.8 | 2.3±0.2 | 1.8~2.6 | — | — |
| 　（mg/dl） | 7.6±1.1 | 5.4~10.9 | 7.5±0.7 | 6.2~8.7 | 7.0±0.6 | 5.6~7.9 | — | — |
| 血尿素氮（mmol/L） | 3.32±1.86 | 1.11~9.10 | 4.75±2.78 | 0.75~11.21 | 4.75±2.53 | 0.71~9.46 | 4.78±2.39 | 0.89~10.89 |
| 　（mg/dl） | 9.3±5.2 | 3.1~25.5 | 13.3±7.8 | 2.1~31.4 | 13.3±7.1 | 2.0~26.5 | 13.4±6.7 | 2.5~30.5 |
| 总蛋白质（g/L） | 54.9±4.2 | 44~62.6 | 53.8±4.8 | 42.8~67.0 | 49.8±5.0 | 41.4~69.0 | 49.3±6.1 | 40.2~58.6 |
| 白蛋白（g/L） | 38.5±3.0 | 32.8~45 | 39.2±4.2 | 31.6~52.6 | 37.3±3.4 | 32~43.4 | 38.9±5.3 | 34~46 |
| 球蛋白（g/L） | 15.8±3.3 | 8.8~22 | 14.4±6.3 | 6.2~29 | 11.7±4.9 | 4.8~14.8 | 11.2±3.3 | 5~26 |
| 血红蛋白（g/L） | 178±27 | 114~248 | 147±21 | 90~194 | 115±20 | 72~186 | 100±13 | 75~139 |

"—"表示数据不明

表 2-17　低出生体重儿、极低出生体重儿及超低出生体重儿生后第 1 天血液生化检测参考值（毛细血管血，第 1 天）

| 测定项目 | 体重（g） <1000 | 体重（g） 1001~1500 | 体重（g） 1501~2000 | 体重（g） 2001~2500 | 测定项目 | 体重（g） <1000 | 体重（g） 1001~1500 | 体重（g） 1501~2000 | 体重（g） 2001~2500 |
|---|---|---|---|---|---|---|---|---|---|
| 钠（mmol/L） | 138 | 133 | 135 | 134 | 总二氧化碳（mmol/L） | 19 | 20 | 20 | 20 |
| 钾（mmol/L） | 6.4 | 6.0 | 5.4 | 5.6 | 尿素氮（mmol/L）（mg/dl） | 7.9 22 | 7.5 21 | 5.7 16 | 5.7 16 |
| 氯（mmol/L） | 100 | 101 | 105 | 104 | 总蛋白（g/L） | 48（4.8） | 48（4.8） | 52（5.2） | 53（5.30） |

表 2-18　足月儿生后数日内血气分析、血清电解质和尿素氮参考值

| | 2～4 h 静脉血 | (48±12) h 毛细血管血 |
|---|---|---|
| pH 值 | 7.36±0.04 | 7.395±0.0037 |
| $PCO_2$（mmHg） | 43±7 | 38.7±5.1 |
| $PO_2$（mmHg） | — | 45.3±7.5 |
| 血细胞比容 | 57±5 | — |
| 血红蛋白（g/L） | 19.0±0.22 | 25.4±11.6 |
| 钠（mmol/L） | 137±3 | — |
| 钾（mmol/L） | 5.2±0.5 | — |
| 氯（mmol/L） | 111±5 | — |
| 钙（mmol/L） | 1.13±0.08 | 1.21±0.07 |
| 镁（mmol/L） | 0.30±0.05 | — |
| 糖（mmol/L） | 3.50±0.67 | 3.8±0.8 |
| 糖（mg/L） | 63±12 | — |
| 乳酸（mmol/L） | 3.9±1.5 | 2.6±0.7 |
| 尿素氮（mmol/L） | 2.5±0.71 | — |
| 尿素氮（mg/dl） | 7.1±2.0 | — |

"—" 该数据不明。

引自：Buonocore G，Bracci R，Weindling M. Neonatology-a practical approach to neonatal diseases. New York：Springer，2012：1295

表 2-19　早产儿（出生体重 1500～2500 g）生后早期静脉血电解质和尿素氮

| | 1 周 | 3 周 |
|---|---|---|
| 钠（mEq/L） | 139.6±3.2 | 136.3±2.9 |
| 钾（mEq/L） | 5.6±0.5 | 5.8±0.6 |
| 氯（mEq/L） | 108.2±3.7 | 108.3±3.9 |
| 钙（mg/dl） | 9.2±1.1 | 9.6±0.5 |
| 磷（mg/dl） | 7.6±1.1 | 7.5±0.7 |
| 尿素氮（mg/dl） | 9.3±5.2 | 13.3±7.8 |

引自：Buonocore G，Bracci R，Weindling M. Neonatology-a practical approach to neonatal diseases. New York：Springer，2012：1295

表 2-20　新生儿血液生化检测参考值

| | 年龄/胎龄 | 范围 | 观察对象 |
|---|---|---|---|
| 谷丙转氨酶（IU/L） | 1～5 天 | 6～50 | — |
| 血氨（umol/L） | 1～90 天 | 42～144 | — |
| 谷草转氨酶（IU/L） | 1～5 天 | 35～140 | — |
| 胆固醇（mmol/L） | — | 1.4～4.01 | 足月儿 |
| 肌酸激酶（IU/L） | 5～8h | 214～1175 | 足月儿 |
| | 72～100h | 87～725 | |
| 肌酐（umol/L） | | | |
| 中位数（2.5%～97.5%） | 24～28 周 | 78（35～136） | — |
| | 29～36 周 | 75（27～175） | — |

续表

| 年龄/胎龄 | | 范围 | | 观察对象 |
|---|---|---|---|---|
| 中位数±95%CI | | 生后第2天 | 生后第7天 | 生后第28天 | |
| | 28周 | 130±90 | 84±61 | 55±40 | |
| | 30周 | 111±81 | 76±56 | 50±37 | |
| | 32周 | 101±74 | 69±50 | 45±33 | |
| | 34周 | 91±67 | 63±46 | 41±30 | |
| | 36周 | 83±60 | 57±41 | 37±27 | |
| | 38周 | 75±55 | 51±38 | 34±25 | |
| | 40周 | 68±50 | 47±34 | 31±22 | |
| 乳酸（禁食）（mmol/L） | 24 h | | 0.8～1.2 | | |
| | 7天 | | 0.5～1.4 | | 足月儿 |
| 丙酮酸盐（ummol/L） | | | 80～150 | | 足月儿 |

引自：Buonocore G，Bracci R，Weindling M. Neonatology-a practical approach to neonatal diseases. New York：Springer，2012：1296

表 2-21　不同胎龄早产儿 AST 及 ALT 水平

| 矫正胎龄（周） | AST（IU/ml）50百分位（10～90百分位） | ALT（IU/ml）50百分位（10～90百分位） |
|---|---|---|
| 23 | 80（28～1367） | 7（0～224） |
| 25 | 59（22～260） | 13（5～82） |
| 27 | 37（21～177） | 12（5～70） |
| 33 | 31（19～83） | 11（6～32） |
| 36 | 40（22～98） | 13（8～42） |

AST，谷草转氨酶；ALT，谷丙转氨酶。
引自：Buonocore G，Bracci R，Weindling M. Neonatology-a practical approach to neonatal diseases. New York：Springer，2012：1296

表 2-22　生命不同时期血糖测定值（血清）[mmol/L（mg/dl）]

| 脐血 | 2.5～5.3（45～96） |
|---|---|
| 早产儿 | 1.1～3.3（20～60） |
| 足月儿 | 1.7～3.3（30～60） |
| 出生1天 | 2.2～3.3（40～60） |
| ＞1天 | 2.8～5.0（50～90） |
| 小儿 | 3.3～5.5（60～100） |
| 成人 | 3.9～5.8（70～105） |
| 全血成人 | 3.6～5.3（65～95） |

引自：Behrman RE, Kliegman RM, Jenson HB. Nelson textbook of pediartrics. 17th ed. Philadelphia：Elsevie Sciences，2004：2406-2407

表 2-23　新生儿葡萄糖-6-磷酸脱氢酶（G-6-PD）测定值

| 单位 | 参考值 |
|---|---|
| mU/mol Hb（U/g Hb） | 0.22～0.52（3.4～8.0） |
| nU/10⁶ RBC（U/10¹² RBC） | 0.10～0.23（98.6～232） |
| U/ml RBC（U/L RBC） | 1.16～2.72（1.16～2.72） |

Hb，血红蛋白；RBC，红细胞。
新生儿为成人值的50%。
在37℃条件下，为8～13.5 U/g Hb。
引自：Behrman RE, Kliegman RM, Jenson HB. Nelson textbook of pediartrics. 17th ed. Philadelphia：Elsevier Sciences，2004：2406-2407

表 2-24　早产儿乳汁渗透压（平均值±标准差）（mOsm/L）

| 生后日龄 | 乳汁渗透压 |
|---|---|
| 7天 | 290.8±1.78 |
| 28天 | 289.7±1.89 |

表 2-25 足月儿生后不同时期血游离钙、总钙、降钙素值

| | 脐血 | 3~24 h | ~48 h | ≥3 天 |
|---|---|---|---|---|
| 游离钙（血清、全血）（mmol/L） | 1.25~1.5 | 1.07~1.27 | 1.00~1.17 | 1.12~1.23 |
| （mg/dl） | (5.0~6.0) | (4.3~5.1) | (4.0~4.7) | (4.8~4.92) |
| 总钙（血清）（mmol/L） | 2.25~2.88 | 2.30~2.65 | 1.75~3.0 | 2.25~2.73 |
| （mg/dl） | (9.0~11.5) | (9.0~10.6) | (7.0~12.0) | (9~10.9) |
| 降钙素（血清、血浆）（pmol/L） | | 男：0.8~7.2 | | |
| （pg/dl） | | (3~26) | | |
| | | 女：0.6~4.7 | | |
| | | (2~17) | | |

表 2-26 母乳喂养婴儿出生后早期降钙素、甲状旁腺激素、钙、镁及磷酸盐水平

| 生后时间（h） | 降钙素（pg/ml） | 甲状旁腺激素（pg/ml） | 钙（mg/dl） | 镁（mg/dl） | 磷酸盐（mg/L） |
|---|---|---|---|---|---|
| 1 | 182.2±16.0 | 460.7±48.3 | 9.41±0.22 | 1.89±0.06 | 5.45±0.17 |
| 6 | 342.8±41.4 | 472.0±30.6 | 8.82±0.13 | 2.10±0.05 | 5.60±0.18 |
| 12 | 476.4±48.2 | 495.8±50.3 | 8.50±0.22 | 2.21±0.09 | 5.73±0.10 |
| 24 | 536.2±55.4 | 633.0±53.0 | 8.10±0.19 | 2.42±0.10 | 6.32±0.10 |
| 72 | 303.6±27.0 | 521.7±25.2 | 9.06±0.20 | 3.01±0.12 | 6.83±0.20 |
| 96 | 237.4±34.5 | 541.2±50.8 | 9.05±0.20 | 2.83±0.08 | 6.57±0.10 |
| 168 | 175.2±19.4 | 542.5±24.0 | 9.30±0.20 | 2.42±0.09 | 6.13±0.10 |

引自：Buonocore G，Bracci R，Weindling M. Neonatology-a practical approach to neonatal diseases. New York：Springer，2012：1296

表 2-27 足月儿生后 2 周内血清胆红素水平［μmol/L（mg/dl）］

| 日龄 | 平均值 | 标准差 |
|---|---|---|
| 脐血 | 34.37 (2.01) | 10.60 (0.62) |
| 第1天 | 70.45 (4.12) | 32.49 (1.9) |
| 第2天 | 110.64 (6.47) | 30.78 (1.8) |
| 第3天 | 160.91 (9.41) | 66.69 (3.9) |
| 第4天 | 182.80 (10.69) | 76.95 (4.5) |
| 第5天 | 196.48 (11.49) | 63.27 (3.7) |
| 第6天 | 200.93 (11.75) | 54.72 (3.2) |
| 第7天 | 196.65 (11.50) | 80.30 (4.68) |
| 第8天 | 183.83 (10.75) | 85.50 (5.88) |
| 第9天 | 176.64 (10.33) | 89.95 (5.26) |
| 第10天 | 162.11 (9.48) | 78.15 (4.57) |
| 第11天 | 142.10 (8.31) | 81.57 (4.77) |
| 第12天 | 134.92 (7.89) | 60.88 (3.56) |
| 第13天 | 113.03 (6.61) | 71.82 (4.2) |

表 2-28 足月儿生后 7 天内血清胆红素水平的百分位数分布（μmol/L）

| 百分位数 | 第1天 | 第2天 | 第3天 | 第4天 | 第5天 | 第6天 | 第7天 |
|---|---|---|---|---|---|---|---|
| 25 | 58.65 | 99.69 | 134.92 | 158.34 | 161.59 | 142.78 | 126.03 |
| 50 | 77.29 | 123.29 | 160.91 | 183.82 | 195.28 | 180.23 | 163.98 |
| 75 | 95.41 | 146.71 | 187.42 | 217.51 | 227.43 | 226.74 | 200.75 |
| 90 | 116.79 | 168.43 | 216.82 | 252.91 | 262.14 | 258.89 | 236.15 |
| 95 | 125.17 | 181.60 | 233.75 | 275.31 | 286.42 | 267.44 | 264.19 |

引自：丁国芳，张苏平. 我国部分地区正常新生儿黄疸的流行病学调查. 中华儿科杂志，2000，38（10）：624-627

表 2-29　不同地区足月儿生后 7 天内血清胆红素测定结果（平均值±标准差，μmol/L）

| 地区 | 例数 | 第 1 天 | 第 2 天 | 第 3 天 | 第 4 天 | 第 5 天 | 第 6 天 | 第 7 天 |
|---|---|---|---|---|---|---|---|---|
| 东北 | 393 | 80±28 | 119±31 | 153±33 | 176±36 | 185±42 | 180±49 | 169±53 |
| 华北 | 227 | 85±27 | 124±33 | 161±44 | 180±57 | 199±54 | 198±54 | 189±54 |
| 华南 | 255 | 82±31 | 133±43 | 180±55 | 207±60 | 212±63 | 204±66 | 203±66 |
| 平均值 | | 81±29 | 124±36 | 162±44 | 186±50 | 195±53 | 191±56 | 187±59 |
| F 值 | | 1.856 | 10.79 | 23.12 | 29.29 | 17.94 | 10.18 | 4.47 |
| P 值 | | 0.157 | <0.001 | <0.001 | <0.001 | <0.001 | <0.001 | <0.012 |

组间两两比较：东北与华南比较，$q=5.06$，$P<0.01$；东北与华北比较，$q=3.69$，$P<0.01$；华北与华南比较，$q=3.12$，$P<0.05$。

引自：丁国芳，张苏平. 我国部分地区正常新生儿黄疸的流行病学调查. 中华儿科杂志，2000，38（10）：624-627

表 2-30　新生儿生后早期血清部分酶学指标正常参考范围

| 酶学指标 | 单位 | 生后时期 | 参考范围 |
|---|---|---|---|
| 肌酸激酶（CPK） | nmol/L（U/L） | 早产儿 | 616.79～1782.03（37.0～106.9） |
| | | 3～12 周 | 501.76～1170.23（30.1～70.2） |
| 乳酸脱氢酶（LDH） | μmol/(S·L)（U/L） | 出生 | 4.84～8.37（290～501） |
| | | 1 天至 1 月 | 3.09～6.75（185～407） |
| 谷草转氨酶（SGOT，AST） | U/L | 出生至 10 天 | 6～25 |
| 谷丙转氨酶（SGPT，ALT） | U/L | 出生至 1 月 | 0～67 |
| 亮氨酸氨肽酶（LAP） | nmol/(S·L)（U/L） | 出生至 1 月 | 0～901.8（0～54） |
| | | >1 月 | 484.3～985.3（29～59） |
| 碱性磷酸酶（ALP） | μmol/(S·L)（U/L） | 出生至 1 月 | 0.57～1.90（34～114）（4.8～16.5 金氏单位） |
| 酸性磷酸酶（ACP） | μmol/(S·L)（U/L） | 出生至 1 月 | 0.12～0.32（7.4～19.4） |
| 磷酸酯酶（phospho-esterase） | μmol/(S·L)（U/L） | 出生至 2 周 | 0.08～0.27（5.0～16.0）（2.7～8.9 金氏单位） |
| 醛缩酶（aldolase） | nmol/(S·L)（U/L） | 出生至 2 周 | 33.34～315.06（2.0～18.9）（2.7～25.5 Brun 单位） |
| $\alpha_1$-抗胰蛋白酶（$\alpha_1$-AT） | g/L（mg/dl） | 出生至 5 天 | 1.43～4.40（143～440） |
| α-谷氨酸转肽酶（GGT，GGTP） | U/L | 脐血 | 5～53 |
| | | 出生至 1 月 | 13～147 |

表 2-31　不同时期肌酸激酶及同工酶参考范围

| | CK（U/L） | CKMB（%） | CKBB（%） |
|---|---|---|---|
| 脐血 | 70～380 | 0.3～3.1 | 0.3～10.5 |
| 生后 5～8 h | 214～1175 | 1.7～7.9 | 3.6～13.4 |
| 生后 24～33 h | 130～1200 | 1.8～5.0 | 2.3～8.6 |
| 生后 72～100 h | 87～725 | 1.4～5.4 | 5.1～13.3 |
| 成人 | 5～130 | 0～2 | 0 |

表 2-32　新生儿肌钙蛋白参考范围

| 肌钙蛋白 | |
|---|---|
| 肌钙蛋白 I（TnI） | 肌钙蛋白 T（TnT） |
| 平均 0.0311 μg/L 95% 置信区间为 0.088～1.12 μg/L | 足月新生儿 中位数：0 μg/L 范围：0～0.14 μg/L |

引自：Behrman RE, Kliegman RM, Jenson HB. Nelson textbook of Pediartrics. 17th ed. Philadelphia: Elsevier Sciences，2004：2413

表 2-33　新生儿血浆儿茶酚胺水平

| 儿茶酚胺（血浆） | 去甲肾上腺素 | 肾上腺素 | 多巴胺 |
| --- | --- | --- | --- |
| pmol/L | 591～2364 | <382 | <196 |
| pg/ml | 100～400 | <70 | <30 |

表 2-34　早产儿和足月儿生后 5 天内血降钙素原及 C 反应蛋白的平均水平（下限和上限）

| | 降钙素原（μg/L） | | C 反应蛋白（mg/L） | |
| --- | --- | --- | --- | --- |
| | 足月儿 | 早产儿 | 足月儿 | 早产儿 |
| 出生时 | 0.08 (0.01～0.55) | 0.07 (0.01～0.56) | 0.1 (0.01～0.65) | 0.1 (0.01～0.64) |
| 21～22 h | — | 6.5 (0.9～48.4) | 1.5 (0.2～10.0) | — |
| 24 h | 2.9 (0.4～18.7) | — | — | — |
| 27～36 h | — | — | — | 1.7 (0.3～11.0) |
| 56～70 h | — | — | 1.9 (0.3～13.0) | — |
| 80 h | 0.3 (0.04～1.8) | — | — | — |
| 90 h | — | — | — | 0.7 (0.1～4.7) |
| 96 h | — | 0.10 (0.01～0.8) | 1.4 (0.2～9.0) | — |
| 5 天 | — | — | — | — |

引自：Buonocore G，Bracci R，Weindling M. Neonatology-a practical approach to neonatal diseases. New York：Springer，2012：1297.

"—"表示数据不明

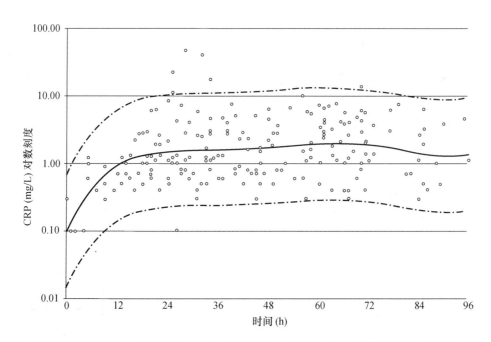

图 2-1　不同出生时龄健康足月儿从出生至生后 96 h 内 C 反应蛋白（CRP）的 95％参考区间。圆圈代表单个数值，虚线代表上限和下限，实线代表预测的几何平均数

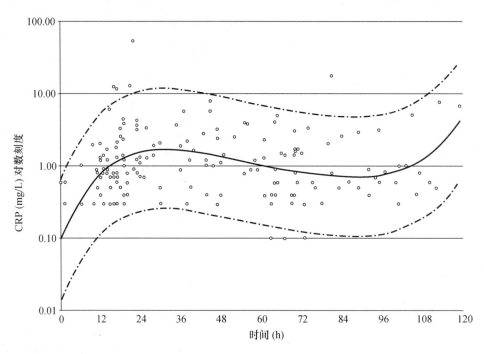

**图 2-2** 不同出生时龄健康早产儿从出生至生后 120 h 内 C 反应蛋白（CRP）的 95％参考区间。圆圈代表单个数值，虚线代表上限和下限，实线代表预测的几何平均数

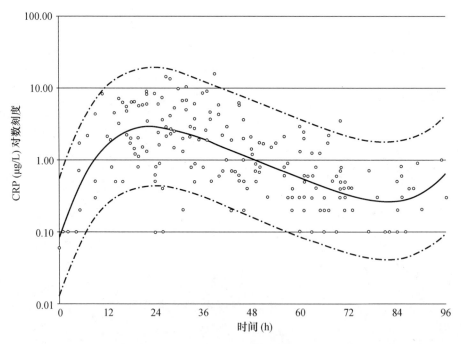

**图 2-3** 不同出生时龄健康足月儿从出生至生后 96 h 内降钙素原（PCT）的 95％参考区间。圆圈代表单个数值，虚线代表上限和下限，实线代表预测的几何平均数

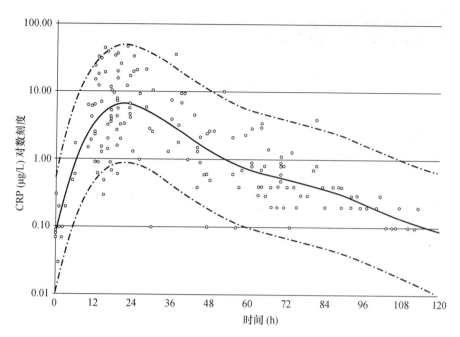

**图 2-4** 不同出生时龄健康早产儿从出生至生后 120 h 内降钙素原（PCT）的 95% 参考区间。圆圈代表单个数值，虚线代表上限和下限，实线代表预测的几何平均数

**表 2-35 新生儿生后早期其他血液生化检测值参考范围**

| 血液生化指标 | 生后时期 | 参考范围 |
|---|---|---|
| 氨氮（血浆）[μmol/L（μg/dl）] | 新生儿 | 64～107（90～150） |
| | 0～2 周 | 56～92（79～129） |
| | >1 月 | 21～50（29～70） |
| 甲胎蛋白（血浆、血清）（mg/dl） | 出生 | 0～10 |
| 胡萝卜素 [μmol/L（μg/dl）] | 出生 | 10.99，0～62.8（70，0～400） |
| 胆固醇（血浆、血清）[mmol/L（mg/dl）] | 早产儿，脐血 | 1.74，1.2～2.5（67，47～98） |
| | 足月儿，脐血 | 1.74，1.2～2.5（67，45～98） |
| | 足月新生儿 | 2.21，1.2～4.3（85，45～167） |
| | 3 天至 1 岁 | 3.38，1.8～4.5（130，69～174） |
| 铜（血浆、血清）[μmol/L（μg/dl）] | 0～6 月 | 10.99（70） |
| 肌酐（血浆、血清）[μmol/L（mg/dl）] | 脐血 | 53～106（0.6～1.2） |
| | 新生儿 | 70.72～123.76（0.8～1.4） |
| 游离脂肪酸（血浆）（μmol/L） | 新生儿 | 905±470 |
| 镁（血浆、血清）[mmol/L（mg/dl）] | 0～6 天 | 0.48～1.05（1.2～2.6） |
| | 7 天至 2 岁 | 0.65～1.05（1.6～2.6） |
| 磷（无机的，血浆、血清）[mmol/L（mg/dl）] | 早产儿 出生时 | 1.81～2.58（5.6～8.0） |
| | 6～10 天 | 1.97～3.78（6.1～11.7） |
| | 20～25 天 | 2.13～3.04（6.6～9.4） |
| | 足月儿 出生时 | 1.62～2.52（5.0～7.8） |
| | 3 天 | 1.87～2.91（5.8～9.0） |
| | 6～12 天 | 1.58～2.87（4.9～8.9） |
| | 1 月 | 1.62～3.07（5.9～9.5） |

续表

| 血液生化指标 | 生后时期 | 参考范围 |
|---|---|---|
| 渗透压（mOsm/kg） | | 270～290 |
| 锌 [μmol/L（μg/dl）] | | 11.78～20.96（77～13） |
| 铅 [mmol/L（mg/dl）] | 小儿 | 0.48（<10），中毒量：≥4.83（≥100） |
| 苯丙氨酸 [mmol/L（mg/dl）] | 新生儿 | 0.07～0.21（1.2～3.5） |
| 维生素 A（血浆、血清）（mg/dl） | 出生 | 20 |
| 叶酸盐（血清）[nmol/L（ng/ml）] | 新生儿 | 15.9～72.4（7.0～32） |
| 半乳糖（血清）[mmol/L（mg/dl）] | 新生儿 | 0～1.11（0～20） |
| 铁（血清）[μmol/L（μg/dl）] | 新生儿 | 17.90～44.75（100～250） |
| 铁蛋白（血清）[μg/L（ng/ml）] | 新生儿 | 25～200（25～200） |
| | 1 月 | 200～600（200～600） |
| 血浆铜蓝蛋白 [mg/L（mg/dl）] | 0～5 天 | 50～260（5～26） |
| | 0～19 岁 | 240～460（24～46） |
| 视黄醇结合蛋白（血清）[mg/L（mg/dl）] | 0～5 天 | 8～45（0.8～4.5） |
| 游离脂肪酸（血清）（mmol/L） | 早产儿，10～55 天 | 0.15～0.7 |
| 次黄嘌呤（μmol/L） | 12～36 h | 2.7～11.2 |
| | 3 天 | 1.3～7.9 |
| | 5 天 | 0.6～5.7 |
| | 脑脊液，0～1 月 | 1.8～5.5 |
| 胃泌素 [ng/L（pg/ml）] | 新生儿 | 200～300（200～300） |

表 2-36　新生儿及小婴儿血清总蛋白及蛋白电泳（g/L）

| 测定项目 | 年龄 | | | |
|---|---|---|---|---|
| | 脐血 | 出生 | 1 周 | 1～3 月 |
| 总蛋白 | 47.8～80.4 | 46～70 | 44～76 | 36.4～73.8 |
| 白蛋白 | 21.7～40.4 | 32～48 | 29～55 | 20.5～44.6 |
| α₁ | 2.5～6.6 | 1～3 | 0.9～2.5 | 0.8～4.3 |
| α₂ | 4.4～9.4 | 2～3 | 3～4.6 | 4～11.3 |
| β | 4.2～15.6 | 3～6 | 1.6～6 | 3.9～11.4 |
| γ | 8.1～16.1 | 6～12 | 3.5～13 | 2.5～10.5 |

表 2-37　早产儿、足月儿及婴儿血浆-血清氨基酸参考范围（μmol/L）

| 氨基酸 | 早产儿（第 1 天） | 足月儿（第 1 天开奶前） | 16 天至 4 月 | 新生儿 | 婴儿 |
|---|---|---|---|---|---|
| 牛磺酸 | 105～255 | 101～181 | — | 141±40 | — |
| 羟脯氨酸 | 0～80 | 0 | — | — | — |
| 天冬氨酸 | 0～20 | 4～12 | 17～21 | 8±44 | 19±2 |
| 苏氨酸 | 155～275 | 196～238 | 141～213 | 217±21 | 177±36 |
| 丝氨酸 | 195～345 | 129～197 | 104～158 | 163±34 | — |
| 天冬氨酸＋谷氨酸 | 655～1155 | 623～895 | | 759±136 | — |
| 脯氨酸 | 155～305 | 155～305 | 141～245 | 183±32 | 193±52 |
| 谷氨酸 | 30～100 | 27～77 | | 52±25 | — |

续表

| 氨基酸 | 早产儿<br>（第1天） | 足月儿<br>（第1天开奶前） | 16天至4月 | 新生儿 | 婴儿 |
|---|---|---|---|---|---|
| 对羟苯甘氨酸 | 185～735 | 274～412 | 178～248 | 343±69 | 213±35 |
| 丙氨酸 | 325～425 | 274～384 | 239～345 | 329±55 | 292±53 |
| 缬氨酸 | 80～180 | 97～175 | 123～199 | 136±39 | 161±38 |
| 胱氨酸 | 55～75 | 49～75 | 33～51 | 62±13 | 42±9 |
| 甲硫氨酸 | 30～40 | 21～37 | 15～21 | 29±8 | 18±3 |
| 异亮氨酸 | 20～60 | 31～47 | 31～47 | 39±8 | 39±8 |
| 亮氨酸 | 45～95 | 55～89 | 56～98 | 72±17 | 77±21 |
| 酪氨酸 | 20～220 | 53～85 | 33～75 | 69±16 | 54±21 |
| 苯丙氨酸 | 70～110 | 64～92 | 45～65 | 78±14 | 55±10 |
| 鸟氨酸 | 70～110 | 66～116 | 37～61 | 91±25 | 50±11 |
| 赖氨酸 | 130～250 | 154～246 | 117～163 | 200±46 | 135±28 |
| 组氨酸 | 30～70 | 61～93 | 64～92 | 77±16 | 78±14 |
| 精氨酸 | 30～70 | 37～71 | 53～71 | 54±17 | 62±9 |
| 色氨酸 | 15～45 | 15～45 | — | 32±17 | — |
| 瓜氨酸 | 8.5～23.7 | 10.8～21.1 | — | — | — |
| 乙醇胺 | 13.4～105 | 32.7～72 | — | — | — |
| α氨基丁酸 | 0～29 | 8.7～20.4 | — | — | — |

注：最右侧两列的数值为平均值±标准差。

"—"表示数据不明

## 三、免疫功能正常值

**表 2-38　足月儿生后不同时期血清免疫球蛋白参考值**

| 年龄 | IgG（g/L） | IgA（mg/L） | IgM（mg/L） |
|---|---|---|---|
| 脐血 | 7.6～17 | 0～50 | 40～240 |
| 新生儿 | 7～14.8 | 0～22 | 50～300 |
| 1～6月 | 5～12 | 30～820 | 150～1090 |
| 成人 | 6～16 | 760～3900 | 400～3450 |

**表 2-39　足月儿生后 4 周内免疫球蛋白 IgG 亚类参考值（g/L）**

| 年龄 | IgG$_1$ | IgG$_2$ | IgG$_3$ | IgG$_4$ |
|---|---|---|---|---|
| 脐血 | 4.35～10.84 | 1.43～4.53 | 0.27～1.46 | 0.01～0.47 |
| 1～7天 | 3.81～9.37 | 1.17～3.82 | 0.21～1.15 | 0.01～0.44 |
| 8～14天 | 3.27～7.90 | 0.92～3.10 | 0.16～0.85 | 0.01～0.40 |
| 3～4周 | 2.18～4.96 | 0.40～1.67 | 0.04～0.23 | 0.01～0.30 |

表 2-40 早产儿（29～32 孕周）血浆免疫球蛋白水平及范围（mg/dl）

| 月龄 | 例数 | IgG | IgM | IgA |
|---|---|---|---|---|
| 0.25 | 42 | 368（186～728） | 9.1（2.1～39.4） | 0.6（0.04～1） |
| 0.5 | 35 | 275（119～637） | 13.9（4.7～41） | 0.9（0.01～7.5） |
| 1 | 26 | 209（97～452） | 14.4（6.3～33） | 1.9（0.3～12） |
| 1.5 | 22 | 156（69～352） | 15.4（5.5～43.2） | 2.2（0.7～6.5） |
| 2 | 11 | 123（64～237） | 15.2（4.9～46.7） | 3（1.1～8.3） |
| 3 | 14 | 104（41～268） | 16.3（7.1～37.2） | 3.6（0.8～15.4） |
| 4 | 21 | 128（39～425） | 26.5（7.7～91.2） | 9.8（2.5～39.3） |
| 6 | 21 | 179（51～634） | 29.3（10.5～81.5） | 12.3（2.7～57.1） |
| 8～10 | 16 | 280（140～561） | 34.7（17～70.8） | 20.9（8.3～53） |

引自：Ballow M，Cates KL，Rowe JC，et al. Development of the immune system in very low birth weight（less than 1500 g）premature infants：concentrations of plasma immunoglobulins and patterns of infections. Pediatr Res，1986，20（9）：899-904

表 2-41 早产儿（25～28 孕周）血浆免疫球蛋白水平及范围（mg/dl）

| 月龄 | 例 | IgG | IgM | IgA |
|---|---|---|---|---|
| 0.25 | 18 | 251（114～552） | 7.6（1.3～43.3） | 1.2（0.07～20.8） |
| 0.5 | 14 | 202（91～446） | 14.1（3.5～56.1） | 3.1（0.09～10.7） |
| 1 | 10 | 158（57～437） | 12.7（3.0～53.3） | 4.5（0.65～30.9） |
| 1.5 | 14 | 134（59～307） | 16.2（4.4～59.2） | 4.3（0.9～20.9） |
| 2 | 12 | 89（58～136） | 16（5.3～48.9） | 4.1（1.5～11.1） |
| 3 | 13 | 60（23～156） | 13.8（5.3～36.1） | 3（0.6～15.6） |
| 4 | 10 | 82（32～210） | 22.2（11.2～43.9） | 6.8（1～47.8） |
| 6 | 11 | 159（56～455） | 41.3（8.3～205） | 9.7（3～31.2） |
| 8～10 | 6 | 273（94～794） | 41.8（31.3～56.1） | 9.5（0.9～98.6） |

引自：Ballow M，Cates KL，Rowe JC，et al. Development of the immune system in very low birth weight（less than 1500 g）premature infants：concentrations of plasma immunoglobulins and patterns of infections. Pediatr Res，1986，20（9）：899-904

表 2-42 足月儿生后 1 周 T 细胞亚群检测参考值及与成人的比较

| T 细胞各项值 | 生后 2～7 天（%） | 正常成人（%） |
|---|---|---|
| $CD_3$ 细胞 | 54.4±4.1 | 58.3±4.3 |
| $CD_4$ 细胞 | 38.5±5.7 | 41.2±9.8 |
| $CD_8$ 细胞 | 27.4±3.5 | 30.5±7.2 |
| $CD_4/CD_8$ | 1.4±0.1 | 1.35±0.3 |

表 2-43 不同出生体重新生儿各种补体成分与正常成人标准血清比较（mg/L）

| 组别 | $CH_{50}$ | $C_{1q}$ | $C_2$ | $C_3$（$B_{1C}$） | $C_4$ | $C_4$（$B_{1E}$） | $C_{1q}$ | $B_{1C}$ | $B_{1E}$ |
|---|---|---|---|---|---|---|---|---|---|
| <1000 g | 0.6±0.1 | 0.5±0.1 | 1.2±0.1 | 0.6±0.1 | 0.5±0.1 | 0.6±0.2 | 11±2 | 890±160 | 90±30 |
| 1500 g | 0.7±0.1 | 0.4±0.02 | 0.4±0.2 | 0.7±0.1 | 1.4±0.3 | 0.8±0.1 | 11±1 | 940±100 | 120±20 |
| 2000 g | 0.7±0.3 | 0.7±0.1 | 1.2±0.5 | 0.9±0.2 | 1.0±0.6 | 1.0±0.3 | 16±3 | 1410±240 | 150±40 |
| 2500 g | 0.9±0.2 | 0.8±0.1 | 1.0±0.2 | 1.0±0.2 | 1.2±0.4 | 1.4±0.3 | 19±3 | 1510±330 | 210±50 |
| >2500 g | 0.9±0.1 | 0.9±0.1 | 1.0±0.2 | 1.0±0.2 | 1.4±0.3 | 1.0±0.1 | 22±1 | 1600±130 | 160±20 |
| 母亲 | 1.5±0.1 | 0.9±0.1 | 1.2±0.1 | 1.8±0.1 | 1.9±0.2 | 2.3±0.1 | 23±1 | 2540±120 | 350±20 |
| 成人 | 1.0 | 1.0 | 1.0 | 1.0 | 1.0 | 1.0 | 25 | 1452 | 152 |

表 2-44　新生儿血清补体含量及与成人的比较

| 补体成分 | 相当于成人水平的百分比（%） | | 成人水平 | |
| --- | --- | --- | --- | --- |
| | 新生儿 | 1 个月 | U/ml | mg/ml |
| $C_{1q}$ | 73 | 65 | 118 | — |
| $C_2$ | 76 | 102 | 141 | — |
| $C_4$ | 60 | 73 | — | 51 |
| $C_3$ | 50 | 70 | — | 130 |
| $C_5$ | 56 | 72 | — | 8 |
| $C_9$ | 16 | — | — | 23 |
| B 因子 | 49 | 72 | — | 24 |
| $C_3PA$ | 50 | — | — | — |

## 四、血各种激素正常值

表 2-45　新生儿甲状腺功能测定

| 测定项目 | | 脐血 | 出生 | 24 h | 48 h |
| --- | --- | --- | --- | --- | --- |
| PBI | $\mu mol/L$ | 0.47，0.34～0.75 | 0.34～0.75 | 0.58～1.02 | 0.76～1.33 |
| | $(\mu g/L)$ | (5.9，4.3～9.5) | (4.3～9.5) | (7.3～12.9) | (9.6～16.8) |
| BEI | $\mu mol/L$ | 0.43，0.28～0.58 | 0.43，0.36～5.14 | — | — |
| | $(\mu g/L)$ | (5.5，3.6～7.4) | (5.5，4.5～6.5) | | |
| TSH | mIU/L | — | 8.38 (3～22) | 17.1±3 | 12.8±1.9 |
| $T_4$ | nmol/L | 146.9，94.9～198.9 | 145.6，89.7～217.1 | ←　143～299　→ | |
| | $(\mu g/dl)$ | (11.3，7.3～15.3) | (11.2，6.9～16.7) | (11～23) | |
| $T_3$ | ng/L | 48，12～90 | 217 | 125，89～256 | |
| $T_3RU$ | | 0.84，0.64～1.0 | — | 1.15，0.9～1.4 | |
| | | (84%，64%～100%) | | (115%，90%～140%) | |
| TBG | mg/L | 14～94 | — | — | |
| | (mg/dl) | (1.4～9.4) | | | |

| 测定项目 | | 1 周 | 2 周 | 4 周 |
| --- | --- | --- | --- | --- |
| PBI | $\mu mol/L$ | 0.58～1.15 | 0.32～0.87 | 0.32～0.87 |
| | $(\mu g/L)$ | (7.3～14.5) | (4.0～11.0) | (4.0～11.0) |
| BEI | $\mu mol/L$ | 0.77，0.62～0.95 | 0.62，0.55～0.65 | 0.38，0.32～0.43 |
| | $(\mu g/L)$ | (9.8，7.8～12.0) | (7.8，7.0～8.2) | (4.8，4.0～5.5) |
| TSH | mIU/L | | <1～10 | — |
| $T_4$ | nmol/L | ← | 117～234 | → |
| | $(\mu g/dl)$ | | (9～18) | |
| $T_3$ | ng/L | — | 250 | 163，114～189 |
| $T_3RU$ | | 0.94，0.74～1.14 | — | 0.9，0.66～1.14 |
| | | (94%，74%～114%) | | (90%，66%～114%) |
| TBG | mg/L | ← | 10～90 | → |
| | (mg/dl) | | (1.0～9.0) | |

PBI，蛋白结合碘；BEI，乙醇浸出碘；TSH 促甲状腺素；$T_3RU$ 三碘甲腺原氨酸树脂吸收；TBG，甲状腺素结合球蛋白。
"—" 表示数据不明

表 2-46　足月儿及早产儿生后 28 天内 TSH、T₃ 及 T₄ 平均值（2.5～97.5 百分位数）

| 日龄 | TSH （mIU/L） | 游离 T₄ （pmol/L） | 游离 T₃ （pmol/L） |
|---|---|---|---|
| 7 天 | 3.11 （0.32～12.27） | 18.0 （8.9～33.6） | 6.4 （2.3～10.4） |
| 14 天 | 3.01 （0.34～11.44） | 17.9 （8.9～32.9） | 6.4 （2.4～10.4） |
| 21 天 | 2.89 （0.35～10.43） | 17.8 （9.0～32.3） | 6.5 （2.5～10.3） |
| 28 天 | 2.80 （0.36～9.75） | 17.7 （9.0～31.8） | 6.5 （2.6～10.2） |

引自：Buonocore G，Bracci R，Weindling M. Neonatology-a practical approach to neonatal diseases. New York：Springer，2012：1296

表 2-47　早产儿及足月儿甲状腺功能检测参考值 （μg/dl）

| | 血清 T₄ 浓度 | | | | | 血清游离 T₄ 指数 | | | | |
|---|---|---|---|---|---|---|---|---|---|---|
| | 胎龄 | | | | | 胎龄 | | | | |
| | 30～31 | 32～33 | 34～35 | 36～37 | 足月 | 30～31 | 32～33 | 34～35 | 36～37 | 足月 |
| **脐血** | | | | | | | | | | |
| 平均值 | 6.5 | 7.5 | 6.7 | 7.5 | 8.2 | — | — | 5.6 | 5.6 | 5.9 |
| 标准差 | 1.5 | 2.1 | 1.2 | 2.8 | 1.8 | — | — | 1.3 | 2.0 | 1.1 |
| **12～72 h** | | | | | | | | | | |
| 平均值 | 11.5 | 12.3 | 12.4 | 15.5 | 19.0 | 13.1 | 12.9 | 15.5 | 17.1 | 19.7 |
| 标准差 | 2.1 | 3.2 | 3.1 | 2.6 | 2.1 | 2.4 | 2.7 | 3.0 | 3.5 | 3.5 |
| **3～10 天** | | | | | | | | | | |
| 平均值 | 7.71 | 8.51 | 10.0 | 12.7 | 15.9 | 8.3 | 9.0 | 12.0 | 15.1 | 16.2 |
| 标准差 | 1.8 | 1.9 | 2.4 | 2.5 | 3.0 | 1.9 | 1.8 | 2.3 | 0.7 | 3.2 |
| **11～20 天** | | | | | | | | | | |
| 平均值 | 7.5 | 8.3 | 10.5 | 11.2 | 12.2 | 8.0 | 9.1 | 11.8 | 11.3 | 12.1 |
| 标准差 | 1.8 | 1.6 | 1.8 | 2.9 | 2.0 | 1.6 | 1.9 | 2.7 | 1.9 | 2.0 |
| **21～45 天** | | | | | | | | | | |
| 平均值 | 7.8 | 8.0 | 9.3 | 11.4 | 12.1 | — | 8.4 | 9.0 | 10.9 | 11.1 |
| 标准差 | 1.5 | 1.7 | 1.3 | 4.2 | 1.5 | — | 1.4 | 1.6 | 2.8 | 1.4 |
| **46～90 天** | 30～37 周 | | | | | 30～35 周 | | | | |
| 平均值 | 9.6 | | | | | 9.4 | | | | |
| 标准差 | 1.7 | | | | | 1.4 | | | | |

引自：Cuestas RA. Thyroid function in healthy premature infants. J Pediatr，1978，92 （6）：963-967

表 2-48　新生儿胰岛素、胰高血糖素、生长激素、促肾上腺皮质激素及抗利尿激素测定

| | | |
|---|---|---|
| 胰岛素 （12 h 禁食）（血清）[mU/L （μU/ml）] | 新生儿 | 3～20 （3～20） |
| 胰高血糖素 [ng/L （pg/ml）] | 新生儿 | 210～1500 （210～1500） |
| 生长激素 （血清、血浆）[μg/L （ng/ml）] | 脐血 | 10～50 （10～50） |
| | 新生儿 1 天 | 5～53 （5～53） |
| | 1 周 | 5～27 （5～27） |
| 促肾上腺皮质激素 ACTH （血浆）[ng/L （pg/ml）] | 脐血 | 130～160 （130～160） |
| | 1～7 天 | 100～140 （100～140） |
| 血浆渗透压 （mOsm/L） | 抗利尿激素 （ADH）血浆水平 [ng/L （pg/ml）] | |
| 270～280 | <1.5 （<1.5） | |
| 280～285 | <2.5 （<2.5） | |
| 285～290 | 1～5 （1～5） | |
| 290～295 | 2～7 （2～7） | |
| 295～300 | 4～12 （4～12） | |

表 2-49　早产儿及足月儿生后 1 年内胰岛素样生长因子（IGF-1）水平（ng/ml）

| 年龄 | 足月儿（40 孕周） | | 早产儿（＜40 孕周） | |
|---|---|---|---|---|
| | 范围 | 均值 | 范围 | 均值 |
| 出生 | 15～109 | 59 | 21～93 | 51 |
| 2 个月 | 15～109 | 55 | 23～163 | 81 |
| 4 个月 | 7～124 | 50 | 23～171 | 74 |
| 12 个月 | 15～101 | 56 | 15～179 | 77 |

引自：Behrman RE，Kliegman RM，Jenson HB. Nelson textbook of pediartrics. 17th ed. Philadelphia：Elsevier Sciences，2004：2409

表 2-50　不同年龄血液乳酸、乳酸脱氢酶及其同工酶含量

| L-乳酸 | 全血 | 1～12 月 | 1.1～2.3 mmol/L |
|---|---|---|---|
| | | 1～7 岁 | 0.8～1.5 mmol/L |
| | | 7～15 岁 | 0.6～0.9 mmol/L |
| D-乳酸 | 血浆 | 6 个月至 3 岁 | 0.0～0.3 mmol/L |
| 乳酸脱氢酶 | 血清 | 1～12 月 | 170～580 U/L |
| | | 1～9 岁 | 150～500 U/L |
| | | 10～19 岁 | 120～330 U/L |
| 乳酸脱氢酶同工酶 | 血清 | 占总活性的百分比 | |
| | | 1～6 岁 | 7～19 岁 |
| LD1 | | 20%～38% | 20%～35% |
| LD2 | | 27%～38% | 31%～38% |
| LD3 | | 16%～26% | 19%～28% |
| LD4 | | 5%～16% | 7%～13% |
| LD5 | | 3%～13% | 5%～12% |

引自：Behrman RE，Kliegman RM，Jenson HB. Nelson textbook of pediartrics. 17th ed. Philadelphia：Elsevier Sciences，2004：2409.
非新生儿值仅供参考

表 2-51　不同年龄促性腺激素、类固醇激素及其代谢产物正常值

| 激素（血浆或血清） | 年龄 | 男 | 女 |
|---|---|---|---|
| 皮质醇 nmol/L（μg/dl） | 新生儿 | 28～662（1～24） | |
| 醛固酮 nmol/L（ng/dl） | 早产儿 | | |
| | 26～30 周 | 0.41～17.6（5～635） | |
| | 31～35 周 | 0.53～3.9（19～141） | |
| | 足月儿 | | |
| | 3 天 | 0.19～1.5（7～184） | |
| | 1 周 | 0.14～4.8（5～175） | |
| | 1～12 月 | 0.14～2.5（5～90） | |
| 肾素活性 μg/(L·h)［ng/(ml·h)］ | 3～6 天 | 8～14（8～14） | |
| | 0～3 岁 | 3～6（3～6） | |
| 促卵泡激素 IU/L（mIU/ml） | 新生儿 | ＜1～2.4（＜1～2.4） | |
| | 2 周至 1 岁 | ＜1～20（＜1～20） | ＜1～30（＜1～30） |

续表

| | 年龄 | 男 | 女 |
|---|---|---|---|
| 黄体生成素 IU/L（mIU/ml） | 新生儿 | 1.5～3（1.5～3） | |
| | 2周～1岁 | 3.5～25（3.5～25） | 2.1～14（2.1～14） |
| 睾酮 nmol/L（ng/dl） | 新生儿 | 2.6～13.87（75～400） | 0.69～2.22（20～64） |
| | 1～7岁 | 1周，0.73～1.73（20～50）；2～3月，2.08～13.87（60～400）；7月至7岁0.1～0.35（3～10） | 1月，0.1～0.35（3～10） |
| 雄烯二酮 nmol/L（ng/dl） | 脐血 | 2.9±0.94（85±27） | 3.2±1.0（93±28） |
| | 1～3月 | 1.2±0.4（34±11） | 0.66±0.14（19±4） |
| | <7岁 | 0.73±0.42（21±12） | |
| 脱氢异雄酮 nmol/L（ng/dl） | 脐血 | 7.04±4.82（203±139） | |
| | <7岁 | 1.35±0.97（39±28） | |
| 硫酸脱氢异雄酮 nmol/L（ng/dl） | 脐血 | 2.37±0.96（91±37） | |
| | <7岁 | 0.16±0.12（6.0±4.5） | |
| 促肾上腺皮质激素（血浆）μg/L（pg/ml） | 脐血 | 130～160（130～160） | |
| | 1～7天 | 100～140（100～140） | |
| 17-羟孕酮 nmol/L（ng/dl） | 早产儿26～30周 | 3.76～25.5（124～841） | |
| | 31～35周 | 0.79～17.2（26～568） | |
| | 足月儿3天 | 0.2～2.33（7～77） | |

表 2-52　不同出生胎龄、日龄及年龄雌激素水平

| 游离雌三醇 [nmol/L（μg/L）] | | 总雌三醇（血清） [nmol/L（ng/ml）] | | 总雌激素（血清） [ng/L（pg/ml）] | |
|---|---|---|---|---|---|
| 胎龄 | 值 | 胎龄 | 值 | 年龄 | 值 |
| 25 | 12.0～34.7（3.5～10.0） | 24～28 | 104～590（30～170） | 1～10天 | 61～394（61～394） |
| 28 | 13.9～43.4（4.0～12.5） | 29～32 | 140～760（40～220） | 11～20天 | 122～437（122～437） |
| 30 | 15.6～48.6（4.5～14.5） | 33～36 | 208～970（60～280） | 21～30天 | 156～350（156～350） |
| 32 | 17.4～55.5（5.0～16.5） | 37～40 | 280～1210（80～350） | 小儿　男 | <30（<30） |
| 34 | 19.1～64.2（5.5～18.5） | | | 女 | 40～115（40～115） |
| 36 | 24.3～86.8（7.0～25.0） | | | 青春前期 | ≤40（≤40） |
| 37 | 27.8～97.2（8.0～28.0） | | | | |
| 38 | 31.2～111.0（9.0～32.0） | | | | |
| 39 | 34.7～116.0（10.0～34.0） | | | | |
| 40 | 36.4～86.8（10.5～25.0） | | | | |

引自：Behrman RE，Kliegman RM，Jenson HB. Nelson textbook of pediartrics. 17th ed. Philadelphia：Elsevier Sciences，2004：2406

## 五、尿正常值

表 2-53　新生儿尿常规正常值

| | | |
|---|---|---|
| 量 | 出生至 6 天 | 20～40 ml/d |
| | 1 周 | 200 ml/d |
| 比重 | 1.001～1.020 | |
| 蛋白 | 8～12 mg/24 h | |
| 管型及白细胞 | 出生 2～4 天可出现 | |
| 渗透压（mmol/L） | 出生时 | 100 |
| | 24 h 后 | 115～232 |
| pH | 5～7 | |

表 2-54　新生儿尿液检测部分指标参考范围

| 指标 | 单位 | 年龄 | 参考范围 |
|---|---|---|---|
| 醛固酮 | nmol/mmolCr（μg/gCr） | 新生儿 | 6.28～43.94（20～140） |
| | nmol/d（μg/24 h） | 1～3 天 | 1.39～13.88（0.5～5） |
| 17 羟皮质酮 | μmol/d（mg/d） | 出生至 14 天 | 0.138～0.83（0.05～0.3） |
| | | 15 天至 1 岁 | 0.28～1.38（0.1～0.5） |
| 17 酮类固醇 | μmol/d（mg/d） | 出生至 14 天 | ＜8.86（＜2.5） |
| | | 15 天至 1 岁 | ＜3.47（＜1.0） |
| 孕烷三醇 | mg/d | 出生至 7 天 | 0.01 |
| | | 8 天至 1 岁 | 0.01 |
| 肌酐 | μmol/(kg·24 h)[mg/(kg·d)] | 新生儿 | 70.4～114.4（8～13） |
| 高香草酸（HVA） | mg/gCr（mmol/molCr） | 1～12 月 | ＜32.2（＜20） |
| 香草扁桃酸（VMA） | μg/(kg·d) | 1 周至 1 月 | 35～180 |

表 2-55　新生儿尿液生化值

| | | |
|---|---|---|
| **电解质** | | |
| 钠（mmol/L） | | 18～60 |
| 钾（mmol/L） | | 10～40 |
| 氯（mmol/L） | | 1.7～8.5 |
| 钙（mmol/L） | | ＜2.0 |
| 碳酸氢盐（mmol/L） | | 1.5～2.0 |
| **其他检测指标** | | |
| 氨[μmol/(min·m²)] | 婴儿 2～15 月 | 4.0～40 |
| | 幼儿 | 5.9～16.5 |
| 肌酐 μmol/(kg·24 h)[mg/(kg·d)] | 早产儿 2～12 周 | 73.0～175.1（8.3～19.9） |
| | 足月儿 1～7 周 | 88～136.4（10.0～15.5） |
| | 小儿 2～3 岁 | 56.32～192.72（6.4～21.9） |
| 葡萄糖（mg/L） | | 50 |
| 渗透压（婴儿）[mmol/L（mOsm/L）] | | 50～600 |
| VMA（μg/mgCr） | | 5～19 |
| HVA（μg/mgCr） | | 3～16 |
| 蛋白 | | 微量 |
| 尿素氮（mg/L） | | 300～3000 |
| 可滴定酸度[μmol/(min·m²)] | | |
| | 早产儿 | 0～12 |
| | 足月儿 | 0～11 |

VMA，香草扁桃酸；HVA，高香草酸

表 2-56  新生儿尿儿茶酚胺组分测定

|  | 去甲肾上腺素 | 肾上腺素 | 多巴胺 |
|---|---|---|---|
| nmol/24 h | 0～59 | 0～13.6 | 0～555 |
| μg/24 h | 0～10 | 0～2.5 | 0～85 |
| 尿总量 |  | 10～15 μg/24 h |  |

表 2-57  新生儿尿钙、脑脊液钙、粪钙值

| 尿钙 | 游离钙 | 0.13～1.0 mmol/24 h（5～40 mg/24 h） |
|---|---|---|
|  | 平均 | 1.25～3.8 mmol/24 h（50～150 mg/24 h） |
| 脑脊液钙 | 1.05～1.35 mmol/L（4.2～5.4 mg/dl） | |
| 粪钙 | 16 mmol/24 h（0.64 g/24 h） | |

表 2-58  正常新生儿尿氨基酸测定值

| 氨基酸 | 测定值（μmol/d） |
|---|---|
| 半胱氨酸 | Tr～3.32 |
| 磷酸乙醇胺 | Tr～8.86 |
| 牛磺酸 | 7.59～7.72 |
| 羟脯氨酸 | 0～9.81 |
| 天冬氨酸 | Tr |
| 苏氨酸 | 0.18～7.99 |
| 丝氨酸 | Tr～20.7 |
| 谷氨酸 | 0～1.78 |
| 脯氨酸 | 0～5.17 |
| 对羟苯甘氨酸 | 0.18～65.3 |
| 丙氨酸 | Tr～8.03 |
| α-氨基丁酸 | 0～0.47 |
| 缬氨酸 | 0～7.76 |
| 胱氨酸 | 0～7.96 |
| 甲硫氨酸 | Tr～0.89 |
| 异亮氨酸 | 0～6.11 |
| 酪氨酸 | 0～1.11 |
| 苯丙氨酸 | 0～1.66 |
| β-氨基异丁酸 | 0.26～7.34 |
| 乙醇胺 | Tr～79.9 |
| 鸟氨酸 | Tr～0.55 |
| 赖氨酸 | 0.33～9.79 |
| 1-甲基组氨酸 | Tr～8.64 |
| 3-甲基组氨酸 | 0.11～3.32 |
| 肌肽 | 0.04～4.01 |
| 精氨酸 | 0.09～0.91 |
| 组氨酸 | Tr～7.04 |
| 亮氨酸 | Tr～0.92 |

Tr，微量

表 2-59　正常新生儿生后 1 月内和 1 月后尿氨基酸 ［mmol/mol Cr（μmol/g Cr）］

| 测定项目 | 0～30 天 | >1 月 |
|---|---|---|
| 磷酸丝氨酸 | 0～6.0（0～53） | 0～4.0（0～35） |
| 牛磺酸 | 172～783（1521～6922） | 0～164（0～1450） |
| 磷酸乙醇胺 | 0～2.6（0～23） | 2.6～23.0（23～203） |
| 天冬氨酸 | 8.8～19.5（78～172） | 0～9.3（0～82） |
| 羟脯氨酸 | 23.7～273（210～2413） | 0～23.7（0～210） |
| 苏氨酸 | 11.2～57.6（99～509） | 3.1～30.0（27～265） |
| 丝氨酸 | 9.1～124（80～1069） | 9.7～64.0（86～566） |
| 天冬酰胺 | 0～49.5（0～438） | 0～12.1（0～107） |
| 谷氨酸 | 3.8～41.1（34～363） | 0～9（0～80） |
| 谷氨酰胺 | 29～124（256～1096） | 9.7～64（168～849） |
| 肌氨酸 | 10.5～96.1（93～805） | 10.5～96.1（93～850） |
| 脯氨酸 | 8.4～60.7（74～537） | 0～6.4（0～57） |
| 甘氨酸 | 161～808（1423～7143） | 0～334（0～2953） |
| 丙氨酸 | 45.6～80.9（403～715） | 7.7～60.4（68～534） |
| 瓜氨酸 | 1.0～24（9～212） | 0.9～12（8～106） |
| 氨基丁酸 | 40～120（354～1061） | 5～25（44～221） |
| 缬氨酸 | 2.0～35.5（18～314） | 0.8～5.6（7～50） |
| 半胱氨酸 | 25.8～91.9（226～812） | 0.6～20（5～177） |
| 甲硫氨酸 | 1.7～8（15～71） | 0.7～12.5（6～111） |
| 同型瓜氨酸 | 0～30.1（0～266） | 0～30.1（0～266） |
| 胱硫醚 | 3.1～12.5（27～111） | 0.3～2.6（3～23） |
| 异亮氨酸 | 4.9～20.2（43～179） | 0～7.3（0～65） |
| 亮氨酸 | 1.9～8.1（17～72） | 1.7～6.5（15～57） |
| 酪氨酸 | 3～11（27～97） | 2.2～16.4（19～145） |
| 苯丙氨酸 | 4.4～17.7（39～156） | 1.9～11.5（17～102） |
| β-丙氨酸 | 0～136（0～1202） | 0～136（0～1202） |
| 3-氨基异丁酸 | 0～12.5（0～111） | 0～12.5（0～111） |
| 4-氨基异丁酸 | 0～299（0～2643） | 0～299（0～2643） |
| 同型半胱氨酸 | 0～0（0～0） | 0～0（0～0） |
| 精氨琥珀酸 | 0～1.0（0～9） | 0～0.8（0～7） |
| 乙醇胺 | 95～395（840～3492） | 6.5～34.8（57～308） |
| 色氨酸 | 0～12（0～106） | 0～12（0～106） |
| 羟赖氨酸 | 0～12（0～106） | 0～12（0～106） |
| 鸟氨酸 | 3.9～17.7（34～156） | 0.1～5.0（1～44） |
| 赖氨酸 | 8.4～145.0（74～1282） | 0～62.0（0～548） |
| 1-甲基组氨酸 | 8.1～48.1（72～425） | 0～78.2（0～691） |

## 六、脑脊液正常值

表 2-60　早产儿及足月儿脑脊液检查参考水平

| 测定项目 | 足月儿 | 早产儿 |
|---|---|---|
| 白细胞（$\times 10^6$/L） | | |
| 　平均值 | 8.2 | 9.0 |
| 　中位数 | 5 | 6 |
| 　标准差（SD） | 7.1 | 8.2 |
| 　范围 | 0～32 | 0～29 |
| 　±2SD | 0～22.4 | 0～25.4 |
| 　中性粒细胞 | 0.613（61.3％） | 0.572（57.2％） |
| 蛋白 [g/L（mg/dl）] | | |
| 　平均值 | 0.9（90） | 1.15（115） |
| 　范围 | 0.02～1.7（20～170） | 0.65～1.5（65～150） |
| 葡萄糖 [mmol/L（mg/dl）] | | |
| 　平均值 | 2.912（52） | 2.8（50） |
| 　范围 | 1.904～6.664（34～119） | 1.344～3.53（24～63） |
| 脑脊液葡萄糖/血葡萄糖 | | |
| 　平均值 | 0.81 | 0.74 |
| 　范围 | 0.44～2.48 | 0.55～1.05 |

表 2-61　超低出生体重儿及极低出生体重儿脑脊液参考范围

| | 超低出生体重儿 | | 极低出生体重儿 | |
|---|---|---|---|---|
| | 平均值±标准差 | 范围 | 平均值±标准差 | 范围 |
| 体重（g） | 763±115 | 550～980 | 1278±152 | 1020～1500 |
| 孕周 | 26±1.3 | 24～28 | 29±1.4 | 27～33 |
| 白细胞/mm³ | 4±3 | 0～14 | 6±9 | 0～44 |
| 红细胞/mm³ | 3270±1027 | 0～190 50 | 786±1879 | 0～9750 |
| 多形核白细胞（％） | 6±15 | 0～66 | 9±17 | 0～60 |
| 单核细胞（％） | 86±30 | 34～100 | 85±28 | 13～100 |
| 葡萄糖（mg/dl） | 61±34 | 29～217 | 59±21 | 31～109 |
| 蛋白（mg/dl） | 150±56 | 95～370 | 132±43 | 45～227 |

引自：Rodriguez AF，Kaplan SL，Mason EO Jr. Cerebrospinal fluid values in the very low birth weight infant. J Pediatr，1990，116（6）：971-974

表 2-62　早产儿（体重≤2500 g）脑脊液参考范围

| 作者 | 例 | 日龄 | 平均细胞数/mm³（范围） | 平均蛋白量（mg/dl）（范围） |
|---|---|---|---|---|
| Samson（1931） | | <1 月 | 4 | 55 |
| Otila（1948） | 46 | <1 月 | 10 | 101 |
| Wolf 等（1961） | 22 | 1～3 天 | 2（0～13） | 105（50～180） |
| Gyllensward 等（1962） | 36 | 1～40 天 | 7（1～37） | 115（55～292） |
| Sarff 等（1976） | 30 | 1～6 天 | 9（0～29） | 115（65～150） |

选自 Rodriguez AF，Kaplan SL，Mason EO Jr. Cerebrospinal fluid values in the very low birth weight infant. J Pediatr，1990，116（6）：971-974

表 2-63　早产儿、足月儿及新生儿脑脊液正常值

| 项目 | 正常值 |
|---|---|
| 开放压力（mmHg） | |
| 新生儿 | 80～110 |
| 婴儿 | ＜200 |
| 葡萄糖（mg/dl） | |
| 早产儿 | 24～63（脑脊液/血液 0.55～1.05） |
| 足月儿 | 44～128（脑脊液/血液 0.44～1.28） |
| 蛋白（mg/dl） | |
| 早产儿 | 65～150 |
| 足月儿 | 20～170 |
| 白细胞计数/mm³ | |
| 早产儿 | 0～25（中性粒细胞占 57%） |
| 足月儿 | 0～22（中性粒细胞占 61%） |

表 2-64　不同出生体重或日龄新生儿脑脊液正常值

| | 出生体重≤1000 g | | 出生体重 1001～1500 g | | 足月新生儿 | | | |
|---|---|---|---|---|---|---|---|---|
| | 日龄（天） | | 日龄（天） | | 周数 | | | |
| | 0～7 | 8～28 | 0～7 | 8～28 | 第1周 | 第2周 | 第3周 | 第4周 |
| 出生体重（g） | 822±116 | 752±112 | 1428±107 | 1245±162 | | | | |
| 出生胎龄（周） | 26±1.2 | 26±1.5 | 31±1.5 | 29±1.2 | | | | |
| 多形核白细胞（%） | 11±20 | 8±17 | 4±10 | 10±19 | | | | |
| 糖（mg/dl） | 70±17 | 68±48 | 74±19 | 59±23 | 45.9±7.5 | 54.3±17 | 46.8±8.8 | 54.1±16.2 |
| 蛋白质（mg/dl） | 162±37 | 159±77 | 136±35 | 137±46 | 80.8±30.8 | 69±22.6 | 59.8±23.4 | 54.1±16.2 |
| 红细胞/mm³ | 335±709 | 1465±4062 | 407±853 | 1101±2643 | | | | |
| 白细胞/mm³ | 3±3 | 4±4 | 4±4 | 7±11 | 15.3±30.3 | 5.4±4.4 | 7.7±12.1 | 4.8±3.4 |
| | | 中位数（第 95 百分位数） | | | | | | |
| 白细胞/μl | ＜28 天 | 2（19） | | | | | | |
| （足月儿和早产儿） | 28～56 天 | 3（9） | | | | | | |

注：该表除中位数外，其余数据为平均值±标准差

# 七、骨髓检查正常值

表 2-65　新生儿生后 1 周骨髓象参考范围（%）

| 测定项目 | 0～24 h | 7 天 | 成人 |
|---|---|---|---|
| 原始粒细胞 | 0～0.02（0～2） | 0～0.03（0～3.0） | 0.03～0.50（3.0～50） |
| 早幼粒细胞 | 0.005～0.06（0.5～6.0） | 0.005～0.07（0.5～7.0） | 0.018～0.08（1.8～8.0） |
| 中幼粒细胞 | 0.01～0.09（1.0～9.0） | 0.01～0.11（1.0～11.0） | 0.055～0.225（5.5～22.5） |
| 晚幼粒细胞 | 0.045～0.25（4.5～25.0） | 0.07～0.35（7.0～35.0） | 0.13～0.32（13.0～32.0） |
| 带状粒细胞 | 0.10～0.40（10.0～40.0） | 0.11～0.45（11.0～45.0） | — |
| 成红细胞 | 0～0.01（0～1.0） | 0～0.005（0～0.5） | 0.01～0.08（1.0～8.0） |
| 原红细胞 | 0.005～0.09（0.5～9.0） | 0～0.005（0～0.5） | 0.02～0.10（2.0～10.0） |
| 幼红细胞 | 0.18～0.41（18.0～41.0） | 0～0.15（0～15） | 0.07～0.32（7.0～32.0） |
| 粒红比 | 1.5∶1.0 | 6.5∶1.0 | 3.5∶1.0 |

## 八、羊水正常值

表 2-66 孕母羊水相关生化检测指标正常值范围

| 测定项目 | 正常值 | 测定项目 | 正常值 |
|---|---|---|---|
| 白蛋白 g/L（g/dl） | | 钠 mmol/L（mEq/L） | |
| 早期妊娠 | 3.9（0.39） | 早期妊娠 | 约相当于血钠 |
| 足月妊娠 | 1.9（0.19） | 足月妊娠 | 较血钠低 7～10 |
| 蛋白总量 g/L（g/dl） | | 钾 mmol/L（mEq/L） | 3.3～5.2（3.3～5.2） |
| 早期妊娠 | 6.0±2.4（0.60±0.24） | 无机磷 mmol/L（mEq/L） | 0.42～0.81（1.3～2.5） |
| 足月妊娠 | 2.6±1.9（0.26±0.19） | 钙 mmol/L（mEq/L） | 1.6～2.05（6.4～8.2） |
| 胆红素 μmol/L（mg/dl） | | 镁 mmol/L（mEq/L） | |
| 早期妊娠 | 1.28（0.075） | 18 周 | 0.68～0.92（1.7～2.3） |
| 足月妊娠 | 0.43（0.025） | 足月妊娠 | 0.24～0.68（0.6～1.7） |
| 雌三醇 umol/L（μg/dl） | | 标准碱 mmol/L（mEq/L） | 13.0～19.8（13.0～19.8） |
| 早期妊娠 | 0.35（10） | 还原糖 mmol/L（mEq/L） | 0～1.68（0～30） |
| 足月妊娠 | 2.1（60） | | 平均 0.73（13） |
| 肌酐 μmol/L（mg/dl） | | 胆固醇 mmol/L（mg/dl） | 0.21～1.54（8～59） |
| 早期妊娠 | 70.7～97.2（0.8～1.1） | 肌酸激酶 u/L | 4.5±2.3 |
| 足月妊娠 | 159.1353.6（1.8～4.0） | 氯化物 mmol/L | |
| 尿素 mmol/L（mg/dl） | | 早期妊娠 | 约相当于血氯化物 |
| 早期妊娠 | 2.99±0.98（18.0±5.9） | 足月妊娠 | 一般少于血氯化物 1～3 |
| 足月妊娠 | 5.03±1.89（30.3±11.4） | 酸度（pH） | |
| 尿酸 mmol/L（mg/dl） | | 早期妊娠 | 7.12～7.38 |
| 早期妊娠 | 0.22±0.06（3.27±0.96） | 足月妊娠 | 6.91～7.43 |
| 足月妊娠 | 0.58±0.13（9.90±2.23） | 卵磷脂 mg/dl | <26 周：1～2；26～30 周：9； |
| 渗透压 mmol/L（mOsm/L） | | | 30～36 周：18；足月：15～21 |
| 早期妊娠 | 约相当于血渗透压 | 鞘磷脂 mg/dl | <26 周：1～2；26～30 周：6； |
| 足月妊娠 | 230～270（230～270） | | 30～36 周：4；足月：2 |
| 乳酸 mmol/L（mg/dl） | | 卵磷脂/鞘磷脂 | |
| 早期妊娠 | 2.55～5.88（23～53） | 早期妊娠 | <1：1 |
| 足月妊娠 | 5.77～11.99（52～108） | 足月妊娠 | >2：1 |

表 2-67 孕母羊水量、性状及细胞学染色结果参考范围

| 量 [L（ml）] | | 细胞学染色 | |
|---|---|---|---|
| 早期妊娠 | 0.45～1.2（450～1200） | 油溶红 | |
| 足月妊娠 | 0.50～1.4（500～1400） | 早期妊娠 | <0.10（<10%） |
| **性状** | | 足月妊娠 | >0.50（>50%） |
| 早期妊娠 | 透明 | 硫酸尼罗蓝 | |
| 足月妊娠 | 透明或微乳色 | 早期妊娠 | 0 |
| | | 足月妊娠 | >0.20（>20%） |

（邢　燕）

# 附录三　新生儿心率、呼吸、血压正常参考值

表 3-1　胎儿及足月新生儿生后早期脉搏、呼吸、血压正常值

| 年龄 | 脉搏（次/分） | 呼吸（次/分） | 血压 kPa（mmHg） | | | 血容量（ml/kg） | 心输出量［ml/(min·m²)］ |
| --- | --- | --- | --- | --- | --- | --- | --- |
| | | | 收缩压 | 舒张压 | 平均压 | | |
| 胎儿（足月） | 130～140 | — | — | — | — | — | — |
| 出生 | 180 | — | 9.33，6.67～12.0（70，50～90） | 6.00（45） | 7.07（53） | 76，61～92 | — |
| 1 天 | 125 | 20～60 | 8.80（66） | — | 6.67（50） | 83 | 35～51 |
| 1 周 | 125 | 30～70 | 9.73（73） | — | — | 83，67～100 | — |
| 2 周 | 135 | 35～55 | 10.0（75） | — | — | 87 | — |
| 2 月 | 130 | — | 11.2（84） | 8.0（60） | — | 86 | — |

"—"表示数据不明

表 3-2　出生 6 天内健康足月儿血压、心率值（Dinamap 监护仪）（平均值±标准差）

| 测定项目 | 1 天 | 2 天 | 3 天 |
| --- | --- | --- | --- |
| 收缩压［kPa（mmHg）］ | | | |
| 　觉醒 | 9.38±1.21（70.54±9.13） | 9.53±1.44（71.65±10.80） | 10.48±1.68（77.08±12.34） |
| 　睡眠 | 9.36±1.28（70.41±9.59） | 9.38±1.19（70.50±8.96） | 9.90±1.50（74.47±11.28） |
| 舒张压［kPa（mmHg）］ | | | |
| 　觉醒 | 4.83±1.30（42.73±9.81） | 5.95±1.48（44.76±11.15） | 6.56±1.30（49.33±9.74） |
| 　睡眠 | 5.62±1.59（42.28±11.97） | 5.81±1.25（43.69±9.43） | 6.32±1.37（47.52±10.29） |
| 平均压［kPa（mmHg）］ | | | |
| 　觉醒 | 7.36±1.15（55.32±8.63） | 7.35±1.38（56.58±10.28） | 8.44±1.71（63.44±12.87） |
| 　睡眠 | 7.37±1.51（55.45±11.35） | 7.41±1.20（55.69±9.02） | 7.82±1.23（58.77±9.25） |
| 心率（次/分） | | | |
| 　觉醒 | 130.78±14.79 | 131.78±22.08 | 131.64±18.47 |
| 　睡眠 | 129.30±13.84 | 128.03±13.96 | 123.32±16.15 |
| 测定项目 | 4 天 | 5 天 | 6 天 |
| 收缩压［kPa（mmHg）］ | | | |
| 　觉醒 | 10.72±1.37（78.85±10.31） | 10.73±1.43（80.70±10.72） | 10.07±1.43（75.75±10.10） |
| 　睡眠 | 10.14±1.36（76.22±10.26） | 10.26±1.81（77.13±13.61） | 9.70±1.49（72.95±11.18） |
| 舒张压［kPa（mmHg）］ | | | |
| 　觉醒 | 6.90±1.60（51.87±12.03） | 6.80±1.58（51.12±11.85） | 6.48±1.47（48.55±11.02） |
| 　睡眠 | 6.18±1.37（46.45±10.27） | 6.33±1.49（47.60±11.22） | 6.04±1.64（45.45±12.30） |

续表

| 测定项目 | 4 天 | 5 天 | 6 天 |
|---|---|---|---|
| 平均压 [kPa（mmHg）] | | | |
| 觉醒 | 8.44±1.48 <br>（63.37±11.11） | 8.54±1.62 <br>（64.54±12.17） | 8.25±1.57 <br>（62.05±11.82） |
| 睡眠 | 7.77±1.247.97 <br>（58.45±9.3659.90） | 7.97±1.57 <br>（59.90±11.79） | 7.65±1.59 <br>（57.50±11.95） |
| 心率（次/分） | | | |
| 觉醒 | 142.81±13.86 | 148.12±20.31 | 141.0±18.28 |
| 睡眠 | 132.45±17.20 | 137.0±15.85 | 135.15±19.62 |

引自：Report of the Second Task Force on Blood Pressure Control in Children—1987. Task Force on Blood Pressure Control in Children. National Heart, Lung, and Blood Institute, Bethesda, Maryland. Pediatrics, 1987，79（1）：1-25

**表 3-3　早产儿血压测定**

| 体重（g） | 平均压（mmHg） | 收缩压（mmHg） | 舒张压（mmHg） |
|---|---|---|---|
| 501～750 | 38～49 | 50～62 | 26～36 |
| 751～1000 | 35.5～47.5 | 48～59 | 23～36 |
| 1001～1250 | 37.5～48 | 49～61 | 26～35 |
| 1251～1500 | 34.5～44.5 | 46～56 | 23～33 |
| 1501～1750 | 34.5～45.5 | 46～58 | 23～33 |
| 1751～2000 | 36～48 | 48～61 | 24～35 |

引自：Hegyi T, Carbone MT, Anwar M, et al. Blood pressure ranges in premature infants. I. The first hours of life. J Pediatr, 1994，124（4）：627-633

（邢　燕）

# 附录四　新生儿常用药物剂量

**表 4-1　新生儿抗生素用法**

| 抗生素 | 给药途径 | 给药剂量（mg/kg）及给药间隔 | | | | |
|---|---|---|---|---|---|---|
| | | 体重＜1200 g | 体重 1200～2000 g | | 体重＞2000 g | |
| | | 年龄 | 年龄 | | 年龄 | |
| | | 0～4 周 | 0～7 天 | ＞7 天 | 0～7 天 | ＞7 天 |
| 阿米卡星（ODD） | i.v., i.m. | 18, q48 h | 16, q36 h | 15, q24 h | 15, q24 h | 15, q24 h |
| 阿米卡星（SDD） | i.v., i.m. | 7.5, q12 h | 7.5, q12 h | 7.5, q8 h | 10, q12 h | 10, q8 h |
| 氨苄西林（用于脑膜炎） | i.v., i.m. | 50, q12 h | 50, q12 h | 50, q8 h | 50, q8 h | 50, q6 h |
| 氨苄西林（用于其他感染） | i.v., i.m. | 25, q12 h | 25, q12 h | 25, q8 h | 25, q8 h | 25, q6 h |
| 氨曲南 | i.v., i.m. | 30, q12 h | 30, q12 h | 30, q8 h | 30, q8 h | 30, q6 h |
| 苯唑西林 | i.v., i.m. | 25, q12 h | 25, q12 h | 25, q8 h | 25, q8 h | 37.5, q6 h |
| 苄星青霉素 | i.m. | — | 50 000 U, 1 次 | 50 000 U, 1 次 | 50 000 U, 1 次 | 50 000 U, 1 次 |
| 红霉素 | p.o. | 10, q12 h | 10, q12 h | 10, q8 h | 10, q12 h | 10, q8 h |
| 环丙沙星 | i.v. | — | — | 10～20; q24 h | — | 20～30; q12 h |

续表

| 抗生素 | 给药途径 | 给药剂量（mg/kg）及给药间隔 | | | | |
|---|---|---|---|---|---|---|
| | | 体重<1200 g | 体重1200~2000 g | | 体重>2000 g | |
| | | 年龄 | 年龄 | | 年龄 | |
| | | 0~4周 | 0~7天 | >7天 | 0~7天 | >7天 |
| 甲硝唑 | i.v.，p.o. | 7.5，q48 h | 7.5，q24 h | 7.5，q12 h | 7.5，q12 h | 15，q12 h |
| 甲氧西林（用于脑膜炎） | i.v.，i.m. | 50，q12 h | 50，q12 h | 50，q8 h | 50，q8 h | 50，q6 h |
| 甲氧西林（用于其他感染） | i.v.，i.m. | 25，q12 h | 25，q12 h | 25，q8 h | 25，q8 h | 25，q6 h |
| 克林霉素 | i.v.，i.m.，p.o. | 5，q12 h | 5，q12 h | 5，q8 h | 5，q8 h | 5，q6 h |
| 利福平 | p.o.，i.v. | — | 10，q24 h | 10，q24 h | 10，q24 h | 10，q24 h |
| 利奈唑胺 | i.v. | — | 10，q12 h | 10，q8 h | 10，q12 h | 10，q8 h |
| 氯霉素 | i.v.，p.o. | 25，q24 h | 25，q24 h | 25，q24 h | 25，q24 h | 25，q12 h |
| 美罗培南 | i.v.，i.m. | 20，q12 h | | 20，q12 h | 20，q12 h | 20，q8 h |
| 美洛西林 | i.v.，i.m. | 75，q12 h | 75，q12 h | 75，q8 h | 75，q12 h | 75，q8 h |
| 奈替米星（ODD） | i.v.，i.m. | 5，q48 h | 4，q36 h | 4，q24 h | 4，q24 h | 4，q24 h |
| 奈替米星（SDD） | i.v.，i.m. | 2.5 q18 h | 2.5，q12 h | 2.5，q8 h | 2.5，q12 h | 2.5，q8 h |
| 哌拉西林 | i.v.，i.m. | — | 50~75；q12 h | 50~75，q8 h | 50~75，q8 h | 50~75；q6 h |
| 哌拉西林/他唑巴坦 | i.v.，i.m. | — | 50~75；q12 h | 50~75，q8 h | 50~75，q8 h | 50~75；q6 h |
| 普鲁卡因青霉素 | i.m. | — | 50 000 U，q24 h | 50 000 U，q24 h | 50 000 U，q24 h | 50 000 U，q24 h |
| 青霉素（用于脑膜炎） | i.v. | 50 000 U，q12 h | 50 000 U，q12 h | 50 000 U，q8 h | 50 000 U，q8 h | 50 000 U，q6 h |
| 青霉素（用于其他感染） | i.v. | 25 000 U，q12 h | 25 000 U，q12 h | 25 000 U，q8 h | 25 000 U，q8 h | 25 000 U，q6 h |
| 庆大霉素（ODD） | i.v.，i.m. | 5，q48 h | 4，q36 h | 4，q24 h | 4，q24 h | 4，q24 h |
| 庆大霉素（SDD） | i.v.，i.m. | 2.5，q18 h | 2.5，q12 h | 2.5，q8 h | 2.5，q12 h | 2.5，q8 h |
| 替卡西林钠克拉维酸 | i.v.，i.m. | 75，q12 h | 75，q12 h | 75，q8 h | 75，q8 h | 75，q6 h |
| 替卡西林 | i.v.，i.m. | 75，q12 h | 75，q12 h | 75，q8 h | 75，q8 h | 75，q6 h |
| 头孢吡肟 | i.v.，i.m. | 50，q12 h | 50，q12 h | 50，q8 h | 50，q12 h | 50，q8 h |
| 头孢菌素 | i.v. | 20，q12 h | 20，q12 h | 20，q8 h | 20，q8 h | 20，q6 h |
| 头孢曲松钠 | i.v.，i.m. | 50，q12 h | 50，q24 h | 50，q24 h | 50，q24 h | 75，q24 h |
| 头孢噻肟 | i.v.，i.m. | 50，q12 h | 50，q12 h | 50，q8 h | 50 q12 h | 50，q8 h |
| 头孢他啶 | i.v.，i.m. | 50，q12 h | 50，q12 h | 50，q8 h | 50 q8 h | 50，q8 h |
| 头孢唑林 | i.v.，i.m. | 20，q12 h | 20，q12 h | 20，q12 h | 20，q12 h | 20，q8 h |
| 妥布霉素（ODD） | i.v.，i.m. | 5，q48 h | 4，q36 h | 4，q24 h | 4，q24 h | 4，q24 h |
| 妥布霉素（SDD） | i.v.，i.m. | 2.5，q18 h | 2，q12 h | 2，q8 h | 2，q12 h | 2，q8 h |
| 万古霉素 | i.v. | 15，q24 h | 10，q12 h | 10，q12 h | 10，q8 h | 10，q8 h |
| 亚胺培南 | i.v.，i.m. | — | 20，q12 h | 20，q12 h | 20，q12 h | 20，q8 h |
| 萘夫西林 | i.v. | 25，q12 h | 25，q12 h | 25，q8 h | 25，q8 h | 37.5，q6 h |

引自：Sáez-Llorens X，McCracken GH Jr. Clinical pharmacology of antibacterial agents//Remington JS，Klein JO，Wilson CB，et al. Infectious diseases of fetus and newborn infant. 6th ed. Philadelphia：Elsevier Sciences，2006：1223-1267

表 4-2　新生儿药物用法及用量

| 药名 | 途径 | 剂量 | 用法 | | | 备注 |
|---|---|---|---|---|---|---|
| **青霉素类** | | | | | | |
| 青霉素<br>Penicillin G | IV<br>IM<br>IVgtt | 一般感染：<br>每次 2.5～5 万 U/kg<br>化脓性脑膜炎：<br>每次 7.5～10 万 U/kg | 孕周<br>≤29<br><br>30～36<br><br>37～44 | 出生日龄（天）<br>0～28<br>＞28<br>0～14<br>＞14<br>0～7<br>＞7 | 间隔<br>q12 h<br>q8 h<br>q12 h<br>q8 h<br>q12 h<br>q8 h | 用于 G⁺ 细菌感染，如溶血性链球菌、肺炎链球菌、敏感的葡萄球菌，淋球菌，螺旋体等。对 G⁻ 杆菌不敏感。<br>每 100 万 U 约含 1.7mmolNa⁺ 和 K⁺，肾功能不全和大剂量应用时应监测 Na⁺ 和 K⁺。 |
| | 鞘内<br>侧脑室 | 每次 0.2～0.25 万 U<br>（浓度 0.1 万 U/ml） | | | | 副作用：骨髓抑制、粒细胞减少、溶血性贫血、间质性肾炎、肠道菌群失调和中枢毒性。偶可发生过敏反应。新生儿尽量避免肌内注射 |
| | 胸腔内 | 每次 5 万 U（0.2 万 U/ml） | qd | | | |
| 氨苄西林（氨苄青霉素）<br>Ampicillin<br>（氨苄西林＋舒巴坦） | IV<br>IM<br>IVgtt | 一般感染：<br>0～7 天<br>50～75 mg/(kg·d)<br><br>化脓性脑膜炎：<br>0～7 天<br>100～200 mg/(kg·d)<br>＞7 天<br>200～300 mg/(kg·d) | 孕周<br>≤29<br><br>30～36<br><br>37～44 | 出生日龄（天）<br>0～28<br>＞28<br>0～14<br>＞14<br>0～7<br>＞7 | 间隔<br>q12 h<br>q8 h<br>q12 h<br>q8 h<br>q12 h<br>q8 h | 广谱抗生素，对 G⁺ 和某些 G⁻ 杆菌（流感杆菌、伤寒杆菌）敏感，但对克雷伯杆菌、铜绿假单胞菌、不动杆菌耐药。需快速静脉滴入。<br>副作用：皮疹、发热 |
| 苯唑西林（新青霉素Ⅱ）<br>Oxacillin | IV<br>IM<br>IVgtt | 0～7 天<br><br><br><br><br>＞7 天 | 出生体重：＜2000 g<br>每次 25 mg/kg，q12 h<br>出生体重：＞2000 g<br>每次 25 mg/kg，q8 h<br>出生体重：＜2000 g<br>每次 25 mg/kg，q8 h<br>出生体重：＞2000 g<br>每次 25 mg/kg，q6 h | | | 耐青霉素酶，主要用于耐青霉素酶葡萄球菌引起的感染。<br>不良反应：腹泻、呕吐、间质性肾炎、白细胞减少、肝酶升高 |
| 阿莫西林（羟氨苄青霉素）<br>Amoxycillin | PO | 30～50 mg/(kg·d) | 每 8～12 h 一次 | | | 口服吸收好，抗菌谱同氨苄西林。副作用同氨苄西林 |
| 哌拉西林（氧哌嗪青霉素）<br>Piperacillin | IV<br>IM<br>IVgtt | 0～7 天<br><br><br><br>＞7 天 | 出生体重：＜2000 g<br>150 mg/(kg·d)，q12 h<br>出生体重：＞2000 g<br>225 mg/(kg·d)，q8 h<br>出生体重：＜2000 g<br>225 mg/(kg·d)，q8 h<br>出生体重：＞2000 g<br>300 mg/(kg·d)，q6 h | | | 广谱，对 G⁻ 菌敏感，对 B 族溶血性链球菌也敏感。增强对铜绿假单胞菌、克雷伯杆菌、沙雷菌、枸橼酸杆菌和变形杆菌的抗菌力；脑膜炎时可进入脑脊液。<br>副作用：皮疹、高胆红素血症、发热等 |
| 替卡西林<br>Ticancillin<br>（替卡西林＋克拉维酸） | IV<br>IVgtt | 每次 75 mg/kg | 孕周<br>≤29<br><br>30～36<br><br>37～44 | 出生日龄（天）<br>0～28<br>＞28<br>0～14<br>＞14<br>0～7<br>＞7 | 间隔<br>q12 h<br>q8 h<br>q12 h<br>q8 h<br>q8 h<br>q6 h | 作用与阿莫西林相同，但稍强。<br>不良反应：腹泻、呕吐、中性粒细胞减少、肝功能损害、出血倾向、高钠、低钙等 |

| 药名 | 途径 | 剂量 | 用法 | | | | 备注 |
|------|------|------|------|------|------|------|------|
| 甲氧西林（新青霉素Ⅰ）Methicillin | IV IVgtt | 每次 25～50 mg/kg | 孕周 ≤29 30～36 37～44 | 出生日龄（天）0～28 >28 0～14 >14 0～7 >7 | 间隔 q12 h q8 h q12 h q8 h q12 h q8 h | | 对产生青霉素酶的葡萄球菌有效。葡萄球菌耐药已有报道。副作用：可能产生间质性肾炎而出现血尿、蛋白尿，骨髓抑制、皮疹 |
| 羧苄西林（羧苄青霉素）Carbenicillin | IV IVgtt | 100～300 mg/(kg·d) 200～400 mg/(kg·d) | 0～7 天，q8 h >7 天，q6 h | | | | 对变形杆菌、铜绿假单胞菌、大肠埃希菌有一定疗效。副作用：同青霉素 |
| **头孢类** | | | | | | | |
| 头孢氨苄 Cefalexin | PO | 30～50 mg/(kg·d) | 分 2～3 次 | | | | 第一代头孢。口服吸收好，以空腹口服较妥，对链球菌和葡萄球菌有效。不良反应：呕吐、腹泻 |
| 头孢噻吩 Cephalothin | IV IVgtt | 每次 20 mg/kg | 孕周 ≤29 30～36 37～44 | 出生日龄（天）0～28 >28 0～14 >14 0～7 >7 | 间隔 q12 h q8 h q12 h q8 h q12 h q8 h | | 第一代头孢，对 G⁺ 球菌效果较好。不良反应：中性粒细胞和白细胞减少，肝酶增加，长期应用可有血清病样反应 |
| 头孢唑林（先锋Ⅴ号）Ccefazoline | IV IM IVgtt | 每次 25 mg/kg | 孕周 ≤29 30～36 37～44 | 出生日龄（天）0～28 >28 0～14 >14 0～7 >7 | 间隔 q12 h q8 h q12 h q8 h q12 h q8 h | | 一代头孢中较好的品种。是多种 G⁺ 和少数 G⁻ 细菌的杀菌剂，可被产 β 内酰胺酶的微生物灭活，不易进入脑脊液。副作用：恶心、呕吐、白细胞和血小板减少、Coombs 试验阳性、肝功能异常、激惹等 |
| 头孢拉定（先锋Ⅵ号）Cefradine | PO IV IVgtt | 30～50 mg/(kg·d) 50 mg/(kg·d) 50～100 mg/(kg·d) 150～200 mg/(kg·d) | 分 3～4 次 ≤7 天，分 2～3 次 >7 天，分 2～3 次 重症感染，分 2～3 次 | | | | 第一代头孢。对 G⁺ 和 G⁻ 球菌作用好，对 G⁻ 杆菌作用弱。副作用：偶见阴道白念珠菌病 |
| 头孢孟多（头孢羟唑）Cefadole | IV IVgtt | 50～100 mg/(kg·d) | 分 2～4 次 | | | | 第二代头孢。对 G⁻ 杆菌优于第一代，对 G⁺ 球菌则稍弱，用于泌尿道、腹腔、胆道和呼吸道感染。副作用：过敏、肾和肝损害。大剂量可致出血 |
| 头孢克洛 Cefaclor | PO | 20～40 mg/(kg·d) | 分 3 次，空腹 | | | | 第二代头孢，对 G⁻ 杆菌优于第一代，对 G⁺ 球菌则稍弱，用于呼吸道感染、中耳炎和泌尿道感染。不良反应：胃部不适、嗜酸性粒细胞增加 |
| 头孢呋辛（头孢呋肟）（西力欣）Cefuroxime | IV IM IVgtt | 30～50 mg/(kg·d) 50～100 mg/(kg·d) 100～200 mg/(kg·d) | ≤7 天，分 2～3 次 >7 天，分 2～3 次 化脓性脑膜炎，分 2～3 次 | | | | 第二代头孢。对 G⁺ 球菌比头孢唑林稍强，而对 G⁻ 及 β 内酰胺酶稳定性强，因此对阴性菌更有效。副作用：较少 |

| 药名 | 途径 | 剂量 | 用法 | | | 备注 |
|---|---|---|---|---|---|---|
| 头孢噻肟（凯福隆）（头孢氨噻肟）Cefotaxime | IV<br>IM<br>IVgtt | 每次 50 mg/kg | 孕周<br>≤29<br><br>30～36<br><br>37～44 | 出生日龄（天）<br>0～28<br>＞28<br>0～14<br>＞14<br>0～7<br>＞7 | 间隔<br>q12 h<br>q8 h<br>q12 h<br>q8 h<br>q12 h<br>q8 h | 第三代头孢，对 G⁻ 杆菌作用强。体内分布广泛，易进入脑脊液。副作用：皮疹、腹泻、白细胞减少、嗜酸性粒细胞增多、肝酶升高 |
| 头孢哌酮（先锋必）Cefoperazone | IV<br>IM<br>IVgtt | 50 mg/(kg·d)<br>50～100 mg/(kg·d)<br>150～200 mg/(kg·d) | ≤7 天，分 2～3 次<br>＞7 天，分 2～3 次<br>严重感染，分 2～3 次 | | | 第三代头孢，广谱，对 G⁻ 杆菌更有效，尤其是铜绿假单胞菌。副作用：发热、皮疹和腹泻 |
| 头孢他啶（复达欣）Ceftazidine | IV<br>IM<br>IVgtt | 每次 50 mg/kg | 孕周<br>≤29<br><br>30～36<br><br>37～44 | 出生日龄（天）<br>0～28<br>＞28<br>0～14<br>＞14<br>0～7<br>＞7 | 间隔<br>q12 h<br>q8 h<br>q12 h<br>q8 h<br>q12 h<br>q8 h | 第三代头孢，广谱，易进入脑脊液。用于 G⁻ 杆菌，对铜绿假单胞菌尤其好。副作用：皮疹、发热、腹泻、转氨酶升高 |
| 头孢曲松（头孢三嗪）（菌必治）Ceftriaxone | IV<br>IM<br>IVgtt | 50 mg/(kg·d)<br>50～75 mg/(kg·d)<br>25～50 mg/kg<br>125 mg/kg | ≤7 天，qd<br>＞7 天，qd<br>早产儿淋病眼炎，肌内注射一次<br>足月儿淋病眼炎，肌内注射一次 | | | 第三代头孢。对 G⁻ 菌和 G⁺ 菌导致的败血症和化脓性脑膜炎有效。对铜绿假单胞菌无效。治疗淋球菌感染。副作用：皮疹、腹泻、出血时间延长、血小板增加等 |
| 头孢氨苄（先锋Ⅳ号）Cefalexin | PO | 30～50 mg/(kg·d) | 分 4 次 | | | 第一代头孢，口服吸收好，对链球菌和葡萄球菌有效。副作用：呕吐、腹泻 |

**其他抗生素**

| 药名 | 途径 | 剂量 | 用法 | | | 备注 |
|---|---|---|---|---|---|---|
| 亚胺培南/西司他丁 Imipenem＋Cilastatin 泰能 Tienam | IM<br>IVgtt | 每次 20 mg/kg | 孕周<br>≤29<br><br>30～36<br><br>37～44 | 出生日龄（天）<br>0～28<br>＞28<br>0～14<br>＞14<br>0～7<br>＞7 | 间隔<br>q24 h<br>q12 h<br>q12 h<br>q8 h<br>q12 h<br>q8 h | 抑制细胞壁的合成而杀菌，对 G⁺ 或 G⁻ 和厌氧菌都有效，对 β 内酰胺酶高度稳定。用于治疗对其他抗生素耐药的细菌（主要是肠杆菌科和厌氧菌）引起的非中枢感染。不良反应：恶心、呕吐、过敏反应、肝功能损害、中枢神经系统症状 |
| 帕尼培南-倍他米隆 Panipenem-Betamipron 克倍宁 Carbenin | IM<br>IVgtt | 每次 20 mg/kg | 孕周<br>≤29<br><br>30～36<br><br>37～44 | 出生日龄（天）<br>0～28<br>＞28<br>0～14<br>＞14<br>0～7<br>＞7 | 间隔<br>q24 h<br>q12 h<br>q12 h<br>q8 h<br>q12 h<br>q8 h | 中枢神经系统不良反应同泰能 |
| 美罗培南 meropenem 美平 Mepem | IM<br>IVgtt | 每次 20 mg/kg | 孕周<br>≤29<br><br>30～36<br><br>37～44 | 出生日龄（天）<br>0～28<br>＞28<br>0～14<br>＞14<br>0～7<br>＞7 | 间隔<br>q24 h<br>q12 h<br>q12 h<br>q8 h<br>q12 h<br>q8 h | 同克倍宁 |

续表

| 药名 | 途径 | 剂量 | 用法 | | | | 备注 |
|---|---|---|---|---|---|---|---|
| 氨曲南（君刻单）<br>Aztreonam | IVgtt | 每次 30 mg/kg | 孕周<br>≤29<br><br>30～36<br><br>37～44 | 出生日龄（天）<br>0～28<br>>28<br>0～14<br>>14<br>0～7<br>>7 | | 间隔<br>q12 h<br>q8 h<br>q12 h<br>q8 h<br>q12 h<br>q8 h | G⁻菌引起的败血症。一般与氨苄西林或氨基糖苷类抗生素合用。<br>副作用：低血糖、腹泻、皮疹、全血细胞减少 |
| 红霉素<br>Erythromycin | PO<br>IVgtt | 每次 10 mgkg<br>每次 5～10 mg/kg | q6～8 h<br>≤7 天，q12 h<br>>7 天，q8 h | | | | 为抑菌剂，抗菌谱与青霉素相似，对衣原体、支原体、百日咳杆菌引起的感染有效。很少进入脑脊液。<br>副作用：胃肠不适、肝毒性 |
| 螺旋霉素<br>Spiramycin | PO | 0.1 g/(kg·d) | 分 2 次 | | | | 用于治疗先天性弓形体感染。<br>不良反应：恶心、呕吐、食欲减退，肝肾功能不全者慎用 |
| 克林霉素（氯洁霉素）<br>Clindamycin | IVgtt | 每次 5 mg/kg | 孕周<br>≤29<br><br>30～36<br><br>37～44 | 出生日龄（天）<br>0～28<br>>28<br>0～14<br>>14<br>0～7<br>>7 | | 间隔<br>q12 h<br>q8 h<br>q12 h<br>q8 h<br>q8 h<br>q6 h | 为抑菌剂，对 G⁺菌、厌氧梭状芽胞杆菌、脆弱类杆菌作用强。<br>副作用：耐金黄色葡萄球菌的假膜性肠炎，此时可口服万古霉素，每次 5～10 mg/kg，q6 h |
| 阿奇霉素<br>Azithromycin | PO<br>IVgtt | 10 mg/(kg·d) | qd，连用 3 日 | | | | 比红霉素吸收好，半衰期长，停止给药后疗效仍可维持数日，对衣原体和支原体感染疗效好。<br>不良反应少，可出现呕吐、腹泻 |
| 万古霉素<br>Vancomycin | IVgtt | 每次 15 mg/kg<br>每次 15 mg/kg<br>每次 15 mg/kg<br>每次 15 mg/kg | 孕周<br>≤29<br>30～33<br>34～37<br>38～44 | 间隔<br>q24 h<br>q18 h<br>q12 h<br>q8 h | | | 仅用于对甲氧西林耐药的葡萄球菌和对青霉素耐药的肺炎球菌引起的严重感染。不宜和氨基糖苷类合用。<br>副作用：肾毒性、耳毒性、皮疹、低血压、中性粒细胞减少等。<br>给予第 3 剂后需监测药物血浓度，谷浓度 5～10 μg/ml，峰浓度 20～40 μg/ml |
| 甲硝唑（灭滴灵）<br>Metronidazole | IVgtt | 首剂：15 mg/kg<br>维持：7.5 mg/kg<br>在首剂后一个间隔时间开始 | 孕周<br>≤29<br><br>30～36<br><br>37～44 | 出生日龄（天）<br>0～28<br>>28<br>0～14<br>>14<br>0～7<br>>7 | | 间隔<br>q48 h<br>q24 h<br>q24 h<br>q12 h<br>q24 h<br>q12 h | 用于治疗脆弱类杆菌和其他抗青霉素的厌氧菌引起的感染。治疗阴道滴虫。治疗难辨梭状芽胞杆菌所致的结肠炎，用于 NEC 的治疗。<br>副作用：食欲减退、腹泻、荨麻疹，大剂量时可出现共济失调和多发性神经炎 |

**抗结核类**

| 药名 | 途径 | 剂量 | 用法 | | | | 备注 |
|---|---|---|---|---|---|---|---|
| 利福平<br>Rifampin | PO | 10 mg/(kg·d)<br>15 mg/(kg·d)<br>奈瑟菌脑膜炎预防 | ≤7 天，晨顿服<br>>7 天，晨顿服<br>年龄<1 月，10 mg/(kg·d)，连用 2 天<br>年龄>1 月，20 mg/(kg·d)，连用 2 天 | | | | 用于结核杆菌感染。<br>副作用：皮疹、肝肾功能损害 |

| 药名 | 途径 | 剂量 | 用法 | 备注 |
|---|---|---|---|---|
| 异烟肼<br>Isoniazid | PO<br>IV | 预防量：10 mg/(kg·d)<br>治疗量：15～30 mg/<br>(kg·d) | PO，晨顿服<br>晨顿服或<br>2～3次/日 | 用于结核杆菌感染。<br>副作用：兴奋、皮疹和发热 |
| 链霉素<br>Streptomycin | IM | 10～20 mg/(kg·d) | 分2次或1次 | 对 G⁻ 菌有效。<br>副作用：耳、肾毒性。不宜和氨基糖苷类合用 |
| **抗病毒药** | | | | |
| 利巴韦林（病毒唑）<br>Ribavitin | PO<br>IV<br>IM | 10～20 mg/(kg·d)<br><br>0.5%滴鼻<br><br>0.2%滴眼 | 分2～3次<br><br>每侧1～2滴，q4～6 h<br><br>每侧1～2滴，q6 h | 广谱抗病毒药，对合胞病毒、疱疹病毒等均有效。早期用效果好。<br>副作用：皮疹、白细胞减少、可逆性贫血、稀便 |
| 阿昔洛韦（无环鸟苷）<br>Acyclovir | IVgtt | 足月儿 30～40 mg/(kg·d)<br>早产儿 20 mg/(kg·d)<br>中枢感染 40 mg/(kg·d)<br>局部用药 | q8 h，疗程21天<br>q12 h，疗程10～21天<br>q8 h，疗程10天<br>q4～6 h，疗程7天 | 广谱抗病毒药，对巨细胞病毒和疱疹病毒均有效。主要用于 HSV 感染。本品用蒸馏水配成 2% 的溶液，然后用 10%GS 或 NS 配成 60 mg/ml 的溶液静滴不少于 1 h。<br>副作用：肾毒性 |
| 更昔洛韦<br>Ganciclovir | IVgtt | 10 mg/(kg·d) | q12 h，疗程1～2周（本为小儿剂量） | 对巨细胞病毒有特效，对单纯疱疹病毒也有效。累积剂量超过 200 mg/kg 可致中性粒细胞减少 |
| 干扰素<br>Interferon | IM | 病毒性肝炎：<br>100万 U/d<br><br>中性粒细胞功能低下：<br>每次 10万 U/kg | qd，10日一疗程，可间隔7～10日开始第二疗程<br><br>每周2次 | 可抑制病毒复制，用于病毒性肝炎。可用于中性粒细胞功能低下的辅助治疗<br>不良反应：皮疹、发热 |
| 阿糖腺苷<br>Vidarabine | IVgtt | HSV 脑炎<br><br>HSV 感染（疗程10～21天）<br><br><br>带状疱疹 | 15～30 mg/d，qd×10天<br><1月龄，15～30 mg/(kg·d)，q24 h<br>>1月龄，15 mg/(kg·d)，q12 h<br>10 mg/(kg·d)，q12～24 h×5～10天 | 对单纯疱疹病毒感染早期使用效果好 |
| **抗真菌类** | | | | |
| 氟康唑（大扶康）<br>Flaconazole | IVgtt<br>PO | 首剂：12 mg/kg<br>维持：6 mg/kg | 孕周　出生日龄（天）　间隔<br>≤29　　0～14　　q72 h<br>　　　　>14　　　q48 h<br>30～36　0～14　　q48 h<br>　　　　>14　　　q24 h<br>37～44　0～7　　 q48 h<br>　　　　>7　　　 q24 h | 广谱抗真菌药，分布于全身体液，脑脊液浓度高。可治疗隐球菌脑膜炎。<br>副作用：恶心、腹胀、皮疹、腹痛等。长期应用需监测肝肾功能 |
| 制霉菌素<br>Nystitin | PO<br><br>局部 | 10万 U/ml<br><br>10万 U，甘油 10 ml，加蒸馏水至 100 ml | 早产儿 0.5 ml，q6 h<br>足月儿 1 ml，q6 h<br>q6 h | 肠道吸收少，用于肠道真菌感染，局部应用治疗黏膜和皮肤念珠菌感染 |
| 两性霉素 B<br>Amphotericin B | IVgtt | 试验剂量<br><br>起始剂量 | 0.1 mg/kg，蒸馏水稀释 0.25 mg/ml，静滴 3～4 h<br>0.25～0.5 mg/kg，10GS 稀释 0.1 mg/10 ml，静滴 2～6 h，q24 h | 用于深部真菌感染，如隐球菌、白念珠菌感染。静滴时外包黑纸避光。<br>不良反应：寒战、高热、静脉炎、肾毒性、低血钾、粒细胞减少等 |

| 药名 | 途径 | 剂量 | 用法 | 备注 |
|------|------|------|------|------|
| | | 维持剂量 | 每日增加 0.125～0.25 mg/(kg·d)，至最大剂量 0.5～1 mg/(kg·d)，q24～28 h，静滴 2～6 h | |
| **抗疟疾药物** | | | | |
| 磷酸氯喹 Chloroqin Phosphate | PO | 治疗剂量 | 第 1～2 日，10 mg/kg，qd 第 3～5 日，5 mg/kg，qd | 在红细胞内浓度比血浆高 10～20 倍，受感染的红细胞内浓度比正常红细胞内高 20 倍 不良反应：恶心、呕吐、腹泻、烦躁 |
| | | 预防剂量 | 每次 12.5 mg/kg，每周 2 次 | |
| | IVgtt | 先天性疟疾 | 首剂 5 mg/kg，第 2～3 天重复用药一次 | |
| 硫酸奎宁 Quinine Sulfate | IVgtt PO | 治疗剂量 至能口服时 | 10 mg/(kg·d)，每 24 h 重复一次 20～30 mg/(kg·d)，分 3 次，疗程 7～10 天 | 疗效与氯喹相似，耐氯喹时使用。不良反应：恶心、呕吐、视力减退 |
| 乙胺嘧啶 Pyrime-thamine | PO | 1 mg/kg，q12 h，2～4 日后减半 | 疗程 4～6 周，每疗程间隔 1 个月 | 治疗弓形虫。长期服用可因叶酸缺乏致吞咽困难，恶心、呕吐、腹泻，巨细胞性贫血，白细胞减少，超剂量导致惊厥 |
| **心血管系统药物** | | | | |
| 肾上腺素 Epinephrine | IV | 1∶10 000 | 每次 0.1～0.3 ml/kg，每 3～5 min 重复一次 | 用于心跳骤停、急性心血管休克、低血压等。副作用：心律不齐、肾缺血、高血压 |
| | | 上述无效时 1∶1000 | 每次 0.1～0.2 ml/kg，每 3～5 min 一次 | |
| | 气管内 | 1∶10 000 | 每次 0.3～1 ml/kg，每 3～5 min 一次，至静脉通路建立 | |
| | IVgtt | | 0.1 μg/(kg·min)，至有效量，最大 1.0 μg/(kg·min) | |
| 异丙肾上腺素 Isoproterenol | IVgtt | 0.05～0.5 μg/(kg·min) | 以 0.052 μg/(kg·min) 开始，每 5～10 min 增加 0.05，至有效，最大 2 μg/(kg·min) | 增加心输出量，扩张气道，治疗心动过缓、休克等。副作用：心律不齐、低血压、低血糖等 |
| | 雾化 | 0.1～0.25 ml（1∶200） | 加 NS 2 ml，q4～6 h | |
| | 气雾剂 | 1～2 喷 | 5 次/日 | |
| 地高辛 Digoxin | IV PO | 负荷量（μg/kg）　≤29 周　30～36 周　37～48 周 　　　　　　　　15　　　20　　　　30 　　　　　　　　20　　　25　　　　40 | | 适用于心肌收缩力降低导致的心力衰竭，非洋地黄类药物导致的室上性心动过速、心房扑动、心房颤动。副作用：PR 间期延长、窦性心动过缓、窦房阻滞、房室传导阻滞、期前收缩等。其他包括拒食、呕吐等 |
| | | 维持量 | 化量的 1/4，q12 h | |
| 西地兰 Cedilanid-D | IV | 0.01～0.015 mg/kg | 2～3 h 后可重复，1～2 次后改为地高辛洋地黄化 | 同地高辛，但作用快，排泄也快，用于急性患者。不良反应：心动过缓、期前收缩、恶心 |
| 卡托普利 Captopril | PO | 首剂：0.5 mg/kg 维持：0.1～1 mg/kg | q8 h | 扩张血管，降低血压，肾功能差者慎用。不良反应：嗜酸性粒细胞增多、白细胞减少和低血压 |

| 药名 | 途径 | 剂量 | 用法 | 备注 |
|---|---|---|---|---|
| 多巴酚丁胺<br>Dobutamine | | $2\sim10\ \mu g/(kg\cdot min)$ | 连续静脉滴注，从小剂量开始，最大 $40\ \mu g/(kg\cdot min)$ | 增强心肌收缩力，升高血压。较少增快心率。血容量不足时血压不易上升。<br>副作用：血容量不足时低血压，大剂量时心律不齐、心动过速、高血压、皮肤血管扩张等 |
| 多巴胺<br>Dopamine | IVgtt | 小剂量<br>中剂量<br>大剂量 | $<5\ \mu g/(kg\cdot min)$<br>$5\sim10\ \mu g/(kg\cdot min)$<br>$10\sim20\ \mu g/(kg\cdot min)$ | 扩张肾、脑、肺血管，增加尿量增强心肌收缩力和升高血压<br>升高血压，血管收缩。<br>副作用：心律不齐、肺动脉高压 |
| 酚妥拉明<br>Phentolamine | IV<br>IVgtt | | 每剂 $0.3\sim0.5\ mg/kg$ 或 $2.5\sim15\ \mu g/(kg\cdot min)$ | 能降低周围血管阻力，直接扩张小动脉及毛细血管，并增加心肌收缩力。<br>不良反应：血压显著下降、心动过速、鼻塞、恶心、呕吐、心律失常 |
| 吲哚美辛（消炎痛）<br>Indomethacin | IV | <2 天<br>2～7 天<br>>7 天 | 第一剂 第二剂 第三剂<br>0.2　 0.1　 0.1<br>0.2　 0.2　 0.2<br>0.2　 0.25　 0.25 | 促进动脉导管关闭。<br>胃肠和肾血流量减少，出血倾向、低钠血症。监测尿量 |
| 硫前列酮（前列腺素E）<br>Prostagladin E1 | IVgtt | 起始剂量 $0.05\sim0.1\ \mu g/(kg\cdot min)$，需要时增加到 $0.4\ \mu g/(kg\cdot min)$，起作用后渐减量至最低起作用量，约 $0.01\sim0.025\ \mu g/(kg\cdot min)$，剂量范围：$0.01\sim0.4\ \mu g/(kg\cdot min)$ | | 保持动脉导管开放。<br>副作用：呼吸暂停、发热、皮肤潮红、心动过缓等。治疗时需监测呼吸、心率和体温 |
| 二氮嗪<br>Diazoxide | IV<br><br>PO | 高血压危象<br><br>高胰岛素低血糖 | 每次 $1\sim3\ mg/kg$，可 q15～20 min 重复<br>$8\sim15\ mg/(kg\cdot d)$ q8～12 h | 副作用：高血糖、酮症酸中毒、钠水潴留 |
| 依那普利<br>Enalapril | IV | 高血压治疗：$5\sim10\ \mu g/kg/次$，q8～24 h | 严重心力衰竭：<br>起始剂量：$0.1\ mg/(kg\cdot d)$，根据血压控制情况可增加到 $0.12\sim0.43\ mg/(kg\cdot d)$ | 不良反应：暂时性低血压、少尿 |
| **抗心律失常药** | | | | |
| 阿托品<br>Atropine | PO<br><br>IV<br><br><br>ETT<br><br><br>雾化 | 每次 $0.02\sim0.09\ mg/kg$<br><br>每次 $0.01\sim0.03\ mg/kg$<br><br><br>静脉剂量的 2～3 倍<br>插管前<br><br>治疗 BPD | q4～6 h，NS 稀释到 0.08 mg/ml<br><br>q10～15 min 重复，2～3 次，最大剂量 0.04 mg/kg<br><br>加 NS 到 1～2 ml<br>10～20 μg/kg<br><br>0.05～0.08 mg＋2.5 ml NS，q4～6 h，最小剂量 0.25 mg，最大 1 mg | 纠正严重的心动过缓，特别是副交感神经影响的慢心率，如地高辛、β 受体阻滞剂所致者。亦用于新斯的明过量。还有松弛支气管平滑肌和减少唾液分泌的作用。<br>副作用：心律不齐、兴奋、发热、腹胀 |
| 利多卡因<br>Lidocaine | IV | 首剂：$0.5\sim2\ mg/kg$<br><br>维持：$10\sim50\ \mu g/(kg\cdot min)$ | 缓慢推注 5 min 以上，可 10 min 重复一次。3 剂总量小于 5 mg/kg | 用于需要短暂控制的室性心律失常。大剂量用于顽固性惊厥。<br>副作用：低血压、惊厥、呼吸停止、心脏停搏 |
| 普萘洛尔（心得安）<br>Propranolol | PO<br><br>IV | 每次 $0.25\sim3.5\ mg/kg$<br>每次 $0.01\sim0.15\ mg/kg$ | q6～8 h<br>q6～8 h（小于 1 mg/min） | 治疗窦性或室上性心动过速、心房颤动或扑动，用于高血压。<br>不良反应：心率减慢、血压下降、恶心、皮疹 |

| 药名 | 途径 | 剂量 | 用法 | 备注 |
|---|---|---|---|---|
| 普罗帕酮（心律平）<br>Propafenone | PO<br>IV | 首剂：5～7 mg/kg 以后 15～20 mg/(kg·d)，q6～8 h<br>维持量：每次 3～5 mg/kg，q8 h<br>1 mg/kg，静脉缓推，1～2 h 可重复应用 | | 用于各类期前收缩和心动过速。<br>副作用少，如窦性停搏、传导阻滞 |
| 腺苷<br>Adenosine | IV | 50 μg/kg | 快速静推，每 2 min 追加 50 μg/kg，直到恢复窦性心律。最大量 250 μg/kg | 用于阵发性室上性心动过速。<br>副作用：颜面潮红、呼吸困难，通常在 1 min 内缓解。可致房室传导阻滞、支气管痉挛等 |
| 维拉帕米（异搏定）<br>Verapamil | IV<br><br>PO | 0.1～0.2 mg/kg<br><br>3～5 mg/(kg·d) | 不少于 5 min，必要时可重复 1 次，最大不超过 0.3 mg/kg<br>分 3 次 | 治疗室上性心动过速、心房颤动、心房扑动。<br>副作用：低血压、慢心率、呕吐、惊厥 |
| 胺碘酮<br>Amiodarone | PO | 7.5～15 mg/(kg·d)，心律失常控制后 3～4 mg/(kg·d) | q8 h | 用于各种室上性和室性心律失常。<br>副作用：恶心、呕吐，长期应用需注意甲状腺功能 |

**抗惊厥和镇静药**

| 药名 | 途径 | 剂量 | 用法 | 备注 |
|---|---|---|---|---|
| 地西泮（安定）<br>Diazepam | IV | 抗惊厥：每次 0.1～0.3 mg/kg<br>镇静：每次 0.1 mg/kg | 需要时半小时后可重复，不超过 3 次。静注时间不少于 3 min，不能控制的惊厥可 IVgtt，0.3 mg/(kg·h)。<br>镇静需间隔 6～8 h 重复，最大量 24 h 内 2 mg/kg | 小剂量镇静，大剂量抗惊厥。<br>副作用：呼吸抑制、心脏停搏、低血压等，静脉注射可发生静脉炎，可导致喉痉挛 |
| | PO<br>IV | 撤药综合征 | 每次 0.1～0.8 mg/kg，q6～8 h | |
| | PO | 高血糖 | 1.5～3 mg/(kg·d)，q6～8 h，与苯甲酸钠 125～200 mg/(kg·d) 同用 | |
| 苯巴比妥（鲁米那）<br>Phenobarbital | IV<br>IM | 首剂：20 mg/kg，最大量 30 mg/kg<br>维持：3～5 mg/(kg·d)<br>镇静，每次 5 mg/kg | 维持量在首剂后 12～24 h 给予，每日一次 | 镇静、抗惊厥，可能预防高胆红素血症和脑室出血。<br>副作用：皮疹、嗜睡 |
| | PO<br>IV | 胆汁淤积 | 4～5 mg/(kg·d)，qd×4～5 天 | |
| | PO<br>IV | 撤药综合征 | 评分　　剂量 [mg/(kg·d)]<br>8～10　　6，q8 h<br>11～13　8，q8 h<br>14～16　10，q8 h<br>＞17　　12，q8 h | 如果评分逐渐降低，每 48 h 减量 10%～20% |
| 水合氯醛<br>Chloralhydrate | PO<br>PR | 每次 25～50 mg/kg | 必要时每 8 h 一次 | 催眠、镇静，起效快。<br>副作用：刺激黏膜 |
| 吗啡<br>Morphine | IV<br>IM | 每次 0.05～0.2 mg/kg | 需要时必须间隔 4 h | 镇痛，或用于撤药综合征患儿。<br>副作用：呼吸抑制、低血压，可用纳洛酮 0.1 mg/kg 对抗 |
| | IVgtt | 0.025～0.05 mg/(kg·h) | 从小剂量开始 | |
| | PO | 0.08～0.2 mg/kg | q3～4 h，稀释成 0.4 mg/ml，用于撤药综合征治疗 | |

续表

| 药名 | 途径 | 剂量 | 用法 | 备注 |
|---|---|---|---|---|
| 泮库溴铵（潘可罗宁）（潘龙）Pancuronium | IV | 起始剂量<br><br>维持剂量 | 每次 0.05～1.0 mg/kg，必要时每 5～10 min 可重复<br><br>每次 0.04～0.1 mg/kg，必要时 q1～4 h | 机械通气患儿的骨骼肌松弛。<br>副作用：唾液分泌过多、低血压等 |
| | IVgtt | | 0.05～0.2 mg/(kg·h) | |
| 哌替啶 Pethidine | IM | 每剂 0.25～0.5 mg/kg | 需要时 6 h 一次 | 镇痛作用和对平滑肌的作用与吗啡相似，但较弱 |
| | PO | 每剂 0.5～1 mg/kg | 每日 3 次，需要时 6 h 一次 | 不良反应：恶心、呕吐、出汗、口干 |
| | IV | 同 IM（不少于 10 ml 注入） | | |
| 芬太尼 Fentanyl | Ivgtt<br>IV | 镇静：每次 1～4 μg/kg，IV；0.5～1 μg/(kg·h)，Ivgtt<br>镇痛：每次 2 μg/kg，IV，q2～4 h；1～5 μg/(kg·d)，Ivgtt | | 不良反应：中枢和呼吸抑制 |
| **中枢神经系统药物** | | | | |
| 氨茶碱 Aminophylline | PO<br>IV | 首剂：4～6 mg/kg<br>维持：1.5～3 mg/kg | 首剂后 8～12 h 维持，q8～12 h，用于治疗早产儿呼吸暂停 | 适用于早产儿呼吸暂停。扩张支气管。<br>副作用：胃肠道刺激、高血糖、心动过速、兴奋、肢体颤动，严重中毒时可用活性炭 1 mg/kg 制成浆液洗胃，q2～4 h |
| | IVgtt | 首剂：6 mg/kg 静滴超过 30 min<br>维持量：<br>新生儿：0.2 mg/(kg·h)<br>6 周至 6 月：0.2～0.9 mg/(kg·h)。<br>用于支气管扩张 | | |
| 咖啡因 Caffeine | PO<br>IVgtt | 首剂：10～20 mg/kg<br>维持：2.5～4 mg/kg | 首剂后 12 h 维持，q24 h | 用于早产儿呼吸暂停。<br>副作用：少且轻，呕吐、不安。如心率超过每分钟 180 次，不给药 |
| 纳洛酮 Naloxone | IM<br>IV | 0.1～0.2 mg/kg | 3～5 min 无效可重复 | 对抗吗啡导致的呼吸暂停 |
| 多沙普仑 Doxapram | IVgtt | 1～1.5 mg/(kg·h) | 好转后减量至 0.5～0.8 mg/(kg·h)，最大量不超过 2.5 mg/(kg·h)，5%GS 或 NS 稀释成 1 mg/ml | 呼吸暂停应用氨茶碱无效时可用本品。但有惊厥、心力衰竭、心律失常、心动过速者忌用。<br>不良反应：呼吸快、心动过速、呕吐、惊厥 |
| **利尿剂** | | | | |
| 呋塞米（速尿）Furosemide | PO<br>IV<br>IM | 每次 1～2 mg/kg | 早产儿 24 h 一次，足月儿 12 h 一次 | 适用于体内水分过多、心力衰竭和 RDS、肺水肿、脑水肿、PDA 等，注射 >4 mg/min 可致暂时性耳聋。<br>副作用：水和电解质紊乱，需监测钾、钠和氯。不与耳毒性抗生素合用 |
| 双氢克尿噻 Hydrochlorothiazide | PO<br>IV | 2～5 mg/kg | q12 h | 中效利尿剂，用于轻中度水肿、高血压和尿崩症的辅助治疗。<br>副作用：恶心、呕吐、腹胀、低血钾、高血糖、高尿酸 |
| 螺内酯（安体舒通）Spironolactone | PO | 1～3 mg/kg | qd 或 q12 h<br>氢化可的松每次 2 mg/kg，PO，q12 h×8 周，联用安体舒通每次 1.5 mg/kg，PO，q12 h×8 周，治疗 BPD | 与双氢克尿噻合用，减少低血钾的发生。利尿作用弱，用于与醛固酮分泌增多有关的顽固性水肿。<br>不良反应：高钾血症、胃肠道反应，久用导致低钠血症 |

| 药名 | 途径 | 剂量 | 用法 | 备注 |
|---|---|---|---|---|
| 甘露醇<br>Mannitol | IV | 利尿 | 首剂 0.5～1 g/kg，2～6 h 滴入，维持剂量 0.25～0.5 g/kg，q4～6 h 一次 | 降低颅内压，用于肾衰竭。<br>副作用：滴速过快可致一过性头痛。大剂量可引起肾小管损害及血尿 |
| | | 降颅压 | 0.25 g/kg，需要时可增加至 1 g/kg，20～30 min 滴注 | |
| **内分泌制剂** | | | | |
| 氢化可的松<br>Hydrocortisone | IVgtt | 急性肾上腺功能不全 | 1～2 mg/kg IV，然后 25～50 mg/(kg·d) 维持，q4～6 h | 用于肾上腺功能不全和肾上腺皮质增生的替代治疗。可作为抗炎症介质药物和免疫抑制剂。也可用于治疗难以纠正的低血压和低血糖。<br>不良反应：高血压、水肿、低钾、高血糖、皮炎、应激性溃疡、皮肤增生、Cushing 综合征等 |
| | | 肾上腺皮质增生症 | 治疗剂量 0.5～0.7 mg/(kg·d)，维持剂量 0.3～0.4 mg/(kg·d)。分 3 次给予，早晨和中午各给 1/4 量，余晚上给予。也可口服，剂量相同 | |
| | | 抗炎症介质和免疫抑制 | 0.8～4 mg/(kg·d)，q6 h | |
| | | G⁻杆菌休克治疗 | 首剂 35～50 mg/kg，然后 50～150 mg/(kg·d)，q6 h×48～72 h | |
| | | 低血糖 | 10 mg/(kg·d)，q12 h | |
| 地塞米松<br>Dexmethasone | | 气管插管拔管 | 每次 0.25～1 mg/kg，q6 h，拔管前 24 h 开始给予，拔管后给予 3～4 次 | 同氢化可的松，但是对糖代谢作用强，对电解质作用弱 |
| | | 低血糖 | 每次 0.25 mg/kg，q12 h | |
| | | 脑水肿 | 首剂 0.5～1.5 mg/kg，维持量 0.2～0.5 mg/(kg·d)，q6 h×5 天，渐减量 | |
| | | 支气管肺发育不良 | 0.5 mg/(kg·d) q12 h×3 天→0.3 mg/(kg·d) q12 h×3 天→减量 0.1 mg/(kg·d)，每 72 h 减一次，直到 0.1 mg/(kg·d)→0.1 mg/(kg·d) qod×1 周 | |
| 泼尼松<br>Prednisone | PO | 1～2 mg/(kg·d) | 分 3～4 次或晨顿服 | 抗炎作用为可的松的 3～5 倍，对钠潴留，对钾排泄作用较小。<br>不良反应：同氢化可的松，但较少 |
| 泼尼松龙<br>Prednisolone | PO<br>IM<br>IVgtt | 0.5～2 mg/(kg·d) | 分 3～4 次 | 同泼尼松 |
| 倍他米松<br>Betamethasone | IV<br>PO<br>IM | 每次 0.06～0.16 mg/kg 或 0.2～1.6 mg/(kg·d) | q6～8 h | 同地塞米松 |
| 氟氢可的松<br>Fludrocortisone | PO | 0.05～0.2 mg/d | qd | 用于急、慢性肾上腺皮质功能减退症，用药期间注意调节 NaCl 摄入量。<br>不良反应：钠潴留、易出现水肿。大剂量可出现糖尿和肌肉麻痹 |
| 胰岛素<br>Insulin | | 高血糖 | 首剂每次 0.1 U/kg，维持量 0.02～0.1 U/(kg·h)，皮下注射 0.1～0.2 U/kg，q6～12 h | 用于高血糖及高血钾的治疗。<br>副作用：低血糖，注意监测血糖 |

| 药名 | 途径 | 剂量 | 用法 | 备注 |
|---|---|---|---|---|
| | | 极低体重儿高血糖 | 0.02～0.4 U/(kg·h)，滴注速度 0.1 ml/h | |
| | | 高血钾 | 葡萄糖每次 0.3～0.6 g/kg 加胰岛素每次 0.2 U/kg | |
| 胰高血糖素<br>Glucagon | IV<br>IM<br>皮下 | 每次 0.025～0.3 mg/kg | 必要时可每 20 min 一次，最大剂量 1 mg | 用于顽固性低血糖。<br>副作用：恶心、呕吐、心动过速 |
| 左旋甲状腺素<br>Levothyroxine | PO | 10～14 μg/(kg·d) | qd。调整剂量，每 2 周增加 12.5 μg，渐增至 37.5～50 μg/d，维持 T₄10～15 μg/dl，TSH 低于 15 μU/ml | 治疗甲状腺功能减退。<br>副作用：颅缝早闭、骨龄生长过快。监测血 T₄ 和 TSH。大剂量可致心悸、多汗 |
| | IV | 5～10 μg/(kg·d) | q24 h，每 2 周增加 5～10 μg | |
| 甲状腺干粉剂<br>Thyroid Powder | PO | 5～10 mg/(kg·d) | q24 h，每 2 周增加 5～10 mg。维持量一般在 20～40 mg/d | 同上 |
| **维生素** | | | | |
| 维生素 A<br>Vitamin A | PO<br>IM | 预防量 1000～1500 U<br>治疗量 2.5～5 万 U | qd | 油剂注射吸收慢，口服吸收较快，眼角膜软化时宜口服。预防和治疗维生素 A 缺乏症 |
| 维生素 B₁<br>Thiamine | PO | 生理需要量<br><br>维生素 B₁ 缺乏 | 300 μg/d<br><br>预防量 0.5～1 mg/d<br>治疗量 5～10 mg/d，q6～8 h | 参与体内氧化还原代谢和糖、蛋白质、脂肪代谢 |
| 维生素 B₂<br>Vitamin B₂ | PO | 生理需要量<br><br>维生素 B₂ 缺乏 | 早产儿 400 μg/d<br>足月儿，60 μg/d<br>IV，0.15 mg/(kg·d) | 参与糖、蛋白质和脂肪代谢 |
| 维生素 B₆<br>Vitamin B₆ | IV<br>IM<br>PO | 生理需要量<br><br>B₆ 缺乏<br><br>B₆ 依赖性惊厥<br><br>铁幼粒细胞性贫血 | 足月儿，35 μg/d<br>早产儿，4000 μg/d<br>2～5 mg/d，q6 h<br><br>首剂 50～100 mg，IV，如果有效，维持量 50～100 mg/d，qd<br>200～600 mg/d，应用 1～2 个月 | 诊断和治疗维生素 B₆ 缺乏，治疗维生素 B₆ 依赖性惊厥和铁幼粒细胞性贫血。偶见过敏反应 |
| 维生素 B₁₂<br>Vitamin B₁₂ | IM | 早产儿 1.5 μg/d<br>足月儿 0.15 μg/d | | |
| 叶酸<br>Folic Acid | PO | 每周 5 mg | 分 2 次 | |
| 维生素 C<br>Ascorbic Acid | PO<br>IM<br>PO<br>IM<br>IVgtt | 生理需要量<br><br>维生素 C 缺乏 | 早产儿 50～100 mg/d<br>足月儿 25～50 mg/d<br>100 mg，q4 h，>2 周 | 参与体内代谢，降低毛细血管通透性和脆性，加速血液凝固 |
| 维生素 K<br>Vitamin K | IM<br>IV | 预防量<br><br><br>治疗量 | 体重<1500 g，0.5～1 mg/d，qd<br>体重>1500 g，1～2 mg/d，qd<br>2.5～5 mg/d，qd×3 天 | 预防和治疗新生儿出血性疾病。静脉注射过快可引起面色潮红、出汗 |
| 维生素 D₃<br>Vitamin D₃ | PO<br>IM | | 早产儿 500～1000 IU/d<br>足月儿 400～500 IU/d | 促进钙和磷在肠道的吸收。长期大量可导致中毒 |

| 药名 | 途径 | 剂量 | 用法 | 备注 |
|---|---|---|---|---|
| 维生素 E<br>Vitamin E | PO | 治疗量 | $25\sim50$ mg/(kg·d)，qd，共2周 | 用于溶血性贫血、硬肿症、早产儿氧中毒等。 |
|  |  | 预防量 | $20\sim25$ mg/d，qd，共2~3个月 | 不良反应：降低白细胞和血小板，易发生败血症和 NEC，故剂量宜小 |
|  | IM | 体重<1500 g | $20\sim30$ mg/kg，qd，共6次 |  |
| 骨化三醇<br>（1,25-二羟骨化醇）<br>Calcitriol | PO |  | $0.05$ μg/kg，qd，至血钙值正常 | 用于治疗低钙血症。其为活化的维生素 $D_3$。<br>不良反应同维生素 $D_3$ |

**其他药物**

| 药名 | 途径 | 剂量 | 用法 | 备注 |
|---|---|---|---|---|
| 猪肺磷脂注射液（固尔苏） | 气管内滴入 | 每次 $100\sim200$ mg/kg | 需要时可重复2~3次 | 猪肺表面活性物质，用于治疗 NRDS、MAS、ARDS 等 |
| 牛肺磷脂 | 气管内滴入 | 给药剂量应根据患儿具体情况灵活掌握，首次给药范围可在 $40\sim100$ mg/kg，多数病例如能早期及时用药，70 mg/kg 即可取得良好效果 | 需要时可重复2~3次 | 用于治疗 NRDS、MAS、ARDS 等 |
| 一氧化氮吸入 | 呼吸机控制剂量吸入 | $5\sim80$ ppm<br>常用剂量为 20 ppm |  | 治疗肺动脉高压，与 PS 合用可提高对 NRDS 的疗效 |
| 多潘立酮（吗丁啉）<br>Domperidone | PO | 每次 $0.3$ mg/kg | PO，q6~12 h，餐前15~30 min 服用 | 治疗胃食管反流，促进胃排空。<br>副作用：锥体外系症状、腹痛、尿量减少、嗜睡、便秘等 |
| 10%葡萄糖酸钙<br>Calcium Gluconate | 静脉缓推 | 低钙血症 | 首剂每次 $1\sim2$ ml/kg，维持剂量 $2\sim8$ ml/(kg·d) 可分数次 | 治疗低钙血症，交换输血时补充钙。<br>副作用：快速注射可导致心动过缓或骤停。漏出可导致皮下坏死 |
|  |  | 交换输血 | 1 ml/100 ml |  |
|  |  | CPR | 每次 1 ml/kg，q10 min |  |
|  |  | 高血钾 | 每次 0.5 ml/kg |  |
| 西咪替丁（甲氰咪胍）<br>Cimetidine | PO<br>IV | $10\sim20$ mg/(kg·d) | q6~12 h（配制成 6 mg/ml） | 预防和治疗应激性溃疡。<br>副作用：肝肾功能不全、惊厥、黄疸、粒细胞减少等 |
| 雷尼替丁<br>Ranitidine | PO | 每次 $2\sim4$ mg/kg | q8~12 h | 同西咪替丁，但作用强5~8倍。<br>不良反应：便秘、嗜睡、腹泻，偶有血小板减少 |
|  | IV | 每次 $0.1\sim0.8$ mg/kg | q6 h |  |
|  | IVgtt | $0.6$ mg/(kg·h) | 逐渐减至 0.1 mg/(kg·h)（胃液 pH>4） |  |
| 硫酸镁溶液<br>Magnesium Sulfate | IV<br>IVgtt | 低镁血症 | 10%溶液每次 $0.25\sim0.5$ ml，q6 h | 不良反应：呼吸抑制，注射葡萄糖酸钙解救，2 ml/kg |
|  |  | PPHN | 首剂 0.2 g/kg，维持剂量 $20\sim50$ mg/kg |  |
| 肝素<br>Heparin |  | 插管或冲洗试管 | $0.5\sim1$ U/ml | 抗血栓、DIC、硬肿。<br>副作用：自发性出血、血小板减少。<br>应用时应维持 APTT 不大于正常的 1.5~2.5 倍 |
|  | IV<br>IVgtt | 全身应用 | 起始剂量：50 U/kg，IV<br>维持剂量：$5\sim35$ U/(kg·h)<br>间断用药每次 $50\sim100$ U/kg，q4 h |  |

| 药名 | 途径 | 剂量 | 用法 | 备注 |
|---|---|---|---|---|
| | | DIC | <1.5 kg, 20～25 U/(kg·h)<br>>1.5 kg, 25～30 mg/(kg·h) | |
| | 小剂量 | DIC 导致的缺血或坏死 | 10～15 U/(kg·h) | |
| 硫酸鱼精蛋白<br>Protamine<br>Sulfate | IV<br>IM | | 在 24 h 前静脉滴入肝素，如过量，每 100 U 肝素用本剂 1 mg 对抗 | 治疗肝素过量。<br>本品过量也可发生出血，因本品与血小板和血浆纤维蛋白结合 |
| 亚甲蓝（美兰）<br>Methylene blue | IV | 每次 0.1～0.2 mg/kg | 不少于 5 min，必要时可 1 h 内重复一次 | 治疗变性血红蛋白病。<br>不良反应：呕吐、高血压、蓝色尿 |
| 破伤风抗毒素 | IM | 预防量：每次 1500 U | 治疗量 1 万～2 万 U/d | |
| 乙肝疫苗 | IM | 每次 5 μg | 出生时、生后 1 月、6 月各一次 | |
| 乙肝免疫球蛋白 | IM | 每次 100 Iu | 出生时和半个月各一次 | 用于孕母 HBsAg 阳性的患儿 |
| 抗 RhD 免疫球蛋白 | IM | 200～300 μg | 孕母剂量 | Rh 阴性孕妇分娩出 Rh 阳性婴儿后 0～72 h 内对孕妇肌内注射 |
| 人血静脉丙种球蛋白<br>human<br>γ-globulin | IVgtt | 败血症 | 每次 500～750 mg/kg，每日 1 次，共 3 次 | 偶有过敏反应 |
| | | 免疫性溶血或血小板减少 | 400 mg/(kg·d)，2～5 天 | |
| | | 低丙种球蛋白血症 | 0.15～0.4 g/kg，每 2～4 周一次 | |
| 人血丙种球蛋白<br>human<br>γ-globulin | IM | 暴露于甲肝 | 0.15 ml/kg，用一剂 | 本品不可静脉滴注或静推 |
| 重组人红细胞生成素<br>（HuEPO） | 皮下给药 | 200 U/kg，总剂量 500～1400 U/kg | 每天或隔天一次，疗程 2～6 周 | 刺激红细胞生成。<br>副作用：粒细胞减少 |
| 人血白蛋白<br>human serum<br>albumin | IVgtt | 低蛋白血症 | 每次 0.5～1 g/kg，滴注 2～6 h，每 1～2 天重复一次。最大剂量 6 g/(kg·d) | 不良反应：寒战、高热，快速注射可致心功能不全、肺水肿等 |
| | IV | 低血容量 | 每次 0.5～1 g/kg，最大剂量 6 g/(kg·d)。必要时重复 | |
| 小儿氨基酸<br>amino acids | IVgtt | 起始剂量 1 g/(kg·d) | 生后第 1 天给予，以后每日增加 1 g/kg，最大剂量 3.5 g/(kg·d) | 肠道外营养。<br>不良反应：过快可产生呕吐，氨基酸代谢障碍患者禁用，氮质血症患儿禁用，肝肾功能不全者慎用 |
| 脂肪乳剂<br>Intralipid | IVgtt | 起始剂量 1 g/(kg·d) | 生后第 2 天给予，每天增加 1 g/kg，最大量 3.5 g/(kg·d) | 肠道外营养。<br>不良反应：过快可产生呕吐，脂肪代谢障碍患者禁用，肝肾功能不全者慎用 |
| 多种微量元素注射液（Ⅰ）<br>（派达益儿）<br>Ped-el | IVgtt | 1 ml/(kg·d) | 与肠道外营养液一起静滴 | 主要补充脂溶性维生素 |
| 多种微量元素注射液（Ⅱ）<br>（安达美）<br>Addamel | IVgtt | 1 ml/(kg·d) | 与肠道外营养液一起静滴 | 主要补充微量元素 |

续表

| 药名 | 途径 | 剂量 | 用法 | 备注 |
|---|---|---|---|---|
| 甘油磷酸钠<br>Sodium glyc-erophosphate | IVgtt | 1 ml/(kg·d) | 与肠道外营养一起应用 | 预防或纠正低磷血症 |
| 注射用水溶性维生素（水乐维他）<br>Soluvit | IVgtt | 0.5 ml/(kg·d) | 与肠道外营养一起应用 | 补充水溶性维生素 |
| 5%碳酸氢钠<br>Sodium bicar-bonate | IV | 心肺复苏 | 首剂 1～2 ml/kg，1：1 稀释，可重复 0.5 ml/kg，q10 min 或根据 pH 值 | 纠正酸中毒，用于心肺复苏，过量可导致代谢性碱中毒 |
| | IV | 代谢性酸中毒 | BE×0.6×体重，给半量 | 不良反应：高钠、低钙、低钾、颅内出血，漏出血管外可致组织坏死 |
| | IV<br>PO | 肾小管酸中毒 | 远端肾小管酸中毒 2～3 ml/(kg·d)，近端肾小管酸中毒 5～10 ml/(kg·d) | |
| 泰诺林<br>Tylenol | PO | | 每次 10～15 mg/kg，q6～8 h | 解热镇痛剂。新生儿主要用于镇痛，G-6-PD 缺陷者禁用。<br>不良反应：全血细胞减少、应激性溃疡、尿量减少、腹胀等 |
| 乙酰唑胺<br>Diamox | PO<br>IV | 利尿<br>减少脑脊液分泌<br>抗惊厥<br>RTA（碱化尿液） | 每次 5 mg/kg，qd<br>每次 10 mg/kg，q6～8 h<br>每次 2～7.5 mg/kg，q6～8 h<br>每次 5 mg/kg，q8～12 h | 不良反应：低血钾、高氯性酸中毒、骨髓抑制 |
| 尿激酶<br>Urokinase | IV<br>IVgtt | 负荷量：4000 IU/kg，静推 20 min 以上<br>维持量：4000～6000 IU/(kg·h) | | 治疗血栓。维持 APTT 延长 1.5～2 倍以下。有出血禁用。<br>不良反应：过敏、皮疹、发热、支气管痉挛等 |
| 链激酶<br>Streptokinase | IV<br>IVgtt | 负荷量：1500～2000 IU/(kg·h)，30～60 min<br>维持量：1000 IU/(kg·h)×24～72 h | | 治疗血栓。维持 APTT 延长 1.5～2 倍以下。<br>不良反应：出血 |
| 布洛芬（美林）<br>Ibuprofen | PO | 每次 10 mg/kg | PDA：每日 1 次，连用 3 天<br>镇痛：q6～8 h | 用于早产儿动脉导管关闭。镇痛和预防接种预防用药。<br>不良反应：全血细胞减少、应激性溃疡、尿量减少、腹胀等 |

IV，静脉注射；IM，肌内注射；IVgtt，静脉滴注；PO，口服；ETT，气管内给药，GS，葡萄糖；NS，生理盐水；BE，碱剩余；HSV，单纯疱疹病毒；BPD，支气管肺发育不良；NEC，坏死性小肠结肠炎；PDA，动脉导管未闭；RDS，呼吸窘迫综合征；TSH，促甲状腺激素；MAS，胎粪吸入综合征；NRDS，新生儿呼吸窘迫综合征；ARDS，急性呼吸窘迫综合征；PS，肺磷脂；PT，凝血酶原时间；DIC，弥散性血管内凝血；APTT，活化部分凝血酶原时间。

引自：邵肖梅，叶鸿瑁，丘小汕. 实用新生儿学. 4 版. 北京：人民卫生出版社，2011：960.

（邢　燕）

# 附录五　新生儿专业网站

## 一、常用专业网站

1. http://adc.bmj.com/
2. http://www.nature.com/jp/index.html
3. http://www.cdc.gov/mmwr/
4. http://neoreviews.aappublications.org/
5. http://pediatrics.aappublications.org/
6. http://www.nejm.org/
7. http://www.sciencedirect.com/science/journal/1744165X
8. http://home.iprimus.com.au/callanders/
9. http://www.thecochranelibrary.com/view/0/index.html
10. http://www.guideline.gov/
11. http://as.wiley.com/WileyCDA/Section/index.html
12. http://www.health.vic.gov.au/neonatalhandbook/
13. http://www.rch.org.au/clinicalguide/
14. http://www.ncbi.nlm.nih.gov/omim
15. http://www.ncbi.nlm.nih.gov/gtr/
16. http://www.cdc.gov/nchs/

## 二、染色体和遗传疾病 (Chromosomal and genetic problems)

### （一）软骨发育不全 (achondroplasia)

1. The Achondroplasia Society——www.achondroplasia.co.uk
2. Little People of America——www.lpaonline.org［针对软骨发育不全 (achondroplasia) 和其他矮小身材 (other short stature)］

### （二）囊性纤维化 (cystic fibrosis)

Cystic Fibrosis Trust——www.cftrust.org.uk

### （三）先天性胸腺发育不全 (DiGeorge 综合征)

Max Appeal——www.maxappeal.org.uk（针对 DiGeorge 和 velocardiofacial 综合征）

### （四）唐氏综合征 (Down's syndrome)

1. Down's Syndrome Medical Interest Group——www.dmsig.org.uk［专业信息、家长信息及儿童健康记录 (professional and parent information-screening insert for child health record)］
2. Down's Syndrome Association——www.downs-syndrome.org.uk［相关支持信息 (information, booklets, helpline and contacts for local support group)］

### （五）肌营养不良 (Duchenne muscular dystrophy)

Duchenne Family Support Group——www.dfsg.org.uk

### （六）大疱性表皮松解 (epidermolysis bullosa)

DebRA——www.debra.org.uk［相关护理知识 (contact details for the EB nursing team)］

### （七）先天性代谢缺陷和中链酰基辅酶 A 脱氢酶缺乏症 (inborn errors of metabolism and MCADD)

CLIMB——www.climb.org.uk［用于家庭支持 (for family support)］

### （八）成骨不全 (osteogenesis imperfecta)

1. Brittle Bone Society——www.brittlebone.org
2. Osteogenesis Imperfecta Foundation——www.oif.org［相关健康宣教知识 (advice leaflets on handling affected infants)］

## 三、其他染色体三倍体症

1. Edwards 和 Patau 综合征
   S.O.F.T. UK——www.soft.org.uk［针对 Edwards 和 Patau 综合征患儿家庭的信息和支持 (information and support for families affected by Edwards' and Patau's syndromes)］
2. Prader-Willi 综合征
   The Prader-Willi Syndrome Association UK——www.pwsa.co.uk［父母和专业支持 (parent and professional support)］
3. 镰状细胞疾病 (sickle cell disease)
   Sickle Cell Society——www.sicklecellsociety.org
4. 地中海贫血 (珠蛋白生成障碍性贫血) (thalassemia)
   UK Thalassaemia Society——www.ukts.org

5. Turner 综合征

（1）Turner Syndrome Support Society——www.tss.org.uk［专业信息和父母支持（parent support and information for professionals including health checklist)］

（2）www.turnersyndrome.org——关于 Turner 综合征患儿的相关健康宣教内容

## 四、其他网站

其余关于新生儿研究、宣教及护理相关的网站：

http://www.neonatology.org/

https://www.academyonline.org/general/recommended_links.asp

http://nann.org/

https://cairns.health.qld.libguides.com/neonataleducation

https://neonatalcareacademy.com/

http://www.who.int/maternal_child_adolescent/newborns/prematurity/en/

https://neonatal.rti.org/

https://www.neonatology.org

https://www.nicuniversity.org

https://www.pediatrix.com

https://www.marchofdimes.com

https://www.academyonline.org

https://www.nann.org

https://www.ccprnet.org

https://www.nccnet.org

https://www.nemours.org good for cardiac patients

http://www.neonatalnetwork.com/

http://www.motherbabyuniversity.com/

https://en.wikipedia.org/wiki/Neonatal_intensive_care_unit

https://kidshealth.org/en/parents/nicu-caring.html/

【参考文献】

［1］邵肖梅，叶鸿瑁，丘小汕. 实用新生儿学. 4 版. 北京：人民卫生出版社，2011：977.

［2］Lomax A. Examination of the Newborn：An Evidence-Based Guide. New Jersey：Wiley-Blackwell，2011：265-267.

（邢　燕）

# 索　引

**A**

ABO 血型不合溶血病　569
氨基酸代谢　762

**B**

白血病　43
败血症　689
柏油样便　508
半乳糖血症　760
鼻骨　800
鼻塞间歇正压通气　311
丙酸血症　782
病毒性肝炎　39

**C**

Chiari 畸形　465
C 反应蛋白　692
侧脑室穿刺　898
产瘤　798
产伤　797
肠道病毒　714
肠梗阻　511，823
肠旋转不良　817
充血性心力衰竭　342
出生缺陷　139
出院　870
促红细胞生成素　494

**D**

大疱性表皮松解症　836
代谢废物　627
代谢性碱中毒　168
代谢性酸中毒　166，776
单纯疱疹病毒　713
单基因遗传病　745
单泡征　817
单绒毛膜单羊膜囊双胎　73
单绒毛膜双羊膜囊双胎　73
低钾血症　661
低磷　652

低镁血症　654
低钠血症　657
低血糖　776
动脉导管未闭　344，357
动脉血栓　384
多基因遗传病　748

**F**

发育支持护理　247
法洛四联症　346
房间隔缺损　344
访视　865
非酮症　770
肺出血　279
肺动脉瓣狭窄　346
肺隔离症　254
肺栓塞　384
肺炎衣原体　732
风疹综合征　711
枫糖尿症　767
辅助生育技术　74
腹壁水肿　510
腹裂　832
腹膜透析　636
腹膜炎　823
腹腔穿刺　892
腹泻　515
腹胀　510，515，820，892

**G**

肝破裂　809
肝炎病毒　717
感染　699，720，738
高氨血症　773
高苯丙氨酸血症　762
高胆红素血症　538
高甘氨酸血症　770
高钾血症　662
高磷血症　654
高镁血症　655
高钠血症　659

高频通气　324
高危儿　865，870，875
高危妊娠　57
高血糖症　646
高压氧治疗　494
膈疝　826
弓形体　729
肱骨　806
股骨　807
骨骺　807
骨髓穿刺　891
骨髓象　561
瓜氨酸血症　774
管饲喂养　895

**H**

红细胞增多症　578
呼吸道合胞病毒　718
呼吸困难　896
呼吸衰竭　292
呼吸停止　853
呼吸性碱中毒　168
呼吸性酸中毒　167
呼吸暂停　201，513
化脓性脑膜炎　699，889，900
换血方法　544
换血指征　544
黄疸　525

**J**

畸胎瘤　849
急性胆红素脑病　538
脊膜膨出　463
脊髓　804
脊髓性肌萎缩　472
脊柱裂　463
计划　870
甲基丙二酸血症　781
甲状腺激素　665
降钙素原　693
结核病　708
结核分枝杆菌　708
解脲脲原体　735
经鼻幽门/十二指肠置管　895
经外周中心静脉置管　885
惊厥　699，776
精氨酸血症　774
静脉血栓　384

巨结肠　511
巨细胞病毒　712

**K**

抗惊厥药物　449
抗生素　738
克汀病　665

**L**

阑尾炎　820
酪氨酸　764
连续气道正压通气　309
联体双胎　74
两性畸形　674
颅骨骨折　799
颅脑磁共振　401
颅内出血　429，587，799

**M**

慢性胆红素脑病　540
帽状腱膜下血肿　798
梅毒　725
面颌骨　800

**N**

脑白质损伤　398
脑积水　483
脑膜膨出　467
脑膨出　467
脑神经损伤　802
脑室内出血　898
脑室周围-脑室内出血　429
黏液血便　515
尿道　605

**O**

呕吐　510，511，515，776
呕血　508

**P**

膀胱　605
胚胎期造血　557
皮肤挫伤　805
皮肤疾病　835
皮肤裂伤　805
皮下脂肪坏死　805
皮质醇　670
脾破裂　809

贫血 43，564，594，891
评估 862
破伤风 705
葡萄球菌烫伤样皮肤综合征 835

**Q**

脐静脉 882
脐膨出 830
气管插管 887
气管食管瘘 810
气漏 273
气胸 273，893
强直性痉挛 705
青紫 342
全身广泛出血 594

**R**

Rh血型不合溶血病 571
染色体 755
染色体病 745
染色体发育不全 755
人类免疫缺陷病毒 716
妊娠肝内胆汁淤积症 52
妊娠合并甲状腺功能异常 49
妊娠合并糖尿病 47
妊娠合并心脏病 40
妊娠期高血压疾病 37，51
肉碱 788
软组织肿瘤 850

**S**

三泡征 817
色素失调症 843
沙眼衣原体 732
少尿 623
神经干细胞 497
神经管畸形 463
神经母细胞瘤 850
肾 605
肾动脉 618
肾静脉血栓 615
肾上腺出血 809
肾衰竭 610，621，639
肾小管酸中毒 610
生后造血 558
生物素 784
生物素酶 785
失血 564

食管裂孔疝 826
室间隔缺损 345
嗜神经外毒素 705
输尿管 605
输血 601
双泡征 817
双绒毛膜双羊膜囊双胎 73
双胎输血综合征 74，109
水痘-带状疱疹病毒 718
松软儿 474
酸碱平衡 627
随访 875
锁骨骨折 806

**T**

胎儿发育异常 92
胎儿窘迫 99
胎儿免疫系统 683
胎儿生长受限 87
胎儿水肿 576
胎粪排出延迟 511
胎粪吸入综合征 267
胎粪性便秘 512
胎粪性肠梗阻 512
胎粪性腹膜炎 823
胎心电子监护 63
糖原贮积症 758
特发性血小板减少性紫癜 43
体外膜肺 332
听力筛查 145
同型半胱氨酸血症 768
头颅血肿 798

**W**

完全性大动脉转位 347
完全性肺静脉异位引流 348
晚期新生儿 535
晚期早产儿 236
危重新生儿稳定程序 135
微小病毒 715
维生素K缺乏性出血症 582
未结合胆红素 535
胃穿孔 814
胃食管反流 513
稳定措施 859
无尿期 623
无神经节细胞症 511

**X**

吸入综合征 267

细菌 738

先天性代谢缺陷病 142

先天性肥厚性幽门狭窄 506

先天性肺发育不良 253

先天性肺囊肿 254

先天性膈疝 255，260

先天性喉喘鸣 253

先天性甲状腺功能减退 665

先天性结核 708

先天性肾上腺皮质增生症 670

先天性食管闭锁 810

先天性胃壁肌层缺损 814

先天性鱼鳞病 839

线粒体脂肪酸氧化缺陷 791

消化道畸形 506

消化道造影 817

消退延迟 535

小丑鱼鳞病 840

小脑出血 437

心力衰竭 370

新生儿病毒感染 711

新生儿肠梗阻 511

新生儿撤药综合征 105

新生儿持续肺动脉高压 351

新生儿猝死 853

新生儿胆汁淤积症 548

新生儿低血糖 643，758

新生儿宫内感染性肺炎 271

新生儿呼吸窘迫综合征 264

新生儿坏死性小肠结肠炎 515

新生儿急性生理学评分 147

新生儿惊厥 442

新生儿临床危险指数 147

新生儿弥散性血管内凝血 594

新生儿免疫水平 684

新生儿脑梗死 452

新生儿脑卒中 384

新生儿贫血 601

新生儿期腹膜炎 518

新生儿溶血病 569

新生儿湿肺 258

新生儿消化道出血 508

新生儿消化道穿孔 510

新生儿血小板减少症 587

新生儿硬肿病 845

新生儿暂时性重症肌无力 473

新生儿窒息 112

新生儿重症监护病房 1

新生儿转运 856

性发育异常 674

性反转 674

胸腹裂孔疝 826

胸骨后疝 826

胸廓畸形 39

胸腔穿刺 893

胸锁乳突肌 801

选择性宫内发育迟缓 76

血钙 649

血红蛋白 561，578

血气 296

血容量 561

血栓症 383

血细胞比容 578

血小板计数 692

血液净化 627

血液选择 544

**Y**

牙关紧闭 705

咽部 801

咽下困难 513

严重感染 845

眼部 800

腰椎穿刺 889

药品 858

一氧化氮 328

衣原体 732

医疗不良事件 22

遗传病 745，749，751

异戊酸血症 784

意识丧失 853

引流 893，898

隐性脊柱裂 464

营养 895

硬脑膜下穿刺 900

硬脑膜下积液 900

有机酸 776

有机酸尿症 786

鱼鳞病 841

原发性蛛网膜下腔出血 435

允许性高碳酸血症 319

**Z**

早产儿代谢性骨病 225

早产儿胆红素脑病　540
早产儿脑室旁白质软化　398
早产儿脑损伤　221
早产儿贫血　215
早产儿视网膜病变　208
早产儿喂养不耐受　205
早期新生儿高胆红素血症　522
噪声　25
诊断　749
真菌　720
支气管镜　896
支气管舒张剂　337
支原体　735

直接胆红素　548
质量　862
治疗　751
治疗性低温　493
窒息复苏　887
置管　882
中性温度　194
肿瘤　849
主动脉缩窄　347
转运前准备工作　859
转运设备　858
总胆红素　548
棕色脂肪组织　194

# 彩 图

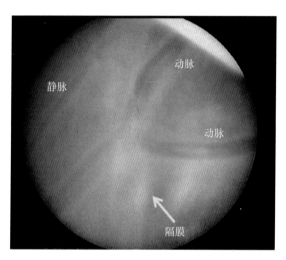

**彩图 2-5-1** 胎儿镜下观察隔膜附近的交通血管（图片来源：北京大学第三医院）

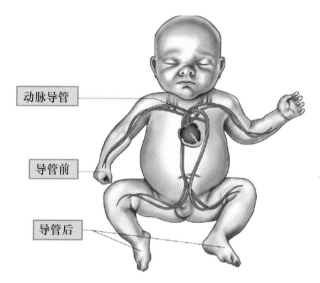

**彩图 3-3-1** 导管分流检测方法

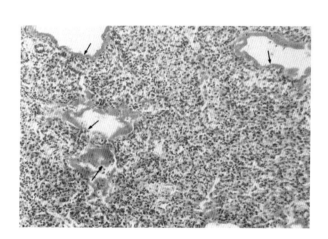

**彩图 7-5-1** 新生儿呼吸窘迫综合征肺病理变化（×40，HE）。大部分肺实变，肺不张，许多肺泡有伊红色透明膜形成（箭头所示）

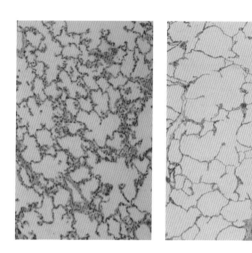

**彩图 7-11-1** 严重 BPD 的尸解组织学改变。与左侧无呼吸受累死亡病例相比，右侧为严重 BPD 死亡病例的肺组织改变，肺泡均匀膨胀、数目减少、体积增大、结构简单化，间质毛细血管明显减少（引自：Abman SH. Pulmonary vascular disease and bronchopulmonary dysplasia：evaluation and treatment of pulmonary hypertension. Neoreviews，2011，12（11）：e645-651）

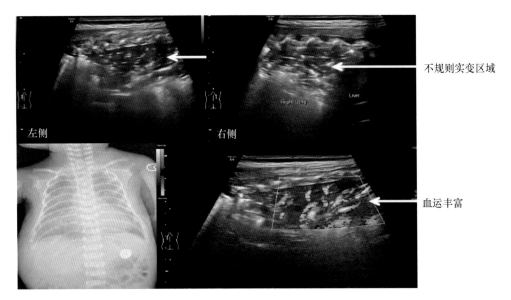

**彩图 8-2-7** 新生儿生后 20 天，因呼吸困难 3 天住院。体温 38℃，双肺密集细湿啰音，白细胞总数 $22×10^9/L$，中性粒细胞 78%，C 反应蛋白 66.8 mg/L。肺超声显示两侧肺均可见边缘不规则的大面积实变区伴支气管充气征，胸膜线消失或模糊，A 线消失。多普勒超声显示实变区血运丰富

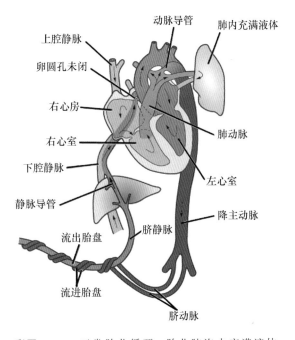

**彩图 9-1-1** 正常胎儿循环。胎儿肺泡内充满液体，肺血管处于收缩状态，无血流通过；胎儿经胎盘进行气体交换，血液经动脉导管和卵圆孔右-左分流。血管内颜色深浅表示含氧量从低至高的程度

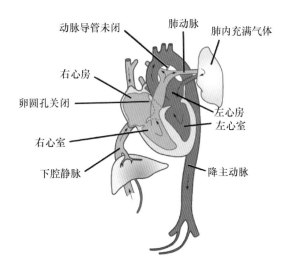

**彩图 9-1-2** 正常新生儿心脏结构。已完成从胎儿循环到生后循环的转变，肺血管阻力下降，动脉导管关闭，卵圆孔无分流。血管内颜色深浅表示含氧量从低至高的程度

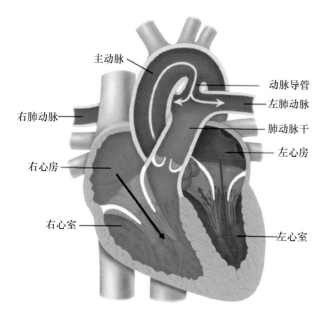

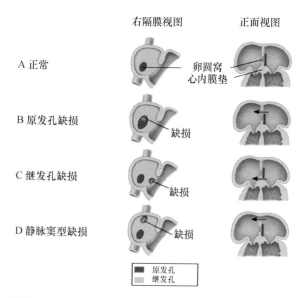

**彩图 9-3-1** 动脉导管未闭，显示肺动脉主干与主动脉间的血流通道，根据左右循环的压力变化，可出现不同方向（左向右或右向左）或双向分流

**彩图 9-3-2** 正常心脏与房间隔缺损从右隔膜或心脏正面的解剖示意图

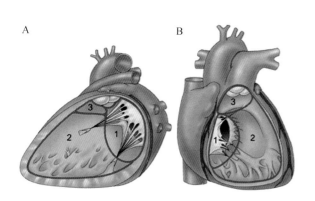

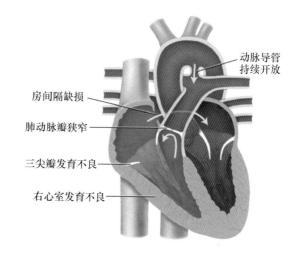

**彩图 9-3-3** 室间隔缺损解剖示意图。**A.** 左心室面观察所见；**B.** 右心室面观察所见。1，房室管隔；2，室间隔肌部；3，室间隔顶叶或远端膈肌膜

**彩图 9-3-4** 严重肺动脉瓣狭窄，用前列腺素 E₁ 维持动脉导管开放。典型的解剖和血流动力学表现：①肺动脉瓣肥厚、狭窄；②主肺动脉狭窄后扩张伴肺动脉分支正常；③右心室肥厚，体循环压力升高；④心房水平经卵圆孔右向左分流，体循环氧饱和度约为 80%；⑤体循环-右心室压收缩峰压差 55 mmHg；⑥经动脉导管供应肺血循环

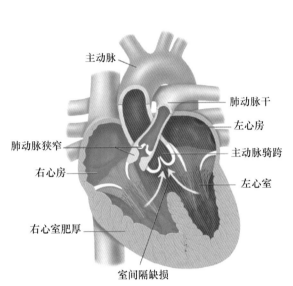

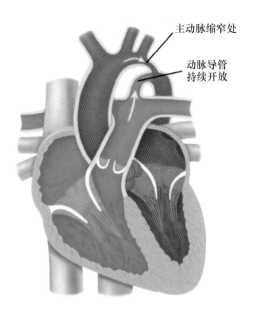

**彩图 9-3-5** 法洛四联症典型的解剖和血流动力学表现：①室间隔缺损较大；②主动脉骑跨于左、右心室；③右心室流出道狭窄；④右心室肥厚。由于右心室流出道狭窄，导致经室间隔缺损发生右向左分流，出现青紫

**彩图 9-3-6** 危重型主动脉缩窄伴动脉导管开放的解剖及血流动力学典型表现：①狭窄部位在动脉导管旁；②双联合主动脉瓣（见于 80% 的患儿）；③降主动脉、下半身脉压小；④动脉导管双向分流。危重型主动脉缩窄有左心房压升高、肺水肿、心房水平左向右分流、肺动脉高压、跨狭窄脉压中度（30 mmHg）。由于心输出量下降，跨主动脉弓脉压缩小（尽管有严重阻塞）

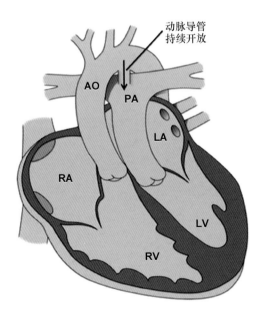

**彩图 9-3-7** 完全性大动脉转位伴室间隔完整及粗大动脉导管。典型表现：①主动脉源于解剖右心室，肺动脉源于解剖左心室；②"生理转位"，肺动脉氧饱和度高于主动脉；③混合血通过房间隔（或球囊房间隔造口术后）及动脉导管并行循环；④通过房间隔缺损由左房向右房分流，房压相等；⑤主动脉血流经动脉导管向肺动脉分流；⑥动脉导管分流量大导致肺动脉高压。AO，主动脉；PA，肺动脉；RA，右心房；LA，左心房；RV，右心室；LV，左心室

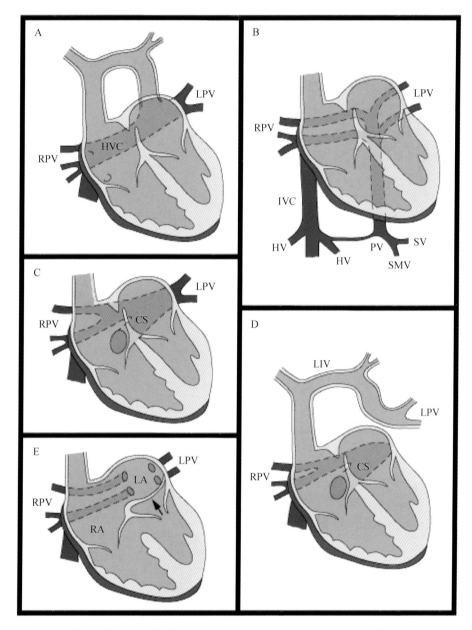

**彩图 9-3-8**　各种类型的完全性肺静脉异位引流。**A.** 心脏上型，左、右肺静脉汇总后通过无名静脉入上腔静脉（HVC）和右心房；**B.** 心脏下型或膈下型，左、右肺静脉汇总后通过静脉导管或门静脉（PV）入下腔静脉（IVC）和右心房；**C.** 心脏型，左、右肺静脉汇总后通过冠状窦（CS）入右心房；**D.** 混合型，左肺静脉（LPV）连接到左无名静脉（LIV）和右肺静脉（RPV）与冠状窦（CS）交通；**E.** 肺静脉异常引流至异位的右侧房间隔。HV，肝静脉；LA，左心房；RA，右心房；SMV，肠系膜上静脉；SV，脾静脉

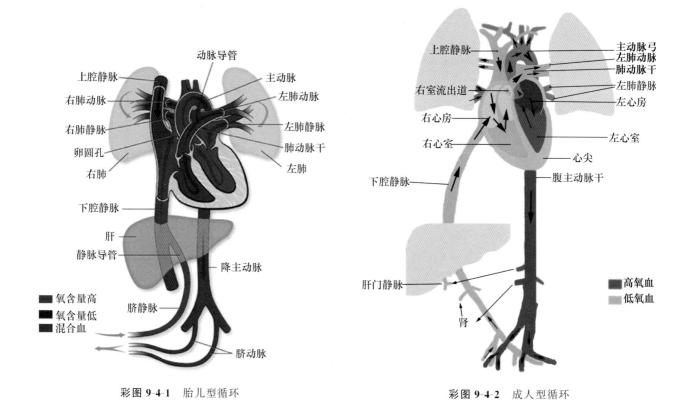

彩图 9-4-1 胎儿型循环

彩图 9-4-2 成人型循环

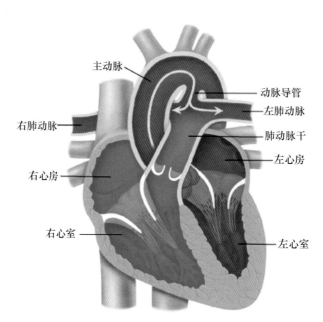

彩图 9-5-1 动脉导管未闭左向右分流

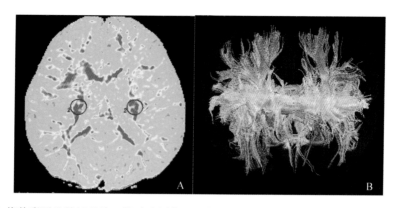

**彩图 10-3-8**　正常 FA 值伪彩图及神经纤维三维示踪图像。图中显示为 40 周足月儿，出生体重 3300 g，MRI 检查时为生后 12 个月。A 为半卵圆中心层面 FA 值伪彩图，红色为半卵圆中心白质，FA 值在感兴趣区（ROI）1 和 ROI2 分别为 0.45 和 0.46。B 为半卵圆中心层面全脑白质三维示踪图

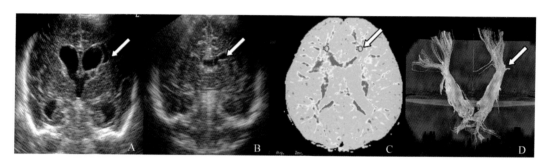

**彩图 10-3-9**　轻度脑白质损伤患儿早期头颅超声与后期 DTI 图像。系 31 周早产儿，出生体重 2000 g，A. 生后 3 周的早期超声，示Ⅳ度脑室周围-脑室内出血和脑积水，伴左侧脑室前角旁脑白质软化（箭头所示为软化灶），进行侧脑室引流、营养神经治疗。B. 1 个月后（生后 2 个月）复查超声，脑室恢复正常大小，白质回声恢复正常（箭头所示为恢复后的脑室和周围白质）。C. 生后 13 个月时的 FA 值伪彩图，双侧脑室前角附近白质对比无明显差别，该区域的 FA 值在损伤侧为 0.36，对侧为 0.38。D. 同期的 DTI 三维示踪图，图像上白质比较丰富，向皮层下放射，仅左侧额叶投射有少量中断（箭头所示为投射中断部位）。该患儿仅在生后 3 个月时有一过性的肌张力轻度增高，在生后 13 个月时神经系统检查及 Gesell 评分均未见异常

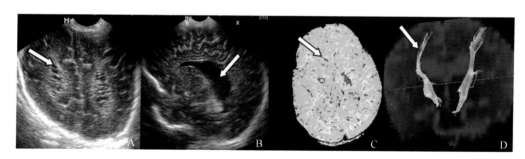

**彩图 10-3-10**　重度脑白质损伤患儿早期头颅超声与后期 DTI 图像。系 38 周足月小于胎龄儿，出生体重 2150 g。A. 生后 4 周的早期超声，冠状面示双侧多发性脑白质软化（箭头所示为软化灶）。B. 生后 6 个月时复查超声结果，矢状面上示软化灶消失，但侧脑室扩大，白质量减少（箭头所示为右侧半球矢状面扩大的侧脑室），且右侧半球较左侧更明显（本节未提供左侧矢状面图）。C. 生后 8 个月时头颅 DTI 显像的 FA 图，显示脑白质广泛减少，右侧更明显，内囊后肢的 FA 值在右侧为 0.25，左侧为 0.49。D. 同期 DTI 三维示踪图，图像上内囊后肢处白质纤维量少（垂直于图像平面延伸），右侧更为明显（箭头所示为白质纤维减少的部位）。该患儿一直有双下肢肌张力明显增高，左手动作差，生后 8 个月时仍无明显改善，同期 Gesell 评分示大运动和精细运动中度落后，适应性、语言和社交重度落后

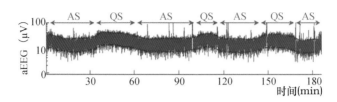

彩图 10-3-15 40周正常足月新生儿 aEEG 示意图

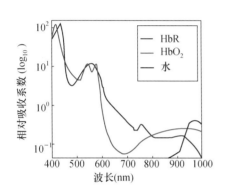

彩图 10-3-26 近红外区 HbO₂、HbR 和水对近红外光的吸收情况

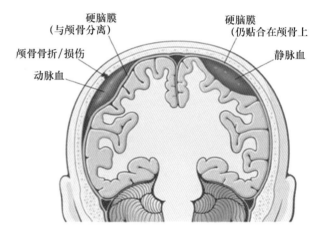

彩图 10-6-9 硬脑膜下出血与硬脑膜外出血示意图。硬脑膜下出血：硬脑膜仍贴合在颅骨上，为静脉出血；硬脑膜外出血：硬脑膜与颅骨分离，多为小动脉破裂出血

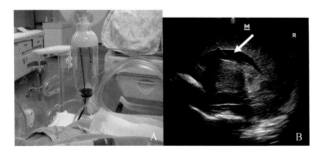

彩图 10-6-17 侧脑室引流。A. 密闭防反式脑脊液收集器，其内可见均一血性脑脊液。B. 超声所见的置入侧脑室内的引流管

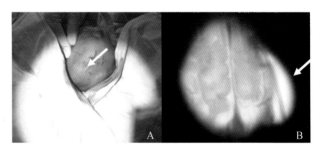

彩图 10-6-18 侧脑室-帽状腱膜下引流。A. 游离后的帽状腱膜下间隙。B. MRI所见：侧脑室引流管置入帽状腱膜下间隙

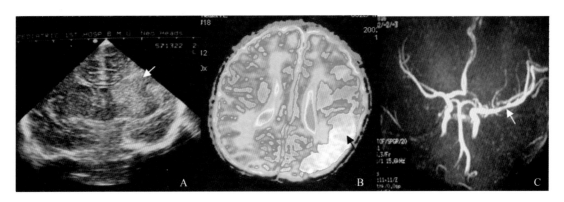

彩图 **10-8-6**　左侧大脑中动脉主干梗死。A. 颅脑 B 超左侧大脑中动脉供血区大范围强回声。B. DWI-MRI（伪彩图）相同区域 DWI 异常信号。C. MRA：左侧大脑中动脉狭窄，左侧大脑前动脉水平段细小、狭窄〔引自：汤泽中. 新生儿脑梗死的临床特证及其与预后关系的研究. 中华儿科杂志，2004，42（6）〕

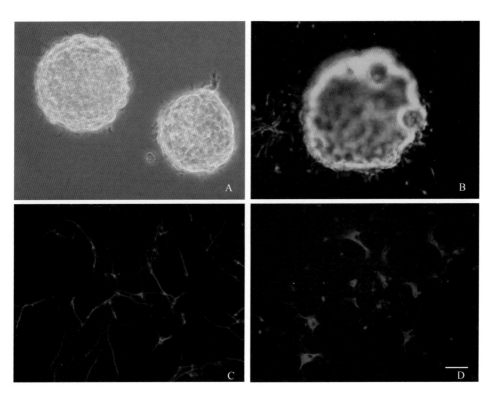

彩图 **10-14-1**　神经干细胞。体外培养的神经干细胞呈悬浮状生长（A），称为"神经球"，神经干细胞表达 nestin（B），可自发分化为神经元（C）和星形胶质细胞（D）（标尺＝20 μm）

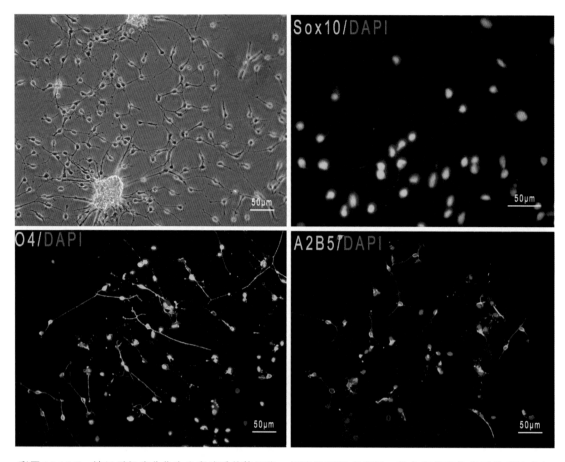

彩图 10-14-2　神经干细胞分化为少突胶质前体细胞。细胞呈两极或多极，经免疫荧光染色可发现这些细胞 Sox10、O4、A2B5 表达阳性，免疫荧光复染（DAPI）显示细胞核

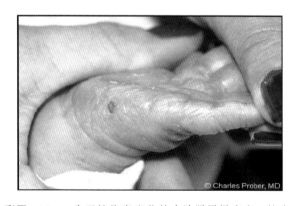

彩图 16-8-1　先天性梅毒患儿的皮肤脱屑样病变（摘自：Satti KF，Ali SA，Weitkamp JH. Congenital Infections，Part 2：Parvovirus，Listeria，Tuberculosis，Syphilis，and Varicella. Neoreviews，2010，11：686-688.）

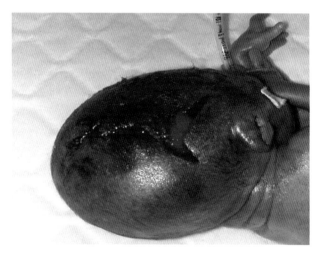

彩图 18-4-1　25 周早产儿出生后发现右侧头皮呈 Y 形裂伤，伤口总长度约 8 cm

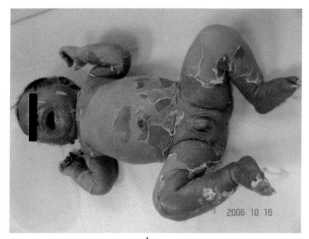

A

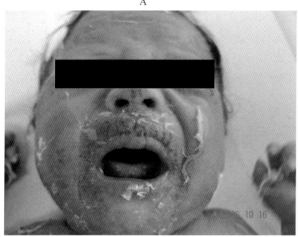

B

彩图 20-1-1 葡萄球菌烫伤样皮肤综合征。男，25 天，出皮疹 3 天。全身可见弥漫潮红，大面积表皮剥脱，露出鲜红水肿糜烂面，状似烫伤，Nikolsky 征阳性。口周有典型的放射性皲裂和结痂（照片由北京市儿童医院皮肤科提供）

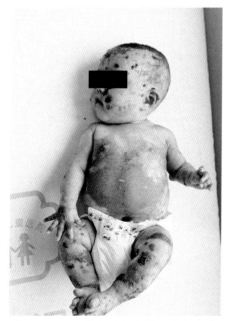

彩图 20-1-2 单纯型大疱性表皮松解症（照片由北京市儿童医院皮肤科提供）

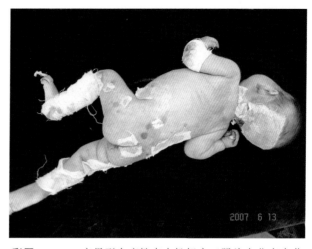

彩图 20-1-3 交界型大疱性表皮松解症（照片由北京市儿童医院皮肤科提供）

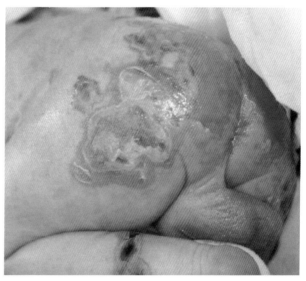

彩图 20-1-4 一例新生男婴患大疱性表皮松解症 Herlitz 亚型（引自：Gonzalez ME. Evaluation and treatment of the newborn with epidermolysis bullosa. Semin Perinatol，2013，37：32-39.）

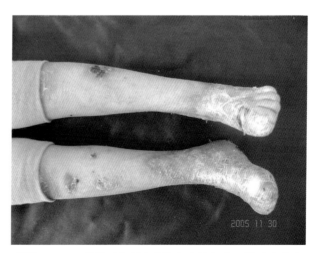

彩图 20-1-5 营养不良型大疱性表皮松解症（照片由北京市儿童医院皮肤科提供）

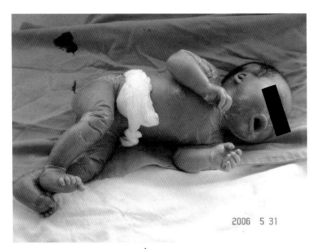

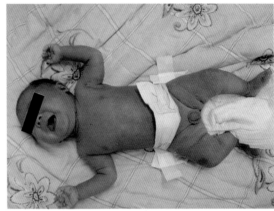

A

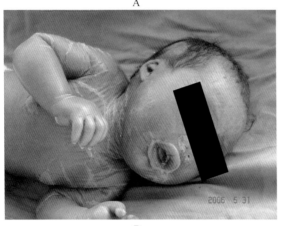

B

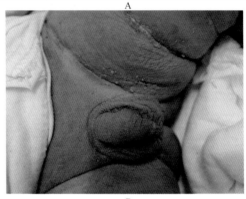

B

A

彩图 20-1-6　火棉胶样婴儿。生后12 h患儿，全身皮肤覆盖羊皮纸样膜，紧张、光亮，局部有裂隙、脱屑。口唇、眼睑外翻（照片由北京市儿童医院皮肤科提供）

彩图 20-1-7　先天性大疱性鱼鳞病样红皮病。3个月男婴。全身皮肤泛发红斑，颈、腋、腹股沟部位可见灰褐色疣状鳞屑，伴有臭味（照片由北京市儿童医院皮肤科提供）

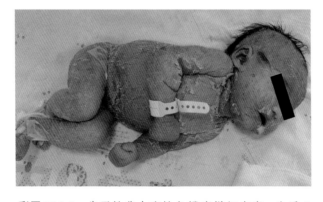

彩图 20-1-8　先天性非大疱性鱼鳞病样红皮病。生后2天，全身皮肤弥漫红斑，大片鳞屑、皲裂（照片由北京市儿童医院皮肤科提供）

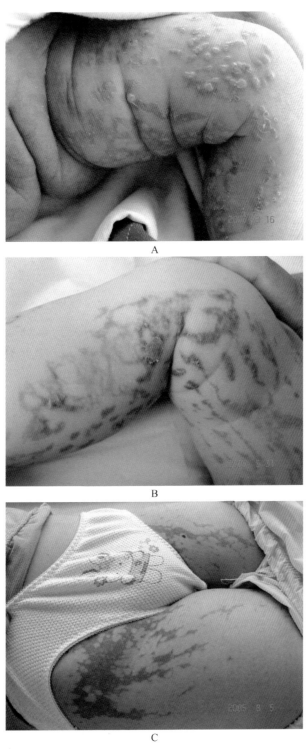

A

B

C

**彩图 20-1-9** 色素失调症。A. 红斑水疱期；B. 疣状增生期；C. 色素沉着期（照片由北京市儿童医院皮肤科提供）